中国金银花

——临床应用

张龙霏　赵宏伟　张永清　编著

中国健康传媒集团
中国医药科技出版社

内 容 提 要

本书共七章，对金银花的古今临床应用情况进行了系统地梳理总结。在古代临床应用部分考证了金银花的相关名称，厘清了金银花药用部位、炮制方法、功效主治的历史演变，阐述了金银花的代表性古方。在现代临床应用部分，对配伍金银花的方剂在临床各科的应用案例及疗效进行了归纳提炼，为拓展金银花的适应证奠定了基础。本书内容翔实、论述全面，既展现了1500余年来金银花功效主治的历史演变，又反映了金银花现代临床应用研究的最新成果，可谓中医药传承创新之力作。

本书可作为中医药院校教师、研究生和高年级本科生的参考书，亦可供广大中医药工作者在科学研究、新药研制、临床医疗及药品生产流通管理中阅读参考使用。

图书在版编目（CIP）数据

中国金银花：临床应用 / 张龙霏，赵宏伟，张永清编著. —北京：中国医药科技出版社，2021.3
ISBN 978-7-5214-2363-1

Ⅰ. ①中… Ⅱ. ①张…②赵…③张… Ⅲ. ①忍冬–临床应用 Ⅳ. ①R282.710.7

中国版本图书馆 CIP 数据核字（2021）第 045336 号

美术编辑 陈君杞
版式设计 易维鑫

出版 **中国健康传媒集团** | 中国医药科技出版社
地址 北京市海淀区文慧园北路甲 22 号
邮编 100082
电话 发行：010-62227427 邮购：010-62236938
网址 www.cmstp.com
规格 880×1230mm 1/16
印张 36½
字数 1455 千字
版次 2021 年 3 月第 1 版
印次 2021 年 3 月第 1 次印刷
印刷 三河市万龙印装有限公司
经销 全国各地新华书店
书号 ISBN 978-7-5214-2363-1
定价 185.00 元

获取新书信息、投稿、为图书纠错，请扫码联系我们。

前　言

中医药的发明与应用有着数千年的历史，为中华民族的繁衍昌盛作出了巨大贡献，是中国古代科学的瑰宝。至今作为我国独特的卫生资源、潜力巨大的经济资源、具有原创优势的科技资源、优秀的文化资源和重要的生态资源，仍然在社会经济发展中发挥着重要作用。特别是随着人类疾病谱的改变及对化学药物不良反应认识的逐步深入，中医药重新受到了国际社会的重视。

中药是中医药不可分割的组成部分，是中医治疗疾病的物质基础。系统地梳理总结每一味中药临床应用的历史与现状，对充分开发利用中药资源，推动中医药产业发展，具有非常重要的现实意义。

金银花具有清热解毒等功效，被誉为“植物抗生素”，临床应用广泛，在防治常见病、多发病，特别是重大传染性疾病方面发挥着重要作用，属于大宗常用中药材。金银花商品主要来源于人工栽培，山东、河南、河北、甘肃等地是其主要产区，全国种植面积约有200万亩。开展金银花的栽培、产地加工及开发利用，是精准扶贫、建设美丽乡村、发展农村经济的重要途径，已经成为各主产地经济发展的重要支柱。

山东中医药大学“中药资源与利用”杰出创新团队，开展金银花研究近 40 年，硕果累累。组织撰写的《中国金银花——临床应用》共七章，分别介绍了金银花的名称、药用部位、加工炮制、药性与功效主治的历史演变，古代临床应用及其在仙方活命饮、银翘散、清营汤、四妙勇安汤等方剂中的现代临床应用等内容，为全面了解金银花的临床应用情况提供了翔实的文献资料。期望本书的出版能为提高金银花临床疗效、充分开发利用金银花植物资源、促进金银花产业和中医药事业发展尽绵薄之力。

“金银花，本草名忍冬……”，始载于《名医别录》。最初药用茎叶，后来“根茎叶花皆可用”。在唐代及唐代以前，古代医籍处方只有“忍冬”“忍冬茎叶”，药用部位是茎叶。金银花之名首次出现于《苏沈良方》，但药用部位仍然是“嫩苗”。明代开始将藤、叶、花、根单独药用，《本草汇言》载“忍冬藤、叶、花、根，功用相同”；清代花的药用受到重视，《得配本草》载“藤、叶皆可用，花尤佳”；目前，金银花与忍冬藤已分属两种不同的中药。历史上金银花的药用部位及其称谓在不断地沿革变化，但在应用的早期，忍冬、忍冬茎叶、忍冬花、金银花、忍冬藤、忍冬草、忍冬叶、鹭鸶藤、千金藤、金银花藤、耐冬藤等名称是通用的。因此，古代医籍中的“金银花”　“忍冬藤”与现今《中华人民共和国药典》规定的金银花与忍冬藤是不同的概念。为全面反映金银花古代临床应用情况，我们在本书中也将根、茎、叶等相关药用部位的临床应用进行了收集整理。

本书所涉及的金银花各种方剂中，含有已被国家禁止使用的中药品种和国家保护的濒危动（植）物，如虎骨、犀角、象皮、穿山甲、豹骨、关木通、广防己、青木香等，读者在应用这些处方时，可以考虑使用相应的代用品，如虎骨可用塞隆骨、猫骨代替，犀角可以用水牛角代替等等。

书中若存在不足和疏漏之处，恳请广大读者朋友们提出宝贵意见，以便修订完善。

编　者
2021 年 2 月于山东中医药大学

目　　录

第一章

金银花古代临床应用

金银花的最早药用记载见于东晋时期葛洪所著的《肘后备急方》，此后梁时的陶弘景分别在其所著的《名医别录》和《本草经集注》单列“忍冬”项予以记述。本章所述金银花古代临床应用主要涉及古代本草医籍中金银花的相关名称、药用部位的历史演变、炮制加工方法及配伍金银花的古代方剂等。

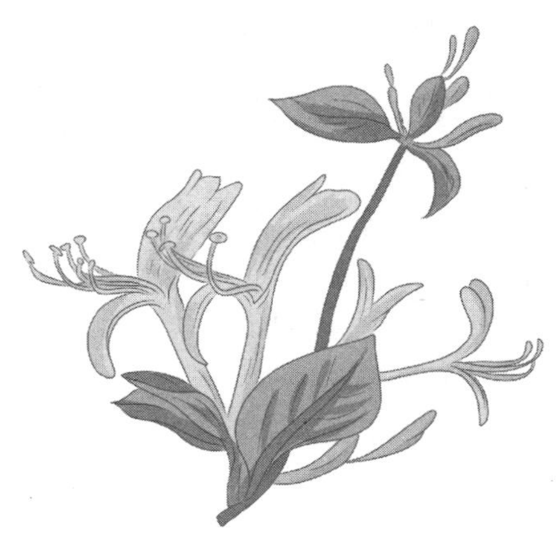

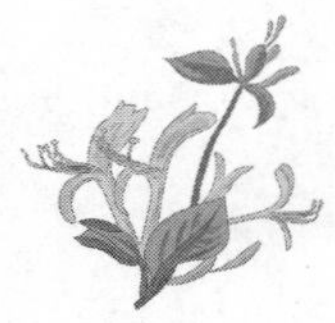

第一节　本草、医籍中金银花的相关名称

了解金银花在古代的临床应用，首先需要搞清楚在各种本草与医籍中记载的金银花各种相关名称及其产生原因。

一、金银花的相关名称

（一）忍冬

经考证发现，在我国最早的药物学专著《神农本草经》中，未见关于金银花的任何记载，说明金银花药用价值的发现相对较晚。《履巉岩本草》称："金银花，本草名忍冬……"，说明"忍冬"是早期本草著作中金银花的用名。那么"忍冬"之名最早出现于何时呢？现代《中药志》《中国植物志》等均认为"忍冬"是由梁时的陶弘景所著的《名医别录》或《本草经集注》首先予以记载的。其实不然，在此之前的《肘后备急方》中，"忍冬"这一名称就已经出现了。因此，《肘后备急方》应是《名医别录》或《本草经集注》中"忍冬"之名最原始的出处。《肘后备急方》系东晋时期葛洪所著，此后一直到唐代，各类古代医籍中均只有"忍冬"这一名称。

"忍冬"作为金银花的早期药用名称，所指为忍冬的茎叶或全草，这与宋代以前主要以忍冬全株嫩苗或其茎叶入药有关。梁时的陶弘景在《本草经集注》中将忍冬单独列项，载："味甘，温，无毒。主治寒热、身肿，久服轻身，长年，益寿。十二月采，阴干"。针对忍冬全草入药而衍生出的异名，按出现时间先后顺序主要有大薜荔（宋代《苏沈良方》）、耐冬（宋代《圣济总录》）、忍寒草（宋代《洪氏集验方》）、忍冬草（宋代《集验背疽方》）、老翁须草（宋代《仁斋直指方论》）、通灵草（明代《本草纲目》）等。

（二）忍冬藤

"忍冬藤"主要是对忍冬植株藤蔓的记载。宋代以后，特别是明代，医家开始将忍冬藤与金银花分别入药，如明代《丹台玉案》所载"神功饮"，方中同时应用了"忍冬藤"和"金银花"。对现存文献的研究结果表明，"忍冬藤"一名首见于宋代《类编朱氏集验医方》，以正名收录；作为异名，最早见于明代《普济方》。与忍冬藤有关的别称，按出现时间的先后顺序主要有千金藤（宋代《苏沈良方》）、水杨藤（宋代《苏沈良方》）、左缠藤（宋代《余居士选奇方》）、鹭鸶藤（宋代《履巉岩本草》）、左转藤（宋代《类编朱氏集验医方》）、金银藤（明代《普济方》）、金银花藤（明代《丹溪心法》）、左缠（明代《外科理例》）、鸳鸯藤（明代《本草纲目》）、蜜杨藤（明代《本草纲目》）、甜藤（清代《本草述》）、右篆藤（清代《分类草药性》）等。

（三）金银花

从方药文献记载的时间顺序来看，忍冬作为药用植物，经历了一个从独用茎叶，到茎叶、花均入药，再到强调以花入药为主的发展历程。"金银花"作为药用名称，在早期文献中虽有代称忍冬全草之义，但其主要所指应为植物忍冬的花。最早描述忍冬花部位特征的文献为唐代《新修本草》，其于忍冬项下载："十二月来，阴干……此草藤生，绕覆草木上；苗茎赤紫色，宿者有薄白皮膜之；其嫩茎有毛，叶似胡豆，亦上下有毛；花白蕊紫。今人或以络石当之，非也"。很明显，此处"花白蕊紫"仅是对植物忍冬花部位特点的简单描述，用以作为忍冬与性状相近植物的区分特征，既无"金银花"一名，也未言及以花入药，并且根据"十二月采，阴干"的采收记述，显然不是以花入药，而是用其藤茎或全草。经考证，"金银花"一名的记载首次出现于宋代《苏沈良方》，其卷九载："治痈疮疡久不合……治痈疽，忍冬嫩苗一握，叶尖圆茎生，茎叶皆有毛，生田野篱落，处处有之，两叶对生。春夏新叶梢尖，而色嫩绿柔薄，秋冬即坚厚，色深而圆，得霜则叶卷而色紫，经冬不凋。四月开花，极芬，香闻数步，初开色白，数日则变黄。每黄白相间，故一名金银花。花开曳蕊数茎如丝，故一名老翁须，一名金钗股"。在本草学专著中则首载于宋代《履巉岩本草》，载："鹭鸶藤，性温无毒，治筋骨疼痛……一名金银花"。"金银花"作为药物正名，首见于宋代《洪氏集验方》，载："金银花，一名忍寒草"。针对金银花之名而衍生出的异名，按出现时间的先后顺序主要有老翁须（宋代《苏沈良方》）、金钗股（宋代《苏沈良方》）、蜜啜花（元代《世医得效方》）、老公须（明代《奇效良方》）、忍冬花（明代《医学纲目》）、二花（清代《本草秘录》）、忍冬藤花（清代《得配本草》）、银花（清代《温病条辨》）、鹭鸶花（清代《植物名实图考》）、五里香（清代《植物名实图考》）、淮密（清代《增订伪药条辨》）、禹密（清代《增订伪药条辨》）、济银（清代《增订伪药条辨》）等。

金银花的各种相关名称及其文献通考总结如下。

《肘后备急方》：忍冬茎叶、忍冬。

《新修本草》：忍冬花。

《苏沈良方》：金银花、老翁须、金钗股、水杨藤、千金藤、大薜荔。

《墨庄漫录》：鸳鸯草。

《圣济总录》：耐冬。

《洪氏集验方》：忍寒草。

《余居士选奇方》：左缠藤。

《校正集验背疽方》：忍冬草。

《履巉岩本草》：鹭鸶藤。

《类编朱氏集验医方》：忍冬藤、左转藤。

《仁斋直指方论》：老翁须草。

《世医得效方》：蜜啜花。

《仙传外科集验方》：银花。

《普济方》：金银藤。

《奇效良方》：老公须。

《丹溪心法》：金银花藤。

《外科理例》：左缠。

《本草纲目》：鸳鸯藤、通灵草、蜜杨藤。

《本草秘录》：二花。

《本草易读》：净花。

《本草述》：甜藤。

《分类草药性》：右篆藤。

《植物名实图考》：鹭鸶花。

《植物名实图考长编》：五里香。

《增订伪药条辨》：淮密、禹密、济银。

《中国植物志》：银藤、二色花藤、二宝藤、子风藤。

《药物学注释》：双宝花。

《中国药学大辞典》：银花藤、耐冬藤、左纽、过冬藤、环儿花、金银花草。

《江苏验方草药选编》：二宝花。

《河南中药手册》：二花秧、银花秧。

《江苏植药志》：金花。

《中国药物学》：忍冬蕊。

《药材资料汇编》：中勿花、苏花。

《河北药材》：金藤花。

《中药材手册》：双花。

《实用中药学》：忍蕊。

《中国药用植物图鉴》：右旋藤。

《本草钩沉》：二苞花。

《中药材品种论述》：南银花、密银花、东银花、济银花。

《中药学》：禹花、禹银花。

《常见中草药加工炮制》：两宝花、两宝。

《山东地道药材》：双苞花、中密花、顶密花、土银花、土花、土忍冬、山银花。

二、金银花相关名称产生的缘由

金银花相关名称众多，但每种名称的出现均不是平白无故的，而是有所依据，有着各自的具体原因。人们对金银花及其相关名称的命名依据，大体上可以归纳为下述几个方面。

（一）根据原植物生长习性命名

金银花原植物的适应性很强，分布范围甚广，在较为温暖的地方可终年保持常青。陶弘景云："处处皆有，似藤生，经冬不凋，故名忍冬"，称之为"忍冬"强调的是该植物耐寒性强，由此衍生出的其他名称还有"耐冬""忍寒草"等。金银花原植物的幼茎草质、蔓生，故本草多将其列于蔓草类，结果就有一系列带有"草"与"藤"的名称出现，如"忍冬草""水杨藤""千金藤""忍冬藤""金银藤""鸳鸯草""金银花藤""银花藤""耐冬藤""银藤""二色花藤""二宝藤""子风藤"等。"忍冬"原植物在生长时，"其藤左绕附树延蔓或在园圃墙篱之上"，这应是"左缠藤""左转藤""左缠""左纽""左纹藤"等名称出现的原因。当然，称为"草"或"藤"还与金银花药用部位的变迁具有密切关系。

（二）根据功效作用及产地等命名

"通灵草"是忍冬的别名之一，李时珍称其"取汁能伏硫制汞，故有通灵之称"，这是以功效命名的典型例证。从清代开始，人们认识到产地不同，药材的形态与质量存在着很大差异，随之也就将不同产地的金银花冠以不同的名称以资区别，如《增订伪药条辨》载："金银花，产河南淮庆者为淮密……禹州产者曰禹密……济南产者为济银……"。另外，"苏花""南银花""东银花"等，现在分别是指来源于江苏、河南和山东的金银花。目前普遍认为金银花的道地产区为山东、河南两地，因此除山东、河南外，其他地方所产金银花就被称为"山银花""土银花"等。上述是指药材名称，与其原植物有关系又有区别。

（三）根据其他原因命名

"忍冬"原植物在开花时，"气味芬芳""香闻数步"，这应是"蜜吸花""蜜杨藤""五里香""甜藤"等名称出现的重要依据。"蕊"者花也，所以"忍冬花"又称"忍冬蕊""忍蕊"。其他冠以花字的名称，如"环儿花""中勿花""金藤花"等，是为了强调入药的部位。忍冬的花期较长，采收早晚不同，其花色由白变黄，结果又有"银花""金花"等名称。由于金银花以花蕾入药，应在开放之前进行采收，药材外观呈白色，所以金银花药材一般被称之为"银花"。

三、金银花各种名称的混淆及澄清

因历史变迁与应用经验的不断积累等原因，不同朝代金银花的药用部位逐渐发生着变化，结果有关金银花的各种名称之间存在着矛盾与混淆不清的情况，必须对其加以澄清。

（一）忍冬与金银花

忍冬是金银花最早的用名，药用部位应是茎、叶。元代的危亦林在《世医得效方》中载忍冬"根茎花朵皆可用"，至明代《普济方》《奇效良方》等医籍也均载忍冬"根、茎、叶、花皆可用"，这就导致了"忍冬"与"金银花"两种名称在实际应用中的混用。如《世医得效方》载："忍冬草……一名金银花"，《遵生八笺》《本经逢原》等均称"忍冬，即金银花"。《外科精要》首次将花单独药用，称"无花用苗叶嫩茎代之"。从明代开始，人们已将忍冬的茎、叶与花分别药用了，《丹台玉案》的"神功饮"中就同时有"忍冬藤"和"金银花"，说明此时它们已经分属不同的中药，具有不同的功用。针对金银花用名的混乱情况，明代卢子颐曾试图加以澄清，他在《本草乘雅半偈》中载："花名金银花、金钗股、老翁须；藤名鸳鸯、鹭鸶、左缠、蜜桶；统称忍冬、通灵草。"因上述各种名称的具体含义并不明确，相互之间也不无矛盾，所以当时的混乱局面也并没有因此而得到改观。现在认为"忍冬"是植物名，它是忍冬科中的一种具体植物，并且与古本草中的"忍冬"有着不同的含义；金银花

为药材名，是指忍冬科忍冬 *Lonicera japonica* Thunb. 的干燥花蕾或初开的花。二者不能等同，需加以区别。

（二）忍冬藤与金银花

"忍冬藤"首次出现于《类编朱氏集验医方》中，应是"忍冬"之藤蔓。《赤水玄珠全集》载："忍冬藤，根、茎、叶、花皆可用"，是将"忍冬藤"作为植物名应用的；《医学正传》《目经大成》等载："忍冬藤即金银花"，是将"忍冬藤"等同于药材金银花。自从孙文胤将忍冬藤与金银花同列于一个处方中后，后人对两者功效存在差异的认识越来越深刻，在临床上时常将它们区别并分别应用。目前，《中华人民共和国药典》（以下简称《中国药典》）现行版明确规定忍冬藤与金银花分属两种不同的中药材，前者是指忍冬这种植物的干燥茎枝。因功效存在一定差异，在实际应用中，应将忍冬藤与金银花加以区别，否则就不能对症下药、取得满意的疗效。

总之，由于金银花原植物的适应性较强，在全国各地分布甚广，并且药用历史较为悠久，致使历史上其相关名称甚多。各种名称的出现是源自人们对金银花原植物生长特性及其药效等方面的认识。研究结果显示，"忍冬"之名最早见于葛洪《肘后备急方》。"忍冬藤"一名首见于《类编朱氏集验医方》。"金银花"一名首次出现于《苏沈良方》，本草学专著首载于《履巉岩本草》，作为药物的正名首见于《洪氏集验方》，单以花入药首见于《外科精要》。早期出现的"金银花"一名，并非专指植物忍冬的花，主要代指其植物全草。宋代以后，医家认识到藤、叶、花皆可用，但效用有异，开始将花单独入药。明清时期，"金银花"一名则主要指植物忍冬的花。现今临床所用金银花单指忍冬科忍冬属植物忍冬 *Lonicera japonica* Thunb. 的花，而非其茎、叶、藤枝或全草，故探讨现今中药金银花的最早文献出处，其含义包括两方面，一是指"金银花"这一名称的最早出处，二是指最早记载以植物忍冬花部药用的文献。早期的忍冬、忍冬藤等名称，并非专指忍冬花部，个别兼有花的记载的文献，主要是对其开花时间和形状的描述，用以作为忍冬与其他相近植物的辨识特征，未涉及用其入药的记载，且无"金银花"一名，不能作为现今药用金银花的原始出处。因此，首次出现"金银花"药名的文献应为《苏沈良方》，而首次记载单以忍冬之花入药的文献为《外科精要》。第九版《中药学》教材、《中华本草》等著作认为金银花最早出自《新修本草》《履巉岩本草》等的结论，笔者认为与文献记载事实不符，应予更正。

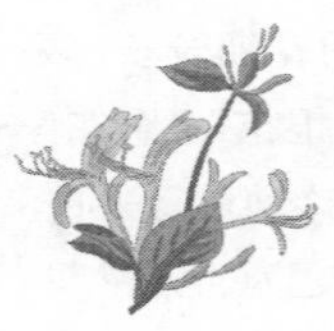

第二节　金银花药用部位历史演变

《中国药典》现行版规定，金银花为忍冬科植物忍冬 *Lonicera japonica* Thunb. 的干燥花蕾或带初开的花。长期以来，金银花作为中医临床清热解毒的首选药物，在防治常见病、多发病尤其是传染性疾病方面发挥着重要作用。在漫长的应用历史中，金银花曾经既是植物名称，又是药材名称，其相关药用部位逐步发生着演变。厘清这一演变过程，对于深刻认识金银花的药用价值及充分开发利用其植物资源具有非常重要的现实意义。

一、唐代及其以前时期

约成书于汉末的《名医别录》首次以药物单项的形式记载了"忍冬"，并将其列于上品卷第一，称"味甘，温，无毒。主治寒热、身肿，久服轻身，长年益寿。十二月采，阴干"，但文中并未言明具体的药用部位，只记述了采收时间，要求"十二月采"。由于后世诸代本草中对忍冬有"凌冬不凋""三四月开花"等生长习性的描述，可以推断在"十二月"采集的药用部位应该是茎叶。此后，成书于东晋时期的《肘后备急方》记载了两个含有"忍冬"的处方：方一是卷一"治卒中五尸方第六"，载"忍冬茎叶（锉）数斛，煮令浓，取汁煎之，服如鸡子一枚，日二三服，佳也"；方二是卷四"治虚损羸瘦不堪劳动方第三十三"，载"苦参、黄连、菖蒲、车前子、忍冬、枸杞子各一升，捣蜜丸，如梧子大，服十丸，日三服"。方一直接明确了忍冬的药用部位为"茎叶"，方二只称"忍冬"，并未言明具体的药用部位，但鉴于《名医别录》中的记述，药用部位应该也是茎叶。陶弘景在《本草经集注》草木上品"忍冬"项下不仅沿用了《名医别录》的记述，并称"今处处皆有，似藤生，凌冬不凋，故名忍冬。人唯取煮汁以酿酒，补虚治风。《仙经》少用。此既长年益寿，甚可常采服"，明确了忍冬的分布状况、生长习性、功能主治及当时的应用情况，因仍要求在"十二月采"，所以药用部位依然是茎叶。

唐代医药发展迅速，产生了诸多具有很大影响力的名医，如孙思邈、甄权、孟诜等，出版了我国第一部由政府颁布、也是世界上最早的药典《新修本草》。苏敬等人在《新修本草》"忍冬"项下仍称"十二月采"。孙思邈在《千金翼方》卷第一"药录纂要"中仍然要求"忍冬（十二月采，阴干）"，在卷第八"治妇人崩中去血及产后余病"的"丹参酒方"及卷第十九"杂病"中的"栝蒌散"中均处方有"忍冬"，将忍冬治疗疾病的范围扩展到消渴及妇产科疾病，提示忍冬的临床应用取得了明显进展，处方用名仍然为"忍冬"或"忍冬茎叶"。

二、宋、元时期

此时期忍冬的药用价值受到重视，药用部位也有变化，

《植物名实图考》："忍冬，古方罕用，至宋而大显"。《太平圣惠方》仍以"忍冬"或"忍冬茎叶"处方，《经史证类备急本草》等均继续将忍冬单独列项记述并要求"十二月采"。《苏沈良方》卷第九"治痈疮疡久不合"项下首次记载了"金银花"之名，载："叶尖圆茎生，茎叶皆有毛，生田野篱落，处处有之，两叶对生。春夏新叶梢尖，而色嫩绿柔薄，秋冬即坚厚，色深而圆，得霜则叶卷而色紫，经冬不凋。四月开花，极芬，香闻数步，初开色白，数日则变黄。每黄白相间，故一名金银花。花开曳蕊数茎如丝，故一名老翁须，一名金钗股。冬间叶圆厚，似薜荔枝，一名大薜荔，可移根庭槛间，以备急。花气可爱，似茉莉、瑞香、甘草"，陈述了忍冬是在四月开花，因植株花蕾开放早晚不同花色"黄白相间"而被称为"金银花"，冬季仍然有叶片存在但叶形有变，进一步佐证了"十二月采"的药用部位是茎和叶。但由于当时使用的是"嫩苗一握"，提示所用部位虽然是茎叶，但采收时间是在生长季节，而不是在寒冷的冬季。

此后，忍冬叶的应用得到推崇，花作为新的药用部位开始应用。《太平惠民和剂局方》卷之八"神效托里散"称用"忍冬草（去梗）"，《圣济总录》卷第一百八十七"延年丸方"中用"耐冬叶（一名忍冬二两）"，《普济本事方》卷第七称"忍冬叶锉数斛，煮取浓汁，稠煎之"，《洪氏集验方》卷第二称"金银花（一名忍寒草）""上采叶，研为滓，敷疮口"，《杨氏家藏方》卷第十二"金银散"称"金银草（一名忍冬草，一名鹭鸶藤）""上件不以多少锉碎。每服一两，用水一盏，酒一盏，煎至一盏半去滓，分作两服，不拘时候，仍取叶烂研敷疮上"等，均说明原来药用茎叶，现在叶可以与茎分开而单独应用了，处方名为"忍冬叶""耐冬叶"等。朱佐在《类编朱氏集验医方》卷之十二"神效散"中同时处有"忍冬叶"和"忍冬藤（五两，木捶微微捶损，不可犯铁）"，说明此时人们已经将叶与茎分开，分别作为不同的中药应用了。《仁斋直指方论》卷之二十二用"老翁须草"时要求"花与叶生捣，暖酒调服，无花只用叶"，说明花也可以药用，这是用花的最早记载，但当时用的是花与叶，并没有单独用花。

元代金银花的相关药用部位又有变化，根部成为新的药用部位，花称为"金银花"而被单独应用。危亦林在其所撰《世医得效方》卷第七中忍冬丸项下称"忍冬草""不以多少，根茎花朵皆可用"，这是将根部药用的首次记载。齐德之在《外科精义》卷下"金银花散"中"金银花"后面注有"无花用苗叶嫩茎代之"，这是真正意义上的以花药用并称为"金银花"的首次记载，提示花已经可以单独应用，并且受到重视，没有花时可以用茎叶替代。在宋、元时期，虽然茎、叶、花等部位已被分开单独应用，但对它们之间的功用区别未见文献记载。

三、明代时期

该时期多数本草及医籍依旧认为忍冬根、茎、叶、花均可药用，但对其功用的认识有两种观点。一种观点认为，根、茎、叶、花等药用部位功用相同，具体应用时可相互替代。如《赤水玄珠全集》《奇效良方》等载忍冬"根、茎、叶、花皆可用"，《本草纲目》载忍冬"茎叶及花，功用皆同"，《本草汇言》载"忍冬藤、叶、花、根，功用相同"等，在采集时就往往多部位同时进行，如《普济方》卷二百七十二"回疮金银花散"中金银花后注有"连枝叶"，《万氏积善堂集验方》载"用金银花……采花连茎叶……"等。另一种观点认为，药用部位不同功用有差异，如兰茂在《滇南本草》中载"金银花，味苦，性寒。清热，解诸疮、痈疽发背、无名肿毒、丹瘤、瘰疬。藤能宽中下气、消痰、祛风热、清咽喉热痛"，郑宁在《药性要略大全》中载"金银花治疮毒，排脓消肿，主寒热身肿，疗热毒血痢、水痢及腹中胀满；过冬藤（即金银花秆） 治诸疮毒"，均明确指出了金银花与忍冬藤的功用差异，在临床上被区别应用。孙文胤在《丹台玉案》"神功饮"中同一处方有"忍冬藤"和"金银花"就说明了这个问题，不然不会在同一处方中开具。为满足药用需求，不同的药用部位往往要求分别采收，如皇甫嵩在《本草发明》卷三中载"春秋采花，秋冬采根茎"。随着历史发展，部位不同功用有差异的观点越来越为人们所接受。赵宜真在《仙传外科集验方》处方中就常分别用"忍冬藤"或"金银花"，直接用金银花的方剂就有"复元通气散""追疔夺命汤"等，提示处方中直接用花的记载渐多。为保证临床疗效，对花的纯度也有了较高要求，王肯堂在《证治准绳》第五册疠风项下明确要求"金银花（去叶）"。另外，李梴在《医学入门》中用金银花根与野苎根配伍治疗胎前"下血腹痛难忍"，这是直接以根处方的例证。

在明代，花的应用渐受重视，单独处方应用越来越多。王文洁在《太乙仙制本草药性大全》卷二《本草精义》中载金银花"四月开花，香扑鼻，初开色白，经久变黄。四五月采花暴干用"，李时珍在《本草纲目》中载忍冬"三四月开花""四月采花，阴干"，黄承昊在《折肱漫录》卷三中载"忍冬花摘鲜者酿酒，清香可爱……香而有益……"，均提示是在植株开花较晚或有香味的时候采摘，因此推测当时采摘的花应该是开放花，而不是花蕾。

四、清代时期

虽然《顾氏医镜》医籍等仍然认为"茎叶及花气味功用皆同"，但后期多数医家对不同药用部位的功用差异认识得越来越深刻，致使不同药用部位逐渐被区别应用。徐大椿在《药性切用》卷之二中载"金银花性味甘凉，入肺肠而清金治痢，解毒除烦。叶亦清肺，稍逊净花。藤名忍冬，乃清经活络良药，痹症挟热宜之"。在临床上，处方中用茎、叶、花多被称为"忍冬藤""忍冬叶""金银花"等。为保证药用质量，卢之颐在《本草乘雅半偈》第八帙忍冬项下就明确要求"夏采花，秋采叶，冬采藤"。

一些医家认为花不仅疗效卓著且较茎、叶更优，同时花采集季节性强、获得相对困难。“凡易得之草，人多不肯为之，更求难得者”，结果花的应用备受重视和推崇。《医方集解》载：“花叶同功，而花香尤胜”，《本草备要》载：“花叶同功，花香尤佳”，《得配本草》载：“藤、叶皆可用，花尤佳”，《本草求真》载：“花与叶同功，其花尤妙”，《本经逢原》载：“金银花主下痢脓血，为内外痈肿之要药。解毒祛脓，泻中有补，痈疽溃后之圣药”，汪绂在《医林纂要探源》中载：“金银花……缓肝补肺，降逆散热，养血祛风，止咳清暑。藤左缠，……缓肝以养荣而舒筋，故治风热痈疽恶疮疥癣及肠澼血痢。凡一切血热皆能治之。宜花与藤叶兼用，花色黄白，入脾肺，以解暑止渴，去上焦烦热。和脾胃则独宜花”。因此，花的临床用量大量增加，而茎、叶等部位就很少被人应用了，临床处方中也多见“银花”“金银花”“忍冬花”“金银花露”等载谓。《本草正义》卷之六忍冬项下载：“今人多用其花，实则花性轻扬，力量甚薄，不如枝蔓之气味俱厚。古人止称忍冬，不言为花，则并不用花入药，自可于言外得之。观《纲目》所附诸方，尚是藤叶为多，更是明证”。

清代所用的花是花蕾还是开放花呢？汪昂《医方集解》金银花酒项下载：“四月采鲜花”，高秉钧《医学真传》“辨药大略”载：“一本之中，花有黄、白，气甚芳香，故有金银花之名。金花走血，银花走气，又调和气血之药也”，黄光霁《本草衍句》载金银花：“黄者走血，白者走气……通经脉而调气血，何病不宜”，陈念祖《神农本草经读》载忍冬：“延蔓善走，花开黄白二色，黄入营分，白入卫分，营卫调而寒热之病愈矣”，《本草便读》载：“金银花其气芳香，其色赤白。而凡花皆散，有宣通气血解散之功；且寒能解毒，甘不伤胃，故一切痈疽外证，推为圣药”，均提示金银花是在花朵开放后采收，且金花、银花功用有差异，合用可调和气血、调和营卫，用于治疗疾病的范围很广。

章穆在《调疾饮食辨》卷一下金银花叶项下载：“药中凡用一切草木之花，皆以半开者为上。若含苞时气尚未盈，大放后气又尽泄”，意在提倡应用半开的花，但又载：“此花柔细，势不能逐朵摘取，故净花每一斤，半开者不及数两，其余非未成之嫩芯，即已过之残花”，所以实际上半开的花很难收集到。因此，《本草便读》又载：“其气芳香入脾，其味甘寒解毒；通经入络，取用其藤；治疖消痈，还当使蕊”，此处蕊是指花苞，即未开放的花蕾，显示解毒用花、通络用藤，只有在消痈时适宜选用花蕾。在半开之花难以采到、花蕾适于“消痈”的情况下，要发挥清热解毒作用就多用初开的花。而“初开则色白”，所以在清代各种医籍的处方中应用最多的是“银花”，《本草纲目拾遗》卷三草部上载：“金银花白色者曰银花是也”，其卷八、诸谷部、锅焦中又载：“银花（金者不用）阴干”，进一步明确了所用的是刚刚开放的花朵。《本草害利》在脾部药队中单列“净银花”，以强调对采收时间和纯度的要求，并载：“净银花性加凉而解热化毒之力更胜”。

《本经逢原》还载：“痘疮倒陷不起，用此根长流水煎浴”。忍冬果实又称“银花子”或“金银花子”，沈金鳌在《杂病源流犀烛》中“沈氏流注散”中首次使用“金银花子”，进一步拓展了金银花相关药用部位的范围。

五、近代至今

曹炳章所著《增订伪药条辨》绪言中有“若夫甘菊、忍冬、凌霄、密蒙等花，以及苏叶、藿香、薄荷、荆芥、青蒿、佩兰等芳草之类，则各乘盛时而采之，则气足力全。既采之后，必当即时晒燥，庋藏箱缸，使芳香之气不散。苟煎服合度，效能更胜，否则或收采失时，及任其风吹湿蒸，不但失其气味效能，且增加霉毒，暗助病菌孳长，此不可不知也。苟能收采合时，炮制遵法，必须理有可循，再加亲知灼见，屡经试验，方可传信”的描述，说明曹氏认为金银花应该在盛开之时采摘，而刚刚盛开的金银花是白色的即通常所讲的银花。在文中金银花项下，称淮密“色黄白，软糯而净”，称济银“色深黄，朵碎者次”，这些也都是只有开放花才具有的性状特征。此后，张宗祥在《本草简要方》卷之四忍冬项下称“盲肠慢性炎，服之亦效，唯当专用银花；治肿毒杨梅，则金银可以并用”，也说明采用的是开放花，银花、金花功用有别，在治疗疾病时是有所选择的。中华民国时期的各类医书中记载的处方用名有“银花”“净银花”“金银花”“忍冬花”“金银花藤”“忍冬藤”“银花叶”“金银花根”等，可知花、叶、茎、根等部位仍然用于临床，并且分属不同的中药。开放的花朵仍然药用，银花、金花功用有别，在治疗不同的疾病时是有选择的。《饮片新参》称金银花子“味苦凉涩”，具有“清血化湿热，治肠风赤痢”的作用。

1963 年版《中国药典》首次收载了金银花，规定以“干燥花蕾”入药，但在鉴别项中同时描述了花蕾与花的性状特征，并称“以花未开放、颜色黄白、质重者为佳。花已开裂、色棕黄、体较轻者质次”。同时也收载了忍冬藤，药用部位是“干燥带叶茎枝”，与金银花分属不同的中药。此后历版《中国药典》均规定金银花以“干燥花蕾或带初开的花”入药，忍冬藤为“干燥茎枝”。这体现出有三个问题需要进一步商讨：一是开放花能不能药用，其功用与花蕾有无区别？二是忍冬藤带叶还是不带叶，叶片有无药用价值？三是根部、果实有无开发利用的市场潜力？目前，一般医药书籍均认为金银花药用部位为花蕾、忍冬藤药用部位为茎枝，根部与果实极少应用，在临床处方中应用的也就只有花蕾（金银花）和茎枝（忍冬藤）了，这多少彰显出我们在传承过程中好像丢失了一些东西。

总之，金银花的相关记载首现于《名医别录》，说明有关金银花的药用历史至少已有 1600 年。唐代及唐代以前，药用部位为“茎叶”。宋代，茎、叶开始分开应用，分别称为“忍冬叶”与“忍冬藤”；首现“金银花”之名，但药用部位并不单纯是花，而是与叶同用。元代，“根茎叶花皆可用”，但未见部位间的功用差异描述；花已可单独应用，“无花用苗叶嫩茎代之”。明代，最初认为根茎叶花“功用皆同”可相互替代，后期认为部位不同功用有差异并分化为不同的中药，当时用花应是开放花。清代，花的应用得到推崇，金花、银花、花蕾均可药用，但功用有别，“金花走血，银花走气”“黄入营分，白入卫分”“治疖消痈，还当使蕊”，临床处方多称“银花”；果实被作为新的药用部位而应用。中华民国时期，认为金银花应在盛开时采摘，并要求在临床上根据病情选用银花或金花、银花合用。2020 年版《中国药典》规定，金银花为“干燥花蕾或带初开的花”，忍冬藤为“干燥茎枝”，前者功专清热解毒，后者还具通络之功。随着历史发展，有关金银花的药用部位最终涵盖了其原植物的所有器官，对其功用的认识也越来越深刻，不仅根、茎、叶、花、果实均分化为不同的中药，而且花的发育时期不同功用也有明显差异。目前，叶与开放花的应用被忽视，造成了资源浪费，是值得商榷的问题。

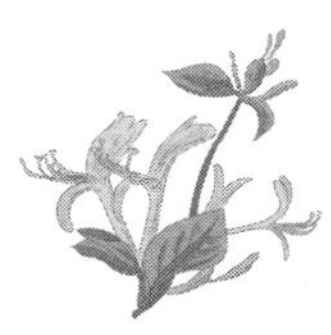

第三节　本草医籍中金银花的炮制方法

在长期的应用过程中，由于历史变迁及地区习惯的不同等原因，从古至今各种本草医籍中有关金银花的加工炮制方法较多，为保证金银花临床疗效发挥了重要作用。

一、净制

“金银花”与“忍冬”两个名称在古代是通用的。宋代以前，金银花的处方用名只有“忍冬”，当时未见其有关净制的记载。最早要求金银花需净制的是宋代的窦汉卿，他在《疮疡经验全书》中称要“洗净”。此后，金、元、明、清各代许多医家也都要求要以此法进行净制，如危亦林的《世医得效方》载：“忍冬草，以洗净用之”，方贤的《奇效良方》、王肯堂的《证治准绳》载：“忍冬草，水洗净用”，高濂的《遵生八笺》载：“忍冬即金银花……趁湿水洗净”，罗浮山人的《录竹堂集验方》载：“金银花……温水洗净”，费伯雄的《食鉴本草》则称忍冬花要如豨莶草制法，用“长流水洗净”，等。由于忍冬这种植物属于蔓草类，常匍匐地面生长，茎、叶及花容易为泥土所污染，古人要求用水洗净，目的是为了去除泥土、污物，例如楼英的《医学纲目》，就曾明确要求金银花要“去土”，如果不用水洗时，要用手将被泥土等污物拣除，如《圣济总录》中就有“拣无虫污新肥者”的记载。在金银花应用的早期，古人认为“根茎花叶皆可用”“无花用苗叶嫩茎代之”，所以处方中的金银花，往往要求“连枝叶俱用”。在以后的应用过程中，人们逐渐意识到茎叶与花的功用是有一定差别的，可作为两味不同的中药进行应用，如孙文胤就曾将金银花与忍冬藤作为两味药，同列于同一个处方之中，从此，人们就开始注意将花与茎叶加以区别，在处方使用金银花时往往就要求将叶去除，如《医学入门》要求金银花要“去梗”，《外科正宗》要求“金银花去枝叶”，《审氏瑶函》称“金银花去叶”，《寿世青编》称“金银花去枝叶”等。清代及其以后，在处方中使用金银花时，往往脚注一“净”字，或直接采用“净银花”“净花”“金银纯花”等名称，用来强调这方面的要求。至于宋代的《仁斋直指方论》中有“忍冬草去梗”的记载，可能是指仅用植株的叶片而言。

二、切制

现在金银花可以不经切制直接入汤剂，但在古代根、茎、叶、花通用时，多要经过切制才能满足需要。最早利用“忍冬”的《肘后备急方》称要“锉”，此后各医籍中又有“捣”“㕮咀”“为细末”“研”等方法的记载。现将历代有关金银花的切制内容列于表 1–1，供参考。

表 1–1　历代本草医籍中金银花的切制方法

朝代	处方名	切制方法	文献出处
晋	忍冬茎叶	锉	《肘后备急方》
唐	忍冬	捣、筛	《千金翼方》
宋	忍冬嫩苗	烂研	《苏沈内翰良方》
	金银花	研为滓	《洪氏集验方》
		㕮咀	《仁斋直指方论》
	忍冬藤	木槌微微槌损，不可犯铁	《类编朱氏集验医方》
	忍冬草	为细末	《仁斋直指方论》
元	金银花	为细末	《外科精义》
明	忍冬	细锉	《本草品汇精要》
		入石臼中杵烂	《遵生八笺》
	金银花	细切	《寿世保元》
		锉研	《奇效良方》
	金银藤	捣烂	《景岳全书》
	忍冬藤	切碎	《外科正宗》
清	金银花	研	《寿世编》

古人在早期应用“忍冬”时，往往认为“生者力速”，所以经常使用鲜品，这样在进行切制时，就时常采用“研”的方法，如“烂研”“研为滓”等。此外，“捣烂”“入石臼中杵烂”等，也都是用于鲜品切制的方法。在切制干燥后的根、茎、叶、花时，常采用的方法有“挫”“捣”“槌”“㕮咀”“切”等，其中“㕮咀”比较难以理解，究竟何为“㕮咀”呢？其实是一种与“捣”近似的切制方法，《本草经集

注》中有下述记载："……旧方皆云㕮咀者，谓称毕捣之如大豆，又使吹去细末，此于事殊不允。"在清代，有人将金银花炒后再采用"研"的方法进行切制，那其实是将干品研为末后应用。目前，忍冬植株的茎叶与花已经分属为两种不同的中药，前者称为"忍冬藤"，后者称为"金银花"，通常认为金银花在应用之前，可以不进行切制。

三、炮制

早期应用金银花时，不进行炮制，只是经过简单的净制或切制后直接入方的。其炮制内容的出现始于宋代，此后各种炮制方法才逐渐发展并完善起来。

（一）不加辅料炮制

包括有烧、焙、炒、酿制、熬膏、蒸露等，在每一种炮制方法中，又分别有不同的要求。

1. 烧法

《杨诚经验方》载："金银藤大者烧存性"，《本草撮要》载："以花烧存性研末"。

2. 焙法

高濂最早在《遵生八笺》中载将金银花"焙干"，此后，《惠直堂经验方》载金银花需"入铜锅内，焙枯存性"，《良朋汇集经验神方》则载"焙黄色"，《杨诚经验方》还载"叶焙干为末"。烧与焙的目的，可能都是为了使金银花干燥，令其质地酥脆，从而易于粉碎和便于应用。

3. 炒制

炒制金银花最早见于清代《吴鞠通医案》中，此后的各类医书中更进一步地提及炒制的不同要求，如《寿世编》载"金银花微炒"，《温病条辨》载金银花要"炒黑"，陈修园、王孟英等在处方时也都用过金银花的"炭"品等。

4. 蒸制

明代沈之问在《解围元薮》中第一次记载了蒸制法，其载："以金银花藤蒸晒为末"。

除上述之外，还有一些特殊的炙法：①酿制。《本草害利》载："酿酒，代茶熬膏并妙"。②制露。吴鞠通在《温病条辨》中曾以"银花露"直接作为处方，《青囊秘传》中也有用"金银露"调服的内容，《本草害利》称金银花"蒸露尤佳"。③制汁、熬膏。《景岳全书》载："用金银花藤叶，捣烂取汁半钟……"，《医方集解》载："四月采鲜花，捣汁熬膏"，《诚书》载："用金银花杵汁杯许，热酒充徐徐服"，《救伤秘旨》载以"金银花根捣碎取汁"等。金银花在古方中的用量较大，由于其质地轻，体积较大，在煎药时常感不便，这时可先煎金银花，取其汁再煎其他药，《本草秘录》中就有如下记述："或嫌二花太多，难于煎药，不妨先取水十余碗，煎取二花之汁，再煎当归、甘草，则尤为得法"。

（二）加辅料炮制

加辅料炮制金银花的情况很少见，所用辅料多数是酒，少数还有用蜂蜜者。

1. 酒制

酒制法最早源于宋代，《校正集验背疽方》载："以酒于瓶内浸，以糠火煨一宿，取出晒干，入甘草少许为末，以所浸酒为糊丸……"，《疮疡经验全书》载："洗净以瓦罐内，用无灰（酒）浸（湿）候火一伏时，取出晒干末之"，《外科精要》也载："先将忍冬草入瓶内，后入无灰酒微火煨一宿，取出晒干，少加甘草，俱为末"。此后，明代的楼英在《医学纲目》中载："以叶入砂盆研烂，入酒少许，调和得所"，《本草正》又载金银花："用酒煮服，或捣汁搀酒顿饮，或研烂拌酒厚敷"。清代的《握灵本草》中也有"酒浸煨熟晒干"的记述。此外，金银花的其他酒制法还有：①酒洗。明代《医学正传》等医籍中，均载金银花需要进行"酒洗"。②酒炒。清代云川道人所著《绛囊撮要》就有将金银花进行"酒炒"的记载。③酒蒸。《疯门全书》在用金银花时，要求进行"酒蒸"。

由于酒甘、辛，大热，气味芳香，能升能散，宣行药势，活血通络，古人将金银花进行酒制的目的，可能是利用酒的升散作用来宣行药势，《本草正》认为酒制后的金银花"善于化毒"。

2. 蜜制

《食鉴本草》载忍冬花："摘取阴干，照豨莶草法，九制晒干"。而豨莶草的制法为："长流水洗净晒干，蜂蜜同无灰酒和匀，拌潮一宿，次早蒸三炷香，如是九次"。现在临床上仍然有金银花的蜜制品种，制作方法是："先取金银花入锅炒热，再按每 50g 金银花用蜜 10g 的比例，将蜜入锅溶解后，与金银花一同拌炒至干。取出，冷至不粘手后入药"。

综上所述，古代金银花的炮制方法多种多样，但至今天许多方法都已不再复用。目前临床上多将金银花直接生用，少数情况下需要进行炒制，并且分为两种规格：①金银花炭是取净金银花置锅内，用武火炒至焦褐色，喷淋清水，取出晒干入药。炒炭可增强吸附作用，使金银花止血止痢的效果更好。②炒金银花是清炒至微焦为度，放凉入药。极少情况下也有采用金银花的蜜制品者。

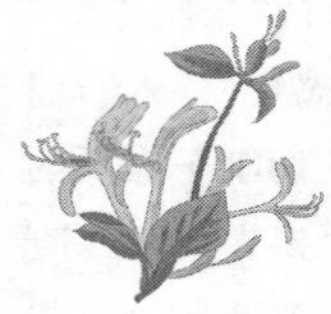

第四节　金银花药性、功效主治的历史变化

金银花原名忍冬，最初的药用部位是茎叶，花的应用从明代开始方受到重视。在漫长的应用历史中，有关金银花的

药性及功效主治也经历了一个逐步演变的过程。

一、药性变化

（一）四性

四性又称四气，用以概括说明中药的寒热属性。寒凉与温热是本质不同、互相对立的两种药性。温与热、寒与凉则是本质相同、程度有别的同一药性属性。《黄帝内经》载："所谓寒热温凉，反从其病也。"《神农本草经百种录》进一步指出："入腹则知其性。"充分说明四气的确定，是在患者服药以后，以中医寒热辨证为基础，从药物对所治疾病的病因、病性和症状表现的影响中得以归纳认识的。中药药性理论认为还存在平性药，是指寒热之性不甚明显、作用比较缓和的一类药物。但从理论上讲，并不存在绝对的平性药，所谓的平性药物仍然存在着微寒、微温的药性属性，仍未超越四气范畴。

针对金银花四气属性的认识，最关键的是对其临床疗效的理解。

《本草经集注》载："人唯取煮枝以酿酒，补虚疗风，此即长年益寿，甚可长采服。"一般认为，寒凉之品不益于补虚延年，因此，这应是认为忍冬"性温"的最原始依据之一。最早记载忍冬四性属性的著作是《名医别录》，载："忍冬，味甘温，无毒。"此后，《新修本草》《千金翼方》《日华子本草》《蜀本草》《证类本草》等均沿此说，认为忍冬性属温热。唐宋多数医家认为忍冬具备"主寒热、身肿""主治腹胀满，能止气下僻""主热毒、血痢、水痢"，治"筋骨疼痛"等功效，故认为四气归属应为温性。及至明清时期，仍有部分医家认同此说，如《神农本草经疏》《本经逢原》《神农本草经读》等。

最早对以《名医别录》为代表的忍冬性温之说予以质疑者为唐代医家陈藏器，其在《本草拾遗》中论金银花时载："小寒，本条云温者，非也。"宋代《开宝本草》也对《唐本草》中记述忍冬性温之论予以否定，载："忍冬主热毒血痢、水痢，浓煎服之，小寒，本条（《唐本草》）云温，非也。"明代兰茂在《滇南本草》中指出："金银花，味苦性寒。清热解诸疮，痈疽发背，无名肿毒，丹瘤瘰疬。"自此之后，金银花药性属寒即被多数新著本草书籍和医籍所记载。清代杨时泰在《本草述钩元》论及金银花时载："味甘气微寒，主寒热身肿，解毒散热。"汪昂则在《本草备要》中认为金银花"甘寒入肺，散热解毒，补虚疗风，养血止渴。"严西亭《得配本草》载："忍冬藤花，甘、平，微寒……解热，痢消肿毒。"黄宫绣《本草求真》载："味、甘，性寒，无毒……能治恶疮，肠澼，痈疽痔漏，为外科治毒通行要剂。"清代医家张山雷更明确指出："《别录》称其甘温者，盖即以藤蔓之能耐霜雪，非其温和之气，不能有此力量。实则主治功效皆以清热解毒见长，必不可以言温。"对于金银花的药性功效属性，清代医家黄宫绣曾有系统总结，言："诸书皆言补虚养血，又言入肺散热，能治恶疮、肠澼、痈疽、痔漏，为外科治毒通行要剂。按此似属两歧，殊不知书言能补虚者，因其芳香味甘，性虽入内逐热，而气不甚迅利，伤损之意也。书言能养血者，因其毒结血凝，服此毒气顿解，而血自而克养之谓也，究之止属清热解毒之品耳。"

由于金银花自古至今一直存在药性寒温之争议，因此，部分医家认为其药性属性应为平性。药性平是指该药平无偏忌，"言和平之药，凡身体五脏百病，皆可用而无顾忌也。"平性虽然介于微温和微寒之间，但缪仲醇认为平属凉，曰："气平可以清热""平能凉血清热"。

综上概括分析可知，忍冬藤和金银花皆以清热解毒见长，长于治疗热性病证，四性偏属寒凉无疑。至于金银花药性的转易，如详析其根源，重点则在于凡属认为金银花药性属寒的各家本草均专注于其清热解毒之功以及临床用于治疗痈疽等病。可见，金银花药性寒温之变与其广泛用于痈疽等阳证和由此总结出的清热解毒功效密切相关。

（二）五味

五味是指酸、苦、甘、辛、咸五种药味。五味既是对药物性能的抽象概括，又是部分药物真实滋味的具体反映，其本义是指药物和食物的真实滋味。古人在长期的医疗实践中发现，不同味属的药物具有不同的功效，并将药味与功效联系起来。《素问·脏气法时论》载："辛散、酸收、甘缓、苦坚、咸软"，最早概括了味与功效的关系。一般而言，中药五味的确定取决于两个方面，一是与实际口尝感觉有关，二是药物临床应用的归纳和总结。因此，本草书籍中记载的药味，有时与实际口感味道并不相符。五味主要包括酸、苦、甘、辛、咸五种药味，也有人认为应包括淡味和涩味，虽说药物的滋味不止五种，但酸、苦、甘、辛、咸是五种最基本的药味，故仍称"五味"。

最早记载忍冬五味属性的文献亦是《名医别录》，载："忍冬，味甘温，无毒，列为草药上品。"此后，不同历史时期的代表性本草著作，如《新修本草》《证类本草》《本草纲目》等，均认为忍冬属味甘之品。其中，《神农本草经读本草附录》载："忍冬甘入胃，胃为艮土；温入肝，肝为风木。内能使土木合德，外能使营卫和谐，所以善治之也。"

同时，历史上针对金银花的五味归属问题也存在其他的认识。如《滇南本草》称其"味苦"，《药性本草》称其"味辛"。苦味药的特点是"直行而泄""性坚而沉"，《药品化义》将苦味药的功用归纳为"苦坚脆，燥湿，直行，降下，涌泄，去垢，解毒，开导，养血，补阴。"由于金银花长于解毒功效，故由此认为其味苦也是有一定道理的。辛味药的特点是能"行"、能"散"，具有发汗、祛风湿、芳香开窍、祛寒、理气等作用。临床上金银花经常被用于治疗外感风热初期病证，故据此言其味辛也是可以理解的。

（三）归经

归经理论是对药物功能作用的向位属性概括。归是走向、归属之意，经指经络。归经理论是以脏腑、经络理论为基础，以所治具体病症为依据，经长期临床实践总结出来的。

归经理论源于《黄帝内经》的“五入”“五走”之说。北宋寇宗奭《本草衍义》在论及“泽泻”时载：“张仲景八味丸用之者，亦不过引接桂附等归就肾经，别无他意。”这可能是用“归某经”字样的最早记载。在《苏沈良方》等同期著作中，亦有“某药入肝、某药入肾”等相关论述，均属对中药归经的不同认识。首次将零散的归经理论进行系统总结者当推金元医家张元素，在其著作中，归经概念基本确立，其后，主要是完善和补充。正式提出“归经”概念并将“归经”单列一项而全面应用者，始自清代沈金鳌的《要药分剂》。归经理论对中药临床应用起着重要的指导作用，正如徐灵胎所言：“不知经络而用药，其失也泛。”

关于金银花的归经问题，直到清代才有记载。《本草备要》《要药分剂》谓之入肺经，《本草再新》谓之入心、肺二经，《得配本草》谓之入足阳明、太阴经。《本草新编》谓无经不入，而其专入之经尤在肾、胃二经。《医学真传》不仅称金银花可治痈疽肿毒，还将其与红花、续断、当归、川芎、生地黄等同列为经脉之药，认为其有通经活络、调和气血的作用，书中载：“以银花之藤，至冬不凋，乃宣经通络之药也。又一本之中，花有黄、白，气甚芳香，故有金银花之名。金花走血分，银花走气分，又调和气血之药也，通经脉而调气血，何病不宜？”时至今日，现代医家及本草著作等大多认为其主入肺、心、胃经。

（四）金银花药性主要文献记述

《名医别录》：“甘，温，无毒。”

《药性论》：“味辛。”

《新修本草》：“味甘，温，无毒。”

《本草拾遗》：“小寒”。

《证类本草》：“味甘，温，无毒。”

《滇南本草》：“味苦，性寒。”

《本草约言》：“入手太阴经。”

《本草蒙筌》：“味甘，气温，无毒。”

《本草药性大全》：“味苦、甘，气平，微寒，无毒。”

《本草图解》：“甘而微寒。”

《雷公炮制药性解》：“入肺经。”

《景岳全书·本草正》：“味甘，气平，其性微寒。”

《医学要诀》：“甘，温。”

《本草汇》：“味甘，微寒，入手足太阴经”

《本草新编》：“味甘，温，无毒。入心、脾、肺、肝、肾五脏，无经不入。”

《冯氏锦囊秘录·杂症痘疹药性主治合参》：“味甘，微温，无毒。”

《本草易读》：“辛、甘，微苦，无毒。”

《本草备要》：“甘、寒入肺，散热解毒。”

《本经逢原》：“芳香而甘，入脾通肺。”

《生草药性备要》：“味甘，性寒。”

《药性通考》：“味甘寒气香，入肺散热。”

《玉楸药解》：“味辛，微凉，入手太阴肺、足厥阴肝经。”

《本草从新》：“甘，平。”

《得配本草》：“甘，平、微寒。入足阳明、太阴经。”

《药性切用》：“性味甘，凉。入肺、大肠。”

《本草求真》：“专入肺。味甘性寒，无毒。”

《要药分剂》：“入肺经。”

《怡堂散记·药性解》：“味苦、甘，性平，微寒，无毒，入肺经”。

《药义明辨》：“味甘，微寒。”

《药笼小品》：“甘，平。”

《本经续疏要》：“味甘，温，无毒。”

《本草再新》：“味甘、苦，性微寒，入心、肺二经。”

《本草分经》：“甘，平。性极中和。”

二、功效主治变化

（一）功效变化

自古至今，关于忍冬和金银花的功效记载，可谓由简至详，变化较大。

《名医别录》载：“凡易得之草，而人多不肯为之，更求难得者，是贵远贱近，庸人之情。”由此可见，在古代应用本品者甚少。《本草经集注》载：“补虚疗风。”唐代《药性考》认为忍冬功能“止气下僻。”宋元年间，对于金银花的功效认识，较之汉唐时期有了许多新的补充，这一时期应用金银花主要取其清热解毒之功，较多用于外科疮疡诸证，如《太平惠民和剂局方》之“神效托里散”，《校注妇人良方》之“仙方活命饮”，《丹溪心法》之“消毒饮”等。对此，李时珍有较为详细的总结，云：“昔人称其治风除胀，解痢除湿为要药，而后世不知复用，后世称其消肿散毒治疮为要药，而昔人并未言及。”至明代，各家关于金银花功效的论述较多。如《本草纲目》载：“散热解毒。”《滇南本草》载：“清热，解诸疮、痈疽发背、丹流瘰疬。”《本草图解》载：“甘而微寒，主胀满下痢，消痈散毒。”至清代，众医家对金银花功效的认识，不仅能承前人之说，而且在某些方面具有独到的见解和创新之处。如王秉衡在《重庆堂随笔》中称金银花可“清络中风火湿热，解瘟疫秽恶浊邪”，首次提出了用本品治疗温热病的主张。是时，温病学说已趋成熟，金银花在治疗温病过程中发挥了重要作用，此时诸医家在应用金银花时，多取其疏散风热、凉血解毒之功效，同时亦十分注重金银花清补的作用，如汪昂谓其：“散热解毒，补虚疗风，养血止渴”；张璐谓：“解毒祛脓，泻中有补，痈疽溃后之圣药”；《本草从新》中也有“解毒除虚”的记载。对于金银花的这一功效特点，黄宫绣也有系统总结。现代本草著作及教材根据古本草的论述，多将金银花的主要功效概括为清热解毒。

（二）主治变化

《名医别录》载忍冬“主寒热身肿，久服轻身，长年益寿。”唐代《药性考》认为忍冬“主治腹胀满，能止气下僻。”《本草拾遗》载：“主热毒血痢、水痢。”宋元时期较多应用于外科疮疡诸证。《本草纲目》载："治一切风湿气及诸肿毒、痈疽、疥癣、杨梅诸恶疮。"《滇南本草》载："解诸疮、痈疽发背、丹流瘰疬。"《本草图解》载："主胀满下痢，消痈散毒。"《本草拾遗》载："主热毒、血痢、水泻。"中医古籍特别是明清医药文献中记载了大量以金银花为主的方剂，应用于临床各科，尤其是中医外科，取其托毒透邪、清解热毒之效，用以治疗疮疔肿毒、内痈外疡。如清代陈士铎《洞天奥旨》，载方580余首，治疮疡痈疽的方剂达342方，用金银花计130方，其中以其命名者即有21方。在每个有金银花的方中，金银花的用量都大于其他药物。其他如《医宗金鉴》之五味消毒饮、《验方新编》之四妙勇安汤等，至今仍为临床所常用。金银花的透邪解毒作用，诚如《得宜本草》所载"清中寓有宣散之功"。《本草正》更进一步阐明"金银花，善于化毒，故治痈疽、肿毒、疮癣、梅毒、风湿诸毒，诚为要药。毒未成者能散，毒已成者能溃"。可见，此时期以金银花为首的方剂临床应用的主治范围进一步扩大。另外，自清代医家王秉衡首先提出了用本品治疗温热病的主张后，金银花又被广泛应用于温热疾病的治疗。本品气轻芳香，具有散发透热作用。若风热在表，或毒热在肌腠，则能轻宣透邪，宣散肺卫之表热或清热解毒，透解肌腠之热毒。若热毒深入气营，一方面可清热解毒，另一方面又能透热转气，引邪外出。所以既可通过寒凉之性清解热毒，又可通过散邪、透邪之效，托毒外出而达解毒作用。众医家正是利用金银花辛凉透表、轻宣透邪、散热解毒作用，发挥其轻以去实之疗效，广泛用于温热病的治疗。如吴鞠通《温病条辨》、王孟英《温热经纬》等书中就记载了"银翘散""清营汤"等数首以金银花为主的方剂。陈士铎《洞天奥旨》中对金银花倍加赞赏，载："疮疡一门，舍此味无第二品也。"并认为该品最能消火热之毒，主张"消火热之毒必用金银花"。他认为，疮疡初起金银花可以止痛，疮疡溃脓用金银花可以去脓，疮疡收口用金银花可以起陷。

金银花治疗疔疮肿毒，可单味煎汤内服或用鲜品捣烂外敷；或常配蒲公英、野菊花、紫花地丁等同用，以增强解毒消肿的作用。对各种热性病初起和外感风热，身热或微感恶风及发斑发疹等，可与连翘、淡豆豉、薄荷等同用。对于热毒较重，并发咽痛、腮肿者，可与大黄、黄芩、黄柏、板蓝根等同用。对于出现壮热、烦渴、脉洪大等症的热入气分证，可与石膏、知母、连翘等配伍应用。与牡丹皮、生地黄配伍，可用于热入营血之皮肤斑疹、舌绛而干、烦躁少寐等症。用金银花治疗湿热痢疾泄泻，轻症单煎频服即可，重症可用金银花配白头翁、黄连、木香等同用。

综上所述，金银花的主要功效应包括清热解毒、止消渴、祛风除湿、散热疗痹、缓肝补肺、清暑益气、清金治痢、解毒除烦等。主治病症主要包括外感风热表证、温病发热、热毒血痢、痈肿疔疮、喉痹及多种感染性疾病，也用于暑热证的治疗。由于金银花是治疗各种疔疮肿毒的有效药物，故亦称之为"消肿散毒治疮要药"。我们认为，在具体临床实践过程中，可以将金银花的主要功效分类概括如下：首先，本品甘寒清芳，清热而不伤胃，透达而不遏邪，既能清热解毒，又能透热解表，为治温病之要药；其次，本品清热解毒，散痈消肿，为治热毒壅滞所致内外痈肿之要药；再者，本品清热解毒，又有凉血止痢之效，故又常用治热毒痢疾，下痢脓血等。

（三）金银花功效主治的主要文献记述

《名医别录》《本草经集注》《新修本草》《证类本草》："主寒热身肿，久服轻身，长年益寿。"

《药性论》："治腹胀满，能止气下痢。"

《本草拾遗》："主热毒、血痢、水痢。"

《开宝本草》："主寒热身肿。"

《履巉岩本草》："治筋骨疼痛。"

《外科精要》："治痈疽发背不问发在何处。"

《滇南本草》："清热，解诸疮、痈疽发背、无名肿毒、丹瘤、瘰疬。"

《本草约言》："散肿消痈，疮疡莫缺……时方专治痈疽要药，未成毒即散，已成毒则溃。"

《本草蒙筌》："专治痈疽，诚为要药。未成则散，甚多拔毒之功；已成则溃，大有回生之力……血痢水痢兼治，风气湿气咸除。"

《医学入门・本草》："止消渴要药也。"

《本草纲目》："治一切风湿气及诸肿毒，痈肿疥癣，杨梅诸恶疮，散热解毒。"

《雷公炮制药性解》："主热毒血痢，消痈散毒，补虚疗风，久服延年。"

《本草汇言》："祛风除湿，散热疗痹，消痈止痢。"

《景岳全书・本草正》："善于化毒，故治痈疽、肿毒、疮癣、杨梅、风湿诸毒，诚为要药。毒未成者能散，毒已成者能溃。"

《医学要诀》："主寒热，身肿热毒痢水血；腹胀飞尸鬼疰消，诸肿痈疽解毒捷。"

《医宗必读・本草通玄》："主胀满下痢，消痈散毒，补虚疗风。"

《本草汇》："散热消痈为最，宽膨止痢有功。解菌毒，消疔肿，治五种尸注，兼补虚疗风，或捣汁酒饮，或研烂厚敷，血痢水痢兼治，风气湿气咸除。"

《本草新编》："消毒之神品也。未成毒则散，已成毒则消，将死者可生，已坏者可转……但其味纯良，性又补阴，虽善消毒，而功用甚缓，必须大用之。"

《洞天奥旨》："疮疡必用金银花者，以金银花可以消火毒也……故疮疡一门，舍此味无第二品也。所以疮疡初起，必用金银花，可以止痛；疮疡溃脓，必用金银花，可以去脓；疮疡收已，必用金银花，可以起陷。然此犹补阳证之疮疡也。若阴证初生，背必如山之重，服金银花而背轻矣；阴证溃脓，心如火焚，必服金银花而心凉矣；阴证收口，疮如刀割，必服金银花而皮痒矣。"

《本草易读》："退热解毒，养血止渴，疗风除湿，补虚祛胀。治热毒血痢肠癖，疗肿毒痈疽疥癣。"

《本草备要》："甘寒入肺，散热解毒，补虚，疗风，养血，止渴""治痈疽疥癣，杨梅恶疮，肠癖向痢，五种尸疰。"

《本经逢原》："主下痢脓血，为内外痈肿之要药；解毒祛脓，泻中有补，痈癖溃后之圣药。"

《生草药性备要》："消痈疽疔毒，止痢疾，洗疳疮，去皮肤血热。"

《药性通考》："入肺散热，化毒解毒，补虚疗风，养血止渴。治痈疽疥癣，杨梅恶疮，肠癖血痢。"

《绛雪园古方选注·得宜本草》："得当归治热毒血痢。"

《玉楸药解》："凉肝清肺，消肿败毒。"

《医林纂要·药性》："缓肝、补肺、降逆、散热、养血、祛风、止渴、清暑。疮家主药。"

《得配本草》："去风火，除气胀，解热痢，消肿毒。"

《药性切用》："清金治痢，解毒除烦。"

《本草求真》："诸书皆言补虚养血，又言入肺散热，能治恶疮、肠澼、痈疽、痔漏，为外科治毒通行要剂。按此似属两歧。殊不知书言能补虚者，因其芳香味甘，性虽入内逐热，而气不甚迅利伤损之意也；书言能养血者，因其毒结血凝，服此毒气顿解，而血自尔充养之谓也。究之止属清热解毒之品耳。是以一切痈疽等病，无不藉此内入，取其气寒解热，力主通利。"

《药义明辨》："凡肝家血虚有热以为病者，或脏腑、经脉，或肉里，皆可用以护其壅热，散其聚毒，不但为诸疮要药而已。"

《重庆堂随笔·论药性》："清络中风火湿热，解瘟疫秽恶浊邪，息肝胆浮越风阳，治痉厥癫痫诸证。"

《药笼小品》："除热解毒，养血除痢宽膨，治一切疮疽"

《本经续疏要》："主寒热身肿。久服轻身，长年益寿。"

《本草述钩元》："味甘气微寒，主寒热身肿，解毒散热。"

《本草再新》："治心虚火旺，补气宽中，咳嗽，痈痿。"

《本草分经》："除热解毒，养血疗风，治血痢、疮毒宽膨。"

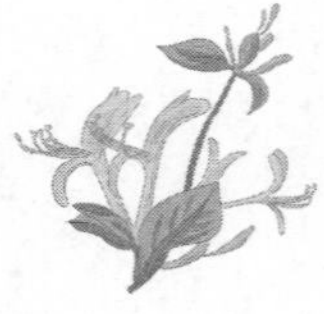

第五节　配伍金银花的代表性古方

一见消

【方源】《惠直堂经验方》卷四。

【组成】川乌三两，草乌三两，川倍子四两，闹羊花三两，大黄六两，血余四两，生南星三两，生半夏三两，白及五两，白蔹五两，当归六两，土贝母四两，金银花三两，白芷四两。

【用法】上药用麻油五斤，浸三日，煎枯去滓滤净，入红丹四十两收成膏，水浸去火毒。任意摊贴。初起疖毒，须留头摊贴。

【主治】风气，折伤并痈毒。

一见消

【方源】《惠直堂经验方》卷四。

【组成】金银花一斤，蒲公英四两，赤芍四两，黄芪八两，紫花地丁六两，红花八两，鬼馒头四两（以上七味），地榆二两，黄柏二两，羌活一两，半夏一两，紫草一两，麻黄二两，瓜蒌一两，白芷一两，当归二两，栀子二两，独活一两，黑参三两，花粉一两，苍术一两，钩藤一两，木通一两，大黄一两，柴胡八钱，甘草五钱，皂角五钱，连翘三钱，防风五钱，牛蒡子五钱（以上二十三味），全蝎二钱，僵蚕二钱，广木香三两，蝉蜕三钱，没药三钱（炙），麝香二钱（以上六味，共为末）。

【用法】先将前七味，用麻油十斤煎枯捞起，再下地榆等二十三味，煎枯捞出，再煎至滴水不散，入黄丹五斤成膏，离火，入全蝎等六味末，搅匀收贮。摊贴。

【主治】痈疽。

一枝箭

【方源】《鲁府禁方》（又名《鲁府秘方》）卷四。

【组成】白及、天花粉、知母（去毛）、牙皂、乳香、半夏、金银花、穿山甲（酥炙）、贝母（去心）各一钱五分。

【用法】上锉散。每一剂，酒二钟，煎一钟，温服。汗出即愈。

【主治】诸般肿毒，恶痛不可忍者。

一味金花煎

【方源】《古方汇精》卷一。

【组成】金银花藤四钱。

【用法】以水浓煎，温服。

【主治】热毒血痢。

一剂散

【方源】《梅氏验方新编》卷七。

【组成】蜜炙麻黄一两，威灵仙八钱，大黄七钱，羌活、白芷、皂刺、银花、防风、蝉蜕、炙山甲各五钱。

【用法】上为末，听用。先煮烂羊肉一斤，取清汤二碗，兑酒一碗，入前药末，煎至剩汤一碗，空心，淡食蒸热羊肉令饱，随饮前汤。盖被卧取大汗，切忌露风。

【主治】杨梅初起，脉证实者。

二十五味流气饮

【方源】《人己良方》。

【组成】荆芥穗一钱，川黄连三钱，当归尾五分，黄柏五分，苦参二钱，连翘五分，地肤子二钱，防风一钱，独活一钱，羌活一钱，银花二钱，生地黄三钱，地骨皮二钱，白鲜皮二钱，角刺一钱，牡丹皮二钱，滑石一钱，细辛一钱，寒水石二钱，牛子二钱，枳壳二钱，黄芩一钱五分，土茯苓一斤，川牛膝一钱五分，甘草节一钱五分。

【用法】先将土茯苓切碎，用水一大锅，先煎，后入各药再煎至两大碗，分两次服之。须要连服，不可间服。

【主治】鱼口便毒，疳疔顽癣。

二十四味风流饮

【方源】《万病回春》卷八。

【异名】二十四味风胜饮（《疡医大全》卷三十四引《说约》）。

【组成】防风、荆芥、连翘、白芷梢、当归尾、川芎、赤芍、黄芩、黄连、栀子、地骨皮、五加皮、白鲜皮、木通、木瓜、苦参、金银花、皂角刺、薏苡仁、蝉蜕、僵蚕、黄柏、白蒺藜、甘草、土茯苓（白实者）三斤。

【用法】上锉，作五十剂。每日服两剂，水煎服。

【主治】梅毒天疱，毒发出者。

【宜忌】忌牛肉、烧酒，盐宜炒过，食则不生癣。

【加减】上部疮多，倍用川芎；下部疮多，倍用木通；疮痛加羌活、独活；体弱加人参、茯苓，去栀子。

【备考】甘草以上诸药用量原缺。

二十四味败毒散

【方源】《景岳全书》卷五十一。

【组成】当归、川芎、生地黄、熟地黄、芍药、牛膝、防风、荆芥、白芷、防己、忍冬、桔梗、羌活、独活、白鲜、薏苡仁、连翘、木通、陈皮、粉草、黄柏、知母、栀子、黄连。

【用法】上每贴加土茯苓干者四两，而鲜者须半斤，用水六碗，煎至三碗，每日早、午、晚各服一碗。

【主治】杨梅风毒，溃烂危恶，多年不愈。

【加减】本方后四味，须察其人阴阳寒热酌而用之。

【备考】原书治上证，用秘传水银膏外擦，同时内服本方，至七日后发口则止。

二子消毒散

【方源】《外科大成》卷二。

【组成】皂角子、肥皂子、僵蚕、蝉蜕、杏仁（去皮尖）各七个，猪牙皂一挺，金银花三钱，防风、荆芥、牛膝各一钱，猪板油二两，土茯苓半斤。

【用法】水八碗，煎三碗，作三次服。如结毒，服三七日自愈。

【主治】袖口疳、杨梅等疳。

【加减】袖口疳，加黄柏一钱，肥皂子肉倍之；杨梅疳，加薏苡仁、皂角刺各一钱，侧柏叶、绿豆、糯米各三钱；杨梅内疳，加海金沙、五加皮、白丑各一钱五分，皂角子一岁用一粒。

二甘散

【方源】《洞天奥旨》卷五。

【组成】黄连二钱，胆草三钱，葳蕤二钱，白芍五钱，天麻二钱，荆芥二钱，甘菊花三钱，甘草三钱，忍冬一两。

【用法】水煎，食后服。服两剂。

【主治】瞳子髎穴生阳疽。

二冬二母汤

【方源】《痘疹会通》卷五。

【组成】知母、浙贝母、天冬、麦冬、桑皮、杏仁、前胡、裸壳、竹茹、甘草、荆芥、银花、望月砂。

【用法】水煎服。

【主治】小儿麻疹已退四五日后，咳嗽不止者。

【宜忌】冬月不宜服。

二圣解毒丸

【方源】《幼科直言》卷五。

【组成】川贝母、金银花。

【用法】上为极细末，炼蜜为丸，重一钱。每服一丸，白滚水化下。

【主治】小儿奶癣疮症。

【宜忌】乳母戒葱、蒜、椒、姜、烧酒、牛、羊、鲤鱼、动火等物。

二皂饮

【方源】《疡医大全》卷三十四引沈员峤方。

【组成】肥皂子（独核者）二十粒，皂角子三十粒，苦参、金银花各一两。

【用法】河水一碗半，井水一碗半，煎一碗，露一宿，次早空心热服，其毒自消。

【主治】杨梅疮。

二苓化毒汤

【方源】《辨证录》卷十三。

【组成】白茯苓一两，土茯苓二两，金银花二两，当归一两，紫草三钱，生甘草二钱。

【用法】水、酒各半，煎服。

【功能】补血泻毒。

【主治】杨梅疮，遍体皆烂，疼痛非常。

二金泻热汤

【方源】《洞天奥旨》卷七。

【组成】金钗石斛二钱，茯苓五钱，泽泻二钱，白术二钱，贝母二钱，车前子二钱，牛膝一钱，金银花二两，黄柏二钱，防己五分，生甘草一钱。

【用法】水数碗，煎一碗，空腹服。

【主治】腨上生疽。

二活散

【方源】《医学正传》卷六。

【组成】羌活、独活、当归、乌药、赤芍、金银花（酒洗）、连翘、天花粉、甘草节、白芷各四钱五分，红花、苏木、荆芥、蝉蜕、干葛各三钱，檀香二钱。

【用法】上为末。每服三钱，煎苍耳汤调下。

【主治】疔疮。

二黄汤

【方源】《外科真诠》卷下。

【组成】黄芪一两，大黄一两，人参一两，茯苓一两，当归一两，远志三钱，石膏一两，银花一两，山甲二钱（炒），皂刺二钱，甘草二钱。

【用法】水煎服。

【主治】杨梅痘，形如赤豆，嵌于肉内，坚硬如铁。

丁壬汤

【方源】《医林纂要》卷十。

【组成】金银花三钱，蒲公英一钱，紫花地丁一钱，羌活一钱，独活一钱，防风五分，当归一钱，生黄芪一钱，生甘草一钱。

【用法】水煎，温服。

【主治】对口，背疽。

【备考】蒲公英一名黄花地丁。方中有紫花、黄花二丁，又用二活行太阳经，属壬水，故有丁壬之名。

十八味神药

【方源】《白喉证治通考》。

【组成】川黄连五分，白鲜皮五分，黄芩二钱（酒炒），地丁二钱，当归二钱，草河车二钱，山栀一钱半，生龟甲三钱，木通一钱，生甘草二钱，川芎一钱半，连翘二钱，乳香五分（去油），银花一钱半，皂角刺一钱五分，知母二钱（盐水炒）。

【主治】白喉。

【加减】结毒，加土茯苓，鲜何首乌；火证烂喉，加生石膏，大黄各四钱。

十八味神药

【方源】《喉科指掌》卷一。

【组成】川黄连、木通、金银花各一钱，白鲜皮、黄芩、紫花地丁、当归、赤芍、生甘草、连翘、天花粉、草河车、知母（盐水炒）各二钱，生栀子、川芎、皂角刺各一钱五分，乳香五分，生龟甲三钱。

【用法】上药滚水煎服。

【主治】烂喉毒证。

十叶散

【方源】《古方汇精》卷二。

【组成】芙蓉叶、荷叶、蕉叶、菊叶、银花叶、紫苏叶、柳叶、槐叶、冬桑叶、天名精叶各等分。

【用法】各应时采鲜者，风干为末，和匀，瓷瓶收贮。猝遇喉症，外用芦管吹之，内用甘草、桔梗汤或开水调下，每服七分。如遇无名火毒，焮肿红赤，取井花水，调敷患处。

【主治】喉症，无名火毒，焮肿红赤。

十全大补汤

【方源】《疮疡经验全书》卷九。

【组成】人参、当归、川芎、白芍、白术、黄芪、茯苓、甘草、生地黄、熟地黄、防风、陈皮、干山药、知母、黄柏、泽泻、升麻、金银花。

【用法】水煎服。

【功能】生肌长肉，益气滋血。

【主治】一切痈症溃后。

【加减】秋、冬季加厚朴、苍术、肉桂；春、夏季加麦冬、青皮、黄芩、山栀仁、黄连。

十全大补汤

【方源】《傅青主女科·产后编》卷下。

【组成】人参、白术、黄芪、熟地黄各三钱，茯苓八分，甘草五分，川芎八分，金银花三钱。

【主治】乳痈。

【加减】泻，加黄连、肉果；渴，加麦冬、五味子；寒热往来，用马蹄香捣散。

【备考】本方名十全大补汤，但方中药物只有八味，疑脱。

十全大补汤

【方源】《痘疹全书》卷下。

【组成】川芎、当归尾、芍药、生地黄、人参、白术、赤茯苓、黄芪、桂心、白芷、连翘、甘草节、金银花。

【用法】加引经药，水煎服。

【主治】痘疮溃疡。

十全大补银花汤

【方源】《女科秘要》卷七。

【组成】人参、白术、熟地黄、黄芪各二钱，当归、银花各二钱，茯苓、川芎各八分，甘草五分。

【主治】产后乳生痈，脓出后虚弱甚者。

【加减】泄泻，加莲子十粒，肉果一个（煨用）。

十补托里散

【方源】《郑氏家传女科万金方》卷三。

【组成】人参、黄芪、当归、川芎、厚朴、桔梗、防风、甘草、白芷、肉桂（一方无桔梗，有忍冬藤）。

【用法】酒煎服。

【主治】孕妇腹近下处肿胀，浮薄而光，此为腹内生痈，名曰孕痈。

十奇内补排脓散

【方源】《普济方》卷二七五引《德生堂方》。

【组成】黄芪、当归、人参各二两，川芎、白芷、桔梗、防风、厚朴、甘草、官桂、金银花各一两，木香五钱，天花粉一两。

【用法】上为细末。每服三钱，好酒调服；如不饮酒，煎木香汤服；病上，食后服；病下，食前服，每日三四次。

【功能】消肿排脓。

【主治】一切痈疽发背，诸肿疮毒。

【加减】肺痈，加百合、桑白皮、阿胶同煎。

十味淡斋方

【方源】《疡科心得集·方汇》卷下。

【组成】川贝母（去心，生研）一两，白芷（焙）一两，防风（焙）一两，海螵蛸（浸淡，漂净，去甲）一两，当归（炒）一两，川芎（炒）一两，金银花（晒）一两，花粉（晒）一两，半夏（姜汁制，炒）一两，南星（姜汁制，炒）一两五钱。

【用法】各药要囫囵，在瓦盆内炒，用木槌于石臼内打成末，筛净，称准分量，分作二十一服。每服五钱，每日用鲜土茯苓一斤，不见铁器，于石臼内捣碎，放于瓦罐中，用河水十二饭碗，煎六碗，去滓，下药末五钱，再煎至三碗，朝、午、晚各服一碗。服此六十三日收功。

【主治】下疳广疮，误服轻粉、升药致烂喉、塌鼻，遍体节骱酸楚，或腐烂不堪，他药不效者。

【宜忌】服药忌一切盐味。煎药忌一切金、银、铜、铁、锡器。

十香膏

【方源】《万氏家抄方》卷四。

【组成】大黄、当归尾、桃仁、鳖甲、半夏、麻黄、牙皂、细辛、乌药、赤芍、穿山甲、草乌、大戟、白芷、桂皮、贝母、天花粉、防己、金银花、巴豆（去壳）、蓖麻子（去壳）、黄芪、防风、荆芥、白附子、牛膝、羌活、独活、良姜、红花、牛蒡子、苏木、连翘、白及、白蔹、天麻、甘草节、海风藤、黄连、黄柏、黄芩、柴胡、千金子、全蝎、僵蚕、蜂房各五钱，玄参、苦参各二两，发灰五钱，猬皮一两，蜈蚣三条，蛇蜕一条，桃、柳、槐、桑枝寸许长者各一段。

【用法】麻油浸七日，熬黑枯色，去滓再熬，滴水成珠。每油二斤，入铅粉半斤，飞丹半斤，收成膏，入后细药：木香、沉香、檀香、降香、丁香、藿香、枫香各三钱，麝香一钱，樟脑五分，乳香八钱，没药、血竭、雄黄各五钱，为极细末，桑枝不住手搅匀，入水中，出火毒收用。

【主治】痈疽发背，乳癖，便毒，闪腰挫气，跌打损伤，筋骨疼痛，手足顽麻，痞块疝气，杨梅风毒，一切肿毒疮疖。

十神膏

【方源】《洞天奥旨》卷八。

【组成】蚯蚓粪一两，血竭三钱，马齿苋一两，黄柏五钱，轻粉一钱，乌桕根三钱，银朱四钱，胡粉三钱，潮脑二钱，麝香三分。

【用法】上药各为末，同猪油调为膏，贴在油纸上，照疮之大小贴之。另用布包好缚定，听其出水，连用数个则水干。换膏药时，用金银花一两，煎汤温洗疮口，另再贴此膏。若无水流出，不必频换，再用数个，必然奏功。

【主治】血风疮。

【宜忌】忌房事及酒。

七仙丹

【方源】《眼科应验良方》。

【组成】防风、蝉蜕、银花、当归尾、胆矾、红花、薄荷各等分。

【用法】水煎洗。

【主治】眼圈边生包。

七圣汤

【方源】《治疔汇要》卷下。

【组成】人参（或用党参）、黄芪（生）、当归、白术各一两，金银花二两，白芥子三钱，肉桂一钱。

【主治】对口，阴证大溃，或低陷不能收口者。

七圣汤

【方源】《辨证录》卷十三。

【组成】人参一两，生黄芪一两，当归一两，金银花二两，白术一两，生甘草三钱，肉桂一钱。

【用法】水煎服。

【主治】对口痈，阴证大溃者；各处痈毒凡低陷而不能收口者。

七圣散

【方源】《普济方》卷二八六。

【组成】大黄、山栀、牡蛎（生）、栝楼、金银花、皂角针（火烧，出火气）、甘草各等分。

【用法】上为细末。每服半两，加生姜一大块，酒、水各一盏，煎耗半，去滓，空心服。以通利为度，却以药安于肿处。

【主治】便痈。

七圣散

【方源】《解围元薮》卷四。

【组成】金银花四两，杏仁十四粒，皂角子七粒，牙皂七片，僵蚕十四条，蝉蜕二钱，土茯苓一斤。

【用法】水四碗，煎二碗，作二三次服。轻二帖，重三四贴愈。

【主治】疠疮。

七贤散

【方源】《观聚方要补》卷八引《外科纂要》。

【组成】皂角针、皂角子、连翘、黄连、花粉、金银花各一两，土茯苓八两。

【用法】分七剂。每剂水五碗，煎二碗半，一二日服完。七剂即愈。

【主治】瘰疬初起或已溃者。

七味圣神汤

【方源】《疡医大全》卷二十三。

【组成】金银花四两，蒲公英二两，人参、当归、甘草各一两，大黄五钱，天花粉二钱。

【用法】水煎服。

【主治】骑马痈。

七味活命饮

【方源】《疡医大全》卷九引《梅秘》。

【组成】生黄芪、川芎各三钱，金银花、蒲公英各一两，当归八钱，穿山甲（炙）、皂角针各一钱五分。

【用法】上作一剂。水三斤，砂锅内煎一半，热服。避风取汗，静卧。

【功能】溃痈。

【主治】一切痈疽，气血虚惫，白塌下陷者。

七珍汤

【方源】《古今医统大全》卷九。

【组成】青蒿、蕲艾、忍冬藤、苍耳子、桑条、桃条、柳条（三味以石捶碎）。

【用法】上煎水一桶，入炒盐半斤，间日一洗浴，密室中以簟蔗围之洗。出汗为妙。不过十次愈。

【主治】大风。

【备考】《景岳全书》有槐条，无桃条。

七贴方

【方源】《景岳全书》卷六十四。

【组成】防风、忍冬、皂刺、蝉蜕（去头足）、连翘、白鲜皮、五加皮、荆芥、穿山甲（炒）各一钱，生地黄、木瓜（去心，忌铁）、僵蚕（炒）各一钱半，皂子七个，薏苡仁三钱，土茯苓四两。

【用法】上用水四碗，煎二碗。食远分二次服。

【主治】杨梅疮。

【宜忌】忌牛、羊、茶、酒、醋、房事。

人参固肌汤

【方源】《张氏医通》卷十六。

【组成】黄芪、人参、甘草、当归、白术、茯苓、枣仁、忍冬、连翘。

【主治】痘疮表虚，斑烂不能收靥。

人参败毒散

【方源】《白喉全生集》。

【组成】洋参（或用条参）、防风（去芦）、白芷、浙贝母（去心）各二钱，桔梗、银花、僵蚕（姜汁炒）、鼠粘各三钱，荆芥、人中黄各一钱，蝉蜕七只（去头翅足），皂角刺三针（煨）。

【用法】水煎服。

【主治】白喉热证尚轻，热邪尚在表，白见于外关，或薄或小，淡红微肿略痛，声音响亮，牙关饮食稍碍，口干，头闷目胀，舌苔与小便微黄。

人参败毒散

【方源】《种痘新书》卷十二。

【组成】人参、赤苓、羌活、独活、前胡、柴胡、薄荷、枳壳、川芎、桔梗、连翘、金银花、白芷各等分，甘草、牛蒡、防风、荆芥、乳香、没药减半。

【用法】水煎服。

【主治】余毒痈肿。

【加减】余毒在头，加升麻；在上身，倍加桔梗；在手上，加桂枝；在腰，加杜仲、续断；在腿脚，加牛膝、木瓜。

八仙丹

【方源】《洞天奥旨》卷六。

【组成】大黄二钱，金银花四两，当归尾一两，玄参二两，柴胡三钱，炒栀子三钱，黄柏三钱，贝母三钱。

【用法】水煎服。一剂轻，两剂痊愈。

【主治】囊痈。

【宜忌】囊痈已溃忌用。

八仙饮

【方源】《产科发蒙·附录》。

【组成】土茯苓、陈皮、茯苓、木通、当归、金银花、大黄、川芎各等分。

【用法】上药每服四钱，水二盏，煎一盏，温服。

【主治】赤白带下不止；阴门瘙痒。

八仙解毒汤

【方源】《洞天奥旨》卷十四。

【组成】当归五钱，熟地黄五钱，甘草二钱，黄芪一两，白芍二钱，天花粉三钱，金银花一两，生地黄二钱。

【用法】水二碗，煎八分，半饥服。

【主治】一切恶疮初起者。

八仙聚会丹

【方源】《遵生八笺》卷十八。

【组成】①熏洗方：五味子、朴硝、枳壳、白芷、陈皮、细辛、黄柏、水杨柳根、黄连各五钱。②败毒散：当归、芍药、川芎、甘草、木鳖子、山栀、连翘、熟地黄、防风、金银花、荆芥、陈皮、枳壳、全蝎、穿山甲、僵蚕、蝉蜕、皂角子各一钱，朴硝、蜈蚣一条（去头脚）、大黄各三钱。③搽药：白矾一两（飞过，煅成枯矾），蟢儿白衣十六个（烧成炭）。④油药：酥合油五分，熊胆五分，头生鸡子三个（去清煎成油）。⑤药水：片脑一分，朴硝五分，橄榄核（烧成炭）五钱，熊胆三分，蜗牛螺肉十余个。⑥治外痔方：乡村食百草鹅杀取胆油，调孩儿茶。⑦治血痔方：皂荚同本身头发烧烟于坛内。⑧治外痔方：刘寄奴（一名九里光）、孩儿茶、苦参各一钱，轻粉三分，血竭五分，没药五分。

【用法】①熏洗方：上用水七碗，煎至六碗，盛坛内，以痔坐坛口，着实熏之，待汤温，洗患处。后吃二方。②败毒散：水二钟，煎一钟，空心服。少下泻类则效。③搽药：上二味，共飞过为细末，搽之。④油药：三味匀和敷之。⑤药水：上捣烂，同前药入瓷坛内，以水浇上满坛，浸一宿，取去水，以药敷痔。⑥治外痔方：外敷。⑦治血痔方：坐上熏之，再用花椒、葱叶煎汤洗之；⑧治外痔方；刘寄奴取自然汁，煎如蜜为度，余六味作末和前膏内，一日三次，搽之。

【主治】痔漏。

九味流气饮

【方源】《证治宝鉴》卷十二。

【组成】赤芍、羌活、荆芥、防风、桂、川芎、当归、连翘、金银花。

【用法】加生姜，水煎服。

【主治】遍身流痰，起泡作赤肿者。

【加减】湿，加苍术。

九味解毒汤

【方源】《明医杂著》卷六。

【组成】黄连三分，金银花、连翘、漏芦各五分，山栀四分，白芷六分，当归八分，防风三分，甘草二分。

【用法】每服二钱，水煎服。

【主治】一切热毒肿痛，或风热瘙痒，脾胃无伤者。

九味解毒散

【方源】《保婴撮要》卷十二。

【组成】黄连（炒）三分，金银花、连翘、芍药各三分，山栀四分，白芷六分，当归八分，防风三分，甘草三分。

【用法】水煎，母子并服。

【主治】热毒胎毒，发为疮疡，未溃作痛者。

九金六马散

【方源】《证治准绳·疡医》卷五。

【组成】铁马鞭、白马骨、地马梢、紫金藤、马蹄藤、金星草、金惊根、金银花、山红花根、马蹄金、紫金皮、金凉伞根、金脑香、山乌豆、鸡屎子、毛里金钗、水滚子根、穿山蜈蚣。

【用法】水煎，入酒和服。

【主治】马瘰流注、马瘘、马面、马腿、马挪，痈疽肿疡，乳痈、胁痈，便毒，头风，风核。

三石汤

【方源】《温病条辨》卷二。

【组成】飞滑石三钱，生石膏五钱，寒水石三钱，杏仁三钱，竹茹（炒）二钱，银花三钱（花露更妙），金汁一酒杯（冲），白通草二钱。

【用法】水五杯，煮成二杯，分二次温服。

【功能】辛凉清热，芳香败毒化浊。

【主治】暑温蔓延三焦，舌滑微黄，邪在气分者。

三合汤

【方源】《伤寒瘟疫条辨》卷五。

【组成】当归八钱（酒洗），川芎三钱，桃仁（不用皮尖，炒、研）一钱，红花一钱（酒洗），益母草（去老梗）五钱，软柴胡四钱，黄芩三钱，栀子三钱，粉丹皮三钱，白僵蚕（酒炒）三钱，蝉蜕（全）十二个，金银花二钱，泽兰叶三钱，生甘草一钱。

【用法】水煎，去滓，入蜜、酒、童便，和匀服。

【主治】产后温病，大热神昏，四肢厥逆，谵语或不语。

【加减】发狂、燥结，加大黄、芒硝。

三花汤

【方源】《医学集成》卷三。

【组成】菊花、银花、紫花地丁。

【主治】疔疮。

三花饮

【方源】《疯门全书》。

【组成】菊花、银花、红花、艾绒、藿香、甘松、白芷、蝉蜕、僵蚕、薄荷、防风、荆芥、羌活、独活、蒺藜、蔓荆、川芎、当归尾、甘草。

【用法】灯心为引。

【主治】麻风。

三妙散

【方源】《仙拈集》卷四引《济世奇方》。

【组成】夏枯草、金银花、蒲公英各五钱。

【用法】酒、水煎，频服之。

【主治】结核瘰疬遍满脖项者。

【备考】本方原名“二妙散”，据《经验广集》卷四改。

三奇汤

【方源】《仁术便览》卷四。

【组成】金银花二钱，赤芍、甘草节、穿山甲（蛤粉炒）各一钱，白蒺藜（去刺，炒）二钱，白僵蚕（炒）、连翘、当归尾各一钱半，蜈蚣一条（去头足尾，焙），皂角刺一钱，大黄三钱。

【用法】用水、酒各一钟，煎至一钟，空心热服。其毒化为脓水，从大便泻出。

【主治】杨梅疮未破，疳疮，肿毒，便毒，四肢肿毒。

三味解毒散

【方源】《保婴撮要》卷十五。

【组成】金银花一两，甘草五分，牛黄一钱（量人用之）。

【用法】上为末。每服五分，白汤调下。

【主治】疮疡热毒出血，或禀热毒、金石毒者。

三参饮

【方源】《证治宝鉴》卷十。

【组成】沙参、人参、玄参、知母、黄芪、当归、黄柏（酒炒）、金银花、白芍、天冬、麦冬（去心）各一钱，北五味子十二粒，生甘草五分。

【用法】水煎，食后服。

【主治】双乳蛾。

【备考】原书治上证，先服清咽抑火汤、牛蒡饮子、牛蒡槐花饮之类，继以本方调理。

三星汤

【方源】《辨证录》卷十三。

【组成】金银花二两，蒲公英一两，生甘草三钱。

【用法】水煎服。

【主治】对口痈。患对口之后，忽生小疮，先痒后痛，随至溃烂。

三真汤

【方源】《洞天奥旨》卷六。

【组成】地榆一斤，生甘草二两，金银花一两。

【用法】水十碗，先煎地榆至三碗，再入后二味同煎至一碗，服一剂。服完则消。

【主治】大小肠痈。

三黄败毒散

【方源】《扶寿精方》。

【组成】升麻、当归尾、川芎、生地黄、赤芍、白粉葛、黄芩各一钱，黄连、黄柏、连翘、防风各八分，羌活、金银花、甘草节各五分，蝉蜕二个。

【用法】上锉片。水煎服。

【主治】杨梅疮，并一切疮毒。

三黄败毒散

【方源】《梅氏验方新编》卷六。

【组成】金银花四钱，防风、杉木蕊（烧灰）各三钱，黄连、黄芩、赤芍各二钱，黄柏八分。

【用法】水煎，待冷洗之。

【功能】洗脓合口。

【主治】痈疡溃后，有脓血者。

三黄凉膈散

【方源】《喉科紫珍集》卷上。

【异名】三黄汤（《喉科枕秘》）。

【组成】黄连四分，甘草五分，川芎七分，黄柏、黄芩、栀子、赤芍、薄荷各一钱，青皮八分，陈皮、花粉、射干各一钱，银花、当归各一钱五分，玄参二钱。

【用法】加灯心二十寸，竹叶十片，水煎服。

【主治】咽喉一切诸症，初起黄红，甚至紫黑，壅肿疼痛，恶寒发热。

【加减】口干便闭，加大黄三钱；虚人虚火，不必加大黄。

三黄散

【方源】《梅氏验方新编》卷六。

【组成】金银花、当归尾各五钱，大黄四钱，黄芩、黄柏、赤芍各三钱，荆芥、薄荷、山慈菇、甘草各二钱，防风、黄连各一钱。

【用法】水煎洗。

【主治】痈疡溃后，脓血不尽。

三煎方

【方源】《卫生鸿宝》卷二。

【组成】银花、紫花地丁各一两，当归、白芷、陈皮各一钱，甘草八分，乳香、没药（二味去油）、土贝母各一钱，山甲（炒）三片。

【用法】水煎服。

【主治】无名肿毒初起。

土茯苓汤

【方源】《续名家方选》。

【组成】土茯苓、樱皮、忍冬、甘草、槲木皮各等分。

【用法】水煎服。

【主治】臁疮。

土茯苓散

【方源】《洞天奥旨》卷九。

【异名】土茯苓汤（《外科真诠》卷二）。

【组成】土茯苓一两，白茯苓三钱，薏苡仁五钱，肉桂三分，金银花一两，人参二钱，白术二钱，车前子二钱。

【用法】水煎服。外用炒黄柏一钱，轻粉三分，儿茶三钱、冰片一分，各为末掺之。

【主治】阴囊破裂漏疮。

土骨皮汤

【方源】《名家方选》。

【组成】土骨皮、忍冬各二钱，防风、大黄各八分，羌活、桂枝各五钱，甘草三分。

【用法】水煎服。

【主治】疮肿，毒气在表将发者。

大归汤

【方源】《奇方类编》卷下。

【组成】大全当归（重一两三四钱者）八钱二分，生黄芪五钱，金银花五钱，生甘草一钱八分。

【用法】用酒二碗，煎八分，温服。

【主治】一切火毒初起及已溃者。

【加减】上部，加川芎一钱；下部，加牛膝一钱；中部，加桔梗一钱。

大补汤

【方源】《丹台玉案》卷六。

【组成】人参、白术、白茯苓、甘草、当归、川芎、白芍、熟地黄、黄芪、肉桂、白芷、连翘、金银花各等分。

【用法】水煎，温服。

【主治】痘毒流脓不止，气血两虚。

大畜方

【方源】《杂病源流犀烛》卷二十一。

【组成】白蒺藜二两，泽兰、姜黄、莱菔子、山楂、茜草、土贝母各一两，延胡索、五灵脂各一两五钱，槟榔七钱，金银花八钱，乌药、青皮各六钱，桃仁一两二钱。

【用法】上为末。每服一钱，温酒送下。

【主治】食积瘀血，痧毒凝滞成块，日久不愈。

大黄汤

【方源】《医方简义》卷四。

【组成】生锦纹大黄八钱，生石膏三钱，银花四钱，栝楼子六钱，桔梗二钱，焦栀子三钱，牛蒡子（炒）三钱，苏子二钱，连翘二钱，射干八分（即乌扇）。

【用法】加竹沥一盏，姜汁三匙，青果二枚（打取汁），冲入，徐徐呷下。得吐出胶痰数碗，痰出便通，可转危为安。

【功能】通便泄热。

【主治】喉症火毒太甚，壮热痰盛，胸痞便秘，咽痛水浆不入，危在旦夕者。

大清凉散

【方源】《伤寒瘟疫条辨》卷四。

【组成】白僵蚕（酒炒）三钱，蝉蜕（全）十二个，全蝎（去毒）三个，当归、生地黄（酒洗）、金银花、泽兰各二钱，泽泻、木通、车前子（炒，研）、黄连（姜汁炒）、黄芩、栀仁（炒黑）、五味子、麦冬（去心）、龙胆草（酒炒）、牡丹皮、知母各一钱，甘草（生）五分。

【用法】水煎，去滓，加蜂蜜三匙，冷米酒半小杯，童便半小杯，和匀冷服。

【功能】通泻三焦之热。

【主治】温病表里三焦大热，胸满胁痛，耳聋目赤，口鼻出血，唇干舌燥，口苦自汗，咽喉肿痛，谵语狂乱者。

【备考】《血证论》有天冬。

大解毒汤

【方源】《名家方选》。

【组成】土茯苓、川芎、通草、忍冬、茯苓各九钱，大黄一钱二分。

【用法】以水三合，煮取二合服。

【主治】梅毒发疮，或骨节疼痛，或下疳腐烂，不问新久难愈者。

大辟瘟丹

【方源】《羊毛温证论》卷下。

【组成】桔梗三两，陈皮三两，麻黄（去根节）四钱五分，藿香（去梗）三两，升麻三两，生香附二两五钱，半夏（姜汁炒）一两五钱，川乌（煨熟，去皮）一两五钱，滑石（水飞）一两二钱，紫苏叶七钱五分，雄黄（研细，水飞）三两，雌黄（研细，水飞）一两二钱，生大黄三两，赤小豆六两，鬼箭羽一两二钱，丹参一两五钱，忍冬藤花三两，山茨菇（去毛）二两五钱，千金子（去油）一两五钱，广木香一两五钱，茅苍术（生）一两五钱，山豆根一两五钱，五倍子二两五钱，北细辛（去叶）一两二钱，麝香当门子三钱，红芽大戟（米泔浸，去骨）一两二钱五分。

【用法】上为细末，糯米粥为丸，重一钱一粒，用朱砂一两，研细水飞为衣。忌烘干。瘟疫伏邪，阴阳二毒，狂躁昏乱，胸膈阻滞，毒邪未发，用薄荷泡汤磨服；羊毛温邪，毒火发动，微见寒热，恍惚神迷，头痛或眩，面色露青，舌有红点，或有疹块，胸胀身板，用石膏泡水磨服；霍乱绞肠痧，或感山岚瘴气，温痢温疟，俱用灯草汤磨服；中蛊毒、狐狸毒，并野菌、河豚、死牛马肉、草木鸟兽等毒，腹痛呕吐，气阻神昏，俱用黄酒磨服；类中风，口眼歪斜，语言謇涩，牙关紧闭，并历节风痛，筋骨拘挛。手足肿痛，行步艰难，俱用淡姜汤磨服；九种心痛、胃痛、腹痛，头晕作呕，并急中癫痫，鬼气狂叫，奔走失心，羊痫诸风，俱用开水磨服或淡姜汤亦可；男妇传尸骨蒸，劳瘵咳嗽，为虫所伤，每上半个月、每日早间用开水磨服一粒；妇人癥瘕积块，经闭不调，腹中作痛，梦与鬼交，俱用红花煎汤磨，加黄酒少许服之；小儿惊风发热，积聚腹痛，五疳潮热，痧疹温邪，俱用薄荷叶泡汤磨服；偏正头风，左右上下牙疼，俱用生莱菔汁磨敷患处，内用开水磨服；痈疽发背，无名肿毒，俱用烧酒磨，加蟾酥、冰片敷患处，内服用开水磨。预防时行疫证，以绛纱囊装丹，悬于当胸或系左腕。

【主治】诸般时疫，霍乱疟痢，中毒中风，历节疼痛，心痛腹痛，羊痫失心，传尸骨蒸，偏正头痛，癥瘕积块，经闭梦交，小儿惊风发热，疳积腹痛。

万应灵膏

【方源】《良方汇录》。

【组成】川芎、白芷、干生地黄、熟地黄、当归、白术、苍术、陈皮、香附、枳壳、乌药、半夏、青皮、细辛、知母、贝母、杏仁、黄连、黄芩、黄柏、桂枝、大黄、桑白皮、柴胡、薄荷、赤芍、木通、桃仁、玄参、猪苓、泽泻、桔梗、前胡、升麻、麻黄、牛膝、杜仲、山药、远志、续断、良姜、何首乌、甘草、连翘、藁本、茵陈、地榆、防风、荆芥、羌活、金银花、独活、白蒺藜、苦参、僵蚕、天麻、南星、川乌、草乌、威灵仙、白鲜皮、五加皮、益母草、两头尖、五倍子、巴戟肉、穿山甲、芫花、附子、肉桂、虎骨、鹿茸、鲜生地黄、山栀、红花、牡丹皮、三棱、蓬术、木香、全蝎、鳖甲、青风藤、地骨皮、干姜、补骨脂各二两，蜈蚣二十条，苍耳头七个，桃、柳、槐、榆、桑、楝、楮枝各三十枝。

【用法】用真麻油四十斤浸药，春、秋季二十日，冬季一月，夏季十日，先煎血余油二斤，同药归一处，用槐枝、桃枝、桑枝、柳枝、枣枝向东者搅药，煎好将细筛滤渣，熬至滴水成珠，老嫩要得法，然后将黄丹二十斤，水漂净炒干研末，收炼成膏。另加细药末：人参二两，牛黄、麝香、冰片、珍珠、琥珀、樟脑、龙骨、雄黄、熊胆、儿茶、乳香、没药、轻粉、血竭、母丁香、安息香、自然铜、赤石脂、海螵蛸各八钱。以上二十味共研细末，听用。上已熬八十八味，用苏合油十两，铅粉一匣收膏。其收膏之法，须住火凉至温热，将苏合油分作数次搅入，再将铅粉搅入，然后将各药末作数次搅入，不住手搅，搅至冷为度。隔水浸，去火气，四十九日方可用之。搅木须用槐木枝尤妙。

【主治】男妇小儿不分远近，五劳七伤，咳嗽痰喘气急，左瘫右痪，手足麻木，遍身筋骨疼痛，腰脚软弱，偏正头风，心气疼痛，小肠疝气，偏坠，跌打损伤，寒湿脚气，痢疾，疟疾，走气痞块，男子遗精白浊，妇人赤白带下，月经不调，血崩；兼治无名肿毒，瘰疬，臁疮，杨梅顽疮，误服轻粉致伤筋骨疼痛，变成为恶毒，肿烂成疮，大如盘，或流黄水，或流脓血，遍身臭烂，不能动履者。

【宜忌】孕妇忌贴。

万应灵膏

【方源】《药奁启秘》。

【组成】当归、生地黄、白芷、银花、川乌各二两，防风、荆芥、赤芍、羌活、独活、僵蚕、蝉蜕、蒺藜、灵仙、何首乌、白鲜皮、川牛膝、山甲、蛇蜕、甘草、陀僧（后入）、官桂、黄柏各一两，草乌二两，乳香、没药各四钱（后入），东丹一斤半。

【用法】上为末，麻油六斤，入药油浸亏春五日、夏三日、秋七日、冬十日，数足乃移投入锅内，慢火熬枯，沥去滓，净油再投入锅内，熬至滴水成珠，初下陀僧末，熬沸，将锅端于冷炉上片时，再投东丹，东丹不烘不炒，下为冷丹，或烘炒为热丹。下冷丹极要仔细，热丹好收。此丹投入不住手搅，候冷将成膏时，再投乳香、没药，搅匀，即成膏，摊贴。

【功能】消散败毒。

【主治】疮疡。

万应乳香膏

【方源】《活人心统》卷三。

【组成】白及、木鳖子、蓖麻子、白蔹、防风、川归、天花粉、大风子、土归、官桂、葱豉、金银花、九里花、川柏、苦参、连翘、赤芍、生地黄、荆芥、蜈蚣、蜂房、鸡子壳、何首乌、白芷、血竭、蝉蜕、穿山甲、槐柳枝、乳香、没药各等分，白松香二斤半。

【用法】上为末，用桐油一斤半，煎至药黑色，滴水成珠，方入松香，熬煎过滤，入乳香、没药、血竭末，搅匀，入水扯白，任用。

【主治】痈疽疖毒，挫闪外伤。

万应紫金膏

【方源】《验方新编》卷十一。

【组成】赤芍、当归、红花、黄芩、连翘、黄柏、僵蚕、蝉蜕、白芷、甘草、胎发、大黄、银花、蜈蚣、川乌、草乌、羌活、苍术、细辛、川椒、秦艽、乳香、没药、骨碎补、何首乌、蛇床子、木鳖子、大风子、生南星、生半夏各五钱。

【用法】用猪油、麻油、桐油各半斤，将前药浸入油内，如春、夏季浸三日，秋、冬季浸七日，倾入铜器内，文武火熬至药色焦黑，取起滤渣，再熬，加炒黄丹十两，用槐枝不住手搅动，熬至滴水成珠，再加白蜡五钱，随即起取，用槐枝搅匀，收入瓦罐，浸水中，拔去火毒，用时以布摊贴。哮吼喘嗽贴心窝，泻痢贴脐眼，余俱贴患处。

【主治】男妇大小瘰疬痰疬，对口发背，乳痈，鱼口便毒，臁疮热疖，手足腰背疼痛，闪挫伤损，及一切无名肿毒，哮吼喘嗽，泻痢。

【备考】《寿世新编》有防风、荆芥。

万应膏

【方源】《医学入门》卷八。

【组成】木香、川芎、牛膝、生地黄、细辛、白芷、秦艽、当归尾、枳壳、独活、防风、大风子、羌活、黄芩、南星、蓖麻子、半夏、苍术、贝母、赤芍、杏仁、白蔹、茅香、两头尖、艾叶、连翘、川乌、甘草节、肉桂、良姜、续断、威灵仙、荆芥、藁本、丁香、金银花、丁皮、藿香、红花、青风藤、乌药、苏木、玄参、白鲜皮、僵蚕、草乌、桃仁、五加皮、山栀、牙皂、苦参、穿山甲、五倍子、降真节、骨碎补、苍耳头、蝉蜕、蜂房、鳖甲、全蝎、麻黄、白及各一两，大黄二两，蜈蚣二十一条，蛇蜕三条，桃、柳、榆、槐、桑、楝、楮（七样树皮）各二十一寸。

【用法】用麻油十二斤浸，春五日、夏三日、秋七日、冬十日，方入铜锅内，文武火煎，至蓟枯黑，滤去滓，瓷器收贮。另用松香千斤熔化，入前药油二两同熬，滴水成珠，不软不硬，仍滤入水中，反复揉扯，如金色即成膏矣。一切风气寒湿，手是拘挛，骨节酸疼，男人痞积，女人血瘕，及腰疼胁痛，诸般疼痛，结核转筋，顽癣、顽疮积年不愈，肿毒初发，杨梅肿硬，未破者俱贴患处；肚腹疼痛，疟、痢，俱贴脐上，痢白而寒者尤效；咳嗽哮喘，受寒恶心，胸膈胀满，男妇面色萎黄，脾胃等症，及心疼，俱贴前心；负重伤力，浑身拘痛者，贴后心与腰眼；诸疝、小肠气等症，贴脐下。

【主治】风寒湿痹，腰胁疼痛，咳嗽哮喘，胸膈胀满，心腹疼痛，疟疾痢疾，顽癣顽疮，肿毒初发，杨梅肿硬，男人痞积，女人血瘕。

万灵膏

【方源】《疡科心得集·家用膏丹丸散方》。

【异名】万应膏（《疡科心得集·方汇》）。

【组成】生地黄、当归身、川芎、苍耳子、大戟、尖槟、甘菊、蒲公英、生大黄、土槿皮、羌活、独活、红花、川乌、草乌、赤芍、紫草、香附、川椒、番木鳖、桂枝、狗脊、泽兰、生姜、胡椒、附子、牙皂、白附子、荆芥、金银花、黄柏、山慈菇、生何首乌、全虫、玄胡、僵蚕、百部、南星、白蒺藜、山甲、白芷、白芥子、花粉、益母草、蛇床子、川牛膝、黄芪、大风子肉、细辛、苦参、龟甲、桑寄生、升麻、黄芩、胡麻、杜菖蒲根、冬瓜皮、天麻、杨树须、闹羊花、茜草各五钱，茯苓一两。

【用法】用香油八斤，将前药入油，加嫩桑枝二三斤，熬药至枯，滤去滓，入后药：松香四两，朴硝、雄黄、桂圆核灰、皂矾、牛皮灰、樟冰各茸钱，麝香三钱，冰片三钱，龙骨五钱，再入东丹三斤，收成膏。

【主治】一切无名肿毒，未成即消，已成即溃；及一切寒湿之证。

上消痈疮散

【方源】《石室秘录》卷四。

【组成】金银花二两，当归一两，川芎五钱，蒲公英三钱，生甘草五钱，桔梗三钱，黄芩一钱。

【用法】水煎服。

【主治】头面上疮。

山牛汤

【方源】《张氏医通》卷十四。

【组成】土茯苓四两，忍冬三钱，防风、天麻、黑参各一钱，辛夷仁、川芎各六分，黑豆四十九粒，芽茶一撮。

【用法】水煎，温服。

【主治】梅疮头痛不止。

【备考】方中土茯苓，《梅疮证治》作"萆薢"。

千年退斑汤

【方源】《痘疹仁端录》卷十三。

【组成】十年水（即人中白，不拘多少，用当归、红花、紫草、金银花、白术煎浓汁，将十年水煅淬汁完听用）三两，青黛、长松根各三钱。

【用法】上为末。紫草汤、地骨皮汤并可调服。

【主治】痘，红紫黑斑。

千里水壶芦

【方源】《鲁府禁方》（又名《鲁府秘方》）卷一。

【组成】白砂糖、白杨梅（去核）、南薄荷、乌梅（去核）各二两，百药煎、天冬（酒浸，去心）、麦冬（酒浸，去心）、

白檀香各一两。

【用法】上为细末，炼蜜为丸，如樱桃大。每用一丸，噙化。

【主治】中暑。

千里光膏

【方源】《万氏家抄方》卷四上。

【组成】千里光（揉茎叶，捣汁，砂锅内熬成膏）、防风、荆芥、黄柏、金银花、当归、生地黄各二两，川椒五钱，白芷二两，大黄三两，红花二两，苦参四两。

【用法】麻油浸三日，熬枯黑色，去滓，每油二碗，配千里光膏一碗，再熬，滴水成珠，飞丹收成膏，入乳香、没药各一两，轻粉三钱，槐枝搅匀，收用。

【主治】疮疖，风癣，杨梅疮毒，鹅掌风。

千金内托散

【方源】《外科证治全书》卷五。

【组成】人参、黄芪（生）、防风、厚朴、当归、官白芷、川芎、桔梗、白芍、甘草（一方有金银花）。

【用法】酒、水各半煎服。阴疽酌用。

【主治】痈毒内虚，毒不起化，或腐溃不能收敛，及恶寒发热。

千金内托散

【方源】《杂病源流犀烛》卷二十六。

【组成】金银花、人参、黄芪、当归、赤芍、川芎、花粉、白芷、桂皮、桔梗、防风、甘草各一钱。

【用法】水煎，入酒半盏服，日三帖。服后疮口有黑血出，或遍身汗出。

【主治】肩蠕肘臂腕手疮。

千金内托散

【方源】《医方类聚》卷一七七引《经验秘方》。

【组成】黄芪、白芷、厚朴（姜制）、甘草、茯苓、连翘、人参、当归、芍药、佳木香（减半）、川芎、防风、金银花各等分。

【用法】上为细末。每服三钱，热酒调下。

【主治】一切痈疽毒疮。

【加减】如疮痛不可忍；少加乳香、没药。

千金内托散

【方源】《医学集成》卷三。

【组成】黄芪（盐炒）、人参、当归、川芎、炒芍、白芷、防风、银花、厚朴、瓜蒌、官桂、桔梗、甘草节、甜酒。

【主治】疮证愈后复起。

【加减】痛甚，倍当归、炒芍，加乳香、没药。

千金内托散

【方源】《喉科枕秘》。

【组成】玄参、人参、桔梗、青皮、陈皮、连翘、甘草、川芎、当归、赤芍、蒌仁、花粉、银花、川朴、防风。

【用法】加灯心，水煎，食后服。

【主治】牙疔。牙根末痛连腮腭，破则流血，发热恶寒，头痛身强者。

千金内托散

【方源】《喉科紫珍集》卷上。

【组成】党参、银花各一钱五分，甘草五分，当归、连翘（去心）、赤芍、花粉、蒌仁、桔梗、白术各一钱，陈皮、防风、川芎、青皮、厚朴、荆芥各七分，黄芪一钱五分。

【用法】加灯心二十寸，水二钟，煎七分，徐徐咽下。

【主治】乳蛾，喉痈，舌痈。

千金内消散

【方源】《古今医鉴》卷十五。

【异名】加减真人活命饮（《寿世保元》卷九）。

【组成】大黄三钱，赤芍、白芷、木鳖子（去壳）、乳香、没药、皂角刺、白僵蚕、瓜蒌仁、天花粉各一钱，当归尾（酒洗）一钱半，穿山甲三大片（蛤粉炒黄色，杵碎），金银花三钱，甘草五分。

【用法】上锉一剂。水、酒煎，空心服。

【主治】肠痈，便毒。

千金托里散

【方源】《张氏医通》卷十六。

【组成】保元汤加川芎、当归、肉桂、白芷、防风、桔梗、白芍、天冬、连翘、忍冬、生姜。

【主治】气血虚寒，溃疡不收。

千金消毒散

【方源】《万病回春》卷八。

【组成】连翘、黄连、赤芍各一钱，金银花、当归尾各一两，皂角刺、牡蛎、天花粉、大黄、芒硝各三钱。

【用法】上锉。酒、水各半煎服。

【主治】一切恶疮，无名肿毒，发背疔疮，便毒初发，脉洪数弦实，肿甚欲作脓者。

千金消毒散

【方源】《寿世保元》卷九。

【组成】连翘二钱，黄芩一钱，当归尾一钱，金银花一钱五分，皂角刺一钱，赤芍一钱，天花粉一钱，牡蛎一钱，防风一钱，大黄一钱，芒硝一钱，麻黄一钱。

【用法】上锉一剂。酒、水各半煎服。

【主治】初起一切恶疮毒肿疼痛，丹瘤瘰疬，疔肿鱼口，五发痈疽，初觉一二日，便如伤寒，疼痛，烦渴拘急，恶寒，四肢沉重，恍惚闷乱，坐卧不安，皮肤壮热，大便闭结，小便赤涩。

【宜忌】妊娠勿服。

千金散

【方源】《普济方》卷二七八。

【组成】金银花、大黄、山栀子、牡蛎（涂酥煅）各半两，瓜蒌千个（锉），穿山甲（炮）二钱半，甘草少许。

【用法】上为粗末。每用好酒半碗，煎至八分，去滓，随病上下服。

【主治】诸肿毒、便毒初觉。

【宜忌】忌鸡、虾、马肉等物。

开郁汤

【方源】《良朋汇集经验神方》卷五。

【组成】白芍（盐水炒）、昆布、桔梗、白芷、夏枯草、花粉、连翘、金银花、香附（盐、醋、酒、童便四制）各一钱。

【用法】水二钟，煎一钟，温服。

【功能】开郁。

【主治】瘰疬。

开郁顺气解毒汤

【方源】《疮疡经验全书》卷二。

【组成】青皮、当归、甘草、抚芎、生地黄、柴胡、香附、陈皮、栀仁、赤芍、连翘、砂仁、桔梗、花粉、乌药、黄芩、羌活、金银花。

【用法】再用夏枯草四两，水三四碗，砂罐煎服。

【主治】奶疬。

【加减】冬天加桂、延胡索。

开肺解毒汤

【方源】《医方简义》卷二。

【组成】桔梗、牛蒡子、黄芩（酒炒）各一钱五分，连翘、银花各二钱，赤小豆、生甘草各一钱，马勃五分。

【主治】湿温咽痛、衄血。

【备考】原书用本方治上证，加青果二枚，竹叶二十片。

开胃救亡汤

【方源】《辨证录》卷十三。

【组成】人参一两，金银花二两，山药一两，生甘草三钱，薏苡仁一两，玄参一两，白术一两。

【用法】水煎，调山羊血末一钱服。

【主治】大肠痈。

开障去翳散

【方源】《春脚集》卷一。

【组成】黄连、黄芩、川大黄、连翘、小生地黄、胆草、菊花、银花、薄荷、木贼、川羌活、蝉蜕、赤芍、防风、荆芥、甘草、黄柏各一钱。

【用法】上药水煎浓汤，去净滓土，澄清，放碗中，拣上好羊脑炉甘石一两煅红，淬入药汤内，连煅、淬三次，即将甘石浸在药汤内，再将碗口用纸封好，勿令落尘。俟过数日后极干时，再加入铜绿二分，胆矾二分，朱砂三分（水飞），雄黄三分（水飞），硼砂五分，冰片八分，麝香三分，共研极细如尘，收瓷瓶内，封固口，用凉水骨簪点少许。

【功能】《全国中药成药处方集》（沈阳方）：磨云退翳。

【主治】翳障。

【宜忌】真有翳障，方可点之。

天下第一消发背方

【方源】《疡医大全》卷七。

【组成】紫花地丁、金银花、川连（酒制）、黄花地丁、槐花各一两。

【用法】分四剂，水煎服。随用温水洗四肢，取微汗后，毒气下行，四肢生小疮而发背自消。

【主治】发背。

天花粉酒

【方源】《疡科选粹》卷六。

【组成】天花粉四两，苍耳子四两，金银花四两，当归头尾四两。

【用法】上用无浆绢为囊，盛贮前药，入生白酒内，煮一昼夜，埋土地三日，服尽毒消。

【主治】杨梅疮结毒。

【加减】上部，加威灵仙一两；下部，加牛膝一两。

天花散

【方源】《古今医鉴》卷十五。

【组成】天花粉一钱半，白芷一钱，乳香二分，没药五分，赤芍一钱七分，贝母七分，当归尾一钱，金银花三钱，穿山甲（炒黄色）一钱二分。

【用法】上锉一剂。好酒一钟半，煎服。

【主治】瘰疬溃烂疼痛。

【宜忌】忌鲜鱼、鸡、羊等物。

天浆散

【方源】《外科选要·补遗方》。

【组成】石决明（生研）、僵蚕、穿山甲（土炒）、防风、连翘、羌活、乳香、金银花、黄连、当归尾各一钱，大黄三钱，天花粉（新鲜未晒者）四两（石臼内捣烂，投水一碗，搅匀，绞去渣用）。

【用法】上天花粉净汁一碗半，同药煎至八分，入酒一杯，空心热服。行过三次，方用饮食。

【主治】脑疽积毒日深，坚肿木痛，口燥舌干，恶心烦渴，六脉沉实有力，大便闭结不通者。

【宜忌】忌食煎炒发物。

云台膏

【方源】《理瀹骈文》。

【异名】夔膏。

【组成】生大黄五两，木鳖仁三两，玄参、生地黄、忍冬藤、生甘草节、南薄荷、土贝母、朴硝各二两，生黄芪、当归各一两六钱，茅苍术、羌活、独活、防风、连翘、香附、乌药、陈皮、青皮、天花粉、川芎、白芷、山栀、赤芍、苦杏仁、桃仁、生草乌、生川乌、生南星、生半夏、生黄柏、黄连、细辛、五倍子、僵蚕、生山甲、蜈蚣、全蝎、露蜂房（有子者佳）、黄芩、蝉蜕、蛇蜕、干地龙、蟾皮、生牡蛎、皂角、红花、蓖麻仁各一两（蓖麻仁或用三两），发团二两四钱，甘遂、大戟、延胡、灵脂、远志、郁金、荆芥、蒲黄各一两，蜘蛛七个，生姜、葱白、大蒜头各四两，槐枝、柳枝、桑枝各八两，苍耳草全株、凤仙草全株、野紫苏（背青面红者是）、紫花地丁、益母草鲜者一斤（干者二两），石菖蒲二两，川椒一两。

【用法】共用油三十斤，分熬丹收，再入铅粉（炒）两斤、净松香八两，金陀僧、陈石灰（炒）、黄蜡各四两，漂铜绿、枯矾、生矾、银朱、扫盆粉、明雄、制乳香、制没药、官桂、丁香、樟脑、苏合香油各一两，白芥子五钱，广木香一两，牛胶四两（酒蒸化，如清阳膏下法），麝香酌加成膏。摊贴。

【主治】发背、搭手、对口、发疽、颈核、乳痈、肚痈、腰痈，一切无名肿毒，附骨流注与恶毒顽疮，蛇犬伤。

【加减】疔毒，加拔疔药贴；重症，外加掺药，敷药助之。

木通汤

【方源】《外科启玄》卷十二。

【组成】木通、车前、猪苓、泽泻、连翘、花粉、金银花、瓜蒌子各等分。

【用法】每服八钱，水二钟，加竹叶、灯心，水煎服。

【主治】瘰疬。

【宜忌】忌醋、猪头肉、肝、肠，驴、马、羊、肉及房事、气怒。

木通汤

【方源】《痧胀玉衡书》卷下。

【异名】土四（《痧症全书》卷下）、四十四号未济方（《杂病源流犀烛》卷二十一）。

【组成】牛膝三钱，牡丹皮、细辛、连翘、金银花、泽兰、白及、蒲黄、木通、延胡索各一钱。

【用法】水煎，加童便微温服。

【主治】太阳小肠经痧，痧盛成均子，小腹大痛，每每左卧，左足不能屈伸，痧筋不现。

五龙膏

【方源】《医宗金鉴》卷六十二。

【组成】五龙草（即乌蔹莓）、金银花、豨莶草、车前草（连根叶）、陈小粉各等分。

【用法】上四味，俱用鲜草叶，一处捣烂，再加三年陈小粉并飞盐末二三分，共捣为稠糊。遍敷疮上，中留一顶，用膏贴盖。若冬月草无鲜者，预采蓄下，阴干为末，用陈米醋调敷，一如前法。如此方内五龙草或缺少不便，倍加豨莶草。

【功能】拔出脓毒。

【主治】痈疽阴阳等毒，肿毒未溃者。

【宜忌】避风。

五加皮三骰酒

【方源】《遵生八笺》卷十二。

【组成】五加（根茎）、牛膝、丹参、枸杞根、金银花、松节、枳壳（枝叶）各用一大斗。

【用法】以水三大石，于大釜中煮取六大斗，去滓澄清水，以水数浸曲，即用米五大斗炊饭，取生地黄一斗，捣如泥，拌下；二次用米五斗炊饭，取牛蒡子根，细切二斗，捣如泥，拌饭下；三次用米二斗炊饭，大草麻子一斗，熬，捣令细，拌饭下之，候稍冷热，一依常法。酒味好，即去糟饮之。酒冷不发，加以曲末投之，味苦薄，再炊米二斗投之。若饭干不发，取诸药物煎汁，热投，候熟去糟，时常饮之，常令有酒气。

【功能】令人肥健。

【主治】风劳冷气，身中积滞，宿疾。

五圣汤

【方源】《辨证录》卷十三。

【组成】金银花半斤，玄参三两，黄芪四两，麦冬三两，人参二两。

【用法】水煎服。连服四剂，其痈疽渐愈。

【主治】脑疽。

五圣散

【方源】《瑞竹堂经验方》卷五。

【异名】五圣汤（《医学入门》卷八）。

【组成】大黄一两，生姜一两，瓜蒌一个，皂角针二两，甘草一两，金银花一两。

【用法】上㕮咀。用好酒二升，同煎至八分，去滓服，不拘时候。

【主治】疔疮。

五花散

【方源】《华氏医方汇编》卷二。

【组成】白楝花、白凤仙花（无花，梗代）、白菊花（盆菊尤妙）、白荷花、银花各三钱（鲜者更妙）。

【用法】水煎服。

【主治】一切肿毒，已溃未溃者。

五花解酒汤

【方源】《万氏家传点点经》卷三。

【组成】白葛花、旋覆花、金银花、木槿花、当归、款冬花、腹皮、木香。

【用法】葱白为引，水煎服。

【主治】酒毒发喘，痰水夹寒，面白身热，四肢逆冷，大渴不休，大便癃闭，邪热在里，用扶阳济阴汤稍平之后，服此汤调理。

五虎搜山方

【方源】《良朋汇集经验神方》卷五。

【组成】蜈蚣一条（去头足），全蝎七个（去尾足，以上为末另包），蝉蜕七个，僵蚕七个，防风、荆芥、连翘、当归、甘草、白芷、芒硝、穿山甲各一钱，金银花一两，大黄三钱。

【用法】水二碗，煎一碗，将前药末入碗内，空心热服。

【主治】便毒初起。

五味消毒化疔饮

【方源】《青囊全集》卷下。

【组成】金银花三钱，蒲公英二钱五分，紫花地丁草二钱五分，野菊花三钱，天葵子二钱，皂刺一钱五分（为引）。

【用法】酒兑煎服。取汗。

【主治】疔疮。

五味消毒饮

【方源】《医宗金鉴》卷七十二。

【组成】金银花三钱，野菊花、蒲公英、紫花地丁、紫背天葵子各一钱二分。

【用法】水二钟，煎八分，加无灰酒半钟，再滚二三沸时热服。滓如法再煎服。被盖出汗为度。

【功能】清热解毒，消散疔疮。

【主治】红丝疔、暗疔、内疔、羊毛疔，初起服蟾酥丸汗之，毒势不尽，憎寒壮热仍作者。

五香流气饮

【方源】《外科大成》卷四。

【组成】金银花二两，姜蚕、连翘、羌活、独活、瓜蒌仁、小茴各一两五钱，藿香五钱，丁香一钱，木香、沉香、甘草各一钱。

【用法】上分为十剂，水煎，随上下服。如为丸，绿豆大，雄黄五分为衣，滚水送下。

【主治】结核痰核及阴毒流毒。

五香流气饮

【方源】《外科真诠》卷上。

【组成】藿香、丁香、沉香、木香、小茴香、银花、甲珠、茯苓、牛膝、车前仁、甘草。

【用法】水煎服。

【主治】黄鳅痈。

五神汤

【方源】《辨证录》卷十三。

【组成】茯苓一两，车前子一两，金银花三两，牛膝五钱，紫花地丁一两。

【用法】水煎服。

【功能】利湿清热。

【主治】多骨痈，大腿旁长强穴间忽然疼痛高肿，久则内中生骨似骨而非骨者。

五积散

【方源】《白喉全生集》。

【组成】苍术、白芷、法半夏（姜汁炒）、桔梗、川芎各二钱，银花、僵蚕各一钱五分（姜汁炒），厚朴（姜汁炒）、枳壳、粉草各一钱，煨姜三片。

【用法】水煎服。

【主治】白喉寒证，白见于关内，成点成块，或满喉俱白，色如凝膏，喉内淡红微肿，时痛时止，头项强痛，身重，恶寒发热，咳嗽结胸，声低痰壅，舌苔必白而厚，不思饮食，目眩倦卧，或手足冷逆，欲吐腹痛。

五福化毒丹

【方源】《饲鹤亭集方》。

【组成】犀角、玄参、薄荷、桔梗、银花、大黄、青黛、甘草各一两，川黄连五钱。

【用法】炼蜜为丸，辰砂为衣。每服一丸，薄荷汤送下。

【主治】小儿胎毒积热，头面生疮，咽喉肿痛，余毒上攻，口出臭涎。

太乙救苦丹

【方源】《饲鹤亭集方》。

【组成】丹参、箭羽、饭豆各三两，藿香、大黄、升麻、桔梗、广皮、银花各一两五钱，毛姑、倍子、香附各一两五钱，茅术、麻黄、豆根、半夏、木香各七钱五分，苏叶七钱三分，滑石七钱，大戟、千金霜、细辛、川乌、雌黄、雄黄

各六钱，朱砂五钱，麝香一钱五分。

【用法】生晒为末，糯米粉七两为丸。开水送服。

【主治】瘟疫时症，心闷神昏，伤寒狂语，胸膈壅滞，伏暑寒热，霍乱吐泻，风瘴痧气，小儿诸惊疳痢。

【宜忌】孕妇忌之。

太乙救苦辟瘟丹

【方源】《良方集腋》卷上。

【异名】太乙救苦丹、卢祖师解毒辟瘟丹（《卫生鸿宝》卷一）。

【组成】麻黄（十六两，去根节，晒，取净末）一两五钱，升麻（五十两，焙，取净末）三十两，广藿香（五十两，不见火，晒，取净末）三十两，广陈皮（四十两，新会者佳，焙，取净末）三十两，绵纹大黄（四十两，炒，取净末）三十两，山慈菇（四十五两，处州产而有毛者真，去毛，焙，取净末）二十一两，广木香（十丸两，不见火，取净末）十五两，山豆根（二十四两，去芦根，焙，取净末）十五两，饭赤豆（七十五两，焙，取净末）六十两，鬼箭羽（一百六十两，炒，取净末）六十两，千金子（五十两，新者佳，去壳，去油，取净霜）十二两，雌黄（四十两，干叶者佳，水飞，取净末）十二两，川乌（五十两，煨，去皮脐，晒干，焙，取净末）十二两，麝香（三两一钱，研，去皮渣，不见火，取净末）三两，杜苏叶（二十两，晒，取净末）十五两，桔梗（五十两，焙，取净末）三十两，明雄黄（三十四两，老坑者佳，水飞，晒干，取净末）三十两，金银花（四十五两，晒，取净末）三十两，香附（二十六两，炒，取净末）二十一两，川五倍（二十七两，焙，取净末）二十一两，苍术（二十四两，真茅山者佳，米泔浸三日，晒，取净末）十五两，大半夏（二十两，滚水泡七次，姜矾制，晒，取净末）十五两，紫丹参（一百一十两，焙，取净末）六十两，劈砂（十一两，辰州产瓜仁面者佳，水飞净，晒干，取净末）十两，红芽大戟（去净骨，十七两，杭州产者佳，焙，取净末）十二两，北细辛（二十四两，去叶泥，净，不见火，取净末）十二两，滑石（十四两，水飞净，取净末）十二两。

【用法】上药选上好道地者，俱磨极细末，逐样另自包好，择日精心修治。将药末逐件兑准分两，不可以己意增减改换，拌匀，再筛极细，和置石臼中，以糯米粉糊丸和之，杵千下，用范子印成每锭重一钱，作三次用之。凡遇天行疫症，以一锭用绛囊盛之，悬之当胸，或系左肘，诸邪退避，虽与疫人同床共处，永无缠染之患；如邪已中人，伏藏未发，略见寒热恍惚，喉燥，昏迷狂闷，头痛，服之即安；瘟疫阴阳二毒，伤寒心闷狂言乱语，胸膈壅滞，邪毒发越，急服此丹；霍乱腹痛，绞肠痧，或汗，或吐，或下，可保平安；中蛊腹痛，狐鼠恶毒，恶菌、河豚、死牛马肉、鸟兽诸毒，小儿急慢惊风、五疳五痢，瘾疹疮疡，并昏愦不醒，牙关紧闭，皆用薄荷汤磨服；中风中气，口眼歪斜，言语謇涩，牙关紧急，筋脉挛缩，骨节风肿，手脚疼痛，行步艰难，妇人腹中结块，并月经过期不至，腹内作痛，或为邪所交，腹中作痞，乃急中痰之邪，狂乱喝叫奔走，并失心羊痫风等，皆用好酒磨服；头疼、太阳疼，用酒磨，入薄荷细末，涂太阳穴；疟疾临发时，取东流水煎桃、柳枝汤磨服；传尸劳瘵，用清水磨服；病起仓猝，中风五痫，中恶，溺缢魇，胸前高热，及怪迷死未隔宿者，皆用冷水磨灌；赤痢血痢，凉水磨服；白痢，姜汤磨服；心脾痛，酒磨服，或淡姜汤磨服；牙痛，酒磨涂患处，及含少许吞下；诸痔便毒，坚硬未成脓者，若痛、大小便难者，清水磨服；痈疽发背，无名肿毒，对口天蛇头等一切恶疮，诸风瘾疹赤肿，诸瘤未破时，皆用淡酒磨服，及用冷茶摩涂疮上，日夜各数次；汤火伤、虎伤、鼠伤、蜈蚣伤，蛇伤，皆用水摩涂，并用酒磨服；凡饮食中毒，瘴气邪疟恶痢，用桃、柳枝汤磨服；妇人鬼胎鬼气，用红花汤磨服。

【主治】瘟疫伤寒，霍乱疟瘴，赤白下痢，中风癫狂，小儿急惊疳痢，牙痛风疹，痈疽发背，虫伤恶疮，卒死等。

【宜忌】勿火烘泄气，盐滓汗污秽触。孕妇血劳忌用。

太平膏

【方源】《万病回春》卷四。

【组成】防风、荆芥、栀子、连翘、黄芩、大黄、羌活、独活、当归、生地黄、赤芍、甘草、金银花、五倍子、两头尖、头发各二钱，白及、白蔹、山慈菇各一两，香油一斤。

【用法】上锉细，入油内浸一昼夜，用文火熬焦，去滓再熬，滴水不散，用上好黄丹飞过炒黑，用半斤入内再熬，滴水成珠为度。待温冷，再入乳香、没药、轻粉、血竭各二钱（为末）于内，搅匀；如药色嫩，再入官粉五钱亦佳。务要看其火色不老不嫩得所为妙。

【主治】痔漏。

止痘丹

【方源】《辨证录》卷十四。

【组成】生甘草一钱，金银花二两，玄参一两，贝母五分，苦参三钱，牡丹皮三钱，黄芩二钱。

【用法】用水两碗，煎一碗，不必两煎。将此一碗汁，重汤又熬至三分，用茯苓五钱为末，将汁调为丸，如米粒大。俟半周之时，将其用蜜拌与小儿食之，二三服完，必下黑粪，永不出痘矣。

【功能】预防小儿痘疮。

止痛拔毒散

【方源】《疮疡经验全书》卷一。

【组成】升麻、甘草节、鼠粘子、乳香、山栀、黄连、当归须、川芎、白芍、生地黄、桃仁、黄芩、羌活、独活、桔梗、白芷、青皮、蝉蜕、连翘、金银花。

【主治】发眉疮。从眉至头生疮，色黑，其腰渐肿，气浮满面，其疮如石，针刺无脓，其水自出，痛不可忍，闷乱呕逆。

止渴散

【方源】《医门八法》卷四。

【组成】金银花五钱，蒲公英五钱。

【用法】单服，或与瓜蒌散合煎。单服加花粉五钱。

【主治】乳痈脓已成，乳房红而且紫，大渴烦躁者。

少阳汤

【方源】《医林纂要》卷十。

【组成】金银花二两，当归一两，川芎三钱，龙胆草三钱，夏枯草三钱（行肝胆经，除内热，散结气），栀子（炒）一钱（去三焦热），白芷一钱（阳明经脉亦与少阳经脉交络，且诸药性不上行，则用此使上行头面而去风热），薄荷一钱（行厥阴少阳，上行清头目风热）。

【主治】鬓疽，由胆及三焦之热毒上行者。

内化丹

【方源】《辨证录》卷十三。

【组成】金银花四两，当归二两，车前子五钱，生甘草三钱，茯苓一两，薏苡仁一两。

【用法】水煎服。

【主治】小肠生痈，痛在左腹，其足不屈，按之痛不可忍，为痈生于肠外。

内托十宣散

【方源】《疮疡经验全书》卷四。

【组成】人参、黄芪、白术、当归、白芍、厚朴、川芎、连翘、官桂、桔梗、防风、甘草、荆芥、金银花、白芷。

【用法】水二钟，煎八分，食前服。连进十贴。

【主治】蜂窠发，肉黑色、青色，中大陷，四周硬，肉亦紫色者。

【加减】虚甚，加附子；心神恍惚，夜梦不安，加远志、辰砂、酸枣仁；大便溏泄，加黄连、木香、白术（土炒）、苍术；内陷不发，加穿山甲、乳羊角（烧灰）；小便频数，加薏苡仁、益智；脓不透，加当归须、地蜈蚣（炙）、赤芍。

内托千金散

【方源】《瑞竹堂经验方》卷五。

【组成】人参、当归、黄芪、芍药、川芎、防风、甘草、瓜蒌、白芷、官桂、桔梗各三钱，金银花二钱。

【用法】上㕮咀。每服七八钱，水二大盏，煎至七分，入酒半盏，去滓温服，一日三次。两服之后，疮口内有黑血出者，或遍身汗出，皆药之功效也。如病势猛恶，每服一两，水一大碗煎服。

【主治】脑背痈疽，乳、便等恶疮。

【加减】痛甚者，倍加当归、芍药，或加乳香二钱。

【备考】方中金银花用量原缺，据《普济方》补。

内托追毒饮

【方源】《古今图书集成·医部全录》卷二零八。

【组成】人参、黄芪、厚朴、甘草、桔梗、枳壳、黄连、金银花、乌药、当归、芍药、白芷、川芎、防风。

【用法】水、酒各一钟，煎，去滓服。

【主治】坐马痈。

内托消毒散

【方源】《证治准绳·伤寒》卷七。

【组成】人参、黄芪、防风、白芷、川芎、当归、桔梗、连翘、升麻、柴胡、金银花、甘草节。

【用法】上药用水一钟，好酒一钟，同煎一钟，去滓，徐徐温服。疮破者以玄武膏贴之。四周赤肿不退者，仍以见肿消草、生白及、白蔹、土大黄、生大蓟根、野苎麻根，共捣成饼，入朴硝一钱，和匀，贴肿上，留头勿贴。兼服蜡矾丸最妙。

【主治】发颐，已破或未破有脓不可消者。

内托清气饮

【方源】《疮疡经验全书》卷三。

【组成】人参、黄芪、紫苏、桔梗、枳壳、金银花、青皮、甘草、厚朴、川芎、防风、天花粉、木香、羌活、当归、芍药。

【用法】加生姜三片，大枣一枚，水煎服。

【主治】手腕毒。

内托清肝饮

【方源】《疮疡经验全书》卷二。

【组成】人参、黄芪（炙）、厚朴、甘草、防风、桔梗、天花粉、白芍、枳壳、藁本、升麻、乌药、当归、白芷、川芎、金银花。

【用法】加生姜三片，大枣一枚，煎服。

【主治】眉风毒。

内托散

【方源】《仙拈集》卷四。

【组成】黄芪、人参、当归、白术、茯苓、银花、生甘草、官桂、瓜蒌仁、白芷各等分。

【用法】上为末。每服一两，水煎，入好酒半盏，温服。痈疽未成者可消，已成者即溃。如疮口有黑血水出，此药力之功。

【功能】去腐肉，生新肉。

【主治】痈疽已成，不得内消者。

【加减】痛甚者加乳香、没药，倍当归、川芎。

内托散

【方源】《疮疡经验全书》卷十三。

【组成】地榆一两，黄芪、粉草、忍冬花、穿山甲、白芷各二钱。

【用法】用酒二大钟，煎至一钟，空腹服。滓再煎服。

【主治】便毒肿痛，将作脓者。

内托散

【方源】《疮疡经验全书》卷四。

【组成】桔梗、厚朴、白芷、防风、人参、黄芪、香附、陈皮、川芎、甘草、官桂、当归、赤芍、金银花或加木香。

【用法】水煎服。

【主治】腕疽，毒生于左肋下三指，初起如痞，日渐长大如碗。即时就成水，绕皮周围攻结成脓，形如蛊胀，肚无青筋而脐不凸，只是肿胀。

内托散

【方源】《袖珍方》卷三。

【组成】绵黄芪、甘草、金银花、牡蛎（煅，淬二次）各二钱半。

【用法】上为末。水一盏，煎七分，入酒两盏，再煎七分，随疮上下，去滓服。

【主治】痈疽疮疖。

内托散

【方源】《喉科种福》卷四。

【组成】生黄芪三钱，白芍钱半，苏细党四钱，当归钱半，金银花一钱，天花粉一钱，北防风一钱，川芎八分，荆芥穗一钱，生甘草一钱，牛蒡子一钱，陈皮八分，苦桔梗二钱，皂角刺二个，白术一钱（蜜炒），连翘一钱。

【功能】托里透脓。

【主治】乳蛾，蛾顶上现白点，是蛾将成脓，其痛必倍。

内托散

【方源】《普济方》卷二七五。

【组成】金银花三两，牡蛎三钱，甘草二钱，穿山甲三片（炙黄），朴硝半钱。

【用法】上为细末。每服五钱，酒一升，煎至半升，温服。

【主治】一切恶疮。

内托散

【方源】《霉疮证治》卷下。

【组成】当归、川芎、芍药、白术、茯苓、黄芪、桂枝、忍冬花各等分，甘草减半。

【用法】水煎服。

【主治】悬痈，生于谷道之前，阴器之后，已溃脓者。

内补汤

【方源】《喉科紫珍集》卷下。

【组成】黄柏、黄连、当归、赤芍、银花、连翘、黄芩、花粉、苏薄荷、川芎、防风、陈皮、茯苓、栀子、瓜蒌、玄参、青皮、桔梗、黄芪各等分（一方有款冬花、栀子）。

【主治】喉口疳疮。

内消方

【方源】《疡医大全》卷七。

【组成】金银花四两，甘草二两，蒲公英一两，玄参五钱，当归一两。

【用法】水煎服。

【主治】痈疽肿疡。

内消百病汤

【方源】《外科百效全书》卷二。

【组成】半夏、天麻、川芎、金银花、当归尾、白芷、皂刺、甘草节、防风、陈皮、天花粉、人参、白术、贝母、乳香、没药各二两，赤芍四两。

【用法】大米饭为丸。酒送下。

【主治】瘰疬。

【备考】本方方名，据剂型，当作“内消百疬丸。”

内消沃雪汤

【方源】《古今医鉴》卷十五。

【组成】当归身、白芍、黄芪、甘草节、金银花、天花粉、连翘、香白芷、穿山甲、皂角刺、贝母、乳香（研）、没药（研）、木香、青皮、广陈皮。

【用法】水、酒煎服。

【主治】肚内生痈及痈疽。

【加减】甚者加大黄。

【备考】《东医宝鉴》引本方用当归身、白芍、甘草节、黄芪、射干、连翘、白芷、贝母、陈皮、皂角刺、天花粉、穿山甲、金银花、木香、青皮、乳香、没药各五分，大黄（酒制）一钱半。锉作一贴，酒、水相半煎服。

内消神方

【方源】《疡医大全》卷二十五。

【组成】人参、天花粉各三钱，大黄五钱，蒲公英一两，金银花二两，薏苡仁三两。

【用法】先用水六碗煎薏苡仁，取汁三碗，投药再煎三碗，分作二次服，一日服两剂。即消。

【主治】多骨疽。

内消散

【方源】《外科大成》卷四。

【组成】瓜蒌一个，皂刺一两，金银花、大黄、生姜、甘草各五钱，白芷二钱。

【用法】用黄酒二碗，煎八分服。

【主治】疔疮。

内消散

【方源】《外科集腋》卷一。

【组成】金银花、知母、大贝、白及、半夏、穿山甲、乳香、皂角刺。

【用法】水、酒同煎服。

【主治】一切肿毒。

内消散

【方源】《外科集腋》卷四。

【组成】瓜蒌、草节、金银花各五钱，连翘、柴胡、青皮各二钱。

【主治】囊痈。

内消散

【方源】《疡科选粹》卷二。

【组成】皂角刺七个，桃仁四十九粒，金银花、天花粉、厚朴各一钱，穿山甲（炒）、羚羊角（炒）、乳香、大黄各一钱（俱为末）。

【用法】水一钟，煎前五味至六分，调后四味服。

【主治】痈疽已成脓或未成脓者。

内消散

【方源】《惠直堂经验方》卷三。

【组成】贝母、知母、金银花、白及、半夏（姜制）、穿山甲（炒）、皂刺、乳香（去油）、赤芍、生甘草、万年青、花粉各一钱。

【用法】酒、水各一碗，煎八分，随病上下饥饱服。滓不再煎，捣烂，加芙蓉叶末一两，蜜五匙，同敷患处。

【主治】一切肿毒。

内疏黄连汤

【方源】《疮疡经验全书》卷九。

【组成】黄芪、人参、白术、当归、川芎、芍药、甘草节、黄连、连翘、白芷、羌活、陈皮、独活、金银花、防风各等分，竹沥（临服加入）。

【功能】解毒，补养气血，托里排脓。

【主治】痈疽。

【加减】痰中有血，加童便、藕节汁。

内解散

【方源】《治痘全书》卷十四。

【组成】人参、山甲、黄芪、当归、芍药、川芎、皂角刺、金银花、山楂、甘草、木香。

【用法】为散服。

【主治】痘疮七八日间，色枯淡，不起无浆者。

水杨汤

【方源】《痘疹心法》卷二十二。

【异名】水杨浴法（《痘疹会通》卷四）。

【组成】水杨（即忍冬藤也。春、冬季用枝，秋、夏季用枝叶，锉断）。

【用法】用长流水一大釜，煎六七沸。先将三分中一分置浴盆内，以手试不甚热，亦不可太温，先服宜用汤药，然后浴洗，渐渐添汤，以痘起发光壮为度，无次数。

【主治】痘疹倒陷，或青干者。

贝母散

【方源】《普济方》卷三二五。

【组成】贝母、金银花各二两。

【用法】上为细末。每服三钱，食后好酒调下。

【主治】乳痈。

牛黄化毒丸

【方源】《疮疡经验全书》卷六。

【组成】人参、黄芪、川芎、甘草各一钱，当归二钱，忍冬花、汉防己各一钱五分，升麻、防风、山甲各八分。

【用法】用水二大钟，加生姜三片，水煎，半肌时服；滓再煎服。

【主治】杨梅疮。

【备考】本方名牛黄化毒丸，但方中无牛黄，疑脱。

牛黄解毒丸

【方源】《保婴撮要》卷十一。

【组成】牛黄三钱，甘草、金银花一两，草紫河车五钱。

【用法】上为末，炼蜜为丸。量儿服。

【主治】胎毒疮疖及一切疮疡。

牛黄解毒散

【方源】《保婴撮要》卷十二。

【组成】生甘草一两，牛黄五钱（膏粱之子必用之），金银花一两。

【用法】上药各为细末。每服二三分，乳汁调服。或用甘草煎膏为丸，如芡实大。每服一丸，白汤化下。外敷清金散亦可。

【主治】胎毒，头面生癞，或延及遍身，痒痛不安，浸淫不愈，及眉炼疮。

牛蒡子汤

【方源】《外科正宗》卷三。

【异名】牛蒡子散（《疡科心得集·补遗》）。

【组成】陈皮、牛蒡子、山栀、金银花、甘草、瓜蒌仁、黄芩、天花粉、连翘、角针各一钱，柴胡、青皮各五分。

【用法】水二钟，煎八分，加酒一杯和匀，食远服。

【主治】乳痈、乳疽，结肿疼痛，不论新久，但未成脓。

牛蒡汤

【方源】《嵩崖尊生》卷七。

【组成】陈皮、牛蒡、山栀、忍冬、甘草、蒌仁、黄芩、花粉、连翘、角针各一钱，柴胡、青皮各五分。

【用法】水、酒煎服。

【主治】乳肿痛。

升麻牛蒡子散

【方源】《证治准绳·疡医》卷五。

【组成】升麻、赤芍、干葛、青木香、甘草、防风、白芷、荆芥、牛蒡子、桔梗、金银花、玄参、麻黄、连翘、蓝叶。

【用法】加薄荷，水煎服。

【主治】时毒。

升麻汤

【方源】《女科万金方》。

【组成】升麻、桔梗、地榆、黄芩、薏苡仁、牡丹皮、白芍、甘草、金银花。

【主治】肺痈吐脓血。

升麻消毒饮

【方源】《医宗金鉴》卷七十四。

【组成】当归尾、赤芍、金银花、连翘（去心）、牛蒡子（炒）、栀子（生）、羌活、白芷、红花、防风、甘草（生）、升麻、桔梗。

【用法】每味用二钱为大剂，一钱五分为中剂，一钱为小剂。水二钟，煎八分，食远热服。

【主治】黄水疮，形如粟米而痒兼痛，破流黄水，浸淫成片。

升麻消毒散

【方源】《外科大成》卷三。

【组成】羌活、防风、升麻、白芷、桔梗、连翘、栀子、芍药、金银花、甘草、牛蒡子。

【用法】用水二钟，煎八分，食远热服。外用杏仁（去皮尖）杵如膏，敷之。

【主治】面肿生疮。

【加减】如身有疮，加当归尾、红花。

长春药酒

【方源】《成方切用》卷十一。

【组成】黄芪十二两（蜜炙，煎膏）、大生地黄六两（铜刀切片），金银花、当归各四两，甘草（去皮，蜜炙）两半，地骨皮（甘草水洗）二两，广陈皮（去白）一两。

【用法】用白糯米二斗，做酒酿一埕，将前药后六味用绵包好，入埋内，隔汤煮三炷香，将黄芪膏倾入，再煮三炷香，将埕埋地下三尺余深，七日七夜，取起滤清听用。

【主治】痈疡；外科虚证；劳伤虚损。

化圣通滞汤

【方源】《石室秘录》卷四。

【组成】金银花八钱，蒲公英九钱，天花粉五钱，白芥子二钱，附子一钱，白芍二钱，通草二钱，木通一钱，炒栀子三钱，茯苓三钱。

【用法】水煎服。

【功能】消痰通瘀。

【主治】男子乳房忽然壅肿，如妇人之状，搁之痛欲死，经岁经年不消者。

化肝消毒汤

【方源】《辨证录》卷十三。

【组成】白芍三两，当归三两，炒栀子五钱，生甘草三钱，金银花五两。

【用法】水煎汁一碗饮之。

【主治】素多恼怒，容易动气，一旦两胁胀满，发寒发热，既而胁痛之极，手按痛处不可忍。

化疔内消散

【方源】《外科正宗》卷二。

【组成】皂角针、金银花、知母、贝母、天花粉、穿山甲、白及、乳香、赤芍、半夏、甘草、紫河车各一钱。

【用法】水、酒各一茶钟，煎一半，量病上下，食前后服之。

【主治】疔疮初起。

【备考】方中半夏，《医宗金鉴》作“当归”。

化疔救唇汤

【方源】《外科医镜》。

【组成】金银花五钱，鲜生地黄三钱，白果十个（去壳），桔梗二钱，当归二钱，赤芍一钱，犀角一钱，生甘草一钱。

【用法】水煎服。

【主治】反唇疔毒。

化岩汤

【方源】《医林纂要》卷十。

【组成】黄芪一两，当归五钱，白术三钱，人参一钱，茯苓五分，防风五分，白芥子八分，红花三分，金银花五钱。

【用法】水煎服。

【功能】补血疏肝，和胃去痰，解毒。

【主治】乳岩。即乳痈病久失治，或更伤于酒色热物，致溃烂如蜂窠状者。

化岩汤

【方源】《辨证录》卷十三。

【组成】人参一两，白术二两，黄芪一两，当归一两，忍冬藤一两，茜根二钱，白芥子二钱，茯苓三钱。

【用法】水煎服。

【功能】大补其气血，以生其精。

【主治】乳痈已收口，气血大亏，后因不慎房事，以致复行溃烂，变成乳岩，形成无数小疮口，如管非管，如漏非漏，竟成蜂窝之状，肉向外生，终年累月而不愈，服败毒之药，身愈狼狈而疮口更加腐烂。

化鱼汤

【方源】《洞天奥旨》卷十六。

【组成】大黄一两，金银花五两，蒲公英五钱，当归尾一两，荆芥三钱。

【用法】水二碗，煎一碗，服两剂即消。

【主治】便毒、鱼口。

化鱼汤

【方源】《痧胀玉天奥旨》卷九。

【组成】金银花一两，当归五钱，生甘草二钱，青黛二钱，地榆二钱，白矾一钱，生黄芪五钱。

【用法】水煎服。

【主治】鱼脐疔疮，不论肘腿者。

化疠仙丹

【方源】《洞天奥旨》卷十五。

【组成】玄参三两，苍术三两，苍耳子一两，蒲公英一两，桔梗三钱，金银花二两。

【用法】水煎，每日作一服。

【主治】湿热变化疠风，即大麻风。

化毒内托散

【方源】《疡科选粹》卷二。

【组成】乳香、知母、白及、贝母、半夏、穿山甲、金银花、皂角刺、天花粉。

【用法】上用无灰酒一碗，煎半碗，去滓温服；将滓捣烂，用秋老芙蓉叶细末一两，以蜜水润涂患处。一宿即消。

【功能】化毒。

【主治】恶疮疔肿。

化毒丹

【方源】《痧胀玉衡》卷下。

【组成】金银花、薄荷各一两，细辛、枳壳各五钱，川贝母二两。

【用法】上为细末。每服六分，细茶稍冷调下。

【主治】痧胀，痰气壅盛。

化毒丹

【方源】《青囊秘传》。

【组成】金银花二两，夏枯草四两。

【用法】上为细末，炼蜜为丸。每服三钱。

【功能】解热毒。

化毒丹

【方源】《治痧要略》。

【组成】银花、薄荷、僵蚕各一两，细辛、枳壳、瓜蒌各五钱，川贝母二两。

【用法】上为细末。每服六分，清茶稍冷调下。

【主治】痰气壅盛。

化毒为水内托散

【方源】《观聚方要补》卷八引《皆效方》。

【异名】还魂散（《古今医鉴》卷十五）、内消散（《外科正宗》卷一）、活命饮、还魂汤（《观聚方要补》卷八引《外科纂要》）。

【组成】乳香、穿山甲、白及、知母、贝母、半夏、金银花、皂角、天花粉各一钱。

【用法】上用无灰酒煎服。

【功能】内消去毒。

【主治】痈疽发背，对口恶疔疮，乳花，百种无名无头歹疮。

化毒汤

【方源】《丹台玉案》卷六。

【组成】川黄连、木瓜、金银花、薏苡仁各二钱，肥皂子七个，皂荚子七个，土茯苓半斤，猪胰子一个。

【用法】水七碗，先煎胰子，取汁煎前药，空心服。

【主治】一切广疮。

化毒汤

【方源】《诚书》卷十五。

【组成】黄连、生地黄、红花、甘草、赤芍、荆芥、金银花、黏子。

【用法】水煎服。

【主治】火灼暨赤丹。

化毒饮子

【方源】《古今医彻》卷三。

【组成】远志肉（甘草制）、当归、甘草节五分，连翘、川贝母（去心，研）、金银花二钱，白茯神、钩藤二钱，牡丹皮一钱。

【用法】姜一片，水煎。或加柴胡、木香、香附。

【主治】腿痈，七情拂郁而发。

【备考】方中远志、当归、连翘、川贝母、茯神用量原缺。

化毒除湿汤

【方源】《疡科心得集·方汇》卷上。

【组成】当归尾、泽兰、薏苡仁、牡丹皮、赤芍、金银花、枳壳、川通草。

【主治】湿热下注。

化毒胶

【方源】《卫生鸿宝》卷四。

【组成】紫草一两，大黄、当归身各五钱，红花（作银花）、甘草各三钱，麻油四两（浸上药一宿，熬十沸，去渣，入黄、白蜡各五钱收胶，候稍冷入下药），血竭二钱，乳香、没药（二味去油）、珍珠、硼砂各一钱（研细，上五味入胶搅和）（一方有牛黄一钱）。

【用法】外搽。

【功能】活血化毒，止痛生肌。

【主治】痘疮外溢或抓破，及带火收靥，火毒内溃，靥厚而高耸者。

【备考】朱松坪曰：浆裂而有秽气者为外溢，靥后必溃腐，用此胶活血化毒，止痛生肌，回靥不落；高厚而硬者，亦须以此膏搽之，速落，不致久固耗津。

化毒消肿托里散

【方源】《急救仙方》卷一。

【组成】人参（无亦可）、赤茯苓、白术各六钱，滑石、桔梗、金银花各二两，荆芥穗、山栀子各五钱，当归一两，川芎、黄芪、赤芍、苍术、麻黄、大黄、黄芩、防风、甘草、薄荷、连翘、石膏、芒硝（加缩砂仁不用此）。

【用法】上㕮咀。每服五钱，水一碗，葱白一根，煎热服。汗出为度。服后若利三五行为妙；大病不过三五服，毒即内消尽矣。

【主治】痈疽发背，乳骨痈，疔疮肿毒及一切恶疮疖，咽喉肿痛。

【加减】或加栝楼、牡蛎、贝母、木香。疔疮，加脚莲、河车；癀疖，加车前子、木通、竹叶；疼痛，加乳香、没药；咽喉肿痛，加大黄、栀子、竹叶；脚气，加宣木瓜、槟榔；嗽，加半夏（姜汁制），用生姜同煎。

【备考】川芎以下十二味用量原缺。

化毒救生丹

【方源】《洞天奥旨》卷十六。

【组成】生甘草五钱，金银花八两，玄参三两，蒲公英三两，天花粉三钱。

【用法】水十余碗，煎四碗，一日三次服。

【主治】头面无故生疮，第一日头面重如山，二日即青紫，三日身亦青紫。

化毒散

【方源】《普济方》卷二八四。

【组成】背阴草（生于深崖大泽及山谷小涧中背阴之地，叶似香薷）、金银藤（即忍冬花藤）各一大握。

【用法】上为末。入酒一升，水一升，同煎至一升，去滓，再投热酒一升，搅匀，放温，分二服；以所煎滓涂疮上。药到即便痛止，未成者即消，已成者即收敛穿溃。

【主治】痈疽、恶疮毒、发背、脑疽及妇人乳痈。

化骨至神丹

【方源】《石室秘录》卷四。

【组成】当归九钱，金银花九钱，白芍五钱，茵陈三钱，龙胆草三钱，白术三钱，柴胡一钱，生甘草三钱。

【用法】水煎服。

【主治】多骨疽。

化疹汤

【方源】《温热经解》。

【组成】大青叶三钱，玄参四钱，薄荷钱半，牛蒡子钱半，苇根三钱，细生地黄四钱，银花三钱，甘草八分，苦桔梗钱半，牡丹皮二钱，连翘二钱，竹叶钱半，荆芥穗八分。

【主治】秋令风温，暑热内蕴，身热汗多，欲发红疹者。

化痈汤

【方源】《疡医大全》卷七。

【组成】金银花五两，玄参三两，当归二两，荆芥、白芥子各三钱，肉桂三分。

【用法】水煎服。

【主治】痈疽肿疡。

化淫消毒汤

【方源】《洞天奥旨》卷十二。

【组成】白芍一两，当归五钱，炒栀子三钱，苍术三钱，生甘草一钱，金银花一两，青黛三钱，生地黄三钱，土茯苓五钱。

【用法】水煎服。

【主治】梅毒，臊疳。

化斑汤

【方源】《镐京直指医方》卷二。

【组成】黑犀角一钱，玄参六钱，鲜生地黄一两，大青叶三钱，石膏六钱，知母三钱，银花三钱，人中黄一钱，黄连一钱。

【用法】水煎服。

【主治】斑疹已出至足，目赤神浊，口渴舌燥，余毒未净。

化痞膏

【方源】《疡医大全》卷二十一引刘长随方。

【组成】当归尾、红花、金银花、三棱、白芥子、莪术、葫芦巴、昆布、生地黄、桃仁、乱头发、大黄、熟地黄、鳖甲、穿山甲各一两，海藻、两头尖、阿魏、蓖麻子、川乌、巴豆仁、黄连、天南星、漏芦、大贝母、半夏、川萆薢、大戟、胡黄连、甘遂、风仙子、芫花、海浮石、阿胶、威灵仙、槟榔、直僵蚕、全蝎、瓜儿竭、乳香（去油）、粉甘草、金线重楼、没药（去油）各三钱，土木鳖、番木鳖、独蒜各三十个，蜈蚣三十条，水红花子四两，鲜商陆八两，活鲫鱼一个（重半斤），麻油三斤，黄丹（飞，晒炒）一斤半，麝香一钱。

【用法】上药除乳香、没药、瓜儿竭、麝香、阿魏五味另研收贮，临摊掺膏药上，群药同油熬膏法修合。

【主治】痞积癥瘕。

化痞膏

【方源】《辨证录》卷七。

【组成】大黄五钱，人参三钱，白术五钱，枳实三钱，牡丹皮二钱，鳖甲一两，神曲一两，山楂五钱，麦芽五钱，厚朴三钱，当归一两，白芍一两，使君子肉三钱，两头尖二钱，蒲公英一两，金银花一两，生甘草二钱，槟榔二钱，防风一钱，川乌一个，香油三斤。

【用法】锅熬以上药，煎数沸，用白布将药滓漉出，再煎油滴水成珠，然后再入后药末；薄荷叶二钱，乳香、没药各五钱，麝香一钱，赤石脂二两，冰片二钱，阿魏三钱，血竭三钱，各为末，入油内再煎，又入炒过、水飞过黄丹末一斤，收之成膏矣。贴痞块，止消一个即消。其膏药须摊得厚，不可大也。

【主治】肝气甚郁，结成气块，而成癥瘕，在左胁之下，左腹之上，动则痛，静则宁，岁月既久，日渐壮大，面色黄槁，吞酸吐痰，时无休歇。

分湿内化丹

【方源】《石室秘录》卷四。

【组成】薏苡仁一两，金银花九钱，茯苓七钱，生甘草五钱，牛膝五钱，萆薢五钱，半夏五钱，肉桂五分。

【用法】水煎服。

【主治】脚胫烂疮。

风气跌扑膏药神方

【方源】《冯氏锦囊秘录·外科精要》卷十九。

【组成】男发一大团，蓖麻子（去壳）二百粒，猪脂（熬油）二斤八两，麻油八两（以上先熬，熬至发化，蓖麻子焦枯，再入后药），威灵仙三两，熟地黄二两，独活一两五钱，金银花二两，当归身一两五钱，白芷一两，川乌六钱，草乌六钱，肉桂（去皮）一两（以上熬至药色焦枯，去滓，细绢滤过，慢火再熬，不住手搅，入后药收之），乳香一两（箬上炙去油，研细），没药一两（箬上炙去油，研细），真黄丹（炒燥，罗细）八两，明松香（水煮三次，去水熔化，夏布滤过，净）六两，麝香二分。

【用法】以上先将松香、黄丹下后，炼至软硬得所，滴水成珠，离火再下乳香、没药、麝香三味，打匀，藏瓷器中。旋用旋摊。

【主治】跌扑伤损，痈疽诸毒。

风藤散

【方源】《外科启玄》卷十二。

【组成】人参、当归、赤芍、角刺、木瓜、木通、甘草、白芷、生地黄、皂子、花粉、金银花、白鲜皮、薏苡仁、青风藤各等分。

【用法】每剂五钱，加芭焦根四两，土茯苓四两，水四碗，煎至三碗，一日三次服之。

【主治】结毒。

丹参酒

【方源】《备急千金要方》卷四。

【组成】丹参、艾叶、地黄、忍冬、地榆各五斤。

【用法】上锉，先洗，臼熟舂，以水渍三宿，出滓，煮取汁，以黍米一斛炊饭酿酒，酒熟，醉之。初服四合，后稍稍添之。

【主治】崩中去血，及产后余疾。

丹栀饮

【方源】《医级》卷七。

【组成】牡丹皮、栀子、丹参、忍冬藤、生甘草。

【主治】肝火胁痛，经脉热伤。

乌龙膏

【方源】《良方合璧》卷下。

【组成】当归、白及、连翘、蝉蜕、大红扛各二两，独活、羌活、川乌、草乌各一两，细生地黄、血余、大黄、银花、番木鳖各四两，麻黄一两五钱，泽兰一两五钱（上各药切片熬膏），全蝎二两，穿山甲二两，蛤蚆五十只（活，放油内），瞎地鳖蛇两条（活，放油内），蜈蚣百条（大者，须活者）。

【用法】上用麻油五斤，桐油八两，入锅内，并桃、柳、桑枝各三十段，每段长三寸许，生姜八两、葱八两，将枝煎枯取出，乃将瞎地鳖蛇放入锅内，急将锅盖揿住，蛇在油内跳跃不止，至不动时，又入活蛤蚆，然后，将穿山甲、全蝎、蜈蚣，并前药十六味，熬至药俱枯黑，乃滤去渣，将锅拭净，再以密绢仍滤油入锅，用文武火熬至滴水成珠，将锅离火，再入上好洋丹三斤，以一手下丹，一手持硬木棍，不住手搅匀成膏，再入后药：乳香、没药各三两，去油，麝香、冰片各五钱，四味另研，徐徐添入，搅匀成膏，收贮听用。恶疮未成者、贴之即消；已成者，贴之即溃。

【功能】去腐止痛，拔毒收敛。

【主治】痈疽发背，对口搭手，一切无名肿毒。

乌龙德生膏

【方源】《普济方》卷三一三。

【组成】黄芪、青木香、连翘、玄参、木鳖子（去油壳）、生地黄、桃仁（去皮尖）、防风、川芎、白芷、羌活、白及、白蔹、金银花各一两，蓖麻子三百枚（去壳），乱发一两（烧灰），桂花头五钱，五香连翘汤、人参拔毒散、复元通气散、十奇内补排脓散各五钱（一贴）。

【用法】上将黄芪等十七味、五香连翘汤四药败咀，用小油三斤半，入铁锅内先浸五日，用慢火煎至药味黄黑为度，以槐、柳条一握，不住手搅，再用重绢滤去滓，秤净油三斤，先将黄丹一斤半炒黑色，下小油一处，于慢火同熬得所，滴入水中不散成珠；后下雄黄、血竭、乳香（另研）、没药、陀僧、轻粉、龙骨、枫香各五钱，麝香一钱（加苏合油半两火炒），研末，下前膏内化开，搅千余遍和匀，又试水中得所，成膏药可摊为度。如坚，少加小油；如软，加些黄丹，须要搅匀成膏。如小儿脾疳诸癖等证，量病坚硬大小，用纸或绯帛摊药贴之，候药力尽，自脱下再换；小儿疳泻痢证，贴肚皮上；咳嗽，贴脊梁中心，其病即愈。

【主治】一切恶疮肿毒及小儿肿毒、脾癖坚硬。

乌茶酒

【方源】《解围元薮》卷四。

【组成】乌茶草（即七叶连根草）、当归、五加皮、川芎、生地黄、芍药、升麻、白芷、防风各二两，甘草五钱，玄参、苍耳子各三两，乌药、羌活、独活、前胡、秦艽、金银花、闹羊花根各一两，千金草二两。

【用法】好酒一坛，入药，隔汤煮透。随量饮醉，醒则痛止。

【主治】痛风，痹症，疗风疙瘩，黑肿瘫痪。

乌药顺风散

【方源】《秘传大麻疯方》。

【组成】僵蚕、乌药、陈皮、麻黄、干姜、甘草、枳壳、五加皮、桔梗、川芎、当归尾、金银花。

【用法】姜水煎，加好酒一小杯，热服五帖。

【主治】麻风起时形如樱桃者。

乌梅汤

【方源】《羊毛温证论》。

【组成】乌梅四十枚，龙脑薄荷三钱，金银花三钱。

【用法】共熬汁去滓，下冰糖三两化，冷服。

【主治】羊毛温邪，毒火冲逆，呕吐有虫，水浆不入，烦躁胸闷；并治暑火呕痰，胸胁刺痛，乍热心烦。

六合定中丸

【方源】《古方汇精》卷一。

【组成】藿香叶、苏叶各六两，厚朴（姜汁炒）、枳壳各三两，木香（另研细末）、生甘草、檀香（另研细末）、柴胡各二两，羌活、银花叶、赤茯苓、木瓜各四两。

【用法】上药各为细末，炼蜜为丸，朱砂为衣，每丸重二钱。大人每服一丸，小儿半丸。中暑，用陈皮、青蒿各八分，小儿各五分煎汤化下；霍乱吐泻转筋，百沸汤兑新汲水，和匀化下；感冒头疼发热，用连皮姜三片煎汤化下；痢疾腹泻，开水化，温服；一切疟疾，不论远年近日，用向东桃枝一寸，带皮生姜三片，煎汤化下；胃口不开，饮食少进，开水化下；四时瘟疫，春、冬季用姜一片，夏、秋季用黑豆一钱、甘草五分煎汤化下；时气发斑，风热痧疹，俱用薄荷汤送下；小儿吐乳发热，山楂二分、灯心一分煎汤送下；男妇心胃寒疼，吴茱萸四分煎汤送下；饮食伤者，莱菔子二分煎汤送下。

【主治】中暑霍乱，吐泻转筋，感冒头疼，痢疾疟疾，四时瘟疫，时气发斑，风热痧疹，心胃寒疼，小儿惊风。

六味解毒汤

【方源】《霉疠新书》。

【组成】忍冬、土茯苓、木通、川芎、大黄、甘草。

【用法】水五合，煮取二合半，分温三服。

【主治】霉疮生于两胯合缝间，其始鼠鼷核起，如疮而渐渐大，结肿焮痛，为寒热者。

六物解毒汤

【方源】《霉疠新书》。

【组成】土茯苓四钱，金银花二钱，川芎、薏苡各一钱半，木瓜一钱，大黄一钱。

【用法】水煎，温服。

【主治】霉疮骨节疼痛。

六神散

【方源】《洞天奥旨》卷十六。

【组成】当归五钱，续断五钱，骨碎补五钱，牛膝五钱，桃仁五钱，金银花五钱。

【用法】黄酒二碗，煎一碗，空心服。

【主治】折伤。

双龙膏

【方源】《杂病源流犀烛》卷三十。

【组成】脆蛇、赤芍、羌活各四两，没药三两，象皮、白芷、防风、荆芥、黄芩、乌蛇、山栀各二两，金银花、赤石脂、独活、连翘、僵蚕、全蝎、蝉蜕各一两，斑蝥、穿山甲、乳香、儿茶各五钱，蜈蚣十条，头发一把，黄丹四两。

【用法】上药以麻油八斤熬膏，用槐、桑、柳枝三根，不住手搅，药枯去滓，下丹，滴水不散为度。

【主治】跌打损伤。

双和汤

【方源】《治疹全书》卷下。

【组成】茯苓、腹皮、泽泻、神曲、陈皮、川芎、防风、前胡、麻黄、杏仁、苏叶、银花。

【功能】解毒疏利，理脾清肺。

【主治】疹出而即时收敛不复出者，致令毒攻于内，身温食少，气急腹胀，脐凸出一二寸，按之虚软有声，举之随手而起者。

双解复生散

【方源】《外科正宗》卷一。

【组成】荆芥、防风、川芎、白芍、黄芪、麻黄、甘草各五分，薄荷、山栀、当归、连翘、滑石、金银花、羌活、人参、白术各八分，大黄、芒硝各二钱。

【用法】水二碗，表证甚者，加生姜三片，葱头二茎，里证甚者，临服加生蜜三匙和服。

【功能】发表攻里。

【主治】痈疽发背，诸般肿毒，初起憎寒发热，四肢拘急，内热口干，大小便秘。

石决明汤

【方源】《杂病源流犀烛》卷二十六。

【组成】生石决明、僵蚕、防风、穿山甲、连翘、羌活各一钱，乳香、甘草、忍冬藤、黄连、当归尾、大黄、花粉各八分。

【用法】酒、水煎，空心服。行过三次，方进饮食。

【主治】脑后肿。坚肿木硬，口燥舌干，恶心，烦渴便秘。

石室神效膏

【方源】《理瀹骈文》。

【组成】党参三两，玄参五两，生地黄八两，生黄芪、当归、麦冬各三两，川芎二两，牡丹皮、牛膝、荆芥、生甘草各一两，银花一斤，防风、茜草各五钱。

【用法】油熬丹收，下广木香、乳香、没药、血竭各一两，象皮末五钱，麝香一钱，临用时再加川贝母、五倍子、儿茶、血竭、藤黄、炒乳香、贝母、冰片末，掺贴。

【主治】痈疡，外症溃后。

石斛青蒿汤

【方源】《不知医必要》卷二。

【组成】石斛三钱，银花、麦冬（去心）、川地骨各二钱，牡丹皮一钱，青蒿、连翘、黑山栀（杵）各一钱五分。

【用法】加淡竹叶十片，灯心一团，水煎服。

【主治】热症火微，非壮热者。

【加减】口渴，加花粉二钱。

石膏解毒汤

【方源】《种痘新书》卷十二。

【组成】石膏二钱，生地黄、牛蒡子、石斛各一钱，紫草、金银花、连翘各八分，黄芩、红花、甘草、木通各六分。

【用法】水煎与喻，频频渐服。

【主治】痘后口臭，牙根发痒出血。

【备考】不过两剂，不痒不臭，其热即解，而即愈矣，若舍此失治，则成走马牙疳。

龙胆泻肝汤

【方源】《外科全生集》卷四。

【组成】龙胆草、当归尾各二钱，银花、花粉、连翘、黄芩各一钱半，牡丹皮、防风、木通、知母、甘草各一钱。

【用法】水煎服。

【功能】马培之注：泻肝火，解毒。

【主治】牙痈。

龙游串

【方源】《串雅补》卷二。

【组成】银花一钱五分，寒水石五分，黄柏一钱五分，甘石一钱，青黛五分，百草霜五分。

【用法】上为末。作二服。

【主治】一切疮毒瘰疬。

归芪饮

【方源】《张氏医通》卷十五。

【异名】四神汤（《疡医大全》卷二十三）、回毒金银花汤（《医林纂要》卷十）、四仙饮（《成方切用》卷十一）。

【组成】当归八钱，绵黄芪（生）、金银花（净）各五钱，甘草（生）三钱。

【用法】水、酒各一碗半，煎至二碗，分三次热服，一日令尽。

【主治】脑疽背痈，毒盛焮肿，及虚人肛门发毒。

【加减】在上者，加升麻三分；在下者，加牛膝三钱。

【备考】《成方切用》无酒。

归连汤

【方源】《诚书》卷十五。

【组成】升麻、黄连、大黄、川芎、羚羊角、红花、当归尾、甘草各二两，黄芩、金银花各三两。

【用法】水煎服。余者可纳芒硝再煎，涂肿处。

【主治】丹毒初发，血热毒盛。

归灵汤

【方源】《外科正宗》卷三。

【异名】归灵内托散（《外科大成》卷四）、归灵散（《验方新编》卷七）。

【组成】川芎、当归、白芍、熟地黄、薏苡仁、木瓜、防己、天花粉、金银花、白鲜皮、人参、白术各一钱，甘草五分，威灵仙六分，牛膝（下部加）五分，土茯苓二两。

【用法】水三钟，煎二钟，量病上下，分二次食前后服之，滓再煎八分服。

【主治】杨梅疮不论新久，但元气虚弱者。

归圆酒

【方源】《医级》卷八。

【组成】黄芪（炙）三两，当归二两，忍冬藤二两，甘草五钱，桂圆四两，川断一两，香附五钱。

【用法】用酒五六斤，和药入瓷瓶内，重汤煮三炷香，出火，日随饮。

【功能】补气养血，宣畅百络。

四七汤

【方源】《治痧要略》。

【组成】桃仁、银花、红花、五灵脂、香附、山楂各一钱，木通五分。

【用法】水煎，微温服。

【主治】痧因血滞而痛者。

四妙勇安汤

【方源】《验方新编》卷二。

【组成】金银花、玄参各三两，当归二两，甘草一两。

【用法】水煎服。一连十剂，永无后患。药味不可减少，减则不效。

【功能】清热解毒，活血止痛。

【主治】脱骨疽。此症生手足各指，或云生手足第四指者是，或生指头，或生指节指缝，初生或白色痛极，或如粟米起一黄泡，其皮或如煮熟红枣，黑色不退，久则溃烂，节节脱落，延至手足背腐烂黑陷，痛不可忍。

四物汤

【方源】《白喉全生集》。

【组成】生地黄三钱，僵蚕（姜汁炒）、川芎各二钱，白芍、银花各一钱五分，当归、粉草各一钱，青果一粒。

【用法】水煎服。

【主治】白喉虚热，虚阳上浮，白见于关内外，色稍不润，喉内红肿，下午痛甚，口干不渴，舌苔虽黄而滑，小便略赤而长，饮食稍碍，心烦不眠。

四炭阿胶汤

【方源】方出《时病论》卷三，名见《湿温时疫治疗法》。

【组成】银花、生地黄、白芍、黄芩（四者均炒为炭）、阿胶（炒珠）、山药（炒黄）、陈皮、石莲。

【主治】阴虚之体患五色痢。

【备考】《湿温时疫治疗法》本方用银花炭、条芩炭、白芍炭各一钱半，生地黄炭三钱，真阿胶一钱半，炒黄怀山药三钱，广陈皮、甜石莲各一钱半。

四神煎

【方源】《仙拈集》卷二。

【组成】生黄芪半斤，远志肉、牛膝各三两，石斛四两。

【用法】用水十碗，煎二碗，再入金银花一两，煎一碗，一气服之。服后觉两腿如火之热，即盖暖睡，汗如涌泉，待汗散后，徐徐去被。一服病去大半，再服除根，不分久暂。

【主治】鹤膝风。

四黄散

【方源】《疡科选粹》卷六。

【组成】赤芍、黄芩、黄连、黄柏各一钱，大黄三钱七分，防风、当归身尾一钱五分，木鳖子一个（去壳），金银花、苦参各一钱二分。

【用法】用水一钟，酒一钟，煎至一钟后，下大黄煎四沸，露一宿，五更服。

【主治】风癣脓滚疥疮及诸疮毒。

【加减】若肠风脏毒下血，去木鳖子，加槐花一钱。

生四物汤

【方源】《医门八法》卷三。

【组成】当归身五钱（生），白芍三钱（生），地黄五钱（生），川大黄三钱（酒渍），花粉三钱，皂刺三钱（捣），金银花三钱。

【用法】水煎服，专用头汁。两剂、三剂皆可。

【主治】疮证初起，大热大渴，烦躁痞满，大便秘，小便涩，属实证者。

生地化毒汤

【方源】《麻科活人全书》卷四。

【组成】生地黄、金银花、白蒺藜（炒，去刺）、连翘、玄参、胡麻仁、白附子（乌豆水煮透）、何首乌（乌豆水煮，俟干）、威灵仙、黄连、木通、薄荷叶、荆芥穗、甘草梢。

【用法】干红浮萍为引，水煎服。

【主治】麻毒未尽，生疮不已。

生地败毒散

【方源】《麻科活人全书》卷四。

【组成】生地黄一钱五分，牡丹皮、黄芩（酒炒）、柴胡各七分，牛蒡子（炒）、连翘、天花粉、玄参、金银花、桔梗各八分，薄荷叶、黄柏、赤芍各五分，生甘草（去皮）三分，熟石膏、淡竹叶各一钱。

【用法】加灯心五十寸为引，水煎，另以犀角磨汁兑服。

【主治】麻疹后口臭、口疮、唇烂，兼咽喉疼痛者。

生地益阴煎

【方源】《古方汇精》卷四。

【组成】玄参、银花、赤芍、白茯苓各二钱，当归身、甘菊各一钱五分，牡丹皮八分，生地黄五钱，生甘草一钱。

【主治】痘后诸患。

【备考】上方与参术和脾饮相间服之。

生肌长肉膏

【方源】《梅氏验方新编》卷六。

【组成】当归、黄芪、山茨菇、白芷、甘草、血余、天麻、独活、穿山甲、露蜂房、五倍子、天花粉、荆芥、白蔹、肉桂、金银花、白芍、牛蒡子各一两。

【用法】净麻油三斤；如法熬，去滓，约略油之老嫩，入飞过黄丹收之，再入白蜡、黄蜡、血竭、铜绿各二两，待冷，再入轻粉、乳香、没药各一两（均去油），龙骨（煅）、象皮（炒）、樟脑、赤石脂、儿茶各一两，麝香五厘，冰片二钱，各制为末，和入搅匀，收藏待用。

【主治】跌打损伤。

生肌保肤膏

【方源】《疡科选粹》卷七。

【组成】当归、熟地黄、白术、黄芪、白芍、川芎、白及、白蔹、蓖麻子、白芷、金银花、天花粉、合欢皮各六两，男子发四两，白蜡六两，乳香、没药、血竭、赤石脂（醋炙七次）、龙骨（煅）、没石子各三两，麝香三钱。

【用法】上当归等十五味为㕮咀，乳香等各为极细末，以芝麻油二斤，煎十五味至焦黑，滤去滓，如法下丹成膏，入二蜡膏，放温，入乳香等六味膏，冷后入麝香。

【功能】生肌止痛。

【主治】杖疮，腐肉去尽，肉珠渐生者。

生肌散

【方源】《外科方外奇方》卷二。

【组成】赤石脂六两，轻白炉甘石三两（二味用防风、荆芥、黄芩、黄连、黄柏、连翘、银花、羌活、甘草等分，煎浓汤，煅红，淬汁内九次），嫩石膏三两（冬煨夏生为末，甘草水飞浸），白龙骨二两（煅，用童便淬七次用），冰片一钱，粉口儿茶一两，轻粉三两，川黄连一钱五分。

【用法】上为细末。掺患处。

【功能】生肌收口。

【主治】疮疡。

生肌膏

【方源】《同寿录》卷四。

【组成】当归、黄芪、山慈菇、白芷、甘草、血余、天麻、独活、穿山甲、露蜂房、五倍子、天花粉、荆芥、金银花、白蔹、肉桂、牛蒡子、白芍各一两。

【用法】净麻油三升，如法熬，去滓，入飞过黄丹一斤半收之，再入白占、黄占、血竭、铜绿各二两，待冷，再入轻粉、乳香、没药（各去油）、龙骨、象皮（炒）、樟脑、儿茶、赤石脂各一两、麝香五钱、冰片二钱（各制为末），和入搅匀，瓷瓶收贮待用。

【功能】收功长肉。

【主治】诸毒。

生肤散

【方源】《辨证录》卷十三。

【组成】麦冬一两，熟地黄二两，山茱萸一两，人参五钱，肉桂一钱，当归一两，忍冬藤一两，白术五分。

【用法】水煎服。两剂而肉自长，又两剂外口自平，又两剂疮愈。

【主治】背痈将愈，阴虚不能济阳，而疮口不收者。

生津起痿汤

【方源】《辨证录》卷六。

【组成】麦冬一两，甘草二钱，玄参一两，甘菊花五钱，熟地黄一两，天冬三钱，天花粉一钱，贝母一钱，金银花五钱。

【用法】水煎服。

【功能】泻胃中之火，补肺经之气。

【主治】肺痿。胃火熏蒸，日冲肺金，遂至痿弱，不能起立，欲嗽不能，欲咳不敢，及至咳嗽，又连声不止，肺中大痛。

生熟地黄丸

【方源】《医学心悟》卷六。

【组成】大熟地黄（九蒸晒）、大生地黄（酒洗）各三两，山药（乳拌蒸）、茯苓（乳拌蒸）、牡丹皮（酒蒸）各一两半，泽泻（盐水蒸）一两，当归（酒蒸）、白芍（酒炒）、柏子仁（去壳，隔纸炒）、丹参（酒蒸）各二两，远志（去心，甘草水泡蒸）四两，自败龟甲（浸净，童便炙炒，研为极细末）。

【用法】上为末，用金石斛四两，金银花十二两熬膏，和炼蜜为丸，每早淡盐汤送下四钱。

【主治】悬痈，生于肾囊之后，肛门之前，又名海底漏；脏毒，生于肛门之两旁，初时肿痛。总由湿热相火，内灼庚金而然；内外痔，臁疮。

代茶新饮

【方源】《外台秘要》卷三十一引《近效方》。

【组成】黄芪、通草各二斤，茯苓、干姜、干葛各一斤，桑根白皮一斤，鼠粘根三斤（湿加一斤），生干地黄、枸杞根（洗）、忍冬（十二月采枝茎叶，阴干，湿加五两）、薏苡仁各十两，菝葜八两，麦冬（去心）、萎蕤各五两。

【用法】上药并拣择，取州土坚实上者，刮削如法，然后秤大斤两，各各别捣，以马尾罗筛之，搅令匀调，重筛，务令相入，不令偏，并别取黄白楮皮（白皮根相兼）细切，煮取浓汁，和搜令硬软得所，更於臼中捣。别作一竹槽子，围阔二寸半，厚二分以下，临时斟量大小厚薄作之。此亦无定，众手依摸捻成饼子。中心穿孔，日晒干，百余饼为一穿。即以葛蔓为绳贯之，竹作篾亦得，挂之通风阴处妙。若须煮用，以炭火上炙令香熟，勿令焦，臼中捣末，任随时取足，煎以代茶，大都浓薄量之，着少盐煮之，频扬之，即滑美；著盐、橘皮、荜茇亦佳。

【功能】除风破气，理丹石，补腰脚，聪耳明目，坚肌长肉，缓筋骨，通腠理，畅腑脏，调摄血脉。

【主治】头脑闭闷，眼睛疼痛，心虚脚弱，不能行步，脚气，肺气，疝气，咳嗽，消中消渴。

【备考】腊月腊日合之，十年不败。

仙方救命汤

【方源】《外科启玄》卷十一。

【组成】大黄、栀子、牡蛎、金银花、木通、连翘、乳香、牛蒡子、没药、瓜蒌、角刺、地骨皮各等分。

【用法】上锉。每剂五钱，酒、水各半煎。一服而愈。

【主治】疔疮走了黄，打滚将死，眼见火光危症。

仙方膏

【方源】《疡医大全》卷七引《经验方》。

【组成】白芷、紫荆皮、独活、石菖蒲、赤芍各二两，高良姜、蜈蚣、刺猬皮、蛇蜕、萆麻仁、鳖甲、白僵蚕、甘草、海风藤、连翘、天花粉、白及、牛蒡子、大黄、川黄连、白蔹、当归、千金子、血余、金银花、黄柏、穿山甲、防己、猪牙皂、柴胡、川贝母、桃仁、白附子、巴豆、明天麻、苦参、荆芥穗、红花、黄芪、桔梗、黄芩、牛膝、防风、全蝎、麻黄、草乌、肉桂、乌药、羌活、半夏、大戟、苏木各五钱，桃枝、槐枝、桑枝、柳枝各截一寸长（二十四段）。

【用法】用大磨真麻油十三斤，将上药入油内泡七日，入铜锅内熬至药枯滤去滓，复将油仍入锅内，熬至滴水成珠，再撤净药脚，下丹。每油一斤，下飞过黄丹八两为则，药已成功，入有销（锹）缸内，以槐棍搅冷，再入后末：血竭四钱，乳香（去油）、没药（去油）各三钱三分，藿香四钱五分，研末搅匀，又入后药：珍珠、冰片各一钱，沉香（不见火）四钱七分，当门子二钱一分，木香（不见火）、松香各五钱四分，檀香（不见火）六钱，雄黄五钱五分，搅匀，入潮脑三钱收功。

【主治】痈疽发背，一切外症，并贴五劳七伤，筋骨疼痛，跌打损伤，妇人癥瘕、带下。

仙传三妙膏

【方源】《良方集腋》卷下。

【异名】三妙膏（《膏药方集》）。

【组成】千金子、荆芥穗、金银花、明天麻、川大黄、上肉桂、牛蒡子、白附子、海风藤、川黄连、穿山甲、天花粉、刺猬皮、高良姜、片黄芩、黄柏、红花、细辛、贝母各五钱，苦参、草乌、甘草、防风、牙皂、连翘、鳖甲、巴豆、牛膝、麻黄、苏木、乌药、僵蚕、革麻、白及、桃仁、羌活、黄芪、全蝎、防己、血余、当归、半夏、柴胡、大戟、白蔹各五钱，蜈蚣三条，蛇蜕一条，紫荆皮、石菖蒲、独活、赤芍、白芷各二两。

【用法】上药切片，用香油二百两，入大铜锅内浸七日夜，再入桃、柳、桑、槐枝各二十一段，每段长寸许，慢火熬至药黑枯色，滤去滓，将锅拭净，再以密绢，仍滤入锅内，务要清洁为美，再用文武火熬至油滴水成珠，大约得净油一百六十两为准，离火，入上好飞丹八十两，以一手持槐木棍，一手下丹，不住手搅匀成膏，再入后药：乳香、没药各八钱

（去油），血竭、雄黄各五钱，此四味另研。先入搅匀，再入后药：木香、沉香、檀香、降香、枫香各五钱，丁香、麝香、藿香、珍珠、冰片各一钱，此十味，徐徐添入，搅匀，再入樟脑五钱，成膏，收贮听用。贴患处。

【主治】无名肿毒，痈疽发背，对口疔疮，湿痰流注，杨梅结毒，瘰疬马刀，妇人乳疽，小儿丹毒，汤火烧灼，蝎螫蜂叮，金刃所伤，出血不止；或跌扑打损，瘀痛难禁；或风寒湿气，袭入经络，以致骨痛筋挛；或湿热横入脉络，闪腰挫气，动举难伸，并大人小儿之五积六聚，男妇之痞块，癥瘕。

【备考】①《良方集腋》：此膏贴上未成即消，已成即溃，溃后即敛，故名三妙。②《经验奇方》：疮痈内生腐骨，此膏逐日贴之，其骨自然渐渐出露，以手轻轻拨去，骨尽收功。

仙传午时茶

【方源】《经验奇方》卷上。

【组成】茯苓片八两，柴胡六两，泽泻片、枳壳片、苏叶、防风、扁豆、赤小豆各五两，忍冬藤、枯黄芩、鲜竹茹、花粉各四两，藿香、生甘草、香薷、麦冬各三两，双钩藤二百一十只，鲜荷叶三十片（切碎），陈茶叶一百两（均用库平）。

【用法】先将荷叶放大铁锅内，加水煎汁去滓；再将茯苓等十七味一并下锅，煎至汁水较浓，滤汁储缸；仍将原药加水再煎多时，滤汁储缸；再加水煎至第三次，滤汁去渣，连同前汁，并入锅内再煎至约汁小半锅为度；再将茶叶放入，随放随拌，将汁渗干，取起摊晒极燥，每服二钱，分装纸袋封口，储大洋铁筒，勿令泄气受蒸。每服一袋，清水煎服。暖睡出汗。重则两剂同煎，小儿减半。

【主治】伤风头痛，冒暑发痧，吐泻。

仙传化毒汤

【方源】《惠直堂经验方》卷三。

【组成】牡蛎、大黄、山栀、金银花、木通、连翘、乳香、没药、牛蒡子、地骨皮、皂角刺、瓜蒌仁各九分。

【用法】水、酒各一碗，煎七分服。

【主治】疔疮走黄，发狂将死者。

【加减】气壮者，加朴硝一二钱。

仙遗粮丸

【方源】《医学入门》卷八。

【组成】土茯苓一斤，防风、木通、薏苡仁、防己、白茯苓、金银花、木瓜、白鲜皮、皂刺各五钱，白芥子四钱，当归身七钱。

【用法】上为末，蜜为丸或浸酒服。

【主治】杨梅疮后肿块成痈。

【宜忌】忌生冷、鱼、鸡、煎炒、茶酒、房室十余日。

【加减】虚弱者，加人参五钱。

【备考】《外科百效全书》有木槿皮，无木瓜。

仙遗粮汤

【方源】《外科正宗》卷三。

【组成】仙遗粮四两，防风、荆芥、川芎、当归、天花粉、金银花、白蒺藜、薏苡仁、威灵仙各一钱，山栀、黄连、连翘、干葛、白芷、甘草、黄芩各六分。

【用法】水三碗，煎二碗，量病上下，食前后服；滓再煎一碗，服后饮酒一杯。

【主治】杨梅结毒，初起筋骨疼痛，已破，肌肉溃烂者。

【宜忌】忌牛肉、火酒、房事等。

【加减】病在下部，加牛膝。

仙遗粮汤

【方源】《医学入门》卷八。

【组成】土茯苓一两（干者七钱），防风、木瓜、木通、薏苡仁、白鲜皮、金银花各五分，皂子四分。

【用法】水煎，一日三次分服。

【功能】预防下疳疮。

【主治】杨梅风毒，及误服轻粉，以致瘫痪，筋骨疼痛，不能动履，或坏肌伤骨者。

【加减】气虚，加人参、黄芪；血虚，加川芎、当归、熟地黄、牛膝；肺热，去土茯苓，倍薏苡仁、金银花。

仙遗粮汤

【方源】《医宗说约》卷六。

【组成】川芎、当归、防风、薏苡仁、木瓜、木通、银花、白鲜皮、苍术、威灵仙各一钱，甘草五分，肥皂五个（切片，微炒），人参（疮久气虚者加）、仙遗粮（即土茯苓，木槌打碎）二两。

【用法】水二碗，煎八分，看病上下，食前后服。

【主治】杨梅疮初起，筋骨疼痛，数月延绵不已。及杨梅风毒，误服轻粉，瘫痪骨疼，不能动履。

【宜忌】忌牛、狗、鸡、鹅、火酒、茶、醋等物。

【加减】腿脚之下，加牛膝一钱。

【备考】浅者一月可退，深者百日方痊。此疮欲发，先发下疳，预服此方免发疮也。

仙遗粮散

【方源】《医门补要》卷中。

【组成】土茯苓、银花、灵仙、川黄柏、知母、白菊花、芦荟、胡黄连、羌活、独活、龙胆草、槐花。

【用法】陈酒为引，水煎服。

【主治】杨梅疮。

【加减】火毒重者，加芒硝、大黄；虚者，加人参。

仙露还魂饮

【方源】《喉科紫珍集》卷下。

【组成】白茯苓、黄芪、川黄连、赤芍、甘草、当归、川芎、防风、陈广皮、金银花、瓜蒌、苍术、白术、黄柏、人参各等分。

【用法】水煎服。

【主治】咽喉一切阴疮。

白玉蟾浴汤

【方源】《解围元薮》卷三。

【组成】苍耳子、防风、荆芥、马鞭子草、紫苏、苦参、金银花、白芷、遍地香、泽兰。

【用法】将各药烧汤洗涤，如烂者，一日洗一二次。

【主治】麻风，手足及遍身有肿块成疮，或冷麻者。

白术汤

【方源】《续名家方选》。

【组成】白术、紫苏、芍药、金银花各八分，葛根三分，荆芥、干姜、知母、独活、甘草各二分，生姜一片。

【用法】水煎服。

【主治】痛风。

白防活命饮

【方源】《痘疹全集》卷十四。

【组成】白芷、防风、乳香、没药、甘草、连翘、赤芍、穿山甲（炙焦）、归梢、天花粉、薄荷、皂刺、贝母各一钱，金银花三钱，陈皮一钱。

【用法】水、酒各半，煎服。

【主治】痘痈毒。

白芷散

【方源】《外科真诠》卷上。

【组成】白芷三钱，夏枯草三钱，蒲公英二钱，银花三钱，紫花地丁二钱，甘草一钱。

【用法】水煎，内服。

【主治】青蛇头。

白花蛇丸

【方源】《张氏医通》卷十四。

【组成】防风、金银花、枸杞子、蝉蜕、苦参各二两，荆芥穗（酒洗）两半，黄连（酒炒）、全蝎（滚醋泡，炒黄）、牛膝、何首乌（不犯铁器）、牛蒡子、连翘、白蒺藜、细辛、胡麻（即亚麻）、蔓荆子各一两，漏芦（去苗）四两，白花蛇一条（去尾连头，生用。紫云风不用），乌梢蛇一条（去头尾，不犯铁，石臼中捣。白癜风不用）。

【用法】上十九味，除乌梢蛇外，预为粗末，同蛇捣和，焙干，重为细末，米饮糊为丸，如梧桐子大。每服五七十丸，茶清送下，一日三次。

【主治】大风恶疾，焮赤腐烂。

【加减】如头面上肿，加白芷一两；肌肉溃烂，加皂角刺一两。

白花蛇丸

【方源】《证治准绳·类方》卷五。

【组成】防风（去苗）二两，荆芥穗一两半，金银花（去叶）二两，川芎一两，枸杞子（甘州）二两，黄芩、黄连、山栀子、黄柏、全蝎（用醋浸一日，去盐味）各一两，蝉蜕二两（去土），漏芦半斤（洗净，去苗，取四两），乌药、何首乌（不犯铁）、牛膝（去芦）、牛蒡子、连翘、天花粉、白蒺藜、威灵仙、细辛、金毛狗脊、胡麻子（炒）、蔓荆子各一两，槐花、苦参、生地黄各二两，白花蛇一条（去头尾，连骨生用），乌梢蛇一条（去头尾，生用）（一僧加风藤一两）。

【用法】上为细末，米糊为丸，如梧桐子大。每服五六十丸，茶清送下，空心、午后、临卧各一次。

【主治】疠风。

【加减】上头面者，加香白芷一两；如肌肉溃烂，加大皂角一两。

白通汤

【方源】《解围元薮》卷四。

【组成】白术、木通、木瓜、前胡、柴胡、羌活、独活、花粉、金银花、风藤、牛膝、甘草、陈皮、角针、蒺藜、薄荷、薏苡仁、苍耳子、皂角子各等分。

【用法】每贴加土茯苓一两，生姜、大枣为引，水煎服。

【主治】风癞。

白鲜皮汤

【方源】《外科大成》卷四。

【组成】白鲜皮、海风藤各三两，金银花、白茯苓、肥皂子肉、苦参各二两，五加皮、汉防己、鸭脚花根、蝉蜕各一两，猪牙皂角、皂角刺、薏苡仁各一两五钱，土茯苓四两。

【用法】上分十剂。水三钟，煎一钟服。每日空心食雄猪肉三四两。

【主治】杨梅疯癣及鹅掌风。

【宜忌】忌发物。

瓜蒂散

【方源】《青囊秘传》。

【组成】瓜蒂（捣烂）一枚半，生甘草五分，当归三钱，乳香（灯心炒）五分，金银花三钱，青皮五分，白芷一钱，没药（灯芯炒）五分。

【用法】水煎服。

【主治】一切乳症。

瓜蒌仁汤

【方源】《古今医彻》。

【组成】瓜蒌霜、薏苡仁各二钱，川贝母（去心）、天冬（去心）、金银花、麦冬（去心）、百合各钱半，甘草节三分，桑白皮（蜜炙）、桔梗各一钱。

【用法】水煎服。

【主治】肺痈。咳唾稠痰，腥秽如脓，黄赤间杂，甚则咳出白血，手掌干涩，皮肤不泽，脉数而疾。

【加减】久而不敛，加白及、阿胶，去桑白皮；寒月加款冬花、紫菀；夏月加生地黄、牡丹皮。

瓜蒌必效散

【方源】《叶氏女科》卷三。

【组成】瓜蒌一个（捣烂），金银花、当归、生甘草各五钱，乳香（去油）、没药（去油）各一钱（一方有白芷、青皮各一钱）。

【用法】水煎服。

【主治】乳痈。初起肿痛发于肌表，肉色焮赤，其人表热或憎寒壮热，头痛烦渴。

瓜蒌托里散

【方源】《景岳全书》卷六十四。

【组成】黄瓜蒌一个（杵碎），忍冬藤、乳香各一两，苏木五钱，没药三钱，甘草一钱。

【用法】用酒三碗，煎二碗，空心、日午、临睡分三服。或以此为末，酒糊丸，弹子大，朱砂为衣。细嚼，用当归酒送下。

【功能】疮疡未成易消，已成易溃，既溃则生肌。

【主治】疮疡毒盛，打扑损伤。

瓜蒌散

【方源】《医学入门》卷八。

【组成】瓜蒌仁、青皮各一钱，石膏二钱，甘草节、没药、当归尾、皂刺、金银花各五分，青橘叶（取汁）二匙。

【用法】水、酒各半盏煎。空心服。

【主治】乳痈未溃者。

【加减】如已溃者，去石膏、没药、皂刺、金银花，用当归身，加人参、黄芪、川芎、白芍，煎服。

瓜蒌散

【方源】《傅青主女科·产后编》卷下。

【异名】瓜蒌乳没散（《胎产新书·女科秘要》卷七）、瓜蒌乳香散（《胎产秘书》）。

【组成】瓜蒌一个（连皮捣烂），生甘草五分，当归三钱，乳香五分（灯芯炒），没药五分（灯芯炒），金银花三钱，白芷一钱，青皮五分。

【用法】水煎，温服。

【主治】一切痈疽，乳痈。

外用消毒药

【方源】《御药院方》卷十。

【组成】黍黏子、葛根、升麻、地骨皮、黄花地丁、甘草、金银花各等分。

【用法】上为粗末。每用五钱，水一升，煎十沸，于肿四畔热用，冷则再换。

【主治】诸肿毒，坚硬不消。

外证败毒散

【方源】《治疔汇要》卷下。

【组成】防风、甘草、前胡各一钱，赤芍一钱五分，穿山甲一片（炒），玄参、连翘各二钱，生地黄、银花各三钱，蒲公英、野菊花根各五钱。

【主治】疔疮初起及轻者。

【加减】便实者，加大黄二钱。

外表汤

【方源】《洞天奥旨》卷十。

【组成】黄芪一两，当归五钱，麦冬五钱，金银花一两，天花粉三钱，木通一钱，泽泻二钱，柴胡二钱，黄芩二钱，生甘草二钱。

【用法】水煎服。

【主治】杨梅痘子。

外浴忍冬汤

【方源】《幼幼集成》卷五。

【组成】忍冬藤（俗名金银花。春季、冬季用枝，夏季用枝叶）。

【用法】上锉碎，以长流水一大釜，煎七分，将三分之一置浴盆内，以手试之，温热得中，先宜服用汤药，然后浴洗，渐渐添汤。以痘起光壮为度，不拘次数。

【主治】痘疮倒陷。黑陷不起。

冬地三黄汤

【方源】《温病条辨》卷二。

【组成】麦冬八钱，黄连一钱，苇根汁半酒杯（冲），玄参四钱，黄柏一钱，银花露半酒杯（冲），细生地黄四钱，黄芩一钱，生甘草三钱。

【用法】水八杯，煮取三杯，分三次服。以小便得利为度。

【主治】阳明温病，无汗，实证未剧，不可下，小便不利者。

立效汤

【方源】《罗氏会约医镜》卷十九。

【组成】生黄芪三钱，白术一钱半，当归身二钱，小川芎五分，白芷、苍术各一钱二分，净银花一钱半，茯苓、甘草各一钱，车前子（去壳）八分。

【用法】水煎服。大疮悉愈，或小者复出，多服断根。

【主治】脓疮，遍身疮痛，脓汁盈满。

【加减】痛甚，加生地黄二钱。

立消汤

【方源】《洞天奥旨》卷十四。

【组成】蒲公英一两，金银花四两，当归二两，玄参一两。

【用法】水煎，饥服。

【功能】攻散诸毒。

【主治】痈疽发背，或生头项，或生手足臂腿腰脐之间、前阴粪门之际，以及肺痈、肠痈。

立消散

【方源】《疡医大全》卷十。

【组成】龙胆草、藁本、西牛黄、白芷、地骨皮、雄黄、金银花藤各等分。

【用法】上为极细末。生酒调敷，中留一孔透气。自消。

【主治】百会疽。

玄天散

【方源】《洞天奥旨》卷六。

【组成】玄参八两，天冬四两，桔梗二两，炙甘草一两。

【用法】水十五碗，煎二碗，再用蒲公英五钱、金银花五钱，饱食后服之。

【功能】消痈，化毒生肌。

【主治】肺经痈疡。

玄玄膏

【方源】《疡科选粹》卷八。

【组成】番木鳖、两头尖、石菖蒲、五灵脂、骨碎补、穿山甲、怀生地黄、金钗草、白芷梢、赤芍、金银花、真五加皮、吴茱萸、牡丹皮、威灵仙、刘寄奴、猪牙皂角、甘松、山柰、紫苏、蛇床子、良姜、艾叶、厚朴、三棱、降香、苍术、羌活、红花、苏木、桃仁、当归尾、防风、麻黄、草乌、乌药、甘草、牛膝、藁本、汉防己、枳壳、白蔹、荆芥、续断、巴豆、猪苓、泽泻、川椒、大椒、干姜、南星、半夏、槟榔、姜黄、干漆、香附、藿香、前胡、蓬术、茵陈、巴戟、石斛、常山、独活、风藤、黄连、山栀、连翘、黄柏（各选道地精制，洗去沙土、芦头）各一两（上锉碎，用真正麻油十五斤浸，春五日、秋七日、夏三日、冬十日，槐柳枝文武火熬成药枯黑色，油滴水成珠为度，住火滤去滓听用），蒜头五斤，葱五斤，千里光草十斤（打碎取汁，滓加水煎汁，慢火熬膏听用），生姜五斤，广木香、大川乌、北细辛、大茴香、小茴香、自然铜、面蒲黄、小茨菇、明天麻、官桂、僵蚕、玄胡、大黄、乳香、没药、全蝎、牙皂、雄黄各三两（上为极细末、听用），嫩白上好松香六十斤（用醋煮过，为末筛过），好窑煤三斗（听用）。

【用法】先用松香下净锅内溶化后，下蒜头、葱头汁，次下药油候冷定，下细药末，入水缸中，令人抽扯色如黑漆为度，收贮大缸内，以井水浸一月可用。每药片五两，用生油一斤，熬热滤过净油十两。每熟油一斤，下松香十七两，细药五两，煤一两为则。俱用姜擦，贴患处。痈疽、发背、痔漏、疔疮、瘰疬、便毒、杖丹、诸般无名肿毒、顽癣、湿毒臁疮、杨梅结毒，初起未破者，俱贴患处，如破久者，用花椒、葱白、甘草煎汤，洗去恶肉贴之，日洗三四次，换膏一次。凡贴膏先用生姜煨热，切开擦患处，将膏火边离远烘揉贴之，贴后以火烘手熨三百度为止。觉皮肤发痒，即揭去膏药，久则要起红垒。

【主治】男妇诸般风气寒热，手足拘挛，骨节酸痛，麻木不仁，走气刺痛，腰痛胁痛，结核转筋，痰核血瘕痞积，肚腹疼痛，九种心痛，小肠气，跌打挫闪损伤，痈疽，发背，痔漏，疔疮，瘰疬，便毒，杖丹，诸般无名肿毒，顽癣，湿毒臁疮，杨梅结毒，毒蛇、风犬所伤，恶虫及风中牙痛。

【宜忌】忌食鸡、鹅、羊肉、鱼鲜、椒、蒜辛辣发毒之物。

半表半里中和汤

【方源】《疡科选粹》卷二。

【组成】人参、陈皮各二钱，黄芪、当归、白术、白芷各一钱五分，川芎、茯苓、皂角刺、乳香、没药、金银花、甘草节。

【用法】水、酒各半煎服。

【主治】痈疡半阴半阳，似溃非溃，似肿非肿，此皆元气虚弱，失于补托所致。

必效散

【方源】《梅氏验方新编》卷七。

【组成】芥穗、防风、连翘、防己、银花、槐花、花粉、皂刺、白芷、木通、木瓜、白鲜皮、大枫藤、制苍术各一钱，甘草、番白草各五分，大黄二钱，土茯苓四两。

【用法】酒为引，服后静卧以取汗下。

【主治】梅疮高肿稠密，湿热盛，形气实者。

加味二妙散

【方源】《外科大成》卷二。

【组成】黄柏七分，苍术、当归尾、赤芍、桃仁、南星、牛膝、胆草各一钱，黄芩、连翘、羌活各五分，红花、木通、甘草各三分，金银花二钱。

【用法】用水一钟，煎八分，加姜汁二匙，食前服。

【主治】膝肿初起者。

加味十全大补汤

【方源】《胎产秘书》卷下。

【组成】生黄芪五钱，人参一钱，白术三钱，炙甘草一钱，当归身三钱，川芎一钱五分，白芍一钱（炒），熟地黄六钱，茯苓二钱，远志二钱，白芷一钱，肉桂一钱，净银花二钱，防风一钱。

【用法】加葱白三个，水煎，入绍酒一杯服。

【主治】产后血衰血阻，营卫不调，经络不行，瘀而为毒，发为内外肠痈。

【加减】肠痈，去白芷、防风，加荆芥、毛慈姑各二钱；如毒已成，将成脓，加皂刺一钱，芦荟一钱，瓜蒌壳一个。

加味十宣散

【方源】《洞天奥旨》卷十四。

【组成】人参一钱，当归二钱，黄芪一钱，甘草一钱，白芷一钱，川芎一钱，桔梗一钱，厚朴（姜制）五分，防风三分，肉桂三分，忍冬藤五分。

【用法】水煎服。

【主治】疮疡因外感风寒，内因气血虚损者。

【加减】如脉缓涩而微，加黄芪、白术、人参；如脉弦身倦，加当归、白芍、麦冬；如脉紧细，加桂枝、生地黄、防风；如脉洪大而虚，加黄芪、黄连。

加味八珍汤

【方源】《外科大成》卷二。

【组成】白术一钱五分，人参、茯苓、当归、川芎、白芍、熟地黄、陈皮、贝母、桔梗、何首乌、射干各一钱，黄芪八分，连翘七分，玄参七分，金银花一钱，夏枯草二钱，山慈菇、甘草各五分。

【用法】用水二钟，酒一钟，煎八分，卧时服。

【主治】瘰疬虚弱者。

加味三星汤

【方源】《外科真诠》卷上。

【组成】蒲公英五钱，银花三钱，茯苓三钱，薏苡仁一两，牛膝二钱，当归三钱，贝母一钱，山甲二片，甘草一钱，紫花地丁三钱。

【用法】水煎服。

【主治】三里发，生膝眼下三寸，外侧前廉两筋间，初肿形如牛眼，拘急冷痛，由劳力伤筋，胃热凝结而成，渐增肿痛，其色青黑，溃出紫血，次出稀脓。

加味三星汤

【方源】《洞天奥旨》卷五。

【组成】金银花二两，蒲公英一两，生甘草三钱，玄参一两。

【用法】水数碗，煎八分服。

【主治】阳疽。

加味三星汤

【方源】《增订治疔汇要》卷下。

【组成】金银花三两，蒲公英一两，赤首乌二两（鲜），甘草三钱（生），茄蒂十四个（白者更佳），夏枯草四钱（鲜者佳）。

【主治】对口、痈疽、疔毒等证初起或已破者。

【加减】初起加穿山甲；口渴加玄参；寒热头痛，加防风、前胡。

加味千金内托散

【方源】《寿世保元》卷九。

【组成】黄芪（盐水炒）、人参、当归（酒洗）、川芎、白芍（酒炒）、白芷、防风、川朴（姜炒）、桔梗、官桂、瓜蒌仁（去壳）、金银花、甘草节。

【用法】上锉。每服一两，水煎，入好酒半盏，去滓温服。日进二三服之后，疮口有黑血出，及有汗出，此药之功也。不问证候猛恶，未成者自散，已成者即溃矣。

【功能】发散外邪，流行气血，排脓止痛，生肌长肉。

【主治】气血凝滞，风毒壅结，致患痈疽疮疖，在五六日间，已溃未溃而作痛者。

【加减】痛甚，加乳香、没药，倍当归、芍药。

加味太乙膏

【方源】《惠直堂经验方》卷四。

【组成】黄柏、防风、玄参、赤芍、白芷、生地黄、大黄、当归身、肉桂、海藻、昆布、苍术各五钱，金银花一两，皂角刺、山慈菇、桂枝各五钱，土贝母、何首乌、苦参、连翘、花粉各一两。

【用法】上药用麻油五斤浸，春五日、夏三日、秋七日、冬十日，熬枯去渣，入飞过红丹四十两收膏，离火入血竭末五钱。摊贴。

【功能】拔毒收口。

【主治】跌打损伤，风寒湿痹，腰腹心胃疼痛，并已溃疮疡。

加味内托十宣散

【方源】《救偏琐言》卷十。

【组成】人参、黄芪、当归、牛膝、金银花、甘草、白

芷、羌活、红花、木通节、川芎、皂刺、胡桃（二枚）。

【主治】痘疮气血两虚，浆不满足，致痘后余毒，白而不红，平而不起，按之不热，愁容可掬者。

加味化毒饮

【方源】《疮疡经验全书》卷六。

【组成】汉防己、当归、忍冬花、白鲜皮、连翘、羌活、川芎各三两，牙皂五钱。

【用法】上切片，分作七帖。每帖加奇良四两，猪胰子一枚，水四碗，煎至二钟，分二次服，渣再煎一钟服。七帖后不效，当服化毒丸收功。

【主治】下疳疮腐烂陷下有凹，或包皮肿如鸡肫，或肌肤见形如斑如疹，将发疮者。

加味甘桔汤

【方源】《外科真诠》卷上。

【组成】生地黄一钱，玄参一钱，枳壳一钱，桔梗一钱，牛子一钱，牡丹皮一钱五分，防风一钱，连翘一钱，山甲二片，银花一钱，蒲公英三钱，甘草五分。

【用法】水煎内服。外敷洪宝膏，溃后用乌云散盖膏。

【主治】结喉痈，生于项前结喉之上，肿甚则堵塞咽喉，汤水不下。

加味甘桔汤

【方源】《医方简义》卷四。

【组成】桔梗、白及片、橘红、甜葶苈（炒）各一钱，甘草节、川贝母各一钱五分，薏苡仁、银花各五钱（加丝瓜筋二三钱亦佳）。

【用法】水煎服。

【主治】肺痈咳嗽，吐脓血，胸中及右胁疼痛，不能右卧者。

【加减】如肺痈初起，加荆芥、防风各一钱；如溃后者，加人参、绵黄芪各一钱。

加味四君子汤

【方源】《洞天奥旨》卷七。

【组成】人参五钱，茯苓一两，生甘草二钱，金银花一两，牛膝五钱，炒白术一两。

【用法】水煎服。

【主治】多骨痈骨消后，疮口肌肉难生者。

加味四苓散

【方源】《治疹全书》卷下。

【组成】猪苓、泽泻、赤茯苓、木通、黄芩、黄连、车前、白芍、金银花。

【主治】疹后热毒积火移于大肠而致泻痢者。

加味四物汤

【方源】《洞天奥旨》卷十。

【组成】熟地黄五钱，川芎二钱，当归五钱，白芍一钱，白茯苓二钱，生甘草二钱，金银花一两，天花粉二钱，土茯苓一两。

【用法】水煎服。

【主治】阴杨梅疮，色红，不起不破，作痒者。

加味生化汤

【方源】《医宗金鉴》卷四十八。

【组成】生化汤加连翘、金银花、甘草节、乳香、没药。

【主治】产后气血两虚，荣气不从，逆于肉理，或败血留内结成痈疽者。

加味圣愈汤

【方源】《洞天奥旨》卷十四。

【组成】熟地黄五钱，生地黄五钱，川芎五钱，人参五钱，金银花一两，当归三钱，黄芪三钱。

【用法】水煎，食远服。

【主治】疮疡脓水出多，或金刀疮，血出多，不安，不得眠，五心烦热。

加味托里消毒散

【方源】《保婴撮要》卷十五。

【组成】人参、黄芪（炒）、当归（酒拌）各一钱，川芎、芍药、白芷、茯苓各五分，金银花、甘草、连翘、乳香、没药各三分。

【用法】上作三剂。水煎服。

【主治】溃疡余毒，发热作痛。

加味托里散

【方源】《外科经验方》。

【组成】人参、黄芪（盐水拌，炒）、当归（酒拌）、川芎、麦冬（去心）、知母（酒拌，炒）、黄柏（酒拌，炒）、芍药（炒）、金银花、柴胡、甘草（水一钟，浸透，以慢火炙）各一钱。

【用法】上作一剂，用水二钟，煎八分，食前服。

【主治】悬痈不消不溃。

加味苇茎汤

【方源】《重订通俗伤寒论》。

【组成】生薏苡仁五钱，栝楼仁四钱，光桃仁、川贝母、甘草节各一钱半，银花、连翘各二钱，制月石八分，陈芥菜卤两瓢（冲）。

【用法】先用活水芦根、鲜菩提根、鲜冬瓜皮子各二两煎汤代水。

【功能】降气行血以宣肺痹，排脓去腐以清肺毒。

【主治】赤膈伤寒，毒陷伤肺成痈，咳出浊痰腥臭，甚或吐脓，胸中犹隐隐痛，舌苔白腐满布，脉右寸滑数而实。

加味芷贝散

【方源】方出《万病回春》卷六，名见《东医宝鉴·外形篇》卷三。

【组成】天花粉、金银花、皂角刺、穿山甲（土炒）、当归尾、白芷梢、瓜蒌仁、贝母、甘草节。

【用法】上锉。酒煎服。

【主治】吹乳，乳痈痛肿不可忍者。

【备考】《东医宝鉴·外形篇》本方诸药用各一钱，锉作一帖，酒、水各半煎服。

加味补中益气汤

【方源】《洞天奥旨》卷十二。

【组成】人参三钱，黄芪五钱，白术一钱，当归三钱，柴胡八分，升麻四分，生甘草一钱，陈皮一钱，金银花一两。

【用法】水煎服。

【主治】脐漏疮。

【加减】纵色者，加熟地黄一两、山萸肉四钱；动怒者，加白芍一两，当归二钱，牡丹皮三钱，熟地黄五钱。

加味补益败毒散

【方源】《胎产秘书》卷下。

【组成】生黄芪二钱，人参二钱，焦术一钱，炙甘草八分，陈皮一钱，当归身二钱，升麻二分，荆芥一钱，净银花二钱，肉桂五分，防风一钱，乳香（去油）一钱。

【用法】水煎服。

【主治】湿热下陷，阴门生疮。

加味参归鹿茸汤

【方源】《外科真诠》卷上。

【组成】上党参三钱，西当归二钱，鹿茸顶二钱，云茯苓二钱，金银花一钱五分，黑元参一钱，藁本五分，生甘草五分。

【用法】水煎服。未溃外用乌龙膏敷，溃后用丹线提清脓毒，线宜横上，不可直插。若溃后浮烂流水者，用鸡蛋白调酒药末加枯矾少许敷数日，自溃脓稠，再用浮海散盖膏。

【主治】百会疽，发于巅顶正中督脉百会穴，多高大如道士冠，自侧面观之，正对耳尖者。由肾水枯涸，阳火上逆所致。

【加减】溃后脓水清稀，气血大虚，宜加黄芪三钱。

加味参芪汤

【方源】《洞天奥旨》卷八。

【组成】黄芪一两，人参五钱，荆芥三钱，当归五钱，天花粉三钱，附子三分，牛膝三钱，金银花一两，白芍五钱，白术五钱。

【用法】水煎服。

【主治】陈肝疮（即蚤疽），生于左右臂上，三五处如疖毒肿痛，痛不可忍，擦挨难忍。

加味参芪汤

【方源】《洞天奥旨》卷八。

【组成】黄芪一两，人参五钱，荆芥三钱，当归五钱，天花粉三钱，附子三分，生甘草一钱，牛膝三钱，金银花一两。

【用法】水煎服。

【主治】脚腿生疽，或忽然肿起一块不痛者，并治各疮。

加味荆防败毒散

【方源】《医钞类编》卷九。

【组成】荆芥、防风、连翘、枳壳、升麻、薄荷、羌活、独活、葛根、木通、黄芩、川芎、栀仁、炙草、银花。

【用法】水煎服。

【主治】疮疥毒气内陷，肚腹作胀。

【加减】上身肿，加葱三茎；下身肿，加灯心十茎。

加味活命饮

【方源】《痧症全书》卷下。

【异名】加味活命散（《杂病源流犀烛》卷二十一）。

【组成】穿山甲（土炒）、银花、大黄各三钱，当归尾、陈皮各一钱半，花粉、赤芍、生地黄、薄荷、防风、白芷、贝母、甘草节、乳香各一钱，没药（净）、角刺各五分（以上三味后下）（一方无大黄、生地黄、薄荷）。

【用法】加水入大瓦瓶封口煎，温服，侧睡。一方好酒煎。

【主治】痧后留滞热毒，发为痈肿、发背、疔疽。

【宜忌】忌铁器、酸味、诸毒物。

【加减】毒在背，加角刺一钱半；在腹，加白芷；在胸，加蒌仁二钱；在头面手足，加银花五钱。

加味桔梗汤

【方源】《医学心悟》卷三。

【组成】桔梗（去芦）、白及、橘红、甜葶苈（微炒）各八分，甘草节、贝母各一钱五分，薏苡仁、金银花各五钱。

【用法】水煎服。

【主治】肺痈。

【加减】初起，加荆芥、防风各一钱；溃后，加人参、黄芪各一钱。

加味逍遥散

【方源】《医略六书》卷十八。

【组成】软柴胡五分，白芍一钱半（酒炒），冬白术一钱半（炒），当归身二钱，白茯苓二钱（去木），粉甘草五分，钩藤钩五钱，忍冬藤三钱，山栀、牡丹皮。

【用法】水煎，去滓温服。

【主治】女子血虚火旺，经闭潮热；男子阴虚木旺，脉弦虚数者。

加味黄连解毒汤

【方源】《羊毛温证论》。

【组成】黄连一钱，黄芩二钱，黄柏二钱，山栀子一钱，桔梗二钱，甘草一钱，金银花一钱，车前子一钱，木通一钱，六神曲（炒）二钱，蝉蜕十枚，白僵蚕三钱。

【用法】水煎去滓，加生大黄末五分，芦蜜三钱，和匀温服。

【主治】羊毛邪毒，发热心烦，身软神疲，舌有紫点，胸闷食少，小水黄赤，脉象沉数而大。

加味银花甘草汤

【方源】《寿世新编》。

【组成】金银花六两，生甘草一两，皂角刺五钱。

【用法】水煎，和酒服。

【主治】阳毒焮赤肿硬，疼痛异常，一切疮疡。

加味清毒化斑汤

【方源】《医学摘粹》。

【组成】犀角三钱（研细末冲），薄荷二钱，石膏四钱（生），知母三钱，大青叶三钱，甘草二钱（生），生地黄三钱，牡丹皮三钱，金银花三钱，连翘三钱，粳米三钱。

【用法】水煎大半杯，温服。小儿减半。

【主治】温斑发重，色紫神气不清，毒火太盛者。

加味清咽利膈汤

【方源】《幼科金针》卷下。

【组成】连翘一钱，川黄连一钱，玄参一钱，金银花一钱，黄芩一钱，桔梗一钱，甘草一钱，青防风一钱，牛蒡一钱，荆芥一钱，朴硝二钱，薄荷头一钱，山栀一钱，大黄一钱。

【用法】水煎服。

【主治】喉痹。

加味清宫汤

【方源】《温病条辨》卷二。

【组成】清宫汤加知母三钱，银花二钱。

【用法】竹沥五茶匙冲入服。

【主治】暑温漫延三焦，邪气久留，舌绛苔少，热搏血分者。

加味清营汤

【方源】《镐京直指医方》卷二。

【组成】鲜生地黄六钱，鲜石斛五钱，玄参心五钱，原麦冬四钱，连翘三钱，银花三钱，天花粉三钱，鲜竹叶一钱，生石膏五钱，川黄连一钱，丹参三钱。

【主治】温邪乘胃，热蒸心包，舌红而燥，口渴唇焦，脉数，或神昏谵语。

加味紫菀汤

【方源】《医林纂要》卷十。

【组成】紫菀（炒）一钱，阿胶（蛤粉炒成珠）一钱，知母一钱，贝母一钱，桔梗五分，生甘草五分，人参五分，茯苓五分，五味子十二粒，牛蒡子五分，金银花五分。

【主治】肺痿，久而气极，劳热自汗，皮毛枯悴，气息奄奄，咳嗽稠痰，喉间腥臭，且或吐血，痿而变痈，肺气虚极而邪火愈盛。

加味遗粮汤

【方源】《外科正宗》卷三。

【组成】川芎、当归、防风、薏苡仁、木瓜、金银花、木通、白鲜皮、苍术、威灵仙各一钱，甘草五分，皂荚子五个（切片，微炒），仙遗粮二两。

【用法】水二碗，煎八分，量病上下，食前后服。病浅者，一月可退，病深者，百日可痊。

【主治】杨梅疮初起，筋骨疼痛，及已成数月，延绵不已；并杨梅风毒，误服轻粉，瘫痪骨疼不能动履者。

【宜忌】忌牛肉、烧酒、海腥、煎炒。

【加减】疮久气虚者，加人参；腿脚之下，加牛膝一钱。

【备考】预服不发梅疮。

加味遗粮汤

【方源】《摄生众妙方》卷八。

【组成】仙遗粮（白者佳，红者伤人。俗名冷饭团，本草名萆薢）湿者二两（干者一两五钱），防风、木瓜、木通、薏苡仁、白鲜皮、金银花各五分，皂荚子四分。

【用法】水一钟半，煎至一钟，空心一服，午前一服，午后连前二渣煎一服，一日三服。病浅者十余日可愈，病深者服四十日痊愈。

【主治】杨梅疮风毒，及误服轻粉瘫痪，筋骨疼痛，不能动履者。

【宜忌】忌食牛、羊肉，鸡，鹅，鱼腥，茶，烧白酒；最忌房事。

【加减】虚弱，加人参、当归各七分。

加味解毒散

【方源】《保婴撮要》卷十二。

【异名】加味解毒饮（《证治准绳·幼科》卷三）。

【组成】玄参、连翘、升麻、芍药、当归、羌活、生地黄、牛蒡子（炒）各三钱，茯苓、甘草各三钱，金银花、漏芦各五钱。

【用法】每服一二钱，水煎服；或炼蜜为丸服。

【主治】天泡疮，发热作痛。

加味解毒散

【方源】《痘疹仁端录》卷十五。

【组成】金银花、黄连、连翘、漏芦、栀子、白芷、当归、防风、甘草。

【主治】痈疽诸毒。

加减十全大补汤

【方源】《胎产秘书》卷下。

【组成】人参、白术、当归、生地黄、黄芪各二钱，茯苓、川芎各八分，甘草五分，远志一钱，银花三钱。

【用法】水煎服。

【主治】产后乳疽乳痈，脓已出而虚弱日甚者。

【加减】泻，加莲子十四粒，肉果一枚；渴，加麦冬、五味子；久不收口，加参末膏药贴之。

加减千金牡丹皮饮

【方源】《医方简义》卷五。

【组成】牡丹皮一两，薏苡仁一两五钱，瓜蒌仁一两，银花二两，草河车（即蚤休）二两。

【用法】上为末。每服五钱，水煎服。

【主治】妊娠一切内痈。

【宜忌】乳痈不宜。

【加减】胃痈，加川黄连五钱。

加减升麻葛根汤

【方源】《喉痧症治概要》。

【组成】川升麻五分，生甘草五分，连翘壳二钱，炙僵蚕三钱，粉葛根一钱半，苦桔梗一钱，金银花三钱，干荷叶一角，薄荷叶八分，京赤芍二钱，净蝉蜕八分，陈莱菔三钱。

【主治】痧麻虽布，而头面鼻独无，身热泄泻，咽痛不腐之症。

加减升葛汤

【方源】《治疔汇要》卷下。

【组成】升麻四分，葛根一钱，大贝母三钱，玄参三钱，连翘二钱，天花粉一钱五分，金银花五钱，甘草一钱，黄芩一钱，当归尾三钱，石膏三钱，薄荷一钱，芦根五钱。

【主治】疮毒见阳明风热证候者。

加减瓜蒌散

【方源】《外科大成》卷四。

【组成】大瓜蒌一个（子多者佳，少者用两个，杵烂），当归三钱，没药二钱，乳香一钱，甘草三钱，金银花五钱，生姜五钱。

【用法】用无灰酒两碗，煎一碗服。

【主治】内痈，脑疽，背腋诸毒，瘰疬，便毒，乳疽，乳岩。

【加减】将溃者，加皂角刺五钱；乳痈，脑疽，加蒲公英、土贝母各五钱。

【备考】未成者即消，已成者速溃。溃后用人参、黄芪补之。

加减圣神汤

【方源】《洞天奥旨》卷五。

【组成】人参一两，生黄芪一两，当归五钱，金银花二两，白芥子三钱，附子一钱。

【主治】阴疽。

加减托里消毒散

【方源】《证治准绳·疡医》卷二。

【组成】托里消毒散去白芷、连翘、金银花，加人参、白术、藿香。

【主治】疮疡。胃气虚弱，欲呕作呕，或外搽内服寒凉，或痛甚，或感受寒邪、秽气而呕者。

加减托里消毒散

【方源】《证治准绳·疡医》卷二。

【组成】托里消毒散去白芷、连翘、金银花，加肉桂、附子。

【用法】佐以八味丸。

【主治】疮疡，肾气虚寒，四肢逆冷。

加减托里消毒散

【方源】《证治准绳·疡医》卷二。

【组成】托里消毒散去白芷、连翘、金银花，加炮姜、木香。

【主治】疮疡。由于脾气虚寒，饮食少思，肠鸣腹痛，腹冷泄泻。

【加减】手足逆冷，加附子煎送四神丸。

加减地黄丸

【方源】《外科大成》卷四。

【组成】熟地黄四两，山药、山茱萸、茯苓、牡丹皮、五加皮、杜仲、牛膝、金银花、远志各二两，猪肾四个，紫河车一具。

【用法】上为末，炼蜜为丸，如梧桐子大。每服百丸，空心淡盐汤送下。

【功能】培元气。

【主治】大麻风将愈。

加减竹叶石膏汤

【方源】《喉痧症治概要》。

【组成】青竹叶三十张，桑叶、桑白皮各一钱五分，金银花三钱，鲜苇茎（去节）一两，熟石膏三钱，光杏仁三钱，连翘壳三钱，白莱菔一两，生甘草六分，象贝母三钱，冬瓜子四钱。

【主治】痧麻之后，有汗身热不退，口干欲饮，或咽痛蒂坠，咳嗽痰多等。

加减苇茎汤

【方源】《顾氏医径》卷四。

【组成】水芦根、冬瓜仁、杏仁、佩兰、连翘、银花、橘白。

【主治】妊娠湿温之候，恶寒蕴热，头目昏重，肢节酸痛，胸膈痞闷，湿在阳明，已化热者。

加减泻心汤

【方源】《温病条辨》卷三。

【组成】川黄连、黄芩、干姜、银花、查炭、白芍、木香汁。

【主治】噤口痢。左脉细数，右手脉弦，干呕，腹痛，里急后重，积下不爽。

加减追疔夺命汤

【方源】《证治准绳・疡医》卷二。

【组成】防风、赤芍、连翘、羌活、独活、细辛、青皮、僵蚕、蝉蜕、青木香、甘草节、金银花、紫河车、独脚莲。

【用法】上加生姜、泽兰、生地黄，水煎服。

【主治】疔疮及痈疽、发背、恶疮，焮赤肿痛，或紫游风，赤游风。

【加减】病势退减，加大黄，取利下三五行，去大黄。

加减活命饮

【方源】《外科真诠》卷上。

【组成】西当归一钱五分，炒白芍一钱五分，续断一钱五分，云苓二钱，玄参一钱，金银花一钱五分，蒲公英三分，香附一钱，甲珠一片，皂刺七分，信前胡一钱，生甘草七分。

【主治】半阴半阳毒初起。

加减凉膈散

【方源】《镐京直指医方》。

【组成】鲜生地黄六钱，黄芩一钱五分，淡竹叶一钱五分，瓜蒌皮二钱，鲜石斛三钱，炒栀子三钱，银花三钱，生甘草五分，玄参心四钱，杏仁三钱，象贝二钱。

【主治】肺胃火盛，咳嗽痰黏，舌黄黑燥，脉数，口燥咽干。

【加减】便秘，可加芒硝、大黄。

加减消毒散

【方源】《外科真诠》卷上。

【组成】蒲公英三钱，金银花二钱，玄参一钱，赤芍一钱五分，连翘一钱，炒山甲一片，皂刺尖七分，前胡一钱，防风一钱，香附一钱，生甘草七分。

【主治】阳毒初起。

【加减】开口去皂刺；无头痛恶寒，去前胡、防风。

加减通圣散

【方源】《医学入门》卷八。

【组成】防风、白鲜皮、赤芍、连翘、黄芩各八分，牛蒡子一钱，金银花三分，山栀、当归尾各五分，荆芥、槐花各四分，僵蚕、甘草各二分。

【用法】水煎服。

【主治】杨梅。

【加减】如初起便秘，加酒大黄一钱半；便难，加皂子三分；胃弱食少，加白术一钱，陈皮、半夏各五分；头上多，加川芎八分，薄荷一分；下部多，加牛膝、黄柏各四分；遍身多，加木通、桔梗、地骨皮各六分；心火加黄连四分；肾火加玄参四分；气虚加人参、黄芪各六分；血虚加熟地黄六分；久虚便利，加硬饭五钱。

【备考】本方原书用半斤，再加苦参半斤，改为丸剂，名“加减通圣丸”。

加减银翘散

【方源】《温病条辨》卷一。

【组成】连翘十分，银花八分，玄参五分，犀角五分，麦冬五分（不去心），竹叶三分。

【用法】上为粗末。每服五钱，煎成去滓，点荷叶汁二三茶匙，日三服。

【主治】心疟。疟邪在肺，逆传心包，热多昏狂，谵语烦渴，舌赤中黄，脉弱而数，受邪较浅者。

加减羚羊角散

【方源】《医钞类编》卷十五。

【组成】羚羊角、防风、麦冬（去心）、玄参、知母（酒炒）、黄芩、牛蒡子、甘草节、银花。

【用法】加淡竹叶十余片，水煎服。

【主治】小儿葡萄疫。

【加减】此方羌活、僵蚕、生地黄皆可酌入。

加减清宫汤

【方源】《镐京直指医方》。

【组成】黑犀角二钱（磨冲），连翘二钱，石菖蒲一钱，玄参三钱，银花三钱，竹叶心二钱，莲子心五分，金汁四钱（冲）。

【主治】温邪传心包，神昏耳聋，身热脉数，口渴舌红，言謇。

加减散肿溃坚汤

【方源】《医学探骊》卷六。

【组成】知母四钱，黄柏三钱，皂角刺三钱，金银花四钱，天花粉五钱，马齿苋四钱，黄芩三钱，黄连二钱，升麻三钱，山甲二钱，连翘三钱，桔梗二钱。

【用法】元酒煎服。

【主治】项疮（即对口）初起，紫红板硬，结成一片，并无头可寻，脉洪数者。

加减普济消毒饮

【方源】《重订广温热论》卷二。

【组成】青连翘钱半，苏薄荷一钱，炒牛蒡一钱半，马勃四分，荆芥穗一钱，白僵蚕一钱，大青叶一钱半，玄参一钱，新银花一钱半，苦桔梗一钱，生甘草八分。

【用法】用活水芦根二两煎汤代水，煎服。

【主治】温毒痄腮及发颐。初起咽痛喉肿，耳前后肿，颊肿，面正赤；或喉不痛，但外肿；甚则耳聋，口噤难开。

加减滋阴清肺汤

【方源】《喉痧症治概要》。

【组成】鲜生地黄六钱，细木通八分，薄荷叶八分，金银花三钱，京玄参三钱，川雅连五分，冬桑叶三钱，连翘壳三钱，鲜石斛四钱，甘中黄八分，大贝母三钱，鲜竹叶三十张，活芦根一两（去节）。

【主治】疫喉白喉，内外腐烂，身热苔黄，或舌质红绛，不可发表之症。

【加减】如便秘，加生川大黄三钱，开水泡，绞汁冲服。

加减镇阴煎

【方源】《外科真诠》卷上。

【组成】熟地黄三钱，怀牛膝一钱，泽泻一钱，云苓二钱，白七厘三钱，牛子一钱，银花一钱，甘草五分。

【主治】耳痈。肾经虚火上炎，耳内疼痛，耳外红肿者。

【备考】本方用治上证，原书并配合外用虎耳草汁调枯矾少许点之。

加减藤黄饮子

【方源】《丹溪心法附余》卷十六。

【组成】金银花、黄芪、防风、川芎、羌活、大黄、赤芍、薄荷、连翘、麻黄、当归、石膏、黄芩、桔梗、白术、白茯苓各八分，荆芥三分，甘草三分，山栀子一分二厘半，人参二分，滑石一分七厘半，芒硝二厘半。

【用法】用水二盏，加生姜三片，煎至一盏，去滓，食后温服。

【主治】一切痈疽疮肿。

皮肤解毒汤

【方源】《续名家方选》。

【组成】金银花、土茯苓各二钱，川芎一钱，莪术、黄连各七分，甘草二分。

【用法】水煎，温服。

【主治】疥疮。

【加减】若有肿气者，倍莪术；肿在上者，倍川芎；在下者，倍莪术、黄连。

边臣十八味

【方源】《良朋汇集经验神方》卷五。

【组成】当归尾（酒洗）一钱二分，乌药、枳实（炒）、苏木、牡丹皮、石斛、秦艽、赤芍、银花各一钱，桃仁（去皮尖）十五个，红花（酒拌、焙）六分，紫草七分，猴姜八分，大黄一钱五分，乳香（去油）、没药（去油）各五分，甘草五分。

【用法】酒、水各二钟，煎一钟半，热服。

【功能】舒筋活血。

【主治】跌打损伤。

【加减】头项伤，加川芎；腿脚伤、加牛膝；胳膊手指伤，加桂枝；胁肋伤，加青皮。

发表清里汤

【方源】《镐京直指医方》卷二。

【组成】连翘三钱，银花三钱，鲜生地黄六钱，鲜石斛四钱，粘子三钱，蝉蜕一钱五，广郁金三钱，薄荷一钱五，天花粉三钱，川黄连一钱，水芦根笱五钱。

【主治】温邪传里，发热口渴，舌黄或红，脉浮洪数，溲短而赤。

圣灵解毒丸

【方源】《饲鹤亭集方》。

【组成】犀黄一钱，珍珠、滴乳石各五钱，琥珀、川黄连各一两，雄黄四两，银花、木通、胆草、滑石、杏仁各六两，甘草、僵蚕、甲片各三两。

【用法】上为末，土茯苓二十斤煎胶，面粉六两为丸。

【主治】广疮、杨梅结毒，横痃，下疳，沿途坑毒，一切无名肿毒，日久内陷，以致遍身斑点，或如脓窠、癞、癣，头面破溃，不堪形状。

圣神汤

【方源】《洞天奥旨》卷五。

【组成】人参一两，生黄芪一两，当归一两，金银花二两，白芥子三钱，肉桂一钱，白术（炒）一两。

【用法】水煎服。

【主治】阴证对口，或生于偏旁，无数小疮，先痒后痛，随至溃烂，肿不甚高突，色必黑暗，身体沉重，困倦欲卧，呻吟无力。

托里内补散

【方源】《赤水玄珠全集》卷二十九。

【组成】人参、川当归、川芎、白芍、甘草、白芷、防风、白术、茯苓、官桂、黄芪、金银花各等分。

【用法】水煎服。

【主治】一切恶疮，溃烂出脓以后。

托里化毒汤

【方源】《痘疹传心录》卷十五。

【组成】人参、黄芪、茯苓、金银花、甘草、当归、白术、牛蒡子、白芷、连翘、陈皮。

【主治】痘痈成脓。

【加减】下部，加牛膝、木瓜、薏苡仁、独活；未溃，加穿山甲。

托里完趾汤

【方源】《外科医镜》。

【组成】人参二钱，黄芪五钱（生），远志三钱（去心），金银花一两，茯苓三钱，牛膝三钱，钗石斛三钱。

【用法】水煎服。

【主治】足趾疔毒已溃。

托里败毒散

【方源】《先醒斋医学广笔记》卷三。

【组成】绵黄芪（盐水炒）三钱（或五钱，或八钱，或一两），甘草节（水炙）二钱（可加至四五钱），赤芍二钱，金银花三钱，茜草（江西出，细如灯芯者佳）三钱，何首乌（鲜者）五钱，真白僵蚕（炙，研）六分，白及二钱五分，皂角刺一钱，贝母（去心）二钱，栝楼根三钱，穿山甲（土炒，研）一钱，鼠粘子（炒，研）一钱，蝉蜕（去翅爪）一钱。

【用法】先用夏枯草五两，河水五大碗，煎三碗，入前药同煎至一碗，不拘时候服。

【主治】肿毒。

【加减】阴证去后五味，加人参三钱、麦冬五钱。

托里金银地丁散

【方源】《奇效良方》卷五十四。

【组成】金银花、黄连、当归、紫花地丁、赤芍、黄芪、人参、甘草节、桔梗、大黄各半两，乳香、白檀香、没药、连翘各三钱，子芩、栀子仁、玄参各二钱，麦冬（去心）、前胡、甘草（蜜炙）各一两。

【用法】上㕮咀。每服五钱，水一盏，酒一盏，煎至八分，去滓，随病上下温服。

【主治】诸恶疮，肿毒疼痛。

托里益气汤

【方源】《古方汇精》卷四。

【组成】净银花、玄参各二钱，人中黄五钱，鲜芦根八钱，上黄芪（饭锅蒸熟）三钱，柴胡、升麻各四分。

【用法】照服两剂。再接服生地益阴煎和参术和脾饮。

【主治】小儿痘浆不足。

托里消毒散

【方源】《古今医鉴》卷十五。

【异名】托里消毒饮（《万病回春》卷八）。

【组成】黄芪（盐水炒）、花粉各二钱，防风、当归（酒洗）、川芎、白芷、桔梗（炒）、厚朴（姜制）、穿山甲（炒）、皂角刺（炒）各一钱，金银花、陈皮各三钱。

【用法】用水、酒各一钟，煎至七分，疮在上，食后服；在下，空心服。两剂后，只用水煎。

【功能】壮气血，固脾胃，消肿溃脓生肌。

【主治】一切痈疽，六七日未消者。

托里消毒散

【方源】《外科正宗》卷一。

【异名】托里消毒饮（《喉科紫珍集》卷上）、托里消毒汤（《疡科心得集·补遗》）。

【组成】人参、川芎、白芍、黄芪、当归、白术、茯苓、金银花各一钱，白芷、甘草、皂角针、桔梗各五分。

【用法】水二钟，煎至八分，食远服。

【功能】消肿溃脓，去腐生肌。

【主治】痈疽已成，不得内消者。

【加减】脾弱者，去白芷，倍人参。

【宜忌】不可用内消泄气、寒凉等药，致伤脾胃为要。

托里消毒散

【方源】《伤寒全生集》卷四。

【组成】黄芪、白芷、连翘、羌活、川芎、当归尾、赤芍、防风、桔梗、柴胡、皂角、金银花、甘草。

【用法】水煎服。

【主治】伤寒发颐，有脓不消，已破或未破。

托里消毒散

【方源】《张氏医通》卷十六。

【组成】保元汤加当归、芍药、茯苓、白术、忍冬、白芷、连翘。

【主治】痈疽，痘疹，毒盛不能起发。

托里消毒散

【方源】《陈氏小儿痘疹方论》。

【异名】消毒托里散（《医学六要》卷四）、托里消毒饮（《东医宝鉴·杂病篇》卷七）。

【组成】人参、黄芪（炒）、当归（酒洗）、川芎、芍药（炒）、白术（炒）、陈皮、茯苓各一钱，金银花、连翘、白芷各七分，甘草五分。

【用法】每服三五钱，水煎服。

【功能】《外科枢要》：消肿，溃脓，生肌。

【主治】痘毒气血虚弱，不能起发、腐溃、收敛，或发寒热，肌肉不生。

托里排脓汤

【方源】《医宗金鉴》卷六十四。

【组成】当归、白芍（酒炒）、人参、白术（土炒）、茯苓、连翘（去心）、金银花、浙贝母（去心）各一钱，生黄芪二钱，陈皮八分，肉桂六分，桔梗（胸之上加）一钱，牛膝（下部加）八分，白芷（顶之上加）五分，甘草四分，生姜一片。

【用法】水三钟，煎至一钟，食远温服。

【功能】排脓消肿。

【主治】鱼尾毒脓将成。

托里排脓汤

【方源】《梅氏验方新编》卷七。

【组成】生黄芪二钱，人参、炙术、当归、炒芍、银花、连翘、茯苓、陈皮、贝母各一钱，白芷、桔梗各一钱半，桂心、甘草各五分。

【主治】痈疽初溃。

托里清肝散

【方源】《保婴撮要》卷十四。

【组成】人参、黄芪（炒）、当归、川芎、芍药（炒）、白术、茯苓、金银花、白芷（炒）、甘草（炒）、连翘、柴胡各七分，山栀四分。

【用法】每服二三钱，水煎服。

【主治】小儿囊痈，肿痛数日不止，欲作脓。

托里散

【方源】《玉机微义》卷十五。

【异名】托里护心散（《明医指掌》卷八）。

【组成】大黄、牡蛎、瓜蒌根、皂角针、朴硝、连翘各三钱，当归、金银花各一两，赤芍、黄芩各二钱。

【用法】上为粗末。每服半两，水、酒各半煎服。三服消尽。

【主治】一切恶疮发背，疔疽，便毒始发，脉洪弦实数，肿甚欲作脓者。

托里散

【方源】《外科真诠》卷上。

【组成】生黄芪三分，当归二分，白芍二钱，续断三钱，云苓二钱，香附子一钱，枸杞子一钱五分，甲珠一片，银花一钱，甘草七分。

【用法】福元十枚为引。

【主治】无论毒之阴阳，溃后气血虚者。

【备考】《中医大辞典·方剂分册》本方用法：水煎服。

托里散

【方源】《外科精要》卷下。

【组成】黄瓜蒌一个，忍冬草、乳香各一两，苏木五钱，没药三钱，甘草二钱。

【用法】每服用酒三碗，煎二碗，空心、日午、临睡分三服。滓为细末，酒糊为丸，如弹子大，朱砂为衣，细嚼，当归酒送下。

【功能】消肿，溃脓，生肌。

【主治】痈疽，打扑伤损。

【备考】本方方名，《医方类聚》引作“塞里散”。

托里散

【方源】《景岳全书》卷六十四。

【组成】瓜蒌（大者，杵）一个，当归（酒拌）、黄芪（盐水炒）、白芍、甘草各一两半，熟地黄、天花粉、金银花、皂刺（炒）各一两。

【用法】上为散。每服五两，以无灰酒五茶钟，入瓷器内，厚纸封口，再用油纸重封，置汤锅内，盖煮至药香，取出分服，直至疮愈。始终常服，不致内陷。

【主治】一切疮毒。

托里解毒汤

【方源】《万氏女科》卷二。

【组成】川芎、当归、黄芩、白芷、连翘、花粉、金银花、甘草节各一钱，青皮五分，皂刺七个。

【主治】疮毒、乳痈。

【加减】如背上、臀上生者，去青皮，加葛根、升麻各一钱，胸前、两颊生者，去白芷，加柴胡、胆草、栀仁（炒）各一钱；肩膊、腋下生者，去青皮，加陈皮、桔梗、桑白皮、天冬各一钱；胯内、阴旁生者，去白芷，倍青皮；手

足、掌内生者，去白芷、青皮、花粉，加黄连、黄柏、木通各一钱。

托里解毒汤

【方源】《顾氏医径》卷五。

【组成】升麻、生黄芪、银花、蝉蜕、紫草、葛根、炙草、绿豆、马勃、红花。

【主治】痘到灌浆，毒返内攻，颗陷浆枯而腹痛者。

托里解毒汤

【方源】《验方新编》卷十一。

【组成】银花三钱，当归五钱，生黄芪二钱，花粉、连翘、黄芩、赤芍各一钱半，大黄、牡蛎、生甘草各一钱，枳壳八分，皂刺五分（已破者不用）。

【用法】水煎服。

【主治】一切红肿疮毒。

托毒汤

【方源】《外科启玄》卷十二。

【组成】白芷、薄荷、防风、赤芍、蒺藜、荆芥、角刺、金银花、连翘、生地黄、甘草。

【用法】水煎服。

【主治】痘后毒未尽，复作肿毒疼。

【加减】疮痛，加黄芩、黄连、栀子；痒，加人参、黄芪、白术、蝉蜕；在头面，加川芎、升麻、桔梗；在足，加香附、木瓜；在臀，加柴胡、黄柏；在膝，加牛膝、木通。

托毒饮

【方源】《丹台玉案》卷六。

【组成】当归尾、金银花、天花粉、连翘各一钱，赤芍、皂角刺、僵蚕、蝉蜕各六分，芒硝、穿山甲、大黄各二钱，蜈蚣一条。

【用法】水煎，空心服。

【主治】广疮初起。

老君丹

【方源】《古今医鉴》卷十五。

【组成】老君须四分，紫背天葵三钱，乳香三钱，没药、红曲、防风、红花各三钱，栀子五分，当归八分，川芎四分，草果仁一钱，血竭五分，孩儿茶五分，土茯苓五分，金银花五分，白芥子五分。

【用法】上为粗末。先用独蒜一个，顺擂烂，入好酒一碗，滤去滓，入药于内，重汤煮一时，食后、临卧服三剂。

【主治】瘰疬，并痰核结硬。

扫疠丹

【方源】《洞天奥旨》卷十。

【组成】苍术三钱，熟地黄一两，玄参一两，苍耳子三钱，车前子二钱，金银花二两，薏苡仁五钱。

【用法】水煎服。二十余剂必愈。

【主治】大麻风。头面身体先见红点斑纹，流水成疮，发眉堕落，遍身腐烂臭秽。

扫癞丹

【方源】《辨证录》卷十三。

【组成】黄芪三两，当归、金银花各二两，白术、茯苓、麦冬、白芍、熟地黄、玄参各一两，山茱萸、川芎各五钱，生甘草、荆芥、天花粉各三钱，防风二钱。

【用法】水煎服。两剂而皮色即润，又服两剂而干燥解，连服十剂痊愈。

【功能】补气血，消湿散热。

【主治】遍身发癞，皮厚而生疮，血出而如疥，或痛或痒，或干或湿，如虫非虫。

地丁饮

【方源】《验方新编》卷十一。

【组成】紫花地丁一两，白矾、甘草各三钱，银花三两。

【用法】水煎服。

【主治】疔疮。

地丁散

【方源】《简明医彀》卷八。

【组成】地丁、当归、大黄、赤芍、金银花、甘草减半。

【用法】水煎服。

【主治】恶疮肿痛。

地柏清肠汤

【方源】《重订通俗伤寒论》引胡在兹方。

【组成】鲜生地黄六钱，生侧柏叶四钱，银花、茜草、赤芍、夏枯草、血见愁各二钱，紫葳花二钱。

【用法】先用鲜茅根、生藕各二两，煎汤代水。

【功能】凉血泄热。

【主治】肠热，粪后下血，鲜红光泽，或色深紫，或有凝块紫亮者。

地黄酒

【方源】《医学心悟》卷三。

【组成】生地黄二两，黄柏、苦参、丹参、萆薢、菊花、银花、牡丹皮、赤芍、当归、枸杞子、蔓荆子、赤茯苓各一两，秦艽、独活、威灵仙各五钱，桑枝一两五钱，乌梢蛇（去头尾）一具。

【用法】上用好头生酒五十斤煮，退火七日用。

【功能】清湿热，祛风邪。

【主治】疠风。

地榆饮

【方源】方出《回生集》卷下，名见《卫生鸿宝》卷二。

【组成】地榆一斤，甘草二两，银花一两。

【用法】先将地榆用水十碗，煎三碗，再将甘草、银花煎一碗，空心服。一服即消。

【主治】大小肠痈。

【宜忌】忌荤腥、房事。

芍药汤

【方源】《张氏医通》卷十五。

【组成】白芍（酒炒）、甘草（炙）、忍冬、茯苓、黄芩各等分，薏苡仁倍用。

【用法】水煎，热服。

【主治】痘将靥时微痒者。

芍药汤

【方源】《续名医类案》引伍氏方。

【组成】炒白芍、薏苡仁、茯苓、地骨皮、银花、百合、山药、建莲。

【主治】痘已破碎，声不哑，毒不陷者。

芎归二术汤

【方源】《外科正宗》卷三。

【组成】白术、苍术、川芎、当归、人参、茯苓、薏苡仁、皂角针、厚朴、防风、木瓜、木通、穿山甲（炒）、独活各一钱，金银花二钱，甘草、精猪肉各二两，土茯苓四两。

【用法】水三碗，煎一半，量病上下服之，滓再煎服。

【主治】杨梅结毒已成、未成，筋骨疼痛，步履艰辛，及溃后腐肉臭败，不能生肌收敛者。

芎归内托散

【方源】《外科正宗》卷四。

【组成】川芎、当归、陈皮、茯苓、天花粉、桔梗、银花、黄芪各一钱，甘草五分。

【用法】水二钟，煎八分，食后服。

【主治】龙泉疽，虎须毒，已成欲作脓者。

芎芷透毒汤

【方源】《顾氏医径》卷五。

【组成】川芎、佩兰、藿香、紫草、银花、灯芯、白芷、菖蒲、木香、红花、绿豆、生甘草。

【用法】水煎服。秽触者必痒，用苍术、大黄、茵陈、红枣烧烟辟秽，继以玉枢丹合本方。

【主治】痘证热逾三日，应现而不现，因秽触所致者。

百花膏

【方源】《解围元薮》卷四。

【组成】透骨草、忍冬藤、蒲公英、鹤虱草、九龙藤、野天麻、旱莲草、半枝莲、地杨梅、豨莶草、苍耳草、紫地丁、地锦草、旱辣蓼、大小青、薄荷叶、灵芝草、鱼腥草、见肿消、血见愁、淡竹叶、南天竹、枸杞头、橘树头、枳椇叶、五加叶、接骨木、石楠头、地蜈蚣、篇蓄草、马齿苋、野芥菜、蛇床叶、长青草、慎火草、太湖葱各等分。

【用法】捣汁，煎加蜜，炼成膏；再加沉香、檀香、冰片、麝香各等分为末入内，收贮于瓷瓶，勿泄气。每服一匙，酒下，一日三次。

【主治】疠风。

百效饮

【方源】《霉疠新书》。

【组成】土茯苓一百二十钱，玄参、银花、防风、荆芥、连翘、黄柏、大黄、芒硝、蝉蜕、天花粉、龙胆、猪苓、泽泻各二十钱，甘草一钱二分。

【用法】上分作十二帖。每帖头煎以水六盏，煮取五盏；第二次煎，以水五盏，煮取三盏；第三次煎，以水三盏，煮取二盏，俱相和，一日服尽。

【主治】杨梅、下疳、便毒。

百解散

【方源】《外科大成》卷四。

【组成】升麻、葛根、赤芍、黄芩、连翘、麻黄、薄荷、半夏、荆芥、金银花、甘草。

【用法】水煎，母子同服。

【主治】小儿一切丹毒。

夺命丹

【方源】《疡医大全》卷三十三。

【组成】西牛黄、青黛、甘草各一钱，郁金、明天麻、白僵蚕、白附子、全蝎（去头足）、茯神、蝉蜕（去头足）、陈胆南星各二钱，钩藤钩、桔梗、朱砂各五分。

【用法】上为细末，炼蜜为丸，如芡实大，金箔三十张为衣。每服一丸，金银花煎汤调下。

【主治】小儿风搐痰气，急慢二惊。

夺命汤

【方源】《外科全生集》卷四。

【组成】银花、草河车、赤芍、细辛、蝉蜕、黄连、僵蚕、防风、泽兰、羌活、独活、青皮、甘草各等分。

【用法】水煎服。

【主治】红丝疔。

夺命神蛇散

【方源】《秘传大麻疯方》。

【组成】白花蛇、黑梢蛇各一条（俱用酒浸一宿，去头尾皮骨听用），蕲艾、地龙（去土）、川芎、当归、天麻、蔓荆子、银花、细辛、沙参、甘菊、甘草、胡麻、草乌、木笔子、菖蒲各三钱。

【用法】上为末。每服三钱，温酒送下。须在静室中，无风处服之，上用被盖汗出为度，切忌临风。

【主治】大麻风，眉落鼻崩。

夹攻饮

【方源】《喉科种福》卷三。

【组成】大黄一两，芒硝三钱，苍术三钱，制乳香二钱，瞿麦二钱，萹蓄三钱，滑石一钱，制没药二钱，木通一钱半，栀仁二钱，石膏一钱，水灯芯五茎，桔梗一钱，银花三钱，皂角刺（煨，去尖）三个。

【功能】令毒从便出。

【主治】杨梅毒喉。

至灵散

【方源】《杏苑生春》卷八。

【组成】土茯苓二两，白花蛇三分，防风、荆芥、薄荷、金银花、皂角刺、牙皂、白鲜皮、当归、五加皮、地骨皮、川芎、薏苡仁、人参、黄芩、牛膝、木通、甘草。

【用法】上㕮咀。水煎熟，空心服。

【主治】杨梅疮。

【宜忌】忌一切发物。

当归赤芍汤

【方源】《镐京直指医方》。

【组成】全当归六钱，延胡索三钱，桃仁泥三钱，红木香一钱五分，赤芍五钱，红花二钱（炒），枳壳三钱（炙），地榆三钱（炒），银花三钱（炒），山楂肉三钱，藕节三个。

【主治】赤痢腹痛，里急后重，乃湿热伤于小肠血分。

当归连翘散

【方源】《女科万金方》。

【组成】当归、连翘、大黄、山栀、芍药、金银花。

【主治】一切风热痈疮，大小便结滞喉舌之症。

当归连翘散

【方源】《郑氏家传女科万金方》卷五。

【组成】当归、连翘、黄芩、山栀、荆芥、防风、款冬花、忍冬藤、大黄、升麻、生姜。

【用法】加酒煎服。

【主治】腹痛，脐中出脓，失护进风，角弓反张。

当归饮子

【方源】《外科证治全书》卷四。

【组成】当归三钱，生地黄四五钱，白蒺藜（去刺）、荆芥、赤芍、连翘（去心）、金银花、僵蚕各二钱（生，研）。

【用法】上加竹叶五片，水煎，空腹服。

【主治】干疥，沙疥。

【加减】干疥，加牡丹皮二钱；沙疥，加枯芩一钱五分。

当归养血汤

【方源】《万氏家传点点经》卷三。

【组成】当归一钱，熟地黄、生地黄、金银花、生黄芪各一钱半，穿山甲、黄柏、知母、山栀、条芩、七厘子、蝉蜕各一钱，甘草四分。

【用法】生石膏为引。

【主治】酒伤疥癣入腹后，托里复发。

当归黄连汤

【方源】《医宗己任编》卷三。

【组成】当归、黄连、生地黄、银花、花粉、大力、荆芥、僵蚕、牡丹皮、灯草。

【主治】痘疮，色灰白而不痒者。

当归银花汤

【方源】《症因脉治》卷四。

【组成】当归、银花、生地黄、生甘草。

【功能】凉血润燥。

【主治】燥热痢，燥火伤血，下痢赤积，腹中作痛，脉息细数。

早夺汤

【方源】《辨证录》卷十三。

【组成】人参一两，生黄芪一两，当归一两，远志三钱，生甘草三钱，金银花一两，大黄一两，石膏一两，柴胡二钱，白术一两，天花粉二钱。

【用法】水煎服。一剂而大泻恶物，臭秽不堪，再服两剂而臭物恶秽无留于肠胃矣，后可减去大黄、石膏，加土茯苓二两同煎药，再煎服四剂，则一身上下与头面之间，必有隐隐疮影现于皮肤之内，再服两剂，疮影亦渐消矣，再服两剂，永不发矣。

【功能】补中攻泄。

【主治】杨梅痈疮初发，鱼口将生。

【加减】患者阴虚阳燥，方中再加熟地黄数两，或玄参一两亦可，余品不可乱加。

【备考】《洞天奥旨》有茯苓。

吕洞宾仙传化毒汤

【方源】《万病回春》卷八。

【组成】防风、甘草节、白芷、茯苓、贝母、黄芩、连翘、白芍各一钱，天花粉、金银花各一钱二分，半夏七分，乳香、没药各五分。

【用法】上锉。好酒煎。胸前，饭前服；背上，饭后服；下部，空心服；上部，食后服。俱要出汗为度。如无汗，用木香熏脚膝腕内，被盖汗出而愈。

【主治】痈疽、发背、乳痈，一切无名肿毒初起，已成已溃。

【备考】本方方名，《东医宝鉴·杂病篇》引作“仙传化毒汤”。

吕祖奇灵膏

【方源】《疡医大全》卷七。

【组成】巴豆肉、血余、蓖麻仁、葱白、苍耳子、穿山甲（炒）各四两，天南星、半夏、大川乌、当归、肥草乌、生地黄、番木鳖、金银花各二两，老生姜十六片，蜈蚣二十条，全蝎四十九个，干蟾一个，大鲫鱼一斤（去肠，切碎），肉桂一两。

【用法】用真麻油五斤，浸七日，熬至滴水成珠，去滓，入炒铅粉，收成膏。摊贴。

【功能】生肌收口。

【主治】一切痈疽肿毒，诸般疼痛，臁疮顽癣，血疯外证；瘤。

吸毒仙膏

【方源】《洞天奥旨》卷十五。

【组成】吸铁石五钱，忍冬藤八两，当归三两，天花粉一两，夏枯草八两，香油五斤。

【用法】熬成膏，加黄丹二斤收之。疮口一破，即用此膏贴之。

【功能】呼毒吸脓兼生肌。

【主治】诸般痈疽已破。

回生丹

【方源】《外科集腋》卷五。

【组成】金银花八两，玄参、蒲公英各三两，川芎一两，甘草五钱，花粉、柴胡各三钱。

【用法】水煎服。

【主治】无名肿毒。

【加减】头面，加附子一钱；身之前后左右，加当归二两，甘菊一两，附子三分；四肢，加白术二两，茯苓一两，附子五分。

回生至圣丹

【方源】《辨证录》卷十三。

【组成】生甘草五钱，金银花半斤，玄参三两，蒲公英三两，天花粉三钱，川芎一两。

【用法】水煎服。一剂而头轻，青紫之色淡矣。再服两剂，青紫之色尽消而疮亦尽愈，不必三剂也。

【主治】无名肿毒。人头面无端忽生小疖，痒甚，第二日即头重如山，第三日面目青紫。

【备考】此乃至危至急之病，苟不速救，数日之内，必一身发青黑而死。若青不至心胸者，尚可救疗。

回生散

【方源】《喉科紫珍集》卷下。

【组成】生白丑一两，熟白丑一两，桔梗五钱，五加皮二两，甘草五钱，熟白鲜皮二两，生白鲜皮二两，连翘二两，花粉一两，银花一两，苏薄荷二两，皂角子一两（炒），山栀一两，山豆根二两，土茯苓四两（一方有玄参）。

【用法】灯心为引，上药或酒煮，或煎服。

【主治】一切口鼻喉疳。

回阳救阴汤

【方源】《外科集腋》卷五。

【组成】麦冬、山萸肉、金银花、当归身各一两，熟地黄二两，人参、白术各五钱，肉桂一钱。

【主治】背疽将愈，疮口不敛，阴虚似阳证。

回阳救胃汤

【方源】《外科集腋》卷五。

【组成】人参、熟地黄、麦冬各二两，黄芪、当归身、山萸肉各一两，白术、金银花各四两，远志、肉桂、茯苓各二两，五味子一钱。

【主治】疮口黑烂，直至肺脏阴虚无阳，胃气未绝者。

回毒即消丹

【方源】《古今图书集成·医部全录》卷四九六。

【组成】净金银花五钱，生甘草一钱，人参二钱，黑参三钱。

【用法】水二碗，煎三分，与小儿服之。一剂即消大半，两剂痊愈。

【主治】痘疹回毒。

回疮金银花汤

【方源】《素问病机气宜保命集》卷下。

【异名】回疮金银花散（《活法机要》、金银花汤《脉因证治》卷下、回毒银花散（《外科正宗》卷二）、回疮银花汤（《观聚方要补》卷八）。

【组成】金银花（连衣）二两，黄芪四两，甘草一两。

【用法】上锉细，酒一升，入瓶内，闭口，重汤内煮三

二时辰，取出去滓温服。

【主治】疮疡痛，色变紫黑者。

【备考】本方方名，《医学纲目》引作“回毒金银花汤”。

竹　八

【方源】《痧症全书》卷下。

【异名】三十二号随象方（《杂病源流犀烛》卷二十一）。

【组成】大黄三钱，茵陈、连翘、瓜蒌、枳实、桃仁、青皮、赤芍、银花、酒黄芩、山栀各一钱。

【用法】水煎，微温服。

【主治】痧毒结于大肠。

【备考】方中青皮，《杂病源流犀烛》作“陈皮”。

延年丸

【方源】《圣济总录》卷一八七。

【组成】白术、白茯苓（去黑皮）、甘菊花各三两，耐冬叶（一名忍冬）二两。

【用法】上为末。用生地黄捣取汁，银石器内熬如膏，以药末和匀，如干，更别入炼酥蜜为丸，如梧桐子大。每服三十丸，空心清酒送下。

【功能】去风邪，补不足，明耳目。耐寒暑。

自制坤方

【方源】《喉科心法》卷下。

【组成】大生地黄八钱，湖丹皮二钱，大麦冬六钱（去心），香犀角六分，大白芍三钱（酒炒），苏薄荷八分，鲜石斛六钱（铁皮者佳），煅中黄三钱，京元参六钱，净银花三钱，川贝母三钱（去心），陈海蜇一两（漂淡）。

【用法】用鲜梨汁为引。甚则日服两剂。

【主治】喉间各症，肿势渐消，起白如腐而干，或灰黑色。

【加减】如胸闷舌腻，去大生地黄，换鲜生地黄，加减悉同乾方。

自制乾方

【方源】《喉科心法》卷下。

【组成】香犀角六分（磨冲，入煎则用一钱，绵包，先入煎），淡海藻三钱，鲜生地黄五钱，西秦艽一钱五分，赤芍药二钱（酒炒），嫩钩藤三钱（迟入），京元参四钱，陈海蜇一两（漂淡），净银花三钱，人中黄三钱（煅成性），川贝母三钱（去心），飞滑石四钱。

【用法】用鲜梨汁三两，分冲为引。轻则日服一剂；重则日服两剂。毒邪渐解，接服坤方。

【主治】喉口各症，不论肿溃。

【加减】如怕风表证甚者，加羚羊角、苏薄荷；热甚者，加石膏、知母；胸膈不通，加炒枳壳、炒莱菔子；热痰壅盛，加炒僵蚕、鲜竹沥；便结，加瓜硝金汁，或清宁丸；小便不通，加车前草，或灯草；结毒加土茯苓；酒毒加枳椇子；孕妇减香犀角、飞滑石、赤芍换白芍，加鲜石斛；如痰热内蒙，犀角亦可用。

行血救骨膏

【方源】《疡科选粹》卷七。

【组成】当归六两，金银花六两，桃仁六两，杏仁、续断、天花粉、苏木、红花、刘寄奴各三两，白芷、大黄、荆芥、白术、败酱、沙参、黄连、黄柏、黄芪、丹参、木鳖仁、皂角、南星、三棱、蓬术、牡丹皮、露蜂房、生地黄、熟地黄、姜黄、连翘、泽兰、大风子仁、羌活、赤芍、革麻子、白及、白蔹、五灵脂、两头尖、白芍、苦参、紫金皮、地榆、射干、乌药、川芎、五加皮各二两，阿魏、乳香、没药、血竭、蒲黄（生用）各五两，麝香一两。

【用法】上用芝麻油五斤，煎当归等四十八味至焦黑，去滓，称净油，每斤入淘净炒过黄丹八两，如法成膏；俟温入阿魏等五味细末，膏冷方下麝香。

【功能】行血散毒，去腐肉。

【主治】初杖。

行血解毒汤

【方源】《杂病源流犀烛》卷三十。

【组成】人参、白术、黄芪、当归尾、生地黄、熟地黄各一钱，羌活、独活、茯苓、川芎、陈皮、炙草各八分，苏木、红花各五分，金银花二钱，乳香、没药各一钱，杏仁泥、桃仁泥各六分。

【用法】水煎，入童便、酒各杯，以杏仁泥、桃仁泥、乳香、没药末用药调膏，以药送下；滓再煎；杏仁等四味或分二服，或另加一倍俱可。

【主治】初杖疮。

行军万应膏

【方源】《中国医学大辞典》引徐邦道方。

【组成】生白附子三两，生川乌、生草乌各二两，木鳖子五十八个，金银花二两，茅苍术、赤芍、连翘、条芩、生何首乌各五钱，大风子肉五十八个，白芷一两，火麻仁二两，蓖麻仁二百粒，干姜八两，当归尾、川椒各一两，血余二两，骨碎补五钱，大蜈蚣四十条，白僵蚕一两，青防风、北细辛各五钱，蝉蜕、生南星、生半夏各二两，马前子二十八个，川黄柏二两，川独活一两，荆芥穗、红花、西茜、蛇床子、孩儿茶、姜黄各五钱，粉草一两，猪油、麻油、桐油各一斤。

【用法】入油内浸三日后，熬去滓，再炼，滴水成珠，先以广丹十两收就。加入铅粉、扫粉、炉甘石（飞）各一两，乳香、没药（各去油）、血竭、水银各五钱，枯矾一两，研极细，再收为膏。隔水炖化，用红布摊膏贴之。

【主治】跌打损伤，及一切无名恶毒，瘰疬、疡核、痰核、积瘀、气痞、风寒湿困等证。

全生散

【方源】《洞天奥旨》卷十五。

【组成】生黄芪四钱，当归一两，金银花一两，茯苓三钱，薏苡仁五钱，牛膝三钱，地榆一钱，白术三钱，萆薢三钱，天南星一钱，生地黄五钱。

【用法】水数碗，煎一碗，空腹服之。不论已溃未溃俱效。

【主治】内外膝痈。

【加减】倘是阴证，加肉桂一钱，去地榆，多加熟地黄。

全阳方

【方源】《洞天奥旨》卷十六。

【组成】金银花半斤，黄柏一两，肉桂二钱，当归三两，熟地黄二两，山茱萸三钱，北五味子一钱，土茯苓四两。

【用法】水五大碗，同浸干为末。每服一两，滚水调服。

【主治】前阴烂落。

全肺汤

【方源】《辨证录》卷十三。

【组成】玄参三两，生甘草五钱，金银花五两，天花粉三钱，茯苓三钱，白芍三钱，麦冬二两。

【用法】水煎服。一剂而痛减，二剂而内消矣。

【主治】肺热生痈，胸膈间作痛，咳嗽时更加痛极，手按痛处尤增，气急。

全趾饮

【方源】《外科医镜》。

【组成】怀牛膝三钱，鲜石斛三钱，金银花一两，玄参五钱，甘菊花五钱，当归五钱，茯苓三钱，生甘草二钱。

【用法】水煎服。

【主治】足趾疔毒。

全痘汤

【方源】《辨证录》卷十四。

【组成】人参二钱，白术二钱，牛蒡子一钱，茯神三钱，陈皮三分，当归三钱，通草一钱，甘草五分，荆芥一钱，金银花三钱。

【用法】水煎服。一剂而浆厚靥高矣。

【主治】痘疮至九日十日之后，浆稀痂薄，气血之亏者。

全鼻散

【方源】《辨证录》卷十三。

【组成】玄参一两，生甘草三钱，金银花一两，当归一两，麦冬五钱，人参三钱，生丹砂末一钱。

【用法】水煎服。先用护鼻散，连服四剂，鼻黑之色去，不必忧鼻梁之烂落矣，更用全鼻散。

【主治】杨梅疮因误服轻粉藏毒于内，毒发于鼻，自觉一股臭气冲鼻而出，第二日鼻色变黑，不闻香臭。

全蝎生皮散

【方源】《洞天奥旨》卷十。

【异名】全蝎散（《外科真诠》卷下）。

【组成】全蝎一两，生黄芪四两，金银花八两，生甘草一两，麦冬四两。

【用法】上药各为末，炼蜜为丸。每日服五钱，子服三丸。

【主治】父母生疮，因产胎溻皮疮之子者。

【备考】本方方名，据剂型当作“全蝎生皮丸”。《外科真诠》本方用法：每日母服一两，子服一钱。其病重者，母子必须同服。外用白及散敷之。

各等倍奇汤

【方源】《霉疠新书》。

【组成】大黄、杜仲、当归、牛膝、地黄、白芷、黄连、槟榔、芍药、川芎、忍冬、甘草、木瓜、沉香、桑寄生各等分，土茯苓倍用。

【用法】以水七合，煮取三合半，去滓温服。

【主治】杨梅结毒，筋骨疼痛。

壮气收肠汤

【方源】《丹台玉案》卷六。

【组成】黄芪、人参、当归、川芎、广木香、金银花、川黄连各一钱，升麻七分。

【用法】加黑枣二枚，水煎服。

【主治】翻花痔，肠落不收。

冲和汤

【方源】《外科枢要》卷四。

【异名】中和汤（《证治准绳·疡医》卷一）、冲元汤（《顾氏医径》卷六）。

【组成】人参二钱，黄芪、白术、当归、白芷各一钱半，茯苓、川芎、皂角刺（炒）、乳香、没药各一钱，金银花一钱，陈皮二钱，甘草节一钱。

【用法】水、酒各半煎服。

【主治】元气虚弱，失于补托，疮属半阴半阳，似溃非溃，似肿非肿。

刘寄奴散

【方源】方出《证治准绳·疡医》卷四引《世医得效方》，名见《洞天奥旨》卷十六。

【组成】刘寄奴、王不留行、大黄、金银花、木鳖子各等分。

【用法】酒、水煎，露一宿，五更服。

【主治】便毒。

安荣散

【方源】《陈素庵妇科补解》卷三。

【组成】柴胡、当归、白芍、生地黄、熟地黄、黄芩、知母、杜仲、川断、山药、麦冬、荆芥、金银花。

【主治】妊娠阴户肿痛，由厥阴风热，或受胎后合多，有伤子门，或非理交接所致。

安胎饮

【方源】《医方简义》卷五。

【组成】绵芪三四钱（炙），生地黄炭三钱，当归身炭二钱，茯苓三钱，泽泻二钱，升麻（炒）五分，银花三钱，条芩（酒炒）一钱五分，川黄连（酒炒）八分，广木香五分，范制面二钱。

【用法】加荷叶一角，水煎服。

【功能】淡渗利湿，清热安胎。

【主治】妊妇患痢，名子痢。腰痛气滞，里急后重，少腹绞痛。

【加减】如噤口，水汤不进而呕吐频频，加石莲子三钱，石菖蒲三分，生姜三片，去生地炭；口渴者，加青果一枚，乌梅一枚；赤痢，加地榆炭三钱；白痢，加白槿花一钱；如腹痛甚者，加川椒二十粒，去升麻，更加白芍一钱；如赤白兼者，加天仙藤二钱，驴胶一钱，去广木香；或外加扁豆叶二片，以醒胃气。

【宜忌】口渴者，切忌生冷水果。

安胎膏

【方源】《理瀹骈文》。

【组成】老母鸡一只（缉死，勿经水，拔尽毛，竹刀破去肠杂，入粳米、糯米半碗，银针穿线缝好，麻油四斤熬听用），生地黄四两，川芎（酒洗）、当归（酒洗）、杜仲（炒）、续断（炒）、白术、黄芩、制香附、怀山药各二两，党参、黄芪、熟地黄、酒白芍、麦冬、知母、苍术、陈皮、枳壳、半夏（姜汁炒透则不碍胎）、羌活、防风、白芷、柴胡（炒）、苏子（或梗）、藿香、黑山栀、泽泻、甘草（生炙各半）、砂仁各一两，南薄荷、北细辛各五钱，葱白一二斤，益母草（干者）四两，生姜、竹茹、忍冬藤、地骨皮、桑叶、菊花、柏叶、艾各一两。

【用法】麻油八斤熬药，并前油炒丹收，入牛胶四两（酒蒸化，如清阳膏下法）、黄蜡二两（搅），加槐、柳、桑枝各四两，玄参、黄连、黄柏、贝母、花粉、乌药、醋延胡索、醋五灵脂、牡丹皮、黑地榆各一两，黑蚕沙二两，木香、紫石英、赤石脂各五钱。上贴心口，中贴脐眼，下贴丹田，或背心两腰；如治外感等贴胸背，杂病等贴当脐，胎漏等贴脐下，腰痠白带等贴两腰，护胎贴丹田。

【功能】保胎。

【主治】妇人胎前诸症。凡感受风寒暑湿，或妊娠之初，头目昏晕，肢体沉重，憎闻食气，好食酸咸，恶心呕吐，或心烦躁闷，或咳嗽，或痢，或泻，或寒热往来；或胎中有水，面目身体脚膝肿胀，足指出水，或痰迷发搐；或胎气不和，逆上痛胀；或胎气壅塞，小便淋痛；或肾虚腰痛，或带下腰痠；或胎漏，或胎动下血；热病护胎，孕妇转脬，或小便不通，大便不通，一切闪挫。

【备考】本方保胎为主，治症次之，治以上诸症，宜辨证配合内服药物。

军门立效散

【方源】《疡医大全》卷二十。

【组成】生麻黄八分，陈香橼一枚，甘草、天花粉各八钱，瓜蒌一枚，金银花六钱，黄芩三钱，棉花核（黑色者）五钱。

【用法】生酒煎服。出汗。

【主治】乳痞。

导痰汤

【方源】《治痧要略》。

【组成】僵蚕、瓜蒌、牛蒡子各一钱，陈皮、银花各八分，薄荷、泽泻各五分。

【用法】水煎，微冷服。

【主治】痧因痰壅不降者。

异功拔毒千金托里散

【方源】《片玉痘疹》卷三引闻氏方。

【组成】人参、甘草节、黄芩、黄连、栀子、黄柏（酒炒）、贝母、生地黄、连翘、羌活、防风、白芷、天花粉、南星、陈皮、赤芍、木通节、金银花、黄芪、当归尾、山楂肉、穿山甲、川续断、荆芥穗、天丁（炮过，三钱），川松节三钱，乳香二分，没药二分。

【用法】上为末。化服。

【主治】痘疮光壮，浆水不满，毒气太甚，收时发毒四五处或六七处者。

【备考】方中人参至荆芥穗25味药用量原缺。

阴阳至圣丹

【方源】《石室秘录》卷四。

【异名】阴阳至圣膏（《洞天奥旨》卷十五）。

【组成】金银花一斤，生地黄八两，当归三两，川芎二两，牛膝一两，牡丹皮一两，麦冬三两，生甘草一两，荆芥一两，防风五钱，黄芪三两，茜草根五钱，玄参五两。用麻油五斤煎数沸，将药滓滤出，再熬至滴水成珠，入下药：广木香一两，黄丹二斤（炒飞过，去砂），没药一两，乳香一两，血竭一两，象皮（为末）五钱，麝香一钱。

【用法】上各为细末，入油中，少煎好，藏瓷罐内。发背疮必须用一两，其余疮口，量大小用之。

【主治】膏粱之客，失志之人，心肾不交，阴阳俱耗，又加忧愁抑郁，拂怒呼号，其气不散，结成阴证痈疽。

防己饮

【方源】《顾松园医镜》卷十五。

【组成】汉防己一钱许，黄柏二钱，忍冬花（鲜藤数两，煎汤代水更效）、川萆薢各五钱，木瓜、白茯苓各三钱，泽泻、木通各一钱许，石斛、薏苡仁各五钱。

【主治】脚气，湿热在足。脚胫红肿（亦有不红者），筋挛掣痛，发热恶寒。

【加减】如红肿，加犀角，冲心烦闷亦用，再加槟榔、羚羊角；如喘呕，加麦冬、枇杷叶；如头痛，加甘菊。

防风必效散

【方源】《外科正宗》卷三。

【组成】防风、防己、荆芥、白鲜皮、连翘、槐花、苍术、皂角针、风藤、木通、白芷、天花粉、木瓜、金银花、翻白草各一钱，甘草五分，土茯苓四两，大黄（初起）三钱。

【用法】水三碗，煎至二碗，分二次服；滓再煎一碗，服后饮酒一大杯，即静睡一时许更妙。

【主治】杨梅疮，湿热太盛，疮高稠密，元气素实者。

防风当归汤

【方源】《证治准绳·疡医》卷二。

【组成】金银花、山茨菇、青木香、当归、赤芍、白芷、防风、荆芥、连翘、升麻、羌活、独活、甘草、大黄。

【用法】加薄荷、生地黄，水煎服。

【主治】疔疮发热，大便实者。

防风汤

【方源】《治疹全书》卷下。

【组成】防风、荆芥、蔓荆子、川芎、白芷、黄芩、木贼、羌活、金银花。

【主治】风泪初起。疹正潮时，冷风入眼，或扇风入眼，或冷水洗眼，致余毒留于锐眦，蕴结不散，迎风流泪，遇夏暂愈，逢冬益甚，久之则四季常流，遂成终身风泪。

防风胜金汤

【方源】《痧胀玉衡书》卷下。

【异名】匏五（《痧症全书》卷下），三十七号无妄方（《杂病源流犀烛》卷二十一）。

【组成】防风、乌药、延胡索、桔梗、枳壳各七分，卜子二钱，槟榔、金银花、山楂、连翘、赤芍各一钱。

【用法】水二钟，煎至七分，稍冷服。

【主治】痧因于食积血滞者。

防风通圣散

【方源】《疯门全书》。

【组成】北防风、荆芥、白附、白芷、白蒺藜、僵蚕、苍术、白鲜皮（无癣不用）、灵仙、苦参（无癣去之）、玄参、赤芍、川芎、川黄连、焦栀、槟榔、银花、牛子、大黄、芒硝、枯芩、生石膏、条甘草、灯心。

【用法】大黄、芒硝二味，俟起药时放下，令二三沸止。

【主治】疠疾。

【加减】足痹作热，加黄柏；大便洞泄，去芒硝、大黄。

防风散

【方源】《幼科直言》卷五。

【组成】白术（炒）、白芍（炒）、红花、金银花、防风、荆芥、薏苡仁、白茯苓、连翘、陈皮、甘草。

【用法】水煎服。

【主治】小儿中湿生风，满身作痒，疮疥遍身者。

防风散痧汤

【方源】《痧胀玉衡书》卷下。

【异名】金一（《痧症全书》卷下）、一号乾象方（《杂病源流犀烛》卷二十一）。

【组成】防风、陈皮、细辛、金银花、荆芥、枳壳各等分。

【用法】水二钟，煎至七分，稍冷服。

【主治】痧因于风者。

【加减】头面肿，加薄荷、甘菊；腹胀，加大腹皮、厚朴；手足肿，加威灵仙、牛膝、倍银花；内热，加连翘、知母；痰多，加贝母、瓜蒌仁；寒热，加柴胡、独活，吐不止，加童便；小腹胀痛，加青皮；血滞，加茜草、丹参；咽喉肿，加山豆根、射干；食积腹痛，加山楂、卜子；心痛，加延胡索、蓬术；赤白痢，加槟榔；口渴，加花粉；面黑血瘀，加苏木、红花；秽触，加藿香、薄荷，放痧不出，倍细辛，加苏木；桃仁、荆芥。

【备考】方中金银花，《痧症全书》《杂病源流犀烛》作“旋复花”。

如圣救苦散

【方源】《医方类聚》卷一九一引《烟霞圣效方》。

【组成】金银花二两，香附子二两（去须），御米壳二两（去蒂隔），甘草二两，黑豆黄一两。

【用法】上药并生，为细末。每服五七钱，水半碗，煎三五沸，微温服之。

【功能】托里，解诸痛。

【主治】一切恶疮，及赤白泻痢，咳嗽脓血。

【加减】恶疮，量虚实老幼加减，入大黄少许。

如圣散

【方源】《痧胀玉衡书》卷下。

【异名】竹三(《痧症全书》卷下)、二十七号解象方(《杂病源流犀烛》卷二十一)。

【组成】牛蒡子、苏梗、薄荷、甘菊、金银花、川贝母、连翘、枳壳各一钱，桔梗五分，乌药四分。

【用法】水煎，微温加童便冲服。

【主治】痧，咽喉肿痛。

红花散

【方源】《外科真诠》卷下。

【组成】红花一钱，当归尾一两，没药二钱，苏木五分，甲珠一片，银花四钱，甘草五分。

【主治】腿痈。

红花散

【方源】《名家方选》。

【组成】红花、忍冬各二钱半，黄芩、连翘各二分，槟榔一分半，木通、桔梗各一分，大黄三分。

【用法】水煎服。

【功能】杀疳虫，消胎毒。

麦门冬饮

【方源】《寿世保元》卷八。

【组成】麦冬（去心）四分，黄芩三分，甘草五分，人参、玄参各三分，金银花五分。

【用法】上锉。水煎服。

【主治】痘毒发热，作渴咽痛。

【加减】咽痛，加桔梗五分。

扶桑清肺丹

【方源】《辨证录》卷十三。

【异名】扶桑清肺散(《青囊秘诀》卷上)。

【组成】桑叶五钱，紫菀二钱，犀角屑五分，生甘草二钱，款冬花一钱，百合三钱，杏仁七粒，阿胶三钱，贝母三钱，金银花一两，熟地黄一两，人参三钱。

【用法】水煎，将犀角磨末冲服。数剂奏功。

【功能】化毒之中益之养肺，降火之内济之补肾。

【主治】肺痈，咽干舌燥，吐痰唾血，喘急，膈痛不得安卧。

走马牙疳洗药

【方源】《疡医大全》卷十六。

【组成】黑山栀、连翘、金银花（净）、黄芩、白芷梢、黄柏、玄参各五钱，生石膏三钱，胡黄连、桑白皮、桔梗、射干、银柴胡各一钱二分，当归尾、牡丹皮、茜草、赤芍各一钱二分，灯心二十根。

【用法】煎汤频洗。

【主治】走马牙疳。

走黄丹

【方源】《疡科选粹》卷三。

【组成】牡蛎、大黄、山栀、金银花、木通、连翘、牛蒡子、乳香、没药、栝楼、地骨皮、皂角刺各等分。

【用法】每服五钱。气壮者加朴硝，用水、酒各半煎，一服而定。

【主治】疔疮走黄打滚，死在须臾。

攻邪遏流汤

【方源】《洞天奥旨》卷六。

【组成】升麻一钱，当归五钱，黄芩二钱，瓜蒌二钱，金银花一两，炙甘草二钱，连翘三钱，秦艽二钱，苍耳一钱，马蔺根一钱，牛膝一钱，牵牛一钱。

【用法】水三碗，煎八分半，空腹服。

【主治】子母流注疮毒。

赤芍药散

【方源】《活法机要》。

【异名】赤芍药汤(《明医指掌》卷八)。

【组成】金银花、赤芍各半两，大黄七钱半，瓜蒌大者一枚，当归、枳实各三钱，甘草三钱。

【用法】上为粗末。水、酒各半煎服。

【主治】一切疔疮痈疽，初觉憎寒疼痛。

抑肝消毒散

【方源】《杂病源流犀烛》卷二十三。

【组成】山栀、柴胡、黄芩、连翘、防风、荆芥、甘草、赤芍、当归尾、灯心、金银花。

【主治】肝风郁滞，耳内生疮有脓者。

【加减】渴，加天花粉。

护耳解毒汤

【方源】《洞天奥旨》卷五。

【组成】金银花二两，当归一两，麦冬一两，蒲公英三钱，甘草三钱，桔梗二钱，半夏二钱，川芎五钱。

【用法】水煎服。两剂轻，六剂痊愈。未溃者，三剂全散；已溃者，十剂痊愈。

【主治】左右耳后阴阳疽痈。

【加减】阴虚疽痈色紫黑者，加人参五钱，生黄芪二两。一剂即散。

护身汤

【方源】《青囊秘诀》卷下。

【组成】米一两，金银花一两，土茯苓一两，肉桂三分，黄柏二钱，车前子三钱。

【用法】水煎服。连服十剂愈。

【主治】杨梅疮，服败毒之药，龟头生疳，烂落，连茎亦烂。

护鼻散

【方源】《辨证录》卷十三。

【组成】玄参三两，麦冬二两，生甘草一两，生丹砂末三钱，桔梗五钱，金银花三两，天花粉三钱。

【用法】水煎，调丹砂末服。一剂，而鼻知香臭矣，连服四剂，鼻黑之色去，不必忧鼻梁之烂落矣。更用全鼻散。

【主治】遍身生杨梅之疮，因误服轻粉，一时收敛，藏毒于内，必至外溃，未几而毒发于鼻，自觉一股臭气冲鼻而出，第二日鼻色变黑，不闻香臭者。

护颜汤

【方源】《洞天奥旨》卷五。

【组成】玄参一两，当归一两，金银花二两，瓜蒌半个，生地黄一两，石膏三钱，白芷二钱，半夏二钱，黄芩二钱。

【用法】水六碗，煎至一碗服。五日内即散。

【主治】脸旁鼻外生疽。

花草汤

【方源】《惠直堂经验方》。

【组成】生甘草五钱，金银花三两，当归一两，玄参五钱，花粉二钱，白矾一钱，附子一片。

【用法】水煎服。初起一服即消，肿起者二服即消。

【主治】痈疽初起。

花锦散

【方源】《青囊秘诀》卷上。

【组成】锦地罗八两，金银花八钱，当归二钱，天花粉五钱，甘草五钱。

【用法】水煎服。一剂效，再续服。

【主治】无名肿毒。

花藤薜荔汤

【方源】《洞天奥旨》卷十四。

【组成】薜荔二两，金银花三两，生黄芪一两，生甘草二钱。

【用法】水数碗，煎一碗服，滓再煎服。一剂即消。

【主治】发背，诸疮痈初起。

芩芍解毒汤

【方源】《医方简义》卷二。

【组成】黄芩（酒炒）二钱，白芍二钱，川黄连八分，焦栀子三钱，炒川柏一钱五分，银花三钱，生甘草八分，生姜二片。

【主治】温热初起之症。

芩连败毒散

【方源】《证治准绳·疡医》卷五。

【组成】防风、荆芥、黄连、黄芩、连翘、羌活、独活、柴胡、前胡、川芎、桔梗、蓝叶、玄参、牛蒡子、升麻、赤芍、金银花、白芷、甘草、干葛、青木香。

【用法】加生姜、薄荷，水煎服。

【主治】时毒肿痛，发热，左脉浮数者。

【加减】发热无汗，加麻黄。

芩连消毒饮

【方源】《证治准绳·疡医》卷五。

【组成】防风、荆芥、连翘、柴胡、黄芩、川芎、羌活、桔梗、蓝叶、射干、白芷、牛蒡子、黄连、甘草、青木香、金银花。

【用法】加薄荷，水煎服。

【主治】时毒，发热恶寒，头项肿痛，脉洪数。

芬芳清解汤

【方源】方出《临证指南医案》卷五，名见《证因方论集要》卷三。

【组成】犀角、连翘、生地黄、玄参、石菖蒲、郁金、银花、金汁。

【功能】清血络以防结闭，解毒以驱其秽。

【主治】至上受秽邪，逆走膻中，神躁暮昏。

苍耳散

【方源】《古今医鉴》卷十五。

【组成】苍耳子、金银花、皂角刺、防风、荆芥、连翘各一钱，蛇床子、天麻、前胡各五分，土茯苓、牙皂、甘草各三钱。

【用法】上锉。加生姜一片，川椒一撮，水煎服，不拘时候。

【主治】杨梅疮，己服轻粉，愈后发鹅掌风，手发癣，或手掌上皮退一层，又退一层，生生不绝者。

芡实散

【方源】《圣济总录》卷一九八引河上公方。

【组成】干鸡头实（去皮），忍冬茎叶（拣无虫污、新肥者）、干藕各一斤。

【用法】上药于甑内炊熟，晒干，为细散。每服一钱匕，食后新汲水调下。

【功能】益寿延年。

苎根汤

【方源】《三因极一病症方论》卷十七。

【异名】苎麻汤（《普济方》卷三四二）。

【组成】野苎根二两（锉，炒），金、银各一两。

【用法】水、酒各一盏，煎至一盏，去滓，分二服，不拘时候。

【主治】胎无故下血，腹痛不可忍，或下黄汁如漆、如小豆汁者。

【备考】方中金、银，《普济方》作“金银花”。

苏方木散

【方源】《医学正传》卷六引《疮疡集》。

【异名】苏方散（《证治准绳·疡医》卷四）。

【组成】木鳖子（去壳）、当归尾（酒浸）、芍药、白芷、粉甘草、川芎、射干、忍冬藤（即金银花）、大黄（锉碎，酒浸湿纸包裹）、穿山甲（糠火煨炒黄脆）、没药（另研）、苏方木各六钱。

【用法】上切细，作一服。水煎，食前服。

【主治】便毒。

杖丹膏药

【方源】《医学正传》卷六引《外录验方》。

【组成】甘草、肉桂、蛇蜕、蝉蜕、露蜂房、连翘、白芷、白及、白蔹、白术、苍术、人参、玄参、苦参、芍药、南星、升麻、厚朴、栀子、百合、金银花、天花粉、川归、川芎、穿山甲（煨胖，另研）、羌活、独活、黄连、黄芩、黄柏、大黄、生地黄、红花、苏木、柴胡、鳖甲（酥炙，为末）、青木香、何首乌、防风、荆芥穗、藿香、云母石、花蕊石各一两，乱发（壮年无病男子者）一块，干蟾（即风鸡）一只，凤凰胎（即壳中不转头鸡黄也，阴干用）一只，桃、柳、桑枝各五茎。

【用法】上各切细，用香油六斤，浸药三五日，入锅内熬黑色，去滓，入黄丹三斤，另用槐柳枝不住手搅，膏成候温，入乳香、没药、龙骨、轻粉、血竭各一两，麝香二钱，搅匀，瓷器收贮。临期看疮大小摊贴。受杖责后，如死血壅肿，宜先刺出恶血，然后以此膏贴之，三四日平复。或早失调理成痈者，贴之即散。

【主治】杖疮及诸般痈疽疮疖，已溃未溃。

极效膏

【方源】《疡医大全》卷七。

【组成】川乌、草乌、玄参、大黄、生地黄、杏仁、当归、赤芍、金银花、白芷各一两一钱。

【用法】麻油一斤四两浸药，慢火熬，加桃枝、柳枝、槐枝、桑枝、榆枝各十寸，熬枯去滓，复熬至滴水成珠为度。再加银朱一两，铜绿八钱，水粉四两，入油搅匀熬黑，再加黄蜡、白蜡各一两，化匀，再加松香收膏，老嫩得宜，入水扯，拔出火毒，摊贴患处。

【主治】痈疽。

杨梅一剂散

【方源】《外科大成》卷四。

【组成】麻黄一两，大黄七钱，威灵仙八钱，金银花、羌活、白芷、蝉蜕、皂角刺、穿山甲各五钱，防风三钱。

【用法】共一剂。用山羊肉斤许，河水煮熟，取清汤二碗，黄酒一碗，将药煎至一碗。令患者空心，先将热羊肉同酒淡食之令饱，随后服药。盖卧出汗，避风。

【主治】杨梅疮，元气壮者。

杨梅七帖散

【方源】《村居救急方》卷六。

【组成】细叶野艾根二两（无则用金银花），土茯苓四两（忌铁器，打碎），生猪油一两，直僵蚕七条（研），蝉蜕（翅足全，洗净）七枚，肥皂核肉七粒，皂荚子七粒（打碎）。

【用法】上作一剂。用水六茶杯，煎三杯服；午前四杯，煎二杯服，临卧二杯，煎一杯服；每日一帖，连服七日。未发者暗消；已发者收敛，永无后患，毒深者用十四帖。

【主治】梅疮。

杨梅疮冲喉药丸

【方源】《喉舌备要秘旨》。

【组成】生地黄二两，熟地黄三两，玄参二两，麦冬（去心）一两，白芍八钱，知母一两，钗斛一两，土茯苓二两，连翘一两，牛子一两，银花一两，牡丹皮八钱，泽泻八钱，女贞子一两半，沙参二两，山豆根六钱，生甘草六钱。

【用法】上药晒干，为细末，炼蜜为丸。每服四五钱，早、晚空心开水送下。

【主治】杨梅疮冲喉。

杨梅疮药酒

【方源】《医林绳墨大全》卷九。

【组成】大虾蟆一个，大黄五钱，穿山甲二钱（用瓦炙干），金银花二钱，白芷二钱，甘草一钱。

【用法】上用酒瓶将各药入内，取火酒灌满，扎紧瓶口，豆面封固，重汤煮三香取出，入土三四日，不拘时服。

【主治】杨梅疮。

两治散

【方源】《辨证录》卷十三。

【异名】两治汤（《洞天奥旨》卷七）。

【组成】白术一两，杜仲一两，当归一两，金银花三两，防己一钱，豨莶草三钱。

【用法】水煎服。一剂而痛轻，两剂而痛止，三剂痊愈。

【主治】腰眼之间，忽长疽毒，疼痛呼号。

还阴解毒汤

【方源】《审视瑶函》卷六。

【组成】川芎、当归（酒洗）、生地黄、金银花（去叶）、连翘、黄芩（酒炒）、土茯苓、细甘草（减半）、黄连（酒炒）、苦参、麦冬（去心）、白芍（酒洗）、玄参各等分。

【用法】上锉剂。白水二钟，煎至八分，去滓温服。

【主治】梅疮余毒未清，移害于肝肾，以致蒸灼，神水窄小，兼赤丝，黑白混浊不清，看物昏睡不明。

连贝解毒汤

【方源】《麻症集成》卷三。

【组成】酒炒黄连、酒炒黄芩、酒炒黄柏、连翘、当归身、荆芥、川贝母、麦冬、力子、银花、丹参。

【主治】麻疹心脾虚火，口唇破烂。

连翘归尾煎

【方源】《景岳全书》卷五十一。

【组成】连翘七八钱，当归尾三钱，甘草一钱，金银花、红藤各四五钱。

【用法】用好酒二碗，煎一碗服。服后暖卧片时。

【主治】一切无名痈毒、丹毒、流注等毒有火者。

【加减】如邪热火盛者，加槐蕊二三钱。

连翘生地黄汤

【方源】《麻科活人全书》卷四。

【组成】连翘、生地黄、金银花、玄参、黄连、荆芥穗、木通、胡麻仁、甘草。

【用法】水煎服。

【主治】麻后余毒未尽，生疮不已。

【备考】原书用本方治上证，加何首乌、刺蒺藜、白芷、薄荷。

连翘托里散

【方源】《医方类聚》卷一九一引《烟霞圣效方》。

【组成】连翘半两，川大黄三两，牡蛎一两（炮），甘草半两（炙），山栀子半两，独活半两，黄芪半两，金银花半两（拣净）。

【用法】上为粗末。每服半两，水一大盏，煎至七分，去滓冷服。以利为度。

【主治】四十以下壮实之人患疮，大小便不通；肿气曾溢，疼痛不可忍。

连翘赤小豆汤

【方源】《镐京直指医方》。

【组成】连翘三钱，赤小豆三钱，银花三钱，杏仁三钱，葶苈三钱，生甘草八分，象贝二钱，广郁金二钱，生石膏六钱。

【用法】先用陈年竹灯盏，煅炭研细。每服二钱，开水送下。服后宜吐，吐去秽痰二次后，服连翘赤小豆汤。

【主治】热毒乘肺，肺痈咳吐脓痰，右胁隐痛，右寸脉数有力。

连翘饮

【方源】《白喉全生集》。

【组成】连翘、桔梗、牛蒡各三钱，僵蚕（姜汁炒）、银花各二钱，黄芩、人中黄各一钱，粉葛、赤芍各一钱五分，薄荷八分，皂刺三针。

【用法】水煎服。

【主治】白喉热证尚轻，热邪尚在表者，初起白见于外关，或薄或小，淡红微肿，略痛，声音响亮，牙关饮食稍碍，口干头闷目胀，舌苔与小便微黄。

连翘败毒散

【方源】《古今医鉴》卷十五。

【异名】连翘散毒散（《杏苑生春》卷八）、败毒散（《杂病源流犀烛》卷十五）。

【组成】柴胡、羌活、桔梗、金银花、连翘、防风、荆芥、薄荷叶、川芎、独活、前胡、白茯苓、甘草、枳壳。

【用法】上锉。加生姜，水煎，如疮在上，食后服；在下，食前服。一日至四五日者，二三剂以解其毒，轻者则内自消散。若至六七日不消，宜服真人活命饮，后服托里消毒散调理。

【主治】痈疽，发有疔疮，乳痈，一切无名肿毒，初起憎寒壮热，甚者头痛拘急，状似伤寒。

【加减】如热甚并痛甚，加黄连、黄芩；大便不通，加大黄、芒硝下之。

连翘败毒散

【方源】《伤寒指掌》卷二。

【组成】羌活、独活、荆芥、防风、连翘、赤芍、牛蒡、桔梗、土贝、蒺藜、薄荷、银花、甘草。

【主治】伤寒瘥后颐毒，因汗下清解未尽，其邪结于少阳、阳明二经，发于阳明部位两颐者，或发于少阳部位耳之左右者。

【加减】互发于少阳，加柴胡；元气虚者，加当归、黄芪补托。

连翘败毒散

【方源】《医方解集》。

【组成】人参败毒散去人参，加连翘、金银花。

【主治】疮毒。

连翘败毒散

【方源】《医效秘传》卷三。

【组成】人参、羌活、独活、柴胡、前胡、川芎、枳壳、桔梗、茯苓、甘草、连翘、金银花。

【用法】加生姜、薄荷，水煎服。

【主治】伤寒汗下不彻，余邪热毒不清，邪结在耳后一寸二分，或两耳下俱肿硬者，名曰发颐。

连翘金贝煎

【方源】《景岳全书》卷五十一。

【组成】金银花、贝母（土者更佳）、蒲公英、夏枯草各三钱，红藤七八钱，连翘一两或五七钱。

【用法】用好酒二碗，煎一碗服。服后暖卧片时。若阳毒内热或在头顶之间者，用水煎亦可。甚者连用数服。

【功能】清热解毒，消肿排脓。

【主治】阳分痈毒，或在脏腑肺膈胸乳之间者。

【加减】火盛烦渴乳肿者，加天花粉。

连翘黄芪汤

【方源】《证治准绳·疡医》卷二。

【组成】金银花、黄芪、当归、连翘、甘草、蜈蚣（一条，去头、足，酒炙）。

【用法】加生姜，水煎服。

【主治】疔疮因食瘴死牛羊，足生大疔，如钉入肉，痛不可忍者。

连翘野菊散

【方源】《洞天奥旨》卷五。

【组成】连翘五钱，野菊三钱，栝楼二钱，石膏三钱，地榆三钱，当归五钱，甘草二钱，玄参一两，金银花二两。

【用法】水煎服。

【主治】发颐生痈初起。

连翘散

【方源】《世医得效方》卷十九。

【组成】连翘、当归尾、羌活、独活、防风、赤芍、小赤豆各五钱，大黄二钱，木香、菇荑、茨菇、薄荷、红内消、杜白芷、升麻、甘草、忍冬草各三钱。

【用法】上为末。酒调服，薄荷汤下亦可，不拘时候。

【主治】疔疮泻后。

【加减】若潮热不退，加黄芩、栀子仁各三钱，朴硝四钱；喘，加人参。

【备考】方中菇荑，《普济方》作“辛荑”。

连翘解毒汤

【方源】《冯氏锦囊秘录·外科精要》卷十九。

【组成】牡丹皮、牛膝、木瓜、金银花、桃仁（汤浸，去皮）、连翘、天花粉、甘草节、僵蚕、薏苡仁。

【用法】水煎服。

【主治】四肢肿湿诸疮。

连翘橘叶汤

【方源】《杂病源流犀烛》卷二十七。

【组成】川芎、连翘、角刺、金银花、橘叶、青皮、桃仁、甘草节各一钱。

【功能】清肝解毒。

【主治】吹乳初起，肿焮痛甚者。

【备考】原书用本方治上证，加柴胡。

时化汤

【方源】《瘟疫条辨摘略》。

【组成】白僵蚕二钱（酒炒），全蝉蜕十个（去头足），银花二钱，泽兰叶二钱，广陈皮八钱，黄芩二钱，龙胆草一钱（酒炒），炒栀仁一钱，川黄连一钱，元参心二钱，苦桔梗一钱，飞滑石一钱（京中者佳），生甘草五分。

【用法】水煎，另用绍酒、白蜜共一杯和匀，兑入冷服。小儿减半。

【主治】疫症初起，壮热憎寒，体重口干，舌燥，舌苔白色如粉，上气喘急，咽喉不利，头面发肿，目不能开。

【加减】如咽疼，加炒牛子一钱；如大便秘塞，再加酒大黄四钱；产后去大黄。

助神奇妙酒药

【方源】《医方易简》卷六。

【组成】枸杞八两，熟地黄四两，当归、园眼肉、黑枣肉各四两，五加皮、金银花、麦冬、牛膝、杜仲、巴戟、陈皮各二两。

【用法】上药用好绍酒四十斤，浸七日可饮，每饭间饮数杯，不可间断。

【功能】补虚。

里托散

【方源】《普济方》卷二九一。

【组成】黄芪、甘草、金银花各等分。

【用法】上为末。每服五分，用酒一盏、水一盏，煎至一盏，去滓，食后服之。

【主治】疬子疮。

岐伯养肺去痿汤

【方源】《惠直堂经验方》卷三。

【组成】金银花三钱，生甘草五分，生地黄二钱，麦冬三钱，紫菀五分，百合二个，款冬三分，贝母三分，白薇三分。

【用法】水煎服。

【主治】肺痿久嗽，皮肤黄瘦，毛悴色焦，膈上作痛，气息奄奄。

何首乌汤

【方源】《疡医大全》卷三十五。

【组成】何首乌、防风、金银花、荆芥、苍术、白鲜皮、甘草、苦参、连翘、木通。

【用法】上以灯心为引，水煎服；或为细末，水泛为丸。每服三钱，淡酒送下。

【主治】湿热风毒，遍身脓窠，黄水淋漓，肌肉破烂。加减：溏泄，加泽泻；夏热，加栀子、黄芩；痒，加白蒺藜；脾胃弱，去苦参，加赤茯苓。

皂角树皮汤

【方源】《外科大成》卷四。

【组成】皂角树根皮（切片，用炭灰同醋拌炒黄色）一两，金银花、威灵仙、牛膝、豨莶草、木瓜各三钱，防风、荆芥、连翘、白鲜皮、苦参、地骨皮、当归各二钱。

【用法】用酒三碗，水二碗，煎三碗，听用，土茯苓、羊肉各四两，酒二碗，煎七分，露一宿，兑前药内，每日空心服一碗，四日服完。十剂痊愈。

【主治】杨梅结毒溃烂，筋骨疼痛。

返阴丹

【方源】《痘科方药集解》卷六。

【组成】黄芪、人参、白芍、生地黄、银柴胡、玄参、银花、黄芩、槐花、屋游。

【组成】水痘灌浆时血游。

余毒饮

【方源】《仙拈集》卷三。

【组成】人参、茯苓、金银花、犀角各三钱，甘草一钱半，羚羊角一钱，珍珠八分。

【用法】炼蜜为丸。每日服一钱。

【主治】痘后余毒。

【备考】本方方名，据剂型，当作“余毒丸”。

肝胆两抒汤

【方源】《洞天奥旨》卷七。

【组成】龙胆草二钱，柴胡一钱，当归五钱，金银花一两，炙甘草二钱，甘菊二钱，半夏一钱五分，白芍五钱，牡丹皮三钱，黄葵花一钱五分，白蒺藜二钱。

【用法】水煎服。

【主治】眉疽。

【备考】眉疽一生，宜速治，数剂即消，久则无效。

肠痈溃烂汤

【方源】《青囊秘传》卷下。

【组成】人参一两，玉米一两，白术一两，山药一两，玄参一两，甘草三钱，金银花四两，山羊血一钱。

【用法】水煎服，服药时冲入山羊血。

【主治】大肠生痈溃烂，右足不能伸，腹中痛甚，便出脓血，肛门如刀之剖，不思饮食。

疔毒复生汤

【方源】方出《普济方》卷二七四，名见《外科正宗》卷二。

【异名】疔毒回生汤（《灵验良方汇编》卷二）。

【组成】牡蛎、大黄、山栀子、金银花、地骨皮、牛蒡子、连翘、木通、乳香、没药、皂角刺、瓜蒌各等分。

【主治】①《普济方》：疔疮走黄，打滚将死。②《外科正宗》：疔毒走黄，头面发浮，毒气内攻，烦闷欲死。

【加减】气壮者，加朴硝，水一碗，酒半碗同煎。

【备考】《外科正宗》本方用法：酒、水共一钟，煎一钟，食远服，不能饮者，只用水煎，临服入酒一杯和服。

应手散

【方源】《种福堂方》卷四。

【组成】金银花、白及、白蔹、川乌、草乌、芙蓉叶、南星、半夏、大黄、五倍子（炒黑）、陈小粉（炒黑）、陈石灰（用桃、桑、槐枝拌炒红色为度）各四两，牙皂二两，乳香、没药、蟾酥各五钱，丁香四钱。

【用法】上为细末。临用时加麝香一分，阳毒用醋调敷，阴毒烧酒调敷。

【主治】肿毒。

【加减】毒坚硬，加鲜山药、葱白头、人头上垢、糖霜，捣和前药，调敷患处，中留一孔出气。

辛香散

【方源】《外科集腋》卷八。

【组成】苍术、甘草、明矾、苦参、赤芍、羌活、独活、白芷、藿香、柏叶、当归、忍冬藤。

【用法】煎汤洗之。

【主治】跌打损伤，患处生脓腐烂。

辛香散

【方源】《伤科汇纂》卷七。

【组成】防风、荆芥、寄奴、独活、大茴、明矾、倍子、苦参、柏叶、当归、白芷、泽兰、细辛、银花、苍耳各少许。

【用法】水煎，加盐一撮洗之。

【功能】接骨。

【主治】跌打损伤，溃烂。

【备考】《梅氏验方新编》有乳香、细茶，无大茴、细辛。

辛凉清解饮

【方源】《秋温证治》。

【组成】连翘、金银花各二钱，杏仁、牛蒡子各三钱，薄荷、淡豆豉、蝉蜕各一钱五分，桔梗六分，淡竹叶十片。

【用法】水煎服。

【主治】太阴秋温，洒洒恶寒，蒸蒸发热，咽痛或不痛，舌白腻，边尖红。

【加减】胸闷，加栝楼皮、郁金各一钱五分；喉痛，加玄参三钱，马勃一钱；鼻衄，加鲜茅根十支，焦栀子三钱。

羌活连翘汤

【方源】《证治准绳·疡医》卷三。

【组成】防风、羌活、连翘、夏枯草、柴胡、昆布（洗）、枳壳、黄芩（酒炒）、川芎、牛蒡子、甘草、金银花。

【用法】加薄荷，水煎服。

【主治】瘰疬初发，寒热肿痛。

完足汤

【方源】《洞天奥旨》卷八。

【组成】白术一两，当归一两，金银花二两，牛膝五钱，贝母三钱。

【用法】水数碗，煎一碗，连服数剂。

【主治】骨毒滞疮。

完肺饮

【方源】《辨证录》卷十三。

【异名】完肺散（《洞天奥旨》卷六）、完肺汤（《外科真诠》卷上）。

【组成】人参一两，玄参二两，蒲公英五钱，金银花二两，天花粉三钱，生甘草三钱，桔梗三钱，黄芩一钱。

【用法】水煎服。

【功能】《洞天奥旨》：补胃益肺。

【主治】肺痈已成已破，胸膈作痛，咳嗽不止，吐痰更觉疼甚，手按痛处不可忍，咽喉之间，先闻腥臭之气，随吐脓血。

完善丸

【方源】《验方新编》卷七。

【异名】闭管丸（《外科方外奇方》卷四）。

【组成】夏枯草八两，甘草节四两，连翘四两（去子，为末），金银花一斤。

【用法】煎浓汤为丸。每服三钱，晨以盐汤送下。

【功能】去管生肌。

【主治】痔漏。

补元化毒散

【方源】《幼科直言》卷一。

【组成】生黄芪、白术（土炒）、白茯苓、薏苡仁、当归、扁豆、银花、山药、僵蚕（酒炒）、甘草、白芍（炒）、陈皮。

【用法】水煎服。

【主治】痘毒肿硬，面色青白，瘦弱。

补中去毒散

【方源】《女科秘要》卷七。

【组成】黄芪、银花、茯苓各一钱，人参、白术、生地黄各二钱，甘草、连翘各四分，当归二钱，青皮三分，白芷五分，乌梅一个，大枣一个。

【功能】补气血，去毒。

【主治】产后乳生痈，巴破出脓，寒热往来如疟，一日一发，或二三日一发。

补气补血汤

【方源】《万氏家传点点经》卷一。

【组成】栗壳三钱，当归二钱，黄芪二钱，玉竹（蜜炙）、白术（土炒）、川芎、熟地黄、蒺藜、茯苓、二花各一钱半，白芍三钱，甘草三分。

【用法】姜、枣为引。

【主治】酒病气血滞涩，结痰红白，骨节作脓已溃，水流不休，疼痛难忍，饮食少进，气血两亏者。

补肾祛毒散

【方源】《洞天奥旨》卷五引巫真君方。

【组成】忍冬藤四两，熟地黄三两，豨莶三钱，天花粉二钱，草乌头二钱，肉桂二钱。

【用法】水煎汁一碗，空腹服。未破者二服即消，已溃者即去黑烂，十服乃愈。

【主治】肾俞生痈。

补肺散

【方源】《异授眼科》。

【组成】当归五钱，黄芩一两，桔梗四钱，赤芍五钱，桑皮一两，麻黄四钱，枳壳四钱，葶苈五钱，地骨皮八钱，甘菊四钱，玄参八钱，白芷四钱，生地黄四钱，甘草四钱，金银花四钱。

【用法】上为细末。每服三钱。

【主治】眼有白翳多者。

补泪丸

【方源】《外科学讲义》。

【组成】夏枯草八两，甘草节四两，连翘四两（去子）。

【用法】上为末，以金银花二斤，煎浓汤为丸。每服三钱，早晨空心淡盐汤送下。

【主治】痔漏。

补脾解毒饮

【方源】《幼科直言》卷一。

【组成】薏苡仁、当归、扁豆、僵蚕、黄芩、川贝母、陈皮、白芍（酒炒）、银花、甘草、牛蒡子。

【用法】水煎服。

【主治】痘后元气虚弱，而有余毒，周身作肿，或兼腹胀而喘者。

君臣洗药方

【方源】《外科百效全书》卷一。

【组成】防风、白芷、赤芍、苦参、甘草、荆芥、艾叶、银花、羌活、独活、当归尾、牙皂、葱白、茶脚、苍耳子、荷叶蒂、柏子仁、土蜂房。

【用法】水煎熏洗后，温冷洗至干净，绢衣抹干，用清油硬调拦风膏之类敷之。如无脓，不要留口，一日一换。如有脓，可留口出毒去脓水，用药完，便以黑纸盖。绢袋缚紧。如外臁疮，三日一换，不要行动。

【主治】发背乳痈，人面臁疮，及诸恶疮疖肿痛。

灵异膏

【方源】《万氏家抄方》卷四。

【组成】防风、栀子、黄芩、当归、生地黄（忌铁器）、甘草、苦参、金银花、大黄、海风藤、赤芍、黄柏、连翘、荆芥、白蒺藜、槐枝各二两，何首乌（忌铁器）、牛蒡子、白芷、杏仁、地榆各一两，木通、川芎、山豆根、苍术、独活、羌活、蜂房、蝉蜕、僵蚕、白及、白蔹、麻黄、牡丹皮各五钱，乳香二两，没药、血竭、海螵蛸、孩儿茶、龙骨各一两，赤石脂二两，麝香二钱，樟脑、轻粉、黄蜡、白蜡各五钱，黄丹（水飞过，净）三斤。

【用法】麻油六斤浸药，入乱发三两熬焦黑色，发化尽去滓再熬，滴水成珠下丹，收膏停火，下乳香等细药。再候少温，下轻粉、麝香、黄白蜡溶化，入水中出火毒，瓷瓶收用。

【主治】毒疽。

【宜忌】勿用铁锅煎。

附子败毒汤

【方源】《医宗金鉴》卷六十四。

【组成】羌活一钱，川附子（制）一钱，白僵蚕（炒）三钱，前胡一钱，连翘（去心）一钱五分，生黄芪一钱五分，蔓荆子一钱五分，陈皮一钱，防风一钱，白茯苓一钱五分，金银花二钱，甘草（节）五分。

【用法】上用生姜一片为引，水三钟，煎一钟，食远温服。

【主治】湿毒瘰疬。

附子泻心汤

【方源】《白喉全生集》。

【组成】大黄四钱（酒炒），黄连六分，制附片三钱，僵蚕（姜汁炒）、桔梗、银花各二钱，黄芩一钱五分，生姜三片。

【用法】水煎服。

【主治】白喉。邪热既盛，真阳复虚，欲下之而恐亡阳，欲不下而邪复炽者。

附桂理阴煎

【方源】《白喉全生集》。

【组成】熟地黄四钱，僵蚕二钱，制附片三钱，炮姜（炒）、银花各一钱五分，当归、炙草各一钱，肉桂八分（去粗皮，蒸兑）。

【用法】水煎服。

【主治】上假热下真寒证。白见于喉内，色明润成块，甚或凹下，不红不肿，不甚疼痛，饮食稍碍，舌苔滑白，二便如常，或自溏泄，或寒热往来，两颧作红，嘴唇燥裂。

忍冬丸

【方源】《三因极一病症方论》卷十。

【异名】忍冬藤丸（《医学入门》卷八）。

【组成】忍冬草不以多少（根、茎、花、叶皆可，洗净）。

【用法】上以米曲酒于瓶内浸，糠火煨一宿，取出晒干，入甘草少许，研为末，即以所浸酒为糊，丸如梧桐子大。每服五十丸至一百丸，酒、饮任下，不拘时候。

【功能】预防消渴病愈后发痈疽，止渴。

【主治】痈疽，五痔诸漏。

忍冬汤

【方源】《外科真诠》卷上。

【组成】银花三钱，土苓一两，牡丹皮一钱，栀灰一钱，赤苓三钱，赤芍一钱，甘草七分。

【主治】本有湿热，或加恼怒行房而生之燥痟疮。

忍冬汤

【方源】《医学心悟》卷四。

【异名】银花甘草汤（原书卷六）。

【组成】金银花四两，甘草三钱。

【用法】水煎，顿服。能饮者，用酒煎服。宜早服。

【主治】一切内外痈肿。

忍冬汤

【方源】《痘疹正宗》卷下。

【组成】金银花大三五钱、中二三钱、小一钱，赤芍大一钱、中八分、小五分，土贝母大三钱、中二钱、小八分，牛蒡大二钱、中一钱、小八分，连翘（去实）大三钱、中二钱、小一钱，木通大二钱、中一钱、小八分，荆穗大一钱、中八分、小五分，红花大八分、中五分、小三分，枯黄芩大三钱、中二钱、小一钱，羌活大二钱、中一钱、小五分，甘草大五分、中三分、小二分。

【主治】一切痘后余毒之。

【加减】毒留下部，加牛膝；痘疔，加当归尾、青皮、地丁；痈，加生地黄、皂角刺、地丁；牙疳，加天花粉大三钱、中二钱、小一钱。

忍冬汤

【方源】《医学心悟》卷六。

【组成】金银花一两，甘草二钱，黑料豆二两，土茯苓四两。

【用法】每日一剂。水煎服。外贴万全膏，并用金蝉蜕甲酒。

【主治】杨梅结毒。

忍冬花酒

【方源】《疡科选粹》卷二。

【组成】金银花。

【用法】连茎叶捣烂取汁半钟，和酒半钟，热服。甚者不过三五服即愈。如无鲜者，用干的一二两，水一钟，煎半钟，冲上热酒半钟和服。

【主治】一切痈疽，发背疔疮，乳阴便毒，喉闭乳蛾等症，不问已溃未溃，阳证尤宜。

忍冬饮

【方源】《产科发蒙》卷四。

【组成】当归、川芎、芍药、木通、赤茯苓、荜澄茄、忍冬各等分。

【用法】每服五钱，水煎温服。

【主治】产后恶露下少，腹胀满，大小便秘涩。妇人月经不来，二三月腹胀满，大小便秘者。

忍冬饮

【方源】方出《苏沈良方》卷九，名见《圣济总录》卷一三一。

【异名】忍冬酒（《三因极一病症方论》卷十四）。

【组成】忍冬嫩苗一握，甘草（生用）半两。

【用法】上药研烂，加酒一斤半，入沙瓶中，塞口，煮两食顷。温服。若仓卒求不获，只用干叶为散，每服三方寸匕，甘草方寸匕，酒煮服之亦可，然不及生者。

【主治】①《苏沈良方》：痈疽，疮疡久不合。②《圣济总录》：痈疽发脑发背，肿焮寒热疼痛。

忍冬酒

【方源】《外科精要》卷上。

【异名】忍冬藤汤（《医学入门》卷八）。忍冬藤酒（《杏苑生春》卷七）。

【组成】忍冬藤（生取）五两，大甘草节一两。

【用法】上用水二碗，煎至一碗，加无灰好酒一碗，再煎数沸去滓，分三次服，一昼夜用尽；病重，一昼夜服两剂，至大小便通利为度。另用忍冬藤一把，捣烂，入酒少许，敷疮四周。

【主治】一切痈疽。

忍冬散

【方源】《小儿卫生总微论方》卷二十。

【组成】忍冬草（干者）半两，甘草节半两，大黄半两（生）。

【用法】上为细末。每用三钱匕，水一大盏，煎至七分，调乳香末半钱，量大小渐渐与服，五七岁儿服半盏已下，分为二服，日日与服。

【功能】《奇效良方》：预防小儿渴疾愈后发痈疽。

【主治】小儿痈疖。

忍冬散

【方源】《惠直堂经验方》卷一。

【组成】金银花五钱。

【用法】上药入铜锅内，焙枯存性。红痢，以白蜜水调服；白痢，以砂糖水调服。一服即愈，否则亦必渐出黑粪，次日霍然。

【主治】痢疾。

忍冬解毒汤

【方源】《救偏琐言·备用良方》。

【异名】木三（《痧症全书》卷下）、五十九号萃象方（《杂病源流犀烛》卷二十）。

【组成】金银花、土贝母、甘菊、荆芥穗、牛蒡、红花、甘草、木通、连翘、地丁、胡桃。

【功能】防余毒窃发。

【主治】痘痂初退，大局无虞，疤少荣润，热欠清和者。

【备考】《痧胀玉衡书》本方用法：水煎，温服。

忍冬煎

【方源】《古今医统大全》卷四十九。

【组成】忍冬藤叶不拘多少（一石愈佳）。

【用法】捣烂，以水煮取浓汁，去滓煎浓。每服如鸡子大一丸，每日二次。

【主治】一切飞尸鬼疰风邪。

忍冬膏

【方源】《本草纲目》卷十八引《乾坤秘蕴》。

【组成】金银藤四两，吸铁石三钱，香油一斤。

【用法】上药熬枯，去滓，入黄丹八两，待熬至滴水不散，如常摊用。

【主治】诸般肿痛，金刃伤疮，恶疮。

忍冬膏

【方源】《惠直堂经验方》卷二。

【组成】金银花并叶。

【用法】和酒糟研烂，用净瓦摊火土，烘热敷患处。

【主治】湿气流注之处，痛不可忍。

驱风养血汤

【方源】《秘传大麻疯方》。

【组成】人参、黄芪、黄芩、白芷、羌活、芍药、独活、苍耳子、银花各一钱，川芎、生地黄、熟地黄、红花、防风、荆芥、桔梗、茯苓、甘菊各八分，麻黄五分。

【用法】作一贴，水煎，加好酒半杯，热服。

【主治】鸡皮疯。血燥，气虚风入，形如鸡皮，粗糙不润，以手磨则粗刺。

驱风散

【方源】《外科大成》卷四。

【组成】金银花三钱，牛蒡子（炒）、防风、荆芥、当归、川芎、白芍、黄芩、连翘各八分，木通、甘草各四分。

【用法】水二钟，煎八分，母子同服。

【主治】小儿紫赤丹毒，及诸疮咽喉肿痛，并伤风发热烦躁，鼻塞气喘，痰嗽惊风。

【加减】毒甚者，加大黄；丹毒，加麻仁（炒研）。

驱毒散

【方源】《杏苑生春》卷八。

【组成】土茯苓二两，白花蛇三分，防风、荆芥、薄荷、牙皂、金银花、皂角刺、白鲜皮、川芎、当归、薏苡仁、人参、黄芩、牛膝、木通、甘草各一钱。

【用法】上㕮咀。水煎熟，温服。

【主治】杨梅疮初起。

青蒿滑石汤

【方源】《温热经解》。

【组成】青蒿三钱，滑石三钱，川朴一钱，建曲二钱，扁豆衣一钱半，银花露五钱（冲），甘草一钱，知母二钱，杏泥二钱，酒芩八分，通草八分，荷叶边一圈。

【主治】暑湿化疟，但热不寒者。

【加减】但头汗出，身无汗者，加豆豉三钱，葱头一枚。

拔毒散

【方源】《痈疽神秘验方》卷一。

【异名】秘方拔毒散（《证治准绳·疡医》卷一）。

【组成】乳香、没药、穿山甲（炮）、当归、木鳖子各一钱，瓜蒌仁八钱，甘草（炙）五分，忍冬藤二钱，牙皂角七分（炒），大黄（生、熟）各一钱半，连翘一钱，贝母十分。

【用法】上作一剂。用酒、水各一钟，煎至一钟，食前服。

【功能】攻毒止痛化脓。

【主治】一切痈疽肿毒。

【加减】若有脓，或已溃者，可不用大黄；如亦有脓虽溃，脉仍洪数，或沉实喜冷者，又所宜用。

抽脓散

【方源】《杂病源流犀烛》卷二十八。

【组成】黄芪、当归、金银花、白芷、连翘、防风、甘草。

【主治】痔痈。

抵金丹

【方源】《古今医鉴》卷十五。

【组成】细辛、白芷、麻黄、金银花、桂枝、当归、防风、甘草各一两，牙皂十个，龙骨（火煅）五钱，乳香、没药、孩儿茶、丁香各二钱（为末）。

【用法】前十味药共为粗末，每服不拘多少，以土茯苓煎水，去滓，入粗药末在内，搅匀，再煎一二沸，取出候温，加后四味末于内，再加蜜一箸头，温服。以枣肉为丸，用茯苓汤顿服亦可。

【主治】一切天疱杨梅，及远年近日顽疮。

拨云丸

【方源】《异授眼科》。

【组成】白蒺藜（炒去角）、羌活、独活、防风、生地黄、荆芥、当归、蛇蜕、金银花、蝉蜕、赤芍、甘草。

【用法】水煎服。

【主治】阳毒之气盛，注于阳道，寒邪克之，眼目日夜疼痛者。

【备考】本方方名，据剂型，当作“拨云汤”。

拨云散

【方源】《救偏琐言·备用良方》。

【异名】革三（《痧症全书》卷下）、五十一号临象方（《杂病源流犀烛》卷二十一）。

【组成】生地黄、黄连、木通、荆芥穗、谷精草、甘草、赤芍、羚羊角、大黄（一分至三分）、木贼、甘菊、金银花、羌活、望月沙。

【用法】加灯心、白芙蓉叶煎服。

【主治】痘后热毒在肝，两目通红，甚至起障生翳者。

【备考】本方方名，据剂型，当作“拨云汤”。《痧胀玉衡书》本方用：生地黄一钱五分，川连三分，木通一钱，荆芥穗一钱，甘草四分，赤芍一钱，大黄一钱（酒炒黑，存性），羚羊角三分（磨汁），谷精草一钱五分，木贼八分（去节），甘菊六分（白者，去蒂用），银花一钱，羌活八分，望月沙三钱。

苦参丸

【方源】《寿世保元》卷九。

【组成】苦参一斤，防风、荆芥、羌活、当归、川芎、赤芍、金银花、独活、连翘、黄芩、黄连、栀子、滑石、白术、甘草各一两。

【用法】上为末，面糊为丸，如梧桐子大。每服百丸，苦参酒送下。

【主治】疠风，手足麻木，毛落眉脱，满身癞疹，瘙痒成疮。

苦参汤

【方源】《医学心悟》卷三。

【组成】苦参一钱五分，生地黄二钱，黄柏五分，当归、秦艽、蒡子、赤芍、白蒺藜、丹参、牡丹皮、银花、贝母各一钱，甘菊三钱。

【用法】水煎服。

【功能】清湿热，祛风邪。

【主治】疠风，肌肉生虫，白屑重迭，瘙痒顽麻，甚则眉毛脱落，鼻柱崩坏。

苦参汤

【方源】《疡科心得集·补遗》引《大全》。

【组成】苦参二两，蛇床子、白芷、金银花、野菊花、黄柏、地肤子、大菖蒲。

【用法】用河水煎汤，临洗入猪胆汁四五枚，洗二三次痊愈。

【主治】一切疥癞风癣。

【宜忌】宜避风，忌发物。

【备考】方中除苦参外，余药用量原缺。

苦参汤

【方源】《治疹全书》卷下。

【组成】苦参、荆芥、黄柏、赤芍、当归尾、银花、石菖蒲、何首乌各等分。

【用法】煎汤洗之。

【主治】疹出不能敛，血死肌表，色变青黑，久则身热发肿，其青黑之色，从外溃烂，脓水淋漓，痛痒不常者。

英花汤

【方源】《洞天奥旨》卷十四。

【组成】金银花一斤，蒲公英八两，绵黄芪六两，生甘草一两，川贝母三钱。

【用法】水煎，作三次服完。

【主治】痈疽未溃。

英苍散

【方源】《简明医彀》卷八。

【组成】蒲公英（田畔开黄花如菊）、苍耳草。

【用法】上为末。酒服。更以米醋浓煎，浸之效。或蒲公英同金银花藤煎，酒服。

【主治】手指结毒及天蛇头。

英藤汤

【方源】《洞天奥旨》卷十五。

【组成】蒲公英一两，忍冬藤二两，生甘草三钱。

【用法】水二钟，煎一钟，食前服。两剂全消。

【主治】乳痈初起。

转阳化毒汤

【方源】《外科医镜》。

【组成】人参五钱，黄芪五钱（生），远志三钱，金银花一两，生甘草三钱，肉桂一钱（寒甚倍用），黄明胶五钱（炒成珠）。

【用法】水煎服。

【主治】一切痈毒已溃，误服凉剂，转变阴证者。

转败汤

【方源】《青囊秘诀》卷下。

【异名】转败丹（《辨证录》卷十三）、转败散（《外科证治全书》卷三）。

【组成】人参一两，当归一两，土炒白术一两，金银花三两，白芍三两，柴胡二钱，制半夏五钱，甘草三钱。

【用法】水煎服。

【功能】解郁消痰，补虚消毒。

【主治】瘰疬日久，两项之间，尽已溃烂，痰块串至胸膈之上，头破而腐，身体发热发寒，肌肉消瘦，饮食少思，自汗盗汗，惊悸恍惚。

转败汤

【方源】《洞天奥旨》卷五。

【组成】麦冬一两，熟地黄二两，山茱萸一两，人参五钱，肉桂一钱，当归一两，忍冬藤一两，白术五钱。

【用法】水煎服。

【主治】背痈溃烂，洞见肺腑，疮口不收者。

转败汤

【方源】《辨证录》卷十三。

【组成】人参二两，生黄芪一两，熟地黄二两，肉桂二钱，白术四两，当归一两，金银花四两，麦冬二两，山茱萸一两，远志三钱，北五味子一钱，茯苓三钱。

【用法】水煎服。

【主治】背痈溃烂，洞见肺腑，疮口黑陷，身不能卧，口渴思饮，属阴虚而不能变阳者。

虎跑泉

【方源】《解围元薮》卷四。

【组成】虎杖草、豨莶草、苍耳草、防风、升麻、荆芥、金银花、紫苏、鹤虱草。

【用法】煎汁，洗浴。

【主治】麻风，手指挛曲。

昆布散

【方源】《顾氏医径》卷六。

【组成】昆布、香附、夏枯草、川贝母、玄参、牡蛎、半夏、白芥子、忍冬、甘草。

【主治】马刀。虚痰入络，项侧胀硬，形如长蛤，坚核者。

昆花汤

【方源】《洞天奥旨》卷十五。

【组成】南夏枯草三钱，浙贝母二钱，山慈菇一钱，玄参一钱，连翘一钱，牛蒡子一钱，橘红一钱，金银花一钱，海藻一钱，川芎一钱，当归一钱，香附一钱，白芷一钱，甘草五分，昆布三钱。

【用法】水三碗，煎一碗，空心服。

【主治】项下肿核。乃痰气不清郁结而成，日久破坏，以致气血亏短，卒难收口，且连串不已，又名疬串。

【加减】如破烂日久不收口者，加黄芪、白术各一钱，茯苓八分，升麻、柴胡各五分。

固元解毒汤

【方源】《幼科直言》卷二。

【组成】当归、银花、薏苡仁、白茯苓、牡丹皮、扁豆（炒）、连翘、桔梗、黄芩、陈皮、山楂肉、甘草。

【用法】白水煎。

【功能】结痂收靥。

【主治】痘见十朝，十一二三朝。

呼脓长肉比天膏

【方源】《疡科选粹》卷八。

【组成】金银花、合欢皮、荆芥穗、白芷梢、赤芍、当归尾、怀生地黄、皂角刺、番木鳖、蓖麻子、山慈菇、金线重楼、乌梅肉、土木鳖、紫苏叶、骨碎补、金钗草、刘寄奴、延胡索、穿山甲、麻黄、玄参、桃仁、防风、羌活、独活、连翘、黄芪、白及、苏木、红花、川芎、乌药、甘草、苍耳、南星、蝉蜕、蜈蚣、五倍、蒲黄、降香、大黄、石斛、草乌、蓬术、半夏、肉桂、川乌、姜黄、漏芦、象皮、黄连、黄柏、山栀、败龟甲、牙皂、川椒、白蔹、苍术、苦参、僵蚕、杏仁、蜂房、血余、蛇蜕、鸡肫皮（以上拣选道地精制者，洗去土，去芦头）各一两，葱汁、千里光汁、姜汁、金灯光汁（以上熬膏听用），象牙末、血竭、樟脑、木香各一两，麝香二钱（共九味，另研极细末无声者，听用），上好山东飞丹二斤（水飞过，炒过，筛净，二十两），上好面粉二斤（炒过，筛净，二十八两），龙骨（醋煅）、无名异、海螵蛸（去壳，煅）、赤石脂（煅）各四两（共为极细末无声者，听用），上好黄蜡一斤，白蜡四两，菜油十三斤（麻油更妙），嫩松香半斤。

【用法】将药片入油浸，春五日、夏三日、秋七日、冬十日，取出，入锅内，文、武桑柴火熬至药焦油黑为度，用铁线细眼杓取出滓，冷定，竹笋滤过，用槐枝一尺比大筋者频频搅之；次下四味草膏；次下黄占、白蜡；次下龙骨等四味，搅；次下黄丹，频频搅之；面粉用绢筛筛下，滴水成珠，候冷定，方下乳香等九味，细筛下，频频搅之，候成膏入缸内，埋土一日，水浸一日，方可用。火色太早则药嫩，太迟则老，嫩则油散不成膏，老则药耗而难化。切忌火发，仔细；如遇泛起，用锅盖盖之，切不可浇水，浇水反使火气上冲，最宜慎之。每生药片五两，用生油一斤；每生油一斤，熬熟药油十两；每药油一斤，点丹六两；每飞丹一斤，水飞九两；每粉一斤，可炒至十四两。已破者，先用花椒、葱白、甘草煎猪蹄浓汁洗净，去恶肉，贴之，日洗三四次，换膏一次。

【主治】诸般痈疽，肿毒，痔漏，恶疮，便毒，臁疮，湿毒，下疳，瘰疬，脓窠，血癣，肥疮，结毒。

【备考】方中葱汁、千里光汁、姜汁、金灯光汁用量原缺。又麝香二钱下云共九味，但象牙末至麝香只有五味，疑脱。

呼脓长肉膏

【方源】《万氏家抄方》卷四。

【组成】麻油三斤，发一团（入油熬化，次入后药），当归、黄芪、黄连各一两半，黄柏、大黄、黄芩、白芷、杏仁、防风、荆芥、羌活、独活、连翘、山栀各一两，赤芍、地黄、白及、金银花、青藤各八钱，桃、柳、槐枝各七寸。

【用法】通以前药入油熬枯，黑色为度，住火，去滓，用飞过黄丹八两、黄蜡五两、沥青二两同煎，至油滚渐渐加之，滴水软硬得所、不粘手为度，加乳香、没药各六钱，轻粉五钱，血竭三钱，收用摊贴。已破出脓者，用油纸摊贴；如脓多，以绢揩净，火边略烘再贴，第三次不可用矣，另换一个再贴。俟疮势将收口，量疮大小贴之。

【主治】痈疽，发背，疔疖等毒。

鸣宝丹

【方源】《青囊秘诀》卷上。

【组成】黄芪二两，甘草三钱，白术二两，金银花二两，车前子五钱，蛇床子五钱，柴胡一钱，肉桂一钱，贝母一钱，山茱萸一钱。

【用法】水煎服。一剂消，两剂愈。

【主治】虚寒肚痈。

【加减】加人参用之更妙。

败毒圣神丹

【方源】《石室秘录》卷四。

【组成】当归九钱，黄芪五钱，人参一钱，荆芥一钱，金银花九钱，生甘草三钱。

【用法】水煎服。两剂可已，不须多服。

【主治】阳证疮疡，成脓奔溃者。

败毒圣神丹

【方源】《石室秘录》卷四。

【组成】金银花、蒲公英、生甘草、当归、天花粉（其量均须大于常用之量）。

【用法】水煎服。一剂消，两剂愈，不必三剂。

【功能】内散痈疽。

【主治】痈疽，或生于背，或生于胸腹之间，或生于头面之上，或生于手足之际，皆是五日之内者。

败毒汤

【方源】《外科全生集》卷四。

【组成】花粉、黄芩、连翘、赤芍、银花、当归身各二钱，生甘草节一钱。

【用法】水、酒各半煎，送下醒消丸。

【主治】痈初起红肿者。

【宜忌】疔毒忌用酒煎。

败毒饮

【方源】《麻症集成》卷三。

【组成】酒芩、川连、连翘、川贝母、桔梗、栀子、银花、力子、生地黄、甘草、红花、竹叶。

【功能】清火解毒。

【主治】麻疹色白，血分有热。

败毒荆防汤

【方源】《麻症集成》卷三。

【组成】力子、连翘、前胡、桔梗、江壳、银花、荆芥、防风、甘草。

【功能】发散托毒。

【主治】麻疹见标。

【加减】肺热、疫热，加黄芩、川连。

败毒流气饮

【方源】《疮疡经验全书》卷三。

【组成】紫苏、人参、桔梗、枳壳、甘草、柴胡、川芎、羌活、白芷、防风、白术、芍药、金银花。

【用法】加生姜三片，大枣一个，水煎服。

【主治】肾经虚，热毒伤于大肠之经，并聚成毒，而为坐马痈。

败毒散

【方源】《片玉心书》卷五。

【组成】荆芥、防风、连翘、枳壳、升麻、薄荷叶、羌活、独活、桔梗、干葛、木通、金银花、黄芩、川芎、甘草、山栀子。

【用法】上肿，加葱三茎；下肿，加灯心一握、生姜三片为引，水煎服。

【主治】遍身疮疥，因淋洗涂搽，逼毒归内而腹胀轻者。

败毒散

【方源】《外科真诠》卷上。

【组成】防风一钱，前胡一钱，玄参二钱，公英五钱，生地黄三钱，银花二钱，甲珠一片，赤芍一钱五分，连翘一钱，甘草七分。

【用法】野菊根五钱为引。无菊根，用乌桕根白皮亦可。二者俱无，宜用菊花二钱代之。

【主治】疔疮。

【加减】便实，加大黄二钱。

败毒散

【方源】《济阳纲目》卷九十五。

【组成】木鳖子、山栀、连翘、当归、芍药、川芎、甘草、熟地黄、防风、金银花、荆芥、陈皮、枳壳、全蝎、穿山甲、僵蚕、蝉蜕、皂角子各一钱，朴硝、蜈蚣（一条，去头脚）、大黄各三钱。

【用法】上锉。水煎，空心服。少刻下泻粪则效。

【主治】痔漏。

败毒散

【方源】《痘疹定论》卷四。

【组成】生地黄一钱五分，牡丹皮七分，柴胡七分，桔梗八分，薄荷五分，连翘八分（去心），牛蒡子八分（炒，研），黄柏五分（蜜水炒），天花粉八分，黄芩七分（酒炒），黑参八分，赤芍五分，金银花八分，甘草三分（生，去皮）。

【用法】引加煅石膏一钱，淡竹叶一钱，灯心五十寸，同煎；再用生犀角磨汁，和药同服。

【功能】《麻科活人全书》：清胃利咽。

【主治】疹后口臭、口疮、唇烂，兼咽喉疼痛。

【备考】《麻科活人全书》有射干、赤芍，无白芍。

败毒散

【方源】《摄生众妙方》卷八。

【组成】当归尾五钱，白芷一两，防风一两（去芦），大黄五钱，羌活、甘草、蜂房、连翘、金银花各一两，穿山甲二两（生用）。

【用法】上为细末。每服三钱，重甚用四钱，以好酒调下。

【主治】一切无名肿毒。

【加减】肿毒痛甚，加乳香、没药、血竭、皂角刺各一钱。

制火润尻汤

【方源】《外科真铨》卷上。

【组成】熟地黄五钱，玄参三钱，银花一两，苦参二钱，牡丹皮一钱，川贝母一钱，茯苓三钱，乳香七分，没药七分，甘草一钱。

【主治】鹳口疽初起，尻尾骨尖处肿形如鱼肫，色赤坚痛。

制火润尻散

【方源】《惠直堂经验方》卷三。

【组成】金银花、玄参各二两，苦参五钱，生甘草三钱，熟地黄八钱，山萸、白芥子、茯苓各三钱，乳香一钱，没药一钱。

【用法】水煎服。

【主治】尻上锐疽。

和伤活血汤

【方源】《疡医大全》卷三十六。

【组成】泽兰叶三钱，百部三钱，刘寄奴、猴姜、苏木各一钱，陈皮五分，乳香（去油）六分，甘草三分，没药（去油）六分，金银花一钱五分。

【用法】酒煎服。盖暖出汗。

【主治】跌打损伤。

和乳汤

【方源】《外科真铨》卷上。

【组成】蒲公英五钱，银花三钱，当归一钱，川芎七分，青皮七分，香附七分，浙贝母一钱，甲珠一片，桔梗一钱，甘草五分。

【用法】水煎服。

【主治】肝气郁结，胃热壅滞之乳痈初起；或乳痈好后内结一核，如桃如李，累月不消者；或形寒饮冷加以气郁痰饮，流入胃络，积聚不散所致之乳癖，乳房结核坚硬，始如钱大，渐大如桃如卵，皮色如常，遇寒作痛者。

【加减】乳痈好后结核，加附片七分浮癖，加附子七分，煨姜一片；有寒热头痛，加防风一钱，前胡一钱；气虚者，加生黄芪一钱，内脓已成者，再加皂刺一钱。

追毒散

【方源】《寿世保元》卷九。

【组成】当归尾、赤芍、白芷、金银花、天花粉各一钱，白僵蚕（炒）六枚，木别子十个，穿山甲二片，大黄三钱，芒硝二钱（一方加五灵脂更妙，一方加射干，去芒硝）。

【用法】上锉一剂。好酒煎，露一宿，五更热服。厚盖发汗，利一二行即愈。其芒硝、大黄待群药煎将熟方入，再二沸用之。

【主治】便毒。

金不换神仙膏

【方源】《古今医鉴》卷十六。

【组成】川芎、白芷、生地黄、熟地黄、当归、白术、苍术、陈皮、香附、枳壳、乌药、半夏、青皮、细辛、知母、贝母、杏仁、桑白皮、黄连、黄芩、黄柏、栀子、大黄、柴胡、薄荷、赤芍、木通、桃仁、玄参、猪苓、泽泻、桔梗、前胡、升麻、麻黄、牛膝、杜仲、山药、远志、续断、良姜、何首乌、甘草、连翘、藁本、茵陈、地榆、防风、荆芥、羌活、独活、金银花、白蒺藜、苦参、僵蚕、天麻、南星、川乌、草乌、威灵仙、白鲜皮、五加皮、青风藤、益母草、两头尖、五倍子、大风子、巴豆、穿山甲、芫花各五钱，蜈蚣二十条，苍耳头七个，桃、柳、榆、槐、桑、楝、楮、枫枝各三十。

【用法】上药各切为粗片，用真脂麻油十二斤，浸药于内，夏浸三日，冬浸半月方可；煎药黑枯色为度，用麻布一片，滤去滓，将油再称，如有十数斤，加飞过黄丹五斤；如油有八斤，加黄丹四斤，依数下丹，决无差矣。将油再下锅熬，黄丹徐徐投下。手中用槐、柳棍不住搅，火先文后武，熬成滴在水中成珠不散。春、夏硬，秋、冬软，此是口诀，瓷瓶内贮之。临用时加细药：乳香、没药、血竭、轻粉、朝脑（即樟脑）、片脑、麝香、龙骨、海螵蛸、赤石脂，上为细末，瓷器内收贮，临摊膏药时掺上。五劳七伤，遍身筋骨疼痛，腰脚软弱，贴二膏肓穴、两肾俞穴、两足三里穴；痰喘气急，咳嗽，贴肺俞穴、华盖穴、膻中穴；左瘫右痪，手足麻木，贴两肩井穴、两曲池穴；男子遗精白浊，妇人赤白带下，月经不调，血山崩漏，贴两阴交穴、关元穴；赤白痢疾，贴丹田穴；小肠气、疝气，贴膀胱穴；疟疾，男子贴左肩，女子贴右肩；偏正头风，贴风门穴；腰痛，贴命门穴；心气疼痛，贴中脘穴；走气，贴二章门穴；寒湿脚气，贴两三里穴；一切无名肿毒，疬疮，臁疮，杨梅顽疮，跌打伤损，痞块，不必寻穴，皆贴本病患处即愈。

【功能】生肌定痛，调血祛风湿。

【主治】劳伤筋骨疼痛，痰喘咳嗽，左瘫右痪，手足麻木，赤白痢疾，疝气，疟疾，偏正头风，心气疼痛，寒湿脚气，男子遗精白浊，女子赤白带下，一切无名肿毒，跌打损伤。

金贝煎

【方源】《竹林女科证治》卷三。

【组成】金银花、贝母（去心）、蒲公英、夏枯草各三钱，

红藤七八钱，连翘一两或五七钱。

【用法】酒二碗，煎一碗服，服后暖卧片时。

【主治】吹乳。

【加减】如火盛烦渴，乳肿者，加天花粉二三钱。

金丝万应膏

【方源】《疮疡经验全书》卷九。

【组成】大黄一斤，贝母半斤，草乌二两，地骨皮四两，黄芩、黄柏、黄连、天花粉各一两，小蓟、大蓟、赤蔹、白蔹、马鞭草、威灵仙、白及、赤芍、肉桂各五分，玄参、细辛各三钱，当归、川芎、白芍、刘寄奴、牡丹皮、苏木、红花、蜂房、血余、马勃、良姜、续断、桑寄生、木鳖、无名异、桃仁、连翘、金银花、乌梢蛇、金毛狗脊、象皮、羌活、独活、仙灵皮、青皮、五加皮各一两，地龙三十条，蛇蜕十条，蜈蚣二十条，白芷、防风、黄芪、姜黄、穿山甲、虾蟆、血见愁、僵蚕、半夏、龟甲、乌药、皂角刺、天麻子、地榆、艾、苦参、南星、牙皂、甘松、三柰、藁本、骨碎补、全蝎、麻黄、蝉蜕、五倍子、青风藤、何首乌、白鲜皮、木通、百合各一两。

【用法】以上用真麻油二十斤，春浸十日，夏浸五日，秋浸十五日，冬浸一月，文武火煎熬，旋加桑、柳、槐枝各二斤，凤仙梗、豨莶草、芊芊活、见肿消等草各少许（新鲜者），有水气缓缓下之，若骤下则油泛上发浮，慎之慎之；待药煎黑，滤净滓，入油瓷瓶中。此药必用丝绵衬麻布滤方精制。再入锅内慢火煎油滴水不散为度；春夏明净松香一斤，下油二两。柳枝搅匀；俟略温，旋下乳香、血竭、没药各一两，麝香一钱；春初天气尚寒，每斤再加油半两，秋初亦如之，冬月严寒，松香一斤，下油四两，细药同前，搅至不拈手为度，倾入水中，多令人蘸水，炼如黄金色，再入水中浸三日，出火毒，任用。

【功能】定痛追脓，生肌长肉，收敛疮口。

【主治】痈疽，发背，诸肿毒；闪腰扑损，坠高落马，筋疼骨痛，皮肉青肿。

金丝万应膏

【方源】《理瀹骈文》。

【组成】大黄、生地黄、玄参、当归尾、赤芍、白芷、官桂、川乌、草乌、羌活、独活、南星、半夏、麻黄、杏仁、川芎、荆芥、防风、连翘、细辛、苦参、苍术、山栀、乌药、青皮、藿香、黄芩、枳壳、藁本、灵仙、牛膝、续断、贝母、忍冬藤、甘节、苏木、红花、桃仁、木香、丁香、艾叶、五加皮、青风藤、秦艽、白鲜皮、白及、白蔹、牙皂、僵蚕、蝉蜕、蛇蝉、全蝎、蜈蚣、蜂房、鳖甲、木鳖仁、蓖麻仁、五倍子、黄柏、降香、骨碎补、良姜、炮山甲、乳香、没药各一两，苍耳草、槐、柳、榆、桃、桑、楝、楮各四两。

【用法】麻油熬，黄丹收，松香一斤，搅匀，加姜、葱、韭、蒜尤良。

【主治】风寒湿热，脾胃虚弱，面色萎黄，胸膈饱闷，泻痢疟疾，痞积血瘕，心腹诸痛。

金丝万应膏

【方源】《摄生众妙方》卷一。

【组成】木香、川芎、牛膝、生地黄、细辛、白芷、秦艽、当归尾、枳壳、独活、防风、大风子、羌活、黄芩、南星、蓖麻子、半夏、苍术、贝母、赤芍、杏仁、白蔹、两头尖、艾叶、连翘、川乌、甘草节、肉桂、良姜、续断、威灵仙、荆芥、藁本、丁香、金银花、丁皮、藿香、红花、青风藤、乌药、苏木、玄参、白鲜皮、僵蚕、草乌、桃仁、五加皮、山栀、牙皂、苦参、穿山甲、茅香、五倍子、降香节、骨碎补、苍耳头、蝉蜕、蜂房、鳖甲、全蝎、麻黄、白及各一两，大黄二两，蜈蚣二十一条，蛇蜕三条，桃、柳、榆、槐、桑、楝、楮七色树枝各三寸。

【用法】上切为粗片，用真麻油十二斤浸药在内，夏浸三宿，春五宿，秋七宿，冬十宿方煎，以药枯油黑为度，用麻布一片，滤去滓，贮瓷器内。另用片子松香不拘多少，先下净锅熔化后，方加药油，量香二斤，用油四两，拭水软硬，仍滤入水缸中，令人抽扯色如黄金即成膏矣。每制一料，计膏七十斤，约用银八九钱，量摊中大膏约一万有余，可济人五千之数。一切风气寒湿，诸般疼痛等症，贴患处；肚腹疼痛，泻痢疟疾，俱贴脐上，痢白而寒者尤效；咳嗽哮喘，受寒恶心，胸膈胀闷，妇人男子面色萎黄，脾胃等症及心疼，俱贴前心；负重伤力，浑身拘痛者，贴后心与腰眼；诸疝小肠气等症，贴脐下。

【主治】一切风气寒湿，手足拘挛，骨节酸痛，男子痞积，女人血瘕及腰疼胁痛，诸般疼痛，结核转筋，顽癣顽疮，积年不愈，肿毒初发，杨梅肿块未破者。肚腹疼痛，泻痢疟疾，痢白而寒，咳嗽哮喘，受寒恶心，胸膈胀闷，面色萎黄，脾胃等症，心疼，负重伤力，浑身拘疼，诸疝小肠气。

【备考】方中丁皮，《验方新编》作“青皮”。

金芪散

【方源】《普济方》卷三三五。

【组成】金银花、黄芪、甘草、地黄、芍药、当归各等分。

【用法】上为末。每服五钱，重水煎服。

【主治】妇人小腹急痛，胀满。

金豆解毒煎

【方源】《医学集成》卷三。

【组成】金银花二钱，绿豆皮二钱，蝉蜕八钱，僵蚕、陈皮、甘草各一钱。

【功能】大解瘟毒。

【主治】瘟疫。

【备考】《医钞类编》本方用法：井花水煎服。

金英酒

【方源】《仙拈集》卷三。

【组成】金银花（连茎叶）、蒲公英各四两。

【用法】捣烂取汁。黄酒热服，盖暖出汗；仍将滓敷患处。

【主治】吹乳成块。

金钱鼠粘汤

【方源】《洞天奥旨》卷七。

【组成】鼠粘子一钱，黄连二钱，当归一两，生甘草三钱，天花粉三钱，柴胡一钱五分，连翘二钱，红花一钱，玄参三钱，白芍三钱，金银花一两。

【用法】水煎服。初起之时两剂全消，无令其日久溃败也。

【主治】腋痈。发于腋下天池之穴，令人寒热大痛，掌热臂急而赤，俗名夹痈。

【宜忌】若已溃败，此方不可服。当看阴阳治之。

金雀万应膏

【方源】《跌打损伤方》。

【组成】金雀花根四两，生地黄二两，红花二两，牡丹皮二两五钱，银花、川乌、草乌各二两，五加皮二两五钱，防风、荆芥各一两，桃仁二两半，苏木二两，牛蒡二两（研），甘松、当归尾、三棱、莪术、赤芍、续断、骨碎补各一两，潮脑半斤，狗胆一个，自然铜一两（煅，醋淬七次，研），古钱六个（煅，醋淬七次，研），松香十五两（研细，筛净，用姜汁，葱汁，白凤仙汁各一盏，研，炼）。

【用法】以铜锅先入麻油五斤，次入群药熬膏枯去滓，入狗胆再熬，滴水成珠；入飞过黄丹半斤，次入松香，再入潮脑半斤，血竭一两，离火再入阿魏二钱，乳香、没药各二两，再入自然铜，古铜钱末，再入肉桂末一两，麝香二钱，再入淘鹅油，不住手搅匀，以烟尽为度，备用。摊膏时再加入肉桂二分，麝香三厘，方有力量。

【功能】接骨。

【主治】跌打损伤。

【加减】风湿诸般疼痛，宜加山甲、地龙各一两五钱，川椒二两。

金银五香汤

【方源】《洞天奥旨》卷十四。

【组成】金银花一两，乳香二钱，木通二钱，大黄二钱，连翘一钱，沉香一钱，木香一钱，丁香一钱，茴香一钱，羌活一钱，射干一钱，升麻一钱，甘草一钱，桑寄生一钱。

【用法】上㕮咀。水二钟，加生姜三片，煎服，不拘时候。

【主治】痈疮二三日，发寒热，厥逆，咽喉闭。

金银六君汤

【方源】《洞天奥旨》卷十四。

【组成】人参一钱，白术（土炒）一钱，茯苓一钱，半夏（姜制）一钱，陈皮一两，炙甘草五分，金银花二两。

【用法】加生姜三片，大枣二枚，水煎服。

【主治】疮疡作呕，不思饮食，面黄膨胀，四肢倦怠，大便溏利。

【加减】如过食冷物，致伤脾胃，加藿香、砂仁。

金银平怒散

【方源】《洞天奥旨》卷六。

【组成】金银花二两，白芍五钱，当归一两，柴胡一钱，白芥子三钱，生甘草三钱，炒栀子三钱，牡丹皮三钱。

【用法】水煎服。一剂即消，两剂痊愈。

【主治】胁痈生痈。

金银白芷散

【方源】《医学正传》卷六引李东垣方。

【组成】黄芪、当归各一钱，槟榔、川芎各五分，甘草一钱，天花粉五分，乳香、没药各三分，皂荚刺（去尖，炒）、金银花各一钱五分，防风三分，白芷一钱。

【用法】上为细末，分三服。每服水、酒各半盏煎，连滓服。

【主治】诸疮。

金银地丁散

【方源】《疡科选粹》卷八。

【组成】金银花、当归、赤芍、人参、桔梗、黄连、紫花地丁、黄芪、甘草节、大黄各五钱，白檀香、没药、子芩、玄参各二钱，前胡、连翘各三钱，栀子仁、麦黑冬（去心）、甘草（微炙）各一两。

【用法】上㕮咀。每服五钱，水一盏，酒一盏，煎至八分，去滓，随病上下温服。

【主治】诸恶疮肿毒痛。

金银花酒

【方源】《古方汇精》卷二。

【组成】鲜忍冬花叶。

【用法】入砂盆研烂，和葱汁加酒少许，稀稠得宜，涂于患处四周，中留一口泻气。

【主治】痈疽发背、疔疮。

金银花酒

【方源】《外科理例》卷一。

【组成】金银花（生取藤叶）一把。

【用法】瓷器内烂研，入白酒少许，调和稀稠得宜，涂敷四周，中心留口，以泻毒气。

【主治】痈疽发背，乳痈。

金银花散

【方源】《卫生宝鉴》卷十三。

【异名】金银花酒（《外科理例》卷一）。

【组成】金银花四两，甘草一两（炒）。

【用法】上为粗末。每服四钱，水、酒各一盏，煎至一盏，去滓，稍热服之。

【功能】托里止痛，排脓。

【主治】发背恶疮。

金银花散

【方源】《普济方》卷三零一引《德生堂方》。

【组成】金银花、荆芥、蛇床子、朴硝、甘松、白芷、槟榔各一两。

【用法】上㕮咀。每用五钱，水五碗，加葱白二根，同煎数沸，盆中先蒸后洗，却上药末。

【主治】下疳疮。

金银花膏

【方源】《陈素庵妇科补解》卷三。

【组成】金银花一两，甘草六两，益母草一斤。

【用法】水、酒各半煎，膏成，加入阿胶二两烊化，收好。一日三服。

【主治】妊娠生痈。

金银补益汤

【方源】《洞天奥旨》卷十四。

【组成】金银花一两，生黄芪三钱，甘草一钱，人参三钱，白术二钱，陈皮一钱，升麻五分，柴胡一钱，当归三钱。

【用法】水煎服。

【主治】疮疡，元气虚倦，口干发热。

金银散

【方源】《杨氏家藏方》卷十二。

【异名】金银花汤（《摄生众妙方》卷八）、金银花酒（《景岳全书》卷六十四）。

【组成】金银草不拘多少（一名忍冬草，一名鹭鸶藤）。

【用法】上锉。每服一两，用水一盏，酒一盏，煎至一盏半，去滓，分作两服，不拘时候。仍取叶烂研敷疮上。

【主治】痈疽，发背，一切疮肿，未结成者，服之内消；已结成者，服之易溃，兼减疼痛。

【备考】本方改为膏剂，名“忍冬膏”（见《医方集解》：又名“金银花膏”见《成方切用》）。

金银解毒汤

【方源】《幼科直言》卷二。

【组成】金银花、川贝母、黄芩、连翘、僵蚕、薏苡仁、当归、扁豆、陈皮、甘草。

【用法】白水煎。

【主治】痘疮险症结痂。

金银解毒汤

【方源】《洞天奥旨》卷十四。

【组成】黄芩一钱，黄柏一钱，黄连一钱，炒栀子一钱，金银花一两。

【用法】水煎，热服。

【主治】积热疮疡，焮肿作痛，烦躁饮冷，脉洪数大实，口舌生疮，疫毒发狂。

金弹子

【方源】《遵生八笺》卷十八。

【组成】天麻、升麻、草乌、防风、荆芥、石斛、细辛、半夏、白芷、羌活、甘草、秦艽、川芎、苍术、僵蚕、蝉蜕、全蝎、蜂房、乌药、当归、风藤、乳香、没药、朱砂、雄黄、金银花、两头尖、何首乌、石菖蒲各五钱，木香三钱，麝香一钱。

【用法】上为细末，听用；麻黄（去节）二斤，紫背浮萍八两，共用水煎浓，去滓，再熬膏，和匀为丸，如龙眼大，金箔为衣。每服一丸，葱姜煎酒送下。

【主治】诸风，左瘫右痪，手足顽麻，半身不遂，口眼㖞斜，寒湿筋骨疼痛，偏坠疝气。

金蝉脱壳酒

【方源】《人己良方》。

【组成】大虾蟆一个（黄色者佳），金银花八两（金者四两，银者四两）。

【用法】用好酒一坛，将二药物捣烂，用布包好，放酒内煮三炷香久。每日尽量饮之，饮完自愈。

【主治】杨梅疮。

金蟾散

【方源】《药奁启秘》。

【组成】干蟾皮不拘多少。

【用法】研为末。银花露同蜜调敷。

【功能】消肿退毒。

乳石散

【方源】《普济方》卷三零一引《神效方》。

【组成】浮海石（烧红醋淬数次）二钱，金银花一钱。

【用法】上为细末。每服二钱半，如煎茶一般，分二次服。如病一年，服药半年则愈。

【主治】瘖疮久不愈者。

乳没汤

【方源】《医学从众录》卷八。

【组成】乳香、防风、知母、陈皮、木通、香附各一钱，没药、川芎、甘草、当归、贝母各五分，薏苡仁、银花、瓜蒌仁各二钱，橘叶二十片（鲜者更妙）。

【用法】水、酒各半煎，食后服。四五服必愈。

【主治】乳痈。

乳香消毒散

【方源】《卫生宝鉴》卷十三。

【组成】锦纹大黄（煨）、黄芪（择箭者）、牛蒡子（炒）、牡蛎（盐泥裹，烧）、金银花各五两，甘草二两（炙），没药、乳香、悬蒌各半两。

【用法】上为粗末。每服五钱，水一盏半，煎至七分，去滓温服，疮在上食后，在下食前。

【主治】恶疮。

乳痈煎

【方源】《种福堂方》卷四。

【组成】乳香一钱，没药五分，薏苡仁二钱，川芎五分，甘草五分，防风一钱，银花二钱，知母一钱，陈皮一钱，当归五分，瓜蒌仁二钱，木通一钱，香附一钱，贝母五分，橘叶二十片（鲜者更妙）。

【用法】水、酒各半煎，食后服。四服必愈。

【主治】乳痈。

肺痈汤

【方源】《脉症正宗》卷一。

【组成】当归二钱，白芍一钱，天冬二钱，阿胶一钱，薏苡仁一钱，银花一钱，连翘八分，桔梗八分。

【用法】水煎服。

【主治】肺痈。

肺痈神汤

【方源】《医宗必读》卷六。

【异名】葶苈薏苡泻肺汤（《张氏医通》卷十六）、肺痈饮（《仙拈集》卷四）。

【组成】桔梗二钱，金银花一钱，薏苡仁五钱，甘草节一钱二分，黄芪一钱（炒），贝母一钱六分，陈皮一钱二分，白及一钱，甜葶苈八分（微炒）。

【用法】水二钟，姜一片，煎一钟。食后徐徐服。

【主治】肺痈。劳伤气血，内有积热，外受风寒，胸中满急，隐隐痛，咽干口燥，时出浊唾腥臭，吐脓如米粥者死，脉滑数或实大。凡患者右胁按之必痛，但服此汤，未成即消，已溃即愈。

【加减】新起，加防风一钱，去黄芪；溃后，加人参一钱；久不敛，加合欢皮（一名夜合，即槿树皮）一钱。

肺痈救溃汤

【方源】《青囊秘诀》卷上。

【组成】玄参一两，蒲公英一两，金银花四两，紫花地丁五钱，菊花五钱，甘草五钱，陈皮五钱，黄芩三钱，桔梗三钱，款冬花三钱。

【用法】水煎服。

【功能】消痈救溃。

【主治】肺痈。

肺痈煎

【方源】《仙拈集》卷四。

【组成】玄参半斤，天冬四两，桔梗二两，甘草一两。

【用法】水十碗，煎至二碗；再用蒲公英、金银花各五钱，再煎一碗。饭后徐徐服。

【主治】肺痈初起，咳痰腥气，两胁疼痛。

肿毒疮疖膏

【方源】《疡医大全》卷七。

【组成】当归、金银花、防风、木鳖子、玄参、生甘草、白及、石菖蒲、连翘、生大黄、白芷、生地黄各四钱。

【用法】麻油一斤四两，同入净锅内熬枯，滤去滓；复入净锅，熬至滴水成珠为度，入飞过黄丹八两收成膏；离火，入白蜡、黄蜡各二钱，化尽；再入乳香（去油）、没药（去油）、轻粉各二钱（研细末）和入，任摊贴。

【主治】痈疽。

肿香汤

【方源】《惠直堂经验方》卷三。

【组成】当归一两，芍药、甘草、牛膝、川芎、黄芪各三钱，木通五分，乳香（炙）、没药（炙）各一钱，金银花六钱。

【用法】水二大碗煎服。

【主治】下焦痈疽、毒骨疽，及一切无名肿毒，淡红不赤，坚硬不起，属阴证者。

胁痈煎

【方源】《仙拈集》卷四。

【组成】金银花、地榆各五钱，贝母、角刺、连翘、白芷、穿山甲、赤芍各钱半，夏枯草、紫花地丁各一两，菊花根一两（捣汁和服）。

【用法】水三大碗，煎一碗，入菊汁。食后分二次服。至重者两剂，不可多服。

【主治】胁痈。

变阳汤

【方源】《辨证录》卷十三。

【组成】人参、黄芪二两，金银花半斤（煎汤代之），附子一钱，荆芥（炒黑）三钱，柴胡二钱，白芍一两，天花粉五钱，生甘草五钱。

【用法】井花水煎汁二碗服，滓再煎。服后阴必变阳作痛。再一剂，而痛亦消；再一剂，痊愈。

【主治】背痈。背心发瘰，痒甚，已而背如山重，悠悠发红晕，如盘之大。此阴痈初起之形象。

净脓汤

【方源】《寿世保元》卷六。

【组成】甘草四两。

【用法】锉作大帖，水煎。吃鸭后顿服。

【主治】肺痈。咳嗽吐脓血，腥臭不可闻。

【备考】本方“吃鸭后顿服”，其鸭制法为：黄芪（蜜水炒）、防风、金银花、忍冬藤、金沸草、牛膝、桔梗各等分，用鸭一只缢死，破开，入前七味药末于鸭肚内，用好酒煮尽为度。吃鸭，药滓晒干，为末，酒调服。服后再服净脓汤。

泄毒汤

【方源】《外科真铨》卷上。

【组成】银花一两，茯苓一两，薏苡仁一两，前仁三钱，寄奴三钱，泽泻三钱，玉桂一两，甘草三钱。

【主治】小肠痈初起，发热恶风自汗，身皮甲错，关元穴隐痛微肿，按之腹内急痛，小水滞涩，左足屈而不伸者。

泄秽丹

【方源】《青囊秘诀》卷下。

【组成】蒲公英三两，金银花三两，当归一两，大黄五钱，王不留行三钱。

【用法】水十碗，煎成两碗，徐徐服之。

【主治】杨梅疮。

泻肝汤

【方源】《良方合璧》卷下。

【组成】龙胆草、当归尾各二钱，金银花、连翘、天花粉、黄芩各钱半，木通、知母、牡丹皮、防风、生草各一钱。

【用法】水煎服。

【功能】泻肝火。

泻毒至圣汤

【方源】《辨证录》卷十三。

【异名】泄毒至神丹（《洞天奥旨》卷六）、泄毒至神汤（《青囊秘诀》卷下）。

【组成】金银花三两，茯苓一两，薏苡仁一两，生甘草三钱，车前子三钱，刘寄奴三钱，泽泻三钱，肉桂一分。

【用法】水煎服。

【主治】小肠痈。

泻毒饮

【方源】《古方汇精》卷四。

【组成】大生地黄、玄参、全当归各一两，净银花八钱，生甘草五钱，法制半夏三钱。

【用法】加金汁半酒杯，辰砂一分，冲服。

【主治】痘粒干收。

泻毒散

【方源】《医林纂要》卷十。

【组成】人参一两，白术二两，茯苓一两，生甘草五钱，生黄芪一两，当归（酒洗）一两，金银花一两，远志三钱，柴胡二钱，天花粉三钱，石膏一两，大黄一两。

【用法】约分五剂服，每服二两。得泻恶秽，则急埋之，秽未尽再服。数服见皮肤疮影，影灭病愈。

【功能】大壮气血，祛毒下出。

【主治】肾疳初发，鱼口痒痛，此杨梅疮之始者。

【加减】秽尽，去大黄、石膏，加土茯苓二两。

泽兰饮

【方源】《外科真铨》卷上。

【组成】泽兰一钱，党参三钱，当归三钱，白芍二钱，云茯苓三钱，山甲二片，银花二钱，薏苡仁三钱，甘草一钱，嫩桂枝一钱。

【主治】腕痈。

治阴散毒汤

【方源】《洞天奥旨》卷五。

【组成】生黄芪一两，当归一两，熟地黄二两，金银花三两，生甘草三钱，附子一钱。

【用法】水煎服。连用数剂，倘口健思食，夜卧能安，即生。否则，死也。

【主治】肩臑生痈，已溃阴证。

治毒散

【方源】《丹溪心法附余》卷十六。

【组成】当归、甘草、大黄各五钱，金银花少许。

【用法】上㕮咀。水、酒各一盏，煎至一盏，去滓，露一宿，温服。

【主治】便毒。

治痈安胎饮

【方源】《医方简义》卷五。

【组成】绵芪三四钱（炙），生地黄炭三钱，归身炭二钱，茯苓三钱，泽泻二钱，升麻（炒）五分，银花三钱，条芩（酒炒）一钱五分，川连（酒炒）八分，广木香五分，范志曲二钱。

【用法】加荷叶一角，水煎服。或外加扁豆叶二十片以醒胃气。

【主治】妊娠下痢，腰痛气滞，里急后重，少腹疼痛。

【加减】噤口者，水汤不能进而呕吐频频，加石莲子三钱，石菖蒲三钱，生姜三片，去生地炭一味；口渴，加青果一枚，乌梅一枚；赤痢，加地榆炭三钱；白痢，加白槿花一钱；腹痛甚，加川椒二十粒，去升麻一味，更加白芍一钱；赤白兼者，加天仙藤二钱、驴胶一钱，去广木香。

宝华散

【方源】《卫生鸿宝》卷一。

【组成】郁金、细辛、降香、荆芥、防风、橘红、枳壳、银花。

【用法】上为末。每服三钱，微温茶清调服。

【加减】头面肿，加薄荷、甘菊；腹胀，加厚朴、腹皮；手足肿，加灵仙、牛膝；内热，加连翘、知母；痰多，加川贝母、蒌仁；吐不止，加童便；寒热，加柴胡、独活；小腹胀痛，加青皮；血滞，加茜草、丹参；喉肿加射干、山豆根；食积，加山楂卜子；心痛，加延胡索、莪术；痢，加槟榔；渴，加花粉；面黑，为血瘀症，加红花、苏木；大便秘，加大黄；放痧不出，加苏木、桃仁、红花；浊秽，加藿香、薄荷。凡所加之药，即以煎汤，俟微温，调前散药服。

【主治】痧胀。

宗足汤

【方源】《洞天奥旨》卷八。

【组成】白术一两，当归一两，金银花二两，牛膝五钱，贝母二钱。

【用法】水数碗，煎一碗，连服数剂。

【主治】骨毒滞疮。

定风酒

【方源】方出《奇方类编》卷上，名见《仙拈集》卷一。

【组成】生地黄、熟地黄、枸杞、木通、牛膝、川芎、薏苡仁、当归、金银花各二两，五加皮、苍术各一两，川乌、草乌各五钱，甘草、黄柏各五钱，松节四两。

【用法】上药用烧酒十六斤，煮三炷香时，埋土内退火气。早、中、晚三服之。

【主治】中风半身不遂，日夜筋骨疼痛。

定变回生汤

【方源】《洞天奥旨》卷五。

【组成】人参四两，黄芪三两，当归二两，北五味子二钱，麦冬二两，肉桂三钱，白术二两，山茱萸五钱，忍冬藤二两，茯苓一两。

【用法】水煎服。四剂平复。

【主治】背疽长肉，疮口已平，偶犯色欲恼怒，开裂流水，色变紫黑，肉变败坏。

【宜忌】倘愈后再犯色欲，万无生机。

定痛败毒散

【方源】《疮疡经验全书》卷二。

【组成】白芍、白芷、乳香（末）、桔梗、枳壳、防风、当归、羌活、茯苓、甘草、薄桂、灵仙、木通、金银花。

【用法】加生姜三片，大枣一枚，煎服。

【主治】手腕毒。

【加减】夏天加黄芩。

定痛净脓生肌膏

【方源】《洞天奥旨》卷十五。

【组成】当归一两，黄芪一两，生甘草五钱，熟地黄一两，玄参一两，银花四两，锦地罗二两，麦冬一两，人参一两，蒲公英三两，白芷三钱，白芍五钱，花粉五钱，黄柏五钱，白敛二钱，生地黄三钱，牛膝二钱，连翘三钱，牡丹皮三钱，沙参三钱，柴胡三钱，防己一钱，苍耳子四钱，黄连一钱，葛根三钱，苍术五钱，大黄三钱，红花五钱，桃仁二钱，地榆三钱，夏枯草五钱，白术五钱，麻油六斤。

【用法】熬数沸，去滓再熬，滴水成珠，入黄丹二斤收之。另加细末药：麝香一钱，冰片二钱，人参五钱，雄黄三钱，轻粉二钱，儿茶三钱，象皮三钱，海螵蛸三钱，乳香三钱，没药三钱，血竭三钱，三七根五钱，龙骨三钱，赤石脂五钱，各为极细末，掺膏内贴之。

【主治】疮疽痈毒。

降痈活命饮

【方源】《外科医镜》。

【组成】金银花一两，当归五钱，生黄芪三钱，甘草二钱（生），乳香一钱（去油），没药一钱（去油），白芷一钱，防风七分，山甲三片（炒），黄明胶五钱（即牛皮胶，用蛤粉拌炒成珠）。

【用法】酒、水各半煎服。

【主治】一切痈毒。

降痈活命饮

【方源】《经验奇方》卷上。

【组成】大当归八钱，生黄芪、金银花各五钱，生甘草三钱。

【用法】上药用陈绍酒、清水各一碗，煎脓汁热服。服后宜暖睡出汗。

【功效】初起能益气和血，解毒托里；破后能排脓去腐，生长肌肉。

【主治】一切有名肿毒，无论阴证、阳证。

【加减】患在上部，加川芎二钱，在中部，加桔梗二钱，在下部，加牛膝二钱；如泄泻，加苍术、白术各二钱；呕吐恶心，加陈皮、半夏各一钱；不思食饮，加白术三钱，陈皮一钱；气虚，加党参五钱；阴疽肉白色淡，无论冬、夏，加陈皮、麻黄各六分，瑶桂心、炮姜各一钱五分，切不可妄行加减。如排脓，加白芷二钱；欲破，加皂刺一钱五分，已破者不用；火气盛，加天花粉、黄芩各二钱；大便闭结，加熟大黄三钱，已通者不用。

参艾饮

【方源】《白喉全生集》。

【组成】条参四钱，前胡、法夏（姜汁炒）、僵蚕（姜汁炒）、桔梗各二钱，银花三钱，陈皮、枳壳、粉草各一钱，艾叶三片。

【用法】水煎服。

【主治】白喉寒证初起。寒邪在表，见白于关内或关外，色必明润而平，满喉淡红，微肿略痛，头痛，恶寒发热，饮食如常，舌苔白，二便和。

参术和脾饮

【方源】《古方汇精》卷四。

【组成】西党参三钱，于术（酒拌，土微炒）、银花各一钱五分，橘皮一钱，嫩桑芽七粒（无芽用叶）。

【用法】上与生地益阴煎相间服之，可投十余剂。

【功能】杜痘后诸患。

参归化毒汤

【方源】《救偏琐言》卷十。

【异名】木四（《痧症全书》卷下）、六十号咸象方（《杂病源流犀烛》卷二十一）。

【组成】人参、当归、黄芪、甘草、金银花、牛膝、红花、贝母、山楂、皂角刺、白芷、胡桃肉。

【主治】痘余毒留连，气血虚弱，淡白不振，身凉愁困者。

参花汤

【方源】《洞天奥旨》卷十四。

【组成】金银花一二两，人参一二两。

【用法】加生姜、大枣，水煎服。

【主治】溃疡，气血俱虚，发热恶寒，失血。

参芪内托散

【方源】《医学心悟》卷六。

【组成】人参一钱（虚甚者倍用），黄芪（酒炒）三钱，当归二钱，川芎（酒炒）五分，炙草一钱五分，陈皮五分，金银花五钱，牡丹皮一钱，远志（去心甘草水泡，炒）一钱五分。

【用法】加大枣五枚，水煎服。

【主治】痈疽未溃或已溃。

参芪内托散

【方源】《易简方便》卷五。

【组成】人参、炙芪、白术、当归、玄参、白芍、牛蒡、银花、连翘、防风、甘草。

【主治】妊妇痘出稠密者。

参芪托里散

【方源】《杂病源流犀烛》卷二十六。

【组成】人参、黄芪、当归、川芎、麦冬、芍药、黄柏、知母、柴胡、甘草、金银花。

【主治】腋胠胁肋疮疡，热毒壅滞，气血虚弱。

参芪银花汤

【方源】《叶氏女科证治秘方》卷三。

【组成】人参、黄芪、白术（蜜炙）、熟地黄各二钱，银花、当归各三钱，茯苓八分，川芎八分，甘草五分。

【用法】水煎服。

【主治】乳痈而脓出虚弱者。

参桂饮

【方源】《白喉全生集》。

【组成】条参五钱，银花、法夏（姜汁炒）、僵蚕（姜汁炒）各二钱，肉桂五分（去皮）、陈皮、砂仁（姜汁炒）、粉草各一钱，生姜三片。

【用法】水煎服。

【主治】白喉寒证渐重。白见于关内，成点成块，或满喉俱白，色如凝膏，喉内淡红微肿，时痛时止，头项强痛，身重，恶寒发热，咳嗽结胸，声低痰壅，舌苔白而厚，不思饮食，目眩，倦卧，或手足冷逆欲吐，腹痛。

经验九藤酒

【方源】《医学正传》卷四。

【组成】青藤、钓钩藤、红藤（即理省藤）、丁公藤（又名风藤）、桑络藤、菟丝藤（即无根藤）、天仙藤（即青木香）、阴地蕨（名地茶，取根）各四两，忍冬藤、五味子藤（俗名红内消）各二两。

【用法】上切细，以无灰老酒一大斗，用瓷罐一个盛酒，其药用真绵包裹，放酒中浸之，密封罐口，不可泄气，春、秋七日，冬十日，夏五日。每服一盏，一日三次。病在上，食后及卧后服；病在下，空心食前服。

【主治】远年痛风，及中风左瘫右痪，筋脉拘急，日夜作痛，叫呼不已。

奏凯和解饮

【方源】《救偏琐言·备用良方》。

【异名】木七（《痧症全书》卷下）、六十三号小过方（《杂病源流犀烛》卷二十一）。

【组成】金银花、土贝母、牛蒡子、山药、白扁豆、山楂、荆芥、当归各一钱，人参四分，甘草三分。

【用法】水二钟，加核桃肉一个，莲肉六粒，煎七分，空心温服。

【功能】调理和解。

【主治】痘疮收痂，厚而滋润，寝食俱安者。

赵府神应比天膏

【方源】《惠直堂经验方》卷四。

【异名】比天膏（《膏药方集》）。

【组成】当归、红花、生地黄、川芎、芍药、苏木各二两，羌活、独活、蓬术（煨）、防风、荆芥、野菊花、骨碎补（去皮毛）、牙皂、苦参、牛膝、三棱（煨）、白蔹、山甲（炙）、续断、蝉蜕、全蝎（汤泡三次）、山豆根、地龙（去泥）、甘松、三奈、槐枝、柳枝、桃枝、榆枝、夏枯草、露蜂房各一两，白果三个（去壳），南星、半夏各一两五钱，男血余（皂角水洗）三两，胎发二十丸，白花蛇一条（去头尾），桑白皮、连翘、金银花、川贝母、山茨菇、木别仁、甘草、大黄、桃仁、杏仁、川连（去须）、何首乌、五味、黄芪、合欢花、象皮、昆布（洗去盐味）、凤凰退各二两，川附子一个，黄芩、射干（洗）、黄柏、乌药、玄参、五加皮、天麻、人参、大力子、肉桂、豨莶草各四两（以上为粗药），雄黄二两，银朱六钱，朱砂二两，花蕊石二两（为粗末，用硫黄末二两搅匀，入阳城罐内封固，炼一日取出），石膏（煅）二两，赤石脂二两，自然铜二两（二味各入倾银罐内煅红，醋淬七次，埋土中一宿，去火气），云母石一两，乳香三两（同龙骨研），龙骨二两（照自然铜制），阿魏一两（同自然铜研），没药三两（炙，同赤石脂研），血竭二两五钱（同石膏研），儿茶二两（同云母石研），安息香五钱，珍珠五钱（同安息香研），丹珠一两（即人血，或用山羊血代），牛黄三两（同雄黄研），麝香四钱（同银朱六钱研），冰片二钱（同朱砂研），蝻蛇胆五钱（同雄黄研），沉香一两五钱，檀香一两五钱，丁香五钱，木香一两五钱，降香五钱（以上不用火），三七一两，苏合香二两五钱（以上为细末），黄蜡三两，白蜡三两，苏合油四两，淘鹅油四两。

【用法】真麻油十五斤，将粗药浸，春五日、夏三日、秋七日、冬十日，入锅，文武火煎枯，绢滤去滓，又煎油至滴水成珠，下淘鹅油、黄白蜡、苏合油，再下炒过黄丹七斤，柳枝搅匀，试其软硬得所，离火，下细药，冷定，沉水中三日，取起摊用。五劳七伤，遍身筋骨疼痛，腰脚软弱，贴两膏肓穴，两肾俞穴，两三里穴；腰痛，贴命门穴；痰喘气急，咳嗽，贴两肺俞穴，华盖穴，膻中穴；小肠气疝气，贴膀胱穴；左瘫右痪，手足麻木，贴两肩井穴，两曲池穴；疟疾，男贴左臂，女贴右臂即止；男子遗精白浊，女人赤白带下，月经不调，血山崩漏，贴阴交穴，关元穴；心气痛，贴中脘穴；偏正头痛，贴风门穴；走气，贴章门穴；寒湿脚气，贴两三里穴；一切无名肿毒，痈疽发背，对口及瘰疬臁疮，杨梅风毒，跌打损伤，指断臂折，痞块癥瘕，皆贴本病患处。

【功能】接骨，化大毒。

【主治】五劳七伤，遍身筋骨疼痛，腰脚软弱，腰痛，痰喘气急，咳嗽，小肠气，疝气，左瘫右痪，手足麻木、疟疾，男子遗精白浊，女人赤白带下，月经不调，血山崩漏，心气痛，偏正头痛，走气，寒湿脚气，无名肿毒，痈疽发背，对口及瘰疬臁疮，杨梅风毒，跌打损伤，指断臂折，痞块癥瘕。

荆防牛蒡汤

【方源】《医宗金鉴》卷六十六。

【组成】荆芥、防风、牛蒡子（炒，研）、金银花、陈皮、花粉、黄芩、蒲公英、连翘（去心）、皂刺各一钱，柴胡、香附子、甘草（生）各五分。

【用法】上用水二钟，煎至八分，食远服。

【主治】外吹乳初起。因乳母肝胃气浊，更兼子吮乳睡熟，鼻孔凉气袭入乳房，与热乳凝结，以致乳房肿痛，寒热往来，烦躁口渴者。

荆防生地汤

【方源】《不知医必要》卷二。

【组成】防风、荆芥各一钱，赤芍、生地黄、银花各八分，木通五分，甘草三分。

【主治】身痒难忍者。

荆防饮

【方源】《冯氏锦囊秘录·外科精要》卷十九。

【异名】荆防散（《疡医大全》卷三十）。

【组成】荆芥、防风、牡丹皮、天花粉、橘红、连翘、甘草、粘子（炒，杵）、玄参、赤芍、羌活、金银花各等分。

【用法】水煎服。

【主治】赤丹游走。

荆防败毒散

【方源】《白喉全生集》。

【组成】防风三钱（去芦），柴胡（去芦）、僵蚕（姜汁炒）、法夏（姜汁炒）、桔梗、前胡、独活各二钱，荆芥、羌活、银花各一钱五分，枳壳、粉草各一钱，生姜三片。

【用法】水煎服。

【主治】白喉初起，白见于关内或关外，色必明润而平，满喉淡红微肿略痛，头痛，恶寒发热，饮食如常，舌苔白，二便和，寒邪尚在表者。

荆防败毒散

【方源】《幼幼集成》卷四。

【组成】荆芥穗、北防风、净连翘、陈枳壳、绿升麻、南薄荷、川羌活、川独活、粉干葛、川木通、金银花、片黄芩、正川芎、黑栀仁、炙甘草各一钱。

【用法】上身肿，加葱三茎，下身肿，加灯芯十茎，水煎服。

【主治】小儿疮疥毒气内陷，肚腹作肿。

荆防败毒散

【方源】《万病回春》卷八。

【组成】防风、荆芥、羌活、独活、柴胡、前胡、薄荷、连翘、桔梗、枳壳、川芎、茯苓、金银花、甘草。

【用法】上锉。加生姜，水煎，疮在上，食后服；在下，食前服。

【功能】散毒。

【主治】痈疽疔肿，发背乳痈，憎寒壮热，甚者头痛拘急，状以伤寒，一二日至四五日者。

【加减】大便不通，加大黄、芒硝；热甚痛急，加黄芩、黄连。

荆防败毒散

【方源】《杂病源流犀烛》卷二十三。

【组成】荆芥、粉草、连翘、川芎、羌活、独活、五加皮各七分，角刺、穿山甲（炒）、当归尾、防风、苍术、酒防己、地骨皮各一钱，白鲜皮、金银花各一钱三分，土茯苓一两。

【用法】水煎，加酒，食后服。

【主治】耳后忽然肿痛，兼发寒热表证者，杨梅疮初发者。

荆防败毒散

【方源】《疮疡经验全书》卷三。

【组成】穿山甲、甘草、红花、羌活、当归、川芎、赤芍、生地黄、银花、荆芥、防风、木通、枳壳、乌药、天花粉各一钱，槐米末二钱，牛胶五钱。

【主治】便毒，初起之时，寒热交作，两腿牵绊肿起，不能屈伸。

荆防败毒散

【方源】《证治准绳·幼科》卷六。

【组成】人参、赤茯苓、羌活、独活、前胡、薄荷、柴胡、枳壳、川芎、桔梗各等分，甘草减半，牛蒡子、防风、荆芥、连翘、金银花。

【主治】余毒痈肿。

【加减】病在头，加白芷、升麻；上身，倍加桔梗；手，加薄桂；腰，加杜仲；腿足，加牛膝、木瓜。

【备考】方中牛蒡子、防风、荆芥、连翘、金银花用量原缺。

荆防泻白散

【方源】《杂病源流犀烛》卷七。

【异名】荆防泻白汤。

【组成】荆芥、防风、连翘、桔梗、金银花、玄参、赤芍、甘草、生地黄、黄芩、桑皮、青黛、葛花。

【主治】肺伤风热，鼻流浊涕。

荆防清表汤

【方源】《顾氏医径》卷五。

【组成】荆芥、羌活、银花、紫草、桔梗、川芎、防风、连翘、酒栀、薄荷、滑石、白芷。

【主治】小儿痘证，因风闭、热郁、秽浊，致热逾三日，应见点而不见，无汗恶风者。

荆防解毒汤

【方源】《医宗金鉴》卷五十六。

【组成】荆芥、防风、赤芍、生地黄、甘草（生）、金银花、木通、桔梗、地骨皮、连翘（去心）。

【用法】加生姜为引，水煎服。

【主治】小儿痘疹，热在肌表，痘痂宜落不落，其痂一半焮起，一半咬紧，身热干燥，肌肤红赤。

荆防解毒散

【方源】《顾氏医径》卷五。

【组成】荆芥、薄荷、连翘、人中黄、灯芯、防风、桑叶、牛蒡、黄芩、大青、银花、芦根。

【用法】内服。外用胡荽酒熏洗。

【主治】痧出突没，风寒外袭，邪秽所触，轻则烦躁谵语，重则神昏狂乱。

荆芥败毒散

【方源】《外科医镜》。

【组成】荆芥一钱半，防风一钱半，桔梗一钱半，赤芍一钱半，牛蒡子二钱，金银花二钱，浙贝母二钱，连翘二钱，薄荷一钱，生甘草八分，青果一个。

【用法】水煎服。

【主治】时毒喉痛，斑疹腮肿，风痰咳嗽，头痛发热。

【加减】如病势甚者，加羚羊角一钱半，万年青一叶；腮肿，加马勃一钱；咳嗽，加杏仁三钱；痰多，加橘红一钱。

荆芥银花汤

【方源】《痧胀玉衡书》卷下。

【异名】竹二（《痧症全书》卷下）、二十六号豫象方（《杂病源流犀烛》卷二十一）。

【组成】荆芥、红花、茜草、牡丹皮、金银花、赤芍各一钱，香附三分，乌药五分，白蒺藜（去刺，捣末）八分。

【用法】上用水二钟，煎至七分，微温服。

【主治】痧有因于血滞者。

【备考】《痧症全书》有刘寄奴。

革　二

【方源】方出《痧胀玉衡书》卷中，名见《痧症全书》卷下。

【异名】五十号复象方（《杂病源流犀烛》卷二十一）。

【组成】金银花、茜草、连翘、黑山栀、枳壳、牡丹皮、赤芍、牛膝、石斛、草决明、童便。

【用法】微冷饮之。

【主治】眼目痧。

革　七

【方源】方出《痧胀玉衡书》卷中，名见《痧症全书》卷下。

【异名】五十五号需象方（《杂病源流犀烛》卷二十一）。

【组成】独活、细辛、柴胡、金银花、丹参、益母草、牛膝、石斛、乌药、山楂、陈皮。

【用法】水煎，微温服。

【主治】产后痧痛。

革　八

【方源】《痧症全书》卷下。

【异名】五十六号比象方（《杂病源流犀烛》卷二十一）。

【组成】山楂、银花、丹参、益母、独活、柴胡、牛膝、桃仁、艾叶、苏木、姜黄、香附。

【用法】水煎服。

【主治】产后痧。

茜草汤

【方源】《卫生鸿宝》卷二引《施秋崖录验方》。

【组成】茜草一两，当归、银花各五钱，山甲二片，皂角刺（研末）、甘草节、白蒺藜、小木通各三钱，黄明胶二钱。

【用法】水、酒各一碗，煎服。出汗为效。

【主治】横痃便毒。

【备考】原书用本方同时，外以皮皂一二枚（去核），下醋、银花同煎，捣烂敷患处。

茱蓉酒

【方源】《秘传大麻疯方》。

【组成】金银花、蜈蚣、荆芥、灵仙、何首乌、石膏、甘菊、蒺藜、芙蓉叶、胡麻、苦参、天麻、连翘、杜仲、黄柏、川芎、大力子、当归、防风、羌活、独活、白术、人参、甘草、苍耳子、黄芪、细辛各一两。

【用法】用袋盛之，入香蛇酒内，煮三炷香时为度，出火毒。过半月，随意尽醉方好。

【主治】截指风，筋骨先烂，后损十指，先起指肿，甲下出水，不过一年，逐节脱落。

茯苓汤

【方源】《古今医鉴》卷十五。

【组成】薏苡仁、皂角刺、木瓜、白芷、当归尾、生地黄、川牛膝、白芍、黄柏、防风各一两，大皂角、川椒、红花各五钱，甘草节、羌活各七钱，金银花二两。

【用法】上锉作十剂。每一剂和土茯苓四两同煎，空心服。

【主治】远年久日一切杨梅天疱疮毒，甚至腐烂肌肉，流脓出汁，臭不可闻，痛不可忍。

【宜忌】忌茶。

茯苓饼

【方源】《万病回春》卷八。

【组成】防风、人参、五加皮、白鲜皮、当归、川芎、丁皮、木瓜、皂角刺、海桐皮、乳香、没药、金银花、甘草各一钱，土茯苓半斤。

【用法】上为细末，将药末四两对麦面四两，水和一处作饼，焙干熟用，不拘时候，外将细粗末煎作汤饮。以疮好为度。

【主治】远近顽疮，烂不敛口。

茯苓渗湿汤

【方源】《治疹全书》卷下。

【组成】茯苓、泽泻、木通、防风、猪苓、银花、连翘、苍术、黄柏、川芎。

【用法】水煎服。

【主治】疹后因冷水沐浴，湿留皮肤，愈后发生痛痒毒疮，常流湿水成片者。

胡麻饮

【方源】《解围元薮》卷四。

【组成】金银花、赤茯苓、明天麻、胡麻各一两，防风、荆芥、羌活、独活、僵蚕、连翘、五加皮、地骨皮、当归、黄芩、黄连、杜仲、牛膝、黑牵牛、薏苡仁、角刺各五钱，土茯苓一两。

【主治】疠疮初起。

胡麻将军散

【方源】《万氏家传点点经》卷三。

【组成】二花二钱，当归一钱，穿山甲、牛子、山栀、黄芩、黄柏各一钱半，黄连六分，大黄二钱，芒硝二钱，大胡麻一钱半，小胡麻一钱半，甘草四分。

【主治】酒伤成癖成疥，虫毒入腹，通身浮肿，肚腹膨胀疼痛，大烧不退，气喘不安，肠鸣不休。

药　酒

【方源】《外科大成》卷二。

【组成】松节二两，青风藤、虎胫骨、草乌（姜汁浸，炒）、威灵仙、薏苡仁、杜仲、五加皮（黄连洗）、当归、牛膝、川芎、金银花、红花各一两，木瓜八钱，白芷、穿山甲、独活、没药、乳香各五钱，肥皂子仁四两，核桃仁四两（杵如泥）。

【用法】烧酒二十斤，黄蜡四两，入坛内，封口，重汤煮三炷香，取出埋土内三日，空心、食前任服，核桃肉过口。

【主治】鹤膝风。

药　酒

【方源】《扶寿精方》。

【组成】冷饭团二斤，五加皮五两，当归、生地黄、赤芍、白茯苓、白术、牛膝、杜仲、木瓜、地骨皮、荆芥、防风、大风藤、白鲜皮、金银花、威灵仙、川芎、白芷、甘草各五钱。

【用法】上锉片，生绢袋盛，无灰酒一坛，煮沸，入袋浸七日。每日进三四五杯。

【主治】远年杨梅风，筋骨疼痛。

药　酒

【方源】《奇方类编》卷上。

【组成】生地黄、熟地黄、枸杞、木通、牛膝、川芎、薏苡仁、当归、金银花各二两，五加皮、苍术各一两，川乌、草乌各五钱，甘草、黄柏各五钱，松节四两。

【用法】上药以好酒十六斤，煮三炷香，埋土内，退火气，早、中、晚三服之。

【主治】半身不遂，日夜骨痛。

枯草慈菇化毒丸

【方源】《疬科全书》。

【组成】夏枯草五两，川贝母（去心）、山慈菇（去皮毛）、蒲公英、广陈皮、全蝎、枳壳、桔梗、栀子、白芷、半夏、柴胡、金银花各二两，沉香、生甘草、杜胆星各一两。

【用法】上为末，米糊为丸，如绿豆大。每服三钱，早、晚饭后淡盐汤送下。

【主治】花柳疬。

枳壳汤

【方源】《疮疡经验全书》卷二。

【组成】枳壳、射干、升麻、生地黄、黄芩、前胡、金银花、连翘、大黄（炒）、甘草节、犀角汁（临服加之）。

【用法】用水二钟，煎一钟，一日三服。

【主治】训疽，一名燥疽。因肺经受热，疽发于两手五指头上者。

枳壳散

【方源】《古今医彻》卷三。

【组成】枳壳、木通、生地黄、当归、广皮、金银花各一钱，甘草三分，钩藤二钱。

【用法】加灯心一握，用水煎服。

【主治】乳吹，乳房作胀。

枳实大黄汤

【方源】《痧胀玉衡书》卷下。

【组成】赤芍、青皮、枳实、桃仁（去皮尖）、金银花、槐花、黄芩（酒炒）、大麻仁、连翘各一钱，大黄三钱。

【用法】水煎，微温服。

【主治】痧毒结于大肠。

柞木皮汤

【方源】《救急选方》卷下。

【组成】柞木皮二钱，当归三分，川芎三分，金银花一钱，大黄五分，甘草一分。

【用法】水煎服。

【主治】鼠咬伤。

柞皮汤

【方源】《霉疠新书》。

【组成】柞木皮、土茯苓各三钱，银花、荆芥、地黄、芍药、防风各二钱，牛膝、木瓜、黄柏各一钱。

【用法】上㕮咀。以水五合，煮取二合半，去滓温服。

【主治】霉疮皮肤溃烂。

星半消核汤

【方源】《疡科选粹》卷三。

【组成】半夏、牛胆星、天花粉、桔梗、白芷、金银花、昆布、海藻、夏枯草、瓜蒌仁、陈皮、甘草、防风、川芎、当归、羌活、海粉、贝母。

【用法】上用水二钟，姜三片，煎服。

【主治】大人，小儿颈内痰核疬疮。

胃风丸

【方源】《解围元薮》卷三。

【组成】荆芥二两，蒺藜、天麻、白及各一两五钱，独活、柴胡、羌活、木瓜各三两，风藤、皂荚、厚朴、前胡、象贝母、苍耳子、金银花各一两五钱，麝香二钱，乳香、檀香各三钱，紫背浮萍四两。

【用法】上为末，炼蜜为丸，甘草、大黄末为衣。

【主治】麻风病。胃风遍传五脏，外证浑身溃烂。

贴散膏

【方源】《青囊秘传》。

【组成】升麻、甘遂、白芷、贯众、苦参、昆布、羌活、全蝎、蜂房、商陆、海藻、白及、赤芍、瞿麦、竹箬、白蔹、大蓟、蛇蜕、花粉、苍术、防风、荆芥、姜黄、细辛、泽兰、香附、远志、官桂、延胡索、河车、角针、防己、川椒、当归尾、紫草、僵蚕各三钱，斑蝥二十只，川乌、草乌各三钱，三棱、莪术各三钱，蓖麻子、金星草、蒲公英、地丁草、牛蒡、夏枯草、巴豆肉、野菊花、苍耳子、血见愁、桑寄生、草大戟、白鲜皮、威灵仙、五灵脂、王不留行各三钱，水仙根七钱，生何首乌五钱，野蔷薇根七钱，皂荚二块，忍冬藤七钱，芙蓉花二十朵，木鳖子一两，童子发三钱，透骨草三钱，生姜三钱。

【用法】用大麻油十五斤，浸七日，下锅内，熬至药滓枯，滤去滓，再熬至滴水成珠，然后投下炒黄丹六斤收膏。

【主治】一切热毒疮疖。

【备考】《外科传薪集》有穿山甲五钱、白附子三钱。

复元通气散

【方源】《疮疡经验全书》卷二。

【组成】木香、青皮、白芷、贝母、金银花、陈皮、穿山甲（炮）、紫苏、当归、川芎、连翘、甘草节、木通、瓜蒌仁。

【用法】内服。

【主治】乳发。

复正散

【方源】《外科百效全书》卷下。

【组成】僵蚕、清风藤、生地黄、白附子各七钱，当归、川芎、何首乌、防风、白芷、荆芥、天麻、蒺藜、赤芍、胡麻、连翘、桔梗、藁本、蔓荆子各五钱，羌活、全蝎各三钱，升麻二钱，白僵蚕二钱，金银花一两，白花蛇二两（净）。

【用法】上以好酒二十斤，大坛盛封。早、晚随量饮之。

【主治】口眼歪斜，痫症。

复生汤

【方源】《春脚集》卷四。

【组成】蒡子、牡蛎、皂刺、银花、栀子、花粉、木通、骨皮、乳香、没药、僵蚕、川连各等分。

【用法】用磨刀锈水一钟，黄酒一钟，煎服，大便行一二次即苏，出汗生，无汗危。

【主治】疔毒内攻，面肿欲死者。

【加减】便闭，加朴硝一钱。

复蠲饮

【方源】《痘科方药集解》卷六。

【组成】银花、连翘、黄芩、白莲花蕊、黄连、生地黄、知母、银柴胡、薄荷、荆芥、玄参、栀子仁、石膏、甘草、芦根。

【用法】水煎，温服。

【主治】痘后口疳臭烂。

保安延寿方

【方源】《医方易简》卷四。

【组成】金银花三钱，生甘草二钱，黑料豆五钱，黄土五钱。

【用法】水煎服。

【主治】四时瘟疫，传染时气。

【宜忌】孕妇勿服。

保安汤

【方源】《洁古家珍》。

【组成】瓜蒌（新者）一个（去皮，火焙），没药（通明者）一钱（研），金银花、甘草、生姜各半两。

【用法】上为细末。用好无灰酒三升，于银石器内煎至一升，分作三盏，三次饮尽，病微者只一服。

【功能】解毒托里。

【主治】疮疡已成。

保肺汤

【方源】《医林纂要》卷十。

【组成】金银花一两，玄参八钱，人参三钱，蒲公英一钱，天花粉一钱，黄芩五分，麦冬一钱，生甘草一钱，桔梗一钱。

【用法】分二次服。

【功能】去热解毒，佐以升散。

【主治】肺痈已溃或未溃。

保肺汤

【方源】《医宗金鉴》卷四十。

【组成】白及、薏苡仁、贝母、金银花、陈皮、苦桔梗、苦葶苈、甘草节。

【主治】肺痈吐脓血。

【加减】初起，加防风；溃后，加生黄芪、人参。

保婴出痘方

【方源】《成方便读》卷四引《福幼编》。

【异名】保婴稀痘方（《医学集成》卷三）。

【组成】生地黄、当归、赤芍各二钱，金银花、红花、桃仁、荆芥穗各一钱，生甘草五分。

【用法】上用水二茶杯，煎至一杯。再用小儿本人落下脐带二三寸，炭火瓦上焙干，研末入药，一日内陆续与小儿服完，次日即出痘点，三日收功，不灌脓亦不结痂。须在小儿初生十八日内服之有效。

【功能】预防痘疮。

保婴济痘神丹

【方源】《古方汇精》卷四。

【组成】白豆、赤豆、绿豆各三两（俱连壳，甘草煎汁浸一宿，晒、研），蝉蜕（去头足，净水飞）、银花、玄参、生地黄各二两，荆芥穗、生芪各三两，人中黄一两五钱，当归身一两。

【用法】上为末，用胡荽一两，酒浸一宿，煎汁为丸，如黍米大，辰砂五钱为衣。每服一钱，初见点时，灯心汤送下；灌脓浆，糯米一撮煎汤送下；初见不起发，馒笼膏三厘煎汤送下。

【主治】痘疮。

保脾饮

【方源】《疮疡经验全书》卷六。

【组成】金钗石斛、薏苡仁、忍冬花各二钱，山药、茯苓、牡丹皮、陈皮各一钱，人参、甘草、木香各六分。

【用法】上用水二大钟，加大枣二枚，煎八分服，滓再煎服。兼服戊字化毒丸。

【功能】益其正气。

【主治】杨梅疮而有脾经形症者。

追风消毒饮

【方源】《青囊全集秘旨》卷下。

【组成】防风一钱五分，银花一钱五分，草节五分，桔梗一钱，射干一钱五分，苦参二钱，蚤休一两，羚羊角二钱，犀角一钱，虎骨一钱五分，羌活一钱，白芷二钱五分，黄芩一钱五分。

【用法】野黄菊为引，水煎服。

【主治】疔疮，心肝火毒甚，发狂大热者。

追风解毒汤

【方源】《古今医鉴》卷十五引两川叔传方。

【组成】连翘、黄芩、栀子、黄柏、防风、荆芥、羌活、独活、全蝎、僵蚕、蒺藜、金银花、威灵仙、当归尾、赤芍、甘草各等分。

【用法】上锉。水煎服。

【主治】血风疮，并湿热生霉，其形如钉，高起寸许者。

追疔夺命汤

【方源】《急救仙方》卷二。

【异名】追疔夺命丹（《赤水玄珠全集》卷二十九）。

【组成】羌活、独活、青皮、防风（多用）、黄连、赤芍、细辛、甘草节、蝉蜕、僵蚕、脚连、紫河车、泽兰、金银花。

【用法】上㕮咀。每服五钱，先将一服加泽兰叶、金银花各一钱，生姜十钱，同药擂烂，好酒调热服之；如不饮酒者，水煎加少酒服尤妙。然后用酒、水各一盏半，生姜十片煎，热服。以衣被盖覆，汗出为度。病退减后，再以前药加大黄二钱煎，热服，或利一两次，以去余毒为妙。

【功能】内消肿毒。

【主治】疔疮。

【加减】有脓，加何首乌、白芷；取利，加青木香、大黄、栀子、牵牛；在脚，加木瓜；呕逆恶心，加乳香、绿豆粉，甘草汤送下，又用紫河车、老姜、米醋一同调下；心烦呕，名伏暑，用朱砂五苓散，加母丁香、石莲，同前药煎服；又不止，用不换金正气散，或加人参、木香煎服；呕不止，手足冷，名吃水，用黄连香薷饮吞消暑丸；手足冷，加宣木瓜、牵牛；心烦，加麦冬、赤芍、栀子、灯草；潮热，加北柴胡、黄芩、淡竹青、丝茅根；眼花，加朱砂、雄黄、麝香少许；腹胀，加薏苡仁、寒水石；自利，加白术、茯苓、肉豆蔻、罂粟壳；腹痛不止，加南木香、乳香；喘嗽，加知母、贝母、白砂蜜少许；头痛，加川芎、白芷、葱白；痛不止，用萝卜子、川芎、葱白，擂碎，敷太阳穴；痰涎多，用生艾尾叶、米醋、擂取汁，漱去痰；喉痛，用山豆根、凌霄梗、栀子、淡竹叶、艾叶、灯草，水煎漱；大便闭，加姜制赤芍、麸炒枳壳、大腹皮；小便闭，加赤芍、赤茯苓、木通、车前子、灯草；尿血出，加生地黄、车前子；鼻出血，加野红花、地黄、藕节、姜皮；疮不痛，顶不起，灸三壮，更不痛，不治；骨蒸，加丝茅根；无脉，服二十四味流气饮。

追疔夺命汤

【方源】《疮疡经验全书》卷四。

【组成】羌活、独活、青皮、防风（倍用）、黄连、天花粉、赤芍、细辛、蝉蜕、僵蚕、桔梗、金银花、当归梢、川芎、白芷、连翘、山栀仁、甘草节（一方加泽兰一钱）。

【用法】上加生姜十片，葱白三茎，水煎，热服。以衣覆之，出汗为妙。外用飞丹、白矾火上熬和碾末，鸡子清调敷之。

【功能】消肿。

【主治】疔疮。

【加减】在脚，加木瓜、薏苡仁。

追疔汤

【方源】《医学入门》卷八。

【组成】羌活、独活、青皮、防风、黄连、赤芍、细辛、甘草节、蝉蜕、僵蚕、独脚莲各五分。

【用法】上将泽兰叶、金银花、金钱重楼各一钱，生姜擂酒或擂水，入酒热服；然后用生姜十片，水、酒各半，煎前药热服。衣覆取汗。

【主治】疔疮。

【加减】有脓，加何首乌、白芷；取利，加青木香、大黄；在脚，加木瓜；病减后，加大黄二钱以去余毒。

追毒丸

【方源】《疡医大全》卷七。

【组成】青竹蛇、防风、穿山甲（炮）、羌活、猪牙皂各三钱，全蝎二对，当门子、蟾酥各三分，瓜儿竭、乳香（去油）、孩儿茶、没药（去油）、明雄黄、白砒（肉制）、大朱砂、茜草、雷公藤各五分，甘草、当归尾各八分，蜈蚣三条，金银花五钱。

【用法】上为极细末。大人海服三分至五分，小儿一分至二三分，无灰酒调服。令醉自消。

【主治】一切痈疽。

【备考】本方方名，据剂型，当作“追毒散”。

胜军丸

【方源】《沈鲐翁医验随笔》。

【组成】川雅连五钱，奎砂仁五钱，上雄精三钱，广木香五钱，广郁金五钱，生明矾五钱，人中黄三钱，檀香、降香各三钱，生姜粉三钱，真獭肝二钱，石菖蒲三钱，焦山楂四钱，公丁香三钱，生香附五钱，鬼箭羽四钱。

【用法】上为细末，用银花二两，防风七钱，藿梗七钱，净黄土二两，四味浓煎汁，露清为丸，朱砂为衣，如梧桐子大。轻者服一钱半，重者三钱，小儿减半。

【主治】兵凶饥馑后，饮水不洁，触受秽浊，腹痛呕吐泄泻，四肢厥逆。

独圣散

【方源】《疡医大全》卷二十八。

【组成】川乌（重八钱者）一枚。

【用法】上为末。每服二钱，用葱头七个，酒一碗，煎浓服。或服一钱，先用洗浴药方洗浴，然后服药，取汗。

【主治】鼓槌风。

【宜忌】避风。

【备考】洗浴药方：防风、马鞭草、苦参、金银花、荆芥、遍地香、紫苏、天花粉、泽兰，煎汤洗浴，务须四围周密，不可透风要紧。

独圣膏

【方源】《仙拈集》卷四。

【组成】炉甘石（煅）。

【用法】以猪骨髓油调搽。先以防风、荆芥、银花、甘草汤洗净，后敷药。

【主治】臁疮。

急消汤

【方源】《辨证录》卷十三。

【组成】忍冬藤二两，茜草三钱，紫花地丁一两，甘菊花三钱，贝母二钱，黄柏一钱，天花粉三钱，桔梗三钱，生甘草三钱。

【用法】水煎服。

【功效】消初起之阳毒。

【主治】发背。

疮痈消毒饮

【方源】《治疹全书》卷下。

【组成】防风、荆芥、独活、连翘、花粉、红花、银花、黄芩、牛蒡子、甘草、何首乌。

【主治】痘疹后余毒不散，身热不除，或生痈疽者。

【加减】胸腹，加瓜蒌；手臂，加桑枝；足腿，加牛膝；在上部，加桔梗；头面，加川芎；巅顶，加藁本；背脊，加羌活。

养龙汤

【方源】《解围元薮》卷四。

【组成】当归尾、白芷梢、全蝎、僵蚕、蝉壳、风藤、菖蒲、木瓜、苦参、荆芥、甘草、薄荷、红花、生地黄、连翘、蔓荆子、何首乌、薏苡仁、鱼刺、牛蒡子、白蒺藜、威灵仙、金银花、五加皮、胡麻虱、养骨龙。

【用法】水煎，加乳香、没药服。

【主治】大风瘫挛眉堕。

养阴清肺汤

【方源】《医学碎金录》引聂云台方。

【组成】黄芩、黄连、银花、连翘、石膏、人中黄、生地黄、玄参、白芍、浙贝母、木通、桑叶、薄荷、鲜芦根。

【主治】咽白喉。

养阴解毒清痢汤

【方源】《慈航集》卷下。

【组成】当归五钱，银花二钱，甘草五分，枳壳五分（炒），陈皮一钱五分，白芍五钱（酒炒），车前子三钱，煨广木香八分。

【用法】水煎服。

【主治】小儿痘疹后，毒热未清之痢，面赤，手足温者。

【加减】如红多热重，加酒炒黄连三五分；痢不止，加制大黄三钱；如恶心，加灶心土三钱；如伤肉食，加炒山楂二钱；如伤面食，加炒莱菔子二钱；如伤蛋积，加白蔻仁一二钱；如伤糯米食积，加杏仁三钱，炒麦芽二钱；如生冷伤胃，加煨老姜二钱，红枣三枚。

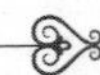

养肺去痿汤

【方源】《辨证录》卷十三。

【组成】金银花三钱，生甘草五钱，生地黄二钱，麦冬三钱，紫菀五钱，百部五分，百合二钱，款冬花三分，天冬一钱，贝母三分，白薇三分。

【用法】水煎服。

【主治】肺痿。久嗽之后，肺受损伤，皮肤黄瘦，咽嗌嘶哑，自汗盗汗，卧眠不得，口吐稠痰，腥臭难闻，而毛色憔悴，嗽之时必忍气须臾，轻轻吐痰，始觉膈上不痛，否则必大痛不已，气息奄奄，全无振兴之状。

养营解毒汤

【方源】《经验集痦疹选要》。

【组成】生地黄、当归、白芍、川芎、牡丹皮、连翘、丹参、银花、黄芩、知母、木通、灯心。

【主治】痦后血不归经。

养液通痹汤

【方源】《伏瘟证治实验谈》。

【组成】苏薄荷一钱半，杭菊花三钱，冬桑叶三钱，荷叶三钱，鲜生地黄五钱，鲜石斛一钱半，麦冬四钱，金银花四钱，京玄参三钱，原蚕沙三钱，薏苡仁六钱，萆薢三钱，秦艽一钱半。

【主治】伏瘟终后期，心神清醒后，身热未清，口渴舌燥，头痛甚剧，项筋疼胀，身不转侧，去汗，但头汗出，左关脉弦数者。

【加减】大便不通者，麦冬、玄参、银花可各加至五六钱。

娄金散

【方源】《惠直堂经验方》卷四。

【组成】犬屎内骨七分（经霜粪更妙，多收，布包，打碎，水淘出骨，洗净，捣烂），金银花三钱。

【用法】水煎服。初起一服即消，已溃即敛。

【主治】痘毒，不问寒热虚实。

洗药方

【方源】《慈禧光绪医方选议》。

【组成】南红花二钱，桃仁二钱（研），当归尾一钱，防风一钱，桂枝尖一钱五分，菊花二钱，银花一钱五分，草梢八分。

【用法】水煎，淋洗。

【功能】清热解毒，活血化瘀。

【主治】腰腿痹痛。

洗药方

【方源】《慈禧光绪医方选议》。

【组成】香白芷二钱，防风一钱五分，葛根二钱五分，天麻一钱，金银花二钱，石膏三钱（生），川椒一钱，乳香一钱（研）。

【用法】水煎，洗之。

【功能】祛风除湿，清热定痛。

【主治】前额头痛。

洗药方

【方源】《慈禧光绪医方选议》。

【组成】霜桑叶一钱五分，防风一钱五分，薄荷一钱，天麻一钱，青连翘一钱五分，银花一钱，石膏三钱（生），川椒六分。

【用法】水煎，洗之。

【功能】清热祛风。

【主治】风热头痛。

洗脾饮

【方源】《异授眼科》。

【组成】当归、天花粉、赤芍、黄芩、穿山甲（炒）、金银花、羌活、白芷、连翘各等分。

【用法】水煎将好，加大黄、芒硝一二钱即起，食后服。

【主治】胞肿赤痛。

活血化坚汤

【方源】《外科正宗》卷二。

【组成】防风、赤芍、当归尾、天花粉、金银花、贝母、川芎、皂角刺、桔梗各一钱，僵蚕、厚朴、五灵脂、陈皮、甘草、乳香、白芷梢各五分。

【用法】水二钟，煎八分，临服用酒一小杯，食后服。

【主治】一切瘰疬、瘿瘤、痰核，初起未溃脓者。

活血调气汤

【方源】《疡医大全》卷七。

【组成】荆芥、天花粉、防风、赤芍、陈皮各一钱二分，甘草节八分，川贝母（去心）、金银花、白芷、当归尾各二钱。

【用法】水煎服。

【功能】消毒散瘀，活血调气。

【主治】痈疽，肿疡。

【加减】疮背上及冬月，加羌活；内热及夏热，加连翘、山栀；消肿，加牛蒡子、穿山甲；痛甚，加乳香、没药；小便涩，加木通；泄泻，加苍术。

活肠败毒丹

【方源】《疡医大全》卷二十一。

【组成】当归、金银花各二两，生甘草三钱，地榆、牛膝各一两。

【用法】水煎取汁一碗，调乳香、没药末各一钱五分，饮之；滓再煎一碗，又调乳香、没药末各一钱五分，饮之。

【功能】败毒溃脓。

【主治】肠痈已成。

【备考】本方方名，《中国医学大辞典》作“活肠散毒丹”。

活命饮

【方源】《医学入门》卷八。

【组成】甘草节、赤芍、白芷、天花粉、贝母、乳香各一钱，防风七分，当归尾、皂角刺、陈皮各一钱半，金银花三钱，没药五分，大黄五钱，穿山甲三片。

【用法】用好酒瓦罐煎，密封罐口，勿令泄气，煎熟，随疮上下饮之。服后再饮酒二三杯，侧卧而睡。

【功能】排脓，止痛，消毒。

【主治】一切痈毒疮疡。

【宜忌】忌酸物、铁器。已溃者忌服。

【加减】如在背，皂刺为君；在腹，白芷为君；在四肢，金银花为君；在胸，加瓜蒌仁二钱；疔疮，加紫河车草根三钱；便调者，宜去大黄。

活命饮

【方源】《良方合璧》卷下。

【组成】当归尾一钱五分，红花一钱，皂角刺一钱，沉香一钱，石决明一钱，羌活一钱，穿山甲一钱，连翘一钱（去心），威灵仙一钱，花粉一钱五分，滴乳香一钱（去油），没药一钱（去油），金银花二钱，白芷一钱，甘草节一钱，防风一钱，苏木一钱。

【用法】陈酒一杯，水煎服。

【功能】散风行瘀，活血解毒，消肿定痛，消痈溃脓。

【主治】痈疽发背，对口脑疽，瘰疬痰核，疔疮恶毒，湿痰流注，无名肿毒，大小疮疖，内痈。

活络透毒饮

【方源】《重订通俗伤寒论》卷八。

【组成】荆芥穗、小青皮、净蝉蜕各一钱，青连翘、蜜银花各一钱半，炒牛蒡、紫花地丁各二钱，杜红花五分。

【用法】先用活水芦荀一两，大青叶四钱，煎汤代水煎药服。

【功能】活络，解毒，透斑。

【主治】痧因斑隐者。

济字丸

【方源】《疯门全书》。

【组成】羌活二钱，独活二钱，防风二钱，荆芥二钱，豨莶二钱，灵仙二钱，桑寄生二钱，白芷一钱半，僵蚕一钱半，细辛一钱，何首乌一两，龟甲五钱，枸杞五钱，当归五钱，川芎二钱，白芍二钱，玄参二钱，牡丹皮二钱，乌药五钱，槟榔二钱，银花二钱，牛蒡子二钱。

【用法】米糊为丸。每次服二钱，早、午、晚三次，茶水送下。

【功能】去余毒。

【主治】疯病已愈，只皮肤不能复原光润，或骨节间有疫疼。

【加减】有热，加川连一钱半，黄柏一钱半。

济阴化痰饮

【方源】《喉科紫珍集》卷上。

【组成】小生地黄三钱，银花、玄参各一钱五分，广皮七分，远志、柴胡各八分，桔梗一钱二分，川贝母一钱，赤苓二钱，甘草六分。

【用法】水煎服。投五七剂，兼用吹散可愈。

【功能】济阴化痰。

【主治】阴虚火灼，忧思郁虑，致成喉证。

济阴汤

【方源】《外科枢要》卷四。

【组成】连翘、山栀（炒）、黄芩、黄连（炒）各一钱，芍药一钱五分，金银花三钱，甘草一钱，牡丹皮一钱二分。

【用法】水煎服。

【主治】疮属纯阳，肿痛发热。

【加减】便秘，加大黄。

宣郁化毒汤

【方源】《辨证录》卷十三。

【组成】柴胡二钱，白芍一两，香附二钱，薄荷二钱，当归一两，陈皮一钱，枳壳一钱，天花粉三钱，生甘草三钱，金银花一两。

【用法】水煎服。

【主治】肝痈。

宣毒去风汤

【方源】《疯门全书》。

【组成】川连、黄柏、黄芩、玄参、赤芍、栀仁、续断、花槟榔、大黄、朴硝、石膏（末）、银花、荆芥、北防风、鲜皮、独活。

【用法】灯心为引，水煎，朴硝后下。

【主治】麻风，麻木不仁。

宣毒发表汤

【方源】《麻疹全书》卷四。

【组成】马勃一钱五分，大力子一钱五分，广郁金一钱五分，细辛一钱，条子芩一钱五分，藿香一钱五分，荆芥一钱五分，炒陈皮八分，银花一钱，生姜三片。

【用法】水煎服。

【主治】麻疹。

宣毒发表汤

【方源】《麻疹全书》卷四。

【组成】升麻、桔梗、甘草、焦栀、葛根、薄荷、前胡、牛蒡子、防风、苏叶、连翘、杏仁、银花各等分。

【用法】水煎服。

【主治】天行时气，发热昏闷。预防麻疹。

【宜忌】气质虚弱不可与此汤。

【加减】渴，加花粉；气逆，去升麻、桔梗，加淡竹叶；头痛，加蔓荆子；呕吐，去甘草，加陈皮；热甚，加黄芩；初起潮热，除升麻、桔梗、甘草，加紫苏叶、葱白；初潮咳嗽，除升麻、桔梗、甘草，加桑白皮；如潮热轻者，并除淡竹叶；初潮谵语，去升麻、桔梗、甘草，加桂枝、附子、滑石、辰砂末；初潮泄泻，除薄荷、淡竹叶、升麻、桔梗、甘草，加赤茯苓、车前子；初潮大便出血，去淡竹叶、升麻、甘草、桔梗，加生地黄、牡丹皮，甚者加犀角；初潮小便赤者，除升麻、桔梗、甘草，加泽泻；初潮口鼻出血者，除升麻、桔梗、甘草，加炒栀仁、茅根、生地黄；初潮腹痛，除升麻、桔梗、甘草。

祛毒至神汤

【方源】《外科医镜》。

【组成】金银花三两，人参五钱，当归五钱，甘草三钱（生），牛皮胶五钱，山甲三片（炒），大黄五钱（溃后忌用，恐泄真气也）。

【用法】水煎服。

【主治】骑马悬痈。

祛毒饮

【方源】《丹台玉案》卷六。

【组成】金银花、穿山甲各二钱，瓜蒌仁（带壳）一个，全蝎五个，大黄五钱，牛膝、甘草各一钱。

【用法】水、酒各半煎服。

【主治】便毒初起。

祛疯酒

【方源】《经验奇方》。

【组成】大熟地黄、龙眼肉各二两，全当归、潞党参、炙绵芪、薏苡仁、茯神、甘枸花各五钱，炒白芍、炒冬术、千年健、海风藤、羌活、独活、虎胫骨、钻地风、五加皮、杜仲、忍冬藤、川续断、牛膝各三钱，淡附片，瑶桂心、炙桂枝、虎头蕉、明天麻、川芎、炙甘草各二钱，广木香、红花各一钱五分。

【用法】上药用陈绍酒浸瓷瓶，瓷盘作盖，棉纸封口，重汤炖至点三炷香时为度。随量温饮，一日二次。

【主治】一切疯痛，半身不遂。

【宜忌】孕妇忌服。

祛热搜风饮

【方源】《万病回春》卷八。

【组成】苦参、金银花、柴胡、连翘、片芩、荆芥、黄柏（炒）、黄连（炒）、生地黄、薄荷、独活、枳壳（麸炒）、防风、甘草（蜜炙）。

【用法】上锉。水煎，食远热服。

【主治】疥及脓疱疮。

祛湿清官汤

【方源】《镐京直指医方》卷二。

【组成】连翘三钱（连心），蝉蜕一钱五分，粘子三钱，薄荷一钱五分，秦艽一钱五分，银花三钱，广郁金三钱，石菖蒲一钱五分，僵蚕三钱，钩藤三钱（后下），至宝丹一颗（或用紫雪丹、牛黄丸）。

【用法】水煎服。

【功能】芳香开窍，透达白瘖。

【主治】湿邪蒙蔽，神志不清，耳聋言謇，午后益甚，白瘖。

祛寒去湿丹

【方源】《医林纂要》卷十。

【组成】白术四两，茯苓三两，金银花三两，蛇床子五钱，附子二钱，肉桂三钱，当归一两。

【用法】上为末，炼蜜为丸。每服一两，盐姜汤送下。

【主治】腹疽生于脐之上下左右者。

神功饮

【方源】《丹台玉案》卷六。

【组成】忍冬藤、蒲公英、甘草节、金银花各二钱，瓜蒌一个（连壳）。

【用法】生酒煎服。

【主治】妇人乳内一核，初起如钱，不作疼痒，三五年成功红肿，溃时无脓，唯流清水，形如岩穴之凹。

神功辟邪散

【方源】《时疫白喉捷要》。

【组成】粉葛二钱，生地黄四钱，木通二钱，连翘二钱，僵蚕三钱，浙贝母三钱，黄芩二钱，牛子二钱，麦冬三钱（去心），银花二钱，蝉蜕一钱，马勃二钱（绢包煎）。

【用法】生青果三个为引。

【主治】白喉重者。

神仙一醉忍冬汤

【方源】《疡医大全》卷七。

【组成】银花藤、蒲公英各一两，没药（去油）、乳香（去油）、雄黄各二钱。

【用法】上加酒一瓶，封固，煮千余沸；再加白蜜四两，生葱七根，再煮数沸，去葱。尽量饮醉，以大蒜压之。取汗即愈。

【主治】痈疽肿疡。

神仙万灵散

【方源】《普济方》卷二八九。

【组成】银花一两半，皂角针、穿山甲、白芷、天花粉、甘草节、当归尾、防风、藿香、赤芍各半两，乳香（别研）、没药各三钱（另研）。

【用法】上㕮咀。每服一两，与水一盏、无灰好酒一盏同入于砂石器内，瓷碟盖口，纸条糊缝，文武火煎至重车行十里远，药香为度。热服。药后饮好酒数杯，厚衣被，汗出为效。滓再煎服。病重者，不过三服。

【主治】发背疔疮，一切恶疮。

【加减】久病气衰者，加黄芪半两。

神仙回脓散

【方源】《胎产指南》卷八。

【组成】蒲公英、天花粉、金银花、连翘、白芷、甘草。

【用法】上用酒水各半煎，饱服。

【主治】乳痈。

【加减】吹乳，加防风；久破烂，加人参、黄芪。

神仙枣

【方源】《外科全生集》卷四。

【组成】银花、当归身各一两，甘草三钱，乳香（去油）、五倍子、黄芪、白僵蚕、白芷各五钱。

【用法】上以水六碗，煎剩一半，取滓，再以水六碗，煎至一半，前后共成六碗，去滓代水，将红枣二斤煮熟。四五日食完。疮极重者，同时外敷疮药。

【主治】患疮日久体虚。

神仙活命汤

【方源】《梅氏验方新编》卷一。

【异名】神仙活命饮（《喉证指南》卷四）。

【组成】龙胆草一钱，金银花二钱，黄芩三钱，生地黄四钱，土茯苓五钱，生石膏三钱，木通二钱，马勃三钱（绢包煎），车前子二钱，浙贝母三钱，蝉蜕一钱，僵蚕三钱。

【用法】上用生青果三个，水煎服，急喉险症，须每日三四剂，少则不效。

【主治】白喉重者，风热喉痛，或红或肿。

神仙活命饮

【方源】《女科万金方》。

【异名】秘方夺命散（《袖珍方》卷三）、真人活命散（《痈疽神秘验方》）、仙方活命饮（《校注妇人良方》卷二十四）、真人活命饮（《摄生众妙方》卷八）、神功活命汤（《疮疡经验全书》卷四）、十三味败毒散（《医方考》卷六）、真人夺命饮（《惠直堂经验方》卷三）、当归消毒饮（《医林纂要》卷十）。

【组成】穿山甲、甘草、防风、没药、赤芍各一钱，白芷六分，当归梢、乳香、贝母、天花粉、角刺各一钱，金银花、陈皮各三钱。

【用法】用好酒三碗，煎至一碗半。若上身，食后服；若下身，食前服，再加饮酒三四杯，以助药势，不可更改。

【主治】一切热毒痈疽疮疡，红肿热痛，脓已成或未成者。

神仙活命饮

【方源】《丹溪心法附余》卷十六。

【组成】金银花一两五钱，皂角刺一两，贝母（去心）、天花粉各四钱，当归尾、滴乳香、大黄各五钱，没药、木鳖子（去壳）、甘草、穿山甲（用蛤粉炒黄，去粉，净）、赤芍各三钱，防风（去芦）、香白芷各二钱半，橘皮（去白）一钱半。

【用法】每服五钱，水煎服，量病上下服之。

【主治】痈疽，发背、发脑、发鬓、发胁，疖毒，骑毒肿，肚痈，腿痈，附骨痈疽，恶疮，恶漏疮，血块气块，面目手足浮肿。

【加减】老年人及体虚者，加生黄芪半两；脏腑闭涩者，服九宝饮。

神仙紫花丸

【方源】《医学正传》卷六。

【组成】白花蛇（一具，出蕲黄州，黑质白纹，龙头虎口，背上二十四个方胜花，尾尖有一佛指甲，新鲜者佳，蛀腐者不堪用，去头尾各四五寸，并一两为率，连皮骨用）一两五钱，何首乌、荆芥穗、威灵仙各四钱，麻黄（连根节）二钱，胡麻子一钱，蛇床子二钱。上细切，同蛇用无灰酒一大碗，浸一宿，去蛇皮骨，通晒干，仍还原酒内，再浸再晒，酒尽为度，待晒极干，共为细末，另包。木香、沉香各二钱五分，人参一两，当归七钱五分，明天麻、猪牙皂角各五钱，麝香一钱五分，乳香、没药各一钱，明雄黄、辰砂各五分（大块者佳），肉豆蔻一枚（煨），定风草（即天麻）二钱半，还瞳子（即草决明）一两。上麝香至辰砂五味，各另研极细，不见火，其余草木味亦另研，细罗过，连前五味和匀另包。防风（去芦）、羌活、甘草、细辛、川芎、独活、苍术（米泔浸一宿）、枇杷叶（去毛筋，焙干）、白芍、白蒺藜、金银花、五加皮、香白芷、苦参各五钱，胡麻子、白附子（米泔浸，炒）、麻黄、川牛膝、草乌头（米泔浸，炮）、川乌（米泔浸，炮）、石菖蒲各二钱五分，上为细末，另包。

【用法】用新鲜大枫子三斤，去油黄色者及壳，以瓷罐一个盛之，少入无灰酒，以皮纸竹箬重重包口，勿令泄气，

顿滚汤中，勿令没罐口，外以物盖锅口，密封固，文武火蒸，候黑烂为度，杵无渣滓成油，分作三份；每一份入第二号药八钱重，第一号药六钱重，第三号药一两五钱重，和匀，加糯米饭捣极胶粘为丸，如梧桐子大，晒干，勿见火。每服二十丸，渐加至五六十丸，鸡鸣时、午时、临卧时各一服，茶清送下。轻者，一料可愈；重者，二三料除根。

【主治】疠风及诸般恶疮，风疮。

【宜忌】忌房劳、咸酸、酒醋、糟腌、猪肉、羊肉、鸡肉、马肉、驴肉、鱼腥煎煿、水果、五辛、姜椒大料、辛辣热物、荞麦和绿豆之类，其余肉味，病愈后一年可食，但猪肉、羊肉、鸡肉，终身用忌。

【加减】鼻塞声重者，麝香倍用。

【备考】《疡医大全》有赤芍、牛蒡子、石决明，无白芍、川牛膝、草决明。

神异散

【方源】《养老奉亲书》。

【组成】金银花、天花粉、木鳖各一钱，甘草三分，连翘、黄芩各八分，山栀子七分，穿山甲二钱，皂角针三钱，木香五分，大黄三钱。

【用法】上锉。水一钟，煎半钟，入黄酒一盏，煎三五沸，空心温服。

【主治】鱼口便毒疮。

神异膏

【方源】《寿世保元》卷九。

【组成】木香、川芎、牛膝、生地黄、细辛、白芷、秦艽、当归尾、枳壳、独活、防风、大枫子、羌活、黄芩、南星、蓖麻子、半夏、苍术、贝母、赤芍、杏仁、白蔹、茅根、两头尖、艾叶、连翘、甘草节、川乌、肉桂、良姜、续断、威灵仙、荆芥、藁本、丁香、金银花、丁皮、藿香、红花、青风藤、乌药、苏木、玄参、白鲜皮、僵蚕、草乌、桃仁、五加皮、山栀子、牙皂、苦参、穿山甲、五倍子、降真香、骨碎补、苍耳头、蝉蜕、蜂房、鳖甲、全蝎、麻黄、白及各一两，大黄、蜈蚣（二十一条）、蛇蜕（三条）。

【用法】上用桃、槐、榆、柳、楮、桑、楝七色树枝，各三七二十一，共俱切粗片，用真麻油十七斤浸药，夏三宿、春五宿、秋七宿、冬十宿后，煎药枯油黑为度，用麻布滤去滓，贮瓷器内，另以松香不拘多少，先下净锅溶化后取起，每香二斤，用药油四两，搅匀，软硬得法，仍滤入水缸中，令人扯抽，色如黄金，即成膏矣。肿毒初发，杨梅肿块未破者，俱贴患处；肚腹疼痛，泻痢、疟疾，俱贴脐上，利白而寒尤效；咳嗽哮喘，受寒恶心，胸膈胀闷，面色微黄，心疼气痛，俱贴前心；负重伤力，浑身痛者，贴后心；腰眼痛、小肠气等症，贴脐下。

【主治】一切风寒湿气，手足拘挛，骨节酸疼，男子痞积、妇人血瘕，及腰胁诸般疼痛，结核瘰疬，顽癣顽疮，积年不愈，肿毒初发，杨梅肿块，腹痛泻痢，疟疾，咳嗽哮喘，受寒恶心，胸膈胀闷，面色微黄，心疼气痛，负重伤力，浑身痛，小肠气。

神应万效膏

【方源】《膏药方集》引《外科活人定本》。

【异名】神应万灵膏（《医学启蒙》卷三）。

【组成】香附子、石楠藤、草乌、乌药、苦参、五加皮、白蒺藜、枳壳、槟榔、独活、京三棱、白鲜皮、羌活、牛膝、川芎、凤尾草、海桐皮、桔梗、防风、莪术、青风藤、血见愁、当归尾、大黄、玄参、蒲公英、雷公藤、黄芩、连翘、丹参、皂角刺、苍耳子、苍术、乌头、松节、黄药子、羊蹄根、茄根、荸荠、白及、土牛膝、忍冬藤、天花粉、桑白皮、白蔹、威灵仙、天南星、延胡索、芫花、射干、紫背天葵、红芽大戟、金银花、穿山甲、官桂、杏仁、桃仁、蓖麻子、香白芷、藁本、郁金、蛇蜕、五灵脂、青木香、自然铜、蜈蚣、虾蟆、马蹄细辛。

【用法】前药五十二味计五斤为片，入香油十二斤，浸一夜方熬煎，以槐、柳、桃枝搅动，煎至焦枯，捞出滓，再熬，滴水不散，方入后十六味药，慢火煎焦去滓滤净，再入锅煎油一炷香，入黄丹五斤，无名异一斤，蛇含石八两，俱为细末，徐徐添入搅之，滴水成珠，摊纸不渗为度，取放地上，半热入麝香五钱、樟脑八钱、乳香四两，搅匀，以器盛之，过三宿。摊贴患处，用时先以姜、盐擦热皮肤，贴上膏药，再以热瓦熨之。

【主治】一切风气肿毒诸病。

【备考】方中金银花后十六味用量原缺。

神妙起疴散

【方源】《疡科选粹》卷六。

【组成】土萆薢五两，金银花一两，皂角刺、川椒、牛蒡子、郁金、当归、黑铅三两。

【用法】以铅熔化，入水银五钱，研为粉，分五份，前药亦分五贴。每贴水二盏，煎一盏，去滓，入铅粉，再煎至八分，滤净服。初服一贴，要出汗，另用金银花一两，防风、荆芥、川椒各五钱，煎水二斗，避风熏洗，取汗为效。患二三十年者，只四料四汗痊愈。

【主治】杨梅疮结毒。

神奇散

【方源】《万病回春》卷八。

【组成】穿山甲三片（土炒），木鳖子（去壳）三个，牡蛎、大黄各三钱，黄连、黄芩、黄柏、金银花、连翘各一钱半，黄蜡三钱。

【用法】上锉一剂。酒、水各半煎，空心服。

【主治】便毒鱼口。

神秘七星散

【方源】《疡科选粹》卷六。

【组成】防风、皂角刺、天冬、黄芩、瓜蒌仁、金银花各五分，当归、熟地黄、薏苡仁、木瓜、紫花地丁、白鲜皮各一钱，木通一钱，土茯苓四两，甘草三分。

【用法】上水三钟，煎二钟，分二次服。服过四贴，去木瓜、木通、紫花地丁、白鲜皮四味，减土茯苓二两五钱，加桔梗七分，照前煎服。先服四贴，复加减三贴，七日痊愈。

【主治】杨梅疮。

【宜忌】忌椒、酒、牛肉。

神秘陷脉散

【方源】《外科精要》卷中。

【组成】黄芪、人参、川芎、当归（酒洗）、赤芍、粉草、地骨皮、五加皮、忍冬叶、橘红各一两，乳香、没药各五钱。

【用法】上每服五七钱，水酒各半煎，连进五七服。

【功能】托里消毒，行气破血。

【主治】疮疡。

神效托里散

【方源】《太平惠民和济局方》卷八（宝庆新增方）。

【异名】神效散（《朱氏集验方》卷十二）、托里散（《医学正传》卷六引《疮疡集》）、神功托里散（《外科发挥》卷二）、金银花散（《外科发挥》卷五）、四妙汤（《医宗说约》卷六）、四金刚（《串雅内编》卷二）。

【组成】忍冬草（去梗）、黄芪（去芦）各五两，当归一两二钱，甘草（炙）八两。

【用法】上为细末。每服二钱，酒一盏半，煎至一盏，若病在上，食后服；病在下，食前服。少顷再进第二服，留滓外敷，未成脓者内消，已成脓者即溃。

【主治】痈疽发背，肠痈，奶痈，无名肿毒，焮作疼痛，憎寒壮热，类若伤寒，不问老幼虚人，并皆治之。

神效汤

【方源】《青囊秘诀》卷上。

【组成】当归一两，黄芪一两，人参一两，金银花二两，白芍一两，肉桂一钱，荆芥三钱。

【用法】水煎服。一剂而血止，两剂而肉生，三剂而口小，四剂而皮合，再服两剂而痊愈。

【主治】对口疮，阴证溃烂者。并治各处痈毒，凡低陷不作脓而不能收口者。

神效复元通气散

【方源】《仙传外科集验方》卷六。

【组成】当归三两，甘草一两，生地黄半两，黄芪一两，白芍一两，天花粉一两，熟地黄半两，金银花二两。

【用法】上㕮咀。每服五钱，水一盏半，煎至一盏，去滓，随证上下，食前后温服，初觉发时，连进三服。

【主治】一切恶疮痈疽，疔疮肿痛。

神效散

【方源】《普济方》卷二九五。

【组成】苦参、川椒、苦葫芦、芫荽子、槐花、枳壳、荆芥、金银花、小茴香、白芷、连翘、独活、麻黄、牡蛎（煅）、威灵仙、椿树皮各二两。

【用法】上㕮咀。每用五钱，水六七碗，葱白三茎，煎五七沸，先以盆盛药水，上坐，先蒸后洗，却以乌龙膏贴之，临卧时再以药滓熬水如前洗之，如此三五次，夜则以膏药贴之。常服葛花酒蒸香连丸。

【主治】痔漏。多因嗜欲酒色过度，喜怒不常，致生痔漏，或如鼠乳连珠，或粪门肠头肿，流脓漏血，其痛如割，不可忍者。并治肠风下血。

【加减】加老黄茄子二个，尤妙。

神效散

【方源】《慈幼新书》卷十一。

【组成】金银花、当归尾各二钱，紫草、木通、苦参、蝉蜕、白芷、皂角刺、川牛膝各一钱，红花三分，甘草、川乌各三分。

【用法】上以土茯苓六两，洗净打碎和药，用水六碗，煎至三碗，早、中、晚各服一碗。疮在下部，先药后饭；疮在上部，先饭后药。凡服药日，必食建猪肉、熟米饭，饮好酒四五杯，使药力宣畅，其疮易愈。

【主治】杨梅痟疮，鱼口便毒，不拘新久。

【宜忌】忌食猪首、肝、肠、牛、羊、驴肉、鸡、鹅、辛辣之物。

神效解毒散

【方源】《保婴撮要》卷十三。

【组成】金银花一两，甘草节五钱，黄芪、皂角刺（炒）、当归各三钱，乳香、没药各二钱。

【用法】上为散。每服二钱，酒煎，温酒调服亦可；婴儿病，乳母亦服。

【功能】消肿散毒。

【主治】一切疮疡初起，肿痛者，或已溃仍肿，毒不解者。

【加减】如疮已溃，肿痛已止者，去乳香、没药、金银花，倍加黄芪、甘草。

神验熏药方

【方源】《疡医大全》卷八引吴羹相方。

【组成】如意草（即犁头草）、金银花各五钱，桑叶三钱，

三角峰（又名爬壁蜈蚣，系枫树上藤，其藤系三个叶儿）一两。

【用法】上药入大砂锅内，入水煎滚，纸封罐口，以棉花将患者好肉包盖，再取门板，量毒大小，上下开一洞，令患者仰卧，毒露在外，将罐口纸亦开一洞，对毒熏之。药气直透毒内，自有恶水流出必多，如此三熏，毒散自愈。如未愈，再熏一次；如已溃烂，亦宜此法熏之，若攻出数头，以葱头煎洗；有腐肉或疮口燥，用猪蹄汤洗之，以膏盖之。

【主治】痈疽。

神授卫生汤

【方源】《外科正宗》卷一。

【组成】羌活八分，防风、白芷、穿山甲（土炒，研）、沉香、红花、连翘、石决明（煅）各六分，金银花、皂角刺、当归尾、甘草节、花粉各一钱，乳香五分，大黄（酒拌炒）二钱（脉虚便利者不用）。

【用法】水二碗，煎八分，病在上部，先服药，随后饮酒一杯；病在下部，先饮酒一杯，随后服药，以行药势。

【功能】宣热散风，行瘀活血，解毒消肿，疏通脏腑。

【主治】痈疽发背，脑疽对口，丹瘤，瘰疬，恶毒疔疮，湿痰流注及一切疮症已成未成者。

【备考】药性平和，功效甚速，诚外科首用方也。

神授卫生汤

【方源】《疡科心得集》卷中。

【组成】白芷、天花粉、连翘、牛蒡子、荆芥、甘草节、防风、金银花、当归尾、川贝母、乳香、没药。

【功能】解毒、消毒，清热、活血、止痛。

【加减】大便秘结，热甚者，加酒炒大黄。

神蛇酒

【方源】《秘传大麻疯方》。

【组成】白花蛇一条（去头尾），黑蛇一条（去头），僵蚕一两（炒），川乌、白芷、生地黄、熟地黄、玄参、白术各一两，苦参五两，荆芥、防风、石菖蒲、细辛、天麻各一两，浮萍、当归、秦艽、海桐皮、麻黄、狗脊、牛膝、葶苈、草乌、苍耳子、木瓜、灵仙、胡麻、白芍、人参、马鞭草、枳壳、肉桂、蛇床、枳实、皂角、白鲜皮、五味子、肉苁蓉、木鳖子、五加皮各三两，土茯苓、青葙子、金银花各一两，薄荷三两，全蝎一两，蜈蚣三十条（去头），桑寄生、白茯苓、蝉蜕（去头足）、甘草各二两，连翘三两。上为饮片，先用元米七升，酿成白酒浆，匀作四坛盛之，听用。又用水二斗，放入酒糟一升，另用大坛盛之，将前二蛇及药俱入坛封口，早煮至晚，取出待冷，开入四坛酒浆内。另将蛇取出，去皮骨，焙干，听用。又加下药：血竭、乳香各一两，没药五钱，沉香、檀香、雄黄、辰砂、穿山甲各一两，麝香二钱，牛黄二钱，阿魏二钱。

【用法】与前二蛇共为细末，搅匀，四坛内封固，又煮一时。服一杯后泻六七次，方可吃饭。以后将稀粥补之，早、晚各一次。

【主治】三十六种麻风，肌肤麻木，遍身瘙痒，瘾疹瘾疹，面上游风如虫行，紫白癜风，眉落鼻崩，脚底穿烂，肉死痒痛，一切瘿瘤疬串，无名肿毒，梅花烂疮，并痛风。

神散汤

【方源】《洞天奥旨》卷十四。

【组成】金银花八两，当归二两。

【用法】上以水十碗，煎金银花至二碗，再入当归同煎，一气服之。

【功能】散毒。

【主治】痈疽初起。

神犀丹

【方源】《医效秘传》卷一。

【异名】神犀丸（《全国中药成药处方集》武汉方）。

【组成】犀尖六两，生地黄一斤（熬膏），香豉八两（熬膏），连翘十两，黄芩六两，板蓝根九两，银花一斤，金汁十两，玄参七两，花粉四两，石菖蒲六两，紫草四两。

【用法】上用生地黄、香豉、金汁捣丸，每丸重三钱。开水送下。

【功能】《北京市中药成方选集》：清热解毒。

【主治】瘟疫，邪热入营，津涸液枯，寒从火化，壮热旬日不解，神昏谵语，斑疹，舌绛干光圆硬。

【备考】《全国中药成药处方集》本方用法：每服三钱，一日二次。小儿酌减。

神犀饮

【方源】《感证辑要》卷四。

【组成】犀角尖八分（磨、冲），鲜石菖蒲根一钱，鲜生地黄五钱，银花三钱，连翘二钱，牡丹皮二钱，益元散三钱（荷叶包），黄郁金一钱，香豉三钱（炒），金汁一杯（冲）。

【用法】地浆水煎服。

【主治】霍乱热毒炽盛，逼乱神明，昏狂烦躁，扬手掷足，甚则循衣撮空。

神解散

【方源】《伤寒瘟疫条辨》卷四。

【组成】白僵蚕（酒炒）一钱，蝉蜕五个，神曲三钱，金银花二钱，生地黄二钱，木通、车前子（炒，研）、黄芩（酒炒）、黄连、黄柏（盐水炒）、桔梗各一钱。

【用法】水煎，去滓，入冷黄酒半小杯，蜜三匙，和匀，冷服。

【功能】《古今名方》：清热透邪，解毒泻火。

【主治】温病，初觉憎寒体重，壮热头痛，四肢无力，遍身疼痛，口苦咽干，胸腹满闷者。

神　膏

【方源】《洞天奥旨》卷十五。

【组成】金银花八两，蒲公英八两，木连藤八两，真麻油八两，黄丹十二两，乳香三钱，没药三钱，松香三两。

【用法】上以麻油先煎金银花、蒲公英、木连藤至黑，滤去滓，入黄丹、乳香、没药、松香，煎成膏，去火毒。摊贴。

【主治】发背，诸疮疡，不论阴阳痈毒，皆可贴之。

【加减】阳疽，用冰片一钱，麝香二分，黄柏三钱，白芷三钱，五灵脂二钱，三七根五钱，洋参三钱，各为末，掺入膏药贴之；阴疽，用肉桂三钱，冰片三分，人参一钱，丹砂三钱，紫石英三钱，儿茶三钱，五灵脂二钱，各为末，掺入膏内贴之。

退疔夺命丹

【方源】《万病回春》卷八。

【组成】防风八分，青皮七分，羌活一钱，独活一钱，黄连一钱，赤芍六分，细辛八分，僵蚕一钱，蝉蜕四分，泽兰叶五分，金银花七分，甘草节一钱，独脚莲七分，紫河车（一名金钱重楼）七分。

【用法】上锉。每服五钱，倍金银花一两、泽兰一两（少用叶）、生姜十片，同捣烂，好酒旋热泡之，去滓热服；不饮酒者，水煎亦可，然后用酒水各一半，煎生姜十片，热服出汗。病退减后，再加大黄五钱同煎，热服，以利二三次，去除毒。

【主治】疔疮。

【加减】若有脓，加何首乌、白芷梢；在脚，加槟榔、木瓜；要通利，加青皮、木香、大黄、栀子、牵牛。

退毒定痛散

【方源】《接骨入骱全书》。

【组成】连翘、花粉、防风、荆芥、羌活、独活、川芎、银花、当归、川断、乳香、没药各八分，甘草三分。

【用法】水、酒各半，煎八分，食远服。

【主治】破指染伤风。

退毒散

【方源】《外科证治全书》卷三。

【组成】黄连、银花、连翘、甘草、赤芍、当归、牛膝、桔梗、黑山栀、薄荷、木通各等分。

【用法】用新汲水煎，滓再煎，食远服。乳母亦宜药，戥分增减，量精神强弱服之。服本方前，先用软棉帛蘸甘草汤拭净，再用绿豆粉一两，轻粉一钱五分，漂砂一钱，冰片一分，或再加牛黄一分，研为极细末，将金汁或雪水、甘草、灯心汤调，鹅毛蘸敷上。

【主治】小儿猴子疳。从肛门或阴囊边红晕烂起，渐至皮肤，不结靥，或眼梢口旁亦红。

【宜忌】切忌洗浴。

除痛解毒饮

【方源】《续名家方选》。

【组成】羌活、木通各一钱，忍冬、土骨皮、大黄、防风各七分，甘草二分。

【用法】水煎服。

【主治】痛风走注，骨节疼痛。

除湿解毒汤

【方源】《洞天奥旨》卷十一。

【组成】白术五钱，山药五钱，薏苡仁五钱，金银花一两，肉桂三分，泽泻二钱，乌梅根一把。

【用法】水煎服。

【主治】湿毒足疮。

除瘟化痰汤

【方源】《喉科心法》卷下。

【组成】粉葛根二钱，金银花二钱，枇杷叶一钱五分（去毛，蜜炙），竹叶一钱，大生地黄二钱（当用鲜者），冬桑叶二钱，小木通八分，川贝母二钱，生甘草八分，薄荷五分。

【功能】除瘟化痰。

【主治】白喉。

结毒神效方

【方源】《丹台玉案》卷六。

【组成】当归、川芎各三钱，肥皂子七个，防风、生地黄、白鲜皮、赤芍、金银花、牛膝、人参、防己、威灵仙各二钱，土茯苓四两。

【用法】水四碗，煎二碗，温服。服后饮酒，以助药力。

【主治】一切结毒，并筋骨痛。

秦艽黄芩汤

【方源】《镐京直指医方》卷二。

【组成】秦艽二钱，黄芩一钱半，连翘三钱，银花三钱，通草一钱半，赤苓三钱，大豆卷二钱，广郁金二钱，飞滑石六钱（包煎）泽泻三钱。

【主治】湿热内蒸，午后身热，脘闷溲赤。

起死救儿丹

【方源】《辨证录》卷三十四。

【组成】人参三钱，玄参一两，金银花一两，白术二钱，当归三钱，麦冬三钱，甘草一钱，荆芥二钱，天花粉二钱，茯神三钱。

【用法】水煎服。一剂黑变为红，再剂而陷者起，干者

润，饮食知味。

【主治】小儿痘疹五六日后，色变纯黑或炭灰之色，头顶陷下不起，饮食到口即吐，所谓坏症者。

换肌消毒散

【方源】《医宗金鉴》卷五十一。

【组成】当归、生地黄、赤芍、川芎、皂刺、土茯苓、金银花、连翘（去心）、甘草（生）、白芷、苦参、白鲜皮、防风。

【用法】灯心为引，水煎服。外用清凉膏或鹅黄散敷之。

【主治】父母素有杨梅结毒，传染胞胎，致生下婴儿上半身赤烂，或下半身赤烂，甚至色带紫黑者。

换肌消毒散

【方源】《诚书》卷十五。

【组成】土茯苓（即萆薢）、当归、白芷、甘草、皂角刺、薏苡仁、白鲜皮、木瓜（忌铁）、金银花、木通、连翘、防风、黄芪、川芎、生地黄、芍药各等分（一方用至木瓜止）。

【用法】水煎服。

【主治】一切恶毒疔肿，杨梅疮。

换肌散

【方源】《女科切要》卷八。

【组成】土茯苓、银花、荆芥、熟地黄、制何首乌。

【用法】上为末，炼蜜为丸。

【主治】妇女疥疮久不愈，肌肤粗裂。

【备考】本方方名，据剂型，当作“换肌丸”。

莶薢金银散

【方源】《洞天奥旨》卷七。

【组成】黄芪五钱，当归五钱，金银花一两，豨莶草三钱，萆薢五钱，茯苓三钱，肉桂一钱。

【用法】水煎，急服之。

【主治】筋疽、痨疽、足疽之阴证黑烂者。

真人解毒汤

【方源】《景岳全书》卷六十三。

【组成】忍冬花半斤，甘草节一两，木通、防风、荆芥、连翘各三钱。

【用法】上分作三剂。用水、酒各一钟煎服，以肿消痘出为度。

【主治】痘母。

桔梗汤

【方源】《笔花医镜》卷二。

【组成】桔梗、白及、橘红、炒甜葶苈各八分，甘草、贝母各一钱五分，薏苡仁、金银花各五钱。

【主治】肺痈。

桔梗杏仁煎

【方源】《景岳全书》卷五十一。

【组成】桔梗、杏仁、甘草各一钱，阿胶、金银花、麦冬、百合、夏枯草、连翘各二钱，贝母三钱，枳壳一钱半，红藤三钱。

【用法】水二钟，煎八分，食远服。

【主治】咳嗽吐脓，痰中带血，或胸膈隐痛，将成肺痈者。

【加减】如火盛兼渴者，加天花粉二钱。

栝楼牛蒡汤

【方源】《医宗金鉴》卷六十六。

【组成】栝楼仁、牛蒡子（炒，研）、花粉、黄芩、生栀子（研）、连翘（去心）、皂刺、金银花、甘草（生）、陈皮各一钱，青皮、柴胡各五分。

【用法】水二钟，煎八分，入煮酒一杯和匀，食远服。

【主治】胃火郁结之乳疽、乳痈，憎寒壮热，红肿焮热痛。

栝楼汤

【方源】《医学集成》卷三。

【组成】瓜蒌、生栀、大力、连翘、柴胡、黄芩、陈皮、青皮、花粉、银花、甘草、皂角、甜酒。

【主治】乳痈初起。

栝楼乳香散

【方源】《梅氏验方新编》卷四。

【组成】栝楼一个（连皮子捣碎），当归、净银花各三钱，白芷一钱，青皮五分，乳香五分，没药五分，甘草四分，蒲公英五钱。

【用法】水煎，加酒温服。

【主治】产后乳疽、乳痈。

栝楼散

【方源】《千金翼方》卷十九。

【组成】栝楼、枸杞根、赤石脂、茯苓各一两半，天冬二两半（去心），牛膝、干地黄各三两，桂心、菊花、麦冬（去心）、菖蒲、云母粉、泽泻、卷柏、山茱萸、远志（去心）、五加皮、杜仲（炙）、瞿麦、续断、石斛、黄连、柏仁、石韦（去毛）、忍冬各一两，菟丝、车前子、蛇床子、巴戟天、钟乳（研）、薯蓣、甘草（炙）各五分。

【用法】上为散。每服方寸匕，酒送下，一日三四次。亦可为丸，每服十丸，一日三次。

【主治】消渴。

栝楼散

【方源】《瑞竹堂经验方》卷五。

【异名】瓜蒌散（《证治准绳·疡医》卷四）。

【组成】栝楼一个（去皮），生姜半两，甘草半两，金银花三钱，牛蒡子三钱（微炒）。

【用法】上药不犯铜铁器，捶碎，用酒一大升，煎数沸，空心温服。微利为度。

【主治】便痈等恶疮。

桃仁红花汤

【方源】《治疹全书》卷下。

【组成】桃仁、红花、延胡索、川芎、白芍、连翘、牡丹皮、牛膝、柴胡、黄芩、青皮、银花。

【用法】水煎服。

【主治】疹后月事适来适断，寒热往来如疟，日间了了，暮则谵语，妄见妄闻者。

夏枯草汤

【方源】《先醒斋医学广笔记》卷三。

【组成】金银花五钱，夏枯草二两，柴胡七分，贝母二钱，土茯苓（白色者）二两，鼠粘子一钱（微炒），鳖虱、胡麻仁二钱（微炒），酸枣仁二钱，栝楼仁二钱（略炒），陈皮一钱，皂角子一钱，白芍（酒炒）一钱，当归身二钱，粉甘草一钱，荆芥穗一钱，连翘一钱五分，何首乌五钱，漏芦二钱。

【用法】水煎，食后服。

【主治】瘰疬。

夏枯草汤

【方源】《古今医彻》卷三。

【组成】夏枯草三钱，玄参、黄芩、土贝母、金银花、连翘、天花粉、薄荷、桔梗各一钱，甘草节三分。

【用法】灯心一握，水煎。

【主治】瘰疬。

【加减】郁怒，加香附、柴胡、钩藤、远志；血虚，加当归、白芍；血热，加生地黄、牡丹皮。

破结汤

【方源】《医林纂要》卷十。

【组成】防风一钱，荆芥一钱，川芎一钱，当归（酒洗）一钱，连翘一钱，白鲜皮（炒）一钱，白牵牛（炒）一钱，牛膝七分，皂角刺一钱，生甘草五分，金银花一钱，细辛三钱，土茯苓四两。

【用法】水煎服。

【主治】杨霉结毒。

破棺丹

【方源】《瑞竹堂经验方》卷五引史相方。

【组成】赤芍二两，当归二两，山栀子二两半，甘草、牵牛（头末）一两半，大黄三两半，牡蛎（煅）一两半，金银花一两半，京三棱一两（切片，焙干）。

【用法】上为细末，炼蜜为丸，如弹子大。每服一丸，食前用童子小便化开服之。病重者服一丸半。

【主治】疔黄走晕不止。

【宜忌】忌酒、生硬物。

【备考】《普济方》有连翘、地黄。

逐邪至神丹

【方源】《辨证录》卷十三。

【组成】金银花四两，蒲公英二两，人参一两，当归二两，生甘草一两，大黄五钱，天花粉二钱。

【用法】水煎服。

【功能】补虚化毒。

【主治】囊痈。因少年贪于酒色，致痈毒生于囊之下，粪门谷道之前者。

逐贼出壁饮

【方源】《喉科种福》卷三。

【组成】大黄四两，防风二钱，栀子五钱，玄参八钱，赤芍四钱，黄连二两，荆芥四钱，甘草二钱，花粉三钱，薄荷二钱，连翘五钱，前仁五钱，灯心一扎，银花三钱。

【用法】水煎服。

【主治】瘟疫黄喉。

顾耳汤

【方源】《洞天奥旨》卷五。

【组成】柴胡二钱，白芍二两，金银花二两，熟地黄二两，当归一两，天花粉五钱，生甘草三钱。

【用法】水数碗，煎一碗半，饥服，一连两剂。

【主治】耳前初发恶疽。

【备考】若十日之后此方救之亦可生，然脾胃一坏恐难救。

顾步汤

【方源】《医林纂要》卷十。

【组成】黄芪五钱，当归（酒洗）四钱，黄柏（盐酒炒）二钱，知母（酒炒）二钱，熟地黄三钱，肉桂一钱，干姜一钱，牛膝三钱，虎胫骨（酥炙）三钱，金银花二钱。

【用法】酒煎服。

【功能】大补气血，滋阴壮阳。

【主治】脾肾阴亏，湿热下流之足疽。起于足大趾，初痒疼痛，趾甲黑，渐而肉黑，上于足跗。

顾步汤

【方源】《辨证录》卷十三。

【异名】顾步保脱汤（《中国医学大辞典》）。

【组成】牛膝一两，金钗石斛一两，人参三钱，黄芪一两，当归一两，金银花三两。

【用法】水煎服。一剂而黑色解，两剂而疼痛止，三剂痊愈。若已溃烂，多服数剂，无不愈也。

【功能】大补气血，泄毒。

【主治】脚疽。因气血大亏，不能遍行经络，火毒恶邪，固结于骨节之际，以致脚趾头忽先发痒，已而作痛，趾甲现黑色，第二日脚趾俱黑，第三日连足而俱黑，黑至脚上胫骨即死；及无名肿毒。

柴陈四妙汤

【方源】《医学传灯》卷下。

【组成】柴胡、黄芩、半夏、甘草、陈皮、白茯、苍术、黄柏、防风、金银花、贝母、花粉、山栀。

【主治】湿痰脚气，脉来弦数，白肿不红。

柴胡饮

【方源】《白喉全生集》。

【组成】柴胡（去芦）、羌活、法夏（姜汁炒）、僵蚕（姜汁炒）各二钱，桔梗、银花各五分，蝉蜕七只（去头足翅），厚朴五分（姜汁炒），陈皮、粉草各一钱，生姜三片。

【用法】水煎服。

【主治】白喉寒证初起，满喉淡红，微肿略痛，头痛，恶寒发热，饮食如常，舌苔白，二便和。

柴胡清肝汤

【方源】《外科真铨》卷上。

【组成】北柴胡七分，小生地黄一钱五分，炒白芍一钱五分，西当归一钱五分，川贝母一钱，牡蛎粉三钱，北连翘一钱，玄参一钱，炒山甲一片，金银花一钱五分，甘草七分。

【主治】谋虑不决，郁火凝结少阳胆经而成夭疽、锐毒，生于耳后一寸三分高骨之后，左名夭疽，右为锐毒。

逍遥散

【方源】《医略六书》卷十八。

【组成】软柴胡五分，白芍一钱半（酒炒），冬白术一钱半（炒），当归身二钱，白茯苓二钱（去木），粉甘草五分，钩藤钩五钱，忍冬藤三钱。

【用法】水煎，去滓温服。

【主治】肝脾两虚，寒热食少，营气虚而瘛疭；女子经闭潮热，男子阴虚木旺，脉弦虚数。

【加减】阴虚血少，加生地黄；血虚火旺，加栀子、牡丹皮。

秘方仙遗粮汤

【方源】《景岳全书》卷六十四。

【异名】仙遗粮汤（《罗氏会约医镜》卷七）。

【组成】土茯苓（即名仙遗根，用鲜者）二两（洗净，以木石柏捶碎，用水三碗，煎二碗，去滓，入后药煎服），当归、生地黄、防风、木通、薏苡仁各八分，金银花、黄连、连翘各一钱，白术、白鲜皮各七分，皂刺六分，甘草四分。

【用法】加灯心二十根，用遗粮汤二碗，煎一碗，食远服。

【主治】一切杨梅疮，不拘始终虚实。

秘方托里散

【方源】《痈疽神秘验方》。

【组成】瓜蒌大者一个（杵），当归（酒拌）、黄芪（盐水拌，炒）、甘草、白芍各一两半，皂角刺（炒）一两，金银花一两，天花粉一两，熟地黄（生者）一两（酒拌，铜器蒸半日）。

【用法】用无灰酒五茶钟和药五两，入瓷器内厚纸封口，再用油纸重封，置汤锅内煮，用盖覆之，煮至药香取出，分温服，直至疮愈。

【主治】疮毒。

秘传万金内托散

【方源】《外科百效全书》卷一。

【组成】白茯苓、银花、赤葛根、天冬、桑白皮、赤小豆、熟地黄、白芷梢、桔梗、半夏、杏仁、乳香、没药、羌活、连翘、黄芩、麻黄、白术、川芎、厚朴、陈皮、防风、柴胡、苍术、黄芪、苍耳子、荆芥、当归、枳实、芍药、甘草、连根葱、姜、枣。

【用法】水煎，倾出，加好酒一杯调服。

【主治】诸般背发恶疮。

秘传太乙万灵膏

【方源】《疡医大全》卷七。

【组成】羌活、蓖麻仁、蝉蜕、大蜂房、蜈蚣、败龟甲、苦参、猪皂角、玄参、槐角子、青蒿、过山龙、甘草、半枝莲、荆芥、蕲艾叶、黄芩、仙人掌、川椒、蒲公英、白蔹、龙胆草、防风、忍冬藤、白及、生附子、大黄、石菖蒲、栀子、赤芍、独活、何首乌、黄芪、蛇床子、桔梗、黑牵牛、漏芦、木鳖子（去壳）、肉桂、大风子、巴豆（去壳）、地骨皮、昆布、苍耳子、黄柏、青木香、连翘、鼠粘子、桃仁、白僵蚕、血余、穿山甲、黄连、当归、牛膝、苍术、升麻、蛇蜕、槟榔、槐枝、柳枝、桃枝各一两。上㕮咀。用真麻油十斤浸，春五日、夏三日、秋四日、冬十日，入大铁锅内，熬至烟尽为度，先去粗滓冷定，用大皮纸以针戳眼，滤去细滓，复入净锅内，熬至黑色，滴水成珠不散。每油一斤，入淘过黄丹炒紫色者八两（如无黄丹，用水飞细密陀僧末八两代之），下丹之时，以柳棍不住手搅匀，离火再下：白芷、天南星、草乌、北细辛、半夏、高良姜、川乌各一两。上七味俱生，为细末，入膏内搅匀，冷定。再下后开乳极细末：海螵蛸一两，乳香（去油）、百草霜、没药（去油）、鸡肫皮、血竭、象牙末、雄黄、寒水石、儿茶、白石脂、朱砂、赤石脂、轻粉各五钱，青鱼胆、熊胆各三钱，甘松、三奈、潮脑、冰片、麝香、琥珀、珍珠、龙骨、水银各二钱。

【用法】上为细末，搅匀，倾入冷水内扯拔，换水浸二日，拔去火毒，然后装瓷钵内。临用摊贴。

【主治】一切痈疽发背，七十二般疮疖，三十六种疔毒，无名肿毒，痰核瘰疬，内损骨节，外伤皮肉，手足麻木不仁，流注疼痛，膈前背后吊起刺痛。

秘传延寿丹

【方源】《良方集腋》卷上。

【异名】延寿丹（《世补斋医书·文集》卷八）、首乌延寿丹（《中药成方配本》）。

【组成】何首乌（取赤白两种，黑豆汁浸一宿，竹刀刮皮，切薄片晒干，又用黑豆汁浸一宿，次早柳木甑桑柴火蒸三炷香，如是九次，晒干）共七十二两，菟丝子（先淘去浮空者，再用清水淘，挤去沙泥，五六次，取沉者晒干，逐粒拣去杂子，取坚实腰样有丝者，用无灰酒浸七日方入甑，蒸七炷香，晒干，再另酒浸一宿，入甑蒸六炷香，晒干，如是九次，晒干磨细末）一斤，豨莶草（五六月采叶，长流水洗净，晒干，蜂蜜同无灰酒和匀拌潮一宿，次早蒸三炷香，如是九次，晒干为细末）一斤，桑叶（四月采取嫩叶，长流水洗净，晒干，照制豨莶法九制，取细末）八两，女贞实（冬至日摘腰子样黑色者，剥去粗皮，酒浸一宿，蒸三炷香，晒干，为细末）八两，忍冬花（一名金银花，摘取阴干，照豨莶草法九制，晒干，细末）四两，川杜仲（厚者是，去粗皮，青盐同姜汁拌潮，炒断丝）八两，雄牛膝（怀庆府产者佳，去根芦净，肉屈而不断，粗而肥大为雄，酒拌，晒干）八两，怀庆生地黄（取钉头鼠尾或原枝末，入水曲成大枝者有效，掐如米粒者，晒干，为细末）四两。

【用法】用四膏子（旱莲草熬膏一斤，金樱子熬膏一斤，黑芝麻熬膏二斤，桑椹子熬膏一斤）同前药末为丸，如膏不足，白蜂蜜增补，捣润方足。

【功能】乌须黑发，却病延年。

【主治】阴虚，脾虚，麻木，头晕，目昏，肥人痰湿多。

【加减】阴虚，加熟地黄一斤；阳虚，加附子四两；脾虚，加人参、黄芪各四两，去地黄；下元虚，加虎骨一斤；麻木，加明天麻、当归各八两；头晕，加玄参、明天麻各八两；目昏，加黄甘菊、枸杞子各四两；肥人痰湿多，加半夏、陈皮各八两。

秘传阿魏万灵膏

【方源】《松崖医径》卷下。

【组成】防风、荆芥、白芷、当归、黄连、黄柏、连翘、蛇蜕、蜂房、白蔹、苍耳草、接骨草、羌活、山栀、大风子、金银花、甘草、细辛、紫河车、何首乌、黑丑、桔梗、牡丹皮、车前子、苦参、白及、蓖麻子、大黄各二两，穿山甲四十片，江子肉八钱，望见消二钱，木鳖子四十个，虾蟆、柴胡、全蝎、半夏、升麻、南星、玄参、天花粉、川乌、牛膝、黄芪、两头尖、独活、斑蝥、地榆、五灵脂、槐角、苍术、藁本、赤茯苓、桃仁、三棱、莪术、小茴香、青木香、嫩松节各一两，威灵仙、天麻、藕节、薄荷、贝母、丹参、生地黄、乌药各一两半，血余三钱（后入），八角风、叶下红各四两，槐枝六两，柳枝六两，黄丹八两（水飞过，炒紫色）。

【用法】上细切，用水八碗，浸一日，煎稍干，下真麻油十六斤，同煎至穿山甲等药如炭黑，滤去滓；入血余煎无形影，滴水中不散，再入黄丹，徐徐顺搅，煎至滴水成珠，再入后项药：蜈蚣二条，乌蛇肉四两，川乌、草乌、附子、白附子各一两，五加皮，紫荆皮各二两。上为细末，入膏药内，频频顺搅匀，退火入后项药：沉香、雄黄各一两，南木香、血竭、轻粉、赤石脂、龙骨各二两，乳香、没药各四两，麝香五钱，阿魏一两（用水另溶化，再入膏药内）。上为细末，入膏药内，顺搅匀，出火毒。瓷器收贮。每用油纸摊贴，留顶以出其毒。

【主治】发背，瘰疬，疔肿，一切恶疮，瘫痪，痛风，脚气。

秘传神效活命饮

【方源】《良朋汇集经验神方》卷五。

【组成】金银花一两，皂刺八分，山甲八片（炙黄色），陈皮、贝母、花粉各六分，当归尾、乳香、大黄、没药、木鳖子（去壳）、甘草、赤芍、防风各五分，白芷八分。

【用法】水、酒各一钟，煎八分服。

【主治】肿毒。

【加减】老人体虚，加生黄芪二钱。

秘传真人活命汤

【方源】《松崖医径》卷下。

【组成】当归尾二钱，穿山甲（炒）、金银花、皂角刺、陈皮各二钱五分，防风、贝母、白芷各一钱五分，乳香五分（另研），没药一钱（另研），甘草五分。

【用法】上细切。用水、酒各一盏，煎去滓，入乳香、没药和服。得微汗良。

【主治】发背、痈疽、疔肿、瘰疬，便毒等疮日久将脓者。

秘传熏洗方

【方源】《松崖医径》卷下。

【组成】防风、荆芥、川芎、白芷、连翘、苍术、黄芩、艾叶、何首乌、皂角刺、白鲜皮、地榆、威灵仙、金银花、苍耳草各等分。

【用法】上切细。用水五升煎，趁热先熏后洗。

【主治】杨梅疮。

秘药方

【方源】《青囊秘传》。

【异名】秘药饼。

【组成】黄连、黄芩、黄柏、栀子、黄芪、薄荷、防风、荆芥、连翘、细辛、白芷、玄参、川芎、羌活、独活、山柰、槟榔、厚朴、苦参、甘草、木通、半夏、川乌、草乌、苍术、麻黄、赤芍、升麻、大黄、僵蚕、川牛膝、桔梗、射干、干葛、皂刺、车前、桑皮、五加皮、牛蒡子、麦冬、杏仁、地骨皮、山豆根、生地黄、当归尾、花粉、生南星、银花、参三七、川槿皮各一两，鲜车前草、骨牌草、金星草、五爪龙草、土牛膝草、紫背天葵草、地丁草各四两。

【用法】用新缸一只，清水浸之，日晒夜露四十九日，如遇风雨阴晦之日，用盖盖之，晒露须补足日期。取起滤去滓，铜锅煎之，槐、柳枝搅之，煎稠如糊，再加下药：明雄黄五钱，青礞石（童便煅七次）、乳香（去油）、没药（炙）、熊胆（焙）、龙骨（煅）、玄明粉、血竭、石燕（醋煅七次）、海螵蛸（纸包，焙）、炉甘石（童便煅七次）、青黛各五分，枯矾、儿茶各一钱，轻粉、黄丹（水飞）各三分，月石七分，桑枝炭三钱。上为细末，入前膏内和匀，做成小饼，如指头大，晒露七日夜，放地上，以瓦盆盖之，一日翻一次，七日取起，置透风处阴干，收藏瓦罐内，三个月方可用之。用时为极细末，每饼二分，加后七味：冰片、珍珠、珊瑚（水飞）各四分，麝香二分，牛黄二分，轻粉一厘，月石二分，为细末，和匀，密收小瓶，封口勿令泄气。每以铜吹筒取药少许，吹患上。预为修合，陈者愈佳。

【主治】咽喉诸症。

秘授仙方万应膏药

【方源】《仁斋直指方论》卷二十二。

【组成】羌活一两，巴豆二两，木鳖子二两，川乌、皂角刺、穿山甲、白芷、蝉蜕、杜当、赤芍、金线重楼、五倍子、独脚莲、雷藤、连翘、血余、白及、降香、白蔹、紫荆皮、藁本、黄连、石羊角、广藤、川芎、僵蚕各一两，蓖麻子二两五钱，防风二两，蜈蚣七条，草乌二两，当归一两五钱，蛇蜕、叶下红、三白草、八角风、苦参、孩思母、何首乌、大风藤、小风藤、海风藤、寻风藤、七叶黄荆、松节、金银花、车前草、槐角、丹参、斑蝥、青木香、玄参、牛膝、地榆、威灵仙、生地黄、薄荷、苍术、五灵脂、天花粉、南星（生者，一个，佳）、细辛、虾蟆（一只）、桔梗、山栀、荆芥、黑丑、花蛇、大风子、乌药、小茴、节骨草、两头尖、黄柏、乌梢蛇、槐嫩枝、桃嫩枝、柳嫩枝、榆嫩枝、椿嫩枝各五两。

【用法】上㕮咀，用真香油十斤和药，浸七日，下锅熬，待药滓成炭、血余无形方可滤去药渣，再熬，滴水成珠，再将黄丹徐徐入内收为膏，再入后项药：乳香、血竭、阿魏、龙骨、胆矾、雄黄、轻粉、没药、孩儿茶各五钱，樟脑四钱，赤石脂七钱，沉香、木香各三钱，麝香一钱，冰片三分。上为极细末，入膏内搅匀，用瓷钵收贮，出火毒。油纸摊贴。

【功能】消肿毒，去腐生肌。

【主治】一切肿毒及杨梅痈漏，恶疮，风气骨节疼痛，痞气积块，坐闪腰痛。

透脓散

【方源】《医学心悟》卷六。

【组成】黄芪四钱，皂刺、白芷、川芎、牛蒡子、穿山甲（炒，研）各一钱，金银花、当归各五分。

【用法】酒、水各半煎服。

【主治】痈毒内已成脓，不穿破者。

健脾解毒汤

【方源】《幼科直言》卷二。

【组成】白术、薏苡仁、扁豆（炒）、银花、连翘、牡丹皮、当归、陈皮、川贝母、甘草。

【用法】水煎服。

【主治】小儿痘症阴证，结痂收靥后。

射干汤

【方源】《医级》卷八。

【组成】射干、豆根、玄参、犀角、银花（或加甘乾桔梗）。

【主治】内火喉痹，赤肿成痈。

射干兜铃汤

【方源】《痧胀玉衡书》卷下。

【异名】匏八（《痧症全书》卷下）、四十号蛊象方（《杂病源流犀烛》卷二十一）。

【组成】射干、桑皮、兜铃、桔梗、薄荷、玄参、花粉、贝母、枳壳、甘菊、金银花各等分。

【用法】水二钟，煎七分，稍冷服；嗽甚，加童便饮。

【主治】痧似伤风咳嗽。

胰子汤

【方源】《医宗说约》卷六。

【组成】黄连、胡黄连、川芎、牛膝、当归各一钱五分，防风、金银花、薏苡仁、木通各一钱，甘草六分，肥皂子七粒（去黑皮，打碎），僵蚕七条（炒，研碎），土茯苓二斤（白米泔浸一二时，打豆大，勿把铁器，并花木洗净）。

【用法】陈酒、河水各二碗，煎二碗，入前药并胰子一只（去油净）在内，同煎一碗。空心服。

【功能】解毒托散。

【主治】杨梅疮发已久，血气已虚，毒犹未退，疮青人虚气弱，不敢汗下。

【加减】虚弱甚者，加人参。

脓窠疥疮药酒

【方源】《疡医大全》卷三十五。

【组成】生地黄、金银花、当归、苍术各二两，猪板油十两。

【用法】上药入坛内，加酒十五斤，封口，隔水煮一炷香，退火气三日。任饮。

【主治】脓窠疥疮。

凉血省风药酒

【方源】《活人方》卷六。

【组成】生地黄二两，熟地黄二两，当归身二两，川芎一两五钱，杜仲一两五钱，白蒺藜一两五钱，羌活一两，金银花一两五钱，苏叶五钱，荆芥五钱，防风五钱，白芷五钱，蝉壳五钱，陈皮五钱，枳壳五钱，蛇壳五钱，连翘五钱，川连五钱，黄芩五钱，黄柏五钱，粉甘草五钱，白菊花一两，白鲜皮五钱，制何首乌一两。

【用法】上锉，袋贮，滚酒冲入大坛，封固密窨泥地过，霉用。空心随量温服。

【主治】血虚内热，热极生风，或外感厉气，稽留经络，气实火旺，内则疼痛，外生疮癣，饮食如常，二便闭结。

益卫养荣汤

【方源】《伏瘟证治实验谈》。

【组成】鲜生地黄四钱，麦冬六钱，天冬三钱，金石斛三钱，杭菊花三钱，金银花三钱，薏苡仁六钱，桑寄生三钱，冬桑叶三钱，玄参三钱。

【功能】清肺益卫，滋液养荣。

【主治】伏温证后期，身微热，口微渴，头项微痛，四肢痿废，不能起坐，脉数而微弱者。

【加减】筋骨疼痛者，加萆薢、秦艽、通草；手指蠕动者，加钩藤；臂痛者，加嫩桑枝一尺。

益气固精丸

【方源】《古今图书集成·医部全录》卷三三一引《杂兴方》。

【组成】破故纸（酒浸，春三日、夏一日、秋二日、冬五日，焙，研末）、金银花各二两，还筒子、芡实各半两。

【用法】上为末，炼蜜为丸，如梧桐子大。每服五十丸，空心盐汤、温酒任下。

【功能】补血，黑发，益寿。

益气养荣汤

【方源】《慈幼心传》卷下。

【组成】人参、白术、川芎、当归、生地黄、白芍、柴胡、贝母、黄芪、桔梗、金银花、皂角刺、夏枯草。

【用法】水煎服。

【主治】恶核瘰疬，溃不收口。

益气养营煎

【方源】《古方汇精》卷二。

【组成】川芎、生甘草节各一钱，当归、银花、茯苓、生黄芪各二钱，炙山甲一钱五分，荆芥八分。

【用法】加葱一支，酒半杯，早、晚每投一剂。外治须急聚根脚，中敷玉枢丹，四围以坎宫锭敷之。更加用生葱一两，黄蜜三钱，大远志肉八钱，捣烂成饼，重汤蒸热，贴于患处。

【主治】疽患漫肿多日，脚散顶平。

酒煮解毒汤

【方源】《名家方选》。

【组成】穿山甲、白芷、防风、没药、甘草、芍药、贝母各五钱，金银花、陈皮各三钱，皂角刺一钱。

【用法】上药加酒煎，初以酒三合，煮取二合，再入酒二合，煮取一合，若不嗜酒者，酒、水各半煎服，日服一剂，三日或七日服之。

【主治】诸疮毒，经年不愈；或骨节疼痛者。

消化无形汤

【方源】《青囊秘诀》卷上。

【组成】金银花一两，当归一两，甘草三钱，天花粉三钱，通草一钱，紫背天葵五钱。

【用法】水煎服。

【主治】乳痈。

消化汤

【方源】《洞天奥旨》卷七。

【组成】金银花二两，紫贝天癸五钱，天花粉三钱，当归一两，生甘草三钱，通草一钱。

【用法】水煎服。一剂即消。

【主治】乳房作痛生痈。

消风化痰汤

【方源】《万病回春》卷五。

【组成】南星、半夏、赤芍、连翘、天麻、青藤、僵蚕（洗去丝）、苍耳子、金银花、天冬、桔梗各七分，白芷、防风、羌活、皂角各五分，全蝎（去毒）、陈皮各四分，白附子、淮木通各一钱，甘草二分。

【用法】上锉一剂。加生姜五片，水煎，食后服。

【主治】风热郁结，痰注不散，致生结核，或生项侧，在颈、在臂、在身，肿痛者。

【宜忌】忌食煎炒热物。

消风汤

【方源】《罗氏会约医镜》卷十九。

【组成】赤芍一钱半，生地黄二钱，荆芥、白芷、银花、羌活、独活、连翘、甘草、防风各一钱。

【用法】水煎服。

【主治】干疥极痒，及一切疮肿热疖。

【加减】如热燥，加黄柏、苦参；如面上头疮，加川芎、白附各一钱，北细辛三分。

消风导赤汤

【方源】《外科真诠》卷下。

【组成】生地黄一钱，赤苓一钱，鲜皮一钱，牛子一钱，防风五分，银花一钱，木通五分，竹叶五分，甘草三分。

【用法】灯心为引，水煎服。

【主治】奶癣。

消风导赤汤

【方源】《医宗金鉴》卷七十六。

【组成】生地黄、赤茯苓各一钱，牛蒡（炒，研）、白鲜皮、金银花、南薄荷叶、木通各八分，黄连（酒炒）、甘草（生）各三分。

【用法】上加灯心五十寸，水煎，徐徐服。

【主治】婴儿胎瘢疮，又名奶癣。痒起白屑，形如癣疥。

消风败毒散

【方源】《万病回春》卷八。

【组成】当归尾、川芎、赤芍、生地黄、升麻、干葛、黄芩各一钱，黄连、黄柏、连翘、防风各八分，羌活、金银花、甘草各五分，蝉蜕二个。

【用法】上锉一剂。水煎，热服。

【主治】风湿热毒，致生杨梅天疱，初起者。

【加减】初服加大黄二钱，芒硝一钱半，通利恶物，去净后勿用。

消风败毒散

【方源】《秘传大麻疯方》。

【组成】海桐皮、川乌（炮）、牡丹皮、川芎、芍药、干姜、银花、肉桂、五加皮、白芷、前胡、黄芪、甘草、甘菊、人参、羌活、防风。

【用法】加生姜，水煎，入好酒二小杯，热服。五帖后用藿香、白芷、前胡、甘草、黄芪、海桐皮、甘菊、人参、羌活、防风、芍药、僵蚕、生姜，水煎服。

【主治】大麻风，形如鸡爪，手足动摇，遍身皆痒，指屈而不伸者。

消风活血解毒汤

【方源】《喉科秘诀》卷上。

【组成】鲜生地黄一钱，银花五分，干葛五分，防风五分，荆芥五分，升麻三分，连翘一钱，枳实八分，当归尾五分，赤芍一钱，桔梗一钱，山豆根五分，黄芩一钱，栀子四分，苦参根五分。

【用法】水二碗，煎八分，不拘时候服，要温服、多服。

【主治】痰热喉。喉痛痰涎，略憎寒壮热，生双单鹅。

消风凉血汤

【方源】《喉科秘诀》卷上。

【组成】白芍七分，黄芩一钱五分，鲜生地黄二钱，桔梗一钱，荆芥五分，防风六分，栀子五分，僵蚕四分，黄柏七分，黄连三分，甘草三分，当归尾五分，花粉六分，银花五分，山豆根五分，升麻三分，薄荷三分。

【用法】加生姜一片，水二碗，煎七分，空心服。先服泻肝通圣散，泻后再用此方。

【主治】风热喉蛾，初起牙关强闭，头面侧肿，咽津则碍，憎寒壮热。

消风脱甲散

【方源】《外科正宗》卷三。

【组成】番白草、红花、甘草、威灵仙、山栀、蝉蜕、连翘、皂角针、大风子肉、薄荷、风藤、金银花、冬瓜皮、木通、苍术各一钱，土茯苓四两。

【用法】水三碗，煎二碗，二次服，用好酒一大杯过口，滓再煎服。

【主治】杨梅结毒，筋骨疼痛，腐烂作臭，气血壮实者。

消风散

【方源】《幼科金针》卷下。

【组成】当归、生地黄、何首乌、防风、金银花、僵蚕、荆芥、白蒺藜、苦参、胡麻、知母、甘草。

【用法】水煎服。

【功能】消风凉血。

【主治】脓窠疮。小儿肺经有热，脾经有湿，二气交作而发，初起作痒，搔破变作脓窠而疼。

消阴助阳汤

【方源】《梅氏验方新编》卷七。

【组成】真台党参五钱，生甘草、花粉各三钱，焦白术、生黄芪各一两，银花二两，肉桂（去粗皮）、乳香各一钱，当归五钱。

【用法】煎服。

【功能】大补气血。

【主治】两背忽生疮成痈，痒甚未溃，属阴证者。

消坚汤

【方源】《洞天奥旨》卷七。

【组成】当归五钱，白芍五钱，金银花五钱，蒲公英五钱，柴胡二钱，天花粉三钱，炙甘草一钱，全蝎三个（研末），桔梗一钱五分，鼠粘子一钱五分。

【用法】水煎汁一碗，调全蝎末服。十剂自消。如尚未破，四服可消。如日久未破，本方加附子三分，连服数剂亦消。

【主治】马刀挟缨疮。

消疔化毒汤

【方源】《治疔汇要》卷下。

【组成】紫地丁、甘菊花、金银花各一两，蒲公英五钱，夏枯草、连翘各三钱，郁金二钱，甘草四钱（生），鲜菊叶二两（打汁冲）。

【主治】疔毒。

【加减】若已溃烂，加当归一两。

消乳岩丸

【方源】《疡医大全》卷二十。

【组成】夏枯草、蒲公英各四两，金银花、漏芦各二两，山茨菇、雄鼠粪、川贝母（去心）、连翘、金橘叶、白芷、甘菊花、没药（去油）、瓜蒌仁、乳香（去油）、茜草根、甘草、广陈皮、紫花地丁各一两五钱（一方去瓜蒌仁，加天花粉、桔梗、广胶，用夏枯草熬膏为丸）。

【用法】上为细末，炼蜜为丸。每服二三钱，早、晚食后送下。

【主治】乳岩。

【宜忌】戒气恼。

消肿托里散

【方源】《外科理例》卷二。

【组成】防风通圣散加人参、黄芪、苍术、赤茯苓、金银花。

【用法】水煎服。

【主治】疮肿。

消肿通气汤

【方源】《杏苑生春》卷七。

【组成】石膏一钱五分，青皮、当归、皂角刺各一钱，白芷、天花粉各六分，金银花、甘草节各五分，瓜蒌仁七分，橘叶三十片，连翘八分，没药四分，升麻四分。

【用法】上㕮咀。用水、酒各半煎，食远温服。

【主治】妇人乳硬，其中生核如棋子。

消肿遗粮汤

【方源】方出《丹溪心法附余》卷十六，名见《东医宝鉴·杂病篇》卷八。

【组成】冷饭团（即土茯苓）十五两，防风、木通、薏苡仁、防己、茯苓、金银花、木瓜、白鲜皮、皂角刺各五钱，白芥子四钱，当归身七钱。

【用法】上作三十服。每服用水一钟半，煎至八分，空心、午饭前、晚饭前各一服。

【主治】杨梅疮后肿块。

【宜忌】忌鱼、鸡、生冷、房事及煎炒、茶酒十余日。

【加减】虚弱者加人参五钱。

消炎化毒汤

【方源】《医醇剩义》卷四。

【组成】黄连六分，黄芩一钱，大黄四钱，银花二钱，甘草五分，花粉二钱，木通一钱，青皮一钱，当归一钱五分，赤芍一钱，淡竹叶二十张。

【主治】火盛下利，昼夜不休，作渴腹痛，时下脓血。

消毒百应丸

【方源】《万病回春》卷四。

【组成】苍术、黄柏、槐花、金银花、当归、皂角各四两。

【用法】上六味切片，分作四份。每份用水七碗，煎至四碗，去滓，留药汁浸大黄片一斤，浸一宿，次日取出，安筛内晒干。如此将四次水浸晒尽为度。将大黄为细末，面糊为丸，如梧桐子大。每一次六十四粒，空心熟白水送下。

【主治】痔漏疮，脏毒。

【宜忌】忌厚味、胡椒、烧酒之类。

消毒汤

【方源】《东医宝鉴》卷十一引《丹溪心法》。

【组成】赤芍、连翘各一钱，甘草节、桔梗各五分，贝母、忍冬草、白芷、瓜蒌根各三分。

【用法】锉作一帖，水煎服。

【主治】痘毒流注脉络，发为结核疮疖，甚者头面、胸胁、手足、肢节焮肿作痛。

消毒连翘饮

【方源】《万氏家抄方》卷六。

【组成】牛蒡子、连翘、防风、白芷、金银花、茯苓、当归、木通、射干、白术、黄芪、芍药、甘草、天花粉。

【用法】水煎服。

【主治】痘后热毒尚留经络，结成痈肿。

【加减】大便秘甚，加酒炒大黄。

消毒饮

【方源】《医方一盘珠》卷五。

【组成】白芷（尾）、赤芍（尾）、当归尾、苦参、穿山甲、天丁、黄柏、牡丹皮、海桐皮、海石、黄芩、内红（消）、大黄、甘草、金银花、乳香、没药。

【用法】水煎，入酒一盏服。以消为度。

【主治】一切恶毒，或红，或紫，或坚硬不破。

消毒饮

【方源】《丹溪心法》卷五。

【异名】消毒散（《万氏家抄方》卷四）。

【组成】皂角刺、金银花、防风、当归、大黄、甘草节、瓜蒌仁各等分。

【用法】上㕮咀。水、酒各半煎，食前温服。仍频提掣顶中发，立效。

【主治】便毒初发。

消毒饮

【方源】《古今医鉴》卷十二。

【组成】当归、白芷、青皮（炒）、天花粉、贝母、柴胡、僵蚕（炒）、银花各三钱。

【用法】上锉一剂。水煎服。先服人参败毒一两剂，方可服此药。如无前证，即服本方二三剂，或肿不消，宜服托里药。

【主治】吹乳、乳痈，憎寒壮热头痛者。

消毒饮

【方源】《杏苑生春》卷七。

【组成】大黄看人虚实酌用，白芷、贝母、牡蛎、瓜蒌仁、当归各一钱，甘草四分，金银花、山栀仁各七分。

【用法】上㕮咀。水煎熟，空心服。

【主治】疮毒坚大者；便毒或单生或双生。

【加减】便毒已溃有脓，去大黄，加黄芪。

消毒饮

【方源】《种痘新书》卷十二。

【组成】防风、荆芥、甘草、牛蒡、连翘、金银花。

【用法】水煎服。

【主治】痘后疮毒。

消毒饮

【方源】《疹科正传》。

【组成】银花、连翘、生地黄、甘草、粘子、防风、荆芥、当归、牡丹皮、赤芍、木通。

【主治】疹后余毒未尽，或因发汗过迟，以致蕴热未散，发为疮疥。

【加减】上部疮多，加川芎、桔梗；下部多者，加牛膝、黄柏；中部多者，加黄芩、白芷；四肢多者，加防风、桑枝。

消毒神圣丹

【方源】《洞天奥旨》卷十四。

【异名】消毒圣神汤（《疡医大全》卷七）。

【组成】金银花四两，蒲公英二两，生甘草二两，当归二两，天花粉五钱。

【用法】水煎服。

【主治】背痈，或胸腹头面手足之疽。

消毒散

【方源】《外科百效全书》卷一。

【组成】黑丑、当归、银花、贝母、连翘、白芷、乳香、没药、大黄、甘草、防风、山甲、僵蚕、肉桂。

【用法】上为细末。每服八钱，入酒少许，不通再服。

【主治】背发恶疮，不问阴阳毒。

【加减】手毒，加木通；脚毒，加木瓜、牛膝；乳痈，加漏芦；已成者，加黄芪。

消毒散

【方源】《外科经验方》。

【组成】青皮（去白）、金银花、天花粉、柴胡、僵蚕（炒）、贝母、当归（酒炒）、白芷各二钱。

【用法】用水二钟，煎至一钟，食远服。如憎寒壮热或头痛者，宜先服人参败毒散一二服，方可服此药；如无前证，即服此药两三剂；或肿不消，宜服托里药。

【主治】吹乳，乳痈，便毒。

【加减】如便毒，加大黄（煨）一钱，空心服。

消毒散

【方源】《杂证要法》。

【组成】薄荷一钱，白芷一钱，桔梗二钱，生甘草一钱，天花粉三钱，连翘二钱，僵蚕二钱，贝母三钱（捣碎），金银花三钱。

【用法】上加竹叶十五片，水煎服。

【主治】瘟疫斑疹出后，余毒未尽，两腮脖项作肿而痛。

消毒散

【方源】《疡医大全》卷三十五。

【组成】金银花、连翘、白蒺藜、荆芥、白芷、牛蒡子、防风、白鲜皮、赤芍、甘草。

【用法】水煎服。

【主治】遍身痒疥。

【加减】疙瘩日久不愈，加何首乌；干燥，加当归；有热，加黄芩；下部多，加黄柏；小便涩，加木通。

消毒散

【方源】《袖珍方》卷三引《太平圣惠方》。

【组成】当归、甘草、大黄各五钱，金银花少许。

【用法】上㕮咀。水、酒各一盏，煎至一盏，去滓，露一宿，温服。

【主治】便毒。

消疬膏

【方源】《青囊秘传》。

【组成】黄丹十两，乳香（去油）、没药（去油）、儿茶、密佗僧、血竭各一两，麝香一钱（以上收膏时下），当归五两，甲片五两，陈酒三两，肉桂一两，木鳖子一两，蜈蚣十条，象皮一两，黄连一两，黄柏五两，黄芩五两，艾叶一两，花粉一两，银花四两。

【用法】先将当归等用香油三斤浸半月，夏五日、秋十日，熬枯去渣，入黄丹、乳香、没药、儿茶、密陀僧及麝香等药和匀成膏。用时摊贴。

【主治】痰疬。

消鸩汤

【方源】《辨证录》卷十。

【组成】金银花八两（煎汤取汁二碗），白矾三钱，寒水石三钱，菖蒲二钱，天花粉三钱，麦冬五钱。

【用法】再煎一碗，灌之。一时辰后，眼不上视，口能出言。再用前一半，如前法煎饮，两剂而愈，断不死也。

【主治】饮吞鸩酒，白眼朝天，身发寒战，忽忽不知，如大醉之状，心中明白但不能语言。

消核汤

【方源】《外科大成》卷四。

【组成】金银花、天花粉、山药各一钱五分，蒲公英、夏枯草、海石粉、南苍术、前胡各一钱。

【用法】用水二钟，煎八分，食远服。

【主治】痰核。

消疽散

【方源】《辨证录》卷十三。

【组成】生地黄三钱，连翘三钱，忍冬藤一两，白芷三钱，夏枯草一两，地榆三钱，天花粉三钱，生甘草二钱，当归一两。

【用法】水煎服。未溃，两剂则消；已溃，四剂痊愈。

【功能】补血散毒，凉血清火。

【主治】恶疽，四肢之间，或头面之上，忽然生疽，头黑皮紫，疼痛异常。

消痈万全汤

【方源】《石室秘录》卷二。

【组成】金银花七钱，当归五钱，生甘草三钱，蒲公英三钱，牛蒡子二钱，芙蓉叶七个（无芙蓉叶时，用桔梗三钱），天花粉五钱。

【用法】水煎服。

【主治】身上、手足之疮疽。

消痈汤

【方源】《石室秘录》卷二。

【组成】金银花七钱，当归五钱，蒲公英六钱，生甘草三钱，荆芥一钱，连翘一钱。

【用法】水煎服。

【主治】小疮毒。

消痈护产汤

【方源】《外科医镜》。

【组成】当归一两，川芎五钱，金银花五钱，蒲公英三钱，荆芥一钱，生甘草二钱。

【用法】水煎服。

【主治】产后痈毒。

消痈还阳丹

【方源】《辨证录》卷十三。

【组成】人参三钱，白术一两，生甘草三钱，天花粉三钱，生黄芪一两，金银花二两，肉桂一钱，当归五钱，乳香末一钱。

【用法】水煎服。

【功能】大补气血，消痰化毒。

【主治】阴痈，两臂之间忽然生疮而变成痈疽者。

消痔丸

【方源】《疡医大全》卷二十三。

【组成】生地黄四两（水洗），片芩一两五钱，金银花、枳壳（麸炒）、秦艽各一两，防风、大黄（九制）、当归、苍术（米泔浸炒）、地龙、槐花（炒）、赤芍各二两。

【用法】上为末，炼蜜为丸。每服三钱，空心白汤送下。

【主治】痔疮。痔漏初起，人壮便秘，血分壅热者。

消痔散

【方源】《内外验方秘传》。

【组成】生地黄四钱，苦参二钱，连翘二两，银花二钱，泽泻二钱，地榆二钱，槐米二钱，胡黄连二钱，黄柏二钱，车前子三钱。

【用法】上为末。

【主治】肛门肿疼，欲成痔漏。

消斑解毒汤

【方源】《痘疹金镜赋》卷六。

【组成】金银花、木通、防风、荆芥、连翘、牛蒡、甘草、黄芩、知母、当归身、紫草、山栀。

【主治】热极发斑，色赤如火，或发紫大斑。

消漏丸

【方源】《医门补要》卷中。

【组成】生地黄、苦参、银花、地榆、槐米、胡黄连、川柏、龟甲。

【主治】湿热盛，成痔漏。

消蠹汤

【方源】《洞天奥旨》卷七。

【组成】金银花一两，蒲公英五钱，人参一钱，生甘草三钱，玄参五钱，青蒿五钱，天花粉三钱，葛根一钱，生地黄三钱。

【用法】水煎一碗服。初起者，两剂即消。

【主治】蠹疽。

【宜忌】宜断欲、戒怒。

涤秽消痧汤

【方源】《急救痧症全集》卷下。

【组成】瓜蒌、牛蒡子、僵蚕各一钱，薄荷、泽泻各五分，陈皮、银花。

【用法】水煎，冷服。

【主治】触冒秽浊不正之气，发痧，胸膈痞满，痰滞气逆等症。

【备考】方中陈皮、银花用量原缺。

涤秽漱口散

【方源】《秘传大麻疯方》。

【组成】羌活、防风、甘草、贯众、香附、荆芥、藿香、川芎、寄奴、银花。

【用法】水煎，漱口，吐出毒涎。

【主治】白粉疯，形如白粉，肌肤如霜，服追风散三日后，唇肿，牙缝出血，遍身如刀刺，口臭。

【宜忌】吐出漱水，不可咽下；少顷方可吃粥，不至毒气入肠。吐时须用有盖桶盛之，埋过，勿令好人染其毒也。

流注汤

【方源】《仙拈集》卷四引《顾体集》。

【组成】上茯苓（刮去皮，打碎）四两，龙胆草二钱，贝母、僵蚕、银花、槐花、五倍子各三钱，橘红、防已、防风、木通各一钱，甘遂七分，皂角子九个。

【用法】水三碗，煎三大钟。每日早、中、晚各热服一钟，痰在上，食后服；在下，食前服。

【主治】湿痰流注，漫肿无头，皮色不变，久而不治，则发热作脓，未破者。

【宜忌】方内有甘遂，忌甘草。

【加减】虚弱，加石斛、薏苡仁；痰在头顶、胸，加夏枯草；在脊背，加羌活；胁肋，加柴胡；在肚腹，加赤芍、泽泻；在臂，加独活；在腿脚，加木瓜、牛膝；已破头者，只服四五剂，随服十全大补汤加川贝母、石斛、乳香十余剂方能痊愈。

流注饮

【方源】《仙拈集》卷四。

【组成】地榆、苦参各二两，银花、红花各三两。

【用法】酒、水煎服。

【主治】湿痰流注。

流注散

【方源】《杂病源流犀烛》卷二十七。

【组成】木香一钱半，雄黄五分，朱砂六分，蝉蜕、全虫各七个，金银花子五钱。

【用法】共为末，分三服。酒调下。

【主治】流注。

涌泉神应散

【方源】《普济方》卷三二五引《德生堂方》。

【组成】金银花、黄芪各三两半，当归、甘草（切）各二两。

【用法】上㕮咀。每服四钱，水一盏，酒半盏，煎至八分，去滓，滓再熬，临卧服。

【主治】妇人吹奶，或两乳肿痛，即为奶痈。

家传西圣膏

【方源】《外科大成》卷一。

【组成】当归、川芎、赤芍、生地黄、熟地黄、白术、苍术、甘草节、陈皮、半夏、青皮、香附、枳壳、乌药、何首乌、白芷、知母、杏仁、桑皮、金银花、黄连、黄芩、黄柏、大黄、白蒺藜、栀子、柴胡、连翘、薄荷、威灵仙、木通、桃仁、玄参、桔梗、白鲜皮、猪苓、泽泻、前胡、升麻、五加皮、麻黄、牛膝、杜仲、山药、益母草、远志、续断、良姜、藁本、青风藤、茵陈、地榆、防风、荆芥、两头尖、羌活、独活、苦参、天麻、南星、川乌、草乌、文蛤、巴豆仁、芫花各五钱，细辛、贝母、僵蚕、大枫子、穿山甲各一两，蜈蚣二十一条，苍耳头二十一个，虾蟆七个，白花蛇、地龙、全蝎、海桐皮、白及、白蔹各五钱，木鳖子八两，桃、柳、榆、槐、桑、楝或杏、楮或椿七枝各三七寸，血余四两。

【用法】上药用真麻油十三斤浸之，春五日、夏三日、秋七日、冬半月，日数毕，入大锅内，慢火煎至药枯，浮起为度，住火片时，用布袋滤净药渣，将油称准，将锅展净，复用细绢滤油入锅内，投血余，慢火熬至血余浮起，以柳棒挑看，似膏溶化之象，熬熟，每净油一斤，用飞过黄丹六两五钱，徐徐投入，火加大些，夏秋亢热，每油一斤，加丹五钱，不住手搅，俟锅内先发青烟，后至白烟，叠叠旋起，气味香馥者，其膏已成，即便住火，将膏滴入水中，试软硬得中，如老加熟油，若稀加炒丹少许，渐渐加火，务要冬夏老嫩得所为佳，掇下锅来，搅俟烟尽，下细药搅匀，倾水内，以柳棍搂，成块再换，冷水浸半时，乘温每膏半斤，拔扯百转，成块又换冷水投浸。用时，取一块铜杓内熔化摊用。细药开后：乳香、没药、血竭各一两，轻粉八钱，朝脑二两，龙骨二两，赤石脂二两，海螵蛸五钱，冰片、曙香各三钱，雄黄二两，上药共为末，加入前膏内。五劳七伤，遍身筋骨疼痛，腰脚酸软无力，贴膏肓穴、肾俞穴、三里穴；痰喘气急咳嗽，贴肺俞穴、华盖穴、膻中穴；左瘫右痪，手足麻木，贴肩井穴、曲池穴、三里穴；遗精白浊，赤白带下，经脉不调，血出崩漏，贴阴交穴、关元穴；痢疾水泻，贴丹田穴；疟疾，男贴左臂，女贴右臂；腰痛，贴命门穴；疝气，贴膀胱穴；头风，贴风门穴；心气痛，贴中脘穴；走气痛，贴章门穴；寒湿脚气，贴三里穴；胸腹胀闷，贴中脘穴；噎食转食，贴中脘穴；痞疾，先用面作圈，围痞块上，入皮消两许，纸盖，熨斗熨热去消，贴膏再熨，出汗至腹内觉热方止；跌打损伤及诸毒诸疮，俱贴患处。凡内外诸症，贴之必用热布熨之，疥癣疹癞等症，贴脐熨之，汗出为度；血瘕痞块，加阿魏、马齿苋膏各二两贴之。

【主治】男妇小儿，远年近日，五劳七伤，左瘫右痪，手足麻木，遍身筋骨疼痛，咳嗽痰喘，疟疾痢疾，痞疾走气，遗精白浊，偏坠疝气，寒湿脚气；及妇人经脉不调，赤白带下，血崩经漏；并跌打损伤，一切肿毒瘰疬，顽疮结毒，臭烂，筋骨疼痛不能动履者。

诸风应效酒

【方源】《仁斋直指方论》卷四。

【组成】当归、川芎、何首乌各三钱，苍术四钱，白芷、苦参、防风、胡麻、石南藤、石连藤、僵蚕各二钱，细辛一钱，穿山甲、黄柏、知母、白芍、生地黄、牛膝、白术、藁本、木瓜、大枫子、威灵仙、羌活各二钱，川乌一钱，八角风、五加皮、紫荆皮各二钱，木香一钱半，薏苡仁三钱（上为粗末，用好酒一坛，将药用绢袋盛之，悬于坛口下角，下用文武火煮一二时辰，取出放于湿泥地上，去火毒二三日），乌药、白芷、木香、荆芥、甘草、何首乌、川乌、青藤、藁本、天麻、金银花、苍术、全蝎、细辛、防风、草乌、川芎、人参、当归、石斛、麻黄、两头尖（上药共为细末）。

【用法】每服煎药酒一盅，入末药八分调服。

【主治】诸般风气湿痹，遍身骨节疼痛；及紫白癜风。

诸疮洗药

【方源】《药奁启秘》。

【组成】蛇床子、龙胆草、苦参子、石菖蒲、金银花、生甘草、明矾各等分。

【用法】上药煎汤，洗患处。

【主治】疥疮、黄水疮、脓窠疮、坐板疮、湿癣等。

调中畅脾膏

【方源】《慈禧光绪医方选议》。

【组成】连翘三钱，银花五钱，茯苓六钱，于术五钱，广皮四钱，厚朴四钱，东楂六钱，鸡内金六钱，木香二钱，法夏四钱，槟榔三钱，神曲五钱，麦芽五钱，黑丑三钱，白蔻二钱，瓜蒌二钱，甘草三钱，甘菊三钱，青皮五钱，莱菔子四钱。

【用法】用香油三斤，将药炸枯，滤去滓，入黄丹二斤，老嫩合宜收膏。

【功能】调中健胃畅脾，化积理气行水。

【主治】饮食少思，嘈杂呕逆，肚腹胀满，气逆不舒。

调荣解毒汤

【方源】《续名家方选》。

【组成】山药、当归、川芎、红花、蝉蜕、苍术、玄参、防风、香附、金银花各半两，大黄二两。

【用法】水煎服。

【主治】痒疮血热甚，痒痛不止者。

调理丸

【方源】《便易经验集》。

【组成】槐米四两，川萆薢四两，白鲜皮三两，苍耳子二两，连翘二两，地肤子二两，胡麻仁二两，金银花三两。

【用法】上共炒磨末，炼蜜为丸，如梧桐子大。每服三钱，早、晚以土茯苓五钱煎汤送下。先服梅毒方，后服此方。

【主治】杨毒结毒，遍身头面，鱼口便毒，红赤疼痛甚极者。

【宜忌】忌食茶茗。

展轮四维饮

【方源】《感证辑要》卷四。

【组成】金银花三钱，紫花地丁三钱，牡丹皮二钱，鲜石菖蒲根八分，川连八分（吴茱萸二分炒），晚蚕沙五钱（包煎），五灵脂二钱（炒令烟尽），连翘二钱，飞滑石三钱（荷叶包），白茯苓五钱，生薏苡仁六钱，丝瓜藤一两，嫩桑枝一两。

【用法】地浆水煎、取二瓯，冲入阿芙蓉膏一二分。

【主治】霍乱证具，两目眶陷，爪甲色变，两足转筋，甚则螺蚊皆瘪，此热毒深入血分，阳明与厥阴俱病，热郁不达，煎熬血液，穿经入络，风火鸱张所致。

通气饮

【方源】《疮疡经验全书》卷六。

【组成】木通、瓜蒌子各五钱，忍冬花、粉甘草各三钱，贝母、紫苏叶各二钱。

【用法】以水二大钟，煎至八分，空腹服；渣再煎至七分服。

【主治】横痃初起，或两髀俱肿作痛，肉木坚实者。

通气散

【方源】《医学集成》卷三。

【组成】陈皮、青皮各八钱，瓜蒌、甲珠各四钱，银花、连翘、炙草、甘草各一钱。

【用法】上为末。酒调下。

【主治】乳痈初起。

通肠丸

【方源】《杂病源流犀烛》卷三。

【组成】忍冬藤、当归尾、白芷、皂角刺、乳香、没药、甘草、薏苡仁、花粉。

【用法】用矾一两、黄占一两为丸。

【主治】肠痈，脓未成者。

通肠饮

【方源】《证治宝鉴》卷七。

【组成】忍冬藤、当归尾、白芷、皂角刺、乳香、没药、甘草、薏苡仁、花粉。

【功能】解毒。

【主治】肠痈，脓未成者。

通肠解毒汤

【方源】《辨证录》卷十。

【组成】生甘草一两，大黄一两，金银花一两。

【用法】水煎服。

【功能】解毒通利。

【主治】因服断肠草，初则胸前隐隐作痛，久则气不能通，及至腹痛，大小便俱不能出。

通壅汤

【方源】《证因方论集要》卷一。

【组成】桔梗、白及、橘红、贝母、甜葶苈、薏苡仁、甘草节、金银花。

【主治】肺痈，咳嗽吐脓血，咳引胸中痛。

预解胎毒饮

【方源】《医学正印种子编》。

【组成】生甘草一钱，怀生地黄四钱，连翘二钱，黄连一钱（酒炒），玄参二钱，瓜蒌根二钱，木通一钱，贝母二钱（去心），牡丹皮一钱五分，金银花四钱，荆芥穗一钱，羚羊角五分（磨汁入药中二十匙）。

【用法】上用河水二钟，煎八分，孕妇空心饥时服。

【主治】预防小儿脐风、撮口，痘毒之患。

理鬓汤

【方源】《辨证录》卷十三。

【组成】金银花三两，白芷二钱，川芎一两，当归一两，夏枯草三钱。

【用法】水煎服。未溃者两剂即消，已溃者四剂痊愈。

【主治】鬓疽未溃已溃，未烂已烂。

排脓大补汤

【方源】《胎产秘书》卷下。

【组成】人参、白术、生地黄、银花各二钱，当归三钱，茯苓一钱，连翘五分，黄芪一钱，青皮三分，乌梅一枚，元枣一枚（可加白芷八分）。

【功能】大补气血，排脓内托。

【主治】产后乳痈、乳疽。

排脓汤

【方源】《丹台玉案》卷六。

【组成】黄芪、穿山甲、白芷、当归各一钱二分，金银花、防风、川芎、瓜蒌仁各一钱。

【用法】水煎，食前温服。

【主治】肠痈。小腹胀痛，里急后重，时时下脓。

排脓散

【方源】《外科发挥》卷四。

【异名】八味排脓散（《景岳全书》卷六十四）、八味排脓汤（《罗氏会约医镜》卷十九）。

【组成】黄芪（炒）、当归（酒拌）、金银花、白芷、穿山甲（蛤粉拌炒）、防风、连翘、瓜蒌各二钱。

【用法】用水二钟，煎八分，食前服。或为末。每服三钱，食后蜜汤调下亦可。

【主治】肠痈。少腹痛，脉滑数，或里急后重，或时时下脓。

【备考】《证治准绳·疡医》有甘草。

排脓散

【方源】《医级》卷九。

【组成】生地黄、当归、白芷、防风、银花、连翘、蒌仁、山甲、草节。

【主治】产后肠痈内结，少腹切痛，温导不愈，脉来滑数，寒热后重，腹疼牵钓腿足。

推云酒

【方源】《解围元薮》卷四。

【异名】冯夷琼浆。

【组成】川乌三两（泡），苦参、羌活、防风、胡麻、甘菊、荆芥、风藤、连翘、粉草、白芷、黄连、当归、川芎、黄芩、芍药、牛膝、独活、僵蚕、蝉壳、生地黄、何首乌、威灵仙、金银花各五钱。

【用法】上药作二帖，用酒浆一坛，入药一帖，密封蒸之。每日三进，每进一钟。重者四坛痊愈，轻者一料，饮酒时以药汤频浴为妙。

【主治】紫云疙瘩，挛困麻木，剜割不知者。

【宜忌】忌猪、羊肉，房事、劳役；唯鳗鲡、乌鱼、白鸭啖之方效。

【备考】浴药：菊花、干荷叶、 藿香、白芷、甘松、麻黄、沙参各等分，为末，每水一桶，入药末三钱，加桃、柳枝各一把，煎四五沸，睡时于无风处热洗，久出。

培土化毒丹

【方源】《洞天奥旨》卷八。

【组成】人参二两，白术十两，茯苓六两，炙甘草一两，紫苏八钱，半夏二两，僵蚕二两，陈皮六钱，白芷七钱，木通一两，金银花十两，天花粉三两。

【用法】上药各为末，炼蜜为丸。每服三钱，早、晚饭后吞服。一料痊愈。

【主治】脾胃多痰，瘰疬难消。

【宜忌】必须断色欲三月。

接骨膏

【方源】《接骨入骱全书》。

【组成】川乌、草乌、羌活、独活、穿山甲、防风、荆芥、大黄、黄芩、黄柏、角针、管仲、元武版、连翘各一两，蛇蜕半条，五倍子五钱，蝉蜕一两，蜈蚣五条，甘草节五钱，桔梗五钱，当归、川芎、赤芍、杜仲、白芷、金银花、姜蚕各一两。

【用法】上用真豆油五斤，渐下诸药，煎至滴水不散，候药枯，滤去滓，将东丹二包炒紫色，至以筛，渐入调匀，滴入水内，看老嫩，再将没药、乳香各五钱，樟冰一两，蟾酥三钱略蒸调匀，至半个时辰，倾入上药内，逐渐隔水去火气，听候摊用。每用一膏重四钱，再加麝香三分尤妙。如用布摊，用前数，如用纸摊，只用二钱。

【主治】跌打损伤，脱臼损折。

黄芪内托散

【方源】《外科正宗》卷三。

【组成】川芎、当归、黄芪各二钱，白术、金银花、天花粉、皂角针各一钱，甘草、泽泻各五分。

【用法】水二盅，煎八分，食前服。

【主治】鱼口、便毒、横痃等症已成，不得内消者。

黄芪内托散

【方源】《外科正宗》卷三。

【组成】黄芪二钱，当归、川芎、金银花、皂角针、穿山甲、甘草节各一钱。

【用法】水二钟，煎八分，入酒一杯，食前服。

【主治】臀痈已成，服活血散瘀汤势定者，欲其溃脓。

黄芪饮子

【方源】《外科证治全书》卷四。

【组成】生黄芪四钱，荆芥穗、云苓、当归身各二钱，忍冬三钱，防风、白芷（香者）、连翘各一钱（去心），甘草八分。

【用法】上加大枣十枚，水煎，温服。

【主治】湿疥，脓疥。

【加减】湿疥，加制乳香一钱五分；脓窠疥，加木通一钱五分。

黄芪萆薢大黄汤

【方源】《霉疮证治》卷下。

【组成】黄芪五两，萆薢五两（即土茯苓），当归、川芎、桂枝、防已、升麻各三两，鲮甲二两，熟大黄、附子、甘草各一两，营实二两（若无，以忍冬花代之）。

【用法】加生姜，水煎服。

【主治】霉疮。发头面、手足、腹背，似杨梅子紫赤色，有脓疱或无脓疱，或痒或痛，而其人实者；乃结毒坚硬如石，小便常涩痛，难消散，又难溃脓。

黄芪散阴汤

【方源】《洞天奥旨》卷九。

【组成】生黄芪五钱，柴胡一钱五分，白芍五钱，炒栀子一钱半，大力子一钱，甘草二钱，连翘一钱，金银花一两，肉桂三分，薏苡仁五钱，半夏一钱。

【用法】水煎服。

【主治】腿内外股疮毒疽疖。

黄芪鲮甲汤

【方源】《霉疮证治》卷下。

【组成】人参、黄芪、川芎各一钱，当归二钱，忍冬花、防已各一钱半，升麻、防风、穿山甲各八分，甘草五分。

【用法】加生姜，水煎，温服。

【主治】浓淋初起。

黄连泻心汤

【方源】《外科真诠》卷上。

【组成】人参一钱，黄连五分，熟地黄一两，白芍二钱，远志一钱，麦冬二钱，茯神二钱，银花五钱，公英二钱，甘草一钱。

【功能】大补其水，内疏心火。

【主治】井疽。生于心窝中庭穴，属任脉经，由心经火毒而成，初如豆粒肿痛，渐增心躁如焚，肌热如火，乃心热不能下交于肾，肾水不能济心火也。

黄连救苦汤

【方源】《外科正宗》卷三。

【组成】黄连、升麻、葛根、柴胡、赤芍、川芎、当归尾、连翘、桔梗、黄芩、羌活、防风、金银花、甘草节各一钱。

【用法】水二碗，煎八分，临服入酒一杯，食后服。

【主治】脑疽、发鬓、发颐及天行时毒，初起憎寒壮热，头面耳项俱肿。

黄连解毒加味汤

【方源】《医宗金鉴》卷五十六。

【组成】黄连、黄芩、栀子、黄柏、牡丹皮、生地黄、甘草（生）、金银花、连翘（去心）。

【用法】加灯心为引，水煎服。

【主治】痘当落痂之后，其瘢或紫，或焦，或黑，现证通身壮热，烦渴不宁，皆因灌浆时浆未充足，毒未尽化故也。

黄连解毒汤

【方源】《外科真诠》卷下。

【组成】黄连、黄芩、黄柏、栀炭、银花。

【主治】疔疮。

黄连解毒汤

【方源】《治疹全书》卷下。

【组成】生地黄、白芍、当归、黄连、木通、防风、银花、荆芥、连翘、牡丹皮、柴胡、麦冬、鳖甲、薄荷。

【用法】加灯心，水煎服。

【主治】疹后发热成疳。

黄连解毒汤

【方源】《疮疡经验全书》卷一。

【组成】黄连、鼠粘子、桔梗、天花粉、连翘、当归、生地黄、白芍、牡丹皮、青皮、枳壳、前胡、小柴胡、干葛、玄参、金银花。

【主治】弄舌喉风。

黄连解毒汤

【方源】《疮疡经验全书》卷二。

【组成】黄连（姜汁拌炒）、甘草、升麻、桔梗、茯苓、黄芩（酒炒）、山栀、当归、川芎、白芍、生地黄、枳壳、玄参、天花粉、连翘、小柴胡、金银花、灯心。

【用法】临服加犀角汁。

【主治】对心发。

黄金化毒汤

【方源】《医醇剩义》卷二。

【组成】黄连五分，金银花二钱，赤芍一钱，牡丹皮二钱，连翘一钱五分，大贝二钱，花粉二钱，菊花二钱，薄荷一钱，甘草五分，淡竹叶二十片。

【主治】痈疡初起，肿痛大热，烦渴引饮。

黄金汤

【方源】《杂症会心录》卷上。

【组成】黄土五钱，扁豆四钱（炒），谷芽二钱（炒），茯苓一钱，黑豆三钱，甘草八分，白芍一钱五分（炒），生姜三片，金银花三钱，五谷虫二钱（炒，研），扁豆花十枚。

【用法】水二钟，煎八分，不拘时服。

【功能】解疫毒，救胃气。

【主治】痢疾。

【加减】体实受邪者，加黄连一味。

黄金汤

【方源】《辨证录》卷十。

【组成】大黄五钱，金银花半斤。

【用法】水煎汁三碗。分作三次服，一日服完，必然大泻恶粪，后单用金银花三两，连服十日痊愈。

【主治】火毒结成疠风，头面身体先见红斑，后渐渐皮破流水成疮，以致发眉尽落，遍身腐烂，臭秽不堪。

黄金散

【方源】《洞天奥旨》卷十四。

【组成】柴胡一钱五分，金银花一两，大力子一钱，肉桂一钱，黄芪五两，当归尾三分，黄柏七分，炙甘草五分。

【用法】水、酒各半煎，食前服。

【主治】疮生腿外侧，或因寒湿得附骨痈，于足少阳经分，微侵足阳明经，坚硬漫肿，行步作痛，或不能行。

萆麻汤

【方源】《疡医大全》卷二十四。

【组成】扁柏叶、槐叶、青蒿叶、柳叶、萆麻叶、桃叶、金银花、艾叶各等分。

【用法】煎汤熏洗。

【主治】阴蜃。

萆薢散

【方源】《口齿类要》。

【异名】换肌消毒散（《口齿类要》）、萆薢汤（《校注妇人良方》卷二十四）。

【组成】萆薢（一名土茯苓，又名冷饭团）五钱，当归、白芷、皂角刺、薏苡仁各二钱，白鲜皮、木瓜（不犯铁器）、木通、金银花各七分，甘草五分。

【用法】水煎服。

【主治】杨梅疮，不拘初起溃烂，或发于舌间喉间。

菊叶膏

【方源】《千金珍秘方选》引扬州巴氏传方。

【组成】血余二两，木鳖二两，银花二两，红花五钱，生大黄三两，当归一两，羌活五钱，防风五钱，黄柏一两，黄芩一两，独活四两，甘草三两，赤芍二两，皂角针三两，鲜菊叶四两。

【用法】用香油五斤，将药浸三日，煎枯滤清，黄丹收膏，再加五灵脂三钱，滴乳香三钱，共为细末，搅匀。

【主治】一切疔疮热毒大小外症。

萃象方

【方源】《杂病源流犀烛》卷二十一。

【组成】甘菊、荆芥、红花、甘草、木通、连翘、土贝母、金银花、牛蒡子、紫花地丁各等分，胡桃肉一枚。

【用法】水煎，温服。

【主治】痧证后余毒不清，发为疮疡，红肿者。

营卫返魂汤

【方源】《医述》卷十一。

【组成】生何首乌、当归、赤芍、小茴、木通、甘草节、银花、贝母、枳壳、白芷。

【用法】水酒煎服。

【主治】阴证腹痛。

营卫保和丸

【方源】《古方汇精》卷二。

【组成】玄参、熟地黄、苍术、苍耳子、薏苡仁、茯苓各四两，银花六两，生甘草一两，荆芥四两。

【用法】煎汁为丸。每服四钱，早、晚百沸汤送下。

【主治】大麻疯。

【宜忌】忌生冷、盐醋，宜白淡。

乾一老人汤

【方源】《杂症会心录》卷下。

【组成】黑豆五钱，甘草三钱，金银花五钱，鲜黄土五钱。

【用法】水煎服。

【功能】除疫毒而退热邪。

【主治】疫证初发热者。

梅花饮子

【方源】《外科精要》卷三。

【组成】忍冬藤四两，栝楼根、甘葛根、川芎、乌梅、绵黄芪（炒）、甘草、苏木各一两。

【用法】上作四剂。水酒煎服。

【功能】痈疽初服防毒内攻。

【主治】痈疽邪气盛而真气虚者。

梅疮七帖散

【方源】《古方汇精》卷二。

【组成】金银花三两，生猪油一两，土茯苓四两（忌铁器，打碎），直僵蚕七条（研），皂荚子七粒（打碎），蝉蜕七枚（翅足全，洗净），肥皂核肉七枚。

【用法】上作一剂。三次煎服，早晨空心用水六茶杯，煎三杯服；午前四杯煎二杯服；临卧二杯煎一杯服。每日一帖，连服七日，未发者暗消，已发者收敛，永无后患。毒深者用十四帖。

【主治】梅疮。

梓叶汤

【方源】《名家方选》。

【组成】梓叶、忍冬各一钱，大黄、川芎各五分，甘草三分。

【用法】水煎服。多服益佳。

【主治】霉毒发未发及骨节疼痛者。

救心败邪汤

【方源】《洞天奥旨》卷六。

【组成】人参一两，茯苓五钱，麦冬五钱，熟地黄一两，山药一两，芡实一两，甘菊花五钱，芍药五钱，忍冬藤二两，远志三钱，天花粉三钱，王不留行三钱。

【用法】上用水数碗，煎一碗，一气饮下。

【主治】胸生疽。

救阴平肝汤

【方源】方出《温热经纬》卷四，名见《喉科家训》。

【组成】犀角、连翘、鲜菖蒲、鲜生地黄、玄参、羚羊角、钩藤、银花露、至宝丹（另化服）。

【用法】水煎服。

【主治】湿热证，壮热口渴，舌黄或焦红，发痉，神昏谵语，或邪灼心包，营血已耗者。

救肠败毒至圣丹

【方源】《石室秘录》卷四。

【异名】败毒至圣散（《惠直堂经验方》卷三）。

【组成】金银花九钱（煎水二碗），当归半两，地榆七钱，薏苡仁五钱。

【用法】上用水十五碗，煎二碗，分作二服，上午一服，临睡一服。

【主治】肠痈。

救苦黄芪散

【方源】《杂类名方》卷十。

【组成】黄芪、甘草、当归、瓜蒌根、芍药各一两五钱，悬蒌一对，熟地黄不拘多少，金银花二两，皂角棘针（为引）。

【用法】上㕮咀。每服五钱，无灰好酒一升，同引子装于瓷瓶内，将瓶用笋叶封，坐于锅内，上以大盆覆锅口，盆外用黄土封之，无令出气，煮之，外闻药香为度。取出瓶，澄定饮清，将药滓再添酒一升，依前煮服，若不饮酒者，以水煮服，若酒少者，酒、水各半煮服。疮在上，食后临卧服；在下，空心服之。

【主治】诸恶疮痈疖。

救苦散

【方源】《丹溪心法附余》卷十六引《局方》。

【组成】大黄、桔梗、金银花、黄芪、甘草、栀子、紫花地丁。

【用法】上㕮咀。每服一两，水、酒各一盏，煎至一盏，去滓，露一宿，空心服。

【主治】便痈疽等疮。

救苦散

【方源】《医方类聚》卷七十引《施圆端效方》。

【组成】川芎、当归、防已、防风各半两。

【用法】上为细末。每服二三钱，热酒送下。

【主治】眼睛疼不堪忍。

救苦散

【方源】《医方类聚》卷九十八引《经验秘方》。

【组成】牛膝三钱，木瓜半两，防已三钱，防风三钱，川芎三钱，羌活半两，苍术半两，车前子二钱，木通二钱，鹭鸶藤半两，大黄二钱，甘草三钱，陈皮三钱，赤芍药三钱，地骨皮三钱，麦冬二钱，香附子二钱，甘菊花一钱，夏枯草三钱，莲子半两，金银花。

【用法】上锉散。分为五七服，每服水二大碗，煎至八分，临熟入酒一呷，空心、食前温服。却将滓煎汤熏洗。

【主治】脚气。

【备考】方中金银花用量原缺。

救命丹

【方源】《洞天奥旨》卷十四。

【异名】仙传救命丹（《集验良方三百种》）。

【组成】穿山甲三大片（用蛤粉炒熟，不用粉），甘草节二钱，乳香一钱，天花粉二钱，赤芍三钱，皂角刺五分（去针），贝母二钱，没药五分，当归一两，陈皮一钱，金银花一两，防风七分，白芷一钱，白矾一钱，生地黄三钱。

【用法】上用酒、水各数碗，煎八分，疮在上，食后服；疮在下，食前服。能饮酒者，再多饮数杯。

【主治】痈疽。

【加减】痈疽发背在头及脑后背脊，加羌活一钱，角刺倍之；在胸胁少阳经部位者，加柴胡一钱，瓜蒌仁二钱；在腹脐太阴者，加陈皮五分，赤芍三钱，白芷一钱；生在手臂膊，加桂枝三分；生在腿膝，加牛膝二钱，防己五分，黄柏一钱，当归尾三钱；如肿硬，加连翘二钱，木鳖仁五分；倘是疔疮，方中加紫河车三钱，苍耳子二钱。如人虚弱，不溃不起，加人参三钱，甘草一钱；如人壮实，加大黄二钱，麻黄一钱（连根节用）。

【宜忌】忌酸醋、铁器。服毕宜侧卧，少暖有汗。

救乳化毒汤

【方源】《洞天奥旨》卷十五。

【组成】金银花五钱，蒲公英五钱，当归一两。

【用法】水煎服。

【主治】乳痈、乳吹初起。

救肺败毒至圣丹

【方源】《石室秘录》卷四。

【组成】玄参、麦冬各半两，生甘草五钱，金银花九钱。

【用法】用水七碗煎金银花，取四碗，取二碗浸前药，加水两碗又煎之，煎一碗服之。

【主治】肺痈。

救疫汤

【方源】《证因方论集要》卷三引汪蕴谷方。

【组成】黑豆、绿豆、白扁豆、贝母、生甘草、金银花、牡丹皮、当归、玉竹、生何首乌、黄土、赤饭豆、老姜。

【功能】补正气。

【主治】疫证。

救唇汤

【方源】《辨证录》卷十三。

【组成】紫花地丁一两，金银花一两，白果二十个，桔梗三钱，生甘草三钱，知母一钱。

【用法】水煎服。

【主治】头面唇口疔毒。

救祟汤

【方源】《洞天奥旨》卷八。

【组成】人参五钱，黄芪一两，当归一两，金银花二两，茯苓三钱，贝母三钱，草乌一钱。

【用法】上用水一碗，煎半碗，半饥服。

【主治】骨羡阴疮。

救焚解毒汤

【方源】《辨证录》卷六。

【组成】熟地黄四两，玄参二两，麦冬三两，白芍三两，金银花三两，甘菊花五钱，牛膝一两，黄柏一钱。

【用法】水煎服。

【主治】头面红肿，下身自脐以下又现青色，口渴殊甚，似欲发狂。

救痿丹

【方源】《石室秘录》卷六。

【组成】麦冬三两，玄参三两，金银花三两，白芥子三钱，桔梗三钱，生甘草三钱。

【用法】水煎服。

【主治】肺燥复耗之，必有吐血之苦，久则成肺痿。

悬蒌散

【方源】《儒门事亲》卷十五。

【组成】悬蒌一个，大黄一两，金银花一两，当归半两，皂角刺一两。

【用法】上锉碎。用酒一碗，煎七分，去滓温服。

【主治】发背，恶疮。

【加减】如有头者，加黍粘子。

银花四君子汤

【方源】《验方新编》卷一。

【组成】台党参五钱，生何首乌四钱，怀山药四钱，甘草一钱，金银花二钱，冬桑叶二钱，云茯苓三钱。

【主治】各种喉症。

【加减】如白喉兼微黄，左边甚者，加黄连、牛子、羚羊角；喉肿，加马勃、金银花、蝉蜕；红肿，加赤芍、豆根；口苦，加黄芩；口渴，加生石膏、天花粉；痰多，加浙贝母、川贝母、茯苓；涎甚，加僵蚕；头痛，加粉葛、菊花；大便秘结，加生大黄，如再不大便，再加玄明粉三四分，加入药碗内冲服。

银花竹叶汤

【方源】《温热经解》。

【组成】银花三钱，竹叶二钱，豆豉三钱，薄荷一钱，杏泥三钱，桔梗一钱半，甘草八分，苇根三钱。

【主治】伏气温病，身温无汗，口微渴，心不烦，舌上苔薄者。

银花汤

【方源】《竹林女科证治》卷三。

【组成】金银花、黄芪（生）各五钱，当归八钱，甘草一钱八分，枸橘叶（即臭橘叶）五十片。

【用法】水酒各半煎服。

【功能】未成者消，已成者溃，已溃者收功。

【主治】乳岩，积久渐大，巉岩色赤出水，内溃深洞。

银花饮

【方源】《验方新编》卷十一。

【组成】忍冬藤（即金银花藤，生采，忌铁器，捣烂）五两。

【用法】上药加甘草一两，同入砂锅内，水二碗，慢火煎至一碗，入无灰酒一碗，再煎十数沸，去滓，分为三服，一日夜服尽，重者一日两剂。以大小便通利为度。再将藤上花叶摘取一把捣烂，少入白酒调涂四围，中留一孔泄气。

【主治】对口、发背、鱼口、便毒及一切无名肿毒。

银花荆芥炭汤

【方源】方出《温热病指南集》，名见《治痢南针》。

【组成】厚朴二钱，黄芩二钱，神曲二钱，广皮一钱，木香一钱，槟榔一钱，柴胡一钱半，煨葛根一钱半，银花炭三钱，荆芥炭三钱。

【主治】湿热内滞太阴，郁久而为滞下，胸痞腹痛，下坠窘迫，脓白稠黏，里急后重，脉软数者。

银花散

【方源】《仙拈集》卷三。

【组成】金银花（微炒，研末）。

【用法】上用白糖调，不住服。若以银花一斤，甘草四两，白糖加入，和匀成膏，每日早、晚服一二匙，解一切毒。

【功能】稀痘。

银花解毒方

【方源】《治疔汇要》卷上。

【组成】玄参二两，甘草二钱，金银花二两，生地黄一两，当归一两，紫花地丁五钱，贝母二钱。

【用法】水煎服。

【主治】手心疔。手少阴心、手厥阴心包络二经，湿火之毒，外形虽小，内毒有余，疮色明亮。

银花解毒汤

【方源】《外科医镜》。

【组成】金银花五钱，鲜生地黄三钱，当归二钱，赤芍一钱半，天花粉二钱，柴胡一钱，黄芩一钱，升麻一钱，犀角一钱，麦冬一钱，知母一钱，生甘草一钱。

【用法】水煎服。

【主治】手指疔毒。

银花解毒汤

【方源】《幼科直言》卷一。

【组成】僵蚕、连翘、银花、黄芩、牡丹皮、生黄芪、薏苡仁、白芍（酒炒）、陈皮、甘草。

【用法】水煎服。

【主治】痘疔。痘之先有紫色，后因毒攻而成疔，生于咽间、腹间为重，其形似螺蛳盖。

银花解毒汤

【方源】《幼科直言》卷五。

【组成】金银花、牛蒡子、甘草、连翘、柴胡、黄芩、扁豆（炒）、车前子、白芍（炒）、陈皮。

【用法】水煎服。

【主治】疮毒入内，肚腹肿胀者。

银花解毒汤

【方源】《幼科直言》卷五。

【组成】金银花、甘草梢、连翘、当归尾、牡丹皮、土贝母、白僵蚕、生地黄、黄芩、玄参。

【用法】水煎服。

【功能】清热解毒。

【主治】小儿丹瘤。

【宜忌】乳母宜服。

银花解毒汤

【方源】《疡科心得集》卷上。

【组成】金银花、地丁、犀角、赤苓、连翘、牡丹皮、川连、夏枯草。

【主治】风火湿热，痈疽疔毒。

银杏瓜蒌散

【方源】《医级》卷七。

【组成】蒌仁、银杏、甘草、银花、连翘、贝母、黄芩、石斛、花粉、蒂丁。

【主治】胃脘成痈，胸下拒按，呕脓。

银荷汤

【方源】《外科全生集》卷四。

【组成】连翘、黄芩、防风、荆芥、麝香各一钱，银花一钱，薄荷八分，黄连、甘草各五分。

【用法】水煎服。

【主治】缠喉风及一切喉证。

银菊花

【方源】《秋疟指南》卷二。

【组成】银花、菊花、生白芍、杏仁、桔梗各三钱，连翘、栀子各二钱，木香一钱，甘草一钱，牛蒡子三钱。

【用法】上用水三茶碗，煎取一碗半服。

【主治】白痢。

【加减】如有宿食，加生大黄五钱。

银翘马勃散

【方源】《温病条辨》卷一。

【异名】银翘马勃射干牛蒡汤（《温热经解》）。

【组成】连翘一两，牛蒡子六钱，银花五钱，射干三钱，马勃二钱。

【用法】上为散。每服六钱，鲜苇根汤煎，香气大出，即取服，勿过煮。病重者，约二时一服，日三服，夜一服；轻者三时一服，日二服，夜一服；病不解者，作再服。

【主治】湿温，喉阻咽痛。

【加减】喉不痛，但阻甚者，加滑石六钱，桔梗五钱，苇根五钱。

银翘汤

【方源】《温病条辨》卷二。

【组成】银花五钱，连翘三钱，竹叶二钱，生甘草一钱，麦冬四钱，细生地黄四钱。

【用法】水煎服。

【功能】《方剂学》：滋阴透表。

【主治】阳明温病，下后无汗脉浮者。

【宜忌】下后脉浮而洪，或不浮而数者，忌用。

银翘败毒汤

【方源】《温热经解》。

【组成】银花三钱，马勃一钱半，葛根二钱，牛蒡子一钱半，蝉蜕一钱，连翘二钱，石膏五钱，僵蚕二钱，板蓝根一钱半。

【主治】瘟疫病，发于春，咽喉痛，吐鲜血，手足起红点者。

银翘麻黄汤

【方源】《重订通俗伤寒论》。

【组成】银花一钱，连翘一钱半，带节麻黄三分，苏薄荷三分，炒牛蒡一钱，广橘红八分，苦桔梗六分，生甘草五分。

【功能】疏风解热，化痰。

【主治】风邪犯肺而生痰咳嗽。

银翘散

【方源】《温病条辨》卷一。

【组成】连翘一两，银花一两，苦桔梗六钱，薄荷六钱，竹叶四钱，生甘草五钱，芥穗四钱，淡豆豉五钱，牛蒡子六钱。

【用法】上为散。每服六钱，鲜苇根汤煎，香气大出，即取服，勿过煮。肺药取轻清，过煎则味厚而入中焦矣。病重者，约二时一服，日三服，夜一服；轻者三时一服，日二服，夜一服；病不解者，作再服。

【功能】辛凉平剂。

【主治】太阴风温、温热、瘟疫、冬温，初起但热不恶寒而渴者。

【加减】若胸膈闷者，加藿香三钱，郁金三钱，护膻中；渴甚者，加花粉；项肿咽痛者，加马勃、玄参；衄者，去芥穗、淡豆豉，加白茅根三钱，侧柏炭三钱，栀子炭三钱；咳者，加杏仁利肺气；二三日病犹在肺，热渐入里，加细生地黄、麦冬保津液；再不解，或小便短者，加知母、黄芩、栀子之苦寒，与麦冬、地黄之甘寒，合化阴气，而治热淫所胜。

【注】《温病条辨》卷一中银翘散另有加减方，皆有银花，此处不再另述。

银翘散

【方源】《镐京直指医方》卷二。

【组成】连翘三钱，银花三钱，粘子三钱，荆芥二钱，蝉蜕钱半，薄荷一钱五分，生甘草五分，桔梗一钱，广郁金二钱，淡豆豉二钱。

【用法】上为末服。

【主治】春温。发热头痛，口渴，右脉浮数过左。

银楂汤

【方源】《温热经解》。

【组成】银花炭三钱，南楂炭三钱，青蒿一钱半，滑石一钱半，赤砂糖一钱半。

【主治】秋令伏暑下痢，赤多白少者。

【加减】后重者，加木香、槟榔；身热者，倍青蒿；腹痛者，加大黄；久痢毒甚者，加苦参子。

银楂芩连汤

【方源】《温热经解》。

【组成】银花炭、南楂炭各三钱，青蒿、川连、酒芩、赤砂糖各一钱半。

【主治】热痢，痢色赤，或先白后赤，或赤多白少者；噤口痢，饮食即吐，不食亦呕者。

银楂姜桂大黄汤

【方源】《温热经解》。

【组成】银花炭、南楂炭、赤砂糖各三钱，大黄一钱，肉桂、炮姜各二分。

【主治】痢色纯黑如漆，下瘀血者。

猪肉茯苓汤

【方源】《医宗说约》卷六。

【组成】牛膝、蛤粉、当归、苍耳、皂角刺、红花、金银花、天花粉、甘草各二钱，山甲（炒）二十片（为末），蝉蜕二十一个，土茯苓四两（水洗净，捶碎），大黄（大便结者用一两，如常者用五钱，自利者不用），猪精肉四两。

【用法】上用生白酒三大碗，煎至一碗半，空心服猪肉过口。大便去三四次，即以粥补住。

【主治】疮毒先见下部，遂及遍身，骨节酸疼，二便涩滞。

猪肚健脾丸

【方源】《慈幼新书》卷十。

【组成】莲肉（去心）、红枣肉（去皮核）各四两，白茯苓（人乳拌晒）三两，扁豆（去皮，炒）、山楂（去核）各二两，陈皮一两，神曲五钱，雄猪肚一具（装入上七药系紧，煮烂放臼内捣如泥），金银花（去叶净）、白术（陈土炒）各一两，苍术（泔水洗，晒）五钱，甘草三钱（上四味为末，同添入猪肚泥内捣透，将原汤拌匀，晒干），老锅焦十两。

【用法】诸药同老锅焦共为末，加白洋糖做成糕饼。任服。

【功能】健脾。

【主治】小儿脾胃脆弱，食积。

猪胰子汤

【方源】《医宗金鉴》卷七十三。

【组成】猪胰子一两（切碎），黄芪（盐水炒）、金银花各三钱，当归、白芍各一钱五分（酒炒），天花粉、贝母（去心，研）、穿山甲（炙，研）、白鲜皮、青风藤、白芷、木瓜、皂刺、甘草节各一钱，黄栝楼一个（连仁研烂），防己七分，鳖虱胡麻二钱（炒，研），白色土茯苓四两（河水四大碗，煎汤三碗，去滓）。

【用法】将群药入土茯苓汤内，煎一大碗，通口服。胃弱者，每次服半碗。一日三次。

【主治】杨梅结毒，气衰者，遍身破烂臭秽而兼筋骨疼痛。

猪膏金银花酒

【方源】方出《医方集解》，名见《成方切用》卷八。

【组成】猪脂二升、酒五合。

【用法】加金银花煮，饮。

【主治】疮疥。

减味普济消毒饮

【方源】《白喉证治通考》。

【组成】连翘一两，薄荷三钱，马勃四钱，牛蒡子六钱，芥穗三钱，僵蚕（直者）五钱，玄参一两，银花一两，板蓝根五钱，苦桔梗一两，生甘草五钱。

【用法】上为粗末。每服六钱，重者八钱，以鲜苇根汤煎，去滓服。

【主治】湿毒咽痛喉肿。

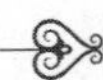

麻黄一剂饮

【方源】《疡科心得集·方汇》卷下。

【组成】麻黄一钱，防风一钱，银花三钱，白鲜皮三钱，当归一只（切），胡麻三钱，甘草一钱，羌活一钱，秦艽一钱。

【用法】用肥羊肉一斤，河水三大碗，煎至一大碗，取汁，吹去面上浮油，将前药煎至一饭碗，温服，以羊肉淡食过口。仰面睡于帐前，不可见风，取汗为度。

【功能】透发霉毒。

【主治】遍体霉疮初起，节骱酸楚。

麻黄发表汤

【方源】《治疹全书》卷下。

【组成】麻黄、荆芥、防风、甘草、牛蒡、羌活、独活、连翘、杏仁、川芎、银花。

【用法】水煎服。

【主治】疹因风早没；遍身生疮。

痔漏丸

【方源】《疡医大全》卷二十三。

【组成】金银花一斤，甘草节、连翘（去心）各三两。

【用法】上为细末，用夏枯草八两熬膏，加炼蜜少许为丸，如弹子大，约重三钱。每早、晚用开水或酒调服一丸。

【主治】痔漏。

【宜忌】戒色欲、烧酒。

商陆膏

【方源】《疡医大全》卷七。

【组成】商陆六两，牛蒡子、防风、金银花、荆芥、当归尾、连翘、赤芍、红花、茅苍术、甘草各五钱。

【用法】上药用麻油三斤熬枯去滓，用密佗僧一斤收成膏。外贴。

【主治】疮毒。

羚羊散

【方源】《医学集成》卷二。

【组成】羚羊角、生地黄、玄参、麦冬、黄芩、知母、银花、僵蚕、大力、羌活、防风、甘草、竹叶。

【主治】葡萄瘟。身发青紫斑点，状若葡萄。

羚角清营汤

【方源】《重订通俗伤寒论》。

【组成】羚羊片一钱，鲜生地黄六钱，焦山栀、银花、青连翘、血见愁各三钱，生蒲黄一钱半，童便一杯（冲）。

【功能】清营分之邪热。

【主治】春、夏、秋感温热暑邪，热扰营血，迫血妄行而失血，伴身热心烦不卧，病轻者。

断下渗湿汤

【方源】《温病条辨》卷三。

【组成】樗根皮（炒黑）一两，生茅术一钱，生黄柏一钱，地榆（炒黑）一钱五分，楂肉（炒黑）三钱，银花（炒黑）一钱五分，赤苓三钱，猪苓一钱五分。

【主治】久痢带瘀血，肛中气坠，腹中不痛。

清土散

【方源】《辨证录》卷一。

【组成】石膏一两，麦冬一两，生地黄一两，甘草一钱，金银花五钱，白术三钱。

【用法】水煎服。

【主治】冬月伤寒，发热口渴，谵语，时而发厥。

清上止消丹

【方源】《辨证录》卷六。

【组成】麦冬二两，天冬一两，人参三钱，生地黄五钱，茯苓五钱，金银花一两。

【用法】水煎服。十剂渴尽减，二十剂痊愈。

【主治】消渴之病，气喘痰嗽，面红虚浮，口舌腐烂，咽喉肿痛，得水则解，每日饮水约得一斗，是谓肺消。

清上养中汤

【方源】《寿世保元》卷六。

【组成】小甘草、桔梗各二钱，玄参、当归、黄芩各一钱，陈皮（去白）、白术（去芦）、白茯苓（去皮）、麦冬（去心）、连翘各八分，人参、防风、金银花各八分。

【用法】上锉一剂。水煎，食远频服。

【主治】咽喉肿痛，属素虚弱者，或服凉药过多而作泻者。

【加减】有痰，加贝母。

清上散

【方源】《顾松园医镜》卷十四。

【组成】石膏、薄荷、甘菊、忍冬、黑豆、枯黄芩（酒炒）、陈松萝。

【用法】用土茯苓二两，或三两，或四两煎汤煎药。

【功能】散邪清热降火。

【主治】风热、火热头痛，偏头风痛。

【加减】热极目昏便燥者，可加酒蒸大黄。

清气饮

【方源】《疡医大全》卷二十八。

【组成】麻黄（去节）、紫荆皮、荆芥、海风藤、防风、明天麻、羌活、桑白皮、辛夷、牛蒡子、槟榔各二两，北细辛、桔梗、乳香、没药、升麻各一两，白鲜皮、金银花、牡丹皮、黄柏、生地黄、苦参各四两，大枫肉（去油）、白芷各三两。

【用法】上用火酒一大坛，浸三日。每饮一小杯，不可大醉，终日勿绝酒气。服酒前，先用洗浴药方煎汤洗浴。

【主治】紫云风。

清气饮

【方源】《辨疫琐言》。

【组成】杏霜二三钱，桔梗一二钱，蝉蜕（去头足）二三钱，银花二三钱，广藿香二三钱，苏叶一钱或一钱五分，神曲二三钱，谷芽三四钱，广皮五七分，半夏一钱，赤茯苓二三钱。

【用法】上以水两小碗，煎一碗，温服。如未觉，更进一服。觉气通舒畅，是其验也。重者日三服。

【功能】轻清开肺舒气，芳香醒胃辟邪。

【主治】疫症初起二三日内，发热恶寒，头疼身痛，胸满胁胀，头目蒙混，脉往来凝滞而有力者。

【加减】疫症四五日，郁深则热，如有烦渴面红等热象，去苏叶，易冬桑叶二三钱，牡丹皮一钱或一钱五分；口燥渴，去广皮、半夏，加瓜蒌根一二钱，或芦根五七钱；烦热口苦咽干，加黄芩一钱或一钱五分；小便不利，加白通草四五分，或飞滑石二三钱；腹胀大便闭，喜冷恶热，加大黄三五钱或七八钱；如寸口脉微弱，为里阳不充，加玉竹五七钱。

清化会厌退腐汤

【方源】《疫喉浅论》卷上。

【组成】香银花五钱，连翘三钱，人中黄一钱五分，玄参三钱，赤芍二钱，生地黄四钱，牡丹皮三钱，麦冬二钱，桃仁三钱，红花二钱，薄荷一钱，大贝母三钱，板蓝根三钱，芦根二两（去节）。

【用法】上以长流水煎，日二服，夜一服。

【功能】清化会厌之腐。

【主治】疫喉白腐，会厌腐溃。

【加减】谵语神昏，加犀角；壮热烦渴，可与竹茹石膏汤相间服之；胸次饱满，加枳壳、山楂、神曲、麦芽以消之；小便不通，加泽泻、车前子、灯心、莲子心以导之；大便秘结，加清宁丸、元明粉以行之，重则加大黄。

清化汤

【方源】《伤寒瘟疫条辨》卷四。

【组成】白僵蚕（酒炒）三钱，蝉蜕十个，金银花二钱，泽兰叶二钱，广皮八分，黄芩二钱，黄连、炒栀子、连翘（去心）、龙胆草（酒炒）、玄参、桔梗各一钱，白附子（泡）、甘草各五分。

【用法】水煎，去渣，入蜜酒冷服。

【主治】温病壮热憎寒，体重，舌燥口干，上气喘吸，咽喉不利，头面猝肿，目不能开者。

【加减】大便实，加大黄四钱；咽痛，加牛蒡子（炒，研）一钱；头面不肿，去白附子。

清风散

【方源】《古今医鉴》卷七。

【组成】防风五分，荆芥三分，羌活五分，独活五分，连翘五分，当归五分，赤芍一钱，生地黄五分，苍术一钱，陈皮一钱，半夏（制）一钱，白茯苓一钱，乌药七分，槟榔五分，木瓜六分，牛膝七分，木香三分，黄连五分，玄参七分，鼠粘子（炒）五分，萆薢二钱，金银花六分，升麻一钱，白蒺藜（炒）八分，防己五分。

【用法】上锉一剂。加生姜三片，葱白五寸，以水二盏，煎八分服。

【主治】风热气滞，身体麻木，遍身结核，俗谓风疙瘩。

清火利毒汤

【方源】《万氏家传点点经》卷三。

【组成】大黄二钱，穿甲三片，灵脂、木瓜、苦参、当归尾各一钱半，肉桂五分，二花一钱。

【用法】生酒为引，水煎服。

【主治】恶疥毒。

清丙汤

【方源】《医林纂要》卷十。

【组成】生地黄三钱，木通二钱，甘草梢二钱，泽泻八分，茯苓八分，猪苓五分，白术八分，肉桂五分，黄连三分，金银花五钱。

【用法】水煎服。

【主治】小肠痈。当脐稍下偏左内痛，不可手按，其左足常屈而不能伸。

清地散

【方源】《痘疹仁端录》卷九。

【组成】升麻、葛根、桔梗、前胡、青皮、山楂、红花、白芷、连翘、木通、莲心、山栀、羌活、防风、苦参、金银花、地肤子。

【功能】清脏腑，预防生痰。

【主治】痘疮。

清肌化毒汤

【方源】《治疹全书》卷下。

【组成】柴胡、葛根、荆芥、防风、牡丹皮、山楂、连翘、花粉、白芍、薏苡仁、黄芩、银花。

【用法】水煎服。

【主治】疹出不能敛，血死肌表，色变青黑，久则身热发肿，其青黑之色从外溃烂，脓水淋漓，痛痒不常，甚则目闭，妄言痰喘。

清阳膏

【方源】《理瀹骈文》。

【组成】薄荷五两，荆穗四两，羌活、防风、连翘、牛蒡子、天花粉、玄参、黄芩、黑山栀、大黄、朴硝各三两，生地黄、天冬、麦冬、知母、桑白皮、地骨皮、黄柏、川郁金、甘遂各二两，丹参、苦参、大贝母、黄连、川芎、白芷、天麻、独活、前胡、柴胡、牡丹皮、赤芍、当归、秦艽、紫苏、香附子、蔓荆子、干葛、升麻、藁本、细辛、桔梗、枳壳、橘红、半夏、胆南星、大青、山豆根、山慈姑、杏仁、桃仁、龙胆草、蒲黄、紫草、苦葶苈、忍冬藤、红芽大戟、芫花、白丑头、生甘草、木通、五倍子、猪苓、泽泻、车前子、瓜蒌仁、皂角、石决明、木鳖仁、蓖麻仁、白芍、生山甲、白僵蚕、蝉蜕、全蝎、犀角片各一两，羚羊角、发团各二两，西红花、白术、官桂、蛇蜕、川乌、白附子各五钱，飞滑石四两，生姜（连皮）、葱白（连须）、韭白、大蒜头各四两，槐枝（连花角）、柳枝、桑枝（皆连叶）、白菊花（连根叶）、白凤仙草（茎、花、子、叶全用一株）各三斤，苍耳草（全）、益母草（全）、马齿苋（全）、诸葛菜（全）、紫花地丁（全）、芭蕉叶（无蕉用冬桑叶）、竹叶、桃枝（连叶）、芙蓉叶各八两，侧柏叶、九节菖蒲各二两（生姜以下皆取鲜者，夏、秋合方全。药中益母、地丁、蓉叶、风仙等，如干者一斤用四两，半斤用二两）。

【用法】用小磨麻油三十五斤（凡干药一斤用油三斤，鲜药一斤用油一斤多），分两次熬枯，去渣，再并熬，俟油成（油宜老），仍分两次下丹，免火旺走丹（每净油一斤，用炒丹七两收）；再下铅粉（炒一斤）、雄黄、明矾、白硼砂、漂青黛、真轻粉、乳香、没药各一两，生石膏八两，牛膝四两（酒蒸化），俟丹收后，搅至温温，以一滴试之不爆，方取下，再搅千余遍，令匀，愈多愈妙，勿炒珠。头疼贴两太阳穴。连脑疼者，并贴脑后第二椎下两旁风门穴。鼻塞贴鼻梁，并可卷一张塞鼻。咳嗽及内热者，贴喉下（即天突穴）、心口（即膻中穴），或兼贴背后第三骨节（即肺俞也），凡肺病俱如此贴。烦渴者兼贴胸背。赤眼肿痛，用上清散吹鼻取嚏，膏贴两太阳。如毒攻心，作呕不食，贴胸背可护心。患处多者，麻油调药扫之。

【主治】四时感冒，头疼发热，或兼鼻塞咳嗽者；风温、温症，头疼发热不恶寒而口渴者；热病、瘟疫、温毒，风热上攻，头面腮颊耳前后肿盛，寒热交作，口干舌燥，或兼咽喉痛者；又风热上攻，赤糜、口疮、喉闭、喉风、喉蛾；热实结胸，热毒发斑，热症衄血、吐血、蓄血、便血、尿血，热淋，热毒下注，热秘，脚风，一切脏腑火症，大人中风热症；小儿惊风痰热，内热；妇人热入血室，血结胸，热结血闭；外症痈毒红肿热痛，毒攻心，作呕不食者。

清利四物汤

【方源】《治疹全书》卷下。

【组成】生地黄、当归、白芍、牡丹皮、丹参、连翘、黄芩、木通、防风、知母、银花。

【用法】加灯心，水煎服。

【主治】疹出三日后不没，余毒内实者。

清肝解毒退翳汤

【方源】《眼科阐微》卷四。

【组成】防风五分，白芍（酒炒）六分，柴胡六分，蝉蜕（净）八分，谷精草八分，甘草三分，牛蒡子（炒，碾）六分，金银花六分，车前子八分，桔梗（炒）五分，广陈皮五分，山药八分，密蒙花（蜜炒）六分，青葙子六分，黄连（酒炒）三分。

【用法】上加绿豆皮一钱，以水二钟，煎至八分，食后热服。

【主治】痘后余毒不散，目生翳障。

【宜忌】忌白萝卜、韭、蒜、胡椒、虾米、鲜虾、牛、羊、猪首、鹅、驴、公鸡、一切海味、煎炒炙煿之物。

清肝膏

【方源】《理瀹骈文》。

【组成】鳖甲一个（用小磨麻油三斤，浸熬听用），柴胡四两，黄连、龙胆草各三两，玄参、生地黄、川芎、当归、白芍、郁金、牡丹皮、地骨皮、羌活、防风、胆南星各二两，薄荷、黄芩、麦冬、知母、贝母、黄柏、荆芥穗、天麻、秦艽、蒲黄、枳壳、连翘、半夏、花粉、黑山栀、香附、赤芍、前胡、橘红、青皮、瓜蒌仁、桃仁、胡黄连、延胡索、灵脂（炒）、莪术（煨）、三棱（煨）、甘遂、大戟、红花、茜草（即五爪龙）、牛膝、续断、车前子、木通、皂角、细辛、蓖麻仁、木鳖仁、大黄、芒硝、羚羊角、犀角、山甲、全蝎、牡蛎、忍冬藤、甘草、石决明各一两，吴萸、官桂、蝉蜕各五钱，生姜、葱白、大蒜头各二两，韭白四两，槐枝、柳枝、桑枝、冬青枝、枸杞根各八两，风仙（全株）、益母草、白菊花、干桑叶、蓉叶各四两，侧柏叶二两，菖蒲、木瓜各一两，花椒、白芥子、乌梅各五钱。

【用法】以上两料共用油二十四斤分熬，丹收。再入煅青礞石四两、明雄黄、漂青黛各二两，芦荟、青木香各一两，牛胶四两（酒蒸化），俟丹收后，搅至温温，以一滴试之不爆，方取下。再搅千余遍，令匀，愈多愈妙，勿炒珠。量部位大小摊贴。头眼病贴两太阳，耳病夹耳门贴。内症上贴胸口，并两胁、背心（肝俞）、脐上、脐下，余贴患处。加锭子，醋磨敷。

【主治】肝经血虚有怒火，或头晕头痛，眼花目赤，耳鸣耳聋，耳前后痛，面青口酸，寒热往来，多惊不睡，善怒，吐血，胸中痞塞，胁肋乳旁痛，大腹作痛，少腹作痛，阴肿阴疼，小儿发搐，肝疳。外症颈上生核。

清肠饮

【方源】《辨证录》卷十三。

【组成】金银花三两，当归二两，地榆一两，麦冬一两，玄参一两，生甘草三钱，薏苡仁五钱，黄芩二钱。

【用法】水煎服。

【功能】壮水泻火，活血解毒。

【主治】大肠痈。腹中痛甚，手不可按，右足屈而不伸者。

清肠解毒汤

【方源】《重订通俗伤寒论》。

【组成】焦山栀三钱，银花炭、青子芩、连翘、赤芍各二钱，川连、川柏、川生大黄、焦枳壳、煨防风各一钱。

【主治】膏粱积热，酒酪聚湿，而为脏毒下血，血色如烟尘，沉晦瘀浊，便溏不畅，胃气不健，肢体倦怠。

清肾愈风汤

【方源】《疡医大全》卷二十八。

【组成】荆芥、防风、羌活、独活、白鲜皮、白芷、蝉蜕、川芎、当归、威灵仙、生地黄、何首乌、枳壳、苦参、甘草各一两，茅苍术、黄柏、穿山甲、乌药、石菖蒲各二两，金银花四两。

【用法】上作十剂，好酒煎服。

【主治】麻风。

清金消毒汤

【方源】《石室秘录》卷一。

【异名】清金消毒饮（《医门八法》卷三）。

【组成】玄参、麦冬各九钱，生甘草三钱，金银花一两，当归七钱。

【用法】水煎服。

【主治】肺痈。

清肺膏

【方源】《理瀹骈文》。

【组成】生黄芩三两，南薄荷、桑白皮、地骨皮、知母、贝母、天冬、麦冬、连翘、苏子、花粉、葶苈、芫花各二两，桔梗、橘红、郁金、香附、荆穗、枳壳、牛子、山豆根、瓜蒌、旋覆花、苦杏仁、川芎、白芷、马兜铃、前胡、蒲黄、防风、苏梗、青皮、胆南星、防己、射干、白前、白槟榔、白丑头、款冬花、五倍子、玄参、生地黄、生甘草、忍冬藤、当归尾、白芍、赤芍、牡丹皮、木通、车前子、枳实、黄连、黄柏、黑山栀、白及、白蔹、大黄、芒硝、木鳖仁、蓖麻仁、穿山甲各一两，滑石四两，生姜（连皮）、葱白各二两，冬桑叶、白菊花（连根）、槐枝、柳枝、桑枝各八两，枇杷叶四两，竹叶、柏叶、橘叶各二两，风仙（全株）、百合、莱菔子各一两，花椒、乌梅各五钱（两共用油二十斤，分熬丹收。再入），生石膏四两，青黛、海石、蛤粉、硼砂、明矾、真轻粉各一两，牛胶四两（酒蒸化，如清阳膏下法）。

【用法】摊贴胸口或背心部位。

【主治】风热、暑热、燥热及酒博过度，伤及肺脏而致咳喘。

清鱼锭

【方源】《慈禧光绪医方选议》。

【组成】白薇、南星、射干、细辛、防风、泽泻、川连各一两，白芷、全蝎、蟾酥、血竭、生大黄、银花、木通、炒栀各二两，牙皂一两五钱，雄黄四两，山甲二两五钱（炙），冰片五分，麝香三分，草梢五钱，白梅花三两，江米四两（另用打糊）。

【用法】上为细面，用木瓜酒合锭。外用。

【主治】痔疮便血。

清庚丸

【方源】《医林纂要》卷十。

【组成】大黄五钱，当归尾五钱，羌活五钱，桃仁（研）一两，秦艽三钱，皂角仁五钱，红花三钱，生地黄五钱，熟地黄五钱，银花八钱，大麻仁（去壳）一两。

【用法】炼蜜为丸，金银花汤送下。

【主治】肠痈。下少腹痛甚，手不可按，其右足常屈而不伸者。

【加减】已溃而胃气虚者，加人参、白术。

清官汤去莲心麦冬加银花赤小豆皮方

【方源】《温病条辨》卷一。

【组成】犀角一钱，连翘心三钱，元参心二钱，竹叶心二钱，银花二钱，赤小豆皮三钱。

【用法】煎汤送服至宝丹或紫雪丹。

【主治】湿温邪入心包，神昏肢逆。

清毒百应丸

【方源】《寿世保元》卷九。

【组成】锦纹大黄一片（切碎），苍术、黄柏、当归、槐花、金银花、皂角各四两。

【用法】上细切，水十二碗，煎至十碗，去渣，浸大黄令透，取起晒干，又浸又晒，以干尽为度，为末，面糊为丸，如绿豆大。每服六十四丸，白汤送下，以大便下滞物为效。

【主治】诸疮。

清毒散

【方源】《医宗金鉴》卷五十六。

【组成】生地黄、赤芍、连翘（去心）、金银花、牛蒡子（炒、研）、木通、黄连、当归、牡丹皮、甘草（生）。

【用法】水煎服。

【主治】痘疹靥速，火毒壅盛，口渴发热，烦急不宁。

清胃化毒汤

【方源】《种痘新书》卷十一。

【组成】石膏三钱，甘草、牛子、连翘、生地黄、炒芩、槟榔各一钱，使君子肉六分，紫草六分，金银花。

【用法】水煎，时含与服。

【主治】麻后牙疳，初牙痒血出或口臭者。

【备考】方中金银花用量原缺。

清胃化毒汤

【方源】《麻疹阐注》卷二。

【组成】石膏、连翘、玄参、银花、牡丹皮、芥穗、防风、花粉、广皮、山楂、甘草、地骨皮。

【主治】麻疹后热极口疳。

清胃败毒汤

【方源】《痘疹活幼至宝》卷终。

【异名】清胃败毒散（《种痘新书》卷十一）、清胃散毒汤（《疡医大全》卷三十三）。

【组成】僵蚕、牡丹皮、甘草、连翘心、生地黄、桑白皮、白茯苓、金银花、黄柏（蜜水炒）。

【主治】痧后口疳、牙疳。

【加减】体虚，加白术。

清胃败毒散

【方源】《杂病源流犀烛》卷二十三。

【组成】赤芍、当归尾、甘草、黄芩、连翘、花粉、荆芥、酒大黄、金银花。

【主治】阳明蕴热，耳后腮边忽然肿痛。

清胃膏

【方源】《理瀹骈文》。

【组成】生地黄四两，大麦冬、天花粉各三两，黄连、知母、当归、瓜蒌仁、生白芍、石斛、天冬、干葛、生甘草各二两，玄参、丹参、苦参、羌活、枳实、槟榔、防风、秦艽、枯黄芩、川郁金、大贝母、香白芷、半夏、化橘红、苦桔梗、连翘、川芎、柴胡、前胡、胆南星、怀山药、忍冬藤、蒲黄、杏仁、麻仁、苏子、炙甘草、青皮、地骨皮、桑白皮、黄柏、黑山栀、赤芍、牡丹皮、红花、五味子、五倍子、胡黄连、升麻、白术、甘遂、大戟、细辛、车前子、泽泻、木通、皂角、蓖麻仁、木鳖仁、羚羊角、镑犀角、山甲、大黄、芒硝各一两，滑石四两，生姜（连皮）、竹茹各三两，石菖蒲一两，葱白、韭白、薤白、藿香各二两，茅根、桑叶、芦根、枇杷叶（去毛）、芭蕉叶、竹叶各四两，槐枝、柳枝、桑枝、白菊花各八两，凤仙草（全株），乌梅三个。

【用法】共用油二十斤，分熬丹收。再入生石膏八两、寒水石四两、青黛一两，牡蛎粉、元明粉各二两、牛胶四两，酒蒸化，俟丹收后，搅至温，以一滴试之，不爆方下，再搅千余遍，令匀，愈多愈妙。勿炒珠，炒珠无力，且不粘也。贴上、中、下三脘。

【主治】胃中血不足，燥火用事，或心烦口渴，或呕吐黄水，或噎食不下，或食下吐出，或消谷善饥，或大呕吐血，或大便难，或食亦及肺燥者、肾热者、挟肝火者。

清咽双和饮

【方源】《喉科紫珍集》卷上。

【组成】桔梗、银花各一钱五分，当归一钱，赤芍一钱二分，生地黄、玄参、赤苓各二钱，荆芥、牡丹皮各八分，真川贝、甘草各五分，甘葛、前胡各七分。

【用法】加灯心一分，地浆水煎服。

【主治】一切喉症初起。

清咽汤

【方源】《杂病源流犀烛》卷二。

【组成】升麻、玄参、射干、连翘、山栀、黄芩、石膏、当归尾、麦冬、生地黄、薄荷、大黄、金银花、甘草节。

【主治】疹后热毒在胃，攻冲喉哑疼痛，日夜饮水不止。

清咽利膈汤

【方源】《白喉全生集》。

【组成】芒硝、银花、牛蒡子各三钱，大黄六钱（酒炒），黄连八分，枳实、连翘、栀子、薄荷各一钱五分，姜蚕（姜汁炒）二钱，厚朴一钱，生石膏三钱，人中黄二钱。

【用法】水煎服。

【主治】白喉。热势渐重，白见于关内，外色必干焦或黄而凸，厚而多，牙关紧闭，满喉红肿，疼痛异常，痰涎壅甚，饮食难咽，语言不爽，舌苔深黄，甚或焦黑芒刺，口渴口臭，便闭便涩，目赤心烦，身轻恶热。

清咽利膈散

【方源】《外科理例·附方》。

【异名】清咽利膈汤。

【组成】金银花、防风、荆芥、薄荷、桔梗、黄芩、黄连各一钱半，山栀、连翘各一钱，玄参、大黄（煨）、朴硝、牛蒡子、甘草各七分。

【用法】水煎服。

【主治】①《外科理例》：积热咽喉肿痛，痰涎壅盛，或胸膈不利，烦躁饮冷，大便秘结。②《灵验良方汇编》：积热咽喉肿痛，痰涎壅盛；及乳蛾喉痛，重舌木舌。

清络饮

【方源】《温病条辨》卷一。

【组成】鲜荷叶边二钱，鲜银花二钱，西瓜翠衣二钱，鲜扁豆花一枝，丝瓜皮二钱，鲜竹叶心二钱。

【用法】上以水二杯，煮取一杯，每日二次。

【主治】手太阴暑温，发汗后，暑证悉减，但头微胀，目不了了，余邪不解者。

清热内消散

【方源】《医门补要》卷中。

【组成】生地黄、银花、槐花、泽泻、胡黄连、地榆、苦参、川柏、牡丹皮。

【主治】痔疮初起。

清热化湿洗药

【方源】《慈禧光绪医方选议》。

【组成】槐条二两，艾叶一两，白矾一两，马齿苋一两，银花一两，甘草一两。

【用法】水煎，熏洗。

【功能】清肠止血，化湿，消肿止痛。

【主治】痔疮。

清热安蛔汤

【方源】《证因方论集要》卷三引汪蕴谷方。

【组成】麦冬、牡丹皮、贝母、黑豆、甘草、银花、黄连、地骨皮、黄泥。

【主治】邪热在胃，蛔为热迫，不能自容，上逆而出。

清热凉血饮

【方源】《医级》卷九。

【组成】当归身、川芎、生地黄、白芍、大黄（炒）、银花、牡丹皮、栀子各等分。

【用法】水煎，入白蜜二三匙服。

【主治】阴虚血燥，风热丹毒，大便闭结者。

清热消风散

【方源】《外科正宗》卷一。

【组成】防风、川芎、当归、黄芩、白芍、天花粉、金银花、甘草各五分，连翘、红花、柴胡、苍术、陈皮、黄芪、角刺各一钱。

【用法】上以水二茶钟，煎八分。食远服。

【主治】痈疽诸毒，疮肿已成未成之间，外不恶寒，内无便秘，红赤高肿，有头焮痛。

【加减】妇人，加香附（童便炒）。

清热消毒散

【方源】《外科枢要》卷四。

【异名】清热消毒饮（《痘疹仁端录》卷十）。黄连消毒饮（《杂病源流犀烛》卷二十六）。

【组成】黄连（炒）、山栀（炒）、连翘、当归各一钱，川芎、芍药、生地黄各一钱半，金银花二钱，甘草一钱。

【用法】水煎服。

【主治】一切痈疽阳证，肿痛发热作渴。

清热解毒汤

【方源】《医学探骊》卷四。

【组成】金银花二钱，天花粉三钱，玄参三钱，黄芩五钱，山甲二钱，生地黄三钱，龟角刺二钱，射干三钱，苍术四钱，茶叶一钱。

【用法】水煎温服。

【主治】耳下肿痛。系染山岚瘴气之毒，古称痄腮，亦谓之瘟毒，脉象洪数。

【加减】若脉象洪盛者，加大黄四钱。

清热解毒汤

【方源】《张氏医通》卷十五。

【组成】黄连（酒炒）、山栀（炒黑）、连翘、当归各半钱，芍药、生地黄各一钱，金银花二钱，甘草六分。

【用法】水煎，热服。

【主治】疮疡焮肿赤痛，形病俱实。

清热解毒汤

【方源】《医宗金鉴》卷五十一。

【组成】生地黄、黄连、金银花、薄荷叶、连翘（去心）、赤芍、木通、甘草（生）。

【用法】引用灯心，水煎服。

【主治】胎赤。胎中受热毒，生后遍体若丹涂。

清凉饮

【方源】《羊毛瘟论》卷下。

【组成】石膏一两，泽兰叶二钱，蝉蜕壳十二枚，白僵蚕三钱，黄芪一钱，黄芩二钱，山栀子二钱，牡丹皮二钱，大生地黄五钱，当归一钱，甘草一钱，银花三钱，秋石三分，黄酒五钱，黄蜜五钱。

【用法】上水煎，去滓，下秋石、酒、蜜，和匀温服。

【主治】羊毛温邪。壮热烦躁，头重口渴，唇肿舌燥，腮肿失血。

清凉饮

【方源】《医学集成》卷三。

【组成】银花二两，当归五钱，公英、花粉、连翘各三钱，荆芥、防风、甘草各二钱。

【主治】阳证疮势红肿，焮痛异常，六脉洪数。

【加减】便闭，加大黄。

清凉散

【方源】《幼科直言》卷五。

【组成】黄芩、赤芍、牡丹皮、金银花、当归、生地黄、黄柏、牛蒡子、荆芥。

【用法】或加黄连，水煎服。

【主治】小儿血热蒸脾，发为红根脓窠疮。

清凉散

【方源】《治痧要略》。

【组成】薄荷、连翘、山栀、青蒿、木通、泽泻、银花、香附、蚕沙各一钱。

【用法】水煎，稍冷服。

【主治】热痧痛，常上升者。

清凉解毒汤

【方源】《医钞类编》卷二十二。

【组成】生黄芪、金银花、当归、甘草、生地黄五钱，白芷二钱，连翘一钱五分，蝉蜕（去足）一钱。

【用法】水煎服。

【主治】汤火伤，毒火攻里。

【备考】方中生黄芪、金银花、当归、甘草用量原缺。

清凉膏

【方源】《理瀹骈文》。

【组成】大黄、玄参、当归、赤芍、白芷、苦参、黄芪、杏仁、木鳖仁、僵蚕、山甲、蜂房、蛇蜕、忍冬藤、黄芩、荆芥、黄柏、桃仁、防风、栀子、羌活、独活、黄连、连翘、南星、生地黄、甘草、发团各一两。

【用法】上加槐、柳枝各一斤，油熬丹收，入麝香搅匀，贴疮上。

【主治】内外热症，疮疡初起。

清营汤

【方源】《温病条辨》卷一。

【组成】犀角三钱，生地黄五钱，玄参三钱，竹叶心一钱，麦冬三钱，丹参二钱，黄连一钱五分，银花三钱，连翘二钱（连心用）。

【用法】上以水八杯，煮取三杯，每日三服。

【功能】《方剂学》：清营解毒，透热养阴。

【主治】暑温，邪入手厥阴，脉虚，夜寐不安，烦渴舌赤，时有谵语，目常开不闭，或喜闭不开及阳明温病，邪在血分，舌黄燥，肉色绛，不渴者。

清营解毒汤

【方源】《医学摘粹》。

【组成】羚羊角三钱，生地黄五钱，冬桑叶三钱，薄荷二钱，牡丹皮三钱，白芍三钱，桔梗二钱，连翘三钱，金银花三钱，玄参三钱，竹叶一钱，防风三钱。

【用法】水煎大半杯，温服。

【主治】斑疹。如或温病出疹，忽然周身涌出，红紫成片，鼻扇气促，壮热思凉，狂言乱语。

【加减】服此壮热不减，仍神急狂叫，再加犀角末一钱冲入，再用金汁三四两，代茶饮。如壮热退，神清，疹渐回，去犀角、羚羊角、薄荷，加麦冬，服数剂可愈。

清营解毒汤

【方源】《疡科心得集·方汇》。

【组成】鲜生地黄、银花、牡丹皮、赤芍、山栀、地丁、甘草节、连翘。

【主治】血热肿痛，疡疽之未成脓者。

清梅饮

【方源】《仙拈集》卷四引《怀德堂秘录》。

【组成】当归、银花、五加皮、鲜皮、皂刺各二两。

【用法】上作八剂。每剂加土茯苓四两，水煎服。立效。

【主治】杨梅疮。

清暑汤

【方源】《外科全生集》卷四。

【组成】连翘、花粉、赤芍、银花、甘草、滑石、车前、泽泻各等分。

【用法】水煎服。外贴洞天膏。

【主治】一切暑热，头面生石疖。

清暑汤

【方源】《治痧要略》。

【组成】香薷、青蒿、薄荷、泽泻、木通各七分，连翘、银花各八分。

【用法】水煎，冷服。

【主治】痧因于暑者。

清暑饮

【方源】《温热经解》。

【组成】青蒿露三钱（冲），六一散三钱（包），荷叶边一圈，西瓜翠衣三钱，绿豆皮一钱半，银花露五钱（冲），丝瓜皮三钱，淡竹叶一钱半，白扁豆衣一钱半。

【用法】水煎服。

【主治】夏令外感风热，身无热而脉数者。

清喉消毒散

【方源】《咽喉经验秘传》。

【组成】金银花、甘草、玄参、薄荷、黄连、牛蒡子、山栀、连翘、防风、荆芥。

【用法】上加灯心三十根，取水二碗，煎至八九分，食后服。

【主治】喉症，咽喉红肿疼痛者。

清解蕴热汤

【方源】《证因方论集要》卷三引叶天士方。

【组成】羚羊角、犀角、连翘心、元参心、鲜生地黄、金银花、天花粉、石菖蒲。

【主治】伏气热蕴三焦，发热烦渴，遍体赤斑，夜躁不寐。

清痰汤

【方源】《万氏家传点点经》卷一。

【组成】苍术一钱，羌活一钱，甘葛三钱，二花、半夏、昆布、海藻、黄芩、秦艽、蚕沙、蝉蜕、乳香各一钱五分。

【用法】葱白、生姜为引，煎服。取汗。

【主治】酒伤气注，或上或下，骨节肿痛，红白不一，畏寒发战，潮热。

【宜忌】禁风，忌油腻、酒。

淮安狗皮膏

【方源】《疡科选粹》卷八。

【组成】川芎、白芷、生地黄、熟地黄、当归、白术、陈皮、香附、枳壳、乌药、半夏、青皮、细辛、知母、杏仁、桑白皮、黄连、黄芩、黄柏、栀子、苍术、大黄、柴胡、薄荷、赤芍、木通、桃仁、玄参、猪苓、泽泻、桔梗、前胡、升麻、麻黄、牛膝、杜仲、山药、远志、续断、良姜、何首乌、甘草、连翘、藁本、茵陈、地榆、防风、荆芥、羌活、独活、金银花、白蒺藜、苦参、僵蚕、天麻、南星、川乌、威灵仙、白鲜皮、五加皮、青风藤、益母草、两头尖、五倍子、大枫子、巴豆、穿山甲、芫花各五钱，蜈蚣二十条，苍耳头七个，桃、柳、槐、桑、楝、楮枝各三十根。

【用法】上药各为粗片，用真麻油十二斤浸药在内，夏浸三日，冬浸半月，煎至黑枯色为度，麻布滤去滓，将油再秤，如十二斤，加飞过黄丹五斤，如八斤加四斤，依数秤起，将油再下锅熬，黄丹徐徐投下，用槐柳棍不住手搅，火先文后武，熬至滴水成珠为度，春夏硬些，秋冬软些，外加乳香、没药、龙骨、轻粉各三两，研极细末，贮瓷器内，临用时加入。

【主治】诸般肿痛，跌打损伤，痈疽发背。

参考文献

[1]《全国中草药汇编》编写组．全国中草药汇编［M］．北京：人民卫生出版社，1996.

[2]《中国药学大辞典》编委会．中国药学大辞典［M］．北京：人民卫生出版社，2010.

[3] 曹炳章．增订伪药条辨［M］．福州：福建科学技术出版社，2004.

[4] 东晋•葛洪．肘后备急方［M］．北京：人民卫生出版社，1956.

[5] 费伯雄．食鉴本草［M］．北京：中国书店，1987.

[6] 河北省卫生厅、河北省商业厅医药局．河北药材[M]．石家庄：河北人民出版社，1959.

[7] 河南省卫生厅药品检验所．河南中药手册（第一册）［M］．郑州：河南人民出版社，1959.

[8] 江勤卿．药物学注释［M］．铅印本．[出版地不详]：[出版者不详]，1936.

[9] 江苏省革命委员会卫生局．江苏验方草药选编［M］．南京：江苏省革命委员会出版发行局，1970.

[10] 晋•葛洪．肘后备急方［M］．北京：中国中医药出版社，2016.

[11] 梁•陶弘景．本草经集注［M］．北京：人民卫生出版社，1994.

[12] 梁•陶弘景．名医别录［M］．北京：人民卫生出版社，1986.

[13] 明•陈实功．外科正宗［M］．沈阳：辽宁科学技术出版社，1997.

[14] 明•方贤．奇效良方［M］．北京：商务印书馆，1959.

[15] 明•傅仁宇．审视瑶函［M］．上海：上海人民出版社，1977.

[16] 明•高濂．遵生八笺［M］．北京：北京联合出版公司，2015.

[17] 明•龚廷贤．寿世保元［M］．上海：上海科学技术出版社，1959.

[18] 明•皇甫嵩．本草发明［M］．北京：中国中医药出版社，2015.

[19] 明•黄承昊．折肱漫录［M］．上海：上海古籍出版社，1996.

[20] 明•兰茂．滇南本草［M］．昆明：云南人民出版社，1959.

[21] 明•李时珍．本草纲目［M］．北京：人民卫生出版社，1979.

[22] 明•李梴．医学入门［M］．南昌：江西科学技术出版社，1988.

[23] 明•刘文泰．本草品汇精要［M］．北京：人民卫生出版社，1982.

[24] 明•楼英．医学纲目［M］．北京：中国中医药出版社，1998.

[25] 明•鹿元居士．万氏积善堂集验方［M］．北京：人民卫生出版社，1984.

[26] 明•罗浮山人．录竹堂集验方［M］．北京：中医古籍出版社，2000.

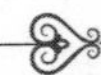

[27] 明·倪朱谟. 本草汇言［M］. 北京：中医古籍出版社，2010.

[28] 明·沈之问. 解围元薮［M］. 上海：上海科学技术出版社，1959.

[29] 明·孙文胤. 丹台玉案［M］. 上海：上海科学技术出版社，1984.

[30] 明·孙一奎. 赤水玄珠全集［M］. 北京：人民卫生出版社，1986.

[31] 明·汪机. 外科理例［M］. 北京：中国中医药出版社，2010.

[32] 明·王肯堂. 证治准绳［M］. 上海：上海科学技术出版社，1959.

[33] 明·王文洁. 太乙仙制本草药性大全［M］. 北京：中医古籍出版社，2001.

[34] 明·虞抟. 医学正传［M］. 北京：人民卫生出版社，1981.

[35] 明·张介宾. 景岳全书［M］. 上海：上海科学技术出版社，1959.

[36] 明·赵宜真，明·杨清叟. 仙传外科集验方　秘传外科方［M］. 北京：人民卫生出版社，1991.

[37] 明·朱橚. 普济方［M］. 北京：人民卫生出版社，1983.

[38] 清·陈其瑞. 本草撮要［M］. 北京：清华大学出版社，2017.

[39] 清·陈士铎. 本草秘录［M］. 太原：山西科学技术出版社，2006.

[40] 清·陈修园. 神农本草经读［M］. 北京：人民卫生出版社，1959.

[41] 清·高世栻. 医学真传［M］. 南京：江苏科学技术出版社，1983.

[42] 清·顾松园. 顾氏医镜［M］. 台北：启业书局，1982.

[43] 清·黄宫绣. 本草求真［M］. 北京：中国中医药出版社，1997.

[44] 清·凌奂. 本草害利［M］. 北京：中医古籍出版社，1982.

[45] 清·刘若金. 本草述校注［M］. 北京：中医古籍出版社，2005.

[46] 清·卢之颐. 本草乘雅半偈［M］. 北京：中国医药科技出版社，2014.

[47] 清·青浦诸君子. 寿世编［M］. 北京：中医古籍出版社，1986.

[48] 清·沈金鳌. 杂病源流犀烛［M］. 北京：中国中医药出版社，1994.

[49] 清·陶承熹. 惠直堂经验方［M］. 北京：中医古籍出版社，1994.

[50] 清·汪昂. 本草备要［M］. 北京：人民卫生出版社，1966.

[51] 清·汪昂. 医方集解［M］. 北京：中国中医药出版社，2007.

[52] 清·汪绂. 医林纂要探源［M］. 北京：中国中医药出版社，2015.

[53] 清·汪讱庵. 本参易读［M］. 北京：人民卫生出版社，1987.

[54] 清·王翃. 握灵本草［M］. 北京：中国中医药出版社，2012.

[55] 清·吴其濬. 植物名实图考［M］. 郑州：河南科学技术出版社，2015：579-580.

[56] 清·吴其濬. 植物名实图考长编［M］. 北京：中华书局，2018.

[57] 清·吴瑭. 温病条辨［M］. 北京：人民卫生出版社，2012.

[58] 清·吴瑭. 吴鞠通医案［M］. 北京：中国中医药出版社，1998.

[59] 清·萧晓亭. 疯门全书［M］. 上海：上海科技卫生出版社，1959.

[60] 清·徐大椿. 徐大椿医书全集［M］. 北京：人民卫生出版社，1988.

[61] 清·严西亭. 得配本草［M］. 上海：上海卫生出版社，1957.

[62] 清·尤乘. 寿世青编［M］. 北京：中国书店，1985.

[63] 清·张秉成. 本草便读［M］. 上海：上海科学技术出版社，1958.

[64] 清·张璐. 本经逢原［M］. 北京：中国医药科技出版社，2011.

[65] 清·张山雷. 本草正义［M］. 太原：山西科学技术出版社，2013.

[66] 清·章穆. 调疾饮食辨［M］. 北京：中医古籍出版社，1987.

[67] 清·赵廷海. 救伤秘旨　跌损妙方［M］. 上海：上海科学技术出版社，1958.

[68] 清·赵学敏. 本草纲目拾遗［M］. 北京：人民卫生出版社，1963.

[69] 清·佚名. 分类草药性［M］. 民国二十八年新刻本.［出版地不详］：［出版者不详］，1912.

[70] 尚志钧.《名医别录》考（上）［J］. 陕西中医学院学报，1990，13（3）：36-37.

[71] 时逸人. 中国药物学［M］. 铅印本. 上海：上海卫生出版社，1959.

[72] 宋·陈自明. 外科精要［M］. 北京：人民卫生出版社，1982.

[73] 宋·洪遵. 洪氏集验方［M］. 北京：商务印书馆，1955-1956.

[74] 宋·李迅. 集验背疽方［M］. 福州：福建科学技术出版社，1986.

[75] 宋·苏轼，宋·沈括. 苏沈良方［M］. 北京：人民卫生出版社影印，1956.

[76] 宋·太平惠民和剂局. 太平惠民和剂局方［M］. 北京：人民卫生出版社，2017.

[77] 宋・太医院. 圣济总录［M］. 北京：人民卫生出版社，1962.

[78] 宋・唐慎微. 重修政和经史证类备急本草［M］. 北京：人民卫生出版社，1957.

[79] 宋・王怀隐，等. 太平圣惠方校点本［M］. 北京：人民卫生出版社，2016.

[80] 宋・许叔微. 普济本事方［M］. 上海：上海科学技术出版社，1959.

[81] 宋・杨士瀛. 仁斋直指方论（附补遗）［M］. 福州：福建科学技术出版社，1989.

[82] 宋・杨倓. 杨氏家藏方［M］. 北京：人民卫生出版社，1988.

[83] 宋・张邦基. 墨庄漫录（四库笔记小说丛书）［M］. 上海：上海古籍出版社，1992.

[84] 宋・朱佐. 类编朱氏集验医方［M］. 北京：人民卫生出版社，1983.

[85] 唐・苏敬，等. 新修本草［M］. 尚志钧，校. 合肥：安徽科学技术出版社，2005.

[86] 唐・孙思邈. 千金翼方［M］. 北京：人民卫生出版社，1983.

[87] 王一仁. 饮片新参［M］. 上海：上海千顷堂书局，1936.

[88] 徐国均，何宏贤，徐珞珊，等. 中国药材学［M］. 北京：中国医药科技出版社，1996.

[89] 元・齐德之. 外科精义［M］. 北京：人民卫生出版社，1990.

[90] 元・危亦林. 世医得效方［M］. 北京：人民卫生出版社，1990.

[91] 元・朱震亨. 丹溪心法［M］. 上海：上海科学技术出版社，1959.

[92] 张宗祥. 本草简要方［M］. 上海：上海书店，1985.

[93] 中国科学院植物研究所、南京中山植物园药用植物组. 江苏植物药材志［M］. 北京：科学出版社，1959.

[94] 中国药学会上海分会，上海市药材公司. 药材资料汇编［M］. 上海：上海科技卫生出版社，1959.

[95] 中国医学科学院药用植物资源开发研究所，中国医学科学院药物研究所，等. 中药志（第五册）［M］. 北京：人民卫生出版社，1993.

[96] 刘晓龙，尚志钧. 陶弘景集《名医别录》的考察［J］. 基层中药杂志，1993，7（2）：1-4.

第二章

仙方活命饮现代临床应用

仙方活命饮又名真人活命饮，始见于《校注妇人良方》卷二十四。《校注妇人良方》又名《校注妇人大全良方》《校注妇人良方大全》等，是明代医学家薛己（薛立斋）以宋代陈自明《妇人大全良方》为蓝本校注编著的。原文载："治一切疮疡，未成者即散，已成者即溃，又止痛消毒之良剂也。白芷、贝母、防风、赤芍、当归尾、甘草节、皂角刺（炒）、穿山甲（炙）、天花粉、乳香、没药各一钱，金银花、陈皮各三钱。又用酒一大碗，煎五七沸服。"

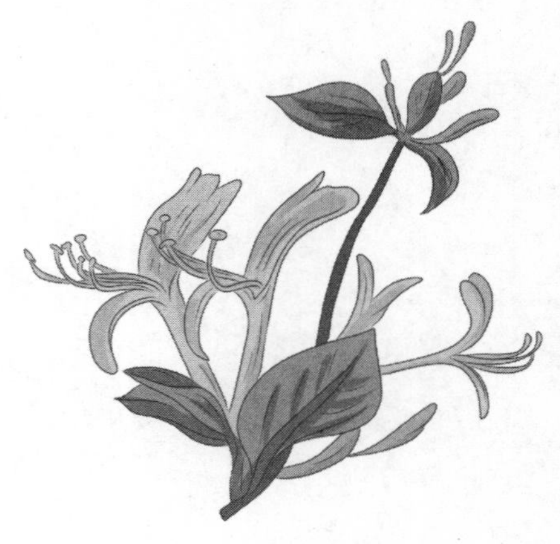

药物组成：白芷 6g，贝母 3g，防风 3g，赤芍 3g，当归尾 3g，甘草节 3g，皂角刺（炒）3g，穿山甲（炙）3g，天花粉 3g，乳香 3g，没药 3g，金银花 9g，陈皮 9g。

用法：用酒一大碗，煎五七沸服（现代用法：水煎服，或水酒各半煎服）。

功效：清热解毒，消肿溃坚，活血止痛。

主治：阳证热毒壅滞，痈疡肿毒初起。患处红肿焮痛，或身热凛寒，苔薄白或黄，脉数有力。

方解：本方主治疮疡肿毒初起而属阳证者。阳证痈疡多为热毒壅聚，气滞血瘀痰结而成。《黄帝内经·灵枢》痈疡篇载："营卫稽留于经脉之中，则血泣不行，不行则卫气从之而不通，壅遏不得行，故热。大热不止，热盛则肉腐，肉腐则为脓，故命曰痈。"热毒壅聚，营气郁滞，气滞血瘀，聚而成形，故见局部红肿热痛；邪正交争于表，故身热凛寒；正邪俱盛，相搏于经，则脉数有力。阳证痈疮初起，治宜清热解毒为主，配合理气活血、消肿散结为法。方中金银花味甘、性寒，最善清热解毒疗疮，前人称之谓"疮疡圣药"，故重用为君。然单用清热解毒，则气滞血瘀难消，肿结不散，又以当归尾、赤芍、乳香、没药、陈皮行气活血通络，消肿止痛，共为臣药。疮疡初起，其邪多羁留于肌肤腠理之间，更用辛散的白芷防风相配，通滞而散其结，使热毒从外透解；气机阻滞每可导致液聚成痰，故配用贝母、天花粉清热化痰散结，可使脓未成即消；穿山甲、皂角刺通行经络，透脓溃坚，可使脓成即溃，均为佐药。甘草清热解毒，并调和诸药；煎药加酒者，借其通瘀而行周身，助药力直达病所，共为使药。诸药合用，共奏清热解毒，消肿溃坚，活血止痛之功。

本方以清热解毒，活血化瘀，通经溃坚诸法为主，佐以透表、行气、化痰散结，其药物配伍较全面地体现了外科阳证疮疡内治消法的配伍特点。前人称本方为"疮疡之圣药，外科之首方"，适用于阳证而体实的各类疮疡肿毒。若用之得当，则"脓未成者即消，已成者即溃"。

化裁：红肿痛甚，热毒重者，可加蒲公英、连翘、紫花地丁、野菊花等以加强清热解毒之力；便秘者，加大黄以泻热通便；血热盛者加牡丹皮以凉血；气虚者加黄芪以补气；不善饮酒者可用酒水各半或用清水煎服。此外，还可以根据疮疡肿毒所在部位的不同，适当加入引经药，以使药力直达病所。本方除煎煮取汁内服外，其药渣可捣烂外敷。

方论：《成方便读》载："夫肿毒之初起也，皆由营血阻滞，郁而发热，营卫之气，失其常度，病既形之于外，必有表证外见，当此之时，急需精锐直前之品，捣其巢穴，使阻者行，滞者通，再助之以各药，自然解散。方中甲片、皂针皆能直达病所，破除结积之邪，乳香理气，没药行瘀，二味皆芳香宣窍，通达营卫，为定痛之圣药，以佐甲片、皂针之不逮，然肿坚之处，必有伏阳，痰血交凝，定多蕴毒，故又以天花粉清之，金银花、甘草解之，毒肿既生于外，即为表证，故以防风解之于后，白芷疏之于前，使营卫不尽之邪，皆从汗出，如是则肿毒解矣。至若当归之和血，贝母之化痰，陈皮之理气，亦由善后者，以理其余气，酒煎则助其药力耳"。

《成方切用》载："金银花散热解毒，痈疮圣药故以为君；花粉清痰降火，白芷除湿祛风，并能排脓消肿，当归和阴而活血，陈皮燥湿而行气，防风泻肺疏肝，贝母利痰散结，甘草化毒和中，故以为臣；乳香调气，托里护心，没药散瘀消肿定毒，故以为佐；穿山甲善走解散，皂角刺辛散剽锐，皆厥阴阳明证药，能贯穿经络，直达病所，而溃塞破坚，故以为使。加酒者，欲其通于周身，使无邪不散也"。另注："此药当服于未溃之先，未成者散，已成者溃，若已溃后不可服"。

《疡科纲要》载："试以仙方活命饮一方论之……乳香、没药，固世俗所谓止痛之套药也，其性粘韧，能合金刃创口，外敷止血定痛最有神验，又可研敷作外疡生肌长肉之药，此乳香、没药两味之第一功用也。又其气芳香，能疏肝胃之气，则内服以治肝心隐痛，亦或有效，古人之用以止痛者如此，然其，……质是树胶，一入煎剂，黏稠凝腻，其臭反恶，难于入口，即入勉强吞咽亦必惹胃泛恶，甚者则吐，古人用此二味，皆丸散，未见有作汤饮者……甘草能治外疡，……况在外疡，湿痰为病最多，故患疡者，舌苔多厚浊黏腻，甘味皆是禁药"。

《血证论》载："此方纯用行血之药，加防风、白芷，使达肤表；加穿山甲、皂角刺，使透乎经脉。然血无气不行，故以陈皮、贝母散利其气，血因火结，故以金银花、天花粉清解其火。为疮证散肿之第一方。诚能窥及疮由血结之所以然，其真方也。第其方乃平剂，再视疮之阴阳，加寒热之品，无不应手取效。"

《古今名医方论》载："此疡门开手攻毒第一方也。经云：营气不从，逆于肉理。故痈疽之发，未有不从营气之郁滞，因而血结痰滞，蕴崇热毒为患。治之之法，妙在通经之绝，行气之滞，佐之以豁痰、理气、解毒。是方穿山甲以攻坚，皂角刺必达毒所，白芷、防风、陈皮通经理气而疏其滞，乳香定痛和血，没药破血散结，赤芍、当归以祛血热，而行之以破其结。佐以贝母、天花粉、金银花、甘草，一以豁痰解郁，一以散毒和血，其为溃坚止痛宜矣。然是方为营卫尚强，中气不亏者设，若脾胃素弱，营卫不调，则有托里消毒散之法，必须斟酌而用。"

注意事项：本方治疗疮疡肿毒既可内服又可外用；只可用于痈肿未溃之前，若已溃断不可用；性偏寒凉，阴证疮疡忌用；脾胃本虚、气血不足者慎用。

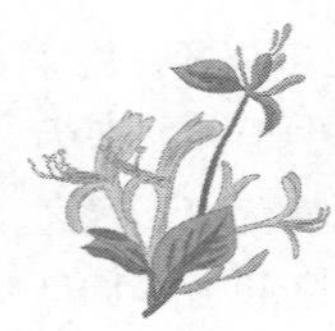

第一节 治疗内科疾病

内科疾病范围较广，包括呼吸系统疾病、心血管系统疾病、消化系统疾病、内分泌系统疾病等。

一、治疗呼吸系统疾病

范华采用仙方活命饮治愈小儿支气管肺炎 1 例。患者杜某，女，5 岁，咳嗽 6 个月伴咯黄绿脓痰，以白日为甚，舌暗苔薄黄，脉滑数。曾在西医院用过多种抗生素静脉滴注，时达 2 月之久，咳未愈。X 线胸片示：双下肺有点片状阴影。此乃感受外邪，内犯于肺，酿成痰热蒸灼肺脏，血瘀肉腐所致，证属热痰挟瘀。首诊用原方去白芷、陈皮，加连翘 10g，鱼腥草 10g。服 3 剂后，咳嗽咯痰明显好转，以晨咳为主，咯痰淡黄清稀。守上方 5 剂，咳嗽大减，无痰。三诊原方去乳香、没药、白芷，加薏苡仁、茯苓、谷芽、麦芽各 10g。先后服药 12 剂，诸症消失，咳愈。

单翠英利用仙方活命饮治疗小儿久咳 120 例，其中年龄最大者 16 岁，最小者 5 个月；病程长者 10 个月，短者 5 天，且多数患儿反复患上呼吸道感染。治则：活血化瘀，化痰止咳。处方：金银花 20g，连翘 20g，天花粉 15g，浙贝母 15g，陈皮 10g，防风 10g，当归 7.5g，赤芍 7.5g，甘草 10g。若痰多者加苍术 15g，喘者加紫苏子 10g。结果：痊愈者 110 例，好转者 8 例，无效者 2 例，其中最少者服 2 剂，最多者服 9 剂。

吴广业采用仙方活命饮加减治愈肺部感染 1 例。患者男，62 岁。有慢性支气管炎、肺气肿病史 8 年，伴有慢性前列腺炎 2 年。近周来发热（37.8～38.6℃）咳嗽，气喘，咯黄稠痰，量较多。形瘦神疲，食纳差，下腹隐痛，排尿不畅，有灼热感，尿黄浊。舌淡红偏暗、苔黄腻。双肺可闻干、湿啰音，尤以双下肺为甚。X 线胸片示双肺透亮度增高，肺纹理粗乱，双下肺有小片状模糊阴影。诊断：肺气肿并感染；慢性前列腺炎急性发作。证属邪热犯肺，痰热内蕴，下犯膀胱。曾先后以苯唑西林、庆大霉素及苇茎汤等治疗，效果不佳，故易法以治。处方：金银花、土茯苓各 25g，鱼腥草 30g，陈皮 8g，天花粉、赤芍各 20g，当归尾 5g，皂角刺、川贝母、穿山甲各 12g，乳香、防风、麻黄各 6g。服 2 剂后，咳、喘大减。服至 6 剂后，发热消退，气喘缓解，食纳改善，下腹隐痛、尿涩等症亦愈。存微咳，痰白量不多。

邓天润采用仙方活命饮治愈肺痈（右肺脓肿）1 例。张某，男，18 岁。因发热、咳嗽、唾脓血，右侧胸痛 7 天入院，经 X 线胸片提示：右肺脓肿。住院后经西药抗炎对症支持和中药疏风泄热、解毒宣肺等治疗 10 天后，热退咳减，唾脓血腥臭痰症状消失，但右胸闷痛始终不除，微咳气紧，吐白色稠痰，口干纳差，时或手足心热。察见：精神萎靡，面色少华，舌质暗红苔黄乏津，脉沉数。辨证为瘀热脓毒郁肺不散。治以清热解毒，化痰肃肺。处方：金银花、天花粉、皂角刺各 15g，连翘 20g，鱼腥草 30g，当归、牡丹皮、赤芍、白芷、穿山甲、浙贝母、陈皮、乳香、没药各 10g，生甘草 6g。水煎服至 1 周后，胸痛咳嗽吐痰解除。后以养阴清肺汤加减调治，2 个月后复查胸片，脓腔和炎症完全吸收消散。

许增喜采用仙方活命饮治愈肺痈 1 例。患者自述 1 周前，突然发热恶寒，继而咳嗽、右侧胸痛。当时自认为“感冒”，口服“解热镇痛药”效果不显。后因发热不退、咳嗽小量脓痰，胸痛加重而来诊。查体：体温 38.6℃，急性热病容，呼吸急促，舌质红赤，苔黄而燥，脉见滑数。急查白细胞 $21\times10^9/L$，中性粒细胞百分比 89%。胸透报告：右肺中部可见片状、密度不均的阴影，边缘欠清，内见透明区。诊断为右肺脓肿。中医辨病为肺痈，证属毒热伤肺，气血凝滞、热腐化脓，治以清热解毒、化瘀排脓。方用仙方活命饮加减：金银花 50g，连翘 25g，当归 25g，赤芍 20g，乳香 15g，没药 15g，甲珠 15g，皂角刺 15g，花粉 20g，浙贝母 20g，陈皮 15g，甘草 10g。3 剂，水煎服。二诊，服上方后，痰量猛增，呈脓性黏稠状，发热、胸痛微减，但觉乏力汗出，口渴欲饮。查体：体温 37.8℃，呈无欲状态，舌质红赤，苔黄少津，脉仍滑数但无力。白细胞 $1.5\times10^9/L$，中性粒细胞百分比 86%；胸透报告：右肺中部可见脓腔及明显液平，液面不高。证属余热未除，败脓未尽，气阴两虚，治以清热、化脓、益气养阴。在原方基础上加黄芪 70g，沙参 20g，知母 15g。5 剂，水煎服。三诊，各症悉轻、痰量渐减，治将前方去甲珠、皂角刺，继续服药 2 周而渐愈。

二、治疗心血管系统疾病

胡友珍采用仙方活命饮治疗冠状动脉粥样硬化性心脏病 1 例，症见胸前区憋闷、疼痛难耐，累及右肩，心动惕然，头晕目眩，时恶心欲呕。以仙方活命饮加味治疗：穿山甲 12g，天花粉 18g，川贝母 30g，白芷 10g，赤芍 30g，当归尾 30g，生乳香 15g，生没药 15g，皂角刺 12g，防风 10g，甘草节 10g，陈皮 12g，金银花 15g，降香 6g（后下），何首乌（生、熟）各 30g，煎水顿服，2 剂后胸无憋气感，心中安然，痛止。患者连服本方 1 周后，复查心电图未见明显异常。

曹国文采用仙方活命饮加减治愈静脉炎 1 例。患者 2 月前因患肠炎，行静脉注射，2 天后发现进针处红肿疼痛，虽热敷痛不减，渐至局部静脉变硬，前臂及手胀痛，后经硫酸镁热敷，妥拉唑林及青霉素等药物治疗，症状不减，查左侧正中静脉下之桡静脉呈条索状约 3～4cm，局部红肿。舌质鲜红、苔少，脉左沉右稍弦。为静脉受损，致气血受阻，疲滞不通前臂肿胀，日久心焦，内火自生而舌红苔少。仙方活命饮加泻心火之药：金银花 15g，防风、白芷、当归尾、赤芍、生乳香、生没药、皂角刺各 10g，陈皮、穿山甲各 15g，黄连 5g，竹叶 3g，水煎，饭前服，每日 3 次，每次服药后服黄酒 1 杯以助药力。3 剂后，疼痛减，手胀明显消退可见皱纹。但服药后恶心，故于方中乳香、没药减半并加焦三仙各 10g。计服 15 剂，胀消痛除。

姜福连采用内服外熨加味仙方活命饮治疗血栓性静脉炎 12 例，内服方药：金银花 50g，蒲公英 30g，连翘、天花粉各 15g，威灵仙、防风、甲珠、白芷各 10g，当归 15g，赤芍 10g，鸡血藤 15g，红花、乳香、没药、木香各 10g，香附、陈皮各 15g，苍术、黄柏各 10g，怀牛膝 25g，丝瓜络 16g，生甘草 10g。黄酒 50ml，入药同煎，每日 1 剂。中药外熨（熥药）：上方连煎 3 次药汁滤出后，将药渣趁热装入纱布袋内熥患处，热水袋置于药袋上保持温度，或将药渣反复加热熥敷患处，每日 1 次。治愈：以静脉硬条索状软化消失，疼痛肿胀消失，皮肤颜色恢复正常，走路和工作连续 7、8 个小时以上无胀痛和不舒适感 9 例，占 75%。显效：静脉硬条索状明显变软，疼痛肿胀明显减轻，皮肤颜色由青紫转变为暗红色 3 例，占 25%。总有效率为 100%。

乔成林采用仙方活命饮治愈结节性血管炎 1 例，患者双下肢反复出现红色硬结 2 年。西医诊断为结节性血管炎，用西药多种治疗，时轻时重。自述 1 月前因过度劳累，感全身酸痛不适，继则两小腿外侧陆续出现大小不等的小结节，按之痛甚，下肢亦感酸困胀痛，脉细数，舌质淡边有瘀点、苔薄黄。质属热瘀血络，经脉阻滞。方用仙方活命饮加味：金银花、陈皮、当归、天花粉、制乳香、制没药、穿山甲、皂角刺、延胡索、生甘草各 10g，防风、白芷各 6g，赤芍、玄参、地龙各 15g，浙贝母 12g。服药 5 剂，疼痛大减，结节缩小，颜色变淡，全身症状基本消除，继服原方加通络散结之品 20 剂，结节全部消退，下肢留有部分色素沉着斑，别无不适，随访 1 年未复发。

胡友珍采用仙方活命饮治疗血栓闭塞性脉管炎 1 例，患者患右下肢血栓闭塞性脉管炎数十年。近因饮酒过量，右下肢剧痛而入院。症见精神萎顿，面色晦暗，痛苦面容，抱膝而坐。右下肢过膝至趾端皮肤呈紫红色，中、大趾端呈暗紫色。局部灼热，不欲衣被，痛不可触。舌质紫暗，黄苔少津，口苦，脉沉涩而数。辨证为热毒内蕴，血瘀阻滞脉络。以仙方活命饮去白芷、防风，增黄柏 30g，毛冬青 30g，牡丹皮 60g。每日 1 剂分 3 次饭后温服，并以上方药渣外敷。1 周后疼痛基本消除，肢体皮肤转红润，皮屑脱落甚多。局部热胀感大减，并可扶杖而行。治疗 40 余日，临床诸证俱瘥。随访，除过食酒酪及抽烟过量后，局部有胀灼热感外，余无不适，能骑自行车远游。

张大志利用仙方活命饮治愈血栓闭塞性脉管炎 1 例，症见左足背青紫肿胀，大拇趾溃烂，痛不可忍，昼夜不得眠，足背动脉搏动消失，舌质黯红，苔黄腻，脉弦滑数。拟活血化瘀，通络止痛，清热解毒为法。处方：乳香 15g，没药 15g，穿山甲（炙）25g，当归 50g，赤芍 30g，川芎 15g，天花粉 15g，金银花 100g，蒲公英 60g，白芷 15g，玄参 30g，川贝母 15g，防风 15g，皂角刺 15g，水煎服日 1 剂。服 10 剂后疼痛明显减轻，服药至 30 剂时，青紫肿胀消退，足大趾溃烂伤口愈合，但足背动脉搏动仍较弱，有轻微疼痛。再继服月余而愈。

王玉萍等人采用仙方活命饮治疗血栓闭塞性脉管炎 120 例，取得了较好的疗效。临床表现：①患肢发凉、怕冷或灼热；②患肢静止性疼痛；③下肢间歇性跛行；④肢端皮色苍白、发绀、暗褐，或出现小面积溃疡；⑤趾端肿胀或伴有表浅性静脉炎；⑥患肢脉搏减弱或消失；⑦肢体动脉血流图、彩色多普勒等检查证实有肢体动脉闭塞供血障碍。所有患者均排除雷诺病、动脉硬化性闭塞症、糖尿病坏疽等。观察患者共 150 例，按就诊顺序随机分为两组。实验组 120 例，均为男性；年龄 19～56 岁；平均 38.72 岁；病程 1 年～6 年零 3 个月，平均 2.7 年；发病部位：双下肢 81 例，左下肢 12 例，右下肢 27 例。对照组 30 例，均为男性；年龄 21～53 岁，平均 39.25 岁；病程 5 个月～5 年零 6 个月，平均 2.4 年；发病部位：双下肢 18 例，左下肢 5 例，右下肢 7 例。两组性别、年龄、病程及发病部位分布比较，差异无显著性意义（$P>0.05$），具有可比性。实验组以仙方活命饮治疗。处方：当归尾 20g，赤芍、川芎各 15g，乳香、没药、穿山甲、皂角刺各 6g，金银花、防风、白芷、陈皮、甘草各 10g。加减：气血瘀滞证较重，原方重用当归尾、赤芍，选加丹参、桃仁、红花；若患肢伴发凉、怕冷、皮色苍白，肌肉萎缩，原方去金银花，选加肉桂、附子、杜仲；若患肢肿胀或出现条索状硬结，或有表浅小溃疡，原方去防风、白芷，重用金银花、当归尾、赤芍，选加黄柏、连翘。每天 1 剂或每 2 天 1 剂，水煎服。治疗观察 6 个月统计疗效。对照组：①脉络宁注射液 30ml 加入 5%葡萄糖注射液 250ml 或 0.9%氯化钠注射液 250ml 中静脉滴注；复方丹参注射液 20ml 加入低分子右旋糖酐 500ml 中静脉滴注。均每天 1 次，15 天为 1 个疗程，休息 1 周再进行下一疗程。②肠溶阿司匹林片，每次 25mg，每天 3 次，口服；山莨菪碱片，每次 10mg，每天 3 次，口服；烟酸肌醇脂片，每次 0.4g，每天 3 次，口服。③伴坏疽溃疡感染者使用敏感抗生素。治疗观察 6 月统计疗效。结果：实验组痊愈（患肢温度、皮肤色泽正常，麻木、疼痛消失，溃疡愈合，可连续行走 1.5km 无明显不适，肢体动脉血流图、彩色多普勒等检查证实肢体动脉闭塞病灶供血良好）89 例，显效（患肢温度、皮肤色泽基本正常，麻木、疼痛基本消失，溃疡愈合或接近愈合，间歇性跛行明显改善，肢体动脉血流图、彩色多普勒等检查证实肢体动脉供血明显

改善）11 例，有效（经治疗部分症状有所减轻）16 例，无效（经治疗症状无明显好转或加重）4 例，痊愈率 74.17%，总有效率 96.67%。对照组痊愈 8 例，显效 9 例，有效 7 例，无效 6 例，痊愈率 26.67%，总有效率 80.00%。两组痊愈率比较，差异有非常显著性意义（$P<0.01$）；两组总有效率比较，差异有显著性意义（$P<0.05$）。

王国朗采用仙方活命饮加减治疗寒湿型血栓闭塞性脉管炎 43 例，对照组采用基础疗法，即采用静脉滴注丹红注射液治疗。实验组在基础疗法的基础上，同时结合温经通络、散寒止痛、活血化瘀、祛湿溃脓法治疗，采用仙方活命饮加减：当归尾 25g，桃仁 12g，红花 20g，赤芍 20g，水蛭 3g，虻虫 3g，陈皮 6g，白芷 12g，防风 12g，乳香、没药各 9g，穿山甲 9g，金银花 15g，连翘 15g，皂角刺 6g，麻黄 6g，细辛 3g，熟附子 3g，肉桂 6g。每天 1 剂，早晚 2 次，温黄酒送服。两组均给药观察至少 2 个疗程，每 2 周为 1 个给药疗程。结果：实验组有效率为 95.35%，对照组有效率为 76.32%，实验组的治疗效果要好于对照组，两组经统计学分析后，$P<0.05$，差异有统计学意义。说明临床在静脉滴注丹红注射液的基础上，加用仙方活命饮加减，对寒湿型血栓闭塞性脉管炎有较好的疗效。

王俊荣等人采用仙方活命饮外敷预防静脉营养所致静脉炎，选择术后需经外周静脉输入全营养混合液的患儿 112 例，男 66 例，女 46 例；新生儿 26 例，婴幼儿 44 例，儿童 42 例；肠闭锁 26 例，肠梗阻 46 例，先天性巨结肠 19 例，其他 21 例。将 112 例患儿随机分为实验组 65 例，对照组 47 例，两组在性别、年龄、体重、疾病种类方面差别无统计学意义（$P>0.05$）。对照组与实验组均按常规方法穿刺静脉留置针，实验组用无菌纱布 6～8 层（大小根据穿刺部位而定）浸透静脉保护剂药液（金银花 20g，赤芍、当归尾、炙穿山甲、炒皂角刺、生甘草梢各 15g，白芷、天花粉、贝母、防风、陈皮、乳香、没药各 10g。水煎 300ml 备用。使用时每 100ml 加入 2%普鲁卡因 2ml、山莨菪碱 10mg），用消毒镊稍作挤压以无菌纱布不滴药液为度，敷于静脉穿刺点上约 0.5cm 处，注意纱布尽量不要覆盖针孔处。每 6 小时更换 1 次；若局部皮肤轻微红肿，但血液回流好，可改为每 2～4 小时更换 1 次，或持续保持纱布湿润状态。经湿敷后症状减轻可继续使用，经上述处理症状仍无好转者拔针更换液路。对照组用无菌纱布 6～8 层，浸透 0.9%氯化钠注射液，敷于静脉穿刺点上约 0.5cm 处，其他与实验组相同。结果：实验组和对照组输入全营养混合液的每个穿刺点静脉留置针保留时间，实验组≤24 小时，2 例（3.08%）；≤48 小时，17 例（26.15%）；≤72 小时，27 例（41.54%）；72 小时以上，19 例（29.23%）；对照组≤24 小时，5 例（10.64%）；≤48 小时，22 例（46.81%）；≤72 小时，20 例（42.55%）；72 小时以上，0 例。两组间有极显著性差异（$P<0.001$）。说明仙方活命饮能有效预防经外周静脉输入全营养混合液所致的静脉炎等局部不良表现，明显延长静脉留置针持续输入全营养混合液时间。

赵昌应等人采用中药共治疗静脉吸毒所致下肢血栓性浅静脉炎 13 例，以和营活血、清热利湿为治则，采用仙方活命饮合三妙丸加减：黄柏、苍术各 15g，牛膝、白芷、贝母、陈皮、赤芍、当归尾、皂角刺、乳香、没药各 10g；金银花 30g。出现条索状改变和硬结者，加三棱、莪术各 10g；下肢水肿、静脉回流障碍者加萆薢、赤小豆各 20g；丝瓜络 10g；局部脓肿形成或溃疡者加炒穿山甲 10g。局部处理：红肿、水肿、疼痛无脓肿溃疡者，予金黄膏外敷；溃疡形成和脓肿切排后，予红油纱条、九一丹换药。结果：13 例患者临床症状均消失，溃疡愈合，全部治愈。

三、治疗中性粒细胞减少症

支晓艳等人用仙方活命饮辅助治愈幼儿中性粒细胞减少症并肝脓肿 1 例。患儿，男，1 岁零 4 个月。1 个月前因“发热、贫血”收入院。体温 37.0℃，呼吸每分钟 28 次，心率每分钟 120 次，血压 90/58mmHg。神志清楚，贫血面容，腹部膨隆，触诊尚软，肝右肋下 5cm、剑突下 2cm，质软，边钝，轻压痛，脾脏左肋下 2cm，叩诊鼓音，肝区叩击痛阳性。肠鸣音每分钟 4～5 次，无气过水声。多次查血常规，白细胞（14.2～14.3）$\times 10^9$/L，中性粒细胞百分比 0.3%～6.6%，血红蛋白 76.2～112g/L。超敏 C–反应蛋白 16.1mg/L，结核分枝杆菌抗体阴性，丙氨酸氨基转移酶（ALT）46U/L、天冬氨酸氨基转移酶（AST）50U/L。血培养提示未见细菌生长。诊断：肝脓肿；先天性中性粒细胞减少症；贫血（轻度）。给予静脉滴注美洛培南、甲硝唑治疗，并多次给予重组人粒细胞刺激因子、血浆、丙种球蛋白等治疗，住院治疗 2 周，复查肝功能：ALT 83U/L、谷氨酰转肽酶 54U/L。B 超示肝脓肿 46mm×35mm。继续治疗 4 周。后复查 B 超，肝脏体积增大，肝脓肿 72mm×47mm。每天均有发热，体温 38～39℃，舌质红，苔黄。脉数。证属热毒内壅，治以清热解毒，消肿溃坚，活血止痛为法。方选仙方活命饮加减：金银花 5g，陈皮 3g，浙贝母 5g，白芷 3g，防风 5g，赤芍 5g，当归 5g，皂角刺 3g，穿山甲 5g，天花粉 5g，炒薏苡仁 10g，甘草 3g，柴胡 3g。每天 1 剂，口服。4 剂后，症状减轻，体温较前下降，精神明显好转，食纳较前增多。复查 B 超提示，肝脓肿 66mm×36mm。出院后继服中药 2 周，脓肿较前明显缩小。再口服中药 3 周，身体恢复正常。

四、治疗消化系统疾病

（一）胃痛

吴克彬利用仙方活命饮随症加减治疗上脘疼痛（钡餐透视食管及贲门均未见异常），疗效较为满意。患者一，近 1 个月来，上脘部刺痛，痞闷胀满，按之痛甚，兼喉间似有异物感，吞吐不利，痰涎色黄稠黏，舌苔薄黄、质紫黯，脉象细弦。证属热痰挟瘀，治以清热解毒散结：金银花、川贝母、当归各 10g，天花粉 20g，甘草 6g，枇杷叶、赤芍、皂角刺各 9g，乳香、没药各 5g，代赭石 15g（先煎）。复诊，服上方 3 剂后，症情减轻，原方去代赭石，加蒲公英 10g。前后共服药 23 剂，上脘刺疼消失，喉间亦无异物感。患者二，上脘刺痛已 3 月，伴有胀满感，进硬食及刺激性食物时，疼痛尤甚，食欲减退，舌苔薄黄，质紫黯，脉弦数。证属痰热互郁、瘀血内阻，治以清热解毒、活血祛痰。金银花 12g，连翘、当归、赤芍、川贝母、皂角刺各 10g，天花粉 18g，白芷 9g，乳香、没药各 5g，牛蒡子、甘草各 6g。复诊，上脘疼痛及胀满均有减轻，痰亦减少，伴口苦，大便干结。再以上方去白芷、牛蒡子，加黄芩 9g，大黄 4g（后下）。先后共服 12 剂，病证消失。

周正英采用仙方活命饮加减治愈慢性浅表性胃炎 1 例。患者胃脘部灼热疼痛已 5 年，显微胃镜及病理检查诊断为“慢性浅表性胃炎”。曾住院 1 个月及门诊服用 3 个月中西药无效。刻诊：胃脘部灼热疼痛，口渴，餐后疼痛加重。伴有嗳气，大便秘结，舌淡红、苔薄黄，脉弦数。证属邪毒蕴胃，气血壅滞，不通则痛。治宜清热解毒，理气活血。投仙方活命饮加减：金银花 20g，白芷 10g，陈皮 10g，贝母 10g，白芍 12g，当归 15g，蒲公英 20g，甲珠 10g，天花粉 10g，乳香、没药各 5g，服药 5 剂，诸症明显好转，唯口干未减，脉弦细。继上方加玉竹 20g，怀山药 20g，连服 1 个月，诸症消失。显微胃镜复查，黏膜水肿明显减少，无糜烂及出血点。守上方出入调治 1 个月后停药，随访 3 年未复发。

周志忠采用仙方活命饮治愈浅表性胃炎 1 例。患者素嗜烟酒，患胃痛半年，胃镜检查确诊为浅表性胃炎。症见胃脘胀痛不适，时轻时重，嗳气后暂舒，胃内灼热，口臭口苦，大便秘结，小便黄，舌尖边赤红，苔薄黄，脉弦数。胃腑热毒蕴结，络脉瘀滞为本证病变重心，以仙方活命饮加蒲公英 30g，焦大黄 6g。服药 30 余剂后，改汤剂为粉剂，日 3 服。调治 4 月，诸症消失。

叶腾辉利用仙方活命饮治愈胃脘痛 1 例。患者胃脘痛反复发作 1 年，胃脘部灼热，纳差，口干，舌红，苔黄腻，脉象滑数。辨证为胃脘痛（湿热中阻，瘀热互结），治宜清热化湿，活血化瘀，理气止痛。处方：焦栀子 10g，淡豆豉 10g，黄连 6g，厚朴 10g，石菖蒲 10g，半夏 10g，芦根 15g，金银花 10g，皂角刺 10g，当归尾 10g，乳香 6g，没药 6g，陈皮 10g，天花粉 10g。颗粒剂，每天 1 剂，水冲服。服上方 4 剂，胃脘痛明显好转，胃脘部灼热消失，继服 8 剂告愈。

（二）消化道溃疡

王明武等人采用“仙方活命饮”加减治疗胃、十二指肠溃疡共 11 例，效果满意。基本处方：金银花 20g，当归 15g，赤芍 15g，白芷 10g，防风 6g，浙贝母 12g，天花粉 15g，乳香 10g，没药 10g，炒穿山甲 12g，红花 15g，砂仁 10g，甘草 5g，水煎服。随症加减：病久或体弱者加黄芪、山药益气健脾；便血或吐血者加大黄以清热化瘀，引血归经；吐酸嘈杂者加煅瓦楞子以制酸；偏寒者加良姜、香附子温中散寒；偏胃阴不足有加石斛、木瓜、五味子养阴益胃。

杨华等人试用仙方活命饮治疗消化性溃疡 53 例，疗效可靠。患者均经上消化道钡餐透视及纤维胃镜检查确诊。其中男 39 例，女 14 例，年龄 20～40 岁 45 例，40～60 岁 8 例，胃溃疡 14 例，十二指肠球部溃疡 33 例，复合性溃疡 6 例。方药组成：当归尾、赤芍、浙贝母、天花粉、金银花各 15g，防风、白芷、陈皮、皂角刺各 10g，乳香、没药、穿山甲、甘草各 6g。水煎服，每日 1 剂。30 天为一疗程。治疗期间住意休息、忌烟酒和刺激性食物。脾胃素虚、寒湿内俘、气血不足者不宜服用本方。结果：1 个疗程后治愈（溃疡面愈合，临床症状全部消失）35 例，好转（溃疡面缩小，临床症状基本消失）15 例，无效（溃疡面无明显缩小或目前加重者）3 例。总有效率 94.3%。

周正英采用仙方活命饮加减治愈十二指肠球部溃疡 1 例。患者反复上腹部疼痛 8 年，伴腹胀，嗳气，泛酸，纳差，大便干燥。X 线钡餐透视诊断为“十二指肠球部溃疡”，长期服中西药效甚微。刻诊：形体稍瘦，胃脘部胀痛，每日餐前疼甚，餐后稍减，伴口干，泛酸，舌质红、舌苔薄白，脉数有力。证属胃热毒蕴，气滞血瘀。治宜清热解毒，理气活血。处方：金银花 25g，白芷 10g，贝母 10g，陈皮 10g，赤芍 10g，蒲公英 20g，天花粉 10g，甲珠 10g，当归 10g，甘草 3g，海螵蛸 15g，乳香、没药各 5g，每日 1 剂，水煎服。连服 10 剂。药后胃脘痛大减，食欲增加，唯嗳气、泛酸未除，守上方去蒲公英，加木香 6g，砂仁 10g，赤芍易白芍 15g，继上方又服 30 剂，诸症消失。后以香砂养胃丸调理。随访 3 年未再复发。

吴兴和将经胃镜确诊为胃十二指肠球部糜烂性炎 120 例患者，随机分为实验组与对照组：每组 60 例。实验组胃体糜烂 32 例（其中 9 例伴出血），吻合口糜烂 9 例（其中 2 例渗血），贲门糜烂 6 例（其中 1 例出血），幽门管糜烂 6 例（其中 1 例出血），十二指肠球部糜烂 7 例（其中 3 例出血）；对照组胃体糜烂 33 例（其中 8 例出血），吻合口糜烂 8 例（其中 2 例伴出血），贲门糜烂 6 例（其中 2 例伴出血）；幽门管糜烂 6 例（其中 2 例伴出血），十二指肠球部糜烂 7 例（其中 7 例伴出血）。实验组给予仙方活命饮合左金丸加减：金银花 30g，蒲公英 40g，地丁 30g，天花粉 12g，浙贝母 12g，白芷 10g，赤芍 10g，当归 10g，制乳香 6g，制没药 6g，穿山甲 10g，吴茱萸 1g，姜汁川黄连 6g，枳实 10g，乌药 10g，炙甘草 10g，海螵蛸 15g，人中白 15g。每日 1 剂，水煎 2 次，上、下午空腹服。对照组给予奥美拉唑 20mg，每日 2 次，口服，连续服用 8 周；克拉霉素片 0.25g，每 12 小时口服 1 次，连用 2 周后停服，至第 7 周开始，按上述剂量，再追服 1 周。据症状和胃镜综合判断疗效，实验组总有效率为 91%，对照组为 89%。经统计学处理两组显效率和总有效率基本一致（$P>0.05$）。

余在先利用仙方活命饮加减治愈幽门管溃疡 1 例。患者于 2 年前出现腹上区疼痛，伴胃灼热、反酸，自服雷尼替丁等药，效果不佳，在省级医院胃镜检查，诊为幽门管溃疡，

^{14}C 呼气试验检查幽门螺杆菌阴性。服用埃索美拉唑、胶体果胶铋等药1月余，上腹疼痛基本缓解而停药，2周后病情复发，继续如前治疗。如此反复治疗2年仍未愈，而求助中医治疗。来诊时表现：胃脘部疼痛，呈灼痛或胀痛，进食后较甚，嗳气、反酸，口苦，舌质暗红，苔薄黄，脉弦。复查胃镜，胃窦部略变形，幽门口充血、水肿，幽门管大弯侧可见1.0cm×0.8cm溃疡，附少量黄苔。中医诊断为胃疡，证属湿热挟瘀，阻滞胃络。治以清热化湿，祛瘀通络。以仙方活命饮加减治疗：金银花30g，蒲公英30g，浙贝母10g，赤芍15g，当归尾10g，皂角刺10g，穿山甲10g，天花粉10g，乳香6g，陈皮6g，三七3g，莪术10g，海螵蛸20g，甘草6g，每日1剂。二诊，服药7剂后，胃痛明显减轻，嗳气、反酸减少，嘱原方继服15剂。三诊，胃痛基本缓解，仍有轻微胃灼热，上方海螵蛸加为30g，加煅牡蛎30g，继服2周。四诊，胃痛、胃灼热、反酸等症状完全缓解，无明显口苦，舌质淡红，苔薄白，脉缓，原方去乳香，继服7剂后复查胃镜，幽门管溃疡完全愈合，可见一白色瘢痕，停药后饮食调理至今3年无复发。

曾铭文收治消化性溃疡170例，采用随机数字表法分为实验组和对照组各85例。实验组中男51例，女34例；年龄20～72岁，平均（40.23±8.26）岁；病程1～20年，平均（10.43±3.66）年；胃溃疡32例，十二指肠球部溃疡53例。对照组中男50例，女35例；年龄21～72岁，平均（40.37±7.64）岁，病程1～20年，平均（10.22±3.42）年；胃溃疡33例，十二指肠球部溃疡52例。两组在性别、年龄、病程及病情等方面经统计学分析，无显著性差异（$P>0.05$），具有可比性。实验组用仙方活命饮加减：金银花15g、天花粉、浙贝母、陈皮、白芷、防风、赤芍、当归尾、皂角刺各10g，乳香、没药、穿山甲、甘草各6g。脾胃虚弱，气血不足者加黄芪30g。每天1剂，水煎服。西药口服奥美拉唑20mg，早空腹服。6周为1个疗程。对照组单用上述西药，用法、用量、疗程同实验组。两组治疗1个疗程后均复查胃镜观察疗效。治疗期间均嘱患者调情志、慎饮食，忌辛辣生冷食物，戒烟禁酒。结果：实验组疗效明显高于对照组，实验组总有效率94.12%，对照组总有效率71.76%，两组总有效率比较差异有显著性意义（$P<0.05$）。

李选成为观察仙方活命饮加减治疗反流性食管炎伴糜烂及溃疡的疗效，将80例反复发作的反流性食管炎伴糜烂及溃疡患者随机分为实验组和对照组各40例，实验组给予仙方活命饮加减治疗。药物组成：金银花30g，天花粉10g，乳香3g，没药3g，当归15g，赤芍10g，陈皮15g，浙贝母30g，炙穿山甲10g，黄芪20g，煅瓦楞子20g，海螵蛸30g，甘草10g。肝胃不和加柴胡15g，白芍10g；肝胃郁热加牡丹皮10g，黄芩10g；胆热犯胃加龙胆10g，栀子10g；气郁痰阻加半夏10g，郁金15g；胃虚湿阻加党参10g，白术10g，茯苓10g；里热积滞加大黄6g；脾胃阴虚加麦冬10g，石斛10g。每日1剂，水煎分3次饭前温服。对照组给予泮托拉唑、多潘立酮治疗。结果：实验组40例中痊愈20例，有效16例，无效4例，总有效率为90%；对照组40例中痊愈12例，有效14例，无效12例，总有效率为65%。两组总有效率比较差异有统计学意义（$P<0.05$）。10个月后复发率实验组为3%，对照组为52%，两组比较有显著差异（$P<0.01$）。说明仙方活命饮加减治疗反流性食管炎伴糜烂及溃疡疗效显著，且复发率较低。

（三）肝脓肿

梅学礼利用仙方活命饮配经方治愈肝痈（细菌性肝脓肿）1例。患者因细菌性肝脓肿经抗生素治疗20余天，脓肿未见吸收。患者血白细胞总数$18\times10^9/L$，中性粒细胞百分比86%，超声波提示肝右叶有8cm×7cm×6cm囊性肿块，内有液波。诉右上腹及胁下疼痛，时寒热，口苦心烦，时欲呕，小便黄，大便秘结，右期门穴内侧隆起约鸡蛋大，压迫明显而拒按，脉弦滑数，舌苔黄而中根部厚腻，诊为肝痈（细菌性肝脓肿）。治以疏肝功下，解毒化瘀，选仙方活命饮与大柴胡汤合化：柴胡、黄芩、枳壳、赤芍、大黄（另包后下）、穿山甲、皂角刺、当归尾、乳香、没药、天花粉各9g，金银花15g，浙贝母6g，甘草4g，水煎服，2剂进，大便每日2次，通畅。再诊将大黄同煎又服10剂。药后局部肿块消，压痛止。复查血常规正常。超声波见肝大2cm，较密微波，继用丹栀逍遥散增损善其后。

刘海慧等人利用仙方活命饮加减治疗细菌性肝脓肿1例。半月前因暴饮暴食及受凉后出现疲倦乏力，寒战高热，大汗，口干口苦，纳差，厌食油腻，大便稀溏。查体：体温39.7℃，心率每分钟105次，呼吸每分钟24次，血压133/80mmHg。急性病容，皮肤湿润，全身皮肤及巩膜黄染，右上腹轻压痛、叩痛。血常规：白细胞$13.64\times10^9/L$，中性粒细胞$12.52\times10^9/L$，中性粒细胞百分比91.8%。腹部超声：肝脏右后叶查及一大小约4.8cm×4.7cm混合回声团块，内部可见片状液性暗区。印象：肝内混合性团块，不排除肝脓肿可能。诊见：舌质红，苔黄厚腻，脉滑数。方用仙方活命饮加减：金银花30g，防风10g，白芷15g，当归15g，陈皮15g，赤芍30g，浙贝母30g，天花粉30g，乳香15g，没药15g，皂角刺30g，生黄芪30g，甲珠粉15g，白花蛇舌草30g。患者在服药过程中，纳食增加，精神好转，寒战高热症状逐渐消失，舌苔变薄，脉象转和缓。复查血常规：白细胞$7.28\times10^9/L$，中性粒细胞$6.69\times10^9/L$，中性粒细胞百分比91.9%。23天后，复查腹部超声：右肝查及大小约2.2cm×1.5cm的低回声结节，边界欠清，形态较规则，其旁偏内下方查及范围约2.5cm×1.3cm的片状减弱回声区，无明显边界。印象：右肝低回声结节，伴周边片状减弱回声，与23天前比较，脓肿明显缩小。继续服用上方10天后，复查腹部超声，检查所见：肝右叶查及大小约1.4cm×1.6cm低回声结节，边界欠清，形态较规则。印象：右肝低回声结节。与前两次比较，脓肿已基本吸收。后继续服药，复查腹部超声，脓肿完全吸收。

许增喜采用仙方活命饮治愈肝痈1例。患者自述5天前，于睡眠中突然右上腹剧烈疼痛，呈钻顶样。经当地医院诊为“胆道蛔虫病”急服乌梅丸、阿司匹林、阿托品等药而缓解。但因3天前又突然恶寒发热，右上腹疼痛（呈持续性钝痛）汗出乏力、全腹胀满，大便燥结。查体：体温38.9℃，急性痛苦面容，皮肤潮湿，右上腹压痛，叩击痛明显，肝可触及，质地柔软。舌质红赤，苔黄而厚，脉数有力。血常规：白细胞 $1.9\times10^9/L$，中性粒细胞百分比87%；X线报告：肝影略大，右膈微升，活动受限。B超显示：肝右叶可见1个约2cm×2cm大小、边缘不清的液暗区。诊断：肝脓肿。中医辨病为肝痈。属热毒蕴肝，气结血瘀，气虚热腐之证。治则：清热解毒，益气化瘀，消透并奉。方用仙方活命饮加减：金银花50g，连翘25g，大黄15g，柴胡20g，当归15g，赤芍20g，乳香15g，没药15g，甲珠25g，皂角刺15g，浙贝母15g，陈皮15g，天花粉20g，黄芪100g，甘草10g。急投3剂，水煎服。二诊，自述药后大便已通，日二三行，全腹胀满已除。腹痛、发热、汗出、乏力等症亦明显减轻。查体温：37.9℃，右上腹压痛、叩击痛仍存在。血常规：白细胞 $15.7\times10^9/L$，中性粒细胞百分比86%。仍按前方，再投4剂。三诊，自觉诸症逐日减轻，右上腹只觉微微作痛，二便通利，饮食渐增，体温37.1℃，精神状态佳，右上腹仍存在轻度压痛和叩击痛，舌质仍红，苔仍微黄而不燥，脉细数无力。血常规：白细胞 $1.1\times10^9/L$，中性粒细胞百分比71%。辨证分析此乃余热尚存，瘀腐未尽。故将前方化裁为：金银花30g，连翘20g，大黄20g，柴胡15g，当归15g，赤芍15g，甲珠10g，皂角刺10g，浙贝母15g，陈皮25g，黄芪50g，甘草10g。按该方连续服用18剂后，复查B超、X线，证实已基本告愈。

梁启明采用仙方活命饮治愈阿米巴性肝脓肿1例。患者1个月前因发热、右上腹痛、纳差、恶心、腹胀等表现在当地卫生院按急性胆囊炎治疗1周无效而来本院就诊。症状同前述，追问病史得知半年前有下痢史，行抗菌消炎治疗好转。平素嗜酒，每日必饮半斤以上。大便化验：发现阿米巴包囊；查血常规：白细胞 $11.2\times10^9/L$，中性粒细胞百分比80%，淋巴细胞百分比20%，红细胞沉降率每小时40mm；B超探查示肝大，肝右叶下方见有5cm×6cm液平暗区。确诊为阿米巴性肝脓肿，收内科住院治疗。以氯喹、甲硝唑、碘剂等常规口服，和输液等对症支持疗法，为防混合感染加用了青霉素、庆大霉素等大剂量抗生素，并行肝穿刺、抽脓3次，内科综合治疗3周后，除发热减轻外，余症、体征无改善，B超复查肝脓肿无明显吸收，动员转外科，因患者惧怕手术而转请中医会诊。刻诊：身热不扬，右胁下癥块，疼痛拒按，口苦干哕，纳差腹胀，大便黏垢不爽，小便黄，舌红边有紫斑、苔黄腻，脉弦滑。良由湿热疫毒壅蒸肝经，气血郁结，酿化成脓，治以清热解毒化湿，活血消肿排脓，仙方活命饮化裁。处方：金银花20g，炮穿山甲（先煎）25g，当归尾12g，赤芍、皂角刺、天花粉、制乳香、制没药、白头翁、虎杖、黄芩各10g，柴胡6g，生甘草3g，黄酒50g，水煎服。连服7剂，身热除，纳食增，胁腹胀痛减轻，诸症锐减。B超复查示肝脓肿见小，约3cm×4cm。守原方意去柴胡、黄芩，加三棱、莪术各10g，续进20剂，诸症悉除，B超探查示：肝脓肿消失，肝大回缩正常，病告愈出院，随访3年余未复发。

陈瑞云采用仙方活命饮治疗肝脓肿1例。患者糖尿病史17年，平素皮下注射门冬胰岛素30注射液控制血糖，近期血糖波动在13.4～15.7mmol/L。6天前，无明显诱因出现畏寒、寒战、高热，体温最高达40.1℃，右上腹隐痛不适，查上腹部彩超示：肝右后叶可见两处无回声暗区，壁厚，边界不清，其间可见液平存在，大小分别为5.4cm×4.3cm、5.1cm×3.7cm。查血常规示：白细胞计数为 $15.4\times10^9/L$，中性粒细胞百分比79%，淋巴细胞百分比19%；予抗感染治疗，体温略有下降，症状缓解不明显，遂就诊于我院。患者仍有寒战，体温38.9℃，右上腹胀痛，纳差，口臭，小便短赤，大便干结，舌体瘦小，色红绛苔黄腻，脉细弦数。查体：形体消瘦，营养欠佳，精神不振，表情痛苦，面色萎黄，巩膜未见明显黄染。双肺未闻及明显干、湿啰音。心率每分钟88次，心律齐，各瓣膜听诊区未闻及病理性杂音。右上腹肌紧张，轻压痛，肝区叩击痛（±），墨菲征（–）。辅助检查：甲胎蛋白、结核菌素PPD试验、阿米巴滋养体均阴性，随机血糖14.7mmol/L，糖化血红蛋白百分比7.4%，血常规：白细胞 $14.7\times10^9/L$，中性粒细胞百分比78%，淋巴细胞百分比20%，肝功能：ALT 87U/L，AST 75U/L，白蛋白（ALB）33g/L，总胆红素（TBIL）19.7mmol/L，直接胆红素（DBIL）6.8mmol/L，上腹部CT提示肝脓肿。中医辨证：肝痈（湿热郁结证）；西医诊断：肝脓肿；2型糖尿病。治疗方案如下：积极调整胰岛素注射量，控制血糖；控制感染，予静脉滴注头孢哌酮钠舒巴坦钠与替硝唑，覆盖革兰阴性菌及厌氧菌；中药治以清肝利湿，托毒排脓；对症保肝降酶，营养支持。方用仙方活命饮加减：金银花40g，炮穿山甲6g，皂角刺15g，防风8g，白芷10g，当归10g，陈皮7g，浙贝母10g，赤芍10g，天花粉15g，薏苡仁30g，败酱草15g，制乳香、制没药各4g，生黄芪15g，生甘草5g。每天1剂，水煎服。治疗7天后，症状较前明显好转，未再发寒战，身热已退，复查血常规正常，故改用口服抗生素；效不更方，守方加减如下：去原方薏苡仁及败酱草，改炮穿山甲为4g，加生地黄、砂仁各15g。上方服用7剂，未发寒战高热，食欲较前好转，二便正常，舌红瘦、苔薄腻，脉弦细。复查血常规、肝功能无异常，上腹部彩超示，肝囊肿较前变小；停用口服抗生素及保肝降酶药。上方减金银花为20g，守方继进15剂。复查彩超见原肝内液平暗区消失，肝大小正常，未诉明显不适。

祁志娟采用五味消毒饮合仙方活命饮加减治疗肝脓肿，疗效较佳。选取肝脓肿患者62例，给予五味消毒饮合仙方活命饮加减：金银花30g，野菊花30g，蒲公英30g，紫花地丁30g，连翘30g，当归10g，赤芍10g，乳香10g，没药

10g，白芷 10g，浙贝母 10g，皂角刺 10g。每天 1 剂，水煎服。便秘加大黄；腹胀痛甚加延胡索、川楝子、乌药；热毒盛加黄芩、黄柏、知母、栀子；包块消退缓慢加三棱、莪术；日久体虚加当归、生黄芪、党参等。用药 1 个月为 1 个周期，最多治疗 3 个月，治疗后每月检查 1 次肝脏彩超，观察肝脓肿治疗情况。结果：服药治疗 3 个月后，治愈率达 100%，6 个月随访未出现复发。

罗尼俚等人采用仙方活命饮治愈肝脓肿 1 例。患者 10 天前因感冒发热乡卫生院治疗 3 天无效，现发热（40℃）恶寒，汗出口渴，胸腹胀痛。B 超示：肝脏后叶有 8.1cm×7cm 包块。曾用头孢曲松、奥硝唑治疗 7 天后，仍高热，病情加重，建议输血，手术切口引流，患者因经济原因不愿手术，而求治于中医保守治疗。诊见：面色苍白，精神萎靡，步履艰难，神志清楚，恶寒，饮食减退，大便干结，右胁下包块，脘腹胀满痛，剑突下右能触及 8.1cm×7cm 肿块，质软，痛而拒按，伸腰加剧，痛苦面容，舌淡，苔黄腻，脉细数无力。西医诊断为：肝脓肿，中医诊为肝痈。证属热毒内蕴，治宜清热解毒，活血消肿止痛。处方：金银花 150g，蒲公英 60g，紫花地丁 60g，薏苡仁 60g，冬瓜子 30g，天花粉 30g，白芷 30g，柴胡 30g，大黄、浙贝母、当归、赤芍各 15g，炮穿山甲 10g，皂角刺 90g，附子（先煎）12g，陈皮、甘草各 9g，每日 1 剂，分早晚水煎服。用药 5 剂后，病情明显缓解，大便已通，只有低热。上方去大黄，再服 15 剂后已不发热，病情完全好转。嘱用薏苡仁 200g，黄芪 100g，小米煮粥，调理 1 月后，诸症消失而愈。

（四）胰腺炎

许增喜利用仙方活命饮治愈急性胰腺炎 1 例。患者大量饮酒、饱食肥肉后约 2 小时发病，初感上腹不适，继而突然痛如刀割，阵发性加剧，恶心呕吐，吐物黄苦，并自觉发热。门诊以“腹痛原因待查”，收容入院。入院后体查：体温 38.1℃，急病痛苦面容，呻吟不已，辗转反侧，左上腹压痛明显，舌苔微黄，小便黄赤，脉滑数。化验结果：白细胞 23×10^9/L，中性粒细胞百分比 88%，发病 8 小时后血清淀粉酶测定：稀释法 128 单位。诊断为急性胰腺炎（水肿型）。治以清热解毒，理气化瘀。宜仙方活命饮加减：金银花 50g，连翘 20g，山栀 20g，柴胡 15g，白芍 20g，甲珠 15g，皂角刺 10g，当归 25g，川芎 10g，乳香 10g，没药 10g，陈皮 15，枳实 10g，生甘草 10g，延胡索 10g。2 剂，水煎空腹服。二诊，自述上腹痛已可忍受，呕吐停止。但现口渴便干之症。于前方加天花粉 15g，大黄 10g（后煎），再投 3 剂。三诊时，诸症平和，可进饮食。但左上腹仍微有压痛。前方去甲珠、皂刺、大黄、天花粉，白芍减至 15g，再服 3 剂而愈。

余在先利用仙方活命饮加减治愈慢性胰腺炎 1 例。患者反复腹上区疼痛 4 年，在西医院诊为慢性胰腺炎，初期用抗生素、奥曲肽等治疗可缓解。随病程延长，西药治疗无明显效果。刻诊：腹部胀痛或刺痛，夜间较甚，时轻时重，纳食减少，大便数日一行，舌质暗，有瘀斑，苔厚腻，脉沉弦。实验室检查：血淀粉酶 432U/L，尿淀粉酶 1228U/L；B 超：胰腺结构不清；CT：胰头部密度不均，诊为慢性胰腺炎急性发作。中医辨证为湿热留滞，瘀毒蕴结。治以解毒化瘀，清利湿热，处方以仙方活命饮加减：金银花 30g，赤芍 15g，延胡索 15g，莪术 10g，皂角刺 10g，炮穿山甲 10g，当归尾 12g，败酱草 30g，茵陈 15g，郁金 10g，香附 10g，厚朴 10g，川芎 10g，鸡内金 15g，桃仁 10g，乳香 10g，大黄 10g，甘草 6g，每日 1 剂，连服 1 周。二诊，腹部疼痛稍有减轻，大便稀，每日 1 次，饮食略有增加，舌苔仍厚，血淀粉酶 126U/L，尿淀粉酶 504U/L，原方继服 10 剂。三诊，腹痛明显减轻，原方加丝瓜络 15g，赤芍加至 30g，继服 10 剂。四诊，腹痛基本缓解，饮食增加，但食后饱胀，大便稀，每日 1～2 次，血、尿淀粉酶已正常。仍以上方为主，大黄减为 6g，加太子参 15g 以扶正，继服 50 余剂，腹部疼痛完全缓解，饮食明显增加，每日 400g 左右，体重增加 6kg，至今 4 年无复发。

（五）结肠炎

陈和利用仙方活命饮治愈慢性结肠炎 1 例。患者 3 年来常排黏液血便，每日 5～6，伴里急后重，腹痛。曾在某医院诊治，以慢性结肠炎给予中西药治疗，病情反复，时轻时重，收效不佳。诊见：下腹部疼痛，腹胀，口苦，纳差，排黏液血便，里急后重，便前腹痛加重，左下腹压痛明显，并可扪及痉挛肠管，肛门灼热，舌红、边有瘀点，苔黄而薄腻，脉滑数。结肠镜检查示：乙状结肠黏膜充血水肿，并见 2 个边缘不规则、深浅不同的溃疡点，表面有黄白色渗出物，接触时易出血。诊为久泻，证属湿热壅阻，气血凝滞。治宜清热解毒除湿，调气活血止痛。处方：金银花 25g，川贝母、天花粉、白芍、当归尾各 10g，乳香、白芷、甘草、没药、陈皮各 5g，防风、皂角刺、黄连各 6g。每日 1 剂，水煎服。复诊，诸症明显减轻，效不更法，守前方加减调服月余，诸症均除。

余在先利用仙方活命饮加减治愈溃疡性结肠炎 1 例。患者，因腹痛、腹泻、黏液血便 10 年，曾在西医院诊为溃疡性结肠炎，多次住院治疗未完全缓解。近 2 月症状明显加重，大便每日 10 余次，为稀糊状，夹有白色黏液，偶有少量血迹，腹痛、里急后重，纳食减少。检查：精神略差，形体较瘦，腹软无压痛，舌质淡而胖，苔白厚微黄，脉沉细。结肠镜复查：全结肠黏膜充血水肿，散在小片状溃疡，符合溃疡性结肠炎活动期改变。中医辨证为脾胃虚弱，湿热瘀毒阻滞肠道。治以健脾清热，解毒化瘀。投以仙方活命饮加减：金银花 20g，败酱草 30g，当归尾 10g，赤芍 12g，乳香 10g，皂角刺 10g，炮穿山甲 10g，茵陈 15g，陈皮 10g，太子参 20g，山药 15g，炒麦芽 15g，甘草 10g。水煎服，每日 1 剂。二诊，连服 5 剂后，大便次数减少，每日 5～6 次，饮食略增加，效不更方，继进 7 剂。三诊，大便每日 2 次，呈软糊状，黏液减少，饮食基本正常，上方太子参加至 30g，去乳香，服 2 周，大便每日 1～2 次，成形，无黏液血便，腹痛及里急后重消失，舌质略胖，厚苔渐化，脉沉。复查结肠镜：全结肠溃疡均愈合，直肠下段充血、水肿。随访 2 年病情无复发。

何玲等人为观察仙方活命饮加减治疗溃疡性结肠炎（活动期）的临床疗效，采用仙方活命饮加减口服治疗本病 45 例。方药：白芷 15g，浙贝母 30g，白芍 30g，生甘草 9g，皂角刺 15g，天花粉 30g，乳香 10g，没药 10g，金银花 30g，炒地榆 30g，槐角 15g，木香 10g。口服汤剂，每天 1 剂，分 4 次温服。并设对照组（美沙拉嗪肠溶片，口服）观察 39 例，疗程 4 周。结果：实验组证候疗效有效率 84.44%，对照组为 71.79%（P<0.05）；实验组肠镜疗效有效率 75.56%，与对照组相似（P<0.05）。说明仙方活命饮加减治疗溃疡性结肠炎（活动期）疗效明显。

陈新等人将 112 例溃疡性结肠炎患者进行随机分组治疗。对照组采用常规内科基础治疗。口服美沙拉嗪肠溶片，急性用量每天 1g，每天 4 次；维持治疗剂量每次 0.5g，每天 3 次。治疗 2 个月。实验组在对照组的基础上，予以联合用药的辨证治疗，即槐花散与仙方活命饮联合。中药主方：金银花 30g，牡丹皮 15g，侧柏叶、枳壳、赤芍、槐花、天花粉各 12g，陈皮、乳香、穿山甲、当归、白芷、防风、贝母、皂角刺各 10g。以主方为基础，进行不同的对症加减治疗，如偏热者：黄柏 15g；多脓血便者：山药 15g；腹痛剧烈者：茴香 10g。水煎服，每日 1 剂，早晚分服。治疗 2 个月。结果：实验组的临床总有效率为 89.3%（50/56），高于对照组的 73.2%（41/56），差异显著，有统计学意义（P<0.05）；经二者联合用药治疗后，其 Sutherland 评分明显改善，既高于治疗前又优于对照组，差异显著（P<0.05）。提示在溃疡性结肠炎的临床治疗中，应将槐花散与仙方活命饮联合应用，可明显改善患者的 Sutherland 评分，并提高患者的临床疗效。

惠乃玲等人采用仙方活命饮治愈非特异性溃疡性结肠炎 1 例。患者腹痛、腹泻 3 年，缘于 1996 年底无明显诱因出现腹部疼痛，腹泻，每日 6～7 次，大便中夹有黏液，腹痛泻后痛减，伴有恶心、呕吐、食欲不振。症见：舌质淡红、苔薄黄，脉弦数。证属热毒蕴结，瘀血内停。治宜清热解毒、活血化瘀。仙方活命饮加减：金银花 30g，贝母 30g，炮穿山甲 30g（先煎），皂角刺 30g，徐长卿 15g，丹参 15g，赤芍 15g，天花粉 10g，防风 10g，当归 10g，白芷 10g，全蝎 6g，生龙骨、生牡蛎各 30g。服用前方 7 剂，腹痛大减，腹泻次数减少，遂将前方中金银花、贝母、炮穿山甲、皂角刺均改为 10g，继续服用 15 剂，痊愈。

罗芬等人利用仙方活命饮合槐花散加减治疗热毒炽盛型溃疡性结肠炎，将 62 例热毒炽盛型患者随机分成实验组和对照组各 31 例。两组均给予内科基础治疗，实验组加用仙方活命饮合槐花散加减治疗，对照组加用美沙拉嗪肠溶片治疗。两组均治疗 8 周后观察比较治疗前后 Sutherland 疾病活动指数评分、临床综合疗效与半年复发率。结果：两组治疗后 Sutherland 疾病活动指数评分均优于治疗前，且实验组的改善程度优于对照组（P<0.05）；总有效率实验组为 90.32%，对照组为 77.42%，两组比较，差异有统计学意义（P<0.05）。实验组完全缓解的患者半年复发率为 9.1%，明显低于对照组的 20%（P<0.05）。提示仙方活命饮合槐花散加减治疗热毒炽盛型溃疡性结肠炎较口服美沙拉嗪肠溶片疗效显著。

（六）其他消化系统疾病

许增喜利用仙方活命饮治愈急性食管炎 1 例。患者自述因酗酒，恶心呕吐，后感胸窝不适，灼烧感，吞咽疼痛，如有物阻噎，不敢进食，伴口干渴，大便微干。查体：胃区压痛（+），舌苔黄厚而干，脉见弦数。X 线钡透所见：食管下段略狭窄，边缘稍粗糙。诊断为急性食管炎。治以清热利膈，理气化瘀，宜仙方活命饮加减：金银花 50g，连翘 20g，山栀 15g，桔梗 15g，当归 15g，赤芍 20g，甲珠 15g，皂角刺 10g，乳香 10g，没药 10g，陈皮 15g，天花粉 15g，川芎 10g，知母 15g，生甘草 10g。5 剂，水煎，小量频饮。5 天后复诊，自述诸证皆消。再投血府逐瘀丸，每日 2 丸，以作善后。

梅学礼利用仙方活命饮配经方治愈脾破裂术后继发感染 1 例。患者不幸被汽车上掉下的重物击伤腹部，当时昏迷 1 小时许，醒来腹痛如刀割样，伴恶心呕吐，入院腹穿有大量不凝性血液。输血 1000ml，打开腹腔、脾蒂附近有条形伤口，行脾切除，术后用大剂量青霉素、氯霉素、氨苄西林及地塞米松预防感染，伤口渐愈合，能下床活动。入院 17 日时突然微寒发热，头昏头痛，伴鼻衄，口感少饮，体温 38.4℃，心率每分钟 114 次，血白细胞 20×10^9/L，中性粒细胞百分比 90%。次日诸症加重，腹部胀痛，呕吐便闭，左上腹手术切口疼痛尤甚，腹肌紧张，压痛明显，反跳痛（++），肠鸣音减弱。诊见左中上腹直肌切口及周围皮肤明显隆起，局部肌紧张，扪之如条索状及抵抗感拒按，左少腹有团块状集结粪团，质坚硬压痛，即所谓“少腹急结者”也，用清热解毒、活血化瘀、通里攻下三法合治，仙方活命饮与桃核承气汤加减：桃仁、大黄（后下）、穿山甲、皂角刺、当归尾、赤芍、乳香、没药、天花粉、白芷各 10g，芒硝（分冲）20g，金银花 20g，桂枝 4g，甘草 6g，服 1 剂后大便 3 次，量多通畅，腹痛大减，体温稍降，再诊大黄减为 8g，芒硝 10g 同煎。服 1 剂完体温正常，大便每日 1～2 次，更进 5 剂，腹部条索状物及压痛全消。

余银璋利用仙方活命饮加减治愈食管癌放疗后反应 1 例。患者食管癌放疗后月余，前胸后背阵发性疼痛，呈灼痛，日轻夜重，吞咽梗阻，舌暗红、边有瘀点，脉涩。辨证为放射治疗后损伤引起热毒壅聚，瘀血内结。取仙方活命饮清热解毒、消肿溃坚、活血止痛之功，用仙方活命饮加减：赤芍 9g，当归 9g，陈皮 18g，乳香 9g，没药 9g，穿山甲 9g，天花粉 9g，浙贝母 9g，皂角刺 9g，金银花 18g，甘草 6g。服药 10 剂。再诊，疼痛有所缓解，吞咽梗阻如前，舌暗红、

边有瘀点，脉象细涩。考虑兼有气阴两虚之象，原方加入黄芪 15g，生地黄、熟地黄各 25g，麦冬 15g，继服 10 剂。再诊，觉疼痛与吞咽梗阻均有所缓解，能进稀饭、面条等半流质。食管拍片检查：食管中段细线样狭窄较前好转，钡剂通过较前通畅。

郭一民等人利用仙方活命饮治愈黄疸 1 例。患者身、目、小便俱黄 4 月余，既往有慢性乙型病毒性肝炎病史，3 个月前因腹胀、下肢水肿伴身、目、小便俱黄近 1 个月住院治疗。当时诊断为肝硬化失代偿期，经中西医结合治疗 20 余日，出院时腹胀、水肿等症消除，但全身皮肤、巩膜及小便仍然黄染。以利湿退黄、清热解毒、健脾益气类方 10 余剂，黄疸仍存，肝功能：ALT 16U/L，TBIL 39.4μmol/L，DBIL 20.0μmol/L，间接胆红素（IBIL）18.5μmol/L，总蛋白（TP）71.3g/L，ALB 33.8g/L，球蛋白（G）37g/L，白蛋白/球蛋白（A/G）0.90。心甚疑虑，细审脉证，观其面，黄色晦滞无泽；察其舌，舌质紫暗，边有瘀点，舌苔黄；诊其脉，脉象弦数有力。考虑患者肝病迁延，湿热蕴结，成瘀入络，以至肝失疏泄，胆汁排泄不畅，故而黄疸不退。拟清热除湿，活血通络，解毒退黄，投仙方活命饮化裁以试之。处方：金银花 30g，当归 10g，穿山甲 7g（研末冲服），皂角刺 15g，赤芍 10g，浙贝母 10g，天花粉 16g，甘草 7g，白芷 10g，陈皮 10g，茵陈 30g，虎刺 30g，虎杖 30g，猪苓 10g，云苓 16g，蚤休 10g。7 剂，每天 1 剂，水煎服。二诊，黄疸明显减轻，复查肝功能：ALT 19U/L，TBIL 28.0μmol/L，DBIL 12.3μmol/L，IBIL 15.7μmol/L，TP 75.3g/L，ALB 35.7g/L，G 38.6g/L，A/G 0.92。仍以上方出入，共服 30 余剂，黄疸彻底消除，化验各项指标正常。

郭一民等人利用仙方活命饮治愈噎嗝 1 例。患者胸膈疼痛，饮食不下半年余。西医诊断为“食管炎性肿块”，多方治疗无效，试治于余。刻诊：胸膈疼痛阵作，食不得下而复吐出，摄固体食物更甚，汤水可下，口干喜冷饮，大便坚如羊屎，身热，面色晦滞，形体消瘦，舌暗，边有青紫，苔薄黄，脉弦数。患者平素尤喜热食。诊为噎嗝，证属热毒壅聚，气滞血瘀，阻于食管。拟清热解毒，化瘀通滞，方选仙方活命饮化裁。处方：金银花 30g，黄芩 10g，白芷 10g，当归 10g，赤芍 10g，制乳香 10g，制没药 10g，川贝母 10g，天花粉 16g，穿山甲 10g（研末冲服），皂角刺 10g，陈皮 7g，甘草 7g，桃仁 10g，7 剂，每天 1 剂，水煎服。二诊，疼痛减轻，可进食半流质，大便亦稍软。宗上方出入，共服 30 余剂，症状消除，随访至今未发。

董文玲利用仙方活命饮加减治愈粘连性不完全性肠梗阻 1 例。患者因肠梗阻行肠梗阻松解术，后因粘连性肠梗阻 2 次行肠粘连松解术，今患者又腹部胀满疼痛，纳差，无恶心呕吐，X 线腹部平片有气液平面，西医诊断为粘连性不完全性肠梗阻，因症状较轻，患者年龄偏大，且已做过 3 次腹部手术，患者不同意住院手术，决定服中药治疗，以观其变。刻诊：面色萎黄，倦怠懒言，腹部阵发性胀满疼痛，按之加剧，腹部听诊肠鸣音亢进，大便量少不畅，小便正常，舌质暗红，舌苔薄黄，脉弦。证属瘀毒内结，血行不畅，腑气不通；治拟解毒散结，行气活血，化瘀止痛。予仙方活命饮加减，处方：金银花 30g，白芷 9g，当归 9g，赤芍 9g，陈皮 9g，甘草 3g，浙贝母 9g，乳香 9g，没药 9g，穿山甲 20g，皂角刺 12g，枳实 12g，生大黄 6g，黄芪 18g。3 剂，水煎服，1 日 1 剂。复诊，腹部胀满疼痛减轻，大便较前通畅。效不更方，上方继服 5 剂，腹部胀满疼痛消失，大便通畅。为巩固疗效，上方加太子参 12g，续服。前后服药 2 个月，随访至今，未再发病。

五、治疗泌尿系统疾病

许增喜利用仙方活命饮治愈急性肾盂肾炎 1 例。患者自述突然发冷发热，腰部疼痛，尿频，尿急，尿疼。刻诊：体温 38.3℃，肾区叩痛（+），小便赤黄，臭腻难闻，舌赤苔黄，脉滑数有力。尿常规化验：尿液混浊，蛋白（+），脓球（+），诊断为急性肾盂肾炎。治以清热利湿，活血化瘀。宜仙方活命饮加减：金银花 50g，山栀 20g，益母草 20g，车前子 15g，当归 15g，赤芍 20g，川芎 10g，甲珠 10g，没药 10g，乳香 10g，生甘草梢 10g，灯心草为引，4 剂，水煎服。令患者多饮水，以助清利之效。复诊时自述发热，腰痛，尿痛明显好转，尿已成行。脉仍滑数，苔仍微黄。按原法原方再服 6 剂。三诊，自述已无任何不适之感。尿常规化验未见异常。基本治愈，停止治疗。

杨永年采用仙方活命饮治愈肾周围炎 1 例。患者 5 天来右侧腰部灼热疼痛，日渐加重，按之尤甚，不耐转侧。体温 37.8℃。口干作渴，大便干，小便黄赤。苔薄黄，脉滑数。体检：右侧肾区不红不肿，抚之有灼热感，局部触痛叩痛明显。尿检（–），白细胞 13.8×10^9/L，中性粒细胞百分比 86%，淋巴细胞百分比 14%。X 线平片示：腰椎侧弯；右侧腰大肌阴影消失。病为热毒壅结，证属瘀热腰痛。治当清热解毒，消痈散结。方选仙方活命饮化裁：金银花 30g，浙贝母 10g，白芷 6g，赤芍、皂角刺各 10g，炙穿山甲片 6g，天花粉 15g，制乳香、制没药各 10g，陈皮 6g，生甘草 3g。上方服用 3 剂，低热见平，右侧腰痛大减。苔薄黄，脉滑数。复查白细胞已属正常。热毒未净，防其复燃，续服上方 5 剂而愈。2 月后随访，未见复发。

郭一民等人利用仙方活命饮治愈淋证 1 例。患者小便频数涩痛 3 年余。3 年前因尿频尿痛诊断为输尿管结石，对症处理后症状缓解。反复发作已 3 年矣，中西药物及体外震波碎石罔效。刻诊：小便频数艰涩，时见排尿突然中断，尿道窘迫疼痛，少腹拘急，甚时腰腹绞痛难忍，尿中带血，伴口苦心烦，舌质暗红，苔黄，脉细弦涩。B 超示：左输尿管中段结石（0.6cm×0.8cm）。诊为淋证，证属湿热下注，煎熬尿液，结为砂石，瘀滞尿路，损伤脉络。治拟清热利湿，活血行络，通淋排石，投仙方活命饮加减。处方：穿山甲 10g（研末冲服），皂角刺 20g，当归 10g，赤芍 10g，制乳香 10g，制没药 10g，浙贝母 10g，天花粉 16g，金钱草 30g，金银花 30g，鸡内金 10g（研末冲服），留行子 30g，陈皮 10g，同时嘱患者多饮水、多跳跃。连续服药 21 剂，解出结石 1 枚。数年顽疾，霍然而愈。

叶腾辉利用仙方活命饮治愈淋证 1 例。患者小便频数，尿道灼热刺痛，尿色黄，尿道口红肿 2 天，苔黄腻，脉滑数。辨证为淋证（热淋）。治宜清热解毒，利湿通淋，处方：淫羊藿 10g，石韦 10g，瞿麦 10g，萹蓄 10g，木通 10g，皂角刺 10g，猪苓 10g，茯苓 10g，当归尾 10g，滑石 10g，金银花 10g，赤芍 10g，乳香 6g，没药 6g，金钱草 15g，海金沙 10g。颗粒剂，水冲服，每天 1 剂。服 2 剂后症状明显减轻，继服 2 剂而痊愈。

吴广业采用仙方活命饮加减治愈尿路感染 1 例。患者，男，47 岁。发热（37.5～38℃）腰酸痛，尿频、尿急、尿痛 1 月余。曾诊为尿路感染，用庆大霉素、呋喃妥因等治疗，病情一度改善，但因药后常头晕、恶心，故转中医治疗。症见形瘦，舌胖淡红、苔薄黄滑，脉弦略数。尿常规：蛋白（+）、红细胞（++）、白细胞（++++）、脓细胞（+）。诊为热淋。拟方：天花粉、穿山甲、皂角刺各 15g，当归、甘草、白芷各 6g，赤芍 20g，金银花、车前草各 30g，木通 10g。服 2 剂后热减。加牛膝 20g，再服 4 剂后症消。尿规复常。

六、治疗糖尿病并发症

（一）糖尿病足

邓伟明等人利用仙方活命饮加减治疗糖尿病足，将 71 例患者随机分为实验组和对照组，均给予基础治疗和局部治疗，在此基础上，实验组服用仙方活命饮加减。处方：金银花 15g，皂角刺 15g，乳香 6g，没药 6g，当归尾 10g，天花粉 15g，浙贝母 15g，白芷 10g，赤芍 15g。兼气虚者加党参、黄芪；阴虚者加生地黄、龟甲；血虚者改当归尾为当归，加鸡血藤；阳虚者加桂枝、鹿角霜；热毒甚者加蒲公英、紫花地丁、野菊花；疼痛明显者加延胡索、蜈蚣等。每日 1 剂，水煎 2 次服，以 30 天为 1 个疗程。治疗前后查空腹血糖、餐后 2 小时血糖，测量溃疡面积，比较治疗前后代谢状况和溃疡愈合情况。结果：实验组痊愈率 25.00%，显效率 36.11%，有效率 36.11%，总有效率 97.22%，与对照组比较有统计学意义（$P<0.05$）；两组治疗前后自身对照，溃疡面积和空腹血糖、餐后 2 小时血糖比较均有显著性差异（均 $P<0.01$）；组间比较空腹血糖、餐后 2 小时血糖无显著差异，溃疡面积比较有显著性差异（$P<0.05$）。说明以仙方活命饮加减对瘀热互结型糖尿病足进行中西医结合治疗效果优于单用基础治疗。

黄荣春等人利用仙方活命饮加减治疗糖尿病足，将 56 例糖尿病足患者随机分为实验组 30 例和对照组 26 例，实验组采用仙方活命饮加减治疗。处方：生黄芪 30g，白芷 15g，浙贝母 15g，防风 12g，赤芍 12g，当归尾 15g，皂角刺 30g，天花粉 30g，乳香 15g，没药 10g，金银花 15g，连翘 10g，陈皮 10g，甘草 6g。每日 1 剂，加清水适量，水煎至 200ml，余渣加水再煎至 100ml，两煎药液混合，经高压灭菌后，分袋包装，每袋 150ml，每日早、晚饭后 2 小时（即半空腹状态），分 2 次温服。对照组采用糖尿病足基础治疗，疗程均为 4 周，分别观察两组治疗前后糖尿病足的愈合状况。结果：实验组治疗 4 周后总有效率为 93.3%，优于对照组的 73.19%（$P<0.05$）。

许国峰等人在西药常规治疗基础上应用改良仙方活命饮治疗糖尿病足溃疡合并感染 60 例，并与单纯西医常规治疗 60 例对照观察。对照组单纯应用广谱抗生素、营养神经、扩张血管、改善循环等常规治疗。根据感染灶细菌培养及药敏实验结果，选择敏感的抗生素；改善循环应用注射用灯盏花素 40mg，加入 0.9%氯化钠注射液 250ml 中，每日 1 次静脉滴注。实验组在对照组基础上予改良仙方活命饮。药物组成：黄芪 20g，当归 10g，金银花 20g，野菊花 20g，连翘 15g，天花粉 20g，白芷 12g，玄参 15g，赤芍 10g，穿山甲珠 10g，皂角刺 10g，制乳香 10g，制没药 10g，牛膝 15g。加减：口干甚加沙参 20g，麦冬 20g；便秘加生大黄 20g 或番泻叶 20g；发热加生石膏 20g，知母 20g。每日 1 剂，加水煎煮 2 次，每次约 30 分钟，共取汁约 300ml，早晚空腹分服。两组均治疗 15 天为 1 个疗程。痊愈时间实验组为（25±7）天，对照组为（39±11）天，两组痊愈时间比较差异有统计学意义（$P<0.05$），实验组短于对照组。实验组截肢 3 例（5.0%），对照组截肢 7 例（11.7%），两组截肢率比较差异有统计学意义（$P<0.05$），实验组少于对照组。

李剑莹利用仙方活命饮合透脓散加减治疗糖尿病足，将 64 例患者随机分为两组，对照组按病情给予糖尿病基础治疗，包括饮食控制、降糖药或胰岛素控制血糖、有效抗生素控制感染、丹参注射液活血通络、创面有脓者外科清创等。实验组在对照组治疗基础上加用中药仙方活命饮合透脓散加减治疗。处方：金银花、皂角刺、天花粉、浙贝母、赤芍各 15g，乳香、没药各 6g，当归、白芷、川芎各 10g，甘草 5g，党参、黄芪各 20g，鸡血藤 30g。每天 1 剂，水煎取汁 450ml，每次 150ml，每天 3 次，口服。两组疗程均为 30 天。治疗后比较临床疗效及溃疡面积变化。结果：实验组治愈率为 31.25%，总有效率为 96.88%；对照组治愈率为 15.63%，总有效率为 84.38%。两组治愈率比较，差异有显著性意义（$P<0.05$）。两组治疗后溃疡面积与本组治疗前比较，差异均有显著性意义（$P<0.05$）；两组间治疗后比较，差异也有显著性意义（$P<0.05$）。提示仙方活命饮合透脓散加减配合基础治疗糖尿病足可明显缩小溃疡面积，疗效优于单用基础治疗。

（二）糖尿病皮肤溃烂

蒋健利用仙方活命饮治愈糖尿病皮肤溃烂 1 例。患者肢体局部皮肤瘙痒难忍，不红不肿，辄以他人所授之秘方膏药贴之，2～3 日后揭去，贴处皮肤红肿溃烂并化脓，自行挑

破脓流出，渐结痂；继之在贴处再拔火罐以“拔毒”。一直按上法自行治疗，皮肤瘙痒→红肿→溃脓→结痂，此伏彼起，轮番发作，以致全身皮肤色素沉着，或留火罐痕迹，或有新发红肿溃破，几乎“体无完肤”，尤以前胸、后背为甚。此疾已有 10 余年，四季均发，尤以冬季及梅雨季节为多发。仔细询问，患者有糖尿病史。皮肤瘙痒溃烂可能由糖尿病周围血管神经病变所致。嘱患者勿再用以上疗法。舌偏红，苔黄腻，脉细弦滑。西医诊断：糖尿病继发皮损。中医诊断：消渴、痈疡，热毒蕴结。处方：金银花 30g，当归 12g，防风 9g，天花粉 9g，白芷 9g，浙贝母 6g，七叶一枝花 12g，蒲公英 30g，连翘 30g，紫花地丁 12g，苦参 15g，石菖蒲 12g，何首乌 12g，火麻仁 12g，威灵仙 12g，玄参 15g，甘草 12g，7 剂。二诊，服药仅 3 剂即觉皮肤瘙痒明显减轻，皮肤无新发溃烂，顷诉下肢有牵紧感，夜间小腿抽筋。处方：防风 9g，当归 12g，天花粉 9g，白芷 9g，七叶一枝花 12g，蒲公英 30g，苦参 15g，何首乌 12g，火麻仁 12g，玄参 15g，威灵仙 12g，甘草 12g，石菖蒲 12g，川牛膝 30g，白芍 30g，木瓜 12g，薏苡仁 15g，7 剂。三诊，再无皮肤瘙痒与新发红肿溃破化脓，先前溃烂皮肤亦结痂基本痊愈。患者感觉皮肤从未有似近来“光滑顺溜”。小腿抽筋减而未尽，膝软无力。前方加杜仲 30g，川续断 12g，14 剂。嘱其继续服用。

七、治疗神经系统疾病

（一）三叉神经痛

张大志利用仙方活命饮治愈三叉神经痛 1 例。患者患三叉神经痛已 3 年有余，时发时止，近 20 余天发作频繁，每于进食或冷风刺激即可触发，经 CT 扫描及化验检查未发现异常。诊断为三叉神经痛。刻诊：左侧头面部痛不可忍，而且伴有轻度肿胀，舌质黯淡，苔白，脉弦而虚。拟活血通络，祛风止痛为法。处方：当归 15g，赤芍 10g，乳香 10g，没药 10g，穿山甲（炙）10g，甘草 10g，细辛 6g，白芷 15g，全蝎 10g，防风 10g，金银花 15g，黄芪 18g，水煎服，日 1 剂。服 3 剂后疼痛大减，又继服 6 剂而愈。

刘忠义应用仙方活命饮加减治疗三叉神经痛 48 例，其中男性 32 例，占 66.67%，女性 16 例，占 33.33%，年龄最大 72 岁，最小 33 岁，以 42～60 岁最多，计 34 例，占 70.83%；病程最短 2 个月，最长 5 年，发作次数最多每日 6 次，最少 10～15 天 1 次。方用金银花、香白芷、当归尾、炮穿山甲、皂角刺、滴乳香、明没药、北防风、京赤芍、天花粉、生甘草、生石膏等。结果：服药 5 剂痊愈者 8 例，占 16.7%，服药 10 剂痊愈者 21 例，占 43.75%；服药 20 剂痊愈者 12 例，占 25%；有效 4 例，占 8.33%；无效 3 例，占 6.25%，总有效率为 93.75%。

（二）脑脓肿

洪秀珍采用仙方活命饮治愈多发性脑脓肿 1 例。患儿，突发口眼向右侧歪斜，左侧上下肢抽搐，数分钟后，随即瘫痪，伴高热、呕吐。曾经抗感染治疗好转，但再次左侧上下肢出现频发抽搐，每次持续 3～5 分钟，甚至半小时，又呈瘫痪状态，且失语。再经抗感染治疗而无效，且病情日见加重，CT 检查结果：中线左移，脑室系统受压，向左移位，右侧上脑室为著，大部闭塞，左侧上脑室有扩大积水，右额顶部低密度区呈“星芝”状，其内可见 2 个隐约的病灶，呈环状增强，大小分别为 3.1cm×3.4cm，1.5cm×2cm，右额骨局限性改变，提示右额顶病变，多发性脑脓肿，病灶周围脑组织水肿明显。刻诊：口眼稍向左侧歪斜，左上肢不能抬起，手握力丧失，下肢不能步履，左侧上下肢肌力低于右侧，感觉较右侧差，语言吐字不清，舌淡舌尖红、苔黄腻，脉滑。证属毒热壅结，气血壅滞，治宜清热解毒，消肿散结，活血通络，拟用仙方活命饮加味：金银花、防风、白芷、当归、贝母、天花粉各 6g，连翘 10g，陈皮、赤芍、乳香、没药、穿山甲、僵蚕各 3g，败酱草 15g，蜈蚣 1 条，全蝎 2g，5 剂，水煎服，每日 1 剂。二诊，服上方 5 剂后再未发生抽搐，语言恢复，但肢体仍瘫痪，效不更方，继用上方 5 剂。三诊，患儿走路平稳，手能端碗，自行饮食，精神好，再服下方 5 剂。四诊，形同健儿，唯舌淡、苔薄白花剥，脉缓。用异功散 5 剂调理脾胃，以作善后。

八、治疗风湿免疫系统疾病

（一）热痹

刘家文利用仙方活命饮加减治疗热痹效果良好。一患者，四肢关节游走性疼痛反复发作 16 年，近加重月余。症见两膝、肩、肘、腕关节酸胀疼痛，游走不定，时有刺痛，得热则舒，微咳，口苦，夜寐梦多，微汗出，溺黄，大便如常，舌红，苔白黄而腻，脉弦滑，体温 36.8℃，抗链球菌溶血素 O 试验（以下简称抗 O 试验）833 单位，红细胞沉降率在正常范围。证属行痹。治以祛风除湿通络。处方：羌活、独活、白术、茯苓、黄芪、焦栀子各 10g，防己、薏苡仁各 25g，当归 22g，川芎 6g，细辛 3g。服药 2 剂，关节仍疼痛，且难入寐，体温上升到 38.4℃，咽红肿，左肘及左指掌关节红、肿、热、痛。舌红，苔白黄而腻，脉弦滑数。此乃寒邪得解，热象显露，诊为热痹。治以清热解毒，活血化瘀。用仙方活命饮加减：桑枝 30g，金银花 15g，防风、白芷、当归、白芍各 10g，川乌、草乌、皂角刺、陈皮、乳香、没药、炮穿山甲各 6g。2 剂，次日体温高达 40℃。咽干，咽后壁有脓性溃疡斑，舌红，苔黄，脉弦滑数，查血常规：白细胞 10.8×10^9/L，抗 O 试验 833 单位，红细胞沉降率每小时 80mm。此乃热毒炽盛，加服五味消毒饮 1 剂：金银花 25g，桑枝、血藤各 30g，蒲公英、苦地丁、桑白皮各 15g，薏苡仁 20g，丝瓜络、连翘、炒地龙各 10g。并配合静脉滴注 5%葡萄氯化钠注射液 1500ml，肌内注射柴胡注射液 4ml，第二日体温下降至 38℃，第三日体温降至正常，关节疼痛大减。此后，每日服仙方活命饮加减 1 剂。调理半月，痊愈出院。

追访 3 年未见复发。

戚莎莉以仙方活命饮加减治疗热痹 2 例，效果良好。患者一，双下肢关节红肿疼痛半个月。诊见双下肢膝及踝关节红肿伴持续性剧烈疼痛，活动不利，动则疼痛更甚，发热，头昏，四肢乏力，口干欲饮，心烦失眠，喜冷恶寒。苔薄黄，舌质红，脉滑数。诊断为热痹，治以清热解毒、消肿止痛，仙方活命饮加减：金银花 30g，白芷、浙贝母、防风、赤芍、当归尾、木通、皂角刺、穿山甲各 10g，甘草 15g，乳香、没药各 6g，陈皮 3g，连翘、蒲公英各 20g。服 3 剂后体温降至正常。再服 5 剂，双下肢关节红肿疼痛大为好转。续前方去连翘、蒲公英加知母 10g，再服 15 剂，诸证消失，痊愈出院。患者二，双下肢红肿疼痛伴活动不利 1 周。诊见：双下肢踝及趾关节红肿拒按，触之灼热，以右侧为甚，动则疼痛更甚。面赤发热，口干口渴，喜冷汗出，烦躁不安，胸闷不适。苔黄，舌红，脉弦数。诊断为热痹，治疗以清热解毒、消肿止痛，方用仙方活命饮加减：金银花 30g，生石膏（先煎）40g，知母、白芷、皂角刺、当归尾、独活各 10g，没药、乳香、陈皮、全蝎各 6g，蜈蚣 2 条，生大黄 5g。水煎服。头煎、二煎口服，三煎加水至 2000ml 外洗。4 剂后体温降至正常，口渴心烦好转，双下肢红肿疼痛好转。续上方去生石膏、生大黄，加赤芍 20g，连续服用 20 剂，诸证消失，复查除类风湿因子阳性外，其余恢复正常。

（二）关节炎

皮士舵利用仙方活命饮治愈风湿性关节炎 1 例。患者因冒雨涉水致风湿性关节炎 1 年，表现为右踝关节及足背肿痛，惧风寒，阴雨天活动后加重，近月来症状加重，局部微红，触之微热，伴身热，心烦、纳呆、二便尚可，曾经多处医院治疗症状不见好转。诊见舌质淡、苔白厚，脉沉紧。抗 O 试验 800 单位，红细胞沉降率每小时 58mm，脉症合参，诊为热痹。为风寒湿邪阻络，郁而化热所致，治以清热解毒，活血通络，祛风除湿。方用仙方活命饮：金银花、土茯苓、虎杖各 30g，白芷、防风、当归、炮穿山甲、天花粉、乳香、没药、木瓜、地龙各 10g，浙贝母、赤芍各 15g，独活 12g。10 剂水煎服，后以上方加减治疗 30 余剂，抗 O 试验 500 单位，红细胞沉降率每小时 20mm，病告痊愈。

马红霞采用仙方活命饮治愈损伤性关节炎 1 例。患者 6 年前因外伤引致左膝关节损伤，经手术治疗后出现左膝关节僵硬活动受限，曾多次予针灸、理疗、中药治疗未见明显改善。入院查左膝关节肿大，触之不热，肤色无改变，无明显压痛，舌质红、苔薄白微腻，脉弦滑。左膝关节拍片示左膝关节间隙变窄，关节面模糊毛糙，关节腔内可见形状不一，骨样密度赘生物，内外髁、髌骨上下角增生。用仙方活命饮加减：金银花、防风、白芷、当归、陈皮、赤芍、贝母、天花粉、乳香、没药、穿山甲、皂角刺、厚朴各 10g，鱼腥草、苍术各 15g，生甘草 6g。每日 1 剂，武火水煎，分 2 次温服。服 3 剂后双下肢发热、出汗，以左下肢明显，再配合理疗，药包外敷，每次 30 分钟。1 周后，左下肢膝关节僵硬改善，活动度明显增大，行走较前轻松，后予原方加减口服 10 余剂，关节疼痛缓解。

高智岐采用仙方活命饮治疗急性化脓性关节炎 27 例，其中男 12 例，女 15 例；年龄 17～55 岁，平均 32 岁。主要临床表现：关节部红、肿、热、痛、拒按、得热痛剧，遇冷痛缓，发热，汗出，舌质红，苔薄黄或黄腻，脉浮数。病程最长的 2 个月、短者 7 天。以仙方活命饮为基础方：当归尾、白芷、浙贝母、防风、赤芍、皂角刺、天花粉、金银花、陈皮各 10g，乳香、没药、穿山甲各 7g，甘草 5g，若热甚者可加黄连 3g，知母 10g；湿胜者加防己 10g，秦艽 10g，上方每日 1 剂，每日 2 次。结果：大都 3 剂即有效，一般再服 3 剂，基本都可痊愈。最终痊愈 24 例（88.9%），显效 2 例（7.4%），无效 1 例（3.7%）。

李美珍等人将 100 例膝骨关节炎患者随机分为实验组和对照组各 50 例。两组采用关节镜清理治疗，术后对照组采用玻璃酸钠 20ml 关节腔内注射，每周 1 次，共 5 周。实验组于术后 2 周采用加减仙方活命饮离子导入治疗，每天 2 次，连续 4 周。采用 Lysholm 膝关节功能评分对患者的膝关节功能进行评价。结果：术后 6 周，两组用 Lysholm 评分，经 Ridit 分析，单个症状评分比较，较术前显著升高（$P<0.01$），实验组优于对照组（$P<0.01$）。提示采用仙方活命饮加味离子导结合关节镜清理治疗膝骨关节炎，能减轻患者症状，促进膝关节功能的恢复。

李中玉等人治愈鹤膝风 1 例。患者右膝关节肿胀，疼痛，强直半年多。曾经在当地及上级医院诊为“膝关节滑膜结核”，中西药治疗效果不佳。刻诊：右膝屈曲不能伸直，膝大若覆碗，质地软硬兼杂，压痛轻度，皮色不变，股胫枯细，舌淡红，苔薄白，脉沉细。证属风寒湿痹着关节，痰浊阻滞经脉。治拟活营通络化痰，祛风除湿散寒。治拟仙方活命饮加减：金银花 6g，制乳香、制没药、穿山甲、皂角刺各 3g，白芷、赤芍、陈皮、防风、贝母各 6g，当归 10g，苍术、防己、川牛膝各 6g，甘草 3g。每日 1 剂，水煎服。守方出入连服 38 剂，肿消痛去，又以阳和汤加减服 56 剂而关节活动自如，行走如常。

胡军等人行膝关节镜下清理病变组织，同时结合仙方活命饮治疗急性化脓性关节炎，临床取得满意效果。在 2014 年 3 月～2017 年 12 月期间，共收治急性化脓性膝关节炎患者 68 例，随机分为实验组及对照组，每组各 34 例。实验组：男 20 例，女 14 例；年龄最小 22 岁，最大 60 岁，平均年龄（50.2±3.6）岁；平均病程（4.8±2.2）天；膝关节局部封闭史 4 例，膝关节及邻近组织外伤史 21 例，不明原因 9 例。对照组：男 19 例，女 15 例；年龄最小 18 岁，最大 62 岁，平均年龄（49.8±3.8）岁；平均病程（5.0±1.8）天；膝关节局部封闭史 3 例，膝关节及邻近组织外伤史 21 例，不明原因 10 例。两组性别、年龄、病程、病史等资料比较，差

异无统计学意义（$P>0.05$），具有可比性。对照组所有患者均行关节穿刺抽取关节液行细菌培养及药敏检查，根据药敏实验结果选择敏感抗生素静脉滴注2周，住院后1周内完成手术，患者从入院至手术平均时限为（1.01±4.27）天。实验组在对照组治疗基础上术后第二天口服仙方活命饮：金银花20g，当归尾12g，赤芍12g，乳香10g，没药10g，陈皮10g，白芷12g，防风12g，穿山甲6g，皂角刺12g，浙贝母12g，天花粉12g，甘草6g。服用3周，每日1剂，400ml水煎，分早晚温服。疗效标准：①治愈：全身症状及局部肿痛消失，疮口愈合，血常规正常，脓肿不再出现；②好转：全身症状减轻，肿块未完全吸收，或疮口未愈；③未愈：局部及全身症状未能控制。结果：治疗后实验组Lysholm膝关节评分明显高于对照组（$P<0.05$）；疼痛视觉模拟评分（VAS）实验组明显低于对照组（$P<0.05$）；Judet膝关节屈曲度和功能评价优良率实验组（91.18%）优于对照组（70.59%）（$P<0.05$）。临床疗效实验组治愈32例，好转2例，治愈率为94.12%；对照组治愈26例，好转8例，治愈率为76.47%。两组间具有显著性差异（$P<0.05$）。

（三）风湿热

许增喜利用仙方活命饮治愈风湿热1例。患者13天前因突然发热，嗓子疼，周身不适，曾来我院就诊，当时诊断为急性扁桃腺炎，应用青霉素、去痛片等药治疗而愈。然近日来，渐感发热、怕冷、汗出、膝踝等关节肿疼、行走不便。故再诊于我科。体查：体温38.2℃，双膝、踝关节微红肿，并于膝关节周围可扪得皮下小结，舌苔微黄，脉滑数。化验结果：红细胞沉降率每小时58mm，抗O试验900单位。诊断为急性风湿热。治以疏风清热，活血化瘀。宜仙方活命饮化裁：金银花50g，连翘20g，防风20g，白芷15g，当归15g，川芎10g，赤芍20g，乳香15g，没药15g，甲珠15g，皂角刺10g，陈皮15g，桂枝15g，牛膝15g，生甘草10g。4剂，水煎，早晚服。二诊，自述发热、关节痛已好转。查体：体温37.8℃，膝踝关节红肿及皮下小结仍存在。仍按前法前方6剂。三诊，发热、关节痛再度好转，膝踝关节红肿、皮下小结明显消退。但感乏力，口干渴。舌苔由黄转白，脉仍滑数。在前法之基础上，应兼益气滋阴，故将原方去连翘，加黄芪50g，知母15g，赤芍更为白芍20g，甲珠减至10g。又连服12剂，诸证消减。查体：体温36.8℃，膝踝关节红肿及皮下小结完全消退。红细胞沉降率每小时9mm；抗O试验40单位。已基本告愈。

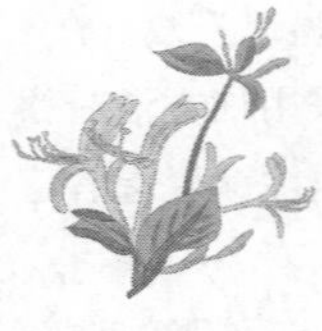

第二节　治疗外科疾病

本节主要是指普通外科疾病，包括中医的痈、疽、疮、疡等。

一、治疗肛周脓肿

肛周脓肿是一种常见的肛肠病变，是直肠肛门周围的间隙软组织由于化脓性感染形成的脓肿。中医学认为，肛周脓肿属于“痈疽”的范畴。肛周脓肿术后创面的基本病机为阴阳失调，主要的病理产物为血、毒、瘀、虚。中医的治疗原则包括活血化瘀、健脾益气、去腐生肌、煨脓长肉、泻火敛疮、清热利湿等。

吴明汉采用仙方活命饮合五味消毒饮加减治疗肛周脓肿52例，其中男33例，女19例；年龄17～73岁；病程2～7天。全部病例均有不同程度的肛周局部疼痛、硬结触痛、红肿发热等症状，部分患者伴有畏寒、纳差、便秘、肛门坠胀、坐卧不安及全身不适等症状。内服方：用仙方活命饮合五味消毒饮加减化裁而成，组成：金银花30g，生甘草6g，防风10g，白芷10g，天花粉15g，当归尾10g，赤芍15g，浙贝母15g，陈皮6g，乳香6g，没药6g，穿山甲10g，皂角刺10g，野菊花30g，蒲公英30g，连翘30g。口渴烦热者重用天花粉，加生地黄、玄参；初起肿块范围不大未化脓时，可去穿山甲、皂角刺；脾虚纳差去乳香、没药；便秘者加大黄、枳实。每日1剂，水煎2次，早晚服，3天为1个疗程，一般服用2～4个疗程。外用方：用祛毒汤洗剂（组成：马齿苋、瓦松、甘草各15g，川文蛤、川椒、苍术、防风、葱白、枳壳、侧柏叶各10g，芒硝30g）熏洗坐浴。切开排浓法：局麻或腰部麻醉，指诊确定脓肿部位和范围。在脓肿波动明显处行放射状或弧形切口，切开皮肤、皮下组织等，充分敞开脓腔，以利引流。彻底排脓后用手指分离脓腔间隔，先后用过氧化氢和0.9%氯化钠注射液充分冲洗脓腔，然后放置橡皮条，或胶管，或纱布引流，以敷料包扎固定。切开挂线法：在腰部麻醉下，于脓肿波动明显处或穿刺针指示切开部位，行放射或弧形切口，充分排脓后以食指分离脓腔间隔。彻底冲洗脓腔，修剪创缘。再以探针自切口插入，沿脓腔底部仔细地探查，同时以手指伸入肛门，针指结合，寻找内口。若未探通，可在针指间距最薄处穿出，挂以橡皮筋，通过脓腔牵出切口，再将橡皮筋两端收紧，结扎。在被勒扎组织内注射长效止痛剂，以油纱条置入脓腔内，外敷纱布。结果：经过7～14天的治疗，52例中除9例无效而改用西药抗生素外，其余43例全部治愈，无1例形成肛瘘，总有效率达82.69%。

张敏等人将72例肛周脓肿患者随机分为两组，其中实验组39例，对照组33例。实验组以仙方活命饮煎汤，每剂 2 日，每日 3 次，每次口服 100ml；及每次便后坐浴浸泡肛周局部 15 分钟。组成：白芷、川贝母、防风、赤芍、当归尾、甘草、天花粉、乳香、没药各 20g，皂角刺（炒）、穿山甲（炙）各 10g，金银花、陈皮各 25g。对照组则于每次便后以氯化钠溶液洗净。两组均于便后行黄连霉液纱条填入创面引流换药至痊愈。另外，两组均常规行术后当天静卧，2 天内进流质饮食，控制大便；第 1 次排便后正常饮食；两组均选用适当、足量抗生素静脉滴注 5～7 天；嘱患者多采取坐、立位以利引流，适当活动、多食粗纤维食物，保持大便通畅。结果：实验组及对照组的治愈率、有效率无显著性差异；但实验组在切口愈合时间、术后切口分泌物、肛周不适感、肉芽生长状况等方面则优于对照组。提示仙方活命饮配合手术治疗肛周脓肿是该病术后促进创面愈合、减轻并发症的有效辅助治疗手段。

杨合功用仙方活命饮治疗肛周脓肿实证 126 例，组成：金银花 15g，白芷 6g，防风 9g，浙贝母 9g，赤芍 10g，当归尾 9g，炒皂角刺 9g，炙穿山甲 9g，天花粉 10g，乳香 6g，没药 6g，陈皮 6g，甘草 6g。取上药加水 1500ml，白酒 100ml，先武火再文火煎沸 30 分钟，第 2 次煎加水 1000ml，白酒 50ml，再煎沸 20 分钟，两次共取汁 300ml，分 2 次温服，日服 1 剂。结果：服药 1～4 天后，115 例成脓，平均成脓时间为 1.92 天，11 例服药 3 天后疼痛减轻，肿块缩小，继续 2～4 天肿块消散。说明临床中运用仙方活命饮能促其成脓，缩短病程。

林茂为观察仙方活命饮治疗肛周脓肿术后感染的临床疗效，将 15 例患者在按时切口换药的基础上，口服仙方活命饮（金银花、白芷、防风、当归尾、赤芍、乳香、没药、陈皮、皂角刺、穿山甲、天花粉、贝母、甘草），10 天为 1 个疗程。结果：15 例患者中，治愈 10 例，有效 4 例，无效 1 例，有效率为 93.3%。说明仙方活命饮使用方便，是治疗肛周脓肿术后感染的有效方药。

高宏平等人利用加减仙方活命饮治疗肛肠病术后 118 例，术后 6 小时开始口服加减仙方活命饮，每次 100ml，每天 2 次，饭后服用，共 6 天。组成：白芷、贝母、防风、赤芍、当归尾、甘草、皂角刺（炒）、穿山甲（炮）、天花粉、乳香、没药各 5g，金银花、陈皮各 10g。疼痛重者去贝母、天花粉，加黄芩 6g，延胡索、蒲公英各 10g；便秘甚者去白芷、皂角刺，加火麻仁 15g，大黄 8g；小便不通者去乳香、没药，加木通、泽泻、车前子（包煎）各 10g；脓肿者重用皂角刺、穿山甲各 15g；水肿明显者去贝母、防风，加黄芩 8g，蒲公英 10g，泽泻 8g；肛周瘙痒去贝母、天花粉，加艾叶、藁本各 15g，黄芪 10g；出血者去陈皮、当归尾，加仙鹤草 12g，三七粉（冲）10g，槐花 12g；中气虚者去皂角刺、穿山甲，加黄芪、白术各 10g。结果：实验组疼痛持续时间平均（3.3±0.42）天，对照组平均（6.2±0.37）天；实验组创面出血时间平均（0.2±0.06）天，创面愈合时间平均（6.1±0.53）天；对照组分别为（3.6±0.08）天和（17.5±0.6）天。两组比较，差异有统计学意义（$P<0.01$）。

杨小毛等人为观察仙方活命饮加减坐浴对肛周脓肿术后创面愈合的临床疗效，将 70 例肛周脓肿术后患者随机分成实验组和对照组。其中，实验组 35 例，术后 24 小时后应用仙方活命饮加减坐浴；对照组 35 例，术后 24 小时应用 1:5000 的高锰酸钾液坐浴。观察两组病例的创面腐肉脱落时间、创面水肿时间及创面愈合时间等。结果：实验组在术后疼痛、创面腐肉脱落、创面红肿消退情况及创面愈合等方面明显优于对照组（$P<0.05$）。提示仙方活命饮加减坐浴能够有效促进肛周脓肿术后创面愈合。

李隆山等人运用仙方活命饮合五味消毒饮治疗肛窦炎、肛周脓肿肿疡期，共 42 例，取得了较好疗效。42 例中男 28 例，女 14 例；年龄最大 52 岁，最小 18 岁；病程 3～12 天；其中肛窦炎 36 例，肛周脓肿肿疡期 6 例。药物：金银花、防风、当归尾、赤芍、浙贝母、天花粉、乳香、没药、炮穿山甲、皂角刺、蒲公英、生甘草、紫花地丁、野菊花、天葵子。加味：肛窦发炎病灶直径在 2cm 以上形成脓肿肿疡期，加连翘 12g，败酱草 30g，红藤 15g，漏芦 12g，鱼腥草 30g。用法：水煎服，每日 1 剂，6 剂 1 个疗程，疗程结束复查后统计疗效。结果：42 例中 36 例肛窦炎痊愈，占 85.72%，肛周脓肿 6 例中 3 例痊愈，占 7.14%；3 例未愈占 7.14%。未愈 3 例就诊时发病达 5 天以上，肛窦处发炎结节肿大超过 2cm 以上，转化成肛周脓肿，后经手术治愈。

胡桂枝等人采用中西医结合治疗早期肛门直肠周围脓肿 35 例，其中男 20 例，女 15 例；年龄最大 78 岁，最小 6 岁；病程最长 7 天，最短 3 天。均采用中西医结合治疗，给予注射用青霉素钠加 0.9%氯化钠注射液 100ml 及甲硝唑注射液静脉滴注，同时加服仙方活命饮加减方（金银花 9～10g，蒲公英 5～15g，穿山甲 2～6g，皂角刺 5～20g，乳香 3～6g，没药 3～6g，浙贝母 3～10g，天花粉 3～15g，防风 3～5g，陈皮 3～20g，当归 3～15g，赤芍 3～15g，生甘草 3～6g。每日 1 剂，水煎，早晚温服，连续服用 7～10 天），并将仙方活命饮每剂药渣加水煮沸后加入芒硝 50g，坐浴外用。结果：治愈 28 例，好转 7 例，未愈 0 例。说明中西医结合治疗早期肛门直肠周围脓肿有较好疗效。

李立采用仙方活命饮内服外洗治疗肛痈，共 72 例，男 48 例，女 24 例。临床表现为肛门部或直肠下部有沉重和坠胀感，钝痛，局部一小硬块触痛，后逐渐疼痛加重，肿块增大。如位置低，脓肿较小，则全身症状不明显；如位置高，脓肿较深大，可出现较重的全身症状，如肛门部疼痛较重，坐卧不安，行走困难，夜不能寐，发热，恶寒，倦怠不适，食欲不振，大便秘结，排尿不畅，舌红，苔黄腻，脉弦滑。局部肿块增大，弥漫性肿胀，触痛明显，白细胞、中性粒细胞增高。处以仙方活命饮：白芷、浙贝母、防风、赤芍、当归、皂角刺、穿山甲、天花粉、陈皮各 15g，甘草 6g，乳香、没药各 9g，金银花 30g。红肿热痛较甚加黄芩、黄连、黄柏，大便实加大黄，苔黄腻加苦参，疼痛较甚加延胡索，肿胀甚加荆芥。每日1剂，水煎服，每日2次。药渣再煎500ml，先熏后洗，或用毛巾蘸药汁趁热敷患处。结果：治愈51例，有效15例，无效6例。总有效率91.67%。治疗时间最长5天，最短3天。

王洪波等人探析了中西医结合的方法治疗肛周脓肿的临床效果和预后。肛周脓肿患者130例，随机分为两组各65例。对照组行一次性根治术治疗，实验组在此基础上术前采用如意金黄膏进行外敷，术后采用仙方活命饮内服和金玄痔科熏洗散进行中药坐浴，并用马应龙麝香膏和湿润烧伤膏纱条进行换药。比较两组患者的临床效果和早期预后以及医患满意度。结果：两组患者手术成功率均为100%，治疗有效率无显著差异；但实验组早期预后显著优于对照组，起效时间更早［（3.6±2.5）天 vs（6.8±4.2）天，P<0.05］，愈合时间也较短［（14.3±2.2）天 vs（18.9±4.2）天，P<0.05］；且实验组医患满意度显著高于对照组（100% vs 92%，P<0.05）。提示中西医结合法治疗肛周脓肿患者临床疗效好，起效快，愈合快，医患满意度高。

郑勇探讨了仙方活命饮联合抗生素治疗肛周脓肿前驱期的疗效。随机将80例肛周脓肿前驱期患者分为两组。实验组给予抗生素（盐酸头孢替安1.0g，每天2次；替硝唑0.5g，每天2次，连续3天；若头孢替安过敏则用盐酸左氧氟沙星注射液0.2g，每天2次）静脉滴注治疗，同时给予仙方活命饮加减（白芷、浙贝母、防风、赤芍、当归尾、甘草、皂角刺、穿山甲、天花粉、乳香、没药、陈皮各10g，金银花25g）治疗，以清热解毒、活血消痈。每剂药头煎取汁400ml，分早晚2次口服，第二煎煎取80ml保留灌肠，每天1剂。对照一组给予上述抗生素配合肛泰栓剂（每天1枚）治疗，对照二组给予上述仙方活命饮加减配合肛泰栓剂（每天1枚）治疗。结果：实验组总有效率达75.0%；对照一组总有效率为25.0%，对照二组总有效率为35.0%，实验组与对照一组和对照二组比较均有统计学意义（P<0.05）。提示仙方活命饮联合抗生素对治疗肛周脓肿前驱期有显著疗效。

雷燕探讨了肛周脓肿急症患者应用中药仙方活命饮的治疗效果和应用价值。选择手术治疗的肛周脓肿急症患者78例，随机分为实验组和对照组，每组各39例，对照组手术治疗，实验组在对照组基础上口服仙方活命饮治疗，观察两组治疗情况。结果：实验组患者创面症状各项积分降低幅度优于对照组（P<0.05）。实验组患者术后疼痛评分、创面愈合时间均优于对照组（P<0.05）。实验组患者治疗后肿瘤坏死因子-α 和细胞因子 IL-6 下降幅度优于对照组（P<0.05）。说明在手术治疗肛周脓肿急症患者基础上口服仙方活命饮疗效显著，可以减轻患者术后疼痛，缩短创面愈合时间。

何镇文采用内服仙方活命饮配合外治治疗肛周脓肿未成脓期患者，效果良好。将本组病例60例，按随机数字法分为实验组和对照组，各30例。实验组内服中药仙方活命饮，方药为金银花、白芷、贝母、防风、赤芍、当归尾、皂角刺、穿山甲、天花粉、乳香、没药、陈皮、甘草。加减化裁：肛门局部肿痛甚，热毒重者，可加连翘、蒲公英、野菊花等以加强清热解毒之力；便秘者，可加大黄以泻热通便；血热盛者加牡丹皮以凉血；气虚者加黄芪以补气。肛门局部外用药以清热解毒、消肿止痛，苦参汤加减坐浴，处方：苦参、黄柏、五倍子各30g，白芷、金银花、蛇床子、赤芍、当归尾各15g，每日1剂，开水煎取汁1000ml，分2次坐浴肛门。并外用本院制剂室提供的消炎止痛栓塞肛和复方黄连素软膏外敷以消肿止痛。对照组仅肛门局部外用中药苦参汤加减坐浴、并外用本院制剂消炎止痛栓塞肛和复方黄连素软膏外敷以消肿止痛。结果：实验组30例患者中，治愈22例，好转6例，无效2例，总有效率为93.33%；对照组治愈5例，好转12例，无效13例，总有效率为56.7%。两组比较，差异有统计学意义（P<0.01）。未见其他不良反应。

叶鹏飞等人将收治的106例马蹄形肛周脓肿患者随机分为两组，对照组53例采用单纯手术治疗，实验组53例在对照组基础上给予仙方活命饮。比较两组治疗总有效率、创面愈合时间及住院时间。结果：实验组临床总有效率为96.2%，高于对照组的81.1%，有统计学差异（P<0.05）；实验组创面修复及住院时间显著低于对照组，有统计学差异（P<0.05）。提示仙方活命饮配合手术治疗马蹄形肛周脓肿效果显著，具有较高的临床有效率，同时创面恢复快、住院时间短，进而提高患者生活质量，值得临床选择。

余灵辉选取肛周脓肿患者86例，将其分为实验组和对照组，每组43例；对照组患者均给予负压引流术与术后常规治疗，实验组患者在对照组治疗的基础上均给予“仙方活命饮”治疗，组成：金银花30g，天花粉15g，浙贝母、当归尾、皂角刺各12g，甘草、赤芍、白芷、陈皮、防风、乳香各10g。加适量冷水，煎2次，合并药液，浓缩药液至300ml，每次口服100ml，每天3次，连续服用3天。比较两组患者治疗后的总有效率和不良反应的发生情况。结果：实验组患者治疗后住院时间、创面愈合时间和VAS评分值均显著低于对照组（P<0.05）；总有效率为93.02%，显著高于对照组为83.72%（P<0.05）；治疗后不良反应的发生率显著低于对照组（P<0.05）。提示仙方活命饮配合负压引流术用于治疗肛周脓肿患者，可有效缓解患者的术后疼痛，加快创面愈合和康复。

罗尼俚等人采用仙方活命饮治愈肛周脓肿1例。患者1周前自觉肛口周围有1个花生米粒大小包块，曾服左氧氟沙星片、去痛片，效不佳，现包块逐渐肿大，恶寒发热。刻诊：右侧肛周有一脓性包块（2cm×1.6cm），肛门灼热胀痛，活动后加剧，痛苦不堪，坐卧不安，侧夜难眠，厌食，口干舌燥，大便秘结，舌红，苔黄腻脉弦数。西医诊断为：肛周脓肿，中医诊断为：肛痈。证属湿毒内蕴，治宜清热解毒，消肿止痛。组成：金银花100g，黄芪100g，皂角刺60g，忍冬藤60g，薏苡仁60g，蒲公英60g，白芷30g，天花粉30g，浙贝母 15g，当归 15g，炮穿山甲 10g，赤芍 15g，防风 12g，乳香 9g，没药 9g，陈皮 9g，甘草 9g，每日 1 剂，分早晚各 1 次水煎服，另用药渣煎汁药浴患处，每次 30 分钟，每天 1 次。用药 4 剂后，肛周脓肿已消退，已不发热，疼痛明显缓解。为巩固疗效，守上方再进 10 剂后上述诸症消失而愈。随访近半年未复发。

黄奚等人运用传统名方仙方活命饮对低位肛周脓肿一期根治术后患者进行干预，促愈效果满意。在 2014 年 1～7 月期间，收治低位肛周脓肿患者 80 例，随机分为实验组和对照组，每组各 40 例。实验组：男 22 例，女 18 例；年龄 16～68 岁，平均年龄（38.25±6.50）岁。对照组：男 21 例，女 19 例；年龄 16～65 岁，平均年龄（37.80±5.83）岁。两组患者在性别、年龄方面比较，差异均无统计学意义（P>0.05），具有可比性。两组均予一期根治术治疗。实验组：于术后第一天起口服仙方活命饮：金银花 25g，陈皮 10g，白芷 10g，浙贝母 10g，防风 10g，赤芍 10g，当归尾 10g，天花粉 10g，穿山甲 10g，乳香 10g，没药 10g，皂角刺 10g，生甘草 6g。采用自动煎药机煎至 200ml，每袋 100ml，真空包装，早、晚饭后 30 分钟各服 1 袋，共治疗 7 天。对照组：给予奥硝唑氯化钠注射液（净含量 0.5g）100ml 静脉滴注，每天 2 次，首剂加倍。两组均共治疗 7 天。比较两组患者的创面愈合时间、肉芽生长情况评分、创面愈合率、血白细胞（WBC）、中性粒细胞百分比（N%）及血清人表皮生长因子（EGF）含量。结果：实验组创面愈合时间为（23.73±2.75）天，对照组为（29.24±2.97）天，两组比较差异有统计学意义（P<0.05）；实验组术后第 7 天、15 天创面愈合率显著高于对照组，差异均有统计学意义（P<0.05）；实验组术后第 7 天、15 天肉芽组织生长情况评分显著低于对照组，差异均有统计学意义（P<0.05）；两组术后第 3 天、7 天血 WBC 及 N%与同组术前比较显著降低，差异均有统计学意义（P<0.05 或 P<0.01），但与对照组比较差异均无统计学意义（P>0.05）；实验组术后第 7 天、15 天血清 EGF 含量显著高于对照组，差异均有统计学意义（P<0.05）。提示仙方活命饮能促进低位肛周脓肿一期根治术后创面的愈合，在抑制炎症方面与合理、正规地使用抗生素无明显差异。

何朝刚等人在肛周脓肿术后，运用仙方活命饮加减坐浴，可缩短创面愈合时间，减少患者痛苦，治疗效果显著。在 2014 年 5 月～2017 年 4 月期间，共收治肛周脓肿术后患者 88 例。女 37 例，男 51 例，平均年龄（36.48±12.24）岁，平均病程为（11.19±10.84）个月，随机分为实验组和对照组，每组各 44 例。实验组症状类型：热毒炽盛证 26 例，火毒蕴结证 18 例；脓肿位置：低位脓肿 34 例，高位脓肿 6 例，高低复合位脓肿 4 例。对照组症状类型：火毒蕴结证 23 例，热毒炽盛证 21 例；脓肿位置：低位脓肿 36 例，高位脓肿 3 例，高低复合位脓肿 5 例。对照组术后 24 小时给予 1:5000 的高锰酸钾液坐浴。实验组术后 24 小时给予仙方活命饮加减坐浴：白芷 3g，防风 6g，贝母 6g，赤芍 6g，当归尾 6g，甘草节 6g，天花粉 6g，皂角刺 6g，穿山甲 6g，乳香 6g，没药 6g，金银花 9g，陈皮 9g，苦参 30g，黄芪 50g。坐浴前应排空大便，并对创面进行清洗，避免细菌影响药物治疗效果。充分准备好药液后先进行熏蒸创面部位 5～10 分钟左右，当药液温度降至 40～45℃时，将创面部位浸泡坐浴 10～15 分钟，坐浴完成后应用无菌纱布将创面轻轻擦干，取出医用小棉垫将创伤部位包扎好，防止外部感染，每天早晚进行 1 次换药。疗效标准：①痊愈：症状及体征完全消失，创面完全愈合；②好转：症状、体征得以改善，但创面未愈；③未愈：症状及体征改善不明显。结果：对照组治愈 31 例，好转 11 例，未愈 2 例，治愈率为 70.45%；实验组治愈 40 例，好转 4 例，未愈 0 例，治愈率为 90.91%。两组间具有显著性差异（P<0.05）。

方征宇等人探讨了清热活血法对肛周脓肿术后创面愈合的影响。选取 40 例肛周脓肿患者作为研究对象，全部患者择期进行肛周脓肿术。采用随机卡将全部患者分为实验组（20 例）与对照组（20 例）。术后，对照组常规静脉滴注抗生素，并每日换药。实验组在对照组基础上，口服仙方活命饮合黄连解毒汤，组成：金银花 12g，白芷 6g，防风 6g，赤芍 9g，当归 9g，贝母 6g，黄芩 15g，黄连 6g，陈皮 9g，天花粉 10g，皂角刺 6g，穿山甲 6g，没药 6g，乳香 6g，栀子 9g，黄柏 10g，甘草 6g。对比两组疗效及创面愈合状态。根据两组治疗前后创面愈合状态，对比两组创面愈合率。记录两组的腐肉脱落、上皮出现及愈合的时间。根据两组患者的创面进行分泌物评分、肉芽形态评分、疼痛评分、红肿评分。对两组相应指标进行统计学分析。结果：实验组创面愈合率显著高于对照组，腐肉脱落时间、上皮出现时间、愈合时间显著低于对照组，差异有统计学意义（P<0.05）；实验组的疗效显著优于对照组，差异有统计学意义（P<0.05）；实验组分泌物评分、肉芽形态评分、疼痛评分、红肿评分显著低于对照组，差异有统计学意义（P<0.05）。说明清热活血法能显著改善患者肛周脓肿术后的临床症状，加快创面愈合。

廖丹等人运用仙方活命饮治疗肛周脓肿急症，效果显著，能够明显改善患者临床症状，减轻痛苦，促进伤口尽快愈合。在 2015 年 1 月～2016 年 8 月期间，共收治肛周脓肿急症患者 82 例，随机分为对照组和实验组，每组各 41 例。对照组：男 23 例，女 18 例；年龄最大 65 岁，最小 24 岁，平均年龄（41.35±4.22）岁；平均病程（7.19±3.62）天。实验组：男 22 例，女 19 例；年龄最大 66 岁，最小 23 岁，平均年龄（41.73±4.58）岁；平均病程（7.34±3.59）天。两组间基线资料差异不显著（P>0.05），具有可比性。对照组进行切开手术排脓，术后联合使用头孢他啶 2g，甲硝唑 100ml，每日 2 次，静脉滴注，并对术后脓液进行培养及药敏试验，根据结果调整抗生素的使用，治疗时间为 5 天。实验组在切开手术基础上，给予仙方活命饮：金银花 25g，白芷 3g，防风 6g，赤芍 6g，浙贝母 6g，当归 6g，天花粉 6g，甘草 6g，穿山甲 6g，皂角刺 6g，没药 6g，乳香 6g，陈皮 10g，黄芪 30g，苦参 30g。水煎成 40ml，每日 1 剂，分 2 次于早晚服用，连续使用 7 天，依观察效果进行组方加减，治疗周期为 40 天。结果：实验组全身情况积分为（1.19±0.13）分、局部脓腔积分为（1.91±0.31）分，明显优于对照组患者，差异有统计学意义（$P<0.05$）。实验组肛周脓肿急症患者的愈合时间及疼痛视觉模拟评分分别为（11.09±2.67）天、（2.45±1.03）分，较对照组明显更具优势，差异有统计学意义（$P<0.05$）。

吴康杰运用三黄汤合仙方活命饮加减坐浴促进肛周脓肿术后创面愈合，收效良好。在 2015 年 1 月～2017 年 2 月期间，共收治肛周脓肿手术患者 78 例，随机分为实验组和对照组，每组各 39 例。实验组：男女比例为 23:16，年龄 28～56 岁，平均年龄（42.06±13.17）岁；病程 4～16 个月，平均为（10.06±5.81）个月。对照组：男女比例为 22:17，年龄 30～53 岁，平均年龄（41.53±11.68）岁；病程 5～10 个月，平均为（7.52±2.68）个月。两组基线资料差异不显著（$P>0.05$），具有可比性。对照组：给予 1:5000 高锰酸钾坐浴，每天 15 分钟，坐浴后将 0.5%的碘伏涂抹于创面，每天 2 次，直至创面愈合。实验组予以三黄汤合仙方活命饮：黄芪 50g，苦参 30g，陈皮 9g，没药 6g，乳香 6g，穿山甲 6g，皂角刺 6g，天花粉 6g，甘草节 6g，当归尾 6g，赤芍 6g，贝母 6g，防风 6g，白芷 3g，金银花 9g。先熏后洗，热水煮沸之后倒入坐浴盆，患部熏洗 10 分钟左右，当温度达到 40～45℃时，坐浴 15 分钟，而后擦洗创面，每天早晚坐浴 1 次。疗效标准：①痊愈：创面不存在红肿、流脓现象，白细胞指数恢复正常；②好转：热痛、红疹等现象可见好转，创面没流出脓水，肿胀的范围显著缩小；③无效：创面红肿、疼痛等症状无改善，且脓水流出现象存在加重迹象。结果：实验组痊愈 16 例，好转 21 例，无效 2 例，总有效率为 94.9%；对照组痊愈 10 例，有效 18 例，无效 11 例，总有效率为 71.8%。实验组治疗效果优于对照组，创面愈合时间短于对照组，创面愈合情况优于对照组，疼痛评分低于对照组，均具有显著性差异（$P<0.05$）。

王东宏等人以仙方活命饮外用辅助切开根治术治疗肛周脓肿，疗效良好，能够提高临床疗效，并缩短创面愈合时间。在 2017 年 1～12 月期间，共收治肛周脓肿患者 60 例，随机分为对照组和实验组，每组各 30 例。所有患者均为低位脓肿，排除肿瘤、免疫系统疾病、血液系统疾病以及严重心肺、肝肾功能不全等患者。对照组：男 25 例，女 5 例；年龄 30～45 岁，平均年龄（38.7±6.3）岁；病程 2～6 月，平均（4.2±1.6）月。实验组：男 23 例，女 7 例；年龄 32～48 岁，平均年龄（38.1±7.8）岁；病程 2～8 月，平均（4.6±1.8）月。两组间性别、年龄及病程等基线资料，差异无统计学意义（$P>0.05$），具有可比性。对照组行切口根治术，术后常规用药、换药，并给予高锰酸钾溶液坐浴。实验组在对照组基础上，术后给予仙方活命饮：金银花、白芷、防风、贝母、赤芍、当归尾、甘草节、天花粉、皂角刺、穿山甲、乳香、没药、陈皮、苦参、黄芪。外用辅助治疗，先以药液的热气熏蒸患者伤口部位约 5～10 分钟；当药液温度降低至 40° C 坐浴，将患者伤口部位浸泡至药液，坐浴 10～15 分钟，并轻轻擦洗创面，使药液发挥更好的疗效；坐浴结束后，用灭菌纱布擦干。早晚各 1 次，连续应用 2 周。疗效标准：①治愈：临床症状及脓肿病灶消失，创面基本愈合；②有效：临床症状明显缓解，脓肿病灶缩小；③无效：临床症状及脓肿病灶无改善。结果：对照组治愈 14 例（46.7%），有效 8 例（26.7%），无效 8 例（26.7%），总有效 22 例（73.3%）；实验组治愈 19 例（63.3%），有效 9 例（30%），无效 2 例（6.7%），总有效 28 例（93.3%）。实验组治疗总有效率明显高于对照组，组间比较有统计学差异（$P<0.05$）。对照组患者创面愈合时间为（32.1±6.3）天，实验组为（24.7±5.2）天，组间比较差异亦具有统计学意义（$P<0.05$）。

于飞运用仙方活命饮治疗小儿肛周脓肿术后，临床疗效满意。在 2016 年 1 月～2017 年 5 月期间，共收治小儿肛周脓肿 60 例，随机分为实验组和对照组，每组各 30 例。实验组：男 21 例，女 9 例；年龄 3～28 月，平均年龄（14.53±5.02）个月；病程 1～7 天，平均（3.80±1.43）天。对照组：男 19 例，女 11 例；年龄 2～32 月，平均年龄（15.25±5.14）个月；病程 0.5～7 天，平均（3.68±1.35）天。两组一般资料经统计学分析，差异无统计学意义（$P>0.05$），具有可比性。对照组接受常规手术治疗。实验组在常规手术后口服仙方活命饮：金银花 15g，防风、白芷、浙贝母、皂角刺（炒）各 6g，当归尾、陈皮、穿山甲（炙）各 3g，赤芍、天花粉各 9g，乳香、没药、生甘草各 2g。每天 1 剂，水煎 2 次，取药汁 200ml，分 2 次口服，3 岁以下患儿用量酌减。红肿热痛症状较重可酌情加大金银花用量，加黄连、黄柏、黄芩；大便干结加大黄；局部肿痛明显加蒲公英、延胡索。疗效标准：①痊愈：临床症状全部消失，创面愈合，肿块消除，随访期内无复发、无肛瘘形成；②显效：临床症状明显改善，创面明显缩小，肿块基本消失；③无效：临床症状未改善，创面未好转，肿块仍然存在，局部再发肛周脓肿，甚至形成肛瘘。结果：实验组创面愈合时间为（10.48±2.32）天，明显短于对照组的（17.84±3.11）天，且实验组脓肿复发率（7.14%）和肛瘘发生率（3.57%）明显低于对照组的 42.86% 和 28.57%，差异均有统计学意义（$P<0.05$）。两组术后 1 天和 14 天症状积分比较与同组术后 1 天比较，术后 14 天两组的创面长度、创面宽度、创面水肿、创面渗液症状积分均显著下降，差异均有统计学意义（$P<0.05$）。实验组在术后 14 天的创面长度、创面宽度、创面水肿、创面渗液症状积分均显著低于对照组，两组比较差异均有统计学意义（$P<0.05$）。对照组痊愈 5 例（16.67%），显效 16 例（53.33%），无效 9 例（30.00%），总有效 21 例（70.00%）；实验组痊愈 18 例（60.00%），显效 10 例（33.33%），无效 2 例（6.67%），总有效 28 例（93.33%）。实验组总有效率显著高于对照组，

两组比较，差异有统计学意义（$P<0.05$）。

潘逸迁运用仙方活命饮加味坐浴结合手术治疗婴幼儿肛周脓肿，疗效满意。在2014年1月～2018年1月期间，共收治患儿104例，随机分为实验组和对照组，每组各52例。实验组：男29例，女23例；年龄18天～5.5岁，平均年龄2.6岁；病程最短10天，最长5年，平均2.8年。对照组：男27例，女25例；年龄21天～6岁，平均年龄2.8岁；病程最短13天，最长6年，平均2.9年。两组患儿在性别、年龄、病程等方面比较，差异无统计学意义（$P>0.05$），具有可比性。实验组采用切开引流或切开挂线术，同时配合仙方活命饮加味坐浴：金银花30g，防风、浙贝母、赤芍各10g，蒲公英、野菊花、栀子、穿山甲、皂角刺、乳香、没药各6g，白芷3g。煎药，取药液1200ml，坐浴，术后首次排便后开始坐浴，每次约20分钟，每日2次，疗程为10天。对照组手术方法同实验组，术后排便后创口常规碘伏消毒，用0.9%氯化钠注射液坐浴，每次约20分钟，每日2次，疗程为10天。疗效标准：①治愈：创口愈合，症状消失，无并发症发生；②好转：创口愈合不完全，症状消失；③无效：创口未愈合，症状存在，或形成肛瘘。结果：实验组治愈37例，好转9例，无效6例，总有效率为88.5%；对照组治愈22例，好转12例，无效18例，总有效率65.4%。实验组总有效率明显高于对照组，两组间具有显著性差异（$P<0.05$）。

叶道冰等人在2017年7月～2018年7月期间，将仙方活命饮熏洗用于肛周脓肿术后患者，取得满意效果。共收治患者120例，随机分为实验组和对照组，每组各60例。实验组：男32例，女28例；年龄23～54岁，平均年龄（38.59±3.47）岁；病程2～15天，平均（8.57±1.23）天。对照组：男31例，女29例；年龄22～56岁，平均年龄（38.57±3.44）岁；病程3～16天，平均（8.54±1.33）天。两组患者临床资料比较差异无统计学意义（$P>0.05$），具有可比性。对照组术后给予1:5000高锰酸钾液熏洗。实验组术后予仙方活命饮熏洗：金银花30g，赤芍、乳香、没药、陈皮、当归、防风、白芷、皂角刺、穿山甲、贝母、天花粉各10g，甘草6g。两组患者均在术后第一天给予熏洗，熏洗前排空大便后清洗创口，准备好熏洗药液，以药液蒸汽熏蒸患部5～10分钟，然后进行坐浴5～10分钟，在药浴过程中轻柔擦洗患处，结束后用无菌纱布擦干，外敷小棉垫，早晚各1次。结果：治疗后实验组患者在创面愈合时间、肛门疼痛评分方面均优于对照组（$P<0.05$）；实验组症状积分明显低于对照组（$P<0.05$）；治疗后两组IL-6、TNF-α水平均低于治疗前，但实验组IL-6、TNF-α水平显著低于对照组（$P<0.05$）。

二、治疗阑尾炎

马烈以仙方活命饮治疗肠痈3例，收到良好效果。患者一，3天前午饭后在地里干活时，突感下腹部疼痛而伴恶心呕吐，腰不能伸直，经确诊为阑尾炎，随即给静脉滴注青霉素、肌内注射链霉素并服中药大黄牡丹皮汤后，其病情有所减轻，但右下腹局限于麦氏点一包块压痛，直立时痛甚。转求诊中医，局部疼痛（+）、可摸及4cm×3cm大小包块，实属阑尾包裹，按其脉略沉而数，观舌苔，红而薄黄。给仙方活命饮，加玄参20g，夏枯草20g，3剂，水煎服用。复诊时，上症大减，包块明显缩小，仅有1cm×2cm大小，局部压痛（±），药中病机复投3剂。三诊时，包块消、疼痛（–），伸腰直背自如。患者二，高三学生，4天前和同学一起在河边看书，休闲之间，奔跑戏耍，始觉右下腹疼痛，初为阵发性，至半夜持续性加剧，自服“索米痛”两片，效果不佳，强忍至天明急诊，经外科诊断为“急性阑尾炎”，而给肌内注射青霉素、链霉素，并用大黄牡丹皮汤（加味）中药后，病情稍有好转，右下腹痛亦缓，但直立或咳嗽，走动时疼痛较著，故求诊中医，刻诊：痛苦病容，阑尾区压痛、反跳痛（+），腰大肌试验（+），舌红苔黄腻。证属大肠湿热，肠痈所致，给仙方活命饮加蒲公英30g，败酱草30g，3剂。复诊上症大减，阑尾区压痛（±），效不更方，再投原方三剂而病告愈。患者三，10天前午饭后因急于上班，跑步到单位，始觉右下腹痛胀，服止痛药未缓其状。静脉滴注青霉素并服中药大黄牡丹皮汤加味，1周后，病情有所减轻，但右下腹压痛仍呈（+），步履急行疼痛坠胀感觉加重。刻诊：右下腹摸及4cm×4cm大小包块，精神差，舌红苔薄黄；脉细数，证属阳明湿热，结于肠腑，成痈聚结所致，投仙方活命饮加夏枯草20g，玄参20g，黄芪20g，3剂水煎，早晚服。复诊，精神转佳，疼痛轻微。右下腹包块消失，脉象较前有力，再投3剂，三诊精神佳，别无恙。

蔡学熙以加减仙方活命饮合芒硝拌蒜泥治疗急性阑尾周围脓肿20例，其中男8例，女12例，均有右下腹明显压痛，并可触及肿块，腰大肌征阳性，伴便秘或大便不爽，休温37.5～40.2℃，血白细胞总数及中性粒细胞均有不同程度升高。舌质红或暗红，舌苔黄燥或黄腻，脉象弦数或滑数。内服加减仙方活命饮：金银花30g，赤芍10g，白芷10g，炒皂角刺10g，炙穿山甲10g，桃仁6g，当归尾10g，败酱草30g，大黄10g（后入），蒲公英30g，川楝子10g，每日1～2剂水煎服。外敷药：芒硝拌蒜泥以大蒜柞烂如泥与等量芒硝相拌，根据肿块的大小，摊在油纸或塑料布上约0.3cm、0.4cm厚，先于右下腹肿块上涂上一层凡士林软膏，后敷上药，每日调换1～2次，每次约4～6小时。其中4例配合庆大霉素。20例均获痊愈，右下腹疼痛在7天内缓解，肿块在12天内消失，体温在6天内降至正常，血白细胞总数及中性粒细胞在7天内恢复正常，舌脉在8天而正常，随访2～5年均未见复发。

陈凤桐共收治各种类型阑尾炎496例，其中阑尾周围脓肿57例。男31例，女26例；年龄15～30岁28例，31～45岁18例，46～30岁10例，61岁以上1例，农民37例，干部5例，教师6例，工人9例，患者右下腹触及包块并经穿刺，吸出脓液者47例，未抽出脓液者10例中，切开引流者 4 例，并发不全性肠梗阻者 3 例，形成肠瘘者 1 例，随机分为两组进行治疗，中药组 32 例，西药组 25 例。病程最短 7 天，最长 36 天。中药组用仙方活命饮：金银花 30g，天花粉 10g，当归 15g，赤芍 15g，乳香 10g，没药 10g，穿山甲珠 10g，皂刺 10g，白芷 10g，浙贝母 10g，陈皮 10g，防风 10g，甘草 6g。热盛加蒲公英、败酱草；湿盛加薏苡仁；气虚加党参。水煎服，每日 1 剂。同时配合注射器经腹穿吸脓。西药组用抗生素青霉素 80 万单位、链霉素 0.5g，每日 2 次肌内注射，必要时配合输液；同时配以注射器腹穿吸脓，或切开引流。结果：中药组 32 例中，男 23 例，女 9 例。腹穿一次抽出脓液者 24 例；有 8 例未抽出脓液。煎服中药 7 剂治愈者 8 例，10 剂治愈者 11 例，15 剂治愈者 10 例，17 剂治愈者 3 例（右下腹部疼痛消失，包块消除，食欲好转，体温恢复正常，血白细胞降至正常水平），治愈率 100%，临床表现基本恢复时间为 7～17 天，平均 12 天。治愈后随访 1～11 年，除 1 例有轻度肠粘连外，其他恢复良好。西药组 25 例中，男 17 例，女 8 例，一次抽出脓液 23 例，未抽出脓液者 2 例。青霉素 80 万单位、链霉素 0.5g，每日 2 次，肌内注射，其中有 3 例形成不全性肠梗阻，配合输液治愈，有 4 例切开引流，有 1 例形成肠瘘，经输液配合局部换药治愈，临床表现基本恢复时间为 7～36 天，平均 21.5 天。随访 1～11 年有 1 例轻度、2 例重度肠粘连，其他恢复良好。两组治愈时间相比，中药组比西药组平均缩短 9.5 天，并发症也比后者为少。

梅学礼利用仙方活命饮配经方治愈肠痈（阑尾周围脓肿）1 例。患者右下腹部疼痛伴发热 1 月，经当地医院用中西药物治疗病情未见好转，近日来疼痛加剧。检查患者体温 37.8℃，腹部平坦，右下腹稍隆起，压痛（+++），反跳痛（+++），右下腹肌紧张，可触及 9cm×7cm 大小包块，质硬，活动度差。白细胞总数 14×10^9/L，中性粒细胞百分比 80%，淋巴细胞百分比 20%，尿蛋白（±），白细胞（+），粘液丝（+），用青霉素、链霉素、氯霉素、红霉素、庆大霉素治疗 6 天，体温正常而疼痛未减，包块未缩小。患者发热恶寒，右下腹疼痛月余，口苦欲饮，大便 5 日未行，脉滑数，舌苔黄厚而干。右下腹疼痛拒按，诊为肠痈，用清热解毒、泻火逐瘀、散结消痈法治之，选仙方活命饮合大黄牡丹汤加减：大黄（后下）、牡丹皮、桃仁、穿山甲、皂角刺、当归尾，赤芍、乳香、没药、天花粉各 10g，冬瓜仁、金银花各 15g，芒硝（分冲）30g，浙贝母、甘草各 5g，服 1 剂，大便通下 5 次，疼势减，遂将大黄减为 8g，芒硝减为 10g，水煎当茶饮。前后共服药 8 剂，血常规正常，诸症悉退，随访 1 年未复发。

梅学礼利用仙方活命饮配经方治愈阑尾穿孔并肠间脓肿、急性盆腔炎 1 例。患者，女，17 岁，未婚，农民。患急性阑尾炎因一般情况较差，而先用抗生素保守治疗，因阑尾穿孔并弥漫性腹膜炎而手术治疗。术中见阑尾周围脓肿穿孔，有大量脓液流出。切除阑尾清洗腹腔，发现结肠上端有一脓腔约 30ml，吸净脓液并清洗腹腔后，右下腹留置引流管 1 根，是日值月经来潮。术后第三天诉有大量白带，体温 38℃，血白细胞总数 21×10^9/L，中性粒细胞百分比 86%，淋巴细胞百分比 14%。妇科会诊考虑为阑尾穿孔继发急性盆腔炎，因患者体质差，虽经大量抗生素、激素、纠酸、支持疗法及输血等治疗，感染仍在扩散，遂告病重并请治于余。诊见痛苦貌，唇红口干，大便 2 日未行。诉白带像月经那样流出，有臭气而量多，少腹疼痛拒按，压痛、反跳痛明显，重按有抵抗感，窃思与桃仁承气汤暗合，拟清热解毒、活血化瘀、通里攻下三法合治，选仙方活命饮与桃仁承气汤加减：桃仁、大黄（后下）、穿山甲、皂角刺、当归尾、赤芍、乳香、没药、天花粉各 10g，芒硝（分冲）20g，金银花 15g、浙贝母 6g、甘草 5g，服 2 剂后白带显著减少，腹痛大减，体温正常。再诊大黄减为 8g，芒硝减为 10g，同煎继服 4 剂，复查血常规正常，诸症若失。遂访 1 年无异常。

周志忠用仙方活命饮治愈肠痈 1 例。患者素有慢性阑尾炎病史，1 周前急性发作住院，经治疗后诸症缓解，自动出院来我科治疗。刻诊：右少腹持续性胀痛、刺痛，触之阑尾处有一包块约 4cm×3cm，质偏硬，伴见面色青黄，痛苦病容，神疲纳少，午后发热，体温 38.2℃，血、尿常规无异常。大便稀塘，小便微黄，唇舌暗红，苔黄腻，脉滑数。证属肠间热毒蕴结，络脉瘀滞。处仙方活命饮加焦大黄、木香。服 2 剂，病减，原方增黄芪 30g，服至 8 剂，诸恙告终。

杨景山等人用仙方活命饮加减治疗急性阑尾炎 30 例，效果满意。其中，男 21 例，女 9 例：年龄最小 13 岁，最大 61 岁；病程最短 4 小时，最长 2 年。急性阑尾炎 25 例，复发性阑尾炎 4 例，阑尾周围脓肿 1 例。体温 37.6～39℃23 例，服药最多 15 剂，最少 9 剂。仙方活命饮加减：金银花 40g，生大黄（后下）、天花粉、穿山甲、当归、赤芍、皂角刺各 12g，乳香、没药、贝母、陈皮、延胡索各 10g，甘草 6g。水煎服，每日 1 剂，分早晚服用。服药期间忌食生冷、鱼腥、辛辣之物。结果：治愈（症状完全消失，体温、血常规化验完全恢复正常，随访 2 年未复发）27 例。无效 3 例，总有效率 90%。

陈和利用仙方活命饮治愈阑尾炎 1 例。患者 1 周前外出食生冷不洁食物后，自觉胃脘不适，隐痛，纳差，嗳气。现突感腹部胀痛，呕吐，发热（体温 39℃），继则右下腹剧痛，拒按，右腿不能伸直，伸则疼痛加剧，大便秘结 3 天，右下腹压痛、反跳痛明显，并可扪及鸡蛋大包块，舌苔黄厚，脉弦数。此由饮食不慎，运化痞塞，气血壅滞，化热酿毒而成肠痈。治宜清热解毒，活血化瘀，拟仙方活命饮加减。处方：金银花、蒲公英各 25g，天花粉、皂角刺、白花蛇舌草各 15g。当归尾、大黄、赤芍 10g，乳香、没药各 6g，陈皮、甘草各 5g。2 剂，每日 1 剂，水煎分 2 次服用。复诊，经服上药后，腹痛加重，呈阵发性加剧，继则大便泻下数次，量多，味臭，伴有黏液样便，右下腹疼痛减轻，呕吐消失，仍有低热。守上方加减：金银花、蒲公英、白花蛇舌草各 20g，天花粉 15g，大黄、皂角刺、乳香、甘草、没药各6g，穿山甲、当归尾、川贝母各10g，陈皮9g。6剂，每日1剂，水煎服。药毕症状消失，下腹包块无扪及。

罗尼俚等人采用仙方活命饮治愈阑尾脓肿1例。患者3天前发热恶寒，因脘腹阵痛不适，腹胀满闷，尤以右下腹胀明显。厌食、发热、便结、全身乏力、呈痛苦面容，西医诊断为：阑尾周围脓肿。建议手术治疗，因患者不愿手术，而求治于中医。刻诊：全身乏力，痛苦面容，右下腹胀痛、压痛、反跳痛明显、可触及肿块，纳差呕恶，恶寒发热，大便3天未行，舌红，苔黄腻，脉弦数。西医诊为：阑尾周围脓肿，中医诊为：肠痈。证属热毒蕴结，治宜清热解毒，通腑泄热，消肿止痛散瘀。处方：红藤90g，金银花90g，紫花地丁60g，薏苡仁60g，延胡索18g，炒枳壳、瓜蒌各12g，大黄（后下）15g，赤芍15g，桃仁10g，冬瓜仁30g，天花粉30g，当归15g，白芷20g，乳香9g，没药9g，炮穿山甲9g，皂角刺60g，甘草9g，每日1剂，分早晚水煎服。服药3剂后，右下腹疼痛明显好转，已不发烧，胃纳好转，大便已通。为巩固疗效，上方加黄芪、太子参各15g，大黄改为6g，再服7剂，诸症消失而愈。

三、治疗肛瘘

肛门直肠肛瘘，简称肛瘘，占整个肛肠疾病的1/4，仅次于痔，居于第二位。肛瘘是肛管直肠与皮肤之间的一种异常瘘道，一般由3个部分组成，即原发内口、瘘管和外口。内口是感染原的入口，多位于肛管内侧齿状线平面的肛隐窝内；瘘管位于肛门括约肌内及皮肤下；外口就是原来脓肿溃破或切开引流的部位，常常是肛门周围皮肤上的小结节或小洞。临床上有内口及外口的，称为完全性肛瘘，若有瘘管位于肛门内、直肠壁外侧的，一般称为内瘘，这种内肛瘘较少见。临床上常根据瘘管所居的位置将它分为低位肛瘘和高位肛瘘。低位肛瘘约占70%，瘘管只经过外括约肌皮下部或内括约肌下缘，内口常在齿状线附近；高位肛瘘瘘管位置较高。

陈映标以仙方活命饮加减用于肛瘘术后，经过临床观察，证明本方能减少肛瘘术后的多种合并症，从而减少患者的痛苦，缩短疗程，疗效满意。实验组58例，男性42例，女性16例，年龄最小22岁，最大66岁，平均年龄42岁，其中单纯性肛瘘42例，复杂性肛瘘16例，病程最短2个月，最长10年；设对照组20例，男性12例，女性8例，年龄最小25岁，最大56岁，平均年龄41岁，其中单纯性肛瘘14例，复杂性肛瘘6例，病程最短1个月，最长6年。实验组以仙方活命饮加减：金银花、生地黄、北黄芪各15g，当归尾、白芷、浙贝母、黄柏、地榆、赤芍、连翘、牛膝各10g，乳香、没药各6g，甘草3g。痛减去乳香、没药；出血加用田七5g；便结加大黄12g（后下），麻子仁20g；小便不利加小茴香、车前子各15g；配合诺氟沙星0.2g，甲硝唑0.4g，每日3次口服，便后0.01%高锰酸钾坐浴20分钟，化腐膏外敷，每日1次。对照组用诺氟沙星0.2g，甲硝唑0.4g，每日3次口服，外治同上，其他则以对症治疗为主，如大便秘结给予大黄苏打1.2g，每日3次口服，疼痛用去痛片止痛。实验组一般术后当天给中药内服，治疗后合并症较少而轻，术后第3天患者大多疼痛较轻或不疼痛，渗血现象不严重，术后大便秘结5例，占8.6%；小便不利2例，占3.4%；术后感染2例，占3.4%。一般15～18天治愈，创口愈合良好；对照组术后合并症一般较重，疗程较实验组长，术后第3天仍有多数患者自觉疼痛，动则痛甚，大便秘结8例，占40%；小便不利2例，占10%；术后感染2例，占10%，疗程为18～25天，创口有少部分由肉芽增生而造成疤痕比皮肤高，两组比较，实验组合并症少而轻，疗程短。

四、治疗肛窦炎

齿状线是由胎儿出生时肛膜破裂形成的。在齿状线上有数个开口朝上的肛窦、肛腺。齿状线处这些凹凸不平的肛窦黏膜容易被擦伤，并形成浅层组织的细菌感染，炎症还可波及肛窦底部的肛腺，这就是早期的肛窦炎。肛窦炎的典型特征：排便时肛门疼痛，而且定位十分明确；常常是肛门后位多见，因为此处是肛管内压力最高的地方；此外还会伴有肛门异物感、不适和肛管下坠感及肛门脓性分泌物。

郭其乐将92例肛窦炎患者随机分成两组，实验组46例，采用仙方活命饮内外兼用配合普济痔疮栓治疗；对照组46例用抗生素加熏洗配合普济痔疮栓治疗。结果：实验组治愈34例，好转10例，未愈2例，治愈率73.9%，总有效率95.7%。对照组治愈20例，好转21例，未愈5例，治愈率43.5%，总有效率89.1%。两组比较，差异有非常显著性意义（$P<0.01$）。说明该方法治疗慢性肛窦炎疗效显著。

孙桂东将肛窦炎患者40例，随机分为实验组和对照组各20例。实验组采用口服仙方活命饮加减、太宁栓塞肛治疗。口服中药基本方：金银花30g，赤芍15g，当归12g，桃仁12g，天花粉12g，炒皂角刺6g，炙穿山甲6g，炙乳香6g，制没药6g，陈皮9g，甘草3g，黄柏10g，熟大黄6g。加味法：肿痛甚加连翘12g，蒲公英15g；里急后重加黄芪15g，升麻10g；失眠多梦加酸枣仁10g，合欢皮10g。水煎服，每日1剂，分2次服。排便后温水清洗，予太宁栓塞肛，每次1枚，每日1～2次。10天为1个疗程。对照组采用口服抗生素、太宁栓塞肛治疗。抗生素选用左氧氟沙星0.5g口服，每日1次。排便后温水清洗，予太宁栓塞肛治疗（同实验组）。10天为1个疗程。结果：实验组总有效率为95%，对照组总有效率为75%。

艾丽芳等人采用消炎生肌散外敷联合仙方活命饮加减内服治疗肛瘘术后的创面，疗效可靠。在2015年6月～2016年9月期间，共收治低位单纯性肛瘘患者60例，将其随机分为实验组30例（男22例，女8例），对照组30例（男24例，女6例）。两组患者在年龄、性别、病程、术后第一天创面面积相比较，无明显差异（$P>0.05$）。两组患者均行低位肛瘘切除术，术后行常规抗感染、止血治疗，术后第一天开始每日便后换药，每天 1 次，换药前用自制肛门洗剂熏洗肛门，坐浴约 15 分钟。消炎生肌散：乳香 8g，没药 8g，龙骨 8g，炉甘石 40g，黄丹 16g，轻粉 8g，儿茶 40g，滑石粉 40g，血竭 16g，冰片 4g，朱砂 16g。制成散剂，用时将凡士林纱条掺上消炎生肌散即可。仙方活命饮：黄芪 15g，赤芍 10g，金银花 15g，当归 10g，黄柏 10g，生地黄 15g，白芷 10g，连翘 10g，乳香 6g，浙贝母 10g，牛膝 10g，地榆 10g，没药 6g，甘草 3g。创面出血加三七 6g；大便干结加火麻仁 15g；疼痛加延胡索 10g，减乳香、没药；小便不利加小茴香 10g，益母草、金钱草各 15g。每日 1 剂，加水 400ml 浸泡 0.5 小时，煮沸至 100ml，装入袋内，早、晚饭前半小时各温服 1 袋，每日 2 袋。实验组：给予仙方活命饮加减内服，用 0.9%氯化钠注射液擦拭创面，清除创面分泌物及坏死组织，将消炎生肌散纱条填塞入切口内，沿切口的基底部由内向外填塞，松紧适度，无菌纱布覆盖，胶布固定。对照组：同上法清洗创面，使用凡士林纱条填塞瘘管切口内。结果：实验组术后创面愈合时间和术后 7 天疼痛积分明显小于对照组（$P<0.05$），具有缩短愈合时间、减轻疼痛的优势。

五、治疗痔疮

痔疮是一种位于肛门部位的常见疾病，任何年龄都可发病，但随着年龄增长，发病率逐渐增高。按照发生部位的不同，分为内痔、外痔、混合痔。在肛管皮肤与直肠黏膜的连接处有一条锯齿状的可见的线叫肛管齿状线。在齿状线以上的为内痔，是肛垫的支持结构、静脉丛及动静脉吻合支发生病理改变或移位，被覆直肠黏膜，由于内括约肌收缩，肛垫以“Y”型沟分为左侧、右前侧、右后侧三块，因此内痔常见于左侧、右前侧及右后侧；在齿状线以下为外痔，被覆肛管黏膜，可分为结缔组织性外痔、静脉曲张性外痔、血栓性外痔；兼有内痔和外痔的为混合痔，是内痔通过静脉丛与相应的外痔融合，即上、下静脉丛的吻合，混合痔脱出肛门外，呈梅花状时，称为环形痔，若被括约肌嵌顿，形成嵌顿性痔。痔疮的主要临床表现为便血，便血的性质可为无痛、间歇性、便后鲜血，便时滴血或手纸上带血，便秘、饮酒或进食刺激性食物后加重。单纯性内痔无疼痛仅有坠胀感，可出血，发展至脱垂，合并血栓形成、嵌顿、感染时才出现疼痛。内痔分为 4 度：Ⅰ度，排便时出血，便后出血可自行停止，痔不脱出肛门；Ⅱ度，常有便血；排便时脱出肛门，排便后自动还纳；Ⅲ度，痔脱出后需手辅助还纳；Ⅳ度，痔长期在肛门外，不能还纳；其中，Ⅱ度以上的内痔多形成混合痔，表现为内痔和外痔的症状同时存在，可出现疼痛不适、瘙痒，其中瘙痒常由于痔脱出时有黏性分泌物流出。外痔平时无特殊症状，发生血栓及炎症时可有肿胀、疼痛。

白滋华用仙方活命饮加味煎后嘱患者熏洗坐浴，疗效满意。共治疗 75 例患者，其中男性 44 例，女性 31 例；年龄 18～61 岁；病程 2～7 天。表现为痔核脱出嵌顿，经手法复位仍未能回纳，痔核水肿，肛门坠痛。随机分为两组，实验组 38 例，其中肛门坠胀疼痛 35 例，伴局部坏死者 23 例；对照组 37 例，肛门坠痛者 34 例，伴局部坏死者 20 例。两组患者性别、年龄、病情、病程无明显差异，具可比性。两组患者均予庆大霉素 24 万单位静脉滴注，每日 1 次，诺氟沙星 0.2g 口服，每日 3 次，外用马应龙痔疮膏涂敷患处。实验组以仙方活命饮加味煎后坐浴，组成：金银花、红藤、败酱草各 30g，防风、白芷、当归、赤芍、陈皮、穿山甲、皂角刺、乳香、没药、瓜蒌根、贝母、天花粉各 20g，生甘草 10g。连煎 2 次，每次均加水 1000ml 煎后滤液，两次煎液混匀肛门坐浴，先熏后洗，每次 10～20 分钟，早、晚各 1 次。对照组以高锰酸钾 1:5000 稀释后坐浴。两组治疗 7 天后评估疗效。结果：两组患者痔核消肿回纳所需时间实验组为 2～3.5 天，平均（2.8±0.5）天；对照组 3～7 天，平均（4.5±1.6）天。两组 t 检验，$P<0.05$。治疗 3 天后两组症状改善程度比较，实验组明显优于对照组（$P<0.05$）。

叶腾辉利用仙方活命饮治愈痔疮 1 例。患者患痔疮 2 年余，前日因食火锅后，出现肛门肿痛伴发痒，大便干燥，便后滴血，舌红，苔黄，脉数。辨证为痔疮（热毒壅盛），治则：清热解毒，活血止痛，祛风止痒。处方：金银花 10g，连翘 10g，皂角刺 10g，当归尾 10g，赤芍 10g，乳香 6g，没药 6g，天花粉 10g，地榆 10g，槐花 10g，牡丹皮 10g，生地黄 10g，全蝎 3g，黄柏 10g，白鲜皮 10g，蛇床子 10g。颗粒剂，水冲服，每日 1 剂，服 2 剂后症状明显减轻，继服 4 剂后症状消失。

胡森懋等人采用仙方活命饮加减坐浴治疗混合痔吻合器痔上黏膜环切术（PPH）术后肛门疼痛，随机选择 286 例患者（含实验组 122 例）Ⅲ、Ⅳ期内痔应用一次性吻合器组件作吻合器痔上黏膜切除术，分析术后发生疼痛坠胀原因及相关处理对策。结果：实验组与对照组在 1 周、2 周及 3 周疼痛情况有明显差异，$P<0.05$，有统计学意义；而在 3 周及 4 周坠胀差异不大，$P>0.05$，无统计学意义。提示 PPH 术术中少用或者不用缝线缝合，联合应用仙方活命饮加减坐浴，术后疼痛坠胀明显减少，术后恢复快，能减轻患者痛苦。

刘艳华等人为探讨仙方活命饮加减坐浴治疗方案对 PPH 术后肛门疼痛的影响，将 300 例行 PPH 手术混合痔患者随机平均分为两组，实验组 150 例术后给予仙方活命饮加减坐浴治疗，对照组 150 例术后给予高锰酸钾溶液坐浴治疗。观察两组临床疗效及术后肛门疼痛指数与疼痛时间。结果：治疗后实验组痊愈率明显高于对照组（$P<0.05$）；实验组术后简化 McGill 疼痛问卷得分明显低于对照组（$P<0.05$），术后疼痛时间相比对照组明显缩短（$P<0.05$），术后镇痛药物使用率明显低于对照组（$P<0.05$）。说明仙方活命饮加减坐浴治疗能够有效提高混合痔 PPH 术后创面愈合率，明显缓解患者肛门疼痛，可以缩短疼痛时间以及减少镇痛药物使用。

聂红海等人观察了运用仙方活命饮加减坐浴治疗肛门疼痛的效果。在 2014 年 1 月～2016 年 12 月期间，共收治行 PPH 治疗后出现肛门疼痛的混合痔患者 60 例，按门诊号末位数字单双数分为对照组和实验组，每组各 30 例。对照组：男 12 例，女 18 例；病程 3～10 年，平均（6.3±1.7）年；年龄 36～70 岁，平均年龄（52.6±4.5）岁。实验组：男 13 例，女 17 例；病程 4～10 年，平均（6.5±1.8）年；年龄 38～71 岁，平均年龄（52.7±4.3）岁。两组间患者一般资料差异无统计学意义（$P>0.05$），具有可比性。所有患者均行 PPH 治疗，术后给予常规护理。对照组以高锰酸钾溶液坐浴治疗。实验组使用仙方活命饮加减坐浴：赤芍、甘草节、皂角刺、贝母、当归尾、穿山甲、防风、天花粉、没药、乳香各 6g，金银花、陈皮各 9g，白芷 3g，黄芪 50g，苦参 30g。以清水煎煮取浓汁 600ml，再加蒸馏水至 2000ml，在水温 60℃时，倒入坐浴盆中，进行与对照组相同的坐浴治疗。两组治疗均从术后第 1 天开始，连续用药 2 周，评估患者治疗效果，对患者疼痛进行评分。疗效标准：①治愈显效：疼痛症状消失、排便顺畅、无便血现象，创面愈合；②恢复良好：疼痛症状明显减轻，排便时略感不畅，创面几乎愈合；③有所改善：症状有所缓解，排便时较为费力，创面有愈合；④无效：疼痛无好转、创面无愈合。结果：对照组治愈显效 20 例，恢复良好 6 例，有所改善 4 例，无效 0 例；实验组治愈显效 25 例，恢复良好 4 例，有所改善 1 例，无效 0 例。对照组疼痛程度明显高于实验组，两组差异具有统计学意义（$P<0.05$）；实验组疼痛改善率为 96.7%，明显高于对照组 86.7%，差异具有统计学意义（$P<0.05$）。

李鹏运用仙方活命饮加减坐浴治疗混合痔 PPH 术后肛门疼痛，取得满意疗效。在 2015 年 10 月～2017 年 8 月期间，共收治 PPH 术后肛门疼痛的混合痔患者 70 例，随机分为实验组和对照组，每组各 35 例。实验组：男 14 例，女 21 例；年龄 20～65 岁，平均年龄（45.3±5.6）岁；病程 2～8 年，平均（5.0±1.2）年。对照组：男 16 例，女 19 例；年龄 23～69 岁，平均年龄（46.2±5.6）岁；病程 2～9 年，平均（5.2±1.1）年。两组患者一般资料比较，差异无统计学意义（$P>0.05$），具有可比性。所有患者均采取 PPH 术，术后实行常规护理。实验组采取仙方活命饮加减坐浴治疗，组成：黄芪 50g，苦参 30g，陈皮 9g，金银花 9g，甘草节 6g，皂角刺 6g，当归尾 6g，穿山甲 6g，防风 6g，乳香 6g，没药 6g，天花粉 6g，贝母 6g，赤芍 6g，白芷 3g。水煎，取汁 600ml，之后再加蒸馏水至 2000ml，在水温到达 60℃时倒入坐浴盆中，先用热气对患处熏蒸 5 分钟，在温度降到 40℃左右将患处浸入水中 15 分钟，最后用灭菌纱布擦干患处，外敷棉垫以保护创面。对照组采取高锰酸钾溶液坐浴，将高锰酸钾 0.4g 与蒸馏水 2000ml 混合，配成 1:5000 溶液，将溶液加热至 60℃后倒入坐浴盆坐浴。两组患者均在手术后第 1 天开始坐浴治疗，治疗周期为 14 天。疗效标准：①治愈：治疗后疼痛症状消失，且排便通畅，无便血，创面愈合良好；②显效：治疗后疼痛症状显著改善，排便时略感不畅，创面愈合较好；③有效：治疗后疼痛症状有所缓解，排便比较费力，创面有所愈合；④无效：治疗后疼痛症状未出现改善，创面未愈。结果：对照组治愈 15 例（42.9%），显效 8 例（22.9%），有效 6 例（17.1%），无效 6 例（17.1%），总有效率 82.9%；实验组治愈 21 例（60.0%），显效 9 例（25.7%），有效 4 例（11.4%），无效 1 例（2.9%），总有效率 97.1%。实验组总有效率高于对照组，术后肛门疼痛程度低于对照组，术后肛门疼痛时间短于对照组，差异均有统计学意义（$P<0.05$）。

袁恩等人以仙方活命饮熏洗辅助改良 PPH 治疗结缔组织型环状混合痔，收效良好。在 2014 年 10 月～2017 年 6 月期间，共收治结缔组织型环状混合痔患者 122 例，随机分为对照组和实验组，每组各 61 例。对照组：男 27 例，女 34 例；年龄 22～64 岁，平均年龄（38.64±6.53）岁；病程 3～24 年，平均（14.28±2.07）年。实验组：男 25 例，女 36 例；年龄 21～65 岁，平均年龄（39.04±6.72）岁；病程 3～25 年，平均（14.37±2.16）年。两组一般资料相比，差异无统计学意义（$P>0.05$），具有可比性。对照组给予改良 PPH 治疗，常规处理。实验组在对照组治疗基础上，予仙方活命饮熏洗：黄芪 30g，苦参 30g，陈皮 9g，金银花 9g，乳香 6g，没药 6g，皂角刺 6g，穿山甲 6g，甘草节 6g，天花粉 6g，赤芍 6g，当归尾 6g，防风 6g，贝母 6g，白芷 3g。每天 1 剂，常规煎煮 2 次，共滤得 2000ml 药液，采取先熏蒸后坐浴方式治疗，每次坐浴 30 分钟，连续 7 天。疗效标准：①痊愈：临床症状与体征消失或基本消失，创面完全愈合，肛门外观平坦、光滑，形态正常，痔核结扎线脱落，无便血和脱垂；②好转：临床症状与体征改善明显，创面未完全愈合，肛门外观形态基本正常，痔缩小，大部分痔核已坏死脱落，无便血和脱垂；③无效：临床症状与体征变化不明显，创面未愈合。结果：实验组痊愈 39 例（63.93%），好转 22 例（36.07%），无效 0 例，总有效 61 例（100%）；对照组 28 例（45.90%），好转 27 例（44.26%），无效 6 例（9.84%），总有效 55 例（90.16%）。实验组临床治疗总有效率显著高于对照组（$P<0.05$）；实验组创面愈合时间、肛门疼痛评分、肛门创缘水肿评分和肛门溢液、肛周皮赘、肛管狭窄和尿潴留并发症发生率均显著低于对照组（$P<0.05$）；治疗后，两组血清 IL-6 和 IFN-γ 水平均较治疗前显著升高（$P<0.05$），但实验组血清 IL-6 和 IFN-γ 水平均显著低于对照组（$P<0.05$）。

六、治疗痈疽疔疖

郭佩安等人采用仙方活命饮加减治愈痈肿 2 例。患者一，右颈部发际生一疖肿，3cm×3cm，中心触之波动，体温 37.5℃、心率每分钟 103 次、血压 135/90mmHg，化验：血红蛋白 10.5g、红细胞 3.77×10^{12}/L，白细胞 19.8×10^{9}/L、中性粒细胞百分比 83%、淋巴细胞百分比 17%、尿蛋白（+）、尿糖（-），尿沉渣镜检：白细胞 2～3、红细胞（-）。即日切开引流油纱填塞包扎，日换 1 次，使用多种抗生素治疗 3 月余，血尿已基本正常，但疖肿此伏彼起，迁延不愈。初诊，发育、营养中等，表情痛苦，颈部活动受限，饮食略差，精神尚佳。右耳后疖肿势大，间距 3.5cm 2 个脓头，均已纱条引流，且脓腔底部串通，患者自述疼痛剧烈不能转颈，入夜更甚，难以入寐，脉象弦数，舌红苔薄黄少津。证属毒热壅盛伤及气阴。即以仙方活命饮加生黄芪 15g、大枣 5 枚以扶正排脓，与适量曲酒同饮。局部以成药珍珠散药捻提毒引流，服药 5 剂后病情已见起色，肿势趋退，脓液减少，疼痛减轻，继进原方 10 剂，将生黄芪量增为 20g 后，各处疼痛俱轻，脓净日敛，肿消结痂，亦未再生新疖。患者二，左乳头通乳不畅，乳房发胀，2 周后左乳头下方灼热，继之红肿疼痛，恶寒发热，口渴烦躁，厌食便干。按急性乳腺炎使用抗生素治疗，并手法按摩，促进排乳。经上述治疗后全身症状有所改善，局部肿痛仍未好转。刻诊：急性病容，自述左乳肿胀、跳痛较前更剧，视之，左乳房红肿甚，乳头下方约 3cm×4cm 大小脓腔形成两处，按之应指。脉弦滑数，舌苔黄少津。辨证为气郁毒盛肉腐成脓。治宜清热解毒，理气透脓。仙方活命饮加蒲公英 30g，7 剂，并根据脓腔漫延不甚分腔穿刺抽脓，每日 1 次；仍按摩排乳。复诊，药后疼痛缓解，肿胀略消，烦渴减轻，食欲好转，便畅热降，守法 7 剂诸症显退，脓液转清，唯神疲体倦，四肢无力，脉弦细，舌淡苔薄。原方去乳香、没药，减蒲公英为 15g，加生黄芪、白术各 15g，攻补兼施连进 10 剂，疼痛基本消失，诸症大减，精神转佳，食欲增进，脓腔仅有少量黄水，脉象细缓，重用扶正药调治半月肿消乳畅而愈。

赵本贞以仙方活命饮加减治疗有头疽 43 例，其中男 35 例，女 8 例。全部采用中药治疗者 32 例；以中药为主，西药为辅者 11 例。病例临床辨证分三型，热毒型 28 例，气血虚型 8 例，阴虚型 7 例，以仙方活命饮为主方进行加减用药。热毒型：金银花、连翘、黄芩、蒲公英、蚤休、当归尾、赤芍、牡丹皮、乳香、没药、黄芪、穿山甲、皂角刺、贝母。气血两虚型：党参、白术、茯苓、当归、白芍、川芎、金银花、连翘、黄芩、黄连，穿山甲、皂角刺、蚤休。阴虚型：生地黄、白芍、天花粉、知母、玄参、麦冬、天冬、黄芪、皂角刺、穿山甲、当归、川贝母。外治：初期患处红肿热疼，脓头未溃，外敷金黄膏加拔毒膏，溃破形似蜂窝，用拔毒膏加七三丹。若腐肉阻塞，脓液积蓄难出而波动时，可作切开引流术，对腐肉难脱者可适当修剪。结果：治程 10～20 天者 15 例，21～30 天者 16 例，31～40 天者 8 例，41～50 天者 4 例，结果全部治疗痊愈。

袁侦明采用仙方活命饮治愈肌内注射后致臀部痈肿 1 例。患者感冒发热住院治疗，肌内注射青霉素等药，致右臀部肿块。初起约鸡蛋大小，外敷鱼石脂 3 天，肿块益大。视其身体健壮，向右跛行，右臀部肿硬如掌大，色微红，扪之灼手，疼痛拒按。体温 37℃，血压 130/86mmHg。饮食二便尚可，舌红苔黄，脉浮数。病为肌内注射后药液聚积不散，郁而生热，热壅血瘀而致痈肿。宜清热解毒、通络化滞，消肿止痛，取仙方活命饮内服，金银花、天花粉各 30g，黄连、大黄各 10g，皂角刺、地丁各 15g，陈皮、赤芍、当归、牛膝各 10g，穿山甲、贝母、乳香、没药各 15g，防风、白芷、甘草各 6g。另加白酒 250g 入水同煎。外敷如意金黄散。服药 2 剂，外敷 3 次，臀部肿块完全消散，于第 4 天痊愈而归。

李中玉等人治愈脱疽 1 例。患者诉左脚发凉，怕冷，疼痛，跛行 2 年多。虽经多方调治，症无好转，现左脚拇趾溃烂，疼痛剧烈，彻夜难眠，某院曾劝其截肢。刻诊：背扶而至，呻吟不止，辗转不安。左脚暗红，天然不泽，拇趾肿胀，趾端一溃口约 0.5cm×0.5cm，脓水稀少，肉芽不鲜，趾甲增厚，汗毛脱落，小腿肌肉萎细。触之患肢皮肤发凉，趺阳脉、太蹊脉消失。舌暗红，苔薄白，脉沉涩。证属脱疽气血瘀滞，治拟活血祛瘀，通经导滞，清热解毒。方用仙方活命饮加减：当归尾 30g，赤芍 20g，乳香、没药各 10g，穿山甲 6g，皂角刺 6g，白芷 10g，防风 6g，陈皮 10g，金银花 30g，丹参 30g，红花 10g，甘草 6g。每日 1 剂，水煎服。溃口掺八宝丹，贴太乙膏。经用上方 34 剂肿消痛减，溃口愈。

蒋健利用仙方活命饮治愈全身痈疔 1 例。患者素患糖尿病，近 4 个月以来，头顶、颈项、背部、大腿不断生出痈疔，一般自服头孢类抗生素、牛黄解毒丸后，7 日左右可化脓而自愈。最近左鼻唇沟处生 1 个痈疔，红肿有脓，致左脸部肿大已有 3 日，服抗生素数日未见好转。舌淡红，苔薄黄，脉细弦。西医诊断：毛囊炎。中医诊断：痈疔，热毒壅盛。处方：金银花 30g，天花粉 10g，当归 12g，皂角刺 12g，防风 12g，白芷 12g，川贝母 6g，乳香 3g，没药 3g，紫花地丁 12g，连翘 12g，七叶一枝花 12g，蒲公英 30g，7 剂。二诊时，脸部痈疔红肿迅速消失，并且颈部、背部以及腿部痈疔亦同时消褪而去。予原方 14 剂以资巩固。

蒋健利用仙方活命饮治愈头部疖子 1 例。患者头部患疖病 10 年余，迁延不愈，发于头部发际处及散在于头顶部，瘙痒而痛，外用药膏涂治后好转，停用后旋又复发。刻诊见疖子位于左颞侧发际处，局部皮肤稍红，范围局限约 3.0cm，轻压痛。舌红，苔少，脉弦滑。西医诊断：毛囊炎。中医诊断：疖，热毒壅盛，气滞血瘀；治拟清热解毒，活血止痛。处方：金银花 12g，蚤休 12g，蒲公英 12g，当归 12g，天花粉 9g，白芷 12g，防风 12g，乳香 6g，没药 6g，陈皮 6g，连翘 15g，浙贝母 6g，皂角刺 9g，7 剂。三诊，头部疖子基本消退，无红肿痒痛，未有疖子新发。以上方治疗 4 周后随访，头部疖子全部消退，无红肿痒痛，未有新发，告愈。

黎清斌等人治愈痈疮 1 例，患者左臀部肿痛，伴发热恶寒 4 天，症见左臀部内侧局部隆起，色红，范围 8cm×14cm，触之硬实，压痛，肤温发烫。舌红苔黄，脉弦数。诊断：痈疖（热毒壅结，气滞血瘀），治法：清热利湿，和营托毒，拟仙方活命饮合四妙勇安汤加减，处方：金银花、浙贝母、皂角刺、天花粉、连翘各 20g，陈皮、防风、赤芍、蒲公英、玄参各 15g，乳香、没药、白芷、黄柏、当归各 10g，甘草 5g。水煎服，每天 1 剂。服用 3 剂后复诊，疼痛减轻，无发热，范围缩小。原方去乳香、没药，再服 3 剂痊愈。

七、治疗淋巴结炎

左志莹等人采用仙方活命饮治愈颌下慢性淋巴结炎 1 例。患者初诊时双侧扁桃体Ⅰ度肿大，下颌下有一枣大的肿物，活动质硬，边界清楚，无明显压痛。3 天后颌下肿物增大为鸡蛋大小。曾用红霉素、复方新诺明治疗，疗效不明显。投以“仙方活命饮”加丹参、牡蛎、桔梗等共服 19 剂，肿物完全消失。随访 1 年，未见复发。

潘碧轩利用仙方活命饮加减治愈淋巴结炎 1 例。患者左下颌起一肿块，发热、疼痛 5 天。发热不恶寒，口渴、倦怠、纳呆、咽痛、吞咽不利，小便短赤，大便 3 日未行。曾在某医院诊断为“左颌下急性淋巴结炎”，治疗 4 天，收效甚微。刻诊：体温 38.5℃，左颌下肿块约 4cm×4cm×1cm 大小，质硬，皮肤焮红，有压痛，扣之无波动，张口受限。舌质红苔黄腻，脉弦数。白细胞 14.3×10^9/L，中性粒细胞百分比 86%，诊断：发颐。辨证：毒热内蕴，外感时邪，经络阻遏。治则：清热解毒，软坚散结。拟仙方活命饮加减：板蓝根 20g，蒲公英 20g，连翘壳 15g，金银花 10g，野菊花 15g，牡丹皮 10g，赤芍 10g，香白芷 10g，瓜蒌 15g，生甘草 10g，川大黄 4g。外用金黄散 1 袋（30g）加血竭 10g，冰片 15g，共研为末，茶水调敷患部。服药两剂后，热退痛减，肿块有渐消之势，小便灼热稍减，大便日行 2～3 次。舌红苔白腻根黄，脉弦数。前方去大黄加玄参 10g，川芎 10g，僵蚕 10g，以助养阴散结。患部续敷前药。又服药两剂，肿块渐小约 2cm×2cm×0.5cm 大小。已能张口，咽痛消失。前方加败酱草 20g，土茯苓 20g。再两剂后，肿块明显缩小。前方去瓜蒌、牡丹皮，加夏枯草 15g，猫爪草 15g，续服两剂，为巩固疗效，再服活血消炎丸 3 袋（每大袋中装 3 小袋，每小袋中 4 片，每次服 4 片）而收全功。

郭文焕采用仙方活命饮治愈小儿急性颌下淋巴结炎 1 例。范某，女，9 岁，右侧颌下淋巴结肿大疼痛 10 天，约 3.0cm×4.0cm 大小，质硬，有触痛，高热不退。住院已静脉滴注抗生素治疗 9 天未效，外科就诊须切开引流。查舌质红，苔白厚，脉弦。处方：金银花 12g，连翘 12g，防风 6g，白芷 8g，当归 6g，赤芍 6g，穿山甲 5g，皂荚 8g，天花粉 8g，浙贝母 10g，玄参 10g，乳香 6g，没药 6g，柴胡 8g，夏枯草 15g，炙甘草 6g。每日 1 剂，分早晚 2 次温服。结果：服用 3 剂热退，肿块明显缩小，12 剂后完全消退。

杨贵等人收治 44 例急性化脓淋巴结炎患者，均为颈部。其中 22 例西医治疗（西医治疗组），22 例中西医结合治疗（中西医结合治疗组）。西医治疗组中男性 15 例，女性 7 例，年龄最小 5 岁，最大 72 岁；因上呼吸道感染 13 例，龋齿 5 例，其他原因 4 例，病程 5～15 天。中西医结合治疗组中男性 12 例，女性 10 例，最小年龄 3.5 岁，最大年龄 58 岁，因上呼吸道感染 17 例，口腔感染 3 例，其他原因 2 例，病程 4～17 天。两组在性别、患病年龄、病程等方面相似，具有可比性（$P>0.05$）。西医治疗组：入院时经检查肿胀区如无明显波动感，成年人即每日给青霉素 960 万单位或头孢类抗生素每天 4g 静脉滴注，控制感染。如肿脓已溃成脓，通常采用切开引流，用传统西医方法填塞凡士林布条，每日换药 1 次，1 周后如脓性分泌物减少，隔日换药 1 次。如出现高热等症状，给予降温，对症处理。中西医结合治疗组：①肿胀区早期未成脓者，在西医给予抗生素治疗基础上，内服和外洗中药“黄连解毒汤合仙方活命饮”加减，外涂金黄膏。②脓成则切开排脓，用 3%的过氧化氢冲洗，用“八二丹”药线引流，外用金黄膏盖贴，脓尽后根据疮面情况内撒生肌散，如脓性分泌物较多，每日 1 次，每次 1～2g。如有空腔不愈合，脓性分泌物较多者，可用 0.9%氯化钠注射液冲洗，内撒生肌散 2～4g，同时用棉垫加压固定，隔日换药 1 次。结果早期未成脓者：西医治疗组治疗时间为 9～20 天，平均（15±4.3）天治愈；中西医结合治疗组 6～10 天治愈，平均（8±2）天，两组比较有统计学意义（$t=2.31$，$P<0.05$）。形成脓肿者：西医治疗组切开引流西医换药治疗时间 12～56 天，平均（32±15.6）天；中西医结合治疗组切开引流并用中药 6～18 天，平均（12±5.7）天，两组比较有统计学意义（$t=3.46$，$P<0.05$）。提示中西医结合治疗急性化脓性淋巴结炎优于西医常规治疗。

赵琴兰选择急性淋巴结炎患者 64 例，病情以轻、中症为主的住院或门诊可随访者，随机分为实验组和对照组，实验组 32 例，男 13 例，女 19 例，年龄最小的 17 岁，最大 68 岁，平均 31.6 岁，因上呼吸道感染 15 例，牙龈肿痛 13 例，其他原因 4 例，病程 3～13 天，白细胞及中性粒细胞增高者 17 例；对照组 32 例，男 14 例，女 18 例，年龄最小 18 岁，最大 66 岁，平均 32.4 岁，因上呼吸道感染 17 例，牙龈肿痛 12 例，其他原因 3 例，病程 4～17 天，白细胞及中性粒细胞增高者 18 例，两组患者在性别、年龄、临床表现、病程及实验室检查等方面相似，经统计学处理均无明显差异，具有可比性（$P>0.05$）。实验组予以仙方活命饮加减，组成：金银花 12g，白芷 10g，浙贝母 10g，防风 15g，赤芍 10g，当归 10g，甘草 6g，乳香 10g，没药 10g，蒲公英 10g，野菊花 10g，紫花地丁 10g，上药加水至高出药面为宜，武火急煎 10 分钟，饭后送服，每日 1 剂，分 2 次口服，伴上呼吸道感染者加板蓝根、荆芥、桔梗；伴牙龈肿痛者加升麻 8g，黄连 8g，天花粉 10g，生地黄 10g，牡丹皮 10g。对照组给予青霉素，每日 800 万单位，分 2 次静脉滴注。主要观察患者的临床症状、体征、治愈时间及实验室检查。结果：实验组显效（临床症状、体征、实验室检查均恢复正常，淋巴结未触及肿大）13 例，有效（临床症状、体征明显缓解，淋巴结缩小）16 例，无效（治疗前后病情无变化或淋巴结继续肿大）3 例，总有效率为 90.6%，平均治愈时间为（6.0±2.5）天；对照组显效 12 例，有效 16 例，无效 4 例，总有效率为 87.5%，平均治愈时间为（14.2±2.2）天，实验组治愈天数明显少于对照

组。3 个月后，随访 64 例患者，实验组有 1 例复发，对照组有 8 例复发。

王永红将 64 例小儿急性淋巴结炎患儿随机分成两组，每组各 32 例。实验组采用仙方活命饮加减口服及如意金黄贴外敷。组成：金银花 15g，防风、白芷、浙贝母、皂角刺各 6g，当归尾、陈皮、穿山甲各 3g，赤芍、天花粉各 9g，乳香、没药、甘草各 2g。加减：发热甚者加石膏、葛根；局部肿痛明显者加蒲公英、延胡索；大便秘结者加大黄、芒硝。每天 1 剂，水煎 2 次取 200ml，分 2 次服，8 岁以下患儿用量酌减。②如意金黄贴外敷，组成：姜黄、大黄、黄柏、白芷各 20g，苍术 10g，厚朴、陈皮、甘草、生天南星各 10g，天花粉 30g。上药研末过筛，混匀制成的金黄散与蜂蜜调拌成软膏，购置自粘贴涂上软膏即成如意金黄贴。用时敷贴患处，每天 1 贴，每次贴敷 12 小时。对照组采用注射用头孢硫脒、热毒宁注射液静脉滴注及对症治疗。观察比较两组治愈率、平均疼痛缓解时间、平均治疗费用及不良反应。结果：治愈率实验组为 87.50%，对照组为 84.40%，两组比较，差异无统计学意义（$P>0.05$）。治疗后实验组治疗费用、疼痛缓解时间均明显少于对照组（$P<0.05$）。实验组未见明显不良反应；对照组治疗后出现淋巴结肿大未消、质地变硬 4 例，输液反应 1 例，便秘 7 例。说明采用仙方活命饮配合如意金黄贴治疗小儿急性淋巴结炎疗效肯定，且在降低治疗费用、疼痛缓解时间、不良反应等方面有一定优势。

仝志启将 66 例小儿肠系膜淋巴结炎患儿，随机分为两组（实验组与对照组），每组患儿各 33 例。实验组给予仙方活命饮联合西医治疗，对照组仅给予西医治疗，观察比较两组临床疗效，治疗前、后高频彩超检查肠系膜淋巴结变化。仙方活命饮组方：炒穿山甲 10g，天花粉 10g，金银花 10g，赤芍 10g，浙贝母 5g，防风 5g，皂角刺 5g，当归尾 5g，白芷 3g，陈皮 3g，甘草各 3g，没药 1.5g，乳香 1.5g，水煎制成饮液。3 岁以下，每次 3ml；3～6 岁，每次 5ml；6 岁以上，每次 10ml，每天 3 次，5 天为 1 个疗程。结果：实验组临床疗效（总有效率）明显优于对照组，有统计学意义（$P<0.05$）；实验组治疗后高频彩超检查肠系膜淋巴结变化优于对照组，有统计学意义（$P<0.05$）。提示中西医结合治疗小儿肠系膜淋巴结炎疗效显著，值得推广应用。

蒋健利用仙方活命饮治愈丹毒（网状淋巴结炎）1 例。患者左侧面部红肿疼痛 3 周余。起初左侧面部发作丹毒，红肿热痛。经抗生素治疗后，热感渐消，但仍红肿疼痛。左下肢也曾发过丹毒，现将愈。舌淡红，苔薄黄，脉细弦。因患者不愿继续服用抗生素，遂求治于中医。西医诊断：网状淋巴管炎。中医诊断：丹毒，热毒壅盛。处方：金银花 15g，连翘 15g，蚤休 15g，蒲公英 15g，当归 12g，白芷 12g，陈皮 6g，天花粉 12g，浙贝母 6g，防风 12g，紫花地丁 15g，贯众 15g，7 剂。二诊，左侧面部丹毒未有明显改善，左下肢丹毒不红但痒，舌脉同上。原方蒲公英、金银花各增至 30g，7 剂。三诊，面部但肿不红，时痛。上方蒲公英进一步增量至 50g，贯众、连翘增量至 30g，再加板蓝根 30g，10 剂。四诊，面部不痛不红，肿明显减轻，舌脉同上。原方 14 剂。五诊，面部不红不肿不痛，偶痒，舌脉同上。守方 14 剂。六诊，数日前，左眼周围红肿瘙痒，但不痛，舌脉同上。用首诊处方加炙乳香、炙没药各 9g，皂角刺 12g，甘草 6g，7 剂。七诊，服药 2 剂，左眼周围即不痒、不红、不肿。处方：白芷 12g，当归 12g，炙乳香、炙没药各 9g，红花 10g，桃仁 12g，川芎 15g，赤芍、白芍各 12g，生地黄 12g，丹参 15g，7 剂。八诊，服上药后诸症悉除。

崔晓莹利用仙方活命饮加减治疗下肢丹毒 1 例，右下肢小腿处红肿热痛反复发作 10 年余，再发 2 天。患者 10 余年前无明显诱因出现右下肢小腿处皮肤红肿热痛，伴发热，头痛。曾就诊于西医，用抗生素治疗有所好转后又复发，10 余年来反复发作。2 天前因再发来诊，来诊伴症：口疮，便秘，舌质红，苔白，舌边生疮，有齿印，脉弦。处方：金银花 30g，紫花地丁 15g，连翘 30g，蒲公英 20g，野菊花 20g，当归 20g，赤芍 20g，浙贝母 12g，天花粉 12g，陈皮 9g，皂角刺 6g，炮穿山甲 6g，生甘草 6g，川牛膝 12g，大黄 6g（后下），生地 20g，玄参 20g，厚朴 6g，茯苓 20g，7 剂，水煎服，日 1 剂，早晚分服。再诊，患者神情愉悦，诉服药效果明显，在服药 3 剂后大便通畅，5 剂后口疮消失，7 剂后右下肢红肿热痛消失，要求再服药巩固。舌质淡红，边有齿印，苔薄白，脉弦。上方去大黄，厚朴，生地，玄参，再服 6 剂。随访至今，未再发病。

八、治疗其他外科疾病

李玉娟等人利用碘伏、仙方活命饮治疗压疮 43 例。全部 73 例均为老年科住院的卒中患者，随机分为两组。实验组 43 例，男 25 例，女 18 例；年龄 58～87 岁，平均年龄（75.3±14.5）岁；参照压疮分期标准：Ⅰ期压疮 23 处，Ⅱ期压疮 25 处，Ⅲ期压疮 14 处。对照组 30 例，男 18 例，女 12 例；年龄 57～88 岁，平均年龄（76.1±14.2）岁；压疮分期：Ⅰ期压疮 15 处，Ⅱ期压疮 17 处，Ⅲ期压疮 9 处。两组一般资料比较差异无统计学意义（$P>0.05$），具有可比性。对照组采用一般治疗护理法。即睡气垫床、每 2 小时翻身 1 次、按摩、过氧化氢清创、碘伏消毒、一次性敷料贴覆盖、特定电磁波（TDP，重庆国人医疗器械有限公司）照射。实验组在对照组治疗的基础上应用仙方活命饮。组成：白芷、浙贝母、防风、赤芍、当归尾、甘草节、皂角刺（炒）、穿山甲珠、天花粉、制乳香、制没药各 3g，金银花、陈皮各 9g。水煎取汁 1400ml，装保温瓶中备用，应用前将其冷却至所需温度（28℃）。Ⅰ期压疮：碘伏消毒疮面及周围皮肤 5cm 以上，再用适温之仙方活命饮浸湿纱布湿敷疮面，一次性敷料贴覆盖，每日 8:30、15:00、21:00 各换药 1 次，2:00 更换湿纱布 1 次；Ⅱ期压疮：仙方活命饮冲洗疮面，余治疗同Ⅰ期；Ⅲ期压疮：过氧化氢冲洗疮面至不起泡沫后再用仙方活命饮进行冲洗，余治疗同Ⅰ期。Ⅰ期压疮治疗无效者转入Ⅱ期压疮治疗，Ⅱ期压疮治疗无效者转入Ⅲ期压疮治疗。结果：实验组Ⅰ期显效19例，有效4例，无效0例；Ⅱ期显效22例，有效2例，无效1例；Ⅲ期显效11例，有效2例，无效1例。对照组Ⅰ期显效11例，有效1例，无效3例；Ⅱ期显效11例，有效1例，无效5例；Ⅲ期显效3例，有效2例，无效4例。两组不同分期疗效比较差异有统计学意义（$P<0.05$），实验组疗效优于对照组。

王伟等人采用仙方活命饮加减治疗术后切口排异反应32例，其中年龄最大者65岁，最小者32岁，女26例，男6例；病程最长为术后25个月，最短为术后3个月，平均11个月；腹部肿瘤患者28例，其他疾病4例。对已发作的创面，拆除创面内线结，按常规用过氧化氢、0.9%氯化钠注射液等清洗创面，同时服用仙方活命饮加减，组成：金银花15g，防风10g，白芷10g，赤芍10g，穿山甲6g，皂角刺10g，乳香10g，没药10g，浙贝母10g，天花粉15g，陈皮12g，当归30g，炙甘草6g，柴胡12g。水煎服，每日1剂，连服10剂为1个疗程。加减：气虚血弱者加黄芪；湿热明显者加黄连、栀子。结果：痊愈（原刀口创面消失愈合，3月后未再复发）29例，好转（现在创面愈合，3月内再次发作）3例，无效（短期内反复发作）0例，有效率为100%。

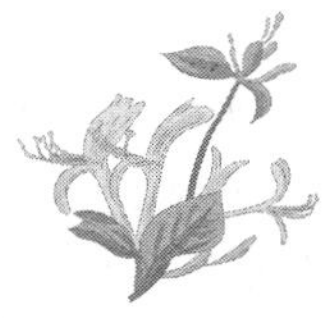

第三节　治疗骨伤科疾病

本节涉及的主要是人体皮肉、筋骨、气血、脏腑经络损伤与疾患。

一、治疗骨髓炎

吴广业采用仙方活命饮加减治愈化脓性骨髓炎1例。患者男，15岁。患左小腿化脓性骨髓炎半年。曾3次住西医院，两次手术治疗。先后静脉滴注过四环素、青霉素、苯唑西林、庆大霉素等，病情一度好转。近月来又常发热（37.5～38℃），左小腿肿痛，有灼热感。再以苯唑西林静脉滴注1周，无效。患者面色淡而欠华，舌淡红、苔白干，脉略数，诊为骨疽。处方：金银花30g，蒲公英25g，白芷、乳香、没药各8g，赤芍、黄芩各20g，川贝母10g，天花粉、皂角刺、穿山甲各15g，当归尾、甘草各6g。治疗1周后，发热渐退，患肢肿痛减轻，病情明显改善。服药3周后，患肢肿痛些本消失。复查X线摄片：手术清除死骨之腔隙已有骨痂。2个月后再复查：骨痂生长良好。

孙学群以仙方活命饮治疗急性骨髓炎1例。患者左小腿肿痛、行走艰难半个月，伴中度发热。经摄X片显示：左胫骨下段骨膜增厚，呈花边样改变。诊断急性骨髓炎，行静脉滴注青霉素20天，无效。患者发热，纳呆，患腿下段红肿热痛明显，舌苔微黄，脉数。证属热毒瘀结。予仙方活命饮。组成：乳香3g，没药3g，炮穿山甲3g，天花粉3g，赤芍3g，白芷3g，川贝母3g，金银花9.5g，陈皮9.5g，防风3g，皂角刺3g，当归尾3g，甘草3g。10剂，每日1剂，酒、水各半煎服。二诊，已不发热，食欲增加，舌脉正常，左小腿肿消一半。继用原方10剂。三诊，左小腿轻度肿胀，能着地行走，偶有轻痛。再服原方10剂后，患腿已消肿。X片复查骨膜已基本正常。随访1年，无复发。

李中玉等人治愈附骨疽1例。患者右股部肿痛伴发热1个月有余。曾经某院以败血症给予抗生素等药治疗，发热有所下降，但股肿痛不减。刻诊：面色红，体温39℃，右股中下段通肿，以外侧为著，外软内硬，压痛明显，无波动应指，皮色不变。舌红苔黄，脉沉数。经拍片为“股骨骨髓炎”，化验血白细胞26×10^9/L，中性粒细胞百分比90%。证属毒邪深陷筋骨，气血壅结酿脓，名为附骨疽。治拟活营散结，清热解毒，仙方活命饮加减：金银花90g，当归30g，乳香、没药、穿山甲、皂角刺各6g，赤芍、白芷、陈皮、川贝母、天花粉各10g，甘草6g。每日1剂，水煎服。经上方12剂发热已退，肿胀疼痛减轻，守方去天花粉，加黄芪30g，连用36剂而肿消痛止，行走自如而愈。

放射性颌骨骨髓炎是头颈肿瘤患者放疗后较常见的一种严重并发症。患者常表现为日渐加重的颌骨剧烈疼痛、黏膜皮肤破溃、死骨脓瘘等。由于放疗后颌骨处于再生修复能力几乎丧失的状态，所以常规抗感染治疗效果极差。古向生等人利用仙方活命饮配合常规疗法治疗颌骨放射性骨髓炎，取得良好疗效。确诊患者74例（男51例，女23例），年龄22～65岁，病期0.5～6年。患病部位上颌骨28例，下颌骨54例（有8例上下颌骨均发病）。本组病例病变区限于牙槽突及下颌体部。对下颌骨破坏达升支区或累及下颌管，上颌骨破坏累及上颌窦，或颌骨破坏面积大的严重病例则转入住院行颌骨切除等治疗，不作为本组研究对象。所有患者（实验组与对照组）就诊后先作全口牙超声波洁治与局部3%过氧化氢冲洗，并给予口炎康含漱剂（每日3次，每次5分钟）含漱。对照组21例，在使用抗生素5～7天后，拔除病灶区患牙，咬除死骨，拉拢缝合；术后再用抗生素1～2周，并用频谱治疗仪作患侧颜面部照射，每日2次，每次0.5小时。实验组53例，基础治疗后，施以活血化瘀方药（以仙方活命饮为主方：当归、穿山甲各12g，金银花、天花粉、白芷、防风、皂角刺、陈皮各 10g，乳香、没药各 9g，赤芍、甘草各 8g。加减：无脓者去穿山甲、皂角刺；红肿疼痛严重者加升麻、蒲公英、连翘；病程较长，体质虚弱者去赤芍，加黄芪、党参），每天1剂，水煎服，分早晚 2 次服用，7 天为 1 个疗程，服用 3～4 疗程。症状缓解后，门诊拔除病灶牙及作局部清理刮治术，手术均以口内切口，咬除病变牙槽突清理死骨区及作彻底搔刮，术后全身应用抗生素 1 周，拆线后再服用中药（上述方剂去穿山甲、皂角刺、乳香、没药、当归，加党参、北黄芪、川芎、白术、女贞子等）2～3 个疗程。期间结合使用频谱治疗仪照射，方法同上。结果：对照组痊愈 4 例，好转 6 例，无效 11 例，总有效率 47.6%。实验组痊愈 26 例，好转 18 例，无效 9 例，总有效率达 83.02%。

化脓性骨髓炎属于中医“附骨疽”范畴。患者都有外伤或手术感染史，为骨科常见病和多发病。本病多发于四肢长骨，局部浮肿，附筋着骨，推之不移，疼痛彻骨，溃后脓水淋漓，不易收口，可成窦道，损伤筋骨。此病病机为外伤感染，化生热毒，热毒壅盛，阻滞气血，深入骨髓，肉腐骨烂，骨伤髓减，发为此病。罗妮采用仙方活命饮合五味消毒饮治疗化脓性骨髓炎 56 例，疗效满意。其中男 42 例，女 14 例，病程 7 天～2 个月，年龄 15～65 岁。全部患者均采用仙方活命饮合五味消毒饮加味治疗。施以活血化瘀，清热解毒基本方：当归 10g，穿山甲 12g，金银花 30g，天花粉 10g，白芷 10g，防风 10g，皂角刺 10g，陈皮 10g，乳香 9g，没药 9g，赤芍 10g，甘草 10g，野菊花 15g，紫背天葵 10g，蒲公英 25g，紫花地丁 15g。加减：疼痛明显者加延胡索 10g，三七 10g；骨质修复缓慢者加淫羊藿 15g，枸杞子 15g，菟丝子 15g，补骨脂 15g；体质虚弱者加黄芪 18g，党参 20g。煎服方法：每天 1 剂，水煎 2 次，分 2 次服。结果：全部 56 例患者，平均 35 天伤口愈合 54 例，2 个月以上伤口愈合 1 例，伤口不愈合 1 例；55 例均有不同程度的骨质修复。结果：治愈 54 例，占 96.43%；好转 1 例，占 1.79%；未愈 1 例，占 1.79%：总有效率 98.21%。

郭再冉采用仙方活命饮加减治疗血源性骨髓炎 24 例，其中男 18 例，女 6 例；年龄 3～18 岁，平均年龄 10 岁；均以高热、局部肿胀、患处剧痛入院。其中有疖、痈病史者 10 例，外伤史者 8 例，无明显原因患者 6 例。患者均口服中药仙方活命饮（白芷 12g，贝母 9g，防风 9g，赤芍 9g，当归尾 10g，炒皂角刺 8g，炙穿山甲 6g，天花粉 9g，乳香 6g，没药 9g，金银花 18g，陈皮 9g，甘草节 6g）加减以清热解毒，消肿溃坚，活血止痛。热重渴甚者加黄柏 10g，麦冬 20g；病因为跌打损伤所致者加丹参 9g，透骨草 15g；恶寒发热者加羌活 9g，荆芥 9g；水煎服，每日 1 剂，早晚分服。其中 8 例属于早期治疗，口服仙方活命饮后症状得到控制，避免手术；16 例已成脓，症状难以控制，必须切开引流，术前术后均服用仙方活命饮，配合西医常规治疗方法和措施。结果：经过 3～20 天治疗后痊愈 13 例，显效 8 例，好转 2 例，无效 1 例，总有效率为 95.83%。

平伟等人为观察仙方活命饮加味治疗急性骨髓炎（热毒蕴结证）的临床疗效，将 84 例急性骨髓炎（热毒蕴结证）患者随机分为实验组和对照组各 42 例，对照组患者行开窗减压和持续引流术治疗，及时清除感染病灶，同时给予敏感抗生素和消肿止痛药物。实验组在对照组治疗基础上加服仙方活命饮加味方，两组疗程均为 1 个月。结果：实验组总有效率为 92.86%，明显高于对照组的 69.05%（$P<0.05$）；创口感染率明显低于对照组（$P<0.05$）；创口愈合时间显著缩短（$P<0.05$）；外周血白细胞计数、中性粒细胞百分比、红细胞沉降率、C–反应蛋白（CRP）等实验室检测指标较对照组显著降低（$P<0.05$）。说明仙方活命饮加味方对急性骨髓炎（热毒蕴结证）治疗效果良好。

葛占洲等人将慢性骨髓炎患者 92 例，随机分为 A 组、B 组。A 组 48 例，男 33 例，女 15 例；年龄 7～72 岁，平均年龄 42.3 岁；病程 34 天～2 年，平均 53 天。按部位分：胫骨 24 例，腓骨 3 例，股骨 7 例，跟骨 8 例，尺骨 2 例，跖骨 4 例。按 Cierny–Mader 分型：局灶型（Ⅲ型）17 例，弥漫型（Ⅳ型）31 例。按病因分类 48 例均为创伤性。创面和窦道细菌培养阳性 43 例，其中金黄色葡萄球菌 16 例，阴沟肠杆菌 9 例，铜绿假单胞菌 10 例，大肠埃希菌 3 例，粪场球菌 2 例，鲍曼不动杆菌 2 例，表皮葡萄球菌 1 例。B 组 44 例，男 30 例，女 14 例；年龄 8～70 岁，平均年龄 41.6 岁；病程 29 天～2 年，平均 51 天。按部位分：胫骨 21 例，腓骨 1 例，股骨 3 例，跟骨 12 例，尺骨 3 例，跖骨 4 例。按 Cierny–Mader 分型：局灶型（Ⅲ型）14 例，弥漫型（Ⅳ型）30 例。按病因分类 44 例均为创伤性。创面和窦道细菌培养阳性 38 例，其中金黄色葡萄球菌 14 例，阴沟肠杆菌 10 例，铜绿假单胞菌 8 例，大肠埃希菌 1 例，粪场球菌 1 例，鲍曼不动杆菌 3 例，表皮葡萄球菌 1 例。两组患者在性别、年龄上差异无统计学意义，具有一定可比性。A 组应用中西医结合的方法治疗，术前根据患者全身情况和骨髓炎局部情况，结合舌脉象，辨证应用仙方活命饮（炮穿山甲 3g，天花粉 8g，甘草 9g，乳香 15g，没药 15g，白芷 9g，赤芍 12g，贝母 12g，防风 12g，炒皂角刺 9g，当归尾 10g，陈皮 15g，金银花 30g），清热消毒汤（金银花 30g，蒲公英 30g，紫花地丁 30g，连翘 15g，菊花 15g，板蓝根 15g，赤芍 15g，山豆根 6g，鱼腥草 16g），解毒透脓汤（金银花 30g，生黄芪 24g，制穿山甲 9g，当归 15g，丹参 15g，生乳香 15g，生没药 15g，鸡血藤 12g，透骨草 15g，粉甘草 6g，党参 9g），十全大补汤（人参 20g，肉桂 12g，川芎 15g，熟地黄 15g，茯苓 12g，白术 18g，炙甘草 8g，黄芪 30g，当归 12g，白芍 15g，生姜 3 片，大枣 2 枚）内服，辅以骨髓炎汤（当归 24g，党参 50g，泽兰 9g，天花粉 15g，黄芪 40g，牛膝 5g，木瓜 9g，茯苓 9g，甘草 6g，附子 12g，黄柏 20g，白芷 18g，苍术 30g）煎汁外洗。术前常规应用敏感抗生素静脉滴注＋中药汤剂内服＋中药汤剂外洗 1 周。B 组常规应用敏感抗生素静脉滴注 1 周。术中取出原内置物，应用外固定支架或克氏针固定；彻底清除病灶，切除炎性肉芽组织，根据病变部位骨骼情况，在病变骨骼开窗、开槽，要求开槽宽度≤病变骨骼直径的30%，防止开槽过程中骨折发生，开槽长度为病变全长，彻底敞开病灶髓腔，应用刮勺刮出死骨，应用磨钻磨除硬化骨，直到新鲜骨骼渗血。常规术中取样再次行细菌培养＋药敏试验，后应用过氧化氢、络合碘泡洗病灶≥30 分钟。后更换手套和无菌巾单。如骨髓炎部位无皮肤软组织缺损，局部有可应用的肌瓣填塞，常规应用肌瓣转移填塞病灶开窗部位；如骨髓炎部位无皮肤软组织缺损，局部无可利用的肌瓣，常规放置抗生素骨水泥链珠或可吸收载抗生素硫酸钙人工骨，以填充病灶开窗部位；如骨髓炎部位位于股骨，局部肌肉软组织丰厚，常规置闭式冲洗管应用抗生素灌洗3～6 周；如骨髓炎部位软组织差，合并皮肤缺损的，一期无法闭合伤口的，常规应用 VSD 负压吸引 1～2 次，待病灶相对清洁，病灶内放置抗生素骨水泥链珠或可吸收载抗生素硫酸钙人工骨，应用局部转移皮瓣或游离皮瓣修复创面。对比住院时间；骨骼愈合时间；血常规、红细胞沉降率、C–反应蛋白和降钙素原数值；骨髓炎复发率等 4 项指标。观察两组疗效。结果：A、B 两组患者均得到系统随访，随访时间为 10 个月。A 组：住院时间（31±11）天；骨骼愈合时间（156±22）天；血常规、红细胞沉降率、C–反应蛋白和降钙素原数值正常时间（53±18）天；骨髓炎复发 1 例，给以再次手术行骨搬移术治愈。B 组：住院时间（39±10）天；骨骼愈合时间（158±21）天；血常规、红细胞沉降率、C–反应蛋白和降钙素原数值正常时间（65±15）天；骨髓炎复发 3 例，给以再次手术行骨搬移术治愈。两组在骨骼愈合时间上差异无统计学意义（$P>0.05$）。两组在住院时间、4 项检验指标恢复正常时间、骨髓炎复发差异有统计学意义（$P<0.05$）。

黎清斌等人治愈慢性化脓性骨髓炎 1 例，患者于 3 年前车祸致左小腿皮破肉绽，X 片示无骨折，拟清创缝合处理，3 年来小腿局部红肿热痛反复发作，发作时伴全身恶寒发热，并在小腿外侧形成一窦道口，偶有流出脓液和小碎死骨片，期间注射抗生素能缓解症状，但仍反复发作。刻诊：左小腿外侧下段肿胀，触之外软内硬，压痛明显。舌红苔黄厚，脉沉数。体温 39.6℃，外周血白细胞计数 18×10^9/L；中性粒细胞百分比 86%。诊断：无头疽（毒邪内盛，气血壅结），治法：清热解毒，活血止痛，托里排脓，拟仙方活命饮加减，处方：金银花 50g，蒲公英 30g，浙贝母 25g，皂角刺、天花粉、连翘各 20g，陈皮、防风、赤芍、荆芥、当归各 15g，乳香、没药、白芷各 10g，甘草 5g。14 剂，水煎服，每天 1 剂。二诊，发热已退，查血常规未见明显异常，肿胀疼痛改善，窦道少许渗液，前方去乳香、没药、荆芥，加黄芪 30g，党参 30g，牛膝 20g。14 剂，水煎服，每天 1 剂。三诊，服用上方 2 周后肿痛基本消失，窦道口变小，无渗液，行走自如。后加减服用本方 3 个月，窦道口闭合，拍片示骨痂生长。半年后电话随访，病情未复发，活动正常，恢复正常工作、生活。

二、治疗骨折损伤感染

柴国钊等人治愈开放骨折并骨髓炎 1 例。患者左足被马踩后造成第一跖骨开放性骨折，伤口感染，继而足背广泛性剥皮性坏死，上至小腿下 1/3，下至趾甲处，均呈广泛性、剥皮性坏死，肌腱、血管、神经、第一跖骨断端、第二（三）跖骨均裸露于外，疮面布满稀白黄脓，脓水淋漓，有腐臭味，发热无汗，舌红绛而干，脉滑数。治宜清热解毒、消肿活血。仙方活命饮加减：金银花 100g，防风 10g，白芷 25g，甘草 20g，贝母 20g，乳香、没药各 20g，麻黄 10g，天花粉 20g，穿山甲 20g，皂角刺 20g，夏枯草 100g，全蝎 10g，大黄 30g，桂枝 20g，桃仁 15g，蜈蚣 2 条，丹参 20g，水煎温服。二诊，服药 2 剂，诸症悉减，纳增眠安，更衣解溲，身微汗出，疮面脓水顿减。前方去麻黄，改大黄为 10g；加苍白术 40g，西瓜翠衣 20g，紫草 20g，健脾利湿；加白及 30g，收敛疮口；加黄芪 200g，托疮生肌益气。连服 3 剂。三诊，药后见效显著，足背部黄白稀脓苔全部消失，有新生肉芽组织生成，病灶缩小，毒湿尤在，守方加山萸肉、枸杞子各 50g，黄芪 200g，连服 4 剂。疮面肉芽组织新鲜，跖骨血管、神经、肌腱均被肉芽组织覆盖，表面微有渗出物，踝、跖、趾功能恢复，守前方稍事加减又服 3 剂，疮面愈平，功能恢复而出院。

骨折后的主要病理变化是络脉受损，营血离经，气血凝滞，阻塞经络，局部出现肿胀疼痛。根据“血不活则瘀不去，瘀不去则新血不生，新血不生则骨不得合”的理论，对骨折初期投以仙方活命饮内服，则相得益彰，收效较速。谢本渊利用仙方活命饮治愈闭合性骨折 1 例，患者不慎被手扶拖拉机撞伤右大腿而股骨干骨折，伤后大腿肿胀剧痛，行动功能丧失，投仙方活命饮加三棱、莪术、牡丹皮，进 7 剂。疼痛大减，大腿肿胀已消而未尽；药后仍以原方去三棱、莪术，前后服药 12 剂，局部肿胀已消而尽，疼痛已除，15 天后按骨折中期继服和营止痛汤调治。

感染性开放骨折多因损伤严重，挫捩广泛和就诊较晚以外，草率地刷洗，不彻底地清创和勉强的张力缝合都是临床上感染常见的原因。中医认为：骨折断端因皮肉之破裂，营血溢于肌肤，凝滞不散，日久化热。《黄帝内经 • 灵枢》痈疽篇载：“热胜则腐肉，肉腐则为脓，脓不泻则筋烂，筋烂则伤骨”，以及风邪内侵所致，表现为骨折创面周围红肿、疼痛、组织坏死，创内有脓性分泌物渗出，热毒较甚可见全身发热恶寒，口渴等症状，取仙方活命饮随症加减奏效。谢本渊利用仙方活命饮治愈感染性开放骨折 1 例，患者在田间劳动，与他人发生纠纷不慎被锄头砸伤小腿，致胫腓骨开放性骨折；伤后局部皮破肉绽，伤口出血不止，经民间医生治疗 12 天后，局部红肿热痛，伤口组织坏死，骨折断端外露，伴脓性分泌物渗出，腹股沟淋巴结肿大压痛。入院后诊断为：左胫腓骨感染性开放骨折。治予清热解毒，消肿止痛，佐以活血化瘀。处方：皂角刺 9g，穿山甲 6g，当归尾 9g，甘草 6g，金银花 15g，赤芍 9g，乳香 6g，没药 6g，白芷 9g，天花粉 9g，防风 6g，牡丹皮 9g，蒲公英 12g，夏枯草 9g；10 剂后局部红肿消退，疼痛减轻，但伤口有清稀脓血水渗出，创面有少量肉芽组织生长，外敷生肌膏，守原方去乳香、没药，用金银花、黄芪各 25g，前后服药 35 剂，创面肉芽组织充填平整，上皮组织敷盖，创面痊愈（未用青霉素等抗生素），经 X 光拍片，骨折处有中量骨痂形成，达临床痊愈。

黎清斌等人治愈创伤性骨化性肌炎 1 例，患者因跌倒致左肱骨髁上骨折，曾先后行手法整复 4 次，夹板固定 40 余天。现伤肢肘关节周围肿痛，肤温发烫，局部硬实，关节僵硬，活动度为 20°～40°，肘前方可扪及异生骨块。舌红苔黄，脉细数。X 线：左肱骨髁上陈旧骨折，轻度向前成角，大量骨痂，肘前方有骨化阴影。诊断：创伤性骨化性肌炎（瘀血阻络、热毒内盛）。治法：活血化瘀，软坚散结，以仙方活命饮加减。处方：穿山甲 10g，金银花 20g，浙贝母 15g，皂角刺 20g，天花粉 20g，陈皮 15g，防风 10g，赤芍 12g，当归 10g，乳香 10g，没药 10g，三七 15g，丹参 10g。14 剂，水煎服，每天 1 剂，配合中药外敷、外洗。二诊，肿痛基本消除，肤温正常，肘关节活动度：15°～90°，前方去金银花、乳香、没药，加宽筋藤、鸡血藤各 30g。14 剂，每天 1 剂，水煎服。并指导患者进行功能锻炼。3 个月后复查，肘关节无明显再骨化，活动范围：10°～110°，指导患者继续进行功能锻炼。6 个月后复查，肘关节活动基本恢复正常。

三、治疗摔伤、挫伤、扭伤

软组织挫伤中医谓伤筋：凡肌肉、肌腱、韧带、关节囊、筋膜及一部分软骨，周围神经遭到突然发生的扭转、牵捩、跌仆、内挫、撞击等暴力使肢体关节或某部的皮肤、筋肉、关节囊受到过度的牵拉钝挫而损伤。局部出现血瘀气滞，肿胀疼痛或肢体功能不同程度的障碍。谢本渊利用仙方活命饮治愈软组织挫伤 1 例，患者因篮球比赛，不慎右足踝关节强力内翻受伤，伤后全踝关节肿胀，连及足背，锐痛，足背外侧皮肤大片青紫瘀斑，伤肢不能着地，跖屈及内翻功能受限，外踝前下方压痛明显。经 X 光拍片排除骨折，诊断：右踝关节急性软组织挫伤（血瘀气滞型），治则以活血祛瘀，理气止痛，行滞消肿。处方：穿山甲 9g，天花粉 9g，甘草 3g，乳香 9g，没药 9g，白芷 6g，赤芍 12g，贝母 6g，防风 9g，当归尾 12g，陈皮 9g，金银花 12g，牡丹皮 12g，4 剂；5 日复诊，局部肿胀尽退，疼痛大减，原方去皂角刺复进 3 剂告愈。

挤压伤是软组织最严重的一种损伤，多由于肢体遭受挤压后，伤肢可出现发紧、发胀、麻木感。伤部、边缘处出现红斑，邻近的正常皮肤上可发生水疱，迅速肿胀，伴瘀血斑块；随着肿胀的不断加剧，伤肢变硬，功能活动受限。谢本渊利用仙方活命饮治愈挤压伤 1 例，患者上班不慎被皮带将右手带入机床滚筒内，右上肢被机床挤压达 5 分钟之久；挤压解除后，无皮破出血，伤肢外观正常，活动无明显受损。1 小时后，左上肢迅速肿胀，随着肿胀不断加剧，伤肢变硬，皮肤发紧坚韧而有光亮，肘关节伸直位固定，屈曲功能受限，曲拇肌及曲指肌无力。入院诊断：右上肢软组织挤压伤。处方：皂角刺 9g，穿山甲 6g，当归尾 12g，甘草 6g，金银花 12g，赤芍 12g，乳香 9g，没药 9g，天花粉 9g，防风 9g，贝母 9g，白芷 9g，陈皮 9g，水蛭 9g，磁石 15g，研细末冲服，连续服药 25 剂，诸症俱消，功能恢复正常。

“宿伤”即慢性创作，多由慢性劳损或由急性软组织损伤迁延而来，主要病理变化表现为局部组织充血、渗出、肥厚、挛缩、气血凝滞不散；临床表现特点为疼痛、瘀肿和功能障碍，局部肿硬麻木或在局部可扪及气血壅聚不散的肿块。谢本渊利用仙方活命饮治愈宿伤 1 例，患者 20 天前不慎被 6 斤重的砖块从 3m 高处掉下，砸伤右大腿，伤后右大腿疼痛肿胀（无骨折）；经抗炎止痛治疗 20 余天，症状无明显好转。检验：右大腿前外侧青紫肿胀，肌肉硬结，局部扪及有鸭蛋大的痞块，压痛，大腿屈伸时牵掣痛；诊断：右大腿陈旧性软组织挫伤（气血凝滞型）；投仙方活命饮加水蛭 12 剂，肿胀尽消，痛块消散，瘀肿已徐，行动自如。

急性踝关节扭伤是全身关节扭伤中最为常见的。在人体诸关节扭伤中发病最高，在关节韧带损伤中占第一位。扭伤后踝部即出现肿胀、瘀斑，疼痛，跛行或不能行走等。部分患者还可能久治不愈，如治疗不当，会导致踝关节不稳，造成功能障碍，甚至易成习惯性扭伤。任国飞等人采用仙方活命饮配合三色敷药外敷治疗急性踝关节扭伤，效果满意。将符合临床研究纳入标准的踝关节扭伤患者，男 45 例，女 15 例；年龄最大 46 岁，最小 19 岁，平均 31 岁。临床表现为踝部肿胀疼痛、功能障碍或有轻、中度瘀血。随机分为两组，治疗组（仙方活命饮配合冷敷、三色敷药外敷）30 例和对照组（冷敷、三色敷药外敷）30 例，60 例患者均在伤后 24 小时内就诊。两组患者在性别、年龄、治疗前临床症状等比较，差异无统计学意义（$P>0.05$），具有可比性。治疗组采用中药煎剂仙方活命饮口服，每日 1 次，48 小时内配合冷敷（每次冷敷 15～20 分钟，每天 3 次），48 小时后，停止冷敷，配合三色敷药外敷（隔日 1 次）。对照组：48 小时内配合冷敷（每次冷敷 15～20 分钟，每天 3 次），48 小时后，停止冷敷，配合三色敷药外敷（隔日 1 次）。两组患者均治疗 14 天。结果：治疗组 30 例患者中，总体有效率为 100%，治愈率 60%，无效率 0%，对照组总体有效率为 93.33%，治愈率为 26.67%，无效率为 6.66%，治疗组明显优于对照组。

四、治疗其他骨伤科疾病

陈学先采用仙方活命饮治疗髓关节滑囊炎 78 例，其中男 56 例，女 22 例；年龄 21～68 岁，平均年龄 31.64 岁；髂耻滑囊炎 38 例，股骨大粗隆滑囊炎 17 例，坐骨结节滑囊炎 23 例。处方：金银花、红花、当归、赤芍、桃仁各 10g，白芷、贝母、皂角刺各 12g，穿山甲、乳香、没药各 6g。红、肿、热、痛者加野菊花 20g，蒲公英 30g，夏枯草、土茯苓各 15g；有瘀血者加三棱、莪术各 10g，挟湿者加苍术 15g，薏苡仁 30g。用药 3 个疗程后观察治疗结果，其中痊愈（症状与体征消失，1 月后无复发者）63 例，显效（症状与体征基本消失，无反复发作者）10 例，无效（症状与体征无明显改善）5 例，总有效率 93.6%。

江蓉星辨治膝关节弥漫型色素沉着绒毛结节性滑膜炎 1 例。患者 12 年前不明原因右膝关节肿胀，活动受限，无疼痛及压痛，先后行手术和保守治疗，效果均不甚理想。查体见右膝关节前正中有 1 个纵向切口，长约 15cm，愈合良好，右膝关节屈曲活动受限，髌骨推移活动度受限，浮髌试验(–)，右膝关节后侧、外侧分别可见 6cm×11cm、4cm×12cm 的包块，皮温较周围及对侧高，质偏硬，包块无活动性，右下肢感觉未见异常，足背动脉搏动良好。诊断为右膝关节弥漫型色素沉着绒毛结节性滑膜炎。中医诊断：右膝关节肿病（血瘀痰凝，湿热阻络证）。初诊给予骨痈片内服，香木活血散、香连金黄散各半外敷。二诊时诉一诊效果不佳，遂改用仙方活命饮去穿山甲，加夏枯草、蒲公英、紫花地丁、白芥子、山药等中药水煎服，每天 3 次，同时给予金黄散外敷患处，每月复诊。二诊后见患处包块略缩小，皮温仍较对侧及周围高，遂根据患者舌脉及患处病情变化及中医辨证分别加生黄芪、薏苡仁、水蛭、土鳖虫、瓦楞子、鸡血藤。为降低治疗成本及服用方便，改为丸药服用，仍每月复诊 1 次。二诊后患者病情逐渐好转，症状逐渐减轻。复诊，见右膝关节肿胀基本消退，发热程度明显减轻，患者对治疗效果满意。

柴国钊等人治愈上肢外伤感染 1 例。一患者左上肢被马缰绳撸后，表皮肿胀流脓水，继而受伤部位大面积破溃，从左肱骨中下 1/3 至手背部，表皮均坏死腐败有臭味，皮下组织呈黑紫色，有臭脓水溢出，腐肉深至肌层以下，肘部尺神经、屈肌腱均裸露，肱浅静脉均断裂，血管内有血栓形成，左桡动脉裸露，视搏动如蚕蠕，肘、腕、掌、指功能障碍，舌红绛、苔黄腻而干，脉滑数有力。治宜清热解毒、消肿溃坚、益气生肌活血。投仙方活命饮加减：金银花 100g，防风 20g，白芷 20g，当归尾 20g，陈皮 20g，平贝母 30g，没药 20g，穿山甲 20g，皂角刺 20g，天花粉 20g，丹参 20g，桃仁 20g，蜈蚣 2 条，全蝎 7.5g，麻黄 10g，夏枯草 100g，黄芪 200g，桂枝 20g。水煎服。二诊，服药 3 剂，左上肢如虫蠕动感，身微汗出，守前方去陈皮、麻黄、防风、当归，加苍白术 40g，白及 20g，紫草 20g，清利湿热，连服 6 剂，表面脓苔基本全消，腐肉尽脱，边缘界限清楚，有新生肉芽组织生成，前方稍事加减，又连进 4 剂，脓苔全消，新生组织覆盖裸露的病灶，又服 3 剂，疮面愈平，肘、腕、掌、指功能恢复正常而获痊愈。

王长宏以仙方活命饮加减外洗配合适当的抗生素治疗肢体残端不愈合 25 例，其中男 18 例，女 7 例；年龄 12～68 岁；残端在股骨远端 5 例，小腿 8 例，上肢 2 例，手指 8 例，足趾 2 例；外伤致肢体远端缺失后失治者 8 例（手外伤多见），外伤截肢术后 9 例（外伤者合并糖尿病 2 例），糖尿病坏疽 2 例，脉管炎截肢术后 6 例；病程 7 天～5 月。治以清热解毒、活血通络的仙方活命饮加减。处方：黄柏 100g，大黄、黄连、当归、乳香、没药、白芷、土鳖虫、穿山甲、皂角刺、甘草、金银花、赤芍、天花粉、陈皮、防风、浙贝母、牛膝、桂枝各 20g。上药加 2500ml 清水浸泡 20 分钟，武火煮沸后，以文火煎 30 分钟，去渣凉后装入无菌液体瓶备用。神经阻滞麻醉成功后，取创面分泌物做细菌培养加药敏试验，行首次换药处理创面（时间大约 1 小时）：以过氧化氢、0.9%氯化钠注射液常规冲洗伤口消毒 3 次，消毒纱布蘸干创面，以碘伏消毒创面周围后浸泡伤口 5 分钟，以 0.9%氯化钠注射液冲洗，消毒纱布擦干，除去坏死骨质，剪除坏死组织，创面渗血为度，如有出血点结扎之，渗血可加压 1 分钟，再以碘伏浸泡 5 分钟，用 0.9%氯化钠注射液冲洗，无菌纱布擦干创面。以仙方活命饮加减煎液 500ml 加温后，倒入无菌不锈钢盆中，以无菌纱布蘸药水擦洗创面及其周围，并湿敷、浸泡创面 30 分钟，以药水纱布包扎固定。第 2、3 天每天换药 1 次，无需麻醉，直接以仙方活命饮加减煎液清洗创面及周围，剪除残余坏死组织，浸泡伤口 30 分钟，晾干后无菌纱布包扎固定；以后换药以仙方活命饮加减煎液浸泡并外洗创面及周围 30～40 分钟，每天 2～3 次。如患者住无菌病房，伤口浸洗后不必包扎，晾干即可。清创换药后需常规应用青霉素及庆大霉素等抗生素以预防和控制感染，并根据细菌培养药敏试验结果调整合适的抗生素治疗 10 天；如无细菌生长可放弃抗生素仅外洗治疗。如创面较大，渗出较多，应注意患者全身情况、水电解质及酸碱平衡。合并骨折的患者注意患肢制动，合并糖尿病及脉管炎的患者应积极治疗原发病，并应注重患肢的早期康复训练。疗效标准：治愈（4 周内创面或残端愈合）、显效（4 周内创面或残端明显缩小，创面肉芽组织红润）、有效（4 周内创面或残端缩小，创面红润，肉芽组织部分长出）、无效（4 周内创面或残端略有缩小，无明显愈合迹象或有化脓感染）。结果：治愈 20 例，显效 3 例，有效 2 例，总有效率为 100%。

为观察仙方活命饮内服外敷配合传统患肢皮肤牵引、卧床休息治疗儿童髋关节滑膜炎的临床疗效，高轩等人将收治的 80 例患者随机分为两组，进行了对照观察。每组 40 例。两组患者在性别、年龄、病程等方面比较，差异无统计学意义（$P>0.05$），具有可比性。对照组前 7 天要求患者绝对卧床，将床脚抬高 10cm，患肢行伸直中立位皮肤牵引制动，质量约 1.0～3.0kg。后 7 天嘱患者白天将患肢免负重在床上活动，晚 8 时至次日早 8 时继续按原质量行患肢伸直中立位皮肤牵引制动。治疗组在对照组治疗的基础上加用仙方活命饮加味内服及外敷。处方：白芷、赤芍、当归尾、没药、浙贝母、防风、陈皮、乳香、天花粉、金银花各 10g，皂角刺、穿山甲各 15g，甘草 5g。湿热盛者，加滑石、车前子各 6g；血热盛者，加牡丹皮 6g；阴虚内热者，加麦冬、知母各 10g；体温升高明显者，加生石膏 6g；白细胞增高者，加蒲公英、连翘各10g；类风湿因子或抗O试验偏高，或HLA–B27阳性者，加青风藤10g、秦艽6g。每日1剂，水煎，早、晚分服，14天为1个疗程。以上汤药药渣加米醋100ml搅拌均匀，以文火炒热使醋液几乎蒸发散尽，趁热将药渣置于布包内包裹，待布包不烫时敷于患处，每日2次，每次20～30分钟，14天为1个疗程。结果：治疗组治愈30例，好转9例，未愈1例，总有效率97.50%；对照组痊愈28例，好转8例，未愈4例，总有效率90.00%。治疗组总有效率优于对照组，差异有统计学意义（$P<0.05$）。

方婷婷采用仙方活命饮加减辅助治疗小儿髋关节滑膜炎，疗效满意。在2016年2月～2018年2月期间，共收治髋关节滑膜炎患儿60例，随机分为对照组和治疗组，每组各30例。对照组：男19例，女11例；年龄4～13岁，平均年龄（7.24±3.5）岁；病程3～24天，平均（10.4±4.2）天；其中左侧10例，右侧20例。治疗组：男20例，女10例；年龄3～12岁，平均年龄（7.02±3.2）岁；病程2～26天，平均（11.5±4.6）天；其中左侧8例，右侧22例。两组一般资料经统计学分析，差异无统计学意义（$P>0.05$），具有可比性。对照组嘱患儿卧床休息，给予常规患肢皮牵引，口服布洛芬口服液，4～6岁，体质量16～21kg，每次5ml；年龄7～13岁，体质量22～40kg，每次8ml；均每天1次。治疗组在对照组治疗基础上口服仙方活命饮加减：白芷3～6g，赤芍6g，当归尾6g，没药6g，浙贝母3g，防风3～6g，陈皮3～6g，乳香6g，天花粉3～6g，金银花3g，皂角刺3～6g，穿山甲10g，甘草3～6g。虚热明显加麦冬6g，石斛6g，知母9g；湿热口渴明显加滑石3g，车前子6g。每日1剂，水煎取汁200ml，早晚分2次温服。两组均7天为1个疗程，连续治疗2周后统计疗效。疗效标准：治愈：患肢主动、被动活动无明显痛感，双下肢等长，走路无跛行，无复发；②好转：疼痛缓解，但仍有轻度跛行，阳性体征及症状有明显改善；③无效：临床症状体征无改善。结果：对照组治愈12例（40.00%），好转11例（36.67%），无效7例（23.33%），总有效23例（76.67%）；治疗组治愈16例（53.33%），好转12例（40.00%），无效2例（6.67%），总有效28例（93.33%）。治疗组总有效率明显优于对照组，两组比较，差异有统计学意义（$P<0.05$）。与同组治疗前比较，两组治疗1周、2周时髋VAS评分均不同程度降低，且治疗2周时降幅明显大于治疗1周时，差异均有统计学意义（$P<0.05$）。与对照组同期比较，治疗组VAS评分降幅更显著，差异均有统计学意义（$P<0.05$）。

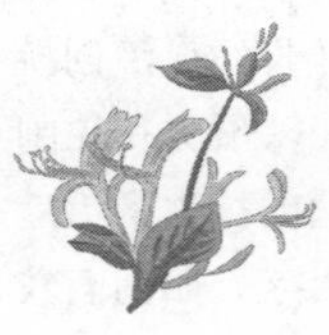

第四节　治疗妇产科疾病

妇科疾病主要是指包括女性乳腺疾病、阴道疾病、子宫疾病、输卵管疾病、卵巢疾病等。

一、治疗乳腺病

（一）乳腺炎

陈少军运用仙方活命饮加减配合鹿角酒治疗急性乳腺炎35例，均为女性，其中年龄18～28岁31例，29～35岁3例，39～43岁1例；初产妇30例；哺乳期34例，非哺乳期1例；单侧患者29例，双侧患者6例；其中经妇产科或外科治疗用药效果不显12例。临床症状均有发热、畏冷、乳房红肿疼痛、乳房包块等症状。方1药物组成：鹿角片20g，封缸福米酒50g，也可用白谷酒50g；方2药物组成：生大黄、蒲公英、金银花、当归尾、天花粉各12g，广陈皮、粉甘草、制乳香、制没药、穿山甲各6g，赤芍、香白芷、北防风、浙贝母各9g，皂角刺3g。加减：发热重用金银花30g，北防风12g，便秘重用生大黄20g，后下；已成脓去皂角刺。治疗时，先服方2，10分钟后再温服方1，半小时后用手中热敷患侧乳房，慢慢揉挤乳房，使乳汁挤空，也可用吸乳器吸空乳汁，日2次。服药期间，禁服辛辣、鸡（鱼）肉、酒、面食等发物。服药1～3剂症状消失为痊愈，有31例；服药4～6剂症状消失为有效，有3例；服药后症状不减或破溃者为无效，有1例。

秦书勤等人利用仙方活命饮治疗乳痈30例。外用硝磺液冷敷，大黄、芒硝各60g，加水至8000ml，煎熬40分钟，取药液待凉后用纱布冷敷，3小时1次，每次30分钟。内服中药仙方活命饮：金银花20g，白芷、当归、川贝母、防风、甘草各10g，乳香、没药各6g，皂角刺、天花粉、陈皮各10g组成，水煎2遍，取药液500ml分3次1日服完。每次饮烧酒1小盅，7天为1个疗程。结果：26例服药1个疗程获痊愈；3例服药2个疗程获痊愈；1例切开引流，配服他方而愈。痊愈者占96.7%。

袁侦明采用仙方活命饮治愈乳腺炎1例。患者产后1周，感受外邪，恶寒发热，身痛头晕，自服感冒清等药未见效。延2日，突发寒战高热，乳房肿痛，急邀余往诊。刻见叠被重衾，紧裹四肢，不避盛夏却畏寒肢颤。头痛项强，四肢酸楚，右上臂痛剧不得活动，右乳房肿胀，触之坚韧，疼痛，皮色不红。自述乳汁已2日未通，口中干苦。移时寒去热来，全身骤然汗出，腋温39.5℃，恶露未尽，食未减，二便稠，舌苔厚腻，脉滑数。诊为急性乳腺炎，因风邪外袭，瘀滞生热，热积痰聚，脉络受阻而发为乳痈。取仙方活命饮加味1剂。处方：金银花和天花粉各30g，赤芍、当归、贝母、皂角刺和青陈皮各15g，防风、白芷、延胡索和川楝子各10g，炮穿山甲、乳香、没药、生甘草各6g，白酒50g入水同煎内服。另用仙人掌捣泥外敷。次日再诊时已服药4次，外敷药更换3次，乳汁已通，乳房变柔软，按之不甚疼痛，右上肢活动转便。查体温37.5℃，汗多浸衣被，口干苦，苔黄腻，脉沉细数，守方减量，去酒再服1剂得安。

余银璋采用仙方活命饮治愈乳痈1例。患者左侧乳房肿痛，触之有1个鸽蛋大小肿块，其质硬，皮色微红，未作治疗。4天后乳房红肿灼痛，以草药外敷10余天未得缓解。视其形体壮实，整个乳房红肿坚硬，灼热疼痛拒按，溃破处血水自流，舌红、苔薄黄，脉数有力。辨为乳痈（热毒壅聚，气滞血瘀）。治以清热解毒，消肿溃坚，活血止痛。方用仙方活命饮加减：金银花15g，陈皮15g，白芷6g，防风6g，当归9g，赤芍9g，乳香9g，没药9g，浙贝母9g，穿山甲9g，皂角刺9g，生甘草6g，水、酒各半煎服。每日1剂，煎服2次。服药3剂后，乳房红肿灼痛明显缓解，原溃破处流出脓液约100ml，舌淡红、苔薄黄，脉数。嘱原方再服3剂，并在溃破处外敷呋喃西林纱条，每日换药1次。1周后溃口愈合，诸症痊愈。

邵蓉采用仙方活命饮加减治疗产后乳腺炎54例，年龄24～35岁。病程1～2天者48例，5～6天者4例，10～15天者2例。均为单侧乳房发病，包块直径大小2～8cm，除1例为经产妇，其余53例均为哺乳期初产妇。治疗方法：仙方活命饮加减，发热恶寒起病者，加柴胡、荆芥、栀子；包块明显，疼痛拒按者，加瓜蒌、桔梗、牛蒡子、青皮。疗效标准：痊愈表现为恶寒发热等全身症状和乳房包块局部症状均消失。结果显示：服药3剂痊愈者46例，服药6剂痊愈者6例；病程10～15天者2例，服药9剂痊愈，总有效率100%。

杨剑横利用仙方活命饮治愈急性乳腺炎1例。患者症见恶寒发热，全身不适，左侧乳房见鹅蛋大肿块，伴红、肿、热、痛，口苦口干，舌质红、苔黄，脉弦滑而数，证属营卫不和，经络阻滞，气血凝结。以仙方活命饮加减：穿山甲、没药、乳香、当归尾、赤芍、白芷、防风、柴胡、法半夏各10g，黄芩、皂角刺各15g，金银花、蒲公英各30g，水煎服，每天1剂，连服3天而愈。

倪晓畴采用仙方活命饮治愈急性乳腺炎1例。患者两乳房肿胀，皮肤热水肿，按之疼痛剧烈，并诉口干而渴，大便秘结，小便短赤，曾应用抗生素治疗无效。诊见脉弦数有力，舌红苔黄干燥，证属肝气郁结，胃热壅滞。治以清热解毒、消肿散结、疏肝理气，方用仙方活命饮加味：金银花10g，防风10g，白芷10g，当归10g，陈皮10g，甘草10g，赤芍10g，浙贝母10g，天花粉10g，乳香6g，没药6g，穿山甲7g，皂角刺12g，蒲公英15g，夏枯草10g。每日1剂，水煎分2次服，服用时加白酒少许为引。3剂后肿胀疼痛消退，再服3剂以巩固疗效。

高雪等人利用仙方活命饮治愈急性乳腺炎1例。患者头胎头产，产后3周余，乳房肿痛、扪及包块4天，发热2天。查左乳房内侧鸡蛋大小硬性包块，触痛、红肿拒按，恶露不多，有小血块，舌暗红，苔黄厚，脉弦数。辨证为热毒瘀血互结，治则清热解毒、活血散结。处方：金银花15g，蒲公英15g，黄芩10g，栀子12g，黄芪10g，当归10g，赤芍6g，穿山甲10g，皂角刺10g，天花粉6g，乳香6g，没药6g，浙贝母10g，白芷10g，陈皮9g，甘草6g。每日1剂。服3剂后症状明显减轻，继服5剂而痊愈。

梁艳运用仙方活命饮加减治愈1例急性乳腺炎。处方：白芷9g，防风12g，贝母12g，金银花30g，乳香9g，没药9g，天花粉9g，蒲公英15g，板蓝根15g，当归12g，赤芍12g，穿山甲9g，陈皮15g，甘草6g。服用3剂后，乳房硬块消失。

盛全成应用仙方活命饮治疗急性乳腺炎，收效良好。共收治患者19例。方药：穿山甲（炒）10g，皂角刺10g，当归尾10g，金银花20g，赤芍10g，制乳香3g，制没药3g，天花粉15g，防风10g，贝母8g，白芷8g，陈皮10g，甘草5g。若乳房胀痛加夏枯草、大瓜蒌、牛蒡子；乳房硬块不消加生牡蛎、生麦芽、瓜蒌、昆布；乳房红肿且热加板蓝根、生石膏、白花蛇舌草；乳房破溃流脓加黄连、龙胆、龙骨、牡蛎、石膏。结果：治愈（临床症状、体征消失，溃疡面愈合）16例，好转（症状、体征明显改善）2例，无效（原有症状、体征未消除或加重）1例，总有效率为94.7%。

葛金玉利用仙方活命饮治愈乳腺炎1例。患者产后2个月，右乳胀痛3天，伴发热1天。右乳外上象限表皮色红，可触及约3.0cm×4.0cm大小肿块，触痛明显，质硬，活动度差。体温39.2℃。血细胞分析：白细胞13.5×10^9/L，中性粒细胞百分比85.7%。症见发热，疼痛，饮食及二便正常，舌质略红、苔薄白，脉数。诊断为乳腺炎（未成脓期）。中医辨证：热毒壅滞。予仙方活命饮4剂（金银花30g，穿山甲、皂角刺、天花粉、白芷、当归、赤芍、贝母、陈皮各10g，炙乳香、炙没药、甘草各6g），口服并将药渣局部外敷。4剂药后复诊。热退痛减，右乳外观正常，外上象限可触及1个约2.0cm×1.5cm大小肿块，质软，无触痛。继续服用上方7剂而愈，随访近2个月，未见复发。

杨争等人利用清热解毒法治疗肿块型浆细胞性乳腺炎，效果良好。将50例肿块型浆细胞性乳腺炎患者随机分成对照组和治疗组各25例，对照组采用如意金黄散外敷治疗，治疗组在对照组治疗基础上内服仙方活命饮加减治疗。处方：金银花15g，当归尾12g，赤芍12g，乳香10g，没药10g，陈皮12g，皂角刺15g，防风10g，浙贝母30g，三七粉10g，甘草10g，天花粉15g。水煎，每天1剂，分2次服用。以2周为1个疗程，服用1个疗程后停服3天，再继续服用。疗程均为8周，比较两组间治疗效果。结果：总有效率治疗组为96.0%，对照组为76.0%，两组比较，差异有统计学意义（$P<0.05$）。两组主要症状、体征治疗后组间比较，差异有统计学意义（$P<0.01$）。

李洪双等人运用仙方活命饮联合局部针刺治疗哺乳期

乳腺炎，效果显著。在 2016 年 1 月～2017 年 12 月期间，共收治哺乳期乳腺炎患者 56 例，随机分为观察组和对照组，每组各 28 例。观察组：年龄 21～37 岁，平均年龄（27.6±1.9）岁；平均病程（4.7±1.2）天。对照组：年龄 22～36 岁，平均年龄（27.8±2.0）岁；平均病程（4.9±1.4）天。两组基本资料差异不存在统计学意义，能够进行对比研究（$P>0.05$）。对照组给予西医常规治疗，使用 0.9%氯化钠注射液 100ml，同时加入 1.5g 头孢美唑钠进行静脉滴注，每日 2 次。观察组采用仙方活命饮加减联合局部针刺进行治疗。仙方活命饮：天花粉 10g，皂角刺 15g，金银花 15g，白芷 10g，防风 10g，赤芍 10g，浙贝母 10g，当归尾 10g，没药 10g，乳香 10g，陈皮 10g，穿山甲 10g，甘草 6g。肝气郁结加柴胡 10g；乳汁郁积加王不留行 15g，路路通 15g；便秘加大黄 6g；湿气重加薏苡仁 15g。水煎服，早晚分服。局部针刺疗法：以局部肿块围刺，配合选择膻中、乳根、期门、肩井、丰隆、内关作为主穴，肝郁胃热加合谷、太冲、内庭，乳房胀痛加少泽、足临泣，恶寒发热加合谷、外关、曲池。所有患者取仰卧位，对毫针进行消毒后刺入相应穴位，针用平补平泻手法，其中肩井选择向上平刺 0.6～0.8 寸，膻中向下平刺 0.5 寸，乳根向外平刺 0.6～0.8 寸，留针 30 分钟。患者连续治疗 5 日，每日 1 次。疗效标准：①治愈：体征以及各项症状消失，乳房肿块也消失，血常规指标正常；②好转：体征以及各项症状改善，乳房肿块缩小；③无效：体征以及各项症状无改善甚至加重。结果：观察组治愈 21 例（75.00%），好转 7 例（25.00%），无效 0 例，总有效率 100.00%；对照组治愈 11 例（39.29%），好转 13 例（46.42%），无效 4 例（14.29%），总有效率 85.71%。观察组治疗总有效率显著优于对照组（$P<0.01$）。同时，观察组疼痛缓解、肿块消散以及全身症状缓解时间、通乳情况等指标均显著优于对照组（$P<0.05$）。

张斌利用仙方活命饮加减治疗乳腺增生症 36 例，均为女性，年龄 19～60 岁，平均 34.23 岁；病程最短 1 月，最长 12 年，平均 13.62 个月；单侧 15 例，双侧 21 例；已婚 32 例，未婚 4 例。患者主要表现外上象限乳房胀痛或有触痛，均可触及大小不等的条索状或团块状，或颗粒状肿物，肿块形态不规则，或圆或扁，边界欠清，不与皮肤粘连，推之移动。其临床症状与月经周期有密切关系，多为经前肿痛加重，经后减轻，且随情绪的变化而加重，常伴随有月经不调，胸闷太息，胁胀痛，有时乳头溢出黄绿色液体等。药用金银花 25g，当归尾、穿山甲各 12g，乳香、没药各 9g，陈皮、白芷、防风、天花粉、浙贝母、皂角刺各 10g，赤芍、甘草各 8g。若无脓可去穿山甲、皂角刺；疼痛严重可加升麻、蒲公英、连翘；冲任不调加墨旱莲、女贞子；肝郁痰结加夏枯草、牡丹皮、郁金；病程长，肿块质硬加川芎、蜈蚣、生牡蛎。水煎服，每天 1 剂，分早餐前与睡前 2 次服用，15 天为 1 个疗程，一般 3～4 疗程，但在 1～2 个疗程痊愈的均不再进行下 1 个疗程，服药期间避免过劳及情志刺激。结果：痊愈（乳房肿块及疼痛消失，稳定半年未复发者）11 例，占 30.55%；显效（乳房肿块缩小大于一半，其他症状明显减轻）9 例，占 25.00%；有效（乳房肿块变软，缩小小于一半，其他症状减轻）14 例，占 38.89%；无效（乳房肿块及疼痛无变化）2 例，占 5.56%。

张英强运用仙方活命饮治愈急性乳腺炎 1 例。患者，女，22 岁。2016 年 12 月 25 日就诊。自述产后 3 周，出现乳汁不通，乳房胀痛，经医院用消炎药输液（药名不详）及外治无效。诊见：双乳肿大疼痛灼热，触之有块状物，乳汁胀急不下。舌红苔黄，脉数。诊断：乳痈。辨证：乳汁瘀积，热毒蕴结。予仙方活命饮加减：金银花 90g，穿山甲（先煎 40 分钟）10g，蒲公英 30g，牛蒡子 10g，王不留行 15g，漏芦 15g，连翘 30g，紫花地丁草 15g，瓜蒌壳 15g，柴胡 15g，陈皮 15g，黄芩 15g，香附 15g。水煎服，每天 3 次，每天 1 剂。忌食辛辣。连服 3 天告愈。

（二）乳腺增生

宫少波等人以加味仙方活命饮与乳康片进行对照观察治疗乳腺增生症的临床疗效，治疗组口服加味仙方活命饮：柴胡 20g，香附 9g，郁金 12g，陈皮 9g，牡丹皮 9g，栀子 9g，当归 9g，赤芍 15g，浙贝母 15g，炮穿山甲 9g，皂角刺 15g，乳香 9g，没药 9g，天花粉 9g，金银花 12g，防风 9g，白芷 9g，甘草 6g。水煎服，日 1 剂，月经之前半月开始服用至月经来潮，连续治疗观察 3 个月经周期。对照组口服乳康片，每次 4 片，每日 3 次，服药时间和疗程同治疗组。结果：加味仙方活命饮组总有效率 91.7%，对照组为 78.3%，疗效比较有非常显著性差异（$P<0.01$）。提示加味仙方活命饮治疗肝郁化火、痰凝乳络证型乳腺增生症疗效较好。

高雪等人利用仙方活命饮治愈乳腺增生症 1 例。患者双乳房胀痛、经前期加重半年余。诊时系月经前期，双乳痛甚不能触碰，检查未见明显硬结包块，乳透显示乳腺小叶增生。处方：金银花 15g，柴胡 9g，白芷 15g，当归 9g，赤芍 12g，乳香 9g，没药 9g，陈皮 12g，浙贝母 10g，穿山甲 10g，皂角刺 10g，瓜蒌 10g，石菖蒲 9g，甘草 6g。每日 1 剂。服 5 剂后疼痛明显减轻，因月经来潮而暂停服药，经后继服 20 剂至经前停用，如法治疗 3 个月经周期，症状消失，乳透显示双乳房正常而痊愈。

王爱平用仙方活命饮治疗乳房小叶增生 21 例，取得良好疗效。方药组成和制用法为：当归尾 10g，金银花 20g，炒穿山甲 10g，防风 10g，白芷 8g，贝母 8g，陈皮 10g，皂角刺 10g，赤芍 10g，天花粉 15g，甘草 5g，制没药 3g，制乳香 3g，将上述药物用水煎煮后去渣取汁，每日服 1 剂，分 2 次服下。在每次月经来潮前天开始服用，连续服用 5～8 天为 1 个疗程。患者乳房胀痛较重，可加入牛蒡子、大瓜蒌和夏枯草；乳房硬块较大且不易消退，可加入生麦芽、昆布、生牡蛎和瓜蒌；乳房红肿，可加入生石膏、板蓝根和白花蛇舌草。结果：21 例患者中有 6 例痊愈，12 例好转，3 例无效，治疗总有效率为 85.7%。在痊愈和好转的 18 例患者中，有6例治疗了1个疗程，12例治疗了2～3个疗程。治疗无效的3例患者后转去外科进行手术治疗。

周建华运用仙方活命饮加减治疗乳腺增生症，效果显著。在2012年8月～2017年8月期间，共收治乳腺增生症患者94例，以平均分组的方式均分为探究组与对比组，每组各47例。探究组：均为女性；年龄最大43岁，最小24岁，平均年龄（34.28±3.21）岁；病程3～26个月，平均（13.18±3.55）个月。对比组：均为女性，年龄最大42岁，最小23岁，平均年龄（33.64±2.87）岁；病程4～25个月，平均（12.85±3.24）个月。应用统计学软件处理，患者性别、年龄、病程等一般资料，差异无统计学意义（$P>0.05$），具比较性。对比组服用乳康片：饭后服，每次2～3片，每天3次，于月经来潮前15天到月经来潮为1个疗程，连续服用3个疗程，每个疗程期满后需间隔5～7天方可继续服用下1个疗程。探究组口服仙方活命饮：金银花15g，白芷10g，乳香6g，皂角刺10g，当归10g，浙贝母10g，赤芍6g，穿山甲10g，没药6g，柴胡9g，陈皮9g，瓜蒌10g，石菖蒲9g，甘草6g。水煎煮，每日1剂，取药汁，于早晚分服，经期过后方可服药，共服用42天。疗效标准：①痊愈：乳房肿块以及疼痛消失，4个月无复发；②显效：乳房肿块消失50%以上，疼痛感减轻或消失；③好转：乳房肿块消失20%～50%，疼痛感较治疗前明显有所缓解；③无效：乳房肿块大小以及质地未改变，疼痛感未缓解。结果：探究组痊愈26例（55.32%），显效13例（27.66%），好转5例（10.64%），无效3例（6.38%），总有效44例（93.62%）；对比组痊愈17例（36.17%），显效11例（23.40%），好转5例（10.64%），无效14例（29.79%），总有效33例（70.21%）。探究组治疗效果明显优于对比组，两组差异有统计学意义（$P<0.05$）。探究组不良反应发生率为2.13%，对比组不良反应发生率为10.64%，两组间差异具有统计学意义（$P<0.05$）。

二、治疗盆腔炎

侯士林利用仙方活命饮加减治疗妇科盆腔炎及手术感染粘连者11例，患者年龄24～42岁，临床症状以少腹硬痛拒按、脓性带下为主。一般服药20剂后带下及全身症状明显好转，服药40剂后腹部变软，肿块消失（少数未全消失）。除1例服药15剂自动停药外，其余均获痊愈。平均服药45剂，只1例服药65剂。药物组成及加减：白芷、赤芍、炮穿山甲、天花粉、陈皮各12g，贝母、防风、制乳香、制没药各9g，当归、皂角刺各15g，金银花15～30g。水煎服，每日1剂，早晚各1次。加减：热象重者加红藤30g，败酱草15～30g；带下污水恶臭者加土茯苓30g，生薏苡仁15～30g，车前子（另包）25～30g，海螵蛸15g。

梁启明采用仙方活命饮治愈盆腔炎1例。患者因人工流产术后过早劳动，且房事不忌而患急性盆腔炎，虽经西医青霉素、链霉素、庆大霉素、地塞米松等综合治疗，但由于治疗不彻底加之调养不周，致病情缠绵，时轻时重。近日因正值月经过后劳累，其病又见加重，遂延余诊治。刻诊：身热微恶寒，右下腹疼痛拒按，腰骶酸痛下坠感，纳差脘痞，白带量多、色黄有腥臭味，小便赤涩，大便干结，月经先期、量多、色紫有块，舌质暗红有紫点、苔薄黄腻，脉弦细滑。妇科检查：右侧附件呈条索状改变，可触及约卵子大囊性包块，活动度差、有压痛。B超探查见右侧输卵管增粗，卵巢增大，间有一约4cm×5cm边界不清、实质不均的炎性暗区，病为慢性盆腔炎卵巢囊肿急性发作。证属湿热壅滞，瘀毒内结胞络之候，治以清热解毒燥湿，活血消肿散结为法，方选仙方活命饮化裁。处方：金银花40g，当归尾12g，炮穿山甲（先煎）、天花粉各15g，赤芍、制乳香、制没药、皂角刺、陈皮、浙贝母各10g，红藤、败酱草各13g，黄柏、生甘草各6g。10剂，水煎服，药渣用纱布包裹热敷右小腹部，每日2次，持续约30分钟，嘱忌房事，休息静养。复诊，药后上述诸症均有明显好转，身热退，腰腹痛减，腹部包块变小，稍觉乏力。治守原意，原方金银花减至20g，加生黄芪12g，三棱、莪术各10g，续服35剂，诸症若失，月经正常，妇科检查腹部无压痛，附件包块消失。B超复查示双侧附件基本对称，病侧附件回缩正常，卵巢炎性包块暗区全部吸收。病愈，随访1年无复发。

杨柳芽认为，慢性盆腔炎的原因为湿热内蕴于下焦，从而导致气机失调，热伤血络，湿聚成瘀，主张运用仙方活命饮加减治疗，其运用仙方活命饮治疗慢性盆腔炎30例，根据《实用中西医结合诊断治疗学》的疗效标准评价治疗效果，结果显示：痊愈19例，显效8例，无效3例，总有效率90%。

刘文碧利用仙方活命饮加减治疗盆腔炎性包块60例，其中年龄最小20岁，最大45岁，20～30岁28例，30～40岁22例，40～45岁10例。病程在1年之内33例，病程在2年内16例，病程在2～3年11例。疗程最短3个月，最长3年以上。治疗方法：60例患者均采用中药口服、外敷小腹和保留灌肠。内服以清热解毒、活血化瘀、软坚散结、通络止痛为主，药物组成：金银花15g，炮穿山甲10g，皂角刺30g，当归15g，乳香10g，没药10g，白芷20g，三棱15g，莪术15g，红藤30g，陈皮10g，沙参20g，柴胡15g，延胡索15g，甘草15g。加减：气滞血瘀证去金银花加木香、香附；寒凝血瘀证去金银花加附子、薏苡仁、苍术；肾虚瘀滞证去金银花、乳香、没药，加菟丝子、肉桂、巴戟、续断。加水适量浸泡30分钟，连煎3次，分3次服，每天1剂。1个月经周期为1个疗程，经期停用。外敷以活血化瘀、行滞通络开窍为主，药物组成：三棱30g，莪术30g，乳香30g，没药30g，桂枝30g，白芷30g，红藤30g。上述药研末，布包隔水蒸15～30分钟，热敷小腹部40分钟左右，或用白酒50ml调匀敷小腹部，上面用热水袋热敷1小时左右，每日1次，连用10天，经期停用，1个月经周期为1个疗程。保留灌肠以清热解毒、活血通络止痛为主，药物组成：红藤30g，白芷20g，蒲公英30g，三棱20g，莪术20g，土鳖虫（酒炒）15g，红花15g，丝瓜络10g，延胡索20g，乳香10g。

以上药物先浸泡 1 小时，浓煎 300ml，每晚睡前或早晨排空大便清洁肛门，药液温度在 38℃左右，患者膝胸卧式，嘱其家属用 14 号或 16 号导尿管涂石蜡油后，缓慢插入肛门，深度 14cm 左右，用 30ml 或 50ml 注射器，缓慢注入药液 100ml，完毕休息 30 分钟，保留药液 6～8 小时。经期停用，1 个月经周期为 1 个疗程。结果：60 例患者治疗总有效率为 96.7%，1 个疗程 17 例痊愈，2 个疗程 10 例痊愈，3 个疗程 5 例痊愈。

杨永峰等人利用仙方活命饮加减治疗慢性盆腔炎 68 例，年龄 15～52 岁，平均年龄 31 岁。病程 1～15 年，其中 15～19 岁 2 例，20～29 岁 25 例，30～39 岁 23 例，40～49 岁 17 例，50 岁以上 1 例。急性盆腔炎病史 8 例，有人工流产史 62 例，反复置取环史 26 例，经期性生活 12 例。单服仙方活命饮加减，不配合其他疗法。方药组成：蒲公英、紫花地丁、野菊花各 20g，金银花、白芷、赤芍各 15g，当归、陈皮、天花粉各 12g，防风、贝母、皂角刺各 10g，制乳香、制没药各 6g，甘草 5g，炮穿山甲 3g。加减：白带增多者加芡实 18g，白鸡冠 10g；黄带加黄柏、车前子各 15g；盆腔积液去天花粉，加大腹皮 18g；月经淋漓不尽加地榆炭、鹿衔草各 12g；痛经加蒲黄、延胡索各 12g；伴子宫或宫颈肥大者加桑寄生、刘寄奴各 30g。每日 1 剂。水煎常规服。结果：服 15 剂后，治愈（腹痛消失，白带与体温正常，妇科检查及 B 超检查盆腔包块、积液消失）42 例，有效（腹痛消失或减轻，体温正常，白带正常或接近正常，妇科检查及 B 超检查，包块明显缩小，积液减少或消失）25 例，无效（治疗前后症状和体征均无明显变化）1 例。治愈率 61.7%，有效率 36.8%，无效率 1.5%，总有效率 98.5%。

葛金玉利用仙方活命饮治愈急性盆腔炎 1 例。患者人流后 10 天，腹疼痛伴发热 3 天。体温 39.1℃，妇检外阴（–），阴道通畅，内见大量脓性分泌物，味臭，宫颈潮红，宫体前位，正常大小，压痛（++），双附件增厚，压痛（+++）。血细胞分析：白细胞 11.2×10^9/L，中性粒细胞百分比 83.9%。症见高热、疼痛，带下腥臭、色黄，饮食及二便基本正常，舌质偏红、苔薄黄，脉数。诊断：急性盆腔炎；中医辨证：热毒下注。予仙方活命饮 5 剂（金银花 30g，穿山甲、皂角刺、天花粉各 15g，黄柏、白芷、赤芍、贝母、陈皮各 10g，炙乳香、炙没药、甘草各 6g），内服并煎汤坐浴。药后复诊，热退痛减，继续服用上方 5 剂而愈，随访 2 个月未见复发。

冯达红等人为分析仙方活命饮辅助治疗妇科术后感染疗效和作用机制，将 300 例妇科择期手术患者按照随机数字表法分为观察组和对照组各 150 例，对照组给予常规围术期用药预防术后感染，观察组在对照组治疗的基础上加用仙方活命饮。比较两组患者的术后感染发生率、血清指标和免疫功能变化情况。结果：观察组术后感染发生率为 0.67%，低于对照组的 4.67%，两组比较，差异有统计学意义（$P<0.05$）；观察组住院时间、开始进食时间、下床活动时间、术后用药费用均低于对照组，差异有统计学意义（$P<0.05$）。说明仙方活命饮应用妇科手术患者，能够有效降低术后感染发生率，改善患者血清指标和免疫功能，缩短患者恢复时间。

方子燕将 90 例盆腔炎患者随机分为两组，对照组 45 例用敏感抗生素治疗，治疗组 45 例在采用敏感抗生素基础上加用仙方活命饮加味保留灌肠治疗。处方：金银花、当归、赤芍、白芷各 15g，皂角刺、乳香、没药各 6g，浙贝母、防风各 10g，天花粉 20g，甘草、陈皮 6g，炮穿山甲片 10g，红藤、薏苡仁各 30g。腹痛明显加白芍，延胡索；腹部结块者加三棱、莪术；带下量多加臭椿皮、苍术。上方每日 1 剂，水煎浓缩至 100～150ml，保留灌肠，药液温度（40±1）℃，灌肠时间取排便后或临睡前，灌肠保留时间要在 2 小时以上，最佳保留时间应为 6～10 小时，每日 1 次，月经干净后 3 天开始治疗，10 天 1 个疗程，连续 3 个疗程。结果：治疗组临床疗效优于对照组，总有效率分别为 93.33% 和 77.78%（$P<0.05$）。治疗后主要症状均有所改善，但治疗组改善更明显。

姚桂仙将 120 例急性盆腔炎患者随机分为两组，每组 60 例，均给予半卧位卧床休息，高热量、高蛋白质、高维生素的流食或半流食，补充液体，物理降温等基础治疗。在此基础上，对照组给予头孢替坦二钠、盐酸多西环素等药物，治疗组给予口服仙方活命饮加味，联合抗生素进行治疗。方药组成：白芷 20g，浙贝母 20g，防风 15g，赤芍 15g，当归 15g，皂角刺 10g，穿山甲 5g，天花粉 20g，乳香 10g，没药 10g，金银花 15g，陈皮 10g，薏苡仁 20g，车前子 15g，生甘草 10g，统一煎煮。口服，每次 100ml，每日 2 次，每日 1 剂，7 天为 1 个疗程。治疗 3 周后，观察治疗前后两组患者的 VAS 评分、血常规恢复时间、炎性包块和积液大小以及临床疗效。结果治疗组和对照组患者的 VAS 评分显著降低，炎性包块和积液大小明显减小，而治疗组各项指标降低更显著；治疗组显效率显著高于对照组。

张秀焕等人利用仙方活命饮治疗急性盆腔炎（湿热瘀结证），将 60 例患者随机分为治疗组和对照组各 30 例，对照组给予头孢哌酮及替硝唑静脉滴注抗感染治疗，治疗组在对照组基础上加用仙方活命饮加减口服治疗，疗程均为 2 周。结果：治疗结束后，治疗组在临床疗效及血液流变学参数改善等方面均优于对照组（$P<0.01$）。说明仙方活命饮加减口服辅助治疗急性盆腔炎可改善盆腔血液循环，提高治疗效果。

罗尼俚等人采用仙方活命饮治愈盆腔炎性包块 1 例。患者反复下腹坠胀痛月余，西医诊为：盆腔炎性包块。曾服左氧氟沙星片、甲硝唑片 1 周，腰腹胀痛有明显缓解，但包块无明显减小，而求治于中医。来诊时月经干净已 4 天，下腹坠胀痛，牵拉腰痛，带下色黄，伴异味，大便秘结。舌红，苔黄腻，脉弦数。B 超示：左附件区可触及 6cm×8cm 包块。西医诊为盆腔炎性包块，中医诊为癥瘕，证属湿热痰瘀互结胞宫，治宜清热解毒利湿，散结消瘀行滞。处方：红藤 60g，金银花 60g，蒲公英 60g，败酱草 30g，天花粉 30g，冬瓜子 30g，薏苡仁 30g，炒黄柏 10g，茯苓 10g，当归、赤芍、白芷各 15g，炮穿山甲 10g，皂角刺 60g，甘草 9g，每日 1 剂，分早晚水煎服。连用 21 剂后盆腔包块完全消失，自觉症状消失，妇科体检无异常。

刘志红等人利用仙方活命饮加味治疗急性盆腔炎，将 116 例急性盆腔炎患者随机分成对照组和观察组，每组 58 例。对照组中，年龄 26～42 岁，平均年龄（34.2±2.6）岁；病程 4～14 天，平均（7.2±1.1）天；平均孕产次为（1.7±1.1）次。观察组中，年龄 25～45 岁，平均年龄（34.4±2.5）岁；病程 3～15 天，平均（7.4±1.3）天；平均孕产次为（1.5±1.2）次。两组患者一般资料比较，差异无统计学意义（$P>0.05$），具有可比性。两组均卧床休息，予高热量、高蛋白质、高维生素流食或半流食，纠正电解质和酸碱失衡，高热者则物理降温，腹胀者胃肠减压。对照组给予头孢曲松 2.0g 加入 0.9%氯化钠注射液 100ml 静脉滴注，每日 2 次；盐酸多西环素 100mg 加入 0.9%氯化钠注射液 100ml 静脉滴注，每日 1 次。观察组在对照组治疗的基础上加用仙方活命饮加味治疗，药物组成：白芷 20g，贝母 20g，防风 15g，赤芍 20g，当归 15g，皂角刺 10g，穿山甲 3g，天花粉 10g，乳香 10g，没药 10g，金银花 30g，陈皮 10g，薏苡仁 30g，车前子 10g，甘草 5g。腹痛明显加白芍 10g，延胡索 10g；腹部结块加三棱 10g，莪术 10g；舌苔黄燥、大便秘结加大黄 10g。治疗期间调节情志，戒烟酒，避免辛辣、生冷等刺激性食物。7 天为 1 个疗程，两组均治疗 2 个疗程。结果：对照组有效率为 82.76%，观察组有效率为 93.1%，观察组优于对照组（$P<0.05$）。

刘艳红等人在 2014 年 6 月～2016 年 3 月期间，共收治急性盆腔炎（湿热瘀结证）患者 80 例，采用随机数字法分为治疗组和对照组，每组各 40 例。两组患者一般资料比较，差异无统计学意义（$P>0.05$）。两组均给予头孢呋辛钠及替硝唑静脉滴注抗感染治疗，治疗组加用仙方活命饮加减保留灌肠。仙方活命饮加减：白芷 10g，防风、贝母、赤芍、甘草、当归、皂角刺（炒）、穿山甲（炙）、天花粉、乳香、没药各 15g，金银花、陈皮各 20g。血热痛甚加连翘、野菊花各 10g；气虚体乏加黄芪、党参各 10g。每天 1 剂，每剂采用自动煎药机煎至 100ml，分 2 袋单独包装。操作方法：患者排空大便后取侧卧位，双下肢屈曲，臀部略提高 10cm，将仙方活命饮药液 50ml 恒温箱加温至 38℃左右，一次性直肠给药，给药管表面用石蜡油充分润滑后置入肛门约 10cm，注射器吸取加温药液后缓慢灌入 50ml，注入时间不低于 5 分钟，每日治疗 2 次，保留灌肠结束后患者卧床休息 1 小时，灌肠液肠道保留时间 2 小时以上为宜。两组患者均治疗 10 天观察治疗效果。治疗过程中 3 例患者脱落，治疗组 2 例因依从性差，对照组 1 例病情加重中转手术，77 例患者顺利完成治疗。结果：治疗 10 天后，治疗组炎性细胞因子指标和症状持续时间指标与对照组比较，具有显著性差异（$P<0.01$）。治疗组治愈 32 例（84.21%），有效 6 例（15.79%），无效 0 例；对照组治愈 22 例（56.41%），有效 16 例（41.03%），无效 1 例（2.56%）。两组间治愈率具有显著性差异（$P<0.01$）。提示仙方活命饮加减保留灌肠辅助治疗急性盆腔炎湿热瘀结证可减轻机体炎性反应程度，缩短症状持续时间，提高治愈率。

三、治疗女性不孕症

袁桂生利用仙方活命饮治愈输卵管阻塞（不孕症）1 例。患者于 3 年前因自然流产作清宫术后，迄今未孕。曾作妇科检查，提示双侧输卵管畸扭，压痛明显，在 X 线下作输卵管通气试验，腹部未见游离气体，诊断为双侧输卵管堵塞。患者先后服中药百余剂，未收显效。诉经期延长，经量或多或少，挟有瘀块，下腹及腰部胀痛，白带量多、色黄稠，面色萎黄晦暗，舌红、边有瘀点，脉沉而细。此乃清宫术后湿浊邪毒乘虚内侵，蓄积下焦，日久瘀阻胞脉，以致病势缠绵难愈。治宜清热解毒，化湿除浊，活血祛瘀，散结通窍。遂投以仙方活命饮加减：金银花 15g，防风 10g，白芷 15g，当归 20g，陈皮 10g，赤芍 15g，甘草 6g，贝母 15g，乳香、没药各 15g，天花粉 15g，炮穿山甲 15g，皂角刺 10g，益母草 15g，香附 10g，5 剂，水煎服。药后，腹痛减轻，白带减少，继上方 5 剂。二诊，月经按期而至，经量中等，瘀块减少，腹痛明显减轻，守方出入，再进 15 剂，诸症基本缓解，嘱暂停药。适逢经期而月经未至。50 天后，患者作晨尿妊娠试验阳性。于次年 3 月足月顺产 1 女婴。

高雪等人以仙方活命饮为主，加减化裁治疗输卵管阻塞性不孕症，取得良效。共收治患者 60 例，分为仙方活命饮治疗组 33 例，西药对照组 27 例。治疗组年龄 25～35 岁，平均年龄 29.73 岁，病程 2～11 年，平均 5.98 年。对照组年龄 27～34 岁，平均年龄 30.12 岁，病程 2～10 年，平均 5.86 年。经统计学处理，两组间比较，无显著性差异（$P>0.05$）。治疗组给予仙方活命饮水煎服，组成为：金银花 21g，当归 12g，赤芍 12g，皂角刺 12g，穿山甲 12g，乳香 9g，没药 9g，白芷 9g，贝母 9g，防风 9g，天花粉 6g，陈皮 6g，甘草 6g，上药浸泡 30～60 分钟，头煎加水 500ml，煎至 200ml，二煎加水 300ml，煎至 150ml，两煎相合，早晚分 2 次口服，每天 1 剂，每周 5 剂，周末停药，经期停药。并且月经干净 3～5 天行输卵管通液术，药物为 0.9%氯化钠注射液 20ml、地塞米松 5mg、庆大霉素 8 万单位，每月 1 次，3 个月经周期为 1 个疗程。对照组在患者月经干净 3～5 天开始行输卵管通液术，通液药物同治疗组，第 3 天注射 1 次，直至排卵前，3 个月经周期为 1 个疗程。结果：治疗组总有效率为 93.94%，对照组总有效率为 70.37%。

高雪等人利用仙方活命饮加减治愈输卵管阻塞性不孕症 1 例。患者 3 年前，孕 50 余天行药物流产，因排出胚胎较大而行清宫术，之后未避孕未孕，小腹时有隐痛，经行腹痛加重，舌红，苔黄，脉弦略数。妇科检查示：子宫附件深压痛、双附件增粗，输卵管通液示双侧输卵管不通。综合脉症，辨证为热毒瘀阻。处方：金银花 15g，当归 12g，赤芍

9g，蒲公英 15g，黄柏 9g，生地黄 10g，浙贝母 9g，天花粉 6g，制乳香 6g，制没药 6g，白芷 9g，穿山甲 10g，皂角刺 10g，甘草 6g。每日 1 剂，水煎服。经后 5 天开始服用，每月经周期服用 15 剂，3 个月经周期后再行输卵管通水术示通而不畅，继服药 3 个月经周期后，输卵管通水显示通畅。2 个月后自然怀孕，足月分娩，婴儿正常。

四、治疗阴道炎

侯士林采用仙方活命饮加减治疗阴道炎、慢性宫颈炎及妇科手术感染粘连者，效果良好。内服药：白芷、赤芍、炮穿山甲、天花粉、陈皮各 12g，当归、皂角刺各 15g，贝母、防风、制乳香、没药各 9g，金银花 15～30g，水煎，日服 1 剂，渣再煎，早晚各 1 次。加减：少腹胀痛拒按（炎症重），加红藤 30g，败酱草 15～30g；少腹硬痛或有块拒按，加桃仁、红花、三棱、莪术各 12g；带下黄绿色恶臭，内外阴痒甚，加地肤子、蛇床子各 12g，五倍子 5g；带下如脓，腥臭味重，加瓜蒌仁、冬瓜仁各 15～30g；带下污水恶臭，再加土茯苓 30g，生薏苡仁、车前子（另包）各 15～30g，海螵蛸 15g。坐药：儿茶、五倍子各 3g，铜绿、雄黄（另包）各 2g，青黛（另包）1g，冰片（另包）3g，川椒 15g，蛇床子、地肤子各 20g。阴道炎、慢性宫颈炎用。滴虫性阴道炎加鸦胆子 5g，雄黄加至 9g。将坐药加水 250ml 煎至 200ml，再入冰片、雄黄、青黛溶解。滤渣入消毒缸中，做棉球核桃大小，线系牢，留一长线 5 寸余。先用 1:5000 高锰酸钾水冲净阴道，棉球浸药液纳入阴户，用中指将棉球送入宫口，外留长线，每天早晚各 1 次。所治 62 例均已婚。其中阴道炎 30 例，年龄最小 24 岁，最大 40 岁，慢性宫颈炎 21 例，妇科手术后感染粘连者 11 例。药后炎症及肿块消失，腹变软，宫颈糜烂愈合，白带正常，自觉症状消失者 58 例。慢性宫颈炎 6 个月复发 2 例，宫颈糜烂由Ⅲ度转为Ⅰ度者 1 例（均用本法第二次获愈），绝育术粘连炎症浸润，服药 41 剂显效，患者自动转院治疗者 1 例。

在霉菌性阴道炎经西药治疗不效，或效果不显，或愿用中药治疗时，陈素云运用仙方活命饮治疗，但不用穿山甲、皂角刺，可加龙胆，亦可酌情加减内服、外洗，每获佳效，一般用 3 剂见大效，1 周左右可痊愈。其辨证要点为阴道奇痒难忍，灼热，白带量多，阴道黏膜红赤，且有斑点大小溃疡面。

五、治疗其他妇产科疾病

邓天润采用仙方活命饮治愈腹痛（附件炎）1 例。患者，女，37 岁。右侧少腹疼痛已半年，经妇科检查和 B 超提示：右侧附件炎。症见神萎面黄，肌肤粗糙，右侧少腹胀痛时或如针扎，月经和带下量多。舌质暗红苔黄，脉沉涩略数。辨证为瘀毒阻滞，冲任失调。治宜解毒化瘀，调畅冲任。处方：金银花、赤芍、天花粉、益母草各 15g，红藤 30g，当归、防风、白芷、浙贝母、陈皮、皂角刺、穿山甲、乳香、没药各 10g，甘草 6g。上方调治 1 月后，腹痛解除，月经及带下正常而病愈。

刘卫华等人利用仙方活命饮治疗带下病 1 例，患者带下病史 6 年，曾在多家医院检查诊为：左侧附件炎，宫颈Ⅱ度糜烂。带下如脓，淋漓不断，味腥臭，精神烦躁不安，善太息，行经时腹痛乳胀，色红量多，经前带下明显增多。舌红苔黄腻，脉濡数。诊为肝气郁结，气滞血瘀，湿热下注。仙方活命饮减去乳香、没药。加白芍 30g，黄柏 20g，瓜蒌 10g，车前子 10g（单包），牡蛎 20g，水煎服。先后加减共服 20 余剂，6 年宿疾即告痊愈。

巴氏腺囊肿是由前庭大腺阻塞感染化脓菌所致。急性期腺体肿大，产生大量的脓性分泌物，重者同侧小阴唇亦发生红肿，终至累及整个腺体成为脓肿，并可出现发热及白细胞增多等全身症状。阚士英等人利用仙方活命饮治疗巴氏腺囊肿 11 例，年龄在 36～68 岁；病程 1～2 年 7 例，3～5 年 3 例，6 年 1 例；曾服药治疗 10 例；伴见带下证者 9 例，月经欠规律者 8 例。药物组成：金银花 18g，防风、白芷、当归、赤芍、乳香、没药、炮穿山甲、皂角刺、甘草、浙贝母、天花粉各 6g，陈皮 9g。水煎 2 次取汁 500ml，分 2 次早晚各 250ml 饭前温服，每日 1 剂。药渣再煎外洗患处。7 天为 1 个疗程，可连服 2～3 个疗程。结果：治愈 8 例，好转 2 例，无效 1 例，总有效率 90.9%。

葛金玉利用仙方活命饮治疗前庭大腺炎。一患者，阴部肿痛 3 天，伴全身发热 2 天。查体温：38.9℃，妇检：左侧小阴唇肿胀，皮色发红，可触及约 3.0cm×2.0cm 大小肿块，质硬，触痛明显。血细胞分析：白细胞 11.6×10^9/L，中性粒细胞百分比 85%。症见：局部红肿热痛，夜间难寐，纳差，溲黄，大便略干，舌质红、苔薄白，脉弦。诊断：前庭大腺炎（未化脓期）；中医辨证：热毒壅盛。予仙方活命饮 3 剂（金银花 30g，穿山甲、皂角刺、天花粉各 15g，白芷、当归、赤芍、贝母、陈皮各 10g，炙乳香、炙没药、甘草各 6g），内服并煎汤坐浴。2 日后复诊，热退痛减，全身症状基本消失，妇检：左侧小阴唇红肿消失，肿块变小，约 1.5cm×1.0cm，继用原方 3 剂治疗后痊愈，随访 2 个月，未见复发。

袁桂生利用仙方活命饮治疗子宫重度糜烂。一患者，带下量多，色黄绿如脓，秽臭难闻 1 年余，伴阴中瘙痒，小腹隐痛。症见舌红、苔黄微腻，脉滑数。治宜清热除湿解毒，活血化瘀生新。方用仙方活命饮加减：金银花 15g，连翘 10g，防风 10g，白芷 15g，当归 15g，陈皮 15g，白芍 20g，贝母 15g，天花粉 15g，黄柏 15g，苍术 10g，乳香、没药各 15g，牛膝 15g，服药 5 剂，水煎服。药后白带明显减少，秽臭气味减轻，余症消失，守上方再服 10 刻。二诊，脓绿白带基本消失，诸症悉除。妇检：阴道未见脓性分泌物，宫颈糜烂基本愈合，宫口息肉消失。嘱再守方加减服药半月而愈。

袁桂生利用仙方活命饮治疗腹内癥瘕（宫外孕）。一患者就诊时阴道流血已 43 天，伴头昏乏力，口干口臭。舌红苔黄腻，脉滑微数。治宜活血化瘀，解毒除湿，软坚散结。方选仙方活命饮加减：金银花 10g，防风 10g，白芷 10g，当归 20g，陈皮 15g，赤芍 15g，贝母 15g，天花粉 30g，乳香、没药各 15g，炮穿山甲 15g，三棱 10g，莪术 10g，皂角刺 15g，5 剂，水煎服。药后阴道出血停止，腹痛症状消失，口干、口臭症状减轻，守方加减，继服 20 剂后，B 超复查提示：液性暗区缩小为 3.2cm×1.8cm。再守上方加减治疗 1 个月，症状、体征均消失。再经 B 超复查，子宫大小正常，双侧附件区未探及异常回声。妇科检查，双侧附件无压痛，无包块及增粗现象，病已痊愈。

毛穗等人利用仙方活命饮合外洗法治疗阴疮，收效良好。共收治阴疮患者 40 例，年龄 30～40 岁，病程短则 3 天，长者 1 个月，随机分为观察组和对照组，每组各 20 例。两组治疗前后在年龄、中医证候积分等评分资料比较，差异无显著性意义（$P>0.05$）。观察组给予仙方活命饮内服：白芷 6g，贝母 6g，防风 10g，赤芍 10g，当归尾 10g，甘草 5g，皂角刺 10g，炮穿山甲 6g，天花粉 10g，制乳香 6g，制没药 6g，金银花 10g，陈皮 10g。上述药方冷水浸泡 0.5～1 小时，水煎服，每日 1 剂，分 2 次服用，1 周为 1 个疗程，连续服用 2 个疗程。配合自拟外洗方：苦参 15g，白花蛇舌草 15g，蛇床子 10g，百部 10g，野菊花 10g，连翘 10g，黄柏 10g，地肤子 10g，蒲公英 15g，大黄 10g，金银花 10g，明矾 6g，土茯苓 10g，白鲜皮 10g。先将上述药物用冷水浸泡 30 分钟，再煎煮 30 分钟，待水温降至 40～45℃时熏洗坐浴，每日 1 剂，每日 2 次，每次 10～15 分钟，1 周为 1 个疗程，连用 2 个疗程。对照组清洗外阴，将适量红霉素软膏涂于患处，每天 1～2 次，1 周为 1 个疗程，治疗 2 个疗程后，对疗效进行判断。治愈：经治疗后临床症状消失；有效：经治疗后症状缓解，疼痛范围明显缩小；无效：症状无减轻或加重。结果：观察组治愈 15 例，有效 3 例，无效 2 例，总有效率 90%；对照组治愈 5 例，有效 5 例，无效 10 例，总有效率为 50%。

张宝友利用仙方活命饮加减治疗子宫肌瘤气滞血瘀证 38 例，年龄 30～45 岁，其中 30～35 岁 5 例，36～40 岁 12 例，41～45 岁 21 例，以仙方活命饮加减为基础方，方用白芷、赤芍、当归、炒皂角刺、炙穿山甲、天花粉、乳香、没药、三棱、莪术、茯苓、桃仁、陈皮、川芎、丹参、甘草。痛甚者加延胡索，胀甚者加香附，身体虚弱者加黄芪、大枣，热甚者加金银花。结果：痊愈 13 例，占 34.21%；有效 15 例，占 39.47%；显效 9 例，占 23.68%；无效 1 例，占 2.63%；总有效率为 97.37%。

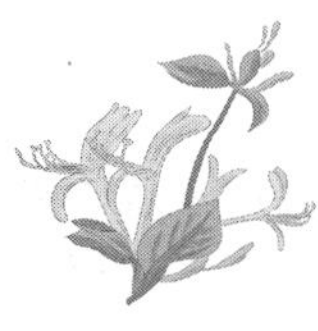

第五节 治疗男科疾病

男科疾病主要是指男性生殖系统疾病。

一、治疗前列腺肥大

董文玲利用仙方活命饮加减治愈前列腺肥大 1 例。患者自述小便淋漓不尽 9 年，西医诊断为前列腺肥大。近 3 年来病情逐渐加重，曾 7 次因尿闭行插管导尿，痛苦异常。近日感到尿频、排尿困难加重，经常尿流中断甚则点滴而出，下腹部胀满，形体肥胖，精神不振，腰膝酸软，口干微苦，舌质紫暗有瘀血点，舌苔薄黄，脉沉涩。肛门指检：前列腺肥大如鸡卵，右叶明显，中央沟变浅。中医诊断：癃闭。证属肾气亏虚，湿热内蕴，瘀血凝滞，尿道闭阻；治拟补益肾气，解毒利湿，化瘀散结，通利小便。方用仙方活命饮加减，处方：金银花 30g，白芷 9g，当归 20g，赤芍 20g，甘草 3g，浙贝母 9g，乳香 9g，没药 9g，穿山甲 20g，皂角刺 12g，天花粉 12g，川牛膝 30g，琥珀 5g，黄芪 12g，肉桂 5g，车前子 30g，5 剂。复诊，尿流中断及点滴而出情况好转，下腹部胀满减轻，舌脉同前，上方加泽泻 9g，继服 1 月余，小便通畅，下腹部胀满及腰膝酸软等症消失。为巩固疗效，上药研极细粉，连服 3 个月，至今病未复发。

二、治疗前列腺炎

彭定国等人用仙方活命饮治疗慢性前列腺炎 30 例，疗效满意。收治患者 60 例，随机分为两组。治疗组 30 例，年龄 18～60 岁，平均年龄 34.5 岁，平均病程 21.5 个月。对照组 30 例，年龄 19～58 岁，平均年龄 33.4 岁，平均病程 19.5 个月。两组资料无显著性差异（$P>0.05$），具有可比性。治疗组用仙方活命饮：金银花 30g，天花粉 20g，贝母 15g，甘草 10g，防风 15g，白芷 15g，当归尾 20g，赤芍 20g，制乳香 6g，制没药 6g，陈皮 30g，炮穿山甲 5g，皂角刺 30g。湿热重者，加苍术 15g，土茯苓 30g，萆薢 20g；阳痿早泄者，加淫羊藿 20g，补骨脂 15g，菟丝子 15g。每日 1 剂，水煎服。对照组用普乐安片，每次 3 片，每日 3 次口服。两组均 30 天为 1 个疗程，治疗 2 个疗程。结果：治疗组 30 例，痊愈 9 例，显效 8 例，有效 9 例，无效 4 例，总有效率 86.7%；对照组 30 例，痊愈 6 例，显效 6 例，有效 8 例，无效 10 例，总有效率 66.7%；两组疗效比较有统计学意义（$P<0.05$）。

赵伟选取ⅢA 型前列腺炎患者 90 例，均为中医湿热下注证型。将其随机分为治疗组与对照组，各 45 例。治疗组用中药仙方活命饮加味（金银花 20g，败酱草 20g，黄柏 10g，柴胡 10g，白芷 10g，当归 15g，陈皮 15g，穿山甲 10g，浙贝母 15g，天花粉 15g，皂角刺 5g，乳香 6g，没药 6g，生甘草 15g，赤芍 15g，萆薢 15g，虎杖 15g）水煎口服，同时口服甲磺酸左氧氟沙星（利复星）片剂，对照组服用甲磺酸左氧氟沙星片剂。结果：治疗组与对照组治疗前后NIH-CPSI积分对比，差异有统计学意义（$P<0.05$）。治疗后两组总有效率对比，差异有统计学意义（$P<0.05$）。说明仙方活命饮联合甲磺酸左氧氟沙星治疗ⅢA型慢性前列腺炎临床疗效优于单用甲磺酸左氧氟沙星。

蔡甄波采用仙方活命饮加味联合甲磺酸左氧氟沙星治疗ⅢA型前列腺炎，疗效确切。在2015年1月～2016年5月期间，共收治ⅢA型慢性前列腺炎76例，随机分为观察组与对照组，每组各38例。对照组：年龄19～48岁，平均年龄（37.65±7.82）岁；病程2～19个月，平均（8.74±4.86）个月。观察组：年龄20～47岁，平均年龄（36.73±7.54）岁；病程3～20个月，平均（8.93±4.95）个月。两组年龄以及病程等基本临床资料的对比，无统计学意义（$P>0.05$）。对照组服用0.5g甲磺酸左氧氟沙星，每天1次。观察组在予以仙方活命饮加味的同时给予甲磺酸左氧氟沙星片剂：用法与对照组一致，同时予以仙方活命饮加味，组成：败酱草、金银花各20g，白芷、黄柏、穿山甲与柴胡各10g，天花粉、当归、虎杖、浙贝母、陈皮、萆薢、生甘草以及赤芍各15g，皂角刺5g，没药与乳香各6g。将上述诸药用水煎服，每天煎1剂，并于早晚2次分别服用200ml。两组均以28天为1个疗程。对比两组慢性前列腺炎症状评分表（NIH-CPSI）评分结果、临床疗效以及前列腺液检查（EPS）中白细胞计数情况。结果：两组NIH-CPSI评分均减小，观察组减小程度明显大于对照组（$P<0.05$）。观察组痊愈10例（26.3%），显效16例（42.1%），有效10例（26.3%），无效2例（5.3%），总有效36例（94.7%）；对照组痊愈8例（21.0%），显效7例（18.4%），有效15例（39.5%），无效8例（21.1%），总有效30例（78.9%）。观察组治疗总有效率明显高于对照组，且EPS中白细胞计数显著少于对照组（$P<0.05$）。说明联合仙方活命饮加味以及甲磺酸左氧氟沙星可对ⅢA型前列腺炎患者产生确切疗效，减轻患者疼痛程度，改善排尿症状以及生活质量。

三、治疗睾丸炎

杨剑横利用仙方活命饮治愈睾丸炎1例。患者感冒后自觉阴囊下坠伴右侧睾丸肿胀疼痛，并畏寒发热。青霉素、环丙沙星、甲硝唑静脉滴注治疗1周无效。诊见：恶寒发热，不欲饮食，口苦，小便黄赤，阴囊皮肤红肿疼痛，右则睾丸肿大如鸡蛋，舌质红、苔黄腻，脉弦数。证属邪热直入，壅滞气血，热结肿胀。投以仙方活命饮加味：金银花、夏枯草、天花粉、皂角刺各30g，防风、赤芍、白芷、当归尾、陈皮、没药、乳香各10g，浙贝母、皂角刺各30g，穿山甲、甘草各6g。连服2剂肿胀痛已消，后用清热除湿之剂三妙散加味而痊愈。

四、治疗附睾炎

曹国文采用仙方活命饮加减治愈急性附睾炎1例。患者睾丸肿痛，牵及小腹，昼不能安，夜不成眠7天。西医诊断为急性附睾炎，给青霉素每次80万单位，每日3次，效果不显。刻诊：痛苦面容，面色垢腻，舌体胖大、苔黄厚，脉弦数。阴囊外观肿胀，摸之无热感，附睾肿大坚硬，压痛明显。仙方活命饮加减：金银花15g，防风、白芷、当归尾、赤芍、炙乳香、炙没药、贝母、天花粉、牛膝、皂角刺各10g，鹿角霜、穿山甲、陈皮各15g，生甘草5g，服药3剂后痛减，以上方出入服20余剂，诸症消除，3年未见复发。

李学等人利用仙方活命饮加减结合西药治疗急性附睾炎，将72例门诊患者随机分成两组，治疗组42例在西药治疗的同时，配合中药仙方活命饮治疗。处方：金银花30g，连翘、玄参、土茯苓各15g，皂角刺、赤芍各12g，浙贝母、生大黄、川楝子、生甘草各10g，炒穿山甲、制乳香、制没药各5g。治疗开始前7天，每天1剂，水煎服，药渣待凉后再敷患处，每次20～30分钟，后7天上药方加三棱、莪术各12g，生牡蛎30g，每天1剂，水煎服，并用药渣热敷患处。对照组30例单纯西药治疗，均治疗14天后复查，并1个月后随访。结果：治疗组（治愈率为73.8%）与对照组（治愈率为40.4%）疗效比较，有显著意义（$P<0.01$），疗效明显优于对照组。说明中西医结合方法对急性附睾炎的临床治疗明显优于单纯西药治疗。

韩春等人采用仙方活命饮加味治疗慢性附睾炎，将患者73例随机分为治疗组（37例），对照组（36例）。治疗组采用仙方活命饮加减，下坠明显者加升麻、生晒参；疼痛明显者加延胡索、川楝子、路路通；硬结较大者加橘核、荔枝核、乳香、没药。对照组左氧氟沙星0.2g，每日2次，饭后口服。1个月为1个疗程。结果：治疗组有效率83.8%，治愈率54.1%；对照组有效率52.8%，治愈率27.8%，两组比较疗效，差异显著。说明仙方活命饮加味治疗慢性附睾炎效果明显。

郑建龙等人采用仙方活命饮加味治疗慢性附睾炎，效果显著。在2014年1月～2015年12月期间，共收治慢性附睾炎患者68例，随机分为观察组和对照组，每组各34例。对照组：年龄19～47岁，平均年龄（28.7±3.1）岁。观察组：年龄19～51岁，平均年龄（28.9±3.5）岁。两组患者的年龄、性别等差异无统计学意义，具有可比性。对照组服用左氧氟沙星，每天2次，每次0.2g，连续治疗1个月。观察组服用仙方活命饮加味：贝母、白芷、赤芍、防风、甘草节、当归尾、穿山甲、皂角刺、天花粉、乳香、陈皮、没药、金银花。下坠明显加升麻、生晒参；疼痛明显加延胡索、路路通、川楝子；硬节较大加荔枝核、橘核；红肿痛甚、热毒重加蒲公英、连翘、紫花地丁、野菊花等；便秘加大黄；血热盛加牡丹皮；气虚加黄芪。不善饮酒者可用酒水各半或用清水煎服。除煎煮取汁内服外，其药渣可捣烂外敷。本方只可用于痈肿未溃之前，若已溃断不可用。对两组患者的治疗效果与附睾肿块体积进行比较。结果：观察组患者的治疗效果以及治疗有效率明显高于对照组患者，观察组患者的

VAS评分以及中医证候评分比对照组有明显地改善，治疗后观察组肿块体积明显小于对照组，差异具有统计学意义（$P<0.05$）。提示对慢性附睾炎患者使用仙方活命饮加味治疗效果十分显著，安全性高。

五、治疗精液不液化症

韩松豹利用加味仙方活命饮治疗湿热下注型精液不液化症76例，处方：白芷10g，川贝母10g，防风10g，赤芍12g，当归尾12g，甘草10g，炒皂角刺10g，炙穿山甲6g，天花粉10g，制乳香6g，制没药6g，金银花30g，陈皮10g，蜈蚣1条，夏枯草30g，蒲公英30g，车前草50g，酒炒生地黄15g，炒龙胆10g，酒炒栀子10g。水煎服，每天1剂，每日2次，每次口服200ml左右。15天为1个疗程，连续治疗3个疗程后，观察患者精液液化效果。结果：治疗组总有效率96%，对照组72%，治疗组优于对照组（$P<0.01$）。

六、治疗精索静脉曲张

刘东波等人运用仙方活命饮治疗精索静脉曲张，收效良好。在2015年7月～2017年6月期间，共收治精索静脉曲张Ⅰ～Ⅱ度患者80例，随机分为治疗组和对照组，每组各40例。治疗组：年龄21～44岁，平均年龄（29.81±3.32）岁；病程1～8年，平均（2.40±0.41）年。对照组：年龄21～44岁，平均年龄（30.72±3.70）岁；病程1～8年，平均（2.60±0.31）年。两组患者年龄、病程等一般资料相比，差异无统计学意义（$P>0.05$），具有可比性。治疗组予仙方活命饮：白芷10g，浙贝母5g，防风10g，赤芍15g，当归6g，甘草6g，皂角刺10g，天花粉15g，乳香6g，没药6g，金银花15g，陈皮10g。采用单味中药配方颗粒，以200ml开水混匀，分早晚饭后温服。对照组予迈之灵片，每天2次，早、晚各1次，每次2片。两组均以1个月为1个疗程。疗效标准：①治愈：阴囊坠胀、疼痛或不适感等症状完全消失；或彩超下平卧位未见精索扩张的血管且Valsalva's试验血液反流消失；或精液数量和质量多项指标检查正常。②好转：阴囊坠胀、疼痛或不适感等症状较治疗前减轻；或彩超下见有曲张的血管管径较治疗前缩小，但未痊愈；或精液数量和质量各项指标部分或全部好转。③无效：症状无改善，或彩超见原曲张的血管管径较治疗前未有明显变化；或精液数量和质量各项指标无任何改善甚至下降。结果：两组患者治疗前精液质量和精索静脉管径比较，差异无统计学意义（$P>0.05$），治疗后精子参数均比治疗前明显提高，且治疗组优于对照组，差异有统计学意义（$P<0.05$）。两组治疗后精索静脉管径均较治疗前缩窄，且治疗组优于对照组，差异有统计学意义（$P<0.05$）。治疗组治愈3例，好转31例，无效6例，总有效率85.00%；对照组治愈1例，好转20例，无效19例，总有效率52.50%。治疗组临床疗效优于对照组，差异有统计学意义（$P<0.05$）。

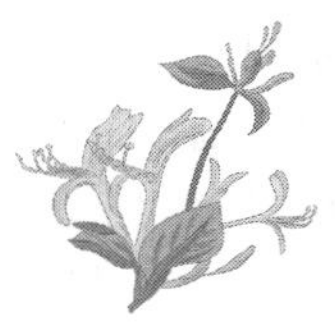

第六节 治疗五官科疾病

五官科疾病是指耳科、鼻科、喉科、口腔科及眼科疾病。

一、治疗耳部疾病

（一）化脓性中耳炎

邓天润采用仙方活命饮治愈脓耳（化脓性中耳炎）1例。患者，女，12岁。左耳疼痛流脓3月余，经中西药物抗炎治疗效果不佳。近5天来耳痛加剧，脓液增多，听力减退，耳鸣如雷，口中干苦，大便燥结，舌红、苔黄微腻，脉象弦数。此为热毒蕴滞，胆火上炎之证。法以清热泻胆，燥湿解毒。处方：金银花、连翘、龙胆、天花粉各15g，防风、白芷、陈皮、皂角刺、穿山甲、乳香、没药、当归、大黄、浙贝母各10g，生甘草3g。连服半月后，耳痛减轻，服液已止。后以知柏地黄丸巩固治疗2月，诸症悉平。

张正凡采用仙方活命饮治愈急性化脓性中耳炎1例。半月前，患者觉右耳深部奇痒，自用火柴棒挠之，后到浴室洗澡用沐浴水灌之，顿觉舒服；5天前感耳深部锐痛，逐渐加重为跳痛，打喷嚏时痛剧，并连及头部，听力觉得下降。查鼓膜标志消失，外耳道见有脓性分泌物，并伴发热咽干，溲黄便结，舌红苔黄腻，脉弦滑。证系风热外邪侵袭，肝胆火热内盛，灼伤肌膜，化腐生脓。治宜清热解毒、活血排脓。方用金银花30g，川贝母10g（研冲），白芷10g，赤芍10g，当归10g，皂角刺4g，炮穿山甲片10g，天花粉20g，乳香、没药各10g，龙胆10g，黄芩10g，生大黄10g（后下）。水煎服，并用少许药汁冷却后过滤洗耳，尔后用消毒棉签拭净外耳。如此内服外治10余日，病症告愈。

郭丽娜利用五味消毒饮合仙方活命饮治愈急性化脓性中耳炎1例，患者平素爱吃汉堡、薯条等油炸食品。大便3～5日1行。因暑期游泳而有右耳疼痛剧烈，耳闷，听力下降，食欲减退。检查见右耳廓无牵拉痛，外耳道干燥，鼓膜弥漫性充血、肿胀。电反应测听示：右耳轻度传导性耳聋。舌红苔黄腻，脉数。处方：金银花12g，野菊花10g，紫花地丁10g，皂角刺10g，制穿山甲（另煎）6g，天花粉10g，防风10g，白芷10g，赤芍6g，蒲公英10g，天葵子10g，蔓荆子10g，柴胡10g。每天1剂。3剂后，耳痛显著减轻，听力下降好转。检查见鼓膜松弛部稍有充血。继服蒲地蓝消炎片4天。耳痛消失，听力恢复。检查见外耳道及鼓膜无异常，电反应测听示：双耳听力正常范围内。

陈崇崇等人采用仙方活命饮加味治疗慢性化脓性中耳炎 55 例，其中男性 30 例，女性 25 例；年龄 16～56 岁；病程 2 个月～5 年。本组病例都是单纯型，主要临床特点有：耳间歇性流脓，量多少不等，脓液呈黏液性或黏脓性，一般不臭，鼓膜紧张部中央性穿孔，轻中度听力下降。排除合并上呼吸道感染及心、血管、肾等重大疾病。治疗以 0.3% 过氧化氢溶液清洗耳道后采用汤剂，方药组成：白芷、浙贝母、赤芍、防风、乳香、没药、穿山甲、丝瓜络各 10g，当归尾 6g，甘草 3g，皂角刺 15g，天花粉 15g，麦冬 10g，玄参 10g，金银花 15g，陈皮 9g。肝火旺者加夏枯草 15g，积雪草 10g；湿热者加蒲公英 15g，薏苡仁 20g；外感者加连翘、桑叶等。每日 1 剂，水煎 2 次，取汁 300～400ml 和匀；每次 150～200ml 分服。连续服用 7 天为 1 个疗程，治疗 1～3 个疗程。治疗期间忌酒、辣椒等刺激性食物。结果：治愈（耳内流脓停止，检查中耳腔干洁，黏膜无充血或水肿）20 例。显效（耳内流脓显著减少，检查见中耳腔无脓液但潮湿，或有少许分泌物，黏膜轻度水肿或充血）30 例，无效（耳内流脓无改变，或增多，或稍减少，查见中耳腔内仍有较多分泌物，黏膜充血、水肿）5 例，总有效率 90.9%。

（二）浆液性软骨膜炎

梁云燕采用倒石膏疗法配合仙方活命饮治疗浆液性软骨膜炎 30 例，其中男 28 例，女 2 例；年龄 25～30 岁；病程最短 2 周，最长 2 年；首次发病 20 例。全部病例经五官科确诊为浆液性软骨膜炎，本组病例大多数经抽液治疗效果不显。治疗时在石膏包扎的 10 天内配合清热化痰散结、行气止痛的中药，用仙方活命饮加减治疗。处方：金银花 15g，防风、天花粉、赤芍、乳香各 10g，白芷、当归尾、陈皮、穿山甲、浙贝母、没药各 8g，甘草 6g。结果：治愈（耳廓凹面局部不再出现肿块，1 年内未见复发）29 例，好转（虽无肿块，但半年内复发）1 例。

二、治疗鼻部疾病

（一）鼻炎

袁侦明采用仙方活命饮治愈慢性鼻炎 1 例。患者鼻塞流涕 20 年余，每因感冒加重，诊断为慢性鼻炎，用多种抗生素、滴鼻剂未缓。近月来，鼻塞干痛，涕内带血，鼻不闻香臭，求诸中医，效亦不显。刻诊：形体消瘦，精神欠佳，鼻翼及鼻腔内黏膜红肿，鼻内既痛且痒，涕中血色淡红。询其鼻不知五香，以致食欲不振，头晕。二便无异常，舌红绛，苔灰白，脉细数。证属风热内郁，肺失宣降，久病入络，肺系脉络瘀阻。治宜清热解毒凉血，宣肺搜风通络。处方：忍冬藤、天花粉各 15g，黄连、皂角刺各 12g，生地黄、玄参、赤芍各 30g，槐花、藕节、全蝎、防风、白芷各 10g，蜈蚣 3 条，白酒 50g。煎服。服药 3 剂，鼻塞干痛略减，涕内已不见血，头渐清爽。服至 9 剂，鼻塞畅通，已知饭香，心情舒展，食欲增强，鼻腔红肿基本消退。仍不胜寒风外袭，吹之即痒，痒即流涕。上方再续 3 剂，2 剂煎服、1 剂入白花蛇 1 条泡酒内服。半年后，患者来诊，病告痊愈，已 3 个月未作任何治疗，近又有复发之势，索方取药泡酒再服，遂拟后方：忍冬藤、天花粉各 15g，贝母、皂角刺、陈皮各 12g，生地黄、玄参、槐花、藕节各 20g，防风、白芷、全蝎各 10g，当归、白芍各 15g，黄芪 60g，白术 30g，白花蛇 1 条，阿胶 20g，白酒 1.5kg。

范华采用仙方活命饮治愈小儿鼻炎 1 例。患者冷某，男，9 岁，清晨起床后咳嗽，偶咯脓痰达 1 年。伴鼻塞不通，香臭不辨，大便干结，舌红苔黄腻。此乃肺气不通于鼻窍，移热于胆，致鼻渊。证属风痰上扰，鼻窍不利。治宜疏风清热，化痰通窍。首诊用本方去乳香、没药，加辛夷 10g，生大黄（后下）6g。5 剂，咳减痰稀，鼻通，舌红苔薄黄。再服 6 剂，病告痊愈。

（二）鼻窦炎

刘丽华利用仙方活命饮加减治愈鼻窦炎 1 例，患者 5 年前因感冒、鼻塞、流涕未予根治，后经常前额闷痛，鼻根酸胀，流黄涕，涕出痛减，嗅觉及记忆力减退，诊断为慢性副鼻窦炎，用中西药治疗未见显效。来诊时上证悉具，兼倦怠少气，舌淡红，苔黄腻，脉濡略数。鼻窦 X 线：双上颌窦密度高，窦壁增厚。处方：金银花 30g，白芷 20g，防风、辛夷、贝母、陈皮各 15g，赤芍、当归、天花粉各 12g，穿山甲、皂角刺、甘草各 10g。每日 1 剂，水煎服。鼻出血者忌服。连服 6 剂，鼻通气，黄涕转白量少，前额闷痛大减。继服 3 剂，鼻能辨香臭，诸症消失。再服 2 剂，巩固疗效。

徐献军等人用仙方活命饮治疗实证鼻渊取得较为满意疗效。所治患者全部应用汤剂，停用其他药物，以本方加苍耳子、辛夷、薄荷、川芎、石菖蒲为基础方，若脓涕黄浊量多，加蒲公英、败酱草；肺胃壅盛，重用金银花，再加鱼腥草；肝胆热者，加龙胆草、野菊花；由鼻炎引起的头痛则根据疼痛部位而辨别用药，治疗鼻渊 68 例，结果：痊愈 66 例，好转 2 例，有效率为 100%，治愈率为 97%。

李桂英利用仙方活命饮治愈急性鼻窦炎 1 例。患者因发热、恶寒、头痛、鼻塞、流清涕，经内科诊断为感冒。服药后，恶寒发热缓解，头痛、鼻塞加重，流大量脓涕，伴口苦、咽干。前鼻镜检查：鼻黏膜充血，双下鼻甲肿胀，双中鼻道均可见脓涕潴留。查血：白细胞 11.1×10^9/L，中性粒细胞百分比 84%，淋巴细胞百分比 16%。鼻旁窦摄片提示：双侧上颌窦急性炎症改变。西医诊断为急性鼻窦炎；中医辨证为风热邪毒袭肺，热毒壅结犯胆，胆经热盛，上蒸鼻窦，燔灼气血，腐灼黏膜而为鼻渊。治宜清热解毒、活血消肿止痛，仙方活命饮加味主之：金银花、苍耳子、当归尾、赤芍、乳香、没药、穿山甲、皂角刺各 15g，陈皮、防风、白芷、贝母、天花粉、甘草各 10g。5 剂，每日水煎 1 剂，分 3 次口服，同时给 0.02%呋麻滴鼻，每日滴 3 次。二诊，服药后，头痛、鼻塞减轻，脓涕明显变稀，量减少，继服上方 5 剂。

三诊，头痛、鼻塞缓解，有少量黏涕。前鼻镜检查：鼻黏膜淡红，双下鼻甲不肿胀，各鼻道未见脓涕潴留。复查血常规正常，副鼻窦摄片正常，为巩固疗效，予原方略加减服用10剂而康复。

（三）上颌窦炎

苏宗海利用仙方活命饮加减治愈急性化脓性上颌窦炎1例。患者因右侧颊面部红肿疼痛，流脓涕1周来诊。起病前2天曾饮酒及吃大量炸鳗鱼，起病后伴有身热头痛、口苦、咽灼热感。检查：右侧面部上颌窦投影区肿胀、压痛、鼻黏膜充血、右侧鼻道及总鼻道见脓液引流，鼻咽部见较多脓性分泌物。鼻旁窦X线检查结果：右上颌窦及部分前组筛窦炎、右上颌窦积液。诊断：急性化脓性右上颌窦炎。证属热毒壅盛所致，方选仙方活命饮加辛夷。处方：金银花20g，防风、皂角刺、赤芍各12g，白芷、天花粉、炒穿山甲、辛夷各10g，乳香、没药、当归尾各8g，陈皮3g，甘草6g，浙贝母15g。连服3剂，复诊时面部肿痛消失，右侧中鼻道及总鼻道仍见脓液引流，按上方加川黄连10g，10剂后，流脓涕明显减少，按上方再服5剂，流脓涕停止，鼻黏膜充血吸收，鼻道引流消失。鼻旁窦X线摄片示：鼻旁窦窦壁正常，窦腔清晰无积液，病告愈。随访2年无复发。

（四）鼻前庭疖

郭丽娜利用五味消毒饮合仙方活命饮治愈鼻前庭疖1例，患者素嗜海产品、火锅等辛辣之品。3天前吃羊肉火锅后左侧鼻孔生疮，日渐增大，局部红肿，疼痛不适，纳差，夜寐欠安，大便秘结，口渴心烦，自服头孢拉定胶囊未能控制。检查：左侧鼻前庭红肿，压痛（+），中心有脓点，脉数有力，舌红苔黄。诊为鼻前庭疖肿。处方：金银花10g，菊花10g，当归10g，皂角刺10g，制穿山甲（另煎）6g，天花粉6g，野菊花10g，制大黄8g，蒲公英10g，紫花地丁10g。每天1剂。3剂后，局部红肿明显减轻，纳可，夜寐安，大便通畅。继服3剂减大黄、穿山甲、皂角刺，加黄芩15g，诸症皆愈。

三、治疗咽喉疾病

（一）声带充血性音哑

任清文采用仙方活命饮治疗声带充血性音哑，取得良好疗效。患者，2年前曾患音哑，咽部不适，嗣后时轻时重，口腔科诊断为慢性声带充血。舌边稍红，咽部脉络外露粗大黯红，脉细稍数。拟清热解毒、活血散结，处方：金银花30g，天花粉15g，穿山甲珠、皂角刺、浙贝母、制乳香、制没药各10g，白芷、防风各5g，丹参30g。水煎服，每日1剂。共服10剂，音清咽利，诸证消失，访随半年余，再未复发。

（二）喉关痈

钱丽利用仙方活命饮治愈喉关痈1例。患者，2天前因劳后当风，始觉恶寒发热，咽部微痛。自服氨咖黄敏胶囊及桑菊感冒冲剂后，恶寒解而发热未除，咽痛加剧以右侧为主，吞咽时痛引及耳，并口渴求饮，大便干，小溲短赤。检查：右侧扁桃体充血、腭舌弓及软腭红肿，悬雍垂水肿且推向健侧，血白细胞总数$12×10^9$/L。舌淡红、苔薄白，脉浮数。诊为喉关痈。缘肺胃积热与气血相传，蒸灼喉间所致。治拟清热解毒，活血消肿。方选仙方活命饮加减：防风、白芷、金银花、挂金灯、穿山甲、天花粉各10g，浙贝母15g，赤芍6g，制乳香、制没药、黄连、生甘草各3g。2剂。另以通用消肿散5g吹喉，每日数次。药后热退，咽痛大减，二便正常。复查咽部肿势俱减，血白细胞总数$8×10^9$/L。继以银翘散加减清肃余邪，3剂而愈。

四、治疗口腔疾病

（一）口腔溃疡

陈建斌采用仙方活命饮加减治疗复发性口腔溃疡50例，获效良好。50例患者均来自门诊，其中男性34例，女性16例；年龄20岁以下9例，21～50岁31例，51岁以上10例；病程0.5～10年；轻型口疮21例，重型口疮20例，疱疹样口疮9例。中医辨证属热毒壅盛，气滞血瘀。仙方活命饮加减方：金银花、浙贝母各30g，防风、当归、白芷、炮穿山甲（先煎）、皂角刺各10g，天花粉、徐长卿各20g，丹参、赤芍各15g，生甘草6g，全蝎6～12g。溃疡面较深较大者，加生龙骨、煅牡蛎各30g；灼痛明显者，加生石膏、生薏苡仁各30～60g；大便干结者，加制大黄10g；舌苔黄腻者，加黄芩10g，白豆蔻（后下）6g。每日1剂，水煎分服，10日为1个疗程。结果：经1个疗程治疗后，35例显效（口腔溃疡愈合，半年以内不复发），12例好转（溃疡数目减少，直径缩小，病程缩短，发作间歇时间延长），3例无效（症状无明显改善）。

惠乃玲等人采用仙方活命饮治愈复发性口腔溃疡1例。患者反复性口腔溃疡2年，加重半个月。始于1996年无明显诱因出现舌尖及两颊部溃疡，疼痛，进食后疼痛加重，寝食难安，经用多种西药及中药治疗，效果不佳。症见：口腔内有3处大小不等的溃疡面，上覆少许黄白色膜，舌质红，苔薄黄腻，脉弦细。治宜清热解毒、行气活血。仙方活命饮加减：金银花30g，贝母30g，防风10g，当归10g，白芷10g，炮穿山甲10g（先煎），皂角刺10g，天花粉15g，徐长卿15g，丹参15g，赤芍15g，全蝎6g，生龙骨、生牡蛎各30g。水煎每日1剂，早晚分服，3剂后症状明显减轻，再进7剂痊愈。

（二）牙痛

郭文焕采用仙方活命饮治愈幼儿牙痛1例。陈某，男，8岁3月，上齿肿痛5天，半侧面部肿大如馒头。口腔科检查诊断：急性化脓性牙髓炎、牙龈脓肿。急需钻开引流，抗感染治疗，因不配合故看中医。查舌质红苔黄，脉滑。处方：金银花10g，连翘10g，防风6g，白芷8g，当归6g，赤芍10g，穿山甲4g，皂荚8g，天花粉10g，浙贝母10g，乳香

6g，没药 6g，生石膏 15g，黄连 8g，炙甘草 6g。每日 1 剂，分早晚 2 次温服。结果：服用 2 剂疼痛消失，5 剂治愈。

（三）舌痛

蒋健利用仙方活命饮治愈舌痛 1 例。患者舌左侧疼痛已持续 5～6 年，妨碍进食，食热、食辣更痛，舌痛甚时表现为抽痛、不能言语。察舌无异常外观。舌淡红，苔薄，脉细弦。患者舌痛同时还反复发作口疮、左半牙龈肿痛连及左侧面部疼痛、鼻衄、盗汗、两膝酸软无力等多种不适。叠用清胃散、泻黄散、凉膈散、增液汤、当归六黄汤、血府逐瘀汤、点舌丸、万应胶囊、一清胶囊等，或配合珍珠粉及云南白药外敷治疗，诸般症状均告消失，唯舌痛不愈。试用仙方活命饮加减：野菊花 12g，白芷 12g，金银花 12g，连翘 12g，当归 12g，天花粉 12g，防风 12g，紫花地丁 12g，七叶一枝花 12g，蒲公英 12g，皂角刺 12g，板蓝根 30g，马齿苋 20g，茯苓 15g，茯神 15g，酸枣仁 15g，7 剂。再诊时主诉药效显著，服药后舌痛明显减轻。此后遂以仙方活命饮加减治疗，舌痛彻底消失；而且在此后的治疗过程中，因治它症而 2 次停用仙方活命饮后，舌痛又起，再用舌痛又止，如此者再。

（四）口腔颌面部间隙感染

徐翠荣应用"仙方活命饮"治疗口腔颌面部间隙感染 40 例，其中男性 22 例，女性 18 例。49～81 岁 13 名，29～49 岁 15 名，22～29 岁 9 名，22 岁以下 3 名。其中年龄最大者 81 岁，年龄最小者 7.5 岁，平均年龄 42 岁。初起都具有牙疼病史，病情发展迅速，全身中毒症状明显，高热 39～40℃，形寒发热、白细胞升高显著，常伴有便秘、食欲不振，脉浮、洪、数，苔黄腻等热象。局部明显肿胀，硬、压痛，皮肤发红、光亮、不能捏起皱折。颌下淋巴结肿大，压痛。予仙方活命饮加减：穿山甲、皂角刺、当归尾、甘草、金银花、赤芍、乳香、没药、天花粉、防风、贝母、白芷、陈皮，上 13 味以酒、水共煎服，每日 1 剂，剂服 2 次，连服 3 日，3 日后多不再用。结果：35 例患者服药当天，体温下降，局部胀痛减轻；服药 2 剂后，体温基本正常，全身症状消退；服药 3 剂后，体温、血常规均转正常，局部肿块消散。溃后疮口愈合良好，评为痊愈，治愈率达 87.5%。4 例连续服药 3 剂后，服药第 4 天体温、血常规及全身症状消退，局部红肿减轻，评为好转，占 10%。1 例因未连续服药，病情无明显改善，评为无效，占 2.5%。疗程最短为 3 天，最长为 5 天，总有效率为 97.5%。

（五）腮腺炎

安文采用仙方活命饮并外敷仙人掌治疗流行性腮腺炎 31 例，其中男 20 例，女 11 例；年龄 3～10 岁，就诊时发病时间 1～3 天，平均 2 天。31 例均有不同程度的高热，体温 38～40℃，咀嚼及张口时疼痛。31 例均有腮腺肿大，其中一侧腮腺肿大者 10 例，两侧同时腮腺肿大者 8 例，一侧腮腺消肿后另一侧腮腺肿大者 13 例，1 例合并睾丸炎，1 例合并扁桃体炎。治疗采用仙方活命饮加减：金银花 10～15g，川贝母 6～9g，白芷 6～9g，连翘 6～15g，防风 6～9g，赤芍 6g～9g，当归 3～6g，炒皂角刺 3g，炙穿山甲 3g，天花粉 6～9g，陈皮 6～9，甘草 3g，板蓝根 10～15g，水煎服，每日 1 剂（本方剂量随患者年龄大小而定）。发热加石膏；呕吐加竹茹；舌苔厚腻加茯苓、莱菔子；便秘加生大黄、枳实。同时外敷仙人掌，用法：将仙人掌连皮捣烂成泥，加入鸡蛋清调成糊状，敷在肿大腮腺局部，先用塑料薄膜覆盖以减少水分挥发，再盖一层纱布用胶布固定，每日或隔日换 1 次，并嘱患儿注意休息，多饮水，少进酸甜食物，注意口腔卫生。结果：3～5 天治愈者（体温正常，腮腺肿大完全消退）24 例，占 77%；1 周治愈者 7 例，占 23%；治愈率 100%。

倪晓畴采用仙方活命饮治愈流行性腮腺炎 1 例。患者腮腺两侧肿大，伴畏寒、发热、头痛、咽痛、口干思饮、纳呆 1 周，曾应用抗生素治疗无效。诊见患者脉浮数有力，舌红苔微黄，少津。诊为流行性腮腺炎。选用仙方活命饮加味以治：板蓝根 5g，金银花 5g，防风 5g，白芷 5g，当归 5g，陈皮 5g，甘草 6g，赤芍 5g，浙贝母 5g，天花粉 5g，乳香 3g，没药 3g，皂角刺 10g，穿山甲 6g。每日 1 剂，水煎服，每次服用时加白酒少许为引。3 剂后诸症减半，再服 3 剂而愈。

五、治疗眼部疾病

（一）睑腺炎

樊玉敏以仙方活命饮加减治疗睑腺炎 36 例，其中男性 20 例，女性 16 例；年龄最小者 9 岁，最大者 58 岁；发病部位：右眼上睑 14 例，下睑 6 例；左眼上睑 13 例，下睑 3 例；病程最短者 2 天，最长者 4 天，均有红肿热痛未透脓等症。处方：金银花 30g，蒲公英、连翘各 20g，当归、地丁各 15g，防风、黄连各 10g，制没药、赤芍、穿山甲、大黄各 6g，甘草 10g（儿童酌减量）。每日 1 剂，水煎早晚分服，第二煎的药渣用纱布包住，局部湿热敷 15 分钟，每日 2 次。结果：36 例患者全部治愈，2 天痊愈 12 例，3 天痊愈 17 例，4 天痊愈 5 例，5 天痊愈 2 例。

陈水龄等人运用仙方活命饮治愈睑腺炎 1 例。患者，女，1 岁。初诊日期 2018 年 1 月 19 日。患儿 3 天前无明显诱因出现右侧胞睑局部红肿，左侧正常，易哭闹，大便干，小便如常，睡眠尚可，舌红苔白，食指络脉上达风关，色红。处方：金银花 5g，白芷 2g，陈皮 2g，浙贝母 2g，当归 3g，穿山甲珠 1g，生甘草 3g，天花粉 3g，防风 2g，乳香 1g。7 剂，水煎温服，每日 2 次。另外叮嘱患儿家长提拉患眼外侧眼角，由足少阳胆经瞳子髎穴至悬颅穴方向提拉，促进局部血液循环。每日 3 次，每次 30 遍。服用 7 剂后，胞睑局部红肿消退，痊愈。

（二）化脓性眼球筋膜炎

苏宗海利用仙方活命饮加减治愈急性化脓性眼球筋膜炎 1 例。患儿因右眼红肿剧痛，眼球突出及视物不清 10 余天，经多家医院用抗生素等药物治疗后，症状未见减轻，反渐加重而来诊。发病3天，全身发热。检查：远视力：右眼0.2，左眼1.5，近视力：右眼0.3，左眼1.5。右眼球向前相对性突出5mm（右眼18mm，左眼13mm），各方向运动受限制，球结膜充血水肿，球结膜下见灰黄色积脓，角膜上皮水肿，瞳孔正常，晶体及玻璃体透明，眼底视盘充血，边界欠清晰，表情痛苦，面色红，口唇干红，舌紫红、苔黄稍干，脉数有力。诊断：右眼急性化脓性眼球筋膜炎。证属热毒壅聚，气滞血瘀。方选仙方活命饮加减：金银花15g，防风10g，当归尾5g，陈皮、甘草各3g，赤芍、白芷各12g，天花粉、川黄连、炒皂角刺各8g，浙贝母、炒穿山甲各12g、乳香6g。连服3剂，同时给予鼻侧球结膜水平切开排脓。复诊时右眼球突出明显减轻，视力恢复至0.6。继服上方5剂，病情继续好转，再按原方连服10剂，视力提高至1.2，眼位恢复正常，眼球各方向运动自如，球结膜及视盘充血吸收，边界清楚。病告痊愈。随访1年无复发。

（三）结膜炎

张正凡采用仙方活命饮治愈急性结膜炎（赤眼丹）1例。患者3天前始觉两眼作痒，继则红肿、灼痛，畏光流泪，视物模糊，眼干涩，伴见头痛发热、尿赤便干。查见双眼球结膜充血，眼睑肿胀，眼角见黄白相杂分泌物，舌红，苔薄黄，脉数。证属风热疫毒结聚于眼。治宜清热解毒、疏风消肿。处方：金银花20g，赤芍10g，防风10g，当归10g，白芷6g，川贝母3g（研冲），天花粉15g，生石膏30g（先煎），生大黄10g（后下），生甘草6g，夏枯草15g。3剂后热退身轻，结膜充血明显好转，头痛已逝，眼睑肿消。原方续进2剂，诸症悉除。

炎性突眼指眼眶蜂窝织炎、眼球筋膜炎及外伤性眶上裂综合征等所致的突眼。本病多单眼发病，起病急，来势猛，严重时可引起眶内脓肿。郑宏飞采用仙方活命饮为主治疗本病20例，疗效满意。20例中，感染性13例，其中眼眶蜂窝织炎6例，眼球筋膜炎7例，外伤性眶上裂综合征7例。住院12例，门诊8例。右眼12例，左眼8例。年龄最小9岁，最大45岁。病程最长6天，最短6小时。临床表现有目珠胀痛，脱出眶外，伴眼睑、球结膜充血水肿，眼球转动失灵，或有上睑下垂，瞳孔散大，或见发热恶寒，头痛恶心，舌质红或偏绛、苔薄黄或厚，脉数或洪数。治疗予以口服仙方活命饮加减，服药剂数视具体眼部情况而定，7天为1个疗程，一般治疗2～4个疗程；剂量视年龄及患者体质而定，一般15岁以下者减量或减半。处方：金银花30g，天花粉12g，防风、白芷、当归尾、陈皮、皂角刺、贝母、制乳香、制没药、炮穿山甲、赤芍、生甘草各10g。若眼部红肿、疼痛剧烈，减白芷、陈皮至6g，加蒲公英20g，夏枯草、蔓荆子各10g；便秘加酒大黄、枳壳各10g；舌红偏绛，高热头痛，去防风、白芷，加生地黄15g，牡丹皮、黄连各10g。若服药1～2疗程后，眼部红肿、疼痛已消，但仍有上睑下垂、瞳孔散大，或有口干神疲，脉虚者，改拟益气养阴、疏风散瘀法治疗。方用还睛丸加减：细辛、五味子各5g，党参、白术、茯苓、山药、茺蔚子、远志、天花粉、丝瓜络各10g，防风6g，生黄芪、金银花各10g。结果：12例痊愈（眼珠复位，活动正常，视功能进步）；3例显效（眼珠基本复位，活动轻度受限，视功能不变或有进步）；5例好转（眼突明显好转，活动有不同程度受限，视功能不变）。总有效率100%，痊愈率60%。13例感染性突眼仅2例脓肿形成而切开排脓，20只眼视功能不变或提高。

陈水龄等人运用仙方活命饮治愈细菌性结膜炎1例。患者，女，44岁。2017年7月25日初诊。5天前无明显诱因出现双眼痒伴眼红、异物感，结膜囊内见有少量分泌物，无眼痛、视力下降等。揉眼更痒，冷敷可稍缓解。眼科检查：视力（裸眼）：右眼0.8，左眼1.0，双眼睑结膜充血（+），上眼睑乳头增生，球结膜充血（++），角膜透明，荧光素染色（–），角膜后沉着物（KP）（–）；玻璃体、眼底大致正常。饮食可，夜寐欠佳，大便干，小便正常，舌红，苔黄，脉滑数。处方：金银花18g，淡竹叶12g，防风10g，荆芥穗10g，当归10g，陈皮10g，皂角刺10g，浙贝母10g，穿山甲珠6g，乳香6g，川椒6g，蛇床子10g，白芍12g，熟地黄24g，川芎10g，砂仁3g，天花粉15g，红花10g，地肤子10g。7剂，水煎温服，每日2次。2017年8月1日二诊，眼痒异物感减轻，眼科检查：视力（裸眼）右眼0.8，左眼1.0；双眼睑结膜充血（+），上睑结膜乳头增生，球结膜充血（+）；角膜透明，荧光素染色（–），KP（–）；分泌物较前减少。效不更方，原方继服7剂。2017年8月8日三诊，眼痒及异物感明显好转，眼科检查：视力（裸眼）右眼0.8，左眼1.0；双眼睑结膜充血（+），上睑结膜乳头增生明显减少，球结膜充血（–）；角膜透明，荧光素染色（–），KP（–）；分泌物明显减少。原方去穿山甲珠、乳香，加黄芪30g。7剂，水煎温服，每日2次。

（四）急性泪囊炎

急性泪囊炎是以突然发生泪囊区及周围组织红肿热痛为主要临床特征的急性感染性炎症，属中医的“漏睛疮”“大眦漏”“阳漏”等范畴，其病机多因心火炽盛，火势上炎，结于大眦；或因脾胃积热，热毒蕴结于大眦；或素有漏睛，热毒内蕴，复感风热毒邪，引动内火，内外合邪，侵袭内眦而成；或素嗜辛辣厚味，热蕴心经，复感风邪，循经上攻泪窍而致，西医认为，本病大多为慢性泪道阻塞，化脓性分泌物积存于泪囊，泪囊由于病菌繁殖，感染而发生急性化脓性炎症，急性泪囊炎多由毒力较强的细菌如链球菌或肺炎双球菌感染所致。吴赳赳以清热解毒，消肿溃坚，活血止痛为治则，配合西医治疗急性泪囊炎50例取得了满意疗效。其中男12例，女38例，年龄30～65岁，平均50岁，病程最短4个月，最长15年。治疗方法为局部热敷，口服抗生素，并给予仙方活命饮加减。处方：白芷15g，贝母15g，防风15g，赤芍15g，甘草15g，乳香15g，没药15g，金银花15g，陈皮15g，穿山甲6g。热甚者去防风，加紫花地丁15g，蒲

公英 15g，野菊花 15g；局部疼痛甚者加川芎 15g，亦可加枳实 15g，皂角刺 15g，以加强消瘀散结之效。结果：有 46 例患者局部红肿热痛症状消失，4 例患者化脓后给予切开引流。

张兰等人将 60 例急性泪囊炎患者随机分为治疗组和对照组各 30 例，治疗组男性 5 例，女性 25 例；年龄 18～74 岁；病程 1～6 天。对照组男性 7 例，女性 23 例；年龄 19～75 岁；病程 12 小时～5 天，两组患者性别、年龄、病程资料差异无统计学意义（$P>0.05$）。对照组予西医常规治疗，治疗组在对照组基础上加仙方活命饮加减内服，处方：金银花 10g，防风 6g，白芷 6g，当归 10g，陈皮 10g，炮穿山甲 3g，浙贝母 10g，天花粉 20g，乳香 5g，没药 5g，赤芍 10g，皂角刺 6g，川芎 10g，夏枯草 15g，鱼腥草 20g。每日 1 剂，水煎取汁 300ml，分早、晚饭后 30 分钟温服，随症加减。痛热甚者加蒲公英 10g，紫花地丁 10g，以清热解毒；便秘者加栀子 10g，以通腑泄热；头痛者加蔓荆子 10g，以清利头目止痛。7 天为 1 个疗程，1 个疗程后观察疗效。结果：治疗组治疗后总有效率 90.00%，明显高于对照组的 73.33%（$P<0.05$）；治疗组泪囊区疼痛、泪囊区红肿、泪小点处分泌物及耳前及颌下淋巴结肿大的积分改善优于对照组（$P<0.05$）；治疗组细菌清除率为 57.63%，明显高于对照组的 42.62%（$P<0.05$），提示仙方活命饮加减治疗急性泪囊炎有较好疗效。

（五）睑板腺囊肿（霰粒肿）

陈水龄等人运用仙方活命饮治愈睑板腺囊肿（霰粒肿）1 例。患者，女，3 岁。2017 年 11 月 16 日初诊。2 周前无明显诱因出现左眼上睑外侧长硬核，表面皮肤略隆起、微红、触痛（–）、境界清楚、活动度好，对应睑结膜面紫红色充血；患儿易哭闹，口臭，便干，小便黄，睡眠差。舌红苔黄腻，脉数，食指络脉上达风关，色紫红。处方：金银花 6g，淡竹叶 3g，白芷 3g，陈皮 3g，当归 3g，赤芍 3g，炙甘草 3g，浙贝母 3g，防风 3g，乳香 3g，穿山甲珠 2g，天花粉 3g，昆布 3g，法半夏 3g，鸡内金 3g。7 剂，水煎温服，每日 2 次。另嘱患儿家属取 1 支新的马应龙痔疮膏，涂于睑板腺囊肿的皮肤表面，每日 2 次。2017 年 11 月 23 日二诊，左眼上睑硬核未见明显消退，家属诉患儿口臭，挑食，喜肉食，不喜蔬菜，近日便秘，2～3 日 1 次，舌红苔黄腻，脉数。上方中加入陈皮 3g，焦山楂 5g，焦麦芽 5g，焦神曲 5g，连翘 3g，茯苓 3g，炒决明子 3g，鸡内金 3g，莱菔子 5g。7 剂，水煎温服，每日 2 次。同样嘱患儿家属用马应龙痔疮膏涂于患眼睑板腺囊肿的皮肤表面，每日 2 次。2017 年 11 月 30 日三诊，左眼胞睑硬核明显消退，口臭好转，大便每日 1 次，舌红苔黄，脉数。继续上方再服 7 剂，巩固疗效，防止复发。同样嘱患儿家属用马应龙痔疮膏涂于患眼睑板腺囊肿的皮肤表面，每日 2 次。

（六）眼干燥症

陈水龄等人运用仙方活命饮治愈眼干燥症 1 例。患者，男，36 岁。2017 年 12 月 5 日初诊。双眼干涩伴异物感 5 个月。眼科检查：视力（裸眼）：右眼 1.0，左眼 0.8；双眼睑板腺口堵塞；角膜透明，荧光素染色（–），泪膜破裂时间（BUT）：右眼 6 秒，左眼 6 秒。眼压（NCT）：右眼 14.2mmHg，左眼 18.0mmHg。睑板腺功能分析：睑板腺功能右眼Ⅱ级，左眼Ⅱ级。饮食尚可，嗜饮酒，睡眠尚可，二便调，舌红，苔中根部黄腻，脉弦数。处方：金银花 18g，淡竹叶 12g，防风 10g，白芷 10g，陈皮 10g，当归 10g，赤芍 10g，天花粉 12g，浙贝母 10g，皂角刺 10g，乳香 6g，没药 6g，全蝎 6g，天麻 10g，天冬 15g，炒蔓荆子 10g，生地黄 12g，生甘草 6g，薄荷 6g。14 剂，水煎温服。嘱睑板腺按摩 1 次，少饮酒。2017 年 12 月 19 日二诊，自觉眼部异物感及干涩好转，眼科检查：视力（裸眼）：右眼 1.0，左眼 0.8；眼压（NCT）：右眼 15.2mmHg，左眼 17.2mmHg；泪膜破裂时间（BUT）：右眼 6 秒，左眼 6 秒；角膜透明，荧光素染色（–），KP（–）。饮食尚可，睡眠尚可，二便调，舌红，苔中根部黄，脉弦数。效不更方，上方继续服用。

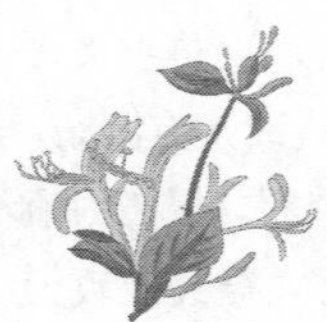

第七节　治疗皮肤科疾病

皮肤科疾病是指发生在皮肤和皮肤附属器官上的疾病总称。皮肤是人体最大的器官，皮肤科疾病的种类不但繁多，多种内脏发生的疾病也可以表现在皮肤上。

一、治疗痤疮

痤疮是毛囊皮脂腺单位的一种慢性炎症性皮肤病，主要好发于青少年，对青少年的心理和社交影响很大，但青春期后往往能自然减轻或痊愈。临床表现以好发于面部的粉刺、丘疹、脓疱、结节等多形性皮损为特点。

张仕益等人利用五味消毒饮和仙方活命饮加减治疗痤疮 52 例，其中男 19 例，女 33 例；年龄最小者 14 岁，最大者 36 岁。病程最短者 2 个月，最长者 6 年。临床表现为：反复出现颜面部丘疹、结节、脓疱，经久不愈。全部病例均用五味消毒饮和仙方活命饮加减治疗：金银花 15g，蒲公英 15g，野菊花 10g，地丁 10g，天葵子 10g，当归 15g，赤芍 15g，甲珠 10g，皂角刺 10g，白芷 20g，防风 15g，重楼 20g，败酱草 10g。加减：皮损以黑头丘疹为主，重用防风，加蝉蜕；脓疱者加土茯苓、千里光、鱼腥草；丘疹暗红或疤痕者加丹参、红花；结节囊肿者重用甲珠、皂刺，加贝母、王不留行。女性患者大多与月经有关，表现为经前或经期皮疹、结肿明显加重，经后减轻。可加柴胡、香附、益母草。每日1剂，水煎服，6天为1个疗程。禁食鱼虾、牛（羊）肉、香椿、臭豆腐及燥热之品。另外，本方大多属苦寒清热之剂，久用则易伤脾胃。对一些久病或素体脾胃虚弱者，临床表现热象不明显，可适当加荜茇、吴茱萸以护固胃气，抑制寒凉太过。结果：治疗1～3个疗程后，52例中治愈23例，好转25例，未愈4例，总有效率为92.3%。

唐新平等人利用仙方活命饮加减治疗寻常痤疮，并与米诺环素（美满霉素）治疗进行了比较。按入选标准，最后完成完整病历资料者102例，随机分为治疗组和对照组，治疗组52例，男32例，女20例，年龄18～30岁，平均年龄22.68岁。对照组50例，男32例，女18例，年龄17～30岁，平均年龄21.53岁。两组年龄、性别构成比、病情等级比较，差异无显著性（$P>0.05$）。治疗组予仙方活命饮加减治疗，处方：金银花12g，天花粉10g，赤芍10g，当归尾12g，炮穿山甲4.5g，炒皂角刺10g，防风10g，白芷12g，贝母10g，乳香10g，没药10g，陈皮10g，生甘草5g。随症加减：便秘者加生大黄；瘙痒者加蝉蜕；疹色深红者加紫草、丹参；脓疱重者加黄芩；有瘘管者加百部、夏枯草；恶心者去乳香、没药，加半夏、竹茹；气虚者加黄芪、太子参；皮疹与月经周期有关、证有肝郁者加柴胡、山栀、益母草。水煎服，每日1剂，早、晚餐后各煎服1次。对照组予米诺环素50mg，每日2次口服，同时予维生素B_6，每日3次口服。两组外用治疗相同：有脓疱、炎性渗出者用3%硼酸液湿敷，每日2次，每次30分钟。无脓疱渗出者用硫炉洗剂外用，每日2次。4周为1个疗程，共治疗1～2个疗程。两组治疗期间每周复诊1次，复诊时均计算右面部皮损并予以定级。结果：治疗组52例，显效29例（55.8%），良效11例（21.1%），有效9例（17.3%），无效3例（5.8%）；对照组50例，显效7例（14.0%），良效18例（36.0%），有效20例（40.0%），无效4例（8.0%），恶化1例（2.0%）。治疗组显效率明显高于对照组（$P<0.01$）。

唐新平等人选用仙方活命饮加减治疗中重度寻常痤疮，并以四环素作对照组进行疗效比较。将120例患者，随机分为治疗组和对照组，其中治疗组60例，男36例，女24例，年龄16～30岁，平均年龄（21.36±2.76）岁。对照组60例，男35例，女25例，年龄15～30岁，平均年龄（22.43±2.81）岁。两组平均年龄、性别构成比、病情等级比较，差异无显著性（$P>0.05$）。治疗组予以仙方活命饮，处方：金银花12g，天花粉10g，赤芍10g，当归尾12g，炮穿山甲4.5g，炒皂角刺10g，防风10g，白芷12g，贝母10g，乳香10g，没药10g，陈皮10g，生甘草5g，随症加减：便秘者加生大黄；瘙痒者加蝉蜕；疹色深红者加紫草、丹参；脓疱重者加黄芩；有瘘管者加百部、夏枯草；气虚者加黄芪、太子参；皮疹与月经周期有关、证有肝郁者加柴胡、山栀、益母草。水煎服，每日1剂，早、晚餐后各煎服1次。对照组口服四环素0.5g，每日4次，2周后减为每日3次，4周后减为每日2次，同时口服维生素B_6 20mg，每日3次。两组外用治疗相同：有脓疱渗出者用硫炉洗剂（统一使用南方医院制剂）外用，每日2次。治疗4周为1个疗程，共治疗1～2个疗程。结果：总有效率治疗组为90.0%，对照组为81.6%，两组比较，无显著性差异（$P>0.05$）。显效率治疗组为53.3%，显著高于对照组的15.0%（$P<0.01$）。两组患者病情等级治疗后均较治疗前显著降低。

倪晓畴利用仙方活命饮治愈痤疮1例。患者，3年来面部经常出现圆锥形丘疹，顶端常变黑，挤压丘疹时可有乳白色脂肪排出，疼痛不舒。近日因多食肉类、辛辣食物，面部丘疹加重。诊见患者舌红苔燥，面部油垢光亮，脉浮数。诊为痤疮，乃肺气不清，外感风热，加之多进辛辣膏粱厚味，致胃热上蒸，蕴结面部腠理。治宜祛风清热，凉血消脂。处方：生山楂20g，山川柳10g，金银花10g，防风8g，白芷8g，当归10g，陈皮10g，甘草10g，赤芍10g，浙贝母10g，天花粉10g，皂角刺12g，穿山甲7g。每日1剂，水煎服，4剂后面部痤疮明显好转，再服4剂而愈。

闫秀萍利用仙方活命饮治疗痤疮，效果良好。共收治患者28例，均来自门诊。其中女19例，男9例；年龄最小12岁，最大35岁；病程最短2个月，最长5年。皮疹部位：颜面28例，合并胸部8例，合并背部10例。仙方活命饮加减：金银花25g，黄芩12g，防风9g，白芷9g，当归尾6g，赤芍9g，桃仁9g，穿山甲（先煎）6g，皂角刺12g，陈皮9g，天花粉12g，甘草6g。患部红肿疼痛较重者，加蒲公英20g，连翘15g，紫花地丁12g；有囊肿、结节者，加三棱、生牡蛎各20g；皮脂溢出重者，加茯苓15g，薏苡仁20g；伴脂溢性皮炎瘙痒者，加地肤子12g，蝉蜕10g；月经不调者，加柴胡9g，益母草30g；大便秘结者，加生大黄9g。每日1剂，水煎分2次服。10天为1个疗程，治疗期间停服其他药物，忌生冷、辛辣、油腻饮食。结果：显效20例，好转6例，无效2例，总有效率92.86%。

陈月嫦以仙方活命饮治疗寻常痤疮，收到较好疗效。共收治患者50例，男18例，女32例；年龄17～25岁；发病时间最短1个月，最长5年。皮损为轻度23例，中度22度，重度5例。皮损部位主要分布在颜面部，少数在背部，以面部毛囊性丘疹为主，其间伴有脓疮2～5个，囊性结节2～3个。以仙方活命饮加减：金银花、浙贝母各15g，白芷、当归、穿山甲、皂角刺、防风、天花粉各10g，薏苡仁20g，枇杷叶、赤芍各12g，甘草6g。每日1剂，水煎，分2次温服，连服6天，停药1天，再服6天。结果：痊愈18例（36%），显效27例（54%），无效5例（10%），愈显率90%。

邱桂仙采用仙方活命饮加减治疗痤疮，疗效满意。共收治患者100例，其中男24例，女76例；年龄14～35岁；病程2月～3年。临床表现：颜面部痤疮，顶部浅小脓疙，皮肤灼热，疼痛瘙痒，伴有大便秘结，小便黄，舌红、苔黄，脉数。证属：热毒秘结，气血凝滞型。用仙方活命饮加减治疗。处方：金银花、连翘、赤芍各 15g，穿山甲、皂角刺各 6g，白芷、当归、防风、荆芥、白花蛇舌草、天花粉、生甘草各 10g。每天 1 剂，水煎，分 2 次服。服药 2 周为 1 个疗程。结果：痊愈（痤疮消失，未再复发）80 例，显效（痤疮消失，1 年内未见复发）14 例，好转（痤疮有一定程度减轻）6 例，总有效率 100%。

郭文焕采用仙方活命饮治愈青少年囊型痤疮 1 例。患者，男，15 岁，颜面部反复出现痤疮 2 月余，面部潮红，此消彼起，部分化脓并融合成较大包块，伴口干，大便干结。查舌质红，苔黄，脉滑。处方：金银花 12g，连翘 12g，防风 10g，白芷 10g，当归 8g，赤芍 10g，乳香 6g，没药 6g，穿山甲 5g，皂荚 10g，天花粉 10g，浙贝母 15g，夏枯草 15g，黄芩 10g，生地黄 15g，山栀 10g。每日 1 剂，分早晚 2 次温服。此属肺胃积热，气血不和，病发面部。结果：服用 3 剂后新出痤疮明显减少，10 剂后完全消退。

杨映江利用仙方活命饮加减治疗青春期痤疮，收效良好。共收治患者 32 例，均来自门诊。年龄 15～25 岁；男 18 例，女 14 例；病程最长 5 年，最短 1 年。所有患者均经外用内服其他药物治疗，临床效果不佳。症见颜面潮红、皮损呈散在性或密集型大小不等的暗红色丘疹、脓疱、囊肿，或呈聚合型、有黑头或白头粉刺，甚至形成结节，舌质红或舌尖红，苔薄黄或黄腻，脉弦数或细数。处方：金银花 15g，防风 10g，白芷 10g，当归 10g，陈皮 10g，赤芍 15g，贝母 10g，天花粉 15g，丹参 15g，山楂 30g，蝉蜕 8g，薄荷 10g（后下），蜈蚣 2g，野菊花 15g，蒲公英 30g，生甘草 5g。每日 1 剂，每日 3 次，水煎服。若大便干燥者，加大黄 3g，何首乌 20g；失眠多梦者，加首乌藤 30g；气血虚弱加党参 20g，黄芪 12g；疹头黑加桃仁 10g，红花 6g；有瘢痕加穿山甲 6g，土鳖虫 10g；口臭苔腻加佩兰 10g；皮肤瘙痒加地肤子 15g。结果：治愈 26 例（81.3%），好转 5 例（15.6%），无效 1 例（3.1%），总有效率 96.9%。

左凤珍利用仙方活命饮治疗痤疮，有较好疗效。共收治患者 40 例，其中男 10 例，女 30 例；年龄最大 35 岁，最小 13 岁，其中 13～20 岁 10 例，21～30 岁 25 例，31～35 岁 5 例；病程最长 3 年，最短 1 个月。初起损害为与毛囊口一致的淡黄色或正常皮色的圆锥形丘疹，顶端常因氧化而变黑，称黑头粉刺；挤压时可有乳白色脂肪排出，若皮脂腺口完全闭塞，形成丘疹，称丘疹性痤疮；感染形成脓疮，称脓疮性痤疮；脓疮破溃或自然吸收，凹陷成萎缩性疤痕，称萎缩性痤疮；如为大小不等的结节，呈淡红色或暗红色，称结节性痤疮；有的形成囊肿，挤压时有波动感，称囊性痤疮。一般以某一型损害为主，但也可数种损害同时存在。多数患者伴有皮脂溢出，自觉症状有微痒，再感染时有疼痛。妇女多伴有月经不调。选用仙方活命饮治疗：金银花 30g，白芷 15g，贝母 15g，防风 10g，赤芍 15g，当归尾 15g，皂角刺 15g，制穿山甲片 10g，天花粉 15g，乳香 10g，没药 10g，陈皮 10g，甘草 10g。痛不甚减乳香或没药；红肿痛甚减白芷、陈皮，加蒲公英、重楼、连翘；血热甚加牡丹皮；便秘加大黄。水煎服，每日 1 剂，分 3 次服用，15 天为 1 个疗程。结果：痊愈 30 例，好转 7 例，未愈 3 例，有效率为 92.5%。

王改敏用仙方活命饮加减治疗痤疮 158 例，症见颜面部有与毛囊一致的散在性丘疹或脓疱，用力挤压可见乳白色脂肪排出，或丘疹由于毛囊开口脂肪氧化而变成黑色，或丘疹顶端呈灰白色或白色、毛囊开口不明显、不易挤出脂肪，可为单一型损害，也可数种损害并存，女性常伴月经不调。处方：金银花 25g，当归尾 15g，赤芍 15g，陈皮 12g，防风 12g，白芷 10g，浙贝母 6g，天花粉 30g，穿山甲粉 10g，皂角刺 15g，甘草 6g。局部红肿或有脓疮加蒲公英 30g，紫花地丁 15g，连翘 20g，牡丹皮 15g；便干加生大黄 15g，枳实 12g，莱菔子 15g；有结节或囊肿加夏枯草 30g，生牡蛎 20g，昆布 10g，三棱 15g，莪术 15g；肝郁加柴胡 12g，郁金 15g，白芍 12g；肺热加黄芩 15g，鱼腥草 20g，桑白皮 12g，枇杷叶 10g；瘙痒加荆芥 12g，蝉蜕 10g，牛蒡子 10g，地肤子 15g；口渴加麦冬 30g，玉竹 15g，生石膏 20g，知母 12g。水煎服，每日 1 剂，分 3 次服。另药渣加水煮沸后熏洗患处。10 天为 1 个疗程。治疗期间停用其他药物、化妆品，少吃脂肪、糖类、辛辣刺激性食物，多吃素食、水果、蔬菜，保持大便通畅，保证睡眠充足，保持心情舒畅，多户外运动，呼吸新鲜空气。结果：痊愈 58 例，好转 82 例，无效 18 例，总有效率 88.6%。治疗 2 个疗程有效 54 例，3 个疗程有效 35 例，5 个疗程有效 51 例。

王长宏用仙方活命饮加减治疗痤疮 116 例，处方：当归 10g，乳香 6g，没药 6g，白芷 10g，穿山甲 6g，皂角刺 10g，甘草 6g，金银花 30g，赤芍 10g，天花粉 10g，陈皮 6g，防风 10g，浙贝母 6g，黄柏 10g，大黄 6g，黄连 10g，连翘 10g，壁虎 10g。湿热重者，加茵陈、栀子；阴虚者，加墨旱莲、女贞子；月经前后加重者，加香附、益母草；结节明显者，加蜈蚣、生牡蛎。上方药物各适量，常规水煎 200ml，早晚分服；急性发作期可以外用本院制剂消肿止痛膏，3 周为 1 个疗程。结果：治愈 49 例（42.24%），好转 64 例（55.17%），未愈 3 例（2.59%）总有效率 97.41%。

阮爱星等人利用仙方活命饮加减治疗中重度痤疮。110 例患者均来自皮肤科门诊，随机分为治疗组 58 例和对照组 52 例。治疗组：男 36 例，女 22 例；年龄最小 15 岁，最大 38 岁，平均年龄（23.56±5.61）岁；病程最短 2 个月，最长 10 年，平均（46.69±35.8）个月。对照组：男 32 例，女 20 例；年龄最小 15 岁，最大 37 岁，平均年龄（24.47±6.67）岁；病程最短 1 个月，最长者 12 年，平均（48.03±39.1）个月。两组资料经检验无显著性差异（$P>0.05$），具有可比性。两组均口服多西环素每次 0.1g，每天 2 次；外用阿达帕林凝胶，每晚睡前 1 次。治疗组同时予以仙方活命饮加减：金银花 20g，赤芍 15g，当归 10g，防风 10g，白芷 10g，天花粉 10g，浙贝母 10g，皂角刺 10g，陈皮 10g，乳香 10g，没药 10g，甘草 6g。湿热重者，加黄芩、连翘、栀子、白花蛇舌草、野菊花等；油脂多者，加山楂、泽泻、丹参；红斑明显者，加牡丹皮；便秘者，加大黄；经前加重者，加香附、益母草；肿痛不甚者，减乳香、没药。水煎服，每日 1 剂，早、晚各煎服 1 次。两组治疗均 4 周为 1 个疗程。结果：治疗组有效率达 93.1%，与对照组的 57.7%比较，有显著性差异（$P<0.01$）。

李凯等人利用仙方活命饮治疗重度痤疮 1 例。患者，面部反复起疹 1 年，加重 4 周。1 年前面部反复起疹，诊断为“痤疮”，经治疗后可好转，但病情反复。约 4 周前熬夜后，面部起疹，约蚕豆大小，轻度痒痛感，未予重视。皮疹迅速增大、变多，皮疹质地坚实，患者自觉疼痛明显加剧，轻微触动及感疼痛明显，予以异维 A 酸胶丸 10mg，每天 2 次口服，外用阿达帕林凝胶、克林霉素凝胶等治疗，症状缓解不明显。患者自觉口干明显，就诊时大便已 4 日未解。刻诊：面部可触及多数蚕豆至鸽蛋皮下结节、囊肿，质硬，压痛(+)。舌暗红，苔薄黄腻，脉弦滑。诊断：重度（Ⅳ级）痤疮。中医辨证为热毒壅滞，痰瘀互结。治宜清热解毒，化痰溃坚，活血止痛，方选仙方活命饮加减：黄芪 30g，浙贝母 20g，防风 15g，天花粉 30g，赤芍 15g，没药 15g，乳香 15g，金银花 30g，当归尾 15g，陈皮 20g，法半夏 10g，皂角刺 10g，白芷 15g，野菊花 20g，生大黄 10g（后下），紫花地丁 20g，水煎服，每日 1 剂；另外，用自制中成药如意金黄散患处换药，每天 1 次。患者 7 天后复诊时诉大便通畅，皮疹疼痛明显减轻，部分皮疹消退，外观看上去似乎反变大，左下颌之前质地坚硬的皮疹融合，触之变软，用注射器在该处抽出共约 10ml 脓血性分泌物，该处皮疹基本完全平复。继服 7 剂后皮疹基本消退。

王晨等人利用仙方活命饮加减治疗中重度痤疮，将 78 例患者随机分为两组。治疗组：40 例；男 34 例，女 6 例；平均年龄 26.35 岁（17～34 岁）；平均病程 2.8 年（6 月～12 年）。对照组：38 例；男 30 例，女 8 例；平均年龄 24.16 岁（18～38 岁）；平均病程 2.2 年（3 月～8 年）。两组患者在性别、年龄、病程上无统计学差异（$P>0.05$）治疗组用仙方活命饮加减：金银花、防风、白芷、当归、陈皮、浙贝母、天花粉、皂角刺、赤芍各 10g，制乳香、制没药、甘草各 6g。毒邪盛、肿痛脓疱明显者，加五味消毒饮；结节、囊肿多者，加姜半夏、瓜蒌皮、牡蛎。水煎服，每日 1 剂，分 2 次服。对照组用三蕊胶囊 50mg，每日 3 次；阿奇霉素 0.5g，每日 1 次，连续服用 5 日。两组均治疗 6 周为 1 个疗程。治疗组皮损数量明显减少，与治疗前及对照组比较，差异均有统计学意义（$P<0.05$），治疗组显愈率 75%；对照组显愈率 42.11%。治疗组显愈率明显高于对照组，差异有统计学意义（$P<0.01$）。

张明等人采用五味消毒饮联合仙方活命饮治疗重度痤疮。在 60 例门诊患者中，随机分为试验组和对照组。治疗组 30 例，男 25 例，女 5 例，平均年龄（20.8±6.2）岁，病程 2 个月～3 年。对照组 30 例，男 28 例，女 2 例，平均年龄（19.9±5.7）岁，病程 2 个月～3 年。两组患者在年龄、性别、病程和皮损严重程度方面均无明显差异（$P>0.05$），具有可比性。试验组口服五味消毒饮联合仙方活命饮加减：金银花 20g，野菊花 30g，连翘 30g，蒲公英 30g，紫花地丁 30g，紫背天葵 20g，白芷 15g，当归 15g，赤芍 10g，穿山甲 10g，皂角刺 15g，天花粉 15g，浙贝母 15g，生甘草 10g。大便干结、舌红者，加用大黄 10g，全瓜蒌 30g；结节较多者，加夏枯草 15g，薏苡仁 30g；囊肿色暗、久不消退者，加鸡内金 10g，丹参 15g，山楂 15g。每日 1 剂，水煎分 2 次服，6 周为 1 个疗程。对照组口服米诺环素胶囊 100mg，每日 1 次，6 周为 1 个疗程。两组患者均外用玫芦消痤膏，每日 3 次。结果：试验组痊愈率 66.7%，显效率 23.3%；对照组痊愈率 60%，显效率 23.3%；两组痊愈率、显效率比较，差异均无统计学意义（$P>0.05$）。试验组在服药 1 周后见效，表现为皮损颜色变暗，皮损缩小，新发皮损减少，对照组在 2～3 周左右见效。

丁薇用仙方活命饮联合丹参注射液穴位注射对毒热蕴结型痤疮 26 例进行治疗，其中女 20 例，男 6 例；年龄 18～35 岁；病程 1～5 年。方用金银花、天花粉各 15g，陈皮、当归、防风、白芷、浙贝母、赤芍、乳香、没药、皂角刺各 9g，炮穿山甲片、甘草各 6g。每日 1 剂，水煎 200ml，每日 2 次。取足三里（双侧）、血海（双侧）、曲池（双侧）、肺俞（双侧）、大椎。穴位常规消毒，使用 1ml 注射器，刺入穴位得气，回抽无血后，将丹参注射液缓缓注于穴位内，每穴 1ml，每周注射 1 次。结果：治疗 1～3 个疗程，治愈 11 例，显效 7 例，有效 5 例，无效 3 例，总有效率为 88.50%。

徐林等人利用仙方活命饮治疗痤疮，收集符合纳入标准的门诊患者 49 例，以仙方活命饮为基础方，随症加减，煎液内服治疗痤疮。处方：金银花 20～30g，连翘、天花粉、浙贝母、皂角刺、赤芍各 15g，白芷、当归、陈皮、甘草各 10g，乳香、没药各 5～10g，薏苡仁 30g，随症加减。红肿痛甚，热毒重者，加重楼、野菊花、紫花地丁等以加强清热解毒之力；痛不甚者，减乳香、没药；患处灼热者，加牡丹皮、紫草以凉血散瘀；便秘者，加瓜蒌仁润肠通便；经期加重者，加香附、益母草疏肝解郁，活血调经；脓点较多者，加鱼腥草、冬瓜仁消痈排脓；疾病后期皮损炎症控制，以囊肿、硬结为主者，加夏枯草、三棱、莪术消肿散结。水煎服，每 2 日 1 剂，1 个月为 1 个疗程。治疗期间，停用其他药物，饮食以清淡为宜，禁食辛辣刺激、肥甘厚腻之品。结果：治愈 20 例，好转 22 例，未愈 7 例，总有效率 85.7%。

黄静等人将 72 例中重度痤疮患者随机分为两组，对照组 34 例，予异维 A 酸软胶囊 10mg，每日 2 次口服；治疗组 38 例，在对照组基础上加用仙方活命饮加减口服。处方：金银花 20g，连翘 20g，蒲公英 20g，白芷 15g，当归 10g，赤芍 10g，丹参 30g，皂角刺 15g，防风 15g，天花粉 15g，浙贝母 15g，制乳香 10g，制没药 10g。两组均于早晚分别外用夫西地酸乳膏及克痤隐酮凝胶各 1 次，共治疗 6 周，治疗开始后的 2、4、6 周进行疗效评价。结果：两组临床疗效比较，治疗 2、4、6 周时，治疗组有效率分别为 21.05%、57.90%、78.95%，对照组有效率分别为 5.88%、29.41%、52.94%，两组各个时间点的差异具有显著统计学意义（$P<0.05$），且治疗组起效更为迅速。

董育强在临床中运用二陈汤合仙方活命饮加减治疗痤疮湿热证，临床效果明显。将痤疮患者 140 例随机分为治疗组和对照组各 70 例。治疗组中男 36 例，女 34 例；年龄最小 16 岁，最大 39 岁，平均年龄 25.3 岁；病程最短 1 个月，最长 11 年，平均病程 11.1 个月；临床分级：Ⅱ级 11 例，Ⅲ级 32 例，Ⅳ级 27 例。对照组中男 37 例，女 33 例；年龄最小 19 岁，最大 35 岁，平均年龄 24.9 岁；病程最短 3 个月，最长 9 年，平均病程 9.7 个月；Ⅱ级 13 例，Ⅲ级 32 例，Ⅳ级 25 例。两组患者在性别比例、年龄结构及病程长短、临床分级等方面无显著性差异（$P>0.05$），具有可比性。对照组给予罗红霉素胶囊口服，每次 150mg，每天 2 次；阿达帕林凝胶外用，晚上 1 次。观察组在对照组治疗的基础上给予二陈汤合仙方活命饮加减，处方：金银花 10g，防风 10g，白芷 12g，当归 10g，陈皮 12g，甘草 6g，赤芍 12g，浙贝母 12g，天花粉 12g，乳香、没药各 6g，皂角刺 12g，法半夏 9g，茯苓 12g，穿山甲 6g。热重者加连翘；湿重者加薏苡仁、土茯苓；皮肤油腻明显者加山楂；口干明显者加重天花粉用量；便秘者加熟大黄；口臭者加黄连；尿赤者加淡竹叶。上方水煎服，每日 1 剂，每次 200ml。两组均连续用药 4 周。结果：观察组痊愈 21 例，显效 31 例，有效 12 例，无效 6 例，总有效率为 91.4%；对照组痊愈 11 例，显效 20 例，有效 21 例，无效 18 例，总有效率 74.3%。

吕小琴等人选取 86 例囊肿结节型痤疮患者，作为治疗组，给予仙方活命饮加减异维 A 酸：金银花 20g，赤芍 15g，当归 10g，防风 10g，白芷 10g，天花粉 10g，浙贝母 10g，穿山甲 6g，皂角刺 10g，陈皮 10g，乳香 10g，没药 10g，甘草 6g。湿热重加连翘、黄芩、野菊花和白花蛇舌草等；油脂多加泽泻、山楂和丹参等；红斑明显加牡丹皮；便秘加大黄；经前加重加益母草和香附；肿痛不明显可减用没药、乳香。水煎服，每日 1 剂。同时另选取同期接受治疗的 72 例该病患者作为对照组，给予单纯口服异维 A 酸治疗。两组患者均治疗 1 个疗程，共 4 周。结果：治疗组治愈 52 例，显效 22 例，有效 8 例，无效 4 例，总有效率达 95.3%。对照组治愈 26 例，显效 32 例，有效 10 例，无效 4 例，总有效率为 94.4%。两组患者治愈率的比较有统计学意义（$P<0.01$），治疗组治愈率较对照组明显高出。两组患者总有效率的比较无统计学意义（$P>0.05$），治疗组和对照组具有相似的疗效。

杨碧莲等人以历代推崇的外科之首选方“仙方活命饮”治疗囊肿型痤疮，临床上取得了较为满意的效果。仙方活命饮加味：金银花 15g，当归 10g，赤芍 10g，白芍 10g，乳香 10g，没药 10g，陈皮 10g，皂角刺 30g，防风 15g，白芷 15g，浙贝母 15g，天花粉 15g，黄芪 30g。若火热毒邪偏盛，症见皮疹红肿疼痛，或有脓疱，舌质红脉数，重用金银花 30g 为君，加用蒲公英、连翘、紫花地丁、野菊花等；若便秘加大黄；口气较重或牙痛加生石膏；咽喉肿痛加板蓝根、牛蒡子；失眠而舌尖偏红加荷叶、合欢花、莲子心；痰湿瘀滞明显，症见皮损结节较多，或为囊肿，质地较硬，或囊肿成脓，或见窦道，经久难消，舌质暗红，苔白腻或黄腻，脉弦滑，加重浙贝母、皂角刺、天花粉、陈皮等用量，加半夏、海藻、昆布、三棱、莪术、夏枯草；面部皮肤或毛发油腻加山楂、麦芽、神曲、鸡内金等；痛经加益母草、泽兰；情志不舒喜叹气加柴胡、佛手、郁金；若湿热较重，症见皮损多为鲜红或暗红的炎性丘疹，口干口苦，小便黄赤，大便黏腻，舌红苔黄腻，脉滑数，加苦参、黄柏、薏苡仁、地肤子、白鲜皮等。日常忌食奶制品及辛辣刺激性食物，如辣椒、酒类；少食油腻、甜食、肉类；多食新鲜蔬菜、水果以保持大便通畅；夜间早睡，不可熬夜，平素保持心情舒畅。典型病例：患者，男，25 岁。2016 年 10 月 8 日初诊。以“面部丘疹结节囊肿半年余”就诊，在外院诊断为痤疮，予口服异维 A 胶丸 20mg/d，外用夫西地酸，治疗 1 个月，疗效不明显，皮损反复发作。刻诊：两侧面颊及下颌部满布红色丘疹，高于皮肤，部分丘疹顶端可见脓疱，有散在多个大小不一囊肿结节，压之轻微疼痛，口臭，大便干结，小便黄，舌质偏红，苔薄黄，脉滑数。辨证：热毒内蕴，痰火凝结。治法：清热消痰，泻火解毒。方以仙方活命饮加味：金银花 30g，当归 10g，赤芍 10g，乳香 10g，没药 10g，陈皮 10g，皂角刺 30g，防风 15g，白芷 15g，浙贝母 15g，天花粉 15g，黄芪 30g，连翘 15g，紫花地丁 15g，野菊花 15g，大黄 10g，生石膏 30g，夏枯草 15g。10 月 16 日二诊，新发囊肿结节明显减少，面部丘疹结节囊肿有减少趋势，口臭缓解，二便调，舌红，苔薄黄，脉弦滑。予三棱、莪术各 10g 加入上方。10 月 30 日三诊，面部未见新发囊肿结节，原发部位丘疹囊肿结节明显减轻，二便尚调。原方去生石膏、大黄继服。11 月 8 日复诊，面部无新发皮损，无口臭，二便畅；两侧面颊及下颌部丘疹结节囊肿已基本消退，留有色素沉着。予丹参 30g，桃仁 10g，红花 10g 加入上方。后随访，偶有发作，但量少，均服上药后可愈。

二、治疗带状疱疹

焦来文以仙方活命饮治疗带状疱疹后遗神经痛，取得较好疗效。治疗组 87 例，男 47 例，女 40 例，年龄 34～81 岁，其中小于 50 岁者 25 例，大于等于 50 岁者 62 例；病程最短者 25 天，最长者 4 个月。疼痛部位：肋间神经痛 30 例，上肢神经痛 16 例，下肢神经痛 15 例，三叉神经眼支痛 12 例，腹部神经痛 10 例，颈部神经痛 4 例。对照组 42 例，其中男 24 例，女 18 例，年龄 40～60 岁，病程最短者 20 天，最长者 3 个月。疼痛部位：肋间神经痛 20 例，上肢神经痛 10 例，下肢神经痛 10 例，三叉神经眼支痛 2 例。治疗组应用仙方活命饮加味：金银花 15g，白芷 6g，浙贝母 9g，防风 9g，赤芍 9g，当归尾 12g，皂角刺 6g，穿山甲 3g，天花粉 5g，乳香 6g，没药 6g，陈皮 9g，川楝子 10g，延胡索 10g，丹参 30g，甘草 6g。每日 1 剂，水煎服。治疗期间不用任何其他治疗。对照组用贝诺酯（扑炎痛）1.0g，每日 3 次，维生素 $B_1$20mg，每日 3 次，均口服，肌内注射维生素 B_{12}500μg，每日 1 次。两组均在 30 天后评定效果。结果：治疗组治愈 62 例，显效 20 例，无效 5 例，治愈率 71%，总有效率 94%。对照组治愈 20 例，显效 12 例，无效 10 例，治愈率 48%，总有效率 76%。两组病例治愈率有显著性差异（$P<0.01$）。治疗组有效病例见效天数最短 3 天，最长 20 天，在治愈 62 例中，用药后 6 天疼痛消失者 10 例，10 天消失者 20 例，20 天消退者 20 例，20 天以后消退者 12 例。对照组见效天数最短 9 天，最长 15 天。两组治疗期间均未见不良反应。

赵昌兰等人利用仙方活命饮加减治疗带状疱疹后遗神经痛，临床疗效显著。在 2013 年 6 月～2016 年 6 月期间，共收治患者 44 例。其中男 26 例，女 18 例，年龄 45～85 岁；病变部位在腰肋区 32 例，颜面区 6 例，颈肩上肢 4 例，散在性分布于下肢 2 例。症见疱疹消退后，或留有色素斑痕，患处出现持续性刺痛等症状。全部病例均采用中药辨证联合夹脊穴针灸的方法，连续治疗 1 个月。方用仙方活命饮合桃红四物汤加减：金银花 12g，乳香、没药、皂角刺、白芷各 6g，赤芍、当归尾、天花粉、陈皮、桃仁、延胡索各 10g，穿山甲、甘草各 3g，丹参 30g，红花 5g。病在腰肋区加川楝子 10g，郁金 12g，柴胡 6g；上肢加片姜黄 12g；下肢加川牛膝 15g；疼痛日久不除加全蝎 5g。每日 1 剂，水煎服。结果：临床痊愈 44 例，服药最少者 9 剂，最多者 26 剂。

郭青海采用仙方活命饮治疗带状疱疹后遗神经痛 87 例，取得较为显著的临床疗效。共计收治 129 例患者，就诊前带状疱疹经中西医治疗，皮疹已消退后遗留不同程度的神经痛，临床表现为患处阵发性烧灼样疼痛，尤以夜间为甚，按其就诊顺序分为治疗组和对照组。治疗组 87 例，男 51 例，女 36 例；年龄 31～75 岁；病程 15 天～2 个月；分布部位：头面部 16 例，躯干部 49 例，四肢 22 例。对照组 42 例，男 24 例，女 18 例；年龄 41～60 岁；病程 20 天～3 个月；发病部位：头面部 2 例，躯干 25 例，四肢 15 例。两组一般资料对比，无显著性差异（$P>0.05$），具有可比性。治疗组给予仙方活命饮加味：金银花 15g，白芷 6g，浙贝母 10g，防风 10g，赤芍 10g，当归尾 12g，皂角刺 6g，穿山甲 3g，天花粉 10g，乳香 6g，没药 6g，陈皮 10g，延胡索 10g，桃仁 10g，丹参 10g，甘草 6g。加减：病变在头部者，加白蒺藜 10g；在躯干部者，加制香附 10g；在上肢者，加桑枝 15g；在下肢者，加怀牛膝 16g。对照组给予吲哚美辛 25mg，每日 3 次，口服；维生素 $B_1$20mg，每日 3 次，口服。维生素 B_{12}500μg，肌内注射，每日 1 次。两组均治疗 30 天后判定疗效。结果：治疗组 87 例，治愈 62 例，显效 20 例，无效 5 例，总有效率 94.25%；对照组 42 例，治愈 20 例，显效 12 例，无效 10 例，总有效率 76.19%；两者疗效有高度显著性差异（$P<0.01$）。

董文玲利用仙方活命饮治愈带状疱疹后遗留神经痛 1 例，就诊时患者背部及腰部布满疱疹，淋巴结肿大，经治疗 2 周后疱疹消失，但腰部及后背仍有闪电样发作疼痛伴随持续性烧灼痛，夜晚加重，急躁易怒，失眠多梦。多方治疗，疼痛未缓解。刻诊：面色微红，口苦干涩，大便稍干，小便黄，舌质红，舌苔薄黄，脉弦。辨证为湿热毒邪阻滞经脉，血行不畅，不通则痛；治拟清热解毒，活血化瘀，行气止痛。方用仙方活命饮加减，处方：金银花 30g，连翘 15g，防风 9g，白芷 9g，当归 9g，赤芍 9g，白芍 30g，陈皮 9g，甘草 3g，浙贝母 9g，乳香 9g，没药 9g，穿山甲 20g，皂角刺 12g，天花粉 12g，延胡索 10g，乌梢蛇 15g，5 剂。再诊时，疼痛减轻，烦躁及失眠等症好转，又服 15 剂痊愈。

于光利用仙方活命饮加减治疗带状疱疹 50 例，其中男性 24 例，女性 26 例，年龄最小者 16 岁，最大者 74 岁，病程 1～3 天者 15 例，4～6 天者 25 例，7～9 天者 10 例，疱疹发于腰部者 21 例，胸肋部 22 例，颈肩部 3 例，头面部 3 例，阴道内 1 例。处方：金银花 15g，天花粉 15g，皂角刺 15g，白芷 10g，陈皮 10g，甲珠 10g，贝母 10g，赤芍 10g，当归尾 10g，乳香 10g，没药 10g，防风 6g，甘草 6g。根据患者情况随症加减：疼痛如针刺者，加红花 10g；发于腰部及胸肋部者，加郁金 9g，川楝子 12g；发于颈肩部者，加葛根 15g；发于头面部者，加菊花 15g，牛蒡子 12g。每日 1 剂，每剂文火 3 煎，内服，药渣外擦（洗）患处。内服每日 3 次，外擦（洗）不计次数。痊愈（疱疹及皮肤灼热，神经疼痛等症状消失，无任何后遗症者）35 例，占 70%；显效（疱疹消失 80%以上，遗留有轻微皮肤灼热或轻微神经疼痛者）14 例，占 28%；无效（疱疹消失 50%以下，皮肤灼热或神经疼痛等症状未见明显减轻者）1 例，占 2%，总有效率 98%。

蒋健利用仙方活命饮治愈带状疱疹后遗神经痛 1 例，患者发带状疱疹后，迄今右胸胁肋并延及背部仍然持续疼痛不止，左胸胁亦感疼痛但轻于右侧。曾经西药及激光治疗，止痛效果不著。同时 2～3 年来，每于夜晚 9～10 点钟辄发小腿抽筋，两下肢酸痛，近来加重。西医诊断：带状疱疹后遗神经痛。中医诊断："蛇串疮"之遗留胁痛；证属热毒未尽、气滞血瘀；以仙方活命饮为主加减：金银花 12g，连翘 12g，蒲公英 12g，蚤休 12g，当归 12g，陈皮 6g，浙贝母 6g，皂角刺 9g，天花粉 9g，白芷 9g，防风 9g，紫花地丁 9g，乳香 15g，没药 15g，白芍 40g，炙甘草 12g，木瓜 12g，薏苡仁 30g，7 剂。二诊，右侧胸疼痛明显减轻，近 2 日基本不觉痛，左侧胸胁疼痛也同时减轻；小腿抽筋止，下肢不酸痛。近日感冒咳嗽，纳差，口酸，舌淡红，苔黄，脉细弦。原方白芍减为 30g，加六神曲 15g，麦芽 15g，14 剂。随访：带

状疱疹后遗胸胁疼痛消失，无小腿抽筋。

赵昌兰采用针药结合治疗带状疱疹后遗神经痛38例，其中女性21例，男性17例，年龄46～73岁，平均年龄（61.2±7.2）岁；病史最短1.5个月，最长6年，平均（3.8±2.3）个月。病变部位在胸腹部15例，腰骶部10，颈肩臀部5例，头面部3例，四肢部5例。患处或遗留色素沉着斑，伴皮肤敏感，疼痛为持续性疼痛、跳痛、刀割样疼痛，同时伴有乏力、精神差、食欲不振等症状。全部病例均采用中药辨证联合夹脊穴针灸的方法，连续治疗1个月。方用仙方活命饮合桃红四物汤加减：金银花15g，当归尾10g，赤芍15g，陈皮10g，皂角刺6g，桃仁15g，红花15g，川芎10g，熟地黄20g，延胡索15g，黄芪20g，甘草10g。水煎服，每日1剂。辨证加减如下：发于下肢者，加川牛膝；发于胸腹部者，加瓜蒌、枳壳；发于腰肋部者，加川楝子、柴胡、郁金；发于上肢者，加姜黄、桑枝；发于头面者，加菊花、藁本；疼痛顽固者，加乳香、没药、全蝎；偏于气虚者，加黄芪、党参；偏于气滞者，加香橼、枳壳；偏于阳虚者，加白芥子、巴戟天；偏于阴虚者，加玄参、麦冬、生地黄；疼痛影响睡眠者，加龙骨、远志。根据神经解剖定位支配痛区的神经节段，选择患侧对应的夹脊穴。操作：患者取坐位或者侧卧位，充分暴露，局部皮肤75%乙醇消毒后，选用0.35mm×40mm毫针，脊柱旁开0.5寸，针尖斜向脊柱方向，呈70°～80°角，刺入25～30mm。进针得气后施平补平泻手法，留针30分钟，中间每隔10分钟施提插手法行针1分钟，共行针2次。每日治疗1次。保持规律起居，适当运动，睡眠充足，保持心情舒畅，多食新鲜水果、蔬菜，忌食辛辣、油腻及刺激食物等。临床痊愈（疗效指数≥90%，疼痛基本消失或完全消失）23例（60.5%），显效（70%≤疗效指数＜90%，疼痛明显改善）11例（28.9%），有效（30%≤疗效指数＜70%，疼痛有所好转）3例（7.9%），无效（疗效指数＜30%，疼痛并未改善或反而加重）1例（2.6%），总有效率为97.4%。

三、治疗湿疹

赵祯坦利用仙方活命饮治疗湿疹1例。患者，患湿疹3天，由面而下通布全身，颈部、小腹及两腿较严重。皮肤呈褐色，色素沉着，痒极，抓后带腥味黏液渗出，部分皮肤成湿烂状。曾服西药等无明显效果，遂用中医药治疗。患者形体丰态，平素乐好辛辣、厚味及烟、酒，又长年居住多湿的底层房间，故生痰火、湿热而内蕴。炎热气候晚上多宿室外，经受外邪，终致湿毒郁久而发为湿疹。舌质暗，舌苔厚腻略黄，脉弦滑而数，大便干燥，小便短赤，证属中医湿毒，治宜清热解毒，方拟仙方活命饮加减：防风9g，白芷9g，穿山甲9g，皂角刺9g，当归6g，盐陈6g，金银花15g，天花粉10g，浙贝母9g，赤芍9g，地丁15g，蒲公英15g，甘草3g，连服3剂。3日后复诊，病者自觉症状见减，湿疹从面渐退，渗出液有所减少，唯痒仍有。其舌质红，苔转薄黄，脉滑数。二便尚可。再取上方去天花粉加生地黄12g，豨莶草15g，蒺藜10g，鱼腥草15g，连服6剂痊愈。随访1年未见发作。

四、治疗其他皮肤疾病

头部脓肿性穿掘性毛囊周围炎多是由金黄色葡萄球菌引起的头部局限性深在毛囊炎及毛囊周围炎，可形成相互通连的深部肿脓，反复发生，病程迁延难愈。此病与中医学文献记载："鳝拱头""蝼蛄疖"相似。杨恒裕采用仙方活命饮加味治疗：穿山甲9g，皂角刺15g，当归尾9g，甘草节9g，金银花30g，赤芍9g，乳香、没药各9g，天花粉15g，防风9g，白芷9g，陈皮6g，黄芪30g，薏苡仁30g，败酱草30g。每日1剂，早晚内服1次。外用氯柳酊擦头部患处，每日3～4次。共治疗10例，结果：治愈5例，明显好转者3例，2例好转。全部有效。

乔成林采用仙方活命饮治愈结节性红斑1例，患者1月来双小腿反复出现黄豆至花生米大小红色结节，质硬疼痛，以伸面多见。西医诊断为结节性红斑，给西药内服外用均效果不佳。患者自述病后常感全身疲惫无力，肌肉关节酸痛，局部灼热胀痛，口干尿黄，刻诊：脉滑数，舌质红、苔薄黄。证属湿热下注，脉络瘀阻。方用仙方活命饮加减：金银花、白芷、当归、赤芍、天花粉、制乳香、制没药、穿山甲、生甘草各10g，防风、皂角刺各6g，贝母12g，土茯苓，连翘各15g。服药3剂，肌肉关节疼痛减轻，全身症状明显好转，结节颜色变暗。原方继服10剂，结节消失，余症皆除。

赵祯坦利用仙方活命饮治疗青霉素过敏诱发皮疹1例。患者因扁桃体红肿发热，经皮试肌内注射青霉素80万单位。约过1小时，两手面部出现大小不一的水疱，其他部位也相继出现红丘状皮疹，奇痒。虽经脱敏处理，尚不能控制症状，仍有发展趋势，第3天改用中医治疗。患者表情憔悴，心烦不安，口干少液，全身呈泛发性红斑、丘疹，有集簇性水疱密布，四肢、面部特别明显，搔痒无度，皮肤抓后有液体渗出，外表呈轻微水肿状。舌质淡红，苔黄厚，脉滑数，小便少。此虽谓青霉素过敏，但从中医辨证，属湿毒外发。治宜燥湿托毒和营之法，方取仙方活命饮加减：金银花15g，穿山甲9g，皂角刺9g，天花粉10g，当归6g，盐陈6g，浙贝母9g，防风9g，白芷9g，乳香9g，没药9g，土茯苓20g，赤小豆20g，甘草3g，与服两剂，症状大减，再连服2剂，水疱消退，痒止无恙。

管桂生用仙方活命丸剂治疗寻常性银屑病25例，近期治愈率72%，总有效率96%，而对照组（复方青黛胶囊组）治愈率56%，总有效率80%，经统计学分析，差异有显著性意义（$P<0.05$），表明仙方活命丸疗效优于对照组。在治疗前后分别检测患者血环腺苷酸（cAMP）、环鸟苷酸（cGMP），结果显示两药均能降低患者血cGMP，提高cAMP和cAMP/cGMP比值，但以仙方活命丸为优（$P<0.05$），由此推测该药能降低cGMP，提高cAMP和cAMP/cGMP比值，从而抑制细胞增殖，促进细胞分化，对治疗银屑病有一定的

疗效。

胡兵等人利用仙方活命饮加温阳药治愈掌跖脓疱病 1 例，症见双手掌及足底有几十个小脓疱和血疱，未溃破，部分皮肤角化，无明显痛痒，饮食正常，大便干，舌质暗红，苔薄白，脉细弦。辨证为素体有热，热毒壅滞肢端，局部气血不畅而成。治宜清热解毒活血。以仙方活命饮加味：紫花地丁、赤芍各 15g，金银花、蒲公英、当归、天花粉各 10g，防风、浙贝母、皂角刺各 9g，白芷、乳香、没药、生甘草各 6g。服用 3 剂，疱疹基本消退，继服 4 剂掌足恢复正常。停药 2 周后，手足又有少量疱疹出现，上方再服 14 剂，仍有零散发作。遂以原方加麻黄 9g，鹿角片 6g。治疗 2 周，诸症消失，随访 2 个月未见复发。

惠乃玲等人利用仙方活命饮治愈足癣 1 例。患者间断性双足皲裂，渗出 5 年，缘于 5 年前无明显诱因始出现双足皲裂，伴瘙痒，渗出。刻诊：舌质淡、苔薄白，脉沉细。证属郁热内结，热入营血之证。治宜清热解毒，凉血和营。仙方活命饮加减：金银花 30g，贝母 10g，炮穿山甲 10g（先煎），皂角刺 10g，徐长卿 15g，丹参 15g，赤芍 15g，天花粉 10g，防风 10g，当归 10g，白芷 10g。水煎每日 1 剂，早晚分服，用药渣熏洗双足，共用 7 剂药，诸证痊愈。

王长宏采用仙方活命饮治疗皮脂腺囊肿 46 例，其中男 32 例，女 14 例；年龄 18～65 岁；病程 3 个月～17 年；头面部 18 例，项背部 12 例；臀部 16 例。处方：当归 10g，乳香 6g，没药 6g，白芷 10g，穿山甲 6g，皂角刺 10g，甘草 6g，金银花 30g，赤芍 10g，天花粉 10g，陈皮 6g，防风 10g，浙贝母 6g，黄柏 10g，大黄 10g，黄连 10g，连翘 10g，壁虎 10g。水煎服。结果：治愈 34 例，占 73.91%；好转 12 例，占 26.09%；未愈 0 例；总有效率 100%。

李凯等人利用仙方活命饮治疗球菌感染性皮肤病 1 例。患者臀部起疹伴疼痛 2 周。2 周前因长时间坐立后出现臀部起疹伴疼痛，未予治疗。1 周后自感皮疹逐渐增大，患处红肿并感疼痛加剧，触之质硬，压痛明显，治疗 3 天后无明显疗效，疼痛进一步加重，皮疹扩大。刻诊：臀部右侧可见 1 个直径约 12cm 弥漫性鲜红色浸润硬块，硬块上见数个黄豆大小丘疹。压痛（+）。舌红，苔薄腻，脉滑数。诊断：蜂窝织炎。中医辨证为热毒壅滞，气血瘀滞，气机阻滞，致液聚成痰，痰瘀互结所致。治宜托脓解毒，化痰散结。方选仙方活命饮加减：黄芪 30g，浙贝母 20g，防风 15g，天花粉 30g，赤芍 15g，没药 10g，乳香 10g，金银花 30g，当归尾 15g，陈皮 20g，法半夏 10g，皂角刺 10g，白芷 15g，连翘 20g，紫花地丁 20g，水煎服，每日 1 剂；另外，用自制中成药如意金黄散（主要成分为：大黄、黄柏、姜黄、白芷、厚朴、天花粉、生天南星、生苍术、陈皮、甘草）蜂蜜调成糊剂，患处换药，每天 1 次。8 天后皮疹完全消退留淡褐色斑，皮肤触之平软，病情痊愈。

张涛等人通过中药外用配合负压封闭引流（VSD）后游离植皮治疗下肢慢性溃疡 30 例，其中男 19 例、女 11 例，年龄 40～80 岁，下肢慢性静脉功能不全所致皮肤慢性溃疡 20 例，外伤后慢性感染皮肤溃疡 10 例。治疗前常规取溃疡面分泌物细菌培养、药敏试验及溃疡组织病理学检查。根据药敏结果选择敏感抗生素，根据患者情况口服或静脉使用治疗。病理组织检查排除皮肤溃疡恶变。中药汤剂外用以仙方活命饮为基础方，根据患者伤口分泌物及肉芽生长情况加减。基础方：金银花 18g，当归 30g，赤芍 20g，制乳香 10g，制没药 10g，皂角刺 15g，陈皮 12g，浙贝母 10g，天花粉 15g，白芷 10g，炮穿山甲最细粉 10g。分泌物多而浑浊者合五味消毒饮加减，加用蒲公英 15g，地丁 15g；分泌物多而清稀者合阳和汤加减，加用肉桂 6g，干姜 10g，白芥子 12g；分泌物少而肉芽组织淡红者合当归补血汤，加用黄芪 60g。上述中药煎药机水煎后以中药袋灌装，常温避光保存。根据患处溃疡大小选择中药液用量，将适量药液倒入无菌换药碗，戴无菌手套，以一次性 30ml 注射器抽吸药液冲洗溃疡局部，无效腔部位配合无菌棉签擦拭，反复冲洗 3～4 次，以无菌纱布覆盖包扎，每天 1 次。待患肢循环改善，溃疡周围红肿消退，创面无脓性分泌物，细菌培养无细菌生长。局部清创后换用 VSD 装置。结果 30 例患者经仙方活命饮外洗 7～10 天，溃疡创面感染得以控制，局部红肿消退，循环改善，细菌培养阴性。予以创面清创后，安置 VSD 装置，经 1～2 次更换 VSD 敷料后均达到植皮条件，植皮均存活。治疗时间 21～32 天。下肢慢性静脉功能不全致静脉曲张患者嘱其长期穿弹力袜，改善下肢静脉回流，随访时均无复发。

葛金玉利用仙方活命饮治疗外阴毛囊炎。一患者外阴肿痛伴行走困难 3 天。刻诊：右侧大阴唇红肿，可触及 1 个直径约 3.0cm 大小肿块，根浅，无脓头，表面灼热，压之疼痛。局部疼痛、肿块，饮食及二便、睡眠正常，舌质红、苔薄黄，脉弦数。诊断：外阴毛囊炎（未化脓期）；中医辨证：热毒壅滞。予仙方活命饮 3 剂（金银花 30g，穿山甲、皂角刺、天花粉各 15g，白芷、当归、赤芍、贝母、陈皮各 10g，炙乳香、炙没药、甘草各 6g），内服并煎汤坐浴。3 天后红肿消退，肿块明显缩小，原方再进 5 剂而愈，随访近 3 个月未见复发。

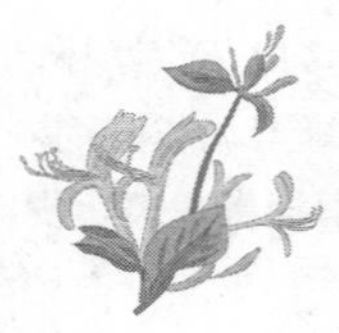

第八节　治疗其他疾病

吴广业采用仙方活命饮加减治愈化脓性扁桃体炎1例。患者男，15岁。发热（39.4℃）微恶寒，头、咽痛，口干渴4天。舌红、苔白干，脉浮数。咽充血，双侧扁桃体肿大，表面有黄白色脓点。诊为乳娥。曾服银翘散（汤剂）3天，除体温降至38.6℃外，余症同前。处方：穿山甲、皂角刺各12g，白芷6g，天花粉、赤芍各15g，防风8g，贝母10g，金银花30g，生石膏20g，乳香、甘草各5g。服2剂而发热退，头痛、咽痛减。去石膏续服2剂而愈。

邓天润采用仙方活命饮治愈乳娥（化脓性扁桃体炎）1例。何某，男，7岁。每遇感冒，则乳蛾肿大，发热。5天前受凉出现高热不退、咽喉疼痛、吞咽不利、微咳气粗、尿黄便结等症。经用抗生素、激素治疗症状暂解而旋即复起。刻诊：体温40℃，面红咽赤，双侧扁桃体Ⅲ度肿大化脓，舌红苔黄燥，脉洪数。此属热毒蕴结咽喉、气血壅滞腐败之证。治宜清热解毒，利咽消肿。处方：金银花、连翘、玄参、赤芍、天花粉各15g，当归、防风、白芷、陈皮、浙贝母、穿山甲、皂角刺各10g，肉桂、生甘草各3g。水煎连服5剂后，热退肿消脓除。继以玄麦甘桔汤加味调治而愈。3个月后随访，未见复发。

毛进军利用仙方活命饮治疗急性扁桃体炎36例，处方：金银花9～30g，当归、赤芍各6～15g，乳香、没药、浙贝母、炙穿山甲、炒皂角刺各3～15g，天花粉、防风、白芷各6～15g，陈皮6～18g，生甘草3～9g。热毒较重者，可重用银花为60g，选加蒲公英、野菊花、紫花地丁等以加强清热毒之力；疼痛不甚者，去乳香、没药；大便干结者，加大黄；大渴津伤者，减白芷、陈皮，重用天花粉或加玄参；气虚者，加黄芪；不论各型，均可加用牛蒡子、山豆根、射干、马勃以解毒利咽。每日1剂，煎3次后混合，每日分3次服完。成年人胜酒力者，煎时可加白酒50g，以助药效。服药期间忌食辛、辣、腥味食品。结果：36例全部治愈。服药最少者2剂，最多6剂。一般服用1～2剂即可见效，服3～6剂症状可基本消失。

夏锦平应用仙方活命饮治疗扁桃体周围脓肿339例，其中男296例，女43例，年龄13～68岁，平均37岁。以病程分组：A组（2～4天）189例，B组（5～6天）81例，C组（7～12天）69例，平均病程4.72天。处方：炮穿山甲、皂角刺、乳香、没药各1.5～6g，防风、陈皮、当归各3～6g，白芷、浙贝母、赤芍、天花粉各6～10g，金银花10～30g，甘草3g。表证明显者，加荆芥6g；大便秘结者，加生大黄10g（后下）；病程长、正气不足者，加生黄芪10～20g。每日1剂，水煎服，亦可加少许黄酒。疗程1～6天，平均2.14天。治疗期间，除个别口服止痛片外，停用一切其他药物。结果：治愈率76.11%，总有效率97.94%。

穆守俊等人利用仙方活命饮加味治疗急性扁桃体炎29例，患者年龄11～35岁，病程1～5天。有咽痛、全身不适、疲乏、发热、恶寒症状，体温均在38℃以上。局部查体：扁桃体Ⅰ度肿大6例，Ⅱ度肿大13例，Ⅲ度肿大10例。扁桃体周围均有充血，其中15例隐窝口有黄白色脓点。化验：白细胞总数、中性粒细胞均增多。有4例经过药物治疗效果不显著。治疗基础方：金银花、防风、白芷、当归尾、陈皮、甘草、贝母、天花粉、乳香、没药、穿山甲、皂角刺、白酒。药物加味：舌苔黄燥、大便秘结者，加大黄；咽红、咽干者，加玄参；扁桃体肿大、周围分泌物多者，加桔梗、牛蒡子；热甚者，加生石膏。用法用量：上述药物用量在原方剂量基础上视年龄及病情灵活掌握，但每剂金银花用量不少于15g，穿山甲、皂角刺、乳香、没药每剂用量不超过3g。一般每日1剂，水煎服，煎药时视患者年龄及对酒的耐受力酌加38°白酒50～100ml。煎药不可用铁器，服药期间忌食酸性及油腻、辛辣食物，宜清淡饮食，多饮水。以服药6剂为限。结果：痊愈（临床症状消失，扁桃体肿大恢复正常）21例，占72.4%；显效（临床症状基本消失，扁桃体肿大较治疗前明显减轻）6例，占20.7%；有效（临床症状、扁桃体肿大均较用药前减轻）2例，占6.9%。其中3剂治愈者13例，4～6剂治愈者8例，29例全部有效。

鲁艳芳用仙方活命饮化裁配合静脉滴注青霉素和氨苄西林治疗小儿乳蛾30例（治疗组），并与单纯用青霉素和氨苄西林静脉滴注治疗30例（对照组）进行对比观察。治疗组：金银花、天花粉、板蓝根各15g，防风、赤芍、白芷、皂角刺、浙贝母、连翘、蝉蜕各10g。发热、恶寒、无汗者，加荆芥10g；大便干结者，加生大黄10g；热甚者，加生石膏15g。抗生素的用法同对照组。对照组：每日静脉滴注青霉素及氨苄西林1次，常规剂量。患者体温超过39.5℃者，均以临时退热处理。结果：治疗组退热、咽痛消失及喉核肿大减轻的时间均短于对照组，且具有显著性差异。

李桂英利用仙方活命饮治愈急性扁桃体周围炎1例。患者述发热、咽痛2天，疼痛偏于一侧，张口受限，吞咽困难，语言含糊。检查：体温38.2℃，患侧喉核、喉关明显红肿突起，尤以喉核后上方为甚，喉核被推向前下方。触诊患处坚硬，血常规：白细胞$13.3\times10^9/L$，中性粒细胞百分比90%，淋巴细胞百分比10%。西医诊断为急性扁桃体周围炎；中医辨证为外感风热邪毒，引动肺胃积热，内外热毒搏结，上蒸于咽喉，致气血凝滞，热毒壅聚作肿而致喉关痛。此时脓未成，如不能早期消散，5～6日可成脓。急拟清热解毒、活血消肿止痛，仙方活命饮加味主之：金银花、蒲公英各 20g，当归尾、赤芍、乳香、没药、贝母、天花粉、穿山甲、皂角刺各 15g，白芷、陈皮、防风、甘草各 10g，3 剂水煎，分 3 次服。二诊，体温 37.3℃，诸症明显减轻，效不更方，原方续服 5 剂。三诊，诸症缓解，患侧红肿消退。查白细胞 7.4×10^9/L，中性粒细胞百分比 64%，淋巴细胞百分比 30%。守原方加减续服 5 剂，以善其后。

范华采用仙方活命饮治愈小儿扁桃体炎 1 例。患者陈某，男，5 岁半，间歇咳已 1 年余。咳嗽不甚，呈刺激性干咳，无痰，入睡打鼾，张口呼吸，体检双侧扁桃体Ⅲ度肿大，舌红，苔黄厚腻。素喜生冷、油腻之品，着衣较少。中医辨证为热毒蕴结，上犯咽关，痰热互结形成乳蛾。治宜清热解毒，消肿化痰。首诊投仙方活命饮原方 5 剂。咳嗽顿减，扁桃体缩小。嘱禁生冷、辛辣、油腻之品。二诊原方去乳香、没药加板蓝根 10g，射干 10g，露蜂房 10g。服 6 剂。2 周后诸症消失。

张正凡采用仙方活命饮治愈急性扁桃体炎（乳蛾）1 例。患者 4 天前沐浴后即感恶寒发热，服安乃近后恶寒止，但热不退，头痛体倦，咽痛，吞咽困难，口干引饮，溲黄，便秘 3 天未行。查两侧扁桃体Ⅲ度肿大，色鲜红，并见少量脓性分泌物，舌红苔黄，脉数。证属外邪入里化热，搏结于喉。治宜疏风清热、解毒利咽。处方：金银花 30g，白芷 6g，防风 6g，川贝母 3g（研冲），赤芍 10g，当归 10g，甘草 16g，炮穿甲片 3g，天花粉 5g，乳香、没药各 10g，生石膏 60g（先煎），生大黄 10g（后下）。2 剂后，汗出热退，咽痛锐减，尿清便通。继服 3 剂，诸恙告愈。

徐成兴利用仙方活命饮加味治疗慢性扁桃体炎 48 例，患者年龄 15～42 岁，平均 26 岁；病程最短 3 个月，最长 12 年。参照《耳鼻咽喉科诊断学》的诊断标准确诊。临床主要表现为：反复发作咽痛；咽部不适、干燥、微痛、刺痒或异物感，常引起干咳；扁桃体肥大，可有不同程度呼吸困难和吞咽障碍。处方：金银花、当归、赤芍、天花粉、贝母各 15g，红藤、败酱草各 20g，防风、白芷、皂角刺各 10g，陈皮、穿山甲、乳香、没药、桔梗各 6g，甘草 3g。发热者加柴胡、黄芩；大便秘结者加桃仁、大黄。水煎服，每日 1 剂，连服 1 个月为 1 个疗程。结果：显效 28 例（症状消失、体征显著改善或消失），占 58.3%；有效 15 例（症状及扁桃体肿大减轻），占 31.3%；无效 5 例（治疗后症状、体征无改变），占 10.4%；总有效率 89.6%。

郭文焕采用仙方活命饮治愈小儿急性扁桃体炎 1 例。患儿反复发热 5 天，伴咽痛，口干，诊断为急性扁桃体炎，扁桃体Ⅱ度肿大，有一黄色脓点，静脉滴注头孢哌酮钠、利巴韦林治疗 3 天未见效，查舌质红而干，苔少，脉浮数。处方：金银花 8g，连翘 8g，防风 5g，白芷 5g，当归 4g，陈皮 6g，穿山甲 3g，天花粉 5g，赤芍 5g，浙贝母 6g，玄参 6g，桔梗 6g，牛蒡子 6g，葛根 6g，甘草 5g。每日 1 剂，分早、中、晚 3 次口服。结果：服用 2 剂热退，肿大扁桃体缩小，又服 4 剂扁桃体恢复正常。

郭丽娜利用五味消毒饮合仙方活命饮治愈扁桃体周围炎 1 例，患者平素大便干燥，经常发作慢性扁桃体炎，4 天前因考试熬夜而出现咽喉疼痛不适，发热，自服阿奇霉素及复方草珊瑚含片后，发热未能控制，右侧咽痛加剧，并出现吞咽困难，语言含糊，张口困难。急来我院求治。检查见右侧软腭及悬雍垂红肿，并向左侧偏斜，腭舌弓上方隆起。扁桃体被遮盖且被推向内下方。舌红苔黄燥，脉洪数。处方：金银花 12g，贝母 8g，制穿山甲（另煎）8g，赤芍 10g，当归尾 8g，皂角刺 12g，天花粉 10g，乳香 10g，没药 10g，甘草 3g，野菊花 10g，大黄 10g，芒硝 5g，蒲公英 10g，穿心莲 10g。每天 1 剂。2 剂后，局部充血红肿明显减轻，体温正常，食欲明显改善，大便畅通。继服清开灵胶囊 5 天，诸症悉除。

毛雪华收治中西医结合治疗急性扁桃体周围炎 80 例，均有发热、一侧咽痛症状，一侧咽腭弓显著充血，符合《实用耳鼻咽喉科学》中急性扁桃体周围炎的诊断标准。随机分为两组：治疗组 40 例，男性 27 例，女性 13 例；年龄 16～60 岁，平均年龄 38.60 岁；病程 1～2 天。对照组 40 例，男性 25 例，女性 15 例；年龄 23～56 岁，平均年龄 35.80 岁；病程 1～2 天，两组资料具有可比性（$P>0.05$）。治疗组予仙方活命饮（金银花、防风、白芷、天花粉、赤芍、当归尾、浙贝母、乳香、没药各 12g，皂角刺、陈皮、甘草各 6g，穿山甲 30g）。里热壅盛可加黄芩、蒲公英、穿心莲；痰涎壅盛可加僵蚕、胆南星；热毒入营血可加水牛角、生地黄。每日 1 剂，2 天为 1 个疗程。同时予西药头孢类抗生素静脉注射 2 天，如水肿明显者可加适量的类固醇激素。对照组仅予头孢类抗生素静脉注射 2 天，水肿明显者加适量的类固醇激素。结果：治疗组显效 26 例，好转 12 例，无效 2 例，总有效率为 95%；对照组显效 8 例，好转 16 例，无效 16 例，总有效率为 60%；经统计学分析，治疗组疗效优于对照组（$P<0.05$）。

郭雄伟将 120 例扁桃体周围炎患者随机分成两组，治疗组男 39 例，女 21 例；年龄 16～55 岁，平均年龄 37.5 岁；前上型 46 例，后上型 14 例；咽痛 1 天来诊者 26 例，咽痛 2 天来诊者 23 例，咽痛 3 天来诊者 11 例，就诊时咽痛平均时间为 1.75 天。对照组男 40 例，女 20 例；年龄 16～56 岁，平均年龄 38.2 岁；前上型 48 例，后上型 12 例；咽痛 1 天来诊者 24 例，咽痛 2 天来诊者 26 例，咽痛 3 天来诊者 10 例，就诊时咽痛平均时间为 1.73 天。两组一般资料经统计学处理，差异均无统计学意义（$P>0.05$），具有可比性。治疗组给予仙方活命饮加减治疗。处方：金银花 40g，防风、白芷、浙贝母、皂角刺各 10g，当归尾、陈皮各 6g，赤芍、天花粉各 15g，穿山甲 9g，乳香、没药各 4g，甘草 3g。发热甚者加石膏、知母；局部肿胀甚者加蒲公英、紫花地丁；痰涎壅盛者可加僵蚕、胆南星；大便秘结者加大黄、芒硝。每天 1 剂，水煎 2 次，取 400ml 分 3 次口服。对照组常规补液、抗生素（青霉素、氧氟沙星）、激素（地塞米松）及对症处理。疗程 3～4 天。若咽部肿胀不能及时消退而成脓则行穿刺抽脓或切开排脓。结果：治疗组治愈率为 81.67%，对照组为 83.33%，两组比较，差异无显著性意义（$P>0.05$）。两组平均治疗费用、平均咽痛缓解时间分别比较，差异均有显著性意义（$P<0.05$），以治疗组为优。

陈波等人选取 96 例急性化脓性扁桃体炎小儿，随机分成对照组和治疗组，各 48 例。对照组采用西医常规治疗。治疗组以仙方活命饮加减（以 5 岁儿童为例）：白芷 10g，防风 10g，金银花 15g，连翘 10g，当归 5g，赤芍 10g，没药 5g，天花粉 10g，浙贝母 10g，皂角刺 10g，陈皮 5g，生甘草 5g。加减：素有阴虚、舌红、苔少、脉细者，加玄参；恶寒发热明显、咽充血不重者，去连翘，加羌活 10g，柴胡 10g；不思饮食、舌苔白厚腻者，加焦三仙各 15g，大贝 10g；便秘者，加酒大黄 6g 或火麻仁 20g；气虚者，去连翘、天花粉、浙贝母，加黄芪 10g，党参 10g，白术 10g，茯苓 10g；阳虚明显，恶寒重，脉沉细者，减金银花、连翘、天花粉、浙贝母，加生麻黄 5g，细辛 5g，附子 15g。用法：每天 1 剂，水煎取 200ml，分 4 次饭后温服。结果：对照组总有效率为 83.33%，治疗组总有效率为 93.75%。治疗组优于对照组，药物副作用更小于对照组。

罗尼俚等人采用仙方活命饮治愈化脓性扁桃体炎 1 例。患儿 3 天前因发热恶寒、咽病，经西医诊为：化脓性扁桃体炎。曾口服头孢羟氨苄咀嚼片、静脉滴注头孢米诺钠 3 天，高热仍不退，而转中医治疗。诊见：发热恶寒，咽喉疼痛、吞咽不利，干咳少痰，口渴咽干，口臭腹胀，尿黄便结，舌质红，苔薄黄。脉弦滑数。查体：体温 39.8℃，咽充血、舌腭弓及软腭高度红肿。两侧扁桃体Ⅱ度肿大，上有黄白色脓点，血白细胞 14.9×10^9/L，中性粒细胞百分比 86%，西医诊为急性化脓扁桃体炎；中医诊为乳蛾，证属表里俱热，火毒攻咽，治宜解毒泄热，解毒利咽。处方：金银花 30g，连翘 30g，黄芩、牛蒡子、天花粉各 15g，当归尾、赤芍、浙贝母、射干各 9g，白芷、防风、荆芥各 9g，炮穿山甲 9g，皂角刺 30g，陈皮 9g，甘草 9g，玄参 5g，薄荷（后下）5g，地龙 10g，柴胡 24g，生石膏（先煎）60g。每日 1 剂，分早、中、晚 3 次水煎服，患儿服药 1 剂后，发热有所下降，服上方 7 剂后，上述诸症消失而愈。

盛国强等人运用仙方活命饮治疗急性化脓性扁桃体炎，可以明显减轻炎症反应，有效缓解症状，具有较好的临床疗效。在 2016 年 1 月～2017 年 3 月期间，共收治急性化脓性扁桃体炎患者 90 例，其中男 33 例，女 57 例，年龄 11～54 岁，平均年龄（23.2±6.5）岁，所有病例发病在 48 小时以内，随机分为观察组及对照组，每组 45 例。两组患者男女比例、年龄、病程及临床症状积分比较，均无统计学意义（$P>0.05$），组间具有可比性。对照组使用西医常规治疗：静脉滴注左氧氟沙星注射液，每次 0.2g，每日 2 次；甲硝唑每次 0.5g，每日 1 次，并进行退热、对症等治疗。观察组在对照组治疗基础上加用仙方活命饮：金银花 20g，天花粉 10g，浙贝母 10g，陈皮 10g，防风 10g，白芷 10g，当归 10g，赤芍 10g，皂角刺 6g，穿山甲 6g，乳香 6g，生甘草 6g。热毒明显联合五味消毒饮治疗；大便秘结加生大黄 5g（后下）。每日 1 剂，水煎煮取汁 200ml，分早、晚 2 次服用，共 7 天。疗效标准：①治愈：咽痛、吞咽困难、乏力、发热等症状消失，扁桃体不肿大、无脓点，相关体征消失，体温及白细胞恢复正常；②好转：咽痛、吞咽困难、乏力、发热等症状较前减轻，扁桃体较前缩小，体温及白细胞检查接近正常；③无效：症状及体征无明显改善或加重，体温及白细胞无明显改善甚至相关指数升高。治疗后，两组 hs-CRP、IL-6、TNF-α 水平均明显下降（$P<0.05$），且观察组水平均较对照组降低更明显（$P<0.05$）。治疗后，两组症状积分均较治疗前明显下降（$P<0.05$），且观察组较对照组降低更明显（$P<0.05$）；观察组体温恢复正常时间、脓性分泌物消失时间及扁桃体缩小时间均明显短于对照组（$P<0.05$）。经相应的治疗后，观察组总有效率明显高于对照组（$P<0.05$）。

参考文献

[1] 艾丽芳，安明伟，唐勇，等．中药外敷联合内服治疗肛瘘术后创面迁延不愈 30 例［J］．江西中医药大学学报，2017，29（5）：34-36.

[2] 安文．仙方活命饮并外敷仙人掌治疗流行性腮腺炎 31 例报告［J］．山东医药，2000，40（14）：65.

[3] 白滋华．仙方活命饮坐浴熏洗治疗混合痔脱出嵌顿 38 例［J］．四川中医，1999，17（10）：47.

[4] 蔡学熙．加减仙方活命饮合芒硝拌蒜泥治疗急性阑尾周围脓肿［J］．福建中医药，1990，21（6）：38.

[5] 蔡甄波．仙方活命饮加味联合利复星治疗ⅢA 型前列腺炎的疗效观察［J］．西藏医药，2017，38（3）：86-87.

[6] 曹国文．仙方活命饮治验二例［J］．陕西中医，1986，7（6）：165-166.

[7] 曾铭文．仙方活命饮联合奥美拉唑治疗消化性溃疡 85 例［J］．中医临床研究，2013，5（14）：60-61.

[8] 柴国钊，李跃．仙方活命饮临床应用举隅［J］．吉林中医药，1992（3）：30.

[9] 陈波，和杏花．仙方活命饮加减治疗小儿急性化脓性扁桃体炎 48 例［J］．中医临床研究，2014，6（33）：64-65.

[10] 陈崇崇，邓琤琤．仙方活命饮加味治疗慢性化脓性中耳炎 55 例疗效观察［J］．中国民族民间医药，2014（11）：104.

[11] 陈凤桐．仙方活命饮治疗阑尾周围脓肿 32 例观察［J］．河北中医，1990，12（1）：6-7.

[12] 陈和．仙方活命饮新用［J］．新中医，1999，31（1）：55-56.

[13] 陈建斌．仙方活命饮加减治疗复发性口腔溃疡 50 例

［J］. 浙江中医杂志，1999（7）：292.
［14］陈瑞云. 仙方活命饮治疗肝脓肿验案 1 则［J］. 湖南中医杂志，2013，29（3）：80-81.
［15］陈少军. 加减仙方活命饮合鹿角酒治疗急性乳腺炎 35 例临床观察［J］. 湖北中医杂志，1989（5）：8.
［16］陈水龄，褚文丽，张丛青，等. 仙方活命饮在眼表疾病的应用［J］. 辽宁中医杂志，2019，46（11）：2290－2293.
［17］陈素云. 仙方活命饮治疗霉菌性阴道炎［J］. 四川中医，1991，9（9）：35.
［18］陈新，宫丽萍. 槐花散联合仙方活命饮用于溃疡性结肠炎治疗 56 例分析［J］. 基层医学论坛，2017，21（1）：93-94.
［19］陈学先. 仙方活命饮治疗髓关节滑囊炎 78 例［J］. 四川中医，1999，17（1）：41.
［20］陈映标. 仙方活命饮加减在肛瘘术后的应用观察［J］. 实用中医药杂志，1996（6）：8-9.
［21］陈月嫦. 仙方活命饮治疗寻常痤疮 50 例［J］. 实用中医药杂志，2004，20（7）：366.
［22］崔晓莹. 仙方活命饮加减治疗下肢丹毒的体会［J］. 内蒙古中医药，2014（15）：4.
［23］单翠英. 仙方活命饮加减治疗小儿久咳［J］. 实用中医内科杂志，2002，16（2）：69.
［24］邓天润. 仙方活命饮新用举隅［J］. 四川中医，1991（11）：16.
［25］邓伟明，钟秀驰，简小兵，等. 仙方活命饮加减治疗糖尿病足 36 例临床观察［J］. 四川中医，2006，24（5）：68-69.
［26］丁薇. 仙方活命饮配合丹参注射液穴位注射治疗痤疮 26 例［J］. 浙江中医杂志，2014，49（1）：49.
［27］董文玲. 仙方活命饮临床治验 4 则［J］. 江苏中医药，2008，40（9）：49-50.
［28］董育强. 二陈汤合仙方活命饮加减治疗痤疮湿热证临床观察［J］. 湖北中医杂志，2016，38（8）：49.
［29］樊玉敏. 仙方活命饮加减治疗睑腺炎 36 例［J］. 湖北中医杂志，1994（3）：59.
［30］范华. 仙方活命饮治小儿久咳举隅［J］. 时珍国医国药，2000，11（6）：540.
［31］方婷婷. 仙方活命饮加减辅助治疗儿童髋关节滑膜炎 30 例临床观察［J］. 中医儿科杂志，2019，15（2）：68-70.
［32］方征宇，潘志芸，李乾元，等. 清热活血法对肛周脓肿术后创面愈合的影响［J］. 中华全科医学，2017，15（6）：1037-1039.
［33］方子燕. 仙方活命饮加味保留灌肠治疗慢性盆腔炎临床观察［J］. 黑龙江中医药，2015（2）：25-26.
［34］冯达红. 仙方活命饮辅助治疗妇科术后感染疗效及作用机制分析［J］. 辽宁中医杂志，2014，41（8）：1686-1688.
［35］高宏平，翟新影，刘行稳. 加减仙方活命饮治疗肛肠病术后 118 例［J］. 浙江中西医结合杂志，2010，20（3）：168-169.
［36］高轩，丁幸坡，张雨，等. 仙方活命饮加味内服外敷治疗儿童髋关节滑膜炎临床观察［J］. 风湿病与关节炎，2015，4（4）：13-15.
［37］高雪，韩霞. 仙方活命饮临床治验［J］. 中国中医药信息杂志，2010，17（1）：79.
［38］高雪，孙海燕. 仙方活命饮配合输卵管通液术治疗输卵管阻塞性不孕症 33 例临床观察［J］. 中国中医药科技，2001，8（5）：324-325.
［39］高智岐. 仙方活命饮治疗急性化脓性关节炎 27 例［J］. 中国社区医师•医学专业，2010（20）：152-152.
［40］葛金玉. 仙方活命饮妇科病治验四则［J］. 新疆中医药，2013（2）：87-88.
［41］葛占洲，陈秀民，常宗伟，等. 中西医结合治疗慢性骨髓炎 48 例［J］. 中国中医药现代远程教育，2016，14（2）：86-88.
［42］宫少波，宋爱莉. 加味仙方活命饮治疗乳腺增生病临床观察［J］. 辽宁中医药大学学报，2008，10（10）：83-84.
［43］古向生，崔敏毅，陈琳，等. 仙方活命饮配合常规疗法治疗颌骨放射性骨髓炎的疗效分析［J］. 中国中药杂志，2005，30（14）：1116-1117，1124.
［44］管桂生. 仙方活命丸剂治疗寻常型银屑病的临床观察［J］. 湖南中医学院学报，1998，18（3）：50-51.
［45］郭丽娜. 五味消毒饮合仙方活命饮治疗耳鼻喉科疾病的体会［J］. 时珍国医国药，2009，20（8）：2068.
［46］郭佩安，李益寿. 仙方活命饮治验二则［J］. 青海医药，1981（5）：66-67.
［47］郭其乐. 仙方活命饮内外兼用配合普济痔疮栓治疗慢性肛窦炎疗效观察［J］. 中国民族民间医药，2009，18（17）：94-95.
［48］郭青海. 仙方活命饮治疗带状疱疹后遗神经痛 87 例［J］. 中医研究，2006，19（10）：32.
［49］郭文焕. 仙方活命饮治疗儿科诸病［J］. 中医儿科杂志，2009，5（6）：5-6.
［50］郭雄伟. 仙方活命饮治疗扁桃体周围炎 60 例疗效观察［J］. 新中医，2011，43（7）：88-89.
［51］郭一民，刘艳花. 仙方活命饮临床新用［J］. 井冈山学院学报（自然科学），2008，29（4）：105，117.
［52］郭再冉. 仙方活命饮加减治疗血源性骨髓炎 24 例临床体会［J］. 中国民族民间医药，2015，24（20）：127.
［53］韩春，陈佐龙. 仙方活命饮加味治疗慢性附睾炎［J］. 中医药学报，2009，37（6）：101-102.
［54］韩松豹. 加味仙方活命饮治疗精液不液化症 76 例［J］. 四川中医，2005，23（7）：40-41.

[55] 何朝刚，张国军，郑伟．仙方活命饮加减坐浴对肛周脓肿术后恢复的影响［J］．世界最新医学信息文摘，2017，17（45）：26，30.

[56] 何玲，马悦，杜强，等．仙方活命饮加减治疗溃疡性结肠炎（活动期）84例临床观察［J］．成都中医药大学学报，2014，37（1）：78-79.

[57] 何镇文．内服仙方活命饮配合外治治疗肛周脓肿未成脓期临床观察［J］．云南中医中药杂志，2015，36（2）：98.

[58] 洪秀珍．仙方活命饮治愈多发性脑脓肿［J］．陕西中医，1988，9（12）：555-556.

[59] 侯士林．仙方活命饮妇科临证举偶［J］．湖北中医杂志，1986（3）：6.

[60] 侯士林．仙方活命饮加减擅治“带下”“阴痒”［J］．新中医，1986，（11）：7.

[61] 胡兵，董晓蕾．仙方活命饮加温阳药治愈掌跖脓疱病1例［J］．时珍国医国药，2000，11（4）：335.

[62] 胡桂枝，李爱梅．中西医结合治疗早期肛门直肠周围脓肿35例［J］．中医研究，2012，25（1）：43-44.

[63] 胡军，周中．关节镜下清理结合仙方活命饮治疗急性化脓性膝关节炎的临床观察［J］．南京中医药大学学报，2019，35（2）：148-151.

[64] 胡森懋，张华，周成志．仙方活命饮加减坐浴治疗混合痔PPH术后肛门疼痛的疗效观察［J］．深圳中西医结合杂志，2014，24（5）：33-35.

[65] 胡友珍．仙方活命饮临床运用心得［J］．湖北中医杂志，1988（1）：37.

[66] 黄静，黄玲，王敏华，等．仙方活命饮加减联合异维A酸治疗中重度痤疮临床观察［J］．中国美容医学，2016，25（10）：97-99.

[67] 黄荣春，邓新但．仙方活命饮加减治疗糖尿病足56例临床观察［J］．长春中医药大学学报，2011，27（4）：623-624.

[68] 黄奚，令狐庆．仙方活命饮对低位肛周脓肿一期根治术后创面促愈作用的临床研究［J］．甘肃中医药大学学报，2017，34（3）：52-55.

[69] 惠乃玲，刘丽君．仙方活命饮临证新用例析［J］．实用中医内科杂志，2002，16（3）：131.

[70] 姜福连．内服外熨加味仙方活命饮治疗血栓性静脉炎12例［J］．辽宁中医杂志，1991（5）：34.

[71] 蒋健．仙方活命饮临床运用经验［J］．中华中医药杂志（原中国医药学报），2013，28（12）：3592-3594.

[72] 焦来文．仙方活命饮治疗带状疱疹后遗神经痛［J］．中华皮肤科杂志，1994，27（5）：310.

[73] 阚士英，陈如芳．仙方活命饮治疗巴氏腺囊肿11例［J］．实用中医药杂志，1999，15（8）：22.

[74] 雷燕．肛周脓肿急症患者应用中药仙方活命饮进行治疗的机制研究［J］．湖北中医药大学学报，2014，16（2）：34-36.

[75] 黎清斌，张兆华，潘海文，等．仙方活命饮在伤科疾病中的应用体会［J］．中医药导报，2017，23（8）：102-104.

[76] 李桂英．仙方活命饮在耳鼻喉科的应用［J］．湖北中医杂志，1999，21（9）：425.

[77] 李洪双，庄晖，刘吟霜．仙方活命饮加减配合局部针刺在哺乳期乳腺炎治疗中的临床效果研究［J］．中医临床研究，2018，10（34）：78-79.

[78] 李剑莹．仙方活命饮合透脓散加减治疗糖尿病足64例临床观察［J］．新中医，2013，45（6）：113-114.

[79] 李凯，段逸群．仙方活命饮加减在皮肤科的临床运用［J］．中国皮肤性病学杂志，2013，27（5）：517-519.

[80] 李立．仙方活命饮治疗肛痈72例［J］．实用中医药杂志，2002，18（10）：10.

[81] 李隆山，龚昭卿，何志明．仙方活命饮合五味消毒饮治疗肛窦炎、肛周脓肿肿疡期42例［J］．中国中医药现代远程教育，2011，9（2）：54.

[82] 李美珍，曾姣飞，孙必强，等．仙方活命饮加味离子导入结合关节镜清理对膝骨关节炎患者膝关节功能的影响［J］．内蒙古中医药，2014（22）：5-6.

[83] 李鹏．仙方活命饮加减坐浴治疗混合痔PPH术后肛门疼痛的效果［J］．临床合理用药杂志，2018，11（31）：81-82.

[84] 李选成．仙方活命饮加减治疗反流性食管炎伴糜烂及溃疡40例临床观察［J］．国医论坛，2015，30（1）：35-36.

[85] 李学，王嫔．仙方活命饮加减结合西药治疗急性附睾炎42例［J］．陕西中医，2009，30（11）：1501.

[86] 李玉娟，徐红丽．碘伏、仙方活命饮治疗压疮43例疗效观察［J］．河北中医，2011，33（2）：211-212.

[87] 李中玉，王玉萍．仙方活命饮治疗疽证［J］．河南中医，2004，24（10）：74-75.

[88] 梁启明．仙方活命饮新用［J］．新中医，1992（6）：43.

[89] 梁艳．仙方活命饮合硫酸镁外敷治疗急性乳腺炎1例［J］．中国中医药现代远程教育，2012，10（19）：154.

[90] 梁云燕．倒石膏疗法配合仙方活命饮治疗浆液性软骨膜炎30例［J］．新中医，2000，32（12）：41-42.

[91] 廖丹，戴锦辉．肛周脓肿急症患者应用中药仙方活命饮治疗的机制研究［J］．基层医学论坛，2017，21（1）：93-94.

[92] 林茂．仙方活命饮治疗肛周脓肿术后感染15例［J］．中医学报，2009，24（5）：76-77.

[93] 刘东波，王中，殷德科，等．仙方活命饮治疗精索静脉曲张的临床疗效研究［J］．医学信息，2018，31（5）：142-144.

[94] 刘海慧，赵远，梁超．仙方活命饮加减治疗细菌性肝脓肿1例［J］．湖南中医杂志，2016，32（4）：110-111.

［95］刘家文．仙方活命饮加减治验热痹两则［J］．广西中医药，1986（5）：43-44.

［96］刘丽华．仙方活命饮加减治鼻窦炎［J］．四川中医，1991（9）：36.

［97］刘伟，梅路，陈子锴，等．江蓉星教授辨治膝关节弥漫型色素沉着绒毛结节性滑膜炎一例［J］．中国民族民间医药，2016，25（20）：80-81.

［98］刘卫华，王申梅．仙方活命饮加减治疗妇科病［J］．吉林中医药，1999（5）：55.

［99］刘文碧．仙方活命饮加减综合治疗盆腔炎性包块临床观察［J］．基层医学论坛，2010，14（35）：1114-1115.

［100］刘艳红，邱彩红，王敏．仙方活命饮加减保留灌肠佐治急性盆腔炎湿热瘀结证疗效观察［J］．四川中医，2017，35（5）：148-152.

［101］刘艳华，王金伟，倪秀茹．仙方活命饮加减坐浴治疗混合痔 PPH 术后肛门疼痛疗效观察［J］．现代中西医结合杂志，2017，26（7）：739-741.

［102］刘志红，邹艳芬．仙方活命饮加味治疗急性盆腔炎临床研究［J］．河南中医，2016，36（6）：1011-1013.

［103］刘忠义．仙方活命饮治三叉神经痛 48 例［J］．开封医专学报，1999，18（2）：63.

［104］鲁艳芳．仙方活命饮化裁治疗小儿乳蛾 30 例［J］．湖北中医杂志，1999，21（5）：217.

［105］罗芬，原相军，占熠，等．仙方活命饮合槐花散加减治疗溃疡性结肠炎 31 例疗效观察［J］．湖南中医杂志，2014，30（1）：39-41.

［106］罗妮．仙方活命饮合五味消毒饮治疗化脓性骨髓炎的疗效观察［J］．实用中西医结合临床，2015，15（8）：48.

［107］罗尼俚，张武强．仙方活命饮的临床应用 6 则［J］．光明中医，2016，31（23）：3496-3498.

［108］吕小琴，蔡文科，田小明．仙方活命饮加减异维 A 酸治疗囊肿结节型痤疮 86 例［J］．世界最新医学信息文摘，2016，16（28）：128，131.

［109］马红霞．仙方活命饮治疗损伤性关节炎 1 例［J］．实用中医药杂志，2004，20（3）：153.

［110］马烈．“仙方活命饮”治疗肠痈［J］．陕西中医学院学报，1986，9（4）：16-17.

［111］毛进军．仙方活命饮治疗急性扁桃体炎 36 例［J］．实用中医药杂志，1996（1）：46.

［112］毛穗，邹芸香，欧阳莎．仙方活命饮合外洗法治疗阴疮 20 例［J］．江西中医药，2015，46（9）：67-68.

［113］毛雪华．中西医结合治疗急性扁桃体周围炎 40 例［J］．中国中医急症，2011，20（2）：2011.

［114］梅学礼．仙方活命饮配经方治疗内痈及腹盆腔感染［J］．黑龙江中医药，1991（2）：23-24.

［115］穆守俊，王春丽．仙方活命饮加味治疗急性扁桃体炎 29 例［J］．中国乡村医生杂志，1999（12）：33-34.

［116］倪晓畴．仙方活命饮新用三则［J］．中国民间疗法，2002，10（8）：40-41.

［117］倪兴国．叶腾辉名老中医仙方活命饮临床治验［J］．成都中医药大学学报，2014，37（3）：93，100.

［118］聂红海，谢家良．仙方活命饮加减坐浴对混合痔 PPH 术后肛门疼痛疗效观察［J］．深圳中西医结合杂志，2017，27（11）：45-46.

［119］潘碧轩．仙方活命饮加减治疗发颐［J］．四川中医，1986（4）：47.

［120］潘逸迁．仙方活命饮加味坐浴结合手术治疗婴幼儿肛周脓肿 52 例［J］．浙江中医杂志，2019，54（1）：59.

［121］彭定国，康明新．仙方活命饮治疗慢性前列腺炎 30 例观察［J］．实用中医药杂志，2013，29（2）：81.

［122］皮士舵．仙方活命饮临床应用［J］．陕西中医，2003，24（4）：365-366.

［123］平伟，张立才，武智超，等．仙方活命饮加味方治疗急性骨髓炎（热毒蕴结证）的临床观察［J］．中国中医急症，2015，24（8）：1440-1442.

［124］戚莎莉．仙方活命饮加减治疗热痹二例［J］．湖北中医杂志，1996，18（6）：49.

［125］祁志娟．中医治疗肝脓肿疗效探讨［J］．中外医疗，2016（13）：173-174.

［126］钱丽．仙方活命饮治喉关痈［J］．江苏中医，1991（7）：10.

［127］乔成林．仙方活命饮治疗血管炎性皮肤病［J］．陕西中医，1990，11（7）：319.

［128］秦书勤，肖冰莲．仙方活命饮治疗乳痈 30 例［J］．陕西中医，1989（8）：360.

［129］邱桂仙．仙方活命饮加减治疗痤疮 100 例［J］．新中医，2007，39（8）：20.

［130］任爱玲．张英强教授治疗急性乳腺炎的经验摭拾［J］．中国医药指南，2018，16（24）：175-176.

［131］任国飞，孙玉明．仙方活命饮配合三色敷药外敷治疗急性踝关节扭伤 30 例［J］．河南中医，2013，33（11）：1938-1939.

［132］任清文．仙方活命饮治疗声带充血性音哑［J］．河北中医，1989，11（5）：9.

［133］阮爱星，黄宁，薛飞．仙方活命饮加减治疗中重度痤疮 58 例［J］．光明中医，2013，28（9）：1850-1851.

［134］邵蓉．仙方活命饮加减治疗产后乳腺炎 54 例分析（摘要）［J］．青岛大学医学院学报，2000，36（2）：217.

［135］盛国强，徐红霞．仙方活命饮对急性化脓性扁桃体炎血清炎性因子的影响［J］．现代中西医结合杂志，2018，27（30）：3362-3364.

［136］盛全成．仙方活命饮治疗急性乳腺炎 19 例［J］．河南中医，2013，33（12）：2221.

［137］苏宗海．仙方活命饮新用［J］．新中医，1994（增

刊)：75.
[138] 孙桂东．仙方活命饮加减合太宁栓治疗肛窦炎 20 例临床观察 [J]．江苏中医药，2010，42（12）：42-43.
[139] 孙学群．仙方活命饮治疗急性骨髓炎 1 例 [J]．山西中医，2000，16（2）：62.
[140] 唐新平，曾抗．仙方活命饮加减治疗中重度寻常痤疮 [J]．中华皮肤科杂志，2002，35（6）：483.
[141] 唐新平，陈观华，林炳春．仙方活命饮加减治疗寻常痤疮疗效观察 [J]．中国中西医结合杂志，2002，22（1）：71.
[142] 仝志启. 中西医结合治疗小儿肠系膜淋巴结炎的可行性及疗效评价 [J]．中国医药指南，2016，14（12）：192-193.
[143] 王爱平. 用仙方活命饮治疗乳房小叶增生的疗效观察 [J]．当代医药论丛，2014，12（4）：8-9.
[144] 王晨，马晓琴，孙征涯．仙方活命饮加减治疗中重度痤疮 40 例疗效观察 [J]．浙江中医杂志，2014，49（6）：430.
[145] 王东宏，徐斌. 仙方活命饮外用辅助切开根治术治疗肛周脓肿临床疗效观察 [J]．新疆中医药，2018，36（3）：9-10.
[146] 王改敏．仙方活命饮加减治疗痤疮 158 例 [J]．实用中医药杂志，2011，27（8）：529.
[147] 王国朗. 仙方活命饮加减治疗寒湿型血栓闭塞性脉管炎 43 例临床疗效观察 [J]．中国实用医药，2011，6（32）：165-166.
[148] 王洪波，孙艳坤，高洁．仙方活命饮治疗治疗肛周脓肿术后 65 例 [J]．陕西中医，2014，35（3）：336-337.
[149] 王俊荣，李朝华，毕月斋，等．仙方活命饮外敷预防静脉营养所致静脉炎的临床观察 [J]．四川中医，2007，25（12）：92-93.
[150] 王明武，赵会文，梁天安．仙方活命饮治疗上消化道溃疡 [J]．四川中医，1985（2）：5.
[151] 王伟，朱红．仙方活命饮治疗术后切口排异反应 32 例 [J]．河南中医，2004，24（11）：68.
[152] 王永红．仙方活命饮配合如意金黄贴治疗小儿急性淋巴结炎疗效观察 [J]．新中医，2015，47（8）：179-180.
[153] 王玉萍，李政．仙方活命饮治疗血栓闭塞性脉管炎 120 例 [J]．新中医，2005，37（10）：74-75.
[154] 王长宏．仙方活命饮加减外洗治疗肢体残端不愈合 25 例疗效观察 [J]．新中医，2005，37（9）：52-53.
[155] 王长宏．仙方活命饮加减治疗痤疮 116 例的体会 [J]．中国民族民间医药，2012（13）：113.
[156] 王长宏．仙方活命饮治疗皮脂腺囊肿 46 例 [J]．中国中医药现代远程教育，2012，10（12）：65.
[157] 吴广业．仙方活命饮加减治多种感染的体会 [J]．新中医，1989（8）：25-26.
[158] 吴赳赳. 仙方活命饮加减治疗急性泪囊炎的临床疗效 [J]．中国药物经济学，2014（S2）：19.
[159] 吴康杰. 三黄汤合仙方活命饮加减坐浴对肛周脓肿术后创面愈合的临床观察 [J]．云南中医中药杂志，2018，39（3）：36-37.
[160] 吴克彬．仙方活命饮加减治上脘疼痛 [J]．安徽中医学院学报，1984（1）：8.
[161] 吴明汉. 仙方活命饮合五味消毒饮加减治疗肛周脓肿 52 例 [J]．福建中医药，2006，37（5）：52.
[162] 吴兴和. 仙方活命饮左金丸加减治疗胃十二指肠球部糜烂及祛除幽门螺杆菌疗效观察 [J]．实用中医内科杂志，2004，18（6）：540-541.
[163] 夏锦平．仙方活命饮治疗扁桃体周围脓肿 339 例 [J]．浙江中西医结合杂志，1998，8（6）：376.
[164] 谢本渊．仙方活命饮在伤科临床上的新用 [J]．中国中医骨伤科杂志，1996，4（6）：35-36.
[165] 徐成兴．仙方活命饮加味治疗慢性扁桃体炎 48 例 [J]．吉林中医药 2005，25（6）：31.
[166] 徐翠荣．仙方活命饮治疗颌面部间隙感染 40 例 [J]．北京针灸骨伤学院学报，1995，2（1）：40-42.
[167] 徐林，熊洪艳．仙方活命饮治疗痤疮的临床体会 [J]．光明中医，2016，31（15）：2184-2185.
[168] 徐献军，李明．仙方活命饮加味治疗鼻渊 68 例 [J]．山东中医杂志，1991，10（2）：36.
[169] 许国峰，曹艳芬，唐立伟，等. 改良仙方活命饮治疗糖尿病足溃疡合并感染临床观察 [J]．河北中医，2012，34（2）：190-191.
[170] 许开拓，杨碧莲，蔡玲玲，等．杨碧莲以仙方活命饮加减治疗囊肿型痤疮经验浅谈 [J]．中医临床研究，2017，9（18）：66-68.
[171] 许增喜．仙方活命饮于内科临床的经验体会 [J]．黑龙江中医药，1985（5）：30-31.
[172] 许增喜．仙方活命饮治疗急性内痈的体会 [J]．内蒙古中医药，1994（S1）：105-106.
[173] 闫秀萍．仙方活命饮治疗痤疮 28 例 [J]．山西中医学院学报，2003，4（1）：44.
[174] 杨贵，马宏伟．黄连解毒汤合仙方活命饮治疗急性化脓性淋巴结炎 22 例 [J]．宁夏医学杂志，2010，32（8）：761-762.
[175] 杨合功. 仙方活命饮治疗肛周脓肿实证成脓时间的临床研究 [J]．辽宁中医药大学学报，2008，10（6）：103-104.
[176] 杨恒裕. 仙方活命饮加味治疗穿掘性毛囊周围炎疗效观察 [J]．空军总医院学报，1987，3（1)：55.
[177] 杨华，葛广英，葛子端．仙方活命饮治疗消化性溃疡 [J]．四川中医，1990，8（8）：22-23.

[178] 杨剑横. 仙方活命饮临床应用举隅 [J]. 新中医, 2001, 33 (5): 41.

[179] 杨景山, 徐焕文, 金社. 仙方活命饮治疗急性阑尾炎 30 例 [J]. 四川中医, 1996, 14 (7): 26.

[180] 杨柳芽. 仙方活命饮化裁治疗慢性盆腔炎 30 例 [J]. 中国实用医药, 2007, 2 (29): 73-74.

[181] 杨小毛, 庞晓健. 仙方活命饮加减坐浴对 35 例肛周脓肿术后创面愈合的临床观察 [J]. 世界中医药, 2011, 6 (5): 394-396.

[182] 杨映江. 仙方活命饮加减治疗青春期痤疮 [J]. 四川中医, 2010, 28 (9): 94-95.

[183] 杨永峰, 李相中. 仙方活命饮加减治疗慢性盆腔炎疗效观察 [J]. 山东中医杂志 2011, 30 (11): 791.

[184] 杨永年. 仙方活命饮治疗肾周围炎 [J]. 江苏中医杂志, 1986 (5): 14.

[185] 杨争, 胡金辉, 方颖, 等. 清热解毒法治疗肿块型浆细胞性乳腺炎 25 例临床观察 [J]. 湖南中医杂志, 2016, 32 (5): 68-69.

[186] 姚桂仙. 仙方活命饮加味联合抗生素治疗急性盆腔炎临床研究 [J]. 中华中医药学刊, 2015, 33 (1): 233-235.

[187] 叶道冰, 杜荣云, 吴耀宗. 仙方活命饮熏洗在肛周脓肿术后的应用效果 [J]. 中国肛肠病杂志, 2019, 39 (3): 57-58.

[188] 叶鹏飞, 张晓辉. 仙方活命饮配合手术治疗马蹄形肛周脓肿 [J]. 基层医学论坛, 2016, 20 (4): 519-520.

[189] 于飞. 仙方活命饮治疗小儿肛周脓肿术后 30 例临床观察 [J]. 中医儿科杂志, 2018, 14 (03): 67-70.

[190] 于光. 仙方活命饮加减治疗带状疱疹 50 例临床观察 [J]. 内蒙古中医药, 2013, 32 (11): 9.

[191] 余灵辉. 中药仙方活命饮汤配合负压引流术用于治疗肛周脓肿患者的临床疗效评价 [J]. 抗感染药学, 2016, 13 (1): 195-196.

[192] 余银璋. 仙方活命饮应用 2 则[J]. 江西中医药, 1999, 30 (6): 54-55.

[193] 余在先, 贾丽丽. 仙方活命饮加减治疗消化系统疑难病症验案 [J]. 临床医药实践, 2011, 20 (11): 875-876.

[194] 袁恩, 罗青华. 仙方活命饮熏洗辅助改良 PPH 治疗结缔组织型环状混合痔疗效及对血清 IL-6、IFN-γ 的影响 [J]. 现代中西医结合杂志, 2018, 27 (31): 3455-3458.

[195] 袁桂生. 仙方活命饮妇科临床运用举隅 [J]. 湖南中医杂志, 1992 (2): 24-25.

[196] 袁侦明. 仙方活命饮治验三则 [J]. 中医临床与保健, 1992, 4 (4): 40-41.

[197] 张宝友. 仙方活命饮加减治疗子宫肌瘤气滞血瘀证 38 例疗效观察 [J]. 中国农村卫生, 2016 (10): 38.

[198] 张斌. 仙方活命饮加减治疗乳腺增生病 36 例 [J]. 辽宁中医杂志, 2006, 33 (9): 1162.

[199] 张大志. 仙方活命饮临床应用 [J]. 河北中医, 1998, 20 (3): 180.

[200] 张兰, 刘亚转. 仙方活命饮加减治疗急性泪囊炎临床观察 [J]. 中国中医急症, 2015, 24 (5): 912-913.

[201] 张敏, 张祯. 仙方活命饮配合手术治疗肛周脓肿的临床应用研究 [J]. 四川中医, 2008, 26 (12): 97-98.

[202] 张明, 赵晓广, 刘巧. 五味消毒饮联合仙方活命饮治疗重度痤疮临床观察 [J]. 实用皮肤病学杂志, 2014, 7 (6): 453-454, 457.

[203] 张仕益, 胥筱云. 五味消毒饮和仙方活命饮加减治疗痤疮 52 例 [J]. 云南中医中药杂志, 1999, 20 (3): 28-29.

[204] 张涛, 扶世杰. 中药外用配合负压引流术 (VSD) 后游离植皮治疗下肢慢性溃疡 30 例临床观察 [J]. 内蒙古中医药, 2016 (2): 92-93.

[205] 张秀焕, 冯书娟, 李瑛. 仙方活命饮治疗急性盆腔炎 (湿热瘀结证) 的临床观察 [J]. 中国中医急症, 2015, 24 (8): 1421-1422.

[206] 张正凡. 仙方活命饮治疗五官科急症举隅 [J]. 中国中医急症, 2002, 11 (1): 72-73.

[207] 赵本贞. 仙方活命饮加减治疗有头疽 43 例 [J]. 河南中医, 1988 (5): 31.

[208] 赵昌兰, 李培峰. 仙方活命饮加减治疗带状疱疹后遗神经痛 [J]. 四川中医, 1996, 14 (12): 49.

[209] 赵昌兰. 针药结合治疗带状疱疹后遗神经痛 38 例 [J]. 光明中医, 2017, 32 (8): 1158-1160.

[210] 赵昌应, 徐宁. 仙方活命饮合三妙丸治疗静脉吸毒所致下肢血栓性浅静脉炎 [J]. 承德医学院学报, 2011, 28 (3): 285-286.

[211] 赵琴兰. 仙方活命饮治疗急性淋巴结炎 32 例 [J]. 光明中医, 2013, 28 (4): 729-730.

[212] 赵伟. 仙方活命饮加味联合利复星治疗ⅢA 型前列腺炎的疗效观察[J]. 临床医药文献杂志, 2016, 3 (25): 4935-4936.

[213] 赵祯坦. 仙方活命饮治疗皮肤病 2 例 [J]. 福建中医药, 1998 (3): 143.

[214] 郑宏飞. 仙方活命饮治疗炎性突眼 20 例 [J]. 浙江中医杂志, 2002 (2): 62.

[215] 郑建龙, 吴金平, 程文宁. 仙方活命饮加味治疗慢性附睾炎的临床研究 [J]. 当代医学, 2017,

23（20）：151-152.

［216］郑勇．仙方活命饮联合抗生素治疗肛周脓肿前驱期40例［J］．国医论坛，2014，29（1）：56-57.

［217］支晓艳，张金虎．仙方活命饮辅助治疗幼儿中性粒细胞减少症并肝脓肿1例［J］．中国中西医结合外科杂志，2013，19（2）：211.

［218］周建华．仙方活命饮加减治疗乳腺增生病临床疗效研究［J］．双足与保健，2018，27（3）：182-183.

［219］周正英．仙方活命饮治胃脘痛二则［J］．湖南中医杂志，1996，12（2增刊）：24.

［220］左凤珍．仙方活命饮治疗痤疮40例临床观察［J］．云南中医中药杂志，2010，31（3）：32-33.

［221］左志莹，卢金姊．仙方活命饮治颌下慢性淋巴结炎［J］．中医药信息，1985（2）：17.

第三章

银翘散现代临床应用

银翘散出自清代名医吴瑭《温病条辨》一书，《温病条辨·上焦篇》载："太阴风温、温热、温疫、冬温，初起恶风寒者，桂枝汤主之；但热不恶寒而渴者，辛凉平剂银翘散主之。温毒、暑温、湿温、温疟，不在此例。"其组成和煎服法为："连翘（一两），银花（一两），苦桔梗（六钱），薄荷（六钱），竹叶（四钱），生甘草（五钱），芥穗（四钱），淡豆豉（五钱），牛蒡子（六钱）。上杵为散，每服六钱，鲜苇根汤煎，香气大出，即取服，勿过煎。肺药取轻清，过煎则味浓而入中焦矣。病重者，约二时一服，日三服，夜一服；轻者三时一服，日二服；夜一服；病不解者，作再服。"

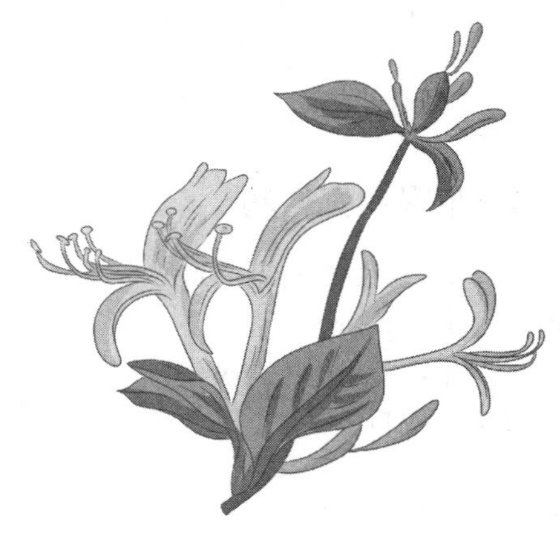

药物组成：连翘 30g，金银花 30g，苦桔梗 18g，薄荷 18g，竹叶 12g，生甘草 15g，荆芥穗 12g，淡豆豉 15g，牛蒡子 18g。

用法：上杵为散，每服 18g，鲜芦根汤煎，香气大出，即取服，勿过煎。病重者，约 4 小时一服，日三服，夜一服；病轻者，6 小时一服，日二服，夜一服；病不解者，作再服。

功效：辛凉透表，清热解毒。

主治：温病初起表热证。症见发热，微恶风寒，无汗或有汗不畅，头痛口渴，咳嗽咽痛，舌尖红，苔薄白或薄黄，脉浮数。

方解：温病初起，邪在卫分，卫气被郁，开合失司，治疗以辛凉透表、清热解毒为主。重用金银花、连翘为君，既有辛凉透表，清热解毒的作用，又有芳香辟秽的功效，在透解卫分表邪的同时，兼顾温热病邪多夹浊之气的特点。薄荷、牛蒡子味辛而性凉，疏散风热，清利头目，且可解毒利咽。荆芥穗、淡豆豉辛而微温，助君药发散表邪，透热外出，此两者虽属辛温，但辛而不烈，温而不燥，与大辛凉药配伍，可增辛散透表之力，为臣药。竹叶清上焦热，芦根清热生津，桔梗宣肺止咳，同为佐药。甘草既可调和诸药、护胃安中，又可合桔梗清利咽喉，是佐使之用。方中清热解毒药物与辛散表邪药物相配伍，共济疏散风热、清热解毒之功。

化裁：胸膈闷者，加藿香三钱、郁金三钱，护膻中；渴甚者，加花粉；项肿咽痛者，加马勃、玄参；衄者，去荆芥穗、淡豆豉，加白茅根三钱、侧柏炭三钱、栀子炭三钱；咳者，加杏仁利肺气；二三日病犹在肺，热渐入里，加细生地黄、麦冬保津液；再不解或小便短者，加知母、黄芩、栀子，用之苦寒，与麦冬、细生地黄之甘寒，合化阴气，而治热淫所胜。

方论：按温病忌汗，汗之不惟不解，反生他患。盖病在手经，徒伤足太阳无益；病自口鼻吸受而生，徒发其表亦无益也。且汗为心液，心阳受伤，必有神明内乱，谵语癫狂、内闭外脱之变。再，误汗虽曰伤阳，汗乃五液之一，未始不伤阴也。《伤寒论》曰：“尺脉微者为里虚，禁汗”，其义可见。其曰伤阳者，特举其伤之重者而言之耳。温病最善伤阴，用药又复伤阴，岂非为贼立帜乎？此古来用伤寒法治温病之大错也。

配伍规律：风温初起，邪袭于表，卫气被郁，开合失司，总宜以辛散之剂祛除外邪。方以金银花，味甘，性寒，无毒，乃清热解毒之良药。其质体轻扬，气味芬芳，既能清气分之热，且在清热之中又有轻微宣散之功，故善治外感风热之症。连翘味苦，性微寒，轻清上浮，善走上焦，用于治疗外感风热，或温病初期甚佳。两药配伍，并走于上，轻清升浮宣散，清热解毒的力量增强。薄荷、淡豆豉、荆芥味辛能散表邪，既能加强金银花、连翘解表透邪的力量，又能防止寒性药物凉遏太过而致表邪难解。牛蒡子（辛、平）润肺，解热散结，除风利咽；芦根（甘、寒）、淡竹叶（甘、凉）轻清以清热生津止渴。桔梗苦、辛、平，辛则开散，苦则降逆，一升一降以恢复肺气的宣通与肃降而止渴。甘草调和诸药为佐使，且甘草与桔梗配伍为桔梗甘草汤，可利咽喉。桔梗、甘草为本方方根，意在清肃肺咽，护上焦御外邪之力。

吴瑭在《温病条辨》中还详细说明了临床运用的加减：“胸膈闷者，加藿香三钱，郁金三钱护膻中；渴甚者，加花粉；项肿咽痛者，加马勃、玄参；衄者，去芥穗、豆豉，加白茅根三钱，侧柏炭三钱，栀子炭三钱；咳者，加杏仁利肺气；二三日病犹在肺，热渐入里，加细生地黄、麦冬保津液；再不解或小便短者，加知母、黄芩、栀子之苦寒，与麦冬、地黄之甘寒，合化阴气，而治热淫所胜。”

注意事项：银翘散为辛凉平剂，可广泛用于多种急性发热性疾病的初起阶段，但不宜用于寒性感冒，对于外感风寒及湿热病初起则当禁用。

吴瑭在创制银翘散时主要用于外感风热表证的治疗，经过后世医家的不断发扬，现代学者的不断创新、研究，该方已经被广泛运用于治疗内科、儿科、五官科、皮科疾病，被称为“温病第一方”。

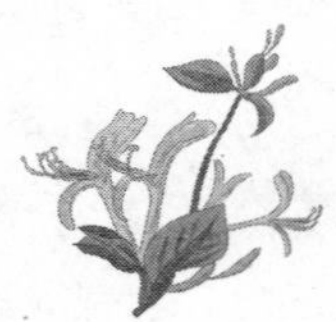

第一节　治疗内科疾病

一、治疗呼吸系统疾病

俞美谷等人运用银翘散加减治疗呼吸系统疾病，收效良好。在 2014 年 9 月～2016 年 8 月期间，共收治呼吸系统疾病患者 80 例。其中，男 33 例，女 47 例；年龄 18～72 岁；64 例经西医治疗 2～5 日后疗效不佳，16 例为直接就诊中医，采用银翘散加味治疗。银翘散加味处方：连翘 9g，金银花 9g，桔梗 9g，生甘草 3g，荆芥 6g，淡豆豉 9g，牛蒡子 9g，芦根 15g，薄荷 6g。热重加黄芩、栀子；高热无汗加紫苏叶、葱白；口渴加天花粉，甚者加石膏；头痛加白芷；咽痛，扁桃体红肿加板蓝根、僵蚕、射干，重者用甘草桔梗汤；咳嗽明显加杏仁、浙贝母、炙枇杷叶、瓜蒌仁、化橘红；恶心、呕吐加竹茹、法半夏、藿香，甚者加焦大黄；肠道爽滞不化加焦三仙、炒莱菔子、炒枳壳；尿黄且少、有热的感觉加川木通、淡竹叶；伴胸闷、苔腻加藿香；高热惊厥或抽搐加僵蚕、钩藤、止痉散或加紫雪丹；病久热不退而神疲加党参、南沙参；痄腮加板蓝根、大青叶、蒲公英、夏枯草、僵蚕，外用如意金黄散或玉枢丹；麻疹初起加葛根、蝉蜕、西河柳；

风疹、痒疹、湿疹加防风、白蒺藜、蝉蜕、浮萍、白鲜皮；肺痈初期合千金苇茎汤；肝胆火盛、耳内流脓加龙胆草、栀子、柴胡、黄芩、当归、白芍；热盛病及气分合白虎汤；热盛伤阴、病及营分加生地黄、麦冬、玄参。疗效标准：①显效：服用4剂呼吸系统症状明显减轻，继续服用3～5剂后，症状、体征消失。②有效：服用4剂呼吸系统症状明显减轻，继续服用 3～5 剂后，症状、体征未完全消失。③无效：服用4剂呼吸系统症状无明显缓解。结果：80例患者，经银翘散加味治疗3～8天后，显效52例（65%），有效22例（27.5%），无效6例（7.5%）。

（一）上呼吸道感染（感冒）

急性上呼吸道感染又称流感，是由流感病毒引起的急性呼吸道传染病，具有起病急、全身中毒症状明显的特点，属中医温病“风温”范畴，其病因、病机为外感风热病邪，常涉及肺卫、气分。银翘散作为治疗风温邪热在肺卫的主方，仍然是现代治疗上呼吸道感染的主要方剂。

陈兴才等人运用银翘散加减治愈上呼吸道感染发热 1例。患者，男，32岁。1985年8月13日初诊。发热、头痛2周，经青霉素治疗，效果不佳。诊见：恶寒发热，头痛头晕，有汗不扬，精神不振，面目微肿，唇干咽红，咳嗽少痰，舌质微红，苔薄黄，脉浮数。辨证：风热袭表。治则：疏风透表，清热解毒。方用银翘散加减：金银花25g，连翘、竹叶、荆芥、薄荷、甘草各 6g，桔梗、板蓝根、菊花、黄芩各10g，芦根15g。水煎服，每日1剂。服药3剂热减，再投3剂，热退病愈。

王平等人采用麻杏石甘汤合银翘散加减治疗急性上呼吸道感染，取得良好效果。共收治患者163例。男97例，女66例；年龄10岁以下19例，11～20岁26例，21～30岁30例，31～40岁28例，41～50岁23例，51～60例25例，60岁以上12例；急性扁桃体炎39例，急性咽炎54例，急性喉炎32例，单纯性鼻炎27例，两病合并出现者11例；病程最短1天，最长2个月。方用麻杏石甘汤合银翘散加减：麻黄10g，杏仁12g，生石膏30g，金银花30g，连翘20g，薄荷10g，荆芥10g，淡竹叶10g，桔梗10g，大青叶20g，生甘草6g，生姜3片。每日1剂，水煎服。结果：痊愈（临床症状消失）156例，有效（临床症状明显好转）7例，总有效率为100%，平均疗程为2.4天。

吕明惠以加味银翘散为主方，辨证加减，酌情辅以抗菌、解热等西药，治疗急性上呼吸道感染，效果比单纯使用西药显著。在1997年2月～2000年4月期间，共收治急性上呼吸道感染患者112例，随机分为中药治疗组（治疗组）和西药对照组（对照组）。治疗组：男34例，女28例；年龄7～58岁；伴咽峡炎52例，扁桃体炎27例；白细胞总数增多25例，中性粒细胞增多33例；X线胸透肺纹理增粗20例。对照组：男28例，女22例；年龄9～57岁；伴咽峡炎41例，扁桃体炎18例；白细胞总数增多21例，中性粒细胞增多27例；X线胸透肺纹理增粗15例。按照中医临床证候分型标准，两组病例均属单纯型，其中邪客肺卫证18例（治疗组10例，对照组8例），气分热盛证47例（治疗组25例，对照组22例），痰热壅肺证47例（治疗组27例，对照组20例）。经统计分析，两组患者临床资料具有可比性。治疗组予加味银翘散：金银花15g，连翘15g，薄荷10g，荆芥10g，淡豆豉10g，牛蒡子10g，芦根30g，竹叶12g，苍耳子10g，黄芩12g，大青叶15g，板蓝根15g，柴胡15g，白芷10g，羌活10g，生甘草6g。每天1剂，水煎2次，分服。发热口渴加生石膏30g，知母10g；咽喉肿痛加玄参15g，马勃10g，胖大海10g；咳嗽痰多加桔梗10g，杏仁10g，浙贝母10g，鱼腥草15g。伴白细胞总数或中性粒细胞增多、肺纹理增粗，口服琥乙红霉素0.25～0.5g，每天4次。高热脱水行静脉补液、降温解热等对症处理。对照组口服吗啉胍0.1～0.2g，阿司匹林0.5g，每天3次。两组患者凡经3天以上治疗，列作观察统计对象。疗效标准：①治愈：2～3 天内体温降至正常，症状或体征好转，1周内实验室检查正常；②有效：2～3 天内体温降至基本正常，症状或体征略有好转，1周内实验室检查改善；③无效：与治疗前相比病情无好转或加重。结果：治疗组治愈41例（66.13%），有效16例（25.81%），无效5例（8.06%），总有效57例（91.94%）；对照组治愈20例（40.00%），有效14例（28.00%），无效16例（32.00%），总有效34例（68.00%）。治疗组疗效优于对照组，两者均有显著性差异（$P<0.005$）。

王莉珍采用中医药治疗呼吸道感染，收效良好。共收治患者282例，其中男147例，女135例；年龄36岁以下51例，30～49岁73例，50～59岁75例，60岁以上63例，最小14岁，最大78岁；起病3天内就诊208例，4～7天63例，7天以上11例。所有患者均有不同程度发热，咳嗽咳痰，痰略白或黄稠，甚则痰中带铁锈色或痰中带血，部分有胸痛。实验检查：白细胞总数正常者140例，白细胞总数（10～20）$\times 10^9$/L者128例，白细胞总数20×10^9/L以上者14例；X线检查，肺部大片炎症60例，小片状141例，肺纹理增粗64例，肺部点状性改变5例。西医诊断：大叶性肺炎60例，小叶性肺炎141例，急性支气管炎60例，支气管周围炎5例，支气管扩张继发感染12例。病初邪在肺卫，治宜辛凉解表、宣肺清热，方选桑菊饮或银翘散。病邪入里，痰热郁肺，重用清热宣肺解毒，予麻杏石甘汤合复方鱼桂汤出入：邪甚而高热持续加大青叶30g，鸭跖草30g；伴大便秘结加生大黄（后下）10g；咳甚痰黄而量多加野芥麦根30g，冬瓜仁30g，生薏苡仁30g；咯血明显去麻黄，加黛蛤散30g，藕节30g，牡丹皮10g；胸痛加桃仁10g，郁金20g。病重者日服2剂，并酌情输液，静脉滴注黄芩注射液，或加服消炎丸，每次5丸，每日4次，或加服解热合剂，每次50ml，每日3次。病至后期，邪却正虚，气阴不足，余邪未清，拟扶正祛邪、益气养阴清肺，方拟沙参麦冬汤合泻白散。气虚加太子参15g，黄芪15g；胃纳欠佳加佛手5g，香谷芽15g。疗效标准：①痊愈：症状、体征完全消失，周围血白细胞总数恢复正常，X线胸片或胸透示炎症吸收；②无效：治疗5天后高热持续，伴随症状加剧，或某种原因中途改用抗生素。结果：痊愈253例，无效29例。

崔国强等人采用银翘散加味治疗上呼吸道感染，疗效满意。共收治患者56例，其中男31例，女25例；年龄17～57岁，平均年龄35岁；病程1～6天。主要症状为发热，头痛，咽疼，咳嗽，无汗或汗出不畅等。方用银翘散：金银花18g，连翘18g，桔梗12g，薄荷12g，淡竹叶9g，生甘草9g，荆芥穗9g，淡豆豉9g，牛蒡子12g，芦根3g。每日1剂，水煎服。头痛重加桑叶、菊花；咳嗽痰多加贝母、前胡；咳痰稠黄加黄芩、瓜蒌皮。疗效标准：①痊愈：体温正常，临床症状消失；②显效：体温正常，头痛、咽疼、咳嗽明显减轻；③无效：临床症状无改善。结果：服药1～5剂后，痊愈43例（76.8%），显效8例（14.3%），5例因并发心肌炎、牙周炎等疗效不明显而改用其他方法。总有效率为91.1%。

杨荫文等人运用银翘散水煎剂与颗粒剂治疗流行性感冒，均有很好疗效。共收治患者60例，随机分为治疗组和对照组，每组各30例。治疗组：男17例，女13例；年龄最大61岁，最小19岁；病程最长3天，最短1天。对照组：男15例，女15例；年龄最大62岁，最小16岁；病程最长4天，最短0.5天。两组一般资料对比，差别无统计学意义（$P>0.05$），具有可比性。治疗组给予银翘散加减水煎剂，对照组给予银翘散颗粒剂。两组均以3天为1个疗程。观察期间不得使用抗生素及其他药物，必要时两组均可予液体支持疗法。疗效标准：①治愈：临床症状1～3天内全部消失，体温正常，或积分下降95%以上；②显效：临床症状在1～3天内部分消失，或积分下降2/3以上；③有效：3天内部分症状减轻，或积分下降1/3～2/3；④无效：3天以上症状和体征未减轻或加重，或积分下降不到1/3。结果：治疗组有效率为93.33%，对照组有效率为90.00%，两组间无统计学差异。

周仕昌运用银翘散加味治疗上呼吸道感染引起高热，收效良好。共收治患者180例，随机分为治疗组和对照组，每组各90例。治疗组：男63例，女27例；年龄12～25岁20例，26～45岁50例，46岁以上20例，平均年龄36.5岁；病程1～5天；体温39～40.2℃，平均体温39.4℃。对照组：男62例，女28例；年龄12～25岁19例，26～45岁48例，46岁以上23例，平均年龄35.6岁；病程1～6天；体温39～40℃，平均体温39.2℃。两组一般资料对比，差别无统计学意义（$P>0.05$），具有可比性。症状表现：鼻塞流涕，咽喉肿痛或干痛，头身疼痛，咳嗽吐痰，胸闷，发热，气喘或呼气粗热，舌质红，苔薄黄，脉浮数。血常规检查：白细胞及中性粒细胞升高；X线胸透示肺纹理增多、增粗，或散见片状阴影。中医辨证属风温热毒型。治疗组予银翘散加味：金银花30g，连翘30g，桑叶15g，菊花15g，山栀15g，薄荷（后下）10g，桔梗10g，黄芩10g，柴胡15g，山豆根15g，生石膏30～60g，知母10g。咳嗽甚加紫苏子15g，葶苈子15g；吐黄稠痰加瓜蒌皮15g，鸭跖草15g；咽喉肿痛加玄参10g，一枝黄花15g。每日1剂，水煎，取汁300ml，分早、晚2次口服。对照组予克林霉素注射液0.3～0.6g加入0.9%氯化钠注射液100ml静脉滴注，每天2次；利巴韦林注射液0.3～0.8g加入0.9%氯化钠注射液250ml静脉滴注，每天1次。两组配合常规输液、物理降温，治疗3天统计效果。疗效标准：①治愈：临床症状消失，血常规及X线胸透检查恢复正常；②好转：临床症状基本消失，血常规及X胸透检查明显减轻或有所改善；③未愈：临床症状无改善或加重，血常规及X胸透检查无变化。结果：治疗组总有效率为96.7%，对照组总有效率为87.8%，两组间疗效具有显著性差异（$P<0.01$）。

邹旭等运用银翘散加减治疗甲型H1N1流感，收到确切疗效。共收治患者31例，其中男17例，女14例，平均年龄（24.55±8.31）岁。主要症状：发热、微恶寒、咽痛、头痛、身痛、口干口苦、咳嗽、咯痰、鼻塞、流涕及大便干结等，舌红苔（微）黄，脉浮数；兼见疲倦乏力、头身重困、恶心欲呕、纳差、大便稀溏，舌淡、苔腻等。基本方：金银花15g，连翘15g，淡竹叶15g，荆芥穗10g（后下），牛蒡子15g，淡豆豉15g，薄荷10g（后下），芦根15g，桔梗10g，北杏仁15g，生甘草5g等。发热重加青蒿、大青叶、柴胡、黄芩、生石膏等；恶寒甚加麻黄、香薷、防风、生姜等；肌肉酸痛明显加葛根、柴胡、白芍等；兼有疲倦乏力、头身重困、恶心欲呕、纳差、大便稀溏等加藿香、佩兰、川厚朴、法半夏、陈皮、白豆蔻、茯苓等。加清水500～600ml，煎30分钟，取药汁200ml左右。体温>38.0℃者，每天3剂，于上午、下午、晚上各服；低热、体温正常但仍有流感样症状或咽拭子仍为阳性，每天2剂，于上午、下午各服。结果：31例患者全部治愈出院，平均住院天数5.44天，咽拭子甲型H1N1流感病毒检测结果阳性转阴性时间3～7天。

王勇等人采用银翘散加减治疗甲型H1N1流感，临床疗效显著。在2009年9月10日～9月23日期间，共收治甲型H1N1流感患者29例。男16例，女13例；年龄最小9岁，最大33岁，平均年龄15.7岁，平均疗程7天。29例患者入院时都有流感相关症状和体征，无肺实变体征，且均以发热为首发症状。入院24小时内即予银翘散加减：金银花30g，连翘30g，桔梗15g，薄荷（后下）6g，竹叶10g，荆芥12g，芦根30g，牛蒡子15g，板蓝根15～30g，苦杏仁12g，生甘草10g。咳嗽重加前胡、枇杷叶；咳喘气粗加炙麻黄、生石膏；舌苔厚腻加广藿香、佩兰；壮热（39℃以上）加生石膏、知母；口渴咽干加玄参、天花粉；大便秘结加生大黄。冷水煎熬，每次煎沸5～10分钟，即“香气大出”为度，连续煎熬3次，取汁混匀后备用。成年人每次150～200ml，每天3～4次，儿童按年龄遵医嘱酌减服用量。素体脾胃虚弱，饮药困难者可少量频服。同时给予常规对症支持治疗。结果：治疗1个疗程（7天）均痊愈，其中22例体温2天内恢复正常，5例3天内恢复正常，2例4天内恢复正常，流感样症状4天后均完全消失。

刘芳在2009年9月～2009年12月甲型H1N1流感疫情暴发期间，采用银翘散加减治疗该病，取得满意疗效。共收治发热门诊患者180例，其中男94例，女86例；年龄最小16岁，最大42岁，平均年龄21岁。大部分患者为在校中学生和大学生，其中合并细菌感染26例，所有病例肺部影像学检查无明显异常，在1周内与甲型H1N1流感患者均有过密切接触史。予银翘散加减：金银花15g，连翘15g，薄荷6g，荆芥10g，牛蒡子10g，枳壳10g，桔梗6g，板蓝根15g，淡竹叶6g，大青叶10g，防风10g，生甘草6g。脾虚加茯苓10g；高热加大板蓝根、金银花、连翘剂量各10g，配合静脉补液，物理降温；大便秘结加生大黄10g（后下）。水煎服，武火煮沸10～15分钟，每天1剂，分2次服。治疗7天后判定疗效。疗效标准：①治愈：自觉症状消失，体温、血常规检查恢复正常；②显效：自觉症状减轻，体温、血常规检查显示好转；③无效：自觉症状无减轻，体温、血常规检查无改善或加重者。结果：痊愈138例（占76.7%），显效35例（占19.4%），无效7例（占3.9%），总有效率为96.1%。

李曦等人运用银翘散加减治疗甲型H1N1流感，取得确切疗效。在2012年1月～2013年6月期间，共收治甲型H1N1流感患者86例，随机分为治疗组和对照组，每组各43例。治疗组：男23例，女20例；年龄14～36岁，平均年龄（18.32±5.54）岁；对照组：男21例，女22例；年龄13～38岁，平均年龄（19.32±4.05）岁。两组患者性别、年龄等一般资料经统计学处理，差异无统计学意义（$P>0.05$），具有可比性。对照组给予磷酸奥司他韦治疗，每次75mg，口服，每日2次，体温≥38.5℃时酌情使用退热药物。治疗组在对照组基础上予银翘散加减：金银花15g，连翘12g，薄荷（后下）9g，牛蒡子12g，桔梗15g，淡竹叶10g，荆芥穗（后下）9g，淡豆豉6g，芦根12g，生甘草6g。渴甚加天花粉、麦冬；咽痛加玄参、马勃、板蓝根；咳甚加杏仁、前胡；热甚加知母、黄芩。每日1剂，每次100ml，每日3次。两组均7天为1个疗程，1个疗程后评价疗效。疗效标准：①痊愈：治疗3天后体温正常，症状消失；②显效：治疗3天后体温正常，大部分症状消失；③好转：治疗3天体温低于原体温，主要症状消失；④无效：治疗3天后体温未下降或升高，症状未改善，或出现并发症，或转为重症。结果：治疗组总有效率为90.70%，对照组总有效率为76.74%，治疗组疗效优于对照组（$P<0.05$）；治疗组病毒阴转时间、住院时间等也均优于对照组（$P<0.05$）。

马荣等人在2007年9月～2009年12月期间，应用加味银翘散治疗外感热病（上呼吸道感染），取得良好效果。共收治患者60例，采用随机、双盲双模拟、对照法分为治疗组与对照组，每组各30例。治疗组：男15例，女15例；年龄15～77岁，平均年龄（36.47±2.65）岁；病程最短4小时，最长46小时。对照组：男12例，女18例；年龄16～74岁，平均年龄（38.63±3.27）岁；病程最短2小时，最长46小时。两组一般资料无显著性差异（$P>0.05$），具有可比性。治疗组采用加味银翘散和复方盐酸伪麻黄碱缓释胶囊模拟剂口服，对照组采用加味银翘散模拟剂和复方盐酸伪麻黄碱缓释胶囊口服。加味银翘散：牛蒡子、薄荷、生甘草、杏仁、淡豆豉、淡竹叶、连翘、荆芥穗、金银花、桔梗、桑叶等。两组疗程均为3天。疗效标准：①痊愈：服药24～48小时内，体温恢复正常（腋温降至37℃以下，不再回升），临床症状、体征消失，异常理化指标恢复正常，积分值减少95%；②显效：服药24～48小时内，体温恢复正常，临床主要症状、体征积分值减少70%；③有效：服药48～72小时内，体温恢复正常，临床主要症状、体征积分值减少30%；④无效：未达到以上标准者，积分值减少不足30%。结果：治疗组痊愈12例（40.00%），显效9例（30.00%），有效7例（23.33%），无效2例（6.67%），总有效28例（93.33%）；对照组痊愈3例（10.00%），显效4例（13.33%），有效13例（43.34%），无效10例（33.33%），总有效20例（66.67%）。治疗组临床有效率明显高于对照组（$P<0.01$）。治疗组降温有效率为96.67%，对照组为63.33%，两组比较有显著性差异（$P<0.01$）。两组治疗前体温比较无统计学意义（$P>0.05$），治疗后体温比较有显著性差异（$P<0.01$）。两组治疗后体温与治疗前体温比较有显著性差异（$P<0.001$）。治疗组降温起效时间为（4.40±0.51）小时，对照组为（4.60±0.69）小时，两组比较无显著性差异（$P>0.05$）；治疗组解热时间为（11.67±3.17）小时，对照组为（12.62±1.37）小时，两组比较无显著性差异（$P>0.05$）；治疗组痊愈时间为（21.83±5.06）小时，对照组为（48.70±5.50）小时，两组比较有显著性差异（$P<0.01$）。

李晓峰采用银翘散和白虎汤加减治疗流行性感冒导致的持续高热，效果满意。治疗组：50例；体温39℃及以上；年龄14～65岁，平均年龄25岁；男28例，女22例。对照组：95例；年龄14～58岁，平均年龄28岁；男49例，女46例。治疗组服用银翘散和白虎汤合方加减：生石膏30～60g（先煎30分钟以上），金银花30g，连翘30g，竹叶10g，荆芥10g，防风10g，牛蒡子30g，淡豆豉10g，薄荷10g，芦根30g，生甘草10g。水煎，不拘时服。6～8小时服完。每天2～3次。对照组服用莲花清瘟胶囊4粒，每天3次，对乙烯氨基酚片0.5g，每8小时1次。疗效标准：服药48小时作为时间窗口。①显效：体温低于37℃，其他症状明显好转或消失；②有效：体温37～38℃，其他症状有一定好转；④无效：体温仍高于38℃，其他症状无明显好转。结果：治疗组有效41例（82.0%），显效8例（16.0%），无效1例（2.0%），总有效49例（98.0%）；对照组有效22例（23.2%），显效44例（46.3%），无效29例（30.5%），总有效66例（69.5%）。治疗组优于对照组，两者具有显著性差异（$P<0.05$）。

邓元龙在2009年10月～2010年12月期间，采用银翘散加减治疗急性上呼吸道感染，疗效满意。将106例确诊患者随机分为治疗组和对照组。治疗组：60例；男32例，女28例；年龄16～25岁，平均年龄18.03岁；病程2～6天，平均2.8天；体温38.5～40.2℃，平均体温39.2℃。对照组：46例；男26例，女20例；年龄15～24岁，平均年龄17.75岁；病程1～6天，平均2.7天；体温38.6～40.1℃，平均体温39.1℃。两组资料在性别、年龄、病程、体温方面均无显著性差异（$P>0.05$），具有可比性。治疗组内服银翘散加减：金银花15g，连翘12g，荆芥10g，牛蒡子10g，薄荷6g，桔梗10g，淡豆豉6g，石膏30g，黄芩10g，蒲公英20g，青黛（冲服）3g，甘草6g。咽痛明显加射干10g，浙贝母10g；咳嗽重加桑白皮10g，地龙10g。每日1剂，水煎，分2次服，连服3天。对照组内服维C银翘片，每次2片，每日3次；炎琥宁注射液0.4g，加入5%葡萄糖注射液250ml中静脉滴注，每日1次，连用3天。疗效标准：①显效：用药后24小时内体温降至正常，上呼吸道感染症状及体征明显减轻或消失；②有效：用药后72小时内体温降至正常，上呼吸道感染症状及体征减轻或消失；③无效：用药后72小时后发热不退，上呼吸道感染症状及体征未减轻，或出现肺炎等合并症。结果：治疗组显效32例（53.3%），有效22例（36.7%），无效6例（10%），有效率为90.0%；对照组显效12例(26.1%)，有效20例(43.5%)，无效14例(30.4%)，有效率为69.6%。治疗组退热时间、显效率及有效率均优于对照组，两组间有显著性差异（$P<0.01$）。

胡敏运用银翘散治疗老年人病毒性上呼吸道感染，取得了较好的临床治疗效果。共收治患者60例，随机分为观察组和对照组，每组各30例。观察组：男18例，女12例；平均年龄（69.76±9.96）岁。对照组：男16例，女14例；平均年龄（70.12±9.68）岁。两组患者年龄、性别经统计学处理，差异均无显著性意义（$P>0.05$），具有可比性。观察组给予银翘散煎服，每天1剂；对照组给予利巴韦林片剂口服，每次150mg，每天3次。两组均治疗3～5天。疗效标准：①显效：用药72小时内，体温恢复正常，主要症状大部分消失，实验室指标检查接近正常；②有效：用药72小时内，体温较以前降低，主要症状部分消失，实验室指标检查有所改善；③无效：不符合以上标准或症状加重者。结果：观察组咳嗽消失时间、退热时间、鼻塞与流涕消失时间与对照组比较均明显缩短（$P<0.05$）。观察组总有效率为93.1%，对照组为66.7%，两组比较，差异有显著性意义（$P<0.05$）。说明银翘散治疗老年人病毒性上呼吸道感染的临床疗效明显优于利巴韦林。

管益民运用银翘散加减治疗急性上呼吸道感染，临床治疗效果显著。在2008年9月～2013年2月期间，共收治急性上呼吸道感染患者76例，男48例，女28例，年龄17～72岁，平均年龄（39±2.5）岁，将其划分为两组。对照组43例，予常规盐酸吗啉胍（病毒灵）、感冒清及酚氨咖敏（克感敏）治疗，若出现高热可口服对乙酰氨基酚，每4小时1片；治疗组33例，予银翘散加减：薄荷3g，生甘草6g，败酱草、茯苓、淡豆豉及鱼腥草各15g，牛蒡子、蝉蜕及桔梗各6g，荆芥穗、竹叶、连翘、金银花各10g，水煎煮，每天1剂，分3次服用，每次100ml。高热加大青叶15g；头痛重加白芷、防风、葛根各10g；咽痛加陈皮、僵蚕10g；咳嗽加二陈汤。疗效标准：①治愈：治疗5天以内体温正常，感冒症状全部消失；②改善：治疗5天以内体温正常，感冒症状基本消失；③无效：治疗5天以内体温上升，感冒症状无明显好转。结果：治疗组治愈15例，改善17例，无效1例，总有效率为97.0%；对照组治愈16例，改善19例，无效8例，总有效率为81.4%。治疗组显著优于对照组，对比有统计学意义（$P<0.05$）。

金晓仙等人运用银翘散合麻杏石甘汤治疗流行性感冒，收到满意疗效。共收治流行性感冒30例，其中男12例，女18例，年龄29～43岁。予银翘散合麻杏石甘汤加减：金银花15g，连翘15g，荆芥10g，牛蒡子10g，炙麻黄6g，石膏30g，杏仁10g，柴胡10g，蝉蜕6g，僵蚕6g，芦根30g，水牛角粉20g。咽喉肿痛加玄参、板蓝根；咯痰黄稠，咯吐不爽加黄芩、瓜蒌、桑白皮；鼻塞流涕加辛夷；肺胃阴伤加沙参、麦冬、天花粉；脾胃湿盛加半夏、陈皮、白豆蔻、苍术；脾胃运化失司、不欲饮食加焦山楂、焦神曲、焦麦芽、鸡内金、陈皮、厚朴。每日1剂，水煎300ml，分早、晚2次服用。每3天为1个疗程，治疗1～2个疗程。疗效标准：①痊愈：治疗48小时内体温正常，症状、体征消失，且无反复；②显效：治疗48小时内体温正常，其余症状的积分值降低2/3以上；③有效：治疗72小时内体温正常，但仍有反复，其余症状的积分值降低2/3～1/3；④无效：治疗72小时病情无好转或恶化。结果：显效22例，有效7例，无效1例，总有效率为97%。

俞瑞霞在1984年11月1日～12月1日期间，采用银翘散袋泡剂治疗发热，收效良好。急性上呼吸道感染25例（男12例，女13例）；合并妊娠2例，风湿性心脏病（心房纤颤、心力衰竭）1例；年龄16～55岁；体温高于39℃ 10例，38～39℃ 11例，37.5～38℃ 4例。银翘散袋泡剂每袋含银翘散生药2g（金银花、连翘、薄荷、桔梗、淡竹叶、生甘草、荆芥穗、牛蒡子、芦根）。取银翘散袋泡剂放入保温杯或有盖茶杯中，用开水浸泡3～5分钟，然后服用。每次2～4包，每日3次。结果：临床治愈23例，占92%。退热时间最短8小时，最长72小时。24小时内退热6例，48小时内退热10例，72小时内退热7例。平均35小时退热。

陈卫采用中西药治疗流行性感冒（流感），退热效果良好。将234例“流感”患者随机分为3组，即结合组、中药组、西药组。3组病例性别、年龄分布无显著性差异（$P>0.05$）。结合组：配合运用柴胡、板蓝根、鱼腥草注射液与复方氨基比林，肌内注射柴胡、板蓝根、鱼腥草注射液：5岁以下1.5ml，3ml；6～20岁4.5～6ml；21～25岁6～20ml；

成年人 12ml，每日 2 次；复方氨基比林 0.5～2ml，只需首次用药。中药组予银翘散加减：金银花 5～12g，连翘 5～12g，荆芥 3～10g，薄荷 3～6g，淡豆豉 6～12g，牛蒡子 5～12g，桔梗 6～12g，芦根 5～10g，淡竹叶 6～12g，板蓝根 6～15g。热盛加生石膏 10～30g（先下）；咽痛加射干 5～12g；咳嗽加杏仁 5～12g；头痛加川芎、白芷 5～10g；眼红加菊花、龙胆 6～12g。每日 1 剂，饭后服。西药组用复方新诺明、青霉素任选 1 种口服和肌内注射，盐酸吗啉胍口服，剂量按年龄计算；复方氨基比林 0.5～2ml 肌内注射，必要时重复注射或施以物理降温。疗效标准：①显效：用药后 24 小时以内体温恢复（37℃以内），3 天内无反跳现象，中毒症状明显缓解或消失；②有效：达到以上标准在 48 小时以内者；③无效：超过 72 小时达到以上标准者。结果：结合组体温恢复时间平均为 32.2 小时，中药组为 45.3 小时，西药组为 46.5 小时，结合组与中药组、西药组相比有显著性差异（$P<0.01$），而中药组与西药组平均时间相近，无统计学意义。

马晓波运用加味银翘散治疗冬季、春季病毒性感冒，收到满意疗效。在 2012 年 11 月～2013 年 3 月期间，共收治病毒性感冒患者 200 例，其中男 98 例，女 102 例。随机分为对照组和治疗组，每组各 100 例。对照组：病程（6.2±2.2）天；男 47 例，女 53 例；平均年龄（31.25±8.75）岁；扁桃体、咽喉肿痛 32 例，周身乏力、酸痛 34 例，咳嗽、咳痰 14 例，高热 20 例。治疗组：病程（5.34±1.1）天；男 51 例，女 49 例；平均年龄（30.40±7.40）岁；扁桃体、咽喉肿痛 30 例，周身乏力、酸痛 35 例，咳嗽、咳痰 15 例，高热 20 例。两组患者在基本资料方面无显著性差异（$P<0.05$）。两组患者均用 250ml 0.9%氯化钠注射液＋（10～15）mg/kg 利巴韦林注射液静脉滴注。在此基础上，治疗组加用加味银翘散：芦根 15g，连翘 12g，金银花 12g，竹叶 10g，淡豆豉 10g，生甘草 10g，荆芥 10g，桑叶 10g，防风 10g，牛蒡子 8g，桔梗 8g，生姜 8g，薄荷 4g（后下）。每天 1 剂，水煎，分 4 次服（每次 150ml），疗程 5 天。疗效标准：①痊愈：所有临床症状均消失，理化指标、体温（腋温＜37℃，且不再回升）及血白细胞指标均恢复正常；②显效：扁桃体、咽喉肿痛、高热等症状消失，周身乏力、酸痛、咳嗽咳痰有所缓解，但并未完全消失；③有效：所有临床症状都未彻底消失，但程度均有所减轻；④无效：临床症状未缓解甚至加重。结果：对照组治疗有效率为 85%，治疗组为 97%，治疗组显著高于对照组，存在统计学差异（$P<0.05$）；对照组降温有效率为 60%，治疗组为 100%，治疗组显著高于对照组，存在统计学差异（$P<0.05$）；治疗组降温起效、解热、痊愈时间均少于对照组，两组在降温时长上存在统计学差异（$P<0.05$）。

王荣宝等人在 2012 年～2013 年期间，在西医常规治疗的基础上，加清开灵注射液合银翘散治疗上呼吸道感染，收效良好。共收治上呼吸道感染患者 60 例，随机分成两组，每组各 30 例。治疗组：男 17 例，女 13 例；年龄 6～80 岁，平均年龄 55 岁；平均病程 2.5 天；体温 38～39℃18 例，39℃12 例。对照组：男 18 例，女 12 例；年龄 10～75 岁，平均年龄 43 岁；平均病程 2.2 天；体温 38～39℃16 例，39℃14 例。两组性别、年龄、病程等资料比较，差异均无统计学意义（$P>0.05$），具有可比性。对照组给予西医常规治疗，治疗组在对照组常规治疗基础上加清开灵注射液合银翘散治疗。清开灵注射液（每支 10ml）每次 4 支，加入 0.9%氯化钠注射液 250ml 静脉滴注。银翘散加减：连翘 15g，金银花 15g，桔梗 10g，薄荷 6g，牛蒡子 10g，竹叶 5g，荆芥穗 5g，生甘草 5g，淡豆豉 5g。水煎 500ml，每天 1 剂，分早晚 2 次温服。疗效标准：①治愈：治疗 2 天内体温恢复正常，咳嗽、流涕等临床表现消失；②好转：发热消退，治疗 3 天内体温恢复正常，咳嗽、流涕等临床表现好转；③无效：治疗 3 天内体温仍未恢复正常，咳嗽、流涕等临床表现无明显改善。结果：治疗组治愈 10 例，好转 20 例，无效 0 例；对照组治愈 2 例，好转 18 例，无效 10 例。治疗组总有效率为 100%，对照组为 66.7%，治疗组优于对照组（$P<0.05$）。

王咏琼运用银翘散加减治疗急性上呼吸道感染，获得满意效果。在 2012 年 3 月～2013 年 3 月期间，共收治急性上呼吸道感染患者 100 例，随机分为实验组与对照组，每组各 50 例。实验组：男 27 例，女 23 例；年龄 7～68 岁，平均年龄（30.2±3.1）岁。对照组：男 26 例，女 24 例，年龄 9～67 岁，平均年龄（30.1±3.2）岁。两组患者年龄、性别及临床症状等一般资料比较无统计学差异（$P>0.05$），具有可比性。对照组采用西药治疗，实验组采用银翘散加减治疗，观察比较两组临床疗效及疗程长短。银翘散加减方：金银花、竹叶、连翘、荆芥穗各 10g，牛蒡子、蝉蜕、生甘草各 6g，鱼腥草、茯苓、淡豆豉、败酱草各 15g，薄荷 3g。头痛加白芷 10g、防风 10g、葛根 10g；高热加大青叶 15g；咽喉肿痛加僵蚕 10g、陈皮 10g；咳嗽加服二陈汤。水煎，内服，每次 100ml，每天 1 剂。疗效标准：①痊愈：治疗 5 天后，感冒症状基本消失，体温恢复正常；②好转：治疗 5 天后，感冒症状明显好转，体温恢复正常；③无效：治疗 5 天后，患者感冒症状无变化甚至加重，体温未下降甚至升高。结果：实验组痊愈率为 50.0%，好转率为 48.0%，总有效率为 98.0%；对照组痊愈率为 40.0%，好转率为 38.0%，总有效率为 78.0%。实验组总有效率显著高于对照组，差异具有统计学意义（$P<0.01$）。

郁雪明选择 170 例急性上呼吸道感染患者为研究对象，随机分为观察组和对照组，每组各 85 例。对照组采用西药治疗，观察组采用银翘散加减治疗，比较两组治疗效果。银翘散加减：连翘 15g，金银花 15g，荆芥 12g，竹叶 12g，薄荷 10g，羌活 10g，牛蒡子 8g，甘草 8g，柴胡 12g，板蓝根 12g，芦根 30g。发热加黄芩、大青叶；头痛加白芷、葛根；咽喉不适加胖大海、玄参；咳嗽痰多加桔梗、杏仁、知母；鼻塞加辛夷、苍耳子。水煎，每日 1 剂，分 3 次服用，每次约 100ml。结果：观察组痊愈 45 例，显效 29 例，有效 7 例，无效 4 例，总有效率为 95.29%；对照组痊愈 30 例，显效 27 例，有效 16 例，无效 12 例，总有效率为 85.88%。观察组疗效显著高于对照组，两组间差异具有统计学意义（$P<0.05$）。

王辛坤等人在 2012 年 11 月～2013 年 9 月期间，应用银翘散联合清开灵注射液雾化吸入治疗急性上呼吸道感染，获得良好疗效。共收治急性上呼吸道感染患者 76 例，年龄 18～52 岁，病程 1～48 小时。随机分为两组，每组各 38 例。治疗组：男 21 例，女 17 例，平均年龄（35.2±10.7）岁，平均病程（23.6±6.5）小时，体温（38.2±0.45）℃。对照组；男 20 例，女 18 例；平均年龄（33.8±12.1）岁，平均病程（24.1±8.9）小时，体温（38.1±0.42）℃。所有患者均出现不同程度的恶寒发热、鼻塞、流涕、咽痛、咳嗽、头痛、肢体酸痛等症状。两组病例在年龄、性别、病情程度、病程时间等方面差异无统计学意义（$P>0.05$），具有可比性。对照组予利巴韦林注射液、氯芬黄敏片治疗，治疗组服用银翘散加味及清开灵注射液雾化吸入治疗。银翘散加味：金银花 15g，连翘 15g，桔梗 10g，荆芥穗 9g，淡豆豉 9g，牛蒡子 10g，淡竹叶 10g，芦根 9g，生甘草 6g，薄荷 6g，桑叶 12g，板蓝根 12g，大青叶 10g。每日 1 剂，水煎取汁，分次服。3 天为 1 个疗程，观察临床疗效。结果：治疗组 38 例，治愈 23 例，显效 11 例，有效 3 例，无效 1 例。对照组 38 例，治愈 12 例，显效 14 例，有效 5 例，无效 7 例。治疗组总有效率为 97.4%，对照组为 81.6%，两组比较，差异有统计学意义（$P<0.01$）。

李柯等人在 2014 年 3 月～2015 年 3 月 1 期间，共收治外感热病（上呼吸道感染）患者 100 例，其中男、女患者分别为 55 例、45 例，年龄在 26～61 岁。随机分为研究组与对照组，每组均为 50 例。两组患者一般资料没有显著性差异（$P>0.05$），具有可比性。对照组予常规治疗，研究组予加味银翘散。疗效标准：①显效：服药后 48 小时内体温完全恢复正常，同时所有体征消失；②有效：服药后 48～72 小时体温恢复正常，生命体征基本得到恢复，但没有完全恢复正常；③无效：服药后 72 小时没有任何好转，同时相关体征没有得到任何好转。结果：研究组显效 40 例，有效 5 例，无效 5 例，总有效率为 90%；对照组显效 24 例，有效 13 例，无效 13 例，总有效率为 74%。研究组治疗总有效率及体温降低情况均优于对照组，差异具有统计学意义（$P<0.05$）。

付梅运用银翘散加减配合西医治疗急性上呼吸道感染，发现较单纯西药治疗效果更显著。在 2011 年 12 月～2013 年 12 月期间，共收治急性上呼吸道感染患者 100 例，主要表现为咳嗽、流涕、打喷嚏、声嘶、鼻塞、恶寒发热、头痛以及全身不适等，同时伴有咽部充血或扁桃体肿大等症状。随机分为实验组和对照组，每组各 50 例。实验组：男 30 例，女 20 例；年龄 16～69 岁，平均年龄（36.2±3.6）岁；病程 1～6 天，平均（3.6±1.1）天；治疗前平均体温为（37.85±0.33）℃。对照组：男 29 例，女 21 例；年龄 15～68 岁，平均年龄（35.7±3.4）岁；病程 2～7 天，平均（3.9±1.3）天；治疗前平均体温为（37.79±0.37）℃。两组患者的性别、年龄、病程及治疗前体温等资料比较无统计学差异（$P>0.05$），具有可比性。对照组采取西医治疗：口服维 C 银翘片，每次 2 片，每天 3 次，同时 0.4g 炎琥宁注射液加入 250ml 5%葡萄糖注射液中静脉滴注，每天 1 次，连用 3 天。实验组在对照组治疗基础上予银翘散加减：荆芥、牛蒡子、桔梗、黄芩各 10g，薄荷、甘草与淡豆豉各 6g，连翘 12g，金银花 15g，蒲公英 20g，石膏 30g，青黛（冲服）3g。咽痛明显加射干与浙贝母各 10g；咳嗽严重加地龙与桑白皮各 10g。每天 1 剂，水煎，分 2 次服，连续服用 3 天。疗效标准：①显效：治疗后 1 天内，体温降至正常水平，且上呼吸道症状以及体征明显减轻甚至消失；②有效：治疗后 3 天内，体温降至正常水平，且上呼吸道症状以及体征明显减轻甚至消失；③无效：治疗后 3 天内，体温降低不显著，发热未退，上呼吸道症状以及体征未减轻甚至加重，或合并有肺炎症状。结果：经过治疗，实验组患者平均体温为（36.15±0.23）℃，低于对照组的（37.29±0.18）℃；实验组患者体温恢复正常所需时间为（28.25±1.14）小时，短于对照组的（34.12±1.09）小时；实验组患者治疗总有效率为 94.0%，高于对照组的 80.0%，差异均具有统计学意义（$P<0.05$）。

张学团在 2014 年 4～6 月期间，运用银翘散治疗风热感冒，疗效确切，效果显著。共收治风热感冒患者 124 例，随机分为治疗组和对照组。治疗组：61 例；男 31 例，女 30 例；年龄 18～61 岁，平均年龄 42.3 岁。对照组：63 例；男 31 例，女 32 例；年龄 19～62 岁，平均年龄 41.9 岁。两组患者基本情况对比，均无显著性差异，具有可比性。对照组服复方氨酚烷胺胶囊，每次 1 粒，每天 2 次。治疗组服银翘散：金银花 15g，连翘 15g，牛蒡子 10g，薄荷 10g（后下），荆芥穗 5g，淡豆豉 10g，苦桔梗 10g，竹叶 5g，芦根 20g，生甘草 10g。水煎服，每天 1 剂，分 2 次服用。治疗 3 天后，观察两组患者临床疗效、起效时间、症状积分变化。疗效标准：①治愈：临床症状完全消失，体温恢复正常，积分降到 0；②显效：临床症状大多内消失，体温恢复正常，积分较治疗前有所下降大于 2/3；③有效：临床症状有所改善，体温显著降低，积分较治疗前下降 1/3～2/3；④无效：临床症状无改善，体温无明显变化，积分下降小于 1/3。结果：与对照组相比，治疗组症状积分、有效率及治愈时间均有显著改善，且与对照组具有显著性差异（$P<0.01$ 或 $P<0.05$）。

苏成程等人在 2015 年 10 月～2016 年 8 月期间，收治急性上呼吸道感染患者 120 例，随机分为甲组和乙组，每组各 60 例。甲组：男 31 例，女 29 例；年龄 16～68 岁，平均年龄（42.0±25.8）岁；病程 2～8 天，平均（5.0±4.8）天。乙组：男 32 例，女 28 例；年龄 16～66 岁，平均年龄（41.0±25.7）岁；病程 2～7 天，平均（4.5±3.9）天。两组患者在性别、年龄、病程等一般资料方面差异无统计学意义（$P>0.05$），具有可比性。甲组予银翘散加减：金银花、竹叶、连翘、荆芥穗各10g，蝉蜕、牛蒡子、生甘草各6g，鱼腥草、茯苓、败酱草各15g，淡豆豉10g，薄荷3g。水煎服，分3次服，每日1剂。高热加大青叶15g；头痛加白芷10g、葛根10g、防风10g；咽喉肿痛加僵蚕10g、陈皮10g；咳嗽加服二陈汤。乙组采用西医常规治疗。两组疗效比较：甲组治疗总有效率为96.7%，明显高于乙组的80.0%，差异具有统计学意义（$P<0.05$）。两组治愈疗程比较：甲组3天内治愈32例，治愈率为53.3%；5天内治愈25例，治愈率为41.7%；7天内治愈1例，治愈率为1.7%。乙组3天内治愈27例，治愈率为45.0%；5天内治愈20例，治愈率为33.3%；7天内治愈1例，治愈率为1.7%。甲组患者治愈疗程明显短于乙组，差异具有统计学意义（$P<0.05$）。

王江兰在2015年1月～2016年1月期间，共收治急性上呼吸道感染患者20例。其中男12例，女8例；年龄15～62岁，平均年龄（50.8±4.4）岁；病程3～9天，平均5天。均予银翘散加减：金银花12g，连翘12g，豆豉12g，牛蒡子10g，薄荷12g，荆芥10g，桔梗10g，芦根12g，竹叶10g。每日1剂，水煎200ml，早晚分服，连续治疗5天为1个疗程。疗效标准：①痊愈：主证、次证全部消失，辅助检查基本恢复正常；②显效：主证明显好转，次证部分消失或明显好转，辅助检查明显好转；③有效：主证有所好转，次证有部分好转，辅助检查部分好转；④无效：临床症状及辅助检查无改善或加重。结果：连续治疗1个疗程后，痊愈12例，显效6例，有效1例，无效1例，总有效率为95%。观察过程中均未发现严重不良反应。

刘瑞坤在2014年5月～2015年5月期间，共收治急性上呼吸道感染患者66例。其中，男37例，女29例；年龄15～77岁，平均年龄（36.52±2.67）岁；平均体温为（37.56±1.56）℃。临床症状为高热、头痛、鼻塞、流涕、声嘶、扁桃体肿大及咽喉充血等。随机分为银翘散组和西药组。两组患者一般资料相比，差异无统计学意义（$P>0.05$），具有可比性。西药组予西药治疗：每天口服3次氨酚黄敏片，每次2片；每天口服3次盐酸吗啉胍片，每次2片。若长时间高热，则每4～6小时口服1次乙酰氨基酚片，每次1片。银翘散组予银翘散加减：金银花、连翘各15g，薄荷、牛蒡子、羌活各10g，竹叶、荆芥各11g，板蓝根12g，柴胡13g，甘草8g，芦根30g。持续高热加大青叶、黄芩；头痛加葛根、白芷；痰多咳嗽加杏仁、桔梗、知母；咽喉不适加玄参、胖大海；鼻塞严重加苍耳、辛夷。水煎，去渣取汁（约100ml），每天1剂，分3次服用。疗效标准：治疗7天内临床症状完全消失，为治愈；治疗7天内临床症状有所好转为有效；治疗7天内临床症状未得到任何改善或在加重为无效。结果：银翘散组总有效率高于西药组，治疗开始至体温恢复正常的时间短于西药组，差异具有统计学意义（$P<0.05$）。

李军为观察加用加味银翘散治疗冬季、春季病毒性感冒的临床疗效，将300例冬季、春季病毒性感冒患者随机分为治疗组和对照组，每组各150例。对照组予利巴韦林注射液静脉滴注。治疗组除给予利巴韦林注射液静脉滴注外，加服加味银翘散。两组疗程均为3天。结果：治疗组总有效率为98.7%，对照组总有效率为85.7%。治疗组疗效明显优于对照组（$P<0.01$）。

曲江凤等人利用银翘散治愈流行性感冒验案1例。患者，女，58岁，2017年12月20日初诊。1日前感头痛，鼻塞声重，咳嗽，咽痛，浑身酸痛，乏力，微有汗出，食欲不振，后感恶寒，自行量体温37.7℃，自服“感冒灵颗粒”1包，后仍微有汗出，恶寒稍解，余症未见缓解。询问是否有感风寒之气，患者否认，并补充说家中亲戚感冒颇重，前去探望，恐被其传染，且村中大半人家均有患感冒者，且症状多有相似。又问近来天气如何，患者述入冬以来天气较往年干燥温暖，近期并未有雨雪。又问睡眠二便经带情况，患者诉睡眠梦多，心情微烦，大小便较之往常未见变化，已停经7年，白带亦无异常。后观其舌脉，舌质红，边尖尤甚，苔薄白略干，脉浮数。体温37.2℃。西医诊断：流行性感冒。中医辨证：风温邪袭肺卫证。治则：辛凉透表，清热解毒，宣肺泄热。予银翘散加减：金银花30g，连翘30g，竹叶12g，荆芥穗12g，牛蒡子18g，淡豆豉15g，薄荷18g，生甘草15g，芦根18g，桔梗18g。纳上药，水量没过药，煎服，勿过煎。每日1剂，分3次温服。病愈即可停药，不可过服。3日后，复诊，仍稍有咳嗽，余证悉除，嘱其停药，饮食清淡，勿食辛辣，勿食肥甘厚腻，以防病复。随访1周，未见反复。

王于心等人以柴胡银翘散加减治愈时行感冒1例。患者，男，35岁，咳嗽3天余，发热、恶寒反复发作，无憋喘，咽干，自汗盗汗，阵发性干咳，晨起上午明显，舌淡红，苔薄白，脉浮弱。西医诊断：急性上呼吸道感染。中医诊断：时行感冒。辨证：风热外感。治则：疏风清热，扶正祛邪。予柴胡银翘散加减：金银花30g，连翘30g，柴胡24g，黄芩10g，半夏9g，炙甘草6g，桂枝12g，白芍12g，芦根30g，石斛12g，天冬30g，麦冬30g，玄参12g，木蝴蝶10g，远志9g。3剂，每日1剂，水煎服。复诊，晨起时有咳嗽，下午有低热，恶寒已不显，盗汗自汗减轻。继用上方，续服3剂。三诊后已无发热，咳嗽不显，时有活动后自汗，盗汗消失，后以玉屏风散加减调理善后。

刘庆军运用加味银翘散治疗上呼吸道感染发热，效果显著。在2017年1月～2018年6月期间，共收治上呼吸道感染发热患者212例。其中，男113例，女99例；年龄17～68岁，平均年龄（39.24±9.63）岁；病程3～45天，平均（15.68±3.25）天；首诊体温（38.02±0.63）℃。分为对照组和研究组，每组各106例。两组患者基本资料经统计学分析无明显差异（$P>0.05$），具有可比性。对照组口服复方盐酸伪麻黄碱缓释胶囊，每次1粒，每天2次。研究组在对照组基础上联合加味银翘散：金银花15g，连翘12g，淡豆豉、杏仁、桑叶、生甘草各10g，牛蒡子、桔梗、荆芥穗各8g，

淡竹叶、薄荷各6g。温水浸泡30分钟，水煎2次，取药液浓缩至300ml，早、晚2次服用。两组均连续治疗3天，然后比较临床疗效、降温时间及体温复常率。疗效标准：①痊愈：24小时内体温完全恢复正常且在之后的24小时内未反复；②显效：治疗24小时体温降低1℃以上但未恢复正常；③有效：治疗24小时体温降低0.5～1.0℃；④无效：治疗24小时体温降低0.5℃以内。结果：研究组痊愈48例（45.28%），显效32例（30.19%），有效20例（18.87%），无效6例（5.66%），总有效100例（94.34%）；对照组痊愈40例（37.74%），显效24例（22.64%），有效22例（20.75%），无效20例（18.87%），总有效86例（81.13%）。研究组治疗总有效率明显高于对照组，两组比较存在统计学差异（$P<0.05$）。两组间降温起效时间比较无统计学差异（$P>0.05$），但研究组解热时间及痊愈时间显著少于对照组，维持正常化时间及体温复常率显著高于对照组，两组比较存在统计学差异（$P<0.05$）。

（二）下呼吸道感染及肺炎

耿小茵等人观察了银翘散治疗病毒性下呼吸道感染的临床治疗效果。共收治患者102例，随机分为治疗组与对照组。治疗组：69例；男42例，女27例；年龄（35.74±14.61）岁。对照组：33例；男20例，女13例；年龄（31.87±12.92）岁。以体温高低作为病情程度分级标准：体温37.5～37.9℃定为轻度；38.0～38.9℃定为中度；≥39.0℃定为重度。治疗组：轻度16例，中度38例，重度15例；对照组：轻度8例，中度18例，重度7例。两组患者性别、年龄、病情程度分别经统计学分析，均无显著性差异（$P>0.05$），具有可比性。治疗组予银翘散：金银花、连翘、芦根各15g，竹叶、牛蒡子、淡豆豉各10g，薄荷（后下）6g。高热、咳甚加杏仁10g，生石膏30g；便秘加大黄、厚朴各10g。水煎服，每日2剂。对照组口服：利巴韦林200mg，每日3次；抗病毒口服液10ml，每日3次。两组均以5天为1个疗程。疗效标准：①显效：主要症状、体征（发热、咳嗽、胸闷、啰音）治疗5天内消失；②有效：主要症状、体征治疗7天内消失；③无效：治疗7天后症状、体征无改善或加重。结果：治疗组显效40例，有效26例，无效3例，有效率为95.7%；治疗组显效9例，有效14例，无效10例，有效率为69.7%。治疗组显效率和总有效率均优于对照组（$P<0.05$）；治疗组症状、体征消失时间明显少于对照组（$P<0.05$或$P<0.01$）。

安峰利用银翘散治愈慢性支气管炎急性发作1例。患者，女，55岁，1993年11月18日初诊。咳嗽，左侧胸闷痛1周。原有慢性咳嗽史10年。咳嗽，痰黏而黄，伴发热、身痛、咽干欲饮。舌红，苔薄黄腻，脉细数。查：体温38.1℃，两肺呼吸音粗。胸片示两肺纹理增多、增粗，左上肺片状阴影。辨证：风热咳嗽。治则：疏风清热，肃肺化痰。处方：金银花20g，连翘15g，竹叶、荆芥、桔梗、杏仁、鱼腥草、黄芩、法半夏、枇杷叶、前胡各10g，牛蒡子6g，甘草5g。5剂。药后热退，诸证减轻，减荆芥、牛蒡子，加淡豆豉10g，继进5剂后病愈。

崔磊在2013年2月～2013年9月期间，运用止嗽散合银翘散化裁治疗感冒后亚急性咳嗽，疗效明显。共收治患者58例，随机分为治疗组和对照组。治疗组：30例；男13例，女17例；年龄最大70岁，最小19岁，平均年龄41.7岁；病程最长8周，最短3周，平均5.7周。对照组：28例；男10例，女18例；年龄最大68岁，最小21岁，平均年龄38.5岁；病程最长8周，最短3周，平均4.7周。两组患者间性别、年龄、病程等无统计学差异（$P>0.05$），具有可比性。治疗组予止嗽散合银翘散颗粒剂：桔梗6g，甘草3g，紫菀6g，百部10g，金银花10g，连翘10g。咳嗽剧烈加防风、荆芥；咳嗽夜间明显加杏仁；咳嗽痰多、色黄加桑白皮、贝母。每日1剂，开水冲服。对照组口服愈咳糖浆20ml，每日3次。两组疗程均21天。疗效标准：①治愈：咳嗽及临床体征消失；②好转：咳嗽减轻，痰量减少；③无效：症状无明显改变。结果：治疗组治愈17例，好转10例，无效3例，总有效率为90.0%；对照组治愈10例，好转8例，无效10例，总有效率为64.3%。治疗组疗效明显优于对照组，组间差异有统计学意义（$P<0.05$）。

谢卫平采用银翘散化裁治疗慢性支气管炎急性发作，疗效满意。共收治患者38例。男17例，女21例；年龄45～60岁，平均年龄（48.5±3.2）岁；病史5～15年，平均（8±3.6）年；急性发作时间1～5天，平均3天。予银翘散化裁：金银花15g，连翘15g，薄荷15g，荆芥10g，桑叶15g，菊花10g，杏仁10g，炙款冬花10g，白僵蚕10g，桔梗10g，辛夷（包煎）10g，麦冬10g，生甘草6g。每日1剂，分2次煎服，每次煎取200ml，5～7天为1个疗程。共治疗1个疗程。疗效标准：①临床控制：咳、痰、喘、发热消失，其他伴随症状明显好转，肺部哮鸣音消失或恢复到急性发作前水平；②显效：咳、痰、喘、发热明显好转，其他伴随症状有所好转，肺部哮鸣音显著减轻，但未恢复到急性发作前水平；③有效：咳、痰、喘、发热有所好转，其他症状变化不大，肺部哮鸣音减轻；④无效：临床症状、体征无改善或加重。结果：临床控制20例（52.6%），显效9例（23.7%），有效7例（18.4%），无效2例（5.3%），总有效率为94.7%。

任鑫等人观察了银翘散联合麻杏石甘汤治疗急性支气管炎的临床疗效。在2015年6月～2016年3月期间，共收治急性支气管炎患者26例。其中，男10例，女16例；年龄最大86岁，最小14岁，平均年龄46岁。主要症状：起病较急，发热恶寒，咳嗽咯痰，痰黏稠不爽或痰黄，咽痒或咽痛，口干或口苦，或伴有胸闷不适，舌质红、苔薄黄，脉浮数或浮滑。体征：两肺呼吸音粗，有时可闻及散在湿啰音，咳嗽、咯痰后消失。肺部X线检查：肺纹理增多，排除肺炎、肺结核、支气管癌、支气管内膜癌等疾病。所有患者给予银翘散联合麻杏石甘汤加减：金银花15g，连翘10g，旋覆花10g，川贝母10g，前胡10g，竹叶10g，黄芩10g，炙麻黄6g，生石膏30g，苦杏仁10g，生甘草6g，桔梗6g，炙百部 10g，芦根 15g。咯痰黏稠量多加天竺黄、海浮石；咽痒、咳嗽剧烈加荆芥、防风、蝉蜕、僵蚕；胸闷不适加全瓜蒌；咽痛甚加草河车、牛蒡子、玄参；兼喘加葶苈子、半夏、紫苏子。每日 1 剂，水煎，分早、晚 2 次，饭后 30 分钟服用，每 5 天为 1 个疗程。疗效标准：临床症状和体征消失，胸部 X 线检查肺部炎症吸收，为痊愈；临床症状好转，胸部 X 线检查肺部炎症部分吸收，为有效；临床症状和体征无改变或加重或出现并发症，为无效。结果：痊愈 16 例，有效 9 例，无效 1 例，总有效率为 96.2%。

杨周瑞在 1996 年 1 月～12 月期间，共收治老年肺炎患者 60 例，随机分为治疗组、对照组，每组各 30 例。治疗组：男 20 例，女 10 例；年龄 55～85 岁，平均年龄 69.2 岁。对照组：男 19 例，女 11 例；年龄 55～85 岁，平均年龄 68.5 岁。均有发热、咳嗽、咯痰等症状，肺部听诊呼吸音粗及有干湿啰音，血常规示白细胞及中性粒细胞升高，X 线示肺部炎症表现。治疗组以扶正与祛邪为原则，组方：金银花 15g，连翘 15g，甘草 5g，桔梗 10g，陈皮 12g，黄芩 25g，柴胡 12g，浙贝母 15g，党参 20g，黄芪 20g，明党参 30g，鱼腥草 30g。对照组以单纯祛邪为原则，组方：金银花 15g，连翘 15g，甘草 5g，桔梗 10g，黄芩 15g，黄连 10g，浙贝母 10g，鱼腥草 30g，桑叶 15g，菊花 10g，知母 10g，陈皮 12g。两组均以 16 天为 1 个疗程。部分危重患者，不同程度使用抗生素及对症处理。疗效标准：①痊愈：症状体征消失，体温、血常规恢复正常，X 线肺部炎症病灶消失；②进步：上述 3 项指标均有不同程度好转，但未恢复正常；③无效：治疗 3 天后，病情无改善或加重。结果：治疗组痊愈 15 例，进步 11 例，无效 4 例，总有效率为 86.7%；对照组痊愈 10 例，进步 8 例，无效 12 例，总有效率为 60.0%。两组数据经统计学处理，治疗组有效率明显高于对照组（$P<0.05$）。

李影捷认为传染性非典型性肺炎中医属“温病”范畴，考虑为“风温夹湿”“瘟疫”，分早、中、后三期，按卫气营血辨证治疗。其中，早期为邪在卫分或卫气同病，以清热宣肺，解表透邪或清气透表，宣肺化湿为法。方用银翘散或藿朴夏苓汤加减。中、后期分别采用清瘟败毒饮、活血泻肺汤、李氏清暑益气汤加减治疗。服用汤药同时选用中成药鱼腥草注射液或穿琥宁注射液静脉滴注，合理使用抗生素，适当使用糖皮质激素，配合对症及支持治疗。共治疗 6 例，均痊愈。5 例发热患者入院后平均退热时间 3.8 天，从发病起平均退热时间 9 天。6 例肺部阴影开始吸收最短 7 天，最长 14 天，平均 9.7 天。

杨少波等人采用中医辨证的方法治疗急性肺炎，疗效满意。治疗组：61 例；男 38 例，女 23 例；年龄（41.4±13.7）岁；病程（3.2±0.81）天。对照组：52 例；男 30 例，女 22 例；年龄（43.2±13.9）岁；病程（3.4±0.67）天。两组性别、年龄、病程等资料经统计学处理，差异无显著性，具有可比性。中医辨证标准：①风热犯肺型：症见咳嗽，痰稠或黄稠，咯痰不爽，发热，口渴，胸痛，舌红或舌尖红，苔黄，脉浮数；②痰热壅肺型：症见咳嗽，呼吸急促，痰黄稠而难咯出，痰中带血丝，发热，胸闷，胸痛，口干，咽痛，舌红，苔黄腻，脉滑数。治疗组：①风热犯肺型予银翘散加味：金银花 15g，连翘 10g，鱼腥草 15g，杏仁 10g，芦根 10g，桔梗 8g，矮地茶 10g，桑叶 10g，牛蒡子 10g，薄荷 6g，柴胡 8g，甘草 3g；②痰热壅肺型予自拟清肺汤：金银花 15g，鱼腥草 15g，板蓝根 10g，柴胡 10g，全瓜蒌 10g，贝母 10g，桑白皮 10g，桔梗 10g，石菖蒲 10g，杏仁 10g，法夏 10g。随症加减。每日 1 剂，水煎，分 4 次服，每 6 小时服 1 次。同时，予穿琥宁注射液 400mg 加入 5%葡萄糖注射液 500ml 中静脉滴注，每日 1 次，或双黄连粉针剂 1.2g 加入 5%葡萄糖 500ml 中静脉滴注。热退咳止后见气阴两伤者，内服沙参麦冬汤加味。对照组予以青霉素钠盐 320 万单位加入 5%葡萄糖氯化钠注射液 250ml 中静脉滴注，每日 2 次，青霉素过敏者予红霉素 2g/d 静脉滴注；林可霉素 0.6g 静脉滴注，每日 1 次。两组均以 2 周为 1 个疗程。疗效标准：①治愈：临床症状及肺部体征在 7 天内全部消失，X 线检查明显好转；②显效：临床症状及肺部体征在 7～9 天内大部分消失，X 线检查有好转；③好转：10 天内部分症状消失，肺部体征和 X 线检查有好转；④无效：10 天以上症状和体征均未减轻或加重。结果：治疗组痊愈 44 例（72.13%），显效 10 例（16.39%），好转 5 例（8.20%），无效 2 例（3.28%），总有效 59 例（96.72%）；对照组痊愈 39 例（75.00%），显效 8 例（15.38%），好转 4 例（7.70%），无效 1 例（1.92%），总有效 51 例（98.08%）。对照组总有效率优于治疗组，两组间差异具有统计学意义（$P<0.05$）。但治疗组退热时间为（3.68±1.05）天，疗程为（4.46±1.23）天；对照组退热时间为（4.56±1.52）天，疗程为（5.58±1.48）天。治疗组优于对照组，两组间差异具有统计学意义（$P<0.05$）。

王建中等根据中医温病卫气营血辨证原理，采用卫、气、营、血并治，以银翘散、白虎汤、清营汤、犀角地黄汤四方合方加减治疗放射性肺炎，取得较好疗效。共收治患者 50 例，男 28 例，女 22 例；年龄 38～69 岁，平均年龄 57.21 岁；肺癌 24 例，食管癌 11 例，乳腺癌 11 例，纵隔肿瘤 2 例，肋骨转移癌 2 例。全部病例接受放疗总量在 40～70cGy，均有明显咳嗽症状，其中伴咳痰 33 例，气喘 16 例，发热 15 例，胸痛 13 例。随机分为治疗组与对照组，每组各 25 例。两组一般资料差异无显著性（$P>0.05$）。对照组予地塞米松，每日 5～10mg，静脉滴注，1 周后改每日 2.5～5mg，静脉滴注 2 周。酌情使用平喘解痉剂，继发感染者使用抗生素，必要时吸氧。治疗组在对照组治疗基础上予银翘散、白虎汤、清营汤、犀角地黄汤四方合方加减：连翘 12g，金银花 12g，桔梗 6g，薄荷 9g，淡竹叶 12，生甘草 9g，荆芥穗 9g，淡豆豉 9g，牛蒡子 12g，生石膏 30g，知母 9g，水牛角 30g，生地黄 15g，玄参 12g，麦冬 12g，丹参 30g，黄连 3g，赤芍 12g，牡丹皮 9g，白豆蔻 3g，陈皮 6g，法半夏 9g，鸡内金 15g，谷芽 15g，麦芽 15g。伴口干发热加银柴胡 20g，青蒿 15g，黄芩 9g，天花粉 12g；痰黏且多加丝瓜络 15g，白蛤壳 30g，青黛 9g，冬瓜仁 30g；痰中带血加白及 9g，生侧柏叶 15g，仙鹤草 15g，茜草根 15g；气喘较重加麻黄 6g，款冬花 12g，僵蚕 12g，莱菔子 15g；发绀加地龙 9g，全蝎 5g，八角金莲 15g，毛冬青 15g；胸痛加三七 6g，威灵仙 15g，忍冬藤 15g，延胡索 12g。水煎服，每日 1 剂。两组均治疗 14 天。疗效标准：①痊愈：临床症状消失，体征消失，X 线胸部示弥漫性模糊阴影消失；②显效：临床症状消失，X 线示模糊阴影减少 80%以上；③有效：临床症状消失，X 线示模糊阴影减少 50%以上；④无效：临床症状无变化或加重，胸片无明显变化或模糊阴影增加。结果：治疗组痊愈 17 例（68.00%），显效 3 例（12.00%），有效 3 例（12.00%），无效 2 例（8.00%），总有效 23 例（92.00%）；对照组痊愈 9 例（36.00%），显效 2 例（8.00%），有效 3 例（12.00%），无效 11 例（44.00%），总有效 14 例（56.00%）。治疗组疗效优于对照组（$P<0.01$）。

梁卫等人运用银翘散加减治愈左下肺炎 1 例。患者，男性，65 岁，2007 年 5 月 8 日初诊。患者于 5 月 4 日无明显诱因出现发热，体温 38.5℃，无恶寒，不咳嗽、流涕，未予处理，第 2 日体温升至 39.8℃，伴头痛、乏力、全身关节酸痛。查体：咽部充血。血常规：白细胞 10.6×10^9/L。静脉滴注地塞米松及依诺沙星、口服对乙酰氨基酚后体温下降，次日体温又升至 40.0℃，于 5 月 8 日入院。入院后查血常规：白细胞 11.8×10^9/L，中性粒细胞百分比 80%，淋巴细胞百分比 13%；胸片示：左下肺感染。诊断：左下肺炎。予乳酸左氧氟沙星注射液 0.2g 静脉滴注，每日 2 次；头孢吡肟 2g，每日 2 次静脉滴注。5 月 14 日体温逐渐降至 37.0℃，全身满布红色斑丘疹，融合成片，体温又升至 38.0℃。胸片示左下肺感染，较 5 月 8 日进展，左侧少量胸腔积液，疑为药物过敏所致，停用所有抗生素，并请中医科会诊。刻诊：发热，全身皮肤自颈下满布红色疹点，融合成片，突出皮面，皮温高。咽部不适，稍咳，痰少质黏，有时夹有血块，色暗，舌质红、苔黄腻，脉弦滑。辨证：风热袭表，痰热蕴肺，热迫气营而发疹。治则：疏风清热，泻肺化痰，透解风热。方选银翘散合葶苈大枣泻肺汤加减：金银花 10g，连翘 10g，桔梗 6g，芦根 10g，葶苈子 8g，金荞麦 20g，苦参 10g，白茅根 15g，瓜蒌皮 10g，炒黄芩 10g，白及 10g，牡丹皮 10g，丹参 10g，紫草 10g，生薏苡仁 30g，藿香 10g，佩兰 10g，法半夏 10g，陈皮 6g，茯苓 10g，白术 10g，生甘草 3g。服药 4 剂，热退疹消，继服 3 剂巩固疗效。5 月 21 日查血常规正常，胸片示左下肺感染完全吸收。

朱秀梅运用银翘散加减治愈肺炎 1 例。患者，男，15 岁，学生，2005 年 11 月就诊。10 余天前因气温骤降，衣着不当，出现鼻塞流涕，咳嗽憋闷，最高体温 38.5℃。经化验血常规及胸部 X 光片，确诊为右下肺炎，用头孢类抗菌药物、利巴韦林、激素等治疗，病情未见好转。发热每于夜间加重，刻诊：咳嗽，咯痰不爽，痰黏色黄，干渴，发热 37.5℃，大便干燥，舌红，苔黄腻，脉浮滑数。查：咽充血，扁桃体Ⅰ度肿大，右下肺可闻及少许湿啰音。辨证：外感风热，痰热壅肺，肺失宣降。予银翘散加减：沙参 15g，金银花 20g，牛蒡子 15g，薄荷 10g，黄芩 20g，竹叶 10g，石膏 45g，知母 15g，山药 30g，麦冬 20g，桔梗 10g，甘草 5g。每日 1 剂，水煎服。服药 4 天，病情好转，体温已恢复正常，仍咳嗽，有痰，痰易咯出，原方石膏减量，加瓜蒌 20g，继服 1 周，病获痊愈。

彭红星等人在 2010 年 3 月～2012 年 1 月期间，共收治社区获得性肺炎患者 240 例。其中，男 138 例，女 102 例；年龄 45～80 岁，平均年龄（64.32±3.45）岁。最后纳入临床观察 235 例，分为对照组 119 例，治疗组 116 例。两组患者病情轻重、年龄、性别比例、辅助检查及临床表现等差异均无统计学意义（$P>0.05$），具有可比性。治疗组给予银翘散开水泡服，每日 3 次，每次 6g，并给予盐酸左氧氟沙星静脉滴注，每次 200mg，每日 2 次。对照组给予盐酸左氧氟沙星静脉滴注，每次 200mg，每日 2 次。治疗 14 天后评价疗效。结果：对照组总有效率为 62.2%；治疗组总有效率为 87.9%。两组总有效率比较，差异具有统计学意义（$P<0.01$）。

毕瑞萍等人在 2012 年 1 月～2013 年 1 月期间，共收治肺炎患者 58 例。其中，男 31 例，女 27 例；年龄 46～85 岁，平均年龄（63.5±5.6）岁。随机分成治疗组和对照组，每组各 29 例。两组患者一般医学参数无明显差异（$P>0.05$），具有可比性。对照组注射左氧氟沙星，每次 200mg，每天 2 次。治疗组在对照组治疗基础上，每天加服银翘散，每天 3 次，每次 6g。两组均 14 天为 1 个疗程。结果：治疗组治疗情况明显优于对照组，且数据存在明显差异性，具有统计学意义（$P<0.05$）。

黄伟成收治 90 例社区获得性肺炎患者，按随机双盲法分为观察组与对照组，每组各 45 例。观察组：男 28 例，女 17 例；年龄 62～90 岁，平均年龄（78.9±6.3）岁。对照组：男 29 例，女 16 例；年龄 63～91 岁，平均年龄（79.6±7.1）岁。观察组在对照组基础上给予银翘散。两组患者年龄、基础疾病等差异无统计学意义（$P<0.05$）。疗效标准：①痊愈：症状、体征、实验室检查和病原学 4 项恢复正常；②显效：病情明显好转，但上述 4 项有 1 项未完全恢复正常；③进步：用药后有所好转，但达不到显效标准；④无效：用药 72 小时后病情无明显进步或有加重者。结果：观察组临床总有效率为 91.1%，对照组临床总有效率为 73.3%，两组比较差异有统计学意义（$P<0.05$）。

崔金霞等人收治社区获得性肺炎患者 120 例，随机分为两组，每组各 60 例。对照组给予注射用头孢哌酮钠/舒巴坦钠治疗，观察组在对照组治疗基础上予银翘散。观察两组患者临床疗效、肺部感染评分、药物浓度达到峰值时间、达到峰值的浓度、药物半衰期及不良反应等情况。结果：观察组治疗有效率达 98.3%，显著高于对照组的 80.0%，差异具有统计学意义（$P<0.05$）。观察组临床肺部感染评分于治疗后 5 天起明显低于治疗前、早于对照组；药物浓度峰值与对照

组无差异。观察组达到峰值的时间、半衰期 $t_{1/2}$ 时间显著短于对照组，差异具有显著统计学意义（$P<0.05$）。观察组总体生活质量高达（81.84±8.34）分，显著高于对照组的（69.42±6.14）分，差异具有统计学意义（$P<0.05$）。观察组发生头晕头痛、恶心呕吐、腹部不适、皮疹、肝功能损害及肾功能损害等不良反应例数均显著少于对照组，差异均具有统计学意义（$P<0.05$）。

陈晓杰在 2015 年 1 月～2016 年 1 月期间，共收治重症肺炎 80 例，随机分为观察组和对照组，每组各 40 例。对照组给予常规综合治疗，观察组在对照组基础上加用银翘散。两组一般情况无显著性差异（$P>0.05$），有可比性。结果：对照组显效 12 例，有效 18 例，无效 10 例，有效率为 75.0%；观察组显效 20 例，有效 16 例，无效 4 例，有效率为 90.0%。两组间疗效差异有统计学意义（$P<0.05$）。观察组住院时间、机械通气时间明显较对照组缩短，差异有统计学意义（$P<0.05$）。

高庆华运用银翘散治疗肺痈初期，收效良好。共收治患者 17 例，男 9 例，女 8 例；年龄最小 18 岁，最大 67 岁。处方：金银花 15g，连翘 15g，薄荷 10g，牛蒡子 10g，荆芥穗 10g，淡豆豉 10g，桔梗 10g，竹叶 10g，芦根 10g，甘草 6g。水煎服，每日服 2 次。结果：所有病例均在 3～5 剂之间明显见效，肺痈初期症状消失，诸症好转。疗程平均为 3 天。典型病例：患者，女，36 岁，早晨起床突感不适，主诉恶寒发热，咳嗽胸痛，呼吸不利，发病急骤，热势较高，口干鼻燥，痰黏色白，痰量增多，诊见舌苔薄黄，脉浮而数。辨证：风热袭表，内犯于肺，肺失宣肃。治则：疏散风热，清肺解表。予银翘散加减：金银花 15g，连翘 15g，薄荷 10g，牛蒡子 10g，荆芥穗 10g，淡豆豉 10g，桔梗 10g，竹叶 10g，芦根 10g，杏仁 10g，甘草 6g。水煎服，每日 1 剂，服 3 剂后，肺痈初期症状明显好转。内热甚加生石膏 20g，鱼腥草 15g；咳重痰多加前胡 10g，桑白皮 10g；胸痛甚加瓜蒌皮 15g，郁金 10g，桃仁 10g。继服 6 剂，肺痈初期症状即止。

二、治疗心脑疾病

（一）心脏病

安峰运用银翘散治愈肺源性心脏病 1 例。患者，女，60 岁，1997 年 2 月 26 日初诊。反复咳嗽，心慌、心悸 5 年，加重 3 天。每天劳累或受凉后心慌、心悸加重，伴咳嗽、痰白黏，口苦口干，夜眠不安。舌质红、苔薄黄，脉浮数。查心电图示：心率每分钟 107 次，顺钟向转位，肺型 P 波。辨证：外感风热，心阴不足。治则：疏风清热，养阴补心。处方：金银花 15g，连翘、竹叶、板蓝根、荆芥、黄芩、芦根、玄参、麦冬各 10g，酸枣仁、首乌藤各 15g，黄芪 20g，牛蒡子 10g，甘草 6g。6 剂，服药后诸症好转，仍有咳嗽，去牛蒡子、麦冬加枇杷叶、前胡各 10g，再进 5 剂后病愈。复查血常规正常，心电图好转。

雷程等人在 2015 年 4 月～2017 年 10 月期间，运用银翘散加减与抗生素联合治疗急性感染性心内膜炎（热毒侵心证），收效良好。共收治患者 70 例，随机分为对照组和观察组，每组各 35 例。对照组：男 22 例，女 13 例；年龄 30～60 岁，平均年龄（40.50±10.45）岁；病程 2～10 年，平均（3.35±3.78）年；既往无心脏基础病变 20 例，风湿性心脏病 7 例，扩张型心肌病 2 例，二尖瓣脱垂 3 例，冠状动脉粥样硬化性心脏病 3 例。观察组：男 21 例，女 14 例；年龄 30～60 岁，平均年龄（41.68±9.87）岁；病程 2～10 年，平均（3.86±2.55）年；既往无心脏基础病变 21 例，风湿性心脏病 6 例，扩张型心肌病 1 例，二尖瓣脱垂 3 例，冠状动脉粥样硬化性心脏病 4 例。两组基线资料比较，差异无统计学意义（$P>0.05$）。两组患者均予左氧氟沙星注射液 100ml 入 100ml 0.9%氯化钠注射液，每日 2 次静脉滴注。观察组在上述治疗基础上予银翘散加减：黄芪 20g，淡竹叶 15g，荆芥 15g，连翘 30g，当归 20g，桔梗 15g，远志 15g，酸枣仁 15g，栀子 15g，牛蒡子 15g，炙甘草 10g，薄荷 15g，芦根 15g，野菊花 15g，金银花 30g。水煎 300ml，每日 2 次，早、晚温服。两组均连续治疗 2 周。疗效标准：①显效：体温恢复正常，弛张性低热（午后和晚上高）症状消失；临床症状、体征基本消失或明显好转；2 次血培养（2 次至少间隔 12 小时以上的）呈阴性；超声检查提示心脏内膜表面赘生物缩小或明显缩小；奥斯勒（Osler）结节明显缩小或减少。②有效：体温下降但略高于正常值，弛张性低热（午后和晚上高）症状减轻；临床症状、体征好转；血培养 2 次呈阴性；超声检查提示心脏内膜表面赘生物缩小或无改变；Osler 结节缩小或无变化。③无效：体温没有下降反有升高趋势，弛张性低热（午后和晚上高）症状存在；临床症状、体征无明显改善或有加重（如心功能进行性减弱）；2 次血培养（2 次至少间隔 12 小时以上的）呈阳性；超声检查心脏内膜表面赘生物无变化。结果：观察组治疗总有效率为 97.14%，显著高于对照组的 85.71%（$P<0.05$）；治疗后两组中医证候积分及血清 C–反应蛋白、Osler 结节消退情况均明显优于治疗前（$P<0.05$）。

（二）脑病

商让成等以卫气营血辨证理论为指导诊治流行性乙型脑炎。在发病初期，发热微有恶寒，嗜睡神疲，进乳食时呕吐，口干，有的伴有项强，肢体震颤，舌质红、苔薄黄，脉浮数。治则：辛凉解表、清气泄热。用银翘散加减，处方：金银花 15g，板蓝根 20g，芦根、连翘各 10g，葛根、竹叶、薄荷、淡豆豉各 6g，水煎服，每日 1 剂。加减：若挟湿邪，脘痞身重，苔腻者加藿香、佩兰、厚朴各 6g；湿盛者加苍术 6g；若恶寒轻、壮热烦躁者宜适当减少解表药，加石膏 30g，知母 6g；若抽搐频作者加钩藤 10g，僵蚕 6g，羚羊角粉 0.3g（冲）。结果：收治患者 60 例，治愈 56 例，有后遗症 2 例，死亡 2 例。提示分期辨证分型之法及预见性截断病原逆传，对提高本病治愈率、降低死亡率、减少后

遗症确有明显效果。

三、治疗泌尿系统疾病

（一）IgA 肾病

殷二航运用银翘散治愈 IgA 肾病 1 例。患者，女，9 岁，2008 年 5 月 29 日来诊。4 周前曾感冒，第 2 天出现肉眼血尿，时查尿常规：蛋白（+++），红细胞（+++）/HP，1 周后肾活检示：系膜增生性 IgA 肾病。予泼尼松、环磷酰胺及抗感染等对症治疗，肉眼血尿消失，泼尼松减量维持，但尿常规无好转：蛋白（++），红细胞（+++）/HP，转来本院治疗。查体：除咽部充血外，无其他阳性体征。血压、双肾彩超、肾功能正常。尿常规：蛋白（+），红细胞（+++）/HP；尿红细胞位相提示：肾性血尿。中医诊断：血证（尿血）；西医诊断：IgA 肾病。治以银翘散加减：金银花 10g，连翘 10g，桔梗 6g，薄荷 6g，淡竹叶 10g，牛蒡子 10g，白茅根 15g，紫草 15g，茜草 15g，大蓟、小蓟各 20g，炒蒲黄 10g，薏苡仁 20g，积雪草 15g，三七粉 15g，甘草 4g。水煎服，每日 1 剂，分 2 次服。且泼尼松减量，加服雷公藤多苷片。4 剂后血尿减轻，继服 7 剂，复查尿常规：蛋白（±），红细胞（+）/HP。原方稍作调整，继服 14 剂，尿常规正常，随访至今未复发。

李传平采用银翘散加减治疗 IgA 肾病 1 例。患者，男，46 岁，1994 年 5 月 21 日就诊。因咳嗽 5 天，尿血 2 天来诊。查体：除咽部充血外，无其他明显阳性体征。血压及双肾 B 超正常。尿检：蛋白（+），红细胞（+++）。尿相差显微镜检查示：肾性血尿。经肾活检示：IgA 肾病。处方：金银花 15g，连翘 15g，桔梗 8g，薄荷 5g，竹叶 6g，白茅根 30g，仙鹤草 15g，墨旱莲 15g，蒿草 10g，山萸肉 12g，生甘草 6g。水煎服，每日 1 剂，分 2 次服。连服半月后咳嗽及肉眼血尿消失，尿检：蛋白（-），红细胞（+）。原方去薄荷、桔梗，加熟地黄、枸杞子各 12g，再服 10 剂，尿检正常，随访 5 年未发。

陈琴等认为 IgA 肾病属于中医“尿血”“水肿”的范畴，并将其分为风邪外袭型、肝肾阴虚型、脾肾气虚型和湿热蕴结型四种，其中风邪外袭型采用银翘散加减进行治疗，血尿明显者加白茅根、小蓟，获得良好疗效。

张胜容应用银翘散治疗 IgA 肾病 1 例。患者，男，13 岁，2014 年 5 月 6 日主因“血尿、蛋白尿 2 个月”首诊。病史：2 个月前因尿色深就诊于当地医院查尿常规：尿蛋白（PRO）（+），尿潜血（BLD）（+++），抗链 O 为 222IU/ml，红细胞沉降率 36mm/h，抗核抗体系列（-），肾功能、血压正常范围，肾穿刺活检示：“局灶增生 IgA 肾病”，既往有慢性扁桃体炎病史，此次主因感冒后尿色加深前来就诊。现症见：尿中颜色淡茶色，咽部不爽，鼻塞，喷嚏，时有自汗，乏力，食欲一般，大便可。舌质红，苔薄黄，脉沉细。实验室检查：尿常规：PRO（+）、BLD（+++）；血常规：血红蛋白 136g/L，血生化：尿素氮（BUN）5.6mmol/L，血肌酐（Cr）86.4μmol/L，中医诊断：尿血病（气阴两虚证）；感冒（风热犯肺证）。西医诊断：IgA 肾病；上呼吸道感染。治法：清热解毒，疏风清热。给予银翘散加减：金银花 20g，连翘 20g，白芷 10g，辛夷 10g，薄荷 10g，黄芩 15g，板蓝根 30g，淡竹叶 10g，麦冬 10g，生地黄 20g，煅龙骨 15g。14 剂，水煎服，每天 1 剂，早晚分服。患者症状改善，尿常规：PRO（-）、BLD（++），当地原方再抄方 7 剂。二诊：2014 年 8 月 12 日该患者再次因感冒后发作来就诊，症见鼻塞、喷嚏、自汗，纳可，大便正常。舌质淡红，苔薄白，脉沉细。尿常规：PRO（+）、BLD（+++）；血生化：BUN、Cr 正常，24 小时尿蛋白定量 314mg/d。以清热解毒，益肾养阴、活血化瘀为治法。处方：金银花 20g，白芷 10g，辛夷 10g，薄荷 10g，赤芍 15g，女贞子 10g，墨旱莲 20g，玄参 15g，淡竹叶 10g，麦冬 10g，生地黄 20g，煅龙骨 15g，枸杞子 15g。14 剂，水煎服，每天 1 剂，早晚分服。患者返回当地电话联系症状缓解，PRO（±）、BLD（++）。三诊：2014 年 11 月 19 日患者自述近 3 个月来未曾发作感冒，时有自汗症状，余无不适，舌质淡红，苔薄白，脉沉细，此次治疗以益肾滋阴、清热解毒为治法，处方：龟甲 10g，生地黄 15g，熟地黄 15g，牡丹皮 15g，生藕节 15g，白茅根 15g，赤芍 15g，金银花 20g，煅龙骨 15g，煅牡蛎 15g，茯苓 20g，法半夏 10g，麦冬 20g。14 剂水煎服，每天 1 剂，早晚分服。

（二）肾病综合征

胡居息运用银翘散加减治疗肾病综合征 1 例。患者，女，46 岁。症见全身高度水肿，经用激素等中西药住院治疗近 2 年，水肿、蛋白尿仍未控制。门诊以肾病综合征收住院。诊见：全身高度水肿，眼睑如卧蚕，腹大如鼓，下肢皮肤色白光亮，按之如泥，面色无华，短气少言，腰膝酸软，尿黄短少。尿常规：PRO（++++），红细胞 0～1，白细胞 0～2，颗粒管型 0～2。血常规：血色素 9g，红细胞 3.89×10^{12}/L，白细胞 4.6×10^{9}/L。舌质偏红，少苔，中何有裂纹，脉沉细。入院后多次会诊，先后以养阴凉血，利水消肿，健脾益肾，气血双补，温阳利水等法，并每天注射高渗葡萄糖加速尿 20mg，口服氢氯噻嗪、氯化钾等治疗 2 各月，症状无明显好转。现除有上述症状外，尚有发热微恶寒（体温 38.3℃），头身胀痛，咳嗽气促，心烦口渴，大便稍干，舌苔薄白，中间有裂纹，脉细浮数。胸透见肺纹增粗。证属正虚邪实，风热在表。治以疏风解表，清热解毒：金银花、连翘、青蒿各 12g，芦根、荆芥、丑牛子、紫苏叶、秦艽各 10g，羌活 8g，桔梗、薄荷各 6g，竹叶、甘草各 3g，陈葫芦壳 30g。药后尿量明显增加，水肿日见消退，服 5 剂后，化验：PRO（++），血色素 8.8g，红细胞 3.01×10^{12}/L。守上方去羌活、秦艽、紫苏叶，加当归、川芎各 10g，女贞子 15g。本方出入迭进 28 剂，PRO（+），血色素 9.8g，红细胞 3.46×10^{12}/L。水肿消失，后以参苓白术散化裁连服 50 剂。PRO（±）而出院。随访，水肿从未复发。

殷二航以银翘散加减治疗肾病综合征 1 例。患者，男，

4岁半，以“反复浮肿伴尿检异常2年余，喷嚏、流涕3天”于2007年10月8日入院。2年前上呼吸道感染后出现典型“三高一低”症状，某医院诊为“肾病综合征”，予泼尼松（35mg/d）口服治疗，后因呼吸道感染多次复发，而加用环磷酰胺及雷公藤多苷片，仍多反复，现泼尼松（15mg/d）维持。3天前因感冒病情再次反复，即来诊。现诊：双眼睑浮肿，喷嚏、流涕，咽红，纳差，尿少，舌红苔薄黄，脉细数。尿常规：PRO（+++），尿沉渣（–）；24小时尿蛋白定量0.96g；总蛋白（TP）43g/L，白蛋白（ALB）24g/L。中医诊断：水肿（肺脾气虚兼风热）；西医诊断：肾病综合征。治以银翘散加减：黄芪15g，防风6g，白术10g，金银花10g，连翘10g，荆芥10g，薄荷（后下）6g，牛蒡子15g，淡竹叶10g，丹参15g，川芎10g，白芍10g，甘草4g。水煎服，每日1剂，分2次服。服药3剂后，颜面浮肿及感冒症状消失，尿量增加，食欲改善，更方以益气健脾、活血化瘀兼收敛为原则继服。10月15日复查尿常规：PRO（±），1周后再查PRO已转阴，临床治愈。

（三）过敏性紫癜性肾炎

李传平采用银翘散加减治疗过敏性紫癜性肾炎1例。患者，女15岁，1998年12月16日就诊。10天前因感冒在当地诊所应用氨苄西林治疗5天后出现双下肢对称性、散在出血点，继而全身关节疼痛、面部浮肿，遂来就诊，化验血常规及肾功能正常，尿常规示：PRO（++）、BLD（+++）。诊断：过敏性紫癜性肾炎（风热型）。处方：金银花15g，连翘12g，竹叶6g，芦根10g，蝉蜕6g，紫草15g，仙鹤草15g，生地黄12g，赤芍9g，山萸肉10g，生甘草6g。水煎服，每日1剂，分2次服。服药7剂后，颜面浮肿渐消，下肢紫癜色泽变浅、减少。复查尿常规：PRO（±），BLD（++）。守原方连服20剂，症状消失，尿检：PRO转阴，BLD（±）。嘱服知柏地黄丸1个月，尿检正常，随访至今未复发。

韩玉昆等人以银翘散加减治疗过敏性紫癜性肾炎，收效较佳。在2002年3月～2009年12月期间，共收治风热伤络型过敏性紫癜性肾炎患者120例。随机分为治疗组和对照组。治疗组：65例；男45例，女20例，年龄4～18岁；病程1周～2年。对照组：55例；男39例，女16例；年龄3～18岁；病程1周～1.5年。两组患者的年龄、性别、病程、病情严重程度差异均无显著性意义（$P>0.05$），具有可比性。对照组采取常规西医治疗。治疗组常规西医治疗基础上加口服银翘散加减方：金银花30g，淡竹叶10g，生地黄10g，麦冬12g，桔梗6g，薄荷6g，连翘10g，白茅根30g，甘草6g，玫瑰花20g。尿蛋白多者加芡实30g，金樱子30g，鱼鳔胶10g；隐血者加小蓟15g，女贞子10g，墨旱莲30g，侧柏叶15g；肉眼血尿者加琥珀2g（冲服），三七粉6g（冲服），小蓟15g；热甚者加黄连10g，栀子10g，川木通3g；血瘀明显者加益母草30g，桃仁10g，红花10g。上方5岁以下每日1/2量；6岁以上每日用全量，每日1剂，煎取400ml，早、晚2次分服。1个月为1个疗程，共2个疗程。结果：治疗组临床痊愈33例，显效16例，有效10例，无效6例，显效率75.38%，总有效率90.77%；对照组临床痊愈17例，显效20例，有效6例，无效12例，显效率67.27%，总有效率78.18%。治疗组优于对照组，两组比较有显著性差异（$P<0.05$）。

朱建松等人采用银翘散合犀角地黄汤联合匹多莫德治疗过敏性紫癜性肾炎并发肾损伤，取得良好疗效。在2017年1月～2018年1月期间，共收治过敏性紫癜性肾炎并发肾损伤患者60例，按治疗方法不同分为两组，每组30例。两组患者一般资料比较，差异无统计学意义（$P>0.05$），具有可比性。对照组给予银翘散联合犀角地黄汤治疗。银翘散组方：金银花15g，连翘、薄荷、防风、荆芥、蝉蜕、牡丹皮、紫草、茜草、地榆炭各9g，生地黄、白芍、藕节各12g，甘草6g。加水煎至200ml，口服，每日2次，每天1剂。犀角地黄汤组方：水牛角片20g（先煎）、生地黄、牡丹皮、赤芍、紫草、荆芥炭、升麻各10g，炒防风、甘草各6g。加水煎至200ml，口服，每日2次，每天1剂。试验组患者在对照组治疗基础上加用匹多莫德片，口服，前2周每次0.4g，每日2次，随后减量为每日1次。两组患者均治疗3个月。结果：治疗后，试验组血清C–反应蛋白、D–二聚体、白细胞介素–8水平较对照组低（$P<0.05$）；CD_4^+、CD_8^+水平优于对照组（$P<0.05$），尿微量白蛋白、β_2–微球蛋白、24小时尿蛋白定量较对照组低（$P<0.05$）。提示银翘散合犀角地黄汤联合匹多莫德治疗过敏性紫癜性肾炎并发肾损伤疗效确切，可有效降低患者炎性因子水平，改善免疫功能，减轻肾损伤。

王晋新在西药治疗基础上配合银翘散加减治疗轻型过敏性紫癜性肾炎，治疗组、对照组各39例。对照组主要口服泼尼松，同时服用雷公藤多苷；治疗组在使用上述西药的同时，采用中医辨证论治银翘散加减的方法治疗。结果治疗组完全缓解15例（38.46%），基本缓解11例（28.21%），有效8例（20.51%），无效5例（12.82%），总有效率为87.18%；对照组完全缓解5例（12.82%），基本缓解13例（33.33%），有效9例（23.08%），无效12例（30.77%），总有效率为69.23%。治疗组与对照组之间具有显著性差异。

（四）急性肾小球肾炎

安峰利用银翘散治愈急性肾小球肾炎1例。患者，女，17岁，1997年10月18日初诊。眼睑浮肿半月，伴双下肢浮肿1周，面色苍白，神疲乏力，咽痛，口干欲饮。查：眼睑及双下肢凹陷性浮肿。咽充血红肿，舌红，苔薄微黄，脉弦而细、略数。尿检：BLD（++）、PRO（++）、白细胞（±）。证属风水浮肿，治以疏风清热，健脾利水。处方：金银花30g，连翘、黄芩、板蓝根、荆芥、蝉蜕、桔梗、黄芪、炒山药、仙鹤草、牡丹皮、赤芍各10g，白茅根30g，车前子20g，茯苓皮10g，甘草3g，另加鲜姜皮稍许。5剂。药后症减肿消退，精神佳。尿检：BLD（+）、PRO（±）、白细胞无。原方加减再服10余剂后痊愈。嘱饮食调理，随访1

年无异常。

富爱荣以银翘散加减治疗急性肾炎11例。症见全身浮肿，颜面肿甚，发热咳嗽咽痛，腹胀纳差乏力，溲赤量少。咽部充血，扁桃体肿大。舌质红，苔薄黄，脉滑数。处方：金银花30g，连翘20g，桔梗10g，杏仁10g，僵蚕10g，蝉蜕10g，防风6g，荆芥穗10g，牛蒡子12g，生地黄15g，白茅根30g，山楂30g，甘草3g。水煎2次，早晚分服。7剂为1个疗程，一般不超过4个疗程。结果：均愈，临床症状消失，尿常规3次均正常；肾功能正常，B超肾脏正常，1年复查无复发。

李传平采用银翘散加减治疗肾炎1例。患者，男，8岁，1995年4月8日就诊。1周前因“化脓性扁桃体炎”抗感染治疗后出现前颜面浮肿、头痛、少尿。经某医院检查诊断为“急性肾炎”，经用青霉素等抗感染治疗效果不佳。刻诊：颜面浮肿、食欲不振、尿少且黄，舌红苔微黄腻，脉浮。尿检：PRO（++），BLD（+++），颗粒管型（+）。肾功能：BUN 18.4mmol/L，Cr 129.2μmol/L。诊断：急性肾炎（风热型）。处方：金银花12g，连翘10g，牛蒡子10g，桔梗6g，芦根12g，竹叶5g，淡豆豉9g，玄参9g，赤芍9g，山萸肉12g，浙贝母9g，生甘草3g。水煎服，每日1剂，分2次服。服药10剂后浮肿消失、尿量增加、食欲改善。复查肾功能正常，尿检：PRO（+），BLD（+），原方再进7剂后症状完全消失，尿检正常，临床治愈。

王建雄以银翘散为主方，随症加减治疗急性肾小球肾炎，疗效满意。共计收治急性肾小球肾炎患者136例。男性65例，女性71例；10岁以下38例，11～18岁42例，19岁以上56例；有前驱病史73例，其中扁桃炎38例，咽炎29例，皮肤感染15例。主方为银翘散加减：金银花20g，连翘20g，桔梗10g，薄荷10g，荆芥10g，金钱草15g，白茅根15g，地龙10g，益母草10g，泽泻10g。表证明显、寒热无汗，加麻黄、紫苏叶；表虚无汗，加黄芪、白术；热重、明显尿血，重用连翘加黄芩、生地黄、玄参；血压高，加生地黄、玄参，并且重用，酌加钩藤、夏枯草；浮肿明显，加黄芩、连翘，用量宜轻，重用金钱草、白茅根、泽泻；蛋白尿明显，加蝉蜕、生黄芪、地龙；出现呕吐，加藿香、砂仁、紫苏叶。恢复期用六味地黄丸加益母草、土茯苓、金钱草。结果：临床治愈125例，好转11例，平均治疗17天，治愈率91.9%，有效率100%。

张建新等人运用银翘散加减治愈急性肾炎1例。患者，男，1997年10月12日初诊。于半个月前受风后出现发热、恶风、咽痛等症，口服感冒通后，诸症消失。昨日晨起后，眼睑及颜面部浮肿，小便不畅，舌质红，苔白，脉浮滑。在某医院查尿常规：PRO（+++），红细胞3～5，白细胞7～8，诊为急性肾炎。证属风热袭肺，肺失宣降，风水相搏。治宜疏散风热，宣肺利水。方用：金银花15g，连翘9g，桔梗9g，淡竹叶8g，牛蒡子8g，白茅根20g，蝉蜕6g，滑石12g，蒲公英12g，甘草6g，3剂。每日1剂，水煎，分2次温服。12月6日二诊：药后浮肿明显减轻，小便通利如常，尿常规：PRO（++），红细胞1～2个，白细胞3～5。效不更方，方续服。共服15剂后，查尿常规正常，随访2年未复发。

程纯科以银翘散煎服治疗肾炎2例。案例一：患者，男性，26岁，因咳嗽、咽痛、气短、恶心、头晕头痛、腰膝酸软、面部轻微水肿1月余。诊见舌红，苔薄白，脉沉数。PRO（+++）。结合其他检查，诊断为肾炎。中医辨证：风邪外袭，肺失通调，肾阳虚。治则：散风清热，宣肺利水，通调水道。予银翘散：金银花30g，连翘30g，薄荷30g，竹叶15g，荆芥20g，淡豆豉15g，牛蒡子20g，芦根15g。每日1剂。服药10剂后，以上症状基本消失，但身软无力、面色微白、精神疲乏。诊见舌淡，苔白，脉细弱，PRO（+）。用银翘散去牛蒡子、薄荷、芦根，加赤小豆20g、枣皮25g、山药30g，服药20剂。共服药30剂，化验检查全部指标恢复正常，随访5年未复发。案例二：患者，女性，41岁，西医诊断为肾炎，PRO（++++）。服用大量抗生素治疗2月余，病情仍未好转。主症：头晕痛，咳嗽声粗，眼睑水肿，不思食。腹胀喘气，下肢轻微水肿有小水疱，尿不多，舌质红润，苔少，舌面有小白烂点，脉细小无力。中医辨证：湿毒浸淫，内归肺肾，肌肤因痈疡疮毒，未能得到及时清解清透，疮毒内归肺肾，导致水液代谢受阻，溢于肌肤，导致面部及下肢水肿和小水疱，胃气时有上逆，则出现腹部胀气，不思食。三焦的气化不利则出现蛋白尿。用方：银翘汤合六味地黄丸煎服：金银花25g，连翘20g，竹叶15g，甘草6g，麦冬25g，生地黄20g，熟地黄20g，枣皮20g，山药25g，泽泻20g，牡丹皮15g，茯苓20g。2日1剂，服药15剂，病情大有好转，PRO（+），前方去竹叶，加薏苡仁20g，巴戟天25g，服药20剂，此病痊愈。化验检查尿蛋白消失，随访6年未复发。

（五）慢性肾小球肾炎

张汉启运用银翘散加减治疗慢性肾炎，取得较好临床疗效。验案一：患者，男，10岁，2008年1月11日初诊。1年前经某医院诊断为紫癜性肾炎，并住院治疗半年，曾用泼尼松及中药治疗，水肿明显消退但其他症状改善不显著，蛋白尿持续不消并有血尿，偶尔有管型，现每日仍用泼尼松。近日恶寒发热、咽喉肿痛、扁桃体Ⅱ度肿大并有咽部黏膜充血，面肢微肿，舌质红、苔薄白，脉弦细。血压：120/80mmHg，尿常规：PRO（+++），BLD（+++），肾功能（–）。此证属风热外袭、肺失宣降，治以清热解毒、凉血止血，方用银翘散加减：金银花20g，连翘15g，牛蒡子12g，桔梗10g，玄参15g，麦冬15g，三七（冲）6g，益母草15g，蚤休15g，白茅根30g，石韦15g，甘草10g。10剂，水煎服。同时泼尼松减为半片。二诊：2008年1月18日，服药后症状好转，热退、咽喉痛减、扁桃体红肿消失，舌质红、苔薄白，脉弦。尿常规：PRO（++），BLD（++），管型（0～4），效不改方，继服上方7剂，水煎服，泼尼松全减。三诊：2008年1月28日，服药后症状基本消失，尿常规正常，改为六味地黄丸治疗 2 个月，并嘱咐不要过劳、防止感冒，2 个月后无明显自觉症状，随访 1 年未发。

朱家利总结了其父朱安忠治疗肾病的经验，将肾病分为初期、中期、后期，并分别归纳出三期的临证特点：风邪侵袭、湿热蕴结、脾肾两虚。治疗分别以辛凉透表、清热解毒的银翘散加减（金银花 20g，连翘 20g，芦根 20g，粉葛 20g，淡竹叶 10g，荆芥 10g，薄荷 10g，牛蒡子 10g，白茅根 20g，甘草 3g）、甘淡渗湿的自拟五皮渗湿汤和扶正祛邪的四君子汤。按上述方法分期论治、就方用药，不仅适用于急、慢性肾炎的治疗，也同样适用于急、慢性肾盂肾炎和肾病综合征的治疗。

张胜容善于应用银翘散治疗外感风热或风寒化热时的各类肾病，临床症见咽喉不适、异物感、疼痛、干燥灼热、干咳声嘶、咽喉充血、扁桃体肿大等均可辨证加减使用，且疗效显著。热毒甚加炒栀子 15g，蒲公英 15g，黄芩 10g，半枝莲 30g；湿浊甚加薏苡仁 30g，白豆蔻 15g，制半夏 10g；湿热证甚加马齿苋 30g，泽泻 15g，滑石 15g；血热加小蓟 15g，茜草 15g，白茅根 15～30g，藕节 15g；阴虚明显加龟甲 15g，女贞子 15g，墨旱莲 15g，麦冬 10g；气虚加生黄芪 10～30g，党参 10g；瘀血加赤芍 10g，鬼箭羽 15g，当归 10g。

（六）急性肾损伤

黄封黎等人采用白虎汤合银翘散加减联合西药治疗脓毒症急性肾损伤，临床效果显著。在 2016 年 1 月～2018 年 2 月期间，共收治脓毒症急性肾损伤毒热内盛证患者 78 例，随机分为对照组与实验组，每组各 39 例。实验组：男 19 例，女 20 例；平均年龄（69.69±12.90）岁；平均 APACHE Ⅱ评分（15.48±2.74）分；平均住院天数（10.49±4.5）天。对照组：男 18 例，女 21 例；平均年龄（66.97±15.74）岁；平均 APACHE Ⅱ评分（16.33±2.79）分；平均住院天数（10.54±4.54）天。两组患者在年龄、性别、APACHE Ⅱ评分、住院天数等一般资料方面比较，差异无统计学意义，具有可比性（$P>0.05$）。对照组给予单纯西医治疗方案，包括基础治疗（病情评估、生命体征监测、器官功能监护）、防止休克（液体复苏、血管活性药物的应用）、积极控制感染、脏器功能保护、营养支持及辅助治疗等。实验组在对照组基础上予白虎汤合银翘散加减：石膏 30g，知母 10g，连翘 15g，金银花 20g，芦根 20g，竹叶 20g，桔梗 10g，枳壳 20g，当归 10g，甘草 5g。每日 1 剂，水煎取汁，分 2 次温服。咳嗽、咳黄痰，加鱼腥草 20g，黄芩 10g；腹痛，加败酱草 15g，薏苡仁 20g；尿频、尿痛、尿血，加小蓟 15g，蒲黄 10g，藕节 10g。两组均治疗 5 天后评定疗效。疗效标准：①临床痊愈：临床症状较治疗前减少 91%以上；②显效：临床症状较治疗前减少 70%～90%；③有效：临床症状较治疗前减少 36%～69%；④无效：临床症状较治疗前减少 35%以下。结果：治疗 5 天后实验组总有效率为 92.3%，明显高于对照组的 71.8%，两组比较，差异有显著性，具有统计学意义（$P<0.05$）；治疗后实验组血清学白细胞计数、中性粒细胞计数、降钙素原、肌酐、胱抑素 C 均明显低于对照组，组间差异具有统计学意义（$P<0.05$）。

（七）泌尿系感染

张瑞士等人运用银翘散治愈泌尿系感染 1 例。患者，女，35 岁，1986 年 8 月 20 日初诊。从昨日起，小便频数，涩痛而赤，尿急，尿道有灼热感，并伴有发热恶寒，体温 37.8℃，腰痛，周身酸楚，少腹拘急，心烦，少寐，舌尖红，苔薄黄，脉浮数，右脉大于左脉。尿常规：PRO（++），BLD（++++），白细胞 0～1。证属湿热素盛，又感外邪所致血淋证。治宜疏散风热，清热解毒，利湿，佐以凉血止血之品。处方：芦根 30g，桑叶 6g，桔梗 6g，连翘 10g，荆芥 5g，薄荷 5g，金银花 10g，炒栀子 5g，牛蒡子 9g，竹叶 5g，淡豆豉 10g，白茅根 15g，车前草 15g，滑石 15g，甘草 3g。3 剂，每日 1 剂。服 3 剂药后热退，周身酸楚，腰痛，少腹拘急，心烦除，余证明显好转，仍遵方服 3 剂，诸症消失，查尿常规正常，而病愈。

四、治疗免疫系统疾病

（一）过敏性紫癜

冷雪琴等人运用银翘散加减合静脉滴注莪术油治疗过敏性紫癜，疗效显著。共收治患者 66 例，随机分为治疗组和对照组。治疗组：46 例；男 26 例，女 20 例；年龄 2～38 岁，平均年龄 22.6 岁；单纯型 20 例，关节型 7 例，肾型 4 例，腹型 6 例，混合型 9 例。对照组：20 例；年龄 4～28 岁，平均年龄 19.1 岁；单纯型 11 例，关节型 2 例，腹型 3 例，肾型 1 例，混合型 3 例。两组病程均为 7～30 天。经统计学处理，两组比较无显著性差异（$P>0.05$），具有可比性。治疗组口服银翘散加减：金银花 12g，连翘 12g，荆芥 10g，防风 10g，牛蒡子 10g，蝉蜕 10g，白及 10g，当归 10g，川芎 10g，丹参 10g，生地黄 10g，甘草 6g。伴关节肿痛加钩藤 12g，木瓜 10g，白花蛇舌草 15g；大便下血、色鲜红，伴肛门灼热、大便不爽，加地榆 15g，槐花 12g；大便柏油样，紫癜色淡者，加黄芪 15g，阿胶 10g，干姜 10g；腹痛甚者，加细辛 3g，延胡索 9g，白芍 10g；肾炎型血尿，加白茅根 3g，黄柏 12g；肾病型，加益母草 12g，泽泻 10g，山药 15g，生山楂 12g。水煎服，每日 1 剂，分早、晚 2 次服。同时每天静脉滴注莪术油注射液 250ml（含莪术油 0.1g），成年人可加量至 500ml，每日 1 次。对照组每天服用泼尼松片 1mg/kg，维生素 C 片 0.2～1.0g，马来酸氯苯那敏 4～16mg。疗效标准：①治愈：皮肤紫癜消退，临床症状消失，实验室检查正常；②显效：皮肤紫癜消退 50%以上，临床症状明显减轻或消失，实验室检查正常；③无效：皮肤紫癜消退不足 50%，仍有新疹出现，临床症状无明显改善。结果：治疗组治愈 42 例，显效 4 例，无效 0 例，总有效率为 100%；对照组治愈 9 例，显效 7 例，无效 4 例，总有效率为 80%。治疗组疗效明显优于对照组，两者之间具有极显著性差异（$P<0.01$）。

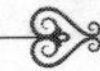

张旻昱等人应用银翘散合犀角地黄汤治疗过敏性紫癜，收到较好疗效。在2011年10月～2013年8月期间，共收治患者69例：皮肤型26例，关节型8例，腹型4例，肾型7例，混合型24例。随机分为两组。治疗组：33例；男18例，女15例；年龄6～48岁，平均年龄（28.51±15.90）岁；病程2月～20年，平均6.5年。对照组：36例；男24例，女12例；年龄10～55岁，平均年龄（29.63±13.24）岁；病程1月～18年，平均5.2年。两组一般资料经统计学处理，差异均无显著性意义（$P>0.05$），具有可比性。给予银翘散合犀角地黄汤：金银花、连翘各15g，牛蒡子、蝉蜕、地肤子各10g，犀角（水牛角代）、生地黄各20g，牡丹皮、赤芍、紫草各12g，生甘草6g。皮肤瘙痒，加地龙12g，穿山龙15g；关节痛，加牛膝、汉防己各12g；伴胃脘部及腹部疼痛，加延胡索、川楝子、海螵蛸、白芍各12g；伴尿血，加大蓟、小蓟各15g，白茅根20g，墨旱莲12g；伴蛋白尿，加黄芪20g，益母草10g；伴便血，加地榆炭、槐花各12g，同时服用云南白药0.25g，每天3次。每天1剂，水煎至400ml，分早、晚2次口服。对照组给予泼尼松片，1mg/（kg·d），晨起顿服。两组均以4周为1个疗程，3个疗程后判定疗效。疗效标准：①治愈：紫癜全部消退，仅留有少许色素沉着，无其他伴随症状，血尿连续3次阴性，3个月内不复发；②有效：紫癜基本消失，但有少量瘀斑，全身症状减轻，血尿好转，大便潜血阴性；③无效：皮肤紫癜及全身症状无明显改善或加重。结果：治疗组治愈13例，有效18例，无效2例，总有效率93.94%；对照组治愈8例，有效19例，无效9例，总有效率75%。治疗组疗效显著优于对照组，两组间有显著性差异（$P<0.05$）。治疗组各型皮肤紫癜、关节症状、消化道症状消退时间及肾损害恢复时间均短于对照组（$P<0.01$）。

唐帮伦在2007年1月～2012年12月期间，采用银翘散加减治疗过敏性紫癜（单纯型），取得了满意疗效。共计收治患者231例，仅在皮肤上出现瘀点、瘀斑。不伴随关节型、腹型、肾型之关节痛、关节肿胀、腹痛、腰痛等症。尿常规、肾功能检查均无异常。根据就诊时是否服用激素分为非激素组和激素组，两者病例数分别为190例和41例。非激素组：男89例，女101例。激素组：男23例，女18例。就诊时伴随有感冒症状：非激素组153例，激素组14例，激素组在不停用激素的情况下，与非激素组一样，均用银翘散加减，处方：金银花10g，连翘10g，荆芥10g，薄荷10g，牛蒡子10g，淡竹叶芯10g，桑叶10g，大青叶10g，桑白皮10g，甘草5g。伴咽痛者，用牛蒡子30g，桔梗15g，鲜芦根15g；发热者，用金银花30g，桑叶20g，大青叶20g，连翘20g；皮疹色泽鲜红者，加用生地黄20g，白茅根20g。水煎内服，每日或每2日1剂，1周为1个疗程，每疗程均观察症状、体征消退情况，最多3个疗程停药评判疗效。服药期间每周监测1次尿常规和肾功能，血常规检查异常者，每周复查1次血常规。治愈的病例，随访3月观察复发情况。疗效标准：①治愈：瘀斑、瘀点及全身症状消失，实验室指标恢复正常；②好转：瘀斑、瘀点明显减少，全身症状减轻，实验室指标有改善；③未愈：瘀斑及瘀点、全身症状及实验室指标均无变化。结果：非激素组治愈率为92.66%，好转率为7.34%；激素组治愈率为70.97%，好转率为29.03%。

侯俊丽等人运用银翘散治愈过敏性紫癜（葡萄疮）1例。患者，女，23岁，2015年4月17日初诊。主诉：双下肢紫红色斑疹1个月。1个月前受凉后出现咽喉肿痛，继而双下肢出现散在针尖大小皮疹，不高出皮肤，不痛不痒，患者未予重视，之后皮疹迅速增多，双下肢密集大小不等紫红色斑疹，病情加重。诊见双下肢散在多发紫红色斑，同时伴见咽痛，咽干，无腹痛、关节痛，二便正常，睡眠可。专科查体：双下肢密集针尖至黄豆大小暗红色斑，压之不褪色，皮疹以身侧多见，双下肢轻度水肿，咽喉部红肿，舌质红，舌苔薄黄，脉数。查血常规、尿常规未见明显异常。辨证属风热外袭，扰于血脉，治以疏风清热、凉血解毒，方用银翘散加减：金银花、连翘、黄芩、大青叶、牛蒡子、防风、荆芥、生地黄、紫草、泽泻、山豆根、甘草。上方7付水煎服，每天1剂，早、晚饭后服用。服7剂后，双小腿斑疹颜色变为暗红色，下肢水肿明显减轻，咽干、咽痛症状好转，治疗有效，将上方减山豆根加丹参7剂，双下肢皮疹大部分消退，部分遗留暗褐色色素沉着斑，之后继续服用凉血活血方药治疗而痊愈。

（二）类风湿关节炎

王蔼平等人采用中西医结合治疗幼年类风湿关节炎，中医辨证分型治疗：风热犯表型拟银翘散加减（金银花、连翘、板蓝根、青风藤等）；热炽气营型用白虎汤合清营汤加减（生石膏、知母、生地黄、玄参等）；痰瘀热痹型用清热化痰汤加减（桂枝、云苓、南星、贝母等），并配合西药如小剂量泼尼松，非甾体抗炎药，甲氨蝶呤等。共治疗本病76例，总有效率为96%。

五、治疗其他内科疾病

（一）胰腺炎

王晶2010年6月～2012年8月期间，收治急性重症胰腺炎患者40例，随机分为治疗组和对照组，每组各20例。治疗组：男17例，女3例；年龄35～62岁，平均年龄（47.08±9.15）岁。对照组：男16例，女4例；年龄37～60岁，平均年龄（46.24±10.21）岁。两组患者在性别、年龄、病情的严重程度及主要实验室检查指标方面比较，无统计学意义（$P>0.05$），具有可比性。两组治疗均采用禁食，胃肠减压，质子泵抑制剂保护黏膜，奥曲肽抑制胰液分泌，抗生素控制感染及维持电解质平衡，对症止痛治疗。此外，治疗组采用中药颗粒剂组成银翘散（连翘30g，金银花30g，桔梗18g，薄荷18g，竹叶12g，生甘草15g，荆芥穗12g，淡豆豉15g，牛蒡子18g），每日1剂，水冲300ml，150ml胃管注入，每日2次。结果：治疗组在降低患者血淀粉酶、白细胞及维持患者血钙水平方面具有明显疗效，提示银翘散治疗急性重症胰腺炎疗效较好。

（二）干扰素不良反应

干扰素是目前认为确有疗效的抗病毒、抗肿瘤药物，临床应用越来越广泛，但极易引起发热、肌痛、周身不适等类似流感样症状，甚至寒战、高热。以阿司匹林对症处理虽然可以改善部分症状，但只是对症处理，对于原发病无治疗作用，且易引起发汗。王升福等人收治干扰素不良反应患者20例，随机分为对照组和治疗组，每组10人。对照组：男性7例，女性3例；平均年龄（36.5±12.7）岁。治疗组：男性6例，女性4例，平均（32±10.1）岁。治疗组中4例顽固性血小板减少性紫癜，对照组中1例慢性中性粒细胞白血病，其余病例均为慢性粒细胞白血病患者。对照组口服阿司匹林对症处理，治疗组以银翘散加减［金银花15g，连翘15g，淡竹叶15g，荆芥8g，牛蒡子6g，薄荷（后下）10g，柴胡10g，黄芩10g，半夏10g，生石膏（先下）30g，桔梗6g，甘草6g，芦根10g］煎汤服，每日3次。疗效标准：头痛、肌痛、关节痛及头晕、乏力明显减轻为有效；临床症状无改善或加重为无效。治疗组显效9例，无效1例；对照组显效8例，无效2例。两组之间疗效相仿。

（三）头风

张瑞士等人运用银翘散治愈头风1例。患者，女，62岁，1985年11月5日初诊。右侧头、颜面及口角疼痛20余年，呈阵发性。痛如刀割，发作时不能进食和说话，每因感冒加重，近1周因感冒发作频繁，疼甚则彻夜难寐，坐卧不宁，时有咳嗽，舌尖红，苔薄白，脉象浮弦而数，右脉大于左脉，证属风邪塑于胆经，治宜疏散风热，泄胆搜风镇痛。处方：芦根30g，桑叶6g，桔梗6g，连翘10g，荆芥5g，薄荷叶5g，金银花10g，杏仁9g，菊花6g，炒栀子5g，全蝎6g，僵蚕9g，蔓荆子10g，甘草3g。3剂。药后咳嗽已愈，疼痛明显减轻，夜已能入寐，进食时仍有轻微疼痛，脉仍浮，两脉趋于平衡，再服原方3剂而愈，至今未复发。

（四）下肢不用

张瑞士等人运用银翘散治愈下肢不用1例。患者，男，34岁，1978年6月9日初诊。两下肢不用4个月，初起时两下肢酸软无力，时窜痛，半月后即不能站立和行走，但肌肉尚未明显萎缩，余无不适，二便调，各种化验均正常，曾用中西药治疗效果均不明显，舌尖红，苔薄白，脉象浮、稍数，右脉大于左脉。追问病史乃发生于感冒之后。纵观病情乃属风邪郁于经络，郁久化热，经络阻闭。治宜疏风清热，通经活络。处方：芦根30g，桑叶6g，桔梗5g，连翘10g，荆芥5g，薄荷5g，杏仁6g，金银花10g，炒栀子5g，竹叶5g，牛蒡子9g，丝瓜络10g，桑枝10g，甘草3g。水煎服。服前药3剂后，下肢力增，家属搀扶即可站立，舌尖红，脉浮数已不明显。继服原方10剂，可拄拐行走，共进18剂而病痊愈。

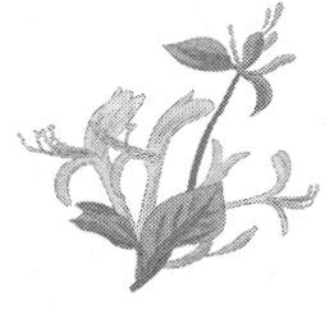

第二节　治疗皮肤科疾病

一、治疗病毒性皮肤病

（一）带状疱疹

朱佐琼以银翘散内服外熏洗，配合六神丸、云南白药外敷患处治疗带状疱疹，取得满意疗效。共计收治患者37例，其中男21例，女16例；年龄最小13岁，最大71岁，平均年龄38岁；病程最短者1天，最长者7天，平均2.7天；疱疹发生于腰腹部左侧者17例，发生于右侧者16例，发生于面部者4例，所有患者疱疹均不超过前后正中线且均伴有不同程度的疼痛。内服：银翘散加减（金银花20g，连翘15g，淡竹叶15g，牛蒡子18g，荆芥穗15g，薄荷12g，桔梗12g，淡豆豉12g，甘草8g。每日1剂，煎汁400ml分3次温服。局部灼热疼痛者，加炙延胡索、炙乳香、炙没药；局部疱疹破溃湿润者，加生薏苡仁、茯苓、白术；疹发于头面部者，加白芷、羌活；疹发于胸腹部者，加柴胡、黄芩）。外用：以银翘散煎水趁热熏洗患处，待患处皮肤晾干以后再以六神丸3支用醋充分溶解后加入云南白药胶囊2粒（取粉末），调糊涂患处，每天3次。若局部疱疹溃破流水，则直接用六神丸研末与云南白药胶囊粉末调均撒于患处，每天3次。疗效标准：①治愈：皮疹消退，临床体征消失，无疼痛后遗症；②好转：皮疹消退30%以上，疼痛明显减轻；③未愈：皮疹消退不足30%，仍有疼痛。结果：痊愈20例，好转15例，未愈2例，总有效率为94.6%。

杨维平以银翘散加减治愈带状疱疹1例。患者，男，49岁，2009年6月10日初诊。主诉：右前额部灼痛伴粟粒大小水疱2天。患者2天前自觉右前额部灼痛，次日右前额部发出粟粒大小水疱，且灼痛进一步加剧，遂前来就诊。诊见：表情痛苦，右前额部粟粒大小水疱排列成带状，局部皮肤紫红，并蔓延至右颞部，灼痛刺痒，伴微发热、口干咽疼，舌质偏红，苔黄腻，脉滑数。西医诊断：带状疱疹。中医诊断：蛇串疮。治宜辛凉解表解毒，清热燥湿凉血。给予银翘散加减治疗，处方：金银花9g，连翘9g，牛蒡子9g，薄荷9g，桔梗6g，芦根9g，牡丹皮9g，板蓝根9g，川黄连9g，紫花地丁9g，蒲公英9g，竹叶6g，生甘草6g。3剂。每日1剂，以温开水浸泡20分钟，文火煎煮20分钟，取药汁分2次温服。2009年6月12日二诊，患者右前额部灼痛刺痒明

显减轻，发热、口干咽疼消失，疱疹未再蔓延，舌质偏红，苔黄，脉数。效不更方，继服3剂。2009年6月15日三诊，患者右前额部灼痛、刺痒基本消失，疱疹结痂，部分开始脱落。守上方，继服3剂，病愈。随访半个月，未有神经痛后遗症状。

鲁晓彦运用银翘散治愈带状疱疹1例。患者，男，51岁，2012年7月28日初诊。主诉：2天前感觉腰腹至胸胁以及右前额部有灼痛感，最初皮肤表面出现红斑，后伴有米粒大小的水疱，水疱部位有针刺般的烧灼样疼痛，患者全身不适。中医诊断：蛇串疮。治则：平肝凉血，清热、清肝泻火，理气止痛。银翘散加减方：连翘9g，金银花9g，牛蒡子9g，银丹草9g，桔梗6g，紫花地丁9g，牡丹皮9g，芦根9g，大青根9g，竹叶6g，川黄连9g，蒲公英9g，生甘草6g。3剂为1个疗程，每天1剂。中药用温开水浸泡20分钟，文火煎煮20分钟，滤出药汁分2次服用。2012年8月1日复诊，患者患部的灼痛刺痒感减轻明显，发热、口干、咽疼等诸多症状有所消失，疱疹没有继续新生，且无蔓延。方子有效，继续服用6剂，2012年8月8日再次来复诊，患者所有的不适症状均消失，疱疹已经结痂，部分开始脱落。随访30天，患者没有留下神经痛后遗症状。

（二）单纯疱疹

刘淑英运用银翘散治愈单纯性疱疹1例。患者，男，16岁。初诊1988年9月17日。5天前患感冒。3天来在下颌部出现花生米大小一红斑，继而红斑上出现密集的丘疹、水疱，有少许渗出液和黄痂。脉细数，舌质红，苔薄黄。证属风热上袭于肺，余热未清，外透于肺，治宜清透法。处方：金银花、连翘、荆芥、生地黄、赤小豆、炒牛蒡子各12g，桔梗、大青叶、红花各6g，焦山栀3g，水煎服，每日1剂。4天后复诊，红斑已退，丘疱疹结痂脱落，留轻度色素沉着。原方加沙参15g，石斛12g，3剂后，以清解护阴，效果显著。

蒋蔚运用银翘散加减治愈单纯疱疹1例。患者，男，18岁。初诊1996年9月18日，5天前患感冒发热，3天前鼻翼旁出现约1cm×1cm大小红斑，刺痒灼痛，继而在红斑上出现簇集的丘疹、丘疱疹和水疱，疱壁薄易破裂，内容透明液体。舌质红，苔薄黄，脉细数，证属风热上袭于肺，余热未清，外透于肌肤，治宜清透法。处方：金银花、连翘、荆芥、生地黄、赤小豆、炒牛蒡子各12g，桔梗、大青叶、红花各6g，焦山栀5g，水煎服，每天1剂，4天后复诊，红斑已退，水疱干涸结痂，原方加沙参15g，石斛12g，以清解护阴，3剂后而瘥。

（三）风疹

陆树柏用银翘散加减治疗风疹147例，其中男68例，女79例；发病年龄最小4岁，最大23岁，绝大多数发生在5～15岁，发病时间3～7个月，发疹1～3天就诊。全部患者均服用银翘散加减：金银花10g，连翘10g，荆芥10g，牛蒡子5g，桔梗5g，芦根20g，甘草10g，葛根10g，赤芍10g，僵蚕10g，六神曲20g，竹叶10g。发热高、皮疹鲜红加柴胡、板蓝根。结果：全部患者均服用2剂，皮疹减退，发热鼻阻咽痛症状减轻，基本痊愈，无1例发生并发症。

任秀英在2001年11月～2002年4月期间，运用双黄连注射液配合银翘散治疗风疹患者，获得了满意疗效。共计收治风疹患者100例，采用随机双盲法分为两组。治疗组：60例；男21例，女39例；年龄8～56岁，其中8～16岁41例，18～25岁18例，56岁1例。对照组：40例；男14例，女26例；年龄8～25岁。治疗组予双黄连注射液60mg/kg加入5%葡萄糖注射液中静脉滴注，每天1次，并配合银翘散加减水煎服，每天1剂。对照组予利巴韦林0.2～0.5g（视年龄及体质量而定）加入5%葡萄糖注射液中静脉滴注，每天1次，并给予对症治疗。疗程均为5天。结果：治疗组痊愈50例，显效6例，有效3例，无效1例，总有效率98.3%；对照组痊愈18例，显效4例，有效6例，无效12例，总有效率70%。两组间比较，具有极显著性差异（$P<0.01$）。

禹永明在2001年10月～2003年4月期间，运用穿琥宁注射液合银翘散治疗风疹，收到较好疗效。共计收治患者141例，随机分为治疗组78例和对照组63例。治疗组：男48例，女30例；年龄7个月～19岁；病程1天57例，2天14例，3天及3天以上7例。对照组：男37例，女26例；年龄6个月～18岁；病程1天40例，2天15例，3天及3天以上8例。两组在性别、年龄、病程等方面均无显著性差异（$P>0.05$），具有可比性。治疗组用穿琥宁注射液按体重8～10mg/（kg·d）计，加入5%葡萄糖氯化钠注射液150～500ml中静脉滴注，每日1次，连用3天，同时给予银翘散（金银花、连翘、芦根各5～15g，苦桔梗、薄荷、牛蒡子各4～10g，竹叶、荆芥穗各3～9g，淡豆豉、生甘草各2～6g）。年龄1岁以下用最小剂量，14岁以上用最大剂量，中间年龄酌情使用。每日1剂，加冷水煎沸3分钟，取汁服，每日服3～6次。对照组用利巴韦林注射液按体重8～10mg（kg·d）计，加入5%葡萄糖氯化钠注射液150～500ml中静脉滴注，每日1次，连用3天，同时给予口服盐酸吗琳呱片、维生素C片、马来酸氯本那敏片。两组病例中有高热者均给予对症处理。结果：治疗组治愈65例，好转11例，未愈2例，总有效率97.44%；对照组治愈36例，好转18例，未愈9例，总有效率85.71%。治疗组开始退热和完全退热时间、开始退疹和完全退疹时间均显著短于对照组，有极显著性差异（$P<0.01$）。

郭兰认为风疹临床可分为轻、中、重3型。轻型伴发热38℃左右或不发热，轻微鼻塞流涕，咳嗽；中型伴发热38.5℃左右，有明显咳嗽、气粗、流涕流泪、咽痛、声嘶等；重型伴高热39℃以上，呛咳气促，咽痛，目红赤焮肿或干眵畏光。鼻干塞或流脓涕，舌诊可有薄白苔、黄腻苔、光苔，舌质红或深红、尖赤中绛等变化，辨证分型均为风热型，均使用加减银翘散为主进行治疗。处方：金银花9g，连翘9g，荆芥6g，薄荷3g，牛蒡子6g，板蓝根6g，大青叶6g，芦根6g，竹叶6g，浙贝母6g，杏仁5g，僵蚕5g，蝉蜕3g，甘草 2g。口渴加天花粉；鼻衄加白茅根；腮腺红肿加马勃、玄参；扁桃体肿痛加射干、玄参，化脓加土茯苓、野菊花；食滞加鸡内金、五谷虫；喘咳、苔黄舌红赤加麻黄绒、生石膏。上述方剂药量根据年龄、病情而定，初诊体温 38.5℃以上，先肌内注射板蓝根注射液 1～2 支。结果：轻型服 2 剂，中型服 4 剂，重型服 6 剂，即可痊愈。

（四）病毒疹

曹元宇用银翘散治疗青少年麻疹样病毒疹，取得较满意疗效。共收治患者 78 例，男 43 例，女 35 例；年龄最小 6 岁，最大 23 岁；病程 1～5 天。多为发病突然，面部及躯干、四肢起鲜红色斑疹，分布散在或密集，压之褪色，可有轻度痒感或不适感，伴发热，体温在 37.5～39℃不等。85%患者还伴咳嗽、流涕、咽痛，或咽部红肿充血等上呼吸道症状，耳后淋巴结肿大压痛，或有口干喜饮，食欲减退，大便干结，小便黄赤等，舌苔多为薄黄，舌质红。脉象多为浮数或滑数。处方：金银花、连翘、黄芩、板蓝根、桑叶、菊花、牛蒡子、薄荷、荆芥、蝉蜕、淡豆豉、生甘草等。皮肤瘙痒加白鲜皮、白僵蚕；发热加山栀、大青叶、生石膏；咳嗽、咽痛加桔梗、杏仁、桑白皮、马勃；口干加天花粉、玄参；食欲差酌加神曲、鸡内金；大便秘结加生大黄、全瓜蒌；小便黄赤加泽泻、木通。每日 1 剂，煎服，每日 2 次。结果：所有患者均治愈，其中服药 2 剂愈 4 例，3 剂愈 11 例，4 剂愈 24 例，5 剂愈 21 例，6 剂愈 13 例，7 剂愈 5 例。皮疹多在服药后 2～7 天全部消退，症情好转，无复发，疹退后均无色素沉着斑。

刘志强以银翘散加减治疗水痘、风疹、手足口病等 3 种小儿病毒性皮肤病 260 例，均收到良好疗效。

二、治疗细菌性皮肤病

（一）脓疱疮

李廷宝运用银翘散加减治愈脓疱疮 1 例。患者，男，6 岁，2004 年 5 月 20 日就诊。患者颜面突起水疱，迅速变大，色黄而绕有红晕。疱液很快变浑浊成脓液，又转成脓疱，破后呈糜烂面，脓水溢出，干后结黄痂，伴有微热、口干、舌红、苔薄黄、脉数。辨证：湿热壅盛，感受毒邪。治法：清解暑毒，健脾除湿。方用银翘散加减：金银花 10g，连翘 10g，黄芩 6g，黄连 3g，栀子 6g，泽泻 6g，茯苓 6g，苍术 10g，败酱草 6g，薏苡仁 6g，藿香 6g，佩兰 6g。服上方 4 剂，患者基本痊愈。

（二）丹毒

丹毒是一种累及真皮浅层淋巴管的感染，主要致病菌为 A 组 β 溶血性链球菌。潜伏期 2～5 天。前驱症状有突然发热、寒战、不适和恶心。数小时到 1 天后出现红斑，并进行性扩大，界限清楚。患处皮温高、紧张，并出现硬结和非凹陷性水肿，受累部位有触痛、灼痛，常见近卫淋巴结肿大，伴或不伴淋巴结炎。也可出现脓疱、水疱或小面积的出血性坏死。好发于小腿、颜面部。

陈兴才运用银翘散加减治愈丹毒 1 例。患者，男，57 岁。1985 年 8 月 3 日诊。左足背皮肤突然肿胀发红，边缘清楚有压痛，灼热疼痛，恶寒发热，口干口渴，大便干燥，小溲黄，体温 37.8℃。舌质红，黄腻苔，脉弦数。证属：火热毒邪，气血郁滞。治以清热利湿，治血通络。方以银翘散加减：金银花 25g，连翘、牛蒡子、黄芩、黄柏、牛膝各 10g，竹叶、甘草各 6g，芦根、蒲公英、板蓝根、赤芍、生地黄各 15g。服上药 3 剂后，足背肿胀减轻，身热已退。前方加丹皮 10g，再进 7 剂，足背肿胀已消退。

李廷宝运用银翘散加减治愈丹毒 1 例。患者，女，10 岁，学生。2004 年 6 月 17 日就诊。患者自觉头痛、畏寒、发热，颜面部出现片状红斑，颜色鲜红，手指按压红色消退，放手红色即刻恢复。伴有口渴、便干，舌质红、苔薄黄、脉浮数。辨证：毒热内蕴，风火毒侵。治法：清热解毒，祛风凉血。方用银翘散加减：金银花 10g，连翘 10g，桑叶 6g，竹叶 6g，菊花 6g，牛蒡子 6g，板蓝根 8g，赤芍 6g，芦根 6g，甘草 6g，防风 6g。服上方 5 剂，患者痊愈。

三、治疗过敏性皮肤病

（一）荨麻疹

王俊国运用银翘散加减治愈荨麻疹 1 例。患者，男，40 岁，工人，于 1982 年 3 月 10 日就诊。半年前全身皮肤出现散在的红色丘疹，以头面、四肢为重。自觉身热刺痒，搔破流血，结有血痂。经外地按“荨麻疹”诊治，用中药、激素、钙剂注射等乏效。现症见红色丘疹融合成片，奇痒难眠，遇凉风吹拂痒稍缓解，遇热则刺痒难忍，舌淡红、苔薄，脉浮滑。诊断为：荨麻疹。辨证系风热侵袭，郁于肺卫；治当散风清热，凉血止痒。方用银翘散加减：金银花 30g，连翘、生地黄各 15g，防风、牛蒡子、牡丹皮、黄芩、苍耳子、浮萍各 9g，荆芥、薄荷、甘草各 6g。水煎服，每日 1 剂。4 剂后症状明显改善，痒止疹退，诸症悉愈。

张瑞士等人运用银翘散加减治愈荨麻疹 1 例。患者，女，35 岁，1975 年 6 月 3 日初诊。患荨麻疹近 2 年，遇风即发，屡治不愈。每次发病多伴有发热恶寒，皮肤疹块累累，高出皮肤，如云如絮，色赤而润，瘙痒异常，舌尖红，苔薄白，脉象浮数，右脉大于左脉，银翘散加味治之。处方：芦根 30g，桑叶 6g，桔梗 6g，连翘 10g，荆芥 5g，薄荷 5g，金银花 10g，杏仁 8g，炒栀子 5g，牛蒡子 9g，苍耳子 9g，甘草 3g，竹叶 5g，浮萍 6g，蝉蜕 8g。3 剂。服 1 剂药后疹出更甚，再服 2 剂未再新发，疹块逐渐消退，脉舌同前，原方继服 5 剂而病痊愈。1 年后又复发 1 次，患者又按原方服 6 剂而愈，至今未再复发。

张建新等人运用银翘散加减治愈荨麻疹 1 例。患者，女，38 岁，1998 年 6 月 2 日初诊。患荨麻疹 2 年余，遇风即发，屡治不愈，病发时皮肤瘙痒，继则疹块累累，舌红苔薄黄，脉浮。证属风邪内郁不达，治宜散风清热止痒。方用：金银花 10g，荆芥 9g，蝉蜕 9g，薄荷 9g，浮萍 6g，竹叶 6g，乌梢蛇 12g，连翘 9g。上方共服 8 剂而愈，随访 2 年未复发。

安峰利用银翘散治愈荨麻疹 1 例。患者，女，36 岁。1993 年 10 月 7 日初诊。全身皮肤瘙痒 2 周。自颈部以下皮肤散在淡红色斑块，高出皮肤，瘙痒难忍，夜间尤甚不能安睡。曾口服氯雷他定、复方芦丁片，静脉滴注地塞米松、丹参注射液、西咪替丁等无明显好转。咽红，舌红，苔薄黄，脉细弦略滑。证属邪热入营，治以祛风清热透营转气。处方：金银花、连翘、黄芩各 15g，荆芥、防风、蝉蜕、蛇蜕、赤芍、牡丹皮各 10g，茯苓 15g，滑石（包）30g，竹叶、夏枯草、蛇床子各 10g，薄荷（后下）6g，甘草 5g。5 剂。服后瘙痒减轻，红斑减少。再 5 剂后诸症悉除，加减继服 5 剂后病愈。继以健脾丸药调之 1 月。随访 3 年未复发。

熊畦健等人运用银翘散加减量化煎法配合走罐挑刺治愈慢性顽固性荨麻疹 1 则。患者，男，60 岁，皮肤瘙痒反复发作 1 年余。病初，曾在西医医院皮肤科就诊，确诊为“荨麻疹”，先后经门诊及住院治疗。出院后，一直使用左旋西替利嗪、曲尼司特、胸腺素及泼尼松等控制病情，一经停药，发作如初。遂又在某中医院服中药治疗 3 个月，期间，始终未能仅用中药控制病情。2013 年 4 月 26 日，一诊：自诉晨起背部和腰部、胸腹及四肢除手足外，皮肤突发瘙痒，随即出现红疹，发无定处，经搔抓后出现鲜红色风团，随后瘙痒加剧，消退后不留痕迹。皮肤划痕试验阳性，皮肤热不甚、干燥。饮食及大小便正常，舌暗红，苔白腻，脉滑数。西医诊断：慢性顽固性荨麻疹。中医诊断：瘾疹，证属风热蕴肌型。治法：①中药内服：金银花（后下）30g，连翘 30g，淡竹叶 20g，荆芥 6g，薄荷（后下）20g，生甘草 10g，桔梗 20g，芦根（先煎）60g，生地黄 40g，牡丹皮 60g，大青叶 60g，玄参 60g，黄连 10g。7 剂，每日服 2 剂，分 4 份服下，早、中、晚餐之后及睡前各服 1 份。嘱患者采用“四六四”水煎法煎煮中药，其法如下：芦根先煎，武火煮至水开，文火维持沸腾，煎煮 4 分钟，至芦根气味出；然后将其他药（除金银花、薄荷外）加入，武火煮开，文火维持沸腾，煎煮 6 分钟；再将金银花、薄荷入锅，文火维持沸腾，煎煮 4 分钟。②走罐：用 5 号罐，使用投火法拔罐。在第七颈椎棘突下至第一腰椎背部区间，将罐沿着督脉和膀胱经快速反复上下推拉，走罐至背部漫红为宜。③挑刺：在第七颈椎棘突下至第一腰椎背部区间，用酒精常规消毒后，用三棱针在已消毒背部区间，沿足太阳膀胱经和督脉，由上至下进行挑刺。④再行走罐。走罐应注意以下两点：一是在挑刺的背部区间，将罐沿着督脉和膀胱经快速反复上下推拉，向下拉时，压力宜重，由下向上推应迅速，且不加力；二是在上下走罐的基础上，再加膈俞以上背部区间，着力快速来回横走。患者经本次挑刺、走罐后，背部漫红，且有大面积青紫瘀斑。治疗期间停服西药。2013 年 4 月 29 日，二诊：服药后，所发红疹数量减少，伴瘙痒；舌暗红，苔白腻，脉滑；大便 1 日 4～5 次，每次量少稀薄，自觉大便后畅快，无其他不适感。治疗：①在一诊原方基础上黄连增至 15g，芦根增至 80g，加黄芩 30g。7 剂，煎服法同一诊。②走罐、挑刺同一诊。本次操作后，患者背部紫红，瘀斑面积减小。2013 年 5 月 2 日，三诊：服药后，所发红疹数量明显减少，瘙痒症状显著好转；舌红，苔白腻，脉滑；大便每日 3～4 次，每次量少稀薄，无不适感。治疗：①在二诊原方基础上，金银花增至 50g，连翘增至 50g，黄连增至 20g，荆芥减至 3g，加黄柏 20g，知母 40g，菊花 20g，炒栀子 15g。7 剂，煎法同一诊，每日服 1.5 剂，分 3 份服下，早、中、晚餐之后各服 1 份。②走罐、挑刺同一诊。本次操作后，背部漫红、无瘀斑。2013 年 5 月 6 日，四诊：服药后，患者 1 日之内起红疹 4～5 个，伴瘙痒；舌红，苔腻，脉数；大便不成形，每日 2～3 次，无不适感。治疗：①在三诊原方基础上，炒栀子增至 20g，加板蓝根 30g。7 剂，煎法同一诊，每日服 1 剂，分 3 份服下，早、中、晚餐之后各服 1 份。②背部只走罐，不挑刺。本次走罐后，患者背部漫红。2013 年 5 月 13 日，五诊：服药后，患者 1 日之内起红疹 1～2 个，轻微瘙痒；舌淡红、苔薄白而干，脉平和；大便成形，每日 1～2 次。治疗：①四诊原方，4 剂，煎法同一诊，服法同四诊。②背部走罐，不挑刺。本次走罐后，患者背部漫红。2013 年 5 月 16 日，六诊：服药后，患者红疹、皮肤瘙痒消失；舌淡红、苔薄白，脉平和；大便通畅，每日 1 次。治疗：①四诊原方，7 剂，煎法同一诊，3 日服 2 剂，每剂分 3 份，每日早、晚餐后各服 1 份。②嘱患者 7 剂中药服完后，若红疹未发，则停诊。患者服完六诊所开 7 剂中药后，红疹未发。

张阳等人运用银翘散治愈荨麻疹 1 例。患者，女，28 岁，主因“周身反复起风团 2 月余”于 2012 年 12 月 14 日初诊。患者 2 月来不明原因周身反复出现蚕豆大小红色风团，倏隐倏现，压之褪色，离手复原，遇热加重，得冷则轻，瘙痒较甚；恶风，大便可，小便微黄，舌苔薄黄，脉象浮数。西医诊断：荨麻疹。中医诊断：隐疹（风热束表证）。治以祛风清热、透疹止痒。方用银翘散原方：金银花 30g，连翘 10g，牛蒡子 10g，薄荷 10g，竹叶 10g，芦根 10g，桔梗 10g，甘草 6g，荆芥穗 6g，淡豆豉 10g。7 剂，水煎服，每日 1 剂，分 2 次服用；嘱免受风邪，勿食辛辣。2012 年 12 月 20 日复诊：发疹减少，疹色变淡，仍有轻微瘙痒感，上方加防风 10g，桑叶 10g，赤芍 10g，继服 7 剂，终告痊愈。

侯俊丽等人运用银翘散治愈荨麻疹 1 例。患者，男，46 岁，2014 年 6 月 7 日初诊。主诉：周身红斑伴瘙痒 1 周。1 周前，感觉咽部干疼不适，继而周身出现大小不等的红色风团、丘疹，时起时消，消退后不留痕迹，但是瘙痒难忍。诊见头面、躯干、四肢泛发红色风团，自觉灼热刺痒，遇热加重，无胸闷、憋气、腹痛、腹泻等症状，二便正常，睡眠欠佳。专科查体：躯干、四肢可见大小不等的红斑、风团，后背皮疹部分融合成片，状如地图。咽弓两侧充血明显，扁桃体呈Ⅱ度红肿，舌质红，舌苔薄黄，脉浮数有力。证属风热袭肺，血郁肤腠，治以疏风止痒、清热凉血。方用银翘散加减：金银花、连翘、生石膏、大青叶、黄芩、牛蒡子、防风、荆芥、玄参、生地黄、白鲜皮、甘草。上方7付水煎服，每天1剂，早、晚饭后服用。同时嘱咐患者忌食牛肉、羊肉、鱼肉、辣椒等。服用7天后，风团减少，瘙痒明显减轻，睡眠可，仍自觉咽干，咽痛，上方去牛蒡子、荆芥、防风，加沙参、麦冬、山豆根。服用7天后，患者复诊，咽部不适症状消失，仅四肢偶见风团、丘疹，瘙痒不著。遂继续服用原方7剂后，电话随访患者痊愈。

（二）药物性皮炎

刘淑英运用银翘散治愈药物性皮炎1例。患者，女，6岁，初诊日期1988年4月10日。其母代诉：1周前因上呼吸道感染，发热38.2℃，口服联磺片。第2天眼睑水肿，口唇肿胀，周身出现大小不等红色风团。就诊时查体：体温38.6℃，扁桃体Ⅰ度肿大，食少，口干喜饮，大便干结。脉细数，舌质红，苔薄黄，症属风热邪郁于肺胃，治宜宣清两解法。处方：金银花、连翘、绿豆衣、生地黄、牡丹皮、紫草各12g，生石膏、沙参、荆芥、防风、知母、炒牛蒡子各8g。服上方3剂，病情好转，体温下降至36.8℃，又连服3剂，热退身凉，斑疹消退，痊愈。

蒋蔚运用银翘散加减治愈药物性皮炎1例。患者，女，5岁，初诊日期1998年4月15日。其母代诉，1周前因上感发热，口服阿莫西林，第2天眼睑水肿，口唇肿胀，周身出现大小不等红色风团，伴口干喜饮，食少，大便干。就诊时查体：体温38.5℃，全身可见弥漫性红斑及大小不等红色风团，灼热，脉细数，舌质红，苔薄黄，证属风热邪毒郁于肺胃，治宜宣清两解法。处方：金银花、连翘、绿豆衣、生地黄、牡丹皮、紫草各15g，生石膏20g（先下），沙参、荆芥、防风、知母、炒牛蒡子各10g，服上方3剂，病情好转，体温下降至36.8℃，再服3剂，热退身凉，斑疹消退而治愈。

张阳等人运用银翘散治愈麻疹－猩红热样药疹1例。患者，女，36岁，主因“躯干、四肢出现红斑、丘疹1天”于2012年4月6日初诊。患者1天前服用止痛药后，躯干和四肢出现弥漫性鲜红色斑，其上有粟粒大小红色斑丘疹，密集对称分布，瘙痒剧烈；伴渴喜冷饮，大便干结，小溲短赤，舌质红绛，脉浮数。西医诊断：麻疹－猩红热样药疹。中医诊断：风毒肿（血热内蕴、外受毒邪证）。治以透热转气、解毒凉血。方用银翘散原方加细生地黄、玄参、生石膏，方药组成：金银花30g，连翘10g，牛蒡子10g，薄荷10g，竹叶10g，芦根10g，桔梗10g，甘草6g，荆芥穗6g，淡豆豉10g，细生地黄30g，玄参10g，生石膏30g。7剂，水煎服，每日1剂，分2次服用。局部外用地榆30g，马齿苋40g，煎水冷敷；嘱避免再用同类药物，忌食辛辣酒酪，多饮西瓜汁等，勿用热水烫洗。2012年4月13日复诊：原皮损颜色变暗、变淡，轻度瘙痒，舌脉同前。效不更方，继服7剂，用法同前，终达治愈。

（三）过敏性休克

梁卫等人以银翘散合犀角地黄汤治愈过敏性休克、药物疹、药物热1例。患者，女性，71岁，2007年9月14日初诊。患者于当年9月12日无明显诱因出现全身皮疹，伴剧烈瘙痒，次日至某医院就诊，予地塞米松10mg静脉滴注后未见好转。9月14日输液后突发昏厥，喷射性呕吐，呕吐物为水状物，几秒后好转，伴出冷汗、乏力，测血压90/50mmHg；查血常规示白细胞 18.4×10^9/L，中性粒细胞百分比82%，淋巴细胞百分比90%；胸片正常。拟诊为：过敏性休克，药物疹，药物热。给予小剂量地塞米松5mg，头孢吡肟2g，每日2次静脉滴注；同时口服酮替酚2mg，每晚1次，西替利嗪片10mg，每日2次。病情无明显好转，又出现发热，体温38.6℃，血压85/50mmHg，皮疹加重，出现少尿，24小时尿量约200ml。考虑过敏性休克可能由地塞米松过敏所致，停用西药，下病危通知，并请中医科会诊。刻诊：发热恶寒，全身皮肤大量散在红色疹点，高出皮面，瘙痒，甚至融合成片状，有的疹点消退，消退处见皮肤青紫，面部及眼睑浮肿，口干、口苦、口黏，腹胀，尿少，舌质暗、苔黄腻，脉沉细。病机为风热之邪外袭，热入营血而出疹，热郁气机不畅，气滞湿阻，水道不利而致面肿少尿。治以疏风清热，清营凉血，利水消肿。方选银翘散合犀角地黄汤：金银花10g，连翘10g，淡竹叶10g，荆芥10g，防风10g，水牛角片（先煎）10g，牡丹皮10g，丹参10g，紫草10g，白鲜皮10g，地肤子10g，蝉蜕10g，白茅根10g，泽泻10g，猪苓10g，生薏苡仁30g，藿香10g，佩兰10g，法半夏5g，陈皮6g，茯苓10g，白术15g，炒枳壳6g，炒神曲10g。药服1剂，体温下降至37.6℃，四肢皮疹明显消退，面部、四肢浮肿明显消退，24小时尿量增至1300ml。2剂后体温降至37.1℃，面部、胸腹部皮疹消失，仅大腿部残存少量皮疹，全身不肿，食欲好转，24小时尿量增至3900ml。3剂后体温正常。继服原方4剂，巩固疗效。

（四）化妆品皮炎

李霞采用银翘散加减治疗化妆品皮炎，效果较为满意。共计收治化妆品皮炎患者102例：男性9例，女性93例；年龄17～58岁，平均年龄23.4岁；21例曾有化妆品皮炎病史，15例既往有湿疹病史，19例曾有药物、食物过敏史。立即停用致敏的化妆品。采用银翘散加减治疗。基本方：金银花12g，连翘12g，桔梗12g，竹叶12g，薄荷6g，荆芥穗6g，菊花12g，甘草9g。潮红、水肿明显者，加牡丹皮、赤芍；有水疱、糜烂者，加黄芩、黄连；皮肤干燥脱屑者，加沙参、何首乌；伴色素沉着者，加茯苓、丹参；瘙痒明显者，加苦参、白鲜皮。每日1剂，水煎2次，分2次服。

（五）激素依赖性皮炎

黄渝瀚等人采用银翘汤加减合湿疹外洗液治疗激素依赖性皮炎，获得确切疗效。共计收治患者43例：男9例，女34例；年龄最大53岁，最小19岁，平均年龄32.5岁；病程最长8年，最短1个月，平均6.5个月；原发病常见于重度痤疮、脂溢性皮炎、螨虫皮炎。处方：金银花15g，连翘15g，桔梗9g，薄荷6g，竹叶6g，生甘草6g，淡豆豉6g，牛蒡子 10g，黄芩 15g，冬瓜皮 30g。干渴甚者，加天花粉 10g；咽喉肿痛者，加玄参 10g；皮肤赤红、毛细血管扩张者，加生地黄 20g，赤芍 15g。每日 1 剂，3 煎混合，早、中、晚饭后 30 分钟分服。外洗液处方：生山楂 60g，生大黄 60g，苦参 60g，蛇蜕 30g，芒硝 60g。水 3000ml 煎煮成约 1500ml，冷后备用。面部皮肤红肿，毛细血管扩张可用纱布冷敷，面部干燥脱屑可用药棉蘸洗，每日 3～4 次。以上疗程以 1 个月为计。疗效标准：①痊愈：皮损和症状消失，疗效指数＞90%；②显效：皮损大部分消退，症状明显减轻，疗效指数为 60%～90%；③有效：皮损和症状减轻，疗效指数为 20%～59%；④无效：皮损和症状无明显改善，疗效指数＜20%。结果：痊愈 22 例，显效 13 例，有效 5 例，无效 3 例，总有效率 93%。

张凌宇观察了银翘散加味治疗面部激素依赖性皮炎的临床疗效，首先选面部激素依赖性皮炎患者 86 例，随机分治疗组 46 例，对照组 40 例。治疗组服用银翘散加味，每日 1 剂，早、中、晚分服，3 周为 1 个疗程。对照组服用氯雷他定片 10mg，每日 1 次；复方甘草酸苷片，每次 50mg，每天 3 次。结果：治疗组痊愈 23 例，显效 16 例，有效 5 例，无效 2 例；对照组痊愈 12 例，显效 12 例，有效 11 例，无效 5 例。两组总有效率比较差异有统计学意义（$P<0.05$）。

四、治疗红斑鳞屑性皮肤病

（一）银屑病

王俊国运用银翘散加减治愈银屑病 1 例。患者，男，28 岁，农民。1974 年 5 月就诊。患者银屑病（牛皮癣）已 1 年余。只见全身泛起皮疹，红斑上覆盖银色鳞屑，刮去屑后露有筛状出血，伴有恶风发热，鼻干口燥，舌红苔薄，脉弦数。证属风热袭肺，肺热波及营分，阴伤血热所致。治宜清热凉血，宣肺养阴。方用银翘散加减：金银花、生地黄、大青叶、芦根各 30g，连翘、赤芍各 15g，白鲜皮 18g，牛蒡子、紫草、黄芩各 9g，薄荷、甘草各 6g，桔梗 4.5g。用本方加减共服 24 剂，皮疹消退而获治愈。

汪黔蜀等人运用加减银翘散治疗银屑病，疗效较好。典型病例：患者，男，30 岁，2002 年 10 月 4 日初诊。全身出现红色疹子半年，在外院诊断为“银屑病”，经西药治疗，效果不显。皮肤检查：胸背、四肢见点状至钱币状红斑，部分红斑融合成地图状微高出皮肤，上有白色鳞屑，揭去鳞屑后见筛状出血，头部皮疹头发呈束状，指甲无改变，舌质红苔薄白，脉微弦，诊断：寻常性银屑病，辨证为：风热血燥型，治以祛风清热凉血解毒，处方以银翘散加减（金银花 15g，连翘 10g，牛蒡子 10g，薄荷 10g，板蓝根 20g，蝉蜕 10g，荆芥 10g，桔梗 10g，丹参 15g，生地黄 20g，玄参 10g，紫草 10g，防风 10g，雷公藤 10g，甘草 6g），加苦参 15g。水煎内服，每日 2 次，3 周后，皮疹变平，色淡褐，瘙痒减轻，舌淡苔薄白，又服 2 月，皮疹全部消退。

张阳等人运用银翘散治疗寻常性银屑病 1 例。患者，男，23 岁，主因“躯干、四肢出现丘疹，上覆鳞屑 3 天”于 2012 年 1 月 6 日初诊。患者 3 天前外感后躯干四肢伸侧出现散在米粒至绿豆大小红色丘疹，表面有银白色鳞屑，自觉中度瘙痒，伴口干咽痛，溲赤便结。查体：躯干、四肢散在分布米粒至绿豆大小红丘疹，基底鲜红，边界清晰，上覆银白色鳞屑，刮之即落，露出半透明薄膜，血露现象，Auspitz 征（+），无束状发；扁桃体略红，颌下淋巴结肿大，舌红、苔薄黄，脉浮数。西医诊断：寻常性银屑病进行期。中医诊断：白疕（风热束表证）。治以清热解毒、辛凉解表。方选银翘散去淡豆豉加细生地黄、牡丹皮、大青叶、玄参，方药组成：金银花 30g，连翘 10g，牛蒡子 10g，薄荷 10g，竹叶 10g，芦根 10g，桔梗 10g，甘草 6g，荆芥穗 6g，细生地黄 30g，牡丹皮 10g，玄参 10g，大青叶 10g。7 剂，水煎服，每日 1 剂，分 2 次服用。2012 年 1 月 13 日复诊：患者咽痛口干、溲赤便结、皮损瘙痒有减，但仍有少许新起皮损。故方药对证，原方再进 7 剂。2012 年 1 月 20 日三诊：原红色丘疹呈暗红色、褐红色，表面无明显鳞屑，未见新发皮疹，黄苔已去，遂去大青叶，加麦冬 10g，北沙参 10g，进 14 剂。此后，皮损渐退，咽部无充血，颌下臖核变小，躯干、四肢原皮损变小色淡，已不瘙痒，表面无鳞屑，未见新发皮疹。上方稍事进退，再进 7 剂，终告痊愈。随访半年未复发。

侯俊丽等人运用银翘散治愈白疕（点滴型银屑病）1 例。患者，女，26 岁，2014 年 5 月 20 日初诊。主诉：周身丘疹伴瘙痒 1 周。患者约 2 周前出现鼻塞、流涕、咽痛等症状，服用抗生素治疗，咽痛症状好转，但于 1 周后胸部出现米粒至绿豆大小淡红色丘疹、斑丘疹，伴见瘙痒，未予治疗，之后皮疹迅速发展至后背、四肢、头皮。当地医院诊断为“药疹”，给予抗过敏对症治疗，病情不见好转，遂来就诊，现症见全身皮疹伴瘙痒，咽痛，咽干，二便调，睡眠不佳。专科查体：头皮、躯干、四肢泛发绿豆至指甲盖大小红色丘疹、斑丘疹，前胸、后背部分皮疹融合成片状，浸润明显，其上覆盖白色鳞屑，伴见抓痕、血痂，奥氏征阳性。舌质红，舌苔薄白，脉滑，证属风热犯表，治以疏风清热、凉血解毒，方用银翘散加减：金银花、连翘、竹叶、黄芩、牛蒡子、薄荷、荆芥、桔梗、芦根，上方 7 剂水煎服，每天 1 剂，早、晚饭后服用。7 剂后复诊，查体见躯干部皮疹颜色变暗，鳞屑减少，四肢皮疹变化不明显，瘙痒症状较前缓解，咽干、咽痛好转，说明治疗有效，遂将上方减山豆根加玄参，继续服用 7 剂。服完药后复诊，见躯干部丘疹明显消退，部分留有色素沉着斑，四肢部位皮疹渐小，之后继续服用凉血活血解毒方药治疗，临床痊愈。

李牧等人采用银翘散为主配合 0.03%他克莫司软膏治疗风热证白疕（进展期银屑病），收到显著效果。在 2017 年 1 月～6 月期间，共收治患者 66 例，随机分为治疗组和对照组，每组各 33 例。治疗组：男 19 例，女 14 例；年龄 19～59 岁，平均年龄 22.5 岁；病程 1～10 天。对照组：男

16例，女17例；年龄18～59岁，平均年龄24.1岁；病程3～8天。两组患者一般资料比较，差异无统计学意义（$P<0.05$），具有可比性。治疗组口服银翘散，每日1包，分2次服用。对照组口服复方甘草酸苷胶囊50mg，每日3次口服。两组患者均外用0.03%他克莫司软膏，每日2次。2周为1个疗程。疗效标准：①治愈：PASI积分≥90%；②显效：PASI积分≥60%；③有效：PASI积分≥25%；④无效：PASI积分≤25%。结果：治疗组复发率为9.09%，对照组复发率为33.33%，两组患者复发率比较，差异有统计学意义（$P<0.05$）；治疗组总有效率100%，对照组总有效率93.94%，两组患者总有效率比较，差异有统计学意义（$P<0.05$）；治疗组不良反应发生率15.15%，对照组不良反应发生率18.18%，两组患者不良反应发生率比较，差异无统计学意义（$P>0.05$）。

张鲜妮运用犀角地黄汤合银翘散治疗寻常性银屑病，效果显著。在2016年6月～2018年6月期间，共收治寻常性银屑病患者96例，随机分为对照组和研究组，每组各48例。研究组：男28例，女20例；年龄18～60岁，平均年龄（36.84±6.20）岁；病程3～120个月，平均（56.53±12.30）个月。对照组：男28例，女20例；年龄18～60岁，平均年龄（36.60±6.20）岁；病程4～118个月，平均（57.20±12.50）个月。两组患者一般资料比较，无显著性差异（$P>0.05$），具有可比性。对照组口服阿维A胶囊，每次10mg，每天2次，同时用卤米松乳膏，每日以薄层涂抹于患处，并缓慢按摩至吸收，每天2次。研究组用犀角地黄汤合银翘散：水牛角30g，生地黄24g，连翘、金银花各15g，芍药12g，牡丹皮9g，苦桔梗、薄荷、牛蒡子各6g，生甘草、荆芥穗、淡豆豉各5g，竹叶4g。加水800ml，浸泡20分钟后大火煮开转小火煮至300ml，共煎煮2次，取汁混合后于早、晚2次分服，每天1剂。4周为1个疗程，两组患者均连续治疗3个疗程。疗效标准：①基本治愈：症状消失，PASI评分减少≥90%；②显效：症状几乎消失，PASI评分减少低于90%但大于等于70%；③有效：症状好转，PASI评分减少低于70%但大于等于30%；④无效：不符合以上标准。结果：研究组基本治愈25例（52%），显效15例（31%），有效7例（15%），无效1例（2%），总有效率为98%；对照组基本治愈10例（20.83%），显效25例（52.08%），有效5例（10.42%），无效8例（16.67%），总有效率为83.33%。研究组治疗总有效率显著高于对照组（$P<0.05$）。治疗后，两组患者PASI评分均降低，且研究组低于对照组，差异具有统计学意义（$P<0.05$）；研究组红斑、浸润、脱屑症状缓解时间均显著短于对照组，差异具有统计学意义（$P<0.05$）。

（二）玫瑰糠疹

刘淑英运用银翘散治愈玫瑰糠疹1例。患者，女，24岁，1986年8月19日初诊。患者自诉在2个月前曾患感冒，继而胸闷，胸、腹、背及四肢可见大小不等红斑，如拇指，小如黄豆呈椭圆形，上覆糠秕状鳞屑，其长轴与皮纹排列一致。自觉口干喜饮，脉弦细，舌质红，苔薄白。证属邪在肺卫，留滞不去，发于肌腠而成。治宜宣透清解法。处方：金银花、连翘、炒牛蒡子、防风、生地黄、当归尾、玄参、紫草各12g，荆芥、牡丹皮、甘草各6g，赤小豆、沙参各15g。水煎服，每日2次。按上服1周后症状明显减轻，2周后斑疹退尽，痊愈。

蒋蔚运用银翘散加减治愈玫瑰糠疹1例。患者，男，26岁，1996年8月14日初诊。患者自诉在2个月前曾患感冒，继而胸腹、背及四肢可见大小不等红斑，大如拇指，小如黄豆，呈卵圆形，其长轴与皮纹一致，上覆糠状鳞屑，自觉口中喜饮，脉弦细，舌质红，苔薄白，证属邪在肺，留滞不去，发于肌腠而成。治宜宣透清解法。处方：金银花、连翘、炒牛蒡子、防风、生地黄、当归尾、玄参、紫草各15g，荆芥、牡丹皮、甘草各6g，赤小豆、沙参各15g。水煎服，每天2次。1周后症状明显减轻，2周后斑疹退尽，治愈。

徐宜厚从皮疹与内症两方面结合辨证论治，用银翘散治疗玫瑰糠疹，取得较好的效果。共收治患者17例：男4例，女13例；年龄最小16岁，最大62岁；病程除1例在3个月以上外，余16例均在2～6周内；风热型3例，血热型9例，血燥型5例；就诊前有15例曾先后接受过抗组胺药、硫代硫酸钠、维生素类等多种疗法。风热型治宜辛凉清解，方用银翘散加减：金银花、绿豆衣各15g，炒牛蒡子、桔梗、荆芥、防风、生甘草各6g，生地黄、炒牡丹皮、连翘、大青叶各10g，南沙参12g。血热型治宜凉血消风，方用凉血消风散加减：生地黄18g，紫草、炒槐花各12g，炒牡丹皮、赤芍、茜草、黄芩各10g，焦山栀、荆芥炭、防风、桑白皮、红花、凌霄花各8g。血燥型治宜滋阴润燥，方用滋阴除湿汤加减：南沙参、北沙参各30g，玄参、石斛、生薏苡仁、白术各12g，当归、泽泻、炒白芍、丹参各10g，白鲜皮、生地黄各15g，生甘草6g。结果：17例患者均获痊愈而出院，见效天数最短2天，最长7天，治愈天数最短8天，最长82天，平均25.2天，其中风热型为1.7天，血热型为22.2天，血燥型为41.4天。

汪黔蜀等人运用加减银翘散治疗玫瑰糠疹，收到较好疗效。典型病例：患者，女，2002年2月23日初诊。1周前咽痛，自服咽立爽后好转，胸背出现皮疹，微痒，逐渐增多。皮肤检查：颈、胸、背皮肤见点状至小片状的红斑，圆形、椭圆形，长轴与皮纹一致，上有糠皮状鳞屑，舌红苔薄黄，诊断：玫瑰糠疹。辨证为营血失和，气血不畅，阻于肌表而生，证属风热血燥型，治宜祛风、清热、解毒、凉血消疹。方用加减银翘散：金银花15g，连翘10g，牛蒡子10g，薄荷10g，板蓝根20g，蝉蜕10g，荆芥10g，桔梗10g，丹参15g，生地20g，玄参10g，紫草10g，防风10g，雷公藤10g，甘草6g。水煎取汁300ml，分2次服，每日2次。7剂，水煎服，每日2次。3月15日复诊，皮疹消退大部分，原方再服5剂，痊愈。

徐忠良等人收治玫瑰糠疹患者72例，随机分为治疗组和对照组。治疗组：38例；男性9例，女性29例；年龄14～45岁，平均年龄22.7岁；病程1周～2个月，平均2.5周。对照组：34例，男性4例，女性30例；年龄15～42岁，平均年龄23.5岁；病程1周～2个月，平均2.7周。两组间年龄、性别、病程经统计学处理，差异无显著意义（$P>0.05$）。治疗组内服银翘散加味：连翘10g，金银花10g，牛蒡子10g，苦桔梗6g，薄荷3g（后下），鲜竹叶6g，荆芥10g，淡豆豉6g，生甘草6g，芦根15g。咽痛者加射干10g；便秘者加生大黄6g（后下）；皮肤瘙痒甚者加苦参15g；皮肤干燥者加生地黄15g，何首乌15g。用法：水煎服，每日1剂，2周为1疗程。共2个疗程。对照组口服盐酸西替利嗪片，每次10mg，每天1次；口服利巴韦林片，每次300mg，每日3次，2周为1个疗程，共2个疗程。两组在治疗期间均不涂外用药。疗效标准：痊愈为皮损全部消退，仅留有暂时性色素沉着斑和脱屑，瘙痒消失；显效为皮损消退70%以上，瘙痒明显减轻或基本消失；好转为皮损消退50%以上，瘙痒减轻；无效为皮损消退不足50%，或无变化。结果：治疗组痊愈25例，显效8例，好转5例，无效0例，有效率100%；对照组痊愈18例，显效4例，好转8例，无效4例，有效率88.2%。治疗组优于对照组，两组之间差异显著（$P<0.05$）。

王素梅等人在2011年1月～2011年6月期间，运用银翘散合化斑汤治疗玫瑰糠疹患者，效果显著。共收治患者78例，随机分为治疗组和对照组。治疗组：40例；男19例，女21例；年龄18～50岁，平均年龄33.7岁；病程4～10天，平均8.5天；皮疹发生在躯干32例，四肢8例。对照组：38例；男20例，女18例；年龄18～47岁，平均年龄34.5岁；病程3～12天，平均8天；皮疹发生在躯干33例，四肢5例。两组在性别、年龄、病程方面比较，差异无统计学意义（$P>0.05$），具有可比性。治疗组口服中药银翘散合化斑汤：金银花9g，连翘9g，桔梗6g，薄荷6g，竹叶4g，生甘草10g，荆芥穗5g，淡豆豉5g，牛蒡子9g，生石膏30g（先下），知母12g，玄参10g，生地黄15g，牡丹皮10g，粳米9g。随症加减：热甚加黄芩10g；咽喉疼痛加板蓝根15g，金莲花10g；大便干燥加大黄6g；瘙痒甚加蝉蜕6g，白蒺藜9g。每日1剂，每次200ml，每日2次，连续3周。对照组口服盐酸西替利嗪片，每次10mg，每日2次；维生素C片，每次0.2g，每日3次。两组均连续治疗3周，用药后第8天、15天、22天观察疗效。结果：治疗组痊愈25例，显效11例，有效2例，无效2例，显效率为90.00%，总有效率为95.00%；对照组痊愈13例，显效8例，有效6例，无效11例，显效率为55.26%，总有效率为71%。治疗组优于对照组，两者之间具有显著性差异（$P<0.05$）。

黄时燕等人在2011年8月～2013年2月期间，采用中药联合窄谱中波紫外光照射治疗玫瑰糠疹，取得较好的临床疗效。共计收治患者36例，年龄15～50岁，平均年龄（26.8±3.3）岁，病程6天～1个月。将患者随机分为治疗组和对照组，每组各18例。治疗组：男10例，女8例；对照组：男9例，女9例。两组患者性别、年龄、病程及病情经统计学处理，无显著性差异，具有可比性。两组患者均应用紫外线光疗仪进行全身照射，首次剂量为0.3～0.5J/cm^2，以后每次增加0.1J/cm^2，隔日1次，4次为1个疗程。治疗组服用银翘散加紫草方（金银花、连翘、竹叶、荆芥、牛蒡子、薄荷、桔梗、甘草、紫草），苔腻者去芦根加薏苡仁，每天1剂。对照组服用西替利嗪片10mg，每天1次。疗效标准：①治愈：皮疹消退>95%，自觉症状消失；②显效：皮疹消退>60%，自觉症状明显好转；③好转：皮疹消退>20%，自觉症状减轻；④无效：皮疹消退<20%，自觉症状无改善。结果：治疗组红斑鳞屑减少、消退时间及瘙痒减轻、消失时间均明显少于对照组，差异显著。治疗组治愈14例，显效3例，好转1例，无效0例，显效率为94.4%；对照组治愈8例，显效7例，好转2例，无效1例，显效率为83.3%。治疗组疗效明显优于对照组，两组显效率比较，差异有显著性意义（$P<0.01$）。

杨海栋等人在2007年2月～2013年12月期间，运用银翘散加减治疗玫瑰糠疹，取得了满意的效果。共计收治患者45例，其中男31例，女14例；年龄最大者43岁，最小者15岁；病程最长者5周，最短者3天。全部患者都有不同程度的瘙痒。临床表现：先发母斑，继发子斑，皮损多位于躯干和四肢近端，为圆形或椭圆形淡红色，表面有糠皮样鳞屑，呈向心性分布，皮损长轴与皮纹方向一致。运用银翘散加减方：金银花30g，连翘30g，薄荷12g，蝉蜕12g，牛蒡子12g，僵蚕12g，荆芥12g，防风12g，板蓝根30g，大青叶30g，生地黄30g，赤芍10g，牡丹皮10g，桔梗12g，生甘草5g。湿热者加黄柏10g，苍术10g，土茯苓30g，白鲜皮30g，车前子30g，车前草30g；瘙痒甚者加徐长卿15g，浮萍12g，刺蒺藜30g，苍耳子6g；血虚风燥者加生地黄30g，天冬30g，麦冬30g，玄参30g，当归12g，沙参30g；肝阳上亢者加生龙骨、生牡蛎各30g，珍珠母30g，石决明30g；大便秘结者加大黄6g，并重用大青叶30～60g。每日1剂，水煎分2～3次口服。5天为1个疗程。结果45例均获痊愈，其中服药最多者15剂，最少者6剂。服药6～9剂者30例，10～15剂者15例。

张阳等人运用银翘散治愈玫瑰糠疹1例。患者，女，31岁，主因“躯干出现红色斑片伴瘙痒5天”于2012年4月20日初诊。患者5天前发现无明显诱因胸前出现一指甲大小的椭圆形红斑，2天后此红斑扩大至钱币大小，并新发多个指甲大小红斑，类似皮疹逐渐增多。查体：躯干和四肢近端可见多数钱币大小圆形、椭圆形玫瑰色斑片，长轴与皮纹一致，四周轻度隆起，中心暗红褐色，上有细碎鳞屑，中度瘙痒；口渴咽干，便结溲赤，舌红苔黄，脉弦浮数。西医诊断：玫瑰糠疹。中医诊断：风热疮（血热内蕴、外受风邪证）。治以疏风解表、清热透疹。方选银翘散原方加细生地黄、牡丹皮、紫草，方药组成：金银花30g，连翘10g，牛蒡子10g，薄荷10g，竹叶10g，芦根10g，桔梗10g，甘草6g，荆芥穗6g，淡豆豉10g，细生地黄30g，牡丹皮10g，紫草6g。7剂，水煎服，每日1剂，分2次服用；局部外用炉甘石洗剂；嘱勿食辛辣，避免风热侵袭。2012年4月27日复诊：原皮损色淡变平，瘙痒已止，数目减少，口渴咽干、便结溲赤有减，舌脉同前。方药对证，继服7剂，用法同前，终达临床治愈。

侯俊丽等人运用银翘散治愈玫瑰糠疹（风热疮）1例。患者，男，40岁，2015年7月13日初诊。主诉：躯干、双上肢鳞屑性红斑伴瘙痒15天。15天前，鼻塞、流涕，咽痛，诊断为感冒，给予口服中成药治疗，具体不详，鼻塞、流涕、咽痛症状好转，但腰部出现一红斑，之后红斑逐渐增多，瘙痒明显。诊见躯干四肢大小不等鳞屑性椭圆形红斑，伴见抓痕、血痂，二便正常，睡眠欠佳。专科查体：躯干部可见大小不等的椭圆形红斑，其上有鳞屑，咽部充血，舌质红，舌苔薄黄，脉浮数有力。脉滑。证属风热袭表，血郁肤腠，治以疏风止痒、凉血活血。方用银翘散加减：金银花、连翘、大青叶、黄芩、防风、荆芥、玄参、生地黄、白鲜皮、紫草、丹参、甘草。上方7付水煎服，每天1剂，早、晚饭后服用。同时嘱咐患者忌食牛肉、羊肉、鱼肉、辣椒等肥甘厚味、辛辣之品。服用7天后，皮疹色渐暗，鳞屑减少，瘙痒明显减轻，睡眠可，咽部症状减轻，上方去荆芥、防风，加沙参、麦冬。服用7剂后，患者复诊，咽部不适症状消失，前胸部皮疹基本消退，后背部皮疹鳞屑消退，部分留有色素沉着。遂继续服用原方7付，随访患者痊愈。

五、治疗皮肤附属器疾病

马淑丽等用银翘散加减治疗痤疮，处方：金银花20g，连翘15g，炒栀子10g，黄芩10g，竹叶10g，泽泻20g，龙胆草10g，野菊花30g，红花10g，枇杷叶15g，天花粉10g，焦麦芽、焦山楂、焦神曲、焦槟榔各18g。水煎服，每日1剂，每日服2次。若痤疮红肿痛者，上方去枇杷叶，加夏枯草20g，赤芍10g；痤疮成片、成脓、皮色黑者，加苍术12g，泽泻20g，瓜蒌30g；若有黄色脓点者，加车前子20g；便干者先通大便，通便后再服用银翘散并用浮小麦100g，红花30g，白芷20g，薄荷10g，加白醋10ml，将上药混合水煎熏洗面部，每日4次。一般重症者疗程30天，服药20剂；中度患者疗程15天，服药10剂；轻度患者疗程7天，服药3～7剂。结果基本痊愈30例，显效6例，无效4例，总有效率90%。

马淑珍等用银翘散加减治疗痤疮54例，处方：金银花20g，连翘15g，炒栀子10g，黄芩10g，竹叶10g，泽泻20g，龙胆草10g，野菊花30g，红花10g，枇杷叶15g，天花粉10g，焦麦芽18g，焦山楂18g，焦神曲18g，焦槟榔18g。每日1剂，水煎，分2次服。若痤疮红、肿、痛，去枇杷叶，加夏枯草20g，赤芍10g；痤疮成片成脓、皮色黑，加苍术12g，泽泻10g，瓜蒌30g；若有黄色脓点加车前子20g；便干者先通大便，便通后再服加减银翘散。同时用浮小麦100g，红花30g，白芷20g，薄荷10g，水煎去渣加白醋10ml，洗面部，每日4次。一般重症者疗程30天，服药20剂；中度者疗程15天，服药10剂；轻度者疗程7天，服药3～5剂。经治疗基本痊愈34例，显效13例，无效7例，总有效率87%。

林素财运用银翘散加减治愈痤疮1例。患者，男，17岁，缘其近来准备会考，压力较大，作息不定时，加之过食煎炸肥腻之品，1周内面颊、额部痤疮遍起。自述口气较重，咽喉疼痛，消谷善饥，眠可，小便调，大便干。见其舌质红，苔薄黄，脉滑数。中医诊断为痤疮；辨证为外感风邪，肺胃蕴热，沿经上蒸于面；治以疏风解表，清泄肺胃。方用银翘散加减：金银花15g，连翘12g，薄荷9g，生甘草4g，荆芥穗6g，竹叶6g，枇杷叶10g，栀子10g，黄芩10g，泽泻10g，丹参12g，牡丹皮10g。服3剂后，痤疮未见新发，再入7剂，面部痤疮尽退。

杨维平运用银翘散加味治愈痤疮1例。患者，女，26岁，2008年6月8日初诊。主诉：前额、面颊部白头或黑头样丘疹2年余。患者2年余前于前额、面颊部散在发出白头或黑头样丘疹，伴轻度瘙痒，遇热或食辛辣食物加重，1年前症状加重，外用搽剂及口服中西药疗效皆不佳，1个月前病情进一步加重。诊见：面部皮肤潮红，前额、面颊、鼻翼部可见多个白头或黑头样粉刺丘疹，伴有脓疱和炎性丘疹，并不断有新发，面部发热、轻度瘙痒、见凹坑状萎缩性瘢痕，遇热或食辛辣食物加重，口中味甜，食欲减退，舌质红，苔薄、微黄，脉数。西医诊断：痤疮。中医诊断：面疱。治宜清热解毒，燥湿消疮。给予银翘散加味治疗，处方：金银花9g，连翘9g，牛蒡子9g，薄荷9g，荆芥9g，桔梗6g，芦根9g，蝉蜕9g，白芷9g，川黄连9g，紫花地丁9g，蒲公英9g，牡丹皮9g，竹叶6g，生甘草6g。6剂。每日1剂，以温开水浸泡20分钟，文火煎煮25分钟，取药汁分2次温服。2008年6月15日复诊，患者面部发热、瘙痒明显减轻，未见粉刺丘疹新发，口中甜味消失，舌质红，苔薄、微黄，脉稍数。效不更方，继服10剂，患者面部痤疮基本消失。随访1年，未再复发。

桂瑶等人选择在本院就诊的青春期痤疮患者82例，并随机分为两组。治疗组中药内服采用银翘散为主方进行加减：金银花15g，连翘15g，板蓝根10g，淡豆豉10g，薄荷10g，芦根10g，牛蒡子10g，野菊花10g，蒲公英10g，防风8g，桂枝10g，升麻6g，川牛膝6g。随症加减，开水冲服，每日1剂，分早、晚2次服用；中药外洗方采用黄芩15g，苦参15g，白鲜皮15g，夏枯草15g，丹参15g，随症加减，适量开水冲化外洗，每剂分2日使用，每日配合内服中药使用，分早、晚2次外洗。对照组采用外用阿达帕林凝胶，涂患处适量，每天2次。两组在治疗过程中均需忌辛辣、肥甘厚味及过量甜食。疗程为2周，疗程结束后对痤疮的皮疹表现进行疗效标准对比，通过本实验的疗效观察发现，治疗组的临床总有效率明显高于对照组，具有显著性差异

（$P<0.05$）。

六、治疗其他皮肤病

杨维平运用银翘散治愈多形性红斑1例。患者，女，28岁，2008年8月6日初诊。主诉：右手背部发痒伴丘疹、水疱、风团3天。3天前洗衣服之后感觉右手背部发痒，次日双侧手背部发痒加重，并出现丘疹、水疱、风团，给予特非那定片、维生素C口服治疗，手背部瘙痒虽有减轻，但丘疹、水疱、风团仍有加重之势。诊见：双侧手背部见红斑、丘疹、水疱、风团，舌质偏红，苔黄、稍腻，脉滑数。西医诊断：多形性红斑（红斑–丘疹型）。中医诊断：湿毒疮。治宜清热解毒利湿，凉血活血消斑。给予银翘散加减治疗，处方：金银花9g，连翘9g，牛蒡子9g，薄荷9g，板蓝根9g，川黄连9g，紫花地丁9g，蒲公英9g，牡丹皮9g，赤芍9g，芦根9g，竹叶6g，生甘草6g。6剂。每日1剂，以温开水浸泡20分钟，文火煎煮20分钟，取药汁分2次温服；同时用煎煮第3次的药汁晾至约36℃，浸6层厚纱布湿敷患部5分钟；并嘱患者忌食鱼、虾、鸡肉、辣椒等发物。2008年8月13日二诊，患者双侧手背部瘙痒及红斑、丘疹、水疱均明显减轻，风团消失，舌质偏红，苔薄黄，脉滑数。效不更方，再用6剂。2008年8月20日三诊，患者双侧手背部红斑、丘疹、水疱基本消失，瘙痒不甚，夜间睡眠亦好，舌质偏红，苔薄白，脉稍数。守上方，继取6剂，内服外敷。1周后，病愈。

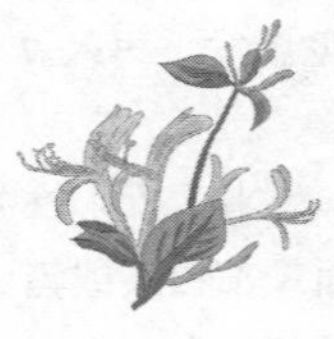

第三节　治疗外科疾病

一、治疗急性乳腺炎

陈兴才运用银翘散加减治愈急性乳腺炎1例。患者，女，25岁。1956年1月19日诊。产后1个月，左侧乳房肿大，西医诊断为急性乳腺炎，经抗生素治疗，病情不减。诊见：左侧乳房局部红肿，如鸡卵大，肿硬压痛，畏寒发热、乳汁不畅通，食欲不振，口干口苦，大便干燥，小溲黄，体温37.6～38℃，舌质红，苔黄腻，脉弦数。辨为毒热壅盛，气滞血郁。治以清热解毒，理气活血。方以银翘散加减：金银花25g，连翘、牛蒡子、枳壳、板蓝根、赤芍各10g，甘草、桔梗、大青叶各6g，芦根、丹参、鸡血藤、当归各15g。上方服7剂后，乳房肿胀减轻；再进7剂，乳房肿胀消散。

黄保楠认为急性乳腺炎可以分为胃火炽热和肝气郁滞两种类型，前者治疗宜清热解毒、疏散通络，方用银翘散加减（金银花、连翘、牛蒡子、荆芥、桔梗、天花粉、皂角刺、全瓜蒌、通草、甘草）。后者以四逆散加减进行治疗。

二、治疗淋巴结炎

淋巴结炎是病菌直接侵入或从周围蔓延至淋巴结所致炎症改变。临床表现为淋巴结肿大、疼痛等，急性淋巴结炎可有发热，严重者可引起化脓。颈淋巴结炎是儿科常见病，临床上以颈淋巴结肿大、疼痛为主要表现，属中医学“颈痈”范畴。

陈兴才等人运用银翘散加减治愈急性淋巴结炎1例。患者，女，16岁。1986年10月5日诊。3天前患感冒发热，经麦迪霉素治疗2天好转，第3天又开始发热，体温38～39.2℃。左颌下淋巴结肿大如鸡卵，有压痛，红肿。恶寒发热，头痛头晕，纳食欠佳，恶心呕吐，溲黄便干，舌质红，苔黄腻，脉浮数。证属外感风邪，郁而化热。治以清火解毒，活血通络。方用银翘散加减：金银花25g，连翘、桔梗、牛蒡子、芦根、板蓝根、赤芍、红花、丹参、牡丹皮各10g，竹叶、薄荷、甘草、大青叶各6g。服上药3剂后热渐退，颌下肿胀减轻；再进5剂热退，颌下肿物消散。

管炜运用银翘散治疗组织细胞性坏死性淋巴结炎（菊池病）1例。患者，女，33岁，因“持续头痛发热1周，咳嗽、咳痰3天”入院。既往无特殊病史。入院查体：体温39℃，急性面容，右侧颈部可及1个肿大浅表淋巴结，质软，大小约2cm×1cm，活动度尚可，压痛，咽部充血明显，心、肺、腹及四肢无明显异常。经实验室检查、右颈部淋巴结取活检术及病理诊断确定为（右颈部）组织细胞性坏死性淋巴结炎。术后仍发热，舌苔薄黄，舌质绛红，脉象浮数，中医辨证为感冒（肺热犯表证），故停用抗生素给予银翘散（金银花15g，连翘10g，薄荷10g，牛蒡子15g，荆芥10g，淡豆豉10g，桔梗6g，淡竹叶10g，芦根20g，甘草6g）汤剂口服，10天后体温恢复正常，颈部皮肤切口Ⅰ期愈合，复查ALT 157U/L，乳酸脱氢酶（LDH）125U/L，红细胞沉降率与C-反应蛋白均正常。2天后，患者病情好转要求出院，考虑肝功能不良，嘱院外继续护肝治疗即可，定期复查。随访6个月，未见复发。

三、治疗疮疡

卢业轩运用银翘散治愈疮疡发热1例。患者，男，12岁。颈左侧结块如卵，肿胀灼痛，肢体发热38.2℃，热多寒少，咽痛，溲黄，舌苔黄而略腻，脉浮数。此乃风热夹痰、表实邪盛之颈痈发热。治则：辛凉解表，清热化痰。方用银翘散加黄芩10g，玄参15g，夏枯草10g，水煎服。外敷金黄膏。2天后热退，痈块缩小。

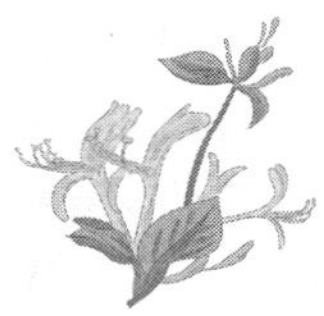

第四节　治疗五官科疾病

一、治疗耳部疾病

（一）耳带状疱疹

李曼等人在 1998 年 1 月～2008 年 10 月期间，采用银翘散合龙胆泻肝汤并针灸及西医常规治疗耳带状疱疹患者，并与西医常规治疗相对照。共收治患者 50 例，随机分为两组，每组 25 例。治疗组：男 11 例，女 14 例；年龄 25～65 岁，平均年龄（45.3±19.5）岁；左耳 12 例，右耳 13 例；病程＜5 天者 18 例，5～10 天者 6 例，11～15 天者 1 例；有前庭症状者 4 例，耳蜗症状者 8 例，面瘫 16 例。对照组：男 13 例，女 12 例；年龄 26～68 岁，平均年龄（46.3±20.3）岁；左耳 14 例，右耳 11 例；病程＜5 天者 15 例，5～10 天者 8 例，11～15 天者 2 例；有前庭症状者 4 例，耳蜗症状者 5 例，面瘫 15 例。两组一般资料比较，差异无统计学意义（$P>0.05$），具有可比性。对照组给予神经营养剂（三磷酸腺苷 40mg，辅酶 A 100U，维生素 B_6 0.2g，维生素 C 200mg）＋抗病毒（利巴韦林 0.5g 或阿昔诺韦 0.25g）＋激素（地塞米松 10mg）＋血管扩张剂（低分子右旋糖酐 500ml，复方丹参注射液 16ml），每日 1 次，静脉滴注。地塞米松 3 天后改为 5mg，继用 3 天；局部炉甘石洗剂外涂；口服抗生素预防感染；前庭、耳蜗症状明显者口服氟桂利嗪 5mg，每日 1 次。治疗组在对照组治疗基础上给予银翘散合龙胆泻肝汤加减：金银花 15g，连翘 10g，薄荷 8g，荆芥 10g，生甘草 6g，龙胆草 6g，炒柴胡 6g，炒栀子 10g，泽泻 10g，车前子（包）20g，当归 10g，生地黄 20g，赤芍 20g，白花蛇舌草 30g。每日 1 剂，水煎取汁 400ml，分 2 次服。面瘫加白僵蚕 10g，全蝎 4g，发病 1 周后配合针灸治疗（取风池、阳白、下关、迎香、地仓等穴）；有前庭症状者加半夏 10g，白术 10g，天麻 6g；合并耳蜗症状者加用川芎 15g，地龙 20g。两组均应用 1 个疗程（静脉滴注及口服药物 10 天为 1 个疗程，针灸治疗 1 个月为 1 个疗程），治疗 5 周后观察疗效。疗效标准：①治愈：疱疹脱痂痊愈；疼痛消失；耳鸣消失或耳鸣基本消失，听力提高 15dB 以上；眩晕控制未发；1 个月内面神经功能评分达Ⅰ～Ⅱ级。②好转：疱疹脱痂消失达 30%，表面干燥；疼痛缓解；耳鸣程度减轻，次数减半，听力提高达 10dB；眩晕发作次数减半；面瘫经治 1 个月，面神经功能评分达Ⅲ级。③无效：疱疹结痂未达 30%，有不同程度渗出；疱疹区域仍有不同程度神经痛；1 个疗程结束耳鸣症状无改善，且听力提高＜10dB；眩晕发作次数未减半；面瘫治疗 1 个月以上未达上述标准。结果：治疗组总有效率 72.0%，对照组总有效率 44%，两组比较差异有统计学意义（$P<0.05$），且治疗组临床治愈时间均短于对照组（$P<0.05$）。

（二）中耳炎

安改香等人自拟通气银翘散治疗耳胀，亦有良效。自拟通气银翘散系银翘散与通气散二方组合加减而成：金银花 20g，连翘 15g，桔梗 6g，柴胡 6g，石菖蒲 30g，川芎 15～25g，香附 10g，赤芍 15g，泽泻 10g，菊花 10g。每日 1 剂，水煎服。共治疗耳胀 53 例，辨证分型兼风热者 38 例，兼风寒者 15 例。结果：平均治疗 3 日左右耳胀闷消退，最快者服药 1 剂即见效，全耳症状亦随之好转，全部有效。典型案例：患者，男，11 岁。感冒 3 天，耳中胀塞作闷，伴头晕沉重，鼻塞不通，全身烦热，口苦及大便干，舌红，脉数。曾服抗伤风胶囊，热退而他症不减，即以通气银翘散加大黄 8g，滑石 20g，每日 1 剂，水煎服。2 剂后耳内堵塞症状消失，头重、头晕顿减，继以原方加减 3 剂善后而愈。

凌艳君认为根据分泌性中耳炎的发生发展历程可以分为初期、中期和后期，初期为风邪壅闭所致，治宜祛风清热、开窍通气，方用银翘散加减（金银花 10g，连翘 10g，防风 10g，牛蒡子 10g，薄荷 10g，芦根 10g，葛根 15g，桔梗 10g，香附 10g，川芎 10g，生甘草 6g），同时配合耳膜按摩及耳局部红外线物理治疗，每日 1 次，每次 20 分钟，滴鼻用 1% 麻黄素滴鼻液或盐酸羟甲唑啉喷雾剂（达芬霖），保持咽鼓管开放。中期属脾虚湿泛，清窍闭阻，治宜健脾渗湿，利水通窍，六君子汤合五苓散加减。后期属脾虚气弱，清窍不开，治宜益气升清，活血通窍，益气聪明汤加减。

江宁在 2003 年 2 月～2004 年 8 月期间，应用耳病从肺论治理论治疗分泌性中耳炎早期，取得较好疗效。共收治患者 60 例：男 34 例，女 26 例；年龄最小 6 岁，最大 60 岁，平均年龄 42 岁；病程最短 3 天，最长 1 月。专科检查可见：鼓膜失去正常光泽，呈淡黄、橙红油亮或琥珀色；松弛部或全鼓膜内陷；听力检查示：传导性耳聋。经辨证，属风寒郁肺型 20 例，肺经风热型 24 例，湿热郁肺型 16 例。风寒郁肺型：病初起时耳内胀闷闭塞感，耳鸣隆隆，自听过强，听力减退，伴周身不适、头痛、鼻塞、流清涕。检查见耳膜稍内陷或有轻度充血，鼻黏膜肿胀，舌淡红，苔薄白，脉浮。治以三拗汤加减：麻黄 9g，杏仁 9g，甘草 9g，葶苈子 12g，白芷 12g，石菖蒲 9g，荆芥 10g，防风 9g，枳壳 10g。肺经风热型：耳内胀闷闭塞感，耳鸣隆隆，自听过强，听力减退，伴周身不适、咽痛、发热恶寒、流黄涕。检查见耳膜内陷、充血，鼻腔及鼻咽部、口咽部黏膜轻度充血肿胀，口微干渴，舌质偏红，苔薄黄，脉浮数。治以银翘散加减：金银花 20g，连翘 12g，桔梗 9g，淡竹叶 9g，甘草 6g，荆芥 12g，淡豆豉 9g，芦根 12g，前胡 9g，车前子 9g。湿热郁肺型：起病或长或短，耳内胀闷闭塞感，自听过强，听力减退。检查见耳膜呈橘黄色，有积液线如发丝血，恶风汗出，口黏不渴，舌苔黏腻，脉滑而数。治以九味羌活汤加减：羌活 6g，防风 9g，苍术 6g，细辛 2g，川芎 9g，白芷 9g，甘草 6g，陈皮 9g，厚朴 9g，大腹皮 9g。以上方药均水煎服，每日 1 剂。5 剂为 1 个疗程，共观察 3 个疗程。疗效标准：①治愈：症状消失，专科检查各项指标正常，听力正常；②好转：耳胀闷症状较前减轻，自听过强，听力正常，鼓膜松弛部凹陷；③无效：症状无改善，或听力减退，自听过强，耳膜内陷、增厚、混浊，光锥变形消失。结果：治愈 56 例，好转 4 例，总有效率 100%。其中风寒郁肺型 20 例，治愈 19 例，好转 1 例；肺经风热型 24 例，治愈 22 例，好转 2 例；湿热郁肺型 16 例，治愈 15 例，好转 1 例。

唐英等人运用银翘散加减，疏风清热、散邪通窍、解毒消肿，治疗耳胀与脓耳，收到良效。耳胀相当于西医学的“分泌性中耳炎”；脓耳则相当于化脓性中耳炎。全身可伴有鼻塞、流涕、头痛、发热恶风寒，舌质偏红，苔薄黄等症。治疗耳胀，消除中耳积液是治疗关键。伴鼻塞头痛加桑叶、菊花、辛夷、苍耳子、石菖蒲；中耳积液较多加车前子、广木通、薏苡仁。治疗脓耳，防止成脓与排脓是关键。耳痛甚、鼓膜红赤但未穿孔，加蔓荆子、前胡、柴胡、金银花；若鼓膜穿孔以流脓为主，加穿山甲、皂角刺、赤芍；脓量较多加薏苡仁、冬瓜仁；耳内流脓稠黄兼耳痛加天花粉、鱼腥草、败酱草、蒲公英等。

陈惠琳等人在 2015 年 1 月～2016 年 1 月期间，收治急性分泌性中耳炎患者 100 例，年龄 18～50 岁，平均年龄（38.45±2.10）岁，其中男 48 例，女 52 例。依据随机数字表法分为对照组和观察组，每组 50 例。对照组：平均年龄（39.60±4.10）岁；男 26 例，女 24 例。观察组：平均年龄（37.10±3.45）岁；男 22 例，女 28 例。两组患者临床资料比较，差异均无统计学意义（$P>0.05$），具有可比性。对照组采取保守的西药治疗。观察组在对照组基础上，加用银翘散：金银花、连翘、薄荷、石菖蒲、泽泻、茯苓各 10g，荆芥、牛蒡子、淡竹叶各 6g，淡豆豉、甘草各 3g。疗效标准：①痊愈：临床症状消失，经检查鼓膜正常，测定结果恢复正常；②有效：临床症状明显减轻，经检查鼓膜正常或内陷，测定听力提高；③无效：听力及鼓膜检查无变化，临床症状无变化。结果：观察组痊愈 22 例（44.00%），有效 23 例（46.00%），无效 5 例（10.00%），总有效率为 90.00%；对照组痊愈 15 例（30.00），有效 17 例（34.00%），无效 18 例（36.00%），总有效率为 64.00%。观察组明显好于对照组，组间比较，差异具有统计学意义（$P<0.05$）。观察组不良反应发生率为 16.00%，明显低于对照组的 42.00%，组间比较，差异具有统计学意义（$P<0.05$）。

丁志琴等人在 2014 年 12 月～2016 年 3 月期间，收治分泌性中耳炎患者 96 例，随机分为对照组和治疗组，每组各 48 例。两组患者性别、年龄、病程与分类构成方面比较，差异均无统计学意义（$P>0.05$），具有可比性。对照组进行常规西医治疗，主要为常规过氧化氢清洗治疗，然后以地塞米松 5.0mg 与糜蛋白酶 4000U 进行鼓室注射治疗，并以呋麻滴鼻液进行局部用药治疗，每天 2 次。治疗组则在对照组基础上加用银翘散治疗，以银翘散 6.0g 口服，每天 2～3 次，连续服用 10 天。疗效标准：相关症状、体征均消失，听力恢复正常，且气导听阈在 20dB 及以下为治愈；相关症状、体征均改善，气导听阈提高幅度在 10dB 及以上为有效；各个评估方面未达到有效的幅度为无效。结果：治疗组中不同病程及分类患者的治疗总有效率均高于对照组，复发率均低于对照组，治疗后的骨导阈值改善情况均显著地优于对照组，两组差异均有统计学意义（$P<0.05$）。

（三）外耳道疮疖

外耳道疮疖初起耳部灼痛，甚至影响张口，耳道局限性红肿或弥漫性红肿，或有少许渗出物，周身或有发热微恶风寒。刘绍武认为此为风热邪毒侵袭耳道，治宜疏风清热、解毒消肿。选用银翘散加蒲公英、地丁、野菊花、蚤休、赤芍。局部渗出物多可加苦参、地肤子；疼痛剧烈加乳香、没药；小溲赤热加生地黄、木通；寒、热明显加柴胡、黄芩。典型案例：患者，女，51 岁。耳疼痛 2 日，素有外耳道湿疹，近来两耳瘙痒较甚，经常用手抓搔，自昨日耳疼痛逐渐加重，有灼热感。检查外耳道弥漫性红肿，局部有少许渗出液及痂皮，耳道因肿胀变窄，左耳为甚，鼓膜稍红。感觉周身不适，时有恶风，舌苔薄白，舌质淡红，脉浮略数，证系风热邪毒所致耳疮，治宜疏风解毒、清热祛湿。拟银翘散去桔梗、淡豆豉加蒲公英、重楼各 12g，苦参、地肤子、龙胆各 9g。水煎服，并取部分药汁熏洗患处。再诊，耳道肿疼大有好转，已无渗液，有少许痂皮，微有红肿，遵上法再用 3 剂，追访耳疮已愈。

郑妍妍等人运用银翘散合五味消毒饮加减治愈耳疖 1 例。患者，男，42 岁。初诊：2017 年 11 月 14 日。主诉：左耳痛，张口、咀嚼时加重 2 天，胃纳可，夜寐安，二便调。既往有挖耳史。检查：左侧外耳道前壁近外耳道口可见一局限性隆起，顶端膨隆、色黄，鼓膜完整，标志清。舌红，苔薄黄，脉浮数。西医诊断：局限性外耳道炎。中医诊断：耳疖，风热外袭证。治法：疏风清热，解毒消肿。选方：银翘散合五味消毒饮加减。处方：金银花 30g，连翘 30g，桔梗 6g，薄荷（后下）6g，淡竹叶 10g，防风 10g，淡豆豉 10g，牛蒡子 10g，炙甘草 6g，野菊花 10g，蒲公英 15g，紫花地丁 15g，天葵子 10g。3 剂，每天 1 剂，水煎 300ml，分 2 次服用，每次 150ml。11 月 17 日二诊：左耳痛较前明显减轻，胃纳可，夜寐安，二便调。检查：左侧外耳道前壁近外耳道口稍隆起，鼓膜完整，标志清。舌淡红，苔薄白，脉弦。前方继服 3 剂。11 月 20 日三诊：左耳痛消失，胃纳可，夜寐安，二便调。检查：左外耳道通畅，鼓膜完整，标志清。

（四）耳鸣、耳聋

王云飞等人运用银翘散加减治疗外感后耳鸣，老方新用，疗效满意。共收治患者 36 例：女性 12 例，男性 24 例；年龄 48～65 岁。自外感后便出现阵发性耳鸣，既往无耳鸣史，经五官科检查无器质性病变。口服银翘散加减方：金银花 30g，薄荷 15g（后下），连翘 20g，荆芥 9g，淡豆豉 6g，苇茎 12g，桔梗 12g，蝉蜕 9g，菊花 15g，柴胡 12g，青皮 9g，川芎 6g，炙甘草 6g。水煎服，每日 1 剂，早晨空腹服，晚上睡前服，每 5 剂为 1 个疗程，间隔 1 日可继续下 1 个疗程。治疗 2 个疗程，以症状完全消失为治愈；症状较前明显减弱为有效；症状未改善为无效。结果：治愈 25 例（69.4%），有效 8 例（22.3%），无效 3 例（8.3%），总有效率 91.7%。

戚莎莉在 2000～2005 年期间，应用银翘散加减治疗外感耳鸣，收到良好效果。共收治患者 54 例：男 38 例，女 16 例。患者均有过头痛、发热、鼻塞、流涕、咽部疼痛红肿、咳嗽、咳痰色黄、汗出不畅、舌苔薄黄，舌质红、脉浮数，经治疗后体温正常，诸症消失，但仍留有耳鸣。方药：金银花 15g，连翘 15g，桔梗 10g，薄荷 10g，芦根 15g，淡竹叶 10g，甘草 5g，荆芥 10g，防风 10g，牛蒡子 10g，淡豆豉 10g，北沙参 15g。水煎服，每日 1 剂，分 2 次温服。疗效标准：①治愈：耳鸣消失，1 年未见复发；②好转：耳鸣减轻；③无效：耳鸣未见减轻，无改变。结果：治愈 39 例，好转 15 例，总有效率 100%。

叶伊琳采取中西医结合的方法治疗突发性耳聋，取得了较为满意的疗效。共收治患者 30 例：男 18 例，女 12 例；年龄 21～52 岁，平均年龄 38 岁；有上呼吸道和胃肠道感染病史者 8 例，有高血压病史者 5 例，有糖尿病病史者 3 例；听力曲线表现为高频聋型者 8 例，低频聋型者 12 例，平坦型者 6 例，全聋型者 4 例。西药用低分子右旋糖酐 500ml 加地塞米松 10mg 静脉滴注，每日 1 次（地塞米松剂量每日减少 1mg）；口服抗栓丸 100mg，每日 3 次；尼莫地平 30mg，每日 3 次；三磷酸腺苷 60mg，每日 3 次。有高血压者加服尼群地平 10mg，每日 3 次。有糖尿病者加服格列齐特（达美康）40mg，每日 3 次，或阿卡波糖（拜糖平）60mg，每日 3 次。中药用银翘散合二陈汤加减：荆芥、连翘、桑白皮、黄芩、黄连各 12g，淡豆豉、杏仁、蔓荆子、陈皮、石菖蒲各 10g，川芎、丹参各 15g，金银花 20g，半夏 6g。每日 1 剂，分 2 次煎水内服。1 个月为 1 个疗程。疗效标准：①显效：经 1 个疗程后，耳聋、耳鸣、头晕等症状明显改善，眼球震颤消除，电反应测听听力水平较治疗前提高 30dB 以上；②好转：耳聋、耳鸣、头晕等症状有改善，眼球震颤仍存在，电反应测听听力水平提高 10～25dB；③无效：临床症状、体征以及电反应测听检测无变化或听力水平提高不足 10dB。结果：显效 11 例（36.7%），好转 13 例（43.3%），无效 6 例（20%），总有效率 80%。

郭春青等人利用银翘散加减治疗外感后耳聋，取得了满意效果。共收治患者 38 例，其中女性 12 例，男性 26 例，年龄最大 65 岁，最小 48 岁，病程最长 2 周，最短 5 天，自外感后便出现阵发性耳聋，听力下降，既往无耳疾病史，经耳科检查无器质性病变。以银翘散加减治疗，处方：金银花 30g，板蓝根 30g，薄荷 15g（后下），蝉蜕 12g，连翘 20g，荆芥 9g，淡豆豉 6g，苇茎 12g，桔梗 12g，菊花 15g，柴胡 12g，青皮 9g，川芎 6g，炙甘草 6g。每日 1 剂，水煎分 2 次服，早晨空腹服，晚上睡前服，7 天为 1 个疗程，间隔 1 日可继续下 1 个疗程，服药期间忌辛辣刺激等发物，女性患者月经期暂时停服。2 个疗程后，症状完全消失为治愈，症状较前明显减轻为有效，症状无改善为无效。结果：治愈 27 例（71.05%），有效 8 例（21.05%），无效 3 例（7.89%），总有效率 92.11%。

二、治疗鼻部疾病

（一）鼻部疔疮

王俊国运用银翘散治愈鼻部疔疮 1 例。患者，男，25 岁。1980 年 6 月初诊。鼻唇部生一疖疮，形如粟米，先服用抗生素未见效，疼痛益甚，夜不能寐，次日晨起左唇颊肿且胀，伴有全身恶风发热，头痛，口干，苔薄黄，脉弦数。证属外感风热，热聚成毒。治宜辛凉透解，清热解毒。方用银翘散加减：金银花 30g，连翘、野菊花、蒲公英各 15g，牛蒡子、竹叶、薄荷、甘草各 9g。2 剂后痛止，服至 4 剂后肿退，诸症平悉。

刘绍武等人利用银翘散加减治疗鼻疔初起，收到良好疗效。典型医案：患者，女，21 岁。5 天前感觉左鼻孔处疼痛不适，且有粟水大隆起，经常用手帕擦拭，2 天后肿疼加重，有灼热感，疼痛牵扯左半面。检查：左鼻孔前庭部有黄豆大小肿起，色红，有白脓头，左侧面部稍有红肿，左鼻孔因红肿而变狭小，鼻黏膜潮红，有少量黏涕，精神不振，身微恶寒、纳呆，舌质稍红，苔薄白，脉浮略数，证系风热邪毒所致鼻疖，治宜清热解毒、疏风消肿，选用银翘散去桔梗、淡豆豉，重用金银花 15g，加重楼 12g，蒲公英 15g，野菊花 15g，焦三仙各 9g，局部外敷四环素软膏。忌挤压、触摸患处。二诊：鼻疖已溃，脓出肿消，局部红肿疼痛好转，再以证加减调理，共服 6 剂，诸证悉除。

（二）鼻炎、鼻窦炎

武忠秀合用银翘散与玉屏风散治愈治疗过敏性鼻炎 1 例。患者，女，7 岁，冬季每遇冷风打喷嚏，流清鼻涕不止，口服抗过敏药物，精神不振。采用玉屏风散与银翘散加减治之。处方：黄芪、金银花、白术、连翘、辛夷各 9g，苍耳子、防风、蝉蜕、薄荷各 6g。服用 3 剂后，症状减轻。继续服用银翘散与玉屏风散合剂，症状完全消失，至今 2 年，未再发病。

沙剑轲等人以银翘散加减治疗鼻鼽、鼻渊，每获良效。治疗鼻鼽（过敏性鼻炎）验案：患者，自诉鼻塞，流清涕反复发作 5 年余，曾经皮肤科做过敏试验提示对花粉、粉尘过敏，经中西医治疗无效。患者来时伴见鼻痒，喷嚏，口干，舌红，苔白，脉浮紧，诊为风热犯肺之鼻鼽，拟辛凉清热，宣肺通窍，方用银翘散加白芷 10g，辛夷 6g，石膏 30g，葱头 3 个，2 剂。用水 1000ml 浸泡 10 分钟，煎 15 分钟后取汁 600ml，分 3 次温服，2 日 1 剂。复诊时，患者鼻塞，流涕明显减轻，口干止。效不更方，继服上方 5 剂。一年来未发。治疗鼻渊（上颌窦炎）验案：患者，自诉近 10 天来因受寒后出现头昏痛，鼻塞，流黄涕，经服消炎药无效。曾到五官科诊为双侧鼻窦炎，需做鼻窦穿刺术治疗，因患者怕手术，故今来门诊就诊，见患者伴咽痛，口干，小便黄，大便干，舌尖红，苔薄白，脉弦数，诊为寒郁化热之鼻渊，拟银翘散清肺热加白芷 10g，辛夷 6g，石膏 30g，2 剂。用水 1000ml 浸泡 10 分钟，煎 15 分钟后取汁 600ml，分 3 次温服，2 日 1 剂。再诊时，见头昏痛，鼻塞，流黄涕明显好转，咽痛，口干已止，余症如前。沿用原方 3 剂。又诊时诉头昏、头痛，鼻塞，流黄涕已好转，二便正常，舌红，脉弦缓，效不更方，继服 5 剂巩固疗效。

朱秀梅利用银翘散加减治愈鼻窦炎 1 例。患者，女，40 岁，教师。2007 年 5 月就诊。被确诊鼻窦炎已半年。鼻塞流浊涕，头痛以前额为甚，外院拍柯瓦片报告为额窦炎、颌窦炎，经用大剂量宣通鼻窍之药，病情未见好转，每于天气变冷时加重，现患者鼻胀烦躁，大便干燥，小便黄，舌红，苔黄腻，脉浮、弦、数。辨证为风热邪毒侵袭肺系，日久失治，热邪久稽，循经上聚鼻窦，气血搏结，灼伤鼻窍，治拟以银翘散加减：金银花 30g，连翘 15g，薄荷 7.5g，黄芩 15g，白芷 15g，石膏 30g，龙胆草 10g，白芍 15g，辛夷 15g，桔梗 10g。每日 1 剂，水煎服。服药 1 周，病情大有好转，继加减服药 2 周，患者痊愈。

唐英等人利用银翘散加减疏风清热、宣肺通窍，治疗伤风鼻塞与鼻渊。伤风鼻塞相当于西医的“急性鼻炎”；鼻渊则相当于鼻窦炎。若属风热犯鼻，症见鼻塞，喷嚏，流黄黏涕，鼻息热，鼻黏膜色红肿胀，鼻底有黄涕，全身伴发热，头痛，口渴，舌质红，苔薄黄，脉浮数等风热表证，则为伤风鼻塞；若鼻涕量多黄稠，嗅觉减退，头痛，鼻黏膜充血肿胀，尤以中鼻甲为甚，中鼻道或嗅沟可见脓性分泌物，全身伴风热表证，则属鼻渊。治宜疏风清热，宣肺通窍。余均用银翘散加减治之。头痛加菊花、蔓荆子、柴胡以清利头目；鼻塞重加辛夷、苍耳子、石菖蒲以祛风通窍；黄涕多加鱼腥草、蒲公英、白芷解毒排脓；咳嗽痰黄加瓜蒌、前胡、浙贝母宣肺化痰。

郑妍妍等人运用银翘散合苍耳子散加减治愈伤风鼻塞 1 例。患者，女，22 岁。初诊：2017 年 12 月 5 日。主诉：鼻塞，打喷嚏，流黄涕 3 天，胃纳可，夜寐安，二便调。既往无过敏性鼻炎史。检查：双鼻黏膜急性充血，鼻中隔无明显偏曲，双下甲肿大。舌红，苔薄黄，脉浮数。西医诊断：急性鼻炎。中医诊断：伤风鼻塞，风热外袭证。治法：疏风清热，宣肺通窍。选方：银翘散合苍耳子散加减。处方：金银花 15g，连翘 15g，薄荷（后下）6g，荆芥 10g，淡豆豉 10g，牛蒡子 10g，桔梗 6g，炒苍耳子 10g，辛夷 10g，白芷 10g，鱼腥草 15g，炙甘草 6g。3 剂，每天 1 剂，水煎 300ml，分 2 次服用，每次 150ml。12 月 8 日二诊：流黄涕消失，鼻塞、打喷嚏均较前减轻，胃纳可，夜寐安，二便调。检查：双鼻黏膜稍充血，双下甲稍大。舌淡红，苔薄白，脉浮。前方去鱼腥草，继服 3 剂，服法同上。12 月 11 日三诊：鼻塞、打喷嚏消失，胃纳可，夜寐安，二便调。检查：双鼻黏膜淡红，双下甲不大。嘱前方停服，变化随诊。

（三）鼻衄

张瑞士等人运用银翘散治愈鼻衄 1 例。患者，男，56 岁，1979 年 5 月 10 日初诊。鼻衄 3 天，血量较多而色鲜，曾在当地医院服大黄、黄连等寒凉药治疗无效，就诊时已用棉纱条塞鼻，仍见血自口中出，面色苍白，精神不安，时觉烦热，但体温不高，周身酸楚不适，食欲不振，舌尖红，苔薄白，脉象浮数，右脉大于左脉。治宜疏风清热，凉血止血。处方：芦根 30g，桑叶 6g，桔梗 6g，连翘 10g，芥穗炭 6g，薄荷 5g，金银花 10g，炒栀子 5g，杏仁 6g，生地炭 9g，大黄炭 6g，藕节 10g，白茅根 15g，粉丹皮 10g，甘草 6g。2 剂。药后鼻衄止，精神安定，两手脉力趋于平衡，为巩固疗效，继服原方 2 剂。

三、治疗咽喉疾病

刘绍武利用银翘散加减治疗咽喉疾病，取得良好疗效。风热喉痹：风热邪毒袭于肺卫，上犯咽喉，咽喉红肿焮痛，吞咽不利或喉底有颗粒突起，口渴、小便短赤，苔薄白或薄黄，脉浮数，身或有发热恶风，此为风热阻肺，熏灼咽喉，炼津成痰，治宜疏风清热、解毒化痰利咽。选银翘散加瓜蒌、僵蚕、射干、竹茹、贝母清热化痰利咽之品。急喉喑：风热初袭，喉内干痒而咳，声出不利或喉内灼热疼痛，甚则声嘶，声带呈红色或红肿，闭合欠佳，或兼有恶风发热等症。此为风热壅滞于肺，营卫失调，热毒熏喉，脉络痹阻，治宜疏风清热，利咽开音。选用银翘散加减，若风热表证不明显可去荆芥、淡豆豉，加蝉蜕、射干、胖大海、玉蝴蝶、凤凰衣等疏风清热、利咽开音药。根据病情也可选用海浮石、天花粉、竹黄消痰利咽、滋肺之品。

莫少琪以银翘散加味治疗急性咽炎，收到较好疗效。共计收治患者 176 例：男 95 例，女 81 例；年龄 15 岁以下 106 例，16 岁以上 70 例，最小 2 岁，最大 54 岁；发病 1～3 天 56 例，4 天以上 120 例；急性扁桃体炎 107 例，急性咽炎 69 例。全部病例均有起病急骤，畏寒发热，体温 38.5℃以上，伴疲倦乏力，四肢疼痛，咽痛，吞咽、咳嗽时加剧，咽部红肿、扁桃体或其周围可见黄色或白色点状渗出物。舌红、苔黄，脉浮数或弦数。全部病例均用银翘散加味：金银花、连翘、竹叶、荆芥、牛蒡子、芦根、黄芩、板蓝根、马勃各 12g，薄荷（后下）6g，岗梅根、石膏各 30g。若咳嗽甚者，加瓜蒌仁 15g，杏仁 12g；高热谵语者，加羚羊角骨、珍珠母各 30g；大便秘结者，加大黄、川厚朴各 12g；脓点大者，加桃仁 12g，蒲公英 15g。儿童酌减。每日 2 剂，热退至 38℃以下改服 1 剂，体温正常后则以竹叶石膏汤或沙参麦冬汤以善后。结果：治愈（服药后 2 天内热退，3～5 天脓肿消退，咽痛消失）135 例；有效（服药后 4 天内热退，7 天内脓肿消退，咽痛消失）40 例；无效（服药 4 天以上症状未减或加重）1 例。典型病例：患者，男，38 岁。1994 年 3 月 8 日入院。患者 3 天前起发热，咽痛，寒战，体温 39.3℃。曾在门诊诊治，每天静脉滴注青霉素 640 万单位，症状未见减轻，反见咽痛增加。检查：咽部充血，扁桃体无肿大，但其周围可见多个针尖大脓点，咽后壁可见滤泡增生，舌红、苔黄，脉弦数。西医诊断为急性咽炎。中医辨证属风热邪毒、结聚咽喉所致，治以疏风清热、解毒利咽为主，给予银翘散加味方去岗梅根、马勃，加重石膏至 40g，加山栀子 12g，4 剂，每剂 3 碗水煎至 1 碗，早晚各服 1 剂，次日热退至 38.2℃，咽痛减轻。第 3 日热退至正常，咽右侧脓点消失，左侧仍可见 2 处小脓点，改服竹叶石膏汤，每天 1 剂，2 日后脓点消失，余无不适，痊愈出院。

刘洪陆运用银翘散加减治疗肾性咽喉病，效果满意。共收治 104 例患者，随机分为治疗组和对照组。治疗组：54 例；男性 32 例，女性 22 例；年龄 8～50 岁；肾病包括急慢性肾炎、肾病综合征、狼疮性肾炎等；咽喉病包括急慢性咽炎、慢性扁桃体炎、慢性喉炎等；病程从 1 周至数年不等。对照组：50 例；男性 30 例，女性 20 例；年龄 6～54 岁；其他条件同治疗组。临床表现：咽喉部自觉症状包括咽喉疼痛，咽部不适，干燥灼热感，干咳无痰，声嘶等。咽喉部检查体征：咽、喉部黏膜呈红色，有分泌物，扁桃体Ⅰ～Ⅱ度肿大。治疗组服用银翘散加减：金银花 30g，连翘 15g，桔梗、竹叶、荆芥各 10g，薄荷（后下）、淡豆豉、牛蒡子、生甘草各 6g。咽部干燥加玄参 30g，麦冬 20g；咽喉痛加山豆根 6g，黄芩 15g；兼有蛋白尿者加僵蚕 12g，蝉蜕 10g，白茅根 40g。每日 1 剂，水煎 3 次，3 餐后 1 小时服，5 天为 1 个疗程，观察 2 个疗程。对照组服用西瓜霜含片，每小时含化 2 片，每日 4～5 次。疗效标准：①治愈：咽喉疼痛及其他症状完全消失，咽部检查无异常；②显效：咽痛及其他症状基本消失，咽部充血不显；③有效：咽部症状减轻，咽部检查有充血，有少量炎性分泌物；④无效：咽喉症状及咽部检查治疗前后无改变者。结果：治疗组有效率 92.6%；对照组有效率 72.0%。治疗组疗效明显优于对照组（$P<0.05$）。

尤丽娟运用银翘散加减治疗急性咽炎、扁桃体炎，效果良好。共收治患者 52 例。处方：金银花 10～30g，连翘 6～15g，薄荷 1～4.5g，桔梗 1.5～6g，山豆根 4.5～10g，红花 4.5～10g，蝉蜕 3～6g，芦根 6～15g，沙参 6～10g，麦冬 6～10g，生甘草 3～20g，生石膏 20～30g。水煎服，每天 1 剂。头痛加荆芥、羌活；咳加杏仁、厚朴；分泌物多加浙贝母、龙胆、赤芍；颌下淋巴结肿大加夏枯草、浙贝母、牡蛎。疗效标准：①治愈：热退，症状完全缓解和（或）扁桃体明显缩小；②有效：热退，症状缓解，扁桃体缩小不明显。结果：治愈 41 例，有效 11 例，总有效率 100%。

段胜红在 1996～2001 年期间，运用银翘散合半夏厚朴汤治疗慢性咽炎，获得满意疗效。共计收治患者 33 例，男 13 例，女 20 例，年龄最小 15 岁，最大 43 岁，病程最短 4 个月，最长 12 年。方用银翘散合半夏厚朴汤加减：金银花 15g，连翘 15g，薄荷 15g，桔梗 10g，玄参 10g，蝉蜕 10g，射干 10g，芦根 10g，半夏 10g，厚朴 10g，生地黄 10g，生甘草 10g。以水煎汁服，每日 1 剂。结果：痊愈（症状消失，局部无异常体征）23 例；显效（症状基本消失，局部体征明显改善）6 例；好转（症状减轻，体征改善或不改善）4 例。

温利辉等人运用加味银翘散治疗急慢性咽喉炎，收效良好。共收治患者 136 例：男 78 例，女 58 例；年龄最大 78 岁，最小 6 岁；急性咽喉炎 90 例，慢性咽喉炎 46 例。临床表现均有咽痛、干咳少痰等症状，并有咽红、咽后壁滤泡增生等体征。方用加味银翘散：金银花、连翘各 12g，桔梗、淡竹叶、荆芥、淡豆豉、牛蒡子、射干、僵蚕、乌梅各 10g，芦根、鱼腥草各 15g，薄荷（后下）、生甘草各 6g。每天 1 剂，水煎服。5 天为 1 个疗程。结果：治疗 1～3 个疗程后，治愈（症状、体征消失）120 例，好转（症状消失，咽后壁滤泡增生未能消失）16 例，有效率为 100%。

王瑛在 2001 年 1 月～2002 年 5 月期间，应用银翘散合增液汤治疗急性咽炎，疗效满意。共计收治患者 97 例，随机分为治疗组和对照组。治疗组：52 例；男 32 例，女 20 例；年龄 20～72 岁，平均年龄 43 岁；病程 1～7 天，平均 3 天。对照组：45 例；男 27 例，女 18 例；年龄 18～71 岁，平均年龄 41 岁；病程 1～6 天，平均 3 天。经统计学处理，两组资料无显著性差异（$P>0.05$），具有可比性。治疗组口服银翘散合增液汤：金银花 15g，连翘 15g，桔梗 12g，芦根 12g，竹叶 10g，甘草 10g，牛蒡子 12g，薄荷 10g，生地黄 12g，玄参 12g，麦冬 12g，山豆根 12g，射干 12g。水煎服，每日 1 剂，分早、晚 2 次服用。对照组口服头孢氨苄胶囊，每次 0.5g，每日 3 次。两组均 3 天为 1 个疗程。1 个疗程后，分别记录临床证候，统计治疗结果。疗效标准：①治愈：咽痛、发热等症状消失，咽部检查恢复正常；②好转：咽痛及咽部肿胀明显减轻；③未愈：咽部症状和体征无明显变化。结果：治疗组治愈 43 例，好转 8 例，未愈 1 例，总有效率为 98%；对照组治愈 27 例，好转 10 例，未愈 8 例，总有效率为 82.0%。治疗组优于对照组，两组比较，有显著性差异（$P<0.05$）。

孙一枚等人采用银翘散加味并配合常规西药雾化吸入治疗慢性喉炎，获得满意疗效。在 2001 年 7 月～2004 年 7 月期间，共收治患者 132 例，随机分为治疗组和对照组。治疗组：70 例；男 48 例，女 22 例；平均年龄（32.46±4.12）岁；平均病程（2.80±0.68）年。对照组：62 例；男 39 例，女 23 例；平均年龄（31.94±3.98）岁；平均病程（3.01±

0.59）年。两组一般资料比较，差异无显著性（$P>0.05$），具有可比性。对照组采用0.9%氯化钠注射液20ml、庆大霉素8单位、地塞米松5mg、糜蛋白酶4000μ，混合后超声雾化吸入，每次5～20分钟，每天1次。治疗组在对照组治疗的基础上加服银翘散加味：金银花12g，连翘12g，桔梗10g，淡竹叶10g，荆芥10g，芦根10g，僵蚕10g，牛蒡子10g，木蝴蝶10g，桃仁10g，红花5g，牡丹皮12g，赤芍12g，玄参12g，薄荷6g（后入），生甘草6g。每日1剂，煎后每次口服100ml，每天2次。两组均以7天为1疗程，一般治疗1～2个疗程。疗效标准：①痊愈：发音恢复正常，喉部症状消失，喉部检查正常；②显效：声音嘶哑明显改善，喉部症状大部分消失，喉部检查明显改善；③有效：声音嘶哑改善，喉部症状减轻，喉部检查改善；④无效：喉部症状或体征均无变化。结果：治疗组总有效率为91.4%；对照组总有效率75.8%。治疗组优于对照组，两组比较，具有显著性差异（$P<0.05$）。

韩朝晖等人运用银翘散结合微波治疗慢性咽炎，疗效满意。共收治患者220例，随机分为治疗组和对照组。治疗组：120例；男46例，女74例；年龄18～58岁，平均年龄36岁；病程3个月～5年。对照组：100例；男39例，女61例；年龄18～57岁，平均年龄34岁；病程3个月～6年。主要症状为咽干燥感28例，异物感124例，咽痒15例，咽痛23例，咽多黏痰、恶心30例。两组均进行微波治疗。治疗组用银翘散加减方（金银花10g，菊花10g，青果10g，连翘10g，桔梗9g，麦冬15g，薄荷6g，甘草6g，胖大海10g，咽痛加柴胡9g），每日1剂，煎服，每日2次或泡茶饮。6日为1个疗程，共2～3个疗程。对照组用氨苄西林0.5g，口服，每日3次，8～12天。疗效标准：①显效：咽痛、异物感、口干、干咳等症状消失，咽部黏膜充血明显好转或消失，咽后壁淋巴滤泡减少或消失，咽侧索肥厚明显好转；②有效：咽痛、异物感、口干、干咳等症状稍减轻，咽部黏膜充血较治疗前减轻，咽后壁淋巴滤泡减少，咽侧索肥厚减轻；③无效：上述症状、体征无改变。结果：治疗组显效77例，有效35例，无效8例，总有效率93.33%；对照组显效24例，有效37例，无效39例，总有效率61.00%。两组疗效差异有显著意义（$P<0.05$）。

李仅波等人在2005年2月～2007年6月期间，运用银翘散加减治疗急性咽炎，收效甚好。共计收治患者86例，其中男41例，女45例，年龄最小8岁，最大64岁，病程1～7天。处方：金银花10g，麦冬10g，薄荷6g，桔梗6g，甘草3g。放入茶壶或大茶杯中，加入沸水闷泡10～15分钟，作茶饮用。喝完后再用上法加水泡服。每日1剂，观察症状及体征，7天为1个疗程，忌烟、酒及辛辣饮食。疗效标准：①治愈：咽部干痒、疼痛症状消失，咽部检查正常；②好转：咽部干痒、疼痛症状减轻，查咽部充血减轻；③无效：症状、体征无变化。结果：治愈64例（74.4%），好转22例（25.6%），有效率100%，未见不良反应。

朱秀梅运用银翘散加减治愈慢性咽炎1例。患者，女，38岁。2006年10月就诊，自诉患慢性咽炎2年，咽部常有不适感，如有异物阻隔，吞之不下，吐之不出，每与情绪波动，工作劳累或闻有刺激性气味则加重，查喉镜未见异常。患者现咽干口渴，喜清嗓，咽痒干咳，二便调，舌红，苔薄黄，脉浮数。查：咽部充血，咽后壁散在淋巴滤泡增生。证属痰热互结，肺肾阴虚。处方：金银花20g，连翘15g，薄荷5g，桔梗10g，牛蒡子10g，玄参30g，生地黄20g，瓜蒌15g，蝉蜕10g，麦冬20g，沙参15g，代赭石20g，甘草5g。每日1剂，水煎服。服药7天，症状明显好转，偶有干咳，原方加川贝母粉7.5g，用汤汁冲服，继服10剂，病情获愈。

唐英等人利用银翘散加减疏风清热、解毒利咽开音，治疗喉痹、乳蛾与喉喑。喉痹当于西医学的咽炎，乳蛾则相当于扁桃体炎。若属风热外袭，症见咽痛较重，吞咽痛增，发热，恶风，头痛，舌苔薄黄，脉浮数。咽部黏膜或喉核红肿，喉核表面有少量黄白色腐物，或颌下有臖核（淋巴结）肿大。治宜疏风清热，利咽消肿。用银翘散加减。若咯痰黄稠，加瓜蒌皮、浙贝母、前胡、杏仁宣肺化痰；咽喉红、肿、痛者，加蝉蜕、射干、山豆根、板蓝根以疏风清热，解毒利咽；喉核（扁桃体）肿大，表面有少量黄白色腐物，尤伴便干者加漏芦。急喉喑，相当于西医学的急性喉炎，若属风热犯肺，声门开合不利致喉喑者，症见声音不扬，甚则嘶哑，喉痛不适，干痒而咳，发热，微恶寒，头痛，舌边微红，苔薄黄，脉浮数，喉黏膜及声带红肿，声门闭合不全，治宜疏风清热，利喉开音，用银翘散加胖大海，木蝴蝶以利喉开音。尤见喉痒而咳者，加蝉蜕，该药可散风热、宣肺、开音，特别对喉痒之咳，有迅速止喉痒而愈咳嗽的作用，无论风寒、风热，每用之皆效。痰黏难咯者加僵蚕、瓜蒌皮、杏仁清热祛风，化痰散结。

张菊运用银翘散加味治疗急性咽炎，收效良好。共计收治患者90例，分为治疗组和对照组，每组各45例。治疗组：男26例，女19例；年龄最大70岁，最小14岁；病程最长3天，最短12小时，平均（1.70±0.50）天。对照组：男24例，女21例；年龄最大69岁，最小16岁；病程最长2天，最短12小时，平均病程（1.6±0.55）天。两组病例一般资料比较，经统计学处理无显著性差异（$P>0.05$），具有可比性。治疗组方用银翘散加味：金银花15g，连翘12g，荆芥12g，薄荷10g，牛蒡子12g，桔梗12g，僵蚕12g，诃子15g，芦根13g，木蝴蝶6g，甘草10g。每日1剂，用冷水浸泡30分钟，煎15分钟，取汁450ml，分3次饮用。痰多色黄加鱼腥草15g；咳嗽重加浙贝母12g，桑枝15g；鼻阻加辛夷5g。对照组口服罗红霉素胶囊，每日2次，每次150mg。两组疗程均5天为1个疗程。疗效标准：①临床痊愈：用药3日以内症状减轻，5日以内临床症状及体征消失；②显效：用药5日内症状减轻，大部分体征消失；③有效：用药5日内症状减轻，部分体征消失；④无效：用药5日以内临床症状及体征无改善。结果：治疗组临床治愈 25 例，显效 15 例，有效 3 例，无效 2 例，显效率 88.89%，总有效率 95.56%；对照组临床治愈 9 例，显效 20 例，有效 11 例，无效 5 例，显效率 64.44%，总有效率 88.89%。治疗组显著优于对照组，两者之间有显著性差异（$P<0.01$）。

曹志等人在 2015 年 10 月～2017 年 3 月期间，运用中药银翘散合半夏泻心汤加减治疗咽食管反流性咽炎患者，取得令人满意效果。共收治咽食管反流性咽炎患者 40 例，随机分为对照组与试验组，每组各 20 例。对照组：男 14 例，女 6 例；年龄 21～69 岁，平均年龄（45.12±6.84）岁；病程 4 个月～10 年，平均（5.12±3.85）年；喉镜检查显示：杓间区充血 6 例，声带后突充血 5 例，伴咽部溃疡 3 例，声带 Reink 水肿或增生肥厚 2 例，声带小结与息肉共 4 例。试验组：男 13 例，女 7 例；年龄 19～68 岁，平均年龄（44.48±6.72）岁；病程 3 个月～9 年，平均（4.58±3.26）年；喉镜检查显示：杓间区充血 6 例，声带后突充血 5 例，伴咽部溃疡 4 例，声带 Reink 水肿或增生肥厚 3 例，声带小结与息肉共 2 例。两组患者一般资料比较，差异均无统计学意义（$P>0.05$），具有可比性。对照组给予常规治疗，口服蓝芩口服液，每次 20ml，每天 3 次；口服雷贝拉唑钠肠溶胶囊，每天 10mg，每天 3 次。试验组内服银翘散合半夏泻心汤加减。银翘散：金银花、诃子各 15g，芦根 13g，连翘、牛蒡子、荆芥、桔梗各 12g，薄荷（后下）、甘草各 10g，木蝴蝶 6g。半夏泻心汤：玄参 12g，姜半夏、黄连、黄芩、干姜、厚朴、枳实、柴胡、桔梗、胖大海、冬凌草各 10g，吴茱萸 3g。两方共奏煎制 15 分钟，取汁 550ml，分早、中、晚各服用 1 次。其中半夏泻心汤随症加减：口干、口苦者，加炒栀子 6g，熟大黄 5g；泛酸、胃灼热明显者，加海螵蛸 10g，煅牡蛎、煅瓦楞子各 30g；咳嗽重者，加浙贝母 12g，桑枝 15g；瘀血内阻者，加延胡索、当归各 10g，丹参 20g；咽干不欲饮者，加木蝴蝶 10g，北沙参 12g；腹部胀满者，加紫苏梗、紫苏叶各 15g；脾虚明显者，加茯苓 12g，白术、党参各 10g；鼻阻者，加辛夷 5g。两组患者均以 4 周为 1 个疗程，共治疗 1 个疗程。疗效标准：①痊愈：治疗 2 周后，临床症状与体征完全消失，胃镜检查显示咽食管黏膜正常，胃内无容物反流；②显效：临床症状基本消失，胃镜检查显示咽部黏膜充血有明显好转，患者主诉无明显不适感；③有效：临床症状有所好转，但咽部血管仍处于扩张状态，黏膜充血，患者主诉咽喉部有不适感；④无效：治疗后症状仍存在或症状严重程度不降反升。结果：试验组治疗总有效率为 95.00%，高于对照组的 70.00%（$P<0.05$）；治疗后，试验组患者 RSI 评分中声嘶或发声问题、清喉和咽喉黏液增多等各维度评分均低于对照组，RFS 评分中声门下水肿、喉室消失和红斑、充血等各维度得分均低于对照组，比较均有显著性差异（$P<0.05$）；试验组不良反应发生率为 10.00%，明显低于对照组的 45.00%（$P<0.05$）。提示银翘散合半夏泻心汤加减治疗咽食管反流性咽炎疗效显著，可有效缓解其临床症状，解除患者痛苦，且用药安全性高。

何丽颖运用银翘散联合清开灵注射液雾化吸入治疗急性病毒性咽炎，效果较好。在 2016 年 2 月～2017 年 2 月期间，共收治患者 68 例，随机分为对照组与观察组，每组各 34 例。对照组：男 20 例，女 14 例；年龄 20～56 岁，平均年龄（35.12±3.26）岁；体温（38.03±0.44）℃；咽痛 12 例，咳嗽 9 例，局部淋巴结轻度肿大 10 例。观察组：男 22 例，女 12 例；年龄 21～58 岁，平均年龄（36.17±4.34）岁，体温（38.12±0.40）℃；咽痛 11 例，咳嗽 10 例，局部淋巴结轻度肿大 5 例。两组病程均 1～48 小时，平均（23.41±5.28）小时。两组一般资料比较，差异无统计学意义（$P<0.05$），具有可比性。两组均进行常规物理降温、多饮水、休息。对照组用利巴韦林注射液，5%葡萄糖注射液或 0.9%氯化钠注射液稀释成每 1ml 含 1mg 的溶液后，缓慢进行静脉滴注，每次 0.5g，每日 2 次。氯芬黄敏片 1～2 片，每日 3 次，在饭后 30 分钟服用。疗程 3～7 日。观察组服用银翘散：金银花 15g，桔梗 10g，连翘 15g，淡豆豉 9g，淡竹叶 10g，荆芥穗 9g，牛蒡子 10g，薄荷 6g，桑叶 12g，芦根 9g，大青叶 10g，板蓝根 12g。每日 1 剂，水煎取 300ml，早、晚饭后服用。并用清开灵注射液加 10ml 0.9%氯化钠注射液，加入超声雾化器中雾化吸入 20 分钟，每日 2 次。疗程 3 天。疗效标准：①治愈：吞咽疼痛、咳嗽、咽痛等症状与咽部黏膜充血肿胀消失，体温恢复正常；②显效：临床症状与咽部黏膜充血肿胀有所改善，体温没有超过 38℃；③有效：临床症状与咽部黏膜充血肿胀有所减轻，体温未超过 38℃；④无效：临床症状与咽部黏膜充血肿胀无变化甚至病情加重。结果：观察组治愈 20 例（58.82%），显效 11 例（32.36%），有效 2 例（5.88%），无效 1 例（2.94%），总有效率为 97.06%；对照组治愈 11 例（32.35%），显效 10 例（29.41%），有效 7 例（20.59%），无效 6 例（17.65%），总有效率为 82.35%。观察组优于对照组，两组比较，有显著性差异（$P<0.05$）。

郑妍妍等人运用银翘散加减治愈急喉痹 1 例。患者，女，5 岁。初诊：2017 年 12 月 12 日。主诉：咽痛 1 天，胃纳可，夜寐安，二便调。检查：咽黏膜急性充血，咽后壁淋巴滤泡增生。舌红，苔薄黄，脉浮数。西医诊断：急性咽炎。中医诊断：急喉痹，风热外袭证。治法：疏风清热，利咽消肿。选方：银翘散加减。处方：金银花 10g，连翘 10g，薄荷（后下）6g，芦根 10g，炒牛蒡子 10g，生石膏（先煎）15g，板蓝根 15g，大青叶 15g，麦冬 10g，赤芍 10g，牡丹皮 10g，炙甘草 6g。3 剂，每天 1 剂，水煎 300ml，分 2 次服用，每次 150ml。12 月 15 日二诊：咽痛消失，现咽部无明显不适，胃纳可，夜寐安，二便调。检查：咽黏膜淡红，舌淡红，苔薄白，脉细。嘱患者中病即止，变化随诊。

赵莉运用银翘散加减联合超声雾化吸入治疗急慢性咽喉炎，效果显著。在 2015 年 12 月～2017 年 11 月期间，共收治急慢性咽喉炎患者 123 例。试验组：62 例；男 30 例，女 32 例，年龄 41～77 岁，平均年龄（58.4±5.2）岁；发病

时间2～11年，平均（5.3±1.4）年。对照组：61例；男31例，女30例；年龄40～78岁，平均年龄（58.3±5.1）岁；发病时间2～10年，平均（5.2±1.3）年。对照组应用超声雾化吸入，静脉滴注30mg超声雾化吸入注射液与100ml的氯化钠的混合溶液。试验组联合银翘散加减，煎服，每日2次，连续4周。结果：试验组总有效率为96.77%，比对照组77.05%高，血清IgG_4水平较对照组高，IL－1和TNF－α水平均比对照组低，差异均显著（$P<0.05$）。

林振荣等人运用银翘散加减辅助治疗急慢性单纯性咽炎患者，收效良好。在2016年2月～2017年10月期间，共计收治急慢性单纯性咽炎患者80例，随机分为对照组和试验组，每组各40例。对照组：男21例，女19例；年龄20～62岁，平均年龄（47.5±3.7）岁，体重指数16～30kg/m²，平均（22.4±1.8）kg/m²；急性17例，慢性23例。试验组：男22例，女18例；年龄21～62岁，平均年龄（47.1±3.6）岁；体重指数16～30kg/m²，平均（22.2±1.7）kg/m²；急性16例，慢性24例。两组患者上述数据资料统计比较，差异无统计学意义（$P>0.05$）。对照组给予地塞米松、庆大霉素超声雾化吸入治疗，剂量分别为2.5～5mg、4万～8万单位，每天1次，每次10～15分钟。试验组在对照组基础上给予银翘散加减辅助治疗，配方为：金银花、连翘各15g，芦根、牛蒡子、荆芥各10g，竹叶、蝉蜕、薄荷各5g。咳痰、咳嗽加桔梗15g，苦杏仁10g；发热、咽痛加蒲公英、鱼腥草各15g；头痛加羌活15g。水煎服，每天1剂，分2次服用。两组均连续治疗7天。疗效标准：①显效：临床症状及体征基本消失（治疗后评分为0～1）；②有效：临床症状及体征明显好转，但未消失（治疗后评分较前下降但不为0）；③无效：未满足上述标准（治疗前后评分数值无变化）。结果：试验组显效30例（75.0%），有效9例（22.5%），无效1例（2.5%），总有效39例（97.5%）；对照组显效22例（55.0%），有效12例（30.0%），无效6例（15.0%），总有效34例（85.0%）。试验组临床总有效率高于对照组，差异有统计学意义（$P<0.05$）。试验组治疗后症状评分低于对照组，差异有统计学意义（$P<0.05$）。试验组治疗后血清IgG_4水平高于对照组，差异有统计学意义（$P<0.05$）。试验组不良反应发生率低于对照组，差异有统计学意义（$P<0.05$）。

刘红杯等人运用银翘散加减防治鼻咽癌放疗过程中出现的口咽部黏膜毒性反应，疗效满意。在1995年1月～1996年12月期间，共计收治患者29例。于放疗第3周开始口服银翘散加减方：金银花、连翘、黄芩各15g，蒲公英30g，白花蛇舌草15g，薄荷10g（后下），柴胡12g，菊花、蔓荆子、麦冬、玄参各15g，党参20g，车前草15g，甘草10g。水煎服，每日1剂。结果：总有效率为82.9%。

四、治疗眼部疾病

（一）角膜炎

王德全在1987年～1991年10月期间，以中医辨证施治内服中药为主，联合抗病毒、皮质类固醇等药物治疗单纯疱疹性角膜炎，效果较为满意。共计收治患者54例57只眼：男39例，女15例；年龄为20～66岁，其中20～45岁37例，占68.5%；初发者21例，复发者33例，其中复发2次以上者13例；浅层型包括树枝状角膜炎9例11只眼，深层型45例46只眼，其中并发虹膜睫状体炎者17例17只眼。将54例单纯疱疹性角膜炎患者辨证分为外感风热、肝胆火炽、湿热内蕴和正虚邪留四种类型。外感风热型治以疏风清热，方以银翘散合羌活胜风汤加减：金银花、连翘、荆芥、防风、羌活、柴胡、桔梗、菊花、薄荷、前胡、木贼、蝉蜕。肝胆火炽型治以清肝泻火，方以龙胆泻肝汤加减：龙胆、山栀、黄芩、柴胡、生地黄、当归、车前子、野菊花、桑白皮、泽泻、大黄（酒）、赤芍、川芎、甘草。湿热内蕴型治以清热化湿，方以三仁汤加减：杏仁、滑石、半夏、厚朴、陈皮、竹叶、云苓、秦皮、苍术、薏苡仁、金银花、荆芥、黄芩、连翘、菊花。正虚邪留治以滋阴清热，养血退翳，方以消翳散加减：生地黄、麦冬、当归、赤芍、黄芪、党参、云苓、柴胡、黄芩、金银花、荆芥、木贼、密蒙花、枳壳、蔓荆子。热毒炽盛者加蒲公英、紫花地丁；黄液上冲者加生石膏、玄明粉、大青叶；白睛混赤暗红者加牡丹皮、红花、茺蔚子；黑睛水肿混浊甚者加葶苈子、桑白皮等。西医治疗以眼睛局部点0.1%疱疹净滴眼液，属深层型无角膜溃疡者酌情给予0.5%可的松滴眼液点眼，并以0.5%阿托品散瞳。并发虹膜睫状体炎者，视病情轻重，给予0.75～1.5mg地塞米松口服，每日3次。疗效标准：①治愈：局部无刺激症状及虹膜炎症表现，角膜浸润、水肿消退，荧光染色（–）；②好转：角膜无明显浸润、水肿，偶见KP，角膜上皮轻度荧光着色；③无效：角膜炎症无明显好转或恶化。结果：治愈49例52只眼；其中浅层型9例11只眼，深层型40例41只眼，好转深层型5例5只眼，总有效率为100%，治愈例数90.7%。浅层型患者平均住院治疗15天，深层型患者平均住院治疗41天。对外感风热型疗效最佳，12例14只眼全部治愈。

刘书勤等人运用银翘散加减合并西药对症治疗单纯疱疹病毒性角膜炎，收到了较好的效果。共计收治患者78例：男性43例，女性35例；年龄最大58岁，最小24岁；病程最长5年，最短1周；均为单眼发病。随机平分为两组，每组39例。两组一般资料比较，差异均无显著性（$P>0.05$），具有可比性。实验组采用中西医结合的方法治疗，以中医为主；对照组仅用西药局部治疗。中医疗法：初期患眼刺激症状重，以祛风清热为主。方用银翘散加减：金银花15g，连翘10g，荆芥10g，防风10g，薄荷6g，白菊花10g，白芍10g，大青叶15g，柴胡9g，甘草6g。每日1剂，水煎3服，7天为1个疗程。症状好转，角膜染色基本转阴性后，则以退翳明目为主，祛风清热为辅，在上方中去防风、连翘，加密蒙花10g，决明子12g，秦皮10g，蝉蜕10g。每日1剂，水煎3服。眼痛剧烈加延胡索；水肿重加车前子、泽泻；便秘加大黄等。西医疗法：0.1%阿昔洛韦滴眼液，每次 1～2滴，每日 4～6 次滴眼。两组均治疗 4 周比较疗效。疗效标准：①治愈：症状消失，荧光素钠液染色转阴；②好转：症状减轻，角膜溃疡面减少、变浅，荧光素钠液染色阳性；③无效：症状与角膜溃疡面无变化或加重。结果：实验组治愈 17 例，好转 19 例，无效 3 例，总有效率 92%；对照组治愈 10 例，好转 14 例，无效 15 例，总有效率 62%。两组总有效率有非常显著性差异（$P<0.01$），实验组优于对照组。

翟楠等人在 2002 年 3 月～2006 年 3 月期间，采用中药增损银翘散配合常规西药治疗单纯疱疹病毒性角膜炎（上皮型），取得了良好的临床效果。共计收治初次发作的单纯疱疹性角膜炎（上皮型）患者 115 例，随机分为两组。治疗组：58 例，62 只眼；年龄 14～57 岁，平均年龄（23±5.46）岁；病程 1～27 天，平均（8.23±4.45）天。对照组：57 例 61 只眼；年龄 12～58 岁，平均年龄（22.87±5.65）岁；病程 1～28 天，平均（8.47±4.39）天。两组患者在年龄、性别、病程方面均无明显差异（$P>0.05$）。对照组给予 0.1%阿昔洛韦滴眼液点眼，每 2 小时 1 次；口服阿昔洛韦片，每次 0.2g，每天 4 次。治疗组在上述治疗方案基础上加用增损银翘散（金银花、连翘、板蓝根各 10g，龙胆、土牛膝各 20g，黄芩、薄荷、芦根、蝉蜕各 10g，甘草 6g），水煎服，每天 1 剂，分早晚服；同时静脉滴注清开灵注射液 40ml/d，儿童剂量酌减。疗程均为 30 天，若提前治愈终止治疗，治疗结束后，评估两组患者治疗效果。疗效标准：①治愈：眼部刺激症状消失，充血消失，角膜浸润灶愈合，荧光素角膜染色不着色；②有效：眼部刺激症状明显减轻，角膜浸润灶范围缩小或浸润减轻，荧光素染色着色；③无效：眼部刺激症状明显，角膜浸润灶无缩小或扩大、加深，荧光素角膜染色明显着色。结果：治疗组治愈率和总有效率分别为 87.10%和 96.77%，对照组的治愈率和总有效率分别为 67.21%和 91.80%，两组相比，总有效率有显著性差异（$P<0.05$），治愈率有非常显著性差异（$P<0.01$）。

王泉忠在 2000 年 10 月～2006 年 2 月期间，运用银翘散治疗 Thygeson 浅层点状角膜炎，收到了较好的效果。共计收治患者 80 例，随机分成两组，一组为皮质类固醇治疗组，另一组为中药治疗组。每组各选取 40 例患者，年龄最大 43 岁，最小 25 岁。皮质类固醇治疗组应用 0.25%可的松滴眼液，每天点眼 5～6 次；中药治疗组应用中药银翘散煎汤口服，每日 1 剂，取汁约 350ml，分成两等份，每日早、晚各服 1 次。处方：金银花 9g，连翘 9g，牛蒡子 9g，淡豆豉 9g，荆芥穗 4g，薄荷 4g（后下），淡竹叶 6g，芦根 9g，桔梗 3g，甘草 6g。结果：皮质类固醇治疗组痊愈天数最短 3 天，最长 8 天，平均 5.4 天；中药治疗组最短 2 天，最长 6 天，平均 3.7 天。两组之间存在显著性差异（$P<0.01$）。

黄建良在 2009 年 5 月～2010 年 5 月期间，采用银翘散合四物汤加减治疗单纯疱疹病毒性角膜炎，取得了非常满意的疗效。共计收治患者 79 例共 86 只眼，其中病程 1～7 天；年龄 16～54 岁。将其随机分成两组。治疗组：42 例 46 只眼；男 21 例 24 只眼，女 21 例 22 只眼。对照组：37 例 40 只眼；男 19 例 20 只眼，女性 18 例 20 只眼。两组性别、年龄、病程等资料比较均无显著性差异（$P>0.05$），具有可比性。治疗组采用疏风清热、活血化瘀、退翳明目的银翘散合四物汤加减治疗。处方：金银花 15g，连翘 15g，防风 10g，荆芥 10g，白芷 10g，蔓荆子 15g，木贼草 15g，当归 10g，赤芍 10g，生地黄 20g，牡丹皮 10g，蝉蜕 6g，淡竹叶 6g。外感风热加桔梗 12g，前胡 10g；肝胆火炽加黄芩 10g，栀子 15g，龙胆 10g；大便秘结加生大黄 10g，生石膏 20g；阴虚夹风加沙参 15g，麦冬 15g；兼见气虚加生黄芪 30g，党参 15g。每日 1 剂，水煎，分 2 次服，早、晚各 1 次。并配合外滴 0.1%阿昔洛韦滴眼液。对照组采用板蓝根冲剂治疗，每次 10g，开水冲服，每日 2 次；并配合外滴 0.1%阿昔洛韦滴眼液。均 2 周为 1 个疗程。疗效标准：①治愈：眼部角膜刺激征消失，视力明显上升或恢复发病前水平，角膜浸润吸收或遗留少许云翳，2%荧光素染色阴性，角膜后弹力层皱褶及实质层浸润水肿消退，光切面厚度正常者；②好转：眼部角膜刺激征明显减轻者，视力提高，角膜 2%荧光素染色少许弱阳性，感染病灶缩小，浸润水肿明显减轻者；③无效：临床症状和体征均无变化或加重者。结果：治疗组 46 只眼，治愈 38 只眼，好转 7 只眼，无效 1 只眼，总有效率 97.83%；对照组 40 只眼，治愈 21 只眼，好转 14 只眼，无效 5 只眼，总有效率 87.50%。治疗组优于对照组，两组之间比较，具有显著性差异（$P<0.01$）。

李林军等人在 2008 年 1 月 20 日～2010 年 10 月 20 日期间，采用银翘散加减联合西医治疗单纯疱疹病毒性角膜炎，取得良好疗效。共计收治患者 74 例（80 只眼）。随机分为治疗组和对照组。治疗组：38 例（41 只眼）；男 22 例（24 只眼），女 16 例（17 只眼）；年龄 17～65 岁，平均年龄 30.8 岁。对照组：36 例（39 只眼）；男 19 例（21 只眼）、女 17 例（18 只眼）；年龄 18～66 岁，平均年龄 31.6 岁。复发最多 5 次，最少 1 次；病程最短半月，最长 1 年。西医治疗：局部以左氧氟沙星滴眼液、0.1%阿昔洛韦滴眼液、干扰素滴眼液点眼，每日 6 次；有虹膜睫状体炎反应者，用 1%阿托品滴眼液散瞳，每日 1 次；或复方托吡卡胺滴眼液散瞳，每日 3 次。中医治疗：在西医治疗基础上，内服汤剂银翘散加减：金银花、连翘、桔梗、薄荷、竹叶、生甘草、荆芥穗、淡豆豉、牛蒡子。伴有发热、咽痛、舌苔黄、脉浮数等外感证候加大青叶、木通、紫草、板蓝根等；胞睑红肿、畏光多泪、溃疡扩大加深者可加防风、桑叶、蝉蜕、木贼；病情反复发作、缠绵不愈、头重胸闷加半夏、厚朴、滑石、黄连、车前子、薏苡仁；合并虹膜炎加茵陈、石膏、竹叶；病程较久、气虚不足，去苦桔梗、荆芥穗、淡豆豉、牛蒡子，加生地黄、黄芪、当归、白术、防风。每日 1 剂，水煎服，分早、晚 2 次服用。疗效标准：①痊愈：黑睛星翳消失，荧光素染色阴性，畏光刺痛、红赤流泪等症状消失；②好转：黑睛星翳减少或缩小，荧光素染色阳性，畏光刺痛、红赤流泪等症状减轻；③无效：黑睛星翳无变化或加重，荧光素染色阳性，畏光刺痛、红赤流泪等症状无改善。结果：治疗组41只眼，痊愈33例，好转6例，无效2例，治愈率80.5%，总有效率95.1%；对照组39只眼，痊愈28例，好转5例，无效6例，治愈率71.8%，总有效率84.6%。治疗组的总有效率明显高于对照组（$P<0.05$）。

刘宏在2008年6月～2011年6月期间，采用银翘散治疗Thygeson浅层点状角膜炎，效果满意。共计收治患者52例，随机分成两组，每组各26例。可的松组单纯使用0.25%可的松滴眼液点眼，银翘散组使用银翘散口服加0.25%可的松滴眼液点眼。银翘散处方：金银花10g，连翘10g，牛蒡子10g，淡豆豉9g，荆芥穗5g，薄荷（后下）4g，淡竹叶7g，芦根9g，桔梗6g，甘草8g。水煎服，每日1剂，取汁约500ml，分成2等份，早、晚各服1次。结果：银翘散组平均治愈天数为5天，可的松组平均治愈天数为8天，银翘散组治愈天数明显缩短。

张丽芳等人在2008年1月～2009年12月期间，采用加味银翘散口服配合电离子导入为主的综合疗法治疗单纯疱疹病毒性角膜炎，取得一定疗效。共计收治患者85例（100只眼），随机分为两组。治疗组：45例（50只眼）；男17例（20只眼），女28例（30只眼）；年龄12～65岁，平均年龄（42.30±2.35）岁；病程3天～2个月，平均（27.47±3.75）天。对照组：40例（50只眼）；男13例（15只眼），女27例（35只眼）；年龄13～64岁，平均年龄（41.50±2.38）岁；病程3天～2个月，平均（27.53±3.38）天。两组一般资料统计学处理，差异无显著性（$P>0.05$），具有可比性。治疗组用抗病毒药物治疗，内服加味银翘散，同时应用电离子导入治疗；对照组单纯用抗病毒药物治疗。加味银翘散：金银花15g，连翘12g，薄荷4g（后下），荆芥8g，防风10g，牛蒡子8g，淡豆豉10g，桑叶10g，芦根10g，竹叶10g，生甘草10g，生姜2片。风热客目加菊花10g，蝉蜕10g；肝胆火炽加龙胆10g，黄芩10g；湿热犯目加藿香10g，薏苡仁10g；阴虚夹风加太子参15g，麦冬10g。每日1剂，水煎分2次温服。疗效标准：①治愈：黑睛星翳消失，荧光素染色阴性，症状消失；②好转：黑睛星翳减少或缩小，荧光素染色阳性，畏光刺痛、红赤流泪等症状减轻；③无效：黑睛星翳无变化或加重，荧光素染色阳性，症状无改善。结果：治疗组50眼痊愈42眼，好转5眼，无效3眼，总有效率为94%；对照组50眼痊愈30眼，好转12眼，无效8眼，总有效率为84%。治疗组优于对照组，两组间具有显著性差异。

王泉忠在2010年1月～2011年12月期间，应用银翘散加减配合阿昔洛韦滴眼液治疗单纯疱疹病毒性角膜炎，疗效满意。共计收治患者60例，随机分为治疗组与对照组，每组各30例。治疗组：男18例，女12例；年龄21～67岁，平均年龄（42.1±9.7）岁；病程7～90天，平均（27.5±14.2）天；初次发病16例，复发病例14例；树枝状角膜炎25例，地图状角膜炎3例，盘状角膜炎2例。对照组：男16例，女14例；年龄24～68岁，平均年龄（43.8±10.2）岁；病程6～100天，平均（29.1±13.2）天；初次发病17例，复发病例13例；树枝状角膜炎26例，地图状角膜炎2例，盘状角膜炎2例。两组患者性别、年龄、病程、角膜炎形状分类等一般情况比较，无显著性差异（$P>0.05$），具有可比性。对照组给予阿昔洛韦滴眼液治疗，治疗组在对照组治疗的基础上加用银翘散加减口服，两组患者均常规口服维生素，治疗1个月后观察疗效，随访2年统计复发率。银翘散加减：金银花12g，连翘12g，桔梗6g，薄荷6g，牛蒡子8g，竹叶6g，荆芥穗6g，淡豆豉10g，生甘草5g，柴胡6g，黄芩10g。球结膜红赤、热邪较重者，加赤芍10g，牡丹皮10g，紫草10g；畏光流泪较重者，加蔓荆子10g，防风10g，桑叶10g。加水300ml，浸泡30分钟，武火煎至药沸后，文火煎10～15分钟，药液剩余120～150ml；二煎加水150ml，药沸后文火煎10～15分钟，药液剩余120～150ml。两煎混合，分2次早、晚空腹口服。两组治疗均以1个月为期限比较疗效，随访2年观察复发例数。疗效标准：①痊愈：干涩、畏光、流泪、疼痛等眼部症状及体征均消失，角膜溃疡愈合；②有效：干涩、疼痛、流泪、视物模糊等眼部症状及体征均有显著好转，角膜溃疡部分愈合；③无效：症状及体征无改善甚至加重，角膜溃疡无明显愈合甚至加重。结果：治疗1个月后，治疗组总有效率93.33%，显著高于对照组的73.33%（$P<0.05$）；治疗组痊愈23例，痊愈时间（17.5±5.3）天；对照组痊愈14例，痊愈时间（23.7±6.5）天。两组痊愈时间比较，治疗组显著短于对照组（$P<0.01$）。所有痊愈患者随访2年，治疗组治愈的23例患者中，复发2例，占8.70%；对照组痊愈的14例患者中，复发6例，占42.86%。两组复发率比较，有显著性差异（$P<0.05$）。

朱素芳等人在2012年5月～2014年3月期间，用"银翘散"离子导入治疗单纯疱疹病毒性角膜炎，疗效显著。共计收治患者68例：女30例，男38例；年龄3～76岁，平均年龄45岁；轻度40例，重度28例；风热上犯证30例，肝火炽盛证26例，湿热蕴蒸证8例，阴虚邪留证4例。随机分为观察组和对照组，每组各34例。两组患者一般资料比较，差异无统计学意义（$P>0.05$），具有可比性。银翘散方：金银花10g，板蓝根20g，大青叶10g，薄荷6g（后下）。风热上犯证加菊花、防风、桑叶各10g；肝火炽盛证加蒲公英、千里光、知母各10g；湿热蕴蒸证加黄芩10g；阴虚邪留证加蝉蜕5g，麦冬10g。对照组患者予以常规护理措施，观察组患者予以优质护理措施。比较两组患者治疗效果、并发症发生情况及随访1年复发情况。结果：观察组治疗效果优于对照组（$P<0.05$），并发症及随防1年复发情况的比较差异无统计学意义（$P>0.05$）。提示优质护理措施在中药离子导入治疗单纯疱疹病毒性角膜炎患者中的应用疗效较好，并发症少，复发率低。

盛君玉等人运用银翘散加减治愈病毒性角膜炎 1 例。患者，女，30 岁，2017 年 11 月初诊。左眼视物不清，畏光流泪伴疼痛 3 天余。查体：视力（矫）右眼 0.4，左眼 0.4，左眼睑结膜充血，散在出血点，球结膜混合性充血，角膜中央可见簇状浸润灶。舌质红，苔薄黄，脉浮数。西医诊断：病毒性角膜炎。中医诊断：聚星障，风热客目证。治则：疏风清热，退翳明目。予银翘散加减：金银花 12g，荆芥 10g，连翘 12g，赤芍 12g，当归 12g，赤小豆 15g，柴胡 12g，黄芩 9g，牛蒡子 12g，淡豆豉 12g，薄荷 9g，淡竹叶 9g，生甘草 6g，桔梗 10g，蝉蜕 10g，当归 12g，牡丹皮 12g。颗粒剂每日 1 剂，早、晚冲服。连服 7 剂，症状明显缓解。

（二）结膜炎

黄年兵在 2008～2010 年期间，运用银翘散加减治疗流行性出血性结膜炎，疗效显著。共计收治患者 233 例（351 只眼），随机将其分为观察组 120 例（188 只眼）和对照组 113 例（163 只眼）。观察组：男 63 例，女 57 例；年龄 5～76 岁，平均年龄（32.50±10.05）岁；轻型 11 例，中型 106 例，重型 3 例。对照组：男 61 例，女 52 例；年龄 6～75 岁，平均年龄（33.40±10.30）岁；轻型 10 例，中型 101 例，重型 2 例。两组一般资料经统计学处理，无显著性差异（$P>0.05$），具有可比性。对照组常规给予阿昔洛韦滴眼液、妥布霉素滴眼液交替点眼治疗，每小时 1 次。观察组在对照组治疗基础上给予银翘散（金银花、连翘、牛蒡子、芦根、桔梗、淡竹叶、薄荷、淡豆豉、荆芥穗、甘草），水煎服，每日 1 剂。肿甚者加板蓝根、桑叶、黄芩；痒甚者加菊花、地肤子、黄柏；红赤较甚者加生地黄、赤芍。连续治疗 6 天，于第 6 天统计疗效。疗效标准：①治愈：白睛红赤消退，症状消失，黑睛荧光素染色阴性；②好转：白睛红赤减轻，症状好转，黑睛荧光素染色减少；③无效：症状未减，诸症同前。结果：观察组 120 例（188 只眼），治愈 85 例，好转 35 例，无效 0 例，治愈率 70.83%，总有效率为 100%；对照组 113 例（163 只眼），治愈 56 例，好转 45 例，无效 12 例，治愈率 49.56%，总有效率为 89.38%。两组相比，总有效率有显著性差异（$P<0.05$），治愈率有非常显著性差异（$P<0.01$）。

刘达理在 2011 年 7 月～2012 年 1 月期间，对收治的流行性出血性结膜炎患者在常规滴眼液的基础上，加银翘散加减治疗，效果比较明显。共计收治流行性出血性结膜炎患者 100 例，随机平均分为观察组和对照组，每组各 50 例。观察组：男 26 例，女 24 例；年龄最小 4 个月，最大 73 岁，平均年龄（46.4±0.7）岁；病程最短 3 天，最长 17 天，平均（4.6±1.2）天；单眼 16 例，双眼 34 例；轻型 16 例，中型 23 例，重型 11 例。对照组：男 24 例，女 26 例；年龄最小 8 个月，最大 74 岁，平均年龄（45.8±0.6）岁；病程最短 2 天，最长 16 天，平均（4.3±1.9）天；单眼 17 例，双眼 33 例；轻型 18 例，中型 20 例，重型 12 例。两组患者的性别、年龄、病程及病情等一般资料比较，均没有显著性差异（$P>0.05$），具有可比性。对照组给予妥布霉素地塞米松滴眼液和阿昔洛韦滴眼液，两种滴眼液交替进行，每隔 1 个小时滴 1 次。观察组在对照组的基础上，加银翘散加减治疗：金银花 10g，牛蒡子 5g，连翘 10g，荆芥 10g，桔梗 5g，甘草 10g，芦根 20g，荆芥穗 10g，淡豆豉 10g，淡竹叶 10g。水煎服，每天 1 剂。肿胀严重加桑叶 10g，黄芩 10g，板蓝根 10g；红赤严重加赤芍 10g，生地黄 10g；痒重加地肤子 10g，菊花 10g。两组均连续进行 7 天的治疗，后观察治疗效果。疗效标准：①治愈：眼睑水肿消失，结膜充血消退，黏液分泌物消失，实施黑青荧光素进行染色，呈现阴性；②显效：眼睑水肿、结膜充血明显改善，黏液分泌物部分消失，实施黑青荧光素进行染色，有明显的减少；③有效：眼睑水肿、结膜充血有改善，黏液分泌物减少，实施黑青荧光素进行染色，有减少；④无效：临床症状与治疗前相比，没有改善，甚至加重。结果：观察组治愈 27 例（54%），显效 13 例（26%），有效 9 例（18%），无效 1 例（2%），总有效率为 98%；对照组治愈 17 例（34%），显效 9 例（18%），有效 6 例（12%），无效 18 例（36%），总有效率为 64%。两组之间比较，具有显著性差异（$P<0.05$）。

罗海兰在 2010 年 8 月～2012 年 8 月期间，共计收治流行性出血性结膜炎患者 94 例，随机分为对照组和治疗组，每组各 47 例。对照组：男 26 例，女 21 例；年龄 8～73 岁，平均年龄（42.8±3.5）岁；发病时间 1～6 天，平均（2.4±0.6）天。治疗组：男 28 例，女 19 例；年龄 10～72 岁，平均年龄（42.6±3.4）岁；发病时间 1～8 天，平均（2.3±0.8）天。两组间一般资料比较，差异无统计学意义（$P>0.05$），有可比性。对照组采用西医常规的阿昔洛韦滴眼液和妥布霉素滴眼液交替滴眼，每小时 1 次。治疗组在对照组治疗方案基础上，服用银翘散：芦根 20g，金银花、连翘、荆芥、甘草、荆芥穗、淡豆豉、淡竹叶各 10g，牛蒡子、桔梗各 5g。肿胀严重加黄芩、板蓝根；红赤严重加赤芍、生地黄；痒重加菊花、地肤子。每日 1 剂，早晚各服用 1 次。两组均计划治疗 1 周。疗效标准：①治愈：眼睑水肿彻底消失，结膜充血完全消退，不存在任何载液分泌物，黑青荧光素染色试验结果显示为阴性；②显效：眼睑水肿、结膜充血等症状表现明显改善，部分载液分泌物消失，黑青荧光素染色试验结果开始转阴；③有效：眼睑水肿、结膜充血等症状表现有所改善，载液分泌物略有减少，黑青荧光素染色试验结果基本没有转阴；④无效：临床症状表现与治疗前比较没有任何改善，甚至进一步加重。结果：对照组治疗有效率为 74.4%，治疗组治疗有效率为 93.5%，治疗组治疗有效率较对照组高（$P<0.05$）。对照组患者症状控制时间为（6.84±1.02）天，治疗组为（4.15±0.74）天，对照组较治疗组长（$P<0.05$）；对照组临床用药时间为（9.35±1.24）天，治疗组为（6.47±1.35）天，对照组较治疗组长（$P<0.05$）。对照组经过常规西药治疗后有 13 例症状再次复发，复发率为 27.7%；治疗

组经过常规西药与银翘散联合治疗后有 2 例症状再次复发，复发率为 4.3%。两组间结膜炎复发率比较，有显著性差异（$P<0.05$）。

盛君玉等人运用银翘散加减治愈春季卡他性结膜炎 1 例。患者，男，13 岁，2017 年 4 月初诊。双眼充血，伴痒 5 天余。查体：视力（矫）右眼 1.0，左眼 1.0，双眼睑轻度红肿，睑结膜遍布扁平粗大乳头，状如铺路石，球结膜混合性充血（+）。舌质红，苔微黄，脉浮数。西医诊断：急性卡他性结膜炎。中医诊断：风热眼，风重于热证。治则：疏风清热。予银翘散加减：金银花 12g，荆芥 10g，连翘 12g，赤芍 9g，炒牛蒡子 12g，淡豆豉 12g，薄荷 9g，淡竹叶 9g，生甘草 6g，菊花 10g，牡丹皮 10g，防风 10g，木贼 10g，蝉蜕 10g。颗粒剂每日 1 剂，早晚冲服。连服 7 剂，症状逐渐消退。

（三）睑腺炎

蒋宇等人将银翘散外用熏蒸用于治疗鳞屑性睑缘炎，收到良好效果。在 2017 年 7 月～2018 年 6 月期间，共收治鳞屑性睑缘炎患者 96 例，随机分为治疗组和对照组，每组各 48 例。治疗组：男 23 例，女 25 例；年龄 35～63 岁，平均年龄（45.12±5.73）岁。对照组：男 27 例，女 21 例；年龄 42～61 岁，平均年龄（47.01±4.37）岁。两组患者年龄、性别等一般资料比较，差异无统计学意义（$P>0.05$），具有可比性。治疗组采用银翘散外用熏蒸方法治疗，将银翘散药袋（金银花 10g，连翘 10g，桔梗 5g，薄荷 8g，竹叶 5g，荆芥穗 8g，淡豆豉 5g，牛蒡子 5g，生甘草 5g）放入中药熏蒸机内，加热至 90℃后，使药物蒸汽直接作用于眼部，每次 20 分钟。对照组采用局部按摩及外用妥布霉素滴眼液及眼膏，首先进行局部眼睑按摩后，结膜囊内滴用妥布霉素滴眼液，每日 3～4 次，睡前予妥布霉素眼膏点眼。两组均经过 1 周的临床观察。疗效标准：治愈是指眼睑红赤消退，睑缘痒涩消失，睑缘无分泌物，睑板腺开口正常，泪液分泌量＞10mm/5min；显效是指眼睑轻度红赤，睑缘偶有痒涩，睑缘少许分泌物，睑板腺开口大部分正常，泪液分泌量＞（7～10）mm/5min；有效是指眼睑红赤、睑缘痒涩明显，睑缘少许分泌物伴有结痂，睑板腺开口不通畅，泪液分泌量（5～7）mm/5min；无效：眼睑红肿、睑缘痒涩，睑缘见分泌物，睑板腺开口不通畅，泪液分泌量＜5mm/5min。结果：治疗组总有效率（91.67%）高于对照组（77.08%），治疗组治疗后的泪液分泌量多于对照组，泪膜破裂时间长于对照组，差异有统计学意义（$P<0.05$）。

盛君玉等人运用银翘散加减治愈睑腺炎 1 例。患者，女，39 岁，2017 年 3 月初诊。右眼上睑皮肤红肿、疼痛 1 天余。查体：视力右眼 1.0，左眼 1.0，右眼上睑皮肤局限性红肿，皮温稍高，压之痛甚，可扪及硬结。舌质红，苔薄黄，脉浮数。西医诊断：睑腺炎。中医诊断：针眼，风热客睑证。治则：疏风清热，解毒消肿。银翘散加减：金银花 12g，荆芥 10g，连翘 12g，赤芍 9g，炒牛蒡子 12g，淡豆豉 12g，薄荷 9g，淡竹叶 9g，生甘草 6g，柴胡 12g，当归 30g，蒲公英 10g，紫花地丁 10g，防风 10g，木贼 10g。颗粒剂每日 1 剂，早晚冲服。连服 3 剂，症状明显减轻。

（四）球结膜水肿

朱华英等人运用芎芩散联合银翘散治愈结膜淋巴管阻塞所致球结膜水肿 1 例。患者，男，39 岁。初诊日期：2017 年 6 月 19 日。主诉：左眼异物感、肿胀感不适，伴闭眼困难近 3 个月。患者于当年 4 月初无明显诱因下出现左眼球结膜发红伴水肿隆起。首次就诊诊断为“左眼结膜炎”，给予普拉洛芬滴眼液、妥布霉素地塞米松滴眼液（典必殊）治疗，疗效不佳，水肿逐渐增加。随后患者前往上海各家医院专家门诊就诊，查眼眶 CT、甲状腺功能等检查均未见异常，均诊断为“左眼淋巴管阻塞、球结膜水肿”，给予氟米龙滴眼液、玻璃酸钠滴眼液、妥布霉素滴眼液（托百士）、局部热敷等治疗水肿仍未见消退，并逐渐加重，且出现闭眼困难。刻诊：左眼异物感、肿胀感不适伴闭眼困难。时有头痛、咽干、胃纳可，二便调、夜寐安。舌淡，苔薄黄，舌尖红，脉浮。眼科检查示：双眼裸眼视力均 0.6，矫正视力均 1.0，左眼球结膜外下方水肿伴充血，部分球结膜突出于睑裂外，眼球运动自如，眼睑闭合不全。角膜透明，前房深浅正常，瞳孔圆，对光反射灵敏，晶状体透明，眼底检查大致正常。诊断：“左眼球结膜水肿（淋巴管阻塞）”。辨证：邪热袭于肺卫、水湿停留。治法：辛凉透表、清热利湿。方用芎芩散联合银翘散加减：川芎 12g，黄芩 12g，金银花 15g，连翘 9g，荆芥 6g，薄荷 3g，淡豆豉 9g，牛蒡子 9g，桔梗 9g，淡竹叶 6g，生地黄 12g，防风 9g，猪苓 12g，白术 15g，陈皮 9g，苍术 15g，甘草 6g。每日 1 剂，水煎取汁 300ml，早晚温服。2017 年 7 月 3 日二诊，患者左眼外下方球结膜水肿明显消退，头痛已缓解。胃纳可，二便调、夜寐安。舌淡，苔薄，舌尖稍红，脉浮。眼科检查示：左眼球结膜外下方水肿基本消退，结膜轻度充血，眼球运动自如，眼睑闭合正常。遂停用原方，改为口服颗粒剂：黄芩 12g，川芎 9g，每日开水冲服，早、晚各 1 次，共服 1 周。1 周后随访，病情稳定未见反复。

五、治疗口腔疾病

刘倩等人采用银翘散加减方联合地塞米松漱口液进行治疗鼻咽癌放疗导致的口腔黏膜损害，收到良好良效。在 2010 年 9 月～2011 年 9 月期间，共计收治鼻咽癌患者 58 例。男 38 例，女 20 例；年龄 30～75 岁，平均年龄 46 岁。经病理组织学确诊为鳞癌，在接受放射线治疗的中后期，常出现不同程度的口腔黏膜损伤，表现为口腔黏膜充血、水肿、糜烂、疼痛，进食困难，甚至不能进食。将 58 例患者随机分为治疗组和对照组，每组各 29 例，两组一般生命体征情况无显著性差异（$P>0.05$）。治疗组放疗期间及结束后 30 天给予中药汤剂银翘散加减方（连翘 15g，金银花 15g，荆芥穗 15g，薄荷 30g，牛蒡子 20g，淡竹叶 20g，芦根 15g，桔梗 10g，甘草 10g，茯苓 20g，薏苡仁 30g，半枝莲 20g，白花蛇舌草 30g。皮肤破溃加藿香 20g，郁金 12g；口干、口臭加天花粉 15g，葛根 20g；咽喉肿痛加玄参 15g，马勃 20g；咳嗽加杏仁 10g；小便短赤加黄芩 15g，知母 12g，栀子 15g。每天 1 剂，水煎 2 次，各取汁 200ml 混匀，装入茶杯代茶频饮）内服联合地塞米松漱口液漱口。对照组放疗期间及结束后 30 天给予地塞米松漱口液（0.9%氯化钠注射液 500ml，利多卡因 10ml，庆大霉素 24 万单位，地塞米松注射液 10mg，维生素 B_6 300mg，维生素 B_{12} 1500μg，混匀）漱口。结果：中药汤剂银翘散加减方联合地塞米松漱口液较单纯地塞米松漱口液疗效更佳，使用方便可操作性强，口腔黏膜损害反应小，且缓解疼痛效果明显。

丁苗凤等人在 2014 年 2 月～2015 年 11 月期间，运用银翘散加减含漱液治疗中晚期肿瘤患者口腔念珠菌感染，疗效较好。共收治患者 100 例，随机分为观察组 51 例和对照组 49 例。观察组：男 41 例，女 10 例；年龄 50～87 岁，平均年龄（68.71±8.62）岁。对照组：男 38 例，女 11 例；年龄 22～87 岁，平均年龄（64.61±15.19）岁。两组患者一般资料比较，差异无统计学意义（$P>0.05$）。对照组用 3%碳酸氢钠液行口腔护理及含漱。观察组采用银翘散加减含漱液行口腔护理及含漱。银翘散加减含漱液：金银花 20g，连翘 20g，决明子 15g，蛇床子 15g，黄芩 10g，山豆根 10g，薄荷 20g，冰片 15g，生甘草 20g。加水浸泡 30 分钟，倒入智能变容量包装煎药机内，加水至 3000ml，温度控制在 100℃，煎药时间为水沸后 30 分钟止，煎成 360ml。疗效标准：①治愈：口腔黏膜覆盖的白色伪膜全部退尽，溃疡愈合，咽拭子涂片检查未见白假丝酵母菌，患者无任何自觉症状；②好转：口腔黏膜覆盖的白色伪膜及溃疡面积缩小，咽拭子涂片检查白假丝酵母菌菌落较治疗前明显减少，患者自觉症状减轻；③无效：咽拭子涂片检查白假丝酵母菌菌落较治疗前无明显减少或增加，患者自觉症状和体征较治疗前无明显变化或加重。结果：咽拭子涂片白假丝酵母菌转阴率，观察组为 78.43%，对照组为 79.59%，两组比较差异无统计学意义（$P>0.05$）；治疗有效率观察组为 98.04%，对照组为 97.96%，两组比较差异无统计学意义（$P>0.05$）。

余伟冰等人在 2015 年 10 月～2016 年 10 月期间，运用银翘散加减方护理放射性口腔黏膜炎，收效良好。共计收治患者 85 例，随机分为观察组 43 例、常规护理组 42 例。两组患者年龄、性别、肿瘤分期上比较，差异无统计学意义（$P>0.05$），具有可比性。观察组采用银翘散合五味消毒饮加减方治疗，对照组采用常规护理方法，分别评价治疗后护理效果。银翘散合五味消毒饮加减方：金银花 15g，连翘 15g，薄荷 10g，牛蒡子 10g，桔梗 10g，甘草 10g，僵蚕 10g，玄参 20g，麦冬 15g，蒲公英 20g，野菊花 15g，紫花地丁 15g，紫背天葵 10g。每日 1 剂，加适量水浓煎成 150ml，从放疗第 6 次每日分 2 次口服。结果：治疗 8 周后两组患者放疗后口腔黏膜反应程度，差异具有统计学意义（$P<0.05$）。观察组患者放疗后口腔黏膜反应情况优于常规护理组，其持续时间较短，差异具有统计学意义（$P<0.05$），反应程度较轻（$P<0.05$），产生副作用的例数更少，差异具有统计学意义（$P<0.05$）。应用银翘散合五味消毒饮加减方能够有效地减轻鼻咽癌放疗患者的口腔黏膜反应、减轻痛苦并提高生活质量。

吕秀英运用泻心汤联合银翘散加减治疗疱疹性口腔炎，收效良好。在 2017 年 3 月～2018 年 3 月期间，共收治疱疹性口腔炎患者 200 例，按照治疗方法的不同分为对照组和治疗组，每组各 100 例。对照组：男 50 例，女 50 例；平均年龄（39.58±8.58）岁。治疗组：男 50 例，女 50 例；平均年龄（39.85±8.17）岁。两组一般资料比较，无统计学意义（$P>0.05$），具有可比性。对照组予阿昔洛韦乳膏涂患处，每天 6 次，疗程 7 天。治疗组予泻心汤合银翘散加减。泻心汤基本方：大黄、黄连、黄芩。银翘散基本方：金银花 12g，连翘 12g，桔梗 9g，薄荷 3g，荆芥 6g，蒲公英 12g，竹叶 9g，炙桑白皮 9g，甘草 5g，芦根 15g，桑叶 12g，菊花 9g，木通 3g，黄芩 9g，胆草 6g。水煎服，每日 1 剂，每次 100ml，每日 3 次口服。疗效标准：①痊愈：症状在治疗后完全消失；②显效：症状在治疗后有明显好转但没有完全消失；③有效：症状在治疗后有一定好转；④无效：症状在治疗后无任何好转，甚至更加严重。结果治疗组痊愈 73 例（73%），显效 14 例（18%），有效 6 例（12%），无效 7 例（7%），有效率为 93%；对照组痊愈 60 例（65%），显效 7 例（20%），有效 10 例（15%），无效 23 例（23%），有效率为 77%。治疗组的治疗有效率明显高于对照组，差异有统计学意义（$P<0.05$）。

何为等人运用银翘散治疗鼻咽癌放疗后黏膜反应，效果显著。在 2015 年 6 月～2017 年 6 月期间，共收治鼻咽癌放疗后黏膜反应患者 68 例，随机分为观察组与对照组，每组各 34 例。观察组：男 18 例，女 16 例；年龄 34～73 岁，平均年龄（51.5±4.6）岁；病程 4 个月～7 年，平均（3.2±0.4）年；其中Ⅰ期 5 例，Ⅱ期 13 例，Ⅲ期 12 例，Ⅳ期 4 例。对照组：男 19 例，女 15 例；年龄 33～75 岁，平均年龄（51.2±4.2）岁；病程 3 个月～8 年，平均（3.1±0.2）年；其中Ⅰ期 4 例，Ⅱ期 14 例，Ⅲ期 13 例，Ⅳ期 3 例。两组患者基线资料比较无显著性差异（$P>0.05$）。对照组给予常规西医治疗，于放疗开始后第 1 天给予患者地塞米松漱口液治疗，漱饮时间为餐前 20 分钟、餐后及夜间睡前，每次 10ml，每天 5～8 次。含漱时间以 5 分钟为宜，然后缓慢饮下，使黏膜反应位置能够与漱饮液充分接触，治疗时间至放疗结束后 1 个月。观察组在对照组基础上予银翘散加减：薄荷、薏苡仁、白花蛇舌草各 30g，连翘、金银花、荆芥穗、芦根各 15g，牛蒡子、淡竹叶、茯苓、半枝莲各 20g，桔梗、甘草各 10g。皮肤破溃加藿香 20g，郁金 12g；口干、口臭加葛根 20g，天花粉 15g；伴随咳嗽加杏仁 10g。温水煎煮，每天 1 剂，取汤汁 200ml，混合均匀，每天 3 次。放疗结束后持续治疗 1 个月。疗效标准：①Ⅰ级：治疗后出现淡斑，伴随干性脱

皮症状；②Ⅱ级：出现严重红斑状湿性脱皮；③Ⅲ级：存在较大的湿性脱皮面积，直径≥1.5cm，且存在局部凹陷性水肿现象；④Ⅳ级：皮肤整体出现溃疡或坏死，伴随出血。结果：观察组患者黏膜反应持续时间及恢复时间显著短于对照组，生活质量评分高于对照组（$P<0.05$）；观察组治疗后的黏膜反应程度与对照组呈现明显差异（$P<0.05$）；且观察组患者治疗后有3例患者出现副作用，副作用率显著低于对照组（$P<0.05$）。

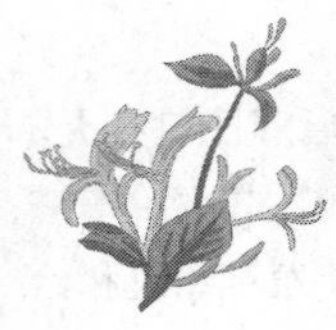

第五节　治疗感染性疾病

一、治疗感染性发热

黄晔运用银翘散加减治愈感染性高热2例。病例一：患者，女，40岁。因作剖腹取胎加绝育术，于1981年11月28日住院，术后开始发热，体温高达39.5～40℃。经胸片诊为右下肺炎及肺不张。患者对青霉素及西药之解热药均过敏，故用红霉素静脉滴注，仍高热不退，于发热后3天请中医会诊。辨其证为肺胃蕴热，痰浊壅肺。治以清热宣肺化痰之法。方用麻杏石甘汤和银翘散加味：麻黄6g，杏仁10g，生石膏30g，荆芥10g，桑叶、紫苏叶共14g，金银花12g，连翘12g，全瓜蒌15g，大青叶15g，木蝴蝶6g，生甘草3g。2剂。每剂服2次，每日服3次。次日复诊，体温恢复正常，咳嗽减轻，大便已通。心率每分钟78次，脉象仍滑。苔较前薄，舌暗亦减，依原方再服3剂。其体温一直平稳。肺炎1周吸收。病例二：患者，男，5岁。因咽与结膜充血、发热，于1985年10月31日住院，用青霉素肌内注射及静脉滴注，并口服复方新诺明，体温仍稽留于38～40℃，故于11月20请中医会诊。辨其证与素有湿热内蕴，多加外感时邪致肺胃之热上灼于目及咽，治以解表清热、明目利咽之法。方用桑菊饮和银翘散加味：桑叶10g，野菊花12g，芦根30g，板蓝根15g，大青叶20g，连翘12g，杏仁10g，金银花12g，生石膏30g，黄连10g，木贼草10g，栀子10g，赤芍10g，生地黄10g，生甘草3g。给3剂，服法同例一，3剂药后复诊，其热已退。双眼结膜已不充血，结膜下出血已吸收。大便已通。食欲佳，精神颇好，再按原方服2剂，体温降至正常。

李继勇等人采用银翘散合青蒿鳖甲汤加减治疗发热患者，效果较好。共收治患者35例，其中男19例、女16例；年龄7～20岁。均于发热2天内就诊，低热9例，中度发热16例，高热10例。扁桃体肿大28例，白细胞升高25例，肺纹理增粗15例，伴咳嗽28例，耳痛3例，鼻窦压痛2例，自觉手足心发热15例，二目干涩12例，眠浅梦多20例。均给予银翘散合青蒿鳖甲汤加减：金银花15g，连翘、大青叶、玄参、青蒿各10g，鳖甲6g，地骨皮30g，荆芥、炒牛蒡子各10g，甘草6g。上药水煎2次，共取药汁300ml口服。低热者每日1剂，分3次服；中、高热者，每日2剂，每次100ml，每2.5小时1次。发热不退者加羚羊角粉、紫雪散等。用上法治疗者25例，加服西药者5例，改用静脉滴注抗生素者5例。结果：痊愈（服药12小时内体温降至正常，未反复，咳嗽明显减轻）5例；显效（服药12小时内体温降至正常，且未反复，咳嗽减轻）6例；好转（服药24小时内体温下降，但未恢复正常，咳嗽减轻不明显）20例；无效（服药48小时体温仍未降至正常）4例。有效率86%。

石良根采用银翘散加减治疗急性发热，收到较好效果。共计收治患者45例：男27例，女18例；年龄最小13岁，最大58岁，平均年龄37岁；病程最长18天，最短3天，平均9天；体温37～37.9℃ 6例，38～38.9℃ 29例，39～39.9℃ 8例，40℃以上2例；诊断为上呼吸道感染21例，急性支气管炎8例，急性扁桃体炎9例，支气管肺炎3例，泌尿系统感染1例，慢性支气管炎合并上呼吸道感染3例。内服银翘散加减：金银花、连翘各20g，竹叶、芦根、黄芩各15g，石膏（先煎）30g，荆芥、淡豆豉、桔梗、蝉蜕、僵蚕各12g，大黄10g。头痛身痛者加白芷、葛根；咽痛者加射干、板蓝根；咳嗽、胸痛者加半夏、瓜蒌；尿频、尿急、尿痛者加滑石、车前子等。水煎取汁500ml，分2次服，体温39℃以上者每日服2剂。疗效标准：①痊愈：1～3天内体温降至正常，症状、体征消失，理化检查正常，肺炎患者拍片或胸透半月内炎症基本吸收；②好转：4～5天发热不退，或退而复升，或发热持续1周以上方正常，症状、体征及理化检查在半月内未完全正常；③无效：发热6天以上持续不退，症状、体征及理化检查不见好转。结果：痊愈41例，占91.1%；好转3例，占6.7%；无效1例，占2.2%；总有效率97.8%。

刘沛燕在2005年4月～2008年3月期间，运用小柴胡汤与银翘散化裁配少商穴放血治疗外感发热，疗效满意。共收治患者125例，随机分为治疗组和对照组两组。治疗组：63例；男28例，女35例；年龄最小15岁，最大86岁；体温38.5～40℃者61例，>40℃者2例；伴有心烦呕咳者55例，咽痛口苦者53例；病程5小时～6天。对照组：62例；男24例，女38例；年龄最小20岁，最大89岁；体温38.6～40℃者61例，>40℃者1例；伴有心烦呕咳者58例，咽痛口苦者60例；病程4小时～7天。两组患者年龄、性别、热势、病程等无明显差异（$P>0.05$）。治疗组予小柴胡汤合银翘散化裁：柴胡 18g，黄芩 9g，党参 10g，金银花 10g，连翘 10g，芦根 10g，荆芥 10g，蝉蜕 6g，生姜 3 片，甘草 10g。心烦呕咳者，加栀子 10g，款冬花 10g；咽痛、口苦、口干者，加葛根 30g，牛蒡子 10g。每日 1 剂，加水 500ml 煎至 300ml，每隔 4 小时温服 100ml。若体温＞40℃则予物理降温等对症治疗，不用抗病毒及解热镇痛药。同时配合少商穴针刺放血：常规消毒双侧少商穴，捏紧其拇指并向少商穴推按，使血液集于少商穴，持三棱针或注射器针头快速刺入穴位，挤出 1～2 滴血液，根据病情轻重程度决定放出血量的多少，一般不超过 3 滴，后用干棉球按压穴位止血即可；每日 1 次。对照组予利巴韦林 0.2mg 加入 5%葡萄糖注射液或 0.9%氯化钠注射液 250ml 静脉滴注，每日 2 次。疗效标准：①治愈：24 小时内体温正常，主要症状消失；②好转：48 小时内体温逐渐下降，临床症状明显减轻；③无效：超过 48 实效体温无明显改变，症状无减轻甚则加重。结果：治疗组治愈 48 例（76.19%），好转 13 例（20.64%），无效 2 例（3.17%），总有效 64 例（96.83%）；对照组治愈 24 例（38.71%），好转 22 例（35.48%），无效 16 例（25.81%），总有效 46 例（74.19%）。治疗组疗效优于对照组，两者之间具有显著性差异（$P<0.01$）。

理萍在 2001～2007 年期间，应用柴葛解肌汤合银翘散加减治疗各种原因导致的低热，屡获奇效。共计收治患者 66 例：男 34 例，女 32 例；年龄最小 2 岁，最大 70 岁；体温 37.3～38.5℃；病程 4～30 天；66 例中有 56 例初始体温 39℃以上，抗生素治疗后持续低热 2～3 周；上呼吸道感染 46 例，急性化脓性扁桃体炎 6 例，腮腺炎 8 例，肺炎 4 例，细菌性痢疾 2 例。根据中医辨证分型多属少阳证，邪在半表半里，枢机不利。治宜和解少阳，疏透枢机。药物组成：柴胡、黄芩、葛根、金银花、连翘、薄荷、桔梗、半夏、杏仁、甘草。儿童用量酌减，成年人用量稍增。夹湿加香薷、佩兰；夹暑加知母、石膏；纳差加鸡内金、焦三仙。不宜久煎，每日 1 剂，每剂煎 3 次，混合，分 3 次服，每次约 200ml。疗效标准：①治愈：热退，伴随症状消失，精神体力恢复正常，2 周内无复发；②无效：经治 2 周以上发热不退，或体温未降至正常，或 2 周内复发，或自行终止治疗。结果：服 2 剂有效者 42 例，3 剂有效者 14 例，6 剂有效者 8 例，无效者 2 例。

马荣等人在 2007 年 7 月～2011 年 5 月期间，共收治上呼吸道感染发热（外感风热，内有郁热）患者 134 例。随机分为中药组和对照组，每组各 67 例。对照组脱落 1 例。中药组：男 31 例，女 36 例；年龄 14～65 岁，平均年龄（33.70±14.05）岁；首诊体温（37.84±0.58）℃；病程 4～46 小时，平均（18.61±2.77）小时。对照组：男 30 例，女 36 例；年龄 16～69 岁，平均年龄（34.23±15.78）岁；首诊体温（37.93±0.50）℃；病程 3～46 小时，平均（19.02±3.11）小时。各组患者一般资料比较，差异无统计学意义（$P>0.05$）。中药组：口服加味银翘散，每次 1 袋，每 8 小时 1 次；加服复方盐酸伪麻黄碱缓释胶囊模拟剂，每次 1 粒，每 12 小时 1 次。对照组：口服复方盐酸伪麻黄碱缓释胶囊，每次 1 粒，每 12 小时 1 次；加服加味银翘散模拟剂，每次 1 袋，每 8 小时 1 次。疗程均为 3 天。结果：两组治疗前体温差异无统计学意义（$P>0.05$），但两组治疗后体温均明显下降（$P<0.05$），而中药组体温下降程度大于对照组（$P<0.05$）；中药组降温总疗效优于对照组（$P<0.01$），显效率中药组为 91.04%，对照组为 69.70%，两组比较差异有统计学意义（$P<0.01$）；两组起效时间和解热时间比较差异无统计学意义（$P>0.05$），中药组痊愈时间短于对照组（$P<0.01$），两组体温正常化维持时间比较差异有统计学意义（$P<0.01$）；中药组体温复常人数 57 例，复常率为 85.07%；对照组体温复常人数 10 例，复常率为 15.15%，中药组优于对照组（$P<0.05$）。

李铮等人运用银翘散治疗外感风温高热 1 例。患者，男，21 岁，学生，2010 年 11 月 26 日初诊。患者平素常低热，周身不适，复外感风寒。1 周之前经他处诊治，与补中益气汤加减 7 剂，服后身热不适，体温 37.3℃。未及 7 剂则出现高热，伴寒战，无汗，咽喉肿痛，口渴甚。3 天前就诊于某医院，查血白细胞总数 12×10^9/L，静脉滴注抗生素 3 天后高热仍持续不退，遂来就诊。刻诊：高热，无汗，伴寒战，体温＞39℃，头痛，面赤，鼻气热，咳嗽，咽喉肿痛，口唇干燥，烦渴引饮，大便干燥，舌红，苔白稍剥，脉浮数大。查：颌下淋巴结肿大，咽红。辨证属外感风温，卫气同病。治以辛凉疏卫，清热解毒，疏利少阳。处方：金银花 15g，连翘 15g，淡豆豉 10g，薄荷（后下）10g，荆芥 10g，板蓝根 15g，桔梗 10g，僵蚕 10g，柴胡 10g，葛根 12g，黄芩 10g，芦根 30g，生石膏 30g，青蒿 10g，杏仁 10g，竹叶 10g，紫菀 10g，生甘草 6g。6 付，水煎服。2010 年 12 月 1 日复诊，诉药后 1 日即汗出高热退，但仍畏寒，咳嗽，咽喉肿痛，口干渴欲。与银翘散散加柴胡、黄芩去生石膏加防风等善后，7 付。药尽痊愈。

齐记等人运用银翘散治愈低热患者 1 例。患者，女，39 岁，2014 年 10 月 15 日初诊。自觉发热 2 个月，加重 4 天。2 个月前感冒后出现发热，最高体温 37.4℃，但未予重视。1 个月前就诊于某医院，查尿常规示：白细胞（+），予银花泌炎灵（每次 4 片，每日 4 次），低热稍好转。刻诊：低热持续发作，最高体温 37.4℃，乏力，盗汗，口干，眼内遍布红血丝，平素月经周期 25 天，经量较少，色黯，无痛经、血块，纳可寝安，二便调，舌紫少苔，脉弦。诊断为发热；证属虚实夹杂。方选银翘散加减：芦根 30g，金银花、连翘、玄参、麦冬、葛根、板蓝根、黄芩、败酱草、蒲公英、白茅根、牡丹皮、女贞子、墨旱莲、丹参、当归、虎杖、荠菜花、玉竹各 15g，山豆根 9g，荆芥穗、薄荷（后下）各 6g。7 剂，每日 1 剂，水煎服。7 日后二诊：发热、乏力、盗汗症状好转，口干，眼内仍遍布红血丝，纳可寝安，二便调，舌紫少苔，脉弦。效不更方，原方再服 7 剂。7 日后三诊：发

热、盗汗的症状消失，仍有口干，乏力，眼内遍布红血丝，纳可寝安，二便调，舌红苔白，脉滑。调方：上方去金银花、芦根、荆芥穗、薄荷、白茅根、山豆根、牡丹皮，加白芍15g，党参、四季青、甘草、苦杏仁、桔梗各10g，7剂。7日后四诊，现只有轻微口干症状，并无其他不适，纳可寝安，二便调，舌红苔白，脉滑。调方：三诊方去板蓝根、甘草、苦杏仁、桔梗，加山药30g，白术10g，黄精15g，7剂。

二、治疗麻疹

麻疹是由麻疹病毒引起的急性呼吸道传染病。主要症状有发热、上呼吸道炎、眼结膜炎等，而以皮肤出现红色斑丘疹和颊黏膜上有科氏斑为其特征。本病传染性极强，在人口密集而未普种疫苗的地区易发生流行。约2～3年发生1次大流行。

沈中良在1993～1999年期间，运用银翘散加减治疗成年人麻疹，收效满意。共计收治患者43例：男28例，女15例；年龄20～31岁；均有发热、咳嗽、鼻塞流涕、泪水汪汪、全身肌肤有充血性皮疹以及科氏斑等。基本方：金银花、连翘、淡豆豉、牛蒡子、荆芥、薄荷、桔梗、淡竹叶、芦根各10g，生甘草6g。球结膜充血、鼻衄加小蓟10g、白茅根15g；腹痛腹泻去牛蒡子，加煨葛根、黄芩各10g；恶心呕吐加竹茹10g、旋覆花15g。水煎分服，每日1剂。结果24例显效（治疗3天内皮疹出齐，6天内皮疹隐退，体温正常）；17例有效（治疗5天内皮疹出齐，8天内皮疹隐退，体温正常）；2例无效（治疗5天以上皮疹出齐，或超过8天后皮疹隐退，体温正常）。总有效率95.30%。

番在幸在2000年9月～2005年5月期间，采用加味银翘散为主，配合双黄连注射液静脉滴注治疗成年人麻疹，取得了较好的疗效。共计收治患者36例：男性21例，女性15例；年龄19～28岁，平均年龄22.3岁；全部病例均有发热（体温38.7～40.5℃），咳嗽，不同程度的眼结膜充血，全身皮肤有暗红色斑丘疹，科氏斑等。处方：金银花15g，连翘20g，薄荷15g，桔梗15g，升麻15g，葛根20g，紫草15g，生地黄15g，贯众15g，滑石30g，生甘草10g。用开水煎服，每日1剂，每日3次，7剂为1个疗程。咽痛明显加射干、板蓝根；发热较甚加生石膏、天花粉；咳嗽痰稠加虎杖、黄芩；阴虚燥热加玄参、知母。5%葡萄糖注射液250ml＋双黄连注射液40ml静脉滴注，每日1次，7次为1个疗程。疗效标准：①治愈：麻疹如期回复，咳嗽消失，体温正常；②好转：麻疹虽回，但发热未清，咳嗽未除；③未愈：麻疹透发不畅，或出现逆证恶化者。结果：36例中治愈33例，占91.67%；好转3例，占8.33%；总有效率100%。

段淑红等人在2005年12月～2013年12月期间，采用银翘散加减煎服结合西医对症处理治疗成年人麻疹，取得了良好的疗效。共计收治患者104例，随机分为治疗组和对照组。治疗组：62例；男37例，女25例；年龄18～51岁，平均年龄（27±3.2）岁。对照组：42例；男25例，女17例；年龄19～42岁，平均年龄（24±2.6）岁。两组患者性别、年龄比较，差异无统计学意义。治疗组给予银翘散加减煎汤温服并配合对症处理。银翘散组成：金银花15g，连翘15g，紫草15g，蝉蜕10g，芦根30g，知母10g，高热时加生石膏30g，每日1剂，连服3剂。对症处理，体温大于38.5℃时加小剂量退热药；烦躁时适当给予苯巴比妥镇静等。对照组给予利巴韦林、维生素C、维生素B_2等静脉滴注或口服，高热烦躁时处理同治疗组。结果：治疗组62例患者治疗时间短、症状消失快、无并发症出现；对照组42例患者治疗时间长、症状消失慢，4例出现并发症。两组患者治疗效果比较差异有统计学意义（$P<0.05$）。

戴颖在2013年1月～2015年2月期间，运用西医对症处理及银翘散加减煎服治疗成年人麻疹，取得了较为理想的疗效。共计收治患者208例，按照患者治疗意愿分为对照组与观察组。对照组：124例；男74例，女50例，年龄19～52岁，平均年龄（28±4.3）岁。对照组：84例；男50例，女34例，年龄20～48岁，平均年龄（27±3.9）岁。两组患者在年龄、性别等方面比较，差异无统计学意义（$P>0.05$）。两组患者均接受常规治疗，在此基础之上，对照组应用维生素C、利巴韦林、维生素B_2等药物进行治疗；观察组则在对照组治疗方法的基础上服用银翘散加减煎汤。处方：连翘15g，金银花15g，紫草15g，芦根30g，蝉蜕10g，知母10g。每天1剂，连续服用3剂。结果：观察组症状消失较快，治疗时间较短，且在治疗过程中与治疗后并未出现并发症；对照组在经过治疗后症状消失较慢，接受治疗时间较长，且有8例患者出现了并发症。两组比较差异有统计学意义（$P<0.05$）。

杨季国运用银翘散加减治愈麻疹1例。患者，男，15岁，1993年5月25日诊。素有哮喘病史，昨起发热，打喷嚏，咳嗽，目赤胞肿，泪水汪汪。今日热度渐升，咳嗽痰稠色黄，头面部红点。检查：体温40.1℃，白细胞4.1×10^9/L，中性粒细胞百分比52%，淋巴细胞百分比48%。耳后及头面部见有色如玫瑰、针尖大小的皮疹，口腔黏膜未见“科氏斑”。咽部充血，两侧扁桃体Ⅱ度肿大。结膜充血，畏光眵多，身热无汗，口渴，舌质红、苔薄黄腻，脉浮、滑、数。治拟清热解毒，宣肺透疹。处方：金银花、连翘、柴胡、黄芩、葛根各10g，薄荷（后下）、蝉蜕各5g，炒牛蒡子、前胡、竹沥、半夏、杏仁、浙贝母各10g，化橘红5g，芦根15g，生甘草5g。2剂。留家治疗观察，嘱避风寒，忌荤腻。翌日其母来告，药后疹点渐及胸背及四肢，现已至手掌足底。5月27日复诊：麻疹透齐，身热渐退，体温38.4℃，咳嗽稍减，气促已平，舌红、苔薄黄，脉浮数。治拟清热宣肺生津。上方去柴胡、葛根、薄荷、蝉蜕，加天花粉12g，石斛、青蒿各10g。3剂。药后体温恢复正常，皮疹消退，皮屑细微如糠麸样脱落，遗留棕褐色素沉着，月余后色素退净。

齐晓运用银翘散治愈麻疹（出疹期）1例。患者，男，2岁。以麻疹住院，入院后高热不退，咳嗽加剧，涕浊痰稠，目赤畏光，眼屎多，嗜睡，全身皮疹呈暗红色，分布均匀，舌质红、苔黄，脉洪数。治宜辛凉透疹，清热解毒。方用银翘散加减：金银花、蝉蜕、升麻、葛根、紫草、西河柳、生地黄各 10g，连翘 6g，桔梗、甘草各 3g。生石膏 20g，服 2 剂后疹齐热退，后改用他方而愈。

三、治疗丹痧

黄卫华运用银翘散治愈丹痧 1 例。患者，男，8 岁。发热 2 天，恶寒无汗，头痛，呕吐，咽喉红肿疼痛，颈部可见少许猩红色皮疹，小便短黄，舌质红、苔薄黄，脉浮数。证属风热束肺，热灼咽喉。治宜疏风清热，解毒利咽。方用银翘散加减：金银花 9g，连翘 6g，竹叶 2g，牛蒡子 9g，射干 9g，蝉蜕 3g，山豆根 9g，甘草 3g。二诊：上方 3 剂后，发热减退，皮疹散发全身，色红细小，高出皮肤，摸之粗糙，瘙痒，咽红肿痛，舌质红，苔黄，脉数，上方加玄参 10g，再进 4 剂而愈。

四、治疗扁桃体炎

刘绍武等人运用银翘散加减治愈风热乳蛾初起 1 例。患者，男，32 岁，工人。2 天前干活汗出伤风，随后周身疼痛、鼻塞流涕，且咽痛，时有咳嗽。曾服去痛片，周身稍感轻松，而咽痛未减。查体：体温 38℃，咽部充血，扁桃腺红肿呈Ⅰ度肿大，舌苔薄黄、质红，脉弦数，口干渴、纳差，吞咽时咽痛重，周身疼痛，恶风，小便短赤，大便干结。此为风热乳蛾初起，兼有里热，治宜疏风清热、利咽解毒，佐以通腑泄热，选用银翘散加大黄 6g，射干 9g，僵蚕 6g，赤芍 9g，牡丹皮 9g。煎服，并嘱用淡盐水漱口，2 剂后，咽疼减轻，大便通畅，上方去大黄加玄参 12g，再服剂，诸症悉除。

洪阳以银翘散加减治疗急性扁桃体炎，效果良好。共计收治患者 125 例。其中，男 83 例，女 42 例；年龄，最小 7 岁，最大 62 岁。处方：金银花 35g，连翘 25g，淡竹叶 8g，牛蒡子 12g，薄荷叶（后入）6g，生甘草 3g，桔梗 12g，芦根 12g，山豆根 15g，射干 15g，马勃 15g，板蓝根 15g。发热恶寒加荆芥、防风；寒热往来加柴胡、黄芩；咽喉有脓点加穿山甲、乳香、没药、皂角刺。用法：先用冷水将诸药浸泡 15 分钟，然后再加冷水超过药面 1cm，用武火急煎 2 次。2 次药液混合后冲六神丸 1 支，分 2 次温服。吞咽困难者，可分多次频服。结果：痊愈：每日 1 剂，服药 3 日，脓点及其他症状消失，106 例，占 84.8%；显效：脓点及其他症状基本消失，仍继续服药 2 剂，8 例，占 6.4%；好转：每日 1 剂，服药 7 日，自感咽喉肿痛减轻，但未消失，6 例，占 4.8%；无效：咽喉肿痛未见减轻，改用其他疗法，5 例，占 4%。总有效率为 96%。

黄桂英运用银翘散加减治疗急性化脓性扁桃体炎，疗效满意。共计收治患者 38 例：男 25 例，女 13 例，年龄 9 岁以下 6 例，10～15 岁 22 例，16 岁以上 10 例。服用银翘散加减：金银花 25g，连翘 25g，竹叶 10g，桔梗 10g，牛蒡子 15g，甘草 4g，芦根 30g，岗梅根 30g，荆芥 6g（后下）。体温 39℃以上者，加石膏 30g（先煎），羚羊角骨 30g（先煎）；口渴甚者，加天花粉 15g，麦冬 10g；大便秘结者，加玄明粉 10g（冲）或大黄 12g（后下）；声音嘶哑者，加木蝴蝶 10g，青果 10g。每天 1 剂，先用清水 3 碗半浸泡药物半小时，煮至沸后 10 分钟即可取服，药渣加清水 2 碗半并至沸后 5 分钟取服。结果：38 例患者于服药 1 剂后感到咽喉疼痛有不同程度的缓解，体温下降，扁桃体脓性分泌物减少，其中 30 例服 2～3 剂药后痊愈，8 例服药 4 剂后亦获效。

陈翠苹运用银翘散治疗急性扁桃体炎，获良效。共计收治患者 50 例。处方：金银花 15g，连翘 12g，竹叶 10g，荆芥 10g，牛蒡子 10g，薄荷 6g，淡豆豉 12g，桔梗 6g，芦根 12g，甘草 3g。发热甚可酌加柴胡。每日 1 剂，水煎 2 次服，病情重者可每日 2 剂，4 小时 1 服。儿童用量酌减。结果：50 例患者服药 3～5 帖，全部痊愈。

黄彩英运用银翘散加减方治疗扁桃体炎高热急症，疗效显著。共计收治患者 93 例：男性 56 例，女性 37 例；年龄最小 3 岁，最大 50 岁，平均年龄 30 岁；发热最长 6 天，最短 3 小时，体温 38～38.9℃ 33 例，39～39.5℃ 50 例，＞40℃10 例；扁桃体肿大Ⅰ度 13 例，Ⅱ度 34 例，Ⅲ度 46 例；单侧扁桃体化脓 40 例，双侧扁桃体化脓 53 例；伴有头痛 45 例，咳嗽 31 例。处方：大黄 10g（后下），金银花 20g，连翘 15g，蒲公英 25g，荆芥穗 25g，薄荷 10g（后下），桔梗 15g，芦根 15g，黄芩 15g，甘草 8g。头痛剧加羚羊角骨 20g；咳嗽甚加北杏仁 15g、川贝母 15g；咽痛剧、饭水难咽加牛膝 15g。水煎内服，复煎，午、晚各服 1 次。结果：显效 76 例，占 81.72%，3 小时～2 天热退，身凉，余症状消失，异常检查复常或接近正常；有效 15 例，占 16.13%，3～5 天高热退或退后尚有余热，异常检查复常或有改善；无效 2 例，占 2.15%，需用抗生素后退热或症状无改善。

王海霞等人利用银翘散加味治疗急性扁桃体炎，疗效颇佳。共计收治患者 51 例：男 24 例，女 27 例；年龄为 5～48 岁，其中 5～10 岁 8 例，11～20 岁 21 例，21～30 岁 10 例，31～40 岁 10 例，41 岁以上 2 例；伴恶寒、头痛、肢体倦怠者 42 例，伴腹痛便秘者 29 例，伴谵语者 2 例，伴惊厥者 1 例；体温 37.5～38℃者 10 例，38.1～39℃者 25 例，39.1～40℃者 14 例，40.1℃以上者 2 例；扁桃体Ⅰ度肿大者 26 例，Ⅱ度肿大者 20 例，Ⅲ度肿大者 5 例，其中 30 例有脓性分泌物；白细胞总数（10～15）$\times 10^9$/L 者 31 例，（16～20）$\times 10^9$/L 者 20 例；中性粒细胞百分比 70%以上者占 93.3%。均停用一切西药，单纯口服银翘散加味治疗，基本方：金银花 30g，连翘 15g，荆芥 9g，淡豆豉 10g，芦根 10g，牛蒡子 15g，桔梗 9g，竹叶 6g，薄荷 9g，甘草 6g。伴腹痛便秘者加大黄、玄明粉各 12g；伴谵语者加羚羊角、珍珠母各 30g；伴惊厥者加钩藤 6g，全蝎 3g；咳嗽甚者加杏仁 10g；脓点大者加桃仁 12g，蒲公英 15g；后期损伤津液者加沙参、麦冬。每日 1 剂，煎 2 次，混匀成 600ml，每隔 3～4 小时服 100ml。

治愈：临床症状消失，体温降至正常，扁桃体肿大消退，化脓灶消失，血常规正常。疗效标准：①显效：临床症状基本消失，体温下降在 37～38℃，扁桃体缩小至Ⅰ度以下，化脓灶明显缩小，白细胞总数在（10～13）× 10^9/L；②有效：症状有改善，体温稍退，仍在 38℃以上，扁桃体轻度缩小，肿大仍在Ⅰ度以上，化脓灶稍缩小，白细胞总数较治疗前减少，仍在 13 × 10^9/L 以上；③无效：症状无改善，体温、扁桃体肿大程度、血常规较治疗前无变化。结果：治愈 37 例，显效 10 例，有效 4 例，无效 0 例，总有效率为 100%，治愈率为 72.5%。治愈时间最短 2 天，最长 10 天，平均 6 天；退热时间最短 1 天，最长 3 天，平均 1.5 天；咽喉肿痛消失最短 2 天，最长 7 天，平均 4 天。

金培祥应用银翘散合升降散化裁治疗扁桃体炎致高热，疗效满意。共计收治患者 103 例：男性 66 例，女性 37 例；年龄 3～15 岁 46 例，16～25 岁 36 例，26 岁以上者 21 例；均以高热为主症；发热时间 3 小时～5 天；体温 38～38.9℃ 38 例，39～39.9℃ 55 例，＞40℃ 10 例；伴畏寒或寒战，高热，咽喉疼痛，进水、进食困难，头身酸痛，咳嗽，咯痰黏稠色黄、色白，口苦咽干，舌红，苔微黄或黄，脉浮数等；咽部明显充血，甚则溃烂，局部有脓性分泌物，其中扁桃体Ⅲ度肿大者 51 例，Ⅱ度肿大者 38 例，Ⅰ度肿大者 14 例；单侧扁桃体化脓者 45 例，双侧扁桃体化脓者 58 例；血白细胞总数增高者 88 例，正常者 15 例；颌下淋巴结肿大者 56 例。处方：金银花 30g，连翘 15g，桔梗 10g，荆芥穗 15g，薄荷（后下）6g，芦根 30，玄参 15g，鱼腥草 30g，大黄（后下）10g，白僵蚕 10g，蝉蜕 6g，甘草 6g。小儿剂量酌减。咳嗽甚者加杏仁、川贝母；咽痛剧、饮水难咽、颌下淋巴结肿大者加皂角刺、浙贝母、川牛膝；大便秘结者增加大黄用量或加玄明粉。每日 1 剂，水煎服，轻者早、晚各服 1 次，重者可每日服 3 次。结果：显效（用药后 3 小时～2 天热退身凉，全身症状、体征消失，血白细胞数复常或接近正常）81 例，有效（用药后 3～5 天热退或退后尚有余热，全身症状、体征改善）18 例，无效（用药后 3 天，全身症状、体征无改善或改用其他药）4 例，总有效率 96.12%。临床显效时间最短 3 小时，最长 5 天。

李晓红等人在 2000 年 6 月～2002 年 6 月期间，应用银翘散加味合耳垂放血治疗急性扁桃体炎，取得了较为满意的治疗效果。共计收治患者 66 例：男 38 例，女 28 例；年龄为 4～51 岁，其中 4～10 岁 12 例，11～20 岁 25 例，21～30 岁 19 例，31～40 岁 8 例，41 岁以上 2 例；伴头痛、乏力、周身酸痛 45 例，伴便秘者 20 例，伴惊厥者 1 例；体温 37.5～38℃者 15 例，38.1～39℃者 27 例，39.1～40℃者 21 例，40.1℃以上者 3 例；扁桃体Ⅰ度肿大者 31 例，Ⅱ度肿大者 25 例，Ⅲ度肿大者 10 例，其中 42 例有脓性分泌物；白细胞总数（10～15）× 10^9/L 者 41 例，（16～20）× 10^9/L 者 25 例；中性粒细胞百分比 70%以上者占 91.6%。治疗用银翘散加味：连翘 15g，牛蒡子 15g，荆芥 9g，竹叶 6g，淡豆豉 12g，芦根 15g，桔梗 9g，金银花 30g，薄荷 9g，甘草 6g。伴便秘者加玄明粉 12g、大黄 6g；伴惊厥者加羚羊角 30g、钩藤 6g、全蝎 3g；咳嗽甚者加杏仁 12g；脓点大者加桃仁 12g、蒲公英 15g；口渴引饮者加沙参 15g、麦冬 12g。水煎服，每日 1 剂。另外行耳垂放血，每侧 10 滴，每日 1 次。疗效标准：①治愈：临床症状消失，体温降至正常，扁桃体肿大消退，化脓灶消失，血常规正常；②显效：临床症状基本消失，体温下降至 37～38℃，扁桃体缩小至Ⅰ度以下，化脓灶稍缩小，白细胞总数较治疗前减少，仍在（10～13）× 10^9/L 之间；③有效：症状有所改善，体温稍退，但仍在 38℃以上，扁桃体肿大仍在Ⅰ度以上，化脓灶稍缩小，白细胞总数较治疗前减少，但仍在 13 × 10^9/L 以上；④无效：症状无改善，体温、扁桃体肿大程度、血常规与治疗前比无变化。结果：治愈 52 例，显效 10 例，有效 3 例，无效 1 例，总有效率 98.5%，治愈率为 78.8%。治愈时间最短 2 天，最长 10 天，平均 6 天；退热时间最短 1 天，最长 3 天，平均 2 天；咽喉肿痛消失最短 2 天，最长 6 天，平均 4 天。

张卫新等人在 1995 年 3 月～2002 年 5 月期间，以升降散合银翘散加减治疗急性化脓性扁桃体炎，疗效满意。共计收治患者 67 例：男性 45 例，女性 22 例；年龄 5～47 岁，平均 23 岁；病程 4 小时～6 天；伴发热 53 例，吞咽困难 47 例。处方：炒僵蚕 10g，蝉蜕 5g，姜黄 10g，生大黄 15g（后下），金银花 15g，连翘 15g，桔梗 15g，炒牛蒡子 10g，荆芥 5g，薄荷 10g（后下），芦根 30g，生甘草 5g。每日 1 剂，水煎取汁，加蜂蜜 2 汤匙、黄酒（或米酒）适量调匀冷服。小儿剂量酌减。3 天后评定疗效。结果：显效（咽痛明显减轻，脓性分泌物消失，肿大之扁桃体缩小Ⅰ度以上）51 例；有效（咽痛减轻，脓性分泌物减少，扁桃体充血肿胀有所减退，但不足Ⅰ度）12 例；无效（自觉症状及局部体征改善不明显）4 例。总有效率 94.03%。显效或有效者继服中药数剂全部痊愈。

齐晓运用银翘散治愈急性扁桃体炎 1 例。患者，男，4 岁。发热 3 天，咽痛，吞咽不利，扁桃体Ⅱ度大，微恶寒，舌质薄黄，脉浮数。西医诊断为急性扁桃体炎，中医诊断风热乳蛾，治宜辛凉解毒，清热利咽。方用银翘散加减：荆芥、金银花、连翘、牛蒡子、紫花地丁各 10g，薄荷（后下）、甘草各 6g，板蓝根 30g，蒲公英 15g，桔梗 3g。服药 3 剂后热退，咽痛除，去板蓝根加乳香、没药各 6g，3 剂而痊愈。

雷权等人在 2001 年～2005 年期间，采用加减银翘散和青霉素治疗急性化脓性扁桃体炎，取得了显著疗效。共计收治患者 116 例，随机分为治疗组 60 例，对照组 56 例。治疗组：男 31 例，女 29 例，年龄最大 56 岁，最小 7 岁，平均年龄 23.4 岁；病程最长 25 小时，最短 2 小时，平均 6.56 小时；体温最高 39.8℃，最低 38.6℃，平均体温 39.2℃。对照组：男 30 例，女 26 例，年龄最大 55 岁，最小 8 岁，平均年龄 24.5 岁；病程最长 24 小时，最短 2 小时，平均 6.78

小时；体温最高 39.7℃，最低 38.5℃，平均体温 39.1℃。两组一般情况相似，经统计学处理无显著性差异，具有可比性。对照组给予青霉素钠注射液每天 800 万单位，加入 5%葡萄糖氯化钠注射液中静脉滴注。治疗组在对照组治疗基础上，给予加减银翘散：金银花 15g，连翘 15g，牛蒡子 15g，桔梗 10g，生甘草 15g，竹叶 15g，薄荷 6g，玄参 15g，板蓝根 15g，射干 10g，山豆根 15g。口服，水煎 2 次，共取汁 600ml，当茶饮用，每日 1 剂。两组均 3 天为 1 个疗程。疗效标准：①痊愈：咽痛、发热等症状消失，咽部检查及白细胞总数、分类恢复正常。②好转：咽痛及发热症状减轻，咽部红肿范围缩小。③无效：症状和体征无明显改善。结果：治疗组治愈 50 例（83.33%），好转 10 例（16.67%）；对照组治愈 13 例（23.21%），好转 24 例（42.86%），无效 19 例（33.93%）。两组间治愈率、总有效率比较差异均有统计学意义（$P<0.005$）。

孙法泰等人自拟银翘散结饮治疗慢性增生型扁桃体炎，取得了满意疗效。共计收治患者 60 例：男 36 例，女 24 例；年龄最小 4 岁，最大 44 岁，4～12 岁 29 例，13～20 岁 20 例，21～35 岁 8 例，36～44 例 3 例；病程最短半年，最长 36 年；扁桃体Ⅰ度增生 14 例，Ⅱ度 23 例，Ⅲ度 21 例，纤维型 1 例，隐窝型 1 例。治疗以口服银翘散结饮：金银花 10～45g，连翘、玄参各 5～15g，牛蒡子、浙贝母、黄芩、桔梗、赤芍各 5～12g，炮穿山甲 3～15g，甘草 3～9g。大便干结加大黄 6～15g，芒硝 3～10g；外感发热加荆芥 4～10g，柴胡 6～30g；咳嗽多痰加紫菀 4～12g，栝楼 6～30g，鱼腥草 10～30g；喉核暗红或舌尖有瘀点加皂刺、牡丹皮各 4～10g。每日 1 剂，水煎 2 次，合汁 400ml，早晚分服。6 剂为 1 个疗程。疗效标准：①显效：症状消失，扁桃体恢复正常大小；或症状消失，扁桃体由Ⅱ度以上增生缩小到Ⅰ度大小，3 个月未复发。②好转：症状消失或减轻，增生之扁桃体较治疗前缩小一半以上。③无效：症状、体征无变化，或加重。结果：显效 38 例，好转 22 例，无效 0 例，总有效率 100%。

李春红以加味银翘散治疗急性扁桃体炎，疗效满意。共计收治患者 40 例：男 24 例，女 16 例；年龄 2～60 岁；病程 2 天～1 个月；伴扁桃体化脓 12 例。加味银翘散基础方：连翘 20g，金银花 15g，山豆根 15g，板蓝根 15g，牛蒡子 10g，炒黄芩 10g，薄荷 6g，桔梗 10g，仙鹤草 15g，白茅根 30g，生甘草 10g。发热重者加土茯苓 30g；大便干者加生大黄 9g；化脓者加川贝母 9g。每天 1 剂。水煎 2 次，早晚分 2 次口服。结果：40 例均获痊愈（症状消失、扁桃体恢复正常）。其中 2 天治愈 8 例，5～7 天治愈 30 例，10 天治愈 2 例，无无效病例。

左立镇在 2003 年～2007 年期间，使用银翘散加减方治疗急性扁桃体炎，取得良好效果。共计收治患者 60 例：男性 34 例，女性 26 例；年龄最小 5 岁，最大 56 岁。处方：金银花 12g，连翘 12g，淡竹叶 6g，荆芥 6g，牛蒡子 10g，山豆根 9g，芦根 15g，黄芩 15g，板蓝根 30g，桔梗 10g，生甘草 9g，薄荷 10g（后下），水煎服，每日 2 次。疗效标准：①治愈：咽部症状消失，扁桃体不充血，无脓点；②好转：咽部症状减轻，扁桃体脓点消除；③未愈：症状和体征无明显改善。结果：总有效率 95%。

郭向华在 2005 年 7 月～2008 年 7 月期间，运用银翘散加减治疗以发热为主要表现的细菌性扁桃体炎，临床疗效满意。共计收治以发热为主要表现的细菌性扁桃体炎并符合中医辨证风热型感冒患者 100 例：男 56 例，女 44 例；年龄 18～64 岁，平均年龄 37 岁；病程 1～3 天，平均 3.6 天。全部病例均有不同程度的发热，舌边尖红，脉象浮数。其中，低热（37.3～38.0℃）73 例，中等热（38.1～39.0℃）24 例，高热（39.1～41.0℃）3 例。头痛、鼻塞流浊涕 36 例，全身酸痛、乏力、无汗 78 例，咽痛、咳嗽 19 例。体检均见咽红充血，扁桃体Ⅰ～Ⅲ度肿大、充血，或表面有黄色点状渗出物。血分析显示：白细胞（WBC）升高，中性粒细胞百分比升高。随机分为治疗组 60 例、对照组 40 例，两组一般资料具有可比性。治疗组以银翘散加减治疗。处方：金银花 10g，连翘 12g，桔梗 9g，薄荷（后下）9g，竹叶 6g，牛蒡子 9g，荆芥穗 6g，淡豆豉 6g，板蓝根 9g，芦根 12g，白茅根 15～20g，生甘草 6g。头痛、鼻塞流浊涕者加川芎 9g、辛夷 6g；全身酸痛、乏力、无汗者荆芥穗加至 9g；咽痛者，减淡豆豉加马勃 6g、玄参 9g；咳嗽者加杏仁 9g。每日 1～2 剂，水煎服。药物冷水浸泡 20 分钟，武火煎开后，文火煎 7 分钟，加薄荷煎 2 分钟，取出药液，分 2 次服，轻者 12 小时 1 次，重者 6 小时 1 次。3 天为 1 个疗程。治疗组和对照组同时口服头孢氨苄，每次 0.5g，每日 3 次，对照组口服复方盐酸伪麻黄碱缓释胶囊，每次 1 粒，每日 2 次。所有患者体温 38.5℃以上，口服布洛芬混悬液 15～20ml。疗效标准：①痊愈：1 天内体温恢复正常，症状全部消失，第 3 天血分析显示 WBC 及中性粒细胞百分比恢复正常参考值范围；②显效：2～3 天内体温恢复正常，主要症状大部分消失；第 3 天 WBC 恢复正常值范围；③无效：不符合以上标准。结果：治疗组痊愈 51 例（85.0%），好转 6 例（10.0%），无效 3 例（5.0%），总有效率为 95.0%；对照组痊愈 25 例（62.5%），好转 7 例（17.5%），无效 8 例（20.0%），总有效率为 80.0%，两组间有显著性差异（$P<0.05$）。

邓伟光在 2010～2012 年期间，运用加味银翘散治疗急性扁桃体炎，收效良好。共计收治患者 84 例：男 42 例，女 42 例，年龄 10～30 岁。随机分为两组，观察组 40 例，对照组 44 例，两组患者年龄、性别比较差异无统计学意义（$P>0.05$），具有可比性。观察组根据患者病情，痰多咳嗽、口干、口臭、腹胀、便秘等不同状况，调节加味银翘散药物比例治疗，患者有发热、恶寒、鼻塞现象，予金银花、连翘、牛蒡子、桔梗、栀子、生甘草、薄荷、荆芥、防风，按比例调配用药；有寒战、高热的患者，予金银花、连翘、牛蒡子、桔梗、栀子、生甘草、薄荷、荆芥、防风，加葛根与大剂量生石膏调配制药。对照组常规剂量服用加味银翘散治疗。疗效标准：①治愈：扁桃体无肿大、咽部无充血，发热、咽痛、流涕、咳嗽等症状消失，血常规检查白细胞恢复正常；②有效：扁桃体肿大减轻、咽部无充血，无发热，咽痛、流涕、咳嗽等症状明显减轻，血常规检查白细胞恢复正常或稍高；③无效：扁桃体仍然肿大、咽部充血，发热、咽痛等症状无明显减轻甚至加重，血常规检查白细胞无降低。结果：观察组总有效率为92.5%，对照组总有效率为77.3%，两组疗效比较差异有统计学意义（$P<0.05$）。

赵丽在2010年8月～2011年8月期间，运用银翘散治疗急乳蛾，收到满意效果。共计收治患者60例：男42例、女18例；年龄5～31岁，平均年龄18.5岁；体温37.8～40℃，平均体温38.9℃。随机分为治疗组和对照组，每组各30例。两组患者在年龄、性别、病情等方面比较无显著差异（$P>0.05$），具有可比性。对照组给予补液、青霉素抗炎及其他对症处理，治疗组在此基础上加用银翘散加减，水煎口服，每日1剂，分3次服用。处方：金银花10g，连翘10g，薄荷8g，桔梗10g，淡竹叶6g，荆芥10g，淡豆豉8g，牛蒡子10g，甘草6g，芦根15g。第一煎，时间不宜长，以武火煎至香气大出即可；第二煎，时间可稍长，将2次药液混匀后服用，每日1剂，小儿2日1剂。治疗3天后观察两组治疗效果。疗效标准：①痊愈：咽喉疼痛症状消失，无吞咽困难，体温降至正常；②显效：咽部症状明显减轻，全身症状基本消失，无吞咽困难，体温基本正常；③好转：咽部症状减轻，全身症状好转，有一定吞咽困难，体温偏高；④无效：咽部及全身症状均无改善，吞咽困难，体温未降低或升高。结果：治疗组痊愈28例，显效2例，总有效率100%；对照组痊愈14例，显效6例，有效2例，无效8例，总有效率为73.33%。治疗组有效率明显高于对照组，组间比较有显著性差异（$P<0.05$）。

张家奎等人在2013年5月～2013年12月期间，以银翘散加减治疗肺经风热型急性扁桃体炎，有明显的治疗效果。共计收治肺经风热型急性扁桃体炎患者66例：男37例，女29例；年龄在3～58岁之间，平均年龄6.5岁；病程最长18天，最短1天，平均8天。分为治疗组36例与对照组30例，两组性别、年龄等一般资料比较，差异无统计学意义（$P>0.05$），具有可比性。治疗组口服夏枯草胶囊合银翘散加减：金银花12g，连翘9g，玄参12g，板蓝根15g，射干9g，桑叶9g，蝉蜕9g，僵蚕9g，生地黄15g，麦冬15g，薄荷9g，黄芩12g，甘草6g。水煎服，每天1剂，分早晚2次服用。夏枯草胶囊，口服，每次0.7g，每天2次。扁桃体啄治法，每周1次。对照组单用夏枯草胶囊合扁桃体啄治法治疗。用法同治疗组。两组均治疗4周为1个疗程，1个疗程后随诊4周。疗效标准：①治愈：咽部症状消失，扁桃体不充血、无脓点；②好转：咽部症状减轻，扁桃体脓点消除；③无效：症状和体征无明显改善。结果：治疗组治愈13例，占36.1%；好转21例，占58.3%；无效2例，占5.6%；总有效率为94.4%。对照组治愈9例，占30.0%；好转16例，占53.3%；无效5例，占16.7%；总有效率为83.3%。总有效率治疗组优于对照组，两组比较，差异有统计学意义（$P<0.05$）。

吴昌林等人银翘散联合阿莫西林治疗急性扁桃体炎，可明显改善其临床症状，减轻炎症反应，缓解疼痛，效果确切。在2015年1月～2017年9月期间，共收治急性扁桃体炎患者90例，随机数字表法将其分为研究组和对照组，每组各45例。研究组：男24例，女21例；年龄20～55岁，平均年龄（36.09±2.50）岁；病程7～36小时，平均（18.31±2.97）小时；Ⅰ度患者26例，Ⅱ度患者11例，Ⅲ度患者8例；单侧22例，双侧23例。对照组：男21例，女24例；年龄21～56岁，平均年龄（36.74±2.41）岁；病程8～38小时，平均（19.44±3.02）小时；Ⅰ度患者22例，Ⅱ度患者13例，Ⅲ度患者10例；单侧24例，双侧21例。两组临床一般资料比较，差异无统计学意义（$P>0.05$）。两组均首先给予退热、纠正水电解质紊乱、头孢硫脒抗感染等对症支持疗法，然后对照组采用阿莫西林治疗，口服，每次0.75g，每天3次。研究组采用阿莫西林与银翘散联合使用治疗，银翘散方：白茅根30g，连翘20g，金银花、板蓝根、山豆根和仙鹤草各15g，牛蒡子、桔梗、炒黄芩和生甘草各10g，薄荷6g。温水煎服，每次150ml，分早、晚服用。阿莫西林用法用量同对照组。两组均连续用药7天。疗效标准：连续药物治疗3天内临床表现及症状具有明显好转，体温稳定并恢复正常为显效；连续3天临床症状较未服药前有所改善，且体温显著降低者为有效；经过不同药物方式治疗后，临床表现及症状无任何改观，甚者出现加重现象即为无效。结果：研究组经过联合治疗后，临床有效率相比对照组得到显著升高（$P<0.05$）。研究组咽痛消失时间、发热消退时间、扁桃体缩小时间与对照组比较，显著缩短（$P<0.01$）。两组经过不同方式治疗7天后，其炎症因子（IL-6，TNF-α）水平较治疗前均下降（$P<0.01$），且研究组各个指标相比于对照组下降更显著（$P<0.01$）。与治疗前相比，两组治疗7天后其VAS、FPS-R评分均表现为明显降低状态（$P<0.01$）；与对照组比较，研究组各个指标下降更为显著（$P<0.01$）。

五、治疗艾滋病感冒

银翘散为治疗艾滋病感冒的常用方，并且具有较好的疗效。艾滋病感冒在艾滋病3期（急性期、慢性进展期、艾滋病期）均常见到，但以风热者居多，郭选贤、郭国龙等利用银翘散加减治疗有很好的疗效。艾滋病潜伏期以风热卫分证为多，但患者常见舌苔白腻、口黏等症，表现为风热夹湿，银翘散中可加重竹叶、芦根用量，并酌情加杏仁、薏苡仁等宣湿、渗湿之品。艾滋病慢性进展期较艾滋病期的感冒次数相对较少，但此期“感冒”频次多于常人，且逐年增多。其特点是患者常见全身困重、苔白腻、口黏口臭等，表现为风热挟湿，可用银翘散加重竹叶、芦根之用量，酌情加杏仁、薏苡仁等宣湿，渗湿之品以及枳实、竹茹等。艾滋病期，银翘散的运用概率更大。此期元气匮乏，肺脾虚极。动辄外感，风热为多，且兼瘙痒及皮损感染等。仍可以银翘散为主方，常加黄芪、人参等以补元气，加蝉蜕、牡丹皮等祛风止痒，加龙胆、蒲公英等以抗感染。

六、治疗流行性出血热

杜德林 1995 年 9 月～1996 年 2 月期间，采用加味银翘散治疗流行性出血热 40 例，收到了较好疗效。共计收治患者 80 例，分为治疗组和对照组，每组各 40 例。治疗组：男性 27 例，女性 13 例，年龄 19～68 岁。对照组：男性 28 例，女性 12 例，年龄 23～67 岁。治疗组给予加味银翘散：金银花 15g，连翘 15g，黄芩 15g，板蓝根 20g，淡豆豉 10g，牛蒡子 10g，荆芥 6g，薄荷 6g，桔梗 6g，芦根 30g，竹叶 10g，生甘草 5g。多尿加黄芪、桑螵蛸各 15g；呕咖啡样液体加仙鹤草 15g；热退后去荆芥、淡豆豉、薄荷；腹胀加大腹皮 15g、木香 9g。水煎服，每日 1 剂，早晚口服，个别呕吐甚者可分多次口服。10 天为 1 个疗程。对照组给予小牛胸腺肽 20mg，强力宁 120ml，利巴韦林 0.6g 分别加入平衡液中静脉滴注，每天 1 次。疗效标准：以体温降至正常，食欲恢复，复查血、尿常规属正常范围，肝、肾功能正常范围，24 小时尿量＜2500ml 为临床治愈。结果：治疗组全部痊愈出院，治愈率 100%（40/40），发热平均天数为 3.42 天，住院平均天数为 15.17 天。对照组治愈 38 例，死亡 2 例，治愈率 95%（38/40），发热平均天数为 4.82 天，住院平均天数为 17.87 天。经统计学处理，$P<0.05$，有显著意义。

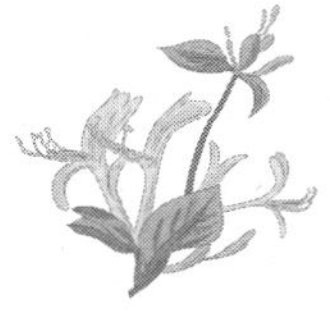

第六节　治疗儿科疾病

一、治疗小儿呼吸道疾病

（一）小儿外感发热

黄卫华运用银翘散治愈小儿风热外感 1 例。患者，男，6 岁。发热恶寒（热重寒轻）1 天，头痛，鼻塞，流浓涕。咽部红肿疼痛，口干而渴，小便黄，舌质红、苔薄黄，脉浮数。此属风热袭表，治以辛凉解表，疏风清热。方用银翘散加减：金银花 9g，连翘 6g，淡竹叶 5g，荆芥 5g，牛蒡子 5g，薄荷 3g，芦根 3g，桑叶 6g，甘草 2g。全剂而愈。

银翘滴鼻剂为银翘解毒丸的改进剂型，具有给药方便、退热迅速等优点。杨永芳等以银翘滴鼻剂治疗小儿风热感冒，收效良好。共收治患儿 220 例，随机分为两组，其中银翘滴鼻剂组为治疗组，共 138 例；银翘解毒丸组为对照组，共 82 例。两组性别、年龄、病程、年龄及体温、症状积分值比较，均无明显差异（$P>0.05$），具有可比性。治疗组使用银翘滴鼻剂，0～1 岁每次双鼻各滴 1 滴，1～3 岁各 2 滴，3～6 岁各 3 滴，6 岁以上各 3～4 滴。开始每半小时滴 1 次，测体温并记录。连续 4 次后，若体温逐降，每 2～4 小时滴 1 次。滴药前测体温并记录。对照组口服银翘解毒丸，每日 2 次。0～1 岁每次 1/3 粒，1～3 岁者 1/2 粒，3～6 岁 1 粒，6 岁以上 1.5 粒。观察记录方法同滴鼻剂。两组疗程均为 3 天。结果：两组经统计学处理，在痊愈率、显效率、总有效率及症状积分值方面均无显著性差异，$P>0.05$。但两组病例在用药 4、8、16、24、36、48 小时内的不同阶段，体温下降差值有显著性差异，说明滴鼻剂在退热速度上显著优于丸剂。滴鼻剂组 126 例有效患儿与口服丸剂组 72 例有效患儿体温退至正常所需时间，经统计学处理，具有非常显著性差异，提示银翘滴鼻剂较银翘解毒丸退热时间明显缩短。

杨季国运用银翘散治愈小儿暑热 1 例。患儿，男，16 个月，1998 年 7 月 27 日诊。患儿素体虚弱，屡感外邪，而发为高热。酷暑炎热，近日新感，高热持续 3 天，肛温达 39.5℃，无汗，咽红，咳嗽不爽，胃纳欠佳，大便稍干，溲黄，舌红，苔薄黄腻，指纹色紫。治拟银翘散加减：金银花、连翘各 6g，青蒿 10g，炒黄芩、前胡各 5g，杏仁、竹沥、半夏、炒僵蚕各 6g，薄荷 3g（后下），蝉蜕 2g，鲜芦根 15g，炒神曲 6g，生甘草 3g。服药后，汗微出，体温渐退，至翌日体温降至正常，唯有咳嗽，喉中痰鸣，舌淡红，苔薄腻。拟宣肺豁痰为主。竹沥、半夏、杏仁、浙贝母、炒僵蚕各 6g，前胡、炒牛蒡子、化橘红、炒竹茹、炒黄芩各 5g，蝉蜕 2g，炒神曲 6g，生甘草 3g。3 剂而愈。

张淑芝等人采用石膏知母汤加银翘散治疗小儿上呼吸道感染，取得了满意的疗效。共计收治患儿 50 例：男 24 例，女 26 例，其中婴幼儿（3 岁以下）28 例，学龄前儿童（3～7 岁）15 例，学龄期儿童（7～14 岁）7 例。治疗以清热解毒为主。选石膏，婴幼儿 25～30g，学龄前儿童 40g，学龄期儿童 60g；知母，婴幼儿 5～7g，学龄前儿童 7.5～10g，学龄期儿童 10g。银翘散主要成分为连翘 6～15g，桔梗 3～9g，黄芩 3～10g，板蓝根 15～30g，薄荷 2～10g，牛蒡子 3～10g，甘草 2～9g。不易出汗者加桂皮 3～10g，口干者加玉竹 9～30g，咳重者加川贝，恶心呕吐者加干姜、半夏各 5～10g，水煎服，每日 1 剂，连服 3～5 日。结果：在 50 个病例中显效 38 例，有效 9 例，无效 3 例，无效者改用他药物治疗，总有效率达 94%。一般 1～2 天热退，维持 2～3 天。疗程为 3～5 天。

黄舒等人运用银翘散加减治疗小儿急性上呼吸道感染，取得满意疗效。共计收治患儿 30 例：男 13 例，女 17 例；

年龄最小8个月，最大9岁，平均4.58岁；病程最短1天，最长5天，平均2.05天；病在卫分者8例，卫气分者12例，气分者10例；体温37～38℃者3例，38～39℃者13例，39℃以上者14例，占总数的47%。30例病儿均用银翘散加减治疗，口服，每日1剂，分3次温服，每次30～50ml，3天为1个疗程，一般1个疗程即愈。常用药物有：金银花、连翘、菊花、黄芩、荆芥、牛蒡子等，用量视患儿的年龄而定。高热惊厥者加生石膏、羚羊角粉；咳嗽重者加杏仁、百部；咽痛明显加马勃、射干。疗效标准：临床主要症状消失，体温在1日内降至正常范围，无反复者为显效。体温2日内降至正常，无反复者为有效。体温2日以上降至正常，有反复者为无效。结果：30例病儿服药后退热时间最短为3小时，最长为5天。其中显效19例，占63%；有效8例，占27%；无效3例，占10%；总有效率为90%。

王秀坤等人采用银翘散加味煎剂灌肠治疗小儿外感发热，收效良好。共收治患者38例，分为治疗组与对照组。治疗组：30例；男性16例，女性14例；年龄最大13岁，最小8个月；病程1/2天者9例，1天者10例，2天者11例；37.5～38.5℃者6例，38.5～39.5℃者14例，39.5℃以上者10例；兼腹胀、呕吐、大便溏臭或便秘者15例，兼咳嗽有痰、咽痛者13例，兼惊厥者2例；患儿周围血白细胞总数11～15×10^9/L 4例，4～10×10^9/L 24例，＜4×10^9/L 2例。对照组：8例，年龄最大14岁，最小6个月；病程1/2天者3例，1天者2例，2天者2例；37.5～38.5℃者1例，38.5～39.5℃者5例，39.5℃以上者2例；兼腹胀、呕吐、大便溏臭或便秘者4例，兼咳嗽有痰、咽痛者4例，兼惊厥者0例；患儿周围血白细胞总数11～15×10^9/L 2例，4～10×10^9/L 5例，＜4×10^9/L 1例。治疗组用银翘散加味（金银花10g，连翘10g，荆芥6g，牛蒡子10g，薄荷10g，黄芩6g，柴胡10g，板蓝根15g，蝉蜕6g，淡竹叶10g），每剂浓煎250ml，待温度至25～30℃时，装入吊瓶，3岁以内100ml，3～6岁200ml，7～14岁250ml。采用一次性静脉输注硅胶管，末端剪平，涂少量甘油，轻插入肛门直肠内约10～15cm，另一端插入挂在输液架上的吊瓶中，调节滴速为60～80滴/分钟，每日2次。对照组用银翘散加味，每剂浓煎200ml，3岁以内100ml，3～6岁150ml，7～14岁200ml，每日分次口服。两组患儿在药后1小时如体温仍高于40℃，可加对乙酰氨基酚10mg/kg，如高热惊厥用10%水合氯醛5～10ml/kg加等量0.9%氯化钠注射液灌肠，如咳嗽痰多加止咳化痰药。疗效标准：①痊愈：给药后24～48小时内，体温恢复正常（腋温降至37℃以下不再回升），症状消失，异常理化指标恢复正常；②显效：给药后24～48小时内，体温恢复正常，主要症状大部分消失，异常理化指标接近正常；③有效：给药后48～72小时内，体温恢复正常，主要症状大部分消失，异常理化指标有所改善；④无效：未达到以上标准者。结果：体温恢复正常时间治疗组＜24小时有16例（53%），24～48小时有9例（30%），＞48小时有5例（17%），平均为30.45±22.68小时；对照组＜24小时有2例（25%），24～48小时有2例（25%），＞48小时有4例（50%），平均为0.98±23.68小时。治疗组与对照组在体温恢复方面有显著性差异（$P<0.05$），治疗组优于对照组。治疗组痊愈13例，显效8例，有效7例，无效2例，总有效率93%；对照组痊愈3例，显效2例，有效2例，无效1例，总有效率88%。治疗组与对照组在总疗效上无显著性差异（$P>0.05$）。

武忠秀将银翘散与玉屏风散合用，临症加减，治愈小儿反复上感发热、抽搐1例。患者，女，7岁，每次患上感发烧39℃以上，扁桃体肿大，口服药物不能奏效，每次发病静脉滴注青霉素、地塞美松等药物。因体质较弱，几乎每月发烧1次，2岁前曾患上感发烧抽搐12次。患儿消瘦，面黄，舌苔厚，口臭，脉弱。将玉屏风散与银翘散合用组方：黄芪8g，白术、金银花各12g，连翘、桔梗各9g，薄荷、防风、竹叶各6g，甘草5g，羚羊粉0.6g（冲服）。每剂煎2遍，分2次服用，早晚各1次。1剂服后体温正常，去掉羚羊粉后再服2剂，诸症消失。又令服玉屏风散5剂，每日1剂，以增强其抵抗力，停药后观察，半年后未再发高烧，即使患上感，症状亦轻，口服感冒药即可治愈。

欧阳清萍在1999～2000年期间，运用银翘散加减治疗小儿上呼吸道感染，取得满意效果。共计收治患儿36例：男孩21例，女孩15例；年龄最大10岁，最小11个月；体温39～40℃ 4例，38～39℃ 23例，37.5～38℃ 9例。基础方：金银花5～10g，连翘5～10g，桔梗3～6g，薄荷3～6g，竹叶3～4g，生甘草3～5g，荆芥穗3～5g，淡豆豉3～5g，牛蒡子3～9g，芦根5～10g。流浊涕、咳嗽痰黄，减荆芥穗、淡豆豉、牛蒡子，加浙贝母5～10g，鱼腥草5～10g，杏仁5～10g；发热明显加黄芩5～10g，板蓝根5～10g；咽痛明显加玄参5～10g，生地黄5～10g。疗效标准：①痊愈：临床症状消失；②好转：发热消退，临床症状减轻；③无效：临床症状无改变。结果：36例患儿均痊愈，服1剂后热度全部降低，2剂后痊愈5例，3剂后痊愈18例，4剂后症状消失3例。

齐晓运用银翘散加减治愈小儿上呼吸道感染1例。患者，男，3岁。发热2天，伴少汗、鼻塞、流浊涕、打喷嚏、轻咳、口渴、咽红，舌质红、苔薄黄，指纹紫。血常规：白细胞数9.8×10^9/L，淋巴细胞百分比67%，中性粒细胞百分比33%，中医辨证为风热感冒。方以银翘散加减：金银花、连翘、前胡、牛蒡子各5g，桔梗4g，荆芥、薄荷（后下）各3g，淡竹叶2g，板蓝根8g，水煎分次服，服3剂诸症悉除。

许武军等人在2003年9月～2006年9月期间，以银翘散加减结合西药治疗小儿上呼吸道感染，取得了满意疗效。共计收治患儿316例：男203例，女113例；年龄＜3岁168例，3～6岁83例，6～12岁65例。分为两组。治疗组：154例；男98例，女56例；对照组：162例，男105例，女57

例。两组在年龄、性别、病情及病程等方面经统计学处理均无显著差异（$P>0.05$）。对照组采用西医常规治疗，治疗组在西医常规治疗基础上加用银翘散。银翘散加减：金银花9g，连翘9g，桔梗6g，薄荷6g，淡竹叶6g，荆芥6g，淡豆豉6g，牛蒡子6g，芦根9g，甘草3g。每天1剂水煎分2次服。热甚加石膏20g，黄芩9g，知母9g；咳甚加杏仁9g，川贝母4g，紫菀6g，款冬花6g；烦躁高热或惊厥者加羚羊角1g，钩藤9g（以上剂量视年龄酌情加减）。疗效标准：显效：治疗24小时内症状体征消失；有效：治疗2～5天体温正常，上呼吸道症状明显好转，全身不适基本消失；无效：治疗5天后发热及上呼吸道症状无明显好转甚至恶化。结果：治疗组显效108例，有效34例，无效12例，总有效率92.21%；对照组显效70例，有效51例，无效41例，总有效率74.69%。两组之间具有显著性差异（$P<0.01$）。

黄慕姬观察了四逆散合银翘散治疗小儿流感发热的临床疗效，将172例患者随机分为二组，各86例，对照组用银翘散治疗，治疗组在对照组基础上加四逆散组方（金银花、连翘、牛蒡子、荆芥穗、淡豆豉、淡竹叶、桔梗、芦根、薄荷、甘草、柴胡、枳实、白芍），观察二组退热情况与临床疗效。结果治疗组痊愈（治疗2天内，体温恢复正常，症状消失，异常理化指标恢复正常）54例，显效（治疗2天内，体温恢复正常，主要症状大部分消失，异常理化指标接近正常）22例，有效（治疗2天内，体温恢复正常，主要症状大部分消失，异常理化指标有所改善）8例，无效（用药2天未达到有效标准）2例，愈显率88.4%，总有效率97.7%；对照组痊愈46例，显效17例，有效14例，无效9例，愈显率为73.3%，总有效率89.5%。二组之间的愈显率及总有效率具有显著性差异。

贺小梅等人在2006年3月～2006年10月期间，用银翘散合生石膏汤治疗小儿外感高热患者，退热效果满意。共收治患儿100例，随机分为治疗组和对照组，每组各50例。治疗组：男性28例，女性22例；年龄<1岁者10例，1～3岁18例，3～6岁15例，6～14岁7例；病程5小时～4天；初诊体温39.0～40.2℃。对照组：男性24例，女性26例；年龄<1岁者7例，1～3岁21例，3～6岁17例，6～14岁5例；病程3小时～5天；初诊体温39.1～40.5℃。对照组用利巴韦林15mg/（kg·d）及青霉素钠80万单位肌内注射，每日2次，2岁以下小儿酌减。高热时辅以解热镇痛药临时口服。治疗组在对照组用药的基础上加用银翘散合生石膏汤加味：金银花10g，连翘10g，淡竹叶10g，牛蒡子10g，薄荷6g，板蓝根10g，桔梗10g，生石膏30g，鱼腥草10g，甘草3g。发热重者加黄芩、栀子；高热恶寒无汗加荆芥；口干咳嗽加芦根、杏仁、前胡、川贝、枇杷叶；咽喉肿痛加玄参、马勃；伴惊厥加蝉蜕、钩藤、僵蚕。每日1剂，煎2次，分3～4次口服。以上为3～6岁儿童用量，其他年龄段酌情增减。结果：治疗组1天内退热至正常者13例（26%），2天内退热至正常者24例（48%），3天内退热至正常者8例（16%），3天内体温未降至正常者5例（10%），治愈率90%。对照组1天内退热至正常者5例（10%），2天内退热至正常者12例（24%），3天内退热至正常者14例（28%），3天内体温未降至正常者19例（38%），治愈率62%。与对照组相比，治疗组2天内退热率及治愈率明显高于对照组，经统计学处理，两组3天内退热率存在非常显著性差异（$P<0.01$）。

徐娜采用银翘散治愈小儿发热1例。患者，4岁，2天前因“受风”发烧，最高体温39℃，无寒战，偶见咳嗽，未见呕吐腹泻，大便稍干。查体：体温38.3℃，双肺呼吸未见异常呼吸音，余无明显异常。诊断：感冒，治以银翘散加减，方药：薄荷5g（后下），金银花10g，连翘10g，荆芥10g，枳壳10g，桔梗10g，黄芩10g，柴胡10g，葛根6g，芦根15g，淡豆豉10g，生石膏20g，炒栀子10g，炙大黄4g（后下），甘草6g。

王文波等人以银翘散加减治疗儿童病毒性发热，取得较好临床疗效。共收治患者56例：男30例，女26例；年龄3～14岁。患儿均于发热第一天或第二天就诊，体温在38.5℃以上，外周血检查白细胞正常或下降。舌质红，苔薄白或黄。银翘散加减：金银花20g、连翘10g、牛蒡子10g、淡豆豉10g、竹叶10g、薄荷5g、桔梗6g、芦根15g、蝉蜕10g、仙鹤草15g、板蓝根15g、生石膏15g。咽痛加儿茶4g、玄参10g；咳嗽加鱼腥草20g、黄芩10g；纳差加焦三仙15g、鸡内金10g。每日1剂，饭后服，煎药时间为15分钟。第一剂药煎3次服3次。3天为1个疗程。体温过高的患儿采用物理降温或临时服退热药。疗效标准：①痊愈：服药后1～2天内发热渐退或退至正常；②有效：1～3天内大热已退，主要症状部分消失；③无效：服药3天高热持续不退，症状无明显改善或加重。结果：56例患儿痊愈30例，痊愈率53.6%，有效21例，有效率37.5%，无效5例，无效率8.9%。

张淑琴等利用银翘散煎剂保留灌肠治疗小儿急性呼吸道感染并发热，疗效良好。在2003年9月～2007年12月期间，共收治患儿178例，其中伴高热惊厥者15例。随机分为两组。治疗组：96例；男49例，女47例；年龄<1岁50例；1～3岁26例，4～8岁20例。对照组：82例；男35例，女47例；年龄<1岁42例，1～3岁30例，4～8岁10例。两组间性别、年龄比较，差异均无显著性意义（$P>0.05$），具有可比性。治疗组给予常规抗病毒或抗生素治疗，在此基础上给予银翘散加减（金银花、连翘各5～12g，薄荷2～6g，荆芥、桔梗、牛蒡子、竹叶心各3～10g，甘草1～2g，板蓝根、芦根各10～15g，生石膏10～30g，根据年龄增减剂量）保留灌肠，每天1剂，水煎，取药液30～50ml，经纱布过滤备用。灌肠后保留30分钟，至少卧床30分钟。每天1次，连用3天。对照组给予常规抗病毒或抗生素治疗，在此基础上给予布洛芬混悬液等退热，有惊厥者给予地西泮或苯巴比妥镇静治疗。疗效标准：①显效：治疗36小时后体温完全正常；②有效：治疗3天体温完全正常；③无效：

治疗 3 天以上体温未正常。结果：治疗组显效 80 例，有效 12 例，无效 4 例，总有效率为 95.83%；对照组显效 34 例，有效 18 例，无效 30 例，总有效率为 63.41%。两组比较，差异有非常显著性意义（$P<0.01$）。

疱疹性咽峡炎是儿科常见的特殊类型的上呼吸道感染，好发于夏秋季。侯怀璧在 2007 年 6 月～2009 年 6 月期间，采用银翘散合剂治疗小儿疱疹性咽峡炎，收到满意疗效。共计收治患儿 140 例，随机分为两组。治疗组：80 例；男 43 例，女 37 例；年龄 7 个月～5 岁，平均（3.10±0.82）岁；发热 72 例。对照组：60 例；男 34 例，女 26 例；年龄 8 个月～5 岁，平均（3.25±0.91）岁；发热 43 例。两组病例年龄、性别及病情轻重经统计学检验无显著性差异。治疗组用银翘散合剂：金银花 10g，连翘 10g，鱼腥草 15g，牛蒡子 5g，射干 6g，板蓝根 12g，桔梗 6g，黄芩 8g，甘草 4g。水煎加糖水浓缩压袋。<1 岁者每次 6ml，1～5 岁者每次 10ml，>5 岁者每次 15ml，均为每日 3 次口服。对照组服用阿昔洛韦每次 5mg/kg，每日 3 次口服。两组病例均服药 5 天，并给予退热、补充维生素 C 和维生素 B_2 等治疗。疗效标准：①显效：48 小时内退热，口腔疱疹数量减少；②有效：72 小时内退热，口腔疱疹明显减少或消退；③无效：超过 72 小时不退热，口腔内疱疹未见明显减少或消退。结果：治疗组显效 55 例（68.75%），有效 15 例（18.75%），无效 10 例（12.5%），总有效率 87.50%；对照组显效 34 例（56.67%），有效 10 例（16.67%），无效 16 例（26.67%），总有效率 73.34%。治疗组与对照组总有效率的差异有统计学意义（$P<0.01$）。

李亚飞应用银翘散加减治疗小儿外感高热，疗效较满意。共计收治患儿 80 例：男 52 例，女 28 例；年龄 1～5 岁；病程 1～3 天；体温 38.5～39.8℃；血白细胞总数或淋巴细胞百分比或中性粒细胞百分比不同程度增高者 40 例，白细胞总数不同程度下降者 15 例。方药：金银花、连翘各 8～12g，薄荷（后入）3～6g，淡豆豉 8～10g，一枝黄花、荆芥、黄芩、焦山栀各 6～10g，冬瓜子 12～20g，干芦根、大青叶各 15～20g。咳嗽有痰加杏仁 6～8g；咽痛加山豆根 6～8g；便秘者加全瓜蒌 8～12g。共治疗 3 天。结果：痊愈 24 例（用药 24～48 小时内，体温正常，全部症状消失，血常规各项指标恢复正常）；显效 32 例（用药 48～72 小时内，体温正常，全部症状消失，血常规各项指标恢复正常）；有效 20 例（用药 48～72 小时内，体温正常，主要症状部分消失，血常规各项指标接近正常）；无效 4 例（体温未降，血常规各项指标无变化）。总有效率为 95%。

陈宝珠应用银翘散加减配合西药利巴韦林颗粒治疗小儿急性上呼吸道感染伴发热，疗效较为满意。在 2008 年 6 月～2010 年 6 期间，共计收治患儿 98 例。其中男 54 例，女 44 例；年龄 11 个月～13 岁，平均（6.2±5）岁。所有病例按随机数学表法分为治疗组 52 例和对照组 46 例。治疗组：男 29 例，女 23 例；平均年龄（6.8±5.9）岁；平均病程（3.5±2.43）天。对照组：男 22 例，女 24 例；平均年龄（6.7±5.4）岁；平均病程（3.0±2.37）天。两组患儿在年龄、病程等方面，经统计学处理差异无统计学意义（$P>0.05$），具有可比性。对照组利巴韦林颗粒 10～15mg/（kg·d），分 3 次口服；维生素 C 片 0.1g，每日 3 次。高热时，布洛芬混悬液 0.4ml/kg，口服。若血常规检查提示有细菌感染者，根据具体情况可给予相应抗生素治疗。用药 3～5 天后复查血常规，调整用药，其余对症治疗。治疗组采用中西医结合治疗方法，西药治疗同上，同时采用银翘散加减。主方：金银花 6g，银翘 6g，薄荷（后下）3g，荆芥 3g，桔梗 3g，牛蒡子 6g，甘草 3g，芦根 6g。水煎每日 2 次温服，服用 3 天观察疗效。综合疗效标准：①痊愈：治疗 3 天后体温恢复正常，不再回升，临床症状消失；②显效：治疗 3 天后体温接近正常，临床症状基本消失；③有效：治疗 3 天后体温降至 37.5℃以下，临床症状部分消失；④无效：未达到有效标准或者病情加重者。症候疗效标准：①临床痊愈：中医临床症状、体征消失；②显效：中医临床症状、体征明显改善；③有效：中医临床症状、体征均有好转；④无效：中医临床症状、体征均无明显改善甚或加重。结果治疗组在退热、止咳祛痰、改善咽部体征方面疗效优于对照组，有统计学意义（$P<0.05$）。

冯艳观察了银翘散配合西药治疗小儿急性上呼吸道感染的临床疗效，将 80 例患儿随机分为两组，对照组给予利巴韦林治疗，治疗组在此基础上给予银翘散加减治疗，疗程为 5 天，疗程结束后观察治疗效果，结果：治疗组临床有效率为 91.1%，对照组为 82.8%，治疗组降温总有效率为 91.1%，对照组为 71.4%。

任艳艳运用银翘散治愈 1 例小儿外感发热。患者，男，4 岁，2009 年 4 月 21 日初诊。发热 2 天，伴鼻塞流黄涕，咽部疼痛不利，轻咳，少痰，畏寒，汗出，无呕吐，夜寐欠佳，纳可，大便偏干，小便黄，舌质红，苔薄黄，脉浮数。查血常规：白细胞数 12.5×10^9/L，淋巴细胞百分比 18.9%，中性粒细胞百分比 78.1%。中医证属风热犯卫证，治宜辛凉透表，清热解毒。予银翘散加减：金银花 12g，连翘 12g，枳壳 10g，桔梗，薄荷 5g（后下），荆芥穗 10g，板蓝根 12g，芦根 15g，炒栀子 6g，牛蒡子 9g，淡豆豉 10g，柴胡 10g，赤芍 10g，石膏 20g，浙贝母 10g，杏仁 10g，甘草 6g，2 剂。每日 1 剂，水煎 180ml，5 次服。服药 1 剂后，热退，鼻塞流涕、咽疼减轻，纳可，便调。服药 2 剂后，诸症悉除，寐安，二便调。

杨帆等人自拟“银翘散合神解散加减”方，治疗小儿急性上呼吸道感染，收到了满意的疗效。共计收治患儿 110 例：男性 63 例，女性 47 例；年龄<1 岁者 12 例，1～2 岁者 29 例，2～3 岁者 13 例，3～4 岁者 12 例，4～5 岁者 13 例，5～6 岁者 13 例，>6 岁者 18 例，其中以 1～2 岁者最多，占 26.4%；体温 37.6～37.9℃者 15 例（13.6%），38～38.9℃者 53 例（48.2%），39～39.9℃者 36 例（32.7%），40℃以上者 6 例（5.5%）；发热 1 天就诊者 52 例，2 天就诊者 18 例，3

天就诊者19例，4天就诊者9例，5～7天就诊者12例，其中以发热1天就诊者最多，占47.3%；鼻塞流涕者72例，有汗者39例，咳嗽者78例，咽部充血者72例，扁桃体肿大者24例；周围白细胞总数升高者38例（34.5%），降低者34例（30.9%），正常者28例（25.5%），未察者10例（9.1%）。方药：僵蚕、蝉蜕、薄荷、荆芥、桔梗各12g，黄芩、连翘、神曲、玄参、竹叶、山栀各20g，甘草6g。水煎，加冰糖6～10g，制成汤剂100ml。<1岁者，每次服10～15ml，1～2岁者，每次服15～20ml，3～5岁者，每次服25～35ml，6岁以上者，每次服50～100ml，日服3～4次。高烧患儿服药后体温未降者，改为2小时服药1次，体温下降后，仍依前述服法。结果：服药后体温恢复正常，6小时以内者为24例，占21.8%；12小时以内者为28例，占25.5%；1天以内者为34例，占30.9%；2天以内者为13例，占11.8%；3天以内者为4例，占3.6%；4天以内者为2例，占1.8%；无效者为5例，占4.5%。有效率为95.5%，24小时内退热者为78.3%。

汪秀梅运用柴葛银翘散加减治疗小儿外感发热2例，疗效满意。病例一：患者，女，1.5岁。主诉：间断发热4天，夜甚，晨起热减，伴偶咳有痰，体温最高达38.4℃，纳差，便调。查体：扁桃体（-），咽部充血，双肺呼吸音粗，心音有力，律齐，腹软无压痛，舌红、苔薄黄，脉浮数。血常规：白细胞数$5.36\times10^9/L$，中性粒细胞百分比23.6%，淋巴细胞百分比69.3%。西医诊断为急性上呼吸道感染。中医诊断为感冒，证属风热感冒。治以辛凉解表，解肌透热。用柴葛银翘散加减：薄荷6g，荆芥穗6g，连翘10g，金银花10g，枳壳10g，桔梗10g，黄芩10g，淡豆豉10g，炒栀子6g，柴胡10g，前胡10g，葛根10g，生石膏15g，芦根15g，板蓝根10g，赤芍10g，僵蚕5g，蝉蜕6g，浙贝母10g，甘草6g。2剂，每日1剂，水煎，取100～150ml，多次少量温服。服药1剂后，家属诉患儿体温36.9℃，未见其夜间发热。2剂后痊愈。病例二：患儿，女，5岁。主诉：咳嗽1周，发热3天，有痰。昨日呕吐1次，为胃内容物，非喷射状，纳差，便稍干。查体：咽部充血，双肺呼吸音粗，心音有力，律齐，腹软无压痛。舌质红、苔薄黄，脉浮数。血常规：白细胞数$4.54\times10^9/L$，中性粒细胞百分比21.6%，淋巴细胞百分比70.3%。西医诊断为支气管炎，中医诊断为咳嗽，证属风热犯肺，治以清热解肌、宣肺止咳。方用柴葛银翘散加减：薄荷6g，荆芥穗10g，连翘10g，金银花10g，枳壳10g，桔梗10g，黄芩10g，淡豆豉10g，炒栀子6g，柴胡10g，前胡10g，葛根10g，生石膏10g，芦根15g，白茅根10g，板蓝根10g，赤芍10g，炒杏仁10g，姜厚朴10g，浙贝母10g，甘草6g，羚羊角粉（冲服）0.3g。2剂，每日1剂。水煎取200ml，多次少量温服。服药第二天，体温36.8℃，第三天体温正常，伴有轻咳、痰少、纳少、大便偏干，咽舌微红，舌苔较前变薄，脉滑。为巩固疗效，给予清除余热、调理肺胃之剂，于上方减羚羊角粉、生石膏、芦根、赤芍，加鸡内金10g、焦三仙10g、青蒿10g。4剂，每日1剂。服后小儿基本情况好，纳可，便调，未见复发。

高静运用银翘散加减治愈小儿外感发热2例。病例一：患儿，男，6岁，2012年4月23日就诊。发热3日，高热不退，无汗，寒战，头痛，鼻咽干燥，口渴心烦，诊其脉数，舌质红，舌苔黄。此属风热感冒。风热犯表，热郁肌腠，卫表失和引起身热，无汗，寒战。风热上扰则见头痛，风热之邪熏蒸则鼻咽干燥，口渴心烦。脉数，舌质红，舌苔黄均为侵于肺卫之征。治以清宣透表，邪热乃有外出之路。处方：连翘9g，金银花9g，桔梗6g，薄荷6g，竹叶4g，生甘草5g，荆芥穗5g，淡豆豉5g，牛蒡子9g。制成袋泡剂，放于杯中加鲜芦根汤50～100ml，3～5分钟后服用。每次2袋，每日3次。复诊：服药后微汗而热退，但仍稍头痛，口渴。原方加菊花清利头目，加花粉生津止渴。每次1袋半，每日3次。效佳。病例二：患儿，女，12岁，2012年5月7日就诊。病程与治疗：2天前胸脘满闷，不思饮食，今天突然呕吐，伴发热恶寒，头身疼痛。此属外邪犯胃。外感风热之邪，动扰胃腑，浊气上逆，故突然呕吐，胸脘满闷，不思饮食。邪束肌表，营卫失和，故恶寒发热，头身疼痛。治以解表疏邪，和胃降逆。处方：银翘散去桔梗之生提加陈皮、竹茹清热和胃。散剂冲服，每次2袋，每日3次。复诊：服上方2天后，呕止，食欲稍佳，发热恶寒，头身疼痛明显好转。继服上方5天，诸症消失。

周远航等人认为小儿时行感冒往往表现为寒热错杂证，初期多表现为表寒里热证，提示在治法上应解表祛风与清解里热并用。故使用大青龙汤与银翘散合方加减治疗，获得了较满意的临床疗效。大青龙汤出自张仲景《伤寒论》，由麻黄、桂枝、甘草、杏仁、生石膏、生姜、大枣组成，具有发汗解表、兼清郁热的功效。方中麻黄甘温，桂枝辛热。寒伤营，以甘缓之；风伤卫，以辛散之。故以麻黄为君，桂枝为臣。甘草甘平，杏仁甘苦，佐麻黄以发表。大枣甘温，生姜辛温，佐桂枝以解肌。大青龙汤与银翘散合用时，可大大增强其解表散寒之功效，使外寒得散，内热得清，病乃愈。临床上要根据患儿不同症状，大青龙汤与银翘散加减化裁灵活运用。表寒较重者，重用麻黄、桂枝，一般剂量为麻黄5g、桂枝10g，婴幼儿剂量酌减；若鼻塞不通明显者，加细辛1g、辛夷10g以解表散寒通鼻窍；肺热明显者，通常出现在疾病初期，表现为咳嗽气急，加用泻白散；心火较盛者，表现为口舌生疮，加用导赤散；胃火亢盛者，表现为口臭、便秘，加用清胃汤；肝热较显著者，表现为口苦、咽干、急躁易怒，加用小柴胡汤。

蒋菊琴采用麻杏石甘汤合银翘散保留灌肠辅助治疗小儿外感发热，效果显著。在2013年1月～2014年9月期间，共计收治发热患儿180例，随机分为两组，每组各90例。对照组：男56例，女34例；年龄6月～1岁33例，1～3岁30例，3～12岁27例。实验组：男59例，女31例；年龄6月～1岁35例，1～3岁32例，3～12岁23例。对照组予抗炎、抗病毒及布洛芬或对乙酰氨基酚口服等对症治疗。实验组在抗炎、抗病毒治疗基础上给予中药麻杏石甘汤合银翘散保留灌肠。方药组成：麻黄 5g，石膏 15g，桔梗 10g，荆芥 10g，牛蒡子 10g，紫苏子 10g，枳实 5g，薄荷 5g，杏仁 5g，金银花 10g，连翘 5g、黄芩 5g，竹叶 8g，甘草 5g，生地黄 8g，大黄 5g，香薷 10g。以上方剂连续治疗 3 天，1 日 2 次。疗效标准：①痊愈：用药 24～48 小时内体温正常，停药 3 天后无反复；②有效：用药 48 小时后体温在原有基础上下降 1 以上；③无效：用药 48 小时后体温无变化，临床症状无改善或加重。结果：治疗组痊愈 78 例（86.7%），有效 10 例（11.1%），无效 2 例（2.2%），总有效率 97.8%。灌肠 1～3 次后，大多数患儿体温降至正常，治疗组 24 小时降至正常 60 例（66.7%），48 小时内降至正常 18 例（20.0%）。

王建敏等人运用银翘散治愈小儿感冒 1 例。患儿，男，3 岁 2 月，2015 年 2 月 23 日初诊。以流涕、咳嗽 5 天余就诊。5 天前受凉后出现流涕，量多、质稠、色黄绿，咳嗽频繁，痰少难咳，无发热，胃纳一般，夜寐尚安，小便短黄，大便如常，舌质红、苔白腻。心、肺（–）。诊断为感冒（风热袭表证），治以银翘散加减。药方：金银花 6g，连翘 6g，淡竹叶 6g，荆芥 6g，防风 6g，蝉蜕 3g，薄荷（后下）3g，苦杏仁 6g，瓜蒌皮 6g，炒牛蒡子 3g，桔梗 3g，生甘草 2g，炒鸡内金 6g，炙枇杷叶 6g。3 剂，水煎服，1 日 1 剂。3 天后复诊，患儿服药后流涕已无，咳嗽明显好转。继续服用 2 剂，感冒已愈。

赵金玉等人运用柴葛解肌汤合银翘散加减治疗小儿流感发热，疗效显著。在 2014 年 11 月～2015 年 1 月期间，共计收治流感患儿 60 例。其中男 31 例，女 29 例；年龄 3～14 岁，平均（8±1.34）岁；病程 6～72 小时，平均（18±6.5）小时；体温最高 40℃，平均最高体温 39.6℃。采用柴葛解肌汤合银翘散加减治疗：金银花、连翘、荆芥穗、炒牛蒡子、桔梗、前胡、炒枳壳、炒苦杏仁、蜜枇杷叶、黄芩、柴胡、葛根、羌活、青蒿、大青叶各 10g，芦根、白茅根各 15g，薄荷（后下）、甘草各 6g。咽红、咽痛者加玄参、射干各 10g；咳甚者加蜜麻黄 3～5g；夜咳者加紫菀、百部各 10g；痰多者加葶苈子、瓜蒌各 10g；鼻塞流涕者，加辛夷、苍耳子、白芷各 10g。水煎取汁 200～300ml，分 2～3 次服用或少量频服，日 1 剂。3 天为 1 个疗程。疗效标准：①痊愈：治疗 48 小时内体温恢复正常（腋下体温≤37.2℃，未复热）且全身不适症状基本消失；②显效：治疗 48 小时内体温恢复正常，全身不适症状明显改善；③有效：治疗 72 小时内体温恢复正常，全身不适症状部分消失或好转；④无效：治疗 72 小时仍发热或热退后体温复升且全身不适症状无缓解或加重。结果：临床痊愈 34 例，显效 16 例，有效 8 例，无效 2 例（2 例合并肺炎），总有效率 96.67%。

陈祖明运用柴葛解肌汤合银翘散加减治疗小儿外感高热 2 例。案例一：患者，男，3 岁。2014 年 10 月 7 日患儿因“发热 4 天”就诊。4 天前无明显诱因出现发热，体温最高可达 37.8℃，每天 1 次热峰，近 3 天持续发热，体温最高 38.9℃，自服退热药体温可降至 38.5℃，周身酸楚，偶干咳，无痰、喘，鼻塞，流涕，无吐泻，纳可，寐安。二便正常。查体：体温 39.2℃，神清，精神反应可，周身皮肤未见皮疹，咽充血，双侧扁桃体Ⅰ度肿大，未见脓性分泌物，呼吸平稳，双肺呼吸音粗，未闻及干湿啰音，心音有力，律齐，腹软，无压痛、反跳痛及肌紧张。舌红，苔黄，脉浮数。实验室检查：血常规白细胞数 3.01×10^9/L、中性粒细胞百分比 74.8%、淋巴细胞百分比 12.3%、血红蛋白 124g/L、血小板数 148×10^9/L；C－反应蛋白＜5mg/L；胸片示两肺纹理增多。诊为“急性上呼吸道感染”，证属时行感冒，治以疏风解表、清热解毒法。处方：薄荷 6g（后下），荆芥穗 10g，连翘 10g，金银花 10g，枳壳 10g，桔梗 10g，芦根 15g，淡豆豉 10g，炒栀子 6g，柴胡 10g，黄芩 10g，粉葛 10g，生石膏 20g，板蓝根 10g，赤芍 10g，甘草 6g，羌活 10g，延胡索 10g。2 剂，每天 1 剂，水煎 150ml，分 3 次温服。服 2 剂后热势大减，效不更方继服 2 剂热退病愈。病例二：患儿，男，2 岁。患儿 2014 年 4 月 27 日主因“发热 2 天”就诊。患儿 2 天前无明显诱因出现发热，今晨体温最高达 39.1℃，咽痛，无抽搐，无咳、痰、喘，无鼻塞、流涕，无吐，纳欠佳，大便稍干，每天 2 次，小便黄、量可。查体：体温 38.2℃，神清，精神反应好，咽充血，双侧扁桃体Ⅱ度肿大，可见散在脓性分泌物，双肺呼吸音粗，未闻及干湿啰音，心音有力，律齐，腹软不胀，未及包块，无压痛及反跳痛。舌红，苔黄，脉洪数。查血常规：白细胞数 13.04×10^9/L、红细胞数 4.05×10^{12}/L、中性粒细胞百分比 63.1%、淋巴细胞百分比 26.9%、血红蛋白 114g/L、血小板数 163×10^9/L、C－反应蛋白 45.3mg/L。西医诊断：急性化脓性扁桃体炎。中医诊断：乳蛾，证属风热搏结，治以疏风清热、解毒利咽。处方：薄荷 6g（后下），荆芥穗 10g，连翘 10g，金银花 10g，枳壳 10g，桔梗 10g，芦根 15g，淡豆豉 10g，炒栀子 6g，柴胡 10g，黄芩 10g，粉葛 10g，生石膏 15g，板蓝根 10g，赤芍 10g，甘草 6g，青蒿 10g，僵蚕 10g，蝉蜕 10g，大黄 3g（后下）。3 剂，每天 1 剂，水煎 100ml，分 3 次温服。并配合西医常规治疗。4 月 29 日复诊，诉热势减，大便正常，查体示双侧扁桃体脓性分泌物已渐去，上方去大黄，加牛蒡子 10g，继予 3 剂。随访诉患儿尽剂而愈。

张丽丽利用银翘散灌肠治疗小儿外感发热取得满意疗效。治疗组在西医常规护理的基础上予银翘散中药汤剂直肠推入保留灌肠，每日 2 次，每次 1～2ml/kg。高热、咽痛症状较明显者，配合针刺尺泽、曲池、太冲等穴。对照组予西医常规护理。高热可口服对乙酰氨基酚或布洛芬，亦可用冷敷、温湿敷或酒精浴降温。发生高热惊厥者可予以镇静、止惊等处理。结果：治疗组治愈率为 89.8%，对照组治愈率为 42.9%。两组患儿在治愈率方面相比，治疗组明显优于对照组，差异有统计学意义（$P<0.01$）。

秦晓非采用直肠注药化裁银翘散治疗小儿外感发热，取得满意疗效。在 2014 年 1 月～2015 年 12 月期间，共计收治外感发热患儿 100 例。随机分为实验组和对照组，每组各 50 例。入选病例均分为两组。实验组：男 27 例，女 23 例；患儿年龄 0.5～3 岁，平均（1.6±0.5）岁；体温 37.5～39.7℃，平均（38.7±0.2）℃。对照组：男 26 例，女 24 例；患儿年龄 0.5～3 岁，平均（1.5±0.6）岁；体温 37.6～39.5℃，平均（38.5±0.3）℃。两组患儿基本临床资料无统计学差异（$P>0.05$），具有可比性。实验组患儿予银翘散化裁直肠给药。选用银翘散饮片颗粒冲化使用，方药组成为：金银花、连翘、牛蒡子、荆芥、桔梗、薄荷、竹叶、生甘草、芦根。寒热往来加柴胡、黄芩；兼湿加茯苓、薏苡仁；热毒偏盛加穿心莲、半枝莲、板蓝根；夜咳甚加枇杷叶、鱼腥草；咽红肿加射干、山豆根；恶心腹泻加藿香、制半夏、厚朴；疹欲出加葛根、升麻、蝉蜕、西河柳。给药方法：取 100ml 热水浸泡饮片颗粒剂 15 分钟，摇动溶化，冷却备用。取“开塞露”空管抽取药汁，每日分 5 次将药汁从肛门注入直肠，每次 20ml。对照组患儿行常规西医对症治疗。口服用药阿奇霉素、利巴韦林等，体温高于 38.5℃者给予对乙酰氨基酚口服液，如发热未被控制则与其他口服解热镇痛类药物交替使用，用药剂量及频率依患儿年龄、体重、耐受情况等具体而定。实验组与对照组患儿均依照本组治疗方法连续用药 2～3 天，对比分析两组疗效。疗效标准：①治愈：用药 2 天内体温降至正常水平且未再上升，其他主要症候完全消失；②显效：用药 2 天内体温降至正常水平且未再上升，其他主要症候显著改善；③有效：用药 2 天内体温有所下降，但未至正常水平或下降后有所上升，用药 3 天内体温恢复，其他主要症候好转；④无效：用药 3 天内患者病情未见好转甚或加重。结果：实验组治愈 23 例（46.0%），显效 19 例（38.0%），有效 6 例（12.0%），无效 2 例（4.0%），总有效 48 例（96.0%）；对照组治愈 14 例（28.0%），显效 17 例（34.0%），有效 11 例（22.0%），无效 8 例（16.0%），总有效 42 例（84.0%）。实验组治愈率和治疗总有效率均显著高于对照组，差异有统计学意义（$P<0.05$）。实验组用药起效时间为（10.2±4.4）小时，退热时间为（1.6±0.5）天；对照组用药起效时间为（14.5±5.6）小时，退热时间为（2.0±0.4）天，组间比较差异均有统计学意义（$P<0.05$）。

唐荣飞运用银翘白虎汤加减联合布洛芬治疗小儿外感发热，取得良好疗效。在 2018 年 1 月～2018 年 10 月期间，共收治外感发热患儿 80 例。年龄 1～12 岁，平均（6.5±2.1）岁。随机分为对照组和观察组，每组各 40 例。对照组：男 19 例，女 21 例；平均年龄（6.6±2.0）岁；平均病程（27.4±2.9）小时。观察组：男 22 例，女 18 例；平均年龄（6.3±1.9）岁，平均病程（27.7±3.1）小时。两组性别、年龄等比较，差异无统计学意义（$P>0.05$），具有可比性。对照组口服布洛芬混悬液，年龄 1～3 岁每次服用 4ml，年龄 4～6 岁每次服用 5ml，年龄 7～9 岁每次服用 6ml。观察组在对照组治疗基础上联合银翘白虎汤加减：生石膏（先煎）15g，知母 5g，连翘 6g，金银花 5g，牛蒡子 6g，粳米 6g，生甘草 3g。每日 1 剂，水煎服，分 2 次早晚饭后温服。两组均连续治疗 3 天，期间每 6 小时观察记录体温变化及症状变化情况。疗效标准：①治愈：用药 24 小时内体温降至正常体温，症状消失；②有效：用药 24～72 小时内体温下降，但仍高于正常体温，症状稍减轻；③无效：治疗 72 小时后体温、临床症状无改善。结果：对照组治愈 12 例（30.0%），有效 17 例（42.5%），无效 11 例（27.5%），总有效 29 例（72.5%）；观察组治愈 25 例（62.5%），有效 11 例（27.5%），无效 4 例（10.0），总有效 36 例（90.0%）。观察组治疗总有效率显著高于对照组，差异具有统计学意义（$P<0.05$）。两组经治疗后体温较治疗前均有明显降低（$P<0.05$）。

郑芳丽运用柴葛解肌汤合银翘散加减治疗小儿流行性感冒发热，能明显提升临床疗效。在 2016 年～2017 年期间，共计收治流感发热患儿 70 例，随机分为对照组和观察组，每组各 35 例。对照组：男 15 例，女 20 例；年龄 2.5～14 岁，平均（7.26±1.03）岁；初诊温度为 37.5～38℃ 16 例，38.1～38.9℃ 14 例，39～40℃ 5 例。观察组：男 16 例，女 19 例；年龄 2.3～14 岁，平均（7.21±1.02）岁；初诊温度为 37.5～38℃15 例，38.1～38.9℃15 例，39～40℃5 例。两组一般资料比较差异无统计学意义（$P>0.05$），具有可比性。对照组用常规治疗方法。内服奥司他韦，每次 1.5mg/kg，每隔 12 小时服用 1 次，若体温高于 38.5℃则给予布洛芬。观察组用柴葛解肌汤合银翘散：白茅根 15g，芦根 15g，连翘、炒牛蒡子 10g，枳壳 10g，苦杏仁 10g，金银花 10g，黄芩 10g，柴胡 10g，蜜枇杷叶 10g，葛根 10g，青蒿 10g，羌活 10g，甘草 6g，薄荷 6g。咽红咽痛加玄参 10g，射干 10g；咳嗽较重加蜜麻黄 5g；夜间咳嗽加紫菀 10g，百部 10g；痰液较多加入葶苈子 10g，瓜蒌 10g；鼻塞流涕加辛夷 10g，白芷 6g、苍耳子 3g。水煎至 200～300ml，分 2 次早、晚服用或分 3 次早、中、晚服用，3 天为 1 个疗程，之后根据病情调整服用次数与时间。疗效标准：①痊愈：治疗 5 天内体温降至正常并不再回升，临床症状及体征消失，实验室检查各项理化指标正常；②显效：治疗 5 天内体温降至正常并不再回升，临床症状及体征大部分消失，实验室检查各项理化指标接近正常；③有效：治疗 5 天后体温降至正常，临床症状及体征明显减轻，实验室检查各项理化指标改善；④无效：治疗 5 天后体温仍高，临床症状及体征无减轻。结果：观察组痊愈 30 例，显效 3 例，有效 2 例，无效 0 例，总有效率 100.00%；对照组痊愈 20 例，显效 4 例，有效 4 例，无效 7 例，总有效率 80.00%。总有效率观察组高于对照组（$P<0.05$），在不同时间段体温稳定情况观察组优于对照组（$P<0.05$）。

（二）小儿甲型 H1N1 流感

黄柯岚等人运用银翘散小儿甲型 H1N1 流感 1 例。患儿，男，6 岁，因“发热伴咳嗽 6 天”于 2017 年 3 月 24 日初诊，体温37～39.2℃，咳嗽有痰，鼻塞流涕，全身酸痛，无喘，无呕吐，纳差，二便调。查体：咽充血，双肺呼吸音粗，舌红，苔薄黄，脉浮数。血常规：白细胞数 3.70×10^9/L，中性粒细胞百分比28.90%，淋巴细胞比率58.90%，血红蛋白129g/L，血小板数 162×10^9/L；C－反应蛋白＜0.5mg/L。胸片：考虑支气管炎。咽拭子核酸抗体检测：甲型H1N1抗体阳性。诊断为甲型H1N1流感，证属风热犯肺。处方：薄荷6g（后下），荆芥穗、连翘、金银花、麸炒枳壳、桔梗、芦根、淡豆豉、炒栀子、柴胡、黄芩、粉葛、板蓝根、前胡各10g，生石膏20g，蜜麻黄5g，炒苦杏仁、羌活、甘草各6g。3剂，每日1剂，水煎内服。二诊：热退咳减，痰多，予止嗽散合麻杏石甘汤化裁以清热化痰、宣肺止咳。处方：麻黄5g，芦根15g，蜜桑白皮、炒苦杏仁、陈皮、麸炒枳壳、桔梗、浙贝母、瓜蒌、炒紫苏子、蜜枇杷叶、黄芩、蜜紫菀、清半夏、射干、葶苈子各10g，生石膏20g，甘草6g。4剂后咳止，诸症消失。

刘巍运用银翘散合麻杏石甘汤加减配合磷酸奥司他韦治疗甲型H1N1流感，效果显著。在2015年2月～2018年5月期间，共收治甲型H1N1流感患者76例，随机分为观察组与对照组，每组各38例。观察组：男20例，女18例；年龄18～64岁，平均（41.87±9.24）岁。对照组：男21例，女17例；年龄18～65岁，平均（42.36±8.93）岁。两组基线资料均衡可比（$P>0.05$）。在常规对症治疗基础上，对照组口服磷酸奥司他韦胶囊，每次75mg，2次/天，连续治疗5天。观察组在上述基础上联合银翘散合麻杏石甘汤加减：金银花15g，连翘15g，薄荷6g，牛蒡子10g，淡豆豉10g，荆芥穗6g，桔梗10g，竹叶10g，麻黄6g，杏仁9g，生石膏20g，生甘草6g。热重加黄芩、知母；痰多加浙贝母、瓜蒌；咽喉肿痛加板蓝根、玄参；鼻塞流涕加辛夷；口渴加芦根、天花粉。水煎煮取汁300ml，分早晚2次温服，连续5天。疗效标准：临床症状、体征无明显改善，或呈加重趋势，症状积分减少＜30%为无效；临床症状、体征有所好转，症状积分减少30%～69%为有效；临床症状、体征显著改善，症状积分减少70%～94%为显效；临床症状、体征基本消失，症状积分减少≥95%为临床痊愈。结果：观察组无效2例（5.26%），有效4例（10.53%），显效8例（21.05%），临床痊愈24例（63.16%），总有效36例（94.74%）；对照组无效8例（21.05），有效3例（7.89%），显效7例（18.42%），临床痊愈20例（52.63%），总有效30例（78.95%）。观察组治疗总有效率高于对照组（$P<0.05$），观察组退热时间、咳嗽、咽部充血、乏力、全身酸痛症状消失时间及咽拭子转阴时间短于对照组（$P<0.05$），两组头痛、咳痰、鼻塞、流涕症状消失时间比较，差异无统计学意义（$P>0.05$）。

（三）小儿咳嗽

徐娜采用银翘散治愈小儿咳嗽1例。患者，男，5岁。诊时咳嗽2天，始见流涕，咳嗽为单声咳，不喘，未见犬吠样咳，伴流涕黄稠，未见发热。查体可见双肺呼吸音稍粗。舌质红，苔薄，脉滑。诊断：咳嗽（风热犯肺），治疗以银翘散加减：薄荷5g（后下），荆芥10g，连翘10g，金银花10g，枳壳10g，桔梗10g，前胡10g，杏仁10g，浙贝母10g，淡豆豉10g，芦根15g，炒栀子6g，射干10g，甘草6g。

武忠秀将银翘散与玉屏风散合用临症加减治愈小儿气管炎、咳嗽1例。患者，男，5岁，平素身体健康，食欲好，好动，每次感冒不发烧，但咳嗽气管有炎症，每次感冒患儿须打抗生素；用玉屏风散与银翘散加减治之。组方为：金银花、黄芪、茯苓各12g，防风、黄芩、半夏、桂枝各6g，陈皮、白术、连翘、甘草各9g。服3剂后咳嗽减轻，痰易咳出；又嘱服3剂咳嗽止，半年后随访，再患感冒咳嗽。

（四）小儿肺炎

肖淑琴等通过26例小儿支原体肺炎临床资料分析，分别选用银翘散、白虎汤加减，对并发症再行随证施治，重者加用抗生素，结果疗效明显优于单用抗生素治疗。

胡居息用银翘散煎剂加减治疗小儿肺炎25例，分别在3～5天内痊愈。实验中还发现，银翘散用于临床治疗屡用抗菌药而疗效不显著的肺炎患者，可取得一定效果。

韦俊对116例小儿大叶性肺炎患者按中医进行治疗，风湿病毒犯肺型方选银翘散化裁，重症同时用青霉素。结果全部治愈，用西药治疗40例，虽全部治愈，但退烧，咳嗽、啰音等症消失均不及中西药疗组快。

齐晓运用银翘散加减治愈小儿急性支气管肺炎1例。患者，男，4岁。咳嗽3天，伴发热，体温最高达39℃，恶风，气促，微汗出，口渴，咳时痰多，咽红，舌质红、苔薄黄，指纹紫。双肺可闻及细小湿鸣。血常规：白细胞数 10.5×10^9/L，淋巴细胞百分比30%，中性粒细胞百分比70%，胸透为支气管肺炎。西医诊断为急性支气管肺炎，中医诊断肺炎喘嗽，辨证为风热闭肺。拟银翘散加减：金银花、连翘各8g，桔梗、前胡、荆芥、薄荷（后下）、杏仁各6g，服药3剂后，体温正常，原方去荆芥、薄荷，加桑白皮、菊花再服3剂而愈。

伍冲寒在2006年1月～2008年12月期间，运用麻杏石甘汤合银翘散加减，治疗小儿支气管肺炎，疗效满意。共计收治小儿支气管肺炎患者80例，随机分为治疗组与对照组，每组各40例。治疗组：男24例，女16例；年龄4个月～5岁，平均3.13岁；平均病程5.38天。对照组：男22例，女18例；年龄6个月～5.5岁，平均3.12岁；平均病程4.89天。两组性别、年龄、病程等资料差异无统计学意义（$P>0.05$），具有可比性。对照组采用麻杏石甘汤治疗，处方：麻黄5g，杏仁5g，生石膏15g，甘草3g。治疗组采用麻杏石甘汤合银翘散加减治疗。处方：麻黄5g，杏仁5g，生石膏15g，金银花8g，连翘5g，牛蒡子5g，桔梗5g，芦根6g，鱼腥草6g，甘草3g。偏风寒者去生石膏加荆芥、紫苏叶；偏热者加黄芩；痰多者加瓜蒌、法半夏、葶苈子；腹泻者加炒白术。上两组药物剂量根据儿童体重酌情增减。1剂/天，水煎2次，共取汁200ml，分4次服。服药至患儿症状与体征消失。疗效标准：①治愈：咳嗽、气喘消失，肺部喘鸣音、湿啰音消失，体温正常，肺部 X 线影像与血常规恢复正常；②好转：咳嗽、气喘减轻，肺部啰音减少，肺部 X 线影像未完全恢复；③无效：症状及体征均无改善或恶化。结果：治疗组治愈 26 例，好转 11 例，无效 3 例，总有效率 92.5%；对照组治愈 11 例，好转 20 例，无效 9 例，总有效率 77.5%。两组总有效率比较，差异有统计学意义（$P<0.05$），治疗组优于对照组。两组主要症状与体征改善时间比较，差异均有统计学意义（$P<0.05$），治疗组也优于对照组。

马蕾等人在 2012 年 3 月～2013 年 3 月期间，运用银翘散加减治疗小儿风热闭肺型肺炎喘嗽，疗效满意。共计收治患者 80 例，病程为 3～5 天。随机分为治疗组和对照组，每组各 40 例。治疗组：男 22 例，女 18 例；年龄 6 月～10 岁，平均 4.26 岁。对照组：男 20 例，女 20 例；年龄 6 月～10 岁，平均 5.14 岁。两组性别、年龄、病程等一般资料经检验差异均无统计学意义（$P>0.05$），具有可比性。对照组采用常规西医治疗方案（抗感染、止咳化痰、平喘等）。治疗组在对照组基础上予银翘散加减：金银花 8g，连翘 8g，桔梗 6g，芦根 10g，桑叶 8g，杏仁 6g，黄芩 8g，紫苏子 6g，炙甘草 6g。热重加鱼腥草 10g；咳甚加射干 8g、款冬花 8g、炙麻黄 6g；平素表虚自汗炙麻黄可减量或不用；痰黏或黄加海浮石 8g、苔厚腻加枳壳 6g、苍术 6g；大便秘结且痰多加全瓜蒌 8g。以上剂量为 3～7 岁之量，随年龄大小加减，每日 1 剂，水煎服，疗程 7 天。疗效标准：①治愈：治疗 7 天，临床症状、体征消失，血常规恢复正常，胸片检查肺部片状阴影消失或明显减轻；②好转：治疗 7 天，临床症状、体征明显减轻，血常规明显好转，胸片检查肺部片状阴影较前减轻；③无效：治疗 7 天，临床症状、体征改善不明显，血常规或胸片检查肺部无好转或略有好转。结果：治疗组治愈 31 例（77.5%），好转 8 例（20%），无效 1 例（2.5%）；对照组治愈 27 例（67.5%），好转 8 例（20%），无效 5 例（12.5%）。治疗组总有效率为 97.5%，对照组为 87.5%，两组比较差异有显著性意义（$P<0.05$）。

左志昌等人将春夏季支原体感染痰热闭肺型肺炎喘嗽，取得满意疗效。共计收治患儿 120 例，随机分为对照组和治疗组，每组各 60 例。治疗组：男 21 例，女 39 例；年龄 1～3 岁 10 例，3～7 岁 36 例，7 岁以上 14 例；病程 2～10 天，平均（5.6±0.5）天。对照组：男 22 例，女 38 例；年龄 1～3 岁 12 例，3～7 岁之间 33 例，7 岁以上 15 例；病程 1～12 天，平均为（5.1±0.48）天。两组患儿在性别、年龄、病程之间差异均无统计学意义，具有可比性。对照组予单纯阿奇霉素治疗；治疗组在对照组治疗基础上加以银翘散方（金银花、连翘、桑叶、杏仁、防风各 3g，黄芩、桑白皮、紫菀、款冬花、竹叶、牛蒡子、地龙、荆芥各 2g，以开水 200ml，浸泡 15 分钟后，过滤出药汁，代茶饮，每日 1 剂）治疗。疗效标准：①治愈：症状咳嗽、咳痰等基本消失，体温不再超过 37.2℃，肺部中、细湿啰音基本消失，减轻程度大于 80%，X 线片示复查肺部病灶吸收，血象恢复正常；②好转：咳嗽、咳痰等症状减轻，肺部啰音减少，减轻程度大于 50%，X 线片示复查肺部病灶未完全吸收；③未愈：咳嗽、咳痰缓解不明显，体温仍会上升到 38.5℃以上。结果：治疗组总有效率 96.67%，明显高于对照组 86.67%（$P<0.05$）；治疗组在治疗第五天，有效率为 71.67%，与对照组比较，差异有统计学意义（$P<0.05$）；治疗组的不良反应发生率为 8.33%，与对照组比较，差异有统计学意义（$P<0.05$）。

王建敏运用银翘散治愈小儿肺炎喘嗽及哮喘各 1 例。病例一：患儿，女，3 岁 6 月，2015 年 3 月 2 日初诊。因咳嗽伴发热 4 天就诊。4 天前无明显诱因出现咳嗽、咳痰，量多，质稠，色黄，无咳喘，呼吸平稳，发热，体温 38.7℃（肛温），胃纳欠佳，夜寐欠安，小便黄，大便 1 日 1 次，偏干，舌质红、苔白腻。心（–），两肺呼吸音粗，右肺底可闻及少许水泡音。血常规示：白细胞 12.3×10^9/L，C－反应蛋白（CRP）8.7mg/L。胸片：右肺感染性病变。以银翘散合麻杏石甘汤加减治疗。药用：金银花 6g，连翘 6g，黄芩 6g，生石膏（先煎）20g，炙麻黄 5g，苦杏仁 6g，炙甘草 3g，炒紫苏子 6g，炒葶苈子（包煎）6g，炒莱菔子 6g，炙款冬花 6g，炙枇杷叶 6g，僵蚕 6g。5 剂。水煎服，1 日 1 剂。3 月 8 日二诊。服上方后，发热已退，咳嗽较前稍减，咳痰，色淡黄，二便无殊，舌苔同前，心（–），右肺底少许水泡音。原方去生石膏、黄芩，5 剂，水煎服，1 日 1 剂。3 月 15 日三诊：患儿服药后，咳嗽明显减轻，咳嗽时可闻及喉间痰音，未见咳出，胃纳一般，夜寐安，二便无殊，舌红、苔薄白。两肺呼吸音粗，未闻及明显水泡音。二诊处方去炒葶苈子、炒莱菔子，加浙贝母 6g、炒鸡内金 6g，5 剂，水煎服，1 日 1 剂。3 月 22 日四诊：患儿已无咳嗽症状，听诊两肺呼吸音清，未闻及干、湿啰音。予胸片复查，显示两肺未见异常。病例二：患儿，女，5 岁 6 月，2015 年 1 月 12 日初诊。以流涕、咳嗽、咳喘 3 天就诊。3 天前出现流涕，量少，质稠，色黄，喷嚏，咳嗽，咳黄痰，喉间痰鸣有声，咳喘，呼吸急促，无发热，胃纳尚可，夜寐尚安，二便无殊，舌红、苔黄。心（–），两肺布满哮鸣音。诊断为哮喘（热性哮喘），治以定喘汤合银翘散加减。处方：金银花 6g，连翘 6g，淡竹叶 6g，荆芥 6g，防风 6g，蝉蜕 3g，白果 5g，炙麻黄 5g，苦杏仁 6g，炙甘草 3g，炒紫苏子 6g，炒葶苈子（包煎）6g，炒莱菔子 6g，炙款冬花 6g，炙枇杷叶 6g，酒地龙 6g。5 剂，水煎服，1 日 1 剂。1 月 15 日二诊：患儿药后流涕量少，质稠，色淡黄，咳嗽，痰淡黄，喉间可闻及痰鸣声，但较前减轻，呼吸尚平稳，胃纳尚可，夜寐尚安，二便无殊，舌苔如前。两肺少许哮鸣音。原方去防风，5 剂，水煎服，1 日 1 剂。2 月 20 日三诊：流涕已无，咳嗽较前明显减轻，喉间未闻及痰鸣声，未见咳痰，呼吸平稳，胃纳尚可，夜寐尚安，二便无殊，舌苔如前。两肺呼吸音粗，未闻及明显干、湿啰音。处方：初诊方去炒葶苈子、炒莱菔子，加浙贝母 6g、炒鸡内金 6g，5 剂，水煎服，1 日 1 剂。后复诊，予以清肺化痰运

脾调理，患儿已无咳嗽、咳痰、咳喘症状。

王颖诗应用麻杏石甘汤合银翘散加减治疗小儿支气管肺炎，获得显著临床疗效。在2014年10月～2016年10月期间，共计收治小儿支气管肺炎患儿100例，随机分成对照组及治疗组，每组各50例。治疗组：男患儿26例，女患儿24例；年龄6个月～5岁，平均（2.8±0.8）岁；病程3～14天，平均（6.2±1.1）天。对照组：男患儿28例，女患儿22例；年龄6.5个月～6岁，平均（2.9±1.1）岁；病程2～13天，平均（6.0±1.2）天。比较两组患儿的一般资料无统计学差异（$P>0.05$），具有可比性。对照组单用麻杏石甘汤治疗，处方：生石膏18g，麻黄6g，杏仁6g，甘草3g。用药剂量依据患儿体重与年龄予以适度加减，水煎2次，留汤汁200ml，每天服用1剂，4次分服。治疗组应用麻杏石甘汤合银翘散加减治疗，处方：金银花10g，连翘6g，麻黄6g，鱼腥草6g，桔梗5g，牛蒡子5g，杏仁5g，生石膏15g，甘草3g，芦根6g。偏寒加紫苏叶、荆芥减生石膏；痰多加法半夏、瓜蒌、葶苈子；腹泻加炒白术；偏热加黄芩。用药剂量依据患儿体重与年龄予以适度加减，水煎2次，留汤汁200ml，每天服用1剂，4次分服。两组均持续用药到患儿临床症状完全缓解。疗效标准：①痊愈：发热、气喘、肺部湿啰音及喘鸣音等临床症状完全消失，肺部X线和血常规检查结果无异常；②好转：临床症状改善，肺部X线检查发现还没完全恢复正常；③无效：临床症状无任何改变，肺部X线和血常规检查未见任何改变。结果：治疗组平均退热时间、咳喘消失时间以及肺部啰音消失时间均显著短于对照组（$P<0.05$）；治疗组总有效率是94.0%，对照组总有效率是78.0%，治疗组明显好于对照组（$P<0.05$）。

郗玉玲等人在2013年1月～2015年1月期间，以西药为基础治疗，辅以银翘散治疗小儿肺炎，收效良好。共计收治肺炎患儿160例，随机法分为观察组和对照组，每组各80例。观察组：男44例，女36例；年龄（4.56±1.20）岁。对照组：男46例，女34例，年龄（4.67±1.12）岁。两组患儿体温38.0～41.3℃，均存在发热呼吸困难、咳嗽症状且肺部有啰音。以上资料经统计均无显著性差异（$P>0.05$）。对照组给予补液、祛痰，同时补充电解质等治疗，持续高热患儿以布洛芬混悬液对症治疗。分2次静脉滴注头孢他啶80mg/（kg·d）；若过敏，改用1日1次静脉滴注阿奇霉素100mg/（kg·d）。同时，对于止咳化痰、喘息者按患者年龄分别采取盐酸氨溴索注射液祛痰及平喘治疗给药。疗程7天。观察组在对照组治疗方案的基础上加以银翘散，剂量为3～7岁之量，基本方：金银花、连翘、桑叶、黄芩各8g，杏仁、桔梗、紫苏子，炙甘草各6g，芦根10g。给药剂量随年龄及症状加减，水煎服1剂/天，疗程7天。疗效标准：①治愈：临床症状消失，包括胸片检查在内的肺部片状阴影等体征消失，血常规回到正常水平；好转：临床症状明显减轻，包括胸片检查在内的肺部片状阴影等体征明显消失，血常规虽然明显好转，但肺部片状阴影未完全吸收；无效：临床症状及体征无明显改善或恶化，血常规或胸片检查肺部无好转或略有好转。结果：治疗7天后，观察组治愈55例，其中好转22例，无效3例；对照组治愈44例，好转21例，无效15例，组间比较差异有统计学意义（$P<0.001$）。观察组与对照组总有效率分别为96.25%和81.25%，差异有统计学意义（$P<0.05$）。

黄旭明在2015年1月～2016年2月期间，运用麻杏石甘汤合银翘散保留灌肠治疗小儿肺炎，收到较好的临床疗效。共计收治患儿104例，随机分为研究组和对照组，每组各52例。研究组：男25例，女27例；平均年龄（3.7±0.5）岁；平均病程（8.1±0.6）天。对照组：男24例，女28例；平均年龄（3.6±0.7）岁；平均病程（8.2±0.5）天。两组患者的性别、年龄、病程等基本资料比较差异无统计学意义（$P>0.05$），具有可比性。对照组采用抗生素、抗病毒、退热剂等对症治疗，气急明显者加用解痉、平喘及激素类药物。研究组采用麻杏石甘汤合银翘散保留灌肠，方药组成为：麻黄5g，杏仁8g，生石膏20g、甘草5g，桔梗5g，金银花10g，连翘10g，牛蒡子10g，芦根6g，瓜蒌壳8g，射干8g，鱼腥草10g。上药煎成100ml灌肠液，每次按5～10ml/kg直肠点滴给药，每天2次。具体操作：患儿采用侧卧位或舒适体位，将药液温度控制在28～32℃，连接8号一次性吸痰管（前端涂用液体石蜡），轻轻插入肛门内约8～12cm，将灌肠液缓缓输入，拔出后轻按肛门处，嘱患儿静卧10分钟以上，以便药物被肠黏膜充分吸收。评价标准：①痊愈：患者用药24～48小时内体温正常，无复发；②有效：患者用药48小时后体温下降1℃以上；③无效：患者用药48小时后，体温、临床症状无改善或加重。结果：研究组患儿治疗总有效率为96.2%，明显高于对照组的82.7%，差异具有统计学意义（$P<0.05$）；研究组患儿住院时间短于对照组，差异具有统计学意义（$P<0.05$）；两组患儿均未出现明显不适；治疗后，研究组患儿的生活质量各维度得分均优于对照组，差异具有统计学意义（$P<0.05$）。

刘伟在2015年10月～2016年9月期间，利用麻杏石甘汤合银翘散加减治疗小儿支气管肺炎，收效良好。共计收治患儿66例，按照不同治疗方法分为参照组和研究组，每组各33例。研究组：男15例，女18例；年龄7个月～4岁，平均（2.3±0.9）岁；病程2～4天，平均（2.8±0.7）天。参照组：男13例，女20例；年龄6个月～5岁，平均（3.2±0.8）岁；病程3～5天，平均（4.1±0.5）天。两组患儿一般资料比较，差异无统计学意义（$P>0.05$），具有可比性。参照组选择麻杏石甘汤进行治疗，处方：炙麻黄4g，杏仁5g，生石膏（打先）10g，甘草3g。研究组在此治疗基础上联合银翘散加减治疗，处方：炙麻黄4g，生石膏（打先）10g，杏仁5g，金银花8g，连翘5g，桔梗5g，牛蒡子5g，鱼腥草8g，芦根6g，生甘草3g。热重者加黄芩、栀子；痰多者加瓜蒌皮、天竺黄；喘重者加葶苈子、紫苏子；便秘者加大黄；腹胀明显者加枳实、莱菔子。水煎2次，混合均匀，最后取汁 80～100ml，分 3 次喂服，每天 1 剂。结果参照组治愈 14 例（42.4%），好转 11 例（33.3%），无效 8 例（24.2%），总有效 25 例（75.8%）；研究组治愈 17 例（51.5%），好转 15 例（45.5%），无效 1 例（3.0%），总有效 32 例（97.0%）。研究组治疗总有效率优于参照组，差异有统计学意义（$P<0.05$）。研究组退热时间为（3.1±0.4）天，咳喘停止时间为（6.7±1.4）天，肺部啰音消失时间为（6.6±0.9）天，参照组分别为（4.1±0.9）天、（8.6±1.4）天、（8.1±0.9）天，组间比较，研究组均显著短于参照组（$P<0.05$）。

胡燕敏在 2015 年 4 月～2016 年 12 月期间，运用麻杏石甘汤合银翘散加减治疗小儿支气管肺炎，有较好的临床疗效。共计收治患儿 40 例，随机分成观察组和对照组，每组 20 例。对照组：男 9 例，女 11 例；年龄 1～13 岁，平均（5.46±2.03）岁；病程 3～21 天，平均（10.34±2.54）天。观察组：男 13 例，女 7 例；年龄 2～12 岁，平均（5.20±2.31）岁；病程 4～20 天，平均（10.90±2.46）天。两组患儿一般资料比较，差异无统计学意义（$P>0.05$），具有可比性。对照组采用麻杏石甘汤治疗（生石膏 15g，甘草 3g，杏仁 5g，麻黄 5g。水煎 2 次，1 剂/次，共取药汁 200ml）。观察组采用麻杏石甘汤合银翘散加减治疗（甘草 3g，芦根 6g，鱼腥草 6g，桔梗 5g，牛蒡子 5g，麻黄 5g，连翘 5g，生石膏 15g，金银花 8g，杏仁 5g。腹泻加炒白术；痰多加法半夏、葶苈子、瓜蒌；偏热加黄芩），剂量根据其病情与体重酌情增减，用药方法采用对照组方法。结果：观察组症状缓解指标均优于对照组（$P<0.05$），观察组不良反应发生率（5.00%）明显低于对照组（30.00%）（$P<0.05$），观察组生活质量指标各维度明显优于对照组（$P<0.05$）。

黄柯岚等人运用银翘散治愈小儿肺炎恢复期低热 1 例。患者，男，年龄 11 个月，因“低热 2 天”于 2018 年 1 月 16 日初诊。1 个月前因“支原体肺炎”入院，对症治疗 11 天后临床痊愈出院，昨日复低热，最高体温 37.6℃，无咳喘，无鼻塞流涕，纳可，二便调。查体：咽充血，双肺呼吸音稍粗，舌红苔薄黄，脉浮。血常规：白细胞数 $9.95\times10^9/L$，中性粒细胞百分比 42.8%，淋巴细胞百分比 44.5%，血红蛋白 107g/L，血小板数 $474\times10^9/L$；C－反应蛋白 8.71mg/L。诊断为肺炎恢复期，处方：薄荷 6g（后下），荆芥穗、连翘、金银花、麸炒枳壳、桔梗、芦根、淡豆豉、炒栀子、柴胡、黄芩、粉葛根、板蓝根各 10g，青蒿 10g，甘草 6g。3 剂，每日 1 剂，水煎内服。药后患儿未再发热，余无明显不适。

尹振中运用银翘散合麻杏石甘汤加减联合炎琥宁治疗小儿肺炎喘嗽风热闭肺症，取得良好的临床效果。在 2017 年 1 月～2017 年 12 月期间，共计收治肺炎喘嗽风热闭肺症患儿 90 例，将其分为对照组和治疗组，每组 45 例。治疗组：男 25 例，女 20 例；年龄 4 月～10 岁，平均（6.5±0.6）岁；病程 3～8 天，平均（5.5±1.3）天。对照组：男 26 例，女 19 例；年龄 5 个月～9 岁，平均（5.5±0.4）岁，病程 2～7 天，平均（4.5±1.1）天。两组患儿在性别、年龄及病程等基本资料方面显著差异（$P>0.05$），具有可比性。治疗组采用银翘散合麻杏石甘汤加减联合炎琥宁治疗。处方：杏仁 6g，麻黄 6g，甘草 3g，金银花 10g，连翘 10g，生石膏 15g，薄荷 6g，前胡 6g，桑叶 6g，桔梗 6g。头痛、咽痛加牛蒡子、蝉蜕；咳嗽剧烈、痰多加瓜蒌皮、浙贝母。同时予炎琥宁 10mg/（kg・d），加入 5%葡萄糖注射液静脉滴注，1 日 1～2 次给药，1 日 0.16～0.4g，连续用药 5 天。对照组服用单纯的麻杏石甘汤：麻黄 6g，杏仁 6g，生石膏 15g，甘草 3g。1 日 1 剂，水煎至 100ml，根据年龄大小适当调整口服中药量，小于 1 岁 30ml，1～5 岁 50ml，5 岁以上 100ml，分早中晚 3 次温服。疗效标准：临床症状全部消失，体温恢复正常，肺部啰音消失，胸部 X 线复查恢复正常的状态为治愈；临床症状减轻，体温正常，肺部啰音减少，胸部 X 线片示大部分恢复正常的状态为好转；症状及体征无改善，或加重的状态无效。结果治疗组治愈 17 例，好转 27 例，无效 1 例，总有效率 97.8%；对照组治愈 14 例，好转 24 例，无效 7 例，总有效率 84.4%。治疗组总有效率显著高于对照组（$P<0.05$）。治疗组临床症状消失时间显著小于对照组，治疗组住院平均时间要明显短于对照组，均有统计学意义（$P<0.05$）。

王巍等人在常规西医药治疗基础上，采用银翘散加减治疗小儿风热闭肺型肺炎喘嗽，可以明显提高临床效果。在 2015 年 12 月～2016 年 12 月期间，共收治风热闭肺型肺炎喘嗽患儿 100 例，根据就诊时间先后顺序分为对照组和研究组，每组各 50 例。对照组：男 29 例，女 21 例；年龄最小 8 个月，最大 10 岁，平均（4.25±2.25）岁；病程 3～5 天，平均（3.85±0.45）天。研究组：男 31 例，女 19 例；年龄最小 10 个月，最大 9 岁，平均（4.18±2.32）岁；病程 3～5 天，平均（3.72±0.52）天。两组患儿一般资料比较，差异无统计学意义（$P>0.05$），具有可比性。对照组采用常规西医药治疗。研究组在对照组基础上联合银翘散加减治疗。处方：金银花 8g，连翘 8g，桔梗 6g，芦根 10g，桑叶 8g，杏仁 6g，黄芩 8g，紫苏子 6g，炙甘草 6g。若热重加用鱼腥草 10g；若咳嗽加射干 8g、款冬花 8g、炙麻黄 6g；若痰黏或黄加海浮石 8g；若苔厚腻加枳壳 6g、苍术 6g；若大便秘结且痰多加用全瓜蒌 8g；若平素表虚自汗可不用炙麻黄（或减量）；上述药物剂量适应于 3～7 岁患儿，应根据患儿年龄大小酌情加减；1 次/天，1 剂/次，水煎服。两组均持续治疗 7 天。疗效标准：①治愈：临床症状表现及疾病体征均已消失，且复查血常规均已恢复正常，复查胸片显示肺部片状阴影均已消失或显著改善；②有效：临床症状表现及疾病体征均明显减轻，且复查血常规均明显好转，复查胸片显示肺部片状阴影均显著改善或较前减轻；③无效：临床症状表现以及疾病体征均无改善甚至加重，且复查血常规、复查胸片均无好转。结果：研究组治愈 41 例，占 82.00%，有效 8 例，占 16.00%，无效 1 例，占 2.00%，治疗总有效率为 98.00%；对照组治愈 26 例，占 52.00%，有效 15 例，占 30.00%，无

效9例，占18.00%，总有效率为82.00%；研究组治疗总有效率高于对照组，差异有统计学意义（$P<0.05$）。研究组发热停止时间为（2.70±1.15）天，咳嗽消失时间为（7.20±1.39）天，气喘停止时间为（3.85±0.70）天，啰音消失时间为（5.12±0.90）天；对照组发热停止时间为（3.25±1.25）天，咳嗽消失时间为（9.06±1.05）天，气喘停止时间为（4.53±0.91）天，啰音消失时间为（5.93±1.10）天；研究组发热停止时间、咳嗽消失时间、气喘停止时间、啰音消失时间均短于对照组，差异有统计学意义（均 $P<0.05$）。

贺辉以麻杏石甘汤合银翘散加减治疗小儿风热闭肺型肺炎喘嗽，疗效确切。在2017年6月～2018年5月期间，共收治风热闭肺型肺炎喘嗽患儿74例，随机分为观察组和对照组，每组各37例。观察组：男22例，女15例；年龄2个月～4岁，平均（2.43±0.27）岁；病程2～9天，平均（4.41±1.05）天。对照组：男20例，女17例；年龄2个月～4岁，平均（2.37±0.22）岁；病程2～8天，平均（4.37±1.00）天。两组间基线资料（性别、年龄、病程）对比差异无统计学意义（$P>0.05$）。两组患儿均采用常规西医治疗，检验明确有支原体感染的患儿口服阿奇霉素混悬液10mg/kg，按照每疗程3～4天，治疗3个疗程；痰多难咳出的患儿用氨溴索注射液静脉滴注治疗；有支气管痉挛的患儿可加用25%硫酸镁注射液20mg/（kg·d）；呼吸费力、喘息严重的用甲泼尼龙注射液2mg/kg静脉滴注，2次/天，连用3天，后改为1次/天，连用2天。观察组在常规西药对症治疗的同时，予以麻杏石甘汤合银翘散加减：麻黄3g，苦杏仁4g，生石膏12g，甘草3g，连翘6g，金银花9g，桔梗3g，牛蒡子3g，芦根9g，荆芥6g，防风6g（1岁小儿量）。痰多且大便秘结加全瓜蒌4g、蜜紫菀6g；小便少、黄加黄芩、栀子、生地黄、麦冬；咳剧痰多加贝母、莱菔子、天竺黄。水煎取汁，1日1剂，早晚温服。治疗时间为6～8天。疗效标准：①治愈：临床症状体征均明显消失，血常规正常、X线片示肺部阴影消失；②有效：体温恢复正常，偶有咳嗽、肺部啰音好转，X线片示部分肺部阴影消失；③无效：临床症状体征在治疗后均未得到改善。结果：观察组治愈23例（62.16%），有效12例（32.43%），无效2例（5.41%），总有效35例（94.59%）；对照组治愈17例（45.95%），有效11例（29.73%），无效9例（24.32%），总有效28例（75.68%）。观察组临床总有效率高于对照组，差异具有统计学意义（$P<0.05$）；观察组患儿的临床症状体征改善时间均短于对照组，差异具有统计学意义（$P<0.05$）；两组患儿不良反应发生率差异无统计学意义（$P>0.05$）。

二、治疗小儿皮肤疾病

（一）风疹

蔡恒等人运用银翘散为主治疗风疹，收到较好疗效。共收治患者296例，分为治疗组和对照组。治疗组196例，其中男100例，女96例；年龄最小3岁，最大14岁，学龄儿童148人，3～6岁48人，均在发病24小时内就诊。临床表现有不同程度的发热、流涕、轻咳、颈部淋巴结肿大，全身出现粉红色小丘疹，疹间有正常皮肤，咽红，舌苔薄黄，脉数，指纹达风关。治疗组服用银翘散，基本方：金银花10g，连翘10g，竹叶6g，薄荷6g，牛蒡子10g，桔梗6g，甘草6g，防风10g。如咳重加杏仁；热重加僵蚕、牡丹皮；皮肤瘙痒加蝉蜕；大便干结加瓜蒌、焦大黄；口渴加芦根、沙参；咽痛加玄参。每日1剂，水煎服，分2～3次温服，3剂为1疗程，3剂后评定疗效。对照组100例，单纯服用板蓝根冲剂，每次服1袋，每日2次，3天评定疗效。疗效标准：①痊愈：皮疹消失，颈部淋巴结无肿大，体温正常，无呼吸道炎症；②有效：皮疹基本消退，颈部淋巴结较病初明显缩小，体温正常，无呼吸道炎症；③无效：皮疹未消退，颈淋巴结仍肿大有合并症者。结果：治疗组196例痊愈101例，有效93例，无效2例；对照组100例，痊愈49例，有效38例，无效13例。两组有效率有显著性差异（$P<0.05$），治疗组明显好于对照组。

黄卫华运用银翘散加减治愈风疹1例。患者，男，2岁。周身红疹伴发热1天，症见粉红色细小疹子先见于头面，继发于身躯，分布均匀，伴疹痒，发热，喷嚏，咽干，稍咳，目红含泪，耳后淋巴结肿大，苔薄黄，指纹红紫在风关。此属风热时邪，郁于肌表。治宜疏风清热，透疹解毒。方用银翘散加减：金银花5g，连翘5g，牛蒡子3g，薄荷（后下）2g，桔梗2g，蝉蜕1g，荆芥2g，竹叶2g，甘草1g。3剂而愈。

汪德云运用银翘散加味辨证治疗风疹，疗效满意。共收治患儿400例，一般临床症状都较重，有高热，面部和全身出现猩红热样皮疹，眼结膜充血，流泪，唇红，咽部充血，颈旁、耳后或枕部淋巴结肿大，手足心可见皮疹，很似麻疹出疹期症状。在患儿中，6个月以下的小儿7例，1～3岁196例，3～5岁99例，5～13岁98例；男性151例，女性249例；伴有咳嗽者250例，鼻衄者40例，非血小板减少性紫癜15例。处方：金银花、连翘各10g，荆芥炭、薄荷、牛蒡子、桔梗各6g，淡竹叶、淡豆豉、甘草各4g，芦根15g。此为1岁左右小儿之剂量，余者按年龄大小增减。伴高热者加石膏20g，知母9g；疹色较红者加牡丹皮、赤芍各10g；疹色淡者加滑石10g，通草6g；颈旁及耳后等处淋巴结肿大者加夏枯草、昆布各10g，胸闷易烦者加焦山栀10g，鼻衄者加白茅根10g，黄芩9g。结果：多数患儿能在1剂药后临床症状明显减轻，2剂药后大部分临床症状消失，其中约120例服3剂，有45例服4～5剂，主要针对颈旁等淋巴结肿大未消失者。除有5例患儿因并发腮腺炎、牙周围炎、脑膜炎、心肌炎等疗效不明显而改用了其他方法治疗外，余全部治愈，未留后遗症。

陈玉芬等人以银翘散加减治疗小儿风疹。共收治患儿56例，年龄最大4.5岁，最小1.5岁，平均3岁；病程最长

6天，最短2天。方用银翘散加减：金银花5g，连翘5g，竹叶5g，牛蒡子3g，桔梗4g，甘草4g，薄荷3g，淡豆豉3g，防风3g。咳嗽加杏仁；皮肤瘙痒甚者加蝉蜕；淋巴结肿大疼痛甚者加蒲公英、夏枯草；纳差明显者加焦山楂。结果：治愈34例，有效19例，无效3例，总治愈率为60.7%，总有效率为94.6%。

（二）荨麻疹

刘淑英运用银翘散治愈急性荨麻疹1例。患者，男，5岁。初诊日期1987年3月6日，其母代诉：近1个月余，患儿躯干、四肢可见大小不等红色风团，常是此起彼伏，自觉痒。检查咽部充血，扁桃体Ⅰ度肿大。舌红少苔。证属风热上乘肺卫，治宜辛凉宣透佐以扶脾法。处方：金银花、连翘、白术各10g，荆芥、防风、桔梗各6g，生甘草、茯苓各4g，水煎服，1日1剂，日2次。3日后复诊，风团发作次数减少，下午较重，上方加炒牛蒡子6g，炒扁豆12g，赤小豆12g，以扶脾固表。三诊时，服上方3剂后，未再复发风团，咽部红肿已消退。二便饮食调和，痊愈。

（三）湿疹

王更生运用银翘散加减治疗小儿湿疹，也收到良好疗效。在2013年1月至2015年6月期间，共收治98例湿疹患儿。其中，男35例，女23例；年龄6个月～5岁，平均（2.1±0.5）岁。随机分为西药组和中药组，每组各49例。两组患儿一般资料相比较差异不显著，无统计学意义（$P>0.05$），具有可比性。西药组应用维生素C片和氯苯那敏片进行治疗，中药组应用银翘散加减进行治疗。处方：薄荷3g，金银花10g，苦参5g，苍术10g，白鲜皮10g，连翘12g，甘草5g。若腹泻可加炒白术；若痰多加葶苈子、法半夏、瓜蒌；若热盛可加黄芩；若风寒袭表可加紫苏叶、荆芥。水煎服，每天1剂，分3次服下，用药治疗7天为1个疗程。疗效标准：①治愈：皮肤瘙痒症状完全消失，皮损全部消退；②显效：皮肤瘙痒症状得到显著改善，皮损消退面积在70%以上；③有效：皮肤瘙痒症状有所减轻，皮损消退面积为30%～70%；④无效：皮肤瘙痒症状未得到改善，皮损面积未减少，甚至病情进一步加重；⑤复发：已达治愈标准，但其原来的湿疹病灶再次出现，或病情在好转后再次加重。结果：中药组总有效率为98%，复发率为2%。西药组总有效率为87%，复发率为13%。与西药组相比，中药组的总有效率较高，病情复发率较低，差异显著，有统计学意义（$P<0.05$）。

王建敏等人运用银翘散治愈小儿湿疹1例。患儿，男，11月，2015年1月6日因湿疹1月余就诊。1月前添加辅食小黄鱼后出现湿疹，以脸面部为主，红色，无渗透液，喜抓挠，哭闹不安，胃纳可，夜寐欠安，二便无殊，舌红、苔白，指纹浅紫。诊断为湿疹（湿邪络肺），治以银翘散合自拟白鲜二子汤加减。处方：金银花3g，连翘3g，淡竹叶3g，荆芥3g，防风3g，蝉蜕2g，赤芍3g，生白芍3g，牡丹皮3g，茯苓5g，泽泻3g，白鲜皮3g，地肤子3g，蛇床子3g，炙甘草1g。7剂，水煎服，1日1剂。1月14日二诊：脸面部湿疹较前明显减轻，无明显抓挠，情绪安稳，胃纳可，夜寐尚安，二便无殊，舌红、苔白，指纹浅紫。原方去泽泻，加炒白术5g，7剂，水煎服，1日1剂。1月21日三诊：湿疹渐愈，偶有复发，散在少发，予上方加减以巩固疗效。

李晓晖运用银翘散加减治疗小儿湿疹，效果显著。在2018年3月～2019年3月期间，共收治湿疹患儿80例，随机分为实验组和对照组，每组各40例。实验组：男21例，女19例；年龄0.6～6岁，平均（2.68±1.09）岁。对照组：男22例，女18例；年龄0.5～5岁，平均（2.01±0.78）岁。两组间病情及年龄差异无统计学意义（$P>0.05$）。对照组口服抗过敏药物和维生素C药物，每天3次。实验组予银翘散加减：金银花12g，连翘12g，薄荷5g，桔梗9g，菊花9g，甘草6g，荆芥6g。腹泻加炒白术6g；有风寒袭表症状加紫苏叶6g；痰多加半夏6g。水煎服，分早晚2次服，连续治疗7天。疗效标准：皮肤瘙痒症状消失，皮肤颜色正常为显效；皮肤瘙痒症状有所改善为有效；临床症状没有改变，或有加重的趋势为无效。结果：实验组显效22例，有效16例，无效2例，总有效38例（95.00%）；对照组显效12例，有效17例，无效11例，总有效29例（72.50%）。实验组治疗有效率明显高于对照组（$P<0.05$）。

（四）皮炎

李廷宝运用银翘散加减治愈脂溢性皮炎1例。患者，男，8岁，2003年7月5日就诊。患者近日头皮油腻、多屑、瘙痒，耳后、腋窝、胸背部起红斑，洗澡后红斑加重，红肿流水，口渴，口苦咽干，舌质红，苔黄腻，脉浮数。辨证：湿热内蕴，熏蒸肌肤。治法：清热利湿，解毒凉血。方用银翘散加减：金银花10g，连翘10g，鸡血藤6g，黄芩6g，牡丹皮6g，栀子3g，生地黄10g，荆芥9g，薏苡仁6g，防风6g，甘草3g。服上方6剂后，油腻、鳞屑、瘙痒症状均减轻，为巩固疗效，嘱患者又服6剂后基本痊愈。

李晨帅运用银翘散合五味消毒饮加减治愈儿童特应性皮炎1例。患者，女，7岁，2017年8月15日初诊。患儿1年多前四肢始出现皮疹，以肘窝、腘窝为主，瘙痒甚，搔抓后出现破溃，曾间断予糖皮质激素药膏外擦，但皮疹仍反复发作。1周前，患儿外出游玩后皮疹加重，可见红色斑丘疹，部分破溃流水，边缘结黄痂，查过敏源阳性诊断为“特应性皮炎”，口服氯雷他定片，但效果不显著。刻见：全身散在红色斑丘疹，以肘窝、腘窝为著，部分破溃糜烂，周围结痂，四肢可见陈旧性皮疹及色素沉着，痒甚，纳差，夜寐欠安，手足心热，大便干，2日1行，舌质红、苔黄厚，脉滑数。西医诊断：儿童特应性皮炎。中医诊断：四弯风，证属外感风湿热邪，浸淫皮肤。治则：清热解毒，利湿止痒。方选银翘散合五味消毒饮加减：金银花10g，连翘10g，薄荷（后下）6g，淡豆豉10g，荆芥穗10g，黄芩10g，赤芍10g，栀子6g，野菊花10g，蒲公英10g，苍术10g，黄柏10g，地肤子10g，白鲜皮10g，紫草10g，蝉蜕10g，炒薏苡仁 10g，甘草 6g。7 剂，水煎服，每日 1 剂，分 3 次温服。2017 年 8 月 24 日二诊，皮疹明显好转，破溃处均已结痂，未见明显渗出，周身皮肤粗糙，仍瘙痒，纳欠佳，夜寐较前好转，二便调，舌淡红、苔白，脉数。上方去金银花、薄荷，加当归 10g、白芍 10g、鸡血藤 10g、防风 10g，7 剂，用法同上。2017 年 9 月 2 日三诊，无明显皮疹，周身皮肤粗糙较前好转，时有瘙痒，纳欠佳，夜寐明显好转，二便调，舌淡红偏暗、苔白稍厚，脉细。二诊方去栀子，加陈皮 10g、川芎 10g、桃仁 10g、生地黄 20g、焦神曲 10g，7 剂，用法同上。2017 年 9 月 10 日四诊，无皮疹，偶有瘙痒，纳增，夜寐可，二便调，舌淡红、苔白，脉细。继服三诊方 14 剂，用法同上。并嘱患儿注意皮肤保湿，避免过敏源刺激。随访 3 个月，未再复发。

（五）急疹

齐晓运用银翘散治愈幼儿急疹（奶麻）1 例。患者，男，3 岁。突然发热，持续不退，最高达 39.6° C，汗出不畅，咽红，烦躁，精神尚可，苔薄白，指纹青。全身出现玫瑰红色皮疹，以躯干为多，考虑幼儿急疹。辨证邪在表卫，方以银翘散加减：金银花、连翘、牛蒡子、荆芥各 6g，薄荷（后下）3g，板蓝根 15g，蒲公英 9g，甘草 3g。服 1 剂后，体温降至正常，皮疹消退。

于利群以银翘散加减治愈幼儿急疹 1 例。患者，男，8 个月，因高热 3 日，体温波动于 39.5～40.0℃就诊。在外院查血常规示：白细胞数 3.2×10^9/L，中性粒细胞百分比 37%，淋巴细胞百分比 60%。予利巴韦林及对症退热治疗，今日热退全身满布红色皮疹，纳呆腹泻，粪常规示：脂肪球 +；查体：咽淡红，面部、躯干、四肢皆见玫瑰色细疹，压之褪色，疹间皮肤正常，无溃破、脱屑、渗液。舌红苔薄腻，指纹浮紫，西医诊断为幼儿急疹。证属邪郁肌表，肺脾两伤，治予解表清热，健脾利湿。方用银翘散加减。处方：金银花 6g，连翘 4g，薄荷 2g，黄芩 6g，生甘草 3g，牡丹皮 4g，茯苓 6g，白术 4g，生薏苡仁 9g，煎汤 100～150ml，每日 3 次，连服 5 日，疹退纳可泄止。

李志强在 2005 年 10 月～2009 年 5 月期间，采用银翘散治疗小儿幼儿急疹，效果很好。共计收治小儿幼儿急疹 108 例：男性 68 例，女性 40 例，年龄最大 2 岁，最小 5 个月。治疗以内服银翘散为主，配合针刺合谷、外关、曲池、大椎穴。夹惊者针刺十宣、人中、印堂穴；夹滞者针刺四缝穴，手法用强刺激泻法，快速点刺不留针，根据病情，连续针刺 3～5 次，每日 1 次直至热退疹出。银翘散：金银花 20g，连翘 30g，荆芥 20g，牛蒡子 20g，薄荷 12g，桔梗 20g，竹叶 12g，芦根 20g，甘草 9g。共研成细面，过 120 目细筛备用。3 个月～5 个月，每次服 0.3g，每日 3 次；6 个月～10 个月，每次服 0.5g，每日 3 次；11 个月～1 岁半，每次服 1g 每日 3 次；2 岁～3 岁，每次服 1.5g，每日 3 次。服时用温水冲服，可少加白糖调味，以利患儿服用。如发热较重者加紫雪散，烦躁不宁、偶有惊惕者，加牛黄清心丸以防惊厥发生。治愈标准：临床症状消失，热退疹出，疹退后皮肤无脱屑及色素沉着。结果：108 例患儿全部治愈，且无 1 例并发症。治疗 1 天热退疹出者 12 例，治疗 3 天热退疹出者 68 例。另外 28 例由于患儿体质较差或经西医用抗生素误治以致痊愈较慢，治疗 5 天后热退疹出。

（六）继发性血小板减少性紫癜

李荣辉采用犀角地黄汤合银翘散治疗继发性血小板减少性紫癜 1 例。患者，女性，5 岁，因皮下出血 2 天，伴鼻衄 1 次于 1998 年 12 月 22 日初诊。患儿 3 周前患感冒，经治 1 周而愈，2 天前双踝出现针尖大出血点，逐渐遍及全身，并伴左鼻腔衄血，经填塞后方止，二便调，纳少。查体可见全身皮肤及黏膜散在鲜红色针尖大出血点，以双上肢及臀部较为密集，双颈、颌下、腹股沟淋巴结如黄豆大，咽红，双扁桃体Ⅱ度肿大，充血，双肺呼吸音略粗，心腹（–），舌质红，苔薄黄，脉滑数。血常规白细胞 7.5×10^9/L，血红蛋白 113g/L，血小板 34×10^9/L，出血时间 5 分钟以上，凝血时间 3.5 分钟。中药予：金银花 10g，连翘 10g，生地黄 10g，牡丹皮 10g，赤芍 10g，蝉蜕 10g，白茅根 10g，僵蚕 10g，板蓝根 10g，仙鹤草 10g，生甘草 6g，广角粉（兑服，每日 2 次）0.5g。4 剂。入院第二天，鼻衄止，仍有少许新出血点，第四日皮下出血止，继予上方 3 剂后复查血小板 47×10^9/L，BT、CT 恢复正常。继予上方去板蓝根、僵蚕，加女贞子 10g；墨旱莲 10g、麦芽 12g，3 剂后未再出血，血小板升至 119×10^9/L 而愈，随访未复发。

三、治疗小儿免疫性疾病

（一）小儿过敏性紫癜

朱莉娜采用清热解毒凉血化瘀法治疗小儿过敏性紫癜，收到良好效果。共收治患者 30 例，年龄最大 12 岁 1 例，最小 3 岁 5 例，4～11 岁 24 例；平均病程 10.9 天；咽部充血、扁桃体肿大共 27 例，患水痘后发病 1 例，应用解热镇痛药后发病 2 例。选用银翘散合犀角地黄汤（金银花、连翘、草河车、牛蒡子、桔梗、水牛角、生地黄、赤芍、牡丹皮、紫草等）治疗，若外邪未净佐用疏表之品（荆芥、薄荷、芦根）。疗效标准：①痊愈：用药四周内紫癜消失，未反复，尿常规及便潜血阴性，临床症状消失；②好转：用药四周内紫癜明显减少或消失但偶有新出，便潜血阴性，尿检正常或明显好转，临床症状不明显；③无效：紫癜未见好转或反复发作，临床症状如故。结果：痊愈 19 例，其中 2 周内痊愈 12 例，4 周内痊愈 7 例，好转 11 例，治愈率 63.4%，好转率 36.7%，无无效病例。

张颖等人在 1999 年 10 月～2004 年 4 月期间，以银翘散加味治疗小儿过敏性紫癜，取得较好疗效。共计收治患者 80 例，随机分为两组，每组均为 40 例。银翘散加味治疗组（治疗组）：男 24 例，女 16 例；年龄 5～12 岁；病程＜7 岁 18 例，7～14 岁 17 例，＞14 岁 5 例。西药对照组（对照组）：男 26 例，女 14 例；年龄 5 岁～12 岁；病程＜7 岁 22 例，7～

14 岁 10 例，>14 岁 8 例。两组患儿性别、年龄、病情、病程相似，差异无显著性意义（$P>0.05$），具有可比性。治疗组以银翘散加味治疗：金银花 10g，连翘 6g，薄荷 6g，荆芥 6g，防风 6g，蝉蜕 6g，生地黄 10g，牡丹皮 6g，白芍 10g，紫草 6g，茜草 6g，地榆炭 6g，藕节 10g，甘草 6g（以上剂量适用于 8 岁儿童，其他年龄段酌情加减）。上药 1 剂/天，加水 500ml，煎服 200ml，分 2 次服。对照组采用西药治疗：口服维生素 C 片 0.2g，3 次/天；泼尼松片 0.5～1mg/（kg・d），分 3 次口服。对症治疗，腹痛者加用山莨菪碱（654－2）片；血尿、便血者用止血药。疗程均为 2 周。疗效标准：皮肤紫癜消失或基本褪色，关节肿痛、腹痛、便血、血尿消失，肾功能、尿常规正常，随访半年未复发，为治愈；皮肤紫癜逐渐褪色，临床症状改善。24 小时尿蛋白量<1.5g，尿常规红细胞<（+），大便潜血<（+），为有效；治疗前后无改变，为无效。结果：治疗组治愈 28 例，好转 10 例，无效 2 例，总有效率 95.0%；对照组治愈 22 例，好转 11 例，无效 7 例，总有效率 82.5%。治疗组优于对照组，两组间差异具有显著性意义（$P<0.05$）。

刘永信等人采用银翘散加减治疗小儿过敏性紫癜，取得较好疗效。共收治患儿 63 例：男 33 例，女 30 例；年龄最小 3 岁，最大 15 岁，3～5 岁 22 例，6～15 岁 41 例；病程 1 月以内 48 例，1～3 月 15 例；住院 21 例，门诊 42 例。治疗以银翘散加减：金银花、连翘、竹叶、荆芥、牛蒡子、桔梗各 10g，紫草 5g，大青叶 6g，生甘草 3g，蝉蜕 5g。1 剂/天。血热甚者加牡丹皮、栀子各 3g，水牛角 10g（先煎）；腹痛甚者加白芍 9g，甘草增至 6g；关节痛甚者加威灵仙 10g、川牛膝 10g；气虚脾虚甚者加黄芪、茯苓各 10g，白术 9g，大枣 6g；阴虚甚者加黄柏、知母各 9g，墨旱莲、茜草各 5g。疗效标准：①治愈：皮肤青紫斑点及全身症状消失，实验室检查恢复正常；②好转：皮肤青紫斑点明显减少，全身症状明显减轻，实验室检查指标明显改善；③无效：皮肤青紫斑点、全身症状及实验室指标均无变化。结果：治愈 33 例，占 52.4%，好转 27 例，占 42.9%，无效 3 例，占 4.7%，总有效率为 95.3%。

宋师光在 2013 年 1 月～2014 年 12 月期间，采用银翘散加减治疗过敏性紫癜，收到良好疗效。共计收治患儿 100 例，随机分为观察组和对照组，每组各 50 例。观察组：男 31 例，女 19 例；年龄 5～13 岁，平均（10.43±2.54）岁；病程 3～15 天，平均（5.34±3.12）天。对照组：男 32 例，女 18 例；年龄 4～14 岁，平均（11.46±2.76）岁；病程 3～12 天，平均（4.84±4.32）天。两组患儿一般资料比较差异无统计学意义（$P>0.05$），具有可比性。观察组给予银翘散加减（连翘 9g，金银花 9g，薄荷 6g，牛蒡子 6g，桔梗 6g，荆芥穗 4g，淡豆豉 5g，竹叶 4g，鲜芦根 15g）联合西医常规治疗，对照组给予单纯西医常规治疗，两组均以 4 周为 1 个疗程。疗效标准：①痊愈：皮肤紫癜、腹痛、关节痛等临床症状完全消失，实验室指标恢复正常，停药 2 周后无复发；②显效：临床症状体征基本消失，皮疹减退≥70%，实验室指标基本恢复正常；③有效：临床症状体征好转，皮疹减退≥70%，停药 2 周后偶有数个紫癜复发；④无效：临床症状体征及实验室指标较治疗前无变化，甚至加重。结果：观察组痊愈 32 例（64%），显效 10 例（20%），有效 5 例（10%），无效 3 例（6%），总有效率为 94%；对照组痊愈 11 例（22%），显效 13 例（26%），有效 12 例（24），无效 14 例（28%），总有效率为 72%。观察组明显高于对照组，差异具有统计学意义（$P<0.05$）。随访 6 个月时观察组复发率为 12%（6/50），对照组复发率为 28%（14/50），观察组明显低于对照组，差异具有统计学意义（$P<0.05$）。提示银翘散加减联合西医治疗儿童过敏性紫癜能显著提高治疗效果，降低复发率。

汪黔蜀等人运用银翘散加减治疗过敏性紫癜，取得较好疗效。典型病例：患者，女，12 岁，2003 年 1 月 9 日初诊。双下肢紫癜 1 周。患者病前 1 周发热、咳嗽、咽痛，自服感冒胶囊、热退身凉，仍咳嗽咽痛，继而双下肢见针头至黄豆大小瘀斑，微痒，口微渴，饮食二便正常，舌红苔腻，脉微数，血常规、尿常规未见异常，辨证为风热动血、血热妄行。治以祛风凉血，清热通络。方用加减银翘散（金银花 15g，连翘 10g，牛蒡子 10g，薄荷 10g，板蓝根 20g，蝉蜕 10g，荆芥 10g，桔梗 10g，丹参 15g，生地黄 20g，玄参 10g，紫草 10g，防风 10g，雷公藤 10g，甘草 6g），加茜草 10g，焦黄柏 10g，7 剂，水煎内服，每日 2 次，明显好转，紫癜色已转暗，以原方再服 7 剂，皮疹全部消退，嘱患者忌食辛辣食物，避免感冒。

（二）小儿过敏性紫癜性肾炎

李荣辉采用犀角地黄汤合银翘散治疗过敏性紫癜合并紫癜性肾炎 1 例。患者，男性，12 岁，因皮肤紫癜 1 个月，加重 10 天而于 1997 年 11 月 19 日入院。1 个月前臀部出现红色斑疹，伴手背肿胀，当地医院诊为“过敏”而予口服抗过敏药，上症稍减。10 日前，颜面四肢均出现紫癜，轻度瘙痒，3 天前伴腹痛，大便黑，无关节肿痛，尿黄，纳少。诊见颜面、四肢遍布深红色紫癜，双下肢尤为密集，浅表淋巴结不大，咽红，双扁桃体Ⅰ度肿大，心肺（－），上腹及脐周轻度压痛，肝脾未及，眼睑及双下肢无水肿。舌质红，苔黄，脉滑。实验室检查血白细胞 $6.2\times10^9/L$，血红蛋白 141g/L，血小板 $180\times10^9/L$，尿蛋白（++++），大便潜血（－），血生化、肝肾功正常。血液流变学示高黏血症。红细胞沉降率 22mm/h，抗 O 试验（+）。中药治予：金银花 10g，连翘 10g，牛蒡子 10g，蝉蜕 10g，生地黄 10g，牡丹皮 10g，赤芍 10g，地肤子 10g，白茅根 10g，泽泻 10g，黄芩 10g，生甘草 6g。9 剂煎服。复诊见患儿低热，双下肢又出现密集紫癜，色鲜红，融合成片，舌质红，苔黄，中心厚腻，原方去牛蒡子、地肤子、泽泻，加凌霄花 10g、徐长卿 10g、紫草 10g。8 剂后患儿体温正常，但仍反复出现紫癜，舌质红，苔微黄。中药予：水牛角 30g，生地黄 10g，赤芍 10g，牡丹皮 10g，蝉蜕 10g，连翘 12g，忍冬藤 15g，黄芩 10g，白花蛇舌草 10g，墨旱莲 10g，仙鹤草 10g，炙鳖甲 10g。服 13 剂后，未再出新紫癜，皮肤痒，尿蛋白减为（+），潜血 0～2，白细胞数 4～6，原方去水牛角，白花蛇舌草，加益母草、白鲜皮各 12g。再服 13 剂，诸症消失，未再出紫癜，复查尿蛋白（+），潜血（−）或 0～2，予益气滋肾以善后。

王晋新采用西药治疗基础上配合银翘散加减治疗儿童轻型过敏性紫癜性肾炎，取得较为满意效果。共计收治患者 78 例，随机分为对照组和治疗组，每组 39 例。治疗组：男 28 例，女 11 例；年龄 5～14 岁；病程 1 周～4 年。对照组：男 27 例，女 12 例；年龄 5～14 岁；病程 10 天～4 年。排除其他疾病导致的皮肤紫癜、各种肾病等，如系统性红斑狼疮、血液疾病及各种肾病等。两组临床资料相似，差异无统计学意义（$P>0.05$）。对照组主要采用口服泼尼松 1.0mg/（kg·d），服用 4 周后逐渐减量至隔日顿服，然后渐减。同时服用雷公藤多苷 1.0mg/（kg·d）。经上述治疗尿蛋白持续转阴者，可停用激素，用雷公藤多苷片继续维持，总疗程 6～9 个月。治疗组在使用上述西药的同时，采用中医辨证论治银翘散加减的方法治疗。病初可有发热、微恶风寒、咽痛、口渴、心烦，由于风热伤络，症见：下肢紫癜，肉眼或镜下血尿，可有皮肤荨麻疹。药用：金银花、连翘、牛蒡子、薄荷、赤芍、生地黄、防风、蝉蜕、白花蛇舌草等，有肉眼血尿加白茅根、大小蓟等。疗效标准：①完全缓解：临床症状与体征完全消失，蛋白尿持续阴性，尿红细胞持续阴性，尿蛋白定量＜每 24 小时 0.02g，血肌酐较基础值有下降；②基本缓解：临床症状与体征基本消失，蛋白尿持续减少＞50%，尿红细胞持续减少＞50%，血肌酐较基础值无变化或升高＜50%；③有效：症状或体征明显好转，尿蛋白减少＞25%，尿红细胞减少＞25%，血肌酐较基础值升高＜100%；④无效：临床表现与实验室检查无改善。结果：治疗组完全缓解和总有效率明显高于对照组，两组疗效比较差异有统计学意义（$P<0.05$），基本缓解和有效两组比较差异无统计学意义。两组治疗前后尿蛋白、尿红细胞、尿 β_2－MG 比较差异有统计学意义（$P<0.05$），治疗组治疗后尿红细胞减少较对照组尤为突出。治疗组胃肠道反应、白细胞降低、肝功异常及出血性膀胱炎等副作用明显低于对照组，两组比较差异有统计学意义（$P<0.05$）。

殷二航以银翘散加减治疗小儿过敏性紫癜性肾炎 1 例。患者，女，7 岁，反复皮肤紫癜 3 个月，间断血尿 2 周。首次发病曾在住院治疗，临床痊愈后门诊定期复查，口服中草药巩固疗效。2008 年 4 月 6 日患儿出现发热、流涕、咳嗽等症状，2 天后发现双下肢有新出皮肤紫癜，对称分布，即刻来诊。查血常规正常，尿常规示：尿蛋白（−），潜血（++）、尿隐血（+）。中医诊断：紫癜（风热伤络兼血瘀型）；西医诊断：过敏性紫癜性肾炎。治以银翘散加减：金银花 10g，连翘 10g，桔梗 6g，薄荷（后下）6g，牛蒡子 15g，淡竹叶 10g，芦根 10g，徐长卿 15g，地肤子 15g，蝉蜕 6g，甘草 4g。水煎服，日 1 剂，分 2 次服。4 剂后复诊，无新出紫癜，双下肢紫癜颜色变淡、减少，尿常规示：潜血（+），尿隐血（+）。上方减桔梗、薄荷、徐长卿、地肤子、蝉蜕，加大蓟、小蓟各 15g，紫草 15g，茜草 15g，生地黄 12g，牡丹皮 15g，玄参 10g。继服 7 剂后来诊，紫癜完全消退，尿常规：潜血 0～2，尿隐血（−）。临床痊愈，嘱门诊定期复查，继服中药巩固治疗。

四、治疗小儿神经系统疾病

（一）小儿化脓性脑炎

梅雪蕊等人运用银翘散加减汤联合头孢噻肟钠治疗小儿化脓性脑膜炎，疗效较好。在 2015 年 1 月～2015 年 12 月期间，共计收治小儿化脓性脑膜炎患儿 88 例，随机分为治疗组和对照组，每组各 44 例。对照组：男 25 例，女 19 例；年龄 1～7 岁，平均（3.4±1.1）岁；平均病程（4.6±1.1）天。治疗组：男 24 例，女 20 例；年龄 1～6 岁，平均（3.2±1.2）岁；平均病程（4.5±1.2）天。两组一般资料比较差异无统计学意义（$P>0.05$），具有可比性。两组均给予对症治疗，注射用头孢噻肟钠 75mg/kg，静脉滴注，日 2 次。治疗组加用银翘散加减汤：金银花 20g，连翘 15g，桑叶 25g，牛蒡子 10g，杏仁 10g，薄荷 10g，桔梗 10g，甘草 5g。高热者加菊花等。水煎，每日 1 剂，分早晚 2 次服用。两组疗程均为 14 天。疗效标准：①治愈：临床体征恢复正常，全血白细胞（B－WBC）以及脑脊液白细胞（CSF－WBC）指标均在正常值范围内；②好转：临床体征得到明显改善，B－WBC 以及 CSF－WBC 指标较治疗前有显著改善；③无效：临床体征未见好转，B－WBC 以及 CSF－WBC 指标无明显变化或加重。结果：治疗组治愈 18 例（40.91%），好转 21 例（47.73%），无效 5 例（11.36%），总有效率 88.64%；对照组治愈 10 例（22.73%），好转 23 例（52.27%），无效 11 例（25.00%），总有效率 75.00%。显效率及总有效率治疗组均高于对照组（$P<0.05$）；治疗组发热持续时间和呕吐持续时间分别（7.5±1.5）天和（4.3±1.3）天，对照组分别为（9.3±1.2）天和（6.6±1.4）天，两组比较差异具有统计学意义（$P<0.05$）；治疗 14 天后治疗组 B－WBC 及 CSF－WBC 指标分别为（13.1±1.1）×10^9/L 和（20.3±1.6）×10^9/L，对照组分别为（10.5±0.8）×10^9/L 和（12.7±2.8）×10^9/L，两组比较差异具有统计学意义（$P<0.05$）。

郑哲在 2000 年 1 月～2016 年 1 月期间，收治小儿化脓性脑膜炎患儿 38 例，采用西药头孢噻肟钠联合中药银翘散加减汤治疗，取得较好疗效。随机将患儿均分为观察组和对照组，每组各 19 例。观察组：男 11 例，女 8 例；年龄最小 1.2 岁，最大 15.1 岁，平均（3.75±1.31）岁；病程平均（4.5±1.2）天。对照组：男 12 例，女 7 例，年龄最小 1.3 岁，最大 14.8 岁，平均（4.12±1.29）岁；病程平均（4.6±1.3）天。两组患儿性别、年龄、病程等一般资料差异无统计学意义（$P>0.05$），有可比性。对照组单纯给予氨苄西林治疗，观察组采取银翘散加减汤联合头孢噻肟钠治疗。银翘散加减汤：金银花 20g，桑叶 30g，连翘 15g，牛蒡子 10g，薄荷 10g，桔梗、杏仁、薄荷各 12g，甘草 5g。温水煎服，并对症加减，高热加菊花，每天 1 剂，每剂分 2 次服用。疗效标准：①显效：实验室血液检查、神经功能评分、脑脊液检查均恢复正常；②有效：实验室血液检查、神经功能评分、脑脊液检查中各项指标部分好转；③无效：实验室血液检查、神经功能评分、脑脊液检查均未出现改善。结果：观察组显效 10 例（52.63%），有效 8 例（42.11%），无效 1 例（5.26%），总有效 18 例（94.74%）；对照组显效 8 例（42.11%），有效 6例（31.58%），无效 5 例（26.32%），总有效 14 例（73.68%）。观察组总有效率明显优于对照组，对比差异有统计学意义（$P<0.05$）。治疗 7 天后，观察组退热例数、血常规正常例数、脑脊液正常例数和呕吐消失例数均明显优于对照组（$P<0.05$）。

韩鹏运用银翘散加减汤联合美罗培南治疗小儿化脓性脑膜炎，收效良好。在 2015 年 4 月～2018 年 3 月期间，共收治化脓性脑膜炎患儿 135 例，根据治疗方法不同分为对照组和观察组。对照组：70 例；男 43 例，女 27 例；年龄 1～5 岁，平均（2.5±0.4）岁；病程 1～5 天，平均（3.7±0.7）天。观察组：65 例；男 40 例，女 25 例；年龄 1～6 岁，平均（3.8±0.7）岁；病程 1～6 天，平均（3.7±0.6）天。两组患儿在年龄、性别比、病程等基线资料方面，差异无统计学意义，具有可比性（$P>0.05$）。两组均采取常规的退热，高压氧，止痉，营养神经等相关治疗。对照组静脉滴注美罗培南（每瓶 0.5g），每 8 小时用药 1 次，使用剂量为 20mg/kg。观察组在对照组基础上予银翘散加减：连翘 15g，牛蒡子 10g，杏仁 12g，甘草 6g，金银花 15g，桑叶 30g，薄荷 12g，桔梗 12g。若患儿发热则加菊花。水煎，2 次/天口服。两组患儿均治疗 14 天。疗效标准：临床症状基本消失，脑脊液和血清学指标均恢复正常视为治愈；临床症状有所改善，脑脊液和血清学指标部分正常视为有效；临床症状无改善甚至加重，脑脊液和血清学指标异常视为无效。结果：治疗后，观察组发热、呕吐、颅高压、嗜睡、外周血白细胞偏高和脑脊液白细胞偏高等临床症状好转时间显著低于对照组（$P<0.05$）。治疗前，对照组与观察组血清和脑脊液中神经烯醇化酶（NSE）、超敏 C－反应蛋白（hs－CRP）的水平，差异无统计学意义（$P>0.05$）。治疗后，两组患儿血清和脑脊液中神经烯醇化酶、超敏 C－反应蛋白均显著下降（$P<0.05$），其中观察组血清和脑脊液中神经烯醇化酶、超敏 C－反应蛋白的水平显著低于对照组（$P<0.05$）。治疗后，观察组的治疗总有效率显著高于对照组（$P<0.05$）。

（二）小儿癫痫

张喜莲等人巧用银翘散治疗小儿难治性癫痫 1 例。患儿，女，5 岁 9 个月，2012 年 7 月 7 日初诊。主因间断抽搐 4 年余，加重 1 年就诊。患儿出生 10 个月时出现高热惊厥 1 次（体温 39.3℃），其后间断出现发热后惊厥，曾查脑电图见阵发性、弥漫性、高电位 2～4Hz 波，波内混有棘－慢、多棘－慢综合波发放，颅脑磁共振成像（－）。予熄风胶囊口服治疗。1 年前发作频繁，1 个月内发作 9 次，其中 3 次为有热惊厥，6 次为无热惊厥。主要表现为双目斜视或紧闭、头右倾、牙关紧闭、口唇发绀、伴肢体不自主动作，意识不清，持续 1～2 分钟左右自行缓解，复查脑电图见广泛性左侧后头部棘慢波、慢波阵发；睡眠期左侧颞区棘波节律阵发。诊断为癫痫，予卡马西平、丙戊酸钠缓释片及中药治疗，效果欠佳。4 个月后卡马西平减量出现癫痫持续状态 1 次，加服左乙拉西坦片后，患儿未出现强直－阵挛性发作，以点头、眨眼表现为主，10～20 次/日，由于患儿伴鼻塞、流涕等外感症状，中药汤剂改予银翘散化裁，并继以丙戊酸钠缓释片、左乙拉西坦片口服。服药 20 剂，点头、眨眼等临床症状消失，后继以银翘散化裁治疗 1 年半未发作。

五、治疗小儿五官科疾病

（一）小儿急性扁桃体炎

宋家华等人在 1990 年 1 月～12 月期间，共计收治小儿急性扁桃体炎患儿 100 例。按病案号随机抽样，提取西医治疗病例 50 例，中西医结合治疗病例 50 例。年龄：中西医组，＜3 岁 14 例，4～6 岁 20 例，7～12 岁 16 例；西医组，＜3 岁 16 例，4～6 岁 21 例，7～12 岁 13 例。性别：中西医组，男 35 例，女 15 例；西医组，男 33 例，女 17 例。季节：中西医组，春季 23 例，夏季 15 例，秋季 10 例，冬季 2 例；西医组，春季 25 例，夏季 9 例，秋季 12 例，冬季 4 例。西医治疗组采用青霉素、庆大霉素常规剂量静脉滴注。中西医结合治疗组，在采用西医治疗方法的同时加服中药。按中医理论分风热证型和毒热证型。风热证型 46 例，毒热证型 4 例。风热证型用“银翘散”。毒热证型用“普济消毒饮”。1 日 1 剂，1 日口服数次。结果：中西医结合治疗组平均住院日与平均体温下降时间均显著少于西医治疗组（$P<0.01$）。

于利群运用银翘散加减治愈小儿急性扁桃体炎 1 例。患者，女，8 岁，因发热，咽痛 1 日就诊。刻诊：干咳痰少，口干心烦，查体：体温 38.8℃，两侧扁桃体Ⅱ度肿大，表面可见少许黄色脓性分泌物，舌红苔白腻脉数，查血常规：白细胞数 12.1×10^9/L，中性粒细胞百分比 70%。西医诊断：急性扁桃体炎。中医诊断为“乳蛾”，证属风热袭表，治以疏风清热，解表利咽。处方：金银花 12g，连翘 9g，黄芩 9g，薄荷 3g，荆芥 6g，芦根 15g，竹叶 9g，牛蒡子 9g，山豆根 6g，桔梗 6g，射干 6g，生甘草 3g。煎汤 200～250ml 日 3 次，连服 3 日热退，咽痛好转，去荆芥加麦冬 9g，再予 3 剂，病愈。

卢玉等人在 2012 年 2 月～2012 年 8 月期间，以银翘散加减治疗小儿急乳蛾，收效良好。共观察患儿 48 例：男 28 例，女 20 例；年龄 2～7 岁；病程 1～3 天；单纯乳蛾 30

例，乳蛾兼发热 18 例。按就诊顺序随机分为治疗组与对照组，每组各 24 例。治疗组：男 13 例，女 11 例；年龄 2～4 岁 15 例，5～7 岁 9 例。对照组：男 15 例，女 9 例；年龄 2～4 岁 14 例，5～7 岁 10 例。两组患者在年龄、性别分布、临床症状、体征等方面比较，差异均无统计学意义（$P>0.05$），具有可比性。治疗组 24 例予银翘散加减治疗，对照组 24 例予阿莫西林克拉维酸钾治疗，5 天为 1 个疗程。银翘散加减：金银花 5g，连翘 5g，淡竹叶 5g，芦根 6g，僵蚕 5g，牛蒡子 6g，牡丹皮 5g，天花粉 6g，紫花地丁 5g，蒲公英 5g，鸡内金 5g，甘草 3～5g。水煎，1 剂/天，100～200ml/d，分 2～3 次口服。疗效标准：①治愈：咽痛、发热等症状消失，扁桃体不充血；②好转：咽痛等症状部分消失或较前减轻，扁桃体充血肿大有好转；③未愈：症状和体征无明显改善。结果：治疗组治愈 14 例（58.3%），好转 8 例（33.3%），未愈 2 例（8.3%），总有效率 91.7%；对照组治愈 9 例（37.5%），好转 12 例（50.0%），未愈 3 例（12.5%），总有效率 87.5%。两组间治愈率、总有效率比较差异有统计学意义（$P<0.05$），治疗组优于对照组。

陈银灿在 2013 年 9 月～2014 年 9 月期间，观察了升降散合银翘散加减治疗小儿急性扁桃体炎肺胃热盛证的临床疗效。共计收治患儿 86 例，按照随机数字法分为治疗组和对照组，每组各 43 例。两组患儿的性别、平均年龄、病情比较，差异均无统计意义（$P>0.05$），具有可比性。对照组给予青霉素钠注射液，2 次/天，炎琥宁注射液，1 次/天。治疗组在对照组治疗基础上给予升降散合银翘散加减［蝉蜕 4g，僵蚕 6g，姜黄 4g，酒大黄 3g，金银花 9g，连翘 9g，马勃（包煎）3g，薄荷 6g，牛蒡子 6g，桔梗 6g，生甘草 3g。高热口渴加芦根 15g、葛根 30g，痰多者加浙贝母］，两组均连续治疗 5 天后，比较两组临床主要症状和体征评分、临床疗效、不良反应。结果：治疗组愈显率（90.7%）明显优于对照组（62.8%），差异具有统计意义（$P<0.05$）；治疗组总有效率（97.7%）与对照组（95.3%）比较差异无统计意义（$P>0.05$）。治疗组治疗后症状和体征评分明显优于对照组，差异有统计意义（$P<0.05$）。治疗组退热时间、渗出物消失时间、扁桃体缩小时间、充血缓解时间均明显优于对照组，差异均有统计意义（$P<0.05$ 或 $P<0.01$）。两组患儿治疗期间均未出现明显不良反应。

李应琼在 2014 年 11 月～2015 年 11 月期间，运用银翘散加减治疗小儿急性扁桃体炎患者，收效良好。共计收治急性扁桃体炎患儿 76 例，分为观察组个对照组，每组各 38 例。观察组：平均年龄（4.2±2.1）岁；男 21 例，女 17 例；体温平均（39.5±0.7）℃；病程平均（33.4±9.6）小时。对照组：平均年龄（4.5±2.3）岁；男 20 例，女 18 例；体温平均（39.4±0.6）℃；病程平均（33.6±9.4）小时。两组患儿一般情况比较，差异无统计学意义（$P>0.05$）。观察组采用银翘散加减，方用金银花、玄参、黄芩各 12g，板蓝根、生地黄、麦冬各 15g，射干、桑叶、薄荷、僵蚕、蝉蜕各 9g，甘草 6g，口渴高热配伍芦根、葛根各 15g，痰多者配伍浙贝母、瓜蒌各 9g，大便溏薄者酌情削减大黄用量。上方取水 200ml，浸泡 20 分钟后续加水 400ml，大火煮开，小火煎煮 40 分钟，取汁 400ml，1 剂/天，早、晚分服，疗程 1 周。对照组予以常规抗生素、退热药治疗，疗程 1 周。结果：观察组痊愈 22 例，病情好转 14 例，评价有效率 94.7%，与对照组比较，差异存在统计学意义（$P<0.05$）。观察组退热时间（1.3±0.7）天，扁桃体恢复正常的时间（2.7±0.6）天，充血缓解时间（3.6±1.2）天，渗出物消失时间（2.1±0.9）天，均明显短于对照组，差异存在统计学意义（$P<0.05$）。

（二）中耳炎

薛永红在 2007 年 10 月～2009 年 10 月期间，运用中西医结合疗法，以银翘散加减辅助治疗儿童风热上壅型急性分泌性中耳炎，取得满意疗效。共收治患者 98 例，根据就诊顺序随机分为两组，每组 49 例。中西医结合组（治疗组）：男 30 例，女 19 例；年龄 4～16 岁，平均 7.8 岁；病程 3～21 天，平均 13.2 天。单纯西医组（对照组）：男 28 例，女 21 例；年龄 6～16 岁，平均 8.2 岁；病程 4～15 天，平均 11.6 天。两组病例在性别、年龄、病程和临床表现上无明显差异（$P>0.05$），具有可比性。对照组采用西药常规治疗，治疗组在对照组治疗基础上加用银翘散加减［金银花 12g，连翘 12g，薄荷（后下）6g，荆芥 6g，石菖蒲 10g，牛蒡子 6g，淡豆豉 3g，淡竹叶 6g，泽泻 10g，茯苓 10g，甘草 3g］，水煎服，150ml，日 1 剂，早晚分服。疗效标准：①治愈：自觉症状消失，听力恢复正常，检查鼓膜颜色正常，活动良好，鼓室积液全部吸收，电测听气导＜20dB，声阻抗检查为 A 型图；②好转：自觉症状好转，听力有所恢复，检查鼓膜颜色、活动均尚可，平均气导阈值提高 10dB 以上，声阻抗检查为 B 型图；③无效：自觉症状无变化，检查鼓膜内陷、活动差，电测听、声阻抗与治疗前相同。结果：对照组治愈 32 例（65.3%），好转 8 例（16.3%），无效 9 例（18.4%），有效率 81.6%；治疗组治愈 42 例（85.7%），好转 5 例（10.2%），无效 2 例（4.1%），有效率 95.9%。两组之间有显著性差异（$P<0.05$），治疗组疗效明显优于对照组。

林炜等人在常规药物治疗的基础上辅以银翘散加减治疗儿童急性分泌性中耳炎，取得较好疗效。在 2009 年 1 月～2010 年 12 月期间，共收治急性分泌性中耳炎患儿 90 例（128 耳）。其中，男性 59 例，女性 31 例；年龄 3～12 岁，平均（7.50±3.00）岁；病程 2～25 天，平均（12.00±6.50）天。所有患儿近 3 个月内无使用耳毒性药物史，无耳、头部外伤史及噪声损伤史。随机分为观察组 45 例（68 耳）与对照组 45 例（60 耳）。两组资料差异无统计学意义（$P>0.05$），具有可比性。对照组在积极治疗原发病，保持脓液引流通畅的基础上，予以儿童急性分泌性中耳炎的常规治疗。观察组在对照组基础上，辅以口服银翘散加减，基本方：金银花 10g，连翘 10g，薄荷 10g，荆芥 6g，石菖蒲 10g，牛蒡子 6g，淡豆豉 3g，淡竹叶 6g，泽泻 10g，茯苓 10g，甘草 3g。兼有肺经风热、肝经湿热者，加冰片 3g；兼有脾胃气虚者，加乳香、没药各 10g；兼有肝肾阴虚者，加杜仲、川续断各 15g；兼有肾阳亏虚者，加枸杞子 10g。水煎，每日 1 剂，早晚分服，规律治疗 7～10 天。疗效标准：①治愈：耳鸣、耳胀、耳痛、自听过强等自觉症状消失，鼓膜颜色恢复正常，活动度好，纯音听阈测定气导平均听阈≤20dB，平均气骨导差≤10dB；②好转：自觉症状明显减轻，鼓膜颜色接近正常，活动度改善，纯音听阈测定气导平均听阈提高 15dB 以上，平均气骨导差缩小或无改变；③无效：自觉症状无改善，局部检查与治疗前比较无改变。结果：观察组治愈 46 例，好转 19 例，无效 3 例，总有效率为 95.59%；对照组治愈 24 例，好转 27 例，无效 9 例，总有效率为 85.00%。二组比较，具有显著性差异（$P<0.05$）。

（三）腺体样肥大

黄柯岚等人运用银翘散治愈腺样体肥大 1 例。患儿，男，2 岁，因“寐时打鼾 3 个月余”于 2018 年 2 月 27 日初诊，3 月前外感后始寐时打鼾憋气，张口呼吸，无发热，寐差，纳可，二便调。查体：咽充血，扁桃体Ⅱ度肿大，舌红，苔薄黄，脉浮。鼻咽喉镜示：鼻咽腔未见狭窄，可见腺样体增生，占后鼻孔 2/3，成佛手状。血常规：白细胞数 7.83×10^9/L，中性粒细胞百分比 30.20%，淋巴细胞百分比 55.60%；C－反应蛋白＜0.5mg/L。诊断为腺样体肥大，证属风热相搏，气血壅滞。处方：薄荷 6g（后下），荆芥穗、连翘、金银花、麸炒枳壳、桔梗、前胡、浙贝母、黄芩、射干、炒牛蒡子、板蓝根、青果、炒僵蚕、蝉蜕各 10g，芦根 15g，甘草 6g。7 剂，每日 1 剂，水煎内服。二诊：寐时打鼾症状稍减，前方加赤芍 10g，7 剂。三诊：稍鼻塞，余无明显不适，继服前方 7 剂。四诊，无明显不适，继服前方 7 剂。随访半月诸症未再复发。

（四）鼻衄

沙剑轲等人以银翘散加减治疗鼻衄，收到良好效果。典型医案：患儿，自诉鼻出血，色鲜红反复发作 5 年余，甚至打喷嚏也易出鼻血。曾五官科门诊检查，当时血常规提示血小板为 72×10^9/L，余正常，鼻腔镜检未见溃疡面及出血点，诊为血小板减少症，用利血生胶囊口服，外用薄荷滴鼻液后血小板为 84×10^9/L，鼻出血仍见。诊见：形瘦，口唇鲜红，时鼻塞，无涕，口干，饮食可，小便黄，舌红，苔薄黄，脉弦数，四肢未见紫斑。脉症合参，诊为风热犯卫之证。拟银翘散加石膏 40g、白茅根 15g、炒藕节 30g。2 剂。用水 1000ml 浸泡 10 分钟，煎 15 分钟后取汁 600ml，分 3 次温服，2 日 1 剂。复诊时，患儿未出鼻血，服药后无不适，继服原方，5 剂。三诊时，患儿口唇红润，口干及鼻塞已止，打喷嚏时鼻已未见出血，继服原方 10 剂。以后患儿坚持服上方共 37 剂。再诊时患儿已临床治愈。

（五）咽－结膜热

殷勤等人运用银翘散加减治疗小儿咽－结膜热，疗效显著。共计收治患者 30 例，其中男 18 例，女 12 例，年龄 4～14 岁，病程 1～7 天。临床有高热、咽炎和非化脓性滤泡性结膜炎等症状。内服银翘散加减方：金银花、连翘、桑叶、菊花、决明子各 9g，薄荷、桔梗、淡竹叶、牛蒡子、荆芥、柴胡各 6g，蒲公英 12g。眼睑浮肿、球结膜下出血或眼痛甚加黄芩、牡丹皮等；伴口渴、便结，去荆芥，加生大黄；合并角膜炎加木贼草、蝉蜕。局部用药：常规用利巴韦林点眼，每日 6 次；八宝眼膏点眼，每日 1 次。如眼睑球结膜充血水肿明显，用上述过滤之药液熏洗眼睛，每日 4 次。结果：显效（用药 1 天热退，咽部、结膜充血明显改善）16 例，有效（3 天内热退，咽部、结膜充血改善）12 例，其余 2 例分别于第五、第七天热退。

（六）腮腺炎

贾美华自拟加味银翘散内外并用，治疗流行性腮腺炎，取得了满意疗效。共计收治患者 50 例：男 26 例，女 24 例；年龄 1～5 岁 17 例，6～10 岁 24 例，11 岁以上 9 例；年龄最大 16 岁，5～9 岁占 60%；病程最短 2 天，最长 11 天；冬春季节发病 46 例，占 92%。处方：金银花、连翘、天花粉各 10g，淡竹叶、荆芥、牛蒡子、薄荷、淡豆豉、桔梗、甘草、乳香、没药、僵蚕各 5g，鲜芦根 1 尺。水煎。头煎内服，二煎纱布浸渍后湿敷患处。1 日 2 剂。病程逾期 5 天者加贝母、红花各 5g；患处痛剧者加川楝子 10g、赤芍 10g、广木香 5g；热势逾 39℃者加生石膏 20g（先煎）、知母 10g、黄芩 10g，便秘加生大黄 6g（次下）。结果：全部治愈。其中经内外并治 2 天者 8 例，3 天者 11 例，4 天者 22 例，5 天者 8 例，1 例经治 10 天痊愈，平均治愈天数为 3.74 天。

王明碧等人 1987 年 2 月～1988 年 1 月期间，应用六合丹及口服银翘散方治疗急性腮腺炎，收到良好。共计收治患者 117 例：男性 51 例，女性 66 例；年龄最小 2 岁，最大 33 岁，2～16 岁 109 例，17 岁以上 8 例，儿童发病率占 93.16%，成人发病率占 6.84%；发病 1 天就医 52 例，2 天 34 例，8 天 18 例，4 天以上 13 例，平均发病时间 2 天；左侧 25 例，右侧 28 例，双侧 64 例，腮腺开口发红 82 例，不发红 35 例；体温 37℃以下 89 例，37～38℃ 19 例，38～39℃ 9 例；合并咽炎 103 例，扁桃体炎 94 例；合并颌下淋巴结炎，左侧 12 例，右侧 17 例，双侧 45 例；均未接受过其他治疗。外敷法：六合丹方药组成：乌梅 55g，大黄 93g，黄柏 93g，白及 55g，薄荷 55g，乌金散 5g，陈小粉 55g。共研细末，水、蜜适量调成千糊状备用。用法：根据耳垂下漫肿部位大小，取六合丹糊剂涂在软绵纸上，厚约 0.5cm，宽度要超过肿块边缘 0.5cm，外盖纱布，用绷带固定，每日换药 1 次。银翘散方加减：金银花 6g，连翘 6g，射干 6g，板蓝根 15g，夏枯草 15g，木通 6g，茯苓 10g，甘草 8g。每日 1 剂煎服，1 日 3 次。发烧 38℃以上者，加薄荷 6g；食欲不佳者，加二芽各 15g；16 岁以上者，剂量加倍。结果：外敷及内服药 3～6 天治愈，腮腺肿胀完全消退，体温正常，感觉良好者 112 例，占 95.72%；外敷及内服药 7～9 天治愈者 3 例，占 2.56%；外敷及内服药 10～13 天治愈者 2 例，占 1.71%。最短疗程3天，最长13天，平均疗程4.41天，无1例合并睾丸炎及脑膜炎。

黄卫华运用银翘散治愈痄腮1例。患儿，男，5岁。发热1天，昨晚在某医院经用柴胡注射液、速效感冒片后，汗出热退，今晨复又遍体灼热伴头痛，咽痛，耳下腮部肿胀酸痛，咀嚼不便，按之无硬块，舌苔薄白微黄，脉浮数。此温毒外袭所致。治以疏风清热解毒消肿。方用银翘散加减：金银花10g，连翘9g，牛蒡子9g，黄芩5g，薄荷3g，板蓝根10g，桔梗3g，夏枯草6g，甘草1g。服3剂，症状消失。

封丽等人用银翘散治疗流行性腮腺炎168例：男89人，女79人；年龄最大46岁，最小29个月，以3～10周岁的幼儿园、小学集居儿童为多，达91%。处方：金银花15g，连翘15g，桔梗10g，黄芩12g，沙玄参15g，僵蚕10g、大力子10g，板蓝根15g，芦根30g，生甘草6g。恶寒发热加荆芥10g或淡豆豉10g；高热不退或夏季高热加生石膏30g；便秘加生大黄3g。成人每日服3次，每次约100ml，小儿每次30ml。同时外敷蜜调金黄膏，2日1换。结果：一侧腮部漫肿者平均退热时间为用药后1.5天，腮部肿消退时间为2.5天；一侧腮部先肿颌下部后肿者热退时间为2.2天，腮部肿胀消退时间为3天，颌下部肿消为腮部肿消后2天；两侧腮部肿胀者热退时间为2.5天，腮部肿胀消退时间为4天；两侧腮部先肿颌下部后肿者热退时间为3天，腮部肿消时间为3.5天，颌下部肿消为腮部肿消后2天；两侧颌下部先肿腮部后肿者热退时间为3.8天，腮部肿消时间为4.3天，颌下部肿消为腮部肿消后3天。疗效显著。

郑益民用银翘散加减治愈流行性腮腺炎1例。患者，男，7岁，1986年12月10日初诊。初感耳下微痛，次日恶寒憎热，头痛咽痛，3天后双耳下肿胀疼痛，饮食性含不便，纳差倦怠，坚硬灼热，脉浮、苔薄白。为温热之邪循少阳经脉上攻。治宜疏风透表，清热解毒。处方：金银花、北连翘、牛蒡子、蒲公英各12g，北柴胡、炒黄芩、苏薄荷（后入）各9g，甘草、马勃、桔梗、竹叶各5g，黄连5g。嘱服3剂，忌荤腥油腻。配玉枢丹末合金黄散麻油调外敷，药后热降痛减。前后共服药7剂，诸恙霍然。

杨季国运用银翘散加减治愈痄腮1例。患儿，女，8岁，1998年4月3日诊。发热伴耳下肿痛2天。患儿昨天上午开始感到恶寒发热，右侧耳下腮部疼痛，咀嚼不便，今日热度升高，体温39.5℃，左腮漫肿，外表皮肤不红，触之感痛，张口不利，咽红，并感头痛，舌红，苔薄黄，脉数。治拟清热解毒，散结消肿。方药：金银花、连翘、炒牛蒡子各10g，蝉蜕3g，薄荷5g，炒黄芩6g，板蓝根15g，浙贝母、夏枯草、炒僵蚕各10g，鲜芦根30g，生甘草6g。5剂。留家治疗观察。随访患儿，服药1剂，热度渐退，腮部不痛，5剂后腮肿消退，体温正常。

宫爱玲运用银翘散加味仙人掌外敷治疗流行性腮腺炎，取得较好的疗效。患者多见于学龄前儿童，发病多在冬春季。方剂组成：金银花9g，连翘9g，芦根9g，淡豆豉9g，桔梗6g，淡竹叶9g，牛蒡子9g，薄荷5g，荆芥穗5g，生甘草5g。发热较高者加黄芩、生石膏；口干多饮者可加天花粉；烦躁者加栀子；恶心呕吐者加藿香、郁金、枳壳等；咽喉肿痛较甚者加马勃、玄参、板蓝根。仙人掌去刺、去皮，捣成糊状，外敷患者腮腺部位，每日1次。典型病例：患者，男，6岁。右耳肿胀并胀痛1天，咀嚼尤甚，伴有发热（体温38℃），口干多饮，舌苔薄黄，脉浮数。处方：金银花3g，连翘6g，芦根3g，淡豆豉3g，桔梗3g，淡竹叶3g，牛蒡子3g，薄荷3g，荆芥穗3g，生甘草3g，黄芩3g，生石膏10g，天花粉3g，板蓝根6g。服药3剂各症均减，嘱其用仙人掌外敷腮腺部位约0.5cm，1日1次，3天后右耳肿痛消退，吞咽正常，体温正常。

尚宗明等人运用加减银翘散治疗流行性腮腺炎，获得良好疗效。共计收治患者32例：男18例，女14例，9岁以上4例。症状一般为一侧（以左侧多见），有的波及两侧，腮腺部肿胀明显、压痛、咀嚼不便，纳差恶心，口干欲饮，灼热疼痛，小便赤涩，舌苔黄、质红，脉象浮数或洪数。治疗基本方：金银花15g，连翘9g，蒲公英18g，桔梗9g，荆芥9g，薄荷6g，龙胆草9g，板蓝根15g，赤芍12g，乳香9g，防风9g，白芷9g，甘草3g。高热不解加生石膏24g，葛根12g；大便秘结加大黄9g；心急烦躁加栀子9g；高热、项强甚至抽搐、神志昏迷去白芷、防风，加生石膏60g，地龙9g，钩藤12g，大青叶15g；小腹或睾丸疼痛去防风、桔梗、白芷，加橘核9g，小茴香9g，乌药9g，川楝子12g。每日1剂，连服5～12剂，即可痊愈。经用本方治疗，临床症状消失，痊愈出院，症状消失时间为5～12天，平均为7.6天，平均住院天数为9.6天，对部分患者进行随访，2个月～2年，未发现有后遗症。

王吉英等人运用银翘汤加减治疗流行性腮腺炎，取得良好疗效。共计收治患者61例，随机分为治疗组和对照组。治疗组：28例；男18例，女10例；年龄6～10岁；病程1～2天。对照组：33例；男20例，女13例；年龄及病程均同于治疗组。治疗组给予银翘汤加减：连翘9g，金银花15g，麦冬、细生地黄各12g，竹叶、生甘草各5g，板蓝根30g，蒲公英20g，夏枯草10g。每日1剂，水煎，分数次口服。对照组按常规剂量予吗啉胍、维生素C及红霉素，日3次口服。两组均以服药6天为1疗程，在此期间不加用其他疗法或外敷药物。疗效标准：①痊愈：服药1疗程后，临床症状及体征均消失；②有效：服药1个疗程后，临床症状及体征好转；③无效：服药不到1个疗程，因并发症而加用其他疗法。结果：经治疗1个疗程后，治疗组痊愈19例，有效7例，无效2例，总有效率为93.6%。对照组痊愈13例，有效14例，无效6例，总有效率为81.8%。

白凤玲等人在1997～2001年期间，运用银翘汤加减治疗流行性腮腺炎，疗效显著。共计收治患者68例：男42例，女26例；年龄5～18岁，其中＞14岁2例；病程2～4天。随机分为治疗组和对照组，每组各为34例。治疗组口服银翘散加减：金银花 20g，连翘 20g，薄荷 6g，荆芥 10g，板蓝根 20g，大青叶 20g，牛蒡子 10g，芦根 15g。热甚者加生石膏 20～30g、黄芩 3～6g；惊跳头痛者加细辛 1～2.5g，僵蚕 5～10g。温水浸泡约 30 分钟，然后文火煎，煮沸 20～30 分钟，过滤出药汁，共煎 3 遍，混合约 250～300ml 为 1 剂。对照组常规用青霉素、吗啉胍、板蓝根冲剂，有的外贴仙人掌泥配青黛、食醋，鸡蛋清调的糊，疗程 3～5 天。疗效标准：①治愈：腮腺疼痛、肿胀消失，体温正常，无并发症；②好转：腮腺肿痛减轻，体温下降；③无效：用药 3 天，腮腺肿痛无好转，体温无明显下降。结果：经 5 天治疗后，治疗组 34 例有 26 例治愈（76.5%），8 例好转（23.5%）；对照组 34 例治愈 8 例（23.5%），好转 18 例（52.9%）；无效 6 例（17.6%），1 例在病程第七天出现睾丸疼痛、肿大；1 例并发脑膜脑炎，有头痛、呕吐、脑压高。治疗组治愈率和总有效率明显优于对照组（$P<0.01$）。

林炳胜运用自拟银翘散结汤治疗小儿痄腮，取得满意疗效。共收治患者 45 例：男 28 例，女 17 例；年龄 1～5 岁 9 例，6～11 岁 30 例，12～14 岁 6 例；病程最长 7 天，最短 2 天；双侧痄腮 29 例，单侧痄腮 16 例。主要表现为：发热，恶寒，疲倦，食欲不振，咀嚼不便，1～2 天后单侧或双侧非化脓性腮腺漫肿疼痛、压痛，腮腺管口可见红肿。实验室检查可见白细胞计数正常或稍低，后期淋巴细胞增加。发病前与腮腺炎病人有密切接触史。以自拟银翘散结汤为主治疗，处方：金银花、连翘各 10g，蒲公英、板蓝根、夏枯草各 15g，柴胡、牛蒡子、僵蚕各 8g，甘草 3g。此药量为 6～11 岁儿童用量，可根据患儿年龄大小及病情轻重酌情增减。表证甚者加荆芥、薄荷；肿硬拒按者加玄参、海藻、昆布；高热者加石膏、知母；便秘者加大黄、玄明粉。服法：每日 1 剂，水煎 2 次分服。疗效标准：①治愈：发热退，腮部肿痛消除；②好转：发热退，腮部肿痛明显减轻；③无效：发热及腮部肿痛无明显改善，伴有并发症。结果：治愈 32 例，好转 13 例，总有效率 100%。

齐晓用银翘散加减治愈小儿痄腮（流行性腮腺炎）1 例。患者，男，10 岁。发热 5 天，左侧耳垂部漫肿疼痛，咀嚼不便，舌质红、苔黄厚，脉浮数。此乃感受温毒，病邪在表，治宜疏风清热，散结消肿。方用银翘散加减：金银花、连翘、牛蒡子、荆芥、夏枯草各 10g，桔梗 8g，甘草 6g，板蓝根 30g，连服 4 剂而愈。

邓辉权运用自拟消痄贴配合银翘散加减治疗流行性腮腺炎，取得满意效果。共计收治患者 147 例：男 87 例，女 60 例；年龄 2 岁～12 岁；病程最长 1 周，最短 2 天。消痄贴外敷：金银花 25g，板蓝根 25g，牛蒡子 18g，青黛 5g，将上药研末，植物油熬炼成膏，贴敷患者腮部肿痛处，1 天 1 次。银翘散内服：金银花 15g，连翘 10g，桔梗 6g，牛蒡子 15g，荆芥穗 10g，薄荷 10g，竹叶 10g，甘草 6g，芦根 20g，淡豆豉 10g。热甚者加柴胡 8g、僵蚕 10g、板蓝根 15g、石膏 15g；肿痛加夏枯草 10g、昆布 10g、海藻 10g；口渴、大便秘结加生地黄 10g、玄参 10g、大黄 6g（后下）。水煎服，每日 1 剂，分 2 次服。疗效标准：①治愈：体温正常，腮腺肿痛消除，局部体征消失；②显效：体温接近正常，腮部肿痛及局部体征明显减轻。结果：临床治疗 3 天，治愈 125 例，显效 22 例，总有效率 100%。

徐娜运用银翘散治愈痄腮（流行性腮腺炎）1 例。患者，男，10 岁，发热 5 天，最高 39℃，发热第三天发现左侧耳垂部漫肿疼痛拒按，舌质红，苔黄，脉浮数。方用银翘散加减：薄荷 5g（后下），金银花 10g，连翘 10g，牛蒡子 10g，荆芥 10g，桔梗 10g，枳壳 10g，柴胡 10g，夏枯草 10g，甘草 6g，葛根 10g，板蓝根 12g。服药 3 剂，热退，肿见消。继服上方 4 剂巩固。

齐晓霞等人在 2005 年 8 月～2005 年 12 月期间，采用银翘散和普济消毒饮加减加外贴治疗急性腮腺炎，取得了良好的效果。共计收治患者 156 例：年龄最大 37 岁，最小 2 岁；男性 95 例，女性 61 例；病程最长 16 天，最短的 4～5 天。治疗用银翘散和普济消毒饮加减（甘草、黄连、马勃各 3g，竹叶、薄荷各 5g，荆芥、桔梗、升麻、柴胡、橘红皮各 6g，牛蒡子、淡豆豉、芦根、板蓝根、玄参、黄芩各 10g，白僵蚕、金银花、连翘各 15g）。高热不退加重金银花用量到 30g；有温邪入血分加牡丹皮 12g；痛肿甚者加红花 8g、延胡索 10g；头痛加白芷 6g；睾丸肿痛加桔核或荔核 6g。水煎至 150ml，每天服 1 剂，分 4 次口服。根据病情加外贴药膏，24 小时换 1 次（三黄粉：黄连、黄芩、黄柏各 30g，青黛粉 15g，用凡士林 3 调膏，外贴 3～7 次为 1 个疗程）。结果：治愈 156 例，总有效率 100%。

林素财等人运用银翘散加减治愈流行性腮腺炎 1 例。患者，男，5 岁，1 周前双侧腮腺区漫肿，疼痛，咀嚼痛甚，今早出现恶寒发热，双侧睾丸肿痛。证见面部两侧以耳垂为中心漫肿，下颌骨边缘不清，局部皮肤发亮，酸痛拒按，伴头痛烦躁，溲黄便秘，此乃西医之流行性腮腺炎，中医诊断为痄腮，辨证为风热疫毒，邪犯肺卫，引睾窜腹，治以疏风透邪，清热解毒，消肿止痛。方以银翘散加减：金银花 8g，连翘 8g，牛蒡子 6g，淡豆豉 6g，薄荷 5g，生甘草 3g，桔梗 8g，芦根 6g，焦山栀 6g，大青叶 9g，滑石 15g，制僵蚕 8g，荔枝核 8g，生大黄 4g。服 4 剂后，患儿热退，腮腺区肿痛减轻，睾丸疼痛减轻。其母述其纳呆不欲食，烦渴甚，证见唇红，舌干少苔，脉细数，故于方中再入石斛 6g，麦冬 6g，生地黄 6g，天花粉 6g，再进 3 剂，诸症消失。

阴云龙等人利用银翘散加味治疗流行性腮腺炎合并睾丸炎 1 例。患者，男，44 岁，2013 年 12 月 18 日就诊。1 周前感冒后发热恶寒，体温 37.6℃，伴下颌部肿胀疼痛，行浅表软组织及颈部淋巴结彩超提示双侧颌下腺弥漫性病变，双侧颈部淋巴结增大。血常规检查示白细胞 $10.2\times10^9/L$。曾服抗病毒口服液，静脉滴注青霉素、炎琥宁及头孢哌酮舒巴坦等，症状时轻时重，逐渐出现双侧睾丸肿胀疼痛，体温 39.6℃。诊见：发热恶寒，肢倦酸痛，时有咳嗽、痰少色白，咽喉肿痛，下颌部肿胀疼痛，双侧睾丸肿胀疼痛、痛引少腹，行走受限，神志清楚，精神欠佳，纳食一般，心悸少寐，大小便正常，舌边尖红苔微黄，脉滑数。中医诊断为痄腮，辨证属风温毒邪阻滞少阳厥阴经脉。治以清热解毒凉血消痈。处方：金银花 30g，连翘 30g，薄荷 15g，牛蒡子 15g，芦根 20g，生石膏 15g，黄芩 6g，当归 20g，赤芍 15g，柴胡 15g，升麻 10g，葛根 10g。每日 1 剂，水煎分两次服。服 3 剂后热退，体温降至 36.3℃，肿痛逐渐减轻，1 周左右痊愈，随访无不适。

黄新菊等人在 2012 年 2 月～2014 年 10 月期间，运用银翘散联合利巴韦林治疗流行性腮腺炎，疗效显著。共计收治流行性腮腺炎患者 176 例，随机分为治疗组和对照组，每组各 88 例。治疗组：男 56 例，女 32 例；年龄 13～18 岁，平均（15.89±0.71）岁；病程 1～4 天，平均（3.11±0.29）天；单侧肿大 42 例，双侧肿大 46 例。对照组：男 48 例，女 40 例；年龄 13～20 岁，平均（16.03±0.14）岁；病程 1～5 天，平均（2.94±0.78）天；单侧肿大 36 例，双侧肿大 52 例。两组患者一般资料比较，差异无统计学意义（$P>0.05$），具有可比性。治疗组口服银翘散，并给予利巴韦林静脉滴注；对照组仅给予利巴韦林静脉滴注。两组均治疗 7 天。结果：治疗组并发睾丸炎 1 例，胰腺炎 1 例；对照组并发睾丸炎 3 例，胰腺炎 4 例，卵巢炎 2 例。治疗组并发症总发生率为 2.27%，明显少于对照组的 10.23%（$P<0.05$）。两组患者的并发症经积极对症治疗后均已治愈。治疗组痊愈率和总有效率均明显高于对照组（$P<0.05$），治愈患者的腮部疼痛及肿胀消失时间均明显少于对照组（$P<0.05$）。

（七）小儿口疮

曹晶明以银翘散化裁治疗小儿口疮，疗效满意。共计收治患儿 48 例：男 20 例，女 28 例；1 岁以内者 15 例，1～2 岁 17 例，3～4 岁 8 例，3～8 岁 8 例。以上患儿均见不同程度之口腔溃疡，其中 32 例之溃疡波及整个口腔（包括舌、颊黏膜、上颚、齿龈、咽峡部等），并伴有低热。患儿均因口痛拒食及烦躁不安，重者唇红而赤，舌红苔腻，指纹紫滞，便秘溲黄。有 24 例患儿先经青霉素、维生素类等药物治疗数天无效。方药：金银花 10g，连翘、桔梗、天花粉、玄参、麦冬、淡竹叶、板蓝根、甘草各 6～10g。重症者加生石膏、芦根各 10～20g，石斛 6～10g，火麻仁 5～10g。每日 1 剂。此外，外用淘米水煮沸冷却后，以棉签蘸洗溃疡面。结果：服药 2 剂痊愈者 18 例，服药 3 剂痊愈者 15 例，服药 5 剂痊愈者 14 例，一例未痊愈。

（八）小儿疱疹性口炎

高津福等人在 1988～1991 年期间，应用加味银翘散治疗小儿疱疹性口炎，取得较满意疗效。共计收治患儿 187 例，随机分为中药和西药两组。中药组：112 例；男 60 例，女 52 例；年龄 11 个月～13 岁，平均 4.2 岁；病程 3～7 天，平均 4.6 天；发热 108 例（均>38℃），口疮（以唇、颊、舌部为主，均有疱疹融合成溃疡）；颌下淋巴结肿大 81 例，面赤、苔黄、便干 40 例。西药组：75 例；男 39 例，女 36 例；年龄 12 个月～13 岁，平均 4.4 岁；病程 3～10 天，平均 6.8 天；发热 69 例（>38℃）；口疮部位及特点与中药组相同；颌下淋巴结肿大 52 例；面赤、苔黄、便干 28 例。另选 20 例健康儿童（口腔内有个别浅龋齿）作对照组，其中男女各 10 例，平均年龄 4.4 岁。资料经统计学处理无显著性差异。中药组用银翘散加减：金银花 10g，连翘 6g，桔梗 6g，薄荷 3g，芦根 12g，牛蒡子 9g，竹叶 6g，木通 3g，板蓝根 10g，甘草 3g。面赤、苔黄、便干、口臭去桔梗、薄荷、牛蒡子，加生石膏 15g（先煎）、知母 6g、地黄 6g。每日 1 剂，分 3 次口服。西药组给予西医治疗，吗琳双呱片，每日 10～15mg/kg，分 3 次口服，复合维生素 B 片，每次 1 片，每日 3 次；发热酌用复方阿司匹林片口服。两组口腔溃疡处均喷涂黏膜溃疡粉（主要成分为青黛、冰片各 50g），每日 2～4 次。上述两组用药均 3～5 天。结果：中药组 112 例中痊愈 30 例，显效 68 例，有效 8 例，无效 6 例，总有效率 94.6%；西药组 75 例中痊愈 7 例，显效 21 例，有效 23 例，无效 24 例，总有效率 68.0%。两组总有效率比较有显著性差异（$P<0.01$）。中药组、西药组平均退热天数分别为 26 天、3.8 天；口腔溃疡愈合时间分别为 4.6 天、6.8 天；全身症状改善时间分别为 3.8 天、5.5 天。

郭金萍等人采用银翘散加减治愈疱疹性龈口炎 1 例。患者，男，1 岁，2017 年 3 月 6 日初诊。患儿发热伴拒食流涎 3 天，体温最高 38.6℃，无咳喘、吐泻等症，二便调。查体：精神好，呼吸平，咽红，咽腭弓及舌面上可见散在的口腔溃疡，牙龈充血肿胀，双肺（-），心腹（-），舌红苔黄。手足臀未见疱疹。血常规示：白细胞数 8.59×10^9/L，中性粒细胞百分比 28.10%，淋巴细胞百分比 52.90%，C-反应蛋白 8.24mg/L。西医诊为疱疹性龈口炎。中医诊为感冒，证属风热疫毒型，治以疏风清热解毒，施以银翘散合泻黄散加减治疗。处方如下：金银花 10g，连翘 10g，桔梗 10g，薄荷 6g，炒牛蒡子 10g，芦根 15g，生石膏 15g，栀子 6g，甘草 6g，荆芥穗 10g，淡豆豉 10g，黄连 3g，广藿香 10g，玄参 10g，板蓝根 6g。3 剂，水煎服，每天 2 次，每次 100ml。3 月 9 日复诊：热退，咽腭弓及舌面溃疡较前减少，牙龈红肿减轻，舌红苔薄黄稍腻。上方去炒牛蒡子、荆芥穗、玄参，加山药 10g、茯苓 10g、麸炒薏苡仁 10g，继服 3 剂。3 月 13 日三诊：热退未反复，进食可，牙龈红肿基本消退，舌面及咽腭弓处溃疡基本愈合消退，舌淡红苔薄黄。原方继服 3 剂。3 天后随诊，患儿牙龈红肿完全消退，已正常进食，状态良好。

李萌等人运用银翘散加减治愈疱疹性口腔炎 1 例。患者，男，7 岁，2018 年 3 月 7 日初诊。患儿 1 周前口腔及唇部出现白色疱疹及溃疡伴发热，于外院静脉滴注消炎药（具体用药及剂量不详）3 日，2 日前热退，现口唇部仍有大量疱疹及溃疡面，咽痛，无咳嗽流涕，纳欠佳，大便 3 日未解，小便短赤，舌红苔少脉数。血常规：白细胞数 9.08×10^9/L，中性粒细胞百分比 59%，淋巴细胞百分比 27%，单核细胞百分比 9%，嗜酸性粒细胞百分比 2.3%。诊见：精神欠佳，口痛不能言，咽痛不能食，嘱其张口观舌，质红，口中溃疡已连成片，痛剧，不可大开，故咽部未察，断其红赤也，其母诉自发病以来不能正常进食，饥饿甚时吸管吮入流质清淡饮食。西医诊断为“疱疹性口腔炎”；中医诊断为“口疮”。治以清热泻火、凉血解毒。方用银翘散合白虎汤加减：生石膏 20g，金银花、连翘、炒牛蒡子、桔梗、荆芥穗、淡豆豉、芦根、知母、炒僵蚕、酒大黄、赤芍、牛膝、姜厚朴、麸炒枳壳各 10g，焦栀子、小通草、淡竹叶、薄荷（后下）各 6g。3 剂，每日 1 剂，水煎少量频服。3 日后二诊：溃疡较前减轻，疼痛缓解，进食水较前增加，无咳无涕，无发热，大便 2 日 1 行，质偏干，舌红苔少脉略数。查体时口已可正常张开，可见咽仍红，知其热未尽除也。初诊方酒大黄改为 6g，加炒莱菔子 10g，3 剂，服法同前。又 3 日后三诊：患儿口唇溃疡消失，未诉疼痛，无咳无涕，无发热，纳可便调，大便日 1 行，舌红、苔花剥，脉略数。为巩固疗效，调方如下：白术 15g，北沙参、麦冬、天花粉、太子参、知母、焦山楂、焦神曲、焦麦芽各 10g，玉竹、炙甘草各 6g。7 剂。水煎分 2～3 次服。

六、治疗小儿传染病

（一）手足口病

李巧香在 2001 年 3 月～2004 年 8 月期间，应用自拟银翘藿茵汤治疗小儿手足口病，收效良好。共计收治患者 132 例，随机分为治疗组和对照组。治疗组：68 例；男 35 例，女 33 例；年龄最小 10 个月，最大 7 岁，平均 2.8 岁；伴发热 51 例，臀部皮疹 15 例。对照组：64 例；男 33 例，女 31 例；年龄最小 11 个月，最大 6 岁，平均 2.7 岁；伴发热 49 例，臀部皮疹 14 例。两组一般资料经统计学处理无显著性差异（$P>0.05$），具有可比性。两组患儿出现高热者则予对乙酰氨基酚进行退热对症处理，并常规口腔护理。对照组口服利巴韦林颗粒。治疗组口服银翘藿茵汤，方药：金银花 9g，连翘 9g，藿香 9g，茵陈 6g，薏苡仁 12g，厚朴 9g，石菖蒲 9g，黄芩 6g，板蓝根 10g，野菊花 10g。咽痛明显者加牛蒡子、玄参；大便干结者加大黄、枳实；口渴明显者加石膏、知母。每日 1 剂，水煎 2 次，分 2～3 次口服。两组均连续用药 5 天。疗效标准：①显效：经治疗 2 天体温降至正常，疱疹开始消退，5 天内疱疹退净；②有效：经治疗 3 天体温降至正常，疱疹开始消退，5 天内疱疹退净；③无效：经治疗 3 天仍有发热和（或）疱疹未见好转，5 天内疱疹未退净。结果：治疗组显效 48 例（70.6%），有效 18 例（26.5%），无效 2 例（2.9%），总有效率为 97.1%；对照组显效 18 例（28.1%），有效 34 例（53.1%），无效 12 例（18.8%），总有效率 81.2%。治疗组总疗效优于对照组（$P<0.05$），且改善发热、消退疱疹的疗效也优于对照组（$P<0.01$ 或 $P<0.05$）。

马爱军在 1997 年 1 月～2000 年 6 月期间，运用银翘散治疗手足口病，取得显著疗效。共计收治患者 30 例：男 19 例，女 11 例；年龄最小 2 岁，最大 7 岁，平均 3 岁；病程 5～7 天，平均 5 天。方用银翘散：连翘 9g，金银花 9g，桔梗 9g，薄荷 9g，竹叶 4g，荆芥穗 9g，淡豆豉 6g，牛蒡子 9g，生甘草 6g。每日 1 剂，煎 2 次，取汁 500～700ml，幼儿不拘时候，可分多次 1 天内服完，较大者分 2 次服。结果：用药 3 剂，治愈 14 例（自觉症状消失，疱疹干涸，无新皮疹出现）；好转 16 例（症状明显减轻，疱疹减少，无新皮疹出现）。有效率 100%。经 5 剂后，全部治愈。

张丽霞在 2004 年 5 月～2007 年 7 月期间，运用银翘散加减治疗手足口病，获满意疗效。共计收治患者 63 例，随机分为治疗组和对照组。治疗组：32 例；男 21 例，女 11 例；年龄最小 1 岁，最大 10 岁，平均（3.6±1.2）岁；病程最短 1 天，最长者 3 天，平均（1.6±0.6）天。对照组：31 例；男 20 例，女 11 例；年龄最小 1 岁，最大 8 岁，平均（3.5±1.2）岁；病程最短 1 天，最长 3 天，平均（1.6±0.7）天。经统计学处理，两组之间差异无统计学意义（$P>0.05$），具有可比性。治疗组用银翘散，改散为汤加减治疗。基本药物组成：金银花，连翘，薄荷，牛蒡子，桔梗，芦根，竹叶，淡豆豉，甘草。用量依据患儿个体年龄、体重、体质等情况而定。每日 1 剂，水煎 15 分钟，薄荷后下。煎 2 次，头煎取汁 60～100ml，分 2 次或多次 1 日内服完。二煎取汁 300～500ml 冷却后泡手足。疱疹较多，红晕明显者，加大青叶、黄芩、牡丹皮；疹色淡者，加滑石、通草；伴高热者，加生石膏、知母；咳嗽明显者，加枇杷叶、浙贝母；食欲不振、恶心呕吐者，加法半夏、姜竹茹。对照组口服阿昔洛韦片剂每次 20mg/kg，每日 4 次；外用 5%阿昔洛韦软膏涂患处，每日 3 次。两组均以 5 天为 1 个疗程。疗效标准：①治愈：体温恢复正常，皮疹消退，口腔溃疡愈合；②好转：体温正常，皮疹减少，口腔溃疡部分痊愈；③无效：仍发热，皮疹及口腔溃疡无变化。均以 5 天为 1 个疗程。结果：治疗组治愈率为 81.3%，总有效率为 96.9%；对照组治愈率为 58.1%，总有效率为 77.4%。治疗组明显优于对照组（$P<0.05$）。

高军在 2005 年 4 月～2007 年 12 月期间，运用银翘散合碧玉散加减治疗手足口病，疗效显著。共计收治患者 45 例：男 25 例，女 20 例；年龄最小 6 月，最大 17 岁。处方：金银花 5～8g，连翘 5～8g，薄荷（后下）3～5g，竹叶 6～8g，牛蒡子 6～8g，芦根 5～8g，玄参 8～10g，碧玉散（布包）10～20g。热重加大青叶、生石膏、知母；湿重加生薏苡仁、佩兰；口腔疼痛甚加黄连、栀子；疱疹色深或疱浆混浊加紫草、生地黄。每天 1 剂，煎熬取汁，不拘时服用。3 天为 1 个疗程，2 个疗程后观察疗效。高热者口服布诺芬混悬液对症处理。疗效标准：①痊愈：手足疱疹消退，口腔疱疹或溃疡愈合，饮食二便正常；②有效：手足疱疹明显消退，体温渐趋正常，其他症状得到改善；③无效：临床症状基本无变化，或有合并皮肤感染及口腔感染。结果：治愈 10 例，占 22.2%；好转 33 例，占 73.3%；无效 2 例，占 4.4%；总有效率为 95.6%。

朱奕豪等人在2008年5月10日～5月22日期间，运用银翘散加藿朴夏苓汤治疗小儿手足口病，取得满意疗效。共计收治患者43例，随机分为治疗组与对照组。治疗组：23例；男18例，女5例；年龄最小1岁，最大5岁，平均2.5岁；病程最短1天，最长4天，平均2.6天。对照组：20例；男10例，女10例；年龄最小9个月，最大7岁，平均2.4岁；病程最短1天，最长3天，平均1.6天。两组在年龄、性别、病程和病情程度等方面差异均无显著性。对照组以西药抗病毒、对症治疗为主，治疗组在西医治疗基础上结合中药汤剂银翘散加藿朴夏苓汤加减治疗。银翘散加藿朴夏苓汤加减药物组成：金银花，连翘，薄荷，蝉蜕，藿香，佩兰，姜半夏，生薏苡仁，甘草。每日1剂，水煎100ml，取汁1天内分2次或多次服完。两组均以3天为1个疗程，连续治疗观察2个疗程。结果：治疗组显效65.2%，有效30.4%，总有效率95.6%；对照组显效15%，有效50%，总有效率65%，治疗组显效率、总有效率均明显优于对照组，无效率明显少于对照组（$P<0.01$）。治疗组患者在发热、手足口皮疹及口腔疱疹消退时间、住院时间均明显短于对照组（$P<0.01$）。

黄红梅运用银翘散加减治疗手足口病，疗效显著。共计收治患儿16例：男10例，女6例；年龄2岁以下4例，2～5岁10例，5岁以上2例；伴高热者3例；拒食者10例，少食者4例；均有口腔溃烂，手掌、足底疱疹，臀部皮疹。治疗以银翘散加减方：金银花6g，连翘6g，淡竹叶6g，牛蒡子6g，薄荷3g，芦根9g，牡丹皮6g，玄参6g，蝉蜕3g，黄芩3g，板蓝根6g。发热重者加石膏、知母；大便闭结者加枳实、大黄；尿短黄者加木通。水煎服，日1剂。拒食者予静脉滴注补液，高热者予西药退热。结果：16例患儿服药3～4天后，症状消失，病愈。

尹蔚萍等人在2005年1月～2008年3月期间，采用三豆银翘散治疗小儿手足口病，疗效满意。共计收治患儿63例，年龄1～8岁，病程不超过3天，全部病例无并发症，按就诊顺序分为治疗组与对照组。治疗组：32例；男17例，女15例；平均年龄（2.74±1.09）岁。对照组：31例；男16例，女15例；平均年龄（2.62±1.16）岁。两组在性别、年龄、病情严重程度方面差异无显著性（$P>0.05$），具有可比性。治疗组用三豆银翘散口服：黑豆9g，绿豆9g，赤小豆9g，金银花9g，连翘9g，板蓝根9g，黄芩6g，竹叶6g，薏苡仁9g，灯心草6g，生地黄6g，生甘草6g。小于3岁患儿用2/3量。每日1剂，水煎2次，分3次口服。对照组用利巴韦林颗粒治疗10mg/（kg·d），分3次口服。疗程为5天。两组均可予对症治疗，体温≥38.5℃，视情况给对乙酰氨基酚口服退热，两组均不能给予抗病毒的中西药物。疗效标准：①治愈：手足及躯干部皮疹消退，口腔疱疹或溃疡愈合，无发热、鼻塞、咳嗽等症；②有效：口腔溃疡减轻，手足及躯干部皮疹明显消退，其他症状得到改善；③无效：皮疹消退不明显，发热不退或合并皮肤及口腔感染。结果：治疗组治愈20例，有效10例，无效2例，总有效率93.75%；对照组治愈11例，有效12例，无效8例，总有效率74.19%。总有效率治疗组与对照组比较，差异有统计学意义（$P<0.05$），治疗组疗效优于对照组。两组在退热时间，口腔、手足疱疹消退时间及痊愈天数比较，差异均有显著性（$P<0.05$），治疗组疗效优于对照组。

程红球等人在2008年4～10月期间，采用银翘散加减联合西医治疗儿童手足口病，取得较好效果。共计收治患儿60例：男29例，女31例；年龄8个月～7岁，<1岁8例，1～3岁36例，>3～5岁11例，>5～7岁5例。随机分为治疗组和对照组，每组各30例。治疗组：男15例，女15例；平均年龄3.3岁。对照组：男14例，女16例；平均年龄3.4岁。临床表现为：急性发热、流涎、口痛或拒食，口腔内散在小疱疹或溃疡，位于舌、颊黏膜、腭、牙龈等处，手足、臀部皮肤见小疱疹数个，舌质红，苔白或白厚或黄厚，脉浮或数。两组在年龄、性别、病程、病情分布等方面，无显著性差异，有可比性。各组病例均给予常规护理退热等处理，营养及支持治疗，维持水电解质及酸碱平衡，少数病例疑有合并细菌感染者给予抗生素适当抗感染治疗，出现并发症者按相应治疗原则对症处理，分别观察治疗效果。对照组采用利巴韦林10～15mg/（kg·d）加入5%葡萄糖注射液静脉滴注，治疗组在对照组的基础上加用以银翘散为基本方辨证加减。风热灼津而渴甚者加天花粉、石斛；热势高而邪热化火者加青蒿、虎杖；肺失宣降而咳嗽者加杏仁、全瓜蒌、化橘红；温毒而颈肿咽痛者加马勃、玄参。水煎取汁200ml，每日1剂，分次温服，小于3岁患儿用量逐减。结果：对照组治愈时间（6.13±1.28）天，治疗组治愈时间（5.50±0.90）天。两组患儿治愈时间比较均有显著性差异（$P<0.05$）。

杨少洁等人在2008年4～7月期间，采用银翘散加味治疗手足口病，疗效显著。共计收治患儿80例，随机分为试验组和对照组，每组各40例。试验组：男24例，女16例；平均年龄（30±2.2）月；口腔及手、足出现皮疹，4例臀部有少许皮疹，6例发热，体温38.5℃左右，3例伴咳嗽。对照组：男25例，女15例；年龄、皮疹情况、一般情况及血常规等与试验组差异均无显著性，两组具有可比性。试验组予以银翘散加味：金银花10g，连翘10g，蝉蜕5g，滑石10g，牛蒡子5g，竹叶10g，菊花10g，黄芩10g，杏仁10g，山楂10g，陈皮5g，白鲜皮5g，甘草3g。5岁以内幼儿，日1剂，组方剂量减半，每日服2次；6岁以上儿童，日1剂，每日服2次。对照组给予利巴韦林颗粒10～15g口服，分3次。有发热均对症处理，全部患儿均无发热、皮疹全部消退时停止。疗效标准：①治愈：手足口腔等部位皮疹消退，体温稳定、不发热，饮食如常；②有效：皮疹无继续发展，体温稳定、不发热，饮食有所恢复；③无效：治疗前后无变化。结果：试验组痊愈28例（70.00%），有效11例（27.5%），无效1例（2.5%）；对照组痊愈19例（47.5%），有效16例（40.0%），无效5例（12.5%）。试验组总有效率97.5%，对照组总有效率 87.5%，二者有非常显著性差异（$P<0.01$）。

王宇光等人在 2007 年 4 月～2009 年 4 月期间，运用银翘散治疗手足口病，疗效满意。共计收治患儿 168 例，随机分为对照组和治疗组。治疗组：85 例；男 42 例，女 43 例；平均年龄（3.28±1.01）岁。对照组 83 例，男 41 例，女 42 例；平均年龄（3.18±1.10）岁。两组在性别、年龄、体温等方面比较，差异均无显著意义（$P>0.05$），具有可比性。对照组予利巴韦林 15mg/（kg・d）。治疗组在对照组治疗基础上予银翘散（连翘 15g，金银花 20g，桔梗、薄荷、荆芥穗各 10g，竹叶、淡豆豉各 12g，生甘草 6g，牛蒡子 9g），每天 1 剂，水煎，每次 50ml，分早晚 2 次口服。两组均治疗 5 天后观察疗效。疗效标准：①显效：2 天内体温下降或恢复正常，能进食，皮疹不同程度消失；②有效：3 天内体温下降或恢复正常，拒食症状缓解，神情佳；③无效：治疗 5 天后仍发热、拒食、口腔溃烂明显，合并细菌感染。结果：治疗组显效 48 例，有效 21 例，无效 16 例，总有效率为 81.2%；对照组显效 40 例，有效 17 例，无效 26 例，总有效率为 68.7%。两组比较，差异有显著性意义（$P<0.05$），治疗组优于对照组。

甄玉珍在 2003 年 3 月～2008 年 5 月期间，采用银翘散治疗手足口病，收到良好效果。共计收治患儿 50 例：男 38 例，女 12 例；年龄最大 8 岁，最小 1 岁；1～2 岁 5 例，2～4 岁 32 例，4～6 岁 10 例，6～8 岁 3 例；病程 5～7 天。予银翘散：连翘 7g，金银花 8g，桔梗 6g，荆芥穗 5g，淡豆豉 4g，薄荷 5g，竹叶 4g，甘草 3g，牛蒡子 7g。每日 1 剂，用 250ml 水浸泡 30 分钟，武火煎至水沸后，文火再煎 5 分钟，取汁 100ml，二煎加水 100ml，煎法同上，取汁 50ml。2 次煎得混合液 150ml。<2 岁每日 50ml，2～5 岁每日 100ml，>5 岁每日 150ml，分 3 次口服。服药困难者予煎剂灌肠，用量同口服，药温为 39～41℃，速度 30 滴/分钟，保留 10～15 分钟，每日 2 次。治疗 5 天后统计疗效。疗效标准：治愈：手足、躯干部皮疹消退，口腔疱疹或溃疡愈合，无发热、鼻塞、咳嗽等症状；②有效：口腔溃疡减轻，手足、躯干部皮疹明显消退，其他症状得到改善；③无效：皮疹消退不明显，发热不退，或合并皮肤、口腔感染。结果：治愈 36 例，有效 13 例，无效 1 例，治愈率 72%，总有效率 98%。

高飞上等人在 2009 年 10 月～2010 年 5 月期间，运用银翘散加减治疗手足口病患儿，疗效较好。共计收治患儿 64 例：男 36 例，女 28 例；5 岁以内发病率最高，57 例（88%）。银翘散加减：金银花 10g，连翘 10g，升麻 5g，荆芥 8g，板蓝根 10g，牛蒡子 8g，薄荷 8g，芦根 12g，蝉蜕 5g，僵蚕 6g，紫草根 6g，葛根 8g，桑叶 10g，藿香 5g，生甘草 3g。日 1 剂，水煎 2 次共取汁 200ml，分 3 次口服，连用 3 天。疗效标准：①痊愈：服药 3 天后，皮疹、发热、咽痛、厌食、流涎等症状完全消失，无脑膜炎、脑炎、脑脊髓炎、神经源性肺水肿、循环障碍、重症心肌炎等并发症；②显效：服药 3 天后，症状基本消失，无上述并发症；③有效：服药 3 天后，症状明显减轻，无上述并发症；④无效：服药 3 天后，症状无明显减轻，或出现上述并发症之一。结果：64 例患者中，痊愈 42（66%）例，显效 13（20%）例，有效 6（9%）例，无效 3（5%）例，总有效率 96%。

蔡颖璋等人在 2009 年 6 月～2010 年 6 月期间，采用中西医联合的方法治疗小儿手足口病，取得了较为理想的治疗效果。共计收治患儿 60 例，随机分为观察组和对照组，每组各 30 例。观察组：男 18 例，女 12 例；年龄 5 个月～9 岁，平均 4.5 岁；病程 1～3 天，平均 1.8 天；伴有发热者 27 例，口腔黏膜及皮肤出疹者 24 例，咽痛者 11 例，呕吐、恶心者 7 例。对照组：男 21 例，女 9 例；年龄 4 个月～7 岁，平均 3.8 岁；病程 1～2 天，平均 1.1 天；伴有发热者 25 例，口腔黏膜及皮肤出疹者 23 例，咽痛者 9 例，呕吐、恶心者 4 例。两组患儿从年龄、性别、病程等各方面比较差异不大（$P>0.05$），具有可比性。对照组给予西药常规治疗，治疗组在西药常规治疗基础上，加用银翘散为主的中药治疗（金银花 10g，连翘 10g，淡竹叶 10g，薄荷 5g，牛蒡子 10g，荆芥 10g，桔梗 10g，淡豆豉 10g，甘草 3g。热毒较盛者加黄芩 10g、生地黄 10g、生石膏 15g；口渴者加葛根 10g、芦根 10g；便秘者加生大黄 5g、玄参 15g、生地黄 15g；斑疹色红、出血者加生地黄 15g、青黛 5g、玄参 15g、赤芍 10g；水疱较多者加滑石 10g；高热者加生石膏 15g、紫草 10g；心火旺盛者加黄连 5g、生地黄 15g；呕吐、腹泻者加白术 10g、茯苓 10g；脘腹胀痛者加陈皮 5g、枳壳 5g；咽喉肿痛者加板蓝根 15g、玄参 15g；小便短赤者加木通 5g、栀子 10g。水煎服，每日 1 剂，分 2 次服用）。结果：观察组与对照组从体温恢复时间、皮疹消退时间及总病程方面比较差异明显（$P<0.05$），观察组好于对照组。

张兆泉在 2006 年 3 月～2009 年 3 月期间，采用三豆银翘散加减煎汤直肠静脉滴注辅治小儿手足口病，收到较好疗效。共计收治患者 120 例，随机分为治疗组和对照组，每组各 60 例。两组性别、年龄、病程、症状、体征等方面比较差异无统计学意义（$P>0.05$），具有可比性。对照组予阿昔洛韦 5mg/kg 加入 5%葡萄糖注射液 100～150ml 中静脉滴注，每天 2 次。外用蒙脱石散涂抹于口腔患处。对手足皮肤疱疹溃破感染者，用金黄散或青黛散麻油调敷患处。同时给予维生素 B、C 营养支持。腹泻脱水者补充液体维持水电解质平衡，感染者给予抗生素，发热者给予解热镇痛剂。治疗组在对照组治疗基础上加用三豆银翘散加减煎汤直肠静脉滴注。三豆银翘散：薏苡仁 19g，黑豆、赤小豆、金银花、板蓝根各 12g，绿豆、连翘各 9g，竹叶、桔梗、甘草各 6g。高热者加生石膏、知母、羚羊粉；手足皮肤红斑色紫者加紫草、牡丹皮、赤芍；大便闭结者加生大黄枳实；小便赤者加灯心草；食欲不振、恶心、呕吐者加白豆蔻、法半夏、姜竹茹；夜啼烦躁者加蝉蜕、钩藤、晚蚕沙。水煎 2 次，合并浓缩至 400ml，用纱布过滤后倒入消毒滴瓶并封盖。点滴设备采用一般一次性静脉输液器，去掉针头，剪下蘑菇头，接上导尿

管即可。加热瓶液至 30～40℃时开始滴入，静脉滴注前先让患儿排空二便，一般取左侧卧位，导管涂以甘油，按年龄大小插入肛门 10～15cm，胶布固定，打开调节器，调节滴速在 40～60 滴/分钟。用药量根据年龄而定，≤3 岁每次 80～150ml，>3 岁 150～200ml。滴注结束后，静卧 0.5 小时，每天 2 次。两组均以 5 天为 1 个疗程。疗效标准：①治愈：体温恢复正常，疱疹干燥，结痂无渗液；②好转：体温下降至 37.5℃以下，疱疹大部分渗液吸收干燥结痂，可见少许渗液疱疹存在；③无效：体温无下降，疱疹较前略有减少。结果：治疗组治愈 48 例（80.0%），好转 11 例（18.3%），无效 1 例（1.7%），总有效率 98.3%；对照组治愈 21 例（35.0%），好转 30 例（50.0%），无效 9 例（15.0%），总有效率 85.0%。两组之间差异有统计学意义（$P<0.05$），治疗组优于对照组。

陈艳洋等人在 2011 年 1～9 月期间，运用导赤银翘散口服配合复方黄水外搽治疗小儿手足口病，疗效满意。共计收治患儿 60 例，随机分入对照组及治疗组，每组各 30 例。对照组予以口服阿昔洛韦咀嚼片每次 0.2g，2 次/天，维生素 B_2 片每次 2.5mg，3 次/天，连服 5 天，口腔局部予以利巴韦林气雾剂治疗，4 次/天，连用 5 天。治疗组予以导赤银翘散口服，方药：金银花 5g，连翘 5g，淡竹叶 5g，牛蒡子 3g，芦根 5g，桔梗 3g，生地黄 5g，木通 3g，生甘草 3g。日 1 剂，水煎至 100ml，分 2～3 次喂服，连服 5 天。高热加钩藤 5g、滑石 5g，或加羚羊角颗粒 0.5g 冲服；咳嗽加杏仁 3g、炙枇杷叶 5g；咽痛明显、拒食者加玄参 5g、延胡索 5g。同时予以自制复方黄水外搽有皮疹及水疱处，日搽 4 次。疗效标准：①痊愈：用药 2 天内体温正常，疱疹缩小，无溃疡形成，无新的疱疹出现，能进食，无其他并发症，用药 5 天后疱液吸收、结痂，正常进食，无合并症出现；②有效：用药 3 天后热退，疱疹缩小并逐渐消失，无新的疱疹出现，能进食少量食物，无其他并发症，用药 5 天后疱液吸收、大部分疱疹已结痂，正常进食，无合并症出现；③无效：治疗 5 天体温仍反复，拒食，流涎，口腔及手足疱疹无明显消退，或出现并发症。结果：治疗组总有效率 96.7%，对照组总有效率 86.7%，两组总有效率比较差异无统计学意义（$P>0.05$），但治疗组治愈率 56.7%明显高于对照组治愈率 33.3%，差异具有统计学意义（$P<0.05$）。治疗组体温降至正常及疱疹消退所需时间较对照组少，差异均具有统计学意义（$P<0.05$）。

于利群运用银翘散加减治愈小儿手足口病 1 例。患者，男，4 岁，因手指、足趾出现红色斑丘疹，疱疹 3 天就诊。刻诊：发热，口干，咽痛，恶心，纳差。查体：体温 38.2℃，咽部少许红色水疱，手指、足趾见红色米粒大、黄豆大斑丘疹数枚，个别皮疹上有小水疱，肛周见数个红色水疱，疹间皮肤正常，水疱无破溃，舌红苔薄黄腻脉细数。查血常规基本正常，西医诊断：手足口病，证属风热犯肺，卫表失和，治以宣肺解表，清热化湿。处方：金银花 9g，连翘 9g，黄芩 6g，薄荷 3g，荆芥 6g，牛蒡子 9g，桔梗 6g，滑石 6g，生薏苡仁 12g，茯苓 9g，煎汤 150～200ml，每日 3 次，连服 3 日，热解疹渐消，疹色淡紫，去荆芥加牡丹皮 9g，紫草 9g，再 3 剂而愈。

劳丽芬等人在 2008 年 3～12 月，采用银翘散加减联合西医对儿童手足口病进行治疗，效果较好。共计收治患儿 130 例，随机分为治疗组和对照组，其中治疗组 70 例，对照组 60 例。两组在年龄、性别、病程等一般资料方面比较，差异无统计学意义（$P>0.05$），具有可比性。两组患儿均给予常规护理，给予退热等对症处理，营养及支持治疗，维持水电解质及酸碱平衡，少数病例疑有合并细菌感染者给予抗生素适当抗感染治疗，出现并发症按相应治疗原则对症处理，分别观察治疗效果。对照组采用利巴韦林 10～15mg/（kg·d）加入 5%葡萄糖注射液静脉滴注，治疗组在对照组的基础上加用以银翘散为基本方辨证加减，热势高而邪热化火加青蒿、虎杖、黄芩，风热灼津而渴甚者加天花粉、石斛，温毒而颈肿咽痛加马勃、玄参、石膏，肺失宣降而咳嗽加杏仁、全瓜蒌。水煎取汁 200ml，日 1 剂，分次温服，小于 3 岁患儿用量逐减。结果：在退热时间、疱疹消失时间和症状全部消失时间方面比较，治疗组均比对照组用时少（$P<0.01$），差异有统计学意义。

彭乘风在 2010 年 4 月～2011 年 4 月期间，采用中药葛根银翘散合西医常规疗法治疗手足口病高热不退患儿，取得了较好疗效。共计收治患儿 97 例，随机分为治疗组与对照组。治疗组：49 例；男 27 例，女 22 例；年龄 8 个月～1 岁 8 个月者 19 例，1 岁 8 个月～2 岁 8 个月者 30 例；均在 1～4 天之内出现高热，体温均为 39～40.1℃；合并支气管炎者 16 例，合并上呼吸道感染者是 26 例。对照组：48 例；男 26 例，女 22 例；年龄 8 个月～1 岁 8 个月者 20 例，1 岁 8 个月～2 岁 8 个月者 28 例；均在 1～4 天出现高热，体温均为 39.0～40.2℃；合并支气管炎者 18 例，合并上呼吸道感染者 30 例。两组患儿性别、年龄、高热程度、合并疾病等资料经统计学处理，差异无统计学意义（$P>0.05$），具有可比性。对照组采用干扰素和利巴韦林等西医常规治疗。治疗组在对照组治疗的基础上加用葛根银翘散治疗。方药：连翘 6g，薄荷（后下）6g，粉葛根 6g，藿香 6g，玄参 6g，金银花 6g，竹叶 6g，淡豆豉 6g。依据患儿的症状、年龄及治疗过程的不同，对药量进行适当调整，其中葛根是非常重要的一味退热药，8 个月～1 岁 8 个月用量为 6g，1 岁 8 个月～2 岁 8 个月用量为 8g。疗效标准：①痊愈：口腔黏膜及手足皮肤等疱疹消退，体温恢复正常范围，饮食状态良好；②好转：口腔黏膜及手足皮肤疱疹部分消退，体温恢复正常范围，饮食状态一般；③无效：口腔黏膜及手足皮肤疱疹未见消退，体温仍然高于正常。结果：治疗组痊愈 30 例（61.2%），好转 19 例（38.8%），无效 0 例，总有效 49 例（100%）；对照组痊愈 16 例（33.3%），好转 21 例（43.8%），无效 11 例（22.9%），总有效 37 例（77.1%）。两组之间有显著性差异（$P<0.05$）。

任霞等人在2009～2010年期间，运用自拟的葛根银翘散治疗手足口病轻症高热不退患儿，取得了较为满意的疗效。共计收治患儿36例：男20例，女16例，年龄10个月～1岁6个月20例，1岁6个月～2岁6个月16例；高热时间1～3天（多已用西药退热效果欠佳）；合并上感27例，支气管炎9例；体温均39～40℃。葛根银翘散组成：粉葛根6g，金银花6g，连翘6g，竹叶6g，薄荷（后下）6g，玄参6g，藿香6g，淡豆豉6g，各药剂量根据患儿年龄、症状以及治疗经过，适当进行调整，其中葛根1味，在退热药中极其重要，2岁～2岁6个月8g，10个月～1岁6个月6g，诸药加水120ml，中火煎煮10分钟后入薄荷，共计15分钟，取药汁60ml，然后再加水120ml，中火煎煮10分钟，取药汁40ml，将两次药液混合，待温后服用，10个月～1岁6个月昼夜分7～8次服完，1岁6个月～2岁6个月分5次服完。疗效标准：①显效：用药12小时，体温降至正常，发热无反复；②有效：用药24小时体温降至正常，其间发热偶有反复。结果：36例患儿中，显效30例（83.3%），有效6例（16.7%），总有效率100%。典型病例一：患者，男，2岁6个月，2010年7月13日初诊。患儿发热，皮疹1天，测体温39.3℃，壮热恶寒，面赤颧红，纳差，双手足心可见米粒大小的暗红色丘疹及少许椭圆形疱疹，唇红而干，口腔内可见散在丘疹，舌质红，苔薄白微腻，咽红，扁桃体不大，脉六部皆浮数。查心肺腹无异常。诊为外感风热。遂投葛根银翘散。葛根8g，玄参8g，金银花6g，连翘6g，淡豆豉6g，藿香6g，竹叶6g，薄荷（后下）6g，牛蒡子6g。两煎混合服完药液一半时体温降至37℃，嘱患儿继续服用，以巩固疗效。典型病例二：患者，男，10个月，2010年7月18日初诊。患儿发热，皮疹3天入院。入院时测体温40.0℃，双手足心散在暗红色丘疹及疱疹，口腔光滑，舌质红，苔薄白，脉浮数，唇红干燥，咽红，双侧扁桃体Ⅰ度肿大，心肺腹无异常。诊为外感风热，夹湿，郁于肌表，急投葛根银翘散加减。方用：葛根6g，牛蒡子6g，薄荷（后下）6g，连翘6g，玄参6g，藿香6g，金银花6g，神曲6g，服药1剂，体温降至38℃左右，2剂服完后体温正常，嘱患儿继续服用，以巩固疗效。

蓝英等人在2010年1月～2010年12月期间，采用银翘散加减治疗小儿手足口病，效果显著。共计收治患儿166例，年龄最小1岁，最大5岁11个月。随机分为中药组和对照组，每组各83例。中药组：男51例，女32例。对照组：男59例，女24例。两组患儿均有手、足皮疹，口腔疱疹，口痛、流涎，及发热症状。两组性别、年龄、病情（临床表现）等临床资料经比较均差异无统计学意义（$P>0.05$），具有可比性。对照组在一般治疗的基础上加用干扰素雾化、喜炎平等治疗。中药组对照组治疗的基础上加用银翘散加减治疗。方药：金银花15g、连翘20g、桔梗10g、芦根20g、薄荷（后下）10g、荆芥10g、薏苡仁20g、生甘草10g。湿重者加茯苓、白术、扁豆；夹暑湿者加六一散；血热重者加牡丹皮；热重者可选加黄柏、黄连、黄芩、青蒿、忍冬藤、蒲公英、夏枯花（草）等。水煎服。两组疗程均为5～7天，随访3天。疗效标准：①临床治愈：症状、体征基本消失或消失；②显效：症状、体征明显改善；③有效：症状、体征均有好转；④无效：症状、体征均无明显改善，甚或加重。结果：两组患儿均治愈，两组患儿5天治愈率差异无统计学意义（$P>0.05$），两组患儿溃疡愈合时间及食欲改善时间比较差异有统计学意义（$P<0.05$）。

高淑林等人在2009年7月～2010年7月，以银翘散联合利巴韦林注射液治疗小儿手足口病，取得了良好疗效。共计收治患儿223例，分为治疗组和对照组。治疗组：125例；男67例，女58例；年龄7个月～8岁，其中<1岁3例，1～3岁85例，4～6岁33例，>6岁4例；发热105例，体温多在37.5～39.0℃：血常规异常者34例。对照组：98例；男52例，女46例；年龄7个月～9岁，其中<1岁3例，1～3岁63例，4～6岁27例，>6岁5例；发热86例，体温多在37.8～39℃；血常规异常者25例。两组一般资料有均衡性。对照组给予利巴韦林注射液10～15mg/kg，1次/天静脉滴注，或分2次肌内注射；白细胞计数增高加罗红霉素，口腔炎外用蒙脱石散，发热给予物理降温或赖氨酸阿司匹林20mg/kg肌内或静脉注射；个别患儿出现的嗜睡、易惊、烦躁不安、抽搐、胃肠不适等对症处理。治疗组在对照组治疗基础上给予银翘散，<1岁每次1.5g，1～5岁每次3g，>5岁每次6g，3次/天，口服。疗效标准：①痊愈：体温正常，疱疹干燥结痂无渗液；②好转：体温下降在37.5℃以下，疱疹大部分干燥结痂，可见少许疱疹存在；③无效：体温没有明显改变，疱疹较前略有减少。结果：对照组痊愈84例，好转7例，无效7例，痊愈率85.7%，总有效率92.9%；对照组痊愈114例，好转8例，无效3例，痊愈率91.2%，总有效率97.6%。与对照组比，治疗组痊愈率和总有效率提高，但差异无统计学意义（$P>0.05$）。与对照组比较，治疗组体温恢复正常时间、疱疹消退时间、住院时间均明显缩短（$P<0.01$）。

周辉等人在2010年3月～2012年12月期间，采用银翘散加藿朴夏苓汤治疗小儿手足口病，取得了良好的临床效果。共计收治患儿156例：男性85例，女性71例；年龄4个月～5岁，平均（2.41±1.48）岁；所有患儿均存在发热，口腔疱疹、溃疡和手足疱疹。随机分为研究组和对照组，每组各78例。两组患儿的年龄、性别及临床表现均无明显差异，具有可比性。对照组给予利巴韦林10mg/kg加入100～250ml 15%葡萄糖注射液中进行静脉滴注，1次/天，血常规升高给予抗生素治疗，口腔出现明显疱疹者给予冰硼散吹敷口腔，并酌情给予非甾体类解热镇痛药物和补液治疗。研究组在对照组治疗基础上给予银翘散加藿朴夏苓汤：金银花50g，连翘50g，藿香6g，佩兰10g，姜半夏4.5g，薄荷30g，蝉蜕7.5g，薏苡仁12g，甘草25g。每日1剂，水煎100ml，3岁以上儿童每次服用100ml，每天3次；3岁以下儿童，每次 20～50ml，每天 3 次口服。两组均以 3 天为 1 个疗程，连续治疗观察 2 个疗程。疗效标准：①显效：48 小时内体温正常，手足及躯干部皮疹消退，口腔疱疹或溃疡愈合，72 小时内不流涎，能进食，正常玩耍；②有效：72 小时内体温正常，口腔溃疡或溃疡减轻，手足及躯干部皮疹明显消退，5 天内不流涎，能进食，正常玩耍；③无效：治疗 4 天仍发热，皮疹消退不明显，流涎，进食受限，合并皮肤及口腔感染。结果：研究组显效 56 例（71.79%），有效 20 例（25.64%），无效 2 例（2.56%），总有效率 97.44%；对照组显效 41 例（52.56%），有效 19 例（24.36%），无效 18（23.08%），总有效率 76.92%。研究组显效率和总有效率均明显高于对照组，二者之间具有显著性差异（$P<0.05$）。研究组发热、皮疹等临床症状消退时间较对照组明显缩短，且差异具有统计学意义（$P<0.05$）。

王长娟等人在 2010 年 6 月～2011 年 9 月期间，应用银翘散加味治疗小儿手足口病，收效良好。共计收治患儿 100 例，随机分为两组，每组各 50 例。治疗组：男 27 例，女 23 例；年龄 1～6 岁，平均（2.50±1.48）岁；病程 1～3 天。对照组：男 26 例，女 24 例；年龄 1～6 岁，平均（2.60±1.55）岁；病程 1～3 天。两组病例一般资料比较差异无统计学意义（$P>0.05$），具有可比性。治疗组予银翘散加减：金银花 3～10g，连翘 3～10g，淡豆豉 2～8g，牛蒡子 3～10g，荆芥 2～8g，薄荷 2～6g，芦根 5～12g，竹叶 3～8g，桔梗 3～10g。伴咳嗽加黄芩 2～8g，枇杷叶 2～8g；伴腹泻加白术 3～10g，茯苓 3～10g，诃子 2～10g。对照组予利巴韦林颗粒（<2 岁）5mg/kg，每日 3 次冲服，或阿昔洛韦片（>2 岁）10mg/kg，每日 3 次口服。两组均 7 天为 1 个疗程，1 个疗程后统计疗效。疗效标准：①治愈：体温正常，全身皮疹消退；②有效：体温正常，皮疹大部分消退；③无效：体温不正常，症状、体征无变化或加重。结果：治疗组治愈 40 例，有效 10 例，总有效率为 100%；对照组治愈 26 例，有效 23 例，无效 1 例，总有效率 98%。二者之间治愈率有显著性差异（$P<0.05$），但两组总有效率比较差异无统计学意义（$P>0.05$）。

姜攀等人在 2012 年 3～7 月期间，采用银翘散合六一散结合五味消毒饮加减外洗治疗儿童手足口病，疗效显著。共计收治患儿 226 例：男 123 例，女 103 例；年龄最小 2 个月，最大 7 岁，2 月～1 岁 16 例，1～3 岁 152 例，3～5 岁 50 例，5～7 岁 8 例。随机分为治疗组（124 例）和对照组（102 例）。治疗组：男 66 例，女 58 例；对照组：男 55 例，女 47 例。两组患儿性别、年龄及发病情况经统计学处理，差异无统计学意义，具有可比性（$P>0.05$）。治疗组采用银翘散合六一散：金银花 3～8g，连翘、桔梗、牛蒡子各 5g，淡豆豉、荆芥、淡竹叶、薄荷、甘草各 2～4g，滑石、薏苡仁各 12g，扁豆 6g。咳嗽甚者加杏仁、紫菀；痰多者加浙贝母、竹茹；高热者加生石膏；大便秘结加玄参、大黄。每天 1 剂，用 200ml 水浸泡 30 分钟，武火煎至水开后，文火再煎 10 分钟，取汁约 200ml，放温后分 2～3 次口服。同时配合五味消毒饮加减外洗：金银花、野菊花、紫花地丁、连翘、薄荷、香薷、藿香、两面针、大青叶各 15g，荆芥 10g，日 1 剂，水煎取汁约 2000ml，放温后予浸泡手足臀皮疹 30 分钟。对照组给予利巴韦林 5%葡萄糖注射液 100～150 次。10～15mg/（kg/d）加入 5%葡萄糖注射液 100～150ml 中静脉滴注，每天 1 次。疗效标准：①治愈：热退，手足臀部皮疹消退，口腔疱疹愈合，无鼻塞、咳嗽等症状；②有效：手足臀部皮疹明显消退，发热、咳嗽、咽痛、流涎等症状明显减轻；③无效：皮疹消退不明显，发热不退或合并皮肤及口腔感染。结果：大部分患儿在用药 3～5 天后症状消失或减轻，皮疹明显消退，两组均无不良反应。治疗组治愈 101 例，显效 20 例，无效 3 例，总有效率 97.58%；对照组治愈 60 例，显效 26 例，无效 16 例，总有效率为 84.31%。治疗组与对照组比较，差异具有统计学意义（$P<0.01$）。

林海鸿在 2011 年 4～9 月期间，运用银翘散治疗小儿手足口病，疗效满意。共收治患儿 92 例，随机分为治疗组和对照组，每组各 46 例。治疗组：男 33 例，女 13 例；年龄最小 1 岁，最大 4 岁，平均（2.10±0.97）岁；病程最短 1 天，最长 5 天，平均（3.88±1.22）天；对照组：男 29 例，女 17 例；年龄最小 1 岁，最大 4 岁，平均（2.18±0.99）岁；病程最短 1 天，最长 5 天，平均（3.56±1.05）天。两组患儿年龄、性别、病程等临床资料相比，差异均无统计学意义（$P>0.05$），具有可比性。两组均给予抗病毒、抗感染等对症治疗，治疗组同时服用银翘散：连翘 8g，金银花 6g，桔梗 6g，薄荷 3g，竹叶 6g，生甘草 3g，荆芥穗 6g，淡豆豉 5g，牛蒡子 6g，鲜芦根 5g。水煎，香气大出即取服，勿过煮，1 剂/天。两组均以治疗 5 天为 1 个疗程，1 个疗程后观察疗效。疗效标准：①显效：体温恢复正常，疱疹干燥结痂，无渗液，一般情况好转，进食、玩耍如常；②有效：体温基本正常，疱疹干燥已结痂，有少量渗液，一般情况好转，可进食、玩耍；③无效：仍发热，疱疹较前可略减少，或增加，或破溃，合并细菌感染，少食。结果：对照组显效率为 32.6%，治疗组为 54.3%，对照组总有效率为 80.4%，治疗组为 91.2%，两组相比均差异显著（$P<0.05$）。发热及疱疹消失时间、住院时间治疗组均明显短于对照组（$P<0.05$）。

史章红等人在 2012 年 5 月运用中西结合方法治疗小儿手足口病，疗效显著。共收治患儿 124 例，随机分为两组，每组各 62 例。对照组给予阿昔洛韦 10mg/（kg·d），试验组在对照组治疗基础上予以银翘散加味，日 1 剂，分 4 次服。结果：试验组总有效率为 95.2%，对照组为 69.4%，二者相比具有显著性差异。

鄂晓梅等人在 2010 年 1 月～2013 年 10 月期间，运用银翘散加减治疗手足口病，取得较好疗效。共收治患儿 48 例：年龄最小 1 岁，最大 7 岁，1～3 岁 36 例，3～7 岁 12 例；男 22 例，女 26 例；全部病例均有手、足、口或肛周等 2 个以上部位出现皮疹、疱疹，疱疹周围可有炎性红晕；伴发热25例，其中体温<38℃者11例、38～39℃者12例，39℃及以上者2例；入院治疗前病程1～2天；血常规白细胞计数正常者40例，白细胞计数升高者8例，心电图及心肌酶谱检查结果均正常。中医辨证分为邪犯肺卫证及肺脾湿热证两型。所有患者均进行隔离，注意休息，清淡饮食，做好口腔及皮肤护理。方用银翘散加减。①邪犯肺卫证，药用：金银花10g，连翘5～8g，牛蒡子5～8g，桔梗5g，荆芥3～5g，竹叶3～5g，薄荷（后下）3g，甘草5g，藿香3～5g，薏苡仁12～15g。②肺脾湿热证，在上方基础上加板蓝根、黄芩各5g，滑石12～15g，芦根5～8g。每天1剂，加适量水煎，煎取药液（婴儿70～90ml，幼儿100～150ml，其他年龄组200ml），分3次口服，5天为1个疗程，治疗1～2个疗程。疗效标准：①痊愈：体温正常，无新出皮疹，疱疹全部结痂，无并发症，一般情况好；②好转：体温正常，无新出疹，疱疹部分结痂，无并发症；③未愈：体温不正常，疱疹未结痂或有并发症。结果：全部病例10天内均痊愈，5天内治愈37例（77.1%），好转11例（22.9%）；7天内治愈46例（95.8%）。退热及皮疹消退时间亦缩短，其中发热患儿25例，热退时间平均为1.92天，皮疹消退时间平均为4.96天。无一例转为重症病例。

占华龙在2014年4～6月期间，采用中医辨证方法，用甘露消毒丹合银翘散加味治疗手足口病Ⅰ期（证属肺脾湿热）患儿，取得良好疗效。共收治患儿者60例，随机分成治疗组和对照组，每组各30例。治疗组：男25例，女5例：年龄1～3岁，平均1.6岁：病程最短2天，最长6天。对照组：男24例，女6例：年龄1～3岁，平均1.7岁：病程最短2天，最长6天。全部病例都有发热，手足口、肛周出疹症状和体征。经统计学分析，两组病例在性别、年龄、病程、病情等方面无显著差异（$P>0.05$），具有可比性。对照组采用西药常规治疗，包括抗病毒、退热、补液及营养支持等。治疗组采用中医辨证治疗，证属肺脾湿热证者，给予甘露消毒丹合银翘散加味（“免煎颗粒”）：金银花、连翘、茵陈、黄芩、川贝、射干、薄荷、藿香、佩兰、薏苡仁、白豆蔻、芦根、滑石、甘草。温水冲服，每次40ml，每日3次。两组均3天为1个疗程，2个疗程后观察综合疗效及症状改善时间。疗效标准：①显效：主要症状及体征改善或消失，发热、疱疹消退，咽部充血恢复，食欲正常，血常规、肝功能、心肌酶恢复正常；②有效：主要症状改善或消失，发热消退，疱疹部分消失，咽部充血好转，食欲改善，血常规白细胞恢复、肝功能转氨酶、心肌酶改善；③无效：各种症状体征无改善，甚至恶化，神经系统、心肺功能受累。结果：治疗组显效24例，有效5例，无效1例，总有效率96.7%；对照组显效13例，有效14例，无效3例，总有效率90.0%。两组间有显著性差异（$P<0.05$），治疗组优于对照组。治疗组在缩短疗程、改善症状、预防变证等方面均优于对照组（$P<0.05$）。

杨维平以银翘散加味治愈小儿手足口病1例。患儿，男，3岁，2010年7月10日初诊。1天前发热流涕，全身不适，口腔黏膜出现直径1～3mm带有红晕水疱，伴有咽痛，口服抗感冒西药，疗效欠佳。现症：舌边、齿龈等处均出现水疱，手指、足趾侧面，指甲周围及手指屈面、掌足底均出现皮疹，舌质偏红，苔薄黄，脉数，体温39.2℃。生化检查示：白细胞数12×10^9/L，淋巴细胞百分比39%，中性粒细胞百分比61%。西医诊断：小儿手足口病。中医诊断：时疫发疹。治则：辛凉解毒，清热凉血。予银翘散加味：金银花6g，连翘6g，牛蒡子6g，薄荷6g，蝉蜕6g，桔梗6g，芦根6g，升麻6g，板蓝根9g，牡丹皮9g，竹叶3g，生甘草3g。3剂，每日1剂，温开水浸泡20分钟，文火煎煮20分钟，取药汁，分2次温服，忌食辛辣。2010年7月12日二诊，病情明显减轻，口腔黏膜、舌、齿龈等处带有红晕水疱，手指、足趾侧面，指甲周围及手指屈面、掌、足底皮疹，均未再增多，且颜色转淡，舌质偏红，苔薄微黄，脉数，体温37.6℃。继服5剂，2010年7月18日三诊，口腔黏膜、舌、齿龈等处带有红晕水疱结痂、部分脱落，手指、足趾侧面，指甲周围及手指屈面、掌、足底皮疹消失，体温正常，大便干燥。予增液汤3剂，诸证悉除。

文爱艳在2013年5月～2014年2月期间，采用银翘散加减联合更昔洛韦治疗小儿手足口病，疗效较好。共收治手足口病患儿100例：男52例，女48例；年龄1～12岁[（5.8±3.2）岁]；病程6～16天[（11.5±2.3）天]；手足皮疹50例，口腔黏膜疱疹或溃疡25例，臀部、肛周皮疹25例。随机分为观察组和对照组，每组各50例。对照组采用更昔洛韦治疗，观察组采用银翘散加减联合更昔洛韦治疗。银翘散加减：金银花、芦根、连翘、桔梗、蝉蜕、栀子、牛蒡子、大青叶等。用量依据患儿病情、年龄、体重、体质等确定。失宣降而咳嗽加全瓜蒌、杏仁、化橘红；热势高而邪热化火加虎杖、青蒿；风热灼津而渴甚加石斛、天花粉；温毒而颈肿咽痛加玄参、马勃。水煎，取汁100ml，每日1剂，每天分3次或4次服完。两组均以7天为1个疗程。疗效标准：①显效：1个疗程后，体温恢复正常，不反复，食欲增加，精神好转，正常玩耍，疱疹消失或范围减小、数量减少，疱疹局部红晕变淡，未出现新疱疹，其他伴随症状明显减轻，可玩耍，无并发症，生命体征稳定；②有效：1个疗程后，体温正常，不反复，饮食好转，其他伴随症状减轻，疱疹减少，渐消失，未出现新皮疹；③无效：1个疗程后，体温不降或升高，精神、食欲仍然较差，症状无好转或加重，疱疹不愈。结果：观察组显效40例（80.0%），有效8例（16.0%），无效2例（4.0%），总有效48例（96.0%）；对照组显效30例（60.0%），有效10例（20.0%），无效10例（20.0%），总有效40例（80.0%）。两组总有效率比较，差异有统计学意义（$P<0.05$）。观察组口腔溃疡愈合时间、咽痛流涎消退时间、皮疹消失时间、退热时间、神经精神症状消失时间以及住院时间均少于对照组（$P<0.05$），差异明显。

刘湘玉等人运用银翘散联合更昔洛韦治疗小儿手足口

病，效果确切。在 2011 年 1 月～2013 年 12 月期间，共收治手足口病患儿 120 例，随机分为观察组和对照组，每组各 60 例。观察组：男 32 例，女 28 例；年龄 1～10 岁，平均（4.20±1.70）岁。对照组：男 31 例，女 29 例；年龄 1～10 岁，平均（4.20±1.70）岁。两组患儿在性别、年龄、病情等方面差异无统计学意义（$P>0.05$），具有可比性。两组患儿一般治疗相同。对照组予更昔洛韦 5mg/kg 口服，1 天 1 次，连续 7 天。观察组则予银翘散加减联合更昔洛韦。银翘散加减：金银花 15g，连翘 20g，荆芥 15g，桔梗 10g，芦根 20g，薄荷（后下）10g，紫草 10g，生甘草 10g。每剂加水 800ml，浸泡 0.5 小时，加压 1.2～1.5MPa，煎煮 15 分钟，留取 300ml。每天 3 次口服，疗程 7 天。结果：观察组临床治愈 24 例，显效 24 例，有效 11 例，无效 1 例；对照组临床治愈 14 例，显效 20 例，有效 21 例，无效 5 例。观察组治疗效果优于对照组，差异有统计学意义（$P<0.05$）。

杨琪在 2015 年 1～6 月期间，运用银翘散加减联合更昔洛韦治疗小儿手足口病，效果良好。共收治患儿 90 例，根据治疗方案分为对照组与观察组，分别 41 例，两组分别给予更昔洛韦和银翘散加减联合更昔洛韦治疗。结果：观察组显效 14 例，有效 25 例，无效 2 例，总有效率为 95.12%，对照组显效 10 例，有效 28 例，无效 3 例，总有效率为 92.68%。两组比较，差异无统计学意义（$P>0.05$）。观察组治疗后尿微量白蛋白和血清肌酐均较治疗前和对照组治疗后显著降低，差异有统计学意义（$P<0.05$），观察组较对照组临床有效率明显提高（$P<0.05$）。治疗期间，观察组退热时间、口腔溃疡愈合时间、皮疹消失时间、咽痛流涎消退时间、住院时间均显著短于对照组（$P<0.05$）。两组在用药期间均未出现严重不良反应，组间比较无显著差异（$P>0.05$）。

周兴燕在 2013 年 5 月～2015 年 10 月期间，运用银翘散加藿朴夏苓汤治疗小儿手足口病，取得良好疗效。共收治患儿 86 例，随机分为对照组与观察组，每组各 43 例。对照组：男 24 例，女 19 例；年龄 0.6～5.0 岁，平均（3.8±0.4）岁；发病时间 1～8 天，平均（5.4±2.2）天。观察组：男 22 例，女 21 例；年龄 0.4～5.0 岁，平均（2.6±0.8）岁；发病时间 1～10 天，平均（7.4±2.9）天。两组患儿一般资料比较，差异无统计学意义（$P>0.05$），具有可比性。对照组予利巴韦林注射液 10mg/kg 加入 0.9%氯化钠注射液 250ml，静脉滴注，1 次/天，有细菌感染予适当抗生素。观察组予银翘散加藿朴夏苓汤治疗。银翘散 18g/d（3 袋），分 3 次温水冲服。藿朴夏苓汤由金银花、薄荷、藿香、连翘、（姜）半夏、甘草、佩兰、（生）薏苡仁组成，剂量可根据患儿年龄、体质量、体质调节，水煎至 100ml，滤渣，分早晚 2 次服用，1 剂/天。两组患儿均治疗 1 周。疗效标准：①显效：治疗 2 天内患儿体温恢复参考范围，疱疹大面积消退，可正常进食及活动；②有效：治疗 4 天内患儿体温恢复参考范围，疱疹大面积消退，可正常进食及活动；③无效：治疗 1 个疗程后患儿仍持续高热，进食困难。结果：观察组显效 31 例，有效 11 例，无效 1 例；对照组显效 18 例，有效 13 例，无效 12 例。观察组总有效率为 96.7%，高于对照组的 72.1%，差异有统计学意义（$P<0.05$）。观察组疱疹消退时间、发热时间、住院时间短于对照组，差异有统计学意义（$P<0.05$）。

秦贲贲在 2012 年 1 月～2016 年 1 月期间，运用清透解表汤联合银翘散加减治疗小儿手足口病，获得较好治疗效果。共收治患儿 100 例，随机分为试验组和对照组，每组各 50 例。试验组：男 25 例，女 25 例；年龄 10 个月～13 岁；手足皮疹 28 例，口痛流涎 10 例，口腔疱疹 12 例。对照组：男 24 例，女 26 例；年龄 9 个月～12 岁；手足皮疹 26 例，口痛流涎 11 例，口腔疱疹 13 例。两组患者性别、年龄、病症等基本资料比较，差异无统计学意义（$P>0.05$）。对照组予常规西医治疗，试验组予清解透表汤联合银翘散加减：板蓝根 10g，蝉蜕 5g，牛蒡子 8g，芦根 12g，生甘草 3g，僵蚕 6g，藿香 5g，薄荷 8g，荆芥 8g，金银花 10g，桑叶 10g，葛根 8g，升麻 5g，连翘 10g。每日 1 剂，水煎 2 次，取汁 200ml，分 3 次口服，连续服药 7 天。结果：试验组显效 28 例，有效 19 例，无效 3 例，总有效率为 94%；对照组显效 17 例，有效 18 例，无效 15 例，总有效率为 70%。试验组总有效率优于对照组，差异具有统计学意义（$P<0.05$）。试验组疱疹消失时间、体温恢复时间及住院时间显著短于对照组（$P<0.05$），试验组自我行为控制时间、精神状况改善时间、情绪波动时间平均水平也均显著短于对照组（$P<0.05$）。

王建敏等人运用银翘散治愈小儿手足口病 1 例。患儿，女，2 岁 3 个月，2015 年 4 月 12 日初诊。2 天前无明显诱因出现手、足、指（趾）部米粒大小水疱，圆形，疱壁薄，质澄清，周围有红晕，发热，肛温 38.6℃，无流涕、咳嗽，胃纳一般，夜寐安，大便每日 1 次、偏干，小便无殊，咽红肿，咽峡部散在米粒大小水疱，舌红、苔黄，指纹浅紫。心肺（–）。处方：金银花 5g，连翘 5g，淡竹叶 5g，荆芥 5g，防风 5g，蝉蜕 3g，薄荷（后下）3g，葛根 5g，柴胡 5g，炒牛蒡子 3g，桔梗 3g，生甘草 3g，茯苓 5g，泽泻 3g，车前子（包煎）6g，炒神曲 6g。3 剂，水煎服，1 日 1 剂。3 天后复诊，发热已退，手、足、指（趾）部水疱干燥结痂，周围红晕消退，胃纳欠佳，夜寐安，大、小便无殊，咽红肿，咽峡部水疱溃疡愈合，舌、苔、指纹如前。处方：上方去柴胡、炒神曲，加炒鸡内金 5g，3 剂，水煎服，1 日 1 剂。4 月 20 日三诊，手、足、指（趾）未见水疱，胃纳欠佳，夜寐安，大、小便无殊，咽稍红，继续予 5 剂调理。

李德秀在 2014 年 1 月～2016 年 12 月期间，运用竹叶石膏汤合银翘散加减治疗小儿手足口病，收到较好临床效果。共收治患儿 78 例，随机分为研究组和对照组，每组各 39 例。对照组：男 18 例，女 21 例；年龄 7 个月～12 岁，平均（6.2±2.3）岁，病程 1～2 天，平均（1.5±0.2）天；伴有发热 36 例。研究组：男 19 例，女 20 例；年龄 6 个月～

13岁，平均（6.7±2.5）岁；病程1～3天，平均（2.0±0.5）天；伴有发热37例。两组一般资料比较，差异无统计学意义，$P>0.05$，具有可比性。对照组予常规西医治疗，发热患儿口服对乙酰氨基酚，剂量10～15mg/kg，抗病毒治疗口服利巴韦林颗粒，剂量10～15mg/kg，分3～4次服用，并以阿昔洛韦软膏擦拭患处皮疹。研究组予竹叶石膏汤合银翘散加减：石膏18g，板蓝根15g，金银花、连翘各9g，生地黄、知母、生滑石和竹叶各6g，党参5g，蝉蜕3g，甘草2.5g。口腔痛甚加黄连、栀子；呕恶频加砂仁；疱疹色深加紫草。根据患儿年龄调整用量，随症加减。以250ml水浸泡20分钟，先用武火煮沸，再文火煎煮20分钟，取药汁100ml。第二煎时，加水100ml，方式同上，取药汁60ml，将两次药汁合在一起，总160ml，分6～8次口服，每日1剂。口腔溃疡疼痛在患处喷冰硼散，以阿昔洛韦软膏擦拭患处皮疹。两组疗程均为5天。疗效标准：①痊愈：服药3日后，发热、皮疹、流涎等症状完全消失，无并发症发生；②显效：服药3日后，发热、皮疹、流涎等症状基本减退，无并发症发生；③无效：服药3日后，上述情况无任何改善，且出现并发症。结果：研究组总有效率为97.44%，对照组为89.74%，两组比较差异显著（$P<0.05$）；研究组皮疹消退时间为（1.42±0.34）天、体温恢复正常时间为（1.20±0.26）天、咽痛流涎消退时间为（3.62±1.22）天、总病程为（3.19±0.15）天，与对照组比较差异显著（$P<0.05$）；研究组有3例患儿出现腹泻，不良反应发生率为7.69%，对照组出现3例轻微恶心、呕吐，发生率为7.69%，两组不良反应发生率比较，差异不明显（$P>0.05$），均经对症治疗缓解。

刘静运用银翘散加藿朴夏苓汤治疗小儿手足口病，疗效显著，可快速消退疱疹。在2015年5月～2016年5月期间，共收治手足口病患儿106例，随机分为观察组和对照组，每组各53例。观察组：男31例，女22例；年龄5个月～5岁，平均（3.41±0.82）岁；病程1～8天，平均（3.25±0.74）天。对照组：男29例，女24例；年龄6个月～5岁，平均（3.64±1.08）岁；病程1～7天，平均（2.86±0.69）天。两组患儿性别、年龄、病程等一般资料差异无统计学意义（$P>0.05$），具有可比性。对照组采用利巴韦林注射液治疗，观察组则在此基础上服用银翘散加藿朴夏苓汤。银翘散每次1袋（6g），每天2～3次。藿朴夏苓汤：藿香6g，金银花50g，半夏4.5g，薄荷30g，甘草25g，生薏苡仁12g，佩兰10g，连翘50g。水煎至100ml，每天1剂，早晚各服用1次。两组患儿均持续治疗1周。疗效标准：①显效：治疗2天内体温恢复正常范围，疱疹消退，可正常活动及进食；②有效：治疗4天内体温恢复正常，疱疹基本消退，可正常进食及活动；③无效：治疗1周后仍持续高温，疱疹无消退迹象，进食及活动困难。结果：观察组总有效率为96.22%，显著高于对照组的79.25%（$P<0.05$）。观察组发热时间、疱疹消退时间、住院时间、空腹血糖水平、中性粒细胞百分数等均显著低于对照组（$P<0.05$）。

（二）水痘

水痘是由水痘带状疱疹病毒初次感染引起的急性传染病，主要发生在婴幼儿，以发热及成批出现周身性红色斑丘疹、疱疹、痂疹为特征。刘水炳运用银翘散治疗水痘患儿100例，方用：金银花、连翘各20g，荆芥穗12g，淡豆豉、牛蒡子、桔梗、薄荷、竹叶各10g，生甘草6g，鲜芦根15g。并发肺炎发热加大青叶、蒲公英、板蓝根各20g；血小板减少性紫癜加仙鹤草30g、大枣10枚、黄芪12g、当归10g、白术10g、甘草6g。水煎，浓缩成100ml，每早晚服30ml，连服5剂为1个疗程。结果：1个疗程治愈82例，2个疗程治愈14例，3个疗程治愈4例。

梁吉春等人在1990年3月～1996年6月期间，运用银翘散加减治疗小儿水痘，获得满意疗效。共收治患儿42例：男24例，女18例；发病年龄2～7岁，平均3.5岁；病程1天15例，2天20例，3天7例。临床表现为发热轻微，体温大多数在37.8～38.9℃，鼻塞，流涕，偶有喷嚏及咳嗽。在发热的同时，1～2天内即于头、面、发际及全身出现红色斑丘疹，以躯干部较多，四肢部位较少。疹点出现后，很快变为疱疹，大小不一，内含水液，周围有红晕。皮疹分批出现，此起彼落，同时丘疹、疱疹、干痂往往并见。舌苔薄白或微黄，脉浮数或略数。治疗用银翘散加减方：金银花10g，连翘7g，桔梗7g，荆芥穗5g，淡竹叶5g，薄荷（后下）5g，板蓝根10g，蝉蜕3g，薏苡仁10g，车前子（布包）5g，生甘草3g。发热、口渴加生石膏、知母；咳嗽加桑叶、杏仁；大便干结加大黄；舌红少津加生地黄、麦冬。每日1剂，水煎分3～4次服，3天为1个疗程。结果：1个疗程治愈27例，2个疗程治愈13例。仅2例因合并皮肤感染改用其他疗法治疗，治愈率为95.23%。

齐晓运用银翘散治愈小儿水痘1例。患者，女，2岁。低热3天，伴鼻塞流涕，打喷嚏，咳嗽。舌苔薄白，脉浮数，指纹青。证属风热伤肺，治以银翘散加减：金银花、连翘各6g，竹叶2g，薄荷（后下）、牛蒡子各5g，桔梗、甘草各3g。服1剂后全身出现皮疹，疹色红润，泡浆清亮，根盘红晕不明显，点粒稀疏，以躯干部为多，确诊为水痘，原方加滑石6g，服3剂而痊愈。

杨龙生运用银翘散加减治疗水痘，收效良好。共计收治患者120例：男74例，女46例；年龄最大34岁，最小2岁，平均8.6岁；病程最长11天，最短4天，平均6.2天；轻型33例，中型76例，重型11例；合并轻度感染54例，严重感染12例；合并其他病症18例，尿检合并泌尿系感染27例。治疗采用银翘散加减方：金银花10g，连翘12g，薄荷5g，荆芥8g，柴胡10g，牛蒡子10g，板蓝根12g，淡竹叶10g，桔梗5g，淡豆豉10g。发热较高，热毒重者加大青叶10g、黄芩10g、山栀6g；咳嗽加紫菀10g、贝母6g、南沙参12g；便秘加大黄10g、玄参12g；腹泻加黄连6g、葛根10g；尿短黄加车前仁10g、白茅根15g；瘙痒较剧加蝉蜕10g、白鲜皮10g。小儿剂量酌减。水煎，日服1剂，连

服5剂为1个疗程。结果：痊愈率100%。

徐娜采用银翘散治愈小儿水痘1例。患者，8岁，男，2005年10月8日就诊，2天前发热，体温37～38℃，家长未予重视，昨日发现背部、颈部及前胸部出现红色丘疹，后发展为圆形水疱，有痒感，今可见部分抓破水疱及结痂，偶见咳嗽，流涕，舌苔薄，脉浮数。诊为水痘，属风热证，治以银翘散加减：金银花、连翘、薄荷（后下）各5g，枳壳10g，桔梗10g，牛蒡子10g，甘草6g，前胡10g，青蒿10g，芦根20g，淡豆豉10g，黄芩10g，荆芥10g，柴胡10g，赤芍10g。服药1剂后，全身出现皮疹、水疱，以躯干部为主，疹色红，疱浆清亮。继服上方4剂见愈。

陆素娟等人在2004年春～2006年春期间，以中药银翘散加减，同时以洁尔阴洗液外搽治疗小儿水痘，疗效满意。共计收治患儿81例：男性38例，女性43例；年龄13～10岁27人，9～7岁34人，6～5岁20人，平均8.32岁；病程1～2天。81例均用银翘散加减口服、洁尔阴洗液外搽（除外合并细菌感染及有其他并发症者）。基本方：金银花9g，连翘9g，牛蒡子9g，薄荷（后入）4.5g，蝉蜕6，防风9g，紫花地丁10g，大青叶10g，生甘草3g。水煎，1日1剂，分2次口服。药物剂量根据年龄大小适当增减，若发热较高而有汗者重用金银花、连翘而减少防风、薄荷用量，发热较高又口干明显、面红舌赤脉洪数者加生石膏，咽痛明显者加桔梗、马勃，并以洁尔阴洗液原液直接外搽患处（口、眼除此之外），每隔6小时1次。以内外合用治疗3天后观察疗效。治疗后体温正常，精神好转，红色丘疹、皮疹、疱疹均消失或干枯结痂为痊愈；体温正常，红色丘疹、皮疹、疱疹均消失或干枯结痂为好转。结果：81例患儿痊愈74例，好转7例，总有效率100%。治疗过程中未发现不良反应。

龙贤林采用银翘散合三仁汤治疗水痘，疗效满意。共计收治患儿78例：男45例，女33例；年龄13～10岁6例，9～7岁13例，5～6岁27例，4岁以下32例。治疗采用银翘散合三仁汤加减方：金银花15g，连翘10g，苦杏仁10g，牛蒡子10g，竹叶10g，薄荷6g，升麻10g，薏苡仁15g，白豆蔻5g，滑石18g，厚朴10g，蒲公英15g，野菊花15g，甘草3g。咽痛去白豆蔻加板蓝根、玄参；皮肤瘙痒加蝉蜕、浮萍；口干渴加知母、天花粉；高热去白豆蔻、厚朴，加石膏；疹色紫暗加紫草、栀子；便秘加大黄；皮疹坏死糜烂加土茯苓、牡丹皮。每日1剂，水煎服，剂量可随年龄大小增减。结果：所有病例均在3～6天治愈，平均3～5天，无1例并发病。

于利群运用银翘散加减治愈小儿水痘1例。患者，男，3岁，因颜面、躯干水疱疹2日就诊。刻诊，疹痒，咽痛，干咳痰少，纳差，查体：发际、颜面、胸、背均见红色斑丘疹，水疱疹，疹间皮肤正常，疹周有红晕，未见脓疱疹，咽红，舌红苔白腻，脉滑数。西医诊断为水痘，证属外感时邪，内蕴湿热。治以祛风解表，清热化湿，处方：金银花9g，连翘6g，牡丹皮6g，薄荷3g，牛蒡子6g，板蓝根9g，滑石6g，茯苓9g，蝉蜕3g，地肤子9g。煎汤150～200ml，每日3次，连服7日，疹分批结痂消退而愈。

姚菊红在2009年11月～2011年4月期间，采用银翘散加减治疗小儿水痘，取得较好疗效。共计收治患儿35例：男15例，女20例；8个月～1岁4例，1～3岁8例，3～12岁23例；伴有发热30例，咽痛、无力、食欲不振25例。银翘散：连翘9g，金银花9g，桔梗6g，薄荷6g，竹叶4g，生甘草5g，荆芥穗5g，淡豆豉5g，牛蒡子9g，芦根10g。咽喉肿痛加马勃、玄参；鼻衄去荆芥穗、淡豆豉，加白茅根9g、侧柏炭9g、栀子炭9g；咳嗽加杏仁；小便少加知母、黄芩、栀子。每日1剂，加水200ml煮，取汁30～50ml，每日3次，夜间10点左右加服1次。疗效标准：①治愈：疱疹全部结痂，干燥，体温正常，无合并皮肤感染；②未愈：发热不退，或有合并皮肤感染。结果：经过7天治疗，35例患者全部治愈。

胡根彪运用银翘散合六一散加减治疗水痘，收到了较好的临床效果。共计收治患儿222例，随机分为治疗组和对照组。治疗组：112例；男51例，女61例；平均年龄（8.3±2.8）岁；病程（4.2±1.3）天。对照组：110例；男50例，女60例；平均年龄（7.6±2.2）岁；病程（4.1±1.4）天。两组患者年龄、性别、病情经统计学处理，差异无显著性意义（$P>0.05$），具有可比性。治疗组予银翘散合六一散加减方：金银花、连翘、野菊花各12g，板蓝根、桔梗、车前子（包煎）、牛蒡子各6g，薄荷（后下）8g，蝉蜕3g，六一散（包煎）10g。发热重加石膏、栀子等；咽痛甚加玄参、大青叶等；皮肤瘙痒加白鲜皮、地肤子等；咳嗽加杏仁、贝母等。每日1剂，水煎2次，分3次服。对照组予阿昔洛韦20mg/kg，每日4次，口服。疗效标准：①显效：治疗72小时内体温降至正常，皮疹基本消退；②有效：治疗72小时体温降至正常，未见新的皮疹出现；③无效：治疗72小时，体温仍不正常，未见皮疹消退，反而明显加剧。结果：治疗组总有效率100%，对照组总有效率88.1%，二者之间具有显著性差异（$P<0.05$）。

林丹薇等人在2013年10月～2014年4月期间，运用银翘散加减治疗儿童水痘，取得一定疗效。共计收治患儿86例，随机分为对照组和观察组，每组各43例。对照组：男24例，女19例；年龄3～11岁，平均（7.3±3.2）岁；病程1～3天，平均（1.5±0.5）天；平均体温（38.6±0.55）℃。观察组：男22例，女21例；年龄3～14岁，平均（7.5±3.4）岁；病程1～3天，平均（1.6±0.7）天；平均体温（38.7±0.56）℃。两组一般资料比较，差异均无统计学意义（$P>0.05$），具有可比性。对照组口服利巴韦林颗粒，外用炉甘石洗剂。观察组采用银翘散加减治疗，处方：连翘、板蓝根、荆芥、牛蒡子、柴胡、淡豆豉、淡竹叶、桔梗各6～12g，金银花8～15g，薄荷3～10g。伴有腹泻症状加葛根、黄连各6～12g；发热加重加石膏15～20g、知母6～12g；便秘加玄参6～12g、生大黄3～5g；伴有咳嗽加苦杏仁、款冬花各 6～12g；咽喉肿痛者加山豆根、玄参各 6～12g。每天 1 剂，复煎取药汁 150ml，分 3～5 次口服。两组疗程均为 7 天。疗效标准：①痊愈：皮疹完全结痂，体温正常，症状、体征积分下降≥90%；②显效：皮疹大部分结痂，体温正常，症状、体征积分下降≥60%；③好转：皮疹部分结痂，无新发皮疹，体温正常，症状、体征积分下降≥30%；④无效：皮疹只有小部分结痂，仍有新疹不断出现，体温仍高于正常，病情加重，症状、体征积分下降＜30%。结果：观察组退热时间和止疹时间均短于对照组（$P<0.01$），综合疗效优于对照组（$P<0.05$）。

（三）小儿疱疹性咽峡炎

赵喜连等运用银翘汤（即银翘散去淡豆豉）治疗小儿疱疹性咽峡炎，疗效满意。共计收治患儿 140 例，随机分为治疗组和对照组，每组 70 例。治疗组：男 32 例，女 38 例，年龄 8 个月～10 岁，平均 3.5 岁；体温 37.6～38.5℃者 42 例，＞38.5℃者 28 例；咽痛、拒食、流涎 64 例，咽部可见疱疹 69 例。对照组：男 43 例，女 27 例；年龄 7 个月～8 岁，平均 4.1 岁，体温 37.5～38.5℃者 48 例，＞38.5℃者 22 例；咽痛、拒食、流涎 62 例，咽部可见疱疹 67 例。治疗组用银翘汤加味治疗：金银花 5～15g，连翘 5～10g，桔梗 3～10g，薄荷 3～6g，竹叶 3～10g，生甘草 3～5g，荆芥穗 3～10g，牛蒡子 3～10g。表热重者加芦根 10～30g、菊花 3～8g；里热重者加生石膏 10～30g，板蓝根 3～15g，黄芩 3～5g；大便燥结者加生大黄 3～7g，大便通畅则停服；口渴者加玄参 3～10g。淘米水煎煮，日 1 剂，多次分服。3 天为 1 疗程。对照组用吗啉胍每日 10～15mg/kg，分 3 次口服，3 天为1疗程。两组患者体温 38℃以上者（包括 38℃），用物理降温或西药退热剂对症治疗。疗效标准：①显效：疱疹 3 天内消失，体温 2 天内恢复正常，无反复者；②有效：疱疹 4 天内减少或消失，体温 3 天内恢复正常或较前下降者；③无效：症状体征无变化者。结果：治疗组显效 47 例（67.1%）；有效 19 例（27.1%）；无效 4 例（5.8%），总有效率为 94.2%。有效病例中退热时间为 1～3 天，平均 2 天；疱疹消退时间 3～5 天，平均 4 天。对照组显效 10 例（14.3%）；有效 29 例（41.4%）；无效 31 例（44.3%），总有效率为 55.7%。退热时间 3～5 天，平均 4 天；疱疹消退时间 4～10 天，平均 6 天。两组疗效比较，治疗组优于对照组（$P<0.05$）。

齐斌共收治疱疹性咽峡炎 156 例，随机抽样 80 例，分别采用银翘散配合阿昔洛韦灌肠与阿昔洛韦、维生素 C 静脉滴注两种治疗方案作对照观察了具体疗效。在 80 例疱疹性咽峡炎患儿中，男 42 例，女 38 例，其中 6 月～1 岁 17 例，1～3 岁 43 例，3～5 岁 18 例，5～7 岁 2 例。初诊体温 37～38℃ 54 例，38～39℃ 19 例，大于 39℃ 7 例。随机分为 2 组，即治疗组 42 例，对照组 38 例。2 组均无并发症，且在年龄、性别、发热程度、伴随症状，咽部体征等方面具有可比性。制取中药煎剂：以银翘散为基础方加减，取金银花 9g，连翘 9g，竹叶 3g，薄荷 3g，桔梗 6g，甘草 3g，牛蒡子 6g，荆芥 6g，芦根 9g，淡豆豉 6g，蒲公英 9g，野菊花 6g，加水 500ml 浸泡 30 分钟以上，煎汁约 300ml，置无菌容器中备用。治疗组将阿昔洛韦按 10mg/kg 取准确量置无菌治疗碗中，加入中药煎剂 20ml 混均，20ml 无菌注射器抽取混合药液连接灌肠管直肠灌入，2 次/天灌肠。对照组用阿昔洛韦 10mg/kg 和大剂量维生素 C 分别加入无菌溶液内静脉点滴，1 次/天。疗程均为 7 天。疗效标准：用药 3 天内，体温恢复正常，症状、体征完全消失为显效；用药 7 天，体温正常，咽痛消失，咽部体征基本消失为有效；达不到有效标准为无效。结果：治疗组 42 例，用中药加阿昔洛韦灌肠 3 天，38 例体温恢复正常，21 例咽痛消失，疱疹局限无破溃。继续治疗至 7 天，42 例体温全部恢复正常，40 例口腔症状，体征完全消失，2 例疱疹局限呈恢复期，显效率 71.45%，有效率 95.2%；对照组 38 例，静脉滴注阿昔洛韦及维生素 C 3 天，11 例体温恢复正常，25 例咽痛消失，疱疹局限，继续治疗至 7 天，32 例体温恢复正常，6 例体温波动于 37～37.3℃，36 例口腔症状体征全部消失。1 例口腔疱疹恢复期，1 例合并口腔炎，抗生素治疗，显效率 47.4%，有效率 94.7%。提示银翘散配合阿昔洛韦灌肠治疗疱疹性咽峡炎显效明显优于阿昔洛韦和维生素 C 静脉滴注。

李莲嘉运用中药内服、外治治疗儿童疱疹性咽峡炎，疗效满意。共计收治患者 100 例，随机分为治疗组和对照组。治疗组：52 例；男 30 例，女 22 例；年龄 8 月～1 岁 5 例，1～2 岁 18 例，3～5 岁 22 例，6 岁以上 7 例。对照组：48 例；年龄 8 月～1 岁 10 例，1～2 岁 11 例，3～5 岁 19 例，6 岁以上 8 例。两组一般资料对比，差别无统计学意义，具有可比性。治疗组采用中药配方颗粒银翘散加减内服及吹口。内服方为：金银花 10g，连翘 10g，黄芩 10g，薄荷 6g（后下），桔梗 12g，射干 6g，牛蒡子 10g，山豆根 10g，马勃 10g，延胡索 6g，甘草 6g。外用方为：连翘 10g，黄芩 10g，延胡索 6g，紫草 10g，冰片 0.5g，混合均匀，装瓶备用。方法：将内服方用开水冲服。3 岁以内服 1/3 剂，3～6 岁服 1/2 剂，6 岁以上每日 1 剂。然后用外用方吹口，每次 0.3g，每日 3～4 次。对照组予西药利巴韦林 10mg/（kg·d）静脉滴注。若合并感染加用抗菌药物。两组均以 5～7 天为 1 个疗程。疗效标准：①显效：发热、咽痛、流涎等症状完全消失，单个疱疹消失，多发性疱疹减少一半以上；②有效：发热、咽痛、流涎等症状减轻，单个疱疹缩小，多发性疱疹减少；③无效：症状、体征均无改善。结果：治疗组显效 35 例，有效 14 例，无效 3 例，总有效率 94.23%；对照组显效 14 例，有效 17 例，无效 17 例，总有效率 64.58%。治疗组总有效率比对照组明显提高，两组比较有显著性差异（$P<0.01$）。

（四）小儿麻疹

张福荣根据“麻为阳毒最喜辛凉”的理论，采用吴鞠通《温病条辨》银翘散及银翘汤为主分期分型施治 100 例麻疹患儿，获得满意效果。麻疹初期邪在卫分，其病机有偏寒偏热的不同。卫分偏热型：阳邪郁表，热毒里盛，发热身烦，体温38～39℃，口渴，咳嗽不爽，干呕，目赤眼哆，发际、项背“报标”较红，小便短赤，鼻涕黏而稠，或鼻干燥，耳尖边缘较红赤，或有鼻翅头痛，皮肤红赤灼热，舌边尖红赤，脉浮数。治疗上遵辛凉透表法，以银翘散改作汤剂内服。酌加蝉蜕、葛根；若咳嗽甚加前胡、杏仁、知母等味：呕者加竹叶、生姜；衄者加白茅根，且重用银翘、竹叶、芦根，少用桔梗以防过于升提。卫分偏寒型：卫阳被遏表邪塑郁，发热不盛，微恶风寒，体温37℃左右，畏光羞明，耳尖较冷，鼻流清涕，咳嗽无汗，“极标”隐隐，皮肤不红，溺白不清，3～4日后麻疹还不能透出，患儿多绵绵欲寐，舌苔白，脉浮缓或浮紧。治疗上仍以银翘散为主，重用荆芥、薄荷、淡豆豉，酌加防风、麻黄。不透者用适量芫荽子加红酒煎数沸后，用棉球蘸擦肌肤，温以衣被，以助透发。麻疹中期其特征发热持续增高，疹随热出，由于麻毒进迫，根据不同症候群又有邪在气分、营、血分之不同。气分型：热邪亢盛，麻毒鳝炽，壮热烦渴，体温39～40℃，两目红赤，咳嗽声嘶，痰黏鼻燥，疹色由红润渐渐转为红赤，形象由稀疏转为紧密，溺短赤，大便秘结，或痢，或泻，易并肺炎、咽炎，舌红赤，苔黄或白而燥，脉数。治疗上遵解表化毒，清泄里热。以银翘散为主酌加黄芩、黄连、知母等味，或与黄连解毒汤、白虎汤相合，咳喘甚合麻杏石甘汤。营、血分型：麻毒塞遇，灼烁营血，疹色多呈紫晦，形象紧束，或为斑状，时或妞血，或神志不清，舌绛，脉细数。治疗上遵以清热透营，凉血解毒，选用银翘汤加牡丹皮、赤芍、紫草、大青叶，或另服紫雪散。麻疹后期一般身凉热退，神清气爽，疹点脱屑，胃纳渐佳，趋于痊愈。但又有麻疹阳邪热毒灼伤阴液，气血俱损而临床见症不一，故此期又可分为。阴液亏损，余热未清：疹点己回谢，糠批样细屑散布，形体消瘦，唇舌干燥，声音嘶哑，入夜发热较甚，口渴而不欲饮水，脉细数。治以甘寒养阴，佐兼清解余热。方用银翘汤酌加石斛、玉竹、天花粉。阴亏残毒复炽：形体干瘦，皮肤红灼，麻毒上焰，咽喉肿痛，声音嘶哑，烦躁不容，目赤睑烂，或诱发百日咳，喉炎，舌红口干，脉细弦数。治以滋阴清热，化解余毒。方选银翘汤加大青叶、板蓝根、玄参、马勃；并百日咳者合泻白散。结果：本组全部痊愈，痊愈率100%。

（五）小儿急性淋巴结炎

郭金萍等人运用银翘散合五味消毒饮加减治愈小儿急性淋巴结炎1例。患者，男，7岁，2017年3月6日初诊。患儿诉颈部疼痛3天，右侧为主，左侧牙龈疼痛，无发热及咳喘等症，纳可，大便干，小便黄。查体：咽红，右侧颈前淋巴结及颌下淋巴结肿大，大小约1cm×1.5cm，活动度好，有触痛，左侧（–），舌红苔黄厚。血常规示：白细胞数9.35×10^9/L，中性粒细胞百分比65.10%，淋巴细胞百分比20.90%，C–反应蛋白＜5mg/L。西医诊为颈淋巴结炎。中医诊为颈痈，辨证属风热痰毒型，治以疏风清热、解毒化痰，予银翘散合五味消毒饮加减治疗。处方：金银花10g，连翘10g，荆芥穗10g，牛蒡子10g，薄荷10g，蒲公英10g，野菊花10g，紫花地丁10g，浙贝母10g，煅牡蛎10g，板蓝根10g，生甘草6g，芦根10g，桔梗10g，玄参10g。5剂，水煎服，每天2次，每次150ml。3月11日复诊：颈部疼痛较前明显减轻，查体可见右侧颈前及颌下淋巴结肿大较前减轻，触痛减轻，舌红苔黄稍厚。上方去野菊花、紫花地丁、蒲公英，加生白术10g、生薏苡仁10g、茯苓10g以健脾利湿，继服5剂。1周后随访，患儿症状完全消失。

徐娜运用银翘散治愈淋巴结炎1例。患者，男，12岁，2周前发现颈部可触及黄豆大小结节数个，表面光滑，与周围组织无粘连，无疼痛，当时未予以重视。诊见：舌质红，苔薄白，脉略数，其余无明显不适。诊断：淋巴结炎。予银翘散加减：薄荷5g（后下），荆芥10g，连翘10g，金银花10g，枳壳10g，桔梗10g，前胡10g，芦根20g，黄芩10g，柴胡10g，半夏10g，生牡蛎20g（先煎），山慈姑10g，僵蚕10g，赤芍10g，甘草6g，牛蒡子10g。服用7剂后愈。

（六）小儿传染性单核细胞增多症

魏小维等人在1995～1998年期间，运用银翘散、达原饮加减治疗小儿传染性单核细胞增多症，疗效满意。共收治患儿50例：男32例，女18例；年龄1～4岁5例，5～7岁20例，8～10岁20例，11～14岁5例，平均（6.15±3.5）岁；病程最短1天，最长14天，平均（7.2±1.2）天。临床上该病可分为温热证型和湿热证型。温热证型治疗宜疏风解表、清热解毒，给予银翘散化裁：金银花10g，连翘10g，牛蒡子10g，薄荷（后下）6g，板蓝根15g，大青叶10g，淡竹叶6g，鲜芦根20g。湿热证型治疗宜疏利透达、化湿清热，给予达原饮化裁。结果：50例患儿全部治愈，退热时间最短3天，最长10天，平均6天；皮疹消退时间3～6天；淋巴结开始消肿时间5～7天，肝脾肿大开始消肿时间为5～10天；住院天数最短7天，最长30天，平均14天。

齐晓利用银翘散治愈小儿传染性单核细胞增多症（瘟疫）1例。患者，男，10岁。因发热2周，体温最高达40℃，咳嗽、流涕，咽红疼痛，扁桃体Ⅱ度肿大，躯干猩红热样皮疹，浅表淋巴结肿大。腹软，肝肋下2.0cm，脾肋下3.0cm，质均软。舌苔薄白，脉浮数，血常规：白细胞数14.0×10^9/L，淋巴细胞百分比80%，中性粒细胞百分比20%，西医诊断为传染性单核细胞增多症，中医诊断为瘟疫，证属外感风邪，治宜清热利疏咽邪。方用银翘散加减：金银花、连翘、黄芩、白花蛇舌草、赤芍、牡丹皮、射干各10g，板蓝根、白茅根各30g，柴胡、甘草、马勃各6g。服4剂热退。配合西药治疗1周，痊愈出院。

七、治疗小儿其他疾病

（一）小儿抽动症

贾国华在小儿多发性抽动的治疗中，实施中药银翘散联合治疗方式，治疗效果明显优于传统治疗，还能对患儿的临床症状有所改善。在2016年12月～2018年3月期间，共收治多发性抽动患儿 70 例，根据双盲法分为实验组和对照组，每组各 35 例。实验组：男 18 例，女 17 例；年龄 3～11 岁，平均（6.1±0.7）岁。对照组：女 19 例，男 16 例，年龄 4～12 岁，平均（6.4±0.9）岁。两组间患儿的年龄、性别、病情等一般资料无明显差异，不具有统计学意义（$P>0.05$）。对照组口服盐酸硫必利片，6 岁以下儿童初始剂量为 150～250mg，每日分 3 次用药，1 周后可将剂量逐渐增加至 300～600mg，根据患儿病情变化调整药量，连续用药 2 个月。实验组患儿则应用银翘散加减：连翘 30g，金银花 30g，桔梗 18g，薄荷 18g，竹叶 12g，生甘草 15g，荆芥穗 12g，淡豆豉 15g，牛蒡子 18g。诸药混合制成汤剂后，根据患儿个体状况对用药剂量进行调整，6 岁以下患儿可用药 100ml，分早晚 2 次服用。6 岁以上患儿每日用药量为 150ml，同样分 2 次服用，治疗期间可根据患儿具体病症变化，对药物剂量进行酌情增减。疗效标准：①显效：抽动症状完全消失，未见再次发生状况；②有效：抽动症状基本消失，偶尔出现抽动状况，但不影响正常生活和人际交流；③无效：症状未见改善，甚至出现加重状况。结果：对照组显效 7 例，有效 20 例，无效 8 例，总有效率为 77.14%；实验组显效 21 例，有效 12 例，无效 2 例，总有效率为 94.29%。实验组治疗有效率明显优于对照组，症状消失时间及其他指标也均优于对照组，差异均具有统计学意义（$P<0.05$）。

张喜莲等人巧用银翘散治愈小儿抽动症 1 例。患儿，男，6 岁，2015 年 2 月 11 日初诊。主因眨眼、吸鼻、咧嘴 2 个月就诊。患儿 2 个月前出现频繁眨眼、吸鼻、咧嘴，曾于多处诊治，效果不佳，5 日前出现耸肩、清嗓子、打嗝。诊见：患儿眨眼、吸鼻频繁，伴清嗓子，偶咧嘴、耸肩，情绪激动时症状明显。偶咳，有痰，不易咳出。纳可，寐欠佳，入睡困难，二便调。舌淡红，苔薄黄，脉浮数。查体：咽稍充血，双肺（–），余未见阳性体征。家长诉患儿平素易打喷嚏、鼻咽部痒。诊为抽动症，辨证属外感风热证，予银翘散加减。处方：金银花、连翘、牛蒡子、荆芥穗、桔梗、枳壳、蜜枇杷叶、柴胡、前胡、紫苏子、黄芩、菊花、青葙子、辛夷、白芷各 10g，芦根、钩藤（后下）各 15g，苍耳子、薄荷（后下）、甘草各 6g，全蝎 5g。服药 14 剂后患儿症状明显减轻，眨眼消失，偶咧嘴、清嗓子、耸肩，仍吸鼻频繁。无发热，鼻塞，偶咳，入睡仍困难，纳可，二便调。查体咽部仍稍充血。继用前方，去菊花、青葙子，减全蝎为 3g。继服 14 剂后，抽动症状进一步减轻。患儿咧嘴消失，吸鼻、耸肩、清嗓子偶见。期间因过食牛羊肉、海鲜后出现双侧眼皮、口唇四周红肿，手心发红蜕皮，坚持服用上方后症状减轻，眼皮仍稍红肿。患儿纳可寐安便调，咽不红，舌淡红，苔薄黄，脉数。仍以疏风清热为主，佐以祛风解毒活血法，予初诊处方减全蝎为 3g，去菊花、青葙子、柴胡、前胡、蜜枇杷叶、紫苏子，加蝉蜕 6g，白鲜皮、地肤子、当归、白花蛇舌草各 10g。患儿服用银翘散方药加减治疗 4 个月，症状基本消失，仅于情绪明显紧张时出现一过性吸鼻子，余无不适。

张晓慧等人运用银翘散治疗儿童抽动障碍风邪犯肺症，疗效显著。在 2017 年 1 月～2017 年 6 月期间，共计收治儿童抽动障碍患儿 30 例。其中，男 19 例，女 11 例，平均年龄 11.5 岁；短暂性抽动 13 例，慢性运动或发声抽动 14 例，抽动秽语综合征 3 例，平均病程 1.3 年。给予银翘散加减治疗，处方：金银花、连翘、牛蒡子、薄荷、桔梗、枳壳、前胡、紫苏子、荆芥穗、黄芩、芦根、甘草。眨眼明显者加菊花、青葙子；吸鼻子明显者加辛夷、苍耳子；清嗓子明显者加金果榄、射干、胖大海；张嘴明显者加制白附子；扭脖子明显者加葛根；耸肩明显者加独活、秦艽；肢体抽动明显者加木瓜、伸筋草；鼓肚子明显者加片姜黄；肝气不舒、脾气急躁者，或加佛手、香橼，或加浮小麦、大枣，或加龙胆。临床上，患抽动障碍并伴有自觉胸闷、有气向上冲感的患儿不在少数，加“沉香”可行气降逆，调理气机，作用举足轻重。水煎服，每日 1 剂，水煎 2 次，取汁 200～300ml，分早、晚 2 次温服或少量频服。4 周为 1 个观察周期，连续服用 2 个观察周期，统计治疗 8 周后的临床疗效。疗效标准：①临床控制：抽动发作完全缓解，即使偶有轻度发作不需用药即可缓解，耶鲁综合抽动严重程度量表（YGTSS）抽动积分减分率≥90%；②显效：抽动发作较治疗前明显减轻，YGTSS 抽动积分减分率为 60%～89%；③有效：抽动症状有所减轻，YGTSS 抽动积分减分率为 30%～59%；④无效：临床症状无改善或反而加重，YGTSS 抽动积分减分率＜30%。中医证候疗效评定标准：①临床控制：中医临床症状、体征消失或基本消失，证候积分减少＞95%；②显效：中医临床症状、体征明显改善，95%≥证候积分值减少＞70%；③有效：中医临床症状、体征均有好转，证候积分值减少 30%～70%；④无效：中医临床症状、体征均无明显改善，甚或加重，证候积分值减少＜30%。结果：治疗后运动型抽动及发声抽动的各项评分均较治疗前差异有统计意义（$P<0.05$）；中医证候评分较治疗前明显减少（$P<0.05$）。

（二）小儿惊风

齐晓运用银翘散加减治愈小儿惊风 1 例。患者，男，3 岁。发热 3 天，体温最高达 39.5℃，咳嗽，流涕，咽红，烦躁，惊厥，舌质红、苔薄黄，脉浮数。收治后给予苯巴比妥、甘露醇，抽风虽止，发热不减，拟以银翘散加减：金银花、连翘、桔梗、牛蒡子各 6g，薄荷（后下）、钩藤、菊花各 5g，淡豆豉 8g，僵蚕 3g。服 3 剂后热退惊止，再服 3 剂而愈。

（三）小儿再生障碍性贫血

李荣辉采用犀角地黄汤合银翘散治疗小儿再生障碍性贫血 1 例。患者，男性，9 岁，因贫血、反复出血 3 年余，伴发热、出血加重 3 天而于 1998 年 12 月 15 日入院。在外院曾诊为再生障碍性贫血，多方治疗无效。3 日前患儿开始发热，伴鼻衄及皮下出血，咳嗽，痰少，纳少，大便干。查见患儿重度贫血貌，精神差，全身散在瘀点、瘀斑，咽稍红，双侧扁桃体Ⅱ度肿大，心肺腹（–），肝脾及浅表淋巴结不大，

舌质暗淡，苔黄腻，脉细滑数。血常规白细胞 2.3×10⁹/L，血红蛋白 50g/L，红细胞 1.87×10¹²/L，血小板 29×10⁹/L。入院后继续用司坦唑醇、环孢霉素 A 治疗，并配合静脉滴注抗生素、止血合剂，中药予泻白散合银翘散加减。住院当日下午鼻衄加重，经鼻腔填塞后仍有少许渗血，发热持续不退，次日脉转洪大，再查血红蛋白 38g/L，血小板 21×10⁹/L。中药予：生地黄 10g，牡丹皮 10g，赤芍 10g，金银花 10g，连翘 10g，薄荷（后下）6g，玄参 10g，生侧柏 10g，桑叶 10g，桑白皮 10g，地骨皮 10g，青蒿 15g，黄芩 10g，知母 10g，蝉蜕 10g，生石膏（后下）20g，生甘草 6g，广角粉 0.5g（兑服，每日 2 次）。3 剂。服药第二日体温降至正常，鼻腔时有少许渗血，皮肤未见新出血点，第三日输新鲜全血 400ml，继予原方 4 剂，鼻衄止，无皮下出血及其他出血倾向，咳嗽愈而出院。嘱继服健脾补血温肾之品。2 周后患儿再次并发上感，出现发热、鼻衄、肌衄，仍予犀角地黄汤合银翘散而热退血止。

（四）小儿肾病综合征

谢兴桥观察了银翘散合五苓散加减辅助治疗小儿肾病综合征的临床效果。在 2009 年 6 月～2012 年 9 月期间，共收治患有肾病综合征的儿童患者 172 例，随机分为观察组和对照组。观察组：86 例；男 50 例，女 36 例；年龄 9 个月～13 岁，平均（7.3±1.6）岁；病程 10 天～3 年。对照组：86 例；男 60 例，女 26 例；年龄 6 个月～14 岁，平均（7.6±1.7）岁；病程 14 天～3 年。两组患者年龄差异、男女比例、病程等一般资料比较均无统计学意义（$P>0.05$）。两组患者均给予利尿，降血压等常规治疗。对照组治疗使用糖皮质激素类药物泼尼松，每日晨起顿服 2mg/kg，服用 8 周，必要时可延长至 12 周，足量治疗后，每 2～3 周以原用量的 10% 逐渐减量，直至停药，疗程为 9 个月左右。观察组在服用糖皮质激素的基础上加服银翘散合五苓散加减：连翘 30g，金银花 30g，薄荷 15g，牛蒡子 10g，猪苓 10g，泽泻 10g，白术 10g，茯苓 10g，桂枝 6g，板蓝根 6g，鲜芦根 6g，甘草 3g。水煎服，每日 1 剂，分 2 次服用。疗效标准：①显效：临床症状消失，生化指标完全正常；②有效：症状有所缓解，生化指标有所改善；③无效：临床症状和生化指标没有改善，或者病情进一步恶化。结果：观察组总有效率 93%，对照组总有效率 72.1%，两组治疗后总有效率比较具有明显差异（$P<0.05$）。治疗前后两组患者 24 小时尿蛋白量、血浆白蛋白量及血胆固醇指标改善程度具有明显差异（$P<0.05$），观察组生化指标的改善情况好于对照组（$P<0.05$）。观察组不良反应发生率为 17.4%，对照组不良反应发生率为 60.4%，两组不良反应发生率比较具有明显差异（$P<0.05$）。

王婷婷等人报道了银翘散加减联合热毒宁注射液治疗小儿因咽部感染而引起的肾病综合征验案 1 例。患者，男，11 岁，学生。2017 年 11 月 09 日入院。患者体重增加 4 年，小便伴泡沫 2 周，查体：尿常规：红细胞 3799.3/μl，白细胞 347.40/L，上皮细胞 117.50/μl，白细胞（+），尿蛋白（+++），潜血（+++），24 小时血清总蛋白：每 24 小时 4.83g；诊见：乏力，偶头晕，注意力难以集中，小便泡沫，色深，无明显下肢水肿，纳眠可，二便调。查体：扁桃体Ⅱ度肿大，咽部充血，疼痛，咽痒，舌红苔黄，脉沉细。辅助检查：血生化：白蛋白 32g/L，磷 1.77mmol/L，尿酸 474μmol/L，总蛋白 57.5g/L，甘油三酯 2.8mmol/L；红细胞沉降率 28mm/h；尿总蛋白、尿白蛋白/尿肌酐：尿蛋白/尿肌酐：5.97g/gcr，尿微量白蛋白：1980mg/L；尿常规：尿蛋白（+++），潜血（+++），红细胞 1128.6μl，白细胞 38.28μl；24 小时血清总蛋白：每 24 小时 10.53g。西医诊断：肾病综合征；肥胖症；中度脂肪肝。中医诊断：尿浊，证型：风热蕴结。治疗选银翘散加减：侧柏叶 12g，薏苡仁 30g，清半夏 9g，甘草 6g，紫草 15g，茜草 15g，石韦 30g，桔梗 12g，炒僵蚕 9g，连翘 12g，金银花 30g，山慈姑 15g。7 剂，水煎服，1 剂/天，分 2 次服用；联合热毒宁注射液，每支 10ml，将 1 支注入 5%葡萄糖注射液 150ml 中，静脉滴注，滴速为 30～60 滴/分钟，每日 1 次，连续滴注 7 天，同时给予对症治疗；后查体扁桃体肿大明显减轻，咽痒、咽痛症状消失，复查：尿常规：尿蛋白（++），潜血（+），白细胞 22.56μl，红细胞 420μl；24 小时血清总蛋白：每 24 小时 4.9g，尿蛋白定量降低明显。继续上述治疗 14 天，复查：尿常规（+），潜血（+）；24 小时血清总蛋白：每 24 小时 1.1g。由此可见银翘散加减联合热毒宁注射液在治疗由咽喉疾患引起的肾病疗效明显，本例蛋白尿定量仍然较高但已明显减低。

（五）小儿肾炎

殷二航以银翘散加减治疗小儿肾小球肾炎 1 例。患者，男，11 岁，2007 年 3 月 9 日初诊。10 天前因“化脓性扁桃体炎”抗感染治疗后出现颜面浮肿、头痛、少尿，当地医院诊断为“急性肾小球肾炎”，经用头孢类抗感染治疗效果不佳。诊见：颜面及双下肢浮肿、乏力食少、尿少且黄，舌红苔微黄腻，脉浮。尿常规：尿蛋白（+++），潜血（+++），颗粒管型（+）；肾功能：血尿素氮 18.6mmol/L，尿肌酐 126.4μmmol/L。中医诊断：水肿（风水泛滥偏于风热）；西医诊断：急性肾小球肾炎。予银翘散加减：金银花 12g，连翘 10g，牛蒡子 15g，桔梗 6g，白茅根 15g，淡竹叶 15g，淡豆豉 15g，茯苓 15g，玄参 15g，赤芍 15g，山茱萸 15g，甘草 4g。水煎服，日 1 剂，分 2 次服。服药 7 剂后浮肿消失，纳食增加，尿量增加。复查肾功能正常，尿常规：尿蛋白（+），潜血（+），原方再服 7 剂后症状完全消失，尿检正常，临床治愈。

杨季国运用银翘散加减治愈小儿猩红热并发肾炎 1 例。患者，女，6 岁。发热、咽痛、皮肤红疹 1 周，伴面目浮肿 2 天。壮热（体温 39.8℃）未退，咽喉红肿疼痛，疹色猩红，弥漫全身，压之褪色，口渴引饮，面浮睑肿，腹痛便结，小溲短赤，舌红绛，边尖红刺，脉滑数。血常规检查：白细胞数 13.1×10⁹/L，中性粒细胞百分比 82%。尿常规检查：

尿蛋白（++）、白细胞（+）、红细胞（++）、颗粒管型（+）。治则：清营解毒，利水消肿。处方：金银花 10g，连翘 12g，炒黄芩 5g，炒牛蒡子 10g，紫草、牡丹皮各 5g，生地黄、白茅根各 10g，赤小豆 15g，淡竹叶 5g，六一散（包煎）15g。5 剂。复诊：身热已退，全身皮疹退后皮肤脱屑，咽痛减轻，面肿亦消，腹痛未作，舌红绛，苔光剥，脉细滑带数。尿常规：尿蛋白（+）。上方去薄荷、黄芩、车前草，加甘草、麦冬、天花粉各 10g。7 剂，药后诸症悉平，尿常规阴性。再予原方 7 剂以巩固疗效。随访至今体健如常。

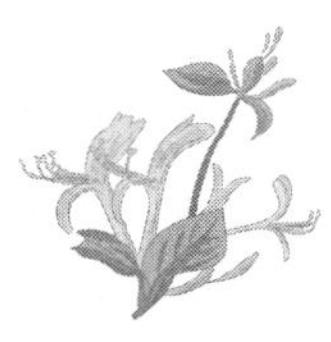

第七节 治疗其他疾病

一、治疗妊娠期感冒

妊娠期感冒在临床上较常见，妊娠妇女发病后，常担心服用感冒药对胎儿产生不良影响而拒绝西药治疗，甚则放弃治疗。宋香金等人认为，银翘散具有解热、抗菌、抗病毒、抗炎、抗过敏、镇痛、增强免疫等作用，且无明显的毒副作用。遵循顾护胎元，中病即止原则，银翘散加味可用于治疗妊娠期感冒。

陈艳等人在 2008 年 3 月～2009 年 6 月期间，以银翘散加减治疗妊娠外感发热，疗效满意。共计收治患者 156 例：年龄 22～35 岁；妊娠 3 个月 58 例，4 个月 36 例，5 个月 21 例，6 个月 19 例，7 个月 12 例，8 个月 10 例；白细胞总数的中性粒细胞偏高者 128 例，正常者 28 例；病程最长 7 天，最短 1 天。临床表现为发热（37.6～39.5℃）、微恶风寒、口渴、咳嗽咽痛、舌尖红、苔薄白或薄黄、脉浮数等症状。服用银翘散加减：金银花 15g，连翘 15g，板蓝根 30g，黄芩 15g，荆芥 9g，竹叶 15g，薄荷 6g（后下），甘草 6g。头痛甚者加桑叶 15g、菊花 15g；咽喉肿痛者加牛蒡子 15g、玄参 12g、桔梗 9g、甘草 6g；咳嗽甚者加桑白皮 15g、枇杷叶 15g、桔梗 9g、前胡 9g。1 剂/天，水煎服 400ml，分 2 次口服。结果：治愈 97 例（发热消失，体温恢复正常，无恶风畏寒，咳嗽咽痛，口渴咽干等症状），有效 48 例（发热、恶寒、咳嗽咽痛等症状消失，但仍感胸满，全身乏力），无效 11 例。有效率达 92.9%。

祝玉慧等人对收治的确诊为甲型 H_1N_1 流感的 12 例妊娠患者，给以口服银翘散加减方为主的中医方案治疗，全部治愈，取得了确切疗效。共收治妊娠甲型 H_1N_1 流感患者 12 例：年龄 23～31 岁；妊娠 5 个月 1 例，6 个月 3 例，7 个月 5 例，8 个月 3 例；体温 37.5～38℃ 1 例，38.1～38.5℃ 5 例，38.6～39℃ 5 例，39℃以上 1 例；中性粒细胞偏高者 2 例，正常者 2 例，偏低者 8 例；淋巴细胞偏高者 3 例，偏低者 7 例，正常者 2 例；病程最长 6 天，最短 2 天。所有患者肺部听诊无异常。主要临床表现为发热、微恶风寒、口渴、头痛、头晕、全身酸痛、乏力、咽痛、流涕、流泪、咳嗽、咳黄痰、舌尖红、苔薄白或薄黄、脉浮数等。用银翘散加减方：金银花 12g，连翘 12g，淡竹叶 12g，荆芥穗（后下）12g，牛蒡子 12g，淡豆豉 12g，薄荷（后下）10g，芦根 12g，桔梗 9g，黄芩 12g，生甘草 5g。咽痛加马勃、玄参；头痛加川芎；咳嗽加桑白皮、紫苏叶；胸膈闷者加藿香、郁金、白术；肌肉酸痛明显者加柴胡、白芍；发热重者加大青叶、柴胡、生石膏。每日 1 剂，水煎 400ml，分早晚 2 次口服。结果：所有患者在 5 天之内全部治愈，平均住院天数为 4.12 天，疗效确切。

李丽娟等人利用银翘散化裁治疗妊娠期感冒，疗效满意。共计收治患者 20 例，发病年龄 23～40 岁，孕 3～8 个月确诊为妊娠期感冒风热证者，发病季节为冬春季。主要表现为鼻塞、流涕、喷嚏、咳嗽、头痛、恶寒、发热、舌尖红苔薄白，脉浮滑数等。运用银翘散加减治疗：金银花 18g，连翘 15g，桔梗 9g，桑叶 9g，黄芩 9g，党参 15g，紫苏叶 9g，甘草 6g。咳嗽明显者加化橘红或蜜枇杷叶；痰甚者加清半夏、川贝母；恶心呕吐者加紫苏叶、芦根；腰痛、下腹坠胀者加续断、桑寄生、菟丝子。1 剂/天，水煎服 100ml，分早晚 2 次，饭后半小时温服。6 天为 1 个疗程，未见效者停用。结果：20 例患者中，治愈 17 例，好转 2 例，未愈 1 例，有效率为 95.0%。

徐春华在 2013～2014 年期间，利用加味银翘散治疗风热型妊娠感冒，取得了确切的效果。共计收治风热型妊娠感冒患者 42 例，随机分为治疗组（42 例）与对照组（38 例）。治疗组应用加味银翘散治疗（金银花 15g，连翘 15g，荆芥 9g，牛蒡子 12g，淡竹叶 9g，薄荷 9g，桔梗 9g，生甘草 5g），水煎服，每日服 1 剂，分早晚 2 次服下，用药 3 天为 1 个疗程。高热加柴胡 15g；咽痒干咳加蝉蜕 9g；咳痰黄稠加浙贝母 15g、蛤壳 12g、鱼腥草 20g。对照组应用蒲地蓝口服液进行治疗。疗效标准：①治愈：临床症状消失；②好转：发热等临床症状有所减轻；③无效：临床症状无改善或加重。结果：治疗组治愈 30 例，有效 10 例，无效 2 例，总有效率为 95.2%；对照组治愈 9 例，有效 23 例，无效 6 例，总有效率为 84.2%。与对照组相比，治疗组总有效率较高，差异有统计学意义（$P<0.01$）。

刘栋等人运用银翘散及麻杏石甘汤加味治愈妊娠感冒发热 1 例。患者，女，29 岁，2016 年 5 月 23 日首诊，停经 24 周+5 日，近两日自觉咽痛，发热，流涕，咳嗽咳痰，汗出乏力，扁桃体红肿，晨起自测体温 38℃，未服用任何药物。舌红苔白，脉浮数。2016 年 5 月 23 日查血常规：中性粒细胞 6.46×10^9/L，淋巴细胞 0.92×10^9/L，其余值均在正常范围内。中医诊断：妊娠感冒（风热犯表证）。方选银翘散及麻杏石甘汤加味解表退热，处方：金银花 15g，连翘 15g，竹叶 6g，荆芥穗 6g，牛蒡子 12g，淡豆豉 9g，薄荷 9g，生甘草 9g，桔梗 6g，芦根 12g，炙麻黄 9g，炒苦杏仁 9g，石膏 30g，黄芩 15g，沙参 15g，麦冬 15g。3 剂，水煎服，日 1 剂，温服，并少量多次服用，加盖衣被发汗，微微汗出辄止。2016 年 5 月 25 日复诊，热退，咳嗽减轻，咽痛缓解，轻微恶心。纳眠可，二便调，舌红苔白，脉数。前方去炙麻黄、炒苦杏仁、石膏，加砂仁 9g，陈皮 6g，服用方法如前，3 剂后痊愈。

刘金星教授运用银翘散合麻杏石甘汤加味治愈妊娠感冒 1 例。患者，女，已婚，2018 年 8 月 19 日初诊。现停经 12 周 +3 天。近 1 周自觉咳嗽，咳吐少量黄痰，咽部干燥疼痛，汗出乏力，偶恶心干呕，无鼻塞流涕。今晨自测体温 38.2℃。查体：神志清，精神可，咽部红肿（双侧扁桃体 I 度肿大），心肺听诊正常。血常规检查：白细胞数 18.27×10^9/L，中性粒细胞 6.36×10^9/L，淋巴细胞 0.82×10^9/L，其余值均在正常范围内。既往月经 7/30 日 1 行，量色质可，经行无不适。纳眠可，二便调。舌红、苔薄白，脉浮数。中医诊断：妊娠感冒。辨证：风热犯表证。治则：辛凉解表清热。方选银翘散和麻杏石甘汤加味：金银花 15g，连翘 12g，淡竹叶 6g，荆芥穗 6g，牛蒡子 9g，淡豆豉 6g，薄荷 9g，生甘草 9g，桔梗 6g，芦根 15g，炙麻黄 9g，杏仁 9g，石膏 30g，黄芩 15g，麦冬 15g，北沙参 15g，枇杷叶 9g，前胡 9g，姜竹茹 12g。3 剂，水煎 400ml，早晚饭后半小时温服，每次 200ml，日 1 剂。亦可少量频服。加盖衣被发汗以微微汗出为宜。8 月 22 日二诊，热退，咽痛减轻，咳嗽缓解，偶恶心干呕。纳眠可，二便调。舌红、苔白，脉数。上方去炙麻黄、杏仁、石膏。继服 3 剂，症状消失，嘱多饮水，清淡饮食，保持屋内空气流通，卧床休息以预防。

二、治疗产后发热

朱月等人运用银翘散合生化汤加减治愈外感夹瘀型产后发热，临床效果显著。银翘散合生化汤加减主方：金银花 15g，连翘 15g，荆芥穗 10g，防风 10g，薄荷 6g，桔梗 10g（后下），淡竹叶 10g，芦根 10g，当归 10g，川芎 10g，桃仁 10g，炮姜 6g，炙甘草 6g。典型病例：患者，女，28 岁，已婚，就诊时间：2012 年 6 月 18 日。2012 年 6 月 8 日患者足月顺产 1 男婴，2012 年 6 月 17 日因卧室通风后出现发热，体温 38.5℃，自行物理降温。就诊时体温 38.3℃，恶风，头痛，全身肌肉酸痛，咳嗽，咽痛，痰黄难咳，无汗，恶露量中，颜色紫黯，有血块，小腹轻微疼痛，纳寐可，二便调。舌红有瘀点、苔薄黄，脉弦数。查血常规示：白细胞 11.8×10^9/L，中性粒细胞百分比 72.1%，余均在正常范围。辨证：产后胞脉空虚，外邪乘虚而入，正邪交争，营卫失和，加之产后恶露未净，瘀滞胞中，故而发热，治宜疏风解表，化瘀清热。处方：金银花 20g，连翘 20g，淡竹叶 10g，荆芥穗 10g，防风 10g，薄荷（后下）6g，桔梗 10g，芦根 10g，大青叶 10g，当归 10g，川芎 10g，桃仁 10g，炙甘草 6g。4 剂，1 剂/天，水煎服。4 天后患者再次就诊，无发热，偶咳嗽，痰易咳，黄白痰，咽稍痛，大便 2～3 次/天，予前方去荆芥、防风、桃仁，加炙黄芪 15g，炒白术 15g，共 4 剂巩固治疗，痊愈。

刘栋等人运用银翘散合麻杏石甘汤加味治愈产后发热 1 例。患者，女，26 岁，2016 年 2 月 25 日首诊，2016 年 2 月 4 日顺产后持续发热 20 日，体温时高时低，在 36～39℃之间波动，以下午及夜间升高明显。自觉全身酸痛，口干鼻塞。2016 年 2 月 25 日查血：C－反应蛋白：10.4mg/L。舌红、苔薄黄，脉虚数。中医诊断：产后发热（阴虚外感证），方选银翘散合麻杏石甘汤加柴胡 9g，青蒿 12g，鳖甲 9g，以滋阴养血，解表退热。处方：金银花 15g，连翘 15g，竹叶 6g，荆芥穗 6g，牛蒡子 12g，淡豆豉 9g，薄荷 9g，生甘草 9g，桔梗 6g，芦根 12g，炙麻黄 9g，炒苦杏仁 9g，石膏 30g，柴胡 9g，青蒿 12g，鳖甲 9g。3 剂，水煎服，日 1 剂，温服。2016 年 2 月 28 日复诊，症见：热退，体温 36.7℃，全身酸痛减轻，轻微口干，纳眠可，大便调，小便黄，舌红苔白，脉虚细。调整上方，去炙麻黄、炒苦杏仁、石膏、青蒿、鳖甲，加沙参 15g、麦冬 15g。5 剂，水煎服，日 1 剂，温服。后随访患者已痊愈。

三、治疗面神经麻痹

蔡英姿采用银翘散加味治疗面神经麻痹，效果良好。治疗采用银翘散加味：金银花 30g，连翘 30g，竹叶 12g，荆芥 12g，牛蒡子 15g，薄荷 10g，桔梗 10g，芦根 30g，大青叶 30g，防风 15g，蜈蚣 2 条，山豆根 15g，甘草 10g。水煎服，每日 1 剂。结果：多数患者治疗 2 周左右，眼能闭合，口眼歪斜得到纠正。典型病例：患者，女，26 岁。5 天前感冒，咽喉疼痛，鼻流黄涕，继之右侧口眼歪斜，右眼裂开大，眼闭合不全，左鼻唇沟变浅，鼓腮漏风。查：咽部红赤，舌质红、苔黄，脉浮数。给服银翘散加味方 6 剂，症状明显好转，又服 6 剂，症状完全消失，康复如初。

林素财运用银翘散加减治愈面神经麻痹 1 例。患者，女，39 岁，1 周前感冒，头痛，微恶寒，咽喉肿痛，鼻塞流涕，色黄质稠，咳嗽咳痰，痰黄黏稠，于感冒第六日，吃饭时突感左半边颜面失去知觉，咀嚼无力，口角下垂歪向右侧，左眼裂开大，左眼闭合不全，右鼻唇沟变浅，鼓颊不能，吹气不能，今各感冒症状消失，舌质红、苔黄，脉浮数。西医诊断为面神经麻痹；中医诊断为面瘫，辨证为风热入中，气血闭阻；治以疏风通络。方用银翘散加减，配合针灸疗法。金银花 12g，连翘 12g，荆芥穗 6g，防风 9g，淡豆豉 9g，薄荷 10g，生甘草 5g，白芍 9g，桂枝 9g，蜈蚣 2 条，全蝎 9g。9 剂而愈。

四、治疗三叉神经痛

张建新等人运用银翘散加减治愈三叉神经痛 1 例。患者，女，52 岁，1998 年 11 月 15 日初诊。右侧颜面部呈阵发性剧痛，痛引口角，发作时不能进食及言语，每因感冒而加重，在某医院诊为三叉神经痛。近 1 周因发作频繁，疼痛难忍，伴鼻塞流黄涕，舌光苔红，脉浮弦略数。证属风邪壅于胆经，络脉不通。治以疏风通络，方用：金银花 15g，连翘 9g，芦根 12g，桔梗 9g，竹叶 8g，全蝎 6g，僵蚕 10g，菊花 8g，蔓荆子 9g，甘草 6g，3 剂，日 1 剂，水煎分 2 次温服。11 月 15 日二诊，服药后疼痛明显减轻，仅进食时有轻微痛感，原方再进 3 剂而愈。

林素财等人运用银翘散加减治愈三叉神经痛 1 例。患者，47 岁，刷牙时突发右侧面部剧痛，疼痛呈刀割样，向眼额部放射，持续 30 秒，发作频繁，自述 2 天前头痛，咽喉肿痛，鼻塞流涕，色黄质黏稠，心烦甚，口苦，纳眠可，溲黄便干。观其舌象见舌红苔薄黄，脉浮。西医诊断为三叉神经痛，中医诊断为面痛。辨证为风热上犯，气血壅滞，经络不通。治以疏风清热通络。方用银翘散加减：金银花 15g，连翘 12g，芦根 12g，桔梗 9g，竹叶 8g，甘草 6g，葛根 10g，黄芩 10g，栀子 10g，天花粉 12g，牡丹皮 10g，连入 6 剂，面痛无再犯。

五、治疗亚急性甲状腺炎

亚急性甲状腺炎又称肉芽肿性甲状腺炎或巨细胞性甲状腺炎，是一种自限性非化脓性甲状腺疾病，与病毒感染及自身免疫有关，临床上以甲状腺肿大、疼痛和压痛、发热、乏力等全身症状为特点，发病率约占所有甲状腺疾病的 0.5%～2%，尤好发于中青年女性。目前西医主要采用肾上腺皮质激素及解热镇痛药治疗，虽疗效迅速但副作用大，且复发率可高达 33.3%。使用银翘散口服及外敷干预效果显著。

刘玲等将亚急性甲状腺炎分为热毒壅盛型、肝郁蕴热型和阳虚湿困型，其中热毒壅盛型治以辛凉解表、清热解毒之法，药用银翘散加减（金银花、连翘、牛蒡子、黄芩、荆芥、浙贝母各 10g，芦根、板蓝根各 30g，薄荷、淡豆豉、竹叶、桔梗、甘草各 6g）。肝郁蕴热型和阳虚湿困型分别采用丹栀逍遥散和温脾汤加减进行治疗。共治疗该病患者 36 例，有效率达 100%。

参考文献

[1] 安峰．银翘散应用举隅［J］．实用中医内科杂志，2000，14（1）：40.

[2] 安改香，邢守平．通气银翘散治疗耳胀一得［J］．山西中医，1995（3）：26.

[3] 白凤玲，胡玉．银翘汤加减治疗流行性腮腺炎［J］．医学理论与实践，2002，15（2）：183-184.

[4] 毕瑞萍，赵保元．银翘散与盐酸左氧氟沙星联合治疗肺炎效果的探析［J］．中国医药指南，2014，12（34）：292-293.

[5] 边红萍．张胜容巧用银翘散治疗肾脏病经验［J］．世界中医药，2017，12（12）：3031-3033，3037.

[6] 蔡恒，谢智慧．银翘散为主治疗风疹 196 例［J］．内蒙古中医药，1995（1）：5.

[7] 蔡英姿．银翘散加味治疗面神经麻痹［J］．中国社区医师，2006，8（17）：61.

[8] 蔡颖璋，方亮．银翘散加减治疗手足口病临床观察［J］．医学信息，2011（2）：662.

[9] 曹元宇，魏跃钢．银翘散加减治疗青少年麻疹样病毒疹 78 例［J］．南京中医药大学学报，1995，11（3）：51.

[10] 曹志，刘元献，刘霞，等．银翘散合半夏泻心汤加减治疗咽食管反流性咽炎 40 例临床观察［J］．中国医学创新，2018，15（7）：73-77.

[11] 陈宝珠．中西医结合治疗小儿上呼吸道感染伴发热 52 例［J］．福建中医药，2010，41（6）：41-42.

[12] 陈翠苹．银翘散治疗急性扁桃体炎 50 例［J］．中国眼耳鼻喉科杂志，1998，3（3）：111.

[13] 陈惠琳，黄瑞静．银翘散联合头孢他啶与地塞米松治疗急性分泌性中耳炎疗效观察［J］．深圳中西医结合杂志，2016，26（8）：32-33.

[14] 陈琴，潘海洋．辨证分型治疗 IgA 肾病［J］．吉林中医药，2002，22（5）：12-13.

[15] 陈卫．中西药治疗流行性感冒 82 例退热效果观察［J］．中国农村医学，1988（12）：42-43.

[16] 陈晓杰．银翘散在重症肺炎治疗中的临床应用［J］．内蒙古中医药，2017，36（3）：11-12.

[17] 陈兴才，张桂芝．银翘散在热性病中的应用［J］．四川中医，1988（7）：12.

[18] 陈艳，杨静．银翘散加减治疗妊娠外感发热 156 例［J］．天津中医药大学学报，2009，28（3）：115.

[19] 陈艳洋，邓丽莎．导赤银翘散联合复方黄水治疗手足口病疗效观察［J］．现代医院，2012，12（9）：34-35.

[20] 陈银灿．升降散合银翘散加减治疗小儿急性扁桃体炎肺胃热盛证 43 例疗效观察［J］．中医儿科杂志，2015，11（3）：31-34.

[21] 陈玉芬，曹丽．关于中药银翘散加减治疗小儿风疹的几点浅论［J］．科技信息，2009（35）：817.

[22] 陈祖明，李新民．李新民用柴葛解肌汤合银翘散加减治疗小儿外感高热验案 2 则［J］．湖南中医杂志，2015，31（7）：112.

[23] 程纯科．银翘散煎服治疗肾炎的应用体会［J］．中国乡村医药杂志，2012（9）：36.

[24] 程红球，黄彩华，姚展成．银翘散加减治疗儿童手足

口病的研究［J］．现代中西医结合杂志，2009，18（14）：1585-1586.

［25］崔国强，徐长梅，徐燕．银翘散加味治疗上呼吸道感染 56 例［J］．中国社区医师，2005，7（8）：57.

［26］崔金霞，李玉红，张玉梅，等．银翘散联合头孢哌酮/舒巴坦治疗社区获得性肺炎的疗效与安全性评估［J］．中国实验方剂学杂志，2015，21（3）：175-178.

［27］崔磊．止嗽散合银翘散治疗感冒后亚急性咳嗽 30 例［J］．中国中医药现代远程教育，2013，11（23）：38.

［28］戴颖．银翘散加减治疗成年人麻疹的疗效分析［J］．中西医结合心血管病杂志，2014，C2（18）：18-19.

［29］邓德英．浅谈川崎病的中医药治疗［J］．河南中医，2004，24（3）：62.

［30］邓辉权．消痒贴配合银翘散治疗流行性腮腺炎 147 例［J］．中医外治杂志，2005，14（1）：49.

［31］邓伟光．加味银翘散治疗急性扁桃腺炎 84 例疗效观察［J］．中外医学研究，2013，11（6）：29-30.

［32］邓元龙．银翘散加减治疗急性上呼吸道感染 60 例［J］．河南中医，2011，31（11）：1313-1314.

［33］丁苗凤，郑贤炳，叶青，等．银翘散加减含漱液对中晚期肿瘤患者口腔念珠菌感染的临床护理观察［J］．护理与健康，2017，16（7）：769-771.

［34］丁平．银翘散加减治疗急性上呼吸道感染的效果观察［J］．中国当代医药，2013，20（26）：127，130.

［35］丁志琴，白员印，何丕．中西医联合治疗分泌性中耳炎患者临床疗效观察［J］．世界中西医结合杂志，2018，13（8）：1154-1156，1160.

［36］杜德林．加味银翘散治疗流行性出血热 40 例［J］．上海中医药杂志，1996（9）：11.

［37］段胜红．银翘散合半夏厚朴汤治疗慢性咽炎 33 例［J］．湖北民族学院学报（医学版），2002（1）：32.

［38］段淑红，刘梅生．银翘散加减治疗成年人麻疹 62 例［J］．中国中医基础医学杂志，2014，20（8）：1150-1151.

［39］鄂晓梅，牛冬群，马伟群．银翘散加减治疗小儿普通型手足口病 48 例［J］．广西中医药，2014，37（3）：51-52.

［40］番在幸．银翘散加味治疗成年人麻疹 36 例［J］．中国民间疗法，2007，15（8）：29.

［41］方彩芬，朱文珠．口服补液盐合中药灌肠治疗疱疹性口腔炎 72 例［J］．浙江中医杂志，2010，45（1）：46.

［42］封丽，林寿江．银翘散治疗流行性腮腺炎 168 例小结［J］．口腔医学，1993，13（1）：45.

［43］冯艳．银翘散配合西药治疗小儿急性上呼吸道感染的临床观察［J］．中国社区医师（医学专业），2011（21）：184.

［44］付梅．银翘散加减配合西医治疗急性上呼吸道感染疗效观察［J］．亚太传统医药，2015，11（15）：132-133.

［45］富爱荣．银翘散加减治疗急性肾炎［J］．陕西中医函授，1992（6）：34-35.

［46］高飞上，关怀．清解透表汤合银翘散加减治疗小儿手足口病 64 例临床观察［J］．中国社区医师（医学专业），2011（17）：227.

［47］高津福，马玉香，林和平．加味银翘散治疗小儿疱疹性口炎 112 例［J］．中国中西医结合杂志，1994，14（10）：620-621.

［48］高静．银翘散儿科临床应用解析［J］．大家健康，2013，7（1）：171-172.

［49］高军．银翘散合碧玉散加减治疗手足口病 45 例［J］．中医儿科杂志，2008，4（5）：36-37.

［50］高庆华．银翘散治疗肺痈初期的体会［J］．世界最新医学信息文摘，2016，16（51）：155.

［51］高淑林，王浩．银翘散联合利巴韦林注射液治疗手足口病疗效观察及护理［J］．河北医药，2012，34（4）：613-614.

［52］耿小茵，刘光太．银翘散治疗病毒性下呼吸道感染疗效观察［J］．海南大学学报（自然科学版），2000，18（3）：302-304.

［53］宫爱玲．银翘散加味仙人掌外敷治疗流行性腮腺炎［J］．青岛医药卫生，1998，30（10）：25.

［54］管炜，胡爱民．银翘散治疗菊池病报告 1 例［J］．中国中西医结合杂志，2014，34（5）：631-632.

［55］管益民．银翘散加减治疗急性上呼吸道感染的疗效分析［J］．现代诊断与治疗，2013，24（13）：2921-2922.

［56］桂瑶，袁琼．银翘散配合中药外洗治疗痤疮的临床观察［J］．光明中医，2017，32（16）：2371-2372.

［57］郭春青，车彩华．银翘散加减治疗外感后耳聋［J］．中国民间疗法，2016，24（1）：96.

［58］郭金萍，郝瑞芳．银翘散加减治疗小儿时令病验案 2 则［J］．湖南中医杂志，2018，34（3）：105-107.

［59］郭兰．加减银翘散治疗风疹的体会［J］．江西中医药，1995（增刊）：62.

［60］郭向华．银翘散加减治疗以发热为主要表现的细菌性扁桃体炎的疗效观察［J］．中国医药导报，2009，6（22）：94-95.

［61］郭选贤，彭青鹤，刘爱华．银翘散治疗艾滋病［J］．江苏中医药，2008，40（3）：6-7.

［62］韩朝晖，朱冠龙．银翘散结合微波治疗慢性咽炎临床观察［J］．现代诊断与治疗，2006，17（4）：219.

［63］韩鹏．银翘散加减汤联合美罗培南对小儿化脓性脑膜炎的疗效及对脑脊液神经元特异性烯醇化酶超敏 C-反应蛋白的影响［J］．山西医药杂志，2019，48（5）：550-553.

［64］韩玉昆，郭鹏丽，王卫东．银翘汤加减治疗紫癜性肾炎 65 例［J］．光明中医，2014，29（1）：68-69.

[65] 何丽颖. 银翘散联合清开灵注射液雾化吸入治疗急性病毒性咽炎临床观察 [J]. 实用中医药杂志，2018，34（4）：403-404.

[66] 何为，金红艳，刘倩，等. 银翘散治疗鼻咽癌放疗后黏膜反应的临床疗效观察 [J]. 湖北中医药大学学报，2019，21（2）：61-63.

[67] 贺辉. 麻杏石甘汤合银翘散加减治疗小儿风热闭肺型肺炎喘嗽效果观察 [J]. 内蒙古医学杂志，2019，51（4）：481-482.

[68] 贺小梅. 银翘散合生石膏汤治疗小儿外感高热 50 例 [J]. 临床和实验医学杂志，2007，6（11）：98.

[69] 洪阳. 银翘散加减治疗急性扁桃体炎 125 例 [J]. 中医函授通讯，1995（2）：32-33.

[70] 侯怀璧. 银翘散合剂治疗小儿疱疹性咽峡炎 80 例 [J]. 内蒙古医学院学报，2009，31（6）：659-660.

[71] 侯俊丽，赵廷浩. 银翘散在皮肤科的应用举隅 [J]. 内蒙古中医药，2017（15）：48.

[72] 胡根彪. 银翘散合六一散加减治疗水痘 112 例临床观察 [J]. 浙江中医杂志，2013，48（8）：574.

[73] 胡居息. 银翘散加减治疗肾病综合征 [J]. 四川中医，1987（2）：40-41.

[74] 胡居息. 银翘散加减治疗小儿肺炎 25 例 [J]. 湖北中医杂志，1982（1）：55.

[75] 胡敏. 银翘散治疗老年人病毒性上呼吸道感染临床观察 [J]. 新中医，2012，44（5）：29-30.

[76] 胡燕敏. 麻杏石甘汤合银翘散加减治疗小儿支气管肺炎 20 例临床观察 [J]. 内蒙古中医药，2017，36（6）：18.

[77] 黄保楠. 急性乳腺炎论治体会 [J]. 安徽中医学院学报，1994，13（3）：64.

[78] 黄彩英. 银翘散加减方治疗扁桃体炎高热急症 95 例 [J]. 中国中医急症，1998，7（5）：212.

[79] 黄封黎，张斌，化荣，等. 白虎汤合银翘散加减联合西药治疗脓毒症急性肾损伤毒热内盛证 39 例临床观察 [J]. 国医论坛，2019（1）：35-36.

[80] 黄桂英. 银翘散加减治疗急性化脓性扁桃体炎 38 例 [J]. 广东医学，1995，16（10）：691-692.

[81] 黄红梅. 银翘散加减治疗手足口病 16 例 [J]. 江西中医药，2008，39（12）：31.

[82] 黄建良. 银翘散合四物汤加减治疗单纯疱疹病毒性角膜炎 42 例 [J]. 湖南中医杂志，2010，26（5）：87-88.

[83] 黄柯岚，李新民. 李新民教授运用银翘散治疗小儿疾病验案举隅 [J]. 广西中医药，2018，41（4）：41-42.

[84] 黄慕姬. 四逆散合银翘散治疗小儿流感发热 86 例 [J]. 江西中医药，2007，38（3）：47-48.

[85] 黄年兵，颜家渝. 银翘散加减治疗流行性出血性结膜炎临床观察 [J]. 内蒙古中医药，2011（3）：26-27.

[86] 黄时燕，吴祖兰，聂巧峰. 中药联合窄谱中波紫外光治疗玫瑰糠疹临床疗效观察 [J]. 实用中西医结合临床，2013，13（6）：36-37.

[87] 黄舒. 银翘散加减治疗小儿发热 30 例 [J]. 中国中医急症，2000（3）：102.

[88] 黄伟成. 银翘散联合盐酸左氧氟沙星治疗肺炎的疗效分析 [J]. 中国医药指南，2015，13（22）：12-13.

[89] 黄卫华. 银翘散在儿科中的运用 [J]. 江西中医药，1990，21（4）：33.

[90] 黄新菊，杨昭，张桂珍，等. 银翘散联合利巴韦林治疗流行性腮腺炎 88 例 [J]. 中国药业，2015，24（20）：119-120.

[91] 黄旭明. 麻杏石甘汤合银翘散保留灌肠治疗小儿肺炎临床研究 [J]. 亚太传统医药，2016，12（18）：148-149.

[92] 黄晔. 高热的辨证施治 [J]. 中国急救医学，1989，9（2）：59-60.

[93] 黄渝瀚，罗瑞雪，刘惠清. 银翘汤加减合湿疹外洗液治疗激素依赖性皮炎 43 例 [J]. 四川中医，2010，28（3）：110-111.

[94] 贾国华. 小儿多发性抽动应用中药银翘散治疗的预后分析 [J]. 心理月刊，2019，14（6）：133.

[95] 贾美华. 加味银翘散内外并用治疗流行性腮腺炎 50 例 [J]. 新疆中医药，1988（2）：34.

[96] 江宁. 从肺论治分泌性中耳炎早期 60 例 [J]. 山东中医杂志，2005，24（3）：155.

[97] 姜攀，刘相朝，刘琨. 银翘散联合五味消毒饮治疗手足口病疗效观察 [J]. 吉林中医药，2013，33（1）：51-52.

[98] 蒋菊琴. 中药灌肠辅助治疗小儿发热的观察与护理 [J]. 内蒙古中医药，2015（6）：90-91.

[99] 蒋蔚. 银翘散在皮肤科临床应用举隅 [J]. 安徽中医临床杂志，2001，13（5）：395.

[100] 蒋宇，韩光. 银翘散外用熏蒸治疗鳞屑性睑缘炎的临床效果 [J]. 中国当代医药，2019，26（1）：187-189.

[101] 金培祥. 银翘散合升降散化裁方治疗扁桃体炎致高热 103 例 [J]. 中国中医急症，2002，11（4）：314-315.

[102] 金晓仙，张淑英. 银翘散合麻杏石甘汤治疗流行性感冒临床观察 [J]. 黑龙江中医药，2013（4）：22.

[103] 蓝英，陈定潜，张朝勇. 银翘散加减治疗手足口病 83 例临床观察 [J]. 中国卫生产业，2012（24）：173.

[104] 劳丽芬，许剑爱，关艳红. 儿童手足口病中西医治疗疗效观察 [J]. 中国社区医师（医学专业），2012（19）：225.

[105] 雷程，杨颖，张怡清．银翘散加减治疗急性感染性心内膜炎临床研究［J］．中国中医急症，2018，27（12）：2129-2131.

[106] 雷程，杨颖．银翘散加味治疗亚急性感染性心内膜炎临床观察［J］．辽宁中医药大学学报，2018，20（6）：159-161.

[107] 雷权，魏俊燕．中西医结合治疗急性扁桃体炎 60 例［J］．基层医学论坛，2007，11（5）：433.

[108] 冷雪琴，刘素平．银翘散加减莪术油治疗过敏性紫癜 46 例［J］．中国现代药物应用，2009，3（11）：150-151.

[109] 李晨帅．任勤教授辨治儿童特应性皮炎临床经验［J］．中医儿科杂志，2019，15（4）：21-23.

[110] 李传平．银翘散加减治疗肾炎的体会［J］．中国中医药信息杂志，2000，7（11）：70.

[111] 李春红．加味银翘散治疗急性扁桃体炎 40 例［J］．现代中西医结合杂志，2007，16（33）：4985.

[112] 李德秀．竹叶石膏汤合银翘散加减治疗小儿手足口病的临床分析［J］．中医临床研究，2017，9（34）：63.

[113] 李继勇，李牧．银翘散合青蒿鳖甲汤加减治疗发热 35 例［J］．山东医药，2002，42（9）：69.

[114] 李仅波．银翘散加减治疗急性咽炎 86 例观察［J］．社区医学杂志，2007，5（18）：29.

[115] 李军．加用加味银翘散治疗冬春季病毒性感冒 150 例［J］．广西中医药，2012，35（4）：30-31.

[116] 李柯，韩春明，陈元穆．加味银翘散治疗外感热病（上呼吸道感染）的临床观察［J］．中国医药指南，2015（24）：186.

[117] 李丽娟，叶青．银翘散化裁治疗妊娠期感冒 20 例［J］．陕西中医学院学报，2013，36（6）：66-67.

[118] 李莲嘉．中药内服、外治治疗儿童疱疹性咽颊炎临床观察［J］．光明中医，2009，24（3）：461-462.

[119] 李林军，原儒建．银翘散加减治疗单纯疱疹病毒性角膜炎临床分析［J］．河北北方学院学报（自然科学版），2012，28（3）：83-85.

[120] 李曼，翟长云，朱爱勤．中西医结合治疗耳带状疱疹 25 例临床观察［J］．河北中医，2009，31（12）：1834-1835.

[121] 李萌，任勤．银翘散加减治疗疱疹性口腔炎 1 则［J］．山西中医，2018，34（10）：46.

[122] 李牧，郑义宏，郑雯，等．银翘散为主治疗风热证白疕临床观察［J］．中国中医药现代远程教育，2018，16（8）：92-94.

[123] 李巧香．银翘藿茵汤治疗小儿手足口病 68 例总结［J］．湖南中医杂志，2006，22（3）：31，37.

[124] 李荣辉．犀角地黄汤合银翘散治疗小儿血证一得［J］．中国民间疗法，2000，8（12）：37-38.

[125] 李廷保，窦志强．银翘散加减治疗儿童皮炎类皮肤病［J］．中医儿科杂志，2007，3（1）：29-30.

[126] 李曦，段玲，欧阳刚．银翘散加减治疗甲型 H1N1 流感 43 例［J］．河南中医，2014，34（10）：1938-1940.

[127] 李霞．银翘散加减治疗化妆品皮炎 102 例［J］．中国民间疗法，2008（7）：32.

[128] 李晓峰．银翘白虎汤治疗流感高热 50 例［J］．天津中医药，2010，27（3）：239.

[129] 李晓红．银翘散加味合耳垂放血治疗急性扁桃体炎 66 例报告［J］．甘肃中医，2003，16（10）：16.

[130] 李晓晖．用银翘散加减治疗小儿湿疹的效果观察［J］．临床医药文献电子杂志，2019，6（47）：175.

[131] 李亚飞．银翘散加减治疗小儿外感高热 80 例［J］．浙江中医杂志，2010，45（9）：695.

[132] 李影捷．中西医结合治疗传染性非典型性肺炎 6 例总结［J］．湖南中医杂志，2003，19（5）：2-4.

[133] 李应琼．银翘散加减治疗小儿急性扁桃体炎体会［J］．中国社区医师，2016，32（15）：118，120.

[134] 李铮．宋乃光教授银翘散治疗外感风温高热经验［J］．中国中医药现代远程教育，2013，11（18）：117.

[135] 李志强．银翘散治疗小儿幼儿急疹 108 例［J］．中医临床研究，2011，3（1）：75.

[136] 理萍．柴葛解肌汤合银翘散加减治疗低热 66 例［J］．中医药临床杂志，2010，22（6）：524.

[137] 梁吉春，梁晓秋．银翘散加减治疗水痘 42 例疗效观察［J］．北京中医药大学学报，1998，21（6）：65.

[138] 梁卫，龚林，张丽玲，等．银翘散加减治疗急症两则［J］．中国中医急症，2009，18（12）：2071-2072.

[139] 林炳胜．银翘散结汤治疗小儿痄腮 45 例［J］．四川中医，2002，20（2）：56.

[140] 林丹薇，周琳．银翘散加减治疗儿童水痘临床观察［J］．新中医，2015，47（4）：183-184.

[141] 林海鸿．银翘散治疗手足口病的临床观察［J］．西部中医药，2013，26（6）：64-65.

[142] 林素财，刘紫凝．银翘散加减临床应用举隅［J］．世界中医药，2009，4（5）：267-268.

[143] 林炜，沈强，戈言平，等．银翘散加减辅助治疗儿童急性分泌性中耳炎 45 例［J］．中国中医急症，2012，21（2）：313-314.

[144] 林振荣，冯绍斌．银翘散加减辅助治疗急慢性单纯性咽炎的可行性分析［J］．中医临床研究，2018，10（28）：60-61.

[145] 凌艳君．中西医结合治疗分泌性中耳炎体会［J］．湖南中医杂志，2004，20（4）：54.

[146] 刘达理．银翘散加减治疗流行性出血性结膜炎的临床疗效［J］．求医问药（下半月刊），2012，10（7）：520.

[147] 刘栋，刘金星．刘金星教授治疗妊娠及产后感冒发

热验案举隅［J］. 中国民族民间医药，2017，26（16）：71，74.

［148］刘芳．银翘散加减治疗甲型 H1N1 流感 180 例疗效观察［J］. 中医药导报，2011，17（4）：91.

［149］刘红杯，罗美华．银翘散防治鼻咽癌放疗致口咽部毒性反应 29 例［J］. 辽宁中医杂志，1997，24（9）：412.

［150］刘宏．银翘散治疗 Thygeson 表层点状角膜炎 26 例［J］. 河南中医，2012，32（3）：366.

［151］刘洪陆．银翘散治疗肾性咽喉病 54 例［J］. 1999，20（6）：247.

［152］刘静．探讨银翘散加藿朴夏苓汤治疗小儿手足口病的临床疗效［J］. 按摩与康复医学，2018，9（10）：42-43.

［153］刘玲，毛英．辨证治疗亚急性甲状腺炎 36 例［J］. 陕西中医，2004，25（3）：216-217.

［154］刘沛燕．小柴胡汤与银翘散化裁配少商穴放血治疗外感发热临床体会［J］. 中国中医急症，2009，18（11）：1881-1882.

［155］刘倩，罗秀丽．银翘散加减方防治鼻咽癌放疗后口腔黏膜损伤 29 例［J］. 陕西中医学院学报，2012，35（2）：43-44.

［156］刘庆军．加味银翘散在上呼吸道感染发热治疗中的效果观察［J］. 中国医药指南，2019，17（5）：160-161.

［157］刘瑞坤．用银翘散加减治疗急性上呼吸道感染的效果研究［J］. 当代医药论丛，2017，15（10）：139-140.

［158］刘绍武，李振芝．银翘散加减对耳鼻咽喉疾病的应用［J］. 天津中医，1989（4）：39-41.

［159］刘书勤，李克卉．中西医结合治疗单纯疱疹病毒性角膜炎 39 例［J］. 四川中医，2005，23（9）：98.

［160］刘淑英．皮肤科应用银翘散四则［J］. 黑龙江中医药，1990（3）；28-29.

［161］刘水炳．银翘散治疗水痘 100 例［J］. 湖南中医杂志，1992，14（4）：5.

［162］刘巍．银翘散合麻杏石甘汤加减配合磷酸奥司他韦治疗甲型 H1N1 流感临床研究［J］. 医药论坛杂志，2019，40（2）：35-37.

［163］刘伟．麻杏石甘汤合银翘散加减治疗小儿支气管肺炎 33 例临床观察［J］. 内蒙古中医药，2017，36（12）：42.

［164］刘湘玉，王艳菊，文爱艳．银翘散联合更昔洛韦治疗手足口病的效果观察与护理［J］. 护理实践与研究，2015，12（8）：66-68.

［165］刘永信，杨春梅，龚勇，等．银翘散加减治疗小儿过敏性紫癜 63 例［J］. 陕西中医学院学报，2013，36（5）：55-56.

［166］刘志平．张汉启运用银翘散加减治疗慢性肾炎验案两则［J］. 中医药信息，2013，30（3）：115-116.

［167］刘志强．银翘散加减治疗 3 种小儿病毒性皮肤病 260 例［J］. 中国社区医师，2013，15（1）：213.

［168］龙贤林．银翘散合三仁汤治疗水痘 78 例［J］. 四川中医，2007，25（10）：90.

［169］卢业轩．疮疡发热的辨证论治［J］. 广西中医药，1994，17（3）：13-15.

［170］卢玉，舒兰．加减银翘散治疗急乳蛾 48 例临床观察［J］. 中医药导报，2013，19（3）：59-60.

［171］鲁晓彦．临床中银翘散在现代中的新应用［J］. 中国现代药物应用，2013，7（18）：126.

［172］陆树柏．银翘散加减治疗风疹［J］. 云南中医中药杂志，1996，17（2）：36.

［173］陆素娟，沈炎．中药内服加洁尔阴外搽治疗儿童水痘 81 例［J］. 浙江中医药大学学报，2007，31（4）：477.

［174］罗海兰．银翘散加减治疗流行性出血性结膜炎的临床疗效探究［J］. 中国医药指南，2013，11（10）：291-292.

［175］吕明惠．加味银翘散治疗急性上呼吸道感染 62 例观察［J］. 蚌埠医学院学报，2002，6（5）：435-436.

［176］吕秀英．研究泻心汤合银翘散加减治疗疱疹性口腔炎的临床效果［J］. 全科口腔医学电子杂志，2019，6（17）：64，67.

［177］马爱军．银翘散治疗手足口病［J］. 安徽中医临床杂志．2002，14（2）：157-158.

［178］马蕾，刘恩远．银翘散加减治疗小儿风热闭肺型肺炎喘嗽 80 例临床研究［J］. 甘肃科技，2014，30（3）：121-122.

［179］马荣，齐文升，杨秀捷，等．加味银翘散治疗上呼吸道感染发热的随机双盲对照临床研究［J］. 中国中医急症，2016，25（3）：418-419.

［180］马荣，杨秀婕，王颖辉，等．加味银翘散治疗外感热病（上呼吸道感染）临床观察［J］. 中医药信息，2010，27（3）：89-91.

［181］马淑丽．银翘散加减治疗痤疮［J］. 山东中医杂志，1999，18（9）：407.

［182］马淑珍．银翘散加减治疗痊疮 54 例［J］. 中国民间疗法，2001，9（1）：32.

［183］马晓波．加味银翘散治疗冬春季病毒性感冒 100 例临床体会［J］. 基础医学论坛，2014，18（增刊）：107-108.

［184］莫少琪．银翘散加味治疗急性扁桃体炎、咽炎 176 例［J］. 新中医，1995（7）：50.

［185］欧阳清萍．银翘散加减治疗小儿上呼吸道感染 36 例［J］. 临床急诊杂志，2003（2）：33-34.

［186］彭乘风．葛根银翘散治疗手足口病 49 例疗效观察［J］. 湖南中医杂志，2012，28（5）：63-64.

［187］彭红星，李颖．银翘散与盐酸左氧氟沙星联合应用治疗肺炎疗效分析［J］. 重庆医学，2013，42（35）：

4328-4330.
[188] 戚莎莉．银翘散加减治疗外感耳鸣 54 例 [J]．赣南医学院学报，2007（3）：436.
[189] 齐斌．银翘散配合阿昔洛韦灌肠治疗疱疹性咽峡炎疗效观察与护理 [J]．中国实用医药，2010，5（30）：200-201.
[190] 齐记，郭利平．郭利平治疗低热验案 1 则 [J]．山西中医，2015，31（8）：54.
[191] 齐晓．银翘散在儿科疾病中的应用 [J]．陕西中医，2004（5）：458.
[192] 齐晓霞，齐国有．银翘散和普济消毒饮加减加外贴治疗急性腮腺炎 156 例 [J]．陕西中医，2007，28（1）：64-65.
[193] 秦赟赟．小儿手足口病清解透表汤合银翘散加减治疗临床观察 [J]．中医临床研究，2017，9（18）：82-83.
[194] 秦晓非．化裁银翘散直肠注药治疗小儿外感发热临床观察 [J]．中医临床研究，2017，9（25）：83-84.
[195] 曲江凤，余江维，余国君，等．银翘散治疗流行性感冒经验总结 [J]．中西医结合心血管病电子杂志，2018，6（14）：148，150.
[196] 任霞，苏富军．葛根银翘散治疗手足口病高热 36 例体会 [J]．中国社区医师（医学专业），2012，14（4）：230.
[197] 任鑫，阎晓悦．银翘散联合麻杏石甘汤加减治疗急性支气管炎的 26 例临床观察 [J]．内蒙古中医药，2016（13）：4-5.
[198] 任秀英．双黄连注射液配合中草药治疗风疹 60 例疗效观察 [J]．现代中西医结合杂志，2003，12（4）：383-384.
[199] 任艳艳．小儿发热治验三则 [J]．四川中医，2011，29（5）：94-95.
[200] 沙剑轲，孔凡芬．银翘散在鼻科的临床运用 [J]．中国中医药现代远程教育，2009，7（4）：44.
[201] 商让成，王宝民，张世伟．辨证治疗流行性乙型脑炎 60 例 [J]．陕西中医，2002，23（9）：771-772.
[202] 尚宗明，章东晓．加减银翘散治疗流行性腮腺炎 32 例 [J]．中国乡村医药，1999（6）：22.
[203] 沈中良．银翘散治疗成年人麻疹 43 例 [J]．浙江中医杂志，2001（1）：18.
[204] 盛君玉，赛自金．银翘散眼科应用举隅 [J]．世界最新医学信息文摘，2019，19（26）：199.
[205] 史章红，綦统购．中西结合治疗手足口病 124 例疗效观察 [J]．中国社区医师，2013，15（1）：207.
[206] 宋家华，刘惠芳．小儿急性扁桃体炎 100 例临床分析 [J]．泸州医学院学报，1993，16（2）：134-135.
[207] 宋师光．银翘散加减治疗儿童过敏性紫癜的临床疗效观察 [J]．中国实用医药，2015，10（22）：158-160.
[208] 宋香金，姚美玉，贾梅，等．银翘散加味治疗妊娠期感冒 [J]．长春中医药大学学报，2012，28（2）：290-291.
[209] 苏成程，章匀，唐艳芬．银翘散加减治疗急性上呼吸道感染的临床治疗效果评价 [J]．内蒙古中医药，2016（13）：30.
[210] 孙法泰，孙忠河．银翘散结饮治疗慢性增生型扁桃体炎 60 例 [J]．陕西中医，2007，28（4）：398-399.
[211] 孙一枚，孙启春．中西医结合治疗慢性单纯性喉炎 70 例总结 [J]．湖南中医杂志，2005，21（4）：24-25.
[212] 唐帮伦．银翘散加减治疗过敏性紫癜（单纯型）231 例 [J]．四川中医，2014，32（1）：106-107.
[213] 唐荣飞．银翘白虎汤加减联合布洛芬治疗小儿外感发热疗效观察 [J]．福建中医药，2019，50（3）：71-72.
[214] 唐英，汪旻琦，张茹，等．银翘散加减在耳鼻咽喉科临证中的应用 [J]．中医药学报，2011，39（6）：95-96.
[215] 汪德云．银翘散加味治疗暴发性剧烈风疹 400 例介绍 [J]．中医杂志，1987，28（4）：33.
[216] 汪黔蜀，李雁，王军，等．加减银翘散治疗风热血燥型皮肤病 30 例疗效观察 [J]．云南中医中药杂志，2004，25（3）：15.
[217] 汪秀梅．柴葛银翘散治疗小儿外感发热初期的体会 [J]．中医儿科杂志，2012，8（3）：27-28.
[218] 王谒平，董熔，王素芝．中西医结合治疗幼年类风湿关节炎 76 例 [J]．陕西中医，2005，26（3）：217-219.
[219] 王德全．中西医结合治疗单纯疱疹性角膜炎 54 例 [J]．中国中医眼科杂志，1992，2（4）：195-197.
[220] 王更生．用银翘散加减治疗小儿湿疹的效果观察 [J]．当代医药论丛，2016，14（7）：2-3.
[221] 王海霞，王幼，李文芳．银翘散加味治疗急性扁桃体炎 51 例疗效观察 [J]．现代中西医结合杂志，2001，10（15）：1445.
[222] 王吉英，付蕴英．银翘汤加减治疗流行性腮腺炎 28 例 [J]．辽宁中医杂志，2002，29（6）：350.
[223] 王建敏，杨雨蒙．银翘散在儿科临床应用举隅 [J]．中医儿科杂志，2015，11（5）：15-18.
[224] 王建雄．银翘散加减治疗急性肾炎 136 例 [J]．郴州医学高等专科学校学报，2003，5（1）：57-58.
[225] 王建中，张和峰，吴春迎，等．卫、气、营、血并治法治疗放射性肺炎近期疗效观察 [J]．中国中医急症，2006，15（4）：353-354.
[226] 王江兰．银翘散治疗急性上呼吸道感染 20 例临床观察 [J]．内蒙古中医药，2016（15）：46.
[227] 王晋新．银翘散加减治疗儿童轻型过敏性紫癜性肾

炎 39 例疗效观察［J］. 中国中西医结合肾病杂志，2010，11（5）：448-449.
［228］ 王晶．银翘散治疗急性重症胰腺炎临床观察［J］. 吉林中医药，2013，33（2）：157-158.
［229］ 王俊国．银翘散在外科病中的应用［J］. 陕西中医，1985，6（6）：268-269.
［230］ 王莉珍．中医中药治疗呼吸道感染 282 例疗效观察［J］. 河北中医，1991，13（6）：9.
［231］ 王明碧，邬凤麟．六合丹银翘散治疗急性腮腺炎 117 例［J］. 华西医讯，1989，4（1）：123-124.
［232］ 王平，张红，张云栋．麻银合方治疗急性上呼吸道感染［J］. 山东中医杂志，1998，17（6）：262.
［233］ 王泉忠．银翘散加减联合阿昔洛韦滴眼液治疗单纯疱疹病毒性角膜炎 30 例临床观察［J］. 江苏中医药，2014，46（10）：50-51.
［234］ 王泉忠．银翘散在治疗 Thygeson 表层点状角膜炎中的治疗效果［J］. 职业与健康，2007，23（1）：66.
［235］ 王荣宝，杨翠萍．清开灵注射液联合银翘散治疗上呼吸道感染 30 例［J］. 湖南中医杂志，2014，30（7）：44-46.
［236］ 王升福，王展翔．银翘散加减拮抗干扰素不良反应的临床观察［J］. 黑龙江中医药，1998（5）：11.
［237］ 王素梅，吴玉敏，赵浩．银翘散合化斑汤治疗玫瑰糠疹疗效观察［J］. 北京中医药，2012，31（8）：601-602.
［238］ 王婷婷，郭兆安．银翘散加减联合热毒宁注射液治疗小儿肾病综合征 1 则［J］. 中国民族民间医药，2018，27（6）：59-60.
［239］ 王巍，李瑶，魏庆宇，等．小儿风热闭肺型肺炎喘嗽采用银翘散加减治疗临床效果观察［J］. 中国实用医药，2018，13（9）：125-126.
［240］ 王文波，王伟．银翘散加减治疗儿童病毒性发热 56 例［J］. 军事医学科学院院刊，2007，31（4）：311.
［241］ 王辛坤，廖锡意，许华朋．银翘散联合清开灵注射液雾化吸入治疗急性上呼吸道感染疗效观察［J］. 中国社区医师，2014，30（3）：67，69.
［242］ 王秀坤，田力．银翘散加味灌肠治疗小儿外感发热 30 例临床观察［J］. 国医论坛，2001，16（1）：39-40.
［243］ 王瑛．银翘散合增液汤治疗急性咽炎 52 例［J］. 山东中医杂志，2003，22（3）：151-152.
［244］ 王颖诗．麻杏石甘汤合银翘散加减治疗小儿支气管肺炎 50 例临床体会［J］. 中医临床研究，2017，9（29）：36-37.
［245］ 王咏琼．银翘散加减治疗急性上呼吸道感染临床疗效分析［J］. 亚太传统医药，2014，10（10）：102-103.
［246］ 王勇，左华，李发荣，等．银翘散加减治疗甲型 H1N1 流感的临床疗效观察［J］. 四川中医，2010，28（4）：73-74.
［247］ 王于心，张小旭，刘阳，等．柴胡银翘散加减治疗时行感冒心得体会［J］. 世界最新医学信息文摘，2019，19（37）：242.
［248］ 王宇光，袁启东，贾艳彩．银翘散治疗儿童手足口病 85 例［J］. 新中医，2009，41（9）：77-78.
［249］ 王云飞，刘伟霞，于秋丽．银翘散加减治疗外感后耳鸣 36 例［J］. 中国乡村医药杂志，2006，13（6）：49.
［250］ 王长娟，杨士珍．银翘散加味治疗小儿手足口病 50 例［J］. 河北中医，2013，35（9）：1328.
［251］ 韦俊．中西医结合治疗小儿大叶性肺炎 116 例［J］. 陕西中医，1988，9（8）：341-342.
［252］ 魏小维，贺爱燕．银翘散、达原饮加减治疗小儿传染性单核细胞增多症［J］. 中国全科医学杂志，1999，2（6）：457.
［253］ 温利辉，黄清苑．加味银翘散治疗急慢性咽喉炎 136 例［J］. 新中医，2002，34（1）：40.
［254］ 文爱艳．银翘散加减联合更昔洛韦治疗手足口病患儿的疗效及护理［J］. 全科护理，2015，13（11）：969-971.
［255］ 邬国龙，郭选贤．《温病条辨》方治疗艾滋病感冒及发疹［J］. 中国中医药现代远程教育，2011，9（16）：100-101.
［256］ 吴昌林，梁容芳，王璟，等．联合治疗对急性扁桃体炎患者的疗效及炎症因子的影响［J］. 临床与病理杂志，2018，38（12）：2632-2636.
［257］ 吴惠学．中药治疗痄腮 546 例临床观察［J］. 新疆中医药，1995（2）：7.
［258］ 伍冲寒．麻杏石甘汤合银翘散加减治疗小儿支气管肺炎 40 例临床观察［J］. 中医药导报，2009，15（11）：13-14.
［259］ 武忠秀．银翘散合玉屏风散治疗小儿上呼吸道感染［J］. 新疆中医药，2002，20（1）：62.
［260］ 郗玉玲，惠红岩，李大通，等．银翘散治疗小儿肺炎的临床研究［J］. 中国医院药学杂志，2016，36（7）：571-574.
［261］ 肖淑琴，温振英，孙中林．中医药治疗 26 例小儿支原体肺炎临床分析［J］. 贵阳中医学院学报，1984（1）：40-41.
［262］ 谢卫平．银翘散化裁治疗慢性支气管炎急性发作 38 例［J］. 世界最新医学信息文摘，2015，15（47）：191.
［263］ 谢兴桥．银翘散合五苓散加减治疗小儿肾病综合征 86 例的疗效观察［J］. 贵阳中医学院学报，2013，35（3）：154-155.
［264］ 熊眭健，王谦．银翘散加减量化煎法配合走罐挑刺

治疗慢性顽固性荨麻疹 1 则［J］. 广州中医药大学学报，2014，17（3）：35-36.
［265］徐春华. 用加味银翘散治疗风热型妊娠感冒的效果观察［J］. 当代医药论丛，2016，14（22）：146-147.
［266］徐娜. 银翘散儿科临床应用举隅［J］. 吉林中医药，2007，27（11）：48，66.
［267］徐宜厚. 中药治疗玫瑰糠疹的疗效分析［J］. 辽宁中医杂志，1986（1）：23-24.
［268］徐忠良，钟坚，张琏影. 银翘散加味治疗玫瑰糠疹38 例［J］. 江西中医药，2006，37（10）：37.
［269］许武军，尹庆军. 银翘散在小儿上呼吸道感染中的应用［J］. 中国中医药现代远程教育，2006（12）：34.
［270］薛永红. 银翘散加减辅助治疗儿童急性分泌性中耳炎 49 例［J］. 河南中医，2010，30（3）：294-295.
［271］杨德福. 基于《温病条辨》试论银翘散主治病机［J］. 新中医，2018，50（10）：227-229.
［272］杨帆，陈仁庆. 银翘散合神解散加减治疗小儿急性上呼吸道感染 110 例临床观察［J］. 中国药物经济学，2012（2）：217-218.
［273］杨海栋，史华明，鲁贵青. 银翘散加减治疗玫瑰糠疹 45 例［J］. 中国民间疗法，2013，21（12）：49.
［274］杨季国. 银翘散在儿科临床运用中的体会［J］. 中国中医药信息杂志，1996，6（7）：66-67.
［275］杨龙生. 银翘散加减治疗水痘 120 例临床观察［J］. 江西中医药，2004，35（6）：35.
［276］杨琪. 银翘散加减联合更昔洛韦治疗小儿手足口病的疗效分析［J］. 北方药学，2016，13（3）：38-39.
［277］杨少波，石海澄，刘绪银. 辨证治疗急性肺炎 61 例［J］. 湖南中医杂志，2005，21（3）：68-69.
［278］杨少洁，鞠鲤亦. 银翘散加味治疗手足口病 80 例疗效观察［J］. 内蒙古中医药，2009（9）：46-47.
［279］杨维平. 银翘散临证新用［J］. 中医研究，2012，25（11）：64-65.
［280］杨荫文，孔凡成. 两组中药配方颗粒剂与水煎剂临床疗效对比研究［J］. 中医研究，2007，20（4）：51-52.
［281］杨永芳，卜献春. 银翘滴鼻剂治疗小儿风热感冒临床研究［J］. 湖南中医杂志，1994，10（5）：5-6.
［282］杨周瑞. 银翘散合补中益气汤加减治疗老年肺炎的临床研究［J］. 中医研究，2001，14（1）：25-26
［283］姚菊红. 银翘散加减治疗水痘 35 例［J］. 中国民族民间医药，2011（15）：101.
［284］叶伊琳. 中西医结合治疗突发性耳聋 30 例［J］. 安徽中医学院学报，2000，19（5）：27-28.
［285］阴云龙，乔维文，刘洁. 银翘散加味治疗流行性腮腺炎合并睾丸炎 1 例［J］. 实用中医药杂志，2014，30（8）：770.
［286］殷二航. 银翘散儿科肾病临床应用举隅［J］. 吉林中医药，2009，29（12）：1066-1067.
［287］殷勤. 银翘散加减治疗小儿咽结膜热 30 例［J］. 中国中医眼科杂志，1994，4（1）：28.
［288］尹蔚萍，夏杰. 三豆银翘散治疗小儿手足口病的临床观察［J］. 光明中医，2009，24（1）：55-56.
［289］尹振中. 银翘散合麻杏石甘汤加减联合炎琥宁治疗小儿肺炎喘嗽风热闭肺证的临床分析［J］. 临床医药文献电子杂志，2018，5（89）：171-172.
［290］尤丽娟. 银翘散加减治疗急性咽炎、扁桃腺炎 52 例［J］. 陕西中医，2000，21（6）：269.
［291］于利群. 银翘散加减在儿科的临床运用举隅［J］. 云南中医中药杂志，2008，29（11）：32-33.
［292］余伟冰，李叶枚，高文英. 银翘散加减方护理放射性口腔黏膜炎应用［J］. 中国医药科学，2017，7（8）：116-118.
［293］俞美谷，李汶阳. 银翘散应用浅析［J］. 临床医药文献电子杂志，2018，5（22）：167.
［294］俞瑞霞. 银翘散袋泡剂治疗急性上呼吸道感染的疗效观察［J］. 中成药研究，1986（4）：21-22.
［295］禹永明. 穿琥宁合银翘散治疗风疹 78 例临床观察［J］. 江苏中医药，2005，26（5）：24-25.
［296］郁雪明. 银翘散加减治疗急性上呼吸道感染临床疗效分析［J］. 亚太传统医药，2014，10（14）：106-107.
［297］翟楠，陈一兵. 中西医结合治疗单纯疱疹病毒性角膜炎 58 例［J］. 陕西中医学院学报，2007，30（4）：34-35.
［298］占华龙. 甘露消毒丹合银翘散加味治疗手足口病临床疗效观察［J］. 湖北中医杂志，2014，36（11）：15-16.
［299］张福荣. 银翘方类为主分期分型拖治 100 例麻疹临床观察［J］. 中国中医急症，2000，9（S1）：22-23.
［300］张家奎，王仁忠. 银翘散加减治疗肺经风热型急性扁桃体炎 36 例总结［J］. 湖南中医杂志，2014，30（10）：35，59.
［301］张菊. 银翘散加味治疗急性咽炎 45 例疗效观察［J］. 云南中医中药杂志，2012，33（8）：44.
［302］张建新. 银翘散新用［J］. 光明中医，2003，18（2）：58-59.
［303］张丽芳，关敏，容加勇. 加味银翘散配合离子导入治疗单纯疱疹病毒性角膜炎［J］. 云南中医中药杂志，2013，34（2）：32-33.
［304］张丽丽. 银翘散灌肠治疗风热证感冒的临床体会［J］. 中国民间疗法，2016，24（4）：31.
［305］张丽霞. 银翘散加减治疗儿童手足口病 32 例临床观察［J］. 中医药导报，2007，13（9）：43，48.

［306］张凌宇．银翘散加味治疗面部激素依赖性皮炎疗效观察［J］．内蒙古中医药，2013（29）：16.

［307］张旻昱，邹蓉，张慧，等．银翘散合犀角地黄汤治疗过敏性紫癜 33 例临床研究［J］．新中医，2014，46（1）：91-93.

［308］张瑞士，简淑芬．银翘散变通运用一得［J］．河北中医，1988，10（3）：29-30.

［309］张淑琴，沈红橄，陈凯玲．银翘散煎剂保留灌肠治疗小儿急性呼吸道感染并发热 96 例［J］．新中医，2008，40（10）：94.

［310］张淑芝，郑淑珍．石膏知母汤加银翘散治疗小儿上呼吸道感染及护理体会［J］．齐齐哈尔医学院学报，1999，20（5）：500.

［311］张题培，孙卉，陈建，等．浅议银翘散临床应用的若干问题［J］．光明中医，2018，33（15）：2164-2165，2184.

［312］张卫新，李伟萍．升降散合银翘散治疗急性化脓性扁桃体炎 67 例［J］．中国中医急症，2003，12（3）：278.

［313］张喜莲，张美菁，李瑞．马融教授巧用银翘散治疗小儿癫痫及抽动症［J］．中国中西医结合儿科学，2016，8（3）：364-366.

［314］张鲜妮．犀角地黄汤合银翘散治疗寻常性银屑病的临床效果［J］．临床医学研究与实践，2019，4（11）：110-111.

［315］张晓慧，马融，戎萍，等．马融教授运用银翘散治疗儿童抽动障碍风邪犯肺证 30 例临床观察［J］．辽宁中医药大学学报，2018，20（3）：92-94.

［316］张学团．银翘散治疗风热感冒疗效观察［J］．中医药临床杂志，2016，28（4）：546-548.

［317］张阳，李博鑑．银翘散在皮肤科的临床应用［J］．北京中医药，2014，33（1）：58-59.

［318］张颖，王峥．银翘散加味治疗小儿过敏性紫癜 40 例临床观察［J］．时珍国医国药，2006，17（5）：814.

［319］张兆泉．中药直肠静脉滴注辅治小儿手足口病疗效观察［J］．临床合理用药，2012，5（4A）：45-46.

［320］赵金玉，郝瑞芳．柴葛解肌汤合银翘散加减治疗小儿流感发热 60 例［J］．江西中医药，2015，46（7）：34-35.

［321］赵丽．辨证使用银翘散治疗急乳蛾临床体会［J］．中医临床研究，2011，3（22）：55，57.

［322］赵莉．银翘散加减联合超声雾化吸入治疗急慢性咽喉炎的应用效果观察［J］．临床医药文献电子杂志，2018，5（20）：168-169.

［323］赵喜连，周荣峰．银翘汤加味治疗小儿疱疹性咽峡炎 70 例［J］．湖南中医杂志，1996，12（2）：36.

［324］甄玉珍．银翘散治疗手足口病 50 例［J］．河北中医，2009，31（1）：127.

［325］郑芳丽．柴葛解肌汤合银翘散加减治疗小儿流行性感冒发热疗效观察［J］．实用中医药杂志，2018，34（10）：1168-1169.

［326］郑妍妍，谯凤英．银翘散加减治疗耳鼻喉科疾病验案举隅［J］．湖南中医杂志，2018，34（12）：78-79.

［327］郑益民．银翘散治病毒性感染验案举隅［J］．古方研究，1994，16（5）：43.

［328］郑哲．银翘散加减联合头孢噻肟钠治疗小儿化脓性脑膜炎的临床观察［J］．光明中医，2018，33（8）：1171-1173.

［329］周辉，吴厚琼，黄敏．银翘散加藿朴夏苓汤治疗小儿手足口病［J］．中国实验方剂学杂志，2013，19（21）：310-312.

［330］周仕昌．银翘散加味治疗上感高热 90 例临床观察［J］．中外医疗，2008（23）：82.

［331］周兴燕．银翘散加藿朴夏苓汤治疗小儿手足口病的临床疗效［J］．临床合理用药，2016，9（2C）：74-75.

［332］周远航，徐荣谦．徐荣谦教授运用大青龙汤合银翘散治疗小儿时行感冒经验［J］．中医儿科杂志，2014，10（3）：13-14.

［333］朱华英，苏晶，刘新泉．芎芩散联合银翘散治疗结膜淋巴管阻塞所致球结膜水肿验案 1 则［J］．中国中医眼科杂志，2018，28（3）：174-176.

［334］朱家利．名医朱安忠肾病治验［J］．河南中医药学刊，2002，17（2）：18-19.

［335］朱建松，史立松，孟小刚，等．银翘散合犀角地黄汤联合匹多莫德治疗过敏性紫癜性肾炎并发肾损伤临床研究［J］．中国药业，2019（3）：60-62.

［336］朱久升，陈忠华．银翘散在儿科临床的扩大使用［J］．中华实用中西医杂志，2003，3（16）：417.

［337］朱莉娜．清热解毒凉血化瘀法治疗小儿过敏性紫癜 30 例［J］．北京中医，2000（2）：38.

［338］朱素芳，杨银花．68 例中药离子导入治疗单纯疱疹病毒性角膜炎的效果观察与护理［J］．当代护士（下旬刊），2015（4）：116-118.

［339］朱秀梅．银翘散临床新用［J］．中国民族民间医药，2009（6）：93.

［340］朱奕豪，王真，陈婉姬．银翘散加藿朴夏苓汤治疗小儿手足口病的随机临床对照研究［J］．浙江中医药大学学报，2008，32（4）：448-449.

［341］朱月，朱颖．朱颖教授运用银翘散合生化汤加减治疗外感夹瘀型产后发热经验［J］．现代中医药，2014，34（1）：9-10.

［342］朱佐琼．中医内外合治带状疱疹 37 例临床观察［J］．云南中医中药杂志，2013，34（2）：85-86.

［343］祝玉慧，田磊，徐宁．银翘散加减治疗妊娠甲型 H1N1

流感 12 例[J]. 中国中医药信息杂志，2010，17(7)：75-76.

[344] 邹旭，张鹏，张忠德，等. 银翘散加减治疗甲型 H1N1 流感 31 例体会［J］. 中国中药杂志，2009，34（22）：2953-2954.

[345] 左立镇. 银翘散加减治疗急性扁桃体炎 60 例[J]. 中国中医药现代远程教育，2008，6（6）：537.

[346] 左志昌，张建设，徐秀，等. 银翘组方联合阿奇霉素治疗小儿痰热闭肺型肺炎喘嗽的疗效观察［J］. 陕西中医，2014，35（3）：283-284.

第四章

清营汤现代临床应用

清营汤出自《温病条辨·上焦篇》暑湿第 30 条，组成为犀角（今用水牛角代替）三钱，生地黄五钱，玄参五钱，竹叶心一钱，麦冬三钱，丹参二钱，黄连一钱五分，金银花三钱，连翘（连心用）二钱。吴瑭称此方为“咸寒苦甘法”。其原条文谓：“脉虚夜寐不安，烦渴舌赤，时有谵语，目常开不闭，或喜闭不开，暑入手厥阴经也。手厥阴暑温，清营汤主之；舌白滑者，不可与也。”吴鞠通创立的清营汤是根据叶天士《临证指南医案》“暑久入营，夜寐不安、不饥微痞、阴虚体质，议理心营，鲜生地、玄参、川连、银花、连翘、丹参。”并结合《温热论》“入营犹可透热转气，如犀角、玄参、羚羊角等物”等有关营分证治法和药物加减而成。吴瑭原治证：寸脉大，舌绛而干，法当渴，今反不渴；脉虚夜寐不安，烦渴面赤，时有谵语，目常开不闭，或喜闭不开；身热，卒然痉厥。该方是温病传变过程中病传营分的有效方剂。

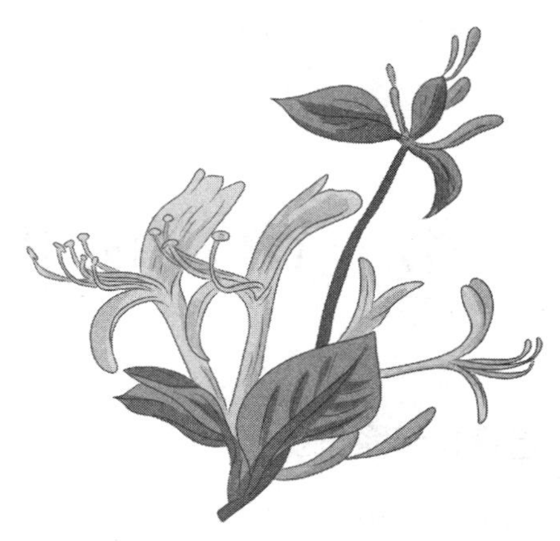

药物组成：犀角 9g（现用水牛角 30g 代替），生地黄 15g，玄参 9g，竹叶心 3g，麦冬 9g，金银花 9g，连翘（连心用）6g，黄连 4.5g，丹参 6g。

用法：水煎服（水八杯，煮取三杯，每日三服）。

功效：清营解毒，透热养阴。

主治：热入营分证。症见身热夜甚，神烦少寐，时有谵语，口渴或不渴，斑疹隐隐，舌绛而干，脉细数。

方解：清营汤治证乃邪热内传营分。热入营分，灼伤营阴，故身热夜甚；营气通于心，热扰心营，故时有谵语，神烦少寐；热蒸营阴上承，故本应口渴而反不渴；目喜开、闭不一，是为火热欲从外泄，阴阳不相既济所致；热入营分，虽未入血但已近于血分，故虽未发斑但已隐隐可见；舌绛而干，脉数，亦为热伤营阴之象。

清营汤方中水牛角苦咸性寒，清热凉血解毒，寒而不遏且能散瘀，为君药。生地黄专于凉血滋阴，麦冬清热养阴生津，玄参长于滋阴降火解毒，三药为热甚伤阴者设，且助君药清营凉血解毒，共以为臣。佐以金银花、连翘清热解毒，轻宣透邪，使营分之邪透出气分而解。竹叶用心，专清心热；黄连苦寒，清心泻火；丹参清心，而又凉血活血，不仅助君药以清热凉血，且可防热与血结。此三药皆入心经，兼有使药之用。全方以水牛角、生地黄、玄参清热凉血之品，配伍入气分养阴的麦冬，轻宣透热的金银花、连翘，以及清心的竹叶心、丹参、黄连，共奏清营解毒、泄热养阴之效。

化裁：在使用本方时，可按气分证与营分证的侧重点调整方剂中的药量。气热偏盛，宜重用金银花、连翘、黄连等药，亦可加入石膏、知母；营分热盛，则重用水牛角、生地黄、玄参；神昏谵语较重者，可与安宫牛黄丸、紫雪散合用。若寸脉大，舌干较甚者，可去黄连，以免苦燥伤阴。

用药特点：①咸寒苦泄。犀角，咸苦性寒，入心肝血分，清热凉血，泻火解毒；玄参，咸寒入血，清营凉血，甘寒质润，养阴清热，以防伤阴之弊，与犀角相须为用；黄连，苦寒入心，在大队咸寒甘凉剂中，加入苦寒入心之黄连，虽有苦燥之弊，然为有制之师，适足以取其清泄心火，撤心营邪热之用，配合犀角泄热解毒。②甘寒滋营。《温病条辨·中焦篇》指出："欲复其阴，非甘凉不可。"甘可补益，凉次于寒，性质相同而程度稍异，能够减轻或消除热证。生地黄，甘苦性寒，入心肝血分，为清热凉血要药，滋润养阴润燥生津；麦冬，味甘、微苦，性微寒，入心、肺、胃经，甘寒质润，滋养肺胃之阴，尤能养胃阴，为治疗热伤营阴之要药。古云："留的一分津液，便有一线生机。"邪热内入营分，营阴耗伤，伏于阴分，则身热夜甚，且气分邪热未尽，肺胃津伤，则身热口渴，苔黄燥，生地黄、麦冬养阴增液，使热去津充。③苦寒散瘀。王清任《医林改错》云："血受热，则煎熬成块。"邪热内传营阴，虽未及血，但阴与血同源，邪热伤阴，必影响血液运行，阴血受热邪之煎熬，血液黏度增高，血流变慢，而成血瘀，则出现热与瘀合而为瘀热，临床有身热夜甚、舌绛而干与斑疹隐隐等血瘀之变的表现，且难以消除，极易产生诸多变证。及时祛除瘀血是营分证的重要治则。丹参味苦性寒，清热凉血、活血散瘀，以防血与热结，"一味丹参散，功同四物"，配合苦寒之犀角、玄参、黄连，入心营，消除营分瘀血，使脉络通畅，祛瘀生新，活血而不伤正。④辛凉清宣。金银花，甘润寒清，质地轻扬，芳香疏散；连翘，味苦泻火，性寒清热，辛寒入肺，擅于宣散透热；竹叶心，入心经，甘淡而寒，体轻气薄，为清利之品，能清热泻火。治疗营分邪热在里，何廉臣认为："唯凉血清火、宣气透邪为枢要，而宣气尤为首务，未有气不宣而血热能清、伏火能解者"。营分证邪热虽在里，但其有外散之势，即有向气分外透之势，金银花、连翘、竹叶心三药合用，辛凉清宣，有向外透发之机，随诸阴药入血之后，因势利导，透邪外达，引邪由里向外而散，由深出浅，由里达表，谓之"透热转气"。

方论：《温病条辨·卷一》谓："脉虚夜寐不安，烦渴舌赤，时有谵语，目常开不闭，或喜闭不开，暑入手厥阴也。手厥阴暑温，清营汤主之。"《成方便读·卷三》称："……方中犀角、黄连，皆人心而清火。犀角有清灵之性，能解夫疫毒；黄连具苦降之质，可燥乎湿邪，二味为治温之正药。热犯心包，营阴受灼，故以生地、玄参滋肾水，麦冬养肺金，而以丹参领之入心，皆得遂其增液救焚之助。连翘、金银花、竹叶心三味，皆能内彻于心，外通于表，辛凉清解，自可神安热退，邪自不留耳。"

清营汤适应证明显、特点简明，经后世医家的拓展，其应用远远超出了原书所论，被广泛应用于治疗临床多种病症，包括多种急性传染性、感染性疾病，如流脑、乙脑、流行性出血热、变态性亚败血症等。

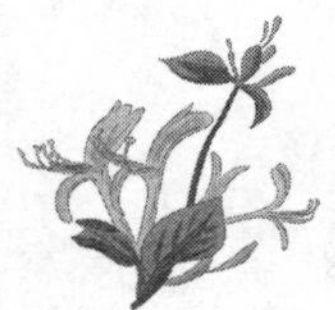

第一节　治疗内科疾病

一、治疗神经系统疾病

李瑞等人用清营汤加紫雪散治愈病毒性脑炎 1 例，效果较著，恢复后无任何后遗症。患者，男，41 岁。因劳累致发热，恶寒，头痛，诊为感冒，经治 1 周，头痛增剧，颈项强直，四肢抽动，牙关紧闭，时有昏谵。检查：颈抵抗三指。四肢肌力Ⅴ级，肌张力增高，双上肢腱反射（++），双下肢腱反射（+++），双侧凯尔尼格征阳性。脑脊液检查：外观无色透明，细胞数 233 个/毫米^3，颅压 22.61kPa，脑电图显示弥漫性异常，诊为病毒性脑炎。用镇静止痉、激素、ATP、干扰素、转移因子及抗菌药等治疗 20 余日，疗效欠佳，体温升高，周身出现皮疹，周身浮肿，诊为药物过敏，除用激素等几种药外，其他药物停用，已下病危通知，并邀中医诊治。初诊：病人症状同上，体温 39℃，舌红绛干燥少苔，脉弦细而数。诊为热入营分，营阴受损，热闭心包，引动肝风，治以清营滋阴，清心开窍，凉肝息风，用清营汤冲紫雪散：广角 6g，羚羊角 10g，二药均碎末冲服；牡丹皮 15g，玄参 15g，细生地黄 15g，麦冬、莲子心各 15g，金银花 30g，连翘 15g，板蓝根 30g，川黄连 10g，淡竹叶 5g，双钩藤 10g，甘草 10g，紫雪散 12g（分冲）。服药 1 剂，次日再诊，体温 37.5℃，时有神昏，抽搐次数减少，其他症状均略改善，舌质绛，但干燥不甚，脉细数，效不更方，再予 2 剂。第五日三诊（病人已出院回家），体温 37℃，神志时清时寐，脑膜刺激征阴性，全身浮肿已消，皮肤呈片状脱落，能进饮食，舌红而润，脉细弱稍数，此为温病后期，余邪不净，阴液受损，治以清泄余邪，滋阴养阴，3 剂。第十日四诊，病人诸证好转，唯体弱不能行动，谵妄、骂不休。经针刺百会、曲池（双）、合谷（双）、三阴交（双），行针 30 分钟，起针后即安静下来，继以投养阴清热、祛瘀化痰之品为丸，早午晚各 10g，连服 2 个月痊愈，体力、智力、恢复正常。

石志才等人运用清营汤加减治疗暑温重证 1 例。患者，女性，50 岁，农民。患者起病后，始则高热，头痛，体温高达 40℃，步态不稳，夜间出现精神萎靡，反应迟钝，逐渐进入昏迷，大小便失禁，烦躁，面颊潮红。肌内注射安痛定 2ml 并口服大青叶片（剂量不详）无效。发育良好，营养欠佳。刻诊：神志不清，面颊潮红，颈项强直，牙关紧闭，压眶反应迟钝，两肺呼吸音稍粗，未闻及明显病理性杂音，肝脾未扪及，腹平软，未扪及包块，腹壁反射消失，脊柱无畸形，四肢活动受限，两上肢呈屈曲拘挛，两下肢强硬，双膝反射亢进，克氏征（–），双下肢痛觉存在。眼底检查：视神经盘水肿。根据病史及有关检查诊为病毒性脑炎。经西医采用地塞米松、甘露醇、安痛定、能量合剂、维生素、抗生素药物治疗 5 天，病情无明显好转，而采用中药汤剂治疗。一诊，起病近 1 周，身热犹壮，颈项强直，神志不清，烦躁不安，面颊潮红，上下肢强直拘挛，二便失禁，胡言乱语，舌暗红而干，苔黄厚，脉滑数。病系暑温重证，乃热毒炽盛、劫灼阴津、波及厥阴而致。故采用清营汤加减，以涤暑凉血、平肝息风和络。处方：金银花 30g，连翘 20g，蚤休 30g，羚羊粉 2g（分 2 次冲服），生地黄 15g，牡丹皮 10g，麦冬 30g，石斛 10g，菊花 10g，竹叶 10g，石膏 30g，丝瓜络 20g，玄参 15g。3 剂，水煎分 2 次口服。二诊，身热递减，体温在 37.5～37.8℃之间，神志清，能作短语，二便能约束，胃开思食，唯颈略强，舌红，苔少，脉滑数。暑邪渐解，阴份难复，风阳未靖，络脉失和。拟方清泄余邪，育阴潜镇。处方：金银花 30g，连翘 20g，蚤休 30g，石决明 30g，僵蚕 15g，郁金 20g，生龙骨 30g，生牡蛎 30g，龟板 15g，鳖甲 15g，地龙 15g，紫草 15g，菊花 10g，羚羊粉 2g（分 2 次冲服）。5 剂，水煎服。三诊，神志清，项强改善，二便亦调，能下床活动，口干，思饮水，午后体温略升（37.2～37.4℃），上肢略屈曲拘挛，舌质红苔少，脉数。乃阴伤瘀阻，络痹不开。方拟养阴平肝，活血通络。处方：生地黄 15g，石斛 15g，牡丹皮 10g，柴胡 15g，紫草 15g，郁金 20g，红花 10g，当归 10g，地龙 15g，知母 10g，木瓜 10g，丝瓜络 20g。上方服用 6 剂，诸症渐消，乃出院调理。

付波采用中西医结合治疗小儿乙型脑炎，效果良好。共计收治患者 46 例，随机分为治疗组 24 例和对照组 22 例。两组病例均给予抗炎、抗病毒、降颅压、镇惊、降温等常规治疗。在此基础上，治疗组给予鼻饲管胃内注入中药清营汤加栀子、牡丹皮。处方：犀角 3g（研末兑入煎好的汤药中），生地黄 15g，玄参 10g，竹叶 10g，麦冬 12g，丹参 6g，黄连 5g，金银花 15g，连翘 15g，栀子 12g，牡丹皮 12g。每日 1 剂，水煎取汁，每次注入药液 10～50ml，每日 3 次，连续用 5～7 天为 1 个疗程。结果对照组死亡 4 例，自动出院 1 例，治疗组无死亡病例。治疗组的退热时间、抽搐缓解时间、神志清醒时间分别为（3.5±1.4）天、（2.1±0.62）天、（3.2±1.4）天，对照组分别为（5.6±1.6）天、（3.2±0.82）天、（4.3±1.6）天。治疗组相对对照组明显缩短，经统计学处理，有非常显著性差异。

沈蓉等人在清营汤基础上加减，拟成醒脑清营汤，治疗病毒性脑炎 40 例，其中普通型 25 例，重型 11 例，极重型 4 例。经治疗，治愈 23 例，有效 14 例，无效 3 例，总有效率 92.5%，普通型 25 例完全恢复正常，重型 11 例，10 例恢复正常，极重型 4 例，2 例恢复正常，用药最多者 49 剂，最少者 7 剂。

刘飞舟等人治疗病毒性脑炎 1 例。患者，16 岁，女性，学生，于暑假期间冒酷暑摘茶叶多日后起病，出现发热、胡言乱语、间断抽搐、流涎，于外院查脑脊液诊为“病毒性脑炎”，经用激素、抗病毒及脱水药治疗无效，其后辗转中西医治疗，症状逐渐加重。8 天后，出现持续高热、多汗、频繁抽搐、不眠，经门诊以“发热原因待查”收入院。检查：体温 40℃，神志谵忘，间断高声尖叫，项强，左上下肢不停地抽动，左上肢为扭动，间有投掷样运动，左下肢可见不停地屈伸运动，虽肌内注射地西泮、苯巴比妥、口服氟哌啶醇亦不眠，肢体运动亦不能片刻停顿，体温经用退热药或激素后暂退而复升如故，大便数日未解，口渴多饮，不拒食，其面红，舌尖红，苔薄白，脉数而洪大。此为暑热炽盛，已涉心营，且有闭窍动风之候。治宜清热、凉肝熄风，佐以滋阴开窍。处方：生石膏 50g，水牛角 30g，金银花、连翘各 15g，知母、板蓝根、麻仁、淡竹叶、生地黄、玄参、麦冬、石菖蒲、生龙骨、生牡蛎、阿胶各 10g，天麻、钩藤各 12g，生甘草 6g。连进 2 剂，即可入睡数小时，体温渐降，但仍有波动，偶达 39℃余，肢体抽动仍持续不止，虽入睡时亦

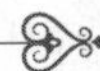

无片刻停顿，唯幅度较前减小而已，即于上方中去生龙骨、生牡蛎，加入石决明 15g，滑石、僵蚕、胆南星各 10g，全蝎 3g。一剂后热退，抽搐停止，面色转正，沉睡达 30 余小时，此乃高热抽搐后邪退正衰、极度倦怠之故，即仿战汗后护理之法，除偶尔喂服沙参麦冬汤及流汁饮食外，任凭患者静卧而无须唤醒，以待正气来复，又调理十余日基本痊愈出院。

董静发现治疗病毒性脑炎可见高热不退、神志不清、肢体抽搐、舌红绛干燥少苔、脉细数等热入营分、营阴受损、热闭心包、引动肝风的表现，且在镇静止痉、激素、抗菌药不敏感时，以清营汤送服牛黄丸或紫血散可收到较好疗效。

李汉永等人运用清营汤治愈病毒性脑炎 1 例。患者，男，47 岁，2017 年 7 月 26 日就诊。3 天前因户外高温下重体力工作后出现发热、头痛，时有恶心、呕吐，自服感冒药后症状未见明显缓解，当日 8 时出现高热（39.2℃）、神志烦躁伴头部胀痛、颈强、肢体抽搐频发。查体：体温 39.3℃，心率 100 次/分钟，呼吸 30 次/分钟，血压 130/75mmHg。意识模糊，颈强直，发热面容，双侧瞳孔等大等圆，直径 3mm，对光反射存在，伸舌居中，无偏斜，四肢肌力正常，肌张力增高，双侧巴氏征（+）。辅检：白细胞 11.2×10^9/L，中性粒细胞百分比 86%。脑脊液：颜色清亮，颅压 15.69kPa，细胞数 150×10^6/L，涂片及培养均未见细菌。中医症见：神志谵妄、言语错乱、面红气粗、颈强、四肢时有抽搐、口渴欲饮，舌红、苔少、脉洪数。小便短赤，大便 2 日未解。西医诊断：病毒性脑炎。中医诊断：暑温。治以清营汤原方加生石膏 30g、天麻 12g、钩藤 12g、甘草 6g。1 剂后热退（体温 37.6℃），再予 3 剂，体温正常，神志清楚，颈软，四肢无抽搐，病理征（–），1 周后出院。

赵卫等人运用中医辨证分型治疗中风发热，收效良好。共计治疗中风发热 30 例：男 19 例，女 11 例；年龄最小 36 岁，最大 79 岁，平均（67.13±8.36）岁；首次发病 21 例，2 次及其以上发病 9 例；发病至接收住院时间均在 3 日以内。通过中医辨证，分为：痰热扰心、蒙蔽清窍型（10 例），证见神昏，腹背灼热而四肢厥冷，鼻鼾气粗，口臭牙紧，舌质红，苔黄腻或黄褐，脉弦滑有力；痰热腑实、清窍闭塞型（9 例），证见高热神昏，腹部胀满，大便秘结不通，口气秽恶，舌质红，苔黄燥，脉迟滑有力；热在气分、里热炽盛型（3 例），证见发热或壮热，头痛，烦渴，舌质红，苔黄，脉数；气阴两虚型（4 例），证见身热不退、精神疲乏，多汗，气息短促，面色潮红，舌质嫩红，苔少，脉细无力；邪毒内侵型（4 例），多见于中风病发病 1 周左右，证见热势渐起，或高或低，伴见呼吸急促，咳痰黄稠，或小便黄赤浑浊，或局部褥疮感染。在清开灵注射液 60ml 加入 0.9%氯化钠注射液 500ml 静脉滴注，每日 1 次的基础上，对其中的痰热扰心、蒙蔽清窍型，采用清营汤加减治疗，方用：水牛角粉（浓缩）0.5g，连翘 15g，金银花 15g，黄连 9g，竹叶 9g，生地黄 20g，麦冬 15g，石菖蒲 20g，牡丹皮 15g，丹参 20g，羚羊角 2g。日 1 剂，水煎鼻饲，每日 3 次。结果：总有效率达 80%。

姚奇志等人利用清营汤治疗神经疑难热病 1 例。患者，半天前突发四肢抽搐，当时意识不清，呼之不应，双目上视，口中怪叫，口吐白沫，急诊予以镇静药及营养神经药物后，症状可缓解。入院症见昏睡，精神烦躁，躁动不安，口中怪叫；发热，体温 39℃；嘴角流涎，四肢可有自主活动，纳差，大小便未解；舌红少苔、舌不干，脉滑。体温 39.1℃。治疗暂予以头孢曲松抗感染、阿昔洛韦抗病毒、纠正电解质及营养支持治疗，同时采用清营汤加减治疗。清营汤处方：水牛角 30g，生地黄 10g，连翘 10g，玄参 15g，金银花 10g，淡竹叶 15g，丹参 10g，麦冬 10g，黄连 6g，黄芩 6g。2 剂，每日 1 剂，400ml，水煎服。二至四诊后，病情逐渐得到好转。

孟长君等人以清营汤加减成功救治脑干出血患者致其中枢性高热 1 例。患者，男性，66 岁，因昏迷 17 天入院。入院时：昏迷、发热、留置尿管及鼻饲管、气管切口置套管。入院当天体温最高达 39.3℃。血细胞分析示：白细胞 9.0×10^9/L，中性粒细胞百分比 74.3%。头 CT 提示脑干出血吸收期。予以静脉滴注小牛血去蛋白提取物进行脑保护，以酒精擦浴、头戴冰帽物理降温，并予以口服解热镇痛药、经肛门纳入退热栓以退热，退热效果不佳，3 日来体温仍波动在 38.8～39.5℃。故停退热药，予中药治疗。刻诊：高热、神昏、四肢僵硬、便干、舌绛而干、无苔、脉细数。目前颅内仍有少量出血未完全吸收，瘀血郁阻于脑，则神昏；郁而化热，则见发热。患者脑出血急性期曾大量静脉滴注脱水药，伤及阴液。适逢暑热盛夏，暑为阳邪，易耗气伤津，阴虚于内，迅速入里，营阴被侵，神明被扰，则高热伴神昏，汗出较多，更伤阴液。故其热常甚，持续不退。热伤阴亏则大便秘结。阴津亏虚筋失濡养则四肢强硬。舌绛而干，无苔，脉细数均为阴虚内热之象。予以清营汤去犀角，加用水牛角、牡丹皮、赤芍。方药：水牛角 20g，黄连 10g，生地黄 15g，玄参 15g，金银花 15g，连翘 15g，竹叶 10g，麦冬 20g，丹参 10g，牡丹皮 10g，赤芍 10g。上药水煎，日 1 剂，分 3 次服用。治疗第三天体温波动于 37.5～38.3℃，效不更方。继服上方 7 天，体温恢复正常，大便正常，舌红润，苔薄白，脉涩有力。

二、治疗血管与血液系统疾病

（一）血管性疾病

徐晋等人以加减清营汤治疗了 20 例血栓闭塞性脉管炎患者，观察了加减清营汤对患者血液流变学、血小板聚集率的影响，并以通塞脉片治疗 20 例患者相对照。收集 40 例血栓闭塞性脉管炎患者，根据随机抽样的原则分为加减清营汤治疗组和通塞脉片对照组，每组各 20 例。治疗组：男 17 例，女 3 例；年龄 24～55 岁，平均 38.6 岁；病程 2.5～8.5 年，平均 4.6 年。对照组：男 15 例，女 5 例；年龄 22～58 岁，平均 40.3 岁；病程 2.5～9 年，平均 4.9 年。两组患者在性别、年龄、病程方面，经统计学处理无显著性差异。加减清营汤处方：生地黄 12g，牡丹皮 10g，赤芍 10g，丹参 15g，金银花 8g，连翘 8g，毛冬青 15g，牛膝 6g。每日 1 剂，每剂 2 煎，文火煎 30 分钟，每煎 200ml，早晚口服各 1 次。浓缩型通塞脉片，每片 0.35g，每次 6 片，每日 3 次。两组患者分别于治疗前和治疗 1 个月后作全血黏度和血浆黏度、红细胞压积测定。经统计分析，治疗前两组患者的全血和血浆黏度无明显差异（$P>0.05$）；治疗后两组均能显著降低血栓闭塞性脉管炎患者全血和血浆黏度、红细胞压积（$P<0.01$），但两组比较无显著意义（$P>0.05$）；治疗前两组患者的血小板聚集率无显著差异（$P>0.05$），治疗后两组均能显著降低 TAO 患者的血小板最大聚集率（$P<0.01$）和 5 分钟聚集率（$P<0.05$），但两组相比无显著差异（$P>0.05$）。

傅雷等采用加减清营汤治疗 20 例血栓闭塞性脉管炎患者，并以通塞脉片为对照治疗 20 例患者，观察了加减清营汤对患者血液流变学，血小板聚集率，免疫球蛋白 IgG、IgM、IgA 和补体 C3、C4 的影响。加减清营汤治疗组 20 例，男性 17 例，女性 3 例；年龄 24～55 岁，平均 38.6 岁；病程 2.5～8.5 年，平均 4.6 年。通塞脉片对照治疗组 20 例，男性 15 例，女性 5 例；年龄 22～58 岁，平均 40.3 岁；病程 2.5～9 年，平均 4.9 年。两组患者在性别、年龄、病程方面，经统计学处理无显著性差异，具有可比性。加减清营汤由生地黄 12g、牡丹皮 10g、赤芍 10g、丹参 15g、金银花 8g、连翘 8g、毛冬青 15g、川牛膝 8g 组成。浓缩型通塞脉片由黄芪、党参、石斛、当归等药物组成。用法用量：加减清营汤每日 1 剂，每剂 2 煎，文火煎 30 分钟，每次煎煮汁 200ml，早晚口服各 1 次。通塞脉片每片 0.35g，每次 6 片，每日 3 次。除此以外，两组病例均不采用其他治疗方法。疗程：半个月。结果肢体疼痛治疗组总有效率 100.0%，对照组总有效率 85.0%；间歇性跛行治疗组总有效率 100.0%，对照组总有效率 71.0%（$P<0.05$）。清营通脉法能够明显改善血栓闭塞性脉管炎患者的临床症状和体征，改善血液流变学状态，降低全血黏度和血浆黏度，抑制血小板聚集功能，改善血液循环状态，降低免疫球蛋白 IgG 的含量，增加血清补体 C3、C4 的含量，提示对机体的免疫能力具有一定的调节作用。

李春艳采用清营汤加减治疗变应性血管炎（梅核丹）1 例，症见两小腿胫前、踝部皮肤大片红色斑丘疹，部分血疱，溃烂形成血痂，伴瘙痒疼痛不适；纳差，眠少，小便短赤，大便偏干，日 1 次；舌质红绛少苔，切脉细数。方用：水牛角 30g，生地黄 15g，牡丹皮 15g，紫草 10g，白茅根 30g，板蓝根 30g，金银花 15g，连翘 15g，玄参 10g，仙鹤草 30g，甘草 10g，15 剂，水煎服，日 1 剂，随后根据病情变化适当加减，调治 2 个月后而愈，随访 1 年未见复发。

（二）血液性疾病

金碧琳等人通过中西医结合治疗难治性特发性血小板减少性紫癜 25 例，其中男 9 例，女 16 例；年龄 5～48 岁，中位年龄 23 岁；病程 7～12 个月 8 例，13～24 个月 11 例，2～15 年 6 例。血小板（3～10）$\times 10^9$/L 5 例，（10.1～30）$\times 10^9$/L 10 例，（30.1～50）$\times 10^9$/L 10 例。骨髓巨核细胞均表现为成熟障碍，产板型巨核细胞显著减少，巨核细胞在正常范围（7～35 个/片）6 例，小于 7 个/片 3 例，大于 35 个/片 16 例。中医治疗：①热盛迫血型：发热，口干渴，心烦不宁，面红，尿黄，衄血，月经过多，皮肤紫癜红润鲜明、密集成片，大便干，舌红，苔黄，干燥，脉数而有力。治以清热凉血，用清营汤加减。生地黄 10g，金银花 10g，连翘 12g，水牛角粉 10g（冲），牡丹皮 12g，紫草 10g，玄参 15g，麦冬 15g，仙鹤草 30g，茜草 30g，大蓟 15g，小蓟 15g。②阴虚火旺型：咽干口燥，心悸，失眠头晕，耳鸣，盗汗，五心烦热，尿血、齿衄、皮肤紫癜逐渐加重，舌尖红、少苔、脉细数。治以滋阴降火，凉血宁络。用大补阴丸加减。生地黄 12g，仙鹤草 30g，玄参 15g，茜草 30g，知母 15g，牛膝 15g，白芍 12g，阿胶 10g，女贞子 12g，墨旱莲 30g，黄芩 12g。③气不摄血型：皮肤紫癜色暗，反复发作，气短语低，面色苍白，自汗，心悸，衄血，舌淡胖有齿印，苔薄白，脉弱。西医治疗：甲强龙 0.8～1.6mg/（kg・d），静脉滴注 14 天后改泼尼松 1～2mg/（kg・d）口服，3～4 周逐渐减量，直到每天 5～15mg 维持至 6 个月。伴明显出血倾向如鼻衄，衄齿，血尿，便血等，用酚磺乙胺 3.0g 加 5%葡萄糖氯化钠注射液 250ml 静脉滴注，1 日 1 次；或氨甲环酸 1.0g 加 5%葡萄糖氯化钠注射液 100ml 静脉滴注，1 日 1 次；或巴曲亭（巴曲亭 1kU 静脉推注，1 日 2 次）等。出血难以控制者输注血小板悬液，每次 10～20U。显效（血小板恢复正常，无出血症状并维持 3 个月以上）14 例，有效（血小板 50×10^9/L 或上升 30×10^9/L 以上，无或基本无出血症状并维持 2 个月以上）5 例，进步（血小板有所上升，出血症状改善并维持 2 周以上）3 例，无效（血小板计数及出血症状无明显改善或恶化）3 例，总有效率 88%。用中药最少 30 剂，最多 90 剂。在出血症状消失或改善的同时，一般症状也明显好转，有效的 22 例中血热、气虚、阴虚主症消失，无效的 3 例血热、气虚、阴虚症状改善。服药过程中未见不良反应。应用激素时，个别患者出现库兴综合征、失眠，停药后症状好转。有效者血小板上升时间为治疗第 7～30 日，平均 15.12 天。其中 14 例显效者血小板恢复至 100×10^9/L 以上的时间为治疗第 15～75 天，平均 26.2 天。观察了 20 例治疗前后血小板抗体（PALg）的变化，治疗前 PALgG，PALgA，PALgM 均明显高于正常，治疗后均较治疗前明显下降。失访 6 例（3 例为显效者，1 例为进步者，2 例为无效者），随访 19 例，随访 6～45 个月。出院后坚持服用中药半年以上。19 例中复发 2 例，经再次用甲强龙合并大剂量丙种球蛋白后缓解。

唐旭东利用清营汤治疗急性白血病高热有独到见解。急性早幼粒细胞白血病并败血症高热：患者，女，14 岁，因“高热、咽痛、咳嗽、鼻衄、齿衄 20 余天”以急性早幼粒细胞白血病入院。患者入院前曾行抗白血病化疗（治疗过程不详），入院后20余天始高热（41.7℃），呈弛张热型，症见：发热，头痛，齿衄，烦热，口渴，夜寐不安。体温41.7℃，心率120次/分钟，呼吸24次/分钟，血压135/75mmHg。患者神志清，精神萎靡，营养发育可，口腔黏膜出血，双下肢散见出血点，余身体皮肤黏膜未见黄染及出血点，各处浅淋巴结未触及肿大、压痛。心律齐，各瓣膜听诊区未闻及病理性杂音。双肺呼吸音粗，未闻及干湿音及哮鸣音。腹软，无压痛及反跳痛，肝剑突下3cm，质韧，有触痛，脾未及。肛周红肿，有少许分泌物，灼热疼痛，局部出血。其他（–）。舌质红绛，舌苔黄，脉弦滑数。实验室检查：血红蛋白75g/L；白细胞7.4×10^9/L，幼稚细胞占78%；血小板10×10^9/L。骨髓象：增生明显活跃；粒系异常增生，原始粒＋早幼粒占78%，胞体大小不等，胞体、胞浆呈空泡状变性；红系、巨核系受抑制；全片见巨核细胞1个。血培养：大肠埃希菌生长。中医诊断：冬温（热毒炽盛）；虚劳（气血两虚）。西医诊断：急性早幼粒细胞白血病；败血症。辨证分析：患者少年女性，平素起居无常，饮食不节，损伤脾胃，致正气亏虚，时感寒邪，正邪交争则发热，后寒邪入里化热，重伤津液则致烦热、口渴，热入营血则见斑疹隐现于双下肢，正气不足，邪盛正虚则精神萎靡，舌质红绛、舌苔黄、脉弦滑数为热入营血之象。中医治疗以凉血散瘀、滋阴清热解毒为治则。方选清营汤加减：水牛角粉30g，党参18g，生地黄24g，黄芪30g，玄参12g，竹叶心9g，麦冬15g，丹参12g，黄连6g，金银花30g，当归12g，水煎服，日1剂。先后配用氨苄西林素6g，红霉素240万单位静脉滴注，日1次。用药7天后，体温开始下降，24天后，体温完全恢复正常，血培养细菌转阴。

刘斌等人运用中西医结合，试图采用多靶点、多途径和多环节对脓毒血症进行综合治疗，经观察中医中药在脓毒血症的治疗上有着极为重要的作用。共计收治脓毒血症患者60例：男性37例、女性23例；年龄32～69岁，平均（47.9±7.5）岁。随机分成中西医结合组与单纯西医对照组，中西医结合组（观察组）34例，单纯西医对照组（对照组）26例。两组患者在性别、年龄、病情等方面比较，无显著差异（$P>0.05$），具有可比性。观察组在给予常规西医治疗的基础上，加用清营汤：犀角（现用水牛角代）10g、生地黄15g、羚羊角粉3g（冲）、玄参10g、竹叶心6g、麦冬10g、丹参6g、黄连6g、金银花10g、连翘6g（连心用）。阴虚显著者加沙参、麦冬；阳虚显著者加附子、肉桂；气虚显著者加人参、黄精；肾虚显著者加淫羊藿、肉苁蓉；血瘀显著者加桃仁、赤芍。1剂/天，水煎300ml，分早、晚2次服用。对照组给予常规西医治疗（液体复苏、感染控制、血管药物、糖皮质激素、机械通气、营养支持等）。疗效标准：①痊愈：脓毒血症症状消失，减分率≥75%；②显效：脓毒血症症状基本消失，减分率≥50%；③有效：脓毒血症症状减轻，减分率≥25%；④无效：脓毒血症症状无明显改善，减分率＜25%。结果：观察组痊愈、显效24例（70.6%），有效8例（23.5%），无效2例（5.9%），总有效率为94.1%；对照组痊愈、显效9例（34.6%），有效11例（42.3%），无效6例（23.1%），总有效率为76.9%。两组之间差异有统计学意义（$P<0.05$），观察组总有效率显著高于对照组。应用清营汤治疗后，患者APACHEII评分明显下降，两组结果相比有显著差异（$P<0.05$）。

韩志忠等采用柴胡清营汤加减治疗变应性亚败血症10例，取得了较好的效果。在治疗的10个病例中，2～13岁9例，26岁1例，以儿童居多，其中2～10岁者占7例。男性4例，女性6例，男女比例为4∶6。病史最短者16天，最长者3个月，平均46天。临床表现除有少阳经症状寒热往来、口苦、脉弦外，多以见营血症状为主其中表现为发热7例，谵语2例，躁扰不安2例，神情淡漠5例，肌衄1例，鼻衄4例，黑便2例，麻疹样皮疹6例，荨麻疹皮疹3例，斑疹隐现者1例，舌红绛9例，脉细数8例。病例中有4例过去曾用过激素、吲哚美辛（消炎痛）、氯喹、水杨酸制剂等西药治疗，因疗效不佳而改用中药柴胡清营汤加减治疗。处方：柴胡8g，生地黄12g，广角粉6g（冲），玄参10g，知母10g，赤芍10g，麦冬10g，牡丹皮10g，紫草10g，龙胆草6g，黄芩10g，槟榔12g，连翘10g，金银花10g，青蒿10g，甘草6g。每日一剂水煎服。若热毒症状重而便秘者加大黄5g，羚羊角粉0.3g（冲）；倦怠、苔腻、便溏有挟湿表现者，选加藿香10g，厚朴8g，薏苡仁20g，苍术8g；病久体虚者去广角粉、紫草、龙胆草，加黄芪12g，当归10g。治疗后全部病例热退，皮疹消除，关节症状消失，外周血象正常，经随访一年未复发，临床评为治愈。退热时间为5～21天，平均12.6天；皮疹消退时间为3～12天，平均8天。疗程最短者为5天，最长者为23天，平均14天。

三、治疗呼吸系统疾病

（一）外感发热

姚自凤等人采用清营汤治愈外感热病1例。患者，女。1个月前患者受凉后出现发热，体温最高39℃，伴纳差，意识恍惚，大便10余日1行，干结如羊屎，咽干，口渴，小便量少，无恶心、呕吐等症状，查其舌质红绛，无苔，脉洪大。辨证为外感热入营血证，治以清热凉血。方药以清营汤加减：生地黄15g，玄参15g，麦冬15g，丹参15g，黄连9g，金银花10g，连翘12g，竹叶10g，甘草5g。3剂，水煎服，每日1剂，早晚分服。服用3剂后，发热好转。按原方继服3剂后，体温恢复正常，饮食、大便、意识及咽干、口渴等症状均好转，患者家属为其办理出院。1个月后医院随访中心随访，患者家属称患者未再发热。

（二）肺炎

顾伟民选择急性肺炎患者66例，其中男性38例，女性28例；年龄19～60岁；临床表现以发热、咳嗽、咳痰、口渴、舌红、苔白或黄、脉数为主症，体温在38.5～40℃；体检可闻及肺部有支气管呼吸音，两肺散在干湿性啰音；胸部透视或摄片示两肺纹理增粗、模糊、片状阴影；实验室检查示外周白细胞总数［(11～17)×10^9/L］及中性粒细胞升高(相当于中医风温肺热病)。基本方为麻杏甘石汤合清营汤加减：麻黄 4g，杏仁 10g，生甘草 6g，生石膏 30g，鲜生地黄 15g，连翘 10g，金银花 15g，黄芩 12g。体温 39.5℃以上者加水牛角、制大黄；痰白、量多呈泡沫样者加半夏、橘红；痰黄、质黏稠不易咳出者加鱼腥草、瓜蒌、冬瓜仁；咽痒、喘甚者加射干、地龙；头痛加白芷、川芎。每日 1 剂，水煎取汁早中晚分服，3 天为 1 疗程。小儿及体弱者用量酌减，服药期间忌辛辣油腻，卧床休息。结果 66 例中痊愈 58 例（1 疗程 15 例、2 疗程 42 例、3 疗程 1 例），有效 7 例（1 疗程 4 例、2 疗程 3 例），无效 1 例（2 疗程），总有效率 98.3%。

沈艳莉等人利用清营汤治愈肺炎高热昏迷 1 例。患者，女，76 岁，入院前 4 小时无明显原因突然出现高热，体温 39.5℃，并很快昏迷，呼之不应，不咳嗽，无痰，家属急送医院诊治。入院后仍高热昏迷，无其他伴随症状，脉细数，舌未见（不能张口）。查体：体温 39.5℃，咽部未见，双肺未闻干湿啰音。查血常规示：白细胞 20×10^9/L、中性粒细胞百分比 92.3%。胸片示：左下肺炎。西医诊断明确为左下肺炎，予静脉滴注头孢哌酮舒巴坦 2g，2 次/天。应用清营汤原方（其中犀角用水牛角代替）治疗第二日神志转清，第三日体温及血常规正常，第七日复查胸片示左下肺炎完全吸收，痊愈出院。

左明晏等人利用清营汤化裁治愈大叶性肺炎 1 例。患者，症见高热，嗜睡，无咳嗽、咳痰，脉细数，舌红苔少，胸部 X 线检查确认为左下肺感染。应用清营汤原方（其中犀角用水牛角代替治疗），第二日神志转清，第四日体温及血常规正常，第七日复查胸片示左下肺炎完全吸收，痊愈出院。

李汉永等人运用清营汤治愈急性肺炎 1 例。患者，女，64 岁，2017 年 7 月 30 日就诊。1 天前户外淋雨后出现发热（体温 40.1℃），伴寒战，咳嗽，咳痰（黄脓痰），无胸闷、胸痛等其他不适，自行物理降温后体温下降至 38.0℃，今晨上述症状加重。查体：体温 39.8℃，神志清楚，发热面容，无寒战，双下肺呼吸音低，伴湿啰音，心律齐，未闻及明显杂音，其他无异常。辅检：白细胞 13.2×10^9/L，中性粒细胞百分比 88%。痰培养示：肺炎链球菌。X 线片示：右下肺片状影。心电图未见明显异常。中医症见：面红发热，无寒战，咳嗽咳痰，痰少质黏，舌红苔黄，脉洪数。西医诊断：急性肺炎。中医诊断：肺痈。治以清营汤原方加麻黄 6g、杏仁 9g、石膏 20g、甘草 6g、桔梗 6g。每日 1 剂，日 3 次，5 日后体温正常，无咳嗽咳痰，血常规及胸片均恢复正常。

（三）肺结核

谭晓冬利用清营汤治愈肺痨 1 例。患者，男，60 岁，退休教师。患者因低热、咳嗽、咯血痰到医院检查，确诊为肺结核。经西医予利福平、异烟肼、乙胺丁醇等治疗半年后，病情稳定，咳嗽、咯血痰基本消失，但仍低热不退，午后、夜间尤甚，故转中医诊治。诊见：患者消瘦，心烦，口干，低热，舌绛而干，脉细数。诊断为肺痨，证属阴虚火旺，热灼营阴。拟清营汤加减。处方：犀角（用水牛角代，先煎）2g，玄参 20g，竹叶心 6g，丹参 15g，黄连 4g，地骨皮 10g，鳖甲（先煎）30g，金银花、天冬、麦冬、知母各 12g。3 剂，每天 1 剂，水煎服。二诊，药后自觉诸症减轻，药已对症，守方再服 6 剂。三诊，诸症消失，为巩固疗效，于上方去犀角（水牛角），加熟地黄 20g，百合 15g 以滋阴养血润肺，又服半月。随访 1 年，未见复发。

姚自凤等人采用清营汤治愈肺结核继发感染 1 例。患者，男。以发热 2 月余前受凉后出现发热，体温最高 39.8℃，伴咽干，口渴，咳嗽，咳少量白黄黏痰，有时痰中带少量血丝，胸闷，心慌，乏力，纳差，恶心，呕吐，怕冷，头痛，大便干结，3～4 日 1 次，小便量少，夜眠欠佳。查其舌质红绛，干燥无苔，脉细数。诊断为肺结核并继发感染、营养不良，中医辨证为外感热病热入营血证，治以清热凉血。以清营汤加减：生地黄 15g，麦冬 15g，玄参 15g，金银花 15g，连翘 12g，黄连 9g，竹叶 10g，丹参 15g，沙参 15g，川贝母 15g，生山药 20g，枸杞子 15g，陈皮 15g，桔梗 12g，牡丹皮 12g，甘草 5g。5 剂，水煎服，每日 1 剂，早晚分服。服用 5 剂后，发热、咽干、口渴、纳差等症状均较前好转。按上述原方继服 5 剂后患者体温基本恢复正常，饮食可，大小便正常，咳嗽、咳痰、咽干、口渴等症状也明显好转。遂停服中药。患者住院治疗 1 个月后病情好转出院。1 年后随访，患者身体康健。

四、治疗消化系统疾病

（一）急性胰腺炎

李汉永运用清营汤治愈急性胰腺炎 1 例。患者，女，46 岁，2017 年 8 月 3 日就诊。10 天前因急性胰腺炎住院治疗，经西医治疗后症状明显好转，昨日出院后因琐事与家人发生争执，出现剑突下疼痛，呈持续性，伴体温升高（体温 37.9℃），无恶心、呕吐，无心慌胸闷。查体：体温 38.0℃，心率 93 次/分钟，呼吸 28 次/分钟，血压 118/78mmHg。患者急性面容，全身皮肤及巩膜未见明显黄染，腹部稍膨隆，上腹部轻度压痛伴反跳痛，Murphy 征（±），肠鸣音减弱。辅检：白细胞 12.8×10^9/L，中性粒细胞百分比 85%。肝功正常，尿素氮 10.5mmol/L，血钙 1.9mmol/L。胰淀粉酶 420U/L，脂肪酶 280U/L。心肌肌钙蛋白 I：0.03μg/L。B 超示：肝脏无异，胆囊大小：7.5cm×3.0cm，壁厚 0.4cm，内有多发强光团，胆总管直径 0.8cm，胰腺体积轻度增大，实质内回声不均。CT 示：胰腺轻度肿大，边缘稍模糊，胰腺实质内密度稍有不均。心电图未见明显异常。中医症见：表情痛苦，腹部胀满、腹痛拒按，口渴欲饮，舌红苔黄厚而干，脉细数。小便量少，大便干结。西医诊断：急性胰腺炎。中医诊断：腹痛。治以清营汤原方加大黄（后下）6g、芒硝 6g、枳实 6g、厚朴 6g、柴胡 10g。每日 1 剂，日 2 次，5

日后患者症状明显缓解，无腹痛、腹胀，胰淀粉酶及脂肪酶降至正常值，复查CT示：胰腺无水肿，形态正常。

（二）肝病

徒康宛等人收治乙肝后肝硬化内毒素血症58例，按随机表法，随机分为治疗组和对照组。对照组：28例；男15例，女13例；年龄31～69岁，平均（50.35±13.58）岁；病程3～25年，平均（16.90±6.32）年。治疗组：30例；男18例，女12例；年龄29～68岁，平均（48.19±11.87）岁；病程2～26年，平均（17.47±6.48）年。两组患者在年龄、性别、病程及肝功能基础水平等方面经统计学分析，比较差异无统计学意义（$P>0.05$），具有可比性。对照组给予还原型谷胱甘肽1.2g/d（每支0.6g）、苦黄注射液30ml/d（每支10ml）、甘草酸二胺氯化钠250ml/d（每瓶250ml）保肝治疗；治疗组在对照组治疗基础上给予加减清营汤方（水牛角30g，生地黄10～20g，玄参10g，麦冬10g，赤芍10～30g，黄连3g，金银花12g，连翘15g，熟大黄6～10g），水煎，口服，每日1剂，每次300ml，分早晚服用，2周为1个疗程。腹胀尿少者加厚朴5g、茯苓10g、薏苡仁30g；身目黄染重者赤芍用至30g，熟大黄用至10g，加田基黄30g、茵陈30g；纳差、舌苔厚腻明显者加砂仁6g、生白术20g。结果：两组临床疗效比较，治疗组总有效率86.66%，明显高于对照组总有效率60.71%（$P<0.05$）。两组治疗前后中医证候总积分比较，治疗组积分下降优于对照组，两组对比差异显著（$P<0.01$）；对内毒素水平的改善，治疗组优于对照组（$P<0.05$）。

李佶伟收治乙肝后肝硬化内毒素血症患者110例，随机分为对照组和观察组，每组各55例。对照组：男性26例，女性29例；年龄35～67岁，平均（51.45±12.43）岁；病程3～15年，平均（13.2±4.3）年。观察组：男性28例，女性27例；年龄36～65岁，平均（52.43±13.23）岁；病程4～20年，平均（13.8±4.5）年。两组患者的一般资料比较差异无统计学意义（$P>0.05$），具有可比性。对照组采用综合治疗法，嘱患者卧床休息，同时给予抗感染、利胆退黄、保肝降酶、调节肠道菌群等药物治疗2周。观察组在对照组综合治疗的基础上给予清营汤加减方：水牛角30g，生地黄20g，连翘15g，金银花12g，玄参、麦冬、赤芍、熟地黄各6g，以上中药水煎，早晚各服1次。腹胀尿少者加厚朴、茯苓各10g，薏苡仁30g；身黄目黄者加田基黄、茵陈、赤芍各30g，熟大黄改为10g；不思饮食、舌苔厚腻者加生白术20g、砂仁6g。结果：治疗后，观察组患者的血浆内毒素水平低于对照组（$P<0.05$），观察组肝功能、凝血功能、中医证候积分明显优于对照组（$P<0.05$），观察组治疗后的总有效率也高于对照组（$P<0.05$）。

张瑞荣在2015年3月～2016年3月期间，以加减清营汤治疗乙肝后肝硬化内毒素血症，取得良好的治疗效果。共计收治患者58例，随机分为治疗组和对照组。对照组：28例；男15例，女13例；年龄31～69岁，平均年龄（50.35±13.58）岁；病程3～25年，平均（16.90±6.32）年。治疗组：30例；男18例，女12例；年龄29～69岁，平均年龄（48.19±11.87）岁；病程2～26年，平均（17.47±6.48）年，比较差异无统计学意义（$P>0.05$），具有可比性。对照组给予还原型谷肽甘肽1.2g/d、苦黄注射液30ml/d、甘草酸二胺氯化钠250ml/d，保肝治疗。治疗组在对照组治疗基础上给予加减清营汤方（水牛角30g，生地黄10～20g，玄参10g，麦冬10g，赤芍10～30g，黄连3g，金银花12g，连翘15g，熟大黄6～10g。腹胀尿少者加厚朴5g、茯苓10g、薏苡仁30g；身目黄染重者赤芍用至30g，熟大黄用至10g，加田基黄30g、茵陈30g；纳差、舌苔厚腻明显者加砂仁6g、生白术20g），水煎口服，每日1剂，每次300ml，分早晚服用，2周为1个疗程。结果：治疗组显效22例，有效4例，无效4例；对照组显效8例，有效9例，无效11例。治疗组总有效率86.66%，明显高于对照组总有效率60.71%（$P<0.05$）。两组治疗前后中医证候总积分比较，治疗组积分下降优于对照组（$P<0.01$）。

鲁艳平等人在2017年4月～2017年10月期间，运用加减清营汤治疗乙肝后肝硬化内毒素血症热毒血瘀型，收到良好疗效。共计收治患者60例：男性42例，女性18例；年龄30～70岁，平均（53.13±12.52）岁；病程3～24年，平均（13.69±3.16）年。依据入院时间不同分为对照组与观察组，每组各30例。两组患者基线资料差异无统计学意义（$P>0.05$）。对照组执行常规西药治疗。观察组在常规西药治疗基础上，给予加减清营汤：水牛角30g，玄参10g，生地黄10～20g，麦冬10g，黄连3g，赤芍10～30g，金银花12g，熟大黄6～10g，连翘15g。水煎，每日1剂，分早晚服用。腹胀尿少者加茯苓、厚朴、薏苡仁；身目黄染重者增加赤芍用量30g、增加熟大黄用量10g，加茵陈、田基黄；纳差、舌苔厚腻者加生白术、砂仁。两组均治疗2周。疗效标准：①显效：患者临床症状、体征明显改善，通过对白蛋白、总胆红素、丙氨酸氨基转移酶检测显示恢复正常水平；②有效：患者临床症状与体征有所好转，其他指标下降幅度超过50%；③无效：达不到上述标准，或加重。结果：观察组显效19例，有效9例，无效2例；对照组显效7例，有效13例，无效10例。观察组治疗总有效率为93.33%（28例）明显高于对照组66.67%（20例），差异具有统计学意义（$P<0.05$）。治疗前两组病理内毒素水平差异无统计学意义（$P<0.05$），经治疗后两组均明显改善，且观察组改善效果明显优于对照组，差异具有统计学意义（$P<0.05$）。

魏国茂用清营汤治疗肝脓肿愈后高热不退患者1例。患者肝脓肿愈合后，全身各项指标正常，但持续高热（39～40℃）不退，心烦，偶有谵语，舌绛而干，脉细数。经辨证为余热未清，邪热留恋营分，遂投清营汤2剂，热退身凉而安。

（三）直肠炎

宋小存采用清营汤加减治疗放射性直肠炎38例。38例全部为女性，属宫颈癌放疗者33例，子宫内膜癌放疗者4例，阴道癌放射者1例；年龄最小者40岁，最大者66岁，以45～60岁之间最多；放疗后与发病间隔时间最短者3个月，最长者11个月，以4～8个月最多；病程最短者1个月，最长者5个月。38例全部有大便下血症状，其中兼腹泻者32例，兼下坠者26例，兼里急后重者18例，兼小腹隐痛者7例。采用中药清营汤加减内服，方药组成有：水牛角30g，赤石脂20g，苦参、金银花、连翘、生地黄各15g，玄参、赤芍、丹参各12g，黄连、大黄、生甘草各6g。病情加减：症状较重者加黄芩、虎杖各12g，便血较多者加槐花、地榆各10g，晨醒突然出一身汗者加山慈菇、青蒿各12g，头昏及面色不华者加黄芪20g，当归10g，失眠或多梦者加茯苓20g，食少纳呆者加砂仁、鸡内金各10g，夜间手足心发烧者加鳖甲15g，胡黄连12g。冷水煎，早晚各服1次，每剂煎4次，服2天，1个月为1疗程，一般用2～3个疗程，间隔1周。治疗期间停用其他治疗本病的药物。结果38例中痊愈（症状全部消失，粪便隐血试验连续3次阴性，肠镜检查直肠黏膜充血水肿、出血及溃疡完全消失）31例，好转［症状基本消失，时有肛门下坠或仅在排便前后下坠，肉眼观察黏液血便消失，但粪便隐血试验弱阳性（+），肠镜检查直肠黏膜充血水肿明显减轻，出血及溃疡消失］5例，无效（症状有所减轻，便血有所减少，但粪便检查及肠镜检查改善不明显）2例，总有效率95%。无效2例中1例未能坚持治疗，另1例因肿瘤转移死亡。

（四）胆囊炎

陈立等人利用清营汤加减治愈胆囊炎1例。患者，女性，38岁。3月前罹患急性胆囊炎，经西医治疗后症情控制。近日因恼怒而右胁下胀痛加重，并逐日加剧，自购消炎利胆片口服，症状无缓解。来诊时见患者发热，心烦急躁，口干口苦，大便干，小便黄赤，舌质红苔薄黄，脉弦数；体温38.2℃，墨菲征（+）；血白细胞9.2×10^9/L，中性粒细胞百分比82%，淋巴细胞百分比18%；B超示胆囊壁厚4mm、毛糙。辨证为胆腑郁热、邪毒内盛，治以清营解毒、泄热解郁，予清营汤加减：水牛角30g（先煎），玄参18g，麦冬18g，生地黄30g，黄连6g，竹叶9g，金银花18g，连翘12g，丹参12g，柴胡12g。每日1剂，水煎2次分服。上方服3剂热退，诸症亦减，唯右上腹胀痛。前方柴胡改为9g继服。随后继用本方加减，诸症皆除。

（五）食管出血

童向斌等人采用清营汤加减治愈食管出血1例。患者，男，12岁。开始常上午吐鲜血，持续3个月余，治疗后好转（具体药物不详）。现又复发，每日上午吐鲜血3～5ml，持续1周，曾用羚羊角粉治疗，效果不显。现口吐鲜血，吐血前无恶心及咽喉刺痒，血中无胃内容物，夜间身热，口干，情绪烦躁，舌黯红绛，少苔，脉弦细。查胃镜及喉镜未见出血点，粪潜血阴性。西医诊断为食管出血待查。患者平素情绪急躁，情绪压抑。中医诊断：血证，营分证。辨证：热伤营阴，营热伤络。予清营汤加减。处方：生地黄、玄参、麦冬、黄连、连翘、金银花、竹茹、知母、百合、制何首乌、石斛各10g，赤芍药8g，牡丹皮8g，白茅根15g，藕节炭10g，仙鹤草12g，侧柏炭、棕榈炭、白及、阿胶、鸡内金各10g，生石膏20g，桂枝3g，桑葚10g。日1剂，水煎取汁300ml，分早晚2次服。服药3剂，此间吐鲜血1次，精神好转，夜间身热减轻。原方加大止血药的剂量，改为藕节炭12g、侧柏炭12g、棕榈炭12g、白及12g，加炒栀子8g。服3剂，吐血已止，精神好转，偶觉夜间全身烘热。在第2方基础上加大滋阴药的剂量，改麦冬12g、百合12g、知母12g、石斛12g，去竹茹，加竹叶10g、银柴胡8g，地骨皮8g。又服7剂，此间未吐血，无夜间身热，舌色转淡红，虑已无大碍，即停药。随访6个月未复发。

五、治疗泌尿系统疾病

（一）尿路感染

陈立等人利用清营汤加减治愈尿路感染1例。患者，女性，32岁。发热、尿频、尿痛，排尿时尿道烧灼感及下腹部疼痛半月，某医院诊为尿路感染，给以呋喃妥因、吡哌酸、庆大霉素等治疗，症状减轻，但药停则症作。来诊时患者诉小便频数短赤，烧灼淋漓涩痛，发热，口渴，便秘，舌质红苔薄黄，脉滑数；体温38.5℃；血白细胞11.5×10^9/L，中性粒细胞百分比85%，淋巴细胞百分比15%；尿常规示红细胞（+），脓细胞（+），蛋白少许。辨证为膀胱积热，邪毒内盛。治宜清营解毒、泄热利尿，予清营汤加减：水牛角30g（先煎），生地黄24g，玄参12g，麦冬18g，竹叶9g，金银花18g，连翘12g，丹参12g，黄柏12g，木通12g，甘草9g。每日1剂，水煎2次分服。药进3剂，尿路刺激征明显减轻，诸症好转。生地黄改为15g，继服4剂后诸症悉平。

李汉永运用清营汤治愈急性尿路感染1例。患者，女，30岁，2017年8月15日就诊。3天前吃火锅后出现尿频、尿急、尿痛，未予重视，今日晨起症状加重，小腹胀痛间作，伴体温升高。查体：体温38.3℃，头、胸及皮肤黏膜未见异常，肝脾肋下未触及，双肾区无叩击痛，Murphy征（−），麦氏点无压痛及反跳痛。小腹稍膨隆，小腹正中压痛（+），无反跳痛。肠鸣音减弱。舌红，苔黄厚腻，脉滑数。小便频数量少，大便多日未解，月经正常。辅检：白细胞13.8×10^9/L，中性粒细胞百分比82%。尿常规：白细胞（++），红细胞（+），尿蛋白（+−）。细菌培养提示：大肠埃希菌。腹部、子宫附件及泌尿系统超声均未见明显异常。西医诊断：急性尿路感染。中医诊断：热淋。治以清营汤原方加黄柏12g、泽泻6g、木通6g、甘草6g。每日1剂，早晚分服，3剂后热退，症状缓解，继服5剂后痊愈出院。

（二）紫癜性肾炎

王郁茹通过中西医结合治疗紫癜性肾炎患儿22例，疗效满意。在22例患儿中，男13例，女9例；年龄6～10

岁 11 例，11～14 岁 7 例，15～18 岁 4 例；平均发病年龄 7.86 岁；病程 3 天～2 个月。紫癜部位：以下肢为主 18 例，泛发躯干和四肢 4 例。起病前有感染灶 15 例（其中 3 例伴腹痛，2 例伴关节痛）。临床表现：22 例均以皮肤紫癜为首发症状，表现瘀点瘀斑，一般 2～4 周消退，少数患儿可多次复发，病程迁延数月，后者常有胃肠道、关节和肾炎症状合并发生，以腹痛为主，其次胃肠道出血；累及关节时为一过性肿痛，多见膝、踝关节；累及肾脏时多在紫癜起病后 10～15 天为高峰，表现眼睑水肿，血压偏高，血尿和不同程度的蛋白尿、管型尿和肾功能不全，但较成人易恢复。综合疗法：急性期卧床休息，低盐低蛋白饮食，降低体温，及早选用敏感的抗生素，寻找并去除可能致敏因素。①维生素 C 2～3g 溶于 5%葡萄糖注射液 200～300ml 中静脉滴注，持续高热者加地塞米松 3～5mg 和酚磺乙胺 100～250mg，1 次/日静脉注射，约 10～15 天后随症状好转递减，以至停用。低蛋白者静脉滴注白蛋白 50～100ml。②口服酮替芬 1mg，复方芦丁 40mg，牡蛎碳酸钙 25mg，均 3 次/日，③关节痛严重者加服雷公藤多甙每日 1mg/kg，腹痛予以解痉药对症处理。中医辨证：①血热妄行型：起病急骤，高热，除典型紫癜外，均有血尿、蛋白尿，少数便血，心烦口渴，便秘；舌质红、苔薄黄，脉细数有力。治宜清热解毒，凉血止血。以清营汤化裁：水牛角、生地黄各 20g，玄参、麦冬、牡丹皮各 10g，石膏 30g，金银花 20g，白茅根、墨旱莲各 10g，竹叶、黄连、乌梅各 6g，大黄 3～6g（后下）为 1 剂。加减：体温降至正常去大黄、石膏；便血加地榆炭、槐花各 9g；关节痛加秦艽、威灵仙各 10g；高血压加野菊花、钩藤适量。②气不摄血型：紫癜轻重反复，病程延绵，斑色晦暗，面黄无华，神疲乏力，心悸；舌质淡、苔薄白，脉沉细无力。治宜健脾益气，养心摄血。以归脾汤化裁：生黄芪、当归各 20g，党参、茯苓、白术、龙眼肉各 15g，枣仁、远志各 10g，木香 6g，白花蛇舌草 15g，黄芩 10g，生姜 6g，大枣 10 枚为 1 剂，随症加减。水煎服，2 次/日。两型均服至 40 剂为 1 个疗程。结果痊愈（症状和体征完全消失，肾功能、血、尿常规均正常，随访半年，未见复发者）17 例占 77.3%。显效［症状体征消失，仅尿蛋白（±～+），尿中红细胞降至 3 个/HP 者］5 例，占 22.7%。显效患者治疗 40～50 天病情稳定后出院转门诊继续治疗半年，最终均治愈。

谭光波等人运用中西医结合方法治疗紫癜性肾炎，取得满意疗效。共收治患者 63 例，随机分为治疗组和对照组。治疗组：32 例；男 21 例，女 11 例；年龄 4～25 岁；病程 3～48 天；皮肤型 15 例，关节型 2 例，腹型 3 例，混合型 12 例。对照组：31 例；男 19 例，女 12 例；年龄 4～27 岁；病程 5～45 天；皮肤型 14 例，关节型 2 例，腹型 2 例，混合型 13 例。两组临床资料无显著性差异，具有可比性。对照组在急性期卧床休息，停服可疑致敏药物或食物，常规给予抗组织胺药物、维生素 C、钙剂，合并感染者予抗生素。有肉眼血尿予肾上腺色腙止血。伴大量蛋白尿（≥3.5g/d）加用泼尼松 1mg/（kg・d），晨顿服，8 周后减量，或加用环磷酰胺 2.5mg/（kg・d），连续 4～6 个月。治疗组在对照组治疗基础上加雷公藤多甙片 20mg，每日 3 次，疗程 6 个月。中药以疏风清热、解毒凉血、活血化瘀法，方以清营汤合犀角地黄汤加减：水牛角 30g，生地黄 15g，牡丹皮 10g，赤芍 10g，金银花 10g，连翘 10g，紫草 15g，蝉蜕 10g，三七 3g，甘草 5g。瘙痒者加浮萍、防风、黄芩；腹痛者加白芍、甘草；尿血者加地榆、白茅根、小蓟；腹痛便血者加白芍、地榆；水肿者加车前子、益母草、泽泻；神疲纳呆者加太子参、黄芪、白术。结果治疗组 32 例中，治愈 23 例，好转 7 例，无效 2 例，总有效率为 93.75%，对照组 31 例中，治愈 13 例，好转 15 例，无效 3 例，总有效率为 90.32%，经 Ridit 分析，两组比较有显著性差异（$P<0.05$）。治疗组 tPA 治疗后与治疗前比较，$P<0.05$。两组 PAI－1 治疗后与治疗前比较，$P<0.01$，组间比较，$P<0.05$。提示中西医结合治疗紫癜性肾炎疗效优于单纯西药治疗。

王莘智等人传承旷惠桃教授经验，治疗过敏性紫癜性肾炎 20 例，其中男 12 例，女 8 例；年龄 18～30 岁者 11 例，31～60 岁者 9 例；病程最长者 6 年，最短者 2 个月。均采用消风散加减治疗，风热犯表型以消风散合银翘散加减，药物组成：金银花 15g，连翘 10g，薄荷 8g，荆芥 10g，防风 10g，牛蒡子 10g，当归 15g，川芎 15g，苦参 10g，蝉蜕 10g，芦根 15g，白茅根 15g。临证加减：血热妄行型以消风散合清营汤加减：金银花 15g，连翘 10g，水牛角 30g，牡丹皮 10g，生地黄 15g，麦冬 5g，当归 15g，川芎 10g，红花 6g，苦参 15g，蝉蜕 10g。脾不摄血型以消风散合参芪地黄汤加减并重用黄芪：黄芪 30g，人参 10g，熟地黄 15g，茯苓 15g，山茱萸 10g，牡丹皮 10g，泽泻 15g，薏苡仁 30g，荆芥 10g，防风 10g，蝉蜕 10g，当归 15g，川芎 10g，苦参 10g。治疗期间除激素仍用维持量外，其他药一律停用，2 周为 1 个疗程，连续服用 2 个疗程后观察疗效。结果治愈（紫癜紫点及全身症状消失，实验室指标恢复正常；水肿全部消失，其他症状消失，实验室指标恢复正常）13 例，好转（紫癜紫点明显好转，实验室指标有所改善；水肿及其他症状减轻，实验室指标有所改善）4 例，未愈（紫癜紫点及全身症状，实验室指标无变化；水肿及全身症状，实验室指标无变化）3 例，总有效率为 85%。

徐秀芹等人运用中西医结合治疗过敏性紫癜性肾炎，收效良好。共计收治患者 80 例，随机分为两组。治疗组：42 例；男 22 例，女 20 例；年龄：4～49 岁（30±12.6）；病程 3 天～4 年，平均（9.6±11.3）个月。对照组 38 例。男 20 例，女 18 例；年龄 6～43 岁（26±8.6）；病程 7 天～3 年，平均病程（8.2±12.4）个月。治疗组初治者 24 例、复治者 18 例；对照组初治者 22 例，复治者 16 例。两组一般资料经统计学处理，无显著差异，具有可比性（$P>0.05$）。80 例均有皮肤紫癜和蛋白尿同时合并 1 项或多项损害。治疗组皮肤表面形成血泡、溃疡反复出现 16 例，关节肿痛 12 例，腹痛14例，便血6例，腹泻3例，血尿10例，水肿3例，高血压2例，咽部充血、扁桃体Ⅰ～Ⅱ度肿大8例；对照组皮肤表面形成血泡、溃疡反复出现10例，关节肿痛11例，腹痛12例，便血4例，血尿8例，高血压2例，咽部充血、扁桃体Ⅰ～Ⅱ度肿大，咽后壁附有淋巴滤泡共9例。80例患者血小板及出凝血时间均在正常范围。尿常规检查，治疗组尿潜血、尿蛋白+～++27例；尿蛋白++9例；尿蛋白+++6例，其中2例血肌酐升高。对照组尿潜血、尿蛋白+～++26例；尿蛋白++7例；尿蛋白+++5例，其中2例血尿素氮升高。两组通治：均嘱其卧床休息，尽量避免与过敏源接触。予抗生素控制感染，并予抗组胺药物，关节痛或腹痛者加用泼尼松1mg/（kg·d），当尿蛋白持续不减时，选用免疫抑制剂，如：硫唑嘌呤、环磷酰胺、来氟米特、雷公藤等。还可用阿司匹林、双嘧达莫等。在西医治疗的基础上，加用中医分型治疗，并与西医治疗的38例进行对照观察。中医辨证分型治疗：仅治疗组加服中药。均每日1剂，水煎，分上下午两次服。①热毒夹瘀型：发病初期，片状紫癜颜色鲜红或深紫或伴发热，咽痛或伴关节肿痛，腹痛，腹泻，便血，尿血，小便黄，大便干结，舌边尖红或红绛，脉细数或浮数。治以清热解毒、凉血止血，方用犀角地黄汤合清营汤加减：水牛角、白茅根各30g，生地黄、白花蛇舌草各20g，赤芍、白芍、牡丹皮、紫草、金银花、连翘各15g，大黄10g，蝉蜕6g。②阴虚血热型：皮肤紫癜，腰痛，关节痛，盗汗，手足心热，咽干，口渴，血尿，舌红少苔，脉弦细数。治以滋阴清热、凉血散瘀，方用茜根散合六味地黄汤加减：生地黄20g，牡丹皮、紫草、墨旱莲、山药、茜草、泽泻、徐长卿、地骨皮、黄柏、女贞子各15g，赤芍12g，甘草10g。③脾肾阳虚型：皮肤紫癜时隐时现，色淡，遇风寒易发，间断出现腹痛，腹泻，伴面色少华，神疲乏力，食欲不振，血尿、蛋白尿反复出现，下肢浮肿，舌淡，脉虚。治以健脾补肾，方用真武汤合实脾饮加减：黄芪、丹参、益母草各20g，茯苓、白术、白芍、肉苁蓉、苍术各15g，鹿角胶（烊化）10g，生姜9g，甘草6g。④气阴两虚型：面色白光白无华，精神倦怠，紫斑或瘀点隐约散在，少气懒言，腰膝酸软无力，血尿、蛋白尿持续出现，下肢浮肿，舌淡、苔白，脉沉细。治以益气养阴、活血祛瘀，方用参芪地黄汤加味：太子参、黄芪、丹参各20g，生地黄、萸肉、墨旱莲、茜草、白芍、当归、紫草、山药、玄参各15g，益母草30g，甘草6g。结果治疗组总有效率显著高于对照组（$P<0.05$）。结果：治疗组治愈（临床症状、体征完全消失，肾功能及尿常规正常）23例，显效［临床症状、体征完全消失，肾功能正常，尿常规轻度异常（尿蛋白±～+），尿沉渣（红细胞＜5个/HP）］12例，好转（临床症状、体征消失，肾功能正常，尿常规较前好转）5例，未愈（治疗3个月以上，各项指标无改善）2例，总有效率95.2%；对照组治愈12例，显效4例，好转13例，未愈9例，总有效率76.3%。对照组与治疗组之间具有显著性差异。

余彬等根据中医辨证，过敏性紫癜性肾炎多为风热伤络，血热妄行，阴虚火旺。治疗应以疏风散邪、清热凉血、活血化瘀、益气养阴为主。故以清营汤为基本方（血尿重者加小蓟、白茅根、藕节炭；蛋白尿多者加莲须、金樱子、芡实、黄芪；水肿重者加白术、车前子、茯苓、猪苓）治疗过敏性紫癜性肾炎80例，并与单纯依靠西药治疗的80例进行对照，随访3个月后，治疗组的血尿治疗总有效率为93.8%，对照组为76.8%；治疗组的蛋白尿治疗总有效率为66%，对照组为58%；差异显著（$P<0.05$）。

范崇信运用中西医结合治疗紫癜性肾炎，有较好的治疗效果。共计收治患者92例：男性49例，女性43例；年龄15～35岁，平均（21.8±4.1）岁；病史1～60个月，平均27个月；皮肤紫癜68例，血尿13例，关节疼痛6例，腹痛5例。两组均给予常规综合疗法：口服马来酸氯苯那敏片4mg，3次/天；住院期间予曲克芦丁注射液600mg/d，静脉滴注，20天为1疗程；出院后口服曲克芦丁片120mg，3次/天；口服维生素C片0.2g，3次/天；住院期间予静脉注射10%葡萄糖酸钙注射液10ml/d，连用5～7天；口服法莫替丁片20mg，3次/天；视合并感染情况及药敏试验结果，选用合适抗生素静脉或口服给药，感染得到有效控制后停药；并给予首剂量1mg/kg醋酸泼尼松片，清晨顿服，自第8周起减量，每周日摄取量减量0.1mg/kg，减至每日5mg为维持剂量。观察组在西药治疗基础上，予加减清营汤治疗，方药组成：茜草15g，生地黄15g，小蓟15g，玄参10g，丹参10g，金银花10g，连翘10g，桂枝10g，黄连5g，生甘草5g。腹痛有黑便或呕血者，加蒲公英10g，干姜5g；紫癜退后斑痕较深者，加党参15g，黄芪10g；无紫斑，浮肿者，加防己10g，茯苓15g。水煎，每日1剂，早晚温服。两组患者均以6个月为1疗程。观察两组患者治疗1疗程后的临床疗效，记录并比较两组患者治疗前后的尿红细胞、24小时尿蛋白、血肌酐检查结果。结果：观察组的治疗总有效率（92.3%）优于对照组（75.0%），差异有统计学意义（$\chi^2=5.249$，$P<0.05$）。观察组患者不良反应发生率（15.4%）低于对照组（17.5%），差异有统计学意义（$\chi^2=7.414$，$P<0.05$）。两组患者治疗后尿红细胞、24小时尿蛋白、血肌酐有改善，且观察组改善更明显，差异有统计学意义（$P<0.05$）。

（三）肾小球性血尿

屠庆祝等人利用清营汤加减治疗肾小球性血尿，收效良好。共计收治患者23例：男18例，女5例；年龄最小6岁，最大35岁；病程最短2天，最长5年。全部患者治前均查血常规、尿沉渣镜检、血钙、钾、钠、氯、肌酐、尿素氮、影像学检查（B超、彩超或逆行肾盂造影），部分患者经肾穿刺活检。尿沉渣镜检为多形性红细胞，均排除结石、结核、肿瘤、泌尿系感染、血液病。治疗方法：中草药治疗，有并发症如感染、高血压加用抗感染、降压药物，禁用肾毒性药物。方药：连翘、生地黄、丹参、玄参、麦冬、白茅根、茜草、水蛭、黄连等（剂量因人而异）。病程长者加生黄芪、仙鹤草；蛋白尿者加生黄芪、蝉蜕；轻度水肿加茯苓、益母草；高热加生石膏、知母、荆芥、羚羊角粉；五心烦热加墨旱莲、女贞子、银柴胡；血压偏高加川芎、白芍、当归。水煎服，每日 1 剂，服用 20～30 剂后，加生黄芪、苍术、防风，改为水丸，10～15g 每次，每天 2 次，共治疗 3 个月。结果 23 例患者中，显效 12 例，有效 8 例，无效 3 例，无效患者中 1 例使用水丸近 1 年，实验室检查基本正常。随访中所有患者均未发现有肾小球、肾小管功能受损征象。典型病例：患者，男，28 岁。1994 年查体发现有蛋白尿、血尿。1998 年 2 月在省立医院经肾活检诊为：重度系膜增殖性肾小球肾炎。给予扁桃体摘除，服用保肾康、贝那普利等药物，尿蛋白（±），镜下血尿始终未消。此次因发热 3 天入院，症见高热不退，微恶风寒、咽部干涩疼痛、咳嗽胸痛、吐黏痰，夜间心烦难眠，大便干结，尿少色红，舌红绛边有齿印，苔中部灰黑，脉细数。证属卫气营同病，治予清营泄热解表，方用清营汤加减。处方：金银花 45g，连翘 30g，生地黄 15g，玄参 15g，丹参 12g，麦冬 15g，生石膏 45g，知母 15g，荆芥 10g，竹叶 10g，蝉蜕 10g，生大黄 10g，芦根 40g，桔梗 10g，僵蚕 10g，羚羊角粉 1g。每日 1 剂。配合静脉滴注青霉素，对症处理。1 剂热减，2 剂热退，前方出入共服 7 剂后，患者舌淡红边有齿印，脉细略数。因患者平素易“感冒畏风”，中药调为清泄营热，佐以散瘀，兼固护肌表，处方：生地黄 15g，丹参 15g，玄参 10g，麦冬 10g，连翘 30g，茜草 15g，荆芥 10g，川芎 10g，水蛭 6g，生黄芪 15g，苍术 10g，防风 10g。共住院治疗 24 天，尿沉渣镜检无异常，蛋白阴性。出院后易改为丸剂巩固治疗，随访至今，镜下未见异常。

六、治疗免疫系统疾病

雷雪姣等应用清营汤治疗风湿免疫疾病，在研究中得出免疫病如系统性红斑狼疮、皮肌炎、Still 病等都可见到营分证，斑疹色红、发热、舌绛、脉细数为其共同表现，都有营热、动血、扰神、血瘀 4 种病理变化；因基本病机各有侧重，兼邪有所不同，用清营汤加减兼顾病机常收效满意。①系统性红斑狼疮营分证：在系统性红斑狼疮急性活动期可见到颜面蝶形红斑，高热口渴，关节肌肉酸痛，烦躁甚则神昏谵语，便秘尿赤，舌红苔黄脉滑。因先天禀赋不足，精血亏虚，热毒乘虚入里居于营分而发病。根据发热、红斑隐隐、舌绛脉数，可断定为邪热传营，用清营汤加减清透营阴。现在常以水牛角代以清营汤原方犀角，去黄连恐其苦燥伤阴。热势较盛见肌肤灼热，可用石膏、知母兼清气分热；邪热入营有动血之势，可见或尿血或月经量多或齿衄，加犀角地黄汤凉血止血；热盛扰神则烦躁，重用羚羊角粉冲服；昏聩不语或舌蹇肢厥病情危重者，为热入心包，另加清开灵注射液静脉滴注。除热邪炽盛外，还兼血瘀，热灼血液成瘀，热瘀互结，然个体常有热瘀偏重，若面部斑疹鲜红，热重于瘀，重用紫草、丹参、白花蛇舌草等清热解毒凉血活血；斑疹色紫暗为瘀重于热，常用红花、水蛭、桃仁活血化瘀。②皮肌炎营分证：皮肌炎属中医“肌痹”“痿证”范畴，急性期可表现为高热、眶周水肿性紫红色斑、双手关节伸侧及颈、肩、胸、背鳞屑样红斑疹，四肢近端肌肉乏力、吞咽及呼吸无力，舌质红绛、脉数等。“脾主肌肉”，脾胃运化水谷精微充养四肢，四肢得养则活动矫健有力。反之肌肉无力责之脾胃。患者素体脾虚致运化气血及运化水湿功能失常，或嗜食辛辣肥甘及荤腥发物，伤及脾胃，蕴湿酿热，或外感风寒湿邪入里化为热毒，相互搏结而发病。中医治疗当以清热凉营解毒为主，方用清营汤，并佐以健脾利湿之剂如薏苡仁、茯苓之辈，俟脾胃功能一健，湿邪自去、气血自生。肌肉疼痛者可加紫花地丁、板蓝根、大青叶清热解毒，颜面浮肿加浮萍、僵蚕、白蒺藜祛风消肿。血尿加大蓟、小蓟、白茅根凉血利尿。肌肉乏力明显加黄芪、党参健脾益气，执中央以达四旁。③Still 病和成人 Still 病营分证。Still 病是幼年类风湿关节炎的全身型，以弛张热、伴随发热出现的一过性鲜红色皮疹、关节肌肉疼痛为主要临床表现，伴有肝、脾、淋巴结肿大，周围血白细胞升高。相似疾病也可见于成年人，称为成人 Still 病。本型寒热往来，发作有时是少阳证典型热型，《伤寒论》曾指出：“往来寒热，休作有时……小柴胡汤主之”，又指出“有柴胡证，但见一证便是，不必悉具”，病机关键为邪痹少阳，枢机不利，用小柴胡汤无疑。但同时见高热，有皮疹等营血分瘀热之象，单用小柴胡汤难以胜任，当加用清营汤。并见咽痛可加射干利咽，淋巴结肿大可加夏枯草、贝母软坚散结。关节疼痛明显加威灵仙、羌活、独活、徐长卿。④银屑病关节炎营分证。银屑病关节炎是一种与银屑病相关的慢性、炎性关节病。在本病过程中常见到皮疹色鲜红，面积不断扩大融合成片、糠样脱屑、瘙痒、抓之有点状出血和薄膜现象，关节肿胀疼痛、活动受限甚则变形，口干咽干，舌红苔黄脉弦滑或数。《诸病源候论》指出“此由风湿邪气，客于腠理，复值寒湿，与血气相搏，则血气痞涩，发此疾也。”《医学入门》则认为“疥癣皆血分热燥，以致风毒克于皮肤”“癣多挟湿”“风癣即干癣，搔之则有白屑”。可见该证属营血热盛，同时兼夹风邪、湿邪。当清热凉血，祛风除湿。可用清营汤加入赤芍、牡丹皮、紫草、槐米、白鲜皮、蝉蜕。脱干屑明显为风邪较盛，可加入白蒺藜、僵蚕；皮屑黏腻，渗液较多属湿邪偏盛可加土茯苓、苦参；皮损肥厚、浸润较甚为血虚失养，可加鸡血藤养血活血；下肢关节肿胀加土茯苓、黄柏、薏苡仁，上肢关节肿胀加猫眼草、露蜂房。

强直性脊柱炎是以骶髂关节和脊柱慢性炎症为主的全身性、免疫性、致残性疾病。病程多呈慢性、进行性、反复发作，主要侵犯骶髂关节、脊柱骨突、脊柱旁软组织及外周关节，常见症状为腰背疼痛和僵直，活动后可以缓解。表现为骶髂关节受累、韧带硬化和脊柱关节强直，并可伴发关节外表现，晚期可发生脊柱强直、畸形以至严重功能受损。王瑞科等人以清营汤合四妙散加味治疗活动期强直性脊柱炎，选用病例 80 个，随机分为两组。治疗组用金银花、黄连各

30g，生地黄、丹参各 18g，水牛角、连翘、玄参、麦冬、黄芪、白术各 15g，竹叶、苍术、黄柏各 12g。水煎服，每日 1 剂。对照组应用柳氮磺胺嘧啶，0.5g，日 2 次。两组治疗均设定 3 个月为 1 个疗程，疗程结束后停药观察总结。结果治疗组 50 例，近期控制 13 例（26.0%），显效 25 例（50.0%），有效 8 例（16.0%），无效 4 例（8.0%），控显率、总有效率分别为 76.0%、92.0%；对照组 30 例，近期控制 4 例（13.3%），显效 7 例（23.3%），有效 11 例（36.7%），无效 8 例（26.6%），控显率、总有效率分别为 36.6%、73.4%。两组控显率、总有效率比较，有显著性差异。治疗后治疗组患者的疼痛、晨僵、肿胀情况有明显改善，其中晨僵、肿胀症状的改善，治疗组与对照组比较有显著性差异（$P<0.05$）。

王占奎等也在研究中指出，一些风湿病病理变化过程中，亦常出现营分热盛证，可以用清营汤化裁治疗。

成人斯蒂尔病是一种临床少见的自身免疫性疾病，主要临床表现为发热、皮疹、关节痛等。实验室检查类风湿因子及抗核抗体呈阴性，血白细胞增高 75%，可达≥15×10^9/L，有时呈类白血病反应。发病病因及病机不明，临床容易误诊。景宁珍采用清营汤治愈斯蒂尔病 1 例。患者，女，23 岁，职员。以高热及抗生素无效就诊。病史：15 天前无明显原因突然发热，以午后 2 点至凌晨为重，最高体温达 41.2℃，伴咽及腕踝膝关节痛，四肢外侧有红色斑疹，次日清晨热退后诸症随之消失，但每日午后高热及伴随症状重新发作。血尿、风湿三项、结核、伤寒、胸部影像学等实验室检查，除白细胞、C－反应蛋白明显增高外，其他均未发现异常。口服及静脉滴注抗生素和退热药均无明显效果。检查：温度 40.5℃。脉搏：108 次/分。血压：112/75mmHg。下颌淋巴结肿大，四肢伸侧散在红色斑疹，其他未见明显异常。实验室检查：白细胞 16.7×10^9/L，B 超双颌下淋巴结增大。类风湿因子、抗核抗体等无异常。四诊，日晡潮热，身热夜甚，四肢酸痛，精神萎靡，咽痛，口渴不欲饮，舌红苔薄黄，脉细数。诊断：成人斯蒂尔病（中医辨证：发热，气营两燔证）。治疗：清营解毒，透热养阴。清营汤加减。处方：水牛角 30g、生地黄 20g、玄参 10g、麦冬 10g、金银花 10g、连翘 15g、淡竹叶 10g、紫草 15g。3 剂，水煎。日 1 剂，分早中晚 3 次服用。二诊，服药 3 天后，日最高体温已降至 37.2℃。原方 5 剂，用法同前。三诊，服药 5 天后，日体温已恢复至 36.5℃以下。原方 4 剂，日 1 剂，分早晚 2 次服用，以巩固疗效。随访 3 个月，未见复发。

田玉宝利用清营汤治愈膝关节红肿热痛、屈伸不利 1 例。患者，女，45 岁。右膝关节肿痛 1 周，不能行走伴发热烦躁，口干苦，小便黄，大便干结，舌红、苔黄少腻，脉沉弦数。查：右膝关节处皮肤暗红有灼热感，肿胀明显，浮髌试验（+），屈伸功能受限。查血抗 O 试验＞625U，白细胞为 17.1×10^9/L，红细胞沉降率 47mm/h。右膝关节穿刺关节液为淡黄混浊液，常规检查有白细胞（++），脓细胞（++）。中医辨证为湿热壅滞，热在营血。治拟清营凉血，祛湿除痹。方选清营汤与薏苡仁汤化裁。处方：生地黄、连翘、金银花、虎杖、薏苡仁、羌活、独活各 15g，玄参、淡竹叶、苍术、防风各 10g，黄连 6g。先服 5 剂，肿胀热痛明显减轻，继服 5 剂诸症均去。嘱多休息，少负重，避风寒，随访半年未见复发。

七、治疗其他内科疾病

（一）各种炎症发热

魏国茂抓住营分热盛、热损营阴、心神被扰的基本病机特点，用本方化裁治疗肾炎病人长期低热不退、先天性心脏病患儿高热、湿疹发热及肺炎病后发热等各种发热病症，皆获良效。他认为在应用清营汤治疗热病的过程中，应着重掌握 7 个要点：①患者有感染史（咽炎、喉炎、扁桃体炎、鼻炎、疖、痈、脓疱疮、肝脓疡、大叶性肺炎等）。②在治疗过程中主症减轻或症状消失，发热单独存在。③白细胞计数及分类计数正常。④发热以夜热为甚为主要特点，兼见夜热早凉，或夜热甚早温略有下降，或低热。⑤舌红绛。⑥发热口渴不欲饮。⑦脉细数。

左明晏等人利用清营汤化裁治疗数种急性高热病，取得较好临床疗效。如：骨髓增生异常综合征，患者 1 个月前受寒后反复高热，门诊多次予抗生素后略有好转，继而体温反复，持续 39℃以上，咳嗽不显，少痰，面色贫血㿠白，气短神疲，平路行走即感乏力，食不知味，眼睑、四肢、爪甲均苍白。舌红绛，苔黄干，脉细数。入院后行骨髓穿刺细胞学检查诊断为骨髓增生异常综合征。方用清营汤加减：金银花 15g，连翘 15g，水牛角 20g，玄参 15g，生地黄 15g，黄连 6g，竹叶 10g，丹参 15g，薏苡仁 30g，赤芍 15g，牡丹皮 15g。治疗第三日，体温明显下降，第七日体温正常。又如：流行性出血热，一患者西医确诊为流行性出血热发热期合并低血压期。临床表现为高热 3 天，微恶寒，神情淡漠，醉酒面容，胸部潮红，腋前红疹，懒于言谈，口气秽浊，头痛身重，胸闷呕恶，呃逆时作，不欲饮食，尿赤便溏，粪色糜黄，舌质红，苔白腻，脉濡数。据证选用清营汤加减，三仁汤加味，处方为金银花 15g，连翘 15g，水牛角 20g，玄参 15g，生地黄 15g，黄连 6g，竹叶 10g，丹参 15g，薏苡仁 30g，赤芍 15g，牡丹皮 15g，杏仁 12g，白蔻仁 6g。每日 1 剂，急煎送药，频频呷服。治疗 5 天后，自觉症状全部消失，实验室检查接近正常后辨证选药加减治疗及西医对症治疗，带 6 剂出院作为恢复期治疗，每周返院 1 次观察恢复期治疗的情况。复查实验室检查正常，已能操持家务。

（二）脓毒症

脓毒症是感染灶发展后形成的全身炎症反应综合征，大多因机体严重损伤后，未及时控制炎性因子而形成的严重并发症，具有病死率高、病情发展快、病势危重、治疗难度大的特点，严重威胁患者生命安全。针对脓毒症的治疗，西医主要采取抗炎、纠正水电解质平衡等常规治疗措施，虽取得一定进展，但其效果仍不甚令人满意。计高荣等人为探讨清营汤结合西医常规疗法治疗脓毒症的临床疗效，将 80 例脓毒症患者随机分为对照组 40 例和治疗组 40 例。对照组患者给予西医常规治疗，经痰液培养及药敏试验后，采用敏感抗生素进行抗感染治疗，同时注意纠正水电解质及酸碱平衡，扩充血容量，针对病情给予脏器功能支持，控制原发病的发展。治疗组在对照组治疗的基础上，加服清营汤加减治疗。清营汤基本方：生地黄 12g，犀角（现用水牛角代）25g，麦冬 10g，竹叶心 4g，黄连 6g，玄参 10g，连翘 6g，金银花 10g，丹参 8g，甘草 6g。加减：舌质干、寸脉大者去黄连；兼有热痰者加天竺、川贝母；热邪过盛者加重黄连及金银花用量。服法：水煎取汁，每日 1 剂，早晚分 2 次口服或鼻饲。结果治疗组的临床总有效率为 92.5%，对照组为 72.5%，治疗组的疗效优于对照组（$P<0.05$）。两组患者的血清 C－反应蛋白（CRP）、肿瘤坏死因子－α（TNF－α）、白介素－8（IL－8）水平较治疗前均显著降低（$P<0.05$），且治疗组患者的血清 CRP、TNF－α、IL－8 水平低于对照组（<0.05）。说明清营汤结合西医常规疗法治疗脓毒症疗效较佳，值得在临床中推广、应用。

张艳等人临床观察了清营汤加味对老年脓毒症患者胃肠道功能保护作用，将 62 例患者随机分成治疗组与对照组，每组 31 例。对照组予西医常规治疗，主要为常规特级护理、机械通气、留置胃管等，常规抗感染、化痰、莫沙必利分散片促进胃肠动力、营养支持及其他对症支持治疗，疗程为 7 天。治疗组在对照组治疗措施基础上，加服清营汤加味方，处方组成：水牛角 9g，生地黄 20g，金银花 15g，连翘 12g，玄参 12g，黄连 4g，淡竹叶 10g，丹参 20g，麦冬 12g，生大黄 6g，厚朴 9g。每日 1 剂，浓煎至 100ml，早晚两次经鼻胃管或鼻肠管鼻饲，疗程为 7 天。观察两组急性生理学及慢性健康状况评分（APACHE Ⅱ）、血红素加氧酶－1（HO－1）、降钙素原（PCT）水平以及腹内压（IAP）、胃肠减压量、胃肠黏膜 pH 值（pHi）的变化情况，并记录胃肠道开通时间、多器官功能障碍综合征（MODS）的发生率及随访 28 天死亡率。结果：①组间治疗后比较，APACHE Ⅱ评分、HO－1 及 PCT 水平下降幅度治疗组明显大于对照组（$P<0.05$）；②组间治疗后比较，IAP、胃肠减压量及 pHi 水平下降程度治疗组明显大于对照组（$P<0.05$）；③两组胃肠道开通时间、MODS 发生率及 28 天死亡率比较，差异均有统计学意义，治疗组预后明显优于对照组（$P<0.05$）。说明清营汤加味联合西医常规疗法治疗老年脓毒症患者，可较好抑制炎症反应，并能启动机体胃肠道保护系统，从而缩短开通胃肠道的时间，进而减少 MODS 的发生。

余方宇等人在常规西医基础之上口服清营汤治疗急性肾损伤，观察了清营汤对脓毒症患者肾功能的影响。选取确诊脓毒症的患者 116 例为研究对象，按随机数字表法分为对照组和观察组两组（每组 58 例），对照组给予常规西医治疗，观察组在常规西医治疗基础上口服清营汤，对两组患者的肾功能情况等进行比较。结果两组患者治疗后 C－反应蛋白（CRP）、急性生理学与慢性健康状况评分系统Ⅱ（APACHE Ⅱ）评分与治疗前相比差异均有统计学意义（$P<0.05$），观察组患者治疗后 CRP 及 APACHE Ⅱ评分与对照组相比差异有统计学意义（$P<0.05$）；两组患者治疗后尿素氮（BUN）及肌酐（Scr）与治疗前相比差异均有统计学意义（$P<0.05$），观察组患者治疗后 BUN 及 Scr 与对照组相比差异有统计学意义（$P<0.05$）；两组患者治疗后胱抑素 C（Cys－C）、人中性粒细胞明胶酶相关脂质运载蛋白（NGAL）、肾损伤分子 1（KIM－1）与治疗前相比差异均有统计学意义（$P<0.05$），观察组患者治疗后 NGAL、Cys－C 及 KIM－1 与对照组相比差异有统计学意义（$P<0.05$）。结论：在常规西医治疗基础上口服清营汤，CRP、APACHE Ⅱ、Scr、BUN、NGAL、Cys－C 及 KIM－1 等数值均有明显改善，且优于单纯西医治疗方式，提示口服清营汤能够减轻全身炎症反应，减轻多脏器损害，一定程度上对肾功能起到保护作用。

（三）全身炎症反应综合征

全身炎性反应综合征（SIRS）是机体在各种严重感染、创伤、烧伤、缺氧及再灌流损伤等感染与非感染性因素刺激下产生的一种失控的全身炎症的统称。SIRS 在当前的危重病人中十分常见，危重病人因机体代偿性抗炎反应能力降低以及代谢功能紊乱，最易引发 SIRS。张亚静收治全身炎性反应综合征患者 63 例，其中呼吸系统疾病 24 例，心血管系统疾病 12 例，脑血管疾病 10 例，肾脏疾病 6 例，内分泌代谢性疾病 2 例，消化系统疾病 1 例，结缔组织疾病 1 例，创伤、外科手术 4 例，肿瘤 2 例，原因未明 1 例。按随机双盲法分为常规用药加安慰剂组（对照组）31 例，常规用药加清营汤组（治疗组）32 例。对照组 31 例，男性 16 例，女性 15 例；年龄 54～75 岁平均 70 岁，治疗组男性 18 例，女性 14 例；年龄 51～79 岁平均 71.6 岁。两组年龄、性别、原发病等资料差异无显著性（$P>0.05$），有可比性。对照组：给予吸氧，常规抗感染、对症、营养支持治疗及安慰剂口服，2 次/天，每次 200ml；治疗组：在对照组基础上，去除安慰剂，加服清营汤（水牛角 30g，生地黄 15g，玄参 9g，竹叶心 3g，麦冬 9g，丹参 6g，黄连 5g，金银花 9g，连翘 6g），2 次/天，每次 200ml。两组均以 15 天为 1 个疗程，1 个疗程结束后进行疗效评定。结果治疗组显效 27 例，有效 4 例，无效 1 例，总有效率 97%；对照组显效 18 例，有效 7 例，无效 6 例，总有效率 81%。

常玉光采用清营汤加减治疗全身炎症反应综合征 40 例，并与单纯西医常规治疗 40 例对照观察。对照组予以西医常规治疗，给予吸氧、抗感染、纠正酸中毒、加强营养支持及雾化吸入等综合治疗，并予镇静、退热等对症治疗。在治疗期间保持患者少食多餐，加强巡视护理，保持呼吸道通畅等。治疗组在对照组治疗基础上运用卫气营血理论，采用清营汤加减。药物组成：生石膏 30g，生地黄 20g，黄连 9g，栀子 9g，桔梗 6g，黄芩 9g，赤芍药 9g，玄参 10g，连翘 15g，鲜竹叶 10g，甘草 6g，牡丹皮 9g，大青叶 30g，金银花 20g，丹参 10g。大肠湿热而无水样便者加生大黄；壮热不退、便干者合调胃承气汤加减；热甚伤津口渴者合增液承气汤加减；中焦湿热，舌苔黄腻加用黄连、黄柏、半夏；胆囊炎伴有胸胁胀痛加郁金、川楝子；肺炎伴咳嗽加川贝母、杏仁；肾小球肾炎伴水肿加大腹皮、猪苓、茯苓、泽泻、车前子。日 1 剂，水煎浓缩取汁 50ml，每次 15～20ml，分 2～3 次口服，连用 3～6 天。治疗组治疗 48 小时后 IL－6、IL－10、TNF－α及 CRP 水平与治疗前比较差异均有统计学意义（$P<0.05$），而对照组治疗 48 小时后仅 IL－6、TNF－α及 CRP 水平与治疗前比较差异有统计学意义（$P<0.05$）；治疗组治 48 小时疗后 IL－6、IL－10、TNF－α及 CRP 水平与对照组治疗 48 小时后比较差异均有统计学意义（$P<0.05$）。治疗组治疗后炎性指标改善时间<3 天与对照组比较差异有统计学意义（$P<0.05$），MODS 发生率及病死率与对照组比较差异有统计学意义（$P>0.05$）。治疗组可以明显促建患者病情恢复。

（四）恙虫病

恙虫病又名丛林斑疹伤寒，是由恙虫病立克次体所致的急性自然疫源性传染病。童瑞敏等人采用清营汤加减联合西药阿奇霉素治疗恙虫病 12 例取得良好疗效。在 12 例恙虫病患者中，男 7 例，女 5 例，年龄 45～68 岁，病程 3～7 天，全部以发热前来就诊，高热，39℃以上，体温最高达 40.5℃，经退热药退热后易反复，且一般头孢类抗生素治疗无效，伴发周身暗红色皮疹。12 例患者周身可见散在暗红色皮疹，无瘙痒，无水疱及渗液，10 例患者可在腹股沟、腋下、乳房、腘窝、外阴等处出现一焦痂，无渗血渗液，8 例患者焦痂旁可及肿大淋巴结，舌质深红，苔黄，脉沉大有力或滑数。追问所有患者均有野外作业史。血常规白细胞增高 2 例，减少 2 例；尿常规蛋白尿 1 例，血尿 3 例；肝功能 ALT、AST 升高 7 例；胸部 X 线片示有支气管影像学表现 2 例，右下肺炎影像学表现 1 例。从营分进行辨证论治，应用清营汤为基础方按临床症状加减，汤剂口服，早晚各 150ml。西医全部予阿奇霉素 0.5g 静脉滴注，1 次/天，连用 3 天，3 天后改为阿奇霉素 0.25g 口服，1 次/天，连用 7 天。结果 12 例患者无死亡，用药后 12～72 小时内全部退热，未再反复，皮疹逐渐消失，均好转出院，治愈率 100%。

司鹏先等采用清营汤加减治疗恙虫病 43 例。其中男 20 例，女 23 例；年龄在 25～75 岁之间，平均年龄 55 岁。发病季节为 5～10 月份 36 例占 83.7%，农村及山区 37 例占 86.0%。全部病例均神志清楚，起初表现为类似“感冒”症状，发热，体温在 38.3～39℃，甚至高热，伴有或不伴有寒战，头痛，全身酸痛，乏力，食欲减退等。3～5 天后前胸、腹部伴颜面（1 例）散在皮疹、色暗红、压之褪色，同时伴有颈部、腋下及腹股沟淋巴结肿大、压痛。经仔细查体后发现全部病例在腋下、颈部、腹部、腹股沟、肘部等有 1～2 个焦痂，呈椭圆形，约 1～2cm 大小，边缘色红，脱屑，中间有一黑色焦痂。后化验 OX19 高于正常 34 例，肥达外斐氏（－），肝功能异常 13 例。28 例患者曾在家按“感冒”治疗，静脉滴注青霉素、穿琥宁等，效果不明显。全部给予中药治疗。药用：水牛角 30g，玄参 25g，生地黄 30g，麦冬 12g，赤芍 20g，金银花 40g，连翘 30g，知母 12g，竹叶 10g。每日 1 剂，水煎 2 次，共取液 400ml，分早中晚 3 次口服，治疗 7 天观察疗效。结果经 7 天治疗，显效（体温降至正常，皮疹消退，淋巴结无肿大，焦痂脱落，肝功正常或稍高于正常）25 例，有效（体温下降至 37.5℃以下，皮疹颜色变淡或消失，淋巴结缩小）14 例，无效（体温仍在 37.5℃以上，皮疹未消失，淋巴结无明显缩小）4 例，总有效率 90.7%。

（五）其他

梁飞琼等人使用清营汤治疗三氯乙烯中毒 4 例，患者临床表现为头晕、头痛、神疲乏力、心悸、恶心、呕吐、发热、全身皮疹瘙痒、黄疸，病情早期采用清营汤治疗，病程后期采用茵陈蒿汤合犀角地黄汤治疗，配合西医抗过敏、护肝等治疗，4 例病人均临床治愈出院，出院时各项检查基本正常，无自觉不适。其中头晕、头痛、心悸、乏力、恶心呕吐等症状多于入院 1 周内消失，发热、皮疹在入院后 2～3 周内消退，黄疸均在 4 周左右消失，病人住院时间最短 34 天，最长 78 天。

陈义范使用清营汤治疗蚕豆黄 1 例，患者 4 岁男孩，食蚕豆后突然呕吐腹痛，全身发黄，小便如茶色，巩膜黄染，心烦，诊断为蚕豆黄，予清营汤治疗，共服 5 剂而愈。

肖倩倩等人采用清营汤治愈骨髓异常增生综合征 1 例。患者，女，35 岁。2 年前确诊为骨髓异常增生综合征。经化疗效果不理想。就诊时症见：低热，心悸（心率 96 次/分），恶心，口腔溃疡，夜寐不安，多梦，长期便干，月经提前，色深，舌质淡红，有裂纹，舌苔黄绿而浮腻。方用：玄参 25g，麦冬 20g，生地黄 20g，白芍 40g，金银花 10g，连翘 10g，竹叶 10g，竹茹 10g，牡丹皮 15g，生牡蛎 40g，生白术 10g，砂仁 10g，当归 15g，陈皮 10g，夜交藤 30g，阿胶 10g，生姜 7.5g，大枣 7.5g。8 剂后以此方为基础加减服用至今。服 2 个月以来，体温正常，大便通畅，月经正常，心悸解除（心率 84 次/分），血色素下降速度得到控制（每月只补充血浆 1 袋），现在继续治疗中。骨髓图像分析报告：2009 年 1 月 15 日原始细胞占 30%，诊断：MDS－RAEB－2 进展为急性白血病。2009 年 2 月 10 日分析报告：原始细胞占 21%，诊断：急性白血病。2009 年 5 月 11 日分析报告：原始细胞占 14%，诊断：MDS－RAEB－2 治疗后。即患者已经脱离了骨髓异常增生综合征转化为白血病的厄运。

孙玉甫采用清营汤治愈黏膜溃疡、淋巴肉瘤各 1 例。病例一（黏膜溃疡）：患者，女，36 岁。8 年来口腔内颊部，舌体两畔及阴部反复溃破由数月发作 1 次到目前 1 月数次溃烂肿痛发作。口腔溃疡轻则阴部溃疡加重，如此一年四季不停，以春夏季明显加剧。每因病肿痛，自服抗生素或用外涂剂减少痛苦。现病情增剧，口腔黏膜溃疡发展至咽喉部，肿痛影响进食饮水，阴部肿痛影响活动，伴全身倦怠乏力，口燥咽干，五心烦热，大便燥结，数日1行，小溲色赤灼热涩痛等。望诊：面色紫暗晦黑，唇边及眼圈尤著，眼球充血，唇内、舌边溃破鲜红有少量脓性分泌物。舌质红绛，苔薄黄欠润。闻诊：未见明显异常。切诊：脉弦细稍数。立法：清热解毒，滋阴活血。方药：清营汤加减：黄连9g，玄参20g，生地黄15g，丹参30g，金银花20g，连翘15g，当归9g，桃仁12g，麦冬12g，竹叶10g，赤小豆30g。复诊：上方连服20剂，溃疡面愈合，肿痛消失，大便畅通，口干咽燥缓解。然每至月经来潮，经量少而色暗紫黏稠伴小腹坠痛。故于上方加地骨皮12g、川楝子9g、延胡索12g，服药5剂以观其效。患者服药至经尽，口唇及阴部未见新生溃疡。改用当归16g，赤小豆30g。隔日1剂，连服两月，病痊愈。病例二（淋巴肉瘤）：患者，男，47岁。患者从3个月前，反复发热，憎寒高热，大汗出，两踝内外密集红斑点，背部疖疮丛生，此起彼伏。近10天来寒热交作频繁增剧，体温高达39.5℃左右，口干渴不欲饮，纳差食少，小溲灼热，大便五日未行，下肢密集斑点成片，延至臀部，其色鲜暗相兼，压不褪色。颈项腋窝、腹股沟淋巴肿结垒集日渐增大。经切片活检，结果为"淋巴肉芽肿瘤"。因拒绝化疗，寻中医诊治。患者素有饮酒史，嗜酒无度。望诊：颈部淋巴肿结，累累相连质硬，双下肢斑点成片紫暗密布。舌质紫暗、边赤，苔薄黄欠润。切诊：两关弦紧有力、两尺洪大重按不绝。辨证：毒热与血相互搏结，蕴久聚于血脉，迫血外溢，内结成块。立法：解毒清热，散淤活血，护阴养液。方药：清营汤加味：广角粉4g（分两次冲服），连翘30g，黄连16g，牡丹皮20g，赤芍30g，丹参40g，桃仁15g，金银花60g，玄参30g，生地黄30g，甘草10g，大黄10g。复诊：上方服尽第3剂，腹部阵发绞痛，泄下胶黏稀便，便后肛门灼烫感。昼夜泄下3次，最后一次为稀水样黑色大便。次日晨起，通身汗出如洗，然觉全身轻松，身热退至36.8℃，并有饥饿之感。上方去大黄10g，续服3剂。三诊，上方服至6剂，身热退至36.5℃，双下肢斑点渐退，仅现色素沉着斑，淋巴结大者变软，小者散失，于上方加黄芪30g、全蝎15g，益气散结。四诊，上方又进5剂，美其饮食，体力渐复，斑点退尽未现新生，肿结消散殆尽。毒将尽，热已除，停服中药。处以广角粉60g，每次2g冲服，待药尽，诸证无恙，正常工作至今。

陈玉荣采用清营汤加减治愈狐惑病2例。病例一：患者，女，28岁，农民。自述口腔溃烂，眼睑红赤，视物模糊，外阴部糜烂有渗出物，尿赤短少涩痛，已6个月。经西医五官科、妇科、内科治疗，服抗生素并用理疗、冲洗法均无良效，而且肌内注射处皮肤化脓，故求治中医。诊见病者双目眼睑红肿，内外眦处有小溃疡3个，并有少许渗出物。口腔颊黏膜有2个溃疡面，舌边右侧有1溃疡面，咽喉充血，悬雍垂水肿，外阴部有2个小溃疡面，并有渗出物涎及肛门处，局部红肿。自觉身微热，纳差厌食，口干渴喜冷饮，心烦喜寐，但寐不得实。舌红，苔薄黄。本证由于湿热久蕴，温毒内盛，灼燔营血，上窜二目、咽喉、舌及口腔而致溃烂，下致二阴而致溃烂红肿。证属狐惑病，治用清热化湿、凉血解毒法，方选清营汤加减：广角12g，生地黄15g，玄参15g，牡丹皮10g，连翘15g，黄连3g，黄芩10g，生甘草10g，白术12g，党参25g，竹叶10g，金银花10g，麦冬、丹参各10g，红枣10枚。水煎服。服5剂后，精神略爽，心烦好转。尿清，涩痛感渐消。口腔、舌面溃疡渐小。继予上方5剂。并予外洗剂配合治疗，外洗方：苦参30g，白矾20g，水煎去渣，取汁500ml左右，1日2次洗外阴、肛门处。三诊时精神大悦，面带笑容，口干心烦等症基本消失，睡眠可达5小时左右，口腔、舌面溃疡消失，眼睑溃疡渐平，但略有充血，已无渗出。外阴部溃疡面缩小，渗出物减少。视其舌略红，苔转薄白，纳增，知其湿热蕴毒之邪已除，但余热未尽，且久病气阴两败，当予扶正祛邪。上方去黄连、金银花，改广角为6g，牡丹皮6g，连翘10g，竹叶6g，加石斛15g，太子参15g，5剂；外洗方同上5剂。共服药15剂，外洗药10剂，诸症皆平，病告痊愈，随访5年未复发。病例二：患者，女，31岁。自述西医诊为白塞综合征，治疗3个月不效。诊时见病人精神恍惚，性情急躁，坐卧不宁，眼睑红赤，口腔黏膜有2处溃疡面，舌尖溃疡，外阴红肿溃烂并有渗出物，脉弦细。诊为狐惑病，用清营汤加减：生地黄12g，玄参12g，柴胡5g，黄连5g，黄芩10g，干姜6g，生甘草20g，沙参10g，丹参10g，金银花12g，连翘12g，竹叶20g，红枣5枚，白术12g。水煎服7剂。外洗方同病例一。服药后诸症均减，原方再进，共服14剂，外洗方10剂，诸症消失而病愈。

朱慧华等治疗传染性单核细胞增多症（以下简称传单）患者52例，其中采用清营汤加味治疗28例，并与采用精制人白细胞干扰素治疗24例对照观察。在52例传单患儿中，男27例，女25例；年龄最小2岁，最大12岁，2～5岁10例，5～10岁23例，10～12岁19例；病程最长15日，最短2日，平均6日；体温39～40℃ 25例，38～39℃ 18例，<38℃ 9例。全部患儿均出现轻重不一的咽部充血，扁桃体肿大或有渗出物，颌下、颈部或腹股沟淋巴结肿大等，血清嗜异凝结反应阳性。外周血象均出现异型淋巴细胞，型淋巴细胞10%～20% 26例，20%～30% 2例，30%～40% 4例。52例患儿随机分为两组，治疗组28例，对照组24例。两组在发病、年龄、性别、病程及临床表现方面经统计学处理无显著性差异（$P>0.05$），具有可比性。治疗方法：治疗组基本治疗原则为清营解毒，凉血活血，化瘀散结。方用清营汤加味：水牛角粉3g，生地黄12g，黄芩9g，黄连3g，金银花9g，连翘12g，蒲公英12g，丹参12g，穿山甲6g，浙贝母12g，僵蚕9g，玄参12g。随症加减：高热，体温>39℃者加生石膏30g、柴胡12g，咳嗽或X线片示肺纹理增粗紊乱或斑点状阴影者加百部9g、杏仁9g；咽部肿痛明显甚至溃烂者加射干9g、马勃3g；肝脾肿大者加茵陈12g、栀子9g、鳖甲8g，淋巴结肿大严重者加夏枯草12g、生牡蛎30g；

恢复期加黄芪15～30g、地骨皮15g。每日1剂，浓煎取汁100ml，分2～3次口服，7日为1个疗程，一般服用1～2个疗程。对照组以冻干精制人白细胞干扰素10万单位（10万单位/支），每日1次，肌内注射，疗程为5～7日。一般治疗两组患儿都给予退热、补充液体等对症处理。结果经1～2个疗程治疗，治疗组总有效率96.4%，对照组总有效率75.0%（$P<0.05$）。

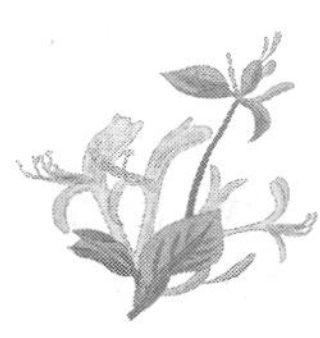

第二节 治疗皮肤科疾病

清营汤在皮肤病治疗中应用较广，主要治疗的皮肤病有银屑病、荨麻疹、皮炎、湿疹、玫瑰糠疹、丹毒、带状疱疹等，在其临床表现中多为皮疹鲜红，瘙痒或不痒，皮肤潮红，或皮损边缘有红晕，伴见身热夜盛，心烦少寐，口干，舌绛少苔，脉细数，治疗用清营汤原方，或加入牡丹皮、防风、白鲜皮、赤芍、黄芩、栀子等疏风止痒、清热凉血解毒之品。

一、治疗银屑病

银屑病是一种常见并易复发的慢性炎症性皮肤病，组织病理上以表皮角质增厚、角化过度伴角化不全、棘层增厚，并有炎症细胞浸润为特征的红斑鳞屑性皮肤病。

齐志卿以清营化屑汤治疗银屑病1例，取得良效。清营化屑汤即清营汤去犀角，加桃仁、荆芥、防风各15g，白鲜皮25g，牡丹皮、山豆根各20g组成。患者，48岁，男，干部。患银屑病20余年，久治未愈。周身散在分布皮疹融合成片，边缘清楚，银币状，其上覆有多层银白色癣屑，刮之则见出血，瘙痒难忍夜间为甚，伴心烦少寐，口干，舌红、少苔，脉弦细数。以常法化斑汤治之不效。细思此乃营分郁热不能外达是也。遂以清营化屑汤治之。10剂瘙痒消失，50剂皮疹消退遗有色素沉痕告愈。随访一年半未有复发。以同方治10例银屑病6例告愈，2例显效，2例症状得以减轻。

王荣强等人用清营汤加减治疗红皮症型银屑病5例，其中男3例，女2例，年龄45～60岁。处方：生地黄30g，黄连、金银花、连翘各20g，大黄5g，竹叶、丹参、玄参、木通、水牛角粉（冲服）、生甘草各15g。水煎，日1剂，早晚服。结果：5例病人均取得满意疗效，高热减退，炎症缓解，肤色转淡，病情趋于稳定。典型病例：患者，男，56岁，有银屑病史，近1周内病情突发日趋严重，4天后全身皮肤出现潮红色，大片脱屑，体温达39℃，谵语，昏睡，下肢浮肿，全身出现感染状态，舌质红绛，苔黄糙，脉洪数。根据该患病情较重，纯属红皮症型，由热毒炽盛所引起，即服清营汤加味，3剂药服下后病情立刻缓解，体温降至38℃，意识清楚，皮色渐淡，舌质红，苔黄，脉弦数。继服前方3剂，病情基本趋于稳定，体温恢复正常，浮肿消退。皮色淡红，舌质微黄，脉弦细，前方去黄连、水牛角粉，加党参20g、当归25g、麦冬15g，连服3剂，外涂油质软膏配合治疗以巩固疗效。

李素霞等人采用清营汤合蓖杏膏治疗87例寻常型银屑病患者，其中男53例，女34例；年龄最小的11岁，最大65岁，16岁至40岁者为多，病程最短者3个月，最长者达19年之久，其中以3个月至5年者为最多；所治病例均为寻常型。内服清营汤加减方：水牛角粉（分2次冲服）10g，牡丹皮、连翘、玄参、丹参、麦冬各20g，生地黄、白鲜皮、金银花各30g，栀子、赤芍、荆芥各15g，生甘草10g。每剂水煎二次取200ml，分早晚2次服。服药期间及停药后3个月禁食鱼腥、酒类。外敷自制蓖杏膏：蓖麻仁、生杏仁、铅粉、煅石膏、枯矾各50g，冰片20g。共为细末，以凡士林适量调匀成糊状备用。用时先用温开水洗净皮肤，然后在皮疹表面涂一薄层药膏，每日更换1次。结果：治愈（皮肤无瘙痒、无脱屑，皮疹全部消失，皮肤颜色正常）79例，占90.8%。显效（皮肤无瘙痒、无脱屑，皮疹基本消失，皮肤尚有少数白色晕轮）5例，占5.75%。好转（皮疹变平，瘙痒减轻，脱屑减少，皮疹周围仍有红晕）3例，占3.45%，总有效率为100%。

李新华等人收治寻常型银屑病患者65例，均不伴其他疾病，且连续2年以上冬季发病。其中男34例，女31例；年龄7～45岁，平均27岁；皮疹形态为点滴状48例，斑块状10例，混合型7例。随机分为治疗组32例，对照组33例。两组患者的性别、年龄、病程及病情程度经统计学处理，无显著差异（$P>0.05$），具有可比性。治疗组根据寻常型银屑病的不同表现，辨证分为血热型和血燥型。血热型相当于进行期，症见皮损不断增多、颜色红，筛状出血点明显，鳞屑多，瘙痒，伴有怕热，大便干燥，小便黄赤，舌质红，苔薄黄，脉滑数。血燥型相当于静止期，症见红斑鳞屑渐轻，炎症浸润消失，皮损淡红干燥，鳞屑薄而小，舌质淡红，苔薄白，脉细缓。两型均用清营汤：犀角（现用水牛角代）1.5～3g，生地黄15g，玄参、麦冬、金银花各9g，竹叶3g，丹参、连翘各6g，黄连4.5g。血热者加白鲜皮；血燥者加何首乌；上肢重者加白芷；下肢重者加独活。每日1剂，水煎服。局部外涂蒽林软膏，1个月为1个疗程。对照组应用传统的PUVA、UVB及Goeckerman三联疗法，即服8－甲氧基补骨脂素（8－MOP）或三甲氧基补骨脂素，配合照射长波紫外线（UVA）或中波紫外线（UVB）。具体方法是先口服 8-MOP（每片 10mg）0.6～0.8mg/kg，1～2 小时后照射 UVA（320～400mm）。外涂 2%～5%粗制煤焦软膏，每日 3 次，24 小时后擦去，并沐浴，接着照射紫外线（UVB 亚红斑量）。隔日 1 次，连续治疗 1 个月，两组辅助治疗相同。结果治疗组痊愈（皮疹全部消退或消退 90%以上，无新疹发生）24 例，占 75.00%；有效（皮疹消退 50%以上，尚有少量顽固性小片）6 例，占 18.75%；无效（皮疹消退不足 50%，自觉症状无改善）2 例，占 6.25%；总有效率 93.75%。对照组痊愈 16 例，占 48.48%；有效 5 例，占 15.15%；无效 12 例，占 36.36%；总有效率 63.63%。两组疗效比较有非常显著差异（$P<0.01$）。远期疗效观察，治疗组复发 12 例（37.50%），对照组复发 25 例（75.76%）。两组远期疗效比较，有显著性差异（$P<0.05$）。

刘淑花等人采用清营汤加减治疗 60 例银屑病，男 22 例，女 38 例，年龄 14～49 岁，病程 2 个月～20 年。其中寻常型 59 例，脓疱型 1 例；进展期 48 例，静止期 12 例。治疗采用清营透热、滋阴润燥为主，兼以活血通络、祛风止痒。方药组成：生地黄 20g，金银花 15g，连翘 10g，丹参 15g，土茯苓 15g，菝葜 15g，虎杖 12g，板蓝根 30g，当归 12g，鸡血藤 15g，乌梅 12g，玉竹 15g，沙参 15g，珍珠母 30g，蜂房 15g，地龙 10g，炙甘草 10g。水煎服，日 1 剂。加减：血热盛者加紫草、生槐花、黄芩，夹有湿邪加茵陈、黄柏、薏苡仁，血瘀重加赤芍、红花、莪术，风盛痒者加白蒺藜、乌梢蛇、牛蒡子，皮损头部患者加全蝎、川芎、藁本，久病阴血亏虚内燥甚者加玄参、何首乌、熟地黄、黄芪。2 个月为 1 个疗程，连续服用 3 个疗程。疗效标准：皮损全部消退，无新皮损出现，留有色素沉着斑为治愈；60%以上皮损消退，无新皮损出现为好转；皮损消退少于 60%，且有新皮损出现为无效。结果：治愈 23 例，显效 25 例，无效 12 例，总有效率为 80%。起效时间大多在 1～2 周，最快 5 天，痊愈时间最快 50 天。

闵仲生采用中西医结合治疗红皮病型银屑病 34 例：男性 32 例，女性 2 例；年龄在 26～65 岁之间；病程 1～6 个月；有寻常型银屑病病史 2～28 年不等；由急性细菌或病毒感染诱发者 14 例，由慢性银屑病发展而致者 10 例，口服或注射皮质类固醇激素诱发者 8 例，由脓疱型银屑病转变而来者 1 例，不明原因者 1 例。均有全身皮肤弥漫性红色或暗红色，炎性浸润明显，表面附有大量麸皮样鳞屑，不断脱落，其间可伴有正常皮岛，指趾甲混浊、肥厚、变形，浅表淋巴结肿大；30 例病人发热，其中 28 例中等热度，2 例有高热，均有头痛或乏力等全身不适；27 例病人外周血白细胞总数增高；10 例病人血浆白蛋白降低，白、球蛋白比例小于 1，临床可见水肿，其中 2 例有 ALT 增高；10 例病人有心电图异常，其中 3 例为窦性心动过速，7 例为 ST-T 改变；10 例病人行组织病理学检查，均符合红皮病型银屑病诊断。治疗方法：①清营汤或清瘟败毒饮化裁：水牛角片 15～30g，生地黄 15～20g，牡丹皮 10～15g，玄参 10～15g，麦冬 10g，金银花 15g，连翘 10～15g，生石膏 30g，黄芩 10g，黄连 6g，大黄 10～20g，蒲公英 30g，紫花地丁 15～30g，大青叶 15～30g，土茯苓 30g，生槐花 15～30g，竹叶 10g，生甘草 6g。疾病后期见有气阴两虚证时，合增液汤、黄芪、太子参、党参化裁。治疗 4～8 周。②清开灵注射液 40～60ml，加入 5%的葡萄糖注射液 500ml 中静脉滴注，每日 1 次，治疗 2～4 周。③31 例使用雷公藤多甙片，每日 60～80mg，治疗 4～8 周，4 周后 5 例停药，26 例每日剂量减至 10mg。10 例由细菌感染者予以抗生素治疗，根据病情轻重，选用青霉素、羟氨卞青霉素、红霉素、头孢塞肟钠或头孢曲松钠等，疗程 1～2 周。④对 10 例有血浆白蛋白降低、白、球蛋白比例小于 1，临床可见水肿的病人予以白蛋白每周 5～10g，直至纠正低血浆白蛋白及水肿。5 例严重的病人，包括 1 例由脓疱型银屑病转变而来者，予以阿维 A 酯每日 0.75～1mg/kg 或阿维 A 每日 30mg 治疗。治疗 4 周后病情控制并逐渐减量。结果：经 4～8 周治疗，治愈 28 例，显效 5 例，有效 1 例，无效 0 例。总有效率为 100%。其中发热者体温均在 1～2 周内恢复正常，2 周内白细胞总数恢复正常，浅表淋巴结肿大消退。皮损控制及消退见效时间为 10～14 天。2 例治疗中出现白细胞下降，减量至停用雷公藤后恢复正常。

欧柏生等人在 1998 年 8 月～2000 年 8 月期间，运用清营汤化裁组成田七清银汤治疗寻常型银屑病，取得了较为满意的疗效。共计收治患者 62 例，随机分成治疗组和对照组。治疗组：32 例；进行期 24 例，静止期 8 例；点滴状 9 例，斑块状 23 例；男 18 例，女 14 例；年龄 16～58 岁，平均（33.65±6.42）岁；病程 2～20 年，平均（6.98±2.56）年。对照组：30 例；进行期 22 例，静止期 8 例；点滴状 6 例，斑块状 24 例；男 18 例，女 12 例，年龄 14～56 岁，平均（32.42±5.65）岁；病程 2～18 年，平均（6.75±2.45）年。两组性别、年龄、病程、分期、皮疹形态等一般资料经统计学处理差异无显著性（$P>0.05$），具有可比性。治疗组口服田七清银汤：田七粉 6g（冲服），生地黄 15g，玄参 15g，麦冬 12g，丹参 15g，黄连 9g，金银花 15g，竹叶心 3g，太子参 12g，土茯苓 30g，白鲜皮 12g，石膏 30g（先煎）。每日 1 剂，水煎服，每天服 2 次，每次 150ml。对照组口服复方青黛胶囊，每次口服 4 粒，每天 3 次。两组均以 1 个月为 1 个疗程，2 个疗程后进行疗效判定。观察期间不使用其他任何药物，每周定期观察皮疹改善情况。疗效标准：①基本痊愈：皮损全部消退或仅残留少数点滴状损害，瘙痒消失；②显效：皮损消退 60%以上，偶有瘙痒，可以忍受；③有效：皮损消退 30%以上，仍有瘙痒，可以忍受；④无效：皮损消退 30%以下或无改善，明显瘙痒，难以忍受。结果：治疗组基本痊愈 10 例，占 31.25%；显效 15 例，占 46.87%；有效 5 例，占 15.63%；无效 2 例，占 6.25%；总有效率 93.75%。对照组基本痊愈 6 例，占 20%；显效 8 例，占 26.67%；有效 5 例，占 16.67%；无效 11 例，占 36.67%；总有效率 63.33%。

两组间疗效具有显著性差异（$P<0.05$）。

陈力等人应用中医清热凉血法治疗红斑鳞屑及皮炎类皮肤病 200 例，并设对照组 135 例进行对比观察。治疗：男 136 例，女 64 例；年龄 20～70 岁，平均 45 岁；病程 3 天～3 年；玫瑰糠疹 57 例，寻常型银屑病 63 例，点滴型副银屑病 35 例，特异性皮炎（AD）45 例。对照组：男 80 例，女 55 例；年龄 22～66 岁，平均 44 岁；病程 5 天～2 年；玫瑰糠疹 34 例，寻常型银屑病 30 例，点滴型副银屑病 28 例，特异性皮炎 43 例。两组病例性别、年龄、病程及病种例数无显著性差异（$P>0.05$）。治疗组使用中药清热凉血剂，方选犀角地黄汤合清营汤加减：水牛角 30g，生石膏 15g，知母 10g，生地黄 15g，赤芍 12g，牡丹皮 10g，黄芩 10g，凌霄花 10g。玫瑰糠疹、点滴型副银屑病加金银花 12g，板蓝根 30g，牛蒡子 10g；特异性皮炎（AD）加荆芥 10g，防风 10g，徐长卿 10g，蒺藜 10g；银屑病加鬼箭羽 10g，鸡血藤 10g，土茯苓 30g；瘙痒明显者可加蝉蜕 6g，僵蚕 10g 或乌梢蛇 10g 等。方中生石膏先煎，余药后入，水煎服 2 次，每日 1 剂。对照组用氯苯那敏 4mg，3 次/天，口服。同时配合外用止痒药水，每日 2 次。7 天为 1 个疗程，一般治疗 2～4 个疗程。疗效标准：①治愈：皮损消退≥95%，自觉症状消失；②显效：60%≤皮损消退＜95%，自觉症状消失或减轻；③好转：30%≤皮损消退＜60%，自觉症状减轻；④无效：皮损消退＜30%或未见消退，自觉症状未减轻。结果：治疗组 200 例中，88 例临床治愈，72 例显效，有效率为 80%；对照组 135 例中 17 例临床治愈，37 例显效，有效率为 40%。治疗组总有效率与对照组相比经统计学处理有显著性差异（$P<0.01$）。另外，两组各病种有效率进行比较，结果也有显著性差异（$P<0.01$）。

王明志在 2007 年 9 月～2008 年 6 月期间，应用适今可（吡硫翁锌气雾剂）及中草药治疗寻常型银屑病，有效性、安全性均较为理想。共计收治患者 80 例，全部病例入选前 3 个月未接受外用药及内服药治疗，皮损面积占体表 5%以上。基本情况：男 51 例，女 29 例；平均年龄 39.28（18～51）岁；平均病程 7.76（3 个月～18 年）年。用适今可外喷患处，每日 3 次，每次 2～3 秒，垂直高度 15cm，用药至皮损消退后 1 周。同时用中医中药辨证治疗：①毒热性，表现为皮损浸润角化脱屑明显基底轻微发红，伴发热心烦便干舌质红绛、苔黄腻、脉弦数，方剂选用清营汤加减：生地黄 15g，牡丹皮 15g，赤芍 10g，金银花 20g，连翘 10g，板蓝根 15g，蒲公英 10g，车前子 10g。②阴伤型，皮损表现为面积较多病程较长、无明显红斑、角化、浸润，脱屑较少，舌质淡红、少苔、脉缓或细沉，方剂选用养血解毒汤加减：当归 10g，首乌藤 10g，板蓝根 15g，丹参 15g，天冬 10g，麦冬 10g，生地黄 15g，鸡血藤 15g，车前子 15g，蒲公英 10g。每日 2 剂，共 3 周。疗效标准：①基本痊愈：皮损消退≥95%；②显效：20 例，占 25%；③有效：5 例，占 6.25%；④无效：1 例，占 2.5%。结果：基本痊愈 54 例，占 69.23%；显效 20 例，占 25%；有效 5 例，占 6.25%；无效 1 例，占 2.5%；总有效（以基本痊愈加显效及有效计算）79 例，占 98.75%；总复发（以治疗开始后 4 个月观察，复发病例为皮损占治愈皮损 20%以上）5 例，占 6.25%。

王立新等人收治银屑病患者 83 例，随机分为治疗组和对照组。治疗组：48 人；男性 31 例，女性 17 例；年龄 15～64 岁；病程 15 天～10 年；点滴状皮损 11 例，斑片状皮损 14 例，点滴斑片混合状 18 例。对照组：35 例；男性 23 例，女性 12 例；年龄 18～66 岁；病程 8 天～9 年；点滴状皮损 3 例，斑片状皮损 17 例，点滴斑片混合状 15 例。两组患者性别、年龄、病程、皮损形态比较差异无统计学意义，具有可比性。治疗组给予清营汤水煎服 100ml，每日 2 次。基本方：水牛角 6g，生地黄 12g，牡丹皮 10g，玄参 12g，金银花 12g，连翘 10g，白芍 9g，白鲜皮 9g，全蝎 6g。瘙痒明显加防风 6g、乌梅 9g；心烦口干者加栀子 9g；咽红痒痛加山豆根 6g。对照组口服 21 粒金维他，每日 1 次，静脉滴注维生素 C 2.0g/d。两组均外用凡士林软膏，用药 4 周为 1 个疗程，连续治疗 2 个疗程。结果：治疗组痊愈 12 例（25%），显效 21 例（43.7%），有效 11 例（22.9%），无效 4 例（8.3%），总有效率 91.7%；对照组痊愈 2 例（5.7%），显效 9 例（25.7%），有效 16 例（45.7%），无效 8 例（22.9%），总有效率 77.1%。治疗组显效率明显优于对照组（$P<0.05$）。治疗组患者治疗后化验血尿常规、肝肾功能未发现异常。治疗组疗程结束后 1 年，随访 12 例痊愈患者中 4 例未复发，3 例有轻度复发，5 例未取得联系。21 例显效患者中，4 例患者皮损继续好转并完全消退且未复发，8 例皮损未完全消退或改用其他药，9 例未取得联系。

李炜等人采用中西医结合方法治疗红皮病型银屑病，并与单纯西药治疗相比较。将患者随机分为两组，单纯西医治疗组：36 例；男 26 例，女 10 例；年龄 15～70 岁，平均（41.20±0.12）岁；银屑病病程 5 个月～30 年；住院 1 次以上者 4 例；15 例经皮肤活检病理检查证实诊断。中西医结合治疗组：32 例；男 22 例，女性 10 例；年龄 11～77 岁，平均（42.35±0.09）岁；病程 2 个月～40 年；住院 1 次以上者 5 例；13 例经皮肤活检病理检查证实诊断。两组性别、年龄、病程与病情等一般资料比较，差异无统计学意义（P 均>0.05），两组之间具有可比性。单纯西医治疗组采用西药治疗。阿维 A 30mg 口服，每日 1 次；复方甘草酸注射液 60～80ml＋5%葡萄糖注射液 250ml 静脉滴注，每日 1 次。患处外用自制抗敏止痒霜。中西医结合治疗组西药治疗方法与单纯西医治疗组相同。在西药治疗的同时，结合临床辨证论治，应用口服和外用中药治疗。中医辨证主要分为两个证型：①毒热型：多为红皮病型银屑病的早期，多数在原来的寻常型银屑病皮损基础上发展所致，表现为全身弥漫性潮红、伴有大量脱屑或渗出，同时可伴发热、心烦、口渴、便干、溲赤，舌质红绛、苔黄腻，脉弦数。辨证属毒热人营、气血两燔。治法为清营解毒，凉血护阴。方选清营汤加减：羚羊粉 0.3g，生地黄 10g，牡丹皮 10g，赤芍 10g，金银花 20g，连翘 10g，白茅根 15g，板蓝根 15g，蒲公英 10g，鸡血藤 15g，车前子 15g 等，每日 1 剂，水煎服，每日 2 次。②伤阴型：多为病程日久，皮损暗红粗糙，大量脱屑，口干欲饮、便干，舌质淡红或暗淡，少苔，脉缓或沉细。辨证属血痕伤阴，余毒未尽。治法为养血解毒，滋阴润肤。方选养血解毒汤加减：当归 10g，首乌藤 15g，丹参 12g，天冬 10g，麦冬 10g，板蓝根 15g，蒲公英 10g，鸡血藤 15g，车前子 15g 等，每日 1 剂，水煎服，每日 2 次。同时应用中药泡洗：蒲公英、地丁、金银花、防风、白鲜皮、蛇床子、苍耳子各 30g，甘草 20g，每日 1 剂，水煎取汁洗浴，每日 1 次。结果：红皮病型银屑病症状开始消退、明显消退、住院时间及不良反应。结果：与单纯西医治疗组比较，中西医结合治疗组愈显率高（96.9% 比 75.0%），症状开始消退时间［(9.4±2.7）天比（14.6±1.9）天］和明显消退时间［(18.5±3.2）天比（24.3±3.0）天］及住院时间［(28.3±3.8）天比（39.1±4.5）天］短，不良反应更小（P 均<0.05）。

周琳等人在 2007 年 2 月～2009 年 2 月期间，运用清营汤加减治疗热毒炽盛型寻常型银屑病，收到良好效果。共计收治患者 56 例，随机分为治疗组和对照组，每组各 28 例。两组患者在年龄、性别、病程方面差异无显著性（P>0.05），具有可比性。治疗组口服清营汤：羚羊角粉 0.6g（分冲），生地黄 15g，牡丹皮 12g，赤芍 10g，金银花 20g，连翘 15g，白茅根 15g，板蓝根 15g，蒲公英 10g，鸡血藤 10g，车前子 15g。对照组口服安慰剂。两组均用药 12 周，观察期间不使用其他任何药物。结果：治疗组治愈 6 例，显效 9 例，有效 7 例，无效 6 例，有效率 78.6%；对照组治愈 1 例，显效 3 例，有效 2 例，无效 22 例，有效率 21.4%。两组有效率比较差异有统计学意义（P<0.05）。典型病例：患者，男，52 岁。2007 年 3 月 24 日初诊。全身皮肤红斑，上附银白色鳞屑 3 年，加重 2 周。查体：头皮、躯干、四肢遍布大小不等、形态不一的红斑，小者蚕豆大，大者如地图状，上附银白色鳞屑，皮损以腰、背、臀部、双下肢外侧为甚。剥去鳞屑见光滑薄膜，刮去薄膜，则见细小筛状出血，舌质红绛，苔黄腻，脉弦数有力。诊为寻常型银屑病。中医辨证为毒热入营，气血两燔；给予清营解毒，凉血护阴。方剂选用清营汤，治疗 1 个月，头皮红斑鳞屑消失，躯干、四肢大部分蚕豆大小皮疹以及部分地图状皮损红斑退为减色斑，银白色鳞屑脱落，继守上方去羚羊角粉 1 个月，全部皮疹消失。随访患者，2008 年 11 月皮疹复发，继续采用上述方案治疗 20 余天后，诸症消失而愈。

张振汉在 2009 年 12 月～2011 年 12 月期间，采用西药阿维 A 胶囊联合清营汤治疗寻常型银屑病患者，临床疗效确切。共计收治寻常型银屑病患者 112 例：进行期 62 例，静止期 50 例；男 60 例，女 52 例；年龄 12～69 岁，平均(35.8±3.9）岁；病程 1 个月～20 年；平均病程（4.5±0.8）年。随机分为观察组与对照组，每组各 56 例。两组患者在年龄、性别、病情严重程度及病程等方面经统计学分析，差异均不显著（P>0.05），具有可比性。对照组口服阿维 A 胶囊，每次 100ml，3 次/天；观察组在对照组治疗基础上加用清营汤（水牛角 30g，生地黄 15g，玄参 9g，竹叶心 3g，麦冬 9g，丹参 6g，黄连 5g，金银花 9g，连翘 6g），1 剂/天，水煎服，分早晚 2 次服用。两组治疗周期均为 4 周 1 个月。疗效标准：①治愈：皮疹全部消退或消退 95%以上，无新疹发生，瘙痒症状消失；②显效：皮疹消退 75%以上，尚有小部分顽固性小片，瘙痒症状明显减轻；③好转：皮疹消退 30%以上，瘙痒症状有所减轻；④无效：皮疹消退不足 30%，瘙痒症状无减轻。结果：观察组治愈 18 例，占 32.14%；显效 28 例，占 50.00%；好转 8 例，占 14.29%；无效 2 例，占 3.57%；总有效 46 例，总有效率为 82.14%。对照组治愈 13 例，占 23.21%；显效 15 例，占 26.79%；好转 25 例，占 44.64%；无效 3 例，占 5.88%；总有效 28 例，总有效率 50.00%。观察组优于对照组，组间差异显著，具有统计学意义（P<0.05）。

王斗训等人在 2012 年 12 月～2014 年 6 月期间，运用清营汤合犀角地黄汤加味治疗血热内蕴型白疕（银屑病），疗效好，不良反应少，价格低廉。共计收治患者 60 例，随机分为治疗组和对照组，每组各 30 例。治疗组：男 14 例，女 16 例；年龄 18～57 岁，平均（33.2±10.10）岁；病程 9～95 个月，平均（48.13±18.66）个月。对照组：男 17 例，女 13 例；年龄 19～58 岁，平均（33.4±10.23）岁；病程 10～108 个月，平均（48.35±18.96）个月。两组一般资料经统计学处理，差异无统计学意义（P>0.05），具可比性。治疗组予清营汤合犀角地黄汤加味：水牛角 12g，玄参 12g，生地黄 12g，麦冬 12g，黄连 6g，黄芩 9g，淡竹叶 12g，金银花 12g，连翘 12g，牡丹皮 9g，丹参 10g，赤芍 12g，紫草 12g。日 1 剂。加凉水没过药面 3cm，浸 30 分钟，武火煎沸后文火再煎 20 分钟，取汁 200ml；再添开水与中药成平面，沸后文火煎 20 分钟，取汁 200ml；两次兑匀，早晚各半温服。第三次加开水 2000ml，沸后文火煎 20 分钟，取汁置于盆中，待药汁由热变温时，用 3 层纱布叠在一起，浸透药水（以不滴水为度）湿敷患处，每日 1 次，每次 30 分钟。对照组予口服雷公藤多甙每次 20mg，每天 3 次；2 个周后改为每次 20mg，每天 2 次。两组均以 4 周为 1 个疗程，2 个疗程后观察疗效。疗效标准：①临床治愈：证候积分下降 95%以上，疗效指数≥95%；②显效：证候积分下降 70%～94%，疗效指数 70%～94%；③有效：证候积分下降 30%～69%，疗效指数 30%～69%；④无效：证候积分下降小于 30%，疗效指数<30%。结果：治疗组 PASI 评分为（3.63±0.69）分，对照组为（6.87±0.53）分，治疗组分值下降明显，两组比较差异有显著性（P<0.05）。治疗组显效 21 例，总有效率 70%；对照组显效 12 例，总有效率 40%。治疗组总有效率优于对照组，两组比较差异有显著性（P<0.05）。

镇东鑫等人采用透营转气法治愈银屑病关节炎 1 例。患男，42岁，左肘、左膝关节及腰臀疼痛2个月，身多汗，伴低热，体温≤38.5℃，静脉滴注地塞米松，关节疼痛稍减轻，停药加重。患病以来偶有心慌，口干喜饮，饮食正常，睡眠差，小便黄，大便正常。既往有乙肝病史。查体体温38.4℃，心率102次/分钟，血压160/120mmHg，左肘关节轻度肿胀，不能完全伸直，左膝、左踝关节肿胀，舌质暗、苔黄厚、边有瘀痕，脉弦滑数。中医诊断：痹证（湿热痹阻）。西医诊断：①关节痛原因待查；②腰椎间盘突出症。中医拟清热解毒，祛湿通络为法，以白虎汤合四妙散加减，药用生石膏、薏苡仁、鱼腥草、忍冬藤、桑枝各30g，黄柏、川牛膝、当归、赤芍、生地黄、知母、地龙各15g，苍术、炙甘草各10g。7剂，水煎取汁200ml，餐后30分钟口服，每日1剂，分3次服用。自制木瓜风湿丸（由木瓜、黄柏、苍术、薏苡仁、川牛膝、鸡血藤、丹参等药物组成）6g，睡前温开水送服。西药予口服拜阿司匹林肠溶片（每次0.3g，每日2次）解热镇痛；硝苯地平缓释片（每次10mg，每日2次）降血压对症支持治疗。二诊，者关节疼痛未见明显减轻，且腰、双臀部发酸，仍低热，身多汗，口干，近5日两侧头皮见多处红色丘疹，表面覆盖白色鳞屑，伴点状出血。查体体温37.6℃，心率93次/分钟，血压136/88mmHg，左肘关节轻度肿胀，不能完全伸直，左膝、左踝关节肿胀，舌质暗微绛、苔黄厚、边有瘀痕，脉弦滑数。诊断为银屑病。更正中医诊断为：①痹证（湿毒瘀阻、热灼营阴）；②白疕（风热血燥）。西医诊断：银屑病关节炎。中医治疗拟清营解毒，祛风除湿为法，以清营汤加减，中药守前方加水牛角、金银花各30g，连翘、丹参、麦冬各10g，玄参、竹叶心各15g，黄连6g。7剂，服用方法同上。余药服用同前。三诊，患者关节疼痛明显减轻，左肘、左膝、左踝关节肿胀稍消退，头皮银白色皮屑减少，无出血点，无发热及口干，汗出减少。查体体温36.5℃，心率78次/分钟，血压136/84mmHg，舌质转淡、苔黄稍厚、瘀痕色变浅，脉弦滑。中药守前方继服7剂，拜阿司匹林改为每次0.3g，每日1次。余药同前服用。四诊，患者未诉明显关节痛，左肘、左膝、左踝关节肿胀消退，头皮银白色皮屑消除，汗出止。查体体温36.6℃，心率72次/分钟，血压134/84mmHg，舌质淡、苔黄，脉滑。中药守前方生石膏减为15g，续服7剂，木瓜风湿丸继用，西药停用。后随访3年，未复发。

卢志坚在2008年1月～2014年8月期间，采用清营汤加减治疗风热血燥型银屑病，收到良好效果。共计收治患者62例，随机分为对照组与观察组，每组31例。两组患者的年龄、性别等基础资料比较无显著差异（$P>0.05$），具有可比性。对照组采用传统的方法进行治疗，给予阿维A胶囊每天1次、每次30mg，口服。观察组在对照组基础上给予清营汤加减：水牛角30g，牡丹皮12g，连翘15g，金银花20g，生地黄15g，蒲公英10g，玄参12g，鸡血藤10g，麦冬15g，紫草15g，水煎，1剂/天，分别在早饭和晚饭后服用，15天为1个疗程，可根据患者的病情进行药物加减。疗效标准：①痊愈：患者皮损全部消失，或银屑病皮损程度（PASI）改善90%以上，无新皮损出现；②显效：患者皮损明显改善，PASI积分改善60%～89%；③好转：患者皮损有所改善，PASI积分改善25%～59%；④无效：患者皮损无明显变化，甚至加重，PASI改善低于25%。结果：对照组痊愈10例（32.26%），显效8例（25.81%），好转5例（16.13%），无效8例（25.81%），总有效23例（74.19%）；观察组痊愈16例（51.61%），显效10例（32.26%），好转3例（9.68%），无效2例（6.45%），总有效29例（93.55%）。观察组总有效率及PASI积分明显高于对照组，差异均显著（$P<0.05$），具有统计学意义。

刘雪梅等人在2013年9月～2015年12月期间，运用清营汤加味联合阿维A治疗中、重度斑块状银屑病，取得良好疗效。共计收治患者68例：男45例，女23例；平均年龄（42.7±16.3）岁；病程3个月～10年。随机分为对照组和观察组，每组34例。观察组：男24例，女10例；平均年龄（41.5±17.1）岁；平均病程（2.6±2.9）年。对照组：男21例，女13例；平均年龄（43.9±17.5）岁；平均病程（2.9±3.1）年。两组性别构成、平均年龄、病程等一般资料上差异无统计学意义，具有可比性（$P>0.05$）。所有患者入组后均开始口服阿维A胶囊，0.4mg/（kg·d），疗程为8周。观察组联合使用清营汤加味：生地黄15g，牡丹皮12g，赤芍12g，金银花15g，连翘15g，白茅根15g，板蓝根15g，蒲公英10g，鸡血藤10g，车前子12g，土茯苓12g，蜂房15g，紫草10g。以水500ml煎取药液300ml，分早晚2次服，每次冲服羚羊角粉0.3g。两组疗程均为8周。疗效标准：①治愈：PASI下降≥90%；②显效：PASI下降≥60%；③好转：PASI下降≥25%；④无效：PASI<25%。结果：对照组治愈10例（29.4%），显效13例（38.2%），好转3例（8.8%），无效8例（23.5%）；观察组治愈19例（55.9%），显效11例（32.4），好转2例（5.9%），无效2例（5.9%）。观察组的临床有效率为94.1%，显著优于对照组的76.5%（$P<0.05$）。治疗后，两组的PASI、DLQI评分均较治疗前明显下降（$P<0.05$），且观察组下降程度优于对照组（$P<0.05$）。治疗后，两组的IL17、IL22、IFNγ、TNFα、IFNγ/IL4均较治疗前明显下降（$P<0.05$），且观察组各指标改善程度优于对照组（$P<0.05$）。

李春艳采用清营汤加减治疗脓疱型银屑病1例。患者，男，52岁，2011年8月10日初诊。患寻常型银屑病5年。多方治疗，反复发作。20天前听信偏方，大蒜捣泥外涂，保鲜膜封包后四肢出现粟粒状脓疱疹，渐及全身，高热。诊查：体温39℃，心率110次/分，呼吸25次/分。症见：神志清楚，精神状态差，全身皮肤弥漫潮红肿胀，躯干、四肢密布粟粒状脓疱，诉瘙痒难耐，无疼痛不适；口苦咽干，纳差，瘙痒影响睡眠，小便短赤，大便偏干，2日1次；舌质红绛少苔，脉滑数。方用：水牛角30g，生地黄30g，牡丹皮15g，紫草10g，白茅根30g，泽泻15g，板蓝根30g，金银花 30g，连翘 15g，土茯苓 30g，野菊花 10g，重楼 10g，白花蛇舌草 30g，甘草 10g，随症加减，水煎服，日 1 剂。同时静脉滴注清开灵注射液 30ml，1 日 1 次。18 日后，体温逐渐恢复正常，精神好转，红皮变暗。躯干脓疱基本消退，四肢脓疱已干涸，口苦咽干明显好转，饮食一般，小便黄，大便偏干，日 1 次，舌质淡红，苔薄黄，脉滑。停用清开灵，再服药 15 剂，皮疹全消，临床治愈。

田耕等人在 2011 年 12 月～2015 年 12 月期间，运用自拟金紫清营汤联合黄连青黛乳膏治疗寻常型银屑病血热内蕴证，收到良好疗效。共计收治患者 80 例，随机分为治疗组和对照组，每组各 40 例。治疗组：女 23 例，男 17 例；年龄 18～70 岁，平均（43.50±2.32）岁；病程 2 个月～10 年，平均（4.91±1.50）年。对照组：女 21 例，男 19 例；年龄 18～68 岁，平均（43.62±2.37）岁；病程 1 个月～10 年，平均（4.87±1.48）年。两组患者一般资料比较，差异无统计学意义（$P>0.05$）。对照组行西药治疗，给予口服阿维 A 酸胶囊每次 10mg，1～2 次/天。外用卡泊三醇软膏（主要成分 0.005%卡泊三醇）2 次/天。治疗组给予口服金紫清营汤，在皮肤瘙痒处外用自制 10% 黄连青黛乳膏 30g（主要成分 5%黄连粉，5%青黛粉），1 次/天。金紫清营汤：水牛角 40g，干生地黄 30g，金银花 15g，莪术 15g，紫草 12g，防风 12g，玄参 10g，石膏 20g，牡丹皮 12g，赤芍 15g，白鲜皮 15g，川黄连 8g，大黄 8g，土茯苓 20g，黄芩 12g，白茅根 20g，丹参 20g，炒白术 9g。咽喉肿痛加牛蒡子 10g、连翘 10g、玄参 15g、白花蛇舌草 25g；心烦口渴者加麦冬 15g、黄连 8g、石斛 10g；大便秘结者加火麻仁 10g；瘙痒明显者加白蒺藜 20g；皮色厚硬色紫暗者加青皮 10g、酒乌梢蛇 15g；失眠多梦者加石菖蒲 10g、合欢皮 10g；心情郁闷欲哭者加太子参 15g、百合 10g、大枣 5 枚。两组均治疗 8 周观察疗效。疗效标准：①治愈：疗效指数≥95%；②显效：疗效指数为 60%～95%；③有效：疗效指数 50%～60%；④无效：疗效指数＜50%。结果：治疗组治愈 34 例（85.0%），显效 2 例（5.0%）有效 2 例（5.0%），无效 2 例（5.0%）；对照组治愈 28 例（70.0%），显效 2 例（5.0%），有效 1 例（2.5%），无效 9 例（22.5%）。治疗组的治疗总有效率为 95.0%，明显高于对照组的 77.5%，差异具有统计学意义（$P<0.05$）。

谢敬等人在 2015 年 10 月～2017 年 2 月期间，采用清营汤配方颗粒联合阿维 A 胶囊治疗寻常型银屑病血热证，疗效显著。共计收治患者 120 例，随机分为治疗组和对照组，每组各 60 例。治疗组：男 34 例，女 26 例；年龄 19～65 岁，平均 36.5 岁；病程 3 个月～26 年，平均 6.4 年。对照组：男 29 例，女 31 例；年龄 19～64 岁，平均 34.3 岁；病程 1 个月～30 年，平均 6.1 年。两组在性别、年龄、病程上比较，差异无统计学意义（$P>0.05$），具有可比性。对照组予阿维 A 胶囊 30mg，口服，每天 1 次，与晚餐同时服用，剂量根据病情、体质量及耐受性调整，显效后 2 周逐渐减量，至 10mg/d 维持，总共用药时间 8 周。治疗组在对照组治疗基础上加清营汤配方颗粒：水牛角 20g，生地黄 10g，金银花 10g，连翘 10g，玄参 10g，丹参 10g，麦冬 10g，牡丹皮 10g，白鲜皮 10g，黄芪 10g，灵芝 12g，甘草 6g。开水泡服，每天 1 剂，分早晚温服，连服 8 周。疗效标准：①临床治愈：疗效指数＞95%；②显效：疗效指数 60%～95%；③好转：疗效指数 30%～59%；④无效：疗效指数＜30%。结果：治疗组痊愈 21 例，显效 24 例，好转 10 例，无效 5 例；对照组痊愈 10 例，显效 18 例，好转 19 例，无效 13 例。总有效率治疗组为 91.67%，对照组为 78.33%，两组比较，差异有统计学意义（$P<0.05$）。

二、治疗过敏性、药物性紫癜

（一）过敏性紫癜

过敏性紫癜是一种毛细血管变态反应性出血性疾病，又称出血性毛细血管中毒症或许兰－亨诺综合征。临床典型症状以皮肤对称性分布，以下肢多见，可伴有关节游走性疼痛、胃肠道症状和肾损害等。

张国锦运用清营汤加减治愈过敏性紫癜 1 例。患者，女性，13 岁。1 个月前因感寒而发病，始觉周身瘙痒，起风疹块，继觉阵发性腹部剧痛，不可触摸，不能进食。但无发热、恶心、呕吐，二便如常。病后第 3 日，见两小腿及踝部出现暗红色斑疹，约粟粒大，分布稀疏，1 日后漫及大腿及臀部。夜间有低热。未经治疗而来门诊就医。体温正常，两大腿及小腿皮肤可见较密集的暗红色斑疹，多为圆形，边缘不整，压之不褪色，下肢前侧全及膝关节周围较多，大小如粟粒或绿豆。腹部平软，脐周围有轻度压痛，舌红少苔，脉微数。诊断：过敏性紫癜。虑其为邪毒入血化热迫血妄行而致。予以清营汤加减：金银花 15g，连翘 10g，黄连 15g，玄参 15g，生地黄 20g，麦冬 15g，牡丹皮 10g，竹叶 5g，赤芍 10g，薄荷 10g，芦根 5g，甘草 5g，水煎服，1 日 1 剂，共 6 剂。治疗 1 周后再诊，斑疹消退，腹痛大减，已能进食，舌质暗红少苔，两关脉浮滑。前方再予 4 剂后复诊，仅有手足心热，舌质淡红，关脉滑。为巩固疗效前方又予 8 剂。随访 2 年未复发。

支献峰等人根据《温病条辨》清营汤化裁，自拟紫癜汤治疗过敏性紫癜，疗效显著。共计收治患者 60 例：男 37 例，女 23 例；年龄 6～38 岁，平均 9.5 岁；病程最短 6 天，最长 14 个月；单纯皮肤紫癜者 24 例，腹型 13 例，关节型 8 例，肾型 6 例，混合型 9 例；24 例有明显感染诱因；首次发病 44 例，2 次或 2 次以上发病 16 例；镜下血尿 38 例，蛋白尿 39 例，浮肿 28 例，肾功能损害 8 例；血白细胞计数呈轻、中度增高 40 例，嗜酸性粒细胞增多 31 例；大便潜血阳性 19 例；红细胞沉降率增速及抗 O 试验＞500U 28 例，血小板计数无异常。紫癜汤组成：紫草、茜草、蝉蜕各 15g，犀角（现用水牛角代）3g，金银花、葛根、连翘、生地黄、牡丹皮、赤芍、丹参各 18g，芦根 30g，甘草 10g。腹痛者加白芍、延胡索；血尿者加白茅根、小蓟；便血者加花蕊石、地榆炭；鼻齿衄血者加山栀、藕节炭；关节疼者加秦艽、防风、威灵仙；热盛者加龙胆草、黄连、黄芩；尿蛋白者加黄芪、茯苓、泽泻、益母草；皮肤瘙痒者加荆芥、白鲜皮，重用蝉蜕；呕吐者加竹茹；阴虚火旺者加墨旱莲、麦冬、知母、黄柏；气血两虚者加党参、当归；气不摄血者减犀角、生地黄，加黄芪、龙眼肉等。水煎服，每日 1 剂，日 3 服，10 天为 1 个疗程。疗效标准：临床症状及体征完全消失，化验大、小便常规、潜血及肾功能正常，观察 1 年无反复为痊愈；临床症状及体征消失，紫癜消失后偶有复发，大便潜血阴性，肾功能正常，尿蛋白－～±或白细胞 5 个左右为显效；临床症状及体征基本消失，紫癜消失后再次复发 1～2 次，大便潜血阴性，肾功能正常，尿蛋白±～＋，或红细胞＋为好转；治疗 1 个月以上诸症均无好转为无效。结果：痊愈 42 例（单纯皮肤紫癜型 20 例，混合型 6 例，腹型 13 例，关节型 3 例），占 70%；显效 12 例（单纯皮肤紫癜型 4 例，混合型 2 例，肾型 2 例，关节型 4 例），占 20%；好转 3 例（肾型 2 例，混合型 1 例），占 5%；无效 3 例（肾型 2 例，关节型 1 例），占 5%。总有效率为 95%。服药时间最短 6 天，最长 42 天，平均 18.5 天。用药期间未发生任何副作用。

马吉丽等人应用清营汤主方化裁治疗过敏性紫癜血热妄行证，取得较好的疗效。共计收治患者 66 例：男 30 例，女 36 例；年龄 3～53 岁，平均 21.29 岁，以青少年居多；病程 3 天～6 个月；单纯皮肤型 40 例，关节型 2 例，肾型 18 例，腹型 6 例。基本方采用清营汤：水牛角（先煎）30g，生地黄 20g，牡丹皮 15g，玄参 20g，麦冬 15g，金银花 50g，连翘 15g，苦参 20g，黄芩 10g，紫草 15g，棕榈炭 20g，甘草 10g。伴皮肤瘙痒加白鲜皮、地肤子、荆芥、防风以祛风止痒；伴关节疼痛可加薏苡仁、木瓜、忍冬藤以清热除湿利关节；伴有血尿、蛋白尿可加玉米须、白茅根、茜草、地榆炭、仙鹤草等凉血止血消蛋白；伴腹痛者加白芍、川楝子、延胡索等缓急止痛；便血者加槐花、地榆等清热利湿、涩肠止血；斑点红紫者加三七、丹参化瘀祛斑。1 剂 3 煎，分 3 次温服，每日早晚各服 1 次。1 周为 1 个疗程，连服 2 周观察疗效。紫癜消退后再服 1 周巩固治疗。结果：治愈（2 周内紫癜及临床症状均消失，实验室检查指标正常，停药后观察 6 周以上，不再出现异常）54 例，占 81.81%，显效（2 周内紫癜明显减少，临床症状消失，实验室检查指标正常，观察 6 周以上，无加重）8 例，占 12.12%，有效（2 周内紫癜减少，临床症状好转，实验室指标好转，观察 6 周以上，无加重）3 例，占 4.55%，无效（6 周内紫癜、临床症状及实验室检查指标无好转或反加重）1 例，占 1.52%，总有效率 98.48%。

秦天富等人利用黄芩清营汤加减治疗过敏性紫癜 68 例，其中男 26 例，女 42 例；年龄 18 周以下者 49 例，19～25 岁的 19 例。均采用黄芩清营汤治疗。基本方药：黄芩 12g，犀角（可用水牛角 9g 代替）2g，生地黄 12g，芍药 12g，牡丹皮 10g，黄连 9g，金银花 15g，连翘 15g，玄参 15g，竹叶 10g，麦冬 10g，柴胡 9g，太子参 12g。根据各型病变在上方基础上加味。皮肤型以黄芩清营汤原方治疗；关节型可合用石膏知母桂枝汤治疗，亦可加入忍冬藤、青风藤、威灵仙、黄柏、桑枝、防己等药；腹型可合用泻心汤、赤小豆当归散、地榆散治疗，亦可加入大黄、栀子、地榆等药；肾型可合五苓散、五皮饮治疗，亦可加入车前草、益母草、白茅根、生藕节等药；混合型可根据不同证型，在主方的基础上选方治疗。服用方法：每日 1 剂，水煎分 2 次温服，10 天为 1 疗程，服完第二疗程后，评定疗效。儿童用量酌减。结果：治愈率为 89.71%，总有效率为 100%。其中皮肤型治愈率为 100%，肾型治愈率为 33.33%。

高金凤在 2006 年 4 月～2008 年 4 月期间，运用清营汤加减治疗儿童单纯性过敏性紫癜，效果良好。共计收治单纯性过敏性紫癜患儿 64 例，随机分为治疗组和对照组，每组各 32 例。治疗组：男 20 例，女 12 例；年龄 3.0～8.0 岁；初发者 23 例，复发者 9 例；发病前有呼吸道感染者 18 例，食物过敏者 9 例，无明确诱因者 5 例。对照组：男 21 例，女 11 例，年龄 2.0～7.5 岁，初发者 23 例，复发者 9 例；发病前有呼吸道感染者 17 例，食物过敏者 9 例，无明确诱因者 6 例。发病前或发病同时可有低热、纳差、乏力等全身症状，均表现为四肢伸侧、尤以下肢及臀部为主的淡红或紫红色斑丘疹，对称分布，高出皮面，压之不褪色，数日后转为暗紫或棕褐色而消退。实验室检查：白细胞正常或升高，嗜酸粒细胞正常或稍增多，血小板计数、出凝血时间均正常，红细胞沉降率轻度增快，C－反应蛋白阳性，血清 IgA 升高；尿常规检测无红细胞、蛋白及管型；大便常规检测无红细胞、潜血阴性。两组在性别、年龄、发病程度上比较，无显著性差异（$P>0.05$），有可比性。两组在控制感染、补充维生素、适当予以抗组胺药物和钙剂等综合治疗的基础上，对照组给予西咪替丁 20mg/（kg·d）加入 5%葡萄糖注射液或 0.9%氯化钠注射液中每日 1 次静脉滴注；治疗组给予清营汤加减口服，组方：水牛角粉 12g，生地黄 10g，玄参 15g，当归 8g，牡丹皮 10g，丹参 10g，薄荷（后入）8g，金银花 12g，连翘 15g，防风 8g，赤芍 8g，紫草 8g，甘草 4g，每日 1 服，水煎，分 2～3 次口服。两组均治疗 15 天。疗效标准：①临床痊愈：紫斑、紫癜及全身症状消失，实验室指标恢复正常；②好转：皮肤青紫斑明显减少，全身症状减轻，实验室指标有改善；③未愈：皮肤青紫斑点，全身症状及实验室指标无变化。结果：治疗组痊愈 20 例，好转 9 例，未愈 3 例，总有效率 90.625%；对照组痊愈 11 例，好转 11 例，未愈 10 例，总有效率 68.75%。两组间总有效率有显著性差异（$P<0.05$）。治疗组紫斑消退时间明显缩短，与对照组比较，有非常显著性差异（$P<0.01$）。

何明清运用大连翘汤合清营汤加减治疗过敏性紫癜，有明显疗效。共计收治过敏性紫癜患者 64 例：男 26 例，女 38 例；年龄 14～82 岁，平均 48 岁；单纯皮肤型 34 例，腹型 13 例，关节型 8 例，肾型 9 例。随机分为治疗组和对照组，治疗组 36 例，对照组 28 例。两组一般资料差异无显著性（$P>0.05$），具有可比性。治疗组采用大连翘汤合清营汤加减：浮萍 10g，柴胡 10g，蝉蜕 10g，水牛角 40g，金银花 15g，竹叶心 15g，连翘 10g，紫草 12g，牡丹皮 9g，生地黄 6g，墨旱莲 10g，女贞子 10g，黄芪 15g，白术 10g。腹型加白芍 20g，甘草 6g；肾型加仙鹤草 9g、槐花 6g；关节型加桂枝 6g、川牛膝 9g。对照组采用泼尼松 25mg，每日 1 次，口服；西咪替丁片 0.2g，每日 3 次，口服。疗效标准：①显效：临床症状及体征消失，2 个月内无复发；②有效：临床症状及体征好转；③无效：治疗后自觉症状、体征未减轻或加重。结果：治疗组显效 20 例，占 55.56%；有效 12 例，占 33.33%；无效 4 例，占 11.11%；总有效率 88.89%。对照组显效 11 例，占 39.29%；有效 8 例，占 28.57%；无效 9 例，占 32.14%；总有效率 67.86%。两组临床疗效比较，治疗组优于对照组，两者之间具有显著性差异（$P<0.05$）。

李汉永等运用清营汤治愈过敏性紫癜 1 例。患者，男，15 岁，2017 年 9 月 1 日就诊。1 天前因过量运动后出现发热（体温 38.1℃），伴头痛，乏力，手腕、手臂内侧、脚踝、大腿及小腿处皮肤出现粉红色丘疹压之褪色，患处瘙痒，并伴阵发性腹痛，无恶心、呕吐，二便调。后粉色丘疹颜色加深，形成暗红色红斑，红斑中心可见散在出血点，呈暗紫色，压之不褪色。查体：体温 37.8℃，患者低热，四肢皮肤可见散在紫色斑疹，多呈圆形，按之不褪色，手腕、肘关节、脚踝及膝关节处斑疹较为密集，按之轻度压痛。腹平软，脐周轻度压痛，肠鸣音减弱，双下肢不肿。舌红，苔黄，脉细数。辅检：白细胞 10.2×10^9/L，中性粒细胞百分比 78%，血红蛋白 120g/L，血小板 250×10^9/L。肾功能正常，凝血四项正常，尿常规正常，OB（–）。西医诊断：过敏性紫癜。中医诊断：血证。治以清营汤原方加白芍 6g、桂枝 6g、川牛膝 6g、黄芩 6g、柴胡 6g、太子参 10g、甘草 6g。每日 1 剂，早晚分服，3 剂后热退，斑疹颜色变浅，脐周及关节处压痛缓解，继服 7 剂，病瘥出院。

（二）药物性紫癜

徐徐飞采用清营汤加减治愈过服阿司匹林致急性紫癜 1 例。刘某，女，54 岁。颜面、颈部及四肢多发皮下出血点 1 天。1 日前，误将阿司匹林肠溶片当作阿卡波糖片，每次 2 片（200mg），每日 3 次，同餐嚼服，12 小时内服用阿司匹林肠溶片共 6 片（600mg），最后 1 次服药后约 0.5 小时，出现周身如针刺样痛痒，颜面、颈部及四肢多发皮下出血点，遂于外院就诊，考虑为过敏性紫癜，静脉滴注葡萄糖酸钙治疗，并停用阿司匹林肠溶片。症见乏力，周身如针刺样痛痒，较前未见明显缓解，颜面、颈部及四肢多发皮下出血点，色紫，胃脘隐痛，纳欠佳，二便尚调，夜寐不安，自觉烦躁，舌绛苔少，脉弦细数。既往糖尿病史，规律服用阿卡波糖片、阿司匹林肠溶片，血糖控制良好。西医诊断：①过敏性紫癜；②2 型糖尿病。中医诊断：①药毒，辨为热毒入营证；②消渴，气阴两虚证。法随证立。治以清营解毒，透热养阴。给予清营汤加减。药用生石膏 30g（先下），金银花 15g，连翘 10g，生地黄 20g，玄参 15g，竹叶 10g，麦冬 10g，牡丹皮 10g，赤芍 10g，郁金 10g，炒枳壳 10g，炒神曲 10g。3 剂，水 5 碗煎取 3 碗，日 3 次，餐后 0.5 小时服。嘱糜粥自养，煮食绿豆汤，忌食辛辣、黏腻之品，阿司匹林肠溶片停用。服 1 剂后周身痒痛已消，服 3 剂后皮下出血大部分消失，遗留少量陈旧出血点，胃脘不痛，纳可，二便调，夜寐改善，烦躁不显，仍觉疲乏，舌红苔薄少，脉沉细弦。辨为气阴两虚证。治以益气养阴。给予生脉饮合清营汤加减。药用太子参 15g，生地黄 20g，麦冬 15g，玄参 10g，玉竹 10g，丹参 10g，牡丹皮 10g，郁金 10g，炒枳壳 10g，炒神曲 10g。5 剂，水 5 碗煎取 3 碗，日 3 服，餐后 0.5 小时服。嘱忌食辛辣、黏腻之品，阿司匹林肠溶片仍停用。服药 2 剂后肤色正常，出血点皆消，服药 5 剂后纳可，大便调，夜寐尚可，疲乏不显，舌淡红苔薄白，脉沉弦略细。辨为气阴两虚证。病去八九，以食养尽之。嘱用百合、银耳、莲子、山药、莲藕、枸杞子等煮汤，每日 1 碗，以此善后。1 周后复诊诸症皆消，无明显不适。

三、治疗荨麻疹

赵彦采用升降散合清营汤治疗慢性荨麻疹，取得明显临床疗效。将 63 例慢性荨麻疹患者按照随机数字法分组，治疗组 33 例，对照组 30 例，两组均给予氯雷他定口服。治疗组在以上基础上使用升降散合清营汤加减方，处方：僵蚕 10g，蝉蜕 5g，姜黄 10g，大黄 5g，金银花 10g，生地黄 15g，玄参 15g，连翘 10g，黄连 6g，竹叶 5g，水牛角 12g，扁豆 20g，炙甘草 6g。气虚加黄芪 15g，脾胃虚寒加砂仁 10g，日 1 剂，水煎服，早晚 2 次分服。疗程 6 周，第八周做疗效评定。结果治疗组痊愈 7 例，显效 14 例，有效 9 例，无效 3 例，总有效率 90.9%；对照组痊愈 4 例，显效 10 例，有效 8 例，无效 8 例，总有效率为 73.3%。两组总有效率有明显差异（$P<0.05$）。

刘雪梅将 98 例顽固性慢性荨麻疹患者作以随机数字表法分为观察组和对照组各 49 例。口服盐酸西替利嗪片 10mg，每天 1 次，睡前服用。观察组在对照组基础上从血论治：①血虚型：给予当归饮子汤治疗，药物组成：当归（去芦）、白蒺藜（炒，去尖）、荆芥、白芍药、生地黄、川芎各 30g，黄芪（去芦）、何首乌、炙甘草各 15g，生姜 5 片。②血热型：给予清营汤治疗，药物组成：水牛角 30g，生地黄 15g，麦冬、金银花、玄参各 9g，连翘、丹参各 6g，黄连 5g，竹叶心 3g；③血瘀型：给予血府逐瘀汤治疗，药物组成：生地黄、牛膝、白蒺藜、炒赤芍、白鲜皮各 15g，当归、黄芪、炒枳壳、桔梗、甘草、桃仁、红花各 10g，柴胡 6g，全蝎 3g。3 组均取诸药水煎 400ml，早晚服用，每天 1 剂。两组均以 4 周为 1 个疗程，治疗 2 个疗程。评估临床疗效，行主症状量化评分，测定白介素 2（IL–2）、白介素 4（IL–4）、白介素 10（IL－10）、活化凝血因子Ⅶa（FⅦa）、组织因子途径抑制物－活性凝血因子X复合物（TFPI/Xa）、D－二聚体（D－D），电话、门诊随访3个月，记录3个月复发率。结果：观察组治疗有效率为87.76%明显高于对照组的69.39%，复发率为12.24%，明显低于对照组的40.82%（$P<0.05$）；观察组治疗后瘙痒、风团数目、风团大小、风团持续时间评分明显低于对照组（$P<0.05$）；观察组治疗后IL－2高于对照组，IL－4、TIL－10低于对照组（$P<0.05$）；观察组治疗后FⅦa高于对照组，D－D低于对照组（$P<0.05$）；两组TFPI/Xa治疗前后无差异（$P>0.05$）。提示从血论治联合西药治疗顽固性慢性荨麻疹疗效确切，可降低血液黏稠度，改善免疫紊乱症状，降低疾病复发率。

四、治疗皮炎

（一）药物性皮炎

司在和利用清营汤治愈药物性皮炎1例。徐××，男，58岁。全身出现大片潮红皮疹3日。患者素有老年性皮肤痉痒症，因痒甚难以入睡，服用甲喹酮2片，次日即发现全身皮肤潮红，体温增高，痉痒加剧，口干唇燥，小便短赤。体温38.5℃；全身皮肤见散在、弥漫性潮红，如猩红热样皮疹；部分融合成片压之褪色，明显灼热感，肌肤粗糙；伴少许抓痕、糠状鳞屑。舌质红绛，脉细数。诊断：药物性皮炎（猩红热样红斑型）。脉证互参，证属素体阴亏，内中药毒，邪热入营。治拟清营解毒，凉血养阴法。方选清营汤合增液汤化裁：水牛角（布包先煎）、生石膏（先煎）各30g，生地黄、天花粉、玄参各15g，麦冬、大青叶、金银花、牡丹皮、赤芍各10g，黄连2g，连翘心3g。三剂。二诊，药后红斑基本消退，体温37.5℃。去生石膏、黄连、连翘、大青叶，水牛角改为15g。继进原方五剂，诸症悉除。嗣后因服用类似安眠药又发作一次，遵前法服本方再次取效。

齐志卿以清营消解汤治愈药物疹1例。清营消解汤即清营汤去犀角、麦冬，加赤芍、白花蛇舌草各20g，苦参、石膏各25g。意在清营解毒，化斑散结。患者，女，25岁，工人。以支气管哮喘住院治疗，因静脉滴注氨苄西林而致皮肤起团块状丘疹。初起为粟粒样红色疹点继则融合成团块状。面部为甚，皮肤紧凑麻木感，局部发热。瘙痒难忍，心烦口干，舌红、少苔，脉沉数。此乃毒热内蕴郁于营分，外发皮肤。给予清营消解汤连服12剂，皮疹全部消退，遗有色素沉痕告愈出院。

刘成学以清营汤治愈庆大霉素过敏性皮炎6例。患者，女，48岁。因车祸头部外伤，经外科缝合后，给口服维生素B_6、B_1，肌内注射庆大霉素8万单位。于当日下午4时皮肤出现斑疹，口服抗过敏药及静脉注射葡萄酸钙效果不佳，转院后继续抗炎抗过敏治疗，病情无好转而请中医会诊。证见：全身散见5分钱币大小的红斑水泡，口腔黏膜糜烂，面部溃烂流黄水，全身灼热瘙痒难忍，胸闷头痛，头晕、耳鸣，口干舌燥，喜冷饮，大便4天未解，高热，时有昏睡之状，体温38.5℃。中医辨证属邪热入营，药毒内壅。治法：清热解毒，凉血散风。处方：清营汤加减。丹参15g，玄参20g，赤芍10g，连翘20g，竹叶10g，黄连10g，大青叶20g，金银花30g，生地黄20g，蝉蜕10g，荆芥10g，生大黄10g（后下），白鲜皮15g。水煎服，4剂，每日2剂。服药期间，忌食辛辣发散食物。复诊：灼热等症状消失，体温37.5℃，大便通畅，四肢的红斑水泡明显减少，但又出现小便涩痛，血尿。查尿，红细胞（++++），上方加白茅根30g，焦山栀10g，石膏20g，4剂2天服完。三诊，上述症状消失，尿检转阴，仅自觉皮肤干燥不适。上方去白茅根、大黄、石膏，加乌梅10g，酸甘化阴，天花粉30g，养阴清热止渴，2剂，每天服1剂。四诊，全身脱皮，仍口渴。上方去金银花、丹参、白鲜皮、黄连、荆芥，加麦冬30g，石斛20g，清热养阴而告愈出院。

史红庭等人采用清营汤结合外敷大黄滑石粉治疗重症药物性皮炎，取得了满意疗效。共计收治患者22例：男12例，女10例；年龄17～54岁，17～25岁11例，26～40岁8例，41～54岁3例，平均年龄35.5岁；剥脱性皮炎8例，大疱性表皮松解萎缩型皮炎6例，重症多形性红斑型皮炎8例。原发病因：服用巴比妥类、链霉素、保泰松、对氨基水杨酸、砷制剂、重金属盐类、长效磺胺为多见。潜伏期为5～20天。治疗以清营汤加减：广角粉10g（一次性冲服），生地黄、玄参、麦冬、丹参各20g，黄连、金银花、连翘、竹叶心各9g。每日1剂，水煎2次，混合后服用。若高热、神昏谵妄者用鼻饲。皮肤外用涂敷药物：生大黄粉100g，滑石粉400g（消毒后使用）。根据临床表现可使用抗过敏，抗休克，抗感染，纠正酸中毒、电解质紊乱，输血及其他营养支持疗法。疗效标准：①痊愈：剥脱性皮炎20～30天内，重症多形性红斑型皮炎12～25天内，大疱性表皮松解萎缩型皮炎10～20天内皮疹消退，临床体征消失；②显效：皮疹和临床体征消退70%以上；③有效：皮疹和临床体征消退30%以上。结果：治愈18例，占81.8%；显效3例，占13.6%；有效1例，占4.6%。总有效率为100.0%。

王宗源运用清营汤化裁治疗药物性皮疹，获效良好。共计收治患者38例：男性25例，女性13例；年龄最大67岁，最小10岁；出现皮疹时间最短用药后3天，最长16天，平均为8.5天；用阿莫西林（羟氨苄西林素）12例，氨苄西林8例，头孢唑林钠7例，新灭菌3例，复方新诺明3例，氧氟沙星1例，卡托普利4例；固定性红斑型21例，荨麻疹型7例，麻疹样型6例，多形性红斑型4例。方用清营汤化裁：水牛角30g，玄参10g，生地黄15g，麦冬10g，黄连6g，金银花10g，连翘10g，竹叶6g，丹参10g，升麻10g，葛根10g，蝉蜕6g。每日1剂，水煎，分2次服，3日为1个疗程。荨麻疹型服药2个疗程，其余各型服药1个疗程。若湿重症见皮疹中央有水疱或糜烂渗液者，加用土茯苓30g、地肤子30g、白鲜皮15g；若风重症见瘙痒明显者，加用荆芥10g、防风10g、牛蒡子10g。结果：38例经治皮疹均消退，仅部分病例遗留色素沉着，自觉症状亦均消失，全部达到治愈标准。典型病例：患者，男，67 岁，1997 年 4 月 17 日初诊。因患高血压病、糖尿病 10 余年，平素自服复方降压片、格列本脲等，病情稳定。近半年来，血压波动，自服卡托普利 12.5mg，每日 2 次，血压稳定。但第七天全身瘙痒不适，出现皮疹，渐至全身密布，第九天至门诊求治。考虑药物性皮疹，停用卡托普利，改予钙通道阻滞剂控制血压。诊见全身皮肤满布皮疹，疹色鲜红，瘙痒不适，口唇焦躁，渴不欲饮，大便干结，小溲短赤。舌红无苔，脉弦数。此热毒入营，治拟清营解毒，养阴透疹。予清营汤化裁，3 剂而愈。

陈正贤治疗氨苄西林过敏性皮炎，采用中医治疗，收效良好。共计收治患者 3 例，全为女性，年龄 28～47 岁。皆有外科手术史，且静脉滴注氨苄西林钠起皮疹病程 1 天。3 例患者都曾使用西药抗过敏治疗，效果不佳，遂采用中医诊治。方用：水牛角 30g（先煎），生地黄 30g，玄参 30g，牡丹皮 30g，麦冬 30g，竹叶 15g，黄连 12g，金银花 12g。瘙痒加蝉蜕 12g、乌梢蛇 12g；出血倾向加茜根 12g、紫草 30g；灼痛明显加全蝎末 3g 冲服。每日 1 剂，水煎分 3 次口服。结果：经过 2～5 天治疗，全部治愈（皮疹、皮肤疼痒、瘙痒消失）。

李志明运用清营汤加减治愈药物性皮炎 1 例。患者，在注射青霉素 3 天后，双下肢出现红色斑丘疹以及风团，并迅速扩展至上半身及头面部，灼热瘙痒伴头晕，轻度畏寒，舌红绛，苔黄腻，脉弦滑。从中医理论来分析其病理机制，为“阴阳寒热”平衡失调，热毒瘀积过盛。治则：清热解毒养阴。方药：苦参氯化钠注射液 200ml 滴注，1 次/日，双黄连注射液 20ml 加入 0.9%氯化钠注射液中点滴。同时予以中药清营汤加减：水牛角 30g，生地黄 15g，玄参 15g，金银花 15g，连翘 15g，黄连 10g，栀子 10g，生石膏 15g，生甘草 10g。每剂煎 3 次，每一、二次煎汤内服，第三次多加水煎汤洗澡。次日就诊，则见全身红肿已大部分消退，病人诉病后 20 多天昨晚第一次安睡。照上方连用 3 天，临床痊愈。

杨应彪等人采用清营汤化裁治愈 AIDS 患者因服奈韦拉平致中度皮疹 1 例。患者，方某，女，30 岁，系 AIDS 患者，因接受 HIV 抗病毒药物治疗，服药 1 周后出现皮疹，逐渐加重，考虑是奈韦拉平所致毒副作用，经服抗组胺药 1 月余无效。诊见：颜面下至颈部，双手背等可见日光部位呈大块红斑，弥漫性斑丘疹，肿胀，脱屑脱皮，瘙痒，少量分泌物，皮温薰热，属皮疹（2 级，中度），目前仍在服奈韦拉平；察其舌质红，苔薄白，脉细数，遂拟方清营汤重用金银花 50g，加赤芍、桔梗、紫花地丁、苦参、地肤子、蛇床子各 15g，加荆芥、防风、薄荷、刺蒺藜各 10g，取药 5 剂，每剂 2 日，每日 3 次，煎服。10 余天后复诊，皮损已见明显好转，诉服 1 剂药后，红肿明显消散，皮肤紧绷感减轻，疹子明显消退，继服 4 剂，更见功效；原方去地肤子、蛇床子、苦参、紫花地丁，加黄芪 30g，当归 15g，甘草 10g，金银花用量减半，再带 5 剂，服法同前。并诉 3 天前，已给停服 NVP。10 余天后再诊，皮疹基本好转，留下的色素沉着疤痕有待修复，再开调理脾胃中药 3 剂收功。

（二）接触性皮炎

高正星采用清营汤加减治愈接触性皮炎 1 例。白××，女，23 岁。颈胸部皮疹瘙痒已 8 年多，常用肤轻松软膏外搽，效不卓。后遵某医嘱，抓破皮疹后涂擦水银制剂。嗣后颜面、躯干及四肢红斑、红疹连片，附有细小白屑，高出皮肤，奇痒难忍。经省某医院诊为接触性皮炎，并静脉滴注红霉素、地塞米松。建议住院治疗，患者未采纳。刻诊：痛苦面容，舌质红绛少苔，脉数。身热瘙痒，夜卧不安，口干不欲饮，恶心呕吐，纳差便血。诊断：接触性皮炎。辨证：热入营血、迫血妄行。处方：水牛角 30g，牡丹皮、连翘、知母、赤芍、玄参各 10g，黄连、栀子、竹叶、全蝎各 9g，黄芩 12g，黄柏 6g，生地黄（酒炒）8g，金银花 15g，石膏 24g。水煎服，日 1 剂。服 4 剂后，恶心呕吐止，欲进稀粥，颈胸部皮肤开始剥脱，新组织嫩红。原方增生地黄为 15g。加减连服 16 剂而愈。1 月后追访，未复发。

常忠莲等人采用清营汤治愈接触性皮炎 1 例。患者，男，48 岁，因接触消毒剂过氧乙酸后出现双上肢红斑，以后逐渐加重，遍及全身，间有少量水泡，无丘疹。西医诊断为接触性皮炎。多次给予激素脱敏治疗效果不显。刻下：局部皮肤增厚，瘙痒，颜色鲜红，伴有心悸不宁，咽干不欲饮，自觉全身燥热，但体温正常，夜寐不安，大便秘结。舌质红绛，舌苔薄黄而干，脉细数。心电图示：窦性心动过速。四诊合参，中医当属温病范畴，按卫气营血辨证，证属气营两燔，瘀热内盛。清营汤加减，处方如下：羚羊角粉 1.2g（分冲），黄连 10g，黄芩 10g，生大黄 6g（后下），栀子 10g，生地黄 30g，麦冬 10g，牡丹皮 20g，赤芍 15g，玄参 15g，莪术 10g，金银花 30g，连翘 30g，刺蒺藜 10g，土茯苓 30g，蝉蜕 6g。服药 7 剂后，鲜红色转暗，瘙痒明显减轻，全身症状显著好转。二诊处方：羚羊角粉 0.6g，生地黄 10g，牡丹皮 20g，玄参 15g，麦冬 10g，赤芍 15g，莪术 10g，红花 10g。继进 7 剂后，诸症消失。随访 1 年未见复发。

（三）剥脱性皮炎

孙玉甫利用清营汤治愈剥脱性皮炎 1 例。患者，男，53 岁。问诊：面目、口舌、咽部及全身皮肤破溃流水肿胀、神志昏聩 5 天。患者于 5 天前因病口服呋喃西林、吡哌酸 3 天。药至第二天即发现手背面突起小水泡，瘙痒，伴灼烧感，第五天渐蔓及全身各部，溃破流水，体无完肤。现憎寒，高热，大便数日不行，头昏视物模糊，神志若明若寐，昏聩不清。望诊：高热，体温 39.8℃，赤身裸体于布帷之内，全身溃破流大量黄色黏水，咽喉肿胀，语言不清，咽物困难。切诊：脉象细数两尺大。辨证：毒热炽盛，血败皮腐，内扰心营。诊断：西医：药物过敏继发剥脱性皮炎，败血症。立法：清热凉血，养阴除毒。方药：清营汤加减：广角粉 2g（冲服），生地黄 30g，玄参 30g，金银花 45g，黄连 15g，连翘

20g，丹参 30g，桃仁 15g，竹叶 15g，麦冬 15g，大黄 9g。复诊：上方服尽 2 剂后，泄下胶黏性稀便 2 次，口内咽物畅顺，神志清晰，继服上方。服尽 4 剂后，皮肤淤红肿胀流水消失，皮肤微干，体温正常，有欲食之感，更方如下：黄连 9g，生地黄 15g，玄参 15g，麦冬 10g，丹参 30g，赤芍 10g，生甘草 10g，牡丹皮 9g。水煎服，日 1 剂。上方服 5 剂后，症状好转，皮肤干燥结痂，能正常进饮，脉缓微细，改方为：生地黄 15g，丹参 30g，麦冬 12g，生甘草 10g，竹叶 10g，当归 9g，以养阴清热活血解散余毒。复诊：全身皮肤结痂处逐渐脱落，下床活动，自理生活，停中药观察。

吴紫兰采用清营汤合清瘟败毒饮治愈剥脱性皮炎 1 例。患者，女，48 岁，服磺胺药后突然全身起红色皮疹，伴低热，并逐日上升，近 5 天体温持续在 40.1～40.3℃。静脉点滴地塞米松 10mg，泼尼松 15mg，维生素 C 2g。因生命垂危已下病危通知单，并速请中医诊治。刻诊：寒战、高热 5 天，神清，全身皮肤潮红，四肢屈侧及皮肤皲裂处为甚。浮肿，皮肤灼热干燥，脉数，舌红绛、苔干裂。血压：120/80mmHg。血常规：白细胞计数 9000/毫米^3，嗜中性粒细胞百分比 70%，淋巴细胞百分比 30%。西医诊断：药物性皮炎（剥脱性皮炎型）。中医辨证：毒火入营。治则：清营凉血，解毒泄热。方以清营汤合清瘟败毒饮。药物：羚羊角 0.3g（冲），生地黄 15g，牡丹皮 12g，玄参 20g，麦冬 15g，黄连 12g，金银花 12g，连翘 12g，生石膏 60g，栀子 10g，黄芩 12g，知母 15g。药服 1 剂，体温开始下降，3 剂药后体温正常，皮炎疹点不再继续发展。10 剂药后皮肤红肿消退并广泛脱屑，继以益气健脾，养阴清热法调理，方以八珍汤加减。药物：黄芪 10g，西洋参 10g（单煎），当归 15g，白芍 15g，川芎 10g，黄精 15g，玄参 15g，山药 15g。共服 8 剂病愈。

（四）神经性皮炎

司在和利用清营汤治愈神经性皮炎 1 例。患者，男，36 岁，工人。全身泛发皮癣 7 日余。7 日前于颈部出现一片皮癣，瘙痒。经搔抓后渐趋增厚，上肢、小腿及下腰处亦陆续出现相似皮疹。曾用肤疾宁贴膏、抗组织胺类药及针灸、中药、激光、多种止痒剂等治疗，均不能见效。昼轻夜重，难于入眠，心中烦躁，尿黄口干。检查：颈后偏右侧，双上肢及小腿伸侧，骶尾部见境界清楚、浸润肥厚呈苔藓样皮损数处、颜色淡红。舌绛，脉数。此乃神经性皮炎（牛皮癣）。揆度脉证，属心火血热，化燥生风，肌肤失养。拟清营凉血，消风止痒法调治。清营汤增损，处方：水牛角（先煎）、生地黄、丹参、金银花各 15g，黄连 1g，连翘心 3g，牡丹皮、玄参、麦冬、蝉蜕、乌梢蛇、防风、酸枣仁各 10g，夜交藤 30g。二诊，五剂药后，瘙痒减轻，颈项及小腿皮损渐减薄，上肢、骶尾处皮疹趋于消退，唯夜寐不实。上方加灵磁石（先煎）30g，再予 10 剂。结果瘙痒消失，皮肤光滑如常。

（五）面部激素依赖性皮炎

李牧利用清营汤加减治愈面部激素依赖性皮炎 1 例。患者，女，32 岁，面部激素依赖性皮炎 3 年。面部皮肤干燥，色红，散在小红疹，疹痒，身热，心烦，纳可，便调，舌暗红少苔白，脉弦。辨证属肺经风热内伤营阴，处方水牛角 25g，生石膏 30g，浙贝母 5g，生地黄 15g，赤芍 15g，金银花 20g，连翘 15g，蛇蜕 5g，白僵蚕 15g，蝉蜕 10g，竹叶 10g，薄荷 10g，白鲜皮 25g，白蒺藜 15g，黄芩 15g，黄芪 25g，车前子 15g，通草 5g。加减治疗 3 月，症状明显减轻。

傅佩骏运用清营汤加减治疗面部激素依赖性皮炎，取得满意疗效。共计收治患者 70 例，随机分为治疗组及对照组。治疗组：46 例；男性 14 例，女性 32 例；最大年龄 53 岁，最小年龄 16 岁，平均 32.27 岁；病程 1 月～2 年，平均 6.51 个月。对照组：24 例；男性 7 例，女性 17 例；最大年龄 46 岁，最小年龄 17 岁，平均 32.15 岁；病程 1 月至 2 年，平均 6.13 个月。两组相比，在年龄、性别、病程、临床表现方面均无明显差异，具有可比性。治疗组给予中药清营汤加减治疗。方药组成：生地黄、赤芍、牡丹皮、玄参、麦冬、淡竹叶、金银花、连翘、黄连、桑白皮、地骨皮、凌霄花、丹参、白花蛇舌草、生甘草。炎症明显者，加蒲公英、紫花地丁；灼热明显者，加水牛角；大便秘结者，加龙葵、全瓜蒌；毛细血管扩张者，加平地木、苏木；水肿明显者，加白鲜皮、车前子。每日 1 剂，水煎，分两次服。对照组给予氯雷他定片口服，每日 1 次，每次 10mg；并予 3%硼酸溶液湿敷，每日 2 次，每次 20 分钟。两组患者均以服药 1 月为 1 个疗程，连服 3 个疗程后观察疗效。治疗期间，嘱患者停用皮质类固醇激素制剂，忌食酒类及辛辣助火之品，局部减少刺激。疗效标准：①痊愈：皮肤损害全部消退，自觉症状完全消失；②显效：皮肤损害消退＞70%，自觉症状明显减轻；③有效：皮肤损害消退 30%～70%，自觉症状减轻；④无效：皮肤损害消退＜30%，自觉症状无显著改善。结果：治疗组痊愈 14 例（30.4%），显效 21 例（45.7%），有效 5 例（10.9%），无效 6 例（13.0%），总有效率 87.0%；对照组痊愈 3 例（12.5%），显效 7 例（29.2%），有效 5 例（20.8%），无效 9 例（37.5%），总有效率 62.5%。治疗组优于对照组，两组治愈率和总有效率比较有显著性差异（$P<0.05$）。

五、治疗湿疹

张烨雯等人利用清营汤治愈亚急性湿疹 1 例。患者，女，40 岁。主诉：四肢后背泛发小丘疹 1 月。患者以月前曾因服治乳腺增生药（小金胶囊）后过敏，1 周后起疹，后逐渐好转。2 周前患者因洗头后吹风着凉感冒后，诱发皮损再次加重，并持续不愈，就诊时四肢后背泛发红色小丘疹、不规则大片状红斑，咽炎，口苦口干，白天不痒，夜间痒重，常熬夜，自觉身热明显。舌略红，苔薄白，脉沉。西医诊断：亚急性湿疹；中医诊断：浸淫疮。辨证属热入营血。处以清营汤，药用：生地黄 15g，牡丹皮 10g，玄参 10g，麦冬 10g，金银花 3g，连翘 6g，淡竹叶 6g，水牛角粉 5g，地骨皮 10g，青蒿 10g，桔梗 10g，甘草 10g。7 剂，水煎服。二诊，诉服药3天后已完全不痒，全身疹退。

李刚等人采用清营汤治疗小儿湿疹，效果良好。对于症见皮疹鲜红，瘙痒剧烈，尤以夜间为甚，或皮损边缘有红晕，抓痕明显，伴见面部红赤，手足心热，心烦少寐，口干，大便干结，舌绛少苔，脉细数者，宜清热凉血法。方用：清营汤（生地黄、玄参、麦冬、金银花、连翘、紫草、牡丹皮、刺蒺藜、防风、甘草）。典型病例：患者，男，2个月，2011年10月24日就诊。患儿周身散在红色皮疹1月余，以头面部为甚，痒甚，时抓挠，皮损表面潮湿，部分皮疹溃破，边缘结黄痂，因痒甚夜间睡卧不宁，纳可，大便稀，其母素有过敏史，且孕期喜食辛辣之品。查体：精神好，咽充血（+），心肺可，腹软无压痛，舌质红，苔白稍腻，指纹紫。诊为湿疹湿热型，治宜清热利湿，凉血解毒。方药：金银花 5g，炒黄芩 5g，荆芥 5g，防风 10g，刺蒺藜 10g，地肤子 5g，徐长卿 5g，紫草 5g，牡丹皮 5g，薏苡仁 10g，夏枯草 5g，白豆蔻 3g，赤小豆 10g，蒲公英 5g，甘草 3g。6剂，水煎服，最后药渣煮水洗澡或用毛巾蘸取轻敷患部。2011年11月6日复诊，上症明显减轻，无新的皮疹出现，渗出减少，结痂脱落，瘙痒减轻，纳眠可，大便偏稀。查体：无特殊，舌质淡，苔稍白腻。故治疗以健脾利湿为主，方药：藿香 6g，半夏 5g，陈皮 5g，茯苓 10g，薏苡仁 10g，绿豆 10g，地肤子 5g，刺蒺藜 10g，莲子 10g，芦根 10g，枯芩 5g，淮山药 10g，扁豆 10g，白豆蔻 5g，甘草 5g。6剂，水煎服。按上述方法继用3剂后诸症悉除。

六、治疗玫瑰糠疹

潘永年在1999年4月～2001年3月期间，运用清营汤颗粒剂治疗玫瑰糠疹，收效良好。共计收治患者36例：男16例，女20例；年龄最小9岁，最大39岁，平均26.4岁；病程最短4日，最长42日。随机分为治疗组21例和对照组15例。两组一般情况比较无显著性差异（$P>0.05$），具有可比性。治疗组给予清营汤颗粒剂治疗。药物组成：水牛角 15g，丹参 10～30g，玄参 10g，连翘 10g，淡竹叶 10g，生地黄 10g，麦冬 10g，忍冬藤 15～30g。方中因忍冬藤比金银花价廉，但性味功效相似，故代之；原方中的黄连，性味苦寒，善清中焦湿热，清心经实火，与症候不合，故舍之。加减：舌边尖红甚至起刺加桑叶、菊花、牛蒡子、薄荷；苔白，病程15日以上加赤茯苓皮、泽泻、薏苡仁；脱屑多者，夏季加苍术、藿香、板蓝根，加除湿药，加党参，并加大丹参用量。服法：每日1剂，用开水冲成300ml，调匀，分上、下午2次餐后服。对照组＜12岁者，服氯苯那敏，每日2～3次，每次4mg；＞12岁者，服西替利嗪10mg，每日1次。2组均外用炉甘石洗剂，每日2～3次。7日为1个疗程。1个疗程后统计疗效。皮疹消失，留下轻度脱屑为治愈；皮疹数量减少，颜色变淡为有效；皮疹无变化或增多为无效。结果：治疗组治愈6例（28.57%），有效13例（61.90%），无效2例（9.52%），总有效率为90.5%；对照组治愈0例，有效7例（46.67%），无效8例（53.33%），总有效率为46.7%。治疗组优于对照组，两组之间有显著性差异（$P<0.01$）。

欧柏生等人在2002年～2004年期间，应用清营汤化裁结合常规西药治疗玫瑰糠疹，取得了较好的疗效。共计收治患者98例，随机分为两组，治疗组50例，对照组48例。治疗组：男29例，女21例；年龄19～45岁，平均30.5岁；病程7～90天，平均15.6天。对照组：男26例，女22例；年龄17～55岁，平均29.7岁；病程5～60天，平均16.8天。两组一般资料经统计学处理差异无显著性（$P>0.05$），具有可比性。对照组给予氯雷他定片10mg，口服，每日1次；维生素C片0.2g，口服，每日3次；利巴韦林0.2g，口服，每日3次（利巴韦林片只用1周，以防血红蛋白下降）；注射用硫代硫酸钠0.64g加入注射用水20ml缓慢静脉注射（不少于15分钟，以防血压下降），每日1次。治疗组在对照组基础上应用清营汤化裁治疗。基本方：金银花 15g，黄连 6g，连翘 15g，板蓝根 30g，生地黄 20g，玄参 20g，紫草 8g，牡丹皮 12g，麦冬 12g，白鲜皮 12g，竹叶 3g，甘草 3g。水煎服，每日1剂。两组均在治疗15天后判断临床效果。疗效标准：疗效评定标准：①痊愈：皮疹及瘙痒全部消失；②显效：皮疹消退＞70%，瘙痒明显好转或消失，无新发皮疹；③有效：皮疹消退＞50%，瘙痒好转，有少量新发皮疹；④无效：皮疹消退不足30%，有少量或大量新发皮疹，瘙痒无变化。结果：治疗组50例，痊愈30例，显效16例，有效（皮疹消退＞50%，瘙痒好转，有少量新发皮疹）2例，无效2例，总有效率96%；对照组48例，痊愈20例，显效14例，有效4例，无效10例，总有效率79%。两组总有效率经χ^2检验，差异有显著性意义（$P<0.01$），治疗组疗效优于对照组。

七、治疗其他皮肤病

辛吉应用清营汤合导赤散加减治疗斑丘疹97例，治愈93例，好转4例，总有效率达到100%，随访29例，无一例复发。方药组成：牡丹皮、玄参、生地黄、黄连、金银花、连翘、麦冬、天冬、大黄、竹叶、木通、甘草。兼瘙痒者，加白鲜皮；若斑疹焮红，宜重用清热解毒药，并酌加黄芩、生山栀；若斑疹紫暗，酌加紫草、赤芍等凉血化瘀药。病案一：患者，男，11岁。1987年3月25日诊。双下肢出现暗红色小斑丘疹20余天，某医院确诊为过敏性紫癜。经用氯苯那敏、10%葡萄糖酸钙注射液静脉注射等治疗，7天后痊愈出院。于4月10日再度复发。查双下肢可见形状不一，大小不等斑丘疹，色暗红，皮肤干燥无鳞屑，斑疹间皮肤正常。仍上法治疗而无明显好转，要求中药治疗。见舌尖红，尖根起芒刺，六脉虚数。辨证血热阴亏。处方：牡丹皮、玄参、麦冬、天冬、连翘各 12g，生地黄、金银花各 20g，紫草 15g，赤芍、大黄、甘草各 10g，黄连、木通各 6g，竹叶 30g。水煎服，日1剂（可加白砂糖2两）。3剂后，疹消，上方加白扁豆 30g，继服8剂而痊愈，随访至今未复发。病例二：患者，男，47岁。1987年8月28日诊。3天前因周身焮红浮肿，颜面、四肢无甚，伴剧痒、心烦，便秘而入院。经口服苯海拉明、赛庚啶、静脉注射氯化钙溴化钠注射液等，好转出院。9月11日复发，查面色潮红，舌红苔黄而燥，舌尖绛红，六脉弦数。处方：丹参、玄参、生地黄、麦冬、天冬、牡丹皮、竹叶、金银花、连翘、生栀子各30g，黄连、大黄、甘草各13g，木通9g，白鲜皮60g，黄芩20g。2剂后，全身出现皮屑，肿减痒轻，再6剂而愈，随访至今未复发。

李牧利用清营汤加减治愈双下肢出血点1例。患者，女，双下肢出血点4年余，久站尤甚，伴皮肤热，无瘙痒。乏力，纳少，便略干，口干喜饮，舌淡少苔裂纹，脉细。辨证属热伤血络证，处方：水牛角25g，生地黄20g，牡丹皮15g，玄参15g，连翘15g，金银花20g，竹叶10g，麦冬25g，紫草10g，陈皮25g，黄芪50g，升麻5g。加减治疗2月，基本痊愈。

李牧利用清营汤加减治愈双下肢瘙痒1例。患者，女，50岁，双下肢瘙痒，抓之见红色丘疹，夜间尤甚，局部热感，遇热加重。烦躁失眠，目干涩，纳差，便秘，舌红苔薄白有剥脱，脉细。辨证属经络风热，内伤营阴。处方：水牛角15g，生地黄15g，炒赤芍15g，黄芩15g，金银花25g，连翘15g，川芎15g，夜交藤15g，合欢皮15g，僵蚕10g，蝉蜕10g，白鲜皮25g，白蒺藜15g，蛇蜕5g，地肤子15g，丹参25g，生石膏25g。加减治疗2月，基本痊愈。

谭晓冬利用清营汤治愈幼儿瘾疹1例。王某，7个月。患儿发热1周，全身出红疹2天来诊。经西医用抗生素及解热药治疗未见好转，遂求诊中医。诊见：患者神倦，烦躁，高热（体温40℃），全身红疹隐隐，堆集成片，伴瘙痒，纳差，口干，大便结，舌红、苔薄黄，脉数，指纹淡紫浮现风关内。诊断为幼儿瘾疹，证属邪热入营，迫血妄行。治宜清营解毒，透热养阴，拟清营汤加味。处方：犀角（现用水牛角代，先煎）1g，生地黄、玄参各10g，黄连2g，金银花8g，连翘6g，紫草、茜草各5g，竹叶心、青蒿（后下）各3g。2剂，每天1剂，水煎服，分3次服。二诊，热退，皮疹稍减，无烦躁，仍纳差。上方加神曲10g，鸡内金6g，山楂8g，谷芽、麦芽各15g，再服3剂。三诊，皮疹全消，胃纳好转，大便正常。守二诊方再服2剂，随访半年未见复发。

刘志新等人利用清营汤加减治愈麻疹1例。患者，男，44岁。因发高热，全身皮疹5天，伴口渴，烦躁。患者5天前突发高烧，头疼，咳嗽，鼻流清涕。自服抗菌及治感冒药，症状未见缓解。3天前全身渐发皮疹伴瘙痒，在当地医院考虑药疹，应用抗组胺药后未见效果。患者高热面容，精神疲乏，烦躁，颜面潮红，双眼结膜充血水肿，咽部充血，其他检查无明显异常。无传染病史，预防接种史不清楚。皮科所见：皮损为米粒大丘疹，遍布全身，色暗紫，压之褪色。入院诊断为药疹、麻疹。入院后继续给予抗过敏、抗病毒及支持疗法，并对高热头痛等对症治疗，同时联系疾控中心对口咽、鼻腔分泌物进行病毒检查。治疗3天后，仍无明显疗效，高热持续不退，皮疹增多。针对此情况，经会诊后加用中药治疗。查患者高热，烦躁，口渴，皮疹紫红，舌红苔黄，脉弦数。辨证为毒犯气营，治以清气凉营，解毒救阴。给以清营汤加减，其中在原方中加玉竹、天花粉、白茅根加强滋阴之力，水牛角粉冲服以凉血解毒。日1剂，水煎服，分两次用。1天后体温开始下降，3天后体温恢复正常。皮疹也渐次消退，出现脱屑，患者情绪好转。疾控中心反馈证实为麻疹病毒感染。后调理半月后痊愈出院。

刘志新等人利用白虎汤合清营汤加减治愈风疹1例。患女，17岁，学生。因发热，起皮疹2天来院就诊。患者2天前开始出现发热、头痛、咽痛、咳嗽等症状，后自面部始出现皮疹伴微痒，自述其班内已有数名同学患此病。查患者面色潮红呈醉酒貌，高热、头痛、口渴、咽部充血，全身遍布粟粒状丘疹，色鲜红，压之褪色，枕后、耳后淋巴结肿大，有压痛。其余检查无明显异常。舌红苔薄黄，脉数。诊断为风疹，中医辨证为气营两燔。治以清热解毒凉血滋阴。方用白虎汤合清营汤加减。同时加用阿昔洛韦口服以抗病毒。并嘱患者注意休息多饮水，多食水果等。1周后病愈。

牛阳用龙胆泻肝汤加减治疗带状疱疹急性期，后期后遗神经痛用清营汤加减治疗。典型病例：患者，女，37岁。初诊：患者右侧手臂生不规则暗红色水疱2周，疼痛剧烈，患处涂抹炉甘石无效。怀孕32周，伴右半身疼痛。刻下症见：患处接触性刺痛、热痛，心烦易怒，口苦咽干，眠差，食纳不香，大便干黑，小便黄赤。舌暗边尖红，舌苔黄略腻，脉细。西医诊断：带状疱疹；中医诊断：蛇串疮。证属肝胆湿热证，治以清利肝胆湿热毒邪。方用龙胆泻肝汤加减：龙胆草10g，黄芩10g，泽泻10g，炒栀子12g，当归15g，通草10g，车前子10g，醋柴胡12g，生地黄15g，炒牡丹皮10g，甘草6g。7剂，水煎服，1日1剂，1日2次，早晚分服。嘱患者忌食辛辣、鱼腥发物等，宜清淡饮食。复诊：患者服药后症状明显减轻，热痛消失。手臂酸麻，手指刺痛不适。口略干不渴，大便略干，小便不黄，眠差易醒。舌红质偏暗，苔白，脉细。调整原方：去通草，加赤芍12g，白芍12g，甘草用量调整至10g，继服7剂。三诊，患者于顺产后继诊。患者右臂抬起略有疼痛，酸困不适，夜间加重，患处皮损颜色鲜红，汗多。产后恶露已尽，无口苦，纳可。舌绛、舌尖红，苔薄白，脉细数。此属带状疱疹后遗神经痛，证属瘀热互结证。治以清热活血祛瘀，方用清营汤加减：水牛角20g，生地黄15g，炒牡丹皮12g，玄参15g，麦冬15g，金银花12g，连翘12g，淡竹叶10g，沙参12g，当归15g，川芎12g，白芍15g，赤芍12g，甘草10g。7剂，水煎服，1日1剂，1日2次，早晚分服。四诊，患者无明显不适。纳可，眠安，二便如常，舌红，苔薄白，脉细数。上方继服3剂后，痊愈。

齐志卿运用清宫除疥汤治愈疥疮1例。清营除疥汤即清营汤去犀角、玄参、生地黄、麦冬，加百部、贯众、牡丹皮

各 20g，甘草 10g，荆芥、防风各 15g。意在清营解毒、祛风杀虫。患者，30 岁，男，工人，1984 年 7 月 17 日就诊。于半月前两手指背侧出少许丘疹，当时未予注意，时隔 2 日手指缝成束状丘疹，奇痒难忍，散在分布疱疹及灰白色细线纹微弯微隆起长约 0.3cm。诊为疥疮。因无硫黄软膏而诊。细察此乃疥疮无疑，边缘有红晕兼有心烦少寐，疥虫随风邪而入，邪郁营分，虫蚀肌肤。遂以清营除疥汤 4 剂告愈。后其同事患此病，投以同方，6 剂亦愈。

张国强治愈麻风结节性红斑 1 例。患者，46 岁，女性。确诊为麻风病，西药治疗未能控制。自诉治疗期间服药规则，服药半年后自觉全身发热，心烦，夜间不能入睡，随即全身出现红斑、结节，伴肢体痛，曾间断服用泼尼松等药，上述症状未能减轻，逐渐加重，伴恶心呕吐，纳差，小便量少色黄，大便如常。体查：全身皮肤呈红色，颜面浸润，球结膜充血，颜面四肢分散多个黄豆至蚕豆大小、呈球形或半球形结节，触痛明显；躯干部可见多处形状不规则红斑，边缘不清，舌质红绛，脉细数。诊断：麻风结节性红斑。此为Ⅱ型麻风反应，又名血管炎性变态反应，属体液免疫反应。中医按卫气营血辨证，属营血证。本证多见营血素虚而受邪较重的患者，发病之初即可见营热较甚，营血受损，心神被扰之证。治法：清营凉血，化瘀止痛。清营汤加减：犀角 3g（水牛角 30g 替代，先煎取浮油），生地黄 15g，金银花 10g，玄参 15g，麦冬 15g，丹参 12g，黄连 6g，连翘 10g，竹叶心 3g。每日 1 剂，水煎服，每日 3 次，7 天为 1 疗程，连服 3 疗程后，原发性红斑、结节消退，纳食如常，体健神清，细菌密度指数由 3.5 下降至 1.25。

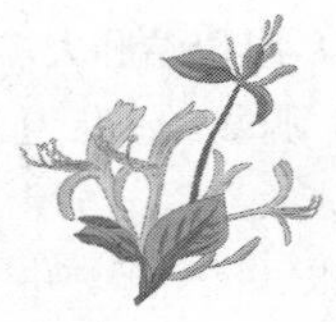

第三节　治疗五官科疾病

一、治疗鼻部疾病

徐宝国利用清营汤治愈鼻衄 1 例。孟某某，女，15 岁，学生。鼻衄反复发作 2 年，加重 1 月。5～6 天发作 1 次，每次约 50ml，发作时必用吸收性明胶海绵止血。西医多次检查未见特殊。此次发病 2 天，日出血 1～2 次，每次在 100ml 左右，口服肾上腺色腙（安络血）、维生素 K，外用吸收性明胶海绵止血罔效。刻诊：出血鲜红，头晕心烦，肌肤灼热，口干而不渴，大便干燥，3 日未行，小便黄赤，舌红、苔薄黄，脉细数。此乃腑失通降，血热气逆，迫血妄行。治以通腑泄热，清营凉血，清营汤化裁。处方：水牛角、石膏各 40g，生地黄 30g，生藕节、玄参各 15g，麦冬、牡丹皮、金银花、大黄、竹叶心各 10g，川黄连、甘草各 5g，白茅根 50g。日 1 剂。5 剂后大便通畅，口干心烦好转，出血渐止。原方去大黄，续服 5 剂，出血完全控制。后随访 2 年未复发。

李永洙等人采用清营汤治疗小儿鼻衄 12 例，其中男患儿 7 例，女患儿 5 例，5～8 岁 10 例，9～12 岁 2 例，年龄最大 12 岁，最小 3 岁，病程最长者 6 年，最短者 2 年。方药：生地黄 15g，玄参 10g，竹叶 5g，麦冬 10g，丹参 5g，黄连 3g，金银花 20g，连翘 10g，水牛角 5g（研末冲服），小蓟 10g，侧柏叶 10g，年龄小者药量酌减。气血亏虚者，可合用当归补血汤。结果 12 例中除 2 例因家在外地而无法追访外，其余 10 例均获痊愈，至今无复发。疗程最短者 5 天，最长者 1 个月。

袁国荣等人使用清营汤治疗 54 例鼻咽癌，将患者随机分为治疗组 28 例，对照 26 例。两组患者均采用相同条件的放射治疗，每日 1 次，每次 2Gy，每周 5 次，鼻咽部原发病灶放射剂量 60～70Gy/6 周，颈部淋巴结放射剂量为 60～70Gy/6～7 周，颈部淋巴结预防放射剂量为 45～55Gy/4.5～5.5 周。治疗组：同时配合中药加味清营汤治疗。服用至放疗结束。加味清营汤组方：水牛角 30～60g，生地黄、玄参各 15～30g，淡竹叶 6～9g，麦冬 15～30g，黄连 3～6g，金银花 15～30g，连翘 9～12g，丹参 15～30g，牡丹皮 9g，赤芍 9～15g，蒲公英、芦根各 15～30g，水煎服，每日 1 剂，分 3 次服用。放疗期间两组均以朵贝氏液或碳酸氢钠液含漱及常规进行鼻咽部冲洗。结果两组治疗后鼻咽部肿瘤消退率无显著差异，但颈部淋巴转移灶消退率有显著差异。治疗组放疗按时完成率为 96.4%，对照组放疗按时完成率为 76.9%，两组有显著差异。治疗组口腔黏膜反应轻，对照组口腔黏膜反应较重，两组比较有显著差异。治疗组治疗前后免疫功能无显著差异，对照组治疗前后免疫功能比较有显著差异，下降明显。治疗组治疗前后血三系变化比较无显著差异，对照组治疗前后血三系变化比较有显著差异，下降明显。提示加味清营汤配合放疗治疗鼻咽癌能提高放疗疗效，减轻放疗副作用，保护免疫功能及骨髓功能。

二、治疗咽喉疾病

徐宝国采用清营汤治愈化脓性扁桃体炎 1 例。患者，男，24 岁，农民。主诉：发热咽痛 3 日。患者于 3 天前发热头痛，未加治疗。隔日见高热，咽喉疼痛，吞咽饮食疼痛甚，伴有齿衄。刻诊：咽喉深红，扁桃体肿大，表面有脓性分泌物，面目红赤，口干而不渴，舌红绛，脉细数。体温 39.8℃，白细胞 14.9×10^9/L，中性粒细胞百分比 80%。此属温热之邪，侵入营血，热毒搏结于咽喉之化脓性扁桃体炎。治以清热凉血，解毒利咽。清营汤化裁：水牛角、连翘、金银花、石膏各 30g，牡丹皮、山豆根、竹叶心各 10g，生地黄 20g，玄参15g，川黄连、桔梗各6g。药进3剂，咽喉疼痛减轻，体温正常。续进3剂，咽喉肿痛消除，病获痊愈。

陈立等人利用清营汤加减治愈扁桃体炎1例。患者，男性，22岁。发热、咽痛时愈时作1年余，每次发作经注射青霉素、口服吡哌酸等药症状好转。来诊时见患者发热，咽痛，口渴引饮，便秘，小便黄，脉数；咽部充血，双侧扁桃体Ⅱ度肿大；体温38.5℃；血白细胞13.5×109/L，中性粒细胞百分比86%，淋巴细胞百分比14%。辨证为风热邪毒搏结咽喉。治宜清营解毒、泄热利咽，予清营汤加减：水牛角30g（先煎），生地黄30g，玄参18g，麦冬18g，金银花15g，连翘12g，竹叶9g，黄连6g，丹参12g，僵蚕12g。每日1剂，水煎2次分服。药进3剂热退，前方加减共服20余剂而病告痊愈。

王光明以清营汤加减治疗慢性咽炎，30例患者均有慢性咽炎病史，并伴有不同程度的咽痒、干咳，夜间尤甚，影响睡眠等症状。其中男18例，女12例，年龄30～60岁。均经X线、胸部CT及心电图检查，并结合病史、临床症状，排除心、肺等器质性疾患。以清营汤加减治疗，处方：生地黄、酸枣仁各15g，玄参20g，竹叶、丹参、沙参各10g，朱砂、黄连、金银花、连翘各6g。每天1剂，水煎2次，混合取汁500ml，分2～3次口服。疗程为6天。结果治愈（咽痒、咳嗽消失，夜间睡眠安稳）18例，好转（咽痒、咳嗽减轻，夜间能入睡，但时有咳醒）9例，无效（咽痒、咳嗽及失眠等症状未改善）3例。总有效率为90%。

施美贤利用清营汤加减治愈飞扬喉、唇风、猫眼疮各1例。病例一（飞扬喉）：黄某某，男，43岁，工人，以“上颚血疱，刺破后疼痛1小时”为主诉就诊。患者因中午喝烈性酒及进食快，遂致上颚血疱，迅速增大，堵塞咽喉，十分难忍，即将血疱抓破，流出血水，以解塞闷之苦。缘于局部不洁，邪毒乘虚而入，患部疼痛剧烈。诊得：患者面色潮红，形体壮实，口腔黏膜红肿，血疱破溃，覆有腐膜，大便自调，舌绛，脉弦数。证属脾胃积热，蕴于血分，血热上扰，灼伤口腔脉络。治宜清营透热，凉血解毒。方用清营汤加味：生地黄15g，玄参12g，竹叶心10g，水牛角20g，黄连6g，麦冬12g，牡丹皮10g，丹参15g，赤芍10g，金银花15g，连翘15g，4剂。局部涂用自拟口疮合剂：可的松悬浊液125mg，土霉素0.25×2片，甘油10ml，锡类散2支，混合搅拌均匀后，用棉签蘸药液涂患处。1日后疼痛减轻，4日后溃面愈合。病例二（唇风）：朱某某，女，73岁，农民。主诉：下唇肿痛，唇面流血不止，历已1周，曾外敷止血纱布，虽能控制出血，但症情不见好转，刻诊见：下唇肿胀，唇面血流如注，舌红绛，脉细数。立即用土霉素药粉撒于唇面，上覆吸收性明胶海绵。治以清营解毒，养阴生肌。方用清营汤：水牛角20g，生地黄15g，玄参12g，竹叶心12g，黄连6g，金银花15g，连翘15g，麦冬12g，丹参12g，5剂。复诊：疼痛减轻，揭去吸收性明胶海绵．见下唇中间有1.5cm×1cm的出血灶。外敷药膏同上，续服上方7剂。再诊：唇肿消退，下唇面两边长有新生之黏膜，中间已结痂，唇风告愈。病例三（猫眼疮）：蔡某某，男，52岁，工人，以“上颚疼痛2天”为主诉就诊。患者前天中午食鱼后，突然发热，关节酸痛，注射复方氨基比林及口服头孢菌素类，身热退后复升，继之上颚疼痛，影响进食与说话。诊见：黏膜潮红，水疱，糜烂，涉及咽部，唇红，有血痂，手掌、手背、颜面部、足背、足底、前臂、小腿等处见对称、多形的红斑、丘疹、水疱，红斑中心色深，形成特殊的“猫眼”，口干，溲赤、便结，舌绛，脉细数。证属：热入营血，上扰口舌，燔灼肌肤。治宜清营解毒，凉血消斑。清营汤加减：水牛角20g，生地黄15g，牡丹皮10g，赤芍10g，玄参12g，麦冬12g，丹参12g，金银花15g，连翘15g，竹叶心10g，黄连6g，生大黄6g后下。7剂。局部涂自拟口疮合剂。1周后，黏膜向愈，大便自调，斑疹色淡。原方去赤芍、牡丹皮、大黄，续服7剂。药后，黏膜愈合如常，斑疹隐退。改用银翘解毒片，每日2次，每次3片，以善其后。

三、治疗眼部疾病

眼底出血即视网膜出血，指局部或全身疾病引起的眼底出血性改变，临床多采用抗凝、止血或扩张血管治疗。此方法有时可加重视网膜水肿，引起新的出血。刘宏运用清营汤治疗眼底出血56例，疗效较好。56例眼底出血患者，共78只眼，男47只眼、女31只眼。经眼科常规检查及裂隙灯、检眼镜检查确诊。78只眼中，高血压性眼底出血28只眼，视网膜静脉阻塞20只眼；糖尿病性眼底出血24只眼，视网膜静脉炎眼底出血2只眼，外伤性眼底出血4只眼。56例病人经确诊后按卫气营血辨证，用清营汤灵活化裁。①出血早期：视网膜水肿、出血、色鲜红。治宜清营透热、凉血祛瘀、淡渗利湿。基本方为：生地黄15g，淡竹叶12g，黄连3g，连翘12g，金银花12g，丹参15g，泽兰15g，地龙15g，茯苓20g。②出血中期：出血颜色变淡，视网膜水肿减轻、出现灰白色斑块。治宜清营透热、活血化瘀、淡渗利湿，用基本方去生地黄，加三七15g，川芎10g，白芍6g，桃仁15g，红花10g。③吸收期：视网膜上出现陈旧性出血斑块。治宜清营透热、滋阴祛瘀、软坚散结。基本方去生地黄、黄连，加麦冬15g，沙参15g，炙甘草10g，炙鳖甲15g，海螵蛸15g。结果78只眼，疗程为14～185天，平均55天。治愈（视网膜出血基本吸收，水肿消失，自觉症状明显改善，视力提高到发病前水平）66只眼，显效（出血大部分吸收，水肿消失，自觉症状有所改善，视力提高两行以上）8只眼，好转（视网膜出血有所吸收，视力有所提高，自觉症状无改善）4只眼。

刘莉以“卫、气、营、血”辨证为主并结合“脏腑辨证”运用清营汤化裁治疗该病，获得较好疗效。共治疗观察20只眼，男性8只、女性12只，早期10只、中期8只、晚期2只。明确诊断后应用清营汤，并依据眼底改变分早、中、后三期结合全身症状，配合“脏腑辨证”临床化裁应用。眼部分期表现及基本方如下：①早期：病程较短，外眼正常。眼底检查发现自视盘发出的静脉迂曲，颜色深，管径可达正常2～3倍，动脉变细，视网膜上见广泛出血，可以视盘为中心，呈放射状及火焰状出血，如为不全阻塞或分枝阻塞网膜上分支静脉处出现出血，视盘边界模糊，网膜水肿反光增强。可进一步作眼底荧光血管造影确诊。该期治则为清营透热、凉血祛瘀，淡渗利湿。基本方如下：生地黄15g，淡竹叶12g，黄连3g，连翘12g，金银花12g，丹参15g，泽兰15g，地龙15g，玄参15g，茯苓20g。②中期：眼底检查发现出血开始吸收，网膜上出现灰白色斑块，掺杂于出血之间，并出现黄白色类脂质变性，黄斑受累水肿发生囊样变性，分支静脉阻塞可出现血管扩张及微动脉瘤、网膜有轻度水肿。该期治则为清营透热，活血化瘀，淡渗利湿。组方为上基本方去生地黄加三七15g，红花15g，黄芪20g，川芎15g。③后期：网膜上有陈旧出血斑块，黄白色类脂质变性，机化条索和新生血管网或出现铜丝状，银丝状的动脉血管。治则为：清营透热，滋阴祛瘀，软坚散结，上基本方去黄连、生地黄，加麦冬15g，沙参15g，牡蛎20g，海藻30g，昆布30g，炙甘草10g。三期治疗中结合脏腑辨证，如兼有肝肾不足，阴虚火旺，气虚、痰浊内蕴等，辨证选择用药。在治疗观察病人20只眼中，治愈（自觉症状明显改善、视网膜出血全部吸收，水肿消失，视力提高三行以上）16例占80%；显效（自觉症状改善，视网膜出血大部吸收。水肿消失，视力有所提高）3例占15%；好转（自觉症状改善不明显，视网膜出血较前吸收）1例占5%。

急性视神经炎属中医的暴盲范畴，是眼科急症，有1～2天内造成失明者。在治疗上除迅速找到原因治疗外，大多数病人查找不到原因而采取对症治疗。陈玉安等人采用清营汤加减合皮质激素治治愈急性视神经炎2例。患者一：女，17岁，学生，右眼突然疼痛看不清2天，急诊入院。主诉：头痛、眼痛、眼球转动时疼痛明显。看不清且有沉压感，少有恶心，不呕吐。全身检查无特殊，血、尿常规检查均正常。眼科检查：左眼正常。右眼视力0.02，眼睑、结膜、角膜、巩膜均正常，指侧眼压TN，瞳孔散大约4～5mm。间接对光反射存在，直接光反射极弱。眼底可见视神经乳头，颜色正常，边界尚清，生理凹陷存在。血管走行正常，视网膜面呈正常橘红色，无水肿、渗出、出血等。黄斑区正常，中心反光可见。X线片示头颅正侧片及脑电图均正常。给予地塞米松5mg球后封闭及全身应用，同时给清营汤加减煎汤内服。经3天治疗，视力达0.3，自觉症状及疼痛减轻，继上方案治疗。20天后视力达1.0，瞳孔对光反射基本恢复。再12天后，视力达1.2痊愈出院，1月后复查正常。患者二：女，28岁，自述左侧头痛、眼痛、压迫眼球疼痛加重，且有呕吐，查视力右眼正常，左眼0.02，瞳孔散大5mm，间接对光反射存在，直接对光反射迟钝，左眼底可见视神经乳头境界不清、潮红充血，轻水肿，生理凹陷消失。静脉血管怒张迂曲，后极部网膜有火焰状出血及絮状渗出物，黄斑反光消失。脑电图头颅正侧位片无异常。血、尿常规均正常。以急性视神经乳头炎给予治疗。速给地塞米松针5mg球后封闭，20%甘露醇250ml静脉注射。每日2次，同时投入清营汤加减水煎服，3天后视力无进步，但自觉症状减轻，两次X线拍片仍无异常发现（无CT检查条件），坚持原方案（减去甘露醇）治疗，于第7天视力进步达0.2，第14天0.3，次日CT检查仍无发现特殊情况，断为视神经乳头炎或视神经网膜炎。经用清营汤随症加减治疗1个多月，症状消失，视力恢复到1.0～1.2，眼底出血、水肿、渗出等基本吸收，唯留下视盘境界不清。网膜色泽不均，视力已达正常而出院。追踪观察半年余，一般情况良好。

曾平以清营汤化裁为主方，分出血期、稳定期和吸收期三期施治。提出本病病机为热入营血，迫血妄行，血滞神膏，止血和消瘀是治疗关键。应注重清营透热，将营阴之热透达气分而清之，从而达到止血清源，标本同治之目的，但不可滥用苦寒之品和炭剂，易伤阴血而留瘀。出血期止中有散，止血而不留瘀，稳定期活血止血利水，散而不过。吸收期软坚散结，以减少渗出及纤维膜增生。共采用清营汤加减治疗视网膜静脉周围炎55只眼，若重度玻璃体积血患者服药10～15剂视力改善不明显者，局部加用尿激酶注射。结果总有效率83.64%。

谷启全在2002年1月～2004年8月期间，运用清营汤合蒲黄汤加减治疗因糖尿病而引起的视网膜病变，取得满意疗效。共计收治患者32例：男19例，女13例；双眼发病者14例，单眼发病者18例；右眼21例，左眼25例；年龄38～75岁；糖尿病病程4～15年。根据眼底检查、眼底荧光造影及血糖情况，视出血病变的时间长短，出血量的多少，参照全身及舌脉情况，辨证辨病相结合制订治疗方法。对于症见糖尿病眼底病变早期，发现眼底出血时间短，在5个月以内，视网膜微血管瘤少量散在，出血斑呈少量小片状或大片状，出血颜色鲜红，玻璃体内轻微混浊。血糖轻度偏高≥7.8mmol/L，身体状况一般，脉细数等。属热入血分，脉络受损，迫血妄行。治宜凉血止血，渗湿祛瘀。方用清营汤与蒲黄汤加减。方药：麦冬20g，连翘12g，金银花12g，牡丹皮15g，蒲黄炭10g，血余炭10g，白茅根20g，车前子20g，茯苓20g，甘草10g。对于糖尿病眼底病变中期，发现眼底出血半年以上，视网膜微血管瘤较多，有较多大片状出血斑，出血颜色暗红，伴有点片状白色渗出物，玻璃体混浊明显加重。伴有多饮，多尿，体重减轻，情绪易激动，血糖中度偏高，脉弦细，舌质暗苔薄稍腻。属肝郁气滞，湿热瘀阻脉络。治宜疏肝理气化瘀，除湿明目。方用逍遥散与祛瘀汤加减。方药：当归15g，赤芍15g，川芎10g，郁金12g，红花8g，麦冬20g，玄参15g，茺蔚子12g，白茅根20g，茯苓20g，车前子20g，柴胡12g，决明子20g，石决明20g，甘草10g。对于糖尿病眼底病变后期，发现眼底出血多在2年以上，因视网膜大量反复出血，玻璃体内大量出血与混浊使视力下降，眼底视网膜用检眼镜窥不见。全身困乏无力，虚汗多，多饮多尿明显，体重明显下降，血糖偏高≥12mmol/L。脉虚数，舌质淡苔腻。属久病气阴双虚，伴痰瘀互结之症。治宜气阴双补，活血化瘀，祛痰散结明目。方用血府逐瘀汤与加减驻景丸加味。方药：麦冬20g，玄参15g，党参15g，黄芪20g，当归15g，赤芍15g，白芍15g，茺蔚子12g，红花8g，白茅根20g，柴胡12g，茯苓20g，决明子20g，石决明20g，车前子30g，五味子15g，楮实子15g，枸杞子15g，女贞子15g，甘草10g。疗效标准：①治愈：眼底视网膜出血吸收，玻璃体混浊吸收，视力明显提高达0.6以上；②好转：眼底视网膜出血大部分吸收，可见大部分视网膜组织，玻璃体出血及混浊明显吸收，视力有提高；③未愈：眼底出血未吸收，玻璃体出血及混浊无改变，视网膜组织窥不见，视力无提高。结果：好转15例22眼，治愈11例18眼，有效率为86.96%。

徐小萍等人发现，清营汤治疗能有效提高糖尿病周围神经病变模型大鼠神经传导速度，改善其组织病理学表现，提高其血清及组织IGF-1的含量，具有营养神经、促进神经修复的功能，这可能是清营汤有效治疗糖尿病周围神经病变的重要作用机制。

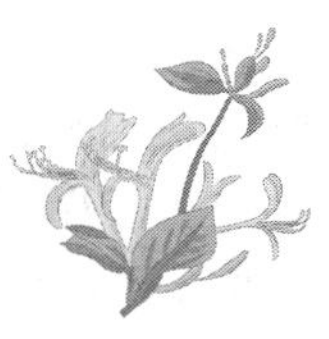

第四节　治疗其他科别疾病

一、治疗妇科疾病

陶向辉等人在2005年1月～2007年12月期间，采用黄连解毒清营汤，药渣小腹热敷，并结合西药抗感染治疗慢性盆腔炎，取得了满意疗效。共计收治患者200例：年龄19～47岁，平均35岁；病程最短4个月，最长12年。随机分为西医组及中西医结合组，每组100例。两组患者年龄、病程比较，差异无统计学意义（$P>0.05$）。两组患者治疗期间饮食习惯、生活方式及伴随疾病所用药物与治疗前保持一致。西药治疗：西医组氧氟沙星0.3g，替硝唑0.2g，均每日2次口服；另用庆大霉素8×10^4U、0.5%甲硝唑40ml、糜蛋白酶5mg、玻璃酸酶1500U混合液经阴道穹隆注入盆腔，每日1次，10天为1个疗程。中西医结合治疗中西医结合组除使用上述西药治疗外，另加中药黄连解毒清营汤口服，以中药清热、解毒、行气活血、祛淤、通络止痛治疗。组方为：黄连10g，黄芩15g，黄柏10g，栀子15g，水牛角60g，玄参10g，生地黄30g，麦冬15g，竹叶心6g，金银花15g，连翘15g，丹参15g。将中药药渣装入20cm×12cm布袋（布袋由生白布缝成长方形，一边封口、一边为可收缩拉紧的开口），趁热外敷下腹部。须注意温度，以免烫伤，若温度过高，可在药袋下加毛巾，尽量让药袋直接接触腹部，以利药物渗透于腹部。连续7天，每日1次，每次30分钟，14天为1个疗程，经期停用，下次月经干净后重复。疗效标准：①治愈：临床症状消失，子宫及附件无压痛，盆腔包块消失，B超检查子宫附件回声正常，包块及积液消失；②有效：临床症状基本消失，子宫及附件压痛轻，盆腔包块缩小，B超检查阳性征象改善；③未愈：自觉症状无改善，妇科检查及B超检查与治疗前相比无改善。结果：中西医结合组治愈85例，有效10例，未愈5例，治愈率为85%，总有效率为95%；西医组治愈64例，有效8例，未愈28例，治愈率为64%，总有效率为72%。两组比较，差异有统计学意义（$P<0.05$），中西医结合组的治疗效果明显优于西医组。

二、治疗儿科疾病

（一）川崎病

川崎病又称小儿皮肤黏膜淋巴结综合征，是一种以全身血管炎为主要病变的急性发热出疹性小儿疾病，高发年龄为5岁以下婴幼儿，男多于女，成人及3个月以下小儿少见。临床多表现有发热、皮疹、颈部非脓性淋巴结肿大、眼结合膜充血、口腔黏膜弥漫充血、杨梅舌、掌跖红斑、手足硬性水肿等。本病目前西医无特效疗法，中医一般认为属于温病范畴。

唐莉珍等人对收治的5例皮肤黏膜淋巴结综合征患儿采用清营汤加减治疗，取得了较好的疗效。5个病例中3岁半1例，2岁半2例，1岁1例，11个月1例，均为男性患儿。发病季节：秋季2例，冬季3例。病史最短2天，最长8天，平均6.5天。5例均有发热、烦躁不安，皮肤瘀斑及瘀点。其中表现为唇红，皲裂者4例，舌红绛4例，脉细数3例。有3例曾用抗菌药无效，3例同时加用川芎嗪静脉滴注。全部病人于急性期均用清营汤加减治疗。处方：水牛角10g，生地黄10g，赤芍10g，丹参10g，金银花10g，连翘10g，玄参10g，芦根10g，麦冬10g，甘草10g。每日一剂水煎服。若有口渴、大汗出之气分证，加用生石膏15g，知母10g。恢复期用药在清营汤的基础上加用红花10g，川芎10g。结果除1例加用激素和水杨酸制剂退热外，其余4例均用清营汤加减治疗后热退。退热时间11～16天，平均13.5天。皮疹消退日5～7天，平均6天。6项主要症状全部消失、近期治愈4例，1例好转。随访4例（4个月至两年半），患儿情况好，无心血管之并发症。

云霞等人运用中西医结合治疗川崎病12例，其中男性7例，女性5例。年龄最小2岁，最大8岁。持续发热5天以上者12例，多形性皮疹者9例，双眼球结膜充血者10

例，四肢末端硬肿者 11 例，唇红皲裂、杨梅舌者 7 例，颈部非化脓性淋巴结肿大者 9 例。确诊后用阿司匹林 30～80mg/（kg・d）口服，热退后减至 30mg/（kg・d），至症状消失，红细胞沉降率及血小板计数恢复正常，高热期用少量激素，均用抗生素预防感染。中药治疗：①卫气同病型：症见发热、恶寒、咳嗽、头痛、流涕、咽红口干，身见风团，色红或白，或伴痒感，舌红苔白，脉浮数。治宜清热疏风解表，方选银翘散合清营汤加减：金银花、连翘、薄荷、牛蒡子、水牛角、生地黄、黄连、牡丹皮、玄参、竹叶、芦根。②气营两燔型：症见壮热不退，烦躁不安，咽红目赤，肌肤斑疹，多形色红，唇赤干裂，手足硬肿触痛，指趾潮红，颈核肿大，舌绛而干，状如杨梅，脉数有力。治宜气营两清。选方：轻者用清营汤为主，重者用清瘟败毒饮。生石膏、生地黄、水牛角、金银花、连翘、玄参、芦根、天花粉、石斛。③气阴两伤型：症见口渴喜饮，身热已退，倦怠乏力，活动易汗，咽干口燥，舌红少津，脉数细。治宜益气养阴，清涤余热。方用沙参、麦冬、芦根、石斛、党参、五味子。各期均加丹参、赤芍、川芎、红花等活血化瘀之品，部分病人还用复方丹参注射液静脉滴注。结果临床痊愈 10 例，好转 2 例。其中病程最短 26 天，最长 51 天，平均疗程 32 天。

魏建和等收治川崎病患儿 58 例，其中男 33 例，女 25 例。发病年龄 5 个月～7 年，其中<1 岁 12 例，1～2 岁 18 例，2～3 岁 16 例，3～4 岁 8 例，>4 岁 4 例。58 例均有发热。入院时发热病程 1～14 天，平均发热 6 天。多为不规则热。58 例均有球结膜充血，口唇潮红皲裂。42 例有杨梅舌，48 例出现手足硬性水肿，18 例有肛周潮红脱皮。而恢复期 56 例出现指趾端膜性脱皮。26 例有明显的颈部淋巴结肿大，以单侧为主。随机分为纯西药组和中西药联合组。其中纯西药组 26 例，给以口服阿司匹林。急性期 30～50mg/（kg・d），分 3 次，体温正常后即减为 3～5mg/（kg・d），一次顿服，至临床症状消失，实验室恢复正常并维持 3 个月。有冠状动脉扩者，服药至冠状动脉内径恢复正常后 3 个月。急性期给丙种球蛋白 1g/（kg・d），连用 2 天，同时加用双嘧达莫 3～5mg/（kg・d），分 3 次口服。中西药联合组 32 例：在上述西药治疗的基础上加用清营活血汤治疗，基本方生地黄、丹参、水牛角、牡丹皮、金银花、连翘、川芎、红花、郁金、石膏、赤芍。淋巴结肿大加夏枯草，口唇干燥加石斛、天花粉，咽红加板蓝根、山豆根。热退后减石膏、水牛角等。入院一经确诊及服用，每日 1 剂，分 2～4 次口服，连用 1 月。结果：中西药联合用药组有效率 93.75%，纯西药组有效率为 73.07%。两者之间差异性显著（$P<0.05$），说明中西药结合治疗川崎病明显优于纯西药组。中西药联合组显效 22 例（68.75%），有效 8 例（25.00%），无效 2 例（6.25%）；纯西药组显效 10 例（38.46%），有效 9 例（34.62%），无效 7 例（26.92%）。两组从临床症状消失情况比较无明显差别。

李虹使用清营汤治疗 39 例川崎病，39 例患儿均符合日本 MCIS 研究委员会（1984 年）提出的诊断标准，其中男 20 例，女 19 例；年龄最大的 8 岁，最小的 13 个月；病程 5～25 天。全部病例均有程度不同的持续性发热，双侧结膜炎，口唇潮红，杨梅舌，口腔及咽部黏膜弥漫性充血，手足硬性水肿，及多形性红斑样皮疹。其中 5 例发生冠状动脉损害，2 例发生心肌炎，心脏 B 超报告动脉狭窄以左侧多见。治疗方法：常规西药给予静脉滴注，纠酸、支持治疗，口服阿司匹林，每日每公斤体重，早期高热病人 50mg，热退后 10～30mg，重症及合并冠脉改变者静脉滴注丙种球蛋白，每日每公斤体重 400mg，连用 3～5 天，用时口服双嘧达莫，维生素 E 等静脉滴注治疗，中医治疗以卫气营血辨证施治以缓解症状。急性期：表现为持续高热，口干渴，嗜睡与烦躁交替出现，双眼结膜充血，皮疹，口唇干红皲裂，杨梅舌，脉细数，属气营两燔，温毒发斑型，治当清热解毒，凉血泄营。方选清营汤合白虎汤加减，处方：水牛角 3～5g，生石膏、生地黄各 6～10g，丹参、金银花、连翘各 8～10g，大青叶 10～15g，赤芍、牡丹皮各 6～8g，玄参 8～10g，知母 3～6g。兼痰热者，加黄芩 3～6g，瓜蒌 6～8g。恢复期：表现为四肢末端脱皮，皮肤干燥，口唇干，手足心发热，盗汗，舌质干红，脉细数，属热灼津伤，气阴两虚，治以益气养阴、活血化瘀，方选生脉散合桃红四物汤加减：太子参 10～15g，五味子、麦冬、当归、川芎、赤芍、生地黄、桃仁、红花各 6～9g。低热不退加青蒿，鳖甲，纳呆加陈皮、神曲、麦芽各 6～10g，每日 1 剂，早晚各服 1 次。结果显效（用药 24～48 小时后体温降至正常，黏膜充血明显减轻，精神明显好转）21 例，好转（用药 24～48 小时后体温逐渐下降，症状，体征逐渐减轻）15 例，无效（用药 24～48 小时后仍有发热，症状、体征无明显改善）3 例，总有效率 92%。提示按卫气营血辨证配合西药治疗川崎病，能缩短病程，减少并发症。

曹国敏应用清营汤治疗小儿皮肤黏膜淋巴结综合征 36 例，其中男 22 例，女 14 例；年龄最大 14 岁，最小 9 个月；病程 7 天以内 11 例，8～14 天 25 例。36 例中多形皮疹者 29 例，颌下及颈部淋巴结肿大者 26 例，掌指、跖趾红肿者 19 例。白细胞计数增高 31 例，血小板计数增高 26 例，红细胞沉降率全部增快。临床表现为高热持续不退，颈淋巴结单侧肿大、触痛（非化脓性），嗜睡与神昏交替出现，皮肤红色斑丘疹，结膜充血，唇红而干，杨梅舌，脉细数。治疗采用静脉注射丙种球蛋白 400mg/（kg・d），连续 4 天，口服阿司匹林 50～100mg/（kg・d），分 3～4 次，连续 14 天，以后逐渐减量，在此基础上辅以加味清营汤。基本方组成：广角犀粉（或水牛角粉）1.5g，生地黄、玄参、甘草各 4.5g，牡丹皮 8g，金银花、连翘、生石膏各 10g，赤芍、知母、黄芩各 6g；乳蛾肿痛加板蓝根、蒲公英；口渴唇燥加石斛、天花粉；关节肿痛加忍冬藤、牛膝；高热不退可配用紫雪散。以上为 3 岁小儿药量，小于或大于 3 岁者适当减量或加量。每日 1 剂，水煎服，分 2～3 次温服。结果用药 7～10 天后，痊愈（临床症状及体征消失，白细胞及血小板计数恢复正常）25 例，占 69.4%，好转（体温恢复正常，白细胞及血小板计数恢复正常，口咽红赤略有减轻，颈部淋巴结疼痛减轻）8例，无效（发热无缓解，白细胞及血小板计数高于正常水平）3例，总有效率91.7%。

（二）手足口病

蔡志强应用清营汤治疗小儿手足口病，临床诊断病例50例，均有不同程度的手足口部疱疹、发热、咳嗽等症状，以清营汤基础上加入大青叶加强清热解毒，并根据卫气营血各阶段辨证分析，对所突出症状进行增加选药，如高热难退的，气分热炽的加石膏、青蒿清热透热；大便稀薄、纳差、湿热重的加藿香、薏苡仁、鸡内金化湿开胃；大便难、硬、热伤津液的加火麻仁、杏仁养阴通便；咳嗽、多痰、痰热的加贝母、海蛤壳等清热化痰；本组50例中，治愈26例，好转22例，有效率96%。

（三）水痘

康立媛在西医常规用药的基础上再煎服清营汤治疗水痘102例，高热不退者加青蒿，口干唇燥伤阴者加麦冬、葛根，日1剂，水煎2次合并药液，分3次服。并与单纯用西药治疗的96例患者相对比。治疗组的总有效率为96%，对照组的总有效率为79%，差异显著。

三、治疗外科疾病

左明晏等人利用清营汤化裁治愈阑尾切除术后高热 1例。患者，1周前行阑尾切除术，2天前刀口处化脓流稀水样脓液，发热，体温39.7℃，头晕目眩，纳差，神疲，小便微黄，小腹疼痛拒按，舌红绛苔薄黄，脉数无力。方用清营汤加减：金银花15g，连翘15g，水牛角20g，玄参15g，生地黄15g，黄连6g，竹叶10g，丹参15g，薏苡仁30g，赤芍15g，牡丹皮15g，白僵蚕10g，蝉蜕10g，姜黄10g，大黄10g，黄芪20g，党参10g，加水煎300ml，分次服，每日1剂，服药5剂，热退，精神好转，局部以庆大霉素纱布湿敷，刀口基本愈合，可下床活动。

冯亚宏等人采用清营汤治愈子宫全切术后高热1例。患者，女，59岁，因子宫内膜癌在麻醉下行全子宫+双附件切除术+盆腔淋巴结清扫术，术程顺利，术后予抗炎等对症处理。手术后第二天开始出现间断发热，体温最高达39.4℃。术后第四天，患者晨起即发热，上午体温最高达39.4℃；急查血常规回报：白细胞总数7.42×10^9/L，中性粒细胞百分比78.6%，血红蛋白69g/L；C－反应蛋白31.03mg/L；急查血糖8.07mmol/L；尿素氮2.66mmol/L；尿常规未见明显异常；血培养结果待回报。以广谱抗生素及补液支持治疗，并予赖氨酸阿司匹林肌内注射退热后，患者下午体温降至37.8℃。入夜发热再作，高热，体温39.3℃，微恶寒，无汗出，口不渴，无明显阴道出血，无恶心呕吐，无明显腹胀痛，纳食尚可，小便通畅，大便已解，夜寐欠佳。查体：神清，精神尚可，咽略充血，扁桃体无肿大，双肺呼吸音清，心率84次/分、律齐，未闻及病理性杂音，腹软，切口周围轻压痛，无红肿及渗出，双下肢无水肿；面色晦暗，舌嫩暗，苔黄厚，脉弦滑。辨证分析：患者身患癌症，本为毒热内伏之体，再加手术损伤，气阴不足，热邪独呈嚣张之势，再耗气阴，虽正气尚在奋起抗邪，毒热仍直入营血，故见高热，微恶寒，而无汗出；邪热深入营分，则蒸腾营阴，使血中津液上潮于口，故本应口渴而反不渴，舌嫩暗，苔黄厚；营行脉中，内通于心，热入营分则营阴受损，心神被扰，故见夜不成寐；患者正气不足，术后四天，尚未恢复，脉象应虚而反见弦滑之象，一方面说明毒热内盛，营阴暗耗于内，病情急迫，病势欲进，另一方面则反映了患者肝郁之本质。综观本病舌脉证，当属气阴两虚，热毒炽盛。中医诊断：术后发热（气阴两虚，热毒炽盛）；西医诊断：①子宫内膜癌；②高血压病2期；③2型糖尿病；④过敏性皮炎；⑤中度贫血。治法：益气滋阴，清热解毒。方选清营汤加减，具体用药如下：太子参30g，生地黄20g，玄参15g，金银花15g，茵陈15g，牡丹皮10g，野菊花12g，连翘12g，莱菔子12g，竹叶10g，黄连5g，枳壳10g，首乌藤30g，珍珠母30g，茯苓20g，生甘草4g，羚羊角（分冲）0.15g。暂予2剂，嘱急煎频服，每天服4次，每次200ml。二诊，服药后患者身热速退，至今日再未发热，唯大便稀、每天4次，夜眠较前好转，纳可，小便正常，自诉已无明显不适，查体无明显异常。舌嫩暗，苔黄厚较前好转，脉弦滑。处方：守原方去首乌藤、珍珠母、羚羊角，加入绿萼梅10g，炒白芍15g，冬瓜皮20g，继服4剂，每天1剂，每天服2次，每次200ml。停抗生素，中药治疗5天，术后恢复良好，痊愈出院。

徐宝国采用清营汤治愈疔毒走黄1例。患者，王某，男，12岁。3天前层起发觉鼻梁部有一粟米样脓头，局部灼热疼痛，掐破后挤压少许酱紫色脓血水。2天后肿势扩散，伴高热头痛，邀余诊治。诊见：周围肿势弥漫，身热烦躁，神昏谵语，舌绛脉数。体温40.5℃，白细胞18.7×10^9/L，中性粒细胞百分比89%。此外感暑热疫毒，发为鼻疔，因挤压而致邪毒扩散，入侵营血，为疔毒走黄之重症，急以泄热解毒、清营凉血、清心开窍。口服安宫牛黄丸1粒。另用清营汤加减：水牛角、金银花、紫花地丁各30g，生地黄、野菊花、连翘各20g，石膏40g，竹叶心、麦冬各10g，川黄连、生甘草各5g，牡丹皮12g，玄参15g。翌日，热势减，体温39℃，神清。再予原方加减续服5剂，体温降至正常，漫肿显著减退，后以拔毒生肌散疮口换药1周，病告痊愈。

姚自凤等人采用清营汤治愈头部疖子1例。患者，男。诉头部起疖子1个月，部分疖子呈脓包疮，伴咽干，口渴，心烦，失眠，无发热、头痛、恶心、呕吐、胸闷、心慌、咳嗽等症状，饮食可，大小便无明显异常。既往体健，无烟酒嗜好，平素爱吃火锅。查其舌质红，苔薄黄少津，脉滑。辨证为热入营血证，治以清热凉血，方以清营汤加减。药用：黄连9g，金银花15g，生地黄15g，玄参15g，麦冬15g，丹参15g，牡丹皮12g，竹叶10g，甘草5g。5剂，水煎服，每日1剂，早晚分服。服用5剂后，疖子明显好转，按原方继服5剂后痊愈。1年后随访，患者病情未复发。

李春艳利用清营汤加减治疗急性期丹毒1例，症见左下肢自膝以远皮色发红，状若涂丹，局部皮温高，伴肢体呈非凹陷性肿胀，压痛明显，足背有透明水疱，瘙痒不适，伴口干，纳差，睡眠一般，小便黄，大便偏干，1日1次。舌质红绛少苔，脉滑数。方选清营汤加减以清热利湿、凉血解毒。药方如下：水牛角30g，生地黄15g，牡丹皮15g，黄连9g，白茅根30g，板蓝根30g，金银花15g，连翘15g，玄参30g，苍术15g，黄柏15g，薏苡仁30g，甘草10g，水煎服，日1剂。外用如意金黄膏外敷，1日1次。7天后体温即恢复正常，左下肢肿胀疼痛已明显减轻，皮色微红有白色脱屑，足背水疱干燥结痂。纳眠均可，小便黄，大便调。舌质红，苔黄腻，脉滑。守上方去苍术、黄柏、板蓝根，再进10剂。停用如意金黄膏。随访半年无再复发。

四、治疗骨伤科疾病

不明原因发热（FUO）是骨科临床工作中颇为棘手且经常遇到的疑难疾病。祈文兵等以清营汤加减治疗骨科术后不明原因发热，而中医辨证属热入营血证型，取得较好疗效。临床资料：选择本院骨科术后伴发热患者，按FUO诊断标准进行筛选，临床表现有：发热，夜间尤甚，心烦，少寐身困，时有谵语，口渴或不渴，或有口苦咽干，脉数或脉滑，舌质红绛而干；符合标准的18例，男12例，女6例，年龄40～70岁；其中髋关节置换术后4例，膝关节置换术后2例，开放骨折术后8例，骨折择期手术后发热4例；术后伤口清洁干燥，无红肿、无异常分泌物；血常规检查白细胞总数及分类正常。没有发现肺部、泌尿系等其他部位感染。治疗方法：采用清营汤加减：水牛角20g，生地黄15g，金银花、玄参、麦冬各9g，丹参、连翘各6g，黄连5g，竹叶3g，若兼热痰，可加竹沥6g，川贝母9g；心烦少寐者加酸枣仁15g；口苦咽干加柴胡12g；每天1剂，水煎2次，早晚分服，5剂为1疗程。结果在18例患者中，治愈（体温恢复正常，患者热入营血症状体征基本消失）9例，好转（治疗后体温可恢复正常，但在停药3～5天后体温在37.5℃以上但未超过38.3℃，患者热入营血症状减轻）8例，无效（体温没有下降，高于正常，患者热入营血症状、体征无明显改善）1例，总有效率为94%。

胡关彪对四肢骨折术后病人62例应用清营汤加减内服，减少或降低术后高热的出现，获得满意疗效。在62例四肢骨折术后患者中，有男性41例，女性21例；年龄在12～71岁。其中股骨颈骨骨折8例，股骨骨折15例，胫腓骨骨折18例，胫骨骨折5例，髌骨骨折16例；新鲜骨折54例，陈旧骨折8例；开放性骨折23例，闭合性骨折39例。同时设对照组30例。性别、年龄、病种均有可比性。加减清营汤基本方：羚羊角粉冲1.2g，当归10g，生地黄15g、玄参15g、麦冬15g、丹参15g，川黄连5g、金银花15g、连翘10g、牡丹皮20g、大黄15g（后下），常规煎法。治疗组62例术后第2天开始服用，每天1剂，分上、下午服用，5剂为1疗程。对照组术后未服用此方。结果治疗组显效32例，有效27例，无效3例，总有效率为95.16%；对照组显效2例，有效3例，无效25例，总有效率为16.67%。

田玉宝利用清营汤治疗肢体损伤早期肢体关节红肿胀痛1例。患者14岁，女性。因骑自行车不慎跌仆致右肘关节肿痛2小时，右肘不能屈伸，动则痛甚。经X线片示：右肱骨髁上骨折，当时予手法复位后X线复查骨折端对位对线良好，予石膏固定。2天后再诊见右肘部肿胀较甚，皮红而热，伴发热、烦躁，右肘胀痛以夜间为甚，并出现张力性水泡，小便黄，舌红、苔薄黄，右手指血运尚好。此为血瘀脉外，热滞营血。治拟清营凉血，活血化瘀。方选清营汤与和营止痛汤化裁。处方：生地黄、金银花、连翘各15g，玄参、丹参、淡竹叶、麦冬、牡丹皮各10g，乳香、没药各6g，黄连、水牛角各5g，地鳖8g。服用3剂后肿胀、疼痛、发热症状明显缓解，水泡亦见吸收，继服4剂诸症悉去。

田玉宝应用清营汤治疗开放性骨折早期感染而出现红肿疼痛、伤口渗液不愈1例。患者23岁，男性。因左小腿被船挤挫伤致左胫腓骨下段开放性骨折。初在医院急诊欲行截肢术，家属未从，遂转来治疗，立即行清创切开复位髓内钉内固定术，术后予头孢唑林（先锋V）、头孢曲松钠（菌必治）等抗生素治疗1周后，伤处仍然肿胀、疼痛，伤口未愈合，有淡黄色液体渗出，并且伤口四周皮色暗红，触之皮热而硬，伴发热、烦躁，以傍晚为甚。诊为感染早期，遂中医辨证为邪毒积聚，热入营血。治拟清热解毒，清营凉血。方选清营汤与五味消毒饮化裁。处方：生地黄、金银花、连翘、野菊花、紫花地丁各15g，玄参、牡丹皮、生甘草、淡竹叶各10g，水牛角、黄连各6g，蒲公英30g。先服4剂红肿疼痛渐消，热退，渗液减少，再服5剂肿胀发热诸症尽去，伤口愈合。

洪国平以清营汤为基础方，并随症加减，再配合外用药结痂酊治疗烧烫伤患者630例。其中男392例，女238例，年龄0.5～70岁，平均年龄21岁。伤后0.5～73小时内就诊，平均18小时。烧烫伤占体表面积1%～85%，平均14%。浅Ⅱ度536例，深Ⅱ度或深Ⅲ度94例。头颈部121例，上肢148例，躯干部206例，下肢155例。休克121例。患有内科病11例。内服方以清营汤为基础方，若证见形体消瘦，面色无华，神疲乏力，食欲不振，创面痂块长期不脱，苔薄白或薄黄，舌淡红或胖嫩，舌边有齿印，脉细数或濡缓，加党参、黄芪、白术、当归、川芎。纳呆食少，腹胀便溏，舌淡苔白，脉细数或细弱，加党参、云苓、白术、焦三仙。外用结痂酊：生大黄1000g，黄芩1000g，黄柏1000g，黄连1000g，紫草500g。上药分别打碎，加入75%酒精5000ml密封浸泡，20天后去渣滤液加入冰片500g溶解，装瓶备用。清洁创面，将结痂酊装入消毒后的喷壶中，喷洒创面，随干随喷。48小时内即可形成保护膜，创面干燥结痂后减少喷洒次数，一般为2～3次/天。如发现痂皮下积液或积脓，则剪开痂皮，清除分泌物及脓液，用新洁尔灭湿敷创面30分钟，再用结痂酊喷洒，直至痂下无积液，创面愈合。结果3例小儿烫伤面积80%，入院后2天死于休克。3例成人烧伤85%，入院第5～7天死于肾功能衰竭。烫伤时间短，创面污染轻的浅Ⅱ度烫伤504例，10～15天痊愈，不留疤痕。烫伤时间长，创面污染重的Ⅱ度和Ⅲ度烫伤，愈合时间在15天以上，创面留有疤痕，其中8例切痂后，用游离皮片植皮，创面愈合。

参考文献

[1] 蔡志强．清营汤加减治疗手足口病50例［J］．医学信息，2011，24（5）：2202-2203.

[2] 曹国敏．加味清营汤治疗小儿皮肤黏膜淋巴结综合征36例［J］．陕西中医，2008，29（1）：1483-1484.

[3] 曾平．中药为主治疗视网膜静脉周围炎［J］．湖北中医杂志，2002，24（2）：34-35.

[4] 常玉光．清营汤加减治疗全身炎症反应综合征40例临床观察［J］．河北中医，2013，35（5）：707-708.

[5] 常忠莲，常章富．中医药治疗皮肤病举隅［J］．中国中药杂志，2007，32（13）：1342-1343.

[6] 陈力，单敏洁，李红兵．清热凉血法治疗红斑鳞屑及皮炎类皮肤病200例［J］．福建中医药，2003，34（4）：6-7.

[7] 陈立，苏映雪．清营汤临床应用举隅［J］．中国中医急症，2013，22（8）：1436.

[8] 陈义范．急救医案两则［J］．广西中医药，1999，23（3）：27.

[9] 陈玉安，陈凤霞．清营汤加减合皮质激素治疗急性视神经炎［J］．中华眼视光学与视觉科学杂志，1995（3）：153.

[10] 陈玉荣．清营汤加减治疗狐惑病2例［J］．吉林中医药，1993（2）：21

[11] 陈正贤．清营汤治愈氨苄西林素过敏3例［J］．四川中医，2005，23（12）：61-62.

[12] 董静．《温病条辨》中清营汤的运用及发挥［J］．中医药临床杂志，2007，19（1）：75.

[13] 范博妍，牛阳．牛阳教授治疗带状疱疹经验探析［J］．光明中医，2017，32（18）：2623-2624.

[14] 范崇信．中西医结合治疗过敏性紫癜性肾炎的临床疗效［J］．临床和实验医学杂志，2014，13（11）：903-905.

[15] 冯亚宏，许昕．清营汤治疗子宫全切术后高热1则［J］．环球中医药，2015，8（6）：729-930.

[16] 付波．中西医结合治疗小儿乙型脑炎24例［J］．国医论坛，2005，20（3）：36-37.

[17] 傅雷，吴颢昕，余晋，等．清营通脉法治疗血栓闭塞性脉管炎20例分析［J］．中医药学刊，2003，21（2）：312.

[18] 傅佩骏．清营汤加减治疗面部激素依赖性皮炎46例［J］．四川中医，2011，29（10）：99.

[19] 高金凤．清营汤加减治疗儿童单纯性过敏性紫癜32例疗效观察［J］．药物与临床，2009，6（34）：54-55.

[20] 高正星．清营汤加减治疗接触性皮炎［J］．四川中医，2000，13（2）：44.

[21] 谷启全．化痰祛瘀法治疗糖尿病视网膜病变32例［J］．河南中医，2005，25（9）：34.

[22] 顾伟民．麻杏甘石汤合清营汤治疗急性肺炎66例［J］．中国中医急症，2008，17（10）：1452.

[23] 韩志忠，唐群．柴胡清营汤加减治疗变应性亚败血症10例［J］．中医杂志，1984（2）：42-43.

[24] 何明清．大连翘汤合清营汤加减治疗过敏性紫癜36例［J］．中国民间疗法，2013，21（3）：42.

[25] 洪国平．清营汤合结痂酊治疗烧烫伤630例［J］．中国中西医结合外科杂志，2008，14（4）：426.

[26] 胡关彪．加减清营汤在骨折术后的临床应用［J］．中国中医药科技，1998，5（4）：254-255.

[27] 计高荣，何淼，张卓成，等．清营汤结合西医常规疗法治疗脓毒症临床观察［J］．上海中医药大学学报，2015，29（4）：27-29.

[28] 金碧琳，王晓英，唐伟兰，等．中西医结合治疗难治性特发性血小板减少性紫癜25例［J］．实用中医药杂志，2008，24（5）：300.

[29] 景宁珍．中药“清营汤”治疗成人斯蒂尔病1例［J］．中国冶金工业医学杂志，2014，31（1）124.

[30] 康立媛．中西医结合治疗水痘102例［J］．四川中医，2005，23（11）：73.

[31] 雷雪姣，付新利．清营汤在风湿免疫病中的应用［J］．长春中医药大学学报，2011，27（4）：580-581.

[32] 李春艳．清营汤在皮肤科临床应用验案举隅［J］．光明中医，2017，32（6）：881-882.

[33] 李刚，周晓媛，唐汝宁，等．小儿湿疹证治五法［J］．云南中医学院学报，2013，36（5）：71-73.

[34] 李汉永，李旭成，魏丛师．清营汤在急诊科运用验案举隅［J］．光明中医，2018，33（4）：571-572.

[35] 李虹．卫气营血辨证配合西药治疗川崎病39例［J］．陕西中医，2005，26（10）：1034-1035.

[36] 李佶伟．加减清营汤对乙肝后肝硬化内毒素血症患者内毒素水平的影响［J］．亚太传统医药，2017，13（9）：152-153.

[37] 李牧．透营转气法在皮肤科的应用体会［J］．吉林中医药，2009，29（8）：702-703.

[38] 李瑞，贺耀．清营汤合紫雪散治愈病毒性脑炎1例［J］．内蒙古中医药，1995（1）：13.

[39] 李素霞，吕文庆．清营汤合蓖杏膏治疗银屑病［J］．四川中医，1997（3）：36-37.

[40] 李炜，罗卫，蔡瑞康．中西医结合治疗红皮病型银屑

病的临床比较研究［J］．感染、炎症、修复，2011，12（3）：165-167.

［41］李新华，李新文，朱应采．清营汤治疗寻常型银屑病32 例［J］．实用中医药杂志，2001，17（8）：18.

［42］李永洙，罗日天，崔青松．清营汤治疗小儿鼻衄 12 例［J］．吉林中医药，1995（3）：28.

［43］李志明．中药清营汤加减治愈药物性皮炎 1 例体会［J］．基层医学论坛，2006，10（11）：1022.

［44］梁飞琼，谢迎庆．中西医结合治疗三氯乙烯中毒 4 例［J］．职业卫生与应急救援，2004（3）：162-163.

［45］刘斌，韩俊泉，王红，等．石建华教授对于清营汤治疗脓毒血症的临床体会［J］．内蒙古中医药，2015，34（11）：49.

［46］刘成学．清营汤治疗“庆大霉素”过敏性皮炎 6 例报道［J］．西部中医药，1990（3）：45.

［47］刘飞舟，王惠林．病毒性脑炎顽固性抽搐治验一则［J］．时珍国医国药，2006（4）：623.

［48］刘宏．清营汤治疗眼底出血例［J］．河南中医，2002，22（5）：32.

［49］刘莉．清营汤化裁治疗视网膜静脉阻塞［J］．中西医结合眼科杂志，1997，15（4）：206.

［50］刘淑花，毕俊英．清营汤加减治疗银屑病［J］．山东中医杂志，2002，21（4）：236.

［51］刘雪梅，刘向东，孙月．清营汤加味联合阿维 A 治疗中、重度斑块状银屑病患者的疗效及免疫调节作用［J］．实用医学杂志，2017，33（5）：816-819.

［52］刘雪梅．从血分辨治对顽固性慢性荨麻疹的疗效及对凝血功能和血清细胞因子的影响[J]．四川中医，2017，35（1）：138-142.

［53］刘志新，张林平．病毒性皮肤病诊治体会［J］．山东中医杂志，2013，32（10）：760-761.

［54］卢志坚．清营汤加减治疗 62 例银屑病患者的临床应用效果［J］．内蒙古中医药，2015（5）：19.

［55］鲁艳平，胡敬宝，郑娟丽，等．加减清营汤治疗乙肝后肝硬化内毒素血症热毒血瘀型的临床效果观察［J］．黑龙江中医药，2018（3）：17-18.

［56］马吉丽，荣大奇．清营汤化裁治疗过敏性紫癜 66 例［J］．长春中医学院学报，2005，21（3）：17.

［57］孟长君，孟国玮．清营汤加减治疗脑干出血患者所致其中枢性高热 1 例体会［J］．中国民康医学，2016，28（11）：79-80.

［58］闵仲生．中西医结合治疗红皮病型银屑病 34 例[J]．江苏中医药，2002，23（12）：26.

［59］欧柏生，李淑莉，官胜，等．田七清银汤治疗寻常型银屑病疗效观察［J］．中国中西医结合皮肤性病学杂志，2003，2（2）：119.

［60］欧柏生，杨华，王炳文，等．中西医结合治疗玫瑰糠疹 50 例［J］．中国民间疗法，2005，13（10）：15.

［61］潘永年．清营汤颗粒剂治疗玫瑰糠疹 21 例疗效观察［J］．河北中医，2001，23（11）：821.

［62］祁文兵，张自强．清营汤加减治疗骨科术后不明原因发热疗效观察［J］．陕西中医，2012，33（8）：1027.

［63］齐志卿．清营汤临床应用［J］．新中医，1988（9）：17.

［64］秦天富，秦丽玲．黄芩清营汤加减治疗过敏性紫癜 68 例临床观察［J］．中医药导报，2006，12（10）：45-46.

［65］沈蓉，肖红．自拟醒脑清营汤治疗病毒性脑炎 40 例［J］．中华实用中西医杂志，2005，18（17）：823.

［66］沈艳莉，何力．清营汤临床应用体会［J］．中国中医药信息杂志，2012，19（1）：83.

［67］施美贤．清营汤临床新用［J］．山西中医，1996，12（1）：38-39.

［68］石志才，唐虹丽．清营汤加减治疗暑温重证 1 例[J]．福建中医药，2001，35（4）：23.

［69］史红庭，倪鸿翔，胡晓雨．清营汤结合外敷大黄滑石粉治疗重症药物性皮炎 22 例疗效观察［J］．中西医结合实用临床急救，1996，3（6）：244-245.

［70］司鹏先，亓军波．清营汤加减治疗恙虫病 43 例［J］．山西中医，2002，18（2）：27.

［71］司在和．清营汤治疗皮肤病验案二则［J］．江苏中医杂志，1987（9）：21-22.

［72］宋小存．清营汤加减治疗放射性直肠炎 38 例［J］．陕西中医，2011，32（8）：1013-1014.

［73］孙玉甫．清营汤临床新用［J］．山东中医杂志，1988，7（5）：19-20.

［74］谭光波，曾松林．中西医结合治疗紫癜性肾炎 32 例临床观察［J］．湖南中医杂志，2003，19（6）：12-13.

［75］谭晓冬．清营汤新用［J］．北京中医，2000，32（2）：55.

［76］唐莉珍，景斌荣，葛安霞，等．清营汤加减治疗皮肤黏膜淋巴结综合征 5 例[J]．北京中医杂志，1987(2)：24-25.

［77］唐旭东．唐由君运用清营汤治疗急性白血病高热经验［J］．山东中医杂志，2003，22（9）：559-560.

［78］陶向辉，郑定容．黄连解毒清营汤配合抗生素治疗慢性盆腔炎疗效观察［J］．中国医药导报，2009，6（19）：92.

［79］田耕，袁政．自拟方金紫清营汤联合黄连青黛乳膏治疗寻常型银屑病血热内蕴证的疗效［J］．临床医学研究与实践，2018（28）：130-131.

［80］田玉宝．清营汤在伤科中的应用[J]．陕西中医，2000，21（6）：279-280

［81］童瑞敏，王成文，孔凡荣，等．清营汤加减联合阿奇霉素治疗恙虫病 12 例临床报道［J］．实用中西医结合

临床，2015，15（6）：44-45.
［82］童向斌，种永慧．清营汤妙用 1 则［J］．河北中医，2009，31（10）：1507.
［83］徒康宛，朱银芳，俞萍，等．加减清营汤治疗乙肝后肝硬化内毒素血症热毒血瘀型的临床研究［J］．南京中医药大学学报，2016，32（4）：322-325.
［84］屠庆祝，李方玲，牛春涛．清营汤加减治疗肾小球性血尿 23 例［J］．现代中西医结合杂志，2000，9（19）：1895-1896.
［85］王斗训，肖春妹．清营汤合犀角地黄汤加味治疗血热内蕴型白疕 30 例［J］．福建中医药，2014，45（6）：17-18.
［86］王光明．清营汤加减治疗慢性咽炎 30 例［J］．新中医，2008，40（3）：76.
［87］王立新，李伟，王娟，等．清营汤加减治疗银屑病 48 例临床观察［J］．中医杂志，2010，51（增刊 2）：201-202.
［88］王明志．适今可结合中草药治疗寻常型银屑病 80 例疗效观察［J］．黑龙江医药科学，2008，31（5）：2.
［89］王荣强，谢树润，姚连生．清营汤加减治疗红皮症型银屑病 5 例［J］．河北中医，1996（6）：42.
［90］王瑞科，刘伟．清营汤合四妙散加味治疗活动期强直性脊柱炎的临床研究［J］．中外妇儿健康，2011，19（5）：223-224.
［91］王莘智，农康康，许亮．旷惠桃教授治疗过敏性紫癜性肾炎经验总结［J］．中医药导报，2005，11（4）：8-9，12.
［92］王郁茹．急性紫癜性肾炎的中西医结合治疗［J］．中西医结合实用临床急救，1996，3（7）：305-306.
［93］王占奎，张立亭，付新利．张鸣鹤治疗系统性红斑狼疮经验［J］．中医杂志，2009，50（7）：596-597.
［94］王宗源．清营汤化裁治疗药物性皮疹 38 例［J］．江苏中医，1999，20（1）：29.
［95］魏国茂．辨热选方、拓展清营汤应用范围［J］．深圳中西医结合杂志，2003，13（2）：101-102.
［96］魏建和，梁桂珍，许津莉．清营活血汤辅助治疗小儿川崎病 32 例临床观察［J］．张家口医学院学报，2004，21（4）：17.
［97］魏旭，刘庭汉，齐志卿．内服外敷治疗银屑病 60 例［J］．上海中医药杂志，1988（7）：15.
［98］吴紫兰．中药治疗剥脱性皮炎 1 例［J］．中国临床医生杂志，1994（8）：51.
［99］肖倩倩，张晓光，张吉芳，等．温病经方清营汤辨证论治疑难杂病四则［J］．中医药通报，2011，10（2）：41-43.
［100］谢敬，席建元，李小鹏，等．清营汤配方颗粒联合阿维 A 胶囊治疗寻常型银屑病血热证 60 例临床观察［J］．湖南中医杂志，2018，34（7）：18-20.
［101］辛吉．清营汤合导赤散加减治疗斑丘疹［J］．四川中医，1998，15（10）：32.
［102］徐宝国．清营汤新用［J］．新中医，1992（2）：44.
［103］徐晋，傅雷，龙期伯．清营通脉法治疗血栓闭塞性脉管炎的临床研究［J］．南京中医药大学学报（自然科学版），2001，17（3）：152-153.
［104］徐小萍，杨进，朱平，等．清营汤对糖尿病周围神经病变大鼠神经修复作用的实验研究［J］．中国中医基础医学杂志，2009，15（11）：836-838.
［105］徐秀芹，刘春霞，权学莲，等．中西医结合治疗过敏性紫癜性肾炎 42 例疗效观察［J］．浙江中医杂志，2007，42（11）：638-639.
［106］徐徐飞．清营汤加减治疗过服阿司匹林致急性紫癜 1 例［J］．实用中医药杂志，2013，3（1）：83-84.
［107］杨应彪，李文艳．中药治愈 AIDS 患者因服奈韦拉平致中度皮疹 1 例报告［J］．云南中医中药杂志，2011，32（10）：90.
［108］姚奇志，张转霞，张艳红．清营汤治疗神经疑难热病 1 例［J］．上海中医药杂志，2016，50（10）：42-44.
［109］姚自凤，崔杰，党志博．清营汤临床应用举隅［J］．中国民间疗法，2015，23（5）：42-43.
［110］余彬，李建武，贾锐．清营汤加减治疗紫癜肾炎临床观察［J］．中国中医药咨讯，2011，3（20）：234.
［111］余方宇，徐颖鹤，沈群核，等．口服清营汤对脓毒症急性肾损伤的 Cys-C、NGAL、KIM-1 水平的影响［J］．中华全科医学，2017，15（7）：1230-1232.
［112］袁国荣，卢丽琴，钦志泉，等．加味清营汤对鼻咽癌放疗增效减毒的临床研究［J］．中医药学刊，2006，24（4）：670-671.
［113］云霞，唐惠川．运用中西医结合治疗川崎病 12 例［J］．海南医学，1995，6（4）：251.
［114］张国锦．清营汤加减治愈过敏性紫癜 1 例［J］．中西医结合杂志，1988（6）：329.
［115］张国强．清营汤治疗麻风结节性红斑一例［J］．甘肃中医，2002，15（6）：48-49.
［116］张瑞荣．加减清营汤治疗乙肝后肝硬化内毒素血症热毒血瘀型的临床效果分析［J］．中国农村卫生，2018（14）：14.
［117］张亚静．清营汤治疗全身炎性反应综合征患者 32 例疗效观察［J］．中医临床研究，2013，5（12）：9-10，12.
［118］张艳，蔡莉娟，刘文兵，等．清营汤加味对老年脓毒症患者胃肠道功能保护作用的临床观察［J］．上海中医药杂志，2016，50（7）：53-55.
［119］张烨雯，董一博，华华．皮肤病验案 4 则［J］．吉林中医药，2012，32（9）：953-954.
［120］张振汉．中西医结合疗法治疗寻常型银屑病 56 例疗

效观察[J]. 中国医药指南，2012，10（16）：275-276.

[121] 赵卫，杨佩琳. 中医辨证分型治疗中风发热 30 例[J]. 河北中医，2003，25（5）：343.

[122] 赵彦. 升降散合清营汤治疗慢性荨麻疹 33 例[J]. 光明中医，2016，31（13）：1906-1907.

[123] 镇东鑫，镇兰芳，镇水清. 透营转气法治疗银屑病关节炎 1 例[J]. 风湿病与关节炎，2014，3（10）：47-48，61.

[124] 支献峰，郭志才，郭建华. 紫癜汤治过敏性紫癜 60 例[J]. 江西中医药，1998，29（4）：34.

[125] 周琳，尚会敏. 清营汤治疗热毒炽盛型寻常型银屑病 56 例[J]. 光明中医，2011，26（11）：2226-2227.

[126] 朱慧华，陈燕萍，徐钢. 清营汤加味治疗小儿传染性单核细胞增多症 28 例疗效观察[J]. 河北中医，2001，23（8）：571.

[127] 左明晏，胡思荣. 清营汤治疗急性高热病案举隅[J]. 中国药物经济学，2014（1）：245-246.

第五章

四妙勇安汤现代临床应用

四妙勇安汤是中医临床著名方剂之一，为清热剂。一般认为该方最早出自清道光二十六年（公元 1846 年）由鲍相璈（字云韶）辑成的《验方新编》中。但经于福江考证发现，四妙勇安汤实则最早出自刊于康熙二十六年（公元 1687 年）的《石室秘录》，载述："如人有头角生疮……速以金银花一斤煎汤，饮之数十碗，可少解其毒，可保性命之不亡，而终不能免其疮口之溃烂也。再用金银花、元参各三两，当归二两，生甘草一两，日用一剂，服至七日，疮口始能收敛而愈。"随后，清代陈梦雷等人于编纂《古今图书集成·医部全录》时收入了本方，并于雍正元年（公元 1723 年）刊出。《验方新编》所述大抵取见于前人方书，自属新方实则无多。书中引用《石室秘录》内容甚多，其中涉及四妙勇安汤凡两处，均系有方而无名。且卷一头部门中所载方乃是摘录于《石室秘录》所载内容，其方药、剂量、用法等均无较大径改。而卷二所云"脱骨疽"治方乃是在照抄直录原书方药的景况下仅在用法上强调"一连十剂……药味不可减少，并忌抓擦"。究此所言，与《石室秘录》所先言明的"服至七日"均有连续服用的共同特点，且两书载论此方均归类于外科疮疽之症，方剂所属类同，故阐发此方精要所在唯非殊远，而方药组成、处方剂量、剂型特点均相一致，由此可证鲍氏于《验方新编》所载之方乃是源于《石室秘录》一书。

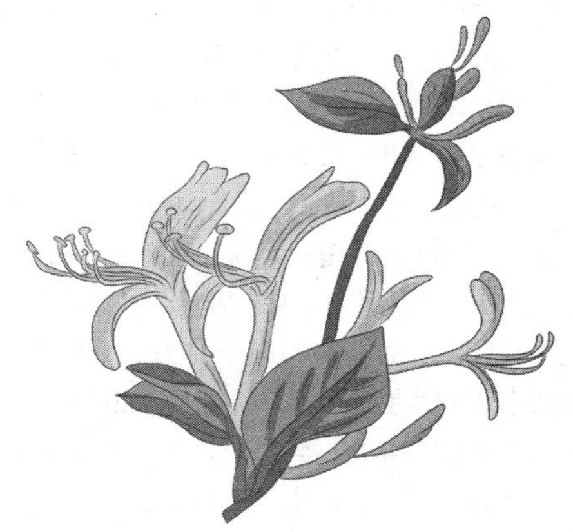

药物组成：金银花 90g，玄参 90g，当归 60g，甘草 30g。

用法：水煎服，一连 10 剂。药味不可少，减则不效，并忌抓擦为要。

功效：清热解毒，活血止痛。

主治：热毒炽盛之脱疽。患肢暗红微肿灼热，溃烂腐臭，疼痛剧烈，或见发热口渴，舌红脉数。

方解：本证多由湿热之毒，瘀而化热，瘀阻营血，热腐肌肉所致，治疗以清热解毒，活血止痛为主。金银花甘寒入心，善于清热解毒，故重用为主药，当归活血散瘀，玄参泻火解毒，甘草清解百毒，配金银花以加强清热解毒之力，用量亦不轻，共为辅佐。四药合用，既能清热解毒，又能活血散瘀，是治疗脱疽的良方。

化裁：如湿热重者，加川黄柏、苍术、知母、泽泻；血瘀明显者，加桃仁、红花、虎杖；气血两虚者，加党参、炙黄芪、生地黄、白术、鸡血藤。

仙方活命饮、五味消毒饮、四妙勇安汤均为阳证疮疡的常用方，均有清热解毒之功。三方的不同点在于：仙方活命饮为痈肿初起的要方，除清热解毒之外，还配伍疏风、活血、软坚、散结之品，功能清热解毒，消肿溃坚，活血止痛；五味消毒饮重在清热解毒，其清解之力较仙方活命饮为优，侧重消散疔毒；四妙勇安汤主治脱疽之热毒炽盛者，药少量大力专，且需连续服用。

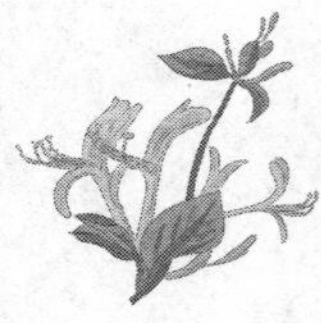

第一节　治疗心脑血管疾病

四妙勇安汤最早应用于治疗热毒型脱疽，随着研究的逐步深入，其临床应用范围逐渐扩大，在心脑血管疾病中的应用尤其受到重视，多应用于冠心病、心律失常、病毒性心肌炎、脑卒中后遗症、脑梗死、颈动脉硬化等，其中在冠心病的临床应用报道最多。

一、治疗心脏病

运用四妙勇安汤治疗的心脏病主要有冠心病、心肌炎、心悸、心衰、心颤等。

（一）治疗冠心病

郑惠伯运用加味四妙勇安汤治疗冠心病、胸闷、心绞痛，取得满意疗效。加味四妙勇安汤：当归 30g，丹参 30g，玄参 30g，金银花 30g，甘草 30g。气虚加黄芪、党参；气阴两虚加黄芪、党参、麦冬、五味子；肝肾两虚加何首乌、枸杞子、女贞子、墨旱莲；阳虚寒凝加附子、肉桂；阴虚血热加生地黄、麦冬、牡丹皮、赤芍；血瘀心胸刺痛加蒲黄、五灵脂；痰浊壅滞加全瓜蒌、薤白、姜半夏、陈皮、葶苈子；痰瘀交阻加姜半夏、陈皮、益母草、郁金；食滞脘痞加山楂、莱菔子；水气凌心加桂枝、白术、茯苓；浮肿而小便不利加黄芪（30～50g）、白术、茯苓、桂枝；心悸脉率增快加生脉散、玉竹、生地黄、枣仁、龙骨、牡蛎；脉率减慢加淫羊藿、肉桂或麻黄附子细辛汤；脉结或代加苦参、灵芝，或炙甘草汤；血压高加钩藤、夏枯草、杜仲、桑寄生；血压低加红参、麦冬、五味子、肉桂、黄精；胆固醇或甘油三酯过高加草决明、山楂、泽泻。心绞痛控制后，服用由"加味四妙勇安汤"为主组成的成药"舒心合剂"，1 个月为 1 个疗程，3 个疗程后，间断服药以巩固疗效。"舒心合剂"由当归、丹参、玄参、金银花、甘草、黄芪、党参、麦冬、五味子、川芎、红花、赤芍、降香、葛根、山楂、毛冬青、苏合香油组成。共治疗 163 例，其中有心绞痛者 154 例，治疗后显效 91 例，改善 59 例，变化不明显 4 例，总有效率 97.4%。

刘海涛运用加味四妙勇安汤治疗冠心病，共收治患者 60 例，其中男 41 例，女 19 例；年龄 40～49 岁 15 例，50～59 岁 24 例，60～69 岁 16 例，70 岁以上 5 例；体型肥胖者 31 例，中等型 19 例，瘦型 10 例；有高血脂病史 25 例，有高血压病史 33 例，有糖尿病病史 15 例，有胆囊炎病史 20 例，有胆石症病史 3 例；心肌梗死 6 例，合并心衰 20 例，合并心律失常 15 例；病史最长者 30 余年，最短者 1 年余。采用活血化瘀、解痉止痛、清热解毒之加味四妙勇安汤治疗。方药：当归 30g，金银花 30g，丹参 30g，降香 15g，甘草 30g，玄参 30g。心血瘀阻较重者加水蛭；水肿者合苓桂术甘汤；兼气虚者加黄芪、生脉散；脉结代者加甘松、桑寄生、炙甘草；痰湿重者加全瓜蒌、厚朴。每日 1 剂，连服 15 天为 1 个疗程。治疗时间最短 15 天，最长 3 个月。所有病例，在治疗期间见心绞痛发作时，给含服硝酸甘油片。结果：①在收治的 60 例患者中，心绞痛症状完全消失 45 例，剧烈活动后心绞痛偶发、静止期心绞痛完全消失 12 例，总有效率达 95%。②在 6 例心肌梗死患者中，停用硝酸甘油后症状完全消失 3 例，硝酸甘油减为维持量才能缓解心绞痛症状 2 例，总停减率 83%。③心电图完全恢复正常 15 例，心电图 ST－T 基本恢复 28 例，总有效率 72%。④血清甘油三酯、血清胆固醇降低或降至正常 24 例，总有效率为 96%。⑤在 33 例高血压患者中，血压降至正常或基本正常 23 例（70%），收缩压下降 20mmHg 以上或舒张压下降 10mmHg 以上而血压未恢复正常者 10 例（30%）。

王振云等人采用加味四妙勇安汤治疗冠心病，共计收治患者 50 例：男 32 例，女 18 例；年龄 45～66 岁，平均 52 岁；病程 1 个月～20 年。方药：当归 30g，玄参 30g，金银花 30g，丹参 30g，甘草 30g。气虚者加黄芪 30g；心血瘀阻甚者加红花 10g，川芎 10g，全蝎 10g；痰浊上扰者加石菖蒲 9g，白术 15g。水煎服，日 1 剂。15 天为 1 个疗程。疗效标准：①近期治愈：主症消失；②显效：主症基本消失；③好转：主症有改善；④无效：主症无改善。结果：治疗 1 个疗程后，近期痊愈 11 例（22%），显效 24 例（48%），好转 10 例（20%），无效 5 例（10%），总有效率为 90%。

吴同和以四妙勇安汤治疗不稳定性心绞痛，共收治患者 90 例，随机分为两组，每组各 45 例。治疗组：男 26 例，女 19 例；年龄 48～79 岁，平均 57.25 岁；病程 28 天～30 年；合并高脂血症 11 例，高血压病 14 例，糖尿病 7 例。对照组：男 24 例，女 21 例；年龄 46～78 岁，平均 56 岁；病程 10 天～25 年；合并高脂血症 8 例，高血压病 10 例，糖尿病 5 例。两组一般资料经统计学处理，组间各项参数均衡性好（$P>0.05$），具有可比性。两组均给予异山梨酯、美托洛尔、阿司匹林肠溶片等基础西药治疗，若心绞痛发作可含服硝酸甘油。治疗组在此基础上加服四妙勇安汤。方药：金银花 60g，玄参 60g，当归 30g，甘草 15g。水煎服，每日 1 剂，1 个月为 1 疗程。疗效标准：①显效：心绞痛不再发作或发作次数平均每周少于 1 次，心电图原有缺血性 ST 段压低或 T 波倒置恢复正常或有明显改善；②有效：心绞痛发作次数减少 50%以上，缺血性 ST 段压低或 T 波倒置有改善；③无效：心绞痛发作程度、次数及心电图无改善或恶化。结果：对于心绞痛，治疗组显效 16 例（35.6%），有效 23 例（51.1%），无效 6 例（13.3%），总有效 39 例（86.7%）；对照组显效 9 例（20.0%），有效 22 例（48.9%），无效 14 例（31.1%），总有效 31 例（68.9%）。治疗组疗效优于对照组，两组之间具有显著性差异（$P<0.05$）。对于心电图，治疗组显效 14 例（31.1%），有效 14 例（31.1%），无效 17 例（37.8%），总有效 28 例（62.2%）；对照组显效 9 例（20.0%），有效 10 例（22.2%），无效 26 例（57.8%），总有效 19 例（42.2%）。治疗组优于对照组，两组之间差异显著（$P<0.05$）。

朱寅圣运用四妙勇安汤合生脉饮治疗冠心病，共收治患者 120 例，年龄在 40～70 岁，其中男 82 例，女 38 例，病程最短 1 个月，最长 20 余年。方药：当归 30g，玄参 30g，金银花 30g，甘草 10g，人参 10g，麦冬 30g，五味子 10g。水煎服，1 剂/天。30 天为 1 个疗程。治疗时间最短 30 天，最长 90 天。在治疗期间，所有病例（除血压高者常规口服降压药、心绞痛发作给予速效救心丸舌下含服以外）全部停用其他治疗冠心病的西药。疗效标准：主症消失，随访 1 年以上未复发为近期治愈；主症基本消失，随访 1 年以上偶尔复发但不严重为显效；主症有改善，但随访 1 年内曾多次复发为好转；主症无改善，停止治疗为无效。心绞痛疗效：症状完全消失为治愈；剧烈活动后心绞痛偶发、静止期心绞痛完全消失为显效；心绞痛发作间期延长，时间缩短为好转；无改变为无效。心电图疗效：心电图完全恢复正常为治愈；心电图 ST－T 段基本恢复为显效；心电图 ST－T 段有所改善为好转。结果：治疗 1 个疗程后，近期治愈 33 例（27.50%），显效 56 例（46.67%），好转 26 例（21.66%），无效 5 例（4.17%），总有效率为 95.83%。患者均在受治当天起效。随访 1 年以上，个别患者病情复发，可仍用原方，亦获同样疗效。心绞痛疗效：治愈 63 例（52.50%），显效 36 例（30.00%），好转 16 例（13.33%），无效 5 例（4.17%）。心电图疗效：治愈 26 例（21.66%），显效 32 例（26.67%），好转 39 例（32.50%），无效 23 例（19.17%）。

孙春林运用加味四妙勇安汤治疗热毒血瘀型冠心病心绞痛，临床疗效显著。在 2008 年 1～7 月期间，共计收治热毒血瘀型冠心病心绞痛 60 例，其中男 33 例，女 27 例；年龄 40～70 岁，平均 60 岁；病程 1～10 年，平均 5.5 年。随机分为两组，每组各 30 例，两组患者性别、年龄、病程等临床资料经统计学分析，差异无显著性意义，具有可比性（$P>0.05$）。治疗组服用加味四妙勇安汤：黄芪 20g，金银花 15g，玄参 12g，当归 12g，甘草 3g，水蛭 5g，独活 10g。每日 1 剂，水煎取汁 300ml，分 2 次口服，早晚各 1 次，1 个月为 1 个疗程。对照组口服心可舒胶囊，4 粒/次，每日 2 次，1 个月为 1 个疗程。1 个疗程后观察疗效。疗效标准：①显效：心绞痛等主要症状消失或达到显效标准，心电图恢复至正常或达大致正常；②有效：心绞痛等主要症状减轻或达到有效标准，心电图改善达到有效标准；③无效：心绞痛等主要症状与心电图较试验前无明显变化；④加重：心绞痛等主要症状与心电图较试验前加重。结果：治疗组显效 6 例，有效 18 例，无效 6 例，总有效率 80%；对照组显效 3 例，有效 16 例，无效 11 例，总有效率 63%。治疗组优于对照组，两组间疗效有显著性差异（$P<0.05$）。

周广社运用加味四妙勇安汤治疗热毒血瘀型心绞痛，取得较好疗效。在 2006 年 7 月～2008 年 7 月期间，共计收治冠心病心绞痛患者 45 例。其中男 26 例，女 19 例；最小年龄 34 岁，最大 72 岁；病史最长 13 年，最短 2 年，平均 7.5 年。其中陈旧性心肌梗死 18 例，高血脂 12 例。方药：当归（酒炒）、丹参各 30g，金银花、玄参各 35g，太子参 20g，毛冬青（干品为 30g）鲜品 50g，白芍 15g，细辛 3g，甘草 30g。冠心病心力衰竭气虚者加黄芪、生脉散；血瘀甚者加冠心 2 号或桃仁、红花、水蛭；病毒性心肌炎加板蓝根、草河车；心律不齐者合甘麦大枣汤或百合知母汤；痰盛者加绞股蓝、茯苓、白术。水煎服，日 1 剂，早晚服药 1 次。疗效标准：①显效：症状消失或明显减轻，心电图恢复至“大致正常”或“正常”；②有效：症状减轻，发作次数减少，间歇期延长，心电图缺血改善；③无效：主要症状及心电图无改变。结果：胸痛、胸闷、气短均消失 30 例，基本消失 11 例，4 例无改变。其中 24 例心电图恢复正常，17 例大致正常，4 例同前，4 个疗程后全部正常。总有效率 91.1%。

廖荣德等人在常规西药治疗基础上加用四妙勇安汤煎剂，用于治疗不稳定性心绞痛，疗效满意。共收治冠心病心绞痛患者 48 例，随机分为治疗组和对照组，每组各 24 例。治疗组：男 18 例，女 6 例；年龄 52～80 岁，平均 64.8 岁；病程 4 个月～21 年，平均 7.46 年。对照组：男 16 例，女 8

例；年龄 49～79 岁，平均 62.7 岁；病程 3 个月～22 年，平均 6.87 年。两组均以胸痛或胸闷、心悸、舌质红、舌边瘀斑、苔薄黄为主要临床症状。两组患者在性别、年龄、治疗前病情上的差异无统计学意义（$P>0.05$），具有可比性。对照组采用常规镇静抗血小板、抗心绞痛、调脂治疗。治疗组在此同时服用四妙勇安汤：金银花 60g，玄参 60g，当归 30g，甘草 15g。水煎服，每日 1 剂，1 个月为 1 个疗程。疗效标准：①显效：症状消失，每周发作不多于 2 次，基本不用硝酸甘油，心电图及有关实验室检查恢复正常，C－反应蛋白和 D－D 二聚体转为阴性；②有效：症状减轻，心绞痛改善一度，即重度变中度，中度变轻度，轻度有明显减轻而未达间歇期延长，实验室检查有改善，C－反应蛋白和 D－D 二聚体明显降低；③无效：治疗后心绞痛和硝酸甘油用量无改变或虽有所减少但未达到改善程度者及心电图无改变，C－反应蛋白和 D－D 二聚体无改变。结果：治疗组显效 16 例，有效 6 例，无效 2 例，总有效率 92%；对照组显效 12 例，有效 4 例，无效 8 例，总有效率 67%。两组之间具有显著性差异（$P<0.05$）。此外，四妙勇安汤对不稳定性心绞痛患者的 C－反应蛋白、D－D 二聚体具有降低作用（$P<0.05$），对心电图有改善作用（$P<0.05$）。

范新发认为冠状动脉粥样硬化性心脏病心绞痛属中医学胸痹、心痛、心悸等范畴，治疗时主方以瓜蒌薤白桂枝汤、小陷胸汤、丹参饮、二陈汤、四妙勇安汤合方，并随症加减，收到较好疗效。典型病例：患者，男，68 岁。2008 年 12 月 22 日初诊。主诉：间断心悸、胸闷 10 年，加重 5 天。病史：患者 10 年前因劳累后出现心悸、胸闷，时发时止，每次持续数分钟，休息后缓解。冠脉造影示：左前降支狭窄＞60%。诊断为冠心病，予通心络胶囊、银杏叶片、异山梨酯等治疗可缓解。5 天前因情绪波动，心悸、胸闷症状加重，左胸闷痛，每次持续约 15 分钟，4～6 次/天，舌下含服硝酸甘油后缓解，伴口苦、口黏，心烦、失眠，舌质黯、苔黄厚腻，脉弦滑。实验室检查：血清总胆固醇（TC）7.2mmol/L，甘油三酯（TG）2.6mmol/L；心电图示：窦性心率，Ⅱ、Ⅲ、aVF 导联 ST 段压低 0.06mV，T 波低平。中医诊断：胸痹；证属痰湿内盛，胸阳闭阻，郁热扰心。西医诊断：冠心病，心绞痛；高脂血症。治则：化痰清热解毒，活血理气通阳。方投瓜蒌通脉汤加减：瓜蒌 30g，薤白 10g，半夏 10g，桂枝 10g，黄连 10g，金银花 30g，当归 10g，玄参 20g，甘草 6g，丹参 30g，檀香 6g，砂仁 6g，葶苈子 30g，桑白皮 20g，茜草 20g，水蛭 2g，大枣 5 枚。日 1 剂，水煎取汁 300ml 口服。5 剂后，2008 年 12 月 27 日二诊，胸痛症状明显好转，心悸减轻，胸痛次数减少，1 次/天，程度较前减轻，唯睡眠欠佳，心烦口干，舌苔转为白腻，该患者心病日久，精神抑郁，肝郁脾虚，湿邪仍存，故加陈皮 10g，茯苓 20g，厚朴 10g，枳实 10g，降香 8g，栀子 10g，珍珠母 30g。日 1 剂，水煎取汁 300ml，口服，连服 12 剂。2009 年 1 月 8 日三诊，胸痛症状进一步缓解，睡亦安，偶感心悸，舌质淡、苔白，脉细小数。复查心电图明显改善，Ⅱ、Ⅲ、aVF 导联 ST 段压低 0.03mV，T 波未见明显异常。续服原方，月余而愈，随访 6 个月未复发。

易律衡等人运用四妙勇安汤治愈冠心病心绞痛 1 例。患者，男，55 岁。因心悸伴胸闷 15 天，遇劳累受寒心悸加重就诊。诊断：冠心病，心房纤颤。证属痰浊瘀阻之证。治以活血化瘀，理气化痰，解痉止痛。方用四妙勇安汤加味：当归 30g，玄参 30g，金银花 30g，丹参 30g，生甘草 30g，细辛 15g，香菜子 15g，鸡血藤 30g。每日 1 剂，水煎，分 2 次服，7 剂，大有好转。后以温胆汤加减化裁巩固治疗，心律基本正常。

任继学运用四妙勇安汤加减治愈心肌梗死 1 例。患者，男，58 岁，2002 年 3 月 22 日因“心前区闷痛、气短 1 年”来诊。1 年前因心前区刺痛，查心电图示下壁异常 Q 波，肌红、肌钙蛋白升高，诊断为“急性心肌梗死、高血压病”，予西药降压、扩冠、调脂、抗血小板聚集及中成药心血通治疗好转出院。但其后步行约 100m 左右即感气短乏力，心前区闷痛，需休息及舌下含服硝酸甘油方能缓解。刻诊：心前区憋闷而痛，气短，周身乏力，两胁作痛，咽部不适，双手有麻木感，口干，大便干，纳可，睡眠差，时有心烦。舌质紫暗，舌下脉络怒张，苔薄白，脉沉弦有力。中医诊断：真心痛（气阴不足，瘀毒内结，损伤心之脉络）。西医诊断：陈旧下壁心肌梗死、高血压病。治法：补益气阴，化瘀透络解毒。四妙勇安汤加减：当归 15g，玄参 15g，金银花 50g，生蒲黄（包煎）15g，五灵脂（包煎）10g，麦冬 15g，骨碎补 15g，川芎 10g，地龙 10g，瓜蒌皮 15g，薤白 20g，党参 15g。水煎服，每日 1 剂，7 剂。2002 年 3 月 30 日二诊：胸闷痛明显减轻，大便略干，自觉畅顺，气短减轻，仍有两胁作痛，右侧为主，诉有胆囊炎病史，舌仍紫暗，舌下脉络怒张，脉沉弦有力。处方：当归 15g，玄参 15g，金银花 50g，生蒲黄（包煎）15g，五灵脂（包煎）10g，麦冬 15g，地龙 10g，瓜蒌皮 15g，薤白 20g，党参 15g，醋柴胡 15g，姜制厚朴 10g，姜黄 10g。7 剂。2002 年 4 月 8 日三诊：胸闷痛发作次数减少，活动范围较前增加，可步行 300m 左右，胁痛减轻，舌质同前，脉较前缓和。上方去瓜蒌皮、薤白，加炙黄芪 30g、荜澄茄 5g，继服 10 剂。2002 年 4 月 20 日四诊：病情较前明显好转，偶有胸痛发作，活动后略有闷感，口不渴，胁痛减。症情稳定，予前方继服，并配用生脉口服液以资巩固。半年后随访，患者可在家人陪同下去公园散步及上街购物，体力较前明显增强。胸闷痛偶有发作，服中药汤剂 1、2 剂即可控制，生活质量自觉有大幅度提高。

王立茹以四妙勇安汤为基础方加减化裁，治疗冠状动脉粥样硬化性心脏病，取得了满意疗效。共计收治患者 60 例，年龄 45～72 岁，其中男 37 例，女 23 例，病程最短半年余，最长 20 余年。方药：当归、玄参、金银花各 30g，甘草 10g。心气虚者合生脉饮、黄芪；痰浊湿重者加厚朴、瓜蒌；心血瘀阻伴刺痛者加水蛭、桃仁；气滞憋闷甚者加降香、甘松；

水肿者合苓桂术甘汤；阳虚隐痛手足清冷者加制附子、淫羊藿；气阴两虚口干、心烦、气短者加沙参、天冬、麦冬。水煎服，日1剂，30天为1个疗程。服药1～3个疗程。在治疗期间，所有病例（除血压高者常规口服降压药，心绞痛发作时给予速效救心丸舌下含服以外）全部停用其他治疗冠心病的西药。疗效标准：①临床疗效：主症消失，随访1年以上未复发为近期治愈；主症基本消失，随访1年以上偶尔复发但不严重为显效；主症有改善，但随访1年内曾多次复发为好转；主症无改善，停止治疗为无效。②心电图疗效：心电图完全恢复正常为治愈；ST－T段基本恢复为显效；心电图ST－T段有所改善为好转；无变化为无效。③心绞痛症状疗效：心绞痛症状完全消失为治愈；剧烈活动后心绞痛偶发、静止期心绞痛完全消失为显效；心绞痛发作间期延长、时间缩短为好转；无改变为无效。结果：①近期治愈17例（28.3%），显效25例（41.7%），好转15例（25.0%），无效3例（5.0%），总有效率为95.0%。随访1年以上，个别患者病情复发，仍用原方后，仍可获同样疗效。②心电图疗效：治愈11例（18.3%），显效16例（26.7%），好转20例（33.3%），无效13例（21.7%）。③心绞痛疗效：治愈30例（50.0%），显效19例（31.6%），好转7例（11.7%），无效4例（6.7%）。典型病例：患者，男，58岁。2009年1月16日就诊。主诉：心慌、气短、胸闷、心前区闷痛间歇性发作4年余，曾多次入院治疗，诊断为冠心病。间断服用硝酸甘油片、复方丹参滴丸等，病情反复发作，每遇劳累或情志不舒病情加重。本次就诊前5天因情志不遂出现胸闷胸疼、气短心慌、双下肢浮肿。刻诊：血压180/95mmHg，心率110次/分钟，律齐，舌下静脉迂曲扩张，舌红苔白，脉沉涩。心电图示：冠脉供血不足。中医诊断：胸痹，瘀血阻络型。治法：活血化瘀通络。方药：当归、玄参、金银花、桂枝各30g，甘草10g，茯苓、白术、水蛭、桑寄生、人参、麦冬各15g，丹参、泽泻各20g。水煎服，日1剂，共7剂。7天后，二诊自述小腿浮肿、胸闷气短明显改善，心电图大致正常。

王立茹还观察了四妙勇安汤对急性冠脉综合征（ACS）患者的临床疗效及其对血清超敏C－反应蛋白（hs－CRP）水平的影响，结果表明，加用四妙勇安汤可有效改善ACS患者的心绞痛症状，并能降低血清蛋白水平。在2007年～2009年期间，共收治冠心病急性冠脉综合征患者62例，其中不稳定型心绞痛44例，急性心肌梗死18例（其中Q波心肌梗死13例，非Q波心肌梗死5例）；男34例，女28例；年龄44～76岁。两组性别、年龄、UAP及AMI分布、心功能等均无统计学意义（$P>0.05$）。将患者随机分为对照组和治疗组，每组各31例。对照组采用ACS常规治疗（包括抗凝调脂、抗血小板、β－受体阻滞剂、血管紧张素转换酶抑制剂及硝酸酯类等）。治疗组在常规治疗基础上加用四妙勇安汤（当归、玄参、金银花各30g，甘草10g），心气虚者合生脉饮、黄芪，痰浊湿重者加厚朴、瓜蒌，心血瘀阻伴刺痛者加水蛭、桃仁，气滞憋闷甚者加降香、甘松，水肿者合苓桂术甘汤，阳虚隐痛手足清冷者加制附子、淫羊藿，气阴两虚口干、心烦、气短者加沙参、天冬、麦冬。水煎服，日1剂，早晚各服药1次。连续观察4周为1个疗程。疗效标准：①显效：无心绞痛发作，心电图恢复正常或大致正常；②有效：心绞痛发作及持续时间减少≥50%，缺血心电图改善；③无效：心绞痛发作次数及持续时间减少＜50%，心电图无改善。结果：治疗组显效12例，有效17例，无效2例，总有效率93.5%；对照组显效8例，有效16例，无效7例，总有效率77.4%。两组比较，差异有统计学意义（$P<0.01$）。

朱庆松等人运用四妙勇安汤合枳实薤白桂枝汤治疗冠心病，具有起效快、疗效可靠等特点。共收治患者80例，年龄30～80岁，男28例，女52例，病程最短1个月，最长20年。治疗予以四妙勇安汤合枳实薤白桂枝汤：当归30g，玄参30g，金银花30g，全瓜蒌30g，薤白30g，枳实15g，厚朴15g，桂枝10g，甘草10g。水煎服，日1剂。30天为1个疗程。治疗时间最短30天，最长90天。所有病例（除血压高者常规口服降压药、心绞痛发作时给予速效救心丸舌下含服以外）全部停用其他治疗冠心病的西药。疗效标准：①近期治愈：主症消失，随访1年以上未复发；②显效：主症基本消失，随访1年以上偶尔复发但不严重；③好转：主症有改善，但随访1年内曾多次复发；④无效：患者主症无改善，停止治疗。心绞痛症状疗效：心绞痛症状完全消失为治愈；剧烈活动后心绞痛偶发、而静止期心绞痛完全消失为显效；心绞痛发作间期延长、时间缩短为好转；无改变为无效。心电图疗效：心电图完全恢复正常为治愈，心电图ST－T段基本恢复为显效，心电图ST－T段有所改善为好转。结果：治疗1个疗程后，近期治愈23例（28.75%），显效36例（45.00%），好转16例（20.00%），无效5例（6.25%），总有效率为93.75%。心绞痛疗效：治愈23例（28.75%），显效36例（45.00%），好转16例（20.00%），无效5例（6.25%）。心电图疗效：治愈16例（20.00%），显效33例（41.25%），好转19例（23.75%），无效12例（15.00%）。

褚连军以四妙勇安汤为基础方加减化裁治疗冠状动脉粥样硬化性心脏病，疗效满意。共收治患者120例，年龄45～72岁，其中男74例，女46例，病程最短半年余，最长20余年。方药：当归、玄参、金银花各30g，甘草10g。心气虚者合生脉饮、黄芪；痰浊湿重者加厚朴、瓜蒌；心血瘀阻伴刺痛者加水蛭、桃仁；气滞憋闷甚者加降香、甘松；水肿者合苓桂术甘汤；阳虚隐痛手足清冷者加制附子、淫羊藿；气阴两虚、口干、心烦、气短者加沙参、天冬、麦冬。水煎服，1剂/天，30天为1个疗程，服药1～3个疗程。在治疗期间，除血压高者常规口服降压药、心绞痛发作时给予速效救心丸舌下含服以外，所有病例全部停用其他治疗冠心病的西药。临床疗效：①主症消失，随访1年以上未复发者为近期治愈；主症基本消失，随访1年以上偶尔复发但不严重者为显效；主症有改善，但随访1年内曾多次复发为好转；

主症无改善，停止治疗为无效。②心电图疗效：心电图完全恢复正常为治愈；ST－T段基本恢复为显效；心电图ST－T段有所改善为好转；无变化为无效。③心绞痛症状疗效：心绞痛症状完全消失为治愈；剧烈活动后心绞痛偶发、而静止期心绞痛完全消失为显效；心绞痛发作间期延长、时间缩短为好转；无改变为无效。结果：近期治愈34例（28.3%），显效50例（41.7%），好转30例（25.0%），无效6例（5.0%），总有效率为95.0%。随访1年以上，个别患者病情复发，仍用原方后，仍然可获同样疗效。心电图疗效：治愈22例（18.3%），显效32例（26.7%），好转40例（33.3%），无效26例（21.7%）。心绞痛疗效：治愈60例（50.0%），显效38例（31.6%），好转14例（11.7%），无效8例（6.7%）。

邹晓华在2009年12月～2010年12月期间，运用四妙勇安汤加味治疗心绞痛，取得较好疗效。共收治患者45例，其中男26例，女19例；年龄最小34岁，最大72岁；病史最长13年，最短2年，平均7.5年；陈旧性心肌梗死18例，高血脂12例。方药：酒当归、酒丹参各30g，金银花、玄参各15g，太子参10g，毛冬青（干品为30g）鲜品50g，白芍10g，黄连8g，细辛3g，甘草10g。冠心病心力衰竭气虚者加黄芪、人参、麦冬、五味子、附子；血瘀甚者加冠心2号或桃仁、红花、水蛭；病毒性心肌炎加板蓝根、草和车；心律不齐者合甘草、小麦、大枣或百合知母汤；痰盛者加绞股蓝、半夏、陈皮、茯苓、白术。水煎服，日1剂，早晚各服药1次。疗效标准：①显效：症状消失或明显减轻，心电图恢复至“大致正常”或“正常”；②有效：症状减轻，发作次数减少，间歇期延长，心电图缺血改善；③无效：主要症状及心电图无改变。结果：胸痛、胸闷、气短均消失32例，基本消失9例，4例无改变。24例心电图恢复正常，17例大致正常，4例同前（服药期间感冒，缩短服药时间），4个疗程后全部正常。总有效率91.1%。

范新发运用四妙勇安汤治愈胸痹1例。患者，男，54岁。2009年12月19日初诊。胸痛及左上肢疼痛15天。高血压病史10年。近15天来无诱因出现胸闷、胸痛，并连及左上肢及肩背部，活动后加重，饮食尚可，二便调。舌质红、苔黄，舌底脉络迂曲紫黯，脉弦滑。血压：160/90mmHg。心电图：ST－T段缺血性改变。中医诊断：胸痹。辨证：热瘀互结，痹阻脉络。治宜清热养阴，宣痹通阳。予四妙勇安汤合枳实薤白桂枝汤、丹参饮加减：金银花15g，玄参20g，当归20g，甘草6g，牛膝20g，瓜蒌15g，黄连10g，清半夏10g，薤白10g，桂枝12g，丹参30g，檀香6g，砂仁6g，厚朴10g，枳实10g，葶苈子20g，延胡索10g，川楝子10g，赤芍药10g，白芍药10g。7剂。日1剂，水煎服。二诊症状明显减轻，前臂内侧稍不适，舌淡、苔薄白，脉弦。治宜振奋阳气，活络止痛。处方：瓜蒌15g，黄连10g，清半夏10g，薤白10g，桂枝12g，丹参30g，檀香6g，砂仁6g，厚朴10g，枳实10g，葶苈子20g，延胡索10g，川楝子10g，赤芍10g，白芍10g，三七粉（冲）3g，茜草20g。日1剂，水煎服，7剂后诸症消失。

马绍泉采用归脾汤合四妙勇安汤辅助治疗急性冠脉综合征，收到良好疗效。在2009年12月～2011年12月期间，共收治急性冠脉综合征患者60例，随机分为观察组和对照组，每组各30例。观察组：男17例，女13例；年龄42～78岁，平均（67.3±9.6）岁；ST段抬高心肌梗死4例，非ST段抬高心肌梗死12例，不稳定型心绞痛14例；合并高血压4例，高脂血症3例。对照组：男22例，女8例；年龄41～79岁，平均（66.8±10.1）岁；ST段抬高心肌梗死7例，非ST段抬高心肌梗死11例，不稳定型心绞痛12例；合并高血压7例，高脂血症5例。两组患者在性别、年龄、分类、合并疾病等方面差异无统计学意义，具有可比性。对照组给予常规治疗：口服阿司匹林，100mg/d，每天1次；单硝酸异山梨酯20mg，每天2次；美托洛尔25mg，每天2次；辛伐他汀20mg，每天晚服用1次；入院前1周内给予单硝酸异山梨醇酯注射液滴注，同时给予低分子肝素皮下注射。观察组在对照组治疗基础上给予口服归脾汤合四妙勇安汤煎剂150ml，每天3次，连续10天。两组患者共治疗20天，治疗期间观察症状改善情况，采用心电图监测等。疗效标准：心绞痛分级改善大于2个级别或者心电图下移的ST段恢复大于0.1mV，为显效；心绞痛分级改善1个级别，或者心电图下移的ST段恢复大于0.05mV，为有效；心绞痛分级没有改善，心电图也没有改善，甚至出现恶化，为无效。结果：对照组显效21例，有效7例，无效2例，总有效率93.3%；观察组显效15例，有效8例，无效7例，总有效率76.7%。两组患者总有效率比较，差异有统计学意义（$P<0.05$）。

惠慧在2009年8月～2010年8月期间，运用四妙勇安汤加味治疗气滞血瘀证稳定型心绞痛，收到满意疗效。共收治患者60例，随机分成两组，每组各30例。对照组：男18例，女12例；年龄41～71岁，平均（60.92±7.49）岁；病程1～9年，平均（3.70±1.81）年。治疗组：男19例，女11例，年龄43～72岁，平均（61.23±7.83）岁；病程1～10年，平均（4.15±1.93）年。两组在性别、年龄、病程等方面差异无统计学意义（$P>0.05$），具有可比性。两组均以4周为1个疗程。对照组治疗：口服硝酸异山梨酯，每次5～10mg，3次/天；口服阿司匹林肠溶片，每次100mg，1次/天；口服酒石酸美托洛尔片，每次6.25～25mg，2次/天。治疗组治疗：在对照组基础上加用四妙勇安汤：金银花30g，玄参30g，当归30g，甘草10g，五味子15g，党参30g，麦冬30g，丹参50g。加水400ml，煮取200ml，1剂/天，分2次服用。临床症状疗效标准：①显效：心绞痛等主要症状消失或达到显效标准；②有效：心绞痛等主要症状减轻或达到有效标准；③无效：心绞痛等主要症状无改善；④加重：心绞痛等主要症状较实验前加重。心电图疗效标准：①显效：心电图恢复至“大致正常”或达到“正常心电图”；②有效：ST段降低，治疗后回升0.05mV以上，但未达到正常水平，在主要导联倒置T波变浅（达25%以上者），或T波由平坦变直立；③无效（或加重）：心电图与治疗前大致相同或治疗后ST段降低加重，T波加深，T波由平坦变倒置。结果：对于临床疗效，治疗组总有效率为93%，对照组总有效率为83%，治疗组优于对照组（$P<0.05$）。对于心电图改善，治疗组总有效率为83%，对照组总有效率为63%，治疗组优于对照组（$P<0.05$）。两组中医症状积分均明显下降，治疗组优于对照组，差异有统计学意义（$P<0.05$）。

徐自力运用四妙勇安汤加味治愈胸痹热毒瘀结证1例。患者，女，78岁，2010年10月12日初诊。患者有冠心病史10余年，有时伴发房颤，平时自服硝酸异山梨醇酯、阿司匹林等缓解。本次发病无明显诱因，症见胸痛，胸闷加重3天，伴憋气，心悸，活动后胸痛憋气加重。服硝酸异山梨醇酯10mg，3次/天，症状不能控制。饮食、睡眠尚可，二便调，舌暗红、苔薄黄，脉结代。血压：140/90mmHg。心电图：房颤，Ⅰ、Ⅱ、aVF、V2～V5ST段下移0.1～0.2mV。心脏彩超：主动脉硬化，左室舒张功能低。诊断：冠心病（劳力性心绞痛），心律失常（心房纤颤）。中医诊断：胸痹（热毒血瘀证）。方用四妙勇安汤加丹参30g、毛冬青30g、党参15g、黄芪30g。每日1剂，分2次煎服。二诊（10月15日），胸痛、胸闷、憋气明显改善，心电图导联ST段恢复正常。嘱其续服原方4剂，并停服硝酸异山梨醇酯、阿司匹林。三诊（10月20日），症状完全消失。嘱其每周2次服药，1年未发作。后停服近半年，发作心绞痛，服用该方症状消失。

张淑芹等人运用四妙勇安汤合失笑散治疗急性心肌梗死，疗效确切，并能改善患者血液流变学指标和心脏功能。共收治患者80例，随机分为对照组和治疗组，每组各40例。对照组：男24例，女16例；年龄44～73岁，平均（62.32±6.45）岁；病程（13.90±2.18）年。治疗组：男26例，女14例，年龄43～72岁，平均（62.32±6.94）岁；病程（4.23±2.03）年。两组在性别、年龄、病程等方面差异无统计学意义（$P>0.05$），具有可比性。治疗组予常规西医治疗：休息、吸氧、止痛、抗栓、ACEI、β-受体阻滞剂、他汀类药物、硝酸酯类药物等，有溶栓指征给予尿激酶溶栓，加服四妙勇安汤合失笑散。方药：当归30g，金银花30g，玄参20g，甘草15g，蒲黄6g，五灵脂6g。每日1剂，连用14天。对照组仅给予西医常规治疗。疗效标准：①显效：症状和体征完全缓解或心功能改善2级以上；②有效：症状和体征部分缓解或心功能改善1级；③无效：症状和体征无改善甚至恶化或心功能改善不明显。结果：治疗组显效28例（70%），有效8例（20%），无效4例（10%）。对照组显效18例（45%），有效10例（25%），无效12例（30%）。治疗组有效率高于对照组，差异具有统计学意义（$P<0.05$）。两组患者心功能及血液流变学指标与治疗前比较改善明显（$P<0.05$），并且治疗组改善程度优于对照组（$P<0.05$）。

周冰运用四妙勇安汤合失笑散治疗急性心肌梗死，可减轻心肌损伤。在2008年8月～2013年8月期间，共收治急性心肌梗死患者96例，随机分为对照组和观察组，每组各48例。对照组：男29例，女19例；年龄46～75岁，平均（62.9±7.6）岁；发病至确诊时间1～24小时，平均（2.1±1.5）小时。观察组：男33例，女15例；年龄44～75岁，平均（63.5±8.1）岁；发病至确诊时间1.5～24小时，平均（2.3±1.7）小时。两组一般资料差异无统计学意义，具有可比性（$P>0.05$）。对照组给予西药常规治疗。观察组在对照组基础上服用四妙勇安汤合失笑散：金银花25g，玄参15g，当归25g，五灵脂12g，蒲黄12g，甘草9g。1剂/天，水煎400ml，早晚分2次温服，首次服用需在确诊后1小时内。两组均连续治疗2周。结果：观察组心血管不良事件（MACE）发生率为14.58%，较对照组的35.42%明显降低，治疗后观察组丙二醛（MDA）、超氧化物歧化酶（SOD）血清水平均较对照组改善更为明显，差异均有统计学意义（$P<0.05$）。

何学春运用四妙勇安汤合枳实薤白桂枝汤治疗冠心病，效果确切，同时不良反应少。在2010年5月～2013年4月期间，共收治冠心病患者103例，根据就诊顺序奇偶数法分组。奇数者归为对照组，共52例，其中男30例，女22例，年龄54～80岁，平均（63.45±5.26）岁；体重54～88kg，平均（64.74±4.32）kg；病程1～15年，平均（5.26±1.22）年。偶数者归为实验组，共51例，其中男31例，女20例，年龄53～81岁，平均（63.57±5.33）岁；体重53～86kg，平均（64.48±4.65）kg；病程1～14年，平均（5.30±1.35）年。两组患者在年龄、体重、病程、性别等方面差异无统计学意义（$P>0.05$），具有可比性。对照组采用西医治疗：口服肠溶阿司匹林片100mg/d，辛伐他汀10mg/d，硝酸异山梨酯片150mg/d，同时服用β受体阻滞剂、钙通道阻滞剂，必要时需住院治疗，经静脉注射血塞通注射液、丹参注射液或银杏叶提取物注射液等。实验组在西医治疗基础上加用四妙勇安汤合枳实薤白桂枝汤（金银花15g，玄参15g，当归15g，全瓜蒌15g，薤白15g，枳实10g，厚朴10g，桂枝6g，甘草3g），加清水适量浸泡后煎煮，取汁40ml，1剂/天，分早晚2次温服。连续用药12周。疗效标准：①显效：临床症状消失，心电图恢复正常，随访6个月以上未复发；②有效：临床症状明显缓解，心电图ST-T段基本恢复，随访期间偶尔复发；③无效：临床症状未改善，心电图未改善，或多次复发。结果：对照组显效17例（32.7%），有效25例（48.1%），无效10例（19.2%），总有效率80.8%；实验组显效19例（37.3%），有效29例（56.8%），无效3例（5.9%），总有效率94.1%。与对照组对比，实验组总有效率较高，且不良反应发生率较低，差异具有统计学意义（$P<0.05$）。

朱安军运用四妙勇安汤治疗急性心肌梗死，收到较好疗效。在2012年11月～2013年11月期间，共收治急性非ST段抬高心肌梗死患者130例，其中男78例，女52例；年龄37～78岁，平均（56.8±8.5）岁；有高血压病史94例，高血脂症69例，糖尿病73例。随机分为实验组和对照组，每组各65例。两组患者年龄、性别、中医证候、既往危险因素、患病史等基线资料对比无显著性差异（P均>0.05），具有可比性。对照组给予规范内科药物治疗，如稳定血压，控制血糖，他汀类药物稳定斑块，降低心率，减少氧耗，拜阿司匹林抗栓治疗等。实验组在对照组基础上给予四妙勇安汤（当归20g，黄精30g，玄参30g，金银花30g，瓜蒌皮12g，川芎10g，甘草10g，水蛭6g），水煎服，1剂/天，早晚各服1次，7天为1个疗程，连用14天。疗效标准：①显效：心绞痛症状消失或发作次数减少>80%，硝酸甘油用量减少80%；②有效：心绞痛发作次数及硝酸甘油用量减少>50%；③无效：心绞痛发作次数及硝酸甘油用量减少<50%。结果：实验组总有效率为95%，对照组总有效率为94%，两组比较无显著性差异。治疗后，实验组反映心脏功能指标B型钠尿肽明显降低，与对照组比较有显著性差异。心脏超声示左心室射血分数两组比较无显著性差异（P>0.05），但反映心脏舒张功能指数E/Ea比值、E/A比值及反映心腔结构指数左心房内径、左心室舒张末期内径与对照组比较有显著性差异（P均<0.05）。实验组血浆中IL-6及TNF-α水平与对照组比较有显著性差异（P均<0.05）。

王未寒等人以冠心病类型中最常见的“慢性稳定型心绞痛”、“心血瘀阻证”患者为研究对象，以丹参饮合四妙勇安汤化裁治疗，取得满意疗效，并且缩短了Q-T离散度（QTd）和校正的Q-T离散度（QTcd）。在2012年5月～2013年4月期间，共计收治心血管疾病患者60例，均诊断为慢性稳定型心绞痛，以往曾做过冠状动脉造影术，冠心病诊断明确（未实施血运重建术），中医辨证心血瘀阻证患者。随机分为治疗组及对照组，每组各30例。两组患者临床资料差异无统计意义（P>0.05）。对照组治疗：服用拜阿司匹林，每次100mg，每日1次；美托洛尔，25mg，每日2次；贝那普利，10mg，每日1次。治疗组在此基础上加用丹参饮合四妙勇安汤化裁：丹参30g，檀香5g，砂仁5g，当归30g，玄参30g，金银花30g，甘草10g。加水600ml，浸泡30分钟，煎药机自动煎药、分装，每袋200ml，早晚各服1袋。两组疗程均为1个月。疗效标准：①显效：胸闷、胸痛等症状消失，心电图及有关实验室检查恢复至正常。②有效：胸闷、胸痛等症状减轻，发作次数减少，间歇期延长，实验室检查有改善，心电图ST段回升>0.05mV以上，但未达到正常水平，在主要导联倒置T波复位或T波平坦变为直立。③无效：主要症状胸闷、胸痛及心电图无改善。结果：治疗组显效14例，有效13例，无效3例，总有效27例（90.00%）；对照组显效10例，有效12例，无效8例，总有效22例（73.33%）。治疗组总有效率优于对照组（P<0.05）。心电图改善情况：治疗组显效13例，有效12例，无效5例，总有效25例（83.33%）；对照组显效10例，有效8例，无效12例，总有效18例（60.00%）。治疗组心电图改善情况优于对照组（P<0.05）。经丹参饮合四妙勇安汤化裁治疗后，临床疗效及心电图改善明显，QTd和QTcd亦缩短。

朱晨运用四妙勇安汤加减治疗不稳定型心绞痛，效果满意。在2011年5月～2013年5月期间，共收治不稳定型心绞痛患者120例。随机分成对照组和研究组，每组各60例。对照组：男38例，女22例；年龄42～78岁，平均（60.25±2.46）岁；体重54～88kg，平均（64.74±4.32）kg；病程1～15年，平均（5.26±1.22）年。研究组：男35例，女25例；年龄40～77岁，平均（58.29±3.25）岁；体重53～86kg，平均（64.48±4.65）kg；病程1～14年，平均（5.30±1.35）年。两组患者在性别、年龄、体重和病程上无显著差异，具有可比性。两组患者均口服异山梨酯片、阿司匹林片及硝苯地平片进行常规治疗，在不稳定型心绞痛紧急发作时舌下含服硝酸甘油片。研究组在此基础上服用四妙勇安汤加丹参、赤芍、红花、川芎，方药：金银花15g，玄参15g，当归10g，甘草15g，丹参15g，赤芍、红花、川芎各5g。脾虚胃寒者加用高良姜10g、砂仁10g。1剂/天，清水适量浸泡后煎煮，取汁400ml，分早晚2次温服。疗效标准：①显效：心绞痛发作次数明显减少，硝酸甘油用量减少70%，胸痛改善；②有效：心绞痛发作次数有所减少，硝酸甘油用量减少40%～70%，胸痛减轻；③无效：心绞痛发作次数未减少，硝酸甘油减少量少于40%，胸痛未改善。结果：对照组显效22例，有效21例，无效17例；研究组显效35例，有效23例，无效2例。对照组总有效率为71.67%，研究组总有效率为96.67%，差异有统计学意义（P<0.05）。治疗后，两组心绞痛发病频率和发病持续时间都有显著减少，差异有统计学意义（P<0.05）。治疗前两组差异没有统计学意义（P>0.05），治疗后两组差异有统计学意义（P<0.05）。治疗前两组患者的低密度脂蛋白和总胆固醇均没有显著差异，治疗后研究组血液动力学指标改善明显优于对照组，差异有统计学意义（P<0.05）。

李雅婧等人将丹参饮合四妙勇安汤化裁，自拟丹参解毒通络方，治疗热毒、瘀毒损伤心络的冠心病，取得了满意的临床疗效。丹参解毒通络方：丹参15g，土鳖虫9g，三七6g，当归15g，水蛭2g（研分2次吞），蝉蜕10g，玄参10g，金银花10g，连翘10g，黄连6g，地龙6g。典型案例：患者，女性，59岁。因反复发作胸闷、胸痛10年，加重3天来诊。本次发病无明显诱因，症见胸痛、胸闷阵作，活动后加重，伴口干口苦、心烦、失眠多梦，纳少，小便黄赤，大便干结。舌暗红、苔黄欠润，脉弦数。舌底静脉曲张。既往高血压病、高脂血症病10年。血压：152/96mmHg；心电图：Ⅰ、Ⅱ、aVFST段下移0.1～0.2mV。西医诊断：不稳定型心绞痛。中医诊断：胸痹，热毒瘀阻证。治宜清热解毒，活血通络。处方：玄参10g，丹参15g，三七6g，当归15g，地龙6g，水蛭2g（研分2次吞），黄连6g，金银花10g，连翘10g，蝉蜕10g，生龙骨20g（先煎），山楂10g，夜交藤10g，生牡蛎20g（先煎），炙甘草6g。连服7剂。二诊，胸痛、胸闷、失眠减轻，稍觉心慌，无心烦、口苦，食欲稍增加，大便调。前方去生龙骨、生牡蛎、夜交藤，加酸枣仁 15g，续服 6 剂。三诊，胸闷、胸痛消失，心电图上述导联 ST 段基本正常，前方加西洋参 15g、麦冬 10g、五味子 10g，续服 10 剂，巩固治疗。

李军辉将加味四妙勇安汤与通心络胶囊联合应用治疗非 ST 段抬高急性冠脉综合征，收效良好。在 2015 年 5 月～2017 年 1 月期间，共收治非 ST 段抬高急性冠脉综合征患者 68 例，随机分为对照组与观察组，每组各 34 例。对照组：男 21 例，女 13 例；年龄 43～86 岁，平均（68.45±10.68）岁。观察组：男 22 例，女 12 例；年龄 44～87 岁，平均（67.03±11.20）岁。两组基线资料无显著差异，无统计学意义，具有可比性。对照组采用西医常规治疗，给予他汀类药物、阿司匹林肠溶片、β受体阻滞剂、钙离子拮抗剂等。观察组在对照组基础上给予通心络胶囊及加味四妙勇安汤治疗。通心络胶囊每粒 0.26g，4 粒/次，3 次/天。加味四妙勇安汤组方：当归 30g，玄参 60g，金银花 60g，甘草 15g。水煎煮至 200ml，1 剂/天，分早晚 2 次服用。两组均持续用药 1 个月。根据 ACS 中医症候积分判定疗效，其中胸闷痛、心悸、气短等主症及面赤、身热、乏力、口唇发绀等次症每项均为 0～6 分：①显效：疗效指数≥70%；②有效：疗效指数 34%～69%；③无效：疗效指数≤35%。疗效指数＝（治疗前积分－治疗后积分）/治疗前积分×100%，有效率＝（显效＋有效）/总例数×100%。结果：治疗前两组中医症候积分差异不显著（$P>0.05$），治疗后观察组中医症候积分较对照组明显降低（$P<0.05$）；对照组有效率为 70.59%，观察组有效率为 94.12%，观察组明显高于对照组（$P<0.05$）；治疗前两组血清 sICAM－1、IL－8 水平差异不明显（$P>0.05$），治疗后观察组血清 sICAM－1、IL－8 水平较对照组明显降低（$P<0.05$）。

李雨等人在 2016 年 1 月～2018 年 1 月期间，采用四妙勇安汤合抵当汤加减治疗老年无痛性急性非 ST 段抬高型心肌梗死，疗效确切，在改善心肌缺血损伤程度、控制急性炎性反应、改善心功能等方面有明显优势。共收治老年无痛性急性非 ST 段抬高型心肌梗死患者 60 例，随机分为治疗组和对照组，每组各 30 例。治疗组：男 13 例，女 17 例；年龄 75～94 岁，平均（84.20±6.33）岁；合并原发性高血压 19 例，糖尿病 9 例，高脂血症 27 例。对照组：男 11 例，女 19 例；年龄 76～96 岁，平均（87.25±5.70）岁；合并原发性高血压 20 例，糖尿病 8 例，高脂血症 24 例。两组一般资料比较差异无统计学意义（$P>0.05$），具有可比性。对照组予西医常规药物治疗。治疗组在对照组治疗基础上加用四妙勇安汤合抵当汤加减：当归 40g，玄参 40g，金银花 40g，生甘草 10g，桃仁 10g，酒大黄 5g，水蛭 3g，虻虫 3g。痰浊闭阻证加瓜蒌 20g、薤白 10g、半夏 10g；寒凝心脉证加桂枝 10g、细辛 3g、薤白 10g；气阴两虚证加党参 20g、麦冬 10g、五味子 5g。煎药机代煎、分装，每袋 200ml，早晚分服。两组均治疗 2 周。疗效标准：①有效：病情缓解，心肌损伤标记物恢复正常值范围，临床症状（乏力、心悸、胸闷、气喘等）缓解；②无效：心肌损伤标记物不能恢复正常，临床症状不能缓解，甚至加重，心功能 Killip 分级增加 1 级以上，死亡。结果：治疗组总有效率为 93.33%，对照组总有效率为 76.67%，两组比较差异无统计学意义（$P>0.05$）。治疗组有效病例 cTNI 最大值低于对照组（$P<0.05$），cTNI 恢复正常时间短于对照组（$P<0.05$）。两组有效病例治疗后 BNP、C－反应蛋白均低于本组治疗前（$P<0.05$），且治疗组低于对照组（$P<0.05$）。

（二）治疗其他心脏病

1. 心肌炎

陈振益用四妙勇安汤合生脉散加味治愈病毒性心肌炎 1 例。患者，男，20 岁。1981 年 6 月 19 日诊。10 天前受凉后出现咽喉不适，咯痰肩关节酸痛，膝关节不利，因病情不重，未予治疗。昨日突然发生心悸，心前区闷痛，诊断为病毒性心肌炎。因青霉素过敏，又不愿服西药，求治于中医。刻诊：咽部充血，舌质红、苔白干粗糙，脉滑数。为外感风热挟湿、内侵心肌，治以清热除湿解毒、活血祛瘀、益（心）气、养（心）阴。治以四妙勇安汤合生脉散加味：金银花、太子参各 30g，当归、玄参、防风、防己、秦艽、木瓜各 15g，薏苡仁 20g，甘草、麦冬、五味子各 10g。服药 18 剂，诸症减轻，但出现红色丘疹散在于四肢，瘙痒。上方减二防、秦艽、木瓜，加连翘、黄柏、牡丹皮、地龙各 15g，生地黄 20g，全蝎 3g。守服 45 剂，心悸胸闷及红疹均消失，舌质淡红、苔白有津，脉小弦。复查心电图正常，心率 85 次/分，病愈。

周向锋等人对病毒性心肌炎病机属邪热留连、气阴两虚者，采用四妙勇安汤为主治疗，取得满意疗效。共计收治患者 31 例，年龄 12～42 岁，男性 21 例，女性 10 例。临床表现多为心悸，气短，胸闷或痛，四肢乏力，咽喉红肿，舌红少苔，脉细而结代。均经西医诊断为病毒性心肌炎。其中急性期 6 例，迁延期 25 例，心电图均异常改变，其中室性期前收缩 18 例，房性期前收缩 5 例，房室传导阻滞 3 例，ST－T 改变者 19 例。方药：金银花 30g，苦参 5～10g，当归 30g，生甘草 5～30g，生黄芪 30g，丹参 10～30g，苦参 5～10g。煎 30 分钟以上，2 剂，共分 4～6 次少量频服。若血糖偏高或肾功能不全，生甘草用量一般小于 5g；心悸较重，心电图示心动过速或有期前收缩者，重用苦参，酌加生龙骨、牡蛎等；胸闷或痛较重，除重用丹参外，可加砂仁 5g、降香 50g；痛甚者可加炮山甲 15g、三七粉 5g（吞服）；肢体欠温，玄参、金银花减半，加桂枝 10g、党参 30g；腹胀满等肠道症状明显者加陈皮、枳壳；咽红肿痛等呼吸道症状明显者加桔梗、板蓝根等。结果：经服 20～30 剂，18 例显效（症状消失，心电图恢复正常，随访半年以上未复发）；10 例有效（症状基本消失，心电图仍有异常或心电图正常，而偶有心悸，乏力等症状）；3 例效果不显（症状、心电图改变不明显）。总有效率 90.3%。典型病例：患者，男，21 岁。3 周前上呼吸道感染后，出现乏力、心悸等症状，西医诊断为病

毒性心肌炎，并经西药常规治疗。就诊时，自觉低热，乏力，心悸，胸闷气闭，纳差口干，腹胀，二便尚可，舌红少苔，脉细结代。体温37.5℃，心电图示ST段改变伴频发室性期前收缩。证属余邪未清气阴两虚，治以清热解毒、益气养阴。方药：生黄芪30g，金银花30g，玄参30g，当归30g，丹参30g，苦参10g，瓜蒌皮15g，生甘草20g，陈皮10g。服7剂后，症状明显减轻，原方加减续服20余剂，症状消失，心电图恢复正常，随访半年未见复发。

2. 心衰

周凌云等人运用加味四妙勇安汤治疗气滞血瘀证慢性心力衰竭，疗效显著。在2009年1月～2011年12月期间，共收治患者60例，随机分为观察组、对照组，每组各30例。观察组：男20例，女10例；年龄最小35岁，最大84岁，平均（57.6±7.7）岁；病程最短3个月，最长4年，平均（8.5±4.2）个月；冠状动脉粥样硬化性心脏病11例，高血压性心脏病8例，肺心病6例，扩张性心肌病4例。对照组：男21例，女9例；年龄最小33岁，最大80岁，平均（55.7±7.5）岁；病程最短3个月，最长4.3年，平均（7.8±3.7）个月；冠状动脉粥样硬化性心脏病12例，高血压性心脏病7例，肺心病7例，扩张性心肌病4例。两组患者性别、年龄、病程、基础症等临床资料无明显差异，具有可比性。两组患者均口服阿司匹林肠溶片，每次100mg，1次/天；口服阿托伐他汀片，每次20mg，1次/天。观察组在上述治疗基础上给予四妙勇安汤加味：当归30g，玄参30g，金银花30g，丹参30g，甘草30g，三七粉10g，川芎10g，全蝎10g。水煎服，1剂/天。两组均以4周为1个疗程，间隔1周，开始第二个疗程，共4个疗程。疗效标准：①临床近期治愈：心功能纠正至Ⅰ级，症状、体征基本消失；②显效：心功能进步2级以上，而未达到Ⅰ级心功能，症状、体征明显改善；③有效：心功能进步1级，而未达到Ⅰ级心功能，症状、体征有所改善；④无效：心功能无明显改善或加重、死亡。结果：临床治愈率观察组为57.50%，对照组为40.00%；总有效率观察组为95.00%，对照组为75.00%。两组差异显著（$P<0.05$）。治疗后全血高切黏度、全血中切黏度、全血低切黏度、血浆黏度、红细胞比容观察组分别为（3.52±0.62）mPa·s、（4.33±0.54）mPa·s、（7.18±1.55）mPa·s、（1.32±0.14）mPa·s及（34.43±5.54）%，对照组分别为（3.72±0.58）mPa·s、（44.52±0.64）mPa·s、（7.41±1.23）mPa·s、（1.41±0.15）mPa·s及（36.78±5.68）%，两组治疗后与治疗前比有明显下降（$P<0.05$），治疗后观察组改善优于对照组（$P<0.05$）。血清TC、TG、LDL－C、HDL－C观察组分别为（3.62±1.60）mmol/L、（2.32±1.54）mmol/L、（3.15±1.55）mmol/L、（1.92±0.14）mmol/L，对照组分别为（4.75±1.58）mmol/L、（3.32±1.64）mmol/L、（4.31±1.23）mmol/L、（1.56±0.15）mmol/L，两组治疗后与治疗前比有明显下降（$P<0.05$），治疗后观察组改善优于对照组（$P<0.05$）。

3. 心颤

刘兴明等人运用加味四妙勇安汤治疗心房颤动，疗效满意。共收治患者72例，男50例，女22例，年龄35～75岁，平均57岁，不包括房颤引起血流动力障碍、心绞痛等需紧急电复律者。其中阵发性房颤8例，持续性房颤50例，永久性房颤14例。随机分为两组。治疗组40例，口服加味四妙勇安汤7天后，改用丸剂口服。基本方：丹参、当归、玄参、金银花各30g，黄芪15g，党参、麦冬、五味子、桂枝各10g，附子、炙甘草各6g。对照组32例，以乙胺碘酮或美托洛尔为主，根据病情选药，均在治疗原发病基础上进行，有抗栓适应证者给予阿司匹林或华发林治疗，两组均以10天为1个疗程。疗效标准：①治愈：房颤消失，气短、胸闷、乏力、黑蒙等症状消失；②有效：心室率控制达标，静息时控制在60～80次/分钟，中等运动量时维持在90～115次/分钟，症状消失或减轻；③无效：心率控制不满意，症状无改善。结果：治疗组治愈6例，有效31例，无效3例，总有效率92.5%；对照组治愈4例，有效19例，无效9例，总有效率71.9%。两组差异有显著性（$P<0.01$）。

4. 心悸

杨玉岫运用四妙勇安汤治愈心悸1例。患者，女，32岁，干部。1957年10月9日诊。感冒发热后咽痛，心悸3月余，受凉或劳累后加重，伴胸闷气短，头昏乏力，肢酸体痛，口微干，夜寐欠安，易汗出。心电图提示：心律不齐，室性期前收缩。西医诊断为病毒性心肌炎，曾服地西泮、乙胺碘呋酮、普萘洛尔、谷维素，疗效欠佳。近因工作繁忙，胸闷心悸加重，期前收缩频繁，舌质红、苔薄黄，脉细数，偶见结代脉。症属外感邪热内舍于心，心气不宁，气阴两虚；治以清热解毒，宁心和营，益气养阴。方药：金银花20g，玄参15g，板蓝根20g，苦参15g，当归15g，丹参15g，麦冬15g，太子参20g，茯苓10g，茯神木10g，五味子3g，炙甘草6g。服7剂后，胸闷大减，心悸未作，睡眠亦宁。遂按上方加玉竹10g，服药2个月后，症状消失，心电图正常。

范新发运用四妙勇安汤亦治愈心悸1例。患者，女，50岁。2009年3月10日就诊。心慌、气短伴面部丘疹1个月余，曾到外院心内科、皮肤科就诊，效果不明显。刻诊：心悸，胸闷气短，活动后加重，面部丘疹痒痛明显（满面通红），体胖，舌胖、有齿痕、舌苔厚腻，脉结代。中医诊断：心悸；丘疹。辨证：气血虚损，痰湿阻滞成瘀，瘀久化热，上犯头面。治宜清热解毒，活血化瘀，补养心气。予四妙勇安汤加味：金银花20g，玄参20g，当归20g，牛膝20g，炙甘草6g，柏子仁10g，黄连10g，苦参10g，阿胶（烊化）10g，甘松6g，地肤子10g，葛根30g，刘寄奴10g，槲寄生20g。7剂，日1剂，水煎服。2009年3月17日二诊：心悸，胸闷，气短较前明显减轻，面部丘疹痒痛明显减轻，舌胖、有齿痕、舌苔厚腻，脉结代。原方加紫草10g、白鲜皮10g、淡豆豉10g，7剂，日1剂，水煎服。2009年3月24日三诊：心悸，胸闷，气短较前大减，面部丘疹痒痛消失（面部颜色基本正常），大便干，体胖，舌胖、有齿痕、舌苔薄白，脉细数。辨证以热邪伤阴津为主，治宜清热养阴，凉血活血。处方：生石膏 30g，生地黄 10g，麦冬 10g，知母 10g，牛膝 20g，地肤子 10g，白鲜皮 10g，浮萍 10g，茜草 20g，紫草 20g，槐花 10g，苦参 10g，当归 20g，赤芍药 10g，白芍药 10g，川芎 10g。7 剂，日 1 剂，水煎服。取效，继以健脾化湿之法调治，6 个月后随访未复发。

二、治疗脑部疾病

（一）治疗脑卒中

中医认为，脑卒中后产生瘀毒、热毒、痰毒互结，毒邪可败坏形体，痰瘀流窜经络，致血脉痹阻，经隧不通，损伤脑络，使脑神失用。病情迁延日久，痰瘀化热，气不能行，血不能濡，筋失濡养，肢体废而不用成半身不遂。风痰血瘀阻滞舌本脉络而出现语言不利。因此，治疗时在辨证的基础上配合解毒之法，可提高脑卒中后遗症治愈率。

李秀金运用四妙勇安汤治愈中风 1 例。患者，女，65 岁。1988 年 5 月 28 日初诊。患者于昨天上午 9 时许突然感到头晕脑胀，继则语言不清，左侧肢体麻木，抬举无力，伴有恶心呕吐，共吐 3 次，吐出物为所进食物，无抽搐、昏迷。二便正常，瞳孔等大，血压 90/60mmHg，舌淡红、苔薄白，脉细缓。证属气虚、血运迟缓、瘀血阻络；治宜活血通络补气。予四妙勇安汤加味：玄参 15g，当归 6g，甘草 6g，金银花 15g，竹茹 12g，黄芪 30g，川芎 9g，丹参 15g，党参 15g，菖蒲 15g，郁金 9g，木瓜 15g，伸筋草 15g。水煎服，日 1 剂。服 3 剂后，呕吐止，食欲增，患侧肢体渐复，上肢稍能上举，下肢屈伸无力，语言渐清，头脑清醒。效不更方，上方继服 9 剂，诸证消失。

姜鸿雁等人运用加味四妙勇安汤治疗脑梗死患者颈动脉粥样硬化斑块，效果较好。在 2005 年 1 月～2006 年 6 月期间，共收治脑梗死患者 156 例，进行颈动脉超声检测，其中颈动脉斑块阳性者 117 例，最终完成观察 65 例。将其随机分为四妙勇安汤组和对照组。四妙勇安汤组 35 例，男 19 例，女 16 例，年龄 42～76 岁，平均（55.6±7.4）岁；腔隙性脑梗死 20 例，非腔隙性脑梗死 15 例；原有高血压病史 21 例，糖尿病病史 9 例，高脂血症病史 7 例，吸烟史 5 例，酗酒史 3 例。对照组 30 例，男 16 例，女 14 例，年龄 41～75 岁，平均（57.4±7.5）岁；腔隙性脑梗死 19 例，非腔隙性脑梗死 11 例；原有高血压病史 20 例，糖尿病病史 10 例，高脂血症病史 3 例，吸烟史 3 例，酗酒史 3 例。两组间临床资料比较差异无统计学意义。四妙勇安汤组不论血脂高低均予四妙勇安汤加味：玄参 15g，金银花 20g，牡丹皮 15g，黄芪 15g，白术 12g，水蛭 6g（研末冲服），地龙 12g，川芎 10g，毛冬青 15g，丹参 12g，鸡血藤 15g，甘草 6g。痰浊重者加石菖蒲 12g、陈皮 8g；瘀甚者加红花 6g、赤芍 12g；抽搐痉挛者加白芍 15g、钩藤 12g；患侧瘫软无力加桑寄生 12g、川续断 12g、牛膝 12g。每日 1 剂，口服，随症加减。对照组不予四妙勇安汤，但正规服用其他药物治疗，血脂异常时调整饮食结构。两组均视病情需要正规应用抗高血压、降血糖或抗血小板药物治疗，监测肝功能。采用门诊和再住院等方式进行为期 3 个月、6 个月的随诊。结果：四妙勇安汤组血脂在用药 3 个月后即维持于一稳定水平，TC、TG、LDL－C 水平下降而 HDL－C 水平上升，与治疗初比较差异有统计学意义（$P<0.05$）。提示加味四妙勇安汤能够纠正血脂异常，具有一定调节血脂作用。四妙勇安汤组在治疗第三个月时斑块积分与初诊时相比差异无统计学意义（$P>0.05$），在应用 6 个月后颈动脉斑块积分呈现下降趋势，与初诊及对照组比较差异有统计学意义（$P<0.05$）。说明加味四妙勇安汤具有一定的抗动脉粥样硬化作用，且需要较长期服药才能达到这种效应。

易律衡等人运用四妙勇安汤治愈脑梗死 1 例。患者，男，47 岁。因突发右半身活动不利 3 小时就诊。症见：神志清楚，舌强、语涩，反应稍有迟钝，右半身活动不利，舌紫黯，舌下静脉曲张，苔薄黄，脉沉细稍数。诊断：脑梗死。证属气虚失养，痰瘀阻遏脑络。治以活血通脉，涤痰散浊，通络开窍。方药：金银花 90g，玄参 90g，当归身 60g，生甘草 50g，生棕榈叶 30g，益母草 30g。7 剂，水煎，频频饮服。服药后症状减轻，后以涤痰开窍汤、益气化瘀汤交替服用，经 3 个月治疗，现可自行行走，能做一些家务劳动。

何世林等人联合加味四妙勇安汤治疗出血性卒中并下肢静脉血栓形成，安全、有效，不良反应少。在 2006 年 8 月～2009 年 8 月期间，共收治患者 38 例，随机分为两组。单纯西药组：18 例；男 10 例，女 8 例；年龄（60.17±5.43）岁。出血部位：壳核 8 例，丘脑 6 例，蛛网膜下腔出血 2 例，脑干、小脑各 1 例；出血量（35.12±1.13）ml；血栓位于左侧 11 例，右侧 7 例；髂、股静脉血栓形成 3 例，小腿静脉血栓形成 6 例，髂、股及小腿静脉均有血栓形成 9 例。中西医结合组：20 例；男 9 例，女 11 例；年龄（60.32±5.15）岁。出血部位：壳核 9 例，丘脑 8 例，小脑 2 例，脑干 1 例；出血量（35.06±2.31）ml；血栓位于左侧 9 例，右侧 11 例；髂、股静脉血栓形成 5 例，小腿静脉血栓形成 5 例，髂、股及小腿静脉均有血栓形成 10 例。两组一般资料比较差异无统计学意义（$P>0.05$），具有可比性。基础治疗：两组均予 10%氯化钾注射液 40～50ml，加入 5%葡萄糖注射液 1500～2000ml 或 0.9%氯化钠注射液 500～1000ml 中静脉滴注，维生素 C 2～3g 加入 5%葡萄糖注射液 1500～2000ml 中静脉滴注，20%甘露醇注射液 150～250ml，每 6～8 小时加压静脉滴注 1 次；合并感染者予抗生素治疗。同时根据血生化检验情况维持水、电解质平衡，保护肝、肾功能；生命体征不稳定者予生命支持。中西医结合组在基础治疗的同时加用加味四妙勇安汤：玄参 30～50g，金银花 30g，当归 20～30g，赤芍 15～20g，牛膝 10～15g，泽泻 20～30g，木瓜 10g，羌活 10g，威灵仙 10g，生甘草 10～15g。舌红无苔加沙参

10g，少气懒言、脉沉细无力加太子参 10g。每日 1 剂，水煎鼻饲或喂服，连用 3 周。结果：单纯西药组完全复通型 B 1 例（5.6%），部分复通型 6 例（33.3%），未复通型 11 例（61.1%）；中西医结合组完全复通型 A 1 例（5.0%），完全复通型 B 13 例（65.0%），部分复通型 5 例（25.0%），未复通型 1 例（5.0%）。两组比较差异有统计学意义（$P<0.01$）。死亡 3 例，其中单纯西药组 2 例，分别死于肺栓塞和急性肺水肿；中西医结合组 1 例，死于急性心肌梗死。两组凝血酶原时间（PT）、凝血酶原时间国际化比值（INR）、活化部分凝血活酶时间（APTT）、凝血酶时间（TT）、纤维蛋白原含量（TIG）比较，差异均有统计学意义（$P<0.05$，$P<0.01$）。典型病例：患者，女，78 岁，2008 年 7 月 6 日就诊。主诉：右侧肢体活动不利、言语不清 3 周余。患者 3 周前在家如厕摔倒后，出现右侧肢体活动障碍，言语不清，不伴意识障碍、吞咽困难等。在某医院诊断为脑梗死，中西医治疗后好转出院，就诊时患者右侧肢体仍活动不利，言语謇涩，乏力，纳可眠差，二便调，舌质黯、苔白，脉滑。查体：左侧肌力 5 级，右上肢肌力 1+级，右下肢肌力 3 级。诊断：脑梗死（恢复期）。辨证：气虚血瘀，瘀毒痰毒互结。治法：益气活血，化痰解毒通络。方用四妙勇安汤合补阳还五汤加减：玄参 30g，金银花 20g，当归 15g，黄芪 50g，红花 10g，地龙 10g，桃仁 12g，赤芍 10g，石菖蒲 12g，远志 15g，茯苓 18g，川续断 15g，牛膝 12g，伸筋草 20g，甘草 6g。服用 7 剂后复诊，右上肢肌力 2 级，右下肢肌力 3+级，言语不清减轻。上方活血药减量，继续服用半个月后，右上肢肌力 3+级，右下肢肌力 5 级，言语渐清。嘱患者再服 1 周，以进一步加强疗效。

蒋士生等运用四妙勇安汤治疗出血性和缺血性脑卒中，具有良好的预防脑卒中患者复中的作用。在 2000 年 4 月～2006 年 4 月期间，共收治患者 184 例，均为已经渡过脑卒中急性期的第一次中风，辨证为肝阳上亢、络脉瘀阻证型。观察期限 5 年，于 2011 年 4 月完成全部观察。其中脑出血性中风患者 32 例（均为高血压自发性脑出血），脑缺血性中风患者 152 例（脑梗死 24 例，脑血栓形成 128 例），年龄最大 89 岁，最小 48 岁，男 110 例，女 74 例。每一病种病例均随机分为对照组和治疗组，每组各 92 例。各组患者的年龄、性别、病种分布差异无统计学意义。对照组常规西医治疗，包括降血压、降血脂、控制血糖、使用神经营养剂和抗凝药物如阿司匹林、神经功能康复训练等。治疗组在常规西医治疗的基础上或停用西医治疗的情况下予四妙勇安汤加味：金银花 30g，玄参 30g，当归 20g，甘草 10g，白茅根 30g，郁金 10g，枸杞子 15g。痰多加法半夏 6g、石菖蒲 10g；气虚加黄芪 20g。上药头煎加水 500ml，煎成 200ml，二煎加水 400ml，煎成 200ml。每次服 200ml，早晚各服 1 次。隔日 1 剂，14 剂为 1 个疗程。每月 1 个疗程，每年 12 个疗程。结果：对照组 5 年内复中率为 17.39%，死亡率为 34.78%；治疗组复中率为 4.35%，死亡率为 14.13%。经比较，治疗组复中率和死亡率明显低于对照组（$P<0.01$）。

于成涛运用四妙勇安汤加减治疗脑卒中恢复期下肢深静脉血栓形成，取得了很好的临床疗效。共收治患者 60 例，随机分为观察组和对照组，每组各 30 例。观察组：男性 19 例，女性 11 例；平均年龄（56±6）岁；血栓位于患侧 24 例、对侧 4 例、双侧 2 例，股腘静脉血栓形成 9 例、小腿肌间静脉血栓形成 15 例、股腘及小腿肌间静脉均有血栓形成 6 例。对照组：男性 16 例，女性 14 例；平均年龄（58±8）岁；血栓位于患侧 26 例、对侧 1 例、双侧 3 例，股腘静脉血栓形成 8 例、小腿肌间静脉血栓形成 19 例、股腘及小腿肌间静脉均有血栓形成 3 例。两组在性别、年龄、患病侧、患病位置方面无显著差异（$P>0.05$），基线资料一致。对照组治疗：①一般处理：绝对卧床，抬高患肢，保持二便通畅；②植入滤器：转入上级医院植入滤器治疗；③抗凝：低分子肝素钙 5000IU，皮下注射，每天 1 次；④抗血小板聚集：硫酸氢氯吡格雷片 75mg 口服，每天 1 次。观察组治疗：在对照组基础上，服用四妙勇安汤加减：金银花 30g，玄参 20g，当归 15g，甘草 10g。湿热重加薏苡仁 30g、防己 15g、黄柏 10g、苍术 10g、川牛膝 15g；血瘀重加桃仁 10g、红花 10g、赤芍 15g、川芎 10g、水蛭 10g；脾肾阳虚加党参 15g、白术 10g、茯苓 10g、附子 10g、黄芪 20g、泽泻 10g。水煎 200ml，早晚分服，1 剂/天。对照组、观察组均治疗 6 周。症状疗效标准：①痊愈：患肢肿胀消退，疼痛消失，胫围恢复正常，行走自如；②显效：肿胀疼痛明显减轻，胫围明显缩小，可从事轻体力活动；③有效：肿胀疼痛稍减轻，胫围缩小，活动功能差；④无效：患肢明显肿胀，疼痛无缓解。病理疗效标准：①痊愈：双下肢血管彩超显示病变血管内充满血流信号，静脉内血栓影像消失，血流通畅；②显效：病变血管内血流信号明显改善，可见少量缩小的附壁血栓；③有效：病变血管内血流信号稍改善，可见附壁血栓；④无效：病变血管内点状或线状血流信号，甚或无血流信号。结果：对照组痊愈 2 例，显效 12 例，有效 11 例，无效 5 例；观察组痊愈 8 例，显效 15 例，有效 7 例，无效 0 例。病例疗效结果：对照组痊愈 1 例，显效 13 例，有效 9 例，无效 7 例；观察组痊愈 5 例，显效 17 例，有效 6 例，无效 2 例。观察组症状总有效率 100%，病理总有效率 93.3%，不良反应发生率 0%；对照组症状总有效率 83.3%，病理总有效率 76.7%，不良反应发生率 0%。观察组综合治疗疗效显著好于对照组单纯西药治疗（$P<0.05$），可有效改善患者血栓状况，显著改善临床症状，且无不良反应。

蒋士生等人采用四妙勇安汤加味治疗中风后癫痫，疗效满意。在 2012 年 1 月～2015 年 10 月期间，共收治中风后出现癫痫的患者 70 例，随机分为治疗组和对照组，每组各 35 例。治疗组：男 21 例，女 14 例；平均年龄（63.7±13.5）岁；中风类型：脑出血 18 例，蛛网膜下腔出血 3 例，脑血栓形成 9 例，脑梗死 5 例；癫痫类型：部分发作 24 例，全身发作 11 例；NIHSS 评分为（12.2±3.6）分。对照组：男

21 例，女 14 例；平均年龄（64.4±12.8）岁；中风类型：脑出血 18 例，蛛网膜下腔出血 3 例，脑血栓形成 10 例，脑梗死 4 例；癫痫类型：部分发作 25 例，全身发作 10 例；NIHSS 评分为（12.9±3.5）分。两组患者性别、年龄、中风类型、癫痫类型、NIHSS 评分等比较，差异无统计学意义（$P>0.05$），具有可比性。对照组给予西医常规治疗及 LEV 治疗。西医常规治疗包括控制血压、降血脂、控制血糖，使用神经营养剂和抗凝药物如阿司匹林，神经功能康复训练等；LEV 治疗为 LEV 片剂口服，起始剂量为每天 1000mg，分 2 次服用，20 天后加至每天 2000mg，分 2 次服用，维持至观察期结束，观察期为 1 年。LEV 停药时，剂量每周递减 500mg 至完全停药。治疗组在西医常规治疗基础上或在停用西医常规治疗的情况下予以四妙勇安汤加味：金银花 30g，玄参 30g，当归 15g，生甘草 10g，白茅根 15g，车前子 10g，枸杞子 15g，天麻 10g，菊花 10g。认知障碍者加远志 5g、酸枣仁 10g；失语者加石菖蒲 10g、远志 5g；痰多者加制半夏 6g、胆南星 5g；气虚者加人参 10g、黄芪 20g；腹泻者去玄参，加煨葛根 10g、茯苓 10g、白术 6g。上药头煎加水 800ml，煎成 400ml，二煎加水 600ml，煎成 400ml。每次服 200ml，早晚各服 1 次。每 2 天服 1 剂，15 剂为 1 个疗程，连续服用 12 个疗程。疗效标准：①控制：疗程开始 4 周后至疗程结束时无发作；②未控制：疗程开始 4 周后至结束前有 1 至数次发作；③复发：疗程结束后 6 个月内出现癫痫发作。结果：完成治疗患者治疗组为 34 例、对照组为 26 例；癫痫控制患者治疗组为 31 例、对照组为 24 例；癫痫复发患者治疗组为 1 例、对照组为 7 例；治疗后治疗组的 NIHSS 评分、脑电图异常例数分别为（5.7±1.4）分、20 例，对照组分别为（9.3±2.5）分、22 例；对照组出现皮疹 4 例、乏力 4 例、头晕头痛 2 例，治疗组出现腹泻 3 例。以上 6 项指标两组间比较，差异均有统计学意义（均 $P<0.05$）。但平均起效时间两组相当，差异无统计学意义（$P>0.05$）。

刘永国应用四妙勇安汤加减治疗脑卒中恢复期下肢深静脉血栓形成，效果良好。在 2015 年 11 月～2016 年 11 月期间，共收治 110 例脑卒中恢复期下肢深静脉血栓形成患者，随机分为 A 组和 B 组，每组 55 例。A 组：男 31 例，女 24 例；平均年龄（44.67±7.38）岁。B 组：男 30 例，女 25 例；平均年龄（45.90±5.91）岁。两组患者一般资料比较，差异无统计学意义（$P>0.05$），具有可比性。A 组患者使用常规方式治疗：尿激酶、复方丹参注射液配合生理盐水静脉滴注，每天 2 次；每隔 1 天，低分子肝素皮下注射，治疗 2 周。B 组患者在此基础上服用四妙勇安汤加减：薏苡仁 30g，蒲公英 30g，金银花 30g，当归 20g，黄柏 20g，丹参 15g，紫草 15g，车前草 15g，川牛膝 15g。每天 1 剂，早晚各 1 次。疗效标准：静脉回流恢复正常，肿胀情况完全消失，患病肢体能够正常行走，肢围差比在 20%以下，为治愈；静脉回流基本恢复正常，肿胀情况减轻，患病肢体技能能够正常行走，肢围差比在 50%以下，为有效；静脉回流仍然不正常，肿胀情况依然存在，患病肢体不能正常行走，肢围差比接近 100%，为无效。结果：A 组治愈 21 例，有效 25 例，无效 9 例；B 组治愈 23 例，有效 31 例，无效 1 例。A 组总有效率为 83.64%，B 组总有效率为 98.18%。B 组治疗效果明显优于 A 组患者，差异有统计学意义（$P<0.05$）。

刘遵志运用加味四妙勇安汤治疗脑梗死伴颈动脉粥样硬化斑块，收效良好。在 2016 年 1 月 1 日～2016 年 12 月 31 日期间，共收治脑梗死伴颈动脉粥样硬化斑块患者 132 例，随机分为观察组和对照组，每组各 66 例。观察组：男 43 例，女 23 例；年龄 37～83 岁，平均（58.41±2.13）岁。对照组：男 44 例，女 22 例，年龄 35～81 岁，平均（58.50±2.09）岁。两组间一般资料比较差异无统计学意义（$P>0.05$），具有可比性。对照组给予常规西医治疗，观察组在对照组常规治疗基础上联合加味四妙勇安汤治疗。常规西医治疗主要包括降压、降糖、抗血小板凝聚等药物治疗。加味四妙勇安汤：玄参 20g，当归 15g，金银花 20g，牡丹皮 15g，黄芪 15g，丹参 12g，白术 12g，水蛭（研末冲服）6g，地龙 12g，川芎 10g，鸡血藤 15g，毛冬青 15g，甘草 6g。血瘀严重加红花、赤芍；痰浊严重加陈皮；四肢抽搐严重加钩藤；偏瘫腰膝酸软加川续断、桑寄生。每日 1 剂，早晚 2 次服用，7 天为 1 个疗程，共治疗 3 个疗程。结果：两组患者治疗前 TG、HDLC、LDLC 比较差异无统计学意义（$P>0.05$），治疗后两组患者 TG、HDLC 均较治疗前有显著改善，观察组患者 TG、LDLC 较对照组改善更明显，两组比较差异有统计学意义（$P<0.05$）。两组患者治疗前颈动脉斑块积分比较差异无统计学意义（$P>0.05$），治疗后两组患者颈动脉斑块积分均较治疗前有显著改善，观察组患者颈动脉斑块积分较对照组改善更明显，两组比较差异有统计学意义（$P<0.05$）。两组患者治疗前各项炎症因子指标比较差异无统计学意义（$P>0.05$）；治疗后两组患者 IL-6 指标均较治疗前有显著改善（$P<0.05$），观察组患者 hs-CRP、TNF-α指标较对照组改善更明显，差异有统计学意义（$P<0.05$）。

（二）治疗其他脑部疾病

1. 脑血管炎

秦宗昌运用四妙勇安汤加味治愈小儿脑血管炎 1 例。患儿，男，6 岁。1988 年 2 月 6 日诊。患儿 2 个月前因外感发热，后渐现右侧肢体瘫痪，口角歪斜，流口水，说话不清，某医院诊为“脑血管炎”，给予低分子右旋糖酐、复方丹参注射液、青霉素、能量合剂等治疗，效果不显。刻诊：舌质暗、尖红、苔薄黄，脉沉数。右上肢肌力Ⅱ级，右下肢肌力Ⅰ级，腱反射亢进，巴氏征阳性。其他检查皆无异常，四诊合参，辨为风热内侵、痹阻经络，诊为小儿中风。治以清热解毒，活血通脉。用四妙勇安汤加味：金银花、玄参各 20g，当归、川芎、地龙各 10g，甘草 6g。服 6 剂后，自己能行走，右手可拿小勺吃饭。再服 10 剂，诸症消失。

2. 脑炎

梁俊芳采用中西医结合治疗葡萄膜大脑炎，取得较好疗效。在1990年～1998年12月期间，共收治患者58例，均双眼发病。治疗组：32例（64只眼）；男性26例，女性6例；最小年龄12岁，最大年龄57岁，平均35岁；以前节炎症为主者5例，以后节炎症为主者11例，前后节炎症均明显者16例；初次发病者29例，复发者3例；发病至就诊时间最短者5天，最长者2月；住院治疗时间最短10天，最长95天，平均53天。对照组：26例（52只眼）；男性22例，女性4例；最小年龄14岁，最大年龄53岁，平均34岁；以前节炎症为主者4例，以后节炎症为主者9例，以前后节炎为主13例；初次发病者25例，复发者1例；发病至就诊时间最短者7天，最长者2个月；住院治疗时间，最短12天，最长126天，平均69天。两组患者临床情况无显著差异，具有可比性。治疗组用四妙勇安汤合龙胆泻肝汤方：当归12g，玄参12g，金银花12g，蒲公英30g，龙胆草9g，黄芩9g，山栀9g，生地黄15g，柴胡6g，甘草6g。每日1剂，一般服30～90剂。头晕头痛加羚羊角粉；耳鸣耳聋加石菖蒲、补骨脂、灵磁石；脱发加何首乌、桑白皮；失眠多梦加酸枣仁、夜交藤；前房渗出严重者加石膏、知母、金樱子；视网膜水肿脱离加赤小豆、淫羊藿、猪苓、茯苓。治疗的同时给予地塞米松10mg静脉滴注，逐渐递减，整个激素疗程为1个月左右。对照组采用大剂量激素治疗，即开始每日给予地塞米松10mg静脉滴注（个别严重的、复发的用量至15mg）。每5～7天递减5mg，当减至2.5mg静脉滴注7天后改为口服，并逐渐减至维持量，激素疗程为3～6个月。重症患者加用甲基泼尼松龙20mg球旁注射，每周2次。在治疗过程中，所有病例均加用抗生素防止继发感染，并予以1%阿托品眼药水，每日1次散瞳，可的松眼水每日3次点眼，口服维生素C、复方路丁、ATP等。疗效标准：①痊愈：眼部症状消失（球结膜不充血，KP阴性、Tyn阴性，眼底水肿消失，视网膜复位），视力达0.8以上；②显效：眼部症状基本消失，视力提高4行以上（包括4行）；③好转：炎症基本控制，视力提高不到4行；④无效：视力及眼部炎症无变化。结果：中西医治疗组32例64只眼中，痊愈42只眼，占65.63%；显效16只眼，占25.00%；好转4只眼，占6.25%；总有效率96.88%。整个疗程患者未发生严重激素副作用。而西药对照组26例52只眼中，痊愈30只眼，占57.69%；显效8只眼，占15.38%；好转6只眼，占11.54%；总有效率84.62%。治疗过程中，出现1例消化道出血，6例谷丙转氨酶升高，3例血压升高等激素副作用。

贺双腾等人运用四妙勇安汤加味治愈单纯疱疹病毒性脑炎后脑脓肿1例。患者，女，54岁，农民。2000年10月25日初诊。主诉：头痛、发热40余天，右侧肢体偏瘫30余天。患者于2000年8月10日出现发热、头痛、咳嗽、咳痰等症状，诊治数次无好转。于8月22日出现左侧肢体乏力，左手持物不稳，左腿行走无力，拖步，日渐加重，于8月26日到某医院就诊，头部CT扫描示右额叶、丘脑、基底节多处低密度灶。诊断为脑梗死、颅内肿瘤、肺部感染。经住院予以抗炎、扩张脑血管、脱水等治疗（具体药物不详），体温逐渐恢复正常，咳嗽减轻，但左侧肢体乏力进一步加重，出现偏瘫。至9月6日又出现发热，体温38℃左右，并出现阵发胡言乱语、意识模糊，以下午与晚上明显。谵语中多有“鬼”、“死人”等语句。家属于9月14日将患者转某医院求治，入院时拟诊为“左偏瘫查因：病毒性脑炎”。体查：体温38℃，神清，左侧肢体肌张力降低，左上肢肌力0级，左下肢肌力Ⅲ级，左侧Babinski征（+），Gorden征（+）。血常规：白细胞 11.2×10^9/L，中性粒细胞0.76，淋巴细胞0.24，血红蛋白120g/L；肥达反应（–）；血糖、肝功能、肾功能、E4A、血脂、红细胞沉降率、风湿全套、免疫全套均正常；脑脊液：细胞总数 194×10^9/L，白细胞 72×10^9/L，蛋白2g/L，葡萄糖3.83mmol/L，氯化物128.4mmol/L，寄生虫全套（–），细菌培养（–），微生物全套（–），病毒学全套：单纯疱疹病毒（+）；胸片：右上肺陈旧性结核；心电图（–）；B超：肝、胆、脾、双肾、子宫及其附件均正常。给予大剂量阿昔洛韦、磷霉素、氯霉素、甘露醇、β–七叶皂甙钠、胞二磷胆碱等静脉滴注，治疗10天，病情无明显好转。仍发热、头痛、左侧偏瘫，下午及晚上烦躁不安，胡言乱语，呕吐，入睡困难。9月24日核磁共振（MRI）检查（加强）：右基底节区可见多个结节状段T1长T2信号，包有短T2信号环，周围水肿明显，右侧脑室受压、右移，左侧脑室扩大，中线结构左移。结合患者病史、临床表现、实验室检查等，考虑单纯疱疹病毒性脑炎后脑脓肿形成。建议施行外科手术引流。家属因考虑外科手术巨额费用及手术后遗留后遗症等，转求中医治疗。现症：发热（37.8℃），头痛，神志尚清，能回答问话，左侧偏瘫，午后谵语、呕吐，形体消瘦，声音尚洪亮，大便硬，小便黄。两脉弦数，舌边尖红、苔厚、黄白相兼。辨证为瘀热内蕴、神明受扰；治拟解毒醒脑、散瘀清热。方用四妙勇安汤加味：金银花30g，玄参30g，当归20g，蒲公英15g，郁金10g，车前子10g，生甘草10g，连翘10g，板蓝根20g。每日1剂，水煎2次，分早晚2次服。停用所有西药及其他药物。服2剂后头痛显著减轻，体温恢复正常，谵语消失，服4剂后，已能起床扶杖而行，左手能端碗进食。服10剂后，双腿步履稳健，不须扶杖。10月10日二诊：不发热，无头痛，言语清晰，精神好，行走自便，左偏瘫消失，但左肩关节疼痛。大便秘结，小便黄。脉弦稍数，舌尖红、舌苔薄黄。瘀热已解，余邪尚留。按前方继进：金银花60g，玄参60g，当归40g，郁金10g，车前子10g，生甘草20g，连翘10g，败酱草15g，生地黄15g。服5剂后，大便通畅易解，已能帮助操作家务如洗衣、做饭等，唯左肩关节仍疼痛。10月16日三诊：脉缓，舌尖稍红、舌苔薄白。余邪恋络，原方加减继进：金银花60g，玄参60g，当归40g，郁金10g，车前子10g，生甘草20g，连翘10g，秦艽15g，桑枝15g。服5剂。1年后随访，患者身体健康，语言、行走活动均正常，其病告愈。

陆汝运用四妙勇安汤治愈病毒性脑炎1例。患者，女，

6 岁，2005 年 4 月 13 日会诊。患者因高热头痛、抽风、呕吐 2 天。经化验检查诊断为“病毒性脑炎”，给予多种抗病毒药物及其他对症药物治疗 1 周，高烧不降，体温 40.3℃，阵发性癫痫样发作，加用小剂量冬眠疗法，高热抽风仍不易控制。诊见急性热病面容，高热头痛，体温 40.5℃，神昏，躁扰不安，手足抽搐，大便 2 日未行，小便短赤，脉弦数，舌红绛、苔黄燥。查体：对光反射迟钝，颈项抵抗感明显，巴氏征及克氏征阳性。证属：邪热内闭，内陷心包，热极生风。治宜：凉肝熄风，醒脑开窍，清热解毒。方药：钩藤 10g，桑叶 8g，菊花 8g，天麻 8g，金银花 12g，赤芍 10g，甘草 8g，蝉蜕 5g，僵蚕 8g，川贝母 5g，郁金 8g，石菖蒲 6g，远志 5g，水牛角 20g（先煎），紫雪散 3g（分次冲服）。服药 1 剂，体温见降，躁扰抽搐渐减；服完 2 剂，体温基本正常，偶发低热，神志转清，精神安静，能吃流食。再诊，去水牛角、紫雪散，继服数剂而出院。

3. 脑膜炎

王敬超等人运用四妙勇安汤治愈化脓性脑膜炎 1 例。患者，女，46 岁，1999 年 8 月 6 日夜间初诊。患者因剧烈头痛，狂躁不安伴高热 1 天入院。查体：体温 39.5℃，两侧瞳孔等大等圆，颈部有强抵抗感，心肺腹未见异常。霍夫曼征阳性。颅脑 CT 示脑肿胀。未见出血征象。对症处理体温可暂退，头痛烦躁症状不缓解。次日腰穿见脑脊液压力高，穿出混浊脓性脑脊液。脑脊液常规示混浊脓性，细胞数显著增加，中性粒细胞为主，蛋白（++），葡萄糖明显减少，氯化物稍低。确诊为化脓性脑膜炎。患者不能进食，给予静脉滴注能量合剂等，保持水、盐、能量代谢平衡。同时予头孢曲松 2.0g 静推，日 2 次。次日神清，头痛减轻。3 日后脑脊液细菌培养结果回报：培养出大肠埃希菌。药敏试验高敏：头孢曲松钠、氯霉素；中敏：庆大霉素、卡那霉素、丁氨卡那霉素。治疗方案不变。5 日后体温渐退至 36.8℃，诸症消失，各病理征均阴性。患者家贫，极力要求停用头孢曲松，遂改用氯霉素 1.0g 入液静脉滴注，日 1 次，当日体温升至 37.8℃，夜间出现头痛，加用丁氨卡那霉素 0.6g 入液静脉滴注，日 1 次。夜间临时静脉滴注 1 次，体温未降，头痛逐渐加重，间断应用解热止痛药，症状不能缓解。第三日体温升至 38.8℃，患者出现烦躁，不欲饮食，自述头痛剧烈，与入院前相当。查体：布氏征、科氏征、霍夫曼征均阳性。考虑病情复发，求治于中医。询其口渴，不大便已数日。诊见面红，舌红、苔黄燥，脉滑疾有力。辨证：热毒冲逆，耗气伤营。治则：清气凉营，活血解毒。处方：金银花 120g，玄参 30g，当归 60g，甘草 10g。日 1 剂。当日午间急煎，先口服半剂，1 小时后体温降至 37.3℃，脉静身凉，头痛大减，烦躁即止，傍晚索食，纳馨，嘱节食忌肉，以防病复。次日患者大便已通，神清，食欲好，自述昨夜眠佳，未再头痛。嘱原方续进 2 剂。第三日体温正常。因经济困难，患者强烈要求出院。诊其舌已转淡红、苔薄白。唯脉仍略数。嘱带六味地黄丸 2 盒出院，回家后不必输液。半月后电话随访，告患者病情未反复，现已下地干活。

4. 脑动脉炎

汪寿松采用四妙勇安汤加味联用血塞通注射液治疗小儿钩端螺旋体脑动脉炎，取得了比较满意的效果。共收治患者 78 例，男 52 例，女 26 例，年龄 3.5～14 岁，平均 9.2 岁。出现过发热头痛、两下肢肌肉痛者 12 例，微寒低热及全身肌肉酸痛者 5 例，全身不适伴腓肠肌疼痛者 4 例，无任何自觉症状者 54 例。急起型 36 例，渐进型 32 例，短暂发作型 10 例。钩端螺旋体脑动脉炎的临床表现：头痛 28 例，低热 26 例，呕吐 15 例，嗜睡 9 例，左侧偏瘫 29 例，右侧偏瘫 41 例，双侧瘫 8 例，构音障碍 28 例，抽搐 6 例，假性延髓性麻痹 3 例。均属中医“中风”，其中中经络 70 例，中脏腑 8 例。随机分为治疗组 46 例，对照组 32 例。两组性别、年龄、急性感染症状、脑动脉炎后发症出现的时间与形式、临床表现、实验室检查、个人史及家族史均具有可比性。治疗组口服四妙勇安汤加味：玄参 6～20g，当归 5～15g，金银花 6～20g，甘草 5g，黄芪 15～30g，蝉蜕 4～6g，地龙 6～15g，赤芍 5～15g，制水蛭 6～16g，葛根 5～15g，广郁金 5～10g。发热加连翘；头痛加川芎；呕吐去葛根加藿香、半夏；抽搐加服安宫牛黄丸；言语障碍去葛根加石菖蒲、远志；双侧瘫加炮山甲。剂量按年龄增减，每日 1 剂，水煎浓缩后加白糖服。同时用血塞通 0.1～0.3g 加入 5%葡萄糖 250ml 中静脉滴注，每日 1 次。对照组青霉素 80 万 U 肌内注射，每日 2～3 次，曲克芦丁 0.2～0.5g 及维生素 C、ATP、辅酶 A、胞二磷胆碱、10%氯化钾适量兑入 10%葡萄糖 250ml 中静脉滴注，每日 1 次。两组病例在治疗期间有脑水肿者给 20%甘露醇静脉滴注，嗜睡或神志不清者加清开灵静脉滴注，白细胞达 20×10^9/L 以上给青霉素 30 万～40 万 U/（kg·天），分 2～3 次静脉滴注，补充电介质，均以 15 天为 1 疗程。疗效标准：①基本痊愈：肢体活动自如，语言清楚，生活自理；②显效：肢体活动明显恢复，语言基本清楚；③有效：肢体活动范围及功能有进步；④无效：症状无改善或病情恶化、终止治疗。结果：治疗组基本痊愈 30 例（65.22%），显效 9 例（19.57%），有效 5 例（10.86%），无效 2 例（4.35%）。对照组基本痊愈 12 例（37.50%），显效 6 例（18.75%），有效 9 例（28.12%），无效 5 例（15.63%）。两组基本痊愈率比较有极显著性差异（$P<0.01$），总有效率比较有显著性差异（$P<0.05$）。

5. 脑脓肿

贺双腾等人运用四妙勇安汤加味治愈脑脓肿 1 例。患者，女，54 岁，农民。主诉：头痛、发热 40 余天，右侧肢体偏瘫 30 余天。现病史：患者于 2000 年 8 月 10 日出现发热、头痛、咳嗽、咳痰等症状，在当地卫生院诊治数次，未见好转。于 8 月 22 日出现左侧肢体乏力，左手持物不稳，左腿行走无力、拖步，日渐加重。于 8 月 26 日到某医院就诊，头部 CT 扫描示右额叶、丘脑、基底节多处低密度灶。诊断为脑梗死、颅内肿瘤、肺部感染。经住院予以抗炎、扩张脑血管、脱水等治疗（具体药物不详），体温逐渐恢复正常，咳嗽减轻，但左侧肢体乏力进一步加重，出现偏瘫。至9月6日又出现发热，体温38℃左右，并出现阵发胡言乱语、意识模糊，以下午与晚上明显。家属于9月14日将患者转来求治，入院时拟诊为“左偏瘫待查”。查体：体温38℃，神清，左侧肢体肌张力降低，左上肢肌力0级，左下肢肌力3级，左侧巴氏征（+），戈氏征（+）。实验室检查：血常规：白细胞11.2×10^9/L，中性粒细胞0.76，淋巴细胞0.24，血红蛋白120g/L，肥达反应（–）；血糖、肝功能、肾功能、血脂、红细胞沉降率、类风湿因子、免疫学指标诸项均正常；脑脊液：白细胞72×10^6/L，蛋白2g/L，葡萄糖3.83mmol/L，氯化物128.4mmol/L，寄生虫全套（–），细菌培养（–），微生物全套（–），病毒学（–）；X线胸片：右上肺陈旧性结核；心电图（–），B超肝、胆、肾、子宫及其附件均正常。给予磷霉素、氯霉素、阿昔洛韦、甘露醇、β–七叶皂苷钠、胞二磷胆碱等静脉滴注，治疗10天，病情无明显好转。仍发热、头痛、左侧偏瘫，下午及晚上烦躁不安、胡言乱语、呕吐、入睡困难。9月24日核磁共振（MRI）检查：右基底节区可见多个结节状段T_1长T_2信号，包有短T_2信号环，周围水肿明显，右侧脑室受压、右移，左侧脑室扩大，中线结构左移。结合患者病史、临床表现、实验室检查等，考虑脑脓肿形成。建议施行外科手术治疗。家属因考虑外科手术费用及手术后遗症等，转求中医治疗。现症：发热（体温37.8℃），头痛，神志尚清，左侧偏瘫，午后谵语、呕吐，形体消瘦，声音尚洪亮，大便干，小便黄。两脉弦硬而数，舌边尖红、苔厚、黄白相兼。辨证：瘀热内蕴，神明受扰。治则：解毒醒脑、散瘀清热。方用四妙勇安汤加味：金银花30g，玄参30g，当归20g，蒲公英15g，郁金10g，车前子10g，生甘草10g，连翘10g。10月10日二诊：上方服2剂后头痛显著减轻，体温恢复正常，谵语消失；服4剂后，已能起床扶杖而行，左手能端碗进食；服10剂后，双腿步履稳健，不须扶杖。现不发热，无头痛，言语清晰，精神好，行走自便，左偏瘫消失，但左肩关节疼痛，大便秘结，小便黄，脉弦稍数，舌尖红、苔薄黄。瘀热已解，余邪尚留。按前方继进：金银花60g，玄参60g，当归40g，郁金10g，车前子10g，生甘草20g，连翘10g，败酱草15g，生地黄15g。10月16日三诊：服5剂后，大便通畅易解，已能帮助操持家务如洗衣、做饭等，唯左肩关节仍疼痛。脉缓，舌尖稍红、苔薄白。余邪恋络。原方去败酱草、生地黄加秦艽15g、桑枝15g。5剂。于11月2日随访，患者左肩关节疼痛消失，诸症俱平，病愈。

6. 脑出血

蒋士生等人运用四妙勇安汤加味对高血压所致脑出血进行治疗，获得良好的临床效果。共收治43例患者，其中年龄最大82岁，最小59岁，男29例，女14例。常规西医治疗27例（对照组），四妙勇安汤加味治疗16例（治疗组）。四妙勇安汤治疗开始时间于起病后最早2天，最迟7天，两组患者年龄、性别、病情轻重经统计学比较无差异。对照组常规西医治疗，包括严格卧床，尽量少搬动患者，监测生命体征，使用脱水剂降低颅内压，降血压等，酌情使用止血剂和其他支持对症治疗。治疗组在上述西医治疗基础上或停用西药治疗情况下用四妙勇安汤加味：金银花60g～90g，玄参60g～90g，当归50g～60g，甘草20g～30g，郁金10g，白茅根20g，枸杞子15g。上药头煎加水500ml，煎成200ml，二煎加水400ml，煎成200ml，每次服200ml，早晚各服1次。每日1剂，7剂为1个疗程。昏迷患者则给予鼻饲。结果：四妙勇安汤能快速改善患者昏迷、头痛、呕吐、便秘等症状，缓慢而持续地降低患者血压；治疗后患者运动、语言、皮肤感觉等神经功能缺陷症状显著改善，且治疗越早，效果越好。

三、治疗周围血管病

四妙勇安汤重用金银花为主药，取其清热解毒之功，当归活血散瘀，玄参泻火解毒，甘草清解百毒，四药合用共奏清热解毒、活血散瘀之效。在周围血管病治疗中主要适用于肢体血管急性炎变进展期或坏死期，即中医辨证属热毒、湿热壅盛或寒极化火证时，症见患肢红肿热痛、肿势蔓延，或肢体坏死、局部溃烂、脓液渗出。此方药味少、剂量大、效用专，一般投药后多能迅速遏制炎变发展、缓解坏死趋势。临床运用四妙勇安汤或加味治疗肢体血管各种病变，体现了祖国医学“异病同治”辨证论治思想。

（一）治疗下肢溃疡

袁维森运用四妙勇安汤加减治疗下肢慢性溃疡2例，获得良好效果。病例一：男性，56岁。小腿慢性溃疡已30年，经各种抗菌药及换药等治疗无效。右小腿外下方及左小腿中前方各有1个如鸡蛋大小的慢性溃疡。周围皮肤伴有色素沉着及轻度浮肿。入院后，溃疡面用雷夫奴溶液清洁换药，内服四妙勇安汤加减。溃疡经月余治疗而愈。病例二：男性，57岁。足部慢性溃疡已30多年，久治不愈。右足外踝下方有1个8cm×12cm大小的慢性溃疡，深达骨膜。周围皮肤伴有色素沉着及浮肿。入院后，溃疡处以雷夫奴溶液清洁换药，内服四妙勇安汤加减，后溃疡处又行自体断层皮片移植术。经2月余溃疡愈合。

林光武等人运用四妙勇安汤随症加味治愈下肢溃疡1例。患者，女，28岁。1990年4月4日初诊。2个月前，患者两胫下内臁1/3处出现核桃大结节，搔抓后溃破，流少许滋水，多方医治，溃疡面相反扩大。刻诊：疮面下陷，肉色紫暗，滋水淋漓，范围约4cm×4cm左右，疮周皮色紫黑，肌肉僵硬，高低不平，小腿湿疹抓痕累累。查询病史，患者于1978年3月份患结节性红斑，红细胞沉降率80mm/h，抗O试验833单位，无结核病灶而结核菌素试验阳性。经用抗结核药治疗半年后，红斑结节消退。今年初红斑结节又复发，骤然于两胫内臁下1/3处生焮红之结节，疼痛较甚，腿跗浮肿，红细胞沉降率、抗O试验均正常，结节搔抓后溃烂至今。并有低热，关节酸楚，周身疲惫之感。舌质偏红、苔薄黄，脉细弦。治以育阴散火、利湿通络为法，方用四妙勇安汤加味：润玄参、忍冬花、蒲公英各 30g，炮甲片 10g（先煎），炒黄柏 12g，生黄芪、川牛膝、全当归、粉甘草各 15g，粉萆薢 20g，桃仁、红花各 10g。5 剂。溃疡周围外敷祖传红箍药清热解毒，疮面掺“林光Ⅱ号”化腐生肌药后，溃疡面缩小，脓水明显减少，肉芽渐趋红活，小腿部湿疹亦日见减轻。效不更方，经过近半月治疗，疮面收敛，诉两腿无不适。

包晓明用四妙勇安汤加味内服加外用治疗下肢静脉溃疡，疗效满意。共收治患者 20 例，其中男性 16 例，女性 4 例；年龄 30～70 岁；溃疡面积≤5cm^2 16 例，溃疡面积＞5cm^2 但≤10cm^2 3 例，溃疡面积 12cm^2 1 例；20 例患者均有静脉曲张，局部皮肤不同程度紫黑、干燥、脱屑，触之有硬结，下肢疼痛，均无糖尿病病史，有烟酒嗜好者 10 例。以四妙勇安汤加味内服，并用药渣外敷，7 天为 1 个疗程，轻者 2 个疗程，重者 4 个疗程后观察结果。方药：金银花 40g，玄参 30g，当归 20g，地龙 10g，川牛膝 15g，甘草 10g。疮面色暗，或上附脓苔，四肢漫肿灼热，伴湿疹，痛痒时作，甚有恶寒发热，舌苔黄腻，脉数者，属湿热下注，加黄柏、苍术各 20g；病程日久，疮面色暗，黄水浸淫，患肢浮肿，纳食腹胀，面色萎黄，舌淡、苔白腻，脉沉者，属脾虚湿盛，加茯苓、白术各 20g；溃烂经年，腐肉已脱，起白色厚边，疮面肉色苍白，四周肤色暗黑，板滞僵硬，舌淡紫、苔白腻，脉细涩者属气虚血瘀，加黄芪 30g、红花 15g、制大黄 15g。以上所有病例均用药渣外敷，温度以不烫为度，每晚 0.5 小时，敷后自然风干。疗效标准：①治愈：溃疡愈合；②好转：溃疡缩小；③未愈：溃疡面积未见缩小或扩大。结果：20 例中治愈 12 例，好转 7 例，未愈 1 例，总有效率 95%。

路英等人运用四妙丸与四妙勇安汤的合方治愈下肢静脉曲张性湿疹 1 例。患者，男，76 岁，2012 年初诊，双小腿皮肤瘙痒半年，平时自服抗组胺药可缓解，患有高血压，诊时见双小腿屈侧皮肤对称性片状暗红斑，上覆较多粟粒大小丘疱，稍有渗出，双下肢静脉轻度曲张，饮食二便正常，舌淡暗苔厚腻，脉弦滑。诊为湿疮（湿热下注，经脉阻滞）。治予清热利湿，活血止痒。予二四汤加味：苍术 12g，黄柏 12g，牛膝 12g，薏苡仁 15g，玄参 15g，金银花 15g，当归 12g，牡丹皮 12g，白鲜皮 15g，夏枯草 15g，益母草 15g，刺蒺藜 12g，枯矾（另包）15g，生甘草 10g。5 剂内服，前 2 次药液内服，每次 150ml，3 次/天，第三煎药液加入枯矾湿敷。复诊时，皮疹颜色变暗，瘙痒明显减轻，已无渗出。上方去枯矾续服 5 剂，皮色恢复正常，瘙痒消失。嘱平时自服三七粉或曲克芦丁片改善下肢血液循环，以巩固疗效。

王丹青等人研究发现，四妙勇安汤联合创面封闭式负压引流技术可有效促进下肢溃疡创面愈合，降低二次感染风险，同时予以引流管维护、疼痛干预、饮食干预以及运动干预，有助于缓解患者痛苦，降低并发症风险。在 2012 年 1 月～2016 年 9 月期间，共收治慢性下肢溃疡患者 51 例，其中男 31 例，女 20 例；年龄 29～81 岁，平均（49.5±4.7）岁；病因：外伤 26 例，摩托排气管烫伤 9 例，开水烫伤 5 例，长期穿防水胶鞋浸润后溃疡 7 例，化学品腐蚀伤 4 例；创面位置：小腿 43 例，大腿 4 例，足跟部 3 例，足趾缝 1 例；创面情况：轻微污染或少许脓性渗出 41 例，严重感染或明显脓苔形成伴恶臭 10 例。予四妙勇安汤：金银花 30g，玄参 60g，当归 10g，甘草 10g，牛膝 30g。每日煎水至 200ml 口服，每日 1 次，连用 7～10 天。结果：51 例患者经过规范治疗护理，7～10 天拆除创面封闭式负压引流技术敷料后伤口肉芽组织新鲜红润生长良好，创面平整，无渗液，未发现继发感染病例，均好转出院。

（二）治疗深静脉血栓

深静脉血栓形成是血液在深静脉内不正常凝结引起的静脉回流障碍性疾病，多发生于下肢，多因长期卧床、久坐不动引起下肢血液流动缓慢而形成血栓，产后、外伤后血液中凝血因子和血小板浓度增加，加之止血药物的运用，亦极易导致下肢静脉血栓形成。若血栓形成则阻滞静液回流，血液回流受阻则出现下肢肿胀疼痛，大腿内侧股三角处有明显触痛，皮肤苍白或发绀，扪之烘热等症。周茂坦等人采用中西医结合疗法治疗下肢深静脉血栓，取得了一定效果。共收治患者 17 例，年龄 20～30 岁 3 例，30～40 岁 5 例，40～50 岁 7 例，50 岁以上 2 例；男 12 例，女 5 例；工人 5 例，农民 8 例，干部 4 例；1 月以内 11 例，2 年以内 4 例，6 年以上 2 例；小腿挤压伤 3 例，胫腓骨折 5 例，足踝扭伤 2 例，产后 3 例，骑车长途出发 2 例，工地推土劳动连续 10 余天而发病 2 例；左下肢 15 例，右下肢 2 例。辨证分型与治则：①湿热下注：清热利湿、活血化瘀，内服四妙勇安汤与三妙散合用；②血瘀湿重：活血化瘀、利湿通络，内服丹参活血汤；③脾肾阳虚：温肾健脾、利湿通络，内服温肾健脾汤。热盛加公英、地丁，重用金银花、柴胡、黄芩，配合抗菌药治疗，内服阿司匹林；湿重加薏苡仁、猪苓、车前子、泽泻；血瘀重加乳香、没药、牛膝；肢体胀痛拒按加三棱、莪术、水蛭、土鳖等；气虚体弱加黄芪、党参、白术、薏苡仁、山药等。熏洗方：大黄 30g，玄明粉 30g，当归 20g，红花 15g，白芷 12g，每日 1 剂，分 2 次熏洗。结果：17 例患者中，治愈 11 例，占 64.7%，症状完全消失，半年后未再复发；显著好转 4 例，症状完全消失，但停药后，每遇过度劳累，仍有肢体轻度肿胀及沉重无力感；无效 2 例，经 2 年治疗，症状未见好转。

何军运用四妙勇安汤加减治愈下肢静脉血栓 4 例。典型病例：患者，女，30 岁。第二胎第二产足月顺产，产后出血不多，于产后第四天突然左下肢肿胀痛不能行走，且逐渐加重向上延至左腰部，不发烧。既往贫血，无特殊病史。查体：体温、脉搏、血压正常，贫血貌。左下腹壁静脉怒张，左腹股沟压痛明显，左眼部触痛及叩击痛。左大腿比右大腿增粗 15cm，表皮不红，无灼热感，无触痛，触之无凹陷，足背及腘动脉搏动好。化验：血红蛋白 5.8g，余均在正常范围。舌质淡、苔薄黄，脉细数。诊断：左髂总静脉血栓形成。治则：清热利湿、活血化瘀为主，佐以补气血、健脾胃。予四妙勇安汤加减：金银花 50g，当归 20g，丹参 50g，赤芍 20g，牛膝 20g，红花 10g，苍术 15g，防己 5g，木通 10g，黄芩 15g，生薏苡仁 25g，生甘草 15g。水煎服，每日 1 剂。另加活血止痛散外洗：透骨草 50g，川楝 25g，当归尾 25g，姜黄 25g，海桐皮 20g，灵仙 20g，川牛膝 20g，羌活 20g，白芷 25g，苏木 20g，五加皮 25g，红花 20g，土茯苓 60g，川椒 5g，乳香 5g。水煎熏洗，每日 2 次，每次洗 30～60 分钟。服 5 剂，洗 3 剂，水肿逐渐消退，疼痛明显减轻。继以补气活血、健脾通络随证辨证治疗，半年后治愈。

汤坤标运用加味四妙勇安汤治疗髂股静脉血栓，取得了满意疗效。共收治患者 36 例，均为急性期。其中男 15 例，女 21 例；年龄 27～68 岁，平均 48 岁；左下肢 27 例，右下肢 7 例，双下肢 2 例；病程 3 天以内 6 例，4～7 天 25 例，9 天 3 例，1 天 2 例。发病诱因：盆腔术后 6 例，颅脑创伤术后 4 例，下肢创伤 2 例，脑血栓后长期卧床 2 例，产后 1 例，诱因不清 21 例。予加味四妙勇安汤：金银花、玄参各 30g，川芎、当归、大黄各 10g。发热加黄芩、连翘各 10g；肿胀显著加薏苡仁 30g，防己、木通各 10g；痛甚加延胡索、木香各 15g；病变后期加黄芩 30g、党参 15g。水煎服，每日1剂。其他治疗：低分子右旋糖酐 500ml 加复方丹参 20ml 静脉滴注，每日 1 次，15 天为 1 疗程；阿司匹林 0.3g/d 口服，5 天后改服 0.1g/d 维持，抗生素酌情选用。结果：临床治愈 28 例（77.8%），显效 7 例（19.4%），总有效率为 97.2%。

范东明等人运用四妙勇安汤加味治疗妇产科术后静脉血栓形成，获满意疗效。共收治患者 8 例，其中妇科术后 5 例，剖宫产术后 3 例；年龄最大 65 岁，最小 25 岁；病程 2～7 天。症见：下肢局部红、肿、热、痛，可伴有发热、口渴、乏力、便秘、舌红、脉数等。方药：金银花 50g，玄参 30g，当归、穿山甲、川牛膝各 15g，生甘草 25g，黄芪 40g。日 1 剂，水煎，早晚分服。随症加减。结果：8 例全部治愈，最多服药 28 剂，最少服药 12 剂，治愈率达 100%。

王晨霖等人运用四妙勇安汤治疗截瘫并发下肢深静脉血栓，取得了良好效果。共收治患者 46 例，男 32 例，女 14 例；年龄 30～62 岁，平均 45 岁；病损部位颈椎 4 例，胸椎 25 例，腰椎 17 例；双下肢发病 10 例，单侧发病 36 例；截瘫并股骨干骨折 10 例，并胫腓骨骨折 16 例，并股骨干胫腓骨骨折 4 例，并肋骨骨折血气胸 5 例；术前发生 15 例，术后发生 31 例。19 例发病较快，开始即表现为整个下肢肿胀；27 例发病较缓，开始小腿部肿胀，后逐渐累及整个肢体，且小腿肿胀较大腿为重。静脉用药：①尿激酶每天 10 万～20 万单位，加入低分子右旋糖酐 500～1000ml 中，分 2 次静脉滴注；②脉络宁每天 20ml，加入 500ml 5%葡萄糖中静脉滴注；③肝素每天 6250 单位，加入 500ml 0.9%氯化钠注射液中静脉滴注。口服给药：①阿司匹林 300mg，每天 3 次口服。②四妙勇安汤加味，每日 1 剂，水煎服。其他疗法：发病早期肢体抬高，严禁挤压和搬动患肢，给予芒硝 500g 外敷；有炎症者适当用抗生素治疗。结果：全部 46 例患者均于用药后 3～4 天下肢肿胀开始消退，静脉用药维持 7～14 天，中药及阿司匹林维持用药 4 周左右。全部患者下肢肿胀消失，无发生肺栓塞者；随访 8 个月～4 年，除 5 例出院后复发外，均无后遗症发生。

于文龙等人运用四妙勇安汤加减治疗下肢深静脉血栓，效果满意。共收治患者 6 例，男 5 例，女 1 例；年龄 23～45 岁 5 例，61 岁 1 例。均为腹部手术，其中机械性肠梗阻 2 例，胆囊切除、胆总管引流术 2 例，胃大部切除 2 例。下肢深静脉血栓形成均发生在手术后 10～14 天，且均为单侧，其中右下肢 4 例，左下肢 2 例。症见：体温 38℃左右，患肢疼痛并均匀性肿胀，无明显凹陷，亦无红晕，平均患肢周径增粗 4～6cm。一般治疗：抬高患肢，局部温敷，经常做患肢足背背曲运动及肌肉收缩放松的自主运动。予四妙勇安汤加减：玄参 90g，当归 60g，金银花 16g，甘草 6g，桂枝 6g，桃仁 10g，牛膝 10g。每日 1 剂，1 剂 2 煎，混合后分 2～3 次温服，30 天为 1 个疗程。结果：全部患者均痊愈，其中 2 个疗程痊愈 5 例，另 1 例应用 3 个疗程痊愈。

马建波在 1995～2001 年期间，以抵当汤为主合四妙勇安汤加味治疗下肢深静脉血栓，取得了满意疗效。共收治患者 19 例，其中男 6 例，女 13 例；年龄 19～61 岁；发病于术后 11 例，产后 2 例，中暑 1 例，下肢静脉曲张 2 例，心力衰竭 1 例，外伤 1 例，无明显原因 1 例；血栓形成于小腿肌肉静脉丛 14 例，髂股静脉 5 例；病程＜1 月者 13 例，1～3 月者 4 例，4 月～1 年者 2 例。临床表现都有下肢肿胀，小腿深部疼痛，行走时加重，发展迅速的特点。部分患者体温升高，患肢水肿，胫围不同程度增大，局部压痛，皮肤温度升高，Homans 征呈阳性。多普勒血管超声可见病变血管内呈点状及线状血流信号甚或无血流信号。予抵当汤合四妙勇安汤加味：水蛭 8g，虻虫 2g，大黄 12g，桃仁 10g，金银花 30g，玄参 30g，当归 20g，甘草 10g，萆薢 12g，牛膝 12g。偏湿酌加防己、木瓜等；偏热毒加地丁、野菊、公英等；久病加生芪、党参等；腰酸腿痛加菟丝子、续断等；肢冷麻木加桂枝等。水煎服，日 1 剂，用药 2～4 周。疗效标准：①临床治愈：患肢肿胀消退，胫围恢复如常，疼痛消失，活动自如，体温正常，多普勒血管超声显示病变血管内充满血流信号；②显效，肿胀疼痛减轻，胫围不同程度缩小，多普勒血管超声显示病变血管内血流信号较治疗前改善；③无效：症状无缓解，甚或加重，多普勒血管超声显示病变血管内点状或线状血流信号，甚或无血流信号。结果：临床治愈 16 例，显效 2 例，无效 1 例，总有效率为 94.74%。

赵凯等人运用中西医结合方法治疗下肢深静脉血栓，取得满意效果。共收治患者 69 例，分为治疗组和对照组。治疗组49例，其中男27例，女22例；年龄20～70岁，平均45岁；病程3天～1年；40例有外伤、各种手术、分娩后及劳损病史，9例无明显诱因。对照组20例，全部为男性；年龄30～65岁，平均46岁，病程4天～1年。两组血液流变学检查发现全血黏度、血浆黏度、纤维蛋白原、红细胞变形指数、红细胞沉降率均有不同程度异常。部分病例经下肢静脉造影和彩色超声多普勒确诊。对照组运用精制蝮蛇抗栓酶或降纤酶溶入5%葡萄糖注射液中静脉滴注，或丹参注射液溶入低分子右旋糖酐500ml中静脉滴注，15天为1疗程，并口服抗凝剂及扩血管药。治疗组在对照组治疗基础上，根据其临床症状、体征并结合中医四诊辨证论治。早期属湿热蕴阻、气血瘀滞型，治宜清热利湿解毒、活血通络，予四妙勇安汤合桃红四物汤加减：金银花60g，当归15g，玄参20g，生甘草20g，桃仁20g，红花15g，赤芍25g，泽兰15g，川牛膝15g，丹参30g，穿山甲（炙）10g，路路通15g，薏苡仁30g。后期属气虚血瘀、寒湿凝滞型，治以温阳利水、活血化瘀，予补阳还五汤合当归四逆汤加减：黄芪30～60g，桃仁20g，红花15g，赤芍15g，地龙15g，木通15g，细辛3g，三棱15g，莪术15g，木瓜15g，炙甘草10g。每日1剂，水煎至200ml，分2次温服，15天为1个疗程。中药内服后，还可用余药煎液温洗患肢。两组患者若患肢肿胀、疼痛明显，皮温高，白细胞计数升高，或有溃疡，可酌情配合静脉滴注抗生素及使用镇静止痛剂。疗效标准：①痊愈：症状、体征消失，血液流变学指标均达到正常值范围；②显效：症状、体征大部分消失，其他症状体征明显好转，血液流变学指标大部分恢复到正常值范围；③有效：症状、体征减轻，血液流变学指标部分达到正常值范围；④无效：症状、体征均无改善。结果：治疗组治愈8例（16.3%），显效30例（61.2%），有效9例，无效2例；对照组治愈2例（10.0%），显效5例（25.0%），有效10例，无效3例。治疗组治愈率和显效率分别为16.3%、61.2%，而对照组则分别为10.0%、25.0%，两组比较差异有显著性（$P<0.05$，$P<0.01$）。

刘明等人在2002年5月～2005年5月期间，共收治下肢深静脉血栓形成迁延期患者72例，经中西医结合治疗，疗效满意。在72例患者中，男51例，女21例；年龄27～80岁，平均51岁；累及左下肢39例，右下肢23例，双下肢10例；共77条肢体。可查找病因46例（63.89%），其中手术后发生19例（26.39%），分别为骨科手术6例、妇科手术3例、普通外科手术8例、神经外科手术2例；骨折后4例；下肢软组织损伤8例；静脉曲张合并血栓性浅静脉炎6例；脑梗死长期卧床及劳累后各2例；恶性肿瘤、白塞病、Sweet病、癫痫、寒冻各1例。无明显诱因26例（36.11%）。应用尿激酶30万～50万U，加入0.9%氯化钠注射液250ml中静脉滴注，1次/天。治疗5～10天，总剂量为300万～500万U。同时应用三七皂苷，每次400mg，加入0.9%氯化钠注射液250ml中静脉滴注，1次/天。属湿热下注型内服四妙勇安汤加味（金银花、当归、玄参、赤芍、栀子、苍术、连翘、黄芩、紫草、甘草等），每日1剂，分2次服；口服花栀通脉片，10片/次，3次/天。血瘀湿重型内服活血通脉饮加味（丹参、金银花、赤芍、土茯苓、当归、川芎、茯苓、猪苓、泽泻等），每日1剂，分2次服；口服活血通脉片、散结片各10片/次，3次/天。停用尿激酶后，应用疏血通注射液6ml，加入0.9%氯化钠注射液250ml中静脉滴注，1次/天。患脚外敷红花消肿散；应用循序压力治疗仪治疗，30分钟/次，1次/天。35天为1个疗程。结果：治愈31例（43.06%），好转39例（54.16%），自动出院2例（2.78%），总有效率为97.22%。治疗前单侧肢体肿胀的62例患肢股、胫和踝周径差分别为（2.34±2.42）cm、（2.78±1.96）cm和（1.59±1.39）cm，治疗后患肢股、胫和踝周径差分别（0.81±1.24）cm、（0.67±1.02）cm和（0.40±0.78）cm。与治疗前比较，患肢股、胫、踝周径显著减小（$P<0.01$）。治疗后腘静脉再通率最高，其次为股静脉，再次为小腿静脉丛。

高武长等人在1998年1月～2003年5月期间，采用中西医结合治疗术后并发下肢深静脉血栓形成，效果较好。共收治患者22例26条下肢，男10例，女12例；年龄24～76岁；左下肢20例，右下肢6例；盆腔手术4例，髋关节手术6例，下肢手术7例，腰椎手术3例，腹部腹腔镜手术2例；下肢肿胀发生在术后7天以内18例，7～21天4例；均有明显下肢肿胀疼痛，伴有股内侧及腓肠肌压痛、浅静脉曲张，下肢深静脉造影及彩超确诊；中央型8例，混合型4例，周围型10例。在没有溶栓治疗禁忌证的情况下，均采用尿激酶50万U，自患肢输入，30分钟内滴完；低分子右旋糖酐500ml加复方丹参20ml静脉滴注，同时运用低分子肝素2500U皮下注射，每日2次，7天为1个疗程。中医治疗：本病早期属湿热蕴阻、气血瘀滞型，治宜清热利湿解毒、活血通络，予四妙勇安汤加味。方药：金银花60g，当归15g，玄参20g，生甘草20g，桃仁20g，红花15g，川牛膝15g，薏苡仁30g。热盛重用黄芩、柴胡；湿重加泽泻、薏苡仁；血瘀重加乳香、没药，重用川牛膝；痛甚加三棱、土鳖虫；气虚体弱加党参、白术。每日1剂，水煎至200ml，分2次温服，15天为1个疗程。用药期间使凝血酶原时间不超过25s，活化部分凝血酶原时间延长1.5～2倍，不超过正常的2倍。若患肢肿胀、疼痛明显，皮温高，白细胞计数升高，或有溃疡，可酌情配合静脉滴注抗生素及使用镇静止痛剂。结果：20例患者在用药3天后，24条患肢肿胀消退明显，近期效果满意；2例无效，为混合型。用药期间3天内原手术切口出血2例，血肿3例，1例腹腔内渗血，在给予减少肝素量、切口血肿清除加压包扎后好转；无1例出现肺动脉栓塞。临床随访20例（6～36个月），症状完全消失14例，仅有下肢轻度水肿4例，1例出现下肢色素沉着、湿疹、浅静脉曲张，1例有再次DVT发生；造影显示通畅18例，1例狭窄＞50%，1例节段显影。

龚伟在1990～2006年期间，采用中西医结合方法治疗术后下肢深静脉血栓，效果满意。共收治患者 60 例，随机分为治疗组和对照组，每组各 30 例。治疗组：男 19 例，女 11 例；年龄 21～76 岁，平均 43.2 岁。对照组：男 17 例，女 13 例；年龄 20～73 岁，平均 43 岁。两组一般资料无显著性差异（$P>0.05$），具有可比性。对照组在确诊后立即应用尿激酶 3 万～5 万单位加入 5%葡萄糖溶液 500ml 内静脉滴注，2 次/天，共用 7 天。同时加用首剂肝素 10000 单位肌内注射，以后每小时 1000 单位静脉持续滴入，用 7 天。停药后改用华法林片口服，每次 2.5mg，1 次/天，连用 3 个月。治疗组在对照组治疗基础上予四妙勇安汤加味：金银花 10g，当归 10g，桃仁 10g，红花 10g，玄参 10g，生甘草 6g，薏苡仁 30g，川牛膝 15g，连翘 10g。湿重加泽泻 10g、猪苓 10g、茯苓 15g；热重加黄芩 10g、栀子 10g、牡丹皮 10g；瘀血阻滞加乳香 6g、没药 6g、三七 6g；气虚加黄芪 20g、党参 10g、白术 10g。每日 1 剂，早晚饭后服。急性期肿胀明显者给予冰硝散（冰片 5g，芒硝 1000g）外敷；慢性恢复期患者在进行运动锻炼的同时予红花消肿散外敷。疗效标准：①临床治愈：患肢无肿胀疼痛，皮温正常，无局部压痛，站立或行走后未见浮肿；②好转：患肢平卧肿胀减轻，久站后加重，无压痛，皮温正常；③无效：临床表现与体征均无改善。结果：治疗组临床治愈 28 例，好转 1 例，无效 1 例，治愈率为 93.3%；对照组临床治愈 22 例，好转 6 例，无效 2 例，治愈率为 73.3%。治疗组与对照组之间具有显著性差异（$P<0.05$）。

马菊芬运用四妙勇安汤加味治愈下肢深静脉栓塞 1 例。患者，男，70 岁，农民。2003 年 3 月 11 日初诊。15 天前行腹外疝修补手术后，出现左腿肿胀疼痛，进行性加重 2 日。刻诊：患肢从足、小腿至膝关节以上红肿灼热、疼痛难忍，站立时加重，卧床、抬高患肢后疼痛减轻，心烦，失眠，口苦，大便干结，舌红苔黄厚，脉弦滑数。西医诊断：下肢深静脉栓塞。证属血脉闭阻、瘀而化热，予四妙勇安汤加味：金银花 30g，玄参 20g，当归 10g，甘草 10g，牛膝 10g，地鳖虫 10g，穿山甲珠 10g，路路通 10g，水蛭（研末吞服）6g。日 1 剂，水煎服。2003 年 3 月 14 日再诊时疼痛大减，患肢肿胀明显消退，继上方加黄芪 20g、桃仁 10g、红花 10g，3 剂。至 2003 年 3 月 17 日，肿胀疼痛基本消失，继服 3 剂以善其后。

郑巧楠等人运用四妙勇安汤治愈股肿 1 例。患者，男，68 岁，1 周前外伤卧床后，左下肢突发性广泛肿胀，胀痛，行走不利，伴低热。症见左下肢粗肿，局部发绀，疼痛，扪之灼热，活动受限，左侧大腿周长与健侧相差 4cm，左小腿周长与健侧相差 2.5cm，舌质红、苔黄腻，脉弦数。彩超示左下肢深静脉血栓形成。诊为股肿，治以清热利湿、活血化瘀，方用四妙勇安汤加减：金银花 30g，当归 30g，玄参 20g，甘草 20g。连续服药 15 剂，每日 1 剂。2 周后患肢疼痛缓解，患侧大腿较健侧相差 1.0cm，患侧小腿较健侧差 0.6cm，症状已明显减轻。

朱英华在 2004 年 11 月～2008 年 11 月期间，共收治下肢深静脉血栓患者 47 例，内服加味四妙勇安汤加减并外敷中药消瘀止痛散，结合西药治疗，取得良好疗效。共收治患者 47 例，男 25 例，女 22 例；年龄 21～76 岁，平均 47 岁。血栓形成部位在左下肢 30 例，右下肢 13 例，双下肢 4 例；混合型 28 例，周围型 12 例，中央型 7 例；高血压心血管病 12 例，高龄肥胖 20 例，内分泌代谢病 7 例，严重创伤 4 例；血栓发生时间为 6～67 天，平均 29.5 天。一般治疗：卧床休息 1～2 周，避免活动和用力排便；垫高床脚 20～25cm，使下肢高于心脏平面；开始下床活动时穿弹力袜或用弹力绷带。西医疗法：尿激酶 20 万 U 加入 0.9%氯化钠注射液 250ml，每日 2 次静脉滴注，共用 10～12 天；溶栓低分子肝素钠 5000 单位，每日 1 次皮下注射，共 5 天；口服阿司匹林 2.5mg，每日 1 次，连用 7 天为 1 个疗程。中医治疗：内服加味四妙勇安汤：金银花 90g，黄芪、玄参各 60g，当归、益母草、鸡血藤、甘草各 30g，赤芍、川牛膝各 20g，地龙 10g，三七粉（冲）3g。热毒盛加连翘、红藤各 30g；湿热盛加黄柏、苍术各 20g；脾气虚弱加党参、炒白术、生薏苡仁各 20g。每日 1 剂，水煎分 2 次服。对照组与治疗组西药常规治疗及一般治疗相同。结果：治疗组 25 例，治愈 15 例，显效 6 例，有效 3 例，无效 1 例，愈显率为 84.0%，总有效率 96.0%；对照组 22 例，治愈 10 例，显效 4 例，有效 5 例，无效 3 例，愈显率为 63.6%，总有效率 86.4%。治疗组与对照组比较，愈显率有显著性差异（$P<0.05$）。

邓秀莲等人运用四妙勇安汤化裁治疗下肢深静脉血栓形成 1 例，疗效显著。患者，女，18 岁。2007 年 10 月 14 日初诊。左小腿肿胀疼痛 1 个月，加重 1 周，曾行彩色多普勒检查确诊为下肢深静脉血栓形成。诊见：患足不能着地踏平，行走时疼痛加重，左内踝上方 3cm 处皮肤肿胀发绀，有约 4cm×4cm 硬结，压痛明显，作踝关节过度背屈实验可致小腿剧痛（Homans 征阳性）。舌质红、苔黄腻，脉弦。证属湿热蕴结、瘀血阻滞，治以清热解毒利湿、活血化瘀。予四妙勇安汤加减：金银花 30g，玄参 15g，当归 15g，川牛膝 15g，薏苡仁 20g，黄柏 10g，木瓜 15g，丹参 15g，制乳香、制没药各 5g，赤芍 10g，地龙 10g，鸡血藤 15g，续断 15g，甘草 10g。5 剂，水煎 300ml，早晚饭后分服。2007 年 10 月 19 日复诊，病情无明显改善，服药无不适反应，上方加连翘 12g，加大剂量，玄参 20g，薏苡仁 30g，鸡血藤 20g。继服 7 剂，2007 年 10 月 26 日复诊，小腿肿胀疼痛明显减轻，皮肤发绀变浅，硬结范围缩小至 3cm×3cm，舌质红、苔黄干，脉弦。上方继服 30 剂，病情痊愈，小腿肿胀疼痛消失，硬结消退，彩色多普勒检查提示“右胫前静脉弱回声已消失”。随访半年未复发。

秦前刚在 2002 年 4 月～2013 年 3 月期间，应用中西医结合治疗下肢深静脉血栓，效果较为满意。共收治患者 108 例；年龄 15～72 岁，平均 45 岁；发病原因：手术 16 例，外伤 28 例，产后 10 例；病程 5～36 天，平均 11 天；住院时间最短3天，最长59天，平均28天；伴有静脉曲张、血栓性浅静脉炎9例，原因不明45例；部位在左下肢56例，右下肢47例，双下肢5例；临床分型：周围型11例，中央型79例，混合型18例；发病时间5～36天，平均11天；实验室检查：白细胞增高38例，红细胞沉降率增快37例，纤维蛋白原增高56例，血脂增高65例。经中医辨证，108例患者均属湿热下注，治以清热利湿、活血化瘀为主。63例选用四妙勇安汤加味（金银花、玄参、当归、甘草、赤芍、苍术、黄柏、紫草、牛膝等），45例选用茵陈赤小豆汤加味（茵陈、赤小豆、泽泻、黄柏、川牛膝、防己、生薏苡仁、白蔻等），水煎服，1剂/天。同时应用冰硝散（冰片、芒硝）外敷。溶栓疗法：尿激酶10万U～30万U加入0.9%氯化钠注射液250ml中静脉滴注，1次/天，连续7～10天。降纤、抗凝疗法：蕲蛇酶注射液每次0.75～1.5U溶于0.9%氯化钠注射液250ml中静脉滴注2～2.5小时，1次/天，10～14天为1疗程，间隔3～5天进行下1个疗程；低分子肝素钙5000IU皮下注射，2次/天，共7天；红花注射液20ml加入0.9%氯化钠注射液250ml静脉滴注，1次/天，15天为1个疗程。疗效标准：①临床治愈：下肢浮肿消退，同健侧对比，大腿增粗不超过2cm，小腿不超过1cm。站立20～30分钟，行走1500m后，无明显不良反应。②显效：下肢肿胀明显减轻，大腿比健侧增粗不超过3cm，小腿不超过2cm。站立15分钟，行走1000m后，发现肿胀疼痛者。③好转：站立10分钟，行走500m，仍有肿胀疼痛，但较前减轻。下肢浮肿减轻，肢体平面周长同健侧相比较治疗前好转。④无效：症状、体征无改善，甚则患肢肿胀加重，少数患者并发肺栓塞或出现肺栓塞征兆。结果：2个疗程结束后，临床治愈58例，占53.7%，显效39例，占36.1%，好转11例，占10.2%，总有效率为100%。

李庆申运用四妙勇安汤联合西药治疗下肢静脉血栓，收到较好疗效。在2012年3月～2013年9月期间，共收治下肢静脉血栓患者100例，其中男56例，女44例，年龄在41～79岁，平均56.3岁；周围型56例，中央型21例，混合型23例。随机分为对照组和观察组，每组各50例，两组一般资料对比差异无统计学意义（$P>0.05$）。对照组采用常规西药治疗，首先给予患者尿激酶加0.9%氯化钠注射液静脉滴注，20万～30万单位/次，1次/天，之后皮下注射低分子肝素钙，2次/天，5000单位/次，治疗3天后可复用华法令，1次/天，剂量酌情递增。观察组在对照组基础上加服四妙勇安汤：金银花30g，玄参20g，当归15g，桃仁12g，红花15g，赤芍15g，川芎15g，甘草10g。血瘀重加川牛膝30g、穿山甲10g、地龙10g、乌梢蛇10g、水蛭10g；湿热较重加薏苡仁30g，防己15g，黄柏10g，苍术12g，茯苓12g。水煎，早晚分服。1剂/天，2周为1个疗程。结果：观察组总有效率为98.0%，对照组总有效率为76.0%，观察组优于对照组，差异有统计学意义（$P<0.05$）。

傅天啸等人运用四妙勇安汤加味配合西医常规治疗下肢深静脉血栓，取得显著临床疗效。在2008年9月～2012年12月期间，共收治下肢深静脉血栓患者67例，其中男37例，女30例，年龄28～81岁，平均（50.11±2.30）岁。将上述患者随机分为治疗组和对照组，其中治疗组36例，男20例，女16例；年龄28～78岁，平均（48.50±6.83）岁；发病部位：左下肢21例，右下肢13例，双下肢2例；发病诱因：创伤所致11例，术后14例，产后5例，无明显诱因6例；病程0.5～30天，平均（5.12±0.82）天。对照组31例，男17例，女14例；年龄35～81岁，平均（50.64±4.61）岁；发病部位：左下肢18例，右下肢12例，双下肢1例；发病诱因：创伤所致12例，术后11例，产后3例，无明显诱因5例；病程1～25天，平均（6.25±0.66）天。两组年龄、性别、病程、发病部位、发病诱因等一般资料比较，差异无统计学意义（$P>0.05$），具有可比性。对照组行一般处理、溶栓治疗、抗凝治疗、祛聚治疗。治疗组在对照组治疗基础上服用四妙勇安汤加味：金银花30g，玄参20g，当归15g，甘草10g。湿热重加薏苡仁30g、川牛膝15g、防己15g、黄柏10g、苍术12g、茯苓12g、穿山甲10g、乌梢蛇10g；血瘀重加桃仁12g、红花15g、赤芍15g、川芎15g、川牛膝30g、穿山甲10g、地龙10g、乌梢蛇10g、水蛭10g；晚期脾肾阳虚加党参15g、白术12g、茯苓10g、甘草10g、泽兰10g、茜草20g、仙茅12g。1剂/天，水煎服，早晚分服。两组均以2周为1个疗程，治疗1个疗程后测量下肢水肿变化及彩色多普勒超声复查深静脉血流情况并评价疗效。疗效标准：①治愈：水肿明显消退或完全消退，平面周长同健侧相比周径差<2cm，彩色多普勒超声显示深静脉血流通畅；②显效：肿胀消失，小腿髌下15cm处与健侧周径差≤1cm，疼痛消失，皮温皮色正常，彩色多普勒超声显示血栓已完全或大部分再通；③有效：肿胀明显减轻，小腿髌下15cm处与健侧周径差<2cm，疼痛消失，皮温皮色正常，彩色多普勒超声显示血栓部分再通；④无效：症状体征无明显改善或有加重趋势。彩色多普勒超声显像深静脉无血流或仅有少许血流信号。结果：对照组总有效率为74.2%，治疗组总有效率为94.4%，两组比较有统计学意义（$P<0.05$）。

王雪松等人在2013年10月～2014年10月期间，共收治下肢深静脉血栓患者23例，年龄最大78岁，最小53岁，平均63岁。单侧发病18例，双侧发病5例。治以清热解毒、活血通络、补气利水，予防己黄芪汤、四妙勇安汤合四妙丸加味：黄芪40g，防己20g，泽兰30g，槟榔20g，木瓜30g，茯苓皮30g，苍术10g，紫苏叶20g，紫苏梗30g，薏苡仁45g，黄柏12g，吴茱萸3g，牛膝20g，玉米须40g，冬瓜皮45g，益母草30g，丝瓜络30g，红花5g，三棱10g，地龙10g，鬼箭羽20g，车前子10g（包煎），金银花20g，玄参10g，当归15g，甘草6g。水煎服，日1剂，分早晚温服。结果：痊愈20例，临床症状消失，彩超示下肢静脉血栓消失，显效2例，临床症状消失，彩超示下肢静脉血栓减小至原来的 80%，无效 1 例，临床症状缓解不明显，彩超示下肢静脉血栓减小至原来的 20%，总有效率达 95.65%。

郭海军等人在 2013 年 9 月～2015 年 9 月期间，运用四妙勇安汤加味联合西医治疗外科术后深静脉血栓形成效果好，可明显改善患者的肿胀程度，并促进血栓溶解。共收治患者 82 例，随机分为对照组和观察组，每组各 41 例。对照组：男 26 例，女 15 例；年龄（47.83±4.63）岁；腹部手术 13 例，胸部手术 15 例，骨折 9 例，盆腔手术 3 例，其他外科手术 1 例。观察组：男 23 例，女 18 例；年龄（50.21±3.25）岁；腹部手术 10 例，胸部手术 16 例，骨折 10 例，盆腔手术 3 例，其他外科手术 2 例。两组性别、年龄、手术类型比较，差异均无统计学意义（P 均>0.05），具有可比性。对照组采用常规治疗：①一般治疗：抬高患肢，控制饮食，确保大便顺畅；疼痛比较严重者给予止痛，严格禁止捶打按压患肢。②西医治疗：皮下注射低分子肝素 100IU/kg，每 12 小时 1 次；对病程在 7～14 天，且具有溶栓指征者给予溶栓治疗，即在 30 分钟内注射液静脉注射尿激酶 4000IU/kg，持续 2～3 天，溶栓治疗后采用抗凝治疗。观察组在对照组治疗基础上加用四妙勇安汤加味：金银花 30g，玄参 30g，当归 15g，生甘草 10g，芍药 15g，川牛膝 15g，黄柏 10g，黄芩 10g，山栀子 10g，连翘 10g，苍术 10g，紫草 10g，红花 6g。肢体肿胀明显加土茯苓、泽泻；疼痛严重加制乳香、制没药；气虚加党参、生黄芪；血瘀重加三棱、莪术。1 剂/天，水煎，分 2 次服，连服 60 天。疗效标准：①治愈：站立 20 分钟以上，行走超过 1.5km，不会产生明显肿胀或疼痛，且彩色超声波显像血管完全畅通；②显效：站立 15 分钟以上，行走超过 1.0km，不会产生明显肿胀或疼痛，且彩色超声波显像血管大部分再通；③有效：站立 10 分钟以上，行走超过 0.5km 后肿胀或疼痛，且彩色超声波显像血管小部分再通；④无效：肿胀疼痛均没有得到改善，或并发肺栓塞。结果：治疗 14 天后，观察组患肢肿胀总有效率明显高于对照组，总体治疗有效率和治愈率均明显高于对照组（P 均<0.05）；治疗 30 天和 60 天后，观察组治愈率均明显高于对照组（P<0.05）。

刘三元运用抵当汤合四妙勇安汤预防髋关节周围骨折患者下肢深静脉血栓，效果比传统西医治疗更好。在 2015 年 1 月～2018 年 1 月期间，共收治髋关节周围骨折患者 80 例，随机分为观察组与对照组，每组 40 例，两组患者年龄、性别、体重、发病时间均无明显差异（P>0.05）。所有患者术后均给予踝关节运动、患肢按摩牵引、生命体征监测、维持电解质平衡等常规治疗。对照组给予低分子肝素钠（规格 0.4ml：4250IU）0.4ml 皮下注射，1 次/天，持续 2 周。观察组在对照组治疗基础上给予抵当汤合四妙勇安汤（水蛭 8g，土鳖虫 4g，当归 20g，桃仁 10g，金银花 30g，大黄 12g，玄参 30g，甘草 10g，萆薢 12g，牛膝 12g），水煎口服，1 次/天，持续 2 周。结果：两组患者术后 D－D 与 Fbg 均无明显差异（P>0.05），治疗 2 周后观察组 D－D、Fbg 指标明显小于对照组，差异有统计学意义（P<0.05）；两组患者术后血浆黏度与红细胞沉降率指标均无明显差异（P>0.05），治疗后观察组患者血浆黏度与红细胞沉降率指标明显低于对照组，差异有统计学意义（P<0.05）；两组患者在术后 24 小时内，治疗 2～14 天下肢深静脉血栓发生的概率无明显差别（P>0.05），观察组发生下肢深静脉血栓的总概率低于对照组，差异有统计学意义（P<0.05）。

滕腾等人运用四妙勇安汤联合抗凝治疗急性下肢深静脉血栓，效果良好。在 2017 年 1 月～2017 年 12 月期间，共收治急性下肢深静脉血栓形成患者 78 例，随机分为治疗组和对照组，每组各 39 例。治疗组：男 20 例，女 19 例；年龄 28～84 岁，平均（49.24±3.54）岁；左下肢发病 27 例，右下肢发病 12 例；病程 0.5～23 天，平均（4.32±0.86）天；属湿热下注型 23 例，血瘀湿重型 11 例，脾肾阳虚型 5 例。对照组：男 21 例，女 18 例；年龄 35～81 岁，平均（50.32±7.61）岁；左下肢发病 28 例，右下肢发病 11 例；病程 0.8～25 天，平均（5.63±0.74）天；属湿热下注型 25 例，血瘀湿重型 10 例，脾肾阳虚型 4 例。两组一般资料比较，差异无显著性（P>0.05）。对照组：①一般处理：卧床，抬高患肢，禁止热敷及按摩；②抗凝治疗：低分子肝素 100IU/kg，每 12 小时皮下注射 1 次，同时服用华法林，起始剂量 2.5mg，1 次/日，并进行凝血指标检测，调整剂量使 INR 维持在 2.0～3.0 后停用低分子肝素；或服用新型抗凝药物利伐沙班片，15mg，2 次/日。治疗组在对照组治疗基础上服用四妙勇安汤加味：金银花 30g，玄参 20g，当归 15g，生甘草 10g。湿热下注加薏苡仁 30g、川牛膝 15g、黄柏 10g、苍术 12g、茯苓 12g；血瘀络阻加桃仁 12g、红花 15g、赤芍 15g、川芎 15g、川牛膝 30g；脾气不足加党参 15g、黄芪 30g、白术 12g、茯苓 10g。每日 1 剂，水煎，早晚分服。两组均以 2 周为 1 个疗程。疗效标准：①显效：患侧下肢肿胀基本消失，活动后下肢疼痛较前显著减轻，彩超提示阻塞血管部分再通者；②有效：患侧下肢肿胀较前减轻，活动后下肢疼痛较前有所改善，彩超提示阻塞血管有小部分再通者；③无效：患侧下肢肿胀、疼痛较前没有明显改变，彩超下深静脉没有血流信号者。结果：对照组显效 22 例，有效 11 例，无效 6 例，总有效率 84.62%；治疗组显效 23 例，有效 15 例，无效 1 例，总有效率 97.44%。治疗组总有效率明显高于对照组（P<0.05）。

（三）治疗下肢静脉曲张

沈彤等人运用中西医结合治疗下肢静脉曲张性静脉炎伴小腿溃疡，疗效满意。共收治 26 例患者，男 20 例，女 6 例；年龄 50～79 岁；病程 5 天～2 个月。均见下肢浅静脉蜿蜒扩张，伸长和迂曲，患肢凹陷性浮肿，足靴区皮肤色素沉着，溃疡面覆盖分泌物，肉芽微红，触之疼痛，易出血，局部红肿热痛。治疗：血塞通 20ml 入葡萄糖或 0.9%氯化钠注射液中静脉滴注，1 天 1 次；服用四妙勇安汤（玄参、当归、赤芍、连翘、红花、黄芩各 15g，金银花 30g，甘草 10g，苍术 6g，木通 10g），水煎服，日 1 剂，每日 2 次，早晚分服；外用方（大黄 30g，黄芩、黄柏、苦参各 15g，地肤子、蛇床子各 10g）水煎外洗患处，晾干后以红油纱外敷包扎。结果：本组 26 例，经治疗后，局部红肿热痛消失，溃疡形成结痂，自然脱落，全部治愈。

尚德俊运用四妙勇安汤治愈下肢静脉曲张并发瘀血性皮炎 1 例。患者，男，47 岁。因两下肢青筋纡曲、胀痛瘙痒 30 年，以下肢静脉曲张并发瘀血性皮炎于 2006 年 1 月 12 日就诊。症见双下肢浅静脉怒张，左小腿广泛性色素沉着，皮肤脱屑，灼热感，右小腿较轻。舌质红绛、苔白，脉滑数。属湿热下注，治以清热利湿、活血化瘀，方用四妙勇安汤加味：金银花、玄参各 30g，当归、赤芍、牛膝各 15g，黄柏、黄芩、山栀子、连翘、苍术、防己、紫草、生甘草各 10g，红花、木通各 6g。6 剂，水煎服，日 1 剂。同时应用活血通脉片，每次 10 片，每日 3 次；燥湿洗药，水煎外洗患肢。1 月 19 日复诊：左小腿瘀肿、瘙痒减轻，症状改善。舌质红绛、苔白，脉滑数。诸证仍为湿热下注之象，四妙勇安汤加味继服 15 剂，余法同上。2 月 9 日三诊：左小腿瘀血炎症明显减轻。舌质淡、苔薄白，脉沉滑。诸证仍为湿热下注之象，四妙勇安汤加味继服 15 剂；加服通塞脉片，每次 4 片，每日 3 次。余法同上。3 月 23 日四诊：病情基本痊愈，停服药物后病情复发，现左小腿肿胀、色素沉着减轻。舌质红、苔白，脉滑数。诸证仍为湿热下注之象，四妙勇安汤加味继服；活血通脉片，每次 10 片，每日 3 次；燥湿洗药，水煎外洗。

孙志兴等人运用加味四妙勇安汤治疗瘀热型精索静脉曲张，收到较好疗效。共收治患者 50 例，年龄 24～37 岁，平均 29.3 岁；病程 1.2～6 年，平均 1.8 年。随机分成两组，其中治疗组 32 例，对照组 18 例。两组年龄、病程、VAS 评分经统计学分析，无显著性差异（$P>0.05$），具有可比性。治疗组口服加味四妙勇安汤颗粒（当归 10g，赤芍 10g，牡丹皮 10g，金银花 10g，玄参 10g，蒲公英 15g，茯苓 10g，生甘草 5g），开水冲成 300ml，早晚各 150ml 温服。对照组口服丹参片，早晚各 1 次，每次 4 片。两组均 4 周为 1 疗程，治疗 1 疗程后统计疗效。结果：对照组 VAS 评分由（4.37±1.13）减少到（3.43±1.02）；治疗组由（4.33±1.06）减少到（1.84±0.92）。治疗组治疗后评分与本组治疗前相比有显著统计学意义（$P<0.01$），治疗组治疗后评分与对照组治疗后评分比较有显著统计学意义（$P<0.01$）。两组治疗期间均未见严重并发症和不良反应，均为空腹服药。

翁剑飞等人用四妙勇安汤加减联合腹腔镜下精索静脉高位结扎治疗湿热夹瘀型精索静脉曲张不育，疗效较好。在 2013 年 5 月～2015 年 5 月期间，共收治精索静脉曲张不育患者 82 例，随机分为两组。治疗组：42 例；平均年龄（22±16）岁；其中左侧精索静脉曲张 26 例，双侧精索静脉曲张 16 例。对照组：40 例；平均年龄（24±6）岁；其中左侧精索静脉曲张 25 例，双侧精索静脉曲张 15 例。两组在年龄、病程、彩色多普勒超声检查精索内静脉内径、精液常规分析比较上，差异无统计学意义（$P>0.05$），具有可比性。对照组在全麻下行腹腔镜下双通道精索静脉高位结扎术。治疗组在对照组基础上，术后用四妙勇安汤加减：金银花 15g，玄参 15g，土茯苓 30g，当归 6g，虎杖 15g，赤芍 15g，甘草 6g。每日 1 剂，分 2 次餐后口服，连用 3 个月。疗效标准：①痊愈：配偶受孕；②显效：配偶未受孕，治疗 3 个月后，其精子密度、数量、活力、活动率以及畸形率均正常；③有效：治疗 3 个月后，精子功能检测虽不正常，但精液常规检查有群级间改善，主要指整个精子活力有改善；④无效：治疗前后无明显变化。结果：治疗组痊愈 17 例，显效 16 例，有效 4 例，无效 5 例，总有效率 88.1%；对照组痊愈 10 例，显效 12 例，有效 7，无效 11，总有效率 72.5%。两组相比存在显著性差异（$P<0.05$）。

（四）治疗静脉炎

陈爱仁运用加味四妙勇安汤治愈髂静脉炎 2 例。病例一：患者，女，24 岁，已婚，农民，1971 年 11 月 30 日入院，同年 12 月 13 日出院。病史：左下肢痛、肿已 12 天，右侧乳房肿痛溃脓已 20 天。产后 35 天。病初先觉左大腿近腹股沟处稍痛，逐渐向下蔓延至小腿，痛肿加重，行动困难，曾于当地医院治疗无效，转院检查，谓：右乳腺炎，左下肢栓塞性静脉炎，子宫内膜炎，恶露未净。收住外科，医生动员其截肢，患者听讯后一夜哭泣未眠，次晨即来本院外科住院治疗。查：体温正常，精神一般，急性病容，面色苍白、浮肿，舌质淡、苔薄白，右乳房内上方靠乳头近处有溃口，流脓，左下肢明显肿胀，大小腿较健侧分别大 4.5cm，左腹股沟处压痛（+++），下肢活动受限，足背动脉及胫后动脉可扪及搏动。脉弦细数。血化验：血红蛋白 5.5g，红细胞 $2.8\times10^{12}/L$，白细胞 $4.2\times10^{9}/L$，中性粒细胞 74%，淋巴细胞 26%。诊断：左髂静脉栓塞性静脉炎；右乳化脓性乳腺炎；产后贫血；宫内膜炎。辨证施治：产后血虚，热毒内蕴，脉络瘀阻，先宜用补血、祛瘀通络、清热解毒之法，后以调补气血为主。处方：当归 30g，熟地黄 15g，茯苓 30g，白术 9g，乳香、没药各 3g，薏苡仁 15g，金银花 30g，丹参 9g，红花 3g，甘草 3g。上方进 3 剂后加鸡血藤 12g，再进 3 剂后痛肿明显减轻。又去丹参、金银花，加蒲公英、党参，同时加服当归膏 30ml，每日 3 次，局部外敷如意散 2 天。观察 14 天，症状全部消失，行走如常，乳房伤口愈合，恶露净，少腹无压痛。血检：血红蛋白 8.7g，红细胞 $3.3\times10^{12}/L$，白细胞 $9\times10^{9}/L$，中性粒细胞 70%，淋巴细胞 30%，痊愈出院。1972 年 5 月复查，贫血、静脉炎完全消失。病例二：患者，女 35 岁，干部，1973 年 3 月 11 日入院，同年 4 月 11 日出院。病史：右腿痛、肿、步行困难已半月。2 个月前，妊娠期曾双下肢浮肿，产后自然消退，但恶露淋漓不净，持续 40 多天。产后 1 个月时突发腰痛，左、右腹股沟处延大腿内侧疼痛、肿胀。腿肿不能步行，收住外科治疗。查：体温正常，表情痛苦，急性病容，步行困难，舌苔白厚腻，右

下肢有明显凹陷性水肿，右腹股沟下方压痛（++），可扪及条索状物，皮肤毛细血管扩张，两上肢及左下肢静脉亦有轻度压痛。血化验：血红蛋白 13.5g，红细胞 4.3×10^{12}/L，白细胞 11.2×10^{9}/L，中性粒细胞 78%，淋巴细胞 22%。诊断：右骼静脉栓塞性静脉炎，四肢多发性静脉炎。辨证：湿毒内蕴，脉络瘀阻。施治：利湿解毒，祛瘀活血。处方：当归 30g，金银花 60g，丹参 15g，玄参 30g，薏苡仁 30g，红花 3g，乳香、没药各 4.5g。连服 7 剂，阴道排出少量黄色水样物，下肢痛肿减轻，去红花加桑枝 30g，进 9 剂后症状大部分消失，前阴干净，缺金银花、玄参加牛膝，共进 30 剂。血化验：血红蛋白 14.3g，红细胞 5.04×10^{12}/L，白细胞 6.8×10^{9}/L，中性粒细胞 76%，淋巴细胞 24%，近愈出院。出院后停服中药，症状略有反复，继续进前方而愈。1973 年 4 月复诊，仅觉下肢不适，其他无不良感觉。

焦源运用加味四妙勇安汤治愈血栓性静脉炎 10 例。处方：生黄芪 30g，当归尾 15g，金银花 20g，甘草 6g，桃仁 15g，赤芍 10g，红花 10g，皂角刺 10g，穿山甲 10g，连翘 10g，蒲公英 20g。血瘀为主加丹参 30g，乳香 12g，没药 12g，苏木 15g，茜草根 25g，川芎 20g；热证明显加玄参 30g，苦地丁 30g；有溃疡加麝香 0.05g，鹿角霜 15g。每日 1 剂，水煎分 2 次服。结果：10 例全部治愈，平均治愈时间为 36 天。典型病例：患者，男，35 岁，1975 年 10 月 25 日初诊。同年 6 月份开始左侧小腿内侧疼痛，并有条索状皮肤红块区，走路时疼痛加重。左小腿内侧下 1/3 处有一硬结潮红区，约 1.3cm×1.2cm，皮下可见条索状硬结，舌质胖而淡、有紫色、苔白腻中薄黄。证属寒郁化热；治宜通络活血、清热解毒散瘀。处方：当归 30g，黄芪 30g，金银花 30g，甘草 10g，玄参 30g，桃仁 10g，红花 15g，穿山甲 10g，皂角刺 10g，乳香、没药各 12g。共服 20 剂，症状完全消失。追访 2 年无复发。

李瑞云等人运用四妙勇安汤治愈静脉炎 1 例。患者，男，31 岁。1979 年 6 月 16 日初诊。诉左下肢小腿内侧连足背疼痛 2 月余。入夜疼痛难忍，步履艰难，沿疼痛处可扪及条索状硬结，局部焮红胀痛，伴见大便秘结，小便短赤，舌质红、苔白而腻，脉弦紧。患者曾在当地卫生院治疗未见好转。拟为静脉炎；治以祛瘀活血为主，佐以清热解毒、软坚散结。方用四妙勇安汤加味：丹参 30g，当归 30g，金银花 30g，玄参 20g，甘草 10g，乳香 10g，没药 10g，炮山甲 12g，牛膝 12g，青天葵 12g。上方连服 40 余剂，患肢肿痛消失，步履自如，条索状之硬结消失而告痊愈。随访 6 年未见复发。

黄向鸿利用四妙勇安汤治愈静脉炎 1 例。患者，男，69 岁。患右下肢静脉曲张 20 余年，右小腿内侧硬肿疼痛 1 周。诊时后腿脉络显露呈豆状、条索状或蚯蚓状；右小腿内侧上段有约 12cm 长之硬条索状物高突，周围浮肿约 8cm×14cm，色红紫，扪之灼手，按之疼痛加剧。舌质稍红、苔薄黄带腻，脉弦稍数。此乃热毒郁内、淤阻经脉、脉络壅塞不通；治以清热解毒、活血通络。处方：玄参 15g，金银花 15g，当归 10g，甘草 5g，蒲公英 10g，牛膝 10g，赤芍 10g，木通 10g，黄柏 10g，全蝎 5g，生黄芪 15g。投药 5 剂，疼痛减轻，局部硬肿渐消。效不更方，守方续服 7 剂，疼痛止，硬肿消，皮色如常。再用原方稍事化裁 5 剂，以善其后。随访 1 年未复发。

刘宗明在 1975 年 1 月～1990 年 1 月期间，采用加味四妙勇安汤治疗因肠痈化脓、坏疽、穿孔所致化脓性门静脉炎引起的急黄，疗效较满意。共计收治患者 10 例，男 7 例，女 3 例；年龄 15 岁以下 2 例，20～40 岁 5 例，50 岁以上 3 例，最小 13 岁，最大 65 岁。全部病例均因肠痈急症行阑尾切除术。术后切口感染 3 例，无感染 7 例。均表现有骤然发生寒战高热，黄疸，腹痛加剧，并循回结肠静脉走行及肝脏有明显压痛，多数病例出现程度不同的中毒性休克。有 3 例术前出现轻度黄疸，术后黄疸加重；7 例术后出现中度以上黄疸，最短术后第二天，最长术后第五天。方药：玄参 15g，金银花 15g，当归 10g，苍术 10g，黄连 6g，生薏苡仁 18g，赤芍 12g，生地黄 10g，牡丹皮 10g，桃仁 6g，甘草 6g。水煎服，每日 1 剂。黄疸甚加茵陈蒿 15～30g；呕吐加法半夏 10g；腹胀便秘加生川大黄 10g；伴有休克加生黄芪 30g、红参 10g（另煎）。所有病例均给予抗生素，合并有麻痹性肠梗阻者给以胃肠减压，中药由胃管注入，夹管 2 小时；合并休克者适当应用升压药。结果：9 例痊愈，1 例死于合并多发性肝脓肿、膈下脓肿、中毒性休克。

高志银用四妙勇安汤加味治疗血栓性静脉炎，收效良好。共收治患者 28 例，其中男 21 例，女 7 例；年龄最大 56 岁，最小 32 岁；浅部血栓性静脉炎 12 例，深部者 16 例；上肢 11 例，下肢 13 例，胸壁 4 例；病程最长 3 年，最短 2 个月；有创伤、手术、感染史者 21 例，静脉曲张者 5 例，无明显病因者 2 例。治疗基本方：当归 120g，金银花 60g，玄参 30g，生甘草 15g。日 1 剂，水煎 2 次，取 300ml，早晚分服。上肢加川芎 15g，下肢加川牛膝 15g，躯干加杜仲 15g，肿胀明显加穿山甲 15g。结果：局部疼痛、压痛消失，肿胀和条索状硬结消退，功能恢复正常，无不适感觉为临床治愈，共 22 例，其中服 15 剂愈 7 例，30 剂愈 8 例，60 剂愈 7 例；疼痛缓解，局部条索状硬结消失 2/3 或劳累后局部微肿、微痛为显效，共 5 例；无效 1 例。典型病例：患者，男，52 岁。1989 年 8 月 12 日诊。3 个月前左胫骨前外伤，伤后半月患肢肿胀、疼痛，活动、劳累后加重，屡用中西药不效。查胫骨前可见擦伤愈合疤痕，小腿及足部肿胀，小腿后面深压痛，舌淡，脉细涩。诊断：血栓性静脉炎。基本方加川牛膝 15g，10 剂，肿胀消退，疼痛消失，活动正常。又 5 剂，而愈。

许鹏光运用四妙勇安汤治愈下肢深静脉炎、下肢溃疡各 1 例。病例一：患者，男，52 岁，干部。1990 年 12 月就诊。左小腿肿胀、疼痛 2 周。查体：左小腿肿胀，Homans 征阳性，浅静脉扩张，舌暗紫、苔薄白，脉沉迟。诊断：左下肢深静脉炎（小腿静脉丛静脉炎）。证属：湿热蕴阻，气滞血瘀。治疗用四妙勇安汤加味：忍冬藤 45g，玄参、丹参各 30g，当归 20g，红花、路路通各 15g，萆薢、木通各 10g，牛膝 9g，甘草 6g。水煎服，每日 1 剂。卧床休息。2 周后肿消，时有抽疼，继服此方半月痊愈。病例二：患者，男，58 岁，农民。1990 年 9 月就诊。主诉：左小腿溃疡半年。现病史：因外伤致左小腿内侧溃烂，疮口脓水外溢，内陷疼痛，久不收口，在当地医治半年无效。查体：左小腿内侧可见约 10cm×20cm 溃疡，疮口内陷，有脓性分泌物；左下肢大隐静脉曲张。诊断：左下肢溃疡（臁疮）。证型：气滞血瘀，湿热下注。治疗用四妙勇安汤加味：忍冬藤 45g，当归、玄参、丹参各 30g，路路通 15g，红花 10g，甘草 9g。水煎服，药渣外洗。经 3 个月治疗，疮口缩小至 5cm×10cm，改用原方内服，外用生肌玉红膏，半年临床痊愈。

江汉荣运用四妙勇安汤加味治疗输液后静脉炎，疗效较好。共收治患者 14 例，其中年龄 6～30 岁 5 例，30 岁～60 岁 7 例，60 岁以上 2 例；症状发作最短 3 天，最长约 20 天；均有输液史，局部见红肿，按之疼痛。基本方：金银花 30g，当归 15g，玄参 15g，生甘草 6g，蒲公英 30g，连翘 12g，制乳香 6g，制没药 6g，川芎 10g，秦艽 12g。局部红肿热痛明显加生地黄 15g、赤芍 20g、牡丹皮 10g；血脉瘀滞、条索硬肿不消加桃仁 10g，红花 10g，王不留行 10g，炮甲片 10g，夏枯草 15g；瘀滞夹湿加粉萆薢 10g、生薏苡仁 30g；上肢发炎加姜黄 10g；下肢发炎加川牛膝 10g。水煎服，每日 1 剂，5 天为 1 疗程。另将药渣加入金黄散 1 袋，拌匀，用纱布包后外敷患处，1 日 1 次。结果：14 例患者中，药后局部红肿疼痛消失且无压痛 12 例，占 85.7%；局部红肿疼痛明显消失，但按之仍有痛感 2 例，占 14.3%；全部病例药后均无症状加重现象。典型病例一：患者，女，58 岁，1998 年 10 月 27 日就诊。1 周前因发热输液，停药后感觉手背输液处肿胀疼痛，难以握拳，手背静脉浅表处触之有微小结节，压之疼痛，余无特殊不适。此乃络脉受损、瘀血阻滞，拟予四妙勇安汤加味治疗：金银花 30g，当归 15g，玄参 15g，姜黄 10g，制乳香、制没药各 6g，皂角刺 10g，连翘 12g，川芎 10g，蒲公英 30g，丹参 15g，赤芍 12g，生甘草 6g。5 剂，水煎服，药后诸症消失。典型病例二：患者，男，28 岁，1999 年 7 月 16 日就诊。因患慢性痢疾输液，近周来感觉左侧腕部疼痛，活动受限，左上肢起一条索隆起，肿痛较甚，睡眠欠佳。查体：左前臂直至上臂有一明显条索状隆起，长 26.3cm，质硬，触痛，拒按，沿条索状隆起周边皮肤潮红，左前臂局部肿胀，左腕及肘关节屈伸疼痛较著，苔薄白，脉弦略数，此乃络脉受损、血热瘀滞，治拟清热解毒、活血散瘀。处方：金银花 30g，蒲公英 24g，连翘 18g，黄芩 18g，玄参 18g，当归尾 12g，赤芍 10g，红花 10g，延胡索 10g，炮甲片 10g，夏枯草 15g，制乳香、制没药各 10g，生甘草 6g。5 剂，水煎服，每日 1 剂，并取药渣以金黄散 1 包，拌匀后用纱布包定，外敷患处。复诊，药后肿消痛减，夜寐稍安，潮红渐退，但局部长索状痕迹仍明显，上方加重活血之品，炙水蛭 6g。5 剂，水煎服，外用方法同前。三诊，疼痛已止，条索痕迹缩短变软且无触痛，继以原法治之，患者再服 10 剂，诸症消失。

王敬超等人运用四妙勇安汤治愈下肢浅静脉炎 1 例。患者，男，65 岁，2000 年 9 月初诊。有双下肢静脉曲张病史，反复出现双下肢肿胀热痛。每以“下肢静脉炎”静脉滴注青霉素、丹参注射液等可获缓解。此次下肢热胀痛重，并出现局部溃烂，输液后症状稍有缓解，遂求治于中医。刻诊：微感烦躁，体温 37.8℃，双下肢由脚踝肿胀至膝关节，皮肤红紫隐隐，触之灼热感，伴见多处浅表静脉突起若蚓状，右腿内侧膝下 10cm 处见 3cm×5cm 大小皮肤溃烂区域，有淡黄色液体渗出。诊其舌红略暗、苔黄腻，脉滑数。辨证：湿热下注，伤及气营；治则：清气凉营，活血化湿解毒。处方：金银花 90g，玄参、当归各 30g，牛膝 12g，甘草 10g，苍术 15g。日 1 剂。配合溃疡面换药。3 剂后患者烦躁消失，体温正常，腿肿略减，皮肤溃烂处渗出减少。效不更方，继进 6 剂，腿肿大减，皮肤红紫色退，较正常肤色略暗，触之不热，皮肤溃烂处缩小至 1cm×2cm 大小，疮面无渗出。改金银花 30g，玄参 15g，当归 18g，继进 5 剂。复诊见疮面干燥愈合，微有腿肿。诊其舌淡暗、苔黄白相间，脉濡。继进健脾化湿、活血利水汤剂以善后。

刘小刚等人应用四妙勇安汤加减治愈下肢血栓性静脉炎 1 例。患者，女，61 岁，退休教师。2002 年 9 月 16 日初诊。自诉右下肢肿胀疼痛 1 周。患者平素有下肢静脉炎病史 20 年，每次发作疼痛，多以抗生素等输液治疗，可得缓解。查：右下肢较左下肢肿胀，皮色暗红，可见表浅的静脉团块，尤以小腿腓肠肌部位明显，压痛（+），拒按，皮温高，行走后疼痛加重，舌质红、苔黄，脉弦数。中医辨证：瘀阻脉络型。西医诊断：下肢血栓性静脉炎。治则：补血活血化瘀，清热解毒。处方：当归 90g，玄参 60g，金银花、鸡血藤、续断、杜仲各 30g，甘草、牛膝各 10g。3 剂，水煎服，日 1 剂。3 剂后患者烦躁消失，体温正常，腿肿疼痛略减，效不更方，继进 6 剂，腿肿大减，皮肤红紫色退，较正常肤色略暗，触之不热，行走如常。加丹参 10g，继进 5 剂告愈。

陈秀红运用四妙勇安汤加减治疗血栓性静脉炎或静脉血栓形成 1 例。患者，女，63 岁，2004 年 12 月就诊。患者于 16 年前因外伤致左下肢深部静脉受损。此次就诊前又出现患肢疼痛难忍，灼热，浮肿加重，局部皮肤光亮绷紧，有大小不等点片状青紫色瘀斑，并伴有高热（体温 39.1℃）、精神倦怠、小便黄赤、大便偏干、舌红苔黄腻等症。本病例病程较长，辨证属邪甚正虚、火热之毒炽热内盛、气滞血瘀，为本虚标实证。急则治其标，故应先重用清热解毒，辅以活血化瘀，在配合抗生素控制炎症扩散的同时，方用：金银花 60g，玄参 60g，当归 30g，生甘草 15g，防己 20g，连翘 30g，地龙 10g，赤芍 15g，泽兰 15g，生薏苡仁 30g，白芷 10g，生黄芪 15g，生大黄 6g。3 天后体温降至正常，但仍疼痛肿胀，在上方基础上加赤小豆30g、徐长卿10g、穿山甲15g，又1周后疼痛肿胀明显减轻。病情稳定后去掉大黄、白芷、防己加白术15g、生地黄15g、茯苓15g，继服15剂，诸症好转。

张云等人运用四妙勇安汤加减治疗血栓性深静脉炎2例，取得较好疗效。病例一：患者，女，29岁，于2005年6月10日就诊。主诉：无明显诱因出现右下肢肿胀，膝周关节及小腿处发热、发红，行走不便，于私人诊所诊为"风湿性关节炎"，予贝诺酯、泼尼松等抗风湿药治疗无效，于某医院彩超检查提示：右股深静脉血栓形成。诊见：右膝周关节及小腿处发热、发红，不能行走，动则疼痛剧烈，舌质红、苔黄腻，脉数。治以清热利湿、活血化瘀。处方：金银花、玄参、当归、蒲公英、连翘、小蓟、水蛭、红花、桃仁、甘草，其中水蛭装胶囊吞服，每日3次，每次6粒。4日后二诊，疼痛明显缓解，局部红肿较前明显消失。上方5剂，继续服用。半月后三诊，明显好转，舌微黯，以血府逐瘀汤加党参、黄芪获全功。病例二：患者，男，52岁，因纠纷被他人用木棍击伤左下肢。伤时检查：左小腿胫前中部外侧3cm×5cm伤口1处，小腿广泛瘀血，肿胀明显，行走不便。诊断为：左下肢皮肤裂伤，软组织挫伤。给予抗炎及对症治疗，效果不明显，且肿胀向大腿蔓延。伤后1个月彩超报告：左髂深静脉、股深静脉血栓形成。2月后报告：①左侧股深静脉上段完全性阻塞伴侧支循环形成；②左侧浅静脉不全性阻塞。诊见：左下肢膝以下肿胀，皮色紫黯，小腿处疼痛拒按，青筋怒张，舌黯、有瘀斑、苔白，脉弦。治以活血化瘀、通络止痛，方用四妙勇安汤加减：桃仁、红花、当归、生地黄、川芎、赤芍、柴胡、枳壳、桔梗、牛膝、水蛭、三七粉、乳香、没药、王不留行、甘草各常规剂量。5剂，水煎服。三七粉和水蛭吞服。5剂后复诊，疼痛明显缓解，小腿处瘀紫明显，加三棱、莪术。1个月后再诊，已可缓步行走，无跛行，述小腿处肿胀等明显消失，身软乏力，舌淡，上方去乳香、没药、王不留行加入党参、黄芪，1年后痊愈。

杨东海等人运用四妙勇安汤治疗梦道尔病2例，收效良好。病例一：患者，男，50岁，农民，因发现左侧胸部皮肤下有细条状物1周，于2004年6月4日来诊。1周前拭汗时感觉左胸隐痛，自摸发现皮肤下有一细长条形肿物，轻微触痛，屈伸转侧时局部隐痛或不适加重。体查：血压120/60mmHg，一般情况好，心肺无异常，肝脾未扪及，腹部无压痛及包块。左侧下胸壁及上腹部皮肤下可扪及12cm长细条状物，与正中线略平行，质地较硬，有轻微触痛，光滑，有小结节，左右推之移动，上下端与血管相连，局部皮肤颜色、温度如常，同侧腋窝淋巴结无肿大。实验室检查：血常规及红细胞沉降率，抗O试验均正常。诊断：蒙道尔病。予桃红四物汤合四妙勇安汤：桃仁10g，红花8g，川芎12g，赤芍15g，当归10g，生地黄20g，玄参15g，乳香6g，金银花15g，牛膝15g，地龙15g，甘草10g。水煎服，1剂/天，分2次服用，煎后用药渣趁热外敷。正红花油沿条索外涂，3次/天。1周后条索状物变细变软，隐痛消失。继之用正红花油间断外涂；银杏叶片口服，4片/次，3次/天；灯盏花素片口服，2片/次，3次/天。15天后症状消失。病例二：患者，女，34岁，因左腋下区隐痛3天，于2005年6月14日来诊。自述无明显诱因出现左腋下隐痛，呈间断性，体位变动时偶有加重，无其他症状。查体：一般情况好，咽无红肿，心肺无异常，做肋骨检查时发现左侧胸腹壁连接处皮肤可扪及1条索状物，呈纵斜形，长10cm，质硬，有轻触痛，压其两端则沿条索状物有皮肤凹陷，局部皮肤无异常。诊断：蒙道尔病。予桃红四物合四妙勇安汤（具体用药同上）。5剂，隔日1剂，水煎服，仍用药渣热敷。同时将青黛10g、冰片2g、芒硝20g、血竭10g、花椒粉10g，研细混匀，食醋调糊，局部外涂。10天后疼痛不适感消失，无触痛，摸之条索状物明显变软，中间间断两处。自谓已不碍事，不再用药。20天后复查，条索状物已完全消失。

沈大友等人在2000年6月～2010年6月期间，以四妙勇安汤为基本方，重用玄参，辨证论治，治疗急性血栓性静脉炎，疗效显著。典型病例：患者，女，33岁，剖腹产术后8天，突然自觉左下肢疼痛，走路不便，更衣时发现左下肢明显增粗肿胀、发热。立即到县医院检查。诊断：左下肢静脉炎血栓形成。症见：面色微红，口苦唇干，舌尖红、苔腻，脉弦大。检查：左下肢皮肤微红硬，明显肿胀，触及股四头肌、腓肠肌疼痛。辨证：下肢气血运行不畅，气滞血瘀；瘀血阻于脉络，营血回流受阻，水津外益，聚而为湿。治则：清热利湿，活血化瘀，通络止痛。处方：玄参90g，丹参30g，黄芪15g，人参18g，川芎12g，水蛭12g，黄连12g，金银花30g，当归60g，甘草9g。每日1剂，早晚分服。每日均取上方药渣热敷。平卧患肢抬高30°，治疗15天，诸症皆消而痊愈。

于晓芳等人应用四妙勇安汤加TDP照射治疗下肢血栓性浅静脉炎，疗效满意。共收治患者13例，男4例，女9例；年龄26～57岁；术后1例，外伤2例；病程0.5～12个月。口服四妙勇安汤每次150ml，2次/天。下肢水肿加皂角刺、川牛膝、地龙等。TDP照射患处，以温热、皮肤发红为度，3次/天，30分钟/次。疗效标准：①治愈：临床症状、体征全部消失，多普勒示静脉内血流通畅；②显效：临床症状，体征基本消失，多普勒无明显异常；③有效：临床症状、体征有所减轻，多普勒复查较治疗前好转；④无效：治疗2周后临床症状、体征无变化。结果：治愈3例，显效7例，有效3例，总有效率100%。

刘志信等人运用五味消毒饮合四妙勇安汤加味治疗血栓性静脉炎，收到较好效果。共收治血栓性静脉炎患者61例，其中女52例，男9例；年龄25～60岁，平均42.1岁；23例有近期下肢或盆腔手术史。随机分为治疗组43例，对照组18例。治疗组：女38例，男5例；年龄25～60岁；病程6～40天。对照组：女16例，男2例；年龄26～58岁；病程5～35天。两组患者年龄、病程、病因均相似，具有可比性（$P>0.05$）。治疗组服用五味消毒饮合四妙勇安汤加味：金银花30g，野菊花12g，蒲公英30g，紫花地丁30g，紫背天葵子9g，玄参30g，当归15g，桃仁9g，红花6g，鸡血藤30g，牛膝20g，赤芍9g。对照组肌内注射青霉素G针剂，80万U，2次/日。两组均1周为1疗程。疗效标准：①治愈：症状和体征全部消失；②有效：症状减轻，体征未见消失；③无效：治疗前后症状和体征均无变化。结果：治疗组治愈34例，有效7例，无效2例，总有效率95.3%；对照组治愈4例，有效7例，无效7例，总有效率61.1%。两组疗效经统计学处理，差异有显著性，治疗组明显优于对照组（$P<0.01$）。

李月娥等人在2006年7月～2010年9月期间，运用四妙勇安汤治疗静脉注射化疗药物导致的静脉炎，取得较好疗效。共收治患者198例，随机分为治疗组与对照组。治疗组：102例；男59例，女43例；年龄12～76岁，平均44岁。对照组：96例；男54例，女42例。上肢静脉穿刺143例，下肢静脉穿刺55例。治疗组予四妙勇安汤：金银花50g，丹参30g，延胡索20g，牛膝35g，枳壳20g，当归20g，生黄芪100g，甘草15g。水煎3次，浓缩取汁200ml，浸湿敷料外敷患处后持续加温，使敷料局部温度保持在42～43℃。红肿型、硬结型每次30分钟，每日3次；坏死型、闭锁型每次40分钟，每日4次。同时予四妙勇安汤加减内服，1日1剂，水煎2次，共400ml，分2次内服，7天为1疗程。对照组用5%硫酸镁溶液外敷。疗效标准：①显效：局部红、肿、热等症状完全消退及疼痛消失。②有效：2周内局部静脉走行处红肿基本消退，压痛不明显。③无效：用药1个疗程以上仍不见好转。结果：治疗组总有效率为86.72%，对照组为68.75%，两组比较有显著差异（$P<0.05$）。治疗组以红肿型、硬结型疗效更好（$P<0.01$），坏死型次之（$P<0.05$），闭锁型疗效最差。

冯兴华运用四妙勇安汤治愈下肢静脉炎1例。患者，男，52岁，2010年3月8日初诊。主诉：双下肢反复肿胀5年，左下肢肿胀加重3天。患者素体偏胖，喜食膏粱厚味，5年来双下肢浮肿反复发作，多在劳累后及过多行走加重，休息和抬高患肢症状可消失。曾诊断为下肢静脉曲张。3天前左下肢肿胀加重，呈可凹性水肿，肿胀自足部上延至大腿，并伴左小腿皮肤红肿热痛，舌红、苔黄腻，脉滑数。血常规：血红蛋白116g/L，白细胞8.0×10^9/L，血小板290×10^9/L。中医诊断：痹病，证属湿热瘀阻、热重于湿。西医诊断：下肢静脉炎，左下肢静脉血栓可能。予四妙勇安汤合四妙丸、猪苓汤加减：金银花30g，玄参15g，当归15g，甘草9g，泽泻30g，车前子15g（包煎），猪苓15g，滑石30g，苍术15g，黄柏15g，薏苡仁30g，丹参15g，牡丹皮10g，连翘15g，蒲公英15g，野菊花15g，川牛膝15g，青风藤30g。14剂，水煎服。二诊：下肢浮肿明显减轻，左小腿仍红肿疼痛，局部皮温仍高。原方加石膏30g，丹参加量至30g。14剂，水煎服。三诊：左小腿肿胀疼痛减轻，局部皮温降低，行走乏力。原方加黄芪30g继用。服药28剂，下肢浮肿消退，久走仍有轻度肿胀，休息即可缓解，小腿红肿消失，余无不适。予四君子汤加味以善其后，14剂。随访3个月，症状稳定。

冯甘雨等人运用四妙勇安汤加减配合肝素钠乳膏治疗下肢血栓性浅静脉炎，效果满意。在2013年3月～2014年12月期间，共收治患者94例，随机分为治疗组与对照组。治疗组：49例；男性29例，女性20例；年龄15～61岁，平均36.4岁。对照组：45例；男性27例，女性18例；年龄13～60岁，平均34.7岁。从发病到入院时间为1周，两组一般资料无明显差异（$P>0.05$），具有可比性。治疗组予四妙勇安汤加减配合肝素钠乳膏治疗，对不同证型采取不同治疗方法：①湿热型：方药：金银花，玄参，当归，川黄柏，苍术，知母，泽泻，甘草；治法：清热凉血，活血通络，解毒利湿。②瘀阻型：方药：当归，桃仁，红花，虎杖，炙甘草；治法：活血化瘀，温阳通络，开通阻滞。③气血两虚型：四妙勇安汤加鸡血藤、炙黄芪、白术、生地黄。以上方剂煎汤，日2剂口服，外用钙素钠乳膏1日在患处涂抹3～4次，有破溃的地方不涂抹，条索状处涂抹均匀，持续治疗2周为1个疗程。对照组采用常规西药治疗，有明显血栓形成者给予尿激酶20万U加入20ml 0.9%氯化钠注射液中，经足背静脉注射，15分钟内注射完毕，间隔12小时注射1次。用药期间根据纤维蛋白原（FIB）含量调整尿激酶用量，密切监测凝血指标，用药期间保持FIB＞1.5g/L，持续治疗2周为1个疗程。疗效标准：①痊愈：局部红肿消退，疼痛消失，硬索条状物消失，无色素沉着，且随访半年无复发；②显效：肿痛感有明显缓解，但有压痛，索条状物未完全吸收，且有少量色素沉着；③无效：症状无明显缓解或加重。结果：治疗组治愈42例，显效5例，无效2例，总有效率为95.9%；对照组治愈21例，显效14例，无效10例，总有效率为77.8%。治疗组总有效率显著高于对照组，二者差异有统计学意义（$P<0.05$）。

李玉玲等人在2012年6月～2014年12月期间，运用四妙勇安汤加味治疗血栓性浅静脉炎，收到较好疗效。共收治患者82例，年龄最小18岁，最大78岁，平均42.6岁；病程最短2小时，最长15天，平均3.6天；发于下肢64例，上肢18例。在发病诱因中，原发性下肢静脉曲张引发者55例，血栓闭塞性脉管炎5例，深静脉血栓形成8例，恶性肿瘤7例，静脉输液5例，无明确诱因2例。随机分为治疗组42例，对照组40例。两组患者性别、年龄、平均病程等基本情况比较，差异无统计学意义（$P>0.05$），具有可比性。治疗组予四妙勇安汤加味：金银花30g，玄参30g，马齿苋30g，当归15g，赤芍12g，生地黄15g，板蓝根30g，栀子12g，黄柏9g。湿邪偏盛加苍术、白豆蔻；血瘀重加桃仁、红花。水煎100ml，早晚各50ml，饭后0.5小时口服，15天为1疗程。对照组予穿王消炎片，每次4片，每日3次，饭后0.5小时口服，15天为1疗程。疗效标准：①临床治愈：

患肢沿浅静脉走行硬结或条索状物消退，局部无红、肿、痛、热等炎症表现；②显效：患肢沿浅静脉走行硬结或条索状物明显缩小、变软，局部红、肿、痛、热等炎症表现明显减轻；③有效：患肢沿浅静脉走行硬结或条索状物减轻，局部红、肿、痛、热等炎症表现减轻；④无效：患肢沿浅静脉走行硬结或条索状物发红、肿胀、疼痛、灼热未见减轻或加重，范围较前扩大。结果：治疗组 TNF-α水平低于对照组（$P<0.05$），IL-10 水平高于对照组（$P<0.05$）；治疗组治愈率 52.38%，总有效率 100%，对照组治愈率 25.00%，总有效率 90.00%，两组治愈率和总有效率比较，均有统计学意义（$P<0.05$）。

（五）治疗大动脉炎

蒋熙等人运用四妙勇安汤加味治愈多发性大动脉炎 1 例。患者，女，33 岁，2004 年 5 月 13 日初诊。患者上下肢肌肉酸痛、乏力 3 年多，曾在上海、北京等医院检查诊断为“多发性大动脉炎”，使用激素、环磷酰胺、川芎嗪等药物，副作用大，疗效不稳定。近 2 月来，低热缠绵，活动时右臂及下肢肌肉疲乏、酸痛，时感麻木、发凉，偶尔间歇跛行，口干口苦，舌苔薄、质红，脉不应指。红细胞沉降率 51mm/h，C-反应蛋白 46mg/L，白细胞 11.3×10^9/L，血小板 328×10^9/L。诊为邪热壅遏、络脉瘀阻，予四妙勇安汤加味：玄参 30g，金银花 30g，全当归 15g，青蒿珠 30g，蛇舌草 30g，毛冬青 40g，鬼箭羽 30g，赤芍 15g，川桂枝 10g，虎杖 30g，生黄芪 30g，甘草 6g。服药半月后，低热渐平，关节肌肉酸痛亦见缓解。原方中金银花易忍冬藤，加川牛膝 15g、水蛭 8g、广地龙 15g。又进药 1 月，肢体乏力、麻木、发凉等症改善。红细胞沉降率 22mm/h，C-反应蛋白 12mg/L。继续巩固治疗。

（六）治疗动脉硬化闭塞症

动脉硬化闭塞症是由动脉粥样硬化病变所致的一种常见周围血管疾病，多发生于中老年人，以下肢多见。早期多表现为患肢发凉、麻木、沉重感、刺痛感、间歇性跛行及静息痛，后期可出现足趾末端冰冷、发绀，慢性缺血性溃疡，甚至坏疽。宋景贵在 1966 年 12 月～1982 年 12 月期间，共收治闭塞性动脉硬化症 86 例。其中，男 81 例，女 5 例；最小 34 岁，最大 80 岁；40 岁以下 11 例，40～49 岁 35 例，50～59 岁 21 例，60～69 岁 14 例，70 岁以上 5 例，平均发病年龄为 50.9 岁；工人 31 例，农民 26 例，干部 15 例，教师 6 例，职工 5 例，医生 1 例，其他 2 例；病程最短 8 天，最长 14 年；发病至就诊时间在半年以内 18 例，6 个月～1 年 29 例，1～5 年 26 例，5～10 年 6 例，10 年以上 7 例；发于单侧下肢 55 例，两下肢 19 例，单侧上肢、两侧上肢、两下肢兼单上肢、单侧上下肢各 1 例，四肢发病 8 例；一期（局部缺血期）5 例，二期（营养障碍期）24 例，三期（坏死期）57 例；一级坏死 20 例，二级坏死 23 例，三级坏死 14 例；属于阴寒型 5 例，血瘀型 24 例，湿热型 50 例，热毒型 7 例；伴有高血压 33 例，冠心病 22 例，糖尿病 6 例，有雷诺现象 2 例，合并胃癌、直肠癌各 1 例；血脂升高 31 例，心电图提示有慢性冠状动脉供血不足 22 例，视网膜动脉硬化 38 例，血压升高 33 例，胸透见主动脉弓突出、纡曲、心脏扩大等改变 22 例；创口脓液细菌培养金黄色葡萄球菌 5 例，白色葡萄球菌 4 例，溶血性链球菌 2 例，铜绿假单胞菌 4 例，大肠埃希菌 3 例，副大肠杆菌 5 例，变形杆菌 3 例，产碱杆菌 3 例，阴性者 3 例。中医辨证论治：①阴寒型：肢体发凉怕冷，麻木，间歇性跛行，皮肤苍白，患肢动脉搏动减弱或消失，舌淡、苔薄白，脉弦细或沉迟。治以温经散寒、活血通络。内服阳和汤加味：熟地黄、黄芪、鸡血藤各 30g，党参、当归、干姜、赤芍、怀牛膝各 15g，地龙 12g，麻黄 6g。水煎服。②血瘀型：肢体发凉怕冷，麻木，疼痛，有静止痛，间歇性跛行加重，患足皮肤紫红、青紫，或趾端出现瘀斑、瘀点，患肢动脉搏动消失。舌质绛，可有瘀点，脉弦硬或弦涩。治宜活血化瘀，佐以行气。内服丹参通脉汤：丹参、赤芍、桑寄生、当归、鸡血藤各 30g，川牛膝、川芎、黄芪、郁金各 15g，水煎服。③湿热型：肢体有轻度坏疽，红肿疼痛，夜间痛重。舌苔白腻或黄，脉弦数或滑数。治宜清热利湿，活血化瘀。内服四妙勇安汤加味：金银花、玄参各 30g，当归、赤芍、川牛膝各 15g，黄柏、黄芩、栀子、连翘、苍术、防己、紫草、甘草各 10g，红花、木通各 6g，水煎服。④热毒型：肢体坏疽严重继发感染，红肿热痛，脓多，有坏死组织，可有高烧，神志模糊，谵语。舌苔黄或有黑苔，脉弦数或洪大。治以清热解毒为主，佐以活血化瘀。内服四妙活血汤：金银花、蒲公英、地丁各 30g，玄参、当归、黄芪、生地黄、丹参各 15g，牛膝、连翘、漏芦、防己各 12g，黄芩、黄柏、贯众、红花各 10g，乳香、没药各 3g，水煎服。辅助治疗：①肢体坏疽继发感染，发热，有毒血症状者，或手术前后，使用抗生素以控制炎症和预防刀口感染。②根据病情可选用罂粟碱、妥拉苏林、血管舒缓素以及低分子右旋糖酐 500ml 或 2.5%硫酸镁溶液 100ml 静脉滴注，每日 1 次，10～15 次为 1 疗程。③取足三里、三阴交、曲池、外关等穴，用维生素 $B_1$100mg 或丹参注射液 4ml，每次取 2 个穴位交替注射，日 1 次，30 次为 1 疗程。④用白花丹参注射液 10ml 加入 5%葡萄糖溶液 500ml 静脉滴注，每日 1 次，15 次为 1 个疗程，一般用 2 个疗程。⑤创口换药，16 例坏死期患者经单纯换药处理，创面完全愈合 10 例，接近愈合 2 例，创面未愈稳定者 4 例。⑥手术处理坏死组织切除术，7 例行此手术者，2 例创面愈合，4 例接近愈合，术后坏疽发展 1 例。⑦趾部分切除缝合术，5 例行此手术，4 例刀口一期愈合，1 例术后裂开，经换药处理创面接近愈合。⑧肢体严重坏疽，扩展至踝关节或小腿，有明显血运障碍，毒血症状明显，应施行截肢手术，27 例患者的 29 个肢体截肢部位是：股部 23 例，小腿 5 例，上臂 1 例。疗效标准：①临床治愈：自觉症状消失，肢体血液循环明显改善，创面完全愈合。②显著好转：症状基本消失或有明显好转，肢体缺血有所改善，创面接近愈合。③好转：症状、体征有所改善，肢体缺血改善不明显，坏疽和创面较前稳定，炎症逐渐消退。④无效：患者在短期内出院或治疗无变化者。⑤恶化：病情加重，坏疽发展，经中西医结合治疗无效。结果：临床治愈14例（16.3%）；显著好转24例（27.9%）；好转10例（11.6%）；无效5例（5.8%）；恶化33例（38.4%），其中截肢27例（31.4%），死亡6例（7.0%）。在86例患者中，经治疗临床治愈和显著好转者38例（44.2%），总有效率55.8%。死亡原因：急性心肌梗死1例，肢体严重坏疽2例，股部截肢后残端严重感染、广泛坏疽1例，严重坏疽并发肺炎1例，严重坏疽截肢后急性心衰（因肺心病）1例。

尚德俊将闭塞性动脉硬化分为4个证型进行论治：①阴寒型：法依温通活血，方拟阳和汤加味：熟地黄、炙黄芪、鸡血藤各30g，党参、当归、干姜、赤芍、淮牛膝各15g，肉桂、白芥子、炙甘草、鹿角霜各10g，地龙12g，麻黄6g。②血瘀型：法用活血化瘀，内服丹参通脉汤：丹参、赤芍、当归、鸡血藤、桑寄生各30g，黄芪、郁金、川芎、川牛膝各20g。③湿热型：法用清热解毒，内服四妙勇安汤加味：金银花、玄参各30g，当归、赤芍、川牛膝各15g，黄柏、黄芩、栀子、连翘、苍术、防己、紫草、生甘草各30g，红花、木通各6g。④热毒型：治宜清热解毒、活血化瘀，内服四妙勇安汤加减：金银花、蒲公英、地丁各30g，玄参、当归、黄芪、生地黄、丹参各15g，牛膝、连翘、漏芦、防己各12g，黄柏、黄芩、贯众、红花各10g，乳香、没药各3g。4个证型均可同时兼服四虫片、活血通络片、通安片或用红花、丹参注射液静脉滴注。

王景春等人在1980～1988年期间，运用四妙勇安汤加味治疗动脉硬化性坏疽，效果满意。共收治患者28例，男19例，女9例；年龄42～50岁9例，51岁以上19例，最大81岁；病位在右足趾18例，左足趾9例，右手指1例；溃破时间最短14天，最长半年。并发症：有高血压26例，其中有吸烟史14例，饮酒史3例，烟酒同用9例，并有冠心病4例，心绞痛1例，脑血栓2例；低血压2例，其中吸烟、饮酒各1例。化验：血三脂高15例。查眼底：24例有眼底动脉细。抗阻血流图：动脉波幅消失在足背27例，桡部者1例，踝部者25例，3例减弱。属热毒型14例，血脉瘀滞型8例，气虚型6例。治以四妙勇安汤：当归、玄参、金银花、甘草。疼痛严重加全蝎、蜈蚣、白芍、牡蛎、罂粟壳，配合西黄丸内服；热毒盛加蒲公英、黄柏，配合牛黄安宫丸内服；血瘀加赤芍、丹参、红花、桃仁；气虚加黄芪、党参、白术、茯苓；高血压加夏枯草；眼花加石决明；便秘加草决明。结果：28例中临床治愈19例（手、足趾伤口愈合），显效4例（伤口近愈），好转3例（伤口缩小），截肢2例（治疗无效）。治疗1个月2例，2个月14例，3个月9例，4个月1例，5个月2例。

乔鸿儒利用四妙勇安汤治疗闭塞性动脉硬化热毒型，收效良好。患肢多有坏疽，感染较重，灼热疼痛，入夜尤甚，口干喜饮，严重者可有发热，精神萎靡，甚至神志昏愦，舌苔黄燥或有黑苔，脉象弦数或洪数。此为瘀久化热，热毒结聚，肉腐骨枯所致。治宜清热解毒，滋阴降火。用四妙勇安汤加减：金银花30～60g，玄参30～60g，公英30～60g，连翘15g，石斛15g，当归10g，赤芍10g，牛膝15g，丹参30g，鸡血藤30g。热毒壅盛选加板蓝根、土茯苓；内热炽盛选加栀子、黄柏、黄芩、天花粉；气虚不胜邪加生黄芪。

周永坤等人运用中西医结合治疗急性肢体动脉血栓形成，收效良好。在1982年2月～1989年5月期间，共收治患者17例，其中男15例，女2例；年龄最小21岁，最大72岁，20～40岁5例，40～60岁11例，60岁以上1例；病程最短16小时，最长7个月，平均34天。血栓闭塞性脉管炎3例，其中并急性心肌梗死1例，糖尿病1例；闭塞性动脉硬化症13例，其中并冠心病3例，脑血栓形成后遗症1例，肾病综合征1例；股动脉闭塞7例，腘动脉闭塞9例，肱动脉闭塞1例。临床二期3例，三期2级坏死1例，三期3级坏死13例。阴寒型1例，血瘀型2例，湿热型11例，热毒型3例；12例化验血脂者，有7例高于正常，6例行体外血栓及血液流变学检查者，均提示血液高凝状态。辨证论治：①阴寒型：发病急，患肢疼痛，冰冷，皮色苍白或苍黄，舌淡红、苔薄白，脉沉细或沉迟。治宜温经活血，内服阳和汤加味：熟地黄、炙黄芪、鸡血藤各30g，党参、当归、干姜、怀牛膝、赤芍各15g，肉桂、白芥子、鹿角霜（冲）、熟附子、炙甘草各10g，麻黄6g。②血瘀型：患肢持续刺痛、麻木，皮肤暗紫，有瘀点或瘀斑，舌暗红、苔白，脉弦细。治宜活血通脉，内服丹参通脉汤：丹参、鸡血藤、赤芍、当归、桑寄生各30g，川牛膝、川芎、黄芪，郁金各主5g。③湿热型：患肢疼痛剧烈，皮肤暗红、肿胀，有水疱或脓疱，局部坏疽，周围炎性肿胀，舌红绛、苔黄腻，脉弦缓。治宜清热利湿，内服四妙勇安汤加味：金银花、玄参各30g，当归、赤芍、川牛膝各15g，黄柏、黄芩、炒栀子、连翘、苍术、防己、紫草、生甘草各10g，红花、木通各6g。④热毒型：患肢紫红肿胀，灼痛难忍，坏疽发展迅速，伴发热、头痛等全身症状，舌红绛、苔黄厚或灰黑，脉数。治宜清热解毒，内服四妙勇安汤加味合活血通脉饮。活血通脉饮：丹参、金银花各30g，赤芍、土茯苓各60g，当归、川芎各15g。临床治疗时，可同时兼服活血通脉片、通脉安、四虫片、犀黄丸等。配合应用西药。结果：治愈4例，临床症状消失，皮色、皮温恢复，溃疡愈合；好转12例，临床症状大部分消失，截肢后创口一期愈合。施行股部截肢11例（12条肢体），小腿截肢1例。1例肱动脉闭塞者，坏疽稳定后自动出院。

柳玉亭在1987年11月～1990年4月期间，以中西医结合治疗闭塞性动脉硬化，效果满意。共收治患者69例，男64例，女5例；干部16例，教师7例，工人20例，农民26例；年龄最大77岁，最小39岁，39～50岁26例，51～60岁33例，61岁以上10例；一期（局部缺血期）20

例，二期（营养障碍期）34 例，三期（坏死期）15 例。中医辨证论治：①血瘀型：50 例。患肢凉、麻、痛，肢端、小腿有瘀斑，或呈紫红、青紫色，舌质红绛，脉弦涩。应益气活血，内服丹参通脉汤：丹参、赤芍、当归、黄芪、鸡血藤、桑寄生各 30g，郁金、川芎、川牛膝各 15g。②湿热型：14 例。患肢坏疽感染，红肿热痛，伴低热，舌质淡、苔白腻或黄，脉弦数。宜清热利湿、活血化瘀，内服四妙勇安汤加味：金银花、玄参各 30g，当归、赤芍、川牛膝各 15g，黄柏、黄芩、连翘、甘草、栀子、苍术、防己、紫草各 10g，红花、木通各 6g。③热毒型：5 例。患肢严重坏疽感染，明显红肿热痛，伴高热，舌质红、苔黄燥或黑，脉洪数。宜清热解毒、滋阴凉血、活血化瘀，内服四妙勇安汤加味和活血通脉饮：丹参、金银花各 30g，赤芍、土茯苓各 60g，当归、川芎各 15g。以上各型治疗均可同时服用复方四虫片、丹参片、舒脉酒，湿热型和热毒型应服犀黄丸。配合使用药物静脉滴注、药物穴位注射、熏洗，并做好溃疡和坏疽处理。结果：①临床治愈：46 例（66.67%），自觉症状消失，创口完全愈合，患肢皮色、皮温正常或基本正常，跛行距离在 1500m 以上，超声多普勒检查有明显好转，患肢动脉搏动出现或增强。②显著好转：15 例（21.74%），自觉症状明显好转，创口明显缩小或近愈合，患肢皮色、皮温明显好转，跛行距离明显延长，超声多普勒检查有好转，患肢动脉搏动增强。③进步：5 例（7.24%），症状减轻，创口缩小有愈合趋势，肢体血运有所改善，皮色、皮温好转，患肢动脉可扪及。④无效：3 例（4.35%），住院时间短，自动出院或转院。

许鹏光运用四妙勇安汤治愈闭塞性动脉硬化症 1 例。患者，男，66 岁，退休干部。于 1991 年 9 月就诊，主诉：双下肢麻木、疼痛 3 年，加重 1 月。现病史：患者双下肢麻木、疼痛。有高血压病、冠心病病史，曾运用降压、降血脂等各种方法治疗，效果不显。查体：双下肢发凉，足背动脉搏动减弱，趾甲变厚、干燥，双下肢肌肉萎缩，舌淡红、苔薄黄，脉细。诊断：双下肢闭塞性动脉硬化症（老年脱疽）。证型：气虚血瘀、经络阻塞。治疗：四妙勇安汤加味内服并配合支持疗法。处方：忍冬藤 60g，当归、玄参、丹参、蒲公英、地丁各 30g，路路通 15g，红花 10g，甘草 9g。经 3 个月治疗，患者麻木疼痛基本消失。

王国忠以中西医结合治愈急性浅股动脉阻塞症 1 例。患者，男，67 岁，退休工人。患者因右下肢突发性肿痛，发热 8 天，不能行走而入院。3 天前患者无特殊不适，次日突感右下肢肿痛，以小腿足部为甚，疼痛呈持续性锐痛，影响夜眠，畏寒发热，患肢发凉，不能下地行走。曾在某医院急诊治疗，病情不能缓解。既往无类似病史。体检：体温 37℃，脉搏 80 次/分，呼吸 20 次/分，血压 113/75mmHg，神志清楚，精神萎靡，痛苦面容，发育正常，营养中等，平卧位，右下肢屈曲，体检尚合作。皮肤黏膜无黄染瘀点，浅淋巴未触及，巩膜无黄染，两肺（–），心率 80 次/分，律齐，心前区可闻及Ⅱ级吹风样收缩期杂音，腹平软，腹壁无曲张静脉，腹块（–），全腹无压痛反跳痛，肝脾肋下未触及，脊柱（–），左侧股动脉搏动明显触及，右侧股动脉搏动消失，右小腿有云纹状发绀、肿胀明显、触痛、皮肤苍白发凉，右踝关节以下感觉消失，小腿部感觉迟钝，右足趾屈伸功能障碍，右足背动脉搏动消失。入院后查心电图正常，腹盆腔 B 超未探及包块，血红蛋白 17.5g/L，白细胞 9×10^9/L，中性粒细胞 0.8，淋巴细胞 0.2，尿常规见蛋白，红细胞少许，白细胞少许，尿糖（–），血脂正常，肝肾功能测定除谷丙转氨酶 92 单位外，余正常，胸片两上肺陈旧结核灶，主动脉部未见片状钙化。因病情急重未做动脉造影。根据病史体征，急性浅股动脉阻塞症可以确立。即应用氨苄西林 8g 静脉滴注防止感染，低分子右旋糖酐 500ml 加丹参注射液 16ml 静脉滴注疏通血管。患者舌质红、边有紫点、苔薄黄，脉弦数。治宜清热解毒、活血化瘀，方选四妙勇安汤合通脉灵加减：金银花 30g，玄参 30g，当归 30g，生甘草 15g，郁金 30g，丹参 15g，鸡血藤 15g，制乳香、制没药各 5g，桂枝 5g，肉桂 5g，地鳖虫 10g，川牛膝 10g。日 1 剂，水煎服。治疗 8 日后，右下肢疼痛、肢冷、肿胀、苍白、感觉障碍未见改善，体温上升达 38.5℃，白细胞增高达 11.4×10^9/L，中性粒细胞 0.82，淋巴细胞 0.18。右下肢浅动脉搏动测不到，因肢体未见坏疽，仍按原法继续治疗，至第七日，自觉右下肢肿痛减轻，查皮温上升，皮色转红。此后，金银花、玄参、当归分别增至 45g，生甘草增至 20g，余药仍按原量。治疗至第十二天，体温降至正常，右下肢疼痛缓解，云纹状发绀明显消退，皮温与健侧相同，小腿足部感觉尚未恢复，右股动脉、足背动脉搏动仍未测得，足趾活动恢复，幅度较小，复查血常规已正常，白细胞降至 6.6×10^9/L，中性粒细胞 0.78，淋巴细胞 0.22，尿常规蛋白（–），停用抗生素，继服中药原方 60 剂，低分子右旋糖酐加丹参注射液静脉滴注共 2 个疗程 30 次，患肢疼痛消失，皮温皮色正常，感觉恢复，已能下地行走，但右股动脉及足背动脉搏动还测不到。住院 91 天，临床痊愈出院。于出院后 10 个月、4 年时随访，情况一直良好，唯右下肢浅动脉搏动触不到。

郑则敏等人以中医药为主治疗肢体动脉硬化闭塞症，收效良好。共收治患者 83 例，其中男 51 例，女 32 例；年龄最小 51 岁，最大 90 岁，平均 68.7 岁；有吸烟史 72 例，嗜酒 67 例，有足癣史 12 例；血瘀型 2 例，瘀热型 21 例，湿热型 23 型，热毒型 37 例；并发冠心病 21 例，糖尿病 14 例，高脂血症 67 例，高血压病 67 例，脑血栓 5 例。辨证论治：①血瘀型：患趾酸胀疼痛，肤色暗红冰凉，下垂时更甚，抬高则苍白，步履沉重乏力，舌暗红或有瘀斑、苔白，脉弦或涩，趺阳脉消失。治宜通络活血化瘀，方取通络活血汤（验方）：生黄芪 15g，丹参 12g，赤芍 12g，莪术 10g，穿山甲 10g，川红花 6g，桃仁 10g，水蛭 10g，甘草 3g。②瘀热型：患趾酸胀疼痛加重，持续不休，入夜尤甚，步履艰难，肤色紫黯如煮熟红枣，口干，舌暗红或有瘀斑、苔黄少津，脉弦数，趺阳脉消失。治宜凉血化瘀、清热消肿，方取凉血化瘀汤（验方）：玄参 15g，赤芍 12g，丹参 12g，麦冬 12g，连翘 12g，忍冬 24g，槐花 6g，紫草根 12g，绿心豆 30g，蕲蛇肉 15g，川牛膝 10g。③湿热型：患趾剧痛，日轻夜重，局部皮色紫黯肿胀，渐变紫黑，触之灼热痛甚，表面肉色不鲜，甚则五趾相传，波及足背，或伴发热，舌暗红、苔黄腻，脉弦数或濡数。证属气滞血瘀、湿热流注、阻滞经络。治宜清热利湿佐以化瘀通络；方取四妙勇安汤合茵连豆加减：玄参 15g，丹参 10g，金银花 15g，甘草 6g，茵陈 6g，连翘 12g，赤小豆 20g，紫苏梗 6g，白鲜皮 10g，萆薢 15g。④热毒型：患趾干枯焦黑，溃破腐烂，脓水稀薄，气秽，疼痛剧烈，屈膝抱足，彻夜不眠，口渴，便秘，溲黄，舌质红、苔黄燥或黄腻，脉细数或弦细数。治宜滋阴通络、清热解毒，方取四妙勇安汤合犀角地黄汤化裁：玄参 12g，丹参 10g，金银花 20g，甘草 6g，生地黄 15g，连翘 12g，鱼腥草 15g，麦冬 12g，赤芍 12g，牡丹皮 6g，炮山甲 10g，皂角刺 10g。其他治疗：用 5%葡萄糖注射液或低分子右旋糖酐 250～500ml 加脉络宁 20ml 静脉滴注，40 滴/分；给予能量合剂如 10%葡萄糖注射液 500ml 加 ATP 40mg，Co－A 100u，普通胰岛素 8u 静脉滴注；对肢体坏疽患者，需脓液培养致病菌加药敏，一般首选青霉素静脉给药；若患处剧痛，彻夜不宁或并发冠心病可低流量给氧。外治：瘀热型或湿热型，可选用皮肤灵油剂或 10%黄柏水湿敷患处。有溃疡面的可选用肤肌灵软膏纱布或生肌玉红膏纱布。疗效标准：①治愈：患趾疼痛消失，皮色恢复正常．创口愈合，步履活动自如，或趺阳脉可触及；②好转：疼痛基本消失，但步履活动不能持久，创口范围缩小；③未愈：疼痛不能控制，溃疡不能愈合，或继续向近端发展。结果：临床治愈 47 例，好转 34 例，未愈 2 例。血瘀型 2 例、瘀热型 21 例均治愈；湿热型 23 例中治愈 18 例、好转 5 例；热毒型 37 例治愈 6 例、好转 29 例、未愈 2 例。疗程一般为 45 天，最长 4 个月，最短 30 天。

李刚等人运用加味四妙勇安汤治疗Ⅲ期一级动脉硬化性闭塞症，疗效较为满意。共收治患者 41 例，男 29 例，女 12 例；年龄最小 49 岁，最大 83 岁；病程最短 6 个月，最长 7 年；发于双下肢 8 例，单侧 33 例；坏死最轻仅限于趾尖部，最重至趾根部。合并冠心病 15 例，高血压病 7 例，血脂增高 24 例，所有病例眼底都有动脉硬化性改变。经多普勒血流流速仪和容积描记仪检查，均提示动脉管腔狭窄或闭塞。予加味四妙勇安汤：金银花 30g，玄参 30g，当归 18g，赤芍 15g，黄芪 24g，地龙 12g，鸡血藤 18g，丹参 15g，泽泻 12g，牛膝 12g，何首乌 15g，甘草 9g。水煎服，每日 1 剂，分 2 次口服。热毒盛加蒲公英、连翘；痛甚加红花、延胡索；兼痰加贝母、瓜蒌；兼胸痹加石菖蒲、郁金；兼肝阳上亢加天麻、钩藤。静脉滴注药物：复方丹参注射液 20ml 加入 5%葡萄糖氯化钠注射液 500ml，每日 1 次，15 次为 1 个疗程。感染重兼用抗生素。干性坏疽创面仅作保护，湿性者用抗生素湿敷并注意引流通畅。疗效标准：①临床治愈：症状基本消失，创面完全愈合（含手术切除坏死足趾并完全愈合的病例）；②显效：症状明显改善，肢体创面愈合或将近愈合；③进步：症状减轻，创面缩小；④无效：治疗 3 个月症状及创面无进步或加重者。结果：临床治愈 15 例，显效 17 例，进步 6 例，无效 3 例，总有效率为 92.7%。

陈秋萍运用毛冬青合四妙勇安汤治愈动脉硬化性栓塞 1 例。患者，男，57 岁，因左下肢间歇性跛行，左拇趾红肿剧痛，皮肤破溃不愈 1 个月，左下肢变细半年而于 1993 年 2 月 26 日就诊。诊见左侧大腿周径较右侧小 5cm，左足背动脉搏动消失，左拇趾皮肤呈暗红色，温度较健侧低，趾间侧皮肤破溃感染。诊为左下肢动脉硬化性栓塞，给予低分子右旋糖酐、复方丹参注射液、氨苄西林静脉滴注，口服双嘧达莫等，治疗 2 周无效，改用中药。方药：金银花 150g，玄参 150g，当归 100g，甘草 50g。水煎服，每日 1 剂，连服 10 剂。同时用毛冬青干根，每日 250g 水煎，分 2 次服。外用相同剂量，煎水浸泡患肢，每日 2 次，每次 30 分钟。治疗 10 日后，患趾疼痛消失，伤口愈合，左下肢增粗，精神好，食欲正常，能参加体力劳动。

邹德谦在 1994 年 1 月～1989 年 2 月期间，用中西医结合疗法治疗闭塞性动脉粥样硬化，效果较为满意。共收治患者 50 例，男 39 例，女 11 例；最大 72 岁，最小 35 岁；发病部位为单下肢 31 例，双下肢 19 例；一期 18 例，二期 25 例，三期 7 例；全血比高切黏度 7.2～9.5，全血比低切黏度 14～16，全血还原黏度 24～26，纤维蛋白原 6～8g/L；血流图检查患肢动脉有不同程度狭窄或闭塞，血管弹性减低，血流量差；血瘀型 36 例，湿热型 10 例，热毒型 4 例。中药治疗：①血瘀型：患肤凉、麻、痛，肢端、小腿有瘀斑，或呈紫红、青紫色，舌质红绛，脉弦涩。治以益气活血。方用丹参通脉汤：丹参、赤芍、当归、黄芪、鸡血藤、桑寄生各 30g，郁金、川芎、川牛膝各 15g。②湿热型：患肢轻度坏疽感染，红肿热痛，伴低热，舌质淡或舌质红、苔白腻或黄腻，脉弦数。治以清热利湿、活血化瘀，予四妙勇安汤加味：金银花、玄参各 30g，当归、赤芍、川牛膝各 15g，黄柏、黄连、连翘、甘草、栀子、苍术、防己、紫草各 10g，红花、木通各 6g。③热毒型：患肢严重坏疽感染，明显红肿热痛，伴高热，舌质红、苔黄燥或黑，脉洪数。治以清热解毒、滋阴凉血、活血化瘀，方用四妙勇安汤加味合活血通脉饮：丹参、金银花各 30g，赤芍、土茯苓各 60g，当归、川芎各 15g。30 天为 1 疗程，可治疗 2 个疗程，并可同时服用复方四虫片、复方丹参片、舒脉酒等。对早期肢体无溃烂者，可用活血消肿洗药熏洗，每日 2 次，30 日为 1 个疗程。西药治疗：应用低分子右旋糖酐 500ml，加入复方丹参注射液 20ml，静脉滴注，每日 1 次，15 天为 1 疗程，休息 7 日，再进行第二个疗程。可连用 3～5 个疗程。疗效标准：①治愈：患肢疼痛消失，皮色肤温恢复正常，疮口愈合；②显著好转：疼痛基本消失，但步履活动不能持久，疮口基本愈合；③进步：疼痛减轻，疮口范围缩小；④无效：疼痛不能控制，溃疡不能愈合或继续向近端发展。结果：治愈 33 例，为 66.0%；显著好转 11 例，为 22.0%，进步 3 例，为 6.0%，无效 3 例，为 6.0%，总有效率为 94.0%。

门学民等人方以四妙勇安汤加味与活化汤交替服用，治疗动脉硬化闭塞症阴虚瘀热型，收效良好。典型病例：患者，男，60 岁，2005 年 5 月 27 日就诊。右足疼痛 4 个月，足二、三趾破溃 40 余天，疼痛剧烈难以行走。查体：右足皮肤紫红，脱屑干裂，二、三趾已干黑，跖趾关节周围红肿，皮肤温度略高，挤压有黄稠脓性分泌物，味臭。足背动脉、胫后动脉均未触及。脉弦数，舌红、苔薄黄。彩色多普勒超声诊断：右下肢股腘动脉多发粥样硬化斑块并血栓形成，右股深动脉管腔狭窄。诊断：动脉硬化闭塞症，属阴虚瘀热型。治宜养阴清热、活血化瘀，方予四妙勇安汤加味与活化汤交替服用。四妙勇安汤加味：金银花 30g，玄参 30g，当归 30g，生甘草 9g，蒲公英 15g，黄芪 30g。服药 20 剂，患者疼痛依旧，溃处红肿，脓血较多。上方金银花与玄参均加至 90g，活化汤中加入金银花 30g、蒲公英 20g、薏苡仁 30g、益母草 20g。继服 20 剂，疼痛明显减轻，溃处脓液减少。服药 200 余剂后，足二、三趾从跖趾关节处脱落，溃处愈合，疼痛基本消失。

王联邦运用四妙勇安汤加味治疗下肢闭塞性动脉硬化症，效果满意。共收治下肢闭塞性动脉硬化症患者 30 例，男 24 例，女 6 例，病在右足趾 20 例，左足趾 9 例，左右双下肢 1 例，并发症有高血压 5 例，吸烟 15 例，饮酒 2 例，低血压 4 例，脑血栓 2 例，冠心病 2 例，属热毒性 18 例，血脉瘀滞性 10 例，寒凝性 2 例。予四妙勇安汤：当归 60g，玄参 100g，金银花 100g，甘草 30g。疼痛严重加全虫、蜈蚣、白芍、牡蛎、贝母、乳香、没药；热毒盛加蒲公英、黄柏；血瘀加赤芍、丹参、红花、桃仁；气虚加黄芪、白术、党参、茯苓；高血压加夏枯草；寒邪痹痘加威灵仙、牛膝、桃仁、黄芪、丹参、赤芍、防风、红花、川芎、肉桂。结果：临床治愈 20 例，特效 1 例，显效 2 例，好转 3 例，截肢 2 例，死亡 2 例。典型病例：患者，男，30 岁，因肢端疼痛发绀 2 个月，于 1989 年 9 月初诊。双足趾疼痛发绀而不温，部分肢端开始溃烂，下肢不能行走，形体虚弱，微冷，舌红、苔薄白而润，脉细弦，甲皱，微循环检查，管袢模糊，管径扩张瘀血。证为寒凝血滞、阳气闭阻；治以通阳化瘀。组方：金银花 30g，玄参 10g，当归 10g，威灵仙 10g，牛膝 10g，桃仁 10g，黄芪 30g，丹参 15g，赤芍 15g，防风 10g，红花 20g，川芎 10g，甘草 6g，肉桂 5g。10 剂，下肢及足趾疼痛明显减轻，发绀好转。再服 10 剂，症状继续好转，足趾转暖，发绀消失。按原方又进 10 剂，经 1 个多月治疗，复查甲皱微循环明显好转，管袢清晰，数目增加，管径变小，瘀血改善。随后，按原方再服 20 剂基本痊愈，随访半年未复发。

罗丽等人运用加味四妙勇安汤治疗下肢动脉硬化闭塞症急性期，疗效显著，可有效提高患者的踝肱指数。共收治患者 60 例，随机分为治疗组和对照组，每组各 30 例。治疗组：男 19 例，女 11 例；年龄 56～84 岁，平均（70.3±7.0）岁；病程 6～15 个月；合并高血压病 15 例，糖尿病 8 例，高脂血症 16 例；Ⅰ期 8 例，Ⅱ期 15 例，Ⅲ期 7 例。对照组：男 16 例，女 14 例；年龄 57～82 岁，平均（70.0±6.6）岁；病程 5～12 个月；合并高血压病 12 例，糖尿病 8 例，高脂血症 13 例；Ⅰ期 10 例，Ⅱ期 14 例，Ⅲ期 6 例。两组一般资料具有可比性。治疗时嘱患者首先改变生活方式，包括戒烟限酒、低脂饮食，并给予拜阿司匹林肠溶片 100mg，1 次/天口服；合并有高血压、糖尿病及高脂血症者予降血压、降血糖、降血脂等对症治疗；有坏疽或溃疡存在者，每日给予局部换药，有腐败组织者行局部蚕食清创，并根据细菌培养和药敏实验选用敏感抗生素。治疗组在常规治疗基础上加服加味四妙勇安汤：茵陈 15g，垂盆草 30g，蒲黄 10g，生牡蛎 30g，当归 10g，玄参 15g，川牛膝 12g，金银花 30g，赤芍 15g，丹参 15g，昆布 30g，豨莶草 30g，薏苡仁 30g，土茯苓 30g，生甘草 6g。1 剂/天，早晚各 1 次。两组均以 1 个月为 1 个疗程，共用 3 个疗程。疗效标准：①治愈：临床症状基本消失，肢体创面愈合，步行速度 100～120 步/分钟，并能持续步行＞1500m 无不适；②显效：临床症状明显改善，肢体创面愈合或接近愈合，步行速度 100～120 步/分钟，并能持续步行＞500m；③进步：临床症状减轻，肢体创面接近愈合或缩小，步行速度 100～120 步/分钟，并能持续步行 300m 左右；④无效：症状、体征无进步或病情继续发展。结果：治疗组总有效率为 93%，优于对照组的 73%（$P<0.05$）；治疗后两组炎性因子 hs-CRP、IL-6 水平均较治疗前明显下降（P 均<0.01），且治疗组明显优于对照组（$P<0.05$）；治疗后两组踝肱指数较治疗前明显升高（P 均<0.01），且治疗组明显高于对照组（$P<0.01$）。

陈文阁等人在中药活血制剂静脉滴注药物基础上辅以口服四妙勇安汤加减治疗周围血管病区下肢动脉硬化闭塞症肢端坏疽，疗效显著。在 2012～2013 年期间，共收治患者 58 例。西医诊断：下肢动脉硬化闭塞症；中医诊断：脱疽，脉络热毒型。女 14 例，男 44 例，年龄 40～75 岁，全部为足部踝关节以下出现坏疽，坏疽面积小于 5cm×5cm，疼痛，触痛（+），步履活动困难，皮色暗、皮温低。随机分为治疗组及对照组，每组各 29 例。两组全部给予常规中药活血制剂静脉滴注药物，治疗组在此基础上辅以口服四妙勇安汤加减：玄参 90g，金银花 90g，当归 60g，甘草 30g。痉挛加伸筋草、鸡血藤各 20g；下肢肿甚加茵陈、防己各 20g；痛甚加牡丹皮、莪术各 20g。水煎 300ml，每日 1 剂，早晚分服。疗效标准：①治愈：患肢疼痛消失，皮色、肤温恢复正常，疮面愈合，步履活动自如，或趺阳脉可触及。②好转：疼痛基本消失，但步履活动不能持久，疮口范围缩小。③无效：疼痛不能控制，溃疡不能愈合，或继续向近端发展。结果：治疗组治愈 22 例，显效 7 例，无效 0 例，总有效率 100%；对照组治愈 9 例，显效 10 例，无效 10 例，总有效率 65.5%。

张华军等人运用加味四妙勇安汤联合前列地尔注射液治疗下肢动脉闭塞，临床疗效肯定。将90例下肢动脉闭塞症患者随机分为治疗组和对照组，每组各45例。对照组给予前列地尔注射液2ml+0.9%氯化钠注射液10ml缓慢静脉注射，连续治疗2周为1个疗程，共治疗4个疗程。治疗组在对照组治疗基础上，加服加味四妙勇安汤：苦参30g，玄参30g，金银花30g，土鳖虫10g，丹参20g，赤芍20g，川牛膝15g，当归15g，艾叶12g，鸡血藤30g，桂枝10g。每日1剂，水煎服，连用3周。其他情况处理，两组同样对待。结果：治疗组治愈率、显效率及有效率分别为31.1%、51.1%和15.6%，总有效率为97.8%；而对照组治愈率、显效率及有效率分别为17.8%、28.9%和42.2%，总有效率为88.9%。比较两组总有效率，差异有统计学意义（$\chi^2=4.94$，$P=0.026$）。两组患者的总胆固醇、低密度脂蛋白均较治疗前有所降低，而高密度脂蛋白较治疗前则有所升高，差异具有统计学意义（$P<0.05$）。两组ABI值也较治疗前有所升高，但治疗组ABI升高值明显大于对照组，差异具有统计学意义（$P<0.03$）。

庄丽华等人运用加味四妙勇安汤联合前列腺素E_1治疗下肢动脉硬化闭塞症，疗效明显，能有效降低炎性反应，改善患者血液流变性。在2011年10月～2013年10月期间，共收治双侧下肢动脉硬化闭塞症患者120例，其中合并糖尿病70例，高血压病63例，心脏病27例。随机分为治疗组和对照组，每组各60例。治疗组：男28例，女32例；平均年龄（56.8±6.1）岁；平均病程（7.9±3.9）年；一期15例，二期22例，三期17例，四期6例。对照组：男31例，女29例；平均年龄（55.9±4.7）岁；平均病程（7.5±4.1）年；一期16例，二期18例，三期20例，四期6例。两组患者年龄、性别、病程、分期等比较，差异无统计学意义（$P>0.05$），具有可比性。对照组给予前列腺素E_1 20μg加入到100ml 0.9%氯化钠注射液中静脉滴注，现用现配，1次/日。30天为1个疗程，共4个疗程。治疗组在对照组基础上，再口服加味四妙勇安汤：金银花30g，玄参15g，当归10g，甘草10g，黄柏10g，丹参10g，赤芍10g，牛膝10g，茵陈15g，垂盆草30g，苦参15g。1剂/日，分早晚2次服用。疗效标准：①临床痊愈：临床症状基本消失，肢体末梢血液循环障碍明显改善，步行速度每分钟100～120步，能持续步行1500m以上且无不适；②显效：临床症状明显改善，肢体末梢血液循环有改善，步行速度每分钟100～120步，能行走500m左右；③好转：临床症状有所减轻，肢体末梢血液循环有改善，步行速度每分钟100～120步，能行走300m左右；④无效：症状和体征无改善，甚至加重。结果：对照组临床痊愈8例，显效7例，好转26例，无效19例，总有效率68.33%；治疗组临床痊愈15例，显效18例，好转25例，无效2例，总有效率96.67%。治疗组临床总有效率显著高于对照组（$P<0.05$）；两组治疗后IL－17A、全血表观黏度、血浆黏度和FIB水平（除对照组外）与治疗前比较，均有显著下降（$P<0.05$），治疗组较对照组更低（$P<0.05$）。

范利锋等人在2012年3月～2013年12月期间，共收治动脉硬化闭塞症患者80例，随机分为两组，每组各40例。治疗组：男32例，女8例；年龄52～80岁，平均（64.82±3.46）岁；病程最长30年，最短2年，平均10年；单侧下肢18例，双侧下肢22例；Ⅰ期30例，Ⅱ期10例。对照组：男31例，女9例；年龄50～82岁，平均（64.75±3.52）岁；病程最长28年，最短3年，平均12年；单侧下肢19例，双侧下肢21例；Ⅰ期28例，Ⅱ期12例。两组年龄、性别、病程、病变部位及疾病分期等比较，差异无统计学意义（P均>0.05），具有可比性。对照组给予拜阿司匹林片每次20mg，1次/晚，饭后服用。15天为1个疗程，连续治疗4个疗程。治疗组在对照组基础上加服加味四妙勇安汤：金银花30g，玄参30g，当归20g，生甘草10g，黄柏15g，苍术15g，薏苡仁20g，赤芍15g，川牛膝15g，地龙15g，水蛭3g。1剂/天，水煎成200ml，分2次温服，15天为1个疗程，连续治疗4个疗程。疗效标准：①治愈：自觉症状消失，肢体血循环改善，皮肤颜色、温度、足背动脉搏动基本恢复，肢体侧支循环建立，疼痛消失，彩色多普勒超声检查基本恢复正常；②显效：自觉症状明显好转，肢体血循环较前改善，皮肤颜色、温度、足背动脉搏动及彩色多普勒超声检查均有明显好转；③有效：自觉症状好转，但肢体温度、皮肤颜色及多普勒超声等检查略有改善或改善不明显；④无效：自觉症状改善不明显，溃疡或坏死面积扩大。结果：治疗组治愈13例，显效15例，有效6例，无效6例，总有效率85%；对照组治愈10例，显效12例，有效5例，无效13例，总有效率68%。两组疗效比较，差异有统计学意义（$P<0.05$）。治疗组下肢发凉、麻木、静息痛及间歇性跛行等临床症状的改善情况明显优于对照组（P均<0.05）。治疗后两组足背温度均较治疗前明显增高（P均<0.05），两组治疗后组间比较差异也有统计学意义（$P<0.05$）。

吴昊等人运用加味四妙勇安汤颗粒剂治疗间歇性跛行下肢动脉硬化闭塞症，临床疗效较好。在2014年10月～2016年5月期间，共收治患者116例，其中合并糖尿病67例、高血压病73例、冠心病37例，63例具有吸烟史。男77例；女39例；年龄41～94岁，平均（68±12）岁。随机分为观察组和对照组。观察组：男35例，女23例；平均年龄（65.17±12.56）岁；1期12例，2期14例，3期15例，4期17例。对照组：男40例，女18例；平均年龄（68.50±10.63）岁，其中1期13例，2期12例，3期15例，4期18例。两组间患者年龄、性别、踝肱指数及入院时化验指标差异无统计学意义（$P>0.01$），具有可比性。两组治疗期间合并高血压病、糖尿病、高血脂者给予基本降压、降糖、降脂治疗。治疗组和对照组均给予0.9%氯化钠注射液250ml加入丹参川芎嗪注射液10ml静脉滴注，1次/天；口服拜阿司匹林100mg，1次/天。观察组在对照组治疗基础上，再给予加味四妙勇安汤颗粒剂，1剂/天，分2次服，分早晚100ml沸水冲泡，搅匀后放温服用。方药：茵陈15g，垂盆草30g，蒲黄10g，生牡蛎30g，当归10g，玄参15g，金银花30g，生甘草6g，丹参15g，赤芍10g，川牛膝15g，土茯苓30g，薏苡仁30g，豨莶草30g，黄连9g，肉桂4.5g。30天为1个疗程，共治疗4个疗程。结果：对照组临床显效14例，良好17例，改善15例，无效12例，总有效率79.31%；观察组临床显效20例，良好24例，改善11例，无效3例，总有效率94.83%。观察组临床总有效率显著高于对照组（$P<0.01$）。治疗后两组总胆固醇（Tch）、三酰甘油（TG）、低密度脂蛋白胆固醇（LDL－Ch）、肿瘤坏死因子α（TNF－α）、细胞白介素18（IL－18）水平均较治疗前明显下降（$P<0.01$），且治疗组明显优于对照组（$P<0.01$）；治疗后两组高密度脂蛋白胆固醇（HDL－Ch）及踝肱指数（ABI）较治疗前明显升高（$P<0.01$），且治疗组明显高于对照组（$P<0.01$）。

石晓明等人运用四妙勇安汤联合法舒地尔治疗下肢动脉硬化闭塞症，能够促进下肢局部微循环，抑制炎症反应，延缓动脉粥样硬化进展或减轻其程度，进而明显改善患者临床症状。在2013年1月～2016年12月期间，共收治患者80例，随机分为两组，每组40例。治疗组：男25例，女15例；年龄52～74岁，平均（64.32±8.25）岁；病程3～30年，平均（10.92±1.33）年；平均体质量指数（BMI）（21.96±2.11）；Ⅰ期7例，Ⅱ期23例，Ⅲ期10例；病变在左下肢21例，右下肢16例，双下肢3例；合并原发性高血压8例，2型糖尿病8例。对照组：男22例，女18例；年龄50～72岁，平均（65.20±8.47）岁；病程2～28年，平均（10.80±1.25）年；平均BMI（22.28±3.13）；Ⅰ期9例，Ⅱ期22例，Ⅲ期9例；病变在左下肢20例，右下肢17例，双下肢3例；合并原发性高血压7例，2型糖尿病9例。两组一般资料比较，差异无统计学意义（$P>0.05$），具有可比性。两组患者均常规应用降脂、降压、降糖、扩张血管、抗血小板聚集和抗凝治疗。对照组以丹参注射液20ml加入5%葡萄糖注射液500ml中，每日1次静脉滴注。治疗组以四妙勇安汤联合法舒地尔治疗。四妙勇安汤：金银花30g，玄参20g，当归15g，甘草20g。每日1剂，水煎取汁250ml，分早晚2次口服。盐酸法舒地尔注射液30mg加入0.9%氯化钠注射液100ml中静脉滴注，8小时1次。两组疗程均为2周。疗效标准：①显效：患者自觉临床症状基本消失，下肢血液循环障碍明显改善，皮肤温度、颜色足背动脉搏动恢复正常，跛行距离显著延长；②有效：患者自觉临床症状明显好转，下肢血液循环障碍有一定程度改善，皮肤温度、颜色、足背动脉搏动明显好转；③无效：治疗后以上症状、体征未见减轻，甚至恶化。治疗组总有效率为85.00%，显著高于对照组的57.50%（$P<0.05$）。治疗后两组ABI、足背动脉血流量、$PGF_{1\alpha}$均较本组治疗前显著升高（$P<0.05$），血浆黏度、全血黏度（低切）、全血黏度（高切）、FIB、TNF－α、IL－6、IL－17A、C－反应蛋白、TXB_2均显著降低（$P<0.05$），PT、APTT、跛行距离均显著延长（$P<0.05$），且治疗组上述指标变化更为显著（$P<0.05$）。

关力运用四妙勇安汤内服外用治疗下肢动脉硬化闭塞症，疗效确切。在2014年3月～2016年9月期间，共收治患者94例，随机分为对照组和实验组，每组各47例。两组间基本资料数据对比，无明显差异（$P>0.05$）。对照组采用前列地尔治疗。实验组在此基础上采用四妙勇安汤内服外用治疗：金银花、玄参、当归、炙甘草。湿热重加黄柏、苍术、知母；血瘀重加丹参、虎杖；气血两虚加黄芪、生地黄、鸡血藤。加500ml水，煎取200ml，日2次口服，1剂/天，剩余部分加1000ml水煎煮，药液倒入木桶后先熏蒸患足、患肢，等温度降低至35℃时，将双腿置于药液盆内泡脚，每次30～60分钟，每天1次。两组均持续治疗4周为1个疗程，共2个疗程。治疗前后取静脉血测定炎症因子和血液流变学指标，测定所有患者踝－肱指数、趾－肱指数、足背动脉（血管内径、峰值流速及血流量），同时对比两组间临床疗效。结果：对照组有效率为74.47%，低于实验组的有效率91.49%（$P<0.05$）；与治疗前比较，两组治疗后IL－1、IL－6、TNF－α水平降低，治疗后全血黏度（高切、低切）、血浆黏度、FIB降低，治疗后ABI、TBI、足背动脉（血管内径、血流量）升高，足背动脉（峰值流速）降低（$P<0.05$）；与对照组比较，实验组治疗后IL－1、IL－6、TNF－α水平较低，治疗后全血黏度（高切、低切）、血浆黏度、纤维蛋白原较低，治疗后ABI、TBI、足背动脉（血管内径、血流量）较高，足背动脉（峰值流速）较低（$P<0.05$）。

吴敏姿等人采用四妙勇安汤联合复方黄柏液治疗下肢动脉硬化闭塞症，取得满意效果。在2013年9月～2016年9月期间，共收治下肢动脉硬化闭塞症患者96例，随机分为观察组与对照组，每组各48例。观察组：男21例，女27例；年龄42～74岁，平均（59.9±7.4）岁；病程3～15年，平均（8.5±0.8）年。对照组：男20例，女28例；年龄40～75岁，平均（59.3±7.0）岁；病程3～16年，平均（8.2±0.9）年。两组患者基本情况接近。对照组给予前列地尔2ml加0.9%氯化钠注射液10ml中缓慢静脉注射，每日1次。观察组在对照组用药基础上，常规消毒疮面后，以2～4层纱布浸湿复方黄柏液后覆盖溃疡面，每日1次；服用四妙勇安汤：金银花、玄参各30g，当归15g，甘草6g。水煎服，取汁300ml，分早晚2次服用。两组疗程均为3个月。疗效标准：①治愈：症状、体征消失，且肢体末梢血液循环障碍显著改善，步行速度100～120步/分钟；②显效：症状、体征明显改善，且肢体末梢血液循环障碍改善，可行走500m左右；③有效：症状、体征有所改善，且肢体末梢血液循环障碍有所改善，可行走300m左右；④无效：症状、体征及肢体末梢血液循环障碍无改善。结果：观察组治愈15例（31.25%），显效19例（39.6%），有效11例（22.92%），无效3例（6.25%）；对照组治愈6例（12.5%），显效17例（35.4%），有效13例（27.1%），无效12例（25.0%）。观察组治愈率明显高于对照组，差异有统计学意义（$P<0.05$）。观察组治疗后全血低切黏度、血浆黏度、全血高切黏度，溃疡深度、面积及肉芽组织生长状态评分均明显低于对照组，差异有统计学意义（$P<0.05$）。

（七）治疗糖尿病足

章士美采用内服四妙勇安汤、外用山莨菪碱液加庆大霉素湿敷，结合其他抗生素及对糖尿病的整体治疗，治疗糖尿病足，取得较满意疗效。共收治患者12例：男7例，女5例；年龄最大75岁，最小60岁；病程3～20年，并发肢端坏疽时间为15～50天；单足趾间溃烂4例，双足趾间溃烂5例，3个足趾以上均溃烂3例；坏疽范围局限足趾11例，超越坏趾关节1例。治疗方法：①内服四妙勇安汤：当归60g，玄参30g，金银花30g，甘草10g。每日1剂，水煎，早晚分服，5天为1个疗程。②局部坏疽处理，每日清创换药1次，先洗净创面分泌物后，用山莨菪碱注射液1支加庆大霉素8万单位，再加适量0.9%氯化钠注射液湿敷局部。③控制感染，经细菌培养选用有效抗生素。④糖尿病治疗，11例口服格列本脲或格列齐特，1例因口服药无效采用普通胰岛素皮下注射。结果：除1例切除右拇趾坏疽外，其余均足趾完整，坏疽面消失，遗留瘢痕组织。一般治疗2周后，坏疽开始得到改善，5周后患肢麻木、疼痛减轻，坏疽趾颜色变红，黑痂部分脱落，其上长出新肉芽组织。一般疗程需2个月～半年。其中2例患者空腹血糖降至正常，10例患者空腹血糖降至7.84～8.96mmol/L。

闫德文等人运用加味四妙勇安汤联合胰岛素治愈糖尿病足1例。患者，女，63岁，1985年确诊为糖尿病。经不严格的饮食控制和不正规的口服降糖药治疗，血糖一直未得到有效控制，波动在10.0～6.7mmol/L。1994年底出现视朦，眼科确诊为早期白内障。同时出现双下肢末端麻木、肢凉，无肢痛和间歇跛行。继而左拇跖瘙痒、水疱、破溃，局部暗红肿胀，1995年3月20日入院。患者既往有高血压病史。入院检查：血压173/90mmHg，左下肢轻度凹陷性水肿，左足背动脉搏动微弱，左拇趾肿大如蛇头，肤色暗红，趾腹面破溃，窦道形成，伴大量清稀浆液脓性分泌物，窦口有脓苔，压痛轻微，其余四趾凉。双下肢皮肤浅感觉呈袜套样减退。眼底检查显示糖尿病眼底病变Ⅰ级，高血压动脉硬化Ⅱ级，白内障（轻）。血糖16.7mmol/L（空腹）、24.8mmol/L（餐后2小时）。治疗分为两个阶段：第一阶段为抗生素治疗期（约1个月），所用抗生素先后为青霉素、林可霉素、甲硝唑、头孢唑林，并用庆大霉素局部湿敷；第二阶段为中药治疗期（约1个月），方药：黄芪30g，玄参20g，金银花30g，蒲公英20g，甘草10g，丹参30g，当归20g。5剂后分泌物明显减少，20剂后创口愈合，血糖恢复至5.0mmol/L（空腹）、7.2mmol/L（餐后2小时），30剂后X线示左拇趾已无明显骨质破坏。

马莉等人在1997～1999年期间，采用中西医结合疗法治疗糖尿病足，取得较满意疗效。共收治患者42例：男25例，女17例；年龄55～78岁；糖尿病病程5年～20年，并发肢端坏疽病程10～60天；坏疽范围局限在足趾者34例，超越拓趾关节者8例；空腹血糖7.8mmol/L～11.1mmol/L者28例，11.1mmol/L以上者13例。全身治疗：①内服四妙勇安汤：金银花60g，当归30g，玄参30g，生甘草10g。急性期加黄芩、黄连、蚤休、丹参，恢复期加黄芪、党参、当归。②控制血糖：采用普通胰岛素皮下注射，3次/日，餐前30分钟。③控制感染：根据坏疽分泌物细菌培养选用适当抗生素。④根据病情予以对症处理及支持疗法。局部坏疽处理：每日清创换药1次，洗净创面分泌物，用中药外洗方（银花15g，蒲公英15g，地丁15g，茵陈20g，虎杖20g，苍术10g，黄柏10g，苦参10g，土茯苓20g，地肤子10g，明矾10g）熏洗20分钟左右后，予胰岛素4u、山莨菪碱注射液10mg加入0.9%氯化钠注射液100ml中，湿敷局部。结果：痊愈（患肢疼痛消失，皮色、皮温恢复正常，创口愈合，血糖降至正常范围，已能步行者）34例，占80.95%；显效（疼痛基本消失，但步履活动受限，创口已显著缩小2/3，血糖基本降至正常者）6例，占14.29%；无效（疼痛不能缓解，溃疡不能愈合，或继续向近端发展，血糖未能控制）2例，占4.76%。典型病例：患者，女，76岁，有糖尿病史7年，入院前1个月出现右足大趾局部肤冷，伴肢麻，间歇性跛行，后疼痛剧烈，肤色变黑并破溃。曾自行包扎，创口未愈，渐扩大至其余4趾，直至全部跖趾关节，伴有腐臭味。查空腹血糖12.8mmol/L，诊断：2型糖尿病，糖尿病性坏疽。予四妙勇安汤加黄芩15g、黄连10g、蚤休30g、丹参20g。6周后，患肢疼痛明显减轻，右足趾肤色变红，黑痂部分脱落，长出新肉芽组织。处方改为四妙勇安汤加黄芪30g、党参15g、当归20g，余同前。3个月后，伤口完全愈合，空腹血糖降至7.40mmol/L，病情好转出院。随访1年，未见复发。

丁毅等人运用四妙勇安汤加味治疗糖尿病足感染期，收效良好。共收治糖尿病足患者52例，随机分为观察组和对照组，每组各26例。观察组：男19例，女7例；年龄36～81岁，平均（65.46±10.23）岁。对照组：男17例，女9例；年龄31～79岁，平均（64.77±11.99）岁。两组患者均无其他严重疾患。对照组根据病情对疮面清创换药，控制血糖，改善微循环，抗感染，以甲硝唑治疗。观察组在疮面清创换药、控制血糖、改善微循环治疗基础上口服四妙勇安汤加味：金银花30g，玄参30g，甘草10g，当归15g，牛膝10g，赤芍10g，牡丹皮10g。毒热盛加蒲公英、紫地丁、野菊花等；毒出不畅加穿山甲、皂角刺、天花粉、白芷；血瘀重加桃仁、丹参等；气虚托毒不利加生黄芪；阴虚加石斛、生地黄、黄精等。4周为1个疗程。疗效标准：①显效：疮面缩小80%以上，疮面净化无坏死组织，无脓性渗出，肉芽新鲜，上皮生长，疼痛缓解；血糖控制良好，体温正常，末梢血检查白细胞计数及中性粒细胞比正常，C－反应蛋白正常；舌淡红、苔薄白，脉转平和。②有效：疮面缩小50%

以上，疮面净化无坏死组织，少量脓性渗出，肉芽新鲜或少量水肿肉芽，上皮生长，疼痛明显减轻或缓解；血糖控制良好，体温正常，末梢血检查白细胞计数及中性粒细胞比正常，C－反应蛋白正常或略高；舌红或淡红、苔薄黄，脉平和或略数。③无效：疮面缩小50%以下，有坏死组织，大量脓性渗出，肉芽不鲜或无肉芽，疼痛不能缓解或麻木无感觉，或中转截肢；感染不能控制，血糖控制不良。结果：对照组总有效率为88.46%，显效率为46.15%；观察组总有效率为88.46%，显效率为65.38%。两组总有效率无明显差异（$P>0.05$），但显效率观察组明显高于对照组（$P<0.01$）。

刘辉等人运用四妙勇安汤合五味消毒饮加减治愈糖尿病足1例。患者，男，64岁，1998年6月6日初诊。患糖尿病5年，多饮、多食、多尿。诊查：体形肥胖，左足背红肿，左足趾溃烂坏死，趾根部溃疡向足背发展，左下肢肌肉萎缩，皮肤干燥，粗糙，足背动脉、胫后动脉搏动消失，舌质红、苔黄腻，脉滑数。空腹血糖16mmol/L，红细胞4.5×10^{12}/L，白细胞15.0×10^{9}/L，中性粒细胞0.89，淋巴细胞0.11，尿糖（++）。辨证为湿热毒邪内蕴，急性发作期。治宜清热解毒利湿，方用四妙勇安汤合五味消毒饮加减：金银花60g，当归、地丁、野菊花各24g，玄参、薏苡仁、益母草、蒲公英各30g，蜂房、黄柏、苍术、甘草各15g，生大黄12g，牛膝18g，板蓝根45g。静脉滴注清开灵注射液、甲硝唑注射液。用五黄液调金黄散外敷未溃红肿处。治疗10天，足背红肿消退，足趾变黑变干。血常规：白细胞9.0×10^{9}/L，中性粒细胞0.80，淋巴细胞0.20。空腹血糖9.0mmol/L，尿糖（+）。舌质红、苔黄，脉数。上方去苍术、薏苡仁，加水蛭、赤芍。服药后，左足背肿胀完全消失并开始脱皮，足趾坏死组织与正常组织完全分界，空腹血糖5.0mmol/L，血常规正常，舌质红、苔薄黄，脉细数。改用养阴清热活血：太子参、石斛、黄精、板蓝根、当归、鸡血藤、赤芍各30g，白术、玄参、麦冬各24g，天花粉15g，忍冬藤40g，生地黄、牛膝各18g。西药停用抗生素，停皮下注射胰岛素改为口服降糖药物，交替静脉滴注脉络宁、生脉注射液。3个月后，左足趾坏死组织与健康组织已完全分清，部分肉芽及上皮已开始生长，便行残端清除术，10月10日左足伤口完全愈合，空腹血糖正常，尿糖（－），嘱其长期服用六味地黄丸或知柏地黄丸及金匮肾气丸。共住院4月余，痊愈出院。

张葆现等人运用中医辨证治疗糖尿病足，取得满意疗效。在1999年3月～2003年10月期间，共收治糖尿病足患者97例。男64例，女33例；年龄24～87岁，平均48岁；病程最短半年，最长20余年，1年以内5例，1～5年13例，6～10年24例，10年以上55例，其中伴有溃疡者32例。基本方：当归30g，玄参30g，赤芍30g，牛膝15g，穿山甲15g，水蛭6g。若寒象明显、舌淡苔白、脉沉迟酌加熟附子10g、桂枝10g、黄芪30g、党参20g；若血瘀明显、舌紫暗或有瘀斑、脉弦涩酌加鸡血藤30g、川芎15g、郁金15g、桑寄生30g；若热象明显、舌苔黄或腻、脉滑数酌加金银花30g、紫草10g、连翘10g、黄柏15g；若虚象明显、舌淡、脉沉细酌加熟地黄30g、川续断15g、补骨脂15g、白术10g、山药10g。有溃疡者外用生肌玉红膏。疗效标准：①治愈：糖尿病病情稳定，肢体症状基本消失，创面完全愈合，步行速度100～120步/分钟，能持续行走1500m以上；肢体末梢血液循环障碍及肢体血流图明显改善。②显著好转：症状明显改善，肢体创面愈合或接近愈合，步行速度同上，能持续行走500m以上；肢体末梢血液循环障碍及肢体血流图均有改善。③进步：症状减轻，肢体创面接近愈合或缩小，步行速度同上，能持续行走300m以上；肢体末梢血液循环障碍及肢体血流图有改善。④无效：症状、体征无改善或加重。结果：临床痊愈43例，显著好转31例，进步18例，无效5例。临床治愈率44.3%，总有效率94.8%。

钱少兵在2000年2月～2005年11月期间，运用四妙勇安汤与五味消毒饮合方化裁而成的“四妙五味饮”治疗糖尿病足，取得较为满意的效果。共收治患者69例，随机分为观察组35例和对照组34例。观察组：男28例，女7例；年龄43～80岁，平均（59.5±12.31）岁；糖尿病病程1.4～24.6年，平均（8.48±1.95）年；糖尿病足病程10～320天，平均（71.6±14.40）天；空腹血糖9.6～18.1mmol/L，平均（13.2±1.96）mmol/L。对照组：男27例，女7例；年龄42～74岁，平均（58.2±11.77）岁；糖尿病病程1.5～17年，平均（8.63±1.85）年；糖尿病足病程14～337天，平均（68.9±12.93）天；空腹血糖9.7～21.9mmol/L，平均（14.3±1.87）mmol/L。糖尿病足按Wagner分级标准：0级18例；1级21例，皮肤表现溃疡，无感染；2级16例，有较深溃疡，常合并软组织炎，无脓肿或骨感染；3级9例，深部感染，伴有骨组织病变或脓肿；4级3例，局限性坏疽（趾、足跟或前足背）；5级2例，全足坏疽。观察组予四妙五味饮：紫背天葵、当归、紫花地丁各10g，怀牛膝、金银花各15g，玄参、蒲公英各12g，野菊花30g，生甘草6g。每日1剂，水煎，分2次服。对照组予改善微循环及扩张血管治疗，采用山莨菪碱20mg加0.9%氯化钠注射液及复方丹参注射液16ml加0.9%氯化钠注射液250ml静脉滴注，每天1次。两组均4周为1疗程，连用1～5疗程，平均1.5个疗程，1个疗程后统计疗效。基础治疗：胰岛素控制血糖在理想水平；根据感染情况选用有效抗生素；合理饮食，控制体重；心理治疗及适当运动（如伤筋骨，则制动）。疗效标准：①治愈：临床症状消失，0级患者皮肤颜色恢复正常，1级以上患者疮面完全愈合；②显效：临床症状明显好转，0级患者皮肤颜色明显改善，1级以上患者疮面2/3以上愈合；③有效：临床症状好转，0级患者皮肤颜色改善，1级以上患者疮面1/2以上愈合；④无效：达不到有效标准者。结果：观察组治愈15例，显效12例，有效5例，无效3例，总有效率91.43%；对照组治愈7例，显效6例，有效13例，无效8例，总有效率76.47%。两组治疗效果比较差异有统计学意义（$P<0.05$）。

宋易华等人运用四妙勇安汤加减配合西药治疗糖尿病足，取得了满意疗效。在2002年10月～2004年5月期间，共收治患者50例，随机分为两组，每组各25例。治疗组：男16例，女9例；年龄最大76岁，最小40岁，平均60.5岁；糖尿病病程5～23年，平均14年；糖尿病足病程2～260天，平均32.5天；空腹血糖7.8～21.8mmol/L，平均14.4mmol/L；诱发因素中自发性水疱5例，洗脚水温过高烫伤8例，外伤7例，异物损伤3例，胼胝合并感染2例；溃疡面积最小1.5cm×1.2cm，最大14.0cm×10.0cm；左足10例，右足8例，双足7例；干性坏疽12例，湿性坏疽13例。对照组年龄、性别、症状、体征、病程与治疗组相比较，差异无显著性意义（$P>0.05$），具有可比性。对照组采用降糖、抗炎、扩血管药及支持疗法，外用西药庆大霉素纱条或依沙吖啶纱条湿敷。治疗组在对照组基础上予四妙勇安汤（玄参15g，当归15g，金银花18g，甘草6g）加桃仁10g、红花10g、萆薢12g、黄柏10g、泽泻10g，水煎2次，每次30分钟，取汁300ml，早晚2次口服。两组均治疗30天。疗效标准：①治愈：局部肿胀消失，皮色复常，皮温正常，足背动脉搏动正常，溃疡面完全愈合；②好转：局部肿胀以及皮色、皮温明显改善，足背动脉搏动稍减弱，溃疡面积缩小30%以上；③无效：达不到好转指标。结果：对照组治愈5例（20%），好转8例（32%），无效12例（48%）；治疗组治愈8例（32%），好转15例（60%），无效2例（8%）。治疗组治愈率为32%，总有效率为92%；对照组治愈率为20%，总有效率为52%。两组比较，差异均极显著（P均<0.01）。

张嫣运用中西医结合治疗糖尿病足，取得了较好的治疗效果。收治的23例患者均为2型糖尿病患者，男13例，女10例；糖尿病史1～12年，平均9.2年；入院时空腹血糖8.3～23.4mmol/L。局部麻木疼痛发冷者10例，破溃者7例，5例并发感染，6例足趾干性坏死发黑，其中2例因坏死而行截趾术。内治采用中西医结合综合疗法，局部治疗与全身治疗相结合：①胰岛素皮下注射或内服降糖药控制血糖；②并发感染者联合使用抗生素；③0.9%氯化钠注射液500ml+脉络宁注射液40ml，0.9%氯化钠注射液250ml+复方丹参注射液20ml，日1次，10天为1个疗程。④内服顾步汤、四妙勇安汤、仙方活命饮加减，局部红肿灼热疼痛者外敷自制青宝丹，局部破溃坏死者行清创术并外涂湿润烧伤膏，每日1次。疗效标准：①治愈：肢端皮肤疼痛、麻木等症状消失，皮肤颜色恢复正常，有开放病灶者病灶愈合；②好转：症状体征较治疗前有明显恢复，但未达到治愈标准；③无效：治疗3个疗程后病变无明显好转。结果：在23例患者中，治愈12例，占52.2%；好转8例，占34.8%；无效3例，占13.0%。有效率为87%。

齐学林等人运用中西医结合方法治疗糖尿病足部溃疡，效果显著。在2001年元月～2004年12月期间，共收治患者74例。男48人，女26人；年龄41～82岁，平均67岁；病程3年～29年，平均13年；糖化血红蛋白7%～16%，平均11.6%。随机分为两组，每组各37人。两组患者在年龄、性别、糖尿病病程、糖尿病足部溃疡病程和糖化血红蛋白足部溃疡深度等程度指标，差异无显著性意义（$P>0.05$），有可比性。基础治疗：①测评胰岛功能、测血糖、血脂、血黏度等相关指标；②溃疡局部分泌物和深部坏死组织送细菌学检查并对溃疡彻底清创治疗；③皮下注射胰岛素，严格控制血糖，并予适当抗生素控制感染及支持治疗，局部胰岛素外敷；④足部溃疡部位X线摄片，了解局部骨髓受累情况，下肢动、静脉彩色B超检查，了解下肢血运情况；⑤甲襞微循环检查。治疗组予四妙勇安汤合桃红四物汤加减：桃仁、红花、当归各10g，熟地黄15g，川芎、白芍各10g，甘草8g，黄芪30g，金银花、玄参各15g。腹胀加莱菔子15g；口干多饮加石膏20g。1剂/天，加水500ml，煎至200ml，分2～3次温服。对照组用0.9%氯化钠注射液10ml加胰岛素4U外敷溃疡局部，1～2次/天。两组均治疗14天为1疗程，2个疗程后比较疗效。结果：治疗组较对照组效果显著，有显著性差异（$P<0.01$）。

贾源瑶在西药控制血糖基础上采用中医辨证治疗糖尿病足，收效显著。患者全部为男性，年龄49～75岁，多有5年以上糖尿病病史，就诊前已采用西药控制血糖。早期临床表现为肢体发凉，怕冷，中期为静息痛，晚期为肢端溃疡和坏疽，周围神经障碍，可出现肢端感觉异常，对温、痛、震颤感觉减弱，以后出现运动神经病变，如肌肉萎缩、肢体无力。将本病分为3型：①脉络瘀阻型：以肢端凉麻痛、间歇跛行为主要临床表现，治宜益气养阴、活血通络，方用阳和汤或桃红四物汤加减；②脉络瘀热型：坏疽早期或干性坏疽，临床以静息痛为主要表现，肢端红肿瘀暗为主要体征，治宜养阴清热、温通止痛、活血通络，方用乌头汤加味；③脉络湿毒型：见于坏疽期合并感染，治宜清利湿毒、化瘀通络，方用四妙勇安汤合顾步汤加减。结果：显效（疼痛减轻，溃疡面基本愈合）16例（80%），无效（疼痛不减，溃疡面不愈合）4例（20%），总有效率为80%。典型病例：患者，男，75岁，患糖尿病10余年，于2005年12月10日以右足大拇趾疼痛难忍、夜间加重就诊。3天前因走路不慎将右足大拇趾踢伤，后疼痛不止，白天尚可，晚上尤甚，彻夜不能入睡，用止痛药不能缓解。观其足部患肢局部暗红肿，指甲下有1绿豆大小溃疡面。触其皮肤发凉，趺阳脉搏动消失，舌暗红、苔薄白，脉弦紧。辨证属湿毒内蕴、阳气不通、脉络瘀阻，治以清热解毒、通阳益气、活血通络，方用四妙勇安汤合乌头汤。服药3剂，疼痛减轻，晚上可入眠3～4小时。后继续服药4剂，疼痛大减，晚上已能入睡。后改用益气养阴之法调养，足部溃疡面基本愈合。随访1年无复发。

祁涛等人在1998～2003年期间，采用四妙勇安汤加味治疗早、中期糖尿病足，取得较好疗效。共收治患者60例，均为2型糖尿病患者，随机分为两组，每组各30例。治疗组：男22例，女8例，年龄43～72岁，平均（62.5±10.59）岁；糖尿病病程2.3～15.9年，平均（8.7±2.1）年；糖尿病足病程7～87天，平均（39.4±14.3）天；Ⅰ级坏疽10例，Ⅱ级15例，Ⅲ级5例；空腹血糖9.5～15.7mmol/L，平均（12.5±1.43）mmol/L。对照组：男21例，女9例，年龄41～75岁，平均（63.7±9.47）岁；糖尿病病程1.8～16.4年，平均（8.1±2.5）年；糖尿病足病程9～91天，平均（38.1±12.7）天；Ⅰ级坏疽9例，Ⅱ级16例，Ⅲ级5例；空腹血糖9.2～16.3mmol/L，平均（13.1±1.25）mmol/L。基础治疗：①胰岛素控制血糖；②根据创面细菌培养和深部组织培养及药物敏感试验结果选用合适抗生素；③限制活动，减轻体重，抬高患肢。扩血管及抗凝治疗：山莨菪碱20mg加入0.9%氯化钠注射液500ml静脉滴注，1次/天；阿司匹林25mg，1天3次，口服。外治：常规消毒后，清除无活力感染组织，创面以盐水纱布湿敷，溃疡面渗出减少后，可用美宝膏湿润创面，促进创面修复。以上治疗均与对照组相同。治疗组在对照组治疗基础上，加服四妙勇安汤：金银花30g，当归20g，玄参15g，甘草10g。瘀血重加丹参15g、红花10g、川芎10g；热重加黄柏10g、茵陈20g；气血虚加黄芪30g、白术20g、鸡血藤20g。水煎450ml，1次150ml，1天3次口服。5周为1疗程。疗效标准：①临床治愈：临床症状消失，Ⅰ级以上患者创面完全愈合；②显效：临床症状明显好转，Ⅰ级以上患者创面2/3以上愈合；③有效：临床症状好转，Ⅰ级以上患者创面1/2以上愈合；④无效：达不到有效标准者。结果：治疗组30例，临床治愈16例，显效8例，有效4例，无效2例，总有效率93.3%；对照组30例，临床治愈10例，显效8例，有效4例，无效8例，总有效率73.3%。两组比较，差异有显著性（$P<0.05$）。

孟保运用四妙勇安汤加减治愈2型糖尿病足1例。患者，男，76岁。2001年4月5日以2型糖尿病足入院。主诉患糖尿病10余年，2000年11月出现左足疼痛并伴局部肿胀，曾用中药偏方内服及局部外洗1月余不效，且病情进一步发展。诊查：左足暗紫色，足趾发黑干枯，足背动脉隐现，足后跟外踝可见2处溃烂，左小腿中段以下肿胀，皮肤干燥，伴有局部剧烈疼痛，夜不能眠，大便干结，舌红少津，脉沉涩。血糖化验：9.33mmol/L；尿糖（+++）。证属津枯热结、脉络瘀阻，治宜滋阴清热散结、活血化瘀通络。方用四妙勇安汤加味：当归20g，玄参30g，金银花30g，甘草10g，丹参15g，赤芍15g，桃仁10g，生地黄30g，地龙20g，牛膝10g，穿山甲10g。5剂，每天1剂，水煎，早晚分服。溃烂处以九华软膏换药。5天后，疼痛渐失，大便通畅，肿胀减轻。二诊：继服上方6剂，肿胀完全消退，且局部干燥表皮渐脱去，足趾颜色由暗转润。守方治疗20天，又在原方中加入生黄芪30g，1个月后，溃烂伤口愈合，且局部颜色转润泽，足趾干燥皮屑脱去，足趾转润，足背动脉搏动正常。共住院38天，痊愈出院，随访至今未复发。

匡晓红在2002年10月～2006年7月期间，采用中西医结合方法治疗2型糖尿病0级糖尿病足，疗效明显。共收治患者46例，均确诊为0级糖尿病足。随机分为两组。治疗组：24例；男16例，女8例；年龄（52.05±5.62）岁；病程（12.35±4.24）年；空腹血糖（4.8±1.2）mmol/L，餐后血糖（7.5±2.2）mmol/L。对照组：22例；男12例，女10例；年龄（50.16±7.88）岁；病程（13.21±5.02）年；空腹血糖（5.2±0.7）mmol/L，餐后血糖（6.9±2.5）mmol/L。两组病例性别、年龄、病程、血糖等基本情况无显著性差异（$P>0.05$），具有可比性。对照组采用西医常规治疗，包括糖尿病饮食、运动、药物（迪沙、秦苏等）、血糖监测等，血糖控制在正常范围内，同时进行常规足部护理及健康教育。治疗组在对照组治疗与护理基础上，予加味四妙勇安汤：玄参15g，当归15g，金银花18g，桃仁10g，红花10g，萆薢12g，黄柏10g，泽泻10g，甘草6g。煎药机煎制，每袋200ml，早晚各口服1袋。同时以青黛30g（用鱼石脂50g充分调和后）外敷患处，外敷后用塑料纸包裹，以减少水分蒸发，每日更换1次。所有病例均经7天治疗后，评定疗效。疗效标准：①好转：皮肤凉、颜色紫褐、麻木、刺痛、灼痛、感觉迟钝或丧失等临床症状消失或基本消失，踝/肱指数≥1.0；②缓解：皮肤凉、颜色紫褐、麻木、刺痛、灼痛、感觉迟钝或丧失等临床症状有不同程度好转，踝/肱指数0.7～0.9；③无效：各项指标达不到以上标准者。结果：治疗组好转14例，缓解8例，无效2例，总有效率91.67%；对照组好转4例，缓解7例，无效11例，总有效率50.00%。两组总有效率具有显著性差异（$P<0.05$）。

孙向宁等人在2000年1月～2007年4月期间，在常规治疗基础上，采用中西医结合治疗糖尿病足，取得较好疗效。共收治糖尿病足患者23例，年龄36～80岁；糖尿病病史2～34年；临床糖尿病足病程1周～6年；1级7例，2级10例，3级4例，4级2例；鞋袜磨伤5例，抓伤2例，修剪指甲损伤3例，自发性水疱3例，烫伤3例，皮肤皲裂1例，脚癣2例，不明原因4例。采用中西医结合、全身与局部治疗相结合的综合疗法：①饮食、胰岛素治疗使血糖控制在理想范围。②内服四妙勇安汤合桃红四物汤加减：桃仁10g，红花10g，当归15g，熟地黄15g，川芎10g，赤芍、白芍各15g，甘草6g，连翘10g，牛膝15g，黄芪30g，金银花、玄参各15g。水煎服，每日1剂。③改善下肢血循环，营养神经，血塞通、灯盏花素、丹参注射液等静脉滴注，1次/天，14天为1个疗程；维生素B_1、B_6、B_{12}静脉滴注。也可酌情选用山莨菪碱、蝮蛇抗栓酶、前列腺素等药物。④抗感染，合并感染者，根据细菌培养及药敏试验，选用有效抗生素控制感染。⑤局部治疗，抬高患肢，溃烂处每日用3%过氧化氢和0.9%氯化钠注射液冲洗，用“蚕食法”清除坏死组织，用含有普通胰岛素10U、庆大霉素8万U、山莨菪碱10mg的无菌纱布湿敷，去腐生肌膏外敷，无菌纱布包扎。疗效标准：①临床治愈：溃疡创面完全愈合；②显效：

溃疡创面缩小 2/3 以上；③有效：溃疡创面缩小 1/3 以上；④无效：溃疡未愈，创面发展，或转外科行截肢手术治疗或因并发症死亡。结果：临床治愈 10 例，显效 7 例，有效 5 例，无效 1 例，治愈率 43.5%，总有效率 95.7%。

李刚等人以中西医结合治疗重症糖尿病足，疗效满意。在 2000 年 3 月～2004 年 2 月期间，共收治Ⅲ～Ⅳ重症糖尿病足 38 例，其中男 31 例，女 7 例；年龄 56～78 岁，平均 63 岁；糖尿病病程 4～20 年，平均 9.45 年；合并冠心病心绞痛 7 例，陈旧性心肌梗死 4 例，脑梗死 6 例，高血压 29 例，肾病 5 例，肺心病 3 例，酮症酸中毒 4 例；Ⅲ级坏疽 22 例，Ⅳ级坏疽 16 例；出现坏疽时间 2 天～3 个月，平均 25 天。经彩色多普勒超声及周围血管分析系统检查，肢体动脉血管均存在不同程度狭窄或闭塞。基础治疗：胰岛素控制血糖；应用广谱抗生素；积极治疗合并症；应用小剂量尿激酶 2.5 万～5 万 U 加入 0.9%氯化钠注射液静脉滴注，每日 1 次。15 天后：口服双嘧达莫每次 25mg，每日 3 次；山莨菪碱 20mg 与复方丹参注射液 20ml，分别加入 0.9%氯化钠注射液静脉滴注，每日 1 次。15 天为 1 个疗程。中医辨证施治：以清热解毒、活血通络、益气养阴为治则，予加味四妙勇安汤加减：金银花 30g，玄参 30g，当归 18g，黄芪 24g，地龙 12g，鸡血藤 18g，丹参 15g，泽泻 12g，牛膝 12g，生地黄 30g，甘草 12g。每日 1 剂，水煎，取汁分 2 次温服。热毒盛加蒲公英、连翘；夹痰加瓜蒌、浙贝母；痛甚加延胡索、血竭；肢体肿胀加防己、车前草；兼胸痹加石菖蒲、郁金；兼肝阳上亢加天麻、钩藤等。局部治疗：①早期：干性坏疽干包保护，湿性坏疽脓肿形成应做充分切开引流，并按感染伤口换药，用“蚕食”方法适当、逐渐清除坏死组织、肌腱。②清创期：清创包括在局麻或硬膜外麻醉下行坏死组织、肌腱、感染骨或死骨清除术，以及坏死趾、1/3 足、1/2 足切除术。③收口期：应用抗生素纱条及生肌玉红膏纱条交替换药。结果：依据坏死部位及范围行足趾切除 13 例，1/3 足切除 15 例，1/2 足切除 8 例，2 例高位截肢，疮口全部愈合，其中 36 例行坏死组织切除术，Ⅰ期愈合 15 例，其他经换药愈合。平均愈合时间 134 天。治疗后股动脉、腘动脉、胫后动脉峰值流速及搏动指数较治疗前有显著改善（$P<0.05$），阻力指数明显降低（$P<0.01$）。治疗后全血黏度、血浆高切黏度、红细胞聚集指数及红细胞沉降率指标较治疗前明显降低（$P<0.01$）。

黄学锋等人在西药常规治疗基础上辅以四妙勇安汤加减综合治疗糖尿病足较单用西药常规治疗效果好。共收治糖尿病足患者 68 例，分为对照组和治疗组。治疗组：35 例；男 18 例，女 17 例；年龄 45～83 岁，平均（58.3±8.6）岁；0 级 6 例，Ⅰ级 13 例，Ⅱ级 9 例，Ⅲ级 4 例，Ⅳ级 3 例，Ⅴ级 0 例。对照组：33 例；男 16 例，女 17 例；年龄 44～82 岁，平均（56.7±7.8）岁；0 级 8 例，Ⅰ级 12 例，Ⅱ级 8 例，Ⅲ级 3 例，Ⅳ级 2 例，Ⅴ级 0 例。全部患者均给予糖尿病基本治疗，包括饮食控制、胰岛素控制血糖，及时处理其他并发症，控制感染等。治疗组在此基础上口服四妙勇安汤加味：金银花 50g，玄参 30g，当归、赤芍、牛膝各 15g，黄柏、黄芪、栀子、连翘、苍术、紫草、甘草各 10g，红花、木通各 15g。热毒炽盛加毛东青、蒲公英、紫花地丁、连翘、黄连；气虚加党参、黄芪、白术、茯苓；血瘀重加三棱、水蛭、桃仁、甲珠、地龙；疼痛重加乳香、没药、血竭、三七；阴虚加生地黄、知母、天冬、玉竹、天花粉；气滞加陈皮、乌药、川楝子。4 周为 1 疗程，治疗 1～2 疗程。疗效标准：①显效：病变 Wagner 分级下降 2 个等级或以上，创口愈合 80%以上，症状消失或已不明显；②有效：病变 Wagner 分级下降 1 个等级，创面愈合 40%以上，症状明显减轻；③无效：治疗前后无改变。结果：治疗组和对照组总有效率分别为 85.7%、63.6%，两组间有统计学差异（$P<0.05$）；两组治疗后糖化血红蛋白（HbA1C）与甘油三酯（TG）、胆固醇（TCH）、低密度脂蛋白（LDL－C）较治疗前有显著下降（$P<0.05$），HDL－C 有显著升高（$P<0.05$），但治疗后各指标两组间无显著性差异（$P>0.05$）；两组血黏度较治疗前明显下降且治疗组下降幅度更大。

秦永山在 2006 年 5 月～2010 年 5 月期间，在西医治疗前提下，内服四妙勇安汤，局部用生肌玉红膏纱布覆盖创面，治疗糖尿病足，取得满意疗效。共收治患者 95 例，随机分为两组。治疗组：48 例；男 26 例，女 22 例；年龄 43～82 岁，平均 63 岁；糖尿病病程 3～26 年，平均 9.8 年；足部溃疡病程 1 个月～5 年，平均 1.8 年；糖尿病足 1 级 28 例，2 级 16 例，3 级 4 例。对照组：47 例；男 27 例，女 20 例；年龄 45～81 岁，平均 60 岁；糖尿病病程 4～24 年，平均 9.4 年；足部溃疡病程 2 个月～5 年，平均 1.7 年；糖尿病足 1 级 29 例，2 级 15 例，3 级 3 例。两组病例一般资料比较，差异无统计学意义（$P>0.05$），有可比性。两组患者均在给予糖尿病教育和糖尿病饮食治疗基础上，予降糖药或胰岛素及对症治疗，将空腹血糖控制在 6.0mmol/L 以下，餐后 2 小时血糖控制在 9.0mmol/L 以下。对照组用山莨菪碱注射液 20mg 加 0.9%氯化钠注射液 500ml 中静脉滴注；清创后用庆大霉素盐水浸泡的纱条覆盖创面，每日换药 1 次。治疗组予四妙勇安汤加减：金银花 30g，当归尾 15g，玄参 10g，甘草 10g，赤芍 12g，地龙 10g，牛膝 10g。伤口红肿或伴发热加金银花至 60g；神疲乏力、破溃处久不收口加黄芪 45g、天花粉 24g。自动煎药，每剂煎 2 袋，每袋 200ml，真空包装，每日 1 剂，分早晚 2 次温服。兼症适当加减。局部换药：常规消毒清创面，将生肌玉红膏纱布覆盖在创面并包扎，视分泌物的多少每日换药 1 次或隔日 1 次。两组均 1 个月为 1 个疗程，连续治疗 3 个疗程。疗效标准：①治愈：肢体症状消失，溃疡面愈合，神经传导速度加快显著；②显效：肢体症状明显改善，溃疡面积愈合>40%，神经传导速度均有改善；③有效：肢体症状减轻，溃疡面积<40%，神经传导速度有部分改善；④无效：症状、体征无明显改善，溃疡面积无缩小或有扩大，神经传导速度无明显改变。结果：治疗组

临床治愈 31 例（64.58%），显效 11 例（22.92%），有效 4 例（8.33%），无效 2 例（4.17%），总有效率 95.83%；对照组临床治愈 22 例（46.81%），显效 10 例（21.28%），有效 3 例（6.38%），无效 12 例（25.53%），总有效率 74.47%。两组总有效率比较差异显著（$P<0.05$），治疗组疗效优于对照组。

齐新妍等人在 2007 年 6 月～2010 年 3 月期间，采用补阳还五汤合四妙勇安汤加减治疗糖尿病足，取得了较好的临床疗效。共收治 48 例，随机分为对照组 23 例和治疗组 25 例。对照组：男 16 例，女 7 例；年龄 40～65 岁，平均（52.9±6.4）岁；糖尿病病程 2.5～14 年，平均（7.6±2.9）年；糖尿病足病程 3～12 个月，平均 9.0 个月；平均空腹血糖（13.3±5.0）mmol/L。治疗组：男 15 例，女 10 例；年龄 41～65 岁，平均（53.4±6.0）岁；糖尿病病程 1.6～14 年，平均（7.2±3.1）年；糖尿病足病程 4～13 个月，平均 8.9 个月；平均空腹血糖（14.1±6.5）mmol/L。两组一般资料经统计学处理，差异均无显著性意义（$P>0.05$），具有可比性。基础治疗：胰岛素皮下注射或口服降糖药控制血糖，及时处理创面；若血压偏高或血脂异常、肾功能不全，同时给予优质低蛋白饮食、控制血压、调整血脂、抗凝治疗；抗感染，外用碘伏消毒。治疗组在基础治疗基础上加用补阳还五汤合四妙勇安汤加减：生黄芪 100g，金银花 60g，玄参 30g，党参 20g，红花、白术各 12g，当归尾、桃仁、茯苓各 10g，赤芍 6g，川芎 5g，地龙 3g。加减：水蛭 5g（研粉吞服），苍术 20g。每剂 2 煎，取汁 250ml，早晚 2 次温服。后将药渣加水 1500ml，煎取药汁 1000ml，兑入 50 度白酒 50ml，加热水 3000ml 左右熏洗或浸泡患肢，早晚各 1 次，每次 30 分钟。对照组选用抗生素和血塞通注射液静脉滴注，每天 1 次。对照组与治疗组均连续用药 1 个月。结果：治疗组临床疗效总有效率为 88.0%，对照组为 65.2%，两组比较，差异有显著性意义（$P<0.05$）。1 级和 2 级糖尿病足患者，治疗组治愈率分别为 20.0%和 10.0%，对照组仅为 10.0%和 0，两组比较，差异均有显著性意义（$P<0.05$）。

王晓丹运用四妙勇安汤加减治疗糖尿病足，疗效好，不良反应少。在 2003 年～2006 年期间，共收治 98 例患者，其中男 60 例，女 38 例；年龄 52～83 岁，平均 62.5 岁；糖尿病病史最长 15 年，最短 3 年，平均 8.5 年。平均为治疗组与对照组，每组各 49 例。两组一般情况对比无显著差异（$P>0.05$）。两组治疗期间均予糖尿病饮食，据药敏使用抗生素，局部清创，甲钴胺 0.5mg 静脉滴注 1 次/天。治疗组加用四妙勇安汤加减：金银花 25g，玄参 25g，甘草 10g，当归 25g，牛膝 15g，地龙 15g，泽兰 15g，僵蚕 7.5g，丹参 25g，茯苓 25g，白芷 25g。湿热重加苍术 20g、黄柏 10g；血瘀重加桃仁 10g、红花 15g；气血两虚加党参 15g、黄芪 35g。两组都以 2 个月为 1 个疗程，1 个疗程后观察溃疡愈合情况，复查下肢血管彩超、血液流变学、糖化血红蛋白等。疗效标准：①痊愈：创面完全长满新鲜肉芽组织，干爽、结痂；②显效：创面缩小≥2/3；布满新鲜肉芽组织，无分泌物；③有效：创面缩小≥1/2，有部分肉芽组织生长，泌物减少；④无效：创面无改善或增大。结果：治疗组总有效率为 95.9%，对照组总有效率为 75.5%，两组相比有明显差异（$P<0.05$）。

王友杰在 2009 年 1 月～2011 年 1 月期间，采用中西医结合治疗糖尿病足，取得良好疗效。共收治糖尿病足患者 60 例，随机分为两组。对照组：20 例；男 10 例，女 10 例；年龄 26～67 岁，平均 46.3 岁；糖尿病病程 3～29 年，平均 13.3 年；糖尿病足病程 3 周～4 年，平均 2.9 个月；平均空腹血糖（13.2±5.01）mmol/L。治疗组：40 例；男 23 例，女 17 例；年龄 30～69 岁，平均 46.7 岁；糖尿病程 3～28 年，平均 12.5 年；糖尿病足病程 2 周～3 年，平均 3 个月；平均空腹血糖（12.8±5.3）mmol/L。两组患者年龄、性别、糖尿病病程、糖尿病足病程、病情等差异无显著性。对照组给予糖尿病饮食、口服降糖药或胰岛素治疗，控制血糖在理想范围，并据病变部位分泌物病原菌培养及药敏结果选择抗生素，及时清创处理。治疗组在对照组治疗基础上加服桃红四物汤合四妙勇安汤加减：当归、金银花各 20g，川芎、红花、桃仁各 10g，生何首乌、生甘草、玄参、熟地黄、天花粉、炒山楂各 15g，黄芪 30g。日 1 剂，水煎服。两组病例均以 2 个月为 1 个疗程。疗效标准：①治愈：足部溃疡完全愈合，肢体动脉血流动力学恢复正常；②有效：足部溃疡缩小到原溃疡面 1/2，肢体动脉血流动力学有所改善；③无效：足部溃疡无变化，肢体动脉血流动力学无改善。结果：治疗组治愈 21 例，治愈率 52.5%，有效 14 例，有效率 35.0%，无效 5 例，无效率 12.5%，总有效 87.5%；对照组治愈 6 例，治愈率 30.0%，有效 9 例，有效率 45.0%，无效 5 例，无效率 25.0%，总有效率 75.0%。两组疗效比较，差异有显著性（$P<0.05$）。治疗组治疗后下肢动脉血流动力学、血脂、血浆载脂蛋白改善情况优于对照组（$P<0.05$）。

杜景辰等人在西医常规治疗基础上，辅以四妙勇安汤加减治疗糖尿病足，临床疗效得以提高。在 2007 年 10 月～2010 年 10 月期间，共收治患者 68 例，随机分为西药治疗组和联合治疗组，两组患者均为 34 例。联合治疗组：男 14 例，女 20 例；年龄 36～81 岁，平均（58.4±4.3）岁；1 型糖尿病 5 例，2 型糖尿病 29 例；糖尿病病史 5～20 年；糖尿病足病程 1～9 个月；0 级 6 例，1 级 9 例，2 级 8 例，3 级 5 例，4 级 4 例，5 级 2 例。对照组：男 15 例，女 19 例；年龄 34～82 岁，平均（57.9±4.6）岁；1 型糖尿病 4 例，2 型糖尿病 30 例；糖尿病病史 5～20 年；糖尿病足病程 1～9 个月；0 级 5 例，1 级 9 例，2 级 9 例，3 级 6 例，4 级 3 例，5 级 2 例。两组一般资料及病情分级比较，差异无统计学意义（$P>0.05$），具有可比性。一般治疗：应用胰岛素或口服降糖药使空腹血糖<7.0mmol/L、餐后 2 小时血糖<11.1mmol/L。外科常规对足部溃疡给予消毒、清创、换药；感染范围较大或伴发热时根据足分泌物细菌培养情况选择应用敏感抗生素。西药治疗

组：在一般治疗基础上，给予凯时注射液 10μg 加入 0.9%氯化钠注射液 20ml 中静脉注射，每日 1 次。联合治疗组：在一般治疗和凯时静脉注射基础上口服四妙勇安汤加减：金银花 90g，玄参 90g，当归 30g，甘草 15g。热毒炽盛加毛冬青、蒲公英、紫花地丁、连翘、黄连；气虚加党参、黄芪、白术、茯苓；血瘀重加三棱、水蛭、桃仁、甲珠、地龙；疼痛重加乳香、没药、血竭、三七；阴虚加生地黄、知母、天冬、玉竹、天花粉；气滞加陈皮、乌药、川楝子。每日 1 剂，水煎，早晚分服。均 4 周为 1 疗程。疗效标准：①治愈：临床症状消失，患者创面完全愈合；②有效：临床症状明显好转，患者创面 2/3 以上愈合；③显效：临床症状好转，患者创面 1/2 以上愈合；④无效：达不到有效标准者。结果：治疗组治愈 5 例，有效 11 例，显效 12 例，无效 6 例，总有效率 82.4%；对照组治愈 3 例，有效 7 例，显效 14 例，无效 10 例，总有效率 70.6%。两组比较，治疗组明显好于对照组（$P<0.05$）。治疗后，治疗组相对于对照组血液流变学指标改善、踝肱指数增加、足背动脉搏动状况好转。

李亦聪等人在 2006 年 9 月～2010 年 12 月期间，对 20 例糖尿病足患者予以加味四妙勇安汤配合西药治疗，取得了满意的临床疗效。共收治 40 例糖尿病足患者，分为观察组与对照组，每组各 20 例。观察组：男 11 例，女 9 例，年龄 61～83 岁，平均（64.3±8.6）岁；Ⅰ级 11 例，Ⅱ级 5 例，Ⅲ级 3 例，Ⅳ级 1 例。对照组：男 10 例，女 10 例，年龄 63～80 岁，平均（65.7±7.8）岁；Ⅰ级 10 例，Ⅱ级 5 例，Ⅲ级 4 例，Ⅳ级 1 例。对照组治疗：①胰岛素控制血糖在理想水平；②根据创面细菌培养和深部组织培养情况及药物敏感试验结果选用敏感抗生素；③限制活动，减轻体重，抬高患肢；④清除坏死感染组织，以浸有庆大霉素注射液、胰岛素及山莨菪碱的无菌纱布湿敷，溃疡面渗出减少后，可用湿润烧伤膏外敷。观察组在对照组治疗基础上，服加味四妙勇安汤：金银花 30g，玄参 30g，当归 30g，甘草 10g，连翘 15，五倍子 10，黄芩 10，桂枝 8。瘀血重加丹参 15g、红花 10g、川芎 10g；热重加黄柏 10g、茵陈 20g；气血虚加黄芪 30g、白术 20g、鸡血藤 20g。水煎 450ml，1 次 150ml，每天 3 次口服。5 周为 1 个疗程。疗效标准：①治愈：局部肿胀消失，皮色复常，皮温正常，足背动脉搏动正常，溃疡面完全愈合；②好转：局部肿胀以及皮色，皮温明显改善，足背动脉搏动稍减弱，溃疡面积缩小 30%以上；③无效：达不到好转指标。结果：观察组显效 10 例（50%），有效 9 例（45%），无效 1 例（5%），总有效 19 例（95%）；对照组显效 5 例（25%），有效 8 例（40%），无效 7 例（35%），总有效 13 例（65%）。观察组总有效率高于对照组，两组疗效比较有统计学意义（$P<0.05$），且治疗后局部体征积分情况优于对照组（$P<0.05$）。

赵静等人将糖尿病足辨证为“血瘀”、“湿热”和“络脉瘀阻”，选择具有清热解毒、活血通络中药内服与外治相结合治疗，取得较好效果。在 2005 年 11 月～2010 年 12 月期间，共收治糖尿病足患者 60 例，其中男 39 例，女 21 例；年龄 45～85 岁，平均（59.3±6.6）岁；糖尿病病程 8～20 年，平均（10.5±2.3）年；足部坏疽史 8～75 天，平均（22.1±4.3）天。基础治疗：进行糖尿病知识教育，制定糖尿病食谱，注射胰岛素控制血糖，同时应用苦碟子注射液静脉滴注。中医治则：清热解毒，活血通络。方用四妙勇安汤合虫类散加减：金银花 30g，蒲公英 30g，当归 20g，玄参 20g，紫花地丁 15g，牛膝 15g，大黄 6g，甘草 6g，全蝎 6g，蜈蚣 6g，水蛭 6g，地龙 6g。水煎取汁 500ml，分早晚 2 次服用，1 剂/天。外洗中药：忍冬藤 30g，鸡血藤 30g，络石藤 30g，蒲公英 30g，苦参 30g，牛膝 30g，蚤休 30g，黄柏 20g，大黄 15g，虎杖 15g，红花 15g，水蛭 15g，地龙 15g。用水 3000～4000ml 先浸泡 60 分钟，武火烧开后，改为文火煎煮 20 分钟，取汁 2000～2500ml，待水温在 40℃时，将患足浸入药液，浸泡 30 分钟，1 剂/天。3 个月为 1 个疗程，1 个疗程后判定疗效。疗效标准：①治愈：肢体症状消失；②有效：肢体症状明显改善；③无效：症状体征无明显改善。结果：治愈 30 例，有效 27 例，无效 3 例，总有效率 95%。

张文光等人运用四妙勇安汤加减治疗糖尿病足，取得了一定的临床疗效。在 2009 年 9 月～2011 年 6 月期间，共收治 40 例 2 型糖尿病患者，分为治疗组和对照组，每组各 20 例。治疗组：年龄 35～75 岁，平均（47.45±14.87）岁；病程 1～23 天，平均（9.65±5.96）天；血糖（13.6±3.90）mmol/L，甘油三酯（2.01±0.97）mmol/L，胆固醇（5.62±1.21）mmol/L，血压（165.17±8.90）/（89.43±7.30）mmHg。对照组：年龄 35～70 岁，平均（54.35±10.66）岁；病程 3～20 天，平均（10.55±5.52）天；血糖（14.4±3.06）mmol/L，甘油三酯（2.32±0.78）mmol/L，胆固醇（5.58±1.240）mmol/L，血压（170.67±8.20）/（88.87±8.24）mmHg。两组间病程、年龄及治疗前血糖、血脂（甘油三酯、胆固醇）、血压比较，无显著性差异（$P>0.05$）。所有患者均给予糖尿病教育、糖尿病饮食。血糖过高均先口服降糖药或联合注射胰岛素治疗，空腹血糖控制在 7mmol/L 以内。对照组：单纯西医治疗，及时运用有效抗生素抗感染、局部积极清创换药、处理创面、调脂、营养神经等。治疗组在对照组治疗基础上，加用四妙勇安汤加减：当归 30g，玄参 15g，黄芪 15g，金银花 15g，鸡血藤 15g，甘草 6g。水煎服，日 1 剂，分 2 次服。疗效标准：①治愈：足部溃疡面完全愈合；临床症状基本完全消失；肢端末梢血液障碍明显改善。②显效：溃疡面缩小 2/3 以上；临床症状明显好转。③有效：足部溃疡面愈合生长达到原溃疡面 1/2；临床症状改善或减轻；肢端末梢血液循环障碍有所改善。④无效：足部溃疡面无变化；临床症状和体征无进步；病情继续发展；肢端末梢血液循环障碍无改善。结果：治疗组治愈 10 例，好转 6 例，总有效率为 80.0%，显著高于对照组的 55.0%（$P<0.05$）。

陈易运用四妙勇安汤合阳和汤治疗糖尿病足，取得较好效果。在 2008 年 1 月～2011 年 9 月期间，将收治的糖尿病足患者随机分为治疗组（15 例，失访 1 例）和对照组（14 例），最终 28 例（每组 14 例）完成 3 个月的随访。两组一般资料比较，差异无统计学意义（$P>0.05$）。基础治疗：给予饮食运动疗法及降糖治疗，若血压偏高或血脂异常、肾功能不全给予优质低蛋白饮食、控制血压、调整血脂、抗凝治疗等，根据培养结果选择敏感抗生素积极控制感染。治疗组在基础治疗基础上，加用四妙勇安汤合阳和汤加减：金银花、玄参、当归、熟地黄、肉桂、麻黄、鹿角、姜炭、甘草等。每剂 2 煎 200ml，每日 2 次温服。糖尿病足创面同时给予标准外科治疗。对照组仅在基础治疗基础上给予标准外科治疗。基础治疗结合分组治疗，疗程 3 个月。疗效标准：①痊愈：创面完全愈合；②显效：创面缩小≥75%而<100%；③好转：创面缩小≥25%而<75%；④无效：创面缩小<25%；截肢、自动放弃为无效。结果：治疗组痊愈 3 例（21.4%），显效 7 例（50%），有效 3 例（21.4%），无效 1 例（7.1%），总有效 13 例（92.9%）；对照组痊愈 2 例（14.3%），显效 5 例（35.7%），有效 4 例（28.6%），无效 3 例（21.4%），总有效 11 例（78.6%）。两组比较，差异有显著性意义（$P<0.05$）。Wagner 分级降 1 级，治疗组为 8 例，占 57.1%，对照组仅为 5 例，占 35.7%；创面面积缩小≥50%，治疗组为 85.7%，对照组 64.3%。两组比较，差异均有显著性差异（$P<0.05$）。

刘丙欣等人采用中西医结合治疗糖尿病足，取得较好疗效。在 2009 年 3 月～2012 年 4 月期间，共收治患者 36 例，其中 1 级 12 例，2 级 14 例，3 级 8 例，4 级 2 例；年龄 38～65 岁；病程 7～20 年。均为 2 型糖尿病，多合并糖尿病肾病（Ⅱ～Ⅳ期）。西药治疗：常规给予降糖、降脂、利尿、抗血小板聚集，严重者抗感染等对症治疗。局部处理：①局部红肿热痛无溃破者，给予莫匹罗星，每日外敷 2 次；②局部有溃破，干燥无渗出者，给予湿润烧伤膏适量，每日外敷 2 次；③局部有溃破，分泌物渗出较多或伴有窦道者，先给予局部清创，过氧化氢冲洗，再给予 0.9%氯化钠注射液 50ml+庆大霉素 8 万 U+盐酸消旋山莨菪碱注射液（654-2）10mg+普通胰岛素 4U 反复冲洗，最后用桂林西瓜霜填塞整个溃破处，纱布包扎，给予特定电磁波治疗器（俗称“神灯”）局部照射 20～30 分钟。上述操作，每日 2 次。中药治疗：辨证属阳疽者（患处红肿热痛明显，分泌物色黄量多，舌质红、苔黄或黄腻，脉滑数）予四妙勇安汤加减：金银花 30g，玄参 12g，当归 20g，生甘草 9g。湿热重加苦参、苍术、黄柏；痛甚加乳香、没药。辨证属阴疽给予阳和汤加减：熟地黄 30g，肉桂 6g，炙麻黄 6g，鹿角胶 12g（烊化），白芥子 10g，干姜炭 3g，生甘草 6g，黄芪 30g，全蝎 10g。水煎服。疗效标准：①治愈：坏疽创面完全愈合，已形成瘢痕者；②好转：坏疽局部分泌物明显减少，坏疽、坏死组织大部分脱落或部分肉芽新生，创面显著缩小；③无效：坏疽创面无明显缩小，分泌物无明显减少，坏疽局部无显著变化或恶化者。结果：1 级 12 例中，治愈 12 例，平均治疗时间 20 天；2 级 14 例中，治愈 11 例，好转 3 例，平均治疗时间 36 天，好转 3 例中 2 例自动出院，1 例因全身感染较重放弃治疗；3 级 8 例中治愈 4 例，好转 2 例，因骨髓炎转院治疗 2 例，平均治疗时间 52 天；4 级中好转 1 例，治疗时间 62 天，另 1 例因感染较重，血糖难以控制转骨科治疗。总有效率 91.7%。

周汉民等人运用四妙勇安汤和血府逐瘀汤治疗糖尿病足，具有较好的临床疗效和安全性。在 2009 年 1 月～2012 年 6 月期间，共收治患者 66 例，男 30 例，女 36 例；年龄 37～76 岁，平均（53.0±12.5）岁；糖尿病病程 2.5～23 年，平均（12.0±5.2 年）；糖尿病足病程 10～167 天，平均（48.5±15.8）天；均为单侧肢体；溃疡面积 1.6～22.5cm^2，平均面积（9.6±4.3）cm^2；Ⅰ级 21 例，Ⅱ级 30 例，Ⅲ级 15 例；合并高血压及冠心病 44 例，周围神经病变 19 例，糖尿病肾病 11 例，眼底病变 11 例；空腹血糖（FBG）水平 9.5～15.9mmol/L，平均（12.8±2.5）mmol/L。随机分为观察组和对照组，每组各 33 例。两组患者性别、年龄、糖尿病病程、糖尿病足病程、溃疡大小、Wagner 分级、合并症等一般情况比较，差异均无统计学意义（$P>0.05$），具有可比性。对照组给予糖尿病基本治疗，包括糖尿病教育和饮食控制，降糖药或胰岛素控制血糖；根据创面细菌培养和深部组织培养、药物敏感试验结果选用有效抗生素；改善微循环及抗凝治疗；限制活动，抬高患肢，每日清创换药处理足部溃疡创面；有其他并发症者酌情予以对症处理。观察组在对照组基础上，予以四妙勇安汤和血府逐瘀汤治疗。四妙勇安汤：金银花、玄参各 30g，当归 15g，甘草 10g。血府逐瘀汤：当归、生地黄、牛膝、红花各 9g，桃仁 12g，甘草、枳壳、桔梗、黄芪、川芎各 6g，柴胡 3g。毒热盛加蒲公英、野菊花；毒出不畅加穿山甲、白芷；肾阳虚加制附子、茯苓、牡丹皮等；阴虚火旺加知母、黄柏；气阴亏损加生脉散；夜寐不安加生龙牡、炒枣仁。每日 1 剂，水煎，早晚 2 次服用，连服 8～12 周。疗效标准：①临床治愈：糖尿病病情稳定，肢体症状基本消失，溃疡完全愈合，能持续行走 1500m 以上；②显效：症状明显改善，创面愈合 80%以上，能持续行走 500m 以上；③进步：症状减轻，创面愈合 50%～80%，能持续行走 300m 以上；④无效：症状、体征改善未达到上述标准或加重。结果：观察组临床治愈 16 例（48.48%），显效 12 例（36.36%），有效 2 例（6.06%），无效 3 例（9.09%），总有效 30 例（90.91%）；对照组临床治愈 7 例（21.21%），显效 15 例（45.45%），有效 4 例（12.12%），无效 7 例（21.21%），总有效 26 例（78.79%）。观察组临床治愈率、总有效率均高于对照组，进步率、无效率低于对照组，差异具有统计学意义（$P<0.01$ 或 $P<0.05$）。治疗后，观察组与对照组溃疡面积分别为（1.5±0.4）cm^2、（4.9±1.0）cm^2，观察组溃疡面积显著小于对照组，差异具有统计学意义（$P<0.01$）。

李丰收等人运用加味四妙勇安汤合西医治疗小面积糖尿病足部溃疡，具有较好的临床效果。在 2009 年 3 月～2011

年12月期间，共收治小面积糖尿病足部溃疡患者57例。其中男25例，女32例；年龄34～77岁；糖尿病病程5～20年；创面2.4cm×2.0cm至4.3cm×4.6cm。将患者随机分为两组。观察组：30例；男14例，女16例；平均年龄（57.1±14.6）岁；创面面积（11.5±1.6）cm^2。对照组：27例；男11例，女16例；平均年龄（54.5±12.1）岁；创面面积（10.2±1.9）cm^2。两组间一般资料比较，差异无统计学意义（$P>0.05$），具有可比性。对照组进行系统治疗，包括：糖尿病知识宣教；严格控制饮食；口服降糖药或注射胰岛素将血糖控制在接近正常水平；改善微循环和全身营养状况；选用有效抗生素控制感染；采用传统创面处理方法，用0.5%呋喃西林液纱条湿敷换药，每天1次。观察组在对照组治疗基础上加用加味四妙勇安汤：金银花30g，玄参20g，当归10g，黄柏10g，苍术10g，牛膝10g，赤芍10g，牡丹皮10g，苦参10g，白鲜皮10g，甘草10g，薏苡仁30g。每日1剂，水煎服。结果：观察组治疗7天后创面周围肿胀消退明显，创面洁净、湿润，创面肉芽组织生长旺盛并逐渐填充创面基底部，颜色红润，约14天时肉眼可明显观察到创面收缩，表皮逐渐由创缘向中心爬行，形成皮岛覆盖创面。对照组创面创周肿胀消退慢，创基较多炎性渗出物附着，坏死组织附着牢固，肉芽组织颜色灰暗，生长相对缓慢。两组创面愈合时间差异有统计学意义。

吕秀群等人运用加味四妙勇安汤联合马来酸桂哌齐特注射液治疗糖尿病足，收到较好的临床治疗效果。在2008年6月～2012年8月期间，共收治患者62例，随机分为对照组和治疗组，每组各31例。治疗组：男18例，女13例；年龄35～77岁，平均（60.3±12.4）岁；糖尿病病程1个月～5年，平均（6.3±5.2）年；糖尿病足1级10例，2级12例，3级5例，4级4例；空腹血糖（FPG）5.74～18.44mmol/L，平均（11.5±6.5）mmol/L。对照组：男16例，女15例；年龄37～80岁，平均（61.3±11.8）岁；糖尿病病程1月～18.9年，平均7.3±5.9年；糖尿病足1级10例，2级12例，3级5例，4级4例；FPG 6.34～17.44mmol/L，平均（12.5±5.8）mmol/L。两组一般资料比较，差异无统计学意义（$P>0.05$），具有可比性。对照组予西医常规联合马来酸桂哌齐特注射液治疗。基础治疗：①选用胰岛素或口服降糖药控制血糖在正常水平；②根据创面分泌物细菌培养及药敏试验结果，选用敏感抗生素抗感染治疗；③指导合理饮食；④进行糖尿病知识健康教育，开展心理辅助治疗并进行适当运动；⑤禁用其他抗血凝、扩血管、降血脂及影响肝肾功能药；⑥患者足部先用0.9%氯化钠注射液清洁溃疡创面，清除坏死组织，对形成脓腔者，依据情况选择不同切口方式暴露伤口，并予凡士林纱块引流，最后用过氧化氢或0.9%氯化钠注射液清洗伤口后无菌纱布包扎，每日换药1次。马来酸桂哌齐特注射液160mg，加入0.9%氯化钠注射液250ml中静脉滴注，每日1次。治疗组在对照组治疗基础上加用加味四妙勇安汤：金银花15g，玄参30g，当归15g，甘草6g，生黄芪15g，川牛膝15g，毛冬青30g。寒凝血瘀加桂枝15g，细辛3g，生黄芪改用30g；气血亏虚、愈合迟缓加党参15g，茯苓15g，生黄芪改用30g。日1剂，水煎取汁200ml，分早晚2次服。两组均连续治疗4周为1个疗程，1个疗程后统计疗效。疗效标准：①治愈：坏疽创面完全愈合，已形成痂皮或瘢痕；②显效：足部皮肤感觉正常，足背动脉搏动有力，分泌物明显减少，见新鲜肉芽组织生长，溃疡面缩小80%以上；③有效：足部皮肤感觉部分恢复，足背动脉搏动较明显，分泌物减少，少许肉芽组织生长，溃疡面缩小40%以上；④无效：足部皮肤感觉及足背动脉搏动无好转，溃疡面缩小不足40%，分泌物无减少，临床分级无好转或恶化。结果：治疗组治愈10例（32.3%），显效15例（48.4%），有效5例（16.1%），无效1例（3.2%），总有效30例（96.8%）；对照组治愈5例（16.1%），显效9例（29.0%），有效13例（41.9%），无效4例（12.9%），总有效27例（87.1%）。两组疗效总有效率比较，差异有统计学意义（$P<0.05$），治疗组疗效优于对照组。两组治疗后足背动脉血流量及ABI水平与本组治疗后比较，差异有统计学意义（$P<0.05$）；治疗组治疗后足背动脉血流量及ABI水平与对照组治疗后比较，差异有统计学意义（$P<0.05$）。两组治疗2、4周后患足溃疡创面面积与本组治疗前比较，差异有统计学意义（$P<0.05$）；治疗组治疗2、4周后患足溃疡创面面积与对照组治疗后比较，差异有统计学意义（$P<0.05$）。治疗组均优于对照组。

梁大荣运用四妙勇安汤加减内服外用，治疗早期糖尿病足，取得了较好疗效。在2010年2月～2012年8月期间，共收治早期糖尿病足患者42例，均为单侧发病。男26例，女16例；年龄30～73岁，平均54岁；发病时间6个月～10年；0级12例，Ⅰ级30例。予四妙勇安汤加减：金银花20g，黄柏20g，玄参15g，当归15g，川芎15g，牛膝15g，威灵仙20g，桂枝10g，甘草6g。患足创面溃疡红肿热痛明显加龙胆草15g、泽泻10g；疼痛难耐加乳香10g、没药10g、延胡索10g；神疲乏力、创面经久不愈加黄芪15g、白术15g。1剂/天，水煎，第一、二次服用，第三次水煎后待水温冷却至40℃时浸泡患足，每次30分钟～1小时。10天为1个疗程，连续治疗3个疗程。所有患者均保持原有口服药物或注射胰岛素等降糖治疗，监测血糖并根据血糖值调整用量，指导患者糖尿病饮食和对症处理。疗效标准：①治愈：患足疼痛、麻木等症状消失，皮肤颜色、温度等恢复或接近正常，创面愈合；②好转：患肢疼痛范围或程度减轻，皮肤颜色、温度好转，足背动脉搏动较前增强；③未愈：症状体征无明显改善。结果：经3个疗程治疗后，治愈27例，好转15例，未愈0例，总有效率为100%；Ⅰ级患者溃疡创面愈合时间为15～25天。

和瑞欣在2013年1月～2014年1月期间，运用中药综合治疗糖尿病足，收到良好治疗效果．共收治糖尿病足患者50例，随机分为对照组和治疗组。治疗组：25例；男12例，

女13例；年龄41～73岁；糖尿病病程（7.25±2.11）年；Ⅱ级8例，Ⅲ级10例，Ⅳ级7例。对照组：25例；男14例，女11例；年龄39～75岁；糖尿病病程（7.39±2.26）年；Ⅱ级6例，Ⅲ级9例，Ⅳ级10例。两组在性别、年龄、病程等方面比较，无显著性差异（$P>0.05$），具有可比性。两组均给予胰岛素控制血糖、抗感染、营养神经、改善循环、纠正营养不良状态等基础治疗，并严格控制血糖、血压、血脂。对照组采用局部清创，常规外敷胰岛素、抗生素、山莨菪碱等药物纱布，每日换药1次。治疗组给予四妙勇安汤加减：金银花30g，生甘草6g，玄参15g，当归15g，黄芪20g，桂枝30g，川牛膝30g，川芎15g，丹参15g，鸡血藤20g。水煎服，每日1剂。外治采用清创、清除感染坏死组织，过氧化氢、0.9%氯化钠注射液等清洗创面，拔毒生肌散纱布外敷，每日换药1次。两组均4周为1个疗程，共治疗2个疗程。疗效标准：①痊愈：病变下降2级，创口愈合，自觉症状消失或不明显；②有效：病变下降1级，创口愈合50%以上，感染基本控制，自觉症状明显减轻；③无效：病变无改善，甚至恶化，自觉症状无变化，甚至加重。结果：治疗组痊愈10例，有效12例，无效3例，有效率88%；对照组痊愈7例，有效8例，无效10例，有效率60%。两组疗效比较，有显著性差异（$P<0.01$）。

刘佳莅运用加味四妙勇安汤治疗糖尿病足，效果满意。在2011年3月～2013年6月期间，共收治患者73例，随机分为治疗组和对照组。治疗组：38例；男20例，女18例，平均年龄（61.5±8.3）岁；糖尿病病程4.1～16.8年，平均（7.3±2.5）年；糖尿病足病程20～104天，平均（37.8±16.5）天。对照组：35例；男17例，女18例；平均年龄（60.7±7.9）岁；糖尿病病程3.9～16.5年，平均（7.5±2.3）年；糖尿病足病程22～101天，平均（38.5±15.7）天。两组患者在年龄、性别、体质量、病程时间、损伤程度等方面，差异无统计学意义（均$P>0.05$），具有可比性。对照组给予糖尿病基础治疗，包括降糖及抗感染、前列地尔改善微循环、西洛他唑抑制血小板聚集等。治疗组在对照组治疗基础上加用加味四妙勇安汤：当归、玄参、赤芍各15g，金银花、干地龙、石斛、生地黄各12g，红花、川芎、桃仁、川牛膝各10g，生黄芪、丹参各20g。每天1剂，水煎取400ml，分早晚2次服。两组疗程均为4周。疗效标准：①治愈：临床症状消失，溃疡面完全愈合；②显效：临床症状明显好转，溃疡面50%以上愈合；③无效：溃疡情况及其他临床症状无缓解或加重。结果：治疗组总有效率为92.11%，明显优于对照组的77.14%，差异具有统计学意义（$P<0.05$）。两组患者治疗4周后，患足溃疡创面面积与本组治疗前比较，差异具有统计学意义（$P<0.05$）；两组患者治疗后足背动脉血流量、ABI、MCV及SCV与本组治疗后比较，差异具有统计学意义（$P<0.05$）。

刘辉在2012年4月～2014年4月期间，采用在常规西药治疗基础上加用桃红四物汤合四妙勇安汤加减治疗糖尿病足，取得良好疗效。共收治患者128例，随机分为两组。对照组：60例；男30例，女30例；年龄26～68岁，平均(46.3±3.56）岁；糖尿病病程3～28年，平均（13.3±2.76）年；糖尿病足病程3周～4年，平均（2.9±1.58）月；平均空腹血糖（14.1±5.01）mmol/L。治疗组：68例；男34例，女34例；年龄27～67岁，平均（45.8±3.83）岁；糖尿病病程2～27年，平均（13.5±2.88）年；糖尿病足病程4周～5年，平均（3.1±1.64）月；平均空腹血糖（13.1±4.91）mmol/L。两组患者在年龄分布、性别比例、病程时间分布、病情严重程度等方面，差别无统计学意义（$P>0.05$），具有可比性。基础治疗：均严格遵守低盐、低脂、低糖的糖尿病饮食规范，采用胰岛素控制血糖在适当水平，控制每餐面食摄入量，并保持适当运动量。对照组在基础治疗的同时，根据病足部位的分泌物病原菌培养及药敏试验结果选用抗生素，进行及时、有效的清创处理。治疗组在对照组治疗基础上，加用桃红四物汤合四妙勇安汤加减：黄芪30g，桃仁15g，红花30g，当归20g，川芍20g，金银花20g，何首乌15g，生甘草10g，玄参20g，熟地黄30g，天花粉20g。1剂/天，水煎400ml，早晚分2次温服。两组均以2个月为1个疗程。疗效标准：①显效：足部溃疡完全愈合，超声检查肢体动脉血流动力学恢复正常；②有效：足部溃疡较治疗前缩小，缩小面积达原来的1/2，下肢动脉彩超示血流动力学有所改善；③无效：足部溃疡无变化，肢体动脉血流动力学无改善。结果：对照组显效20例（33.33%），有效23例（38.33%），无效17例（28.33%）；观察组显效44例（64.71%），有效15例（22.06%），无效9例（13.23%）。观察组总有效率为86.76%，高于对照组的71.67%，差异有统计学意义（$P<0.05$）。观察组显效率（64.71%）亦明显高于对照组（33.33%）。

王微等人在2004年1月～2010年6月期间，共收治Ⅰ～Ⅳ级糖尿病足43例，经中西医结合综合治疗，1例因病情加重高位截肢，3例因治疗好转出院，其他39例创口全部愈合，疗效满意。收治的43例患者，均为2型糖尿病。男31例，女12例；年龄最小50岁，最大81岁，平均（74±10）岁；糖尿病病程最短3月，最长28年，平均（12±6）年；肢端坏疽时间最短15天，最长2.5年，平均9个月；单侧36例，双侧7例；Ⅰ级坏疽11例，Ⅱ级坏疽9例，Ⅲ级坏疽13例，Ⅳ级坏疽10例，其中干性5例、湿性28例、干湿性10例；合并冠心病心绞痛10例，陈旧性心肌梗死6例，高血压11例，脑梗死5例，糖尿病肾病6例，酮症酸中毒5例。经彩超及周围血管分析系统检查，下肢A血管都存在不同程度狭窄或闭塞。基础治疗：胰岛素等控制血糖，应用广谱抗生素，积极治疗合并症。溶栓及抗凝治疗：应用小剂量尿激酶2.5万U～5万U加入液体静脉滴注，1次/天，共15天，之后口服双嘧达莫25mg，3次/天。改善循环及微循环：山莨菪碱20mg、复方丹参注射液20ml分别加入0.9%氯化钠注射液中静脉滴注，1次/天，15天1疗程。辨证施治：以清热解毒、活血通络、益气养阴为治则，内服加味四妙勇安汤加减：金银花30g，玄参30g，当归18g，黄芪24g，地龙12g，鸡血藤18g，黄柏12g，泽泻12g，牛膝12g，生地黄30g，甘草9g。热盛加蒲公英、地丁；痛重加制乳香、制没药；引流不畅加白芷、皂角刺；湿热肿胀加茵陈、赤小豆；阴虚火旺用石斛、麦冬；胸闷用瓜蒌、郁金；术后加强益气养血活血之力加人参、白芍、川芎、红花、丹参等。局部治疗：①初期：干性坏疽干包保护，不需处理；湿性坏疽引流通畅者用创疡灵软膏外敷，一旦脓肿形成应充分切开，并用创疡灵油纱条引流，用“蚕食”方法逐步清除坏死组织、肌腱。②清创期：血糖及感染控制、合并症稳定、局部血运改善、坏死组织与正常组织界限明确，则清创时机成熟。清创包括在局麻或硬膜外麻醉下行坏死组织、肌腱及感染骨清除术和坏死足趾切除术。③后期：应用创疡灵软膏、创疡灵油纱条换药。结果：在43例患者中，39例创口及手术创面全部愈合，1例高位截肢，3例好转出院；28例行清创术，其中坏死组织、肌腱及感染骨清除术19例，坏死足趾切除术9例；一期愈合14例，12例经换药愈合；平均愈合时间115天。治愈率90.7%，截肢率2.3%。治疗后股动脉、腘动脉、胫后动脉峰值流速及搏动指数较治疗前有改善，差异有显著性（$P<0.01$）；阻力指数明显降低，差异有显著性（$P<0.01$）。治疗后全血黏度、血浆高切黏度、红细胞聚集指数及红细胞沉降率指标较治疗前明显降低，差异有显著性（$P<0.01$）。

张蕾运用四妙勇安汤加味治愈糖尿病足1例。患者，女性，67岁，糖尿病史20年，长期血糖控制不稳定，1个月来肢体麻木，左下肢足趾至足面肿胀疼痛，肤色鲜红，左第二足趾趾端见约1cm×1.5cm大小溃疡面，色暗红臭溃，见脓性分泌物附着，舌红、苔黄，脉数。治予清热解毒、活血通络。处方：金银花30g，玄参30g，连翘15g，当归30g，甘草15g，生地黄30g，地鳖虫10g，地龙10g，丹参30g，牛膝20g，乳香5g，没药5g。4剂，每天1剂，水煎2次。配合胰岛素控制血糖、外科换药等处理。5天后复诊，肿胀疼痛减轻，创面缩小，有部分肉芽组织生长，分泌物减少。后守上方减乳香、没药，加苍术、薏苡仁等。连续调治1个月，肿胀消除，溃疡愈合。

王丽等人采用中药熏洗加四妙勇安汤联合高压氧治疗糖尿病足，收效良好。在2011年1月～2015年1月期间，共收治糖尿病足患者210例，其中男124例，女86例；年龄41～75岁，平均（59.24±8.03）岁；糖尿病病程8～19年，平均（13.28±2.74）年，糖尿病足病程1～5年，平均（3.26±1.03）年；1级41例，2级65例，3级76例，4级28例。随机平均分为3组，其中A组行中药熏洗加四妙勇安汤联合高压氧治疗，B组行中药熏洗加四妙勇安汤治疗，C组行高压氧治疗。3组性别、年龄、糖尿病病程、糖尿病足病程、Wagner分级及相关检查指标比较，差异无统计学意义（$P>0.05$），具有可比性。基础治疗：敏感抗生素抗感染、降血糖、降血脂、降血压治疗，血糖需降至7.0mmo1/L以下、餐后2小时血糖应低于10.0mmol/L，糖化血红蛋白＜7%，血压降至130/80mmHg，总胆固醇低于4.2mmo1/L，甘油三酯低于1.6～2.0mmol/L，低密度脂蛋白低于2.5～3.0mmol/L，高密度脂蛋白需高于1.1mmol/L。C组为在基础治疗上行多位高压氧舱治疗，1次/天，共40次。每次治疗包括：空气中浓缩5分钟，绝对大气压中治疗85分钟，解压5分钟。B组行中药熏洗加四妙勇安汤治疗，熏洗方：桃仁10g，吴茱萸8g，红花15g，海桐皮10g，当归15g，透骨草10g，川芎14g，桂枝14g，细辛12g，赤芍15g，乳香10g，独活8g，没药10g，地龙15g，鸡血藤5g。加水2000ml煎后，将患肢置于热气上蒸熏，待药剂温度降至38～41℃时，将患肢浸泡其中，25～30分钟/次，2次/天，7天为1疗程，共4个疗程。四妙勇安汤方：金银花21g，玄参16g，当归12g，甘草11g，牛膝10g，地龙11g，泽兰20g，僵蚕8g，丹参16g，茯苓16g，白芷10g。血瘀较重加红花10g、赤芍5g、乳香8g；湿重加黄柏5g、连翘8g。水煎，早晚各服1次，7天为1个疗程，共4个疗程。A组为B组与C组联合治疗。疗效标准：①治愈：足疮面愈合完整，皮肤色泽已正常，无麻木、刺痛、灼痛、感觉迟钝或丧失等临床症状，足背动脉搏动正常；②显效：足原疮面缩小＞2/3，足部皮肤颜色及上述临床症状显著改善，足背动脉搏动显著增强；③有效：足疮面减小＞1/2，临床症状有所好转，可触及足背动脉，足部皮肤颜色改善；④无效：足部创面面积未减小，临床症状无改善。结果：治疗前3组不同坏死疮面数的例数无显著差异（$P>0.05$），治疗后A组3例伴有1处坏死疮面、6例伴有2处坏死疮面、2例伴有3处坏死疮面，疮面治愈有效率为84.29%，治疗后B组5例伴有1处坏死疮面、9例伴有2处坏死疮面、4例伴有3处坏死疮面，疮面治愈有效率为74.29%，治疗后C组8例伴有1处坏死疮面、11例伴有2处坏死疮面、4例伴有3处坏死疮面，疮面治愈有效率为67.14%。疮面治愈有效率A组＞B组＞C组，差异具有统计学意义（$P<0.05$）。

黎敏姬等人应用四妙勇安汤治疗糖尿病足可有效改善患者局部血液循环、缓解临床症状。在2013年2月～2015年2月期间，共收治患者94例。按照入院顺序分为对照组及观察组，每组各47例。对照组：男26例，女21例；年龄38～75岁，平均（54.21±4.67）岁；糖尿病病程5～21年，平均（8.35±1.98）年；9例1级，12例2级，16例3级，10例4级。观察组：男27例，女20例；年龄40～78岁，平均（54.49±5.24）岁；糖尿病病程4～23年，平均（8.62±2.06）年；8例1级，12例2级，18例3级，9例4级。两组Wagner分级、糖尿病病程、年龄及性别等基线资料比较，具有可比性（$P>0.05$）。对照组采用西医综合疗法，即严格控制饮食、合理运动、口服降糖药或皮下注射胰岛素控制血糖、及时处理创面、积极进行抗感染治疗等。观察组加用四妙勇安汤：金银花、薏苡仁各30g，白鲜皮、甘草、苦参、牡丹皮、赤芍、牛膝、苍术、黄柏、当归、黄芪各10g，玄参 20g。气虚重加茯苓、白术、党参；血瘀重加地龙、桃仁、三棱、水蛭；疼痛重加三七、血竭、没药、乳香；阴虚重加玉竹、天冬、知母、生地黄、天花粉；气滞重加乌药、陈皮、川楝子。水煎服，1 剂/天，分 2 次服用，连续治疗 4 周为 1 个疗程，两组均接受为期 2 个疗程的临床治疗。疗效标准：①治愈：创面完全愈合，临床症状全部消失；②显效：创面愈合 80%以上，Wagner 分级至少下降两个等级，临床症状显著改善；③有效：创面愈合 40%～80%，Wagner 分级下降一个等级，临床症状有所缓解；④无效：未达到以上标准。结果：2 个疗程后，观察组痊愈、显效、有效、无效例数分别为 10 例、16 例、18 例、3 例；对照组分别为 2 例、14 例、17 例、14 例。观察组临床总有效率为 93.62%（44/47），显著高于对照组的 70.21%（33/47）（$P<0.01$）。治疗前，观察组及对照组足背动脉血流量分别为（23.85±3.62）ml/min、（24.11±3.48）ml/min，差异无统计学意义（$P>0.05$）；治疗后，观察组足背动脉血流量（34.25±3.56）ml/min，显著高于对照组的（30.08±4.20）ml/min（$P<0.01$）。

周甜等人运用加味四妙勇安汤治疗糖尿病足下肢溃疡，取得了较好效果。在 2011 年 6 月～2015 年 6 月期间，共收治糖尿病足患者 86 例，随机分为观察组和对照组，每组各 43 例。两组性别、年龄、病程、FBG、Wagner 分级差异均无统计学意义（$P>0.05$），具有可比性。常规治疗：控制血糖，纠正水、电解质紊乱；根据溃疡处分泌物细菌培养及药敏试验结果选择敏感抗生素控制感染；采用物理方法和药物改善下肢血液循环；溃疡局部外科换药，1 次/天。对照组在常规治疗基础上，给予西洛他唑片口服，每次 100mg，2 次/天。观察组在常规治疗基础上，给予加味四妙勇安汤：茵陈 15g，垂盆草 30g，蒲黄 10g，生牡蛎 30g，当归 10g，玄参 15g，金银花 30g，生甘草 6g，丹参 15g，赤芍 10g，川牛膝 15g，土茯苓 30g，薏苡仁 30g，豨莶草 30g，黄连 9g，肉桂 4.5g。每日 1 剂，煎制成药液 400ml，早晚各服 200ml。两组均以 4 周为 1 个疗程，2 个疗程后评价疗效。疗效标准：①治愈：溃疡创面结痂或已形成瘢痕；②显效：溃疡创面缩小 2/3 以上，分泌物明显减少，有肉芽新生；③好转：溃疡创面缩小 1/3～2/3，分泌物减少，见少量肉芽生长；④无效：溃疡创面缩小少于 1/3，分泌物无明显减少，无明显肉芽新生。结果：观察组总显效率（81.40%）明显高于对照组（60.47%），差异有统计学意义（$P<0.05$），但观察组有效率（93.02%）与对照组（86.05%）差异无统计学意义（$P>0.05$）。与治疗前比较，两组治疗 4 周后和治疗 8 周后红细胞沉降率、hs-CRP 水平均下降，治疗 8 周后下降更明显，差异有统计学意义（$P<0.01$）；治疗前和治疗 4 周后，观察组与对照组红细胞沉降率、hs-CRP 水平的组间差异无统计学意义（$P>0.05$）；治疗 8 周，观察组与对照组红细胞沉降率水平差异无统计学意义（$P>0.05$），但观察组 hs-CRP 水平下降较对照组更明显（$P<0.01$）。与治疗前比较，对照组治疗 4 周后，MMP-9 水平无明显下降（$P>0.05$），治疗 8 周后显著下降（$P<0.01$）；观察组治疗 4 周后和治疗 8 周后 MMP-9 水平均下降（P 均<0.01），治疗 8 周后较治疗 4 周后下降更明显（$P<0.05$）。治疗前，观察组与对照组 MMP-9 水平差异无统计学意义（$P>0.05$）；治疗 4 周后和治疗 8 周后，观察组较对照组明显下降（$P<0.05$）。

樊艳艳采用中西医结合方法治疗糖尿病足，效果确切。在 2014 年 2 月～2015 年 3 月期间，共收治糖尿病足患者 105 例，随机进行分组。对照组：52 例；男 31 例，女 21 例；年龄 43～74 岁，平均（58.34±5.31）岁；病程 18～94 天，平均（55.84±5.06）天。观察组：53 例；男 30 例，女 23 例；年龄 42～77 岁，平均（58.97±5.42）岁；病程 17～97 天，平均（56.18±5.22）天。两组一般资料比较，差异无统计学意义（$P>0.05$），具有可比性。两组均给予常规治疗：控制饮食，加强营养支持，适当运动，用胰岛素控制血糖，抗感染，预防并发症，改善下肢血液循环。凯时注射液 10μg 加入 0.9%氯化钠注射液 20ml 中静脉注射，日 1 次。庆大霉素 16 万 U 加 0.9%氯化钠注射液、胰岛素 12 万 U 对创面进行冲洗、湿敷。观察组加用四妙勇安汤加减：金银花 50g，玄参 30g，当归 15g，赤芍 15g，牛膝 15g，黄柏 10g，黄芪 10g，栀子 10g，连翘 10g，苍术 10g，紫草 10g，甘草 10g，红花 15g，木通 15g。热毒炽盛加毛冬青、蒲公英、紫花地丁、连翘、黄连；气虚加党参、白术、茯苓；血瘀重加三棱、水蛭、桃仁、甲珠、地龙；疼痛重加乳香、没药、血竭、三七；阴虚加生地黄、知母、天冬、玉竹、天花粉；气滞加陈皮、乌药、川楝子。两组均治疗 8 周后统计疗效。疗效标准：①治愈：溃疡面完全愈合，临床症状消失，末梢血液障碍明显改善。②显效：溃疡面缩小大于 2/3，临床症状明显改善。③有效：溃疡面缩小大于 1/2，临床症状减轻，末梢血液循环障碍有所改善。④无效：症状体征无改善或出现加重。结果：对照组治愈 8 例（15.38%），显效 20 例（38.46%），有效 6 例（11.54%），无效 18 例（34.62%）；观察组治愈 10 例（18.87%），显效 26 例（49.06%），有效 8 例（15.09%），无效 9 例（16.98%）。总有效率观察组 83.02%、对照组 65.38%（$P<0.05$），治疗后足背动脉血流量及周围神经病变改善观察组优于对照组（$P<0.05$）。

包小燕等人运用四妙勇安汤合四藤一仙汤内服外敷辅助治疗糖尿病足，疗效良好。在 2014 年 6 月～2016 年 6 月期间，共收治糖尿病足患者 110 例，随机分为两组。对照组：55 例；男 35 例，女 20 例；年龄 39～62 岁，平均（53.27±6.50）岁；病程 1～6 年，平均（3.55±0.90）年；Wanger 分级，Ⅰ级 7 例，Ⅱ级 37 例，Ⅲ级 11 例。观察组：55 例；男 37 例，女 18 例；年龄 37～63 岁，平均（53.40±6.55）岁；病程 1～5 年，平均（3.49±0.87）年；Wanger 分级，Ⅰ级 6 例，Ⅱ级 39 例，Ⅲ级 10 例。两组一般资料比较，差异无统计学意义（P 均>0.05）。对照组给予前列地尔每次 10μg 静脉滴注，1 次/天；硫辛酸每次 0.6g 静脉滴注，1 次/天。观察组则在此基础上加用四妙勇安汤合四藤一仙汤：金银花 20g，黄柏 20g，海风藤 20g，鸡血藤 20g，忍冬藤 20g，钩藤 20g，玄参 15g，当归 15g，威灵仙 15g，黄芪 15g，丹参 15g，川芎 15g，牛膝 15g，桂枝 10g，甘草 6g，每天 1 剂，早晚分服。同时取 1 剂研磨成粉后过 150 目筛，筛出物香油调和敷于足部红肿病变区域并外扩 2cm，外敷厚度 1.5cm，1 次/天。两组治疗时间均为 4 周。疗效标准：①临床痊愈：症状体征基本消失，中医证候积分减分率＞90%；②显效：临床症状体征明显缓解，中医症候积分减分率为 71%～90%；③有效：临床症状体征有所缓解，中医症候积分减分率为 30%～70%；④无效：临床症状体征未见缓解或加重，中医症候积分减分率＜30%。结果：两组治疗后皮肤瘙痒、干而无汗、动脉搏动减弱或消失、口渴、大便干及小便黄积分均显著降低（P 均＜0.05），且观察组治疗后各项积分均显著低于对照组（P 均＜0.05）；两组治疗后足背动脉血流速度、踝臂血压指数及腓总神经传导速度均显著提高（P 均＜0.05），且观察组治疗后各项指标改善情况均显著优于对照组（P 均＜0.05）；两组治疗后 TNF－α、IL－6 和晚期糖基化终末产物水平均显著降低（P 均＜0.05），且观察组治疗后各指标水平均显著低于对照组（P 均＜0.05）；对照组临床痊愈 8 例，显效 14 例，有效 18 例，无效 15 例，总有效率 72.73%；观察组临床痊愈 14 例，显效 23 例，有效 15 例，无效 3 例，总有效率 94.55%，观察组近期治疗总有效率显著高于对照组（P＜0.05）。

张亮采用桃红四物汤合四妙勇安汤加减治疗脉络瘀热型糖尿病足，获得良好临床疗效。在 2014 年 10 月～2016 年 10 月期间，共收治 90 例脉络瘀热型糖尿病足患者，随机分为两组，每组各 45 例。观察组：男 26 例，女 19 例；年龄 52～79 岁，平均（63.1±3.6）岁；病程 1 个月～3 年。对照组：男 28 例，女 17 例；年龄 49～83 岁，平均（63.7±4.2）岁；病程 2 个月～4 年。两组患者性别、年龄、血糖水平、糖尿病足病程等一般资料，差异无统计学意义（P＜0.05），具有可比性。所有患者均给予控制血糖治疗，口服降糖药物或注射胰岛素，及时清创处理病变部位，有感染者给予抗生素抗感染治疗。观察组在此基础上服用桃红四物汤合四妙勇安汤加减：当归 10g，生地黄 30g，赤芍 10g，白芍 30g，金银花 90g，防己 10g，陈皮 10g，皂角刺 10g，怀牛膝 30g，冬瓜皮 30g。1 剂/天，水煎 2 次，取汁 200ml，分早晚 2 次服用。4 周为 1 个疗程，连续治疗 2 个疗程。疗效标准：①显效：足部皮损及溃疡基本愈合，患肢动脉血流动力学明显改善；②有效：足部皮损及溃疡明显好转，患肢动脉血流动力学有所改善；③无效：足部皮损及溃疡无明显改善，患肢动脉血流动力学无好转。结果：观察组有效率为 93.33%，显著高于对照组的 77.78%，差异有统计学意义（P＜0.05）。观察组治疗后下肢动脉血流峰时速度、血流量、管径明显好转，与对照组相比差异有统计学意义（P＜0.05）。

李炳财运用加味四妙勇安汤治疗糖尿病足下肢溃疡，收效良好。在纳入糖尿病足下肢溃疡患者中选取 50 例，随机分为两组，每组各 25 例。观察组：平均年龄（60.21±6.26）岁；平均病程为（11.58±5.28）天；男性 19 例，女性 6 例。对照组：平均年龄（60.05±6.12）岁；平均病程为（11.29±5.28）天；男性 18 例，女性 7 例。对比两组基本资料，差异无统计学意义（P＞0.05）。对照组口服西洛他唑片，每次 100mg，2 次/天。观察组口服加味四妙勇安汤：肉桂 4.5g，黄连 9g，豨签草 30g，薏苡仁 30g，土茯苓 30g，川牛膝 15g，赤芍 10g，丹参 15g，生甘草 6g，金银花 30g，玄参 15g，当归 10g，生牡蛎 30g，蒲黄 10g，垂盆草 30g，茵陈 15g。水煎，取药汁 400ml，早晚 2 次口服，1 剂/天。1 个疗程均为 4 周，共治疗 2 个疗程。结果：观察组显效 14 例（56%），有效 10 例（40%），无效 1 例（4%），总有效率为 96%；对照组显效 10 例（40%），有效 9 例（36%），无效 6 例（24%），总有效率为 76%。组间对比，差异有统计学意义（P＜0.05）。两组治疗前 hs－CRP、红细胞沉降率对比，组间差异无统计学意义（P＞0.05）。相对于治疗前，两组治疗后的 hs－CRP、红细胞沉降率水平均不同程度降低，且观察组显著低于对照组，差异有统计学意义。

李娟等人运用四妙勇安汤治疗糖尿病足 1 例。患者，男，49 岁，2016 年 11 月 19 日初诊。8 年前无明显诱因出现口渴多饮，消谷善饥，尿频量多，体检时发现血糖增高。就诊后诊断为 2 型糖尿病，予以阿卡波糖片、盐酸二甲双胍缓释片、甘精胰岛素等治疗后血糖得到控制。后未正规检测血糖，亦未控制饮食，上病复发加重，予以上述降糖药治疗后未见明显好转。现出现足部溃烂，疼痛，行走困难，味臭。刻诊：诸症如前，舌红、苔黄，脉细数，诊断为“消渴，阴虚火旺证”，治以养阴清热，拟方：葛根 20g，金银花 20g，当归 10g，玄参 20g，黄连 10g，玉竹 20g，石斛 20g，黄精 20g，肉苁蓉 20g。15 剂，每日 1 剂，水煎服。二诊，足部溃疡范围缩小，口渴多饮等症缓解，继续予上方治疗。三诊，诸症较前转佳。

崔乾青在 2015 年 1 月～2017 年 8 月期间，运用加味四妙勇安汤联合马来酸桂哌齐特注射液治疗糖尿病足，收到较好效果。共收治糖尿病足患者 70 例，随机分为西药组和联合组，每组各 35 例。西药组：男 21 例，女 14 例；年龄 38～79 岁，平均（59.69±9.34）岁；糖尿病病程 1～12 年，平均（6.49±5.14）年；糖尿病足 Wagner 分级：Ⅰ级 12 例，Ⅱ级 16 例，Ⅲ级 4 例，Ⅳ级 3 例。联合组：男 20 例，女 15 例；年龄 38～79 岁，平均（59.73±9.76）岁；糖尿病病程 1～12 年，平均（6.51±5.12）年；糖尿病足 Wagner 分级：Ⅰ级 11 例，Ⅱ级 16 例，Ⅲ级 5 例，Ⅳ级 3 例。两组间一般资料独立样本检测，结果无显著差异（P＞0.05），符合对比研究标准。两组患者均使用常规降糖药或胰岛素控制血糖，调理饮食，经创面分泌物细菌培养、药敏试验选择合适抗生素。西药组予静脉滴注 160mg 马来酸桂哌齐特注射液＋500ml 氯化钠注射液治疗，1 次/天。联合组在西药组治疗基础上予加味四妙勇安汤：川牛膝、生黄芪、当归、金银花各15g，玄参、毛冬青各30g，甘草6g。气血亏虚、愈合不佳加茯苓15g、党参15g、生黄芪15g；血瘀寒凝加细辛3g、桂枝15g、生黄芪15g。水煎，取汁200ml，1剂/天，2次/天，早晚温服。4周为1个疗程，用药1个疗程。疗效标准：①治愈：创面完全愈合；②显效：皮肤感觉恢复，足背动脉有力搏动，创面减少≥80%，创面分泌物基本消失，出现新生肉芽组织；③有效：皮肤感觉有所恢复，足背动脉搏动力改善，创面减少40%～79%，创面分泌物减少，出现少许新生肉芽组织；④无效：为排除以上内容。结果：西药组治愈7例（20.0%），显效11例（31.4%），有效10例（28.6%），无效7例（20.0%），总有效率为80.0%；联合组治愈12例（34.3%），显效15例（42.9%），有效7例（20.0%），无效1例（2.9%），总有效率为97.1%。联合组优于西药组，两组间具有显著性差异（$P<0.05$）。联合组6个月后复发率为3.57%（1/28），低于西药组的20.59%（7/34），两组间差异明显（$P<0.05$）。

徐福荣等人采用中药熏洗联合四妙勇安汤治疗糖尿病足，可显著减轻患者临床症状。共收治糖尿病足患者80例，随机分为对照组和观察组，每组各40例。对照组：年龄48～73岁，平均（58.2±2.3）岁；观察组：年龄45～72岁，平均（59.6±2.8）岁。两组患者临床资料无明显差异，具有可比性。对照组予四妙勇安汤：金银花50g，黄芪40g，玄参50g，川牛膝30g，当归40g，生甘草30g。每日1剂。观察组在对照组治疗基础上，采用中药熏洗，处方：艾叶100g，红花30g，木瓜60g，当归50g，大黄30g，制乳香30g。将煎制好的药液倒入盆中，盆中放入1个高于液面的凳子，患者双脚置于凳上，用热气熏蒸，待药液冷却至40℃左右，将脚直接浸入药液，浸泡20分钟，每日1次。疗效标准：①显效：脚部溃烂面积较用药前减少50%以上，腓总神经传递速度恢复正常；②有效：脚部溃烂面积较用药前减少，腓总神经传递速度加快；③无效：脚部溃烂面积无减少或有扩大趋势，腓总神经传递速度较治疗前无变化。结果：观察组显效8例（20.0%），有效29例（72.5%），无效3例（7.5%），总有效37例（92.5%）；对照组显效5例（12.5%），有效23例（57.5%），无效12例（30.0%），总有效28例（70.0%）。观察组显著优于对照组，两组之间差异具统计学意义（$P<0.05$）。

（八）治疗脉管炎

张文伯创制了以穴位外敷红粉散为主，配合内服加味四妙勇安汤为辅，治疗脉管炎，取得较好疗效。外敷红粉散：三分三60g，金铁锁60g，云南重楼60g，红花20g，滇白芷80g，桃仁40g。共研细末，每次取1/4用甜米白酒或红糖酸醋调匀，外敷小腿“上巨虚”穴和“涌泉”穴，再以绷带固定。隔天1次，每周3次。内服加味四妙勇安汤：玄参30g，当归15g，金银花30g，甘草15g，没药10g，黄芪30g，地龙12g，石枫丹15g，蜈蚣4条，蝉蜕6g，潞党参20g。每周煎服1剂。1个月为1个疗程。

唐思昌等人运用四妙勇安汤治愈血栓闭塞性脉管炎1例。患者，男，33岁。1981年11月17日因左脚发冷疼痛，步履跛行，麻木2年，加重2月，以血栓闭塞性脉管炎收住入院。患者于2年前，不明原因地出现左侧踝关节发冷疼痛，痛剧时彻夜难眠，弯膝抱脚而坐，经多次中西药治疗，均未收效。1981年2月，曾因本病施行腰交感神经节切除术，术后仍担任园林野外工作，双下肢经常受凉，同时连续下湿地劳动，先出现两小腿抽筋样疼痛、酸胀，然后左脚背及脚趾隐痛，以小趾麻木酸痛明显，夜间尤剧，并出现跛行。中医诊断：脱疽。西医诊断：血栓闭塞性脉管炎。诊见：患肢发冷，肤色苍白，紫暗，酸痛，遇寒则痛甚难寐，扶杖走路时腿脚酸胀麻木呈跛行。趺阳与太溪脉消失。舌苔白、舌质淡，脉象沉涩。辨证：属脱疽–寒凝血瘀证。治则：活血化瘀，温经散寒。予四妙勇安汤加味：当归尾、玄参、金银花、牡丹皮、牛膝、薏苡仁、防己、木瓜、桂枝、萆薢、秦艽、甘草。连服5剂，局部麻木症状稍减，但肿胀疼痛，左脚小趾出现灰白色，有溃疡趋势。乃请外科会诊：查得左脚小趾发生干性坏死，左脚第四趾也有缺血，足背动脉消失。建议：手术截肢。由于病员与家属均坚持不同意截肢，遂重新制定中西医结合治疗方案。为防止续发感染，用青、链霉素肌内注射1个疗程。治以活血化瘀，配伍清热、利湿、通络药物：毛冬青、丹参、鸡血藤、当归、牛膝、桂枝、苍术、黄柏、防己、薏苡仁。局部外洗药：苏木、红花、肉桂、乳香、没药、干姜、樟脑、细辛、鸡血藤、千年健，透骨草。口服18剂，外洗11剂时，左脚小趾自行脱离，结痂愈合。后期治以温阳散寒、疏筋通脉，用阳和汤、健步虎潜丸收功。后随访1年，未再复发。

张广寅等人运用四妙勇安汤治愈血栓闭塞性脉管炎1例。患者，男，65岁，瓦工。1984年2月4日就诊。右足拇趾疼痛半年，夜间痛不可忍。诊为“血栓闭塞性脉管炎”，予止痛与抗炎类药物（名不详）治疗，并嘱其立即截肢。刻诊：右跖趾关节处肿胀，呈青黑色。痛不可忍，乍寒乍热，口苦咽干，大便秘结，小便赤涩，烦渴多饮，食欲不振。舌质红、苔黄腻，脉滑数有力。证属湿热交结、经络阻塞之脱疽。治以清热利湿、逐瘀通络。予四妙勇安汤加味：玄参50g，金银花50g，连翘50g，蒲公英30g，地丁30g，板蓝根30g，当归20g，木通10g，牛膝15g，木瓜15g，丝瓜络15g，鸡血藤15g，甘草10g。5剂，寒热止，疼痛缓解，大便通畅。原方去板蓝根加杭芍20g、龟胶5g，继用15剂。症状基本消失，只有拇趾色紫红而肿胀。因胃纳不佳，又守上方加内金、砂仁各10g，连服10剂，乃适当减少苦寒药剂量，并加黄芪30g、党参20g、红花12g，以益气养血、活血通络。前后共服药56剂，右拇趾康复如初、行走自如。随访1年，未再复发。

湿热型结节性脉管炎，表现为低热，患肢皮下有痛性结节或红斑，局部红热肿胀，压痛，结节呈鲜红色高出皮肤，或并发局部溃疡。舌红苔黄，脉弦数。周庆符认为，治宜清热利湿、活血化瘀，内服四妙勇安汤加味：玄参30g，金银花、当归、赤芍、怀牛膝各15g，黄柏、黄芩、栀子、连翘、防己、紫草、生甘草、红花、木通各9g。典型病例：患者，男，29岁。1976年2月冻伤后右下肢、左前臂先后出现疼痛结节性红斑。此后每年春天发病，至今反复发作已7年。结节以右小腿外侧为多见，发作严重时，结节多、病程长，伴有低热。曾多次应用激素治疗，效果不佳。近月来再次急性发作，局部肿痛，并见有溃疡。检查：右小腿有5个结节性红斑，压痛，伸屈两侧各有2cm×2cm大的表浅溃疡。左前臂见有3个红色结节，伴肿胀压痛。舌红苔黄，脉弦数。上下肢结节均行病理切片检查，证实为结节性脉管炎。中医辨证属湿热型，治宜清热利湿、活血化瘀，内服四妙勇安汤加味，溃疡面以大黄油纱布换药治疗，15天溃疡愈合。共服上方57剂，临床治愈出院。

柯长学将四妙勇安汤运用于某些术后及各种静脉穿刺并发的脉管炎，效果良好。患者，女，31岁，工人。1978年5月15日宫外孕大出血，导致失血性休克，下肢静脉剖开行自体输血及输液，7日后腹部切口愈合拆线，左下肢静脉剖开及大隐静脉所经处红肿硬痛，腹股沟淋巴结肿大。行局部湿敷、理疗，肌内注射青、链霉素，口服抗菌药，治疗2周无效。6月10日诊见：静脉炎加重，体温39℃；血常规：白细胞$15×10^9$/L，中性粒细胞85%，酸性粒细胞6%，淋巴细胞9%；精神不振，食欲减退，下肢活动受限。治拟清热通经、活血散瘀，方用四妙勇安汤：金银花100g，玄参100g，当归60g，甘草30g。水煎服。3剂，热退，局部疼痛、浮肿均明显减轻，纳食倍增。守原方，药量各减半，继服3剂，诸症皆除，1周后疮口愈合，疾愈出院。

汪嘉善在1980～1985年期间，运用四妙勇安汤加味治疗坏死期血栓闭塞性脉管炎，收到较好疗效。共收治患者12例，全部为男性。年龄最小27岁，最大45岁。均有5年以上吸烟史，病程最长6年，最短1年6个月。均为下肢发病，单侧下肢10例，双侧下肢2例。发生溃疡或坏死1个月以内9例，2个月以内1例，3个月以内2例。溃疡或坏死面积级别：一级（坏死局限于趾部）9例；二级（坏死扩展到趾跖关节以上）3例。患肢足背动脉及胫后动脉搏动减弱3例，消失7例。中医辨证分型：①热毒型（10例）：患肢发生坏疽，红肿灼热，疼痛剧烈，屈膝而坐，口渴唇干，烦躁不安，便干尿赤，脉数或滑数，舌质红绛、苔黄腻或干燥；②气血两虚型（2例）：患肢溃疡时间较长，面色苍白或萎黄，脉沉细迟，口不渴，舌质淡红、苔薄白。第一阶段（坏死开始期或坏死期）：创面剧痛，如汤泼火灼样，患肢（趾）肿胀，不觉凉，反觉热，便秘尿黄，舌红苔黄腻，脉弦滑数。为邪郁化热、热毒耗阴，属邪盛正虚阶段。治宜清热解毒、养阴活血、镇痛。处方：金银花90g，玄参60g，当归30g，甘草12g，黄芪18g，荆芥9g，防风9g，连翘15g，土茯苓15g，白芷12g，牛膝12g。第二阶段（好转期）：毒邪势减，伤口脓腐得去，肿消痛减，新肉渐生。属邪衰正虚阶段，治宜和营解毒、通经活络、补气养血。处方：金银花45g，当归30g，甘草12g，玄参30g，黄芪18g，党参15g，白术15g，白芍15g，鸡血藤12g，龟胶10g（烊化），鹿胶10g（烊化）。第三阶段（恢复期）：伤口逐日缩小至完全愈合，食欲增加，二便正常，脉转沉细，舌尖红。属邪去而正未充阶段，治宜温补脾肾、以固其本。处方：金银花15g，玄参15g，当归25g，甘草9g，黄芪12g，山茱萸9g，党参18g，茯苓18g，白术15g，菟丝子30g，枸杞子30g，大枣9g，熟地黄12g，生地黄9g。药渣复煎温洗创面，外敷生肌散（朱砂3g，冰片3g，象皮3g，珍珠1g，麝香0.2g。共研极细末备用）。使用时，与双氧膏调匀敷伤口，每日换药1次，若有死骨外露，待分界线明显，肉芽新生时，在局部麻醉下摘除。外敷上述生肌膏，直至创面平复结疤。治疗期间严禁烟酒，忌食煎炒热毒及刺激性食物，卧床休息，尽量减少下床活动。疗效标准：①治愈：疼痛消失，创面愈合，皮肤颜色及温度恢复正常，能进行一般工作或恢复原来工作；②好转：创面愈合，皮肤颜色和温度较前好转，临床主要症状减轻，能恢复轻度工作；③无效：病情无改善或恶化，甚至截肢。结果：治愈7例，好转5例；治疗时间最长183天，最短69天。患肢足背动脉及胫后动脉搏动减弱或消失者，服药后无一例改善。治愈者经1年随访，未见复发。

李永清等人在1981年2月～1986年6月期间，共收治脉管炎患者55例，运用四妙勇安汤等治疗，收到了较满意效果。在55例患者中，男52人，女3人，年龄最大65岁，最小19岁，3例合并浅静脉炎，1例并发骨髓炎，3例有手术及外伤史，5例有受寒史，35例有吸烟嗜好，除1位患病部位在手指外，其余均为下肢，病史最长16年，最短1个月。分型辨证治疗：①寒瘀型：患肢冷痛、麻木、间歇性跛行，或持续性疼痛。患肢紫黯或苍白、趺阳脉搏动减弱或消失。舌黯红、苔白或白腻，脉弦细或沉细等。治宜温经散寒、活血化瘀，方用当归四逆汤加地龙、牛膝、丹参、制乳香、制没药、桃仁、红花等。②瘀热型：患肢黯红而肿，趾端溃疡或发黑、坏疽。剧烈疼痛，趺阳脉搏动消失。或伴有发烧，食欲减退，消瘦乏力。舌红、苔黄或黄腻，脉弦滑或滑数。治宜清热解毒、活血祛瘀止痛，方用四妙勇安汤加穿山甲、地龙、牛膝、制乳香、制没药、木通、黄柏、丹参、鸡血藤、白花蛇舌草等。治疗结果：在55例患者中，寒瘀型33例，临床治愈22例，好转10例，无效1例（7日内自动出院）；瘀热型22例，临床治愈8例，好转7例，无效7例（包括7日内自动出院3人，入院时已具备手术指征而行截肢3人）。总治愈率为54.54%，好转率为31%。

韩臣子在1962～1986年期间，采用四妙勇安汤加味治疗血栓闭塞性脉管炎，取得了较满意疗效。共收治患者71例，其中男64例，占90.1%。最小年龄34岁，最大64岁，平均46岁。有吸烟史者53例，占74.6%，病程5年以下49

例，6～10 年 18 例，11～15 年 4 例。病变部位多在下肢，计 66 例，占 93%。按病变发展过程分类：局部缺血期 21 例；营养障碍期 15 例；局部坏死期 35 例。按中医分型：虚寒型 11 例；瘀滞型 16 例；热毒型 36 例；气血两虚型 8 例。虚寒型：患肢怕冷，触之觉凉，疼痛夜甚，麻木、抽痛、轻度间歇跛行。局部皮肤潮红或苍白，舌质淡，脉沉弱。方用：金银花 90g，玄参 90g，当归 30g，黄芪 120g，附子 12g，肉桂 10g，甘草 15g。水煎服，日服 2 次。痛滞型：患肢皮肤紫红或青紫，活动或足下垂时皮色加深，麻木跛行、胀疼。趾甲粗糙、色黯或见瘀斑，肌肉明显萎缩。舌质淡紫、苔薄白，脉沉涩。方药：金银花 90g，玄参 90g，当归 60g，丹参 10g，桃仁 12g，红花 12g，地龙 10g，黄柏 10g，甘草 15g。水煎服，日 2 次。热毒型：患肢黯红，微肿，灼热，溃烂腐臭，疼痛剧烈，夜间尤甚。多有发热口渴。舌红绛，脉数有力。方药：金银花 120g，玄参 120g，当归 90g，蒲公英 30g，紫花地丁 30g，甘草 60g。水煎凉服，日 2 次。气血两虚型：病缠绵数年，体虚无力，面萎黄，畏寒，自汗，气短。患肢肌肉明显萎缩，创面久溃不愈，舌质淡、苔薄白，脉沉弱。方药：当归 90g，金银花 120g，玄参 120g，黄芪 120g，党参 120g，甘草 60g。水煎热服，日 2 次。均连服 1 个月为 1 个疗程，不愈再服。无论哪种类型，缺血期皆需外用熏洗方：艾叶 60g，透骨草 120g，鸡血藤 120g，干姜 60g，川椒 30g。水煎 1000ml，每晚洗脚 1 次。局部坏死期可配合外涂生肌玉红膏等，每日换药 1 次，若有死骨应及时清除。疗效标准：①临床治愈：主要症状消失，创面完全愈合。相应部位脉搏恢复或侧支循环建立，能做一般工作或恢复原来工作；②基本治愈：症状显著减轻，静止痛消失，皮色、皮温明显好转，创面接近治愈，能从事轻工作，血循环尚有轻度障碍；③好转：症状减轻，创面缩小，肢体血循环明显改善，但仍需继续治疗；④无效：治疗 3 个月以上症状无改变或恶化者。结果：经 1～3 个疗程治疗，临床治愈 45 例，占 63.4%；基本治愈 12 例，占 16.5%；好转 13 例，占 18.6%；无效 1 例，占 1.4%。总有效率为 98.6%。

林光武等人运用四妙勇安汤随症加味治愈闭塞性脉管炎 1 例。患者，男，47 岁。1990 年 1 月 9 日就诊。患者于 1972 年 1 月患右下肢闭塞性脉管炎，小趾破溃，脓水紫暗，经治不效，服四妙勇安汤加味及针灸并外敷“林光Ⅱ号”药粉而治愈。1974 年复发，经原法治疗亦获痊愈，15 年间未发病。最近长期出差东北，过度劳累，复受寒邪及吸烟等，致闭塞性脉管炎复发。诊见：患肢沉重，小腿酸胀，步履不便，右足背日渐红肿，灼热疼痛，前天起痛剧难忍，犹如汤泼火燎，通宵达旦，握足动摇。舌苔薄黄而干，脉细弦，趺阳脉触按不明显。治以清热解毒、活血化瘀，方用四妙勇安汤加味：润玄参、忍冬花、蒲公英、紫地丁各 30g，全当归 20g，生黄芪、淮牛膝、粉甘草各 15g，炮甲片 12g（先煎），桃仁、红花、乳香珠各 10g。4 剂，右下肢红肿疼痛大减，行走渐利，夜能入寐，但小趾本节内侧流紫暗脓水。效不更法，原方加强清热解毒之力，加七叶一枝花 15g。4 剂，小趾本节内侧破溃处外敷“林光Ⅱ号”化腐生肌。药后恙势已入坦途，诸症退舍，破溃处稍敛。续予内外并治，守方略事出入，前后共服 50 余剂而痊愈，趺阳脉触按较前明显，随访至今右下肢无任何不适。

孙建华等人在 1963 年～1985 年期间，用活络效灵丹与四妙勇安汤治疗血栓闭塞性脉管炎，效果满意。共收治患者 17 例，年龄 30 岁以下 5 例，31～40 岁 10 例，40 岁以上 2 例。病程 1 年之内 9 例，1～3 年 6 例，3～5 年 2 例。左上肢 1 例，左下肢 5 例，右下肢 11 例。局部发凉 13 例，局部灼热 4 例。局部红紫 5 例，局部溃疡 8 例，局部坏疽 4 例。足背动脉减弱 5 例，消失 12 例。方药：丹参 50～100g，当归 30～120g，乳香、没药各 10～25g，金银花 30～120g，玄参 20～60g，川牛膝 15～30g，甘草 15～60g。水煎 3 次，取液 600～1200ml，分 3～4 次温服，每日 1 剂。红肿热痛明显、舌红苔黄、脉数重用金银花、玄参；局部疼痛难忍重用乳香、没药；局部紫黯加䗪虫、桃仁、红花、苏木；坏疽型加蜈蚣、全蝎；上肢患病去川牛膝加桂枝或桑枝。疗效标准：①痊愈：疼痛、发凉等主要症状消失，疮口愈合，侧支循环建立，血液循环无明显障碍，能恢复正常工作和劳动；②显效：主要症状基本消失，患肢仍有酸麻胀感，不耐寒冷，未能恢复正常工作和劳动；③无效：治疗 1 个月以上，症状无改善，并有逐渐恶化趋向。结果：痊愈 11 例，出院后随访 1 年，未再复发；显效 2 例，出院后观察 1 年，患肢时有酸麻之感，冬季不耐寒冷，可做轻微家务。

刘洪普采用中西医结合疗法治疗血栓闭塞性脉管炎严重坏疽 3 例，收效良好。病例一：患者，男，40 岁，农民。1989 年 9 月 11 日入院。主诉：两足发凉、怕冷、间跛 12 年，右小腿溃烂 10 年，左足拇趾 2 趾发黑坏死脱落 2 个月。现病史：1977 年患者双脚发凉怕冷，继则右小腿下端前侧溃烂，已 10 年不愈合，右足趾于 6 年前坏死脱落后愈合。2 个月前，左足拇趾 2 趾相继发黑坏死脱落，剧痛，夜间加重。有游走性血栓性浅静脉炎史。吸烟 15 年，每日 10 支。查体：体温 37℃，一般情况好，心肺正常。两足皮肤干燥，右小腿下端前侧有 10cm×5cm 溃疡，肉芽暗红，脓性分泌物多，足呈苍白色。左足暗紫色，第一跖骨和第二趾骨暴露，呈湿性坏疽，分界线不清，恶臭，脓性分泌物多。两侧足背动脉、胫后动脉、腘动脉搏动消失，右股动脉搏动减弱。印象：血栓闭塞性脉管炎（三期 3 级）湿热下注型。治以清热利湿、活血化瘀为主。内服四妙勇安汤加味，兼服活血通脉片、大黄䗪虫丸，同时应用低分子右旋糖酐、蝮蛇抗栓酶、山莨菪碱静脉滴注，肌内注射青、链霉素 10 天。常规清洁换药。右小腿溃疡外涂雪脉清软膏。治疗 3 天，溃疡肉芽转呈红润色，上皮组织生长较快，至 26 天溃疡完全愈合。换药时，清除左足创口坏死组织和死骨，用庆大霉素溶液湿敷。治疗

1个月，肢体血液循环改善，左足疼痛减轻，创面上皮组织生长，肉芽鲜红色，改用雪脉清软膏换药。同时转以补气活血为主，内服顾步汤治疗2个月，左足疼痛消失，创口明显缩小，病情显著好转。病例二：患者，男，45岁，工人。1989年7月23日入院。主诉：两足发凉、怕冷、疼痛、间跛15年，左足溃烂6个月。现病史：患者1974年出现双足发凉、怕冷，间歇性跛行。10年前，因血栓闭塞性脉管炎右足溃烂，施行膝下小腿截肢术。5年前，因左足溃烂施行半足切除。6个月前，左足残端发黑溃烂，疼痛难忍，日夜抱足而坐。吸烟25年，每日20支。检查：体温36.8℃，一般情况好，心肺正常。左小腿残端愈合良好。左足呈暗紫色，足残端发黑溃烂，跖骨肌腱外露，有许多坏死组织，足掌红肿，压痛。左足背、胫后动脉、两侧腘动脉搏动消失，两侧股动脉搏动减弱。印象：血栓闭塞性脉管炎（三期2级）湿热下注型。治疗：以清热利湿、活血化瘀为主，内服四妙勇安汤加味，兼服四虫片、犀黄丸等，同时应用低分子右旋糖酐、蝮蛇抗栓酶、山莨菪碱、复方丹参注射液静脉滴注，用庆大霉素溶液湿敷换药。治疗1个月，左足疼痛减轻，足部转为红润色，创口肉芽鲜红。至2个月，左足残端创口上皮组织生长较快，创面缩小有死骨片排出。转以补气活血为主，内服顾步汤至3个半月，左足残端仅有2cm×1.0cm大小创面，肉芽新鲜。病情显著好转，出院继续治疗。并劝患者严格终身戒烟，以防止复发和加重病情。病例三：患者，男，47岁，农民。1989年5月13日入院。主诉：两足发凉、间跛10余年，右足坏疽溃烂4年。现病史：1978年发现足凉怕冷，间歇性跛行，双足出汗减少。创口逐渐扩大，剧痛，夜间难以入睡。吸烟20年，每日10支。检查：体温36.6℃，一般情况较好，心肺正常。右足红肿，足背部有约10cm×6cm大小溃烂面，脓性分泌物多，恶臭，第一跖骨外露，小趾末端坏疽，脓多。两侧足背动脉、胫后动脉，右腘动脉搏动消失，左腘动脉、右股动脉搏动减弱。印象：血栓闭塞性脉管炎（三期2级）湿热下注型。治疗：以清热利湿、活血化瘀为主，内服四妙勇安汤加味，同时应用复方丹参注射液静脉滴注、维生素 B_1 穴位注射，用庆大霉素溶液、大黄油纱交替换药。治疗半个月，右足肿胀消退，创面脓性分泌物减少，肉芽红润，夜间疼痛减轻，足小趾末端创口结痂愈合。改用长皮膏外敷创口换药。转用益气活血法，内服丹参通脉汤至2个月，足背溃疡接近愈合，小趾末端创口愈合良好。病情显著好转，出院继续治疗。

许鹏光运用四妙勇安汤治愈血栓闭塞性脉管炎（脱疽）1例。患者，男，39岁，农民。1990年1月22日就诊。主诉：左足疼痛，发凉，麻木2年，加剧3个月。现病史：2年前左足冰凉，无汗，疼痛，遇冷加重，得热缓解，采用放血疗法致伤口不愈。查体：左足冰凉、苍白，足底、趾部青紫，瘀斑，拇趾溃烂，伤口约1.5cm长，深达皮下，足背动脉搏动消失，舌淡红、苔白腻，脉弦滑。诊断：左下肢血栓闭塞性脉管炎。证型：寒湿内阻，气滞血瘀。方用四妙勇安汤加味：忍冬藤60g，玄参、丹参各30g，当归25g，红花、路路通各15g，延胡索12g，肉桂、牛膝各9g，甘草6g。水煎服。外用附子、肉桂、吴茱萸各等分，研末外敷涌泉穴。二诊：服药6剂，疼痛减轻，足底汗出，前方加附子12g，继服12剂。后又继用四妙勇安汤加味巩固疗效，2个月后临床治愈。

王景春等人运用中医药分期辨治血栓闭塞性脉管炎，疗效满意。共收治患者427例：男412例，女15例；年龄20～36岁136例，31～40岁291例；发病诱因：吸烟129例，寒冷120例，吸烟兼寒冷140例，吸烟兼外伤33例，原因不明5例；发病部位：左足206例，右足160例，双足31例，右手9例，手足7例，四肢14例；抗阻血流图：受检310例中均有不同程度波幅减弱或消失；彩色超声血流图：做20例，18例动脉变细，2例无血流，胫后动脉4例变细。Ⅰ期（功能障碍期或局部缺血期）：共50例。临床表现：足或手凉，麻木，抽痛，跛行。足背、胫后、桡、尺动脉摸之细弱或不清，足趾凉，压之回血慢，舌淡、苔白薄，脉沉缓或沉迟。证属寒凝血瘀、脉络瘀阻。治宜温经散寒、活血通络。方用桂附汤加味：炙附子、肉桂、牛膝、地龙、当归、熟地黄。体弱气虚加黄芪；偏血瘀加红花、丹参、赤芍。Ⅱ期（营养障碍期）：共128例。临床表现：足或手凉，麻木、足趾青紫或苍白、潮红，天冷加重，足趾、手指压之回血慢。足背或胫后、桡、尺动脉摸不清或细弱。舌暗有瘀斑、苔白稍厚，脉沉涩。证属血脉瘀滞、经络瘀阻。治宜活血化瘀、通络。方用当归活血汤加味：当归、红花、丹参、赤芍、桃仁、牛膝、地龙。小腿抽痛加白芍、牡蛎、全蝎、蜈蚣；气虚加黄芪；便稀加白术。Ⅲ期（坏死期）：共249例，其中Ⅱ级坏死10例。临床表现：足或手（指）溃破或干黑坏死明显，周围红肿疼痛，抱膝而坐，彻夜不眠，足或手动脉摸不清，胫后动脉细弱或消失。舌红、苔黄或厚腻，脉洪数或沉数。证属血热瘀滞、毒聚不散。治宜清热凉血、活血解毒。方用四妙勇安汤加味：金银花、玄参、赤芍、当归、全蝎、蜈蚣、黄柏、甘草。溃久体虚加黄芪；疼痛重加白芍、牡蛎；溃处及周围有浮肿加黄柏、苍术；感染重加强清热解毒或配抗生素治疗。局部处理：干性坏死无菌换药，湿性坏疽外敷一效膏，每日1次；若有死骨外露者，可在炎症消失后切除。结果：临床治愈（症状体征消失，溃口愈合，血流图基本恢复正常）170例，占38.5%；显效（症状体征显著好转，溃口接近愈合，血流图明显增强）155例，占36.3%；好转（症状明显减轻，溃口缩小，血流图无改变）96例，占22.4%；无效（治疗3个月临床症状无改善或继续恶化）6例，占1.8%，其中截肢2例，均属Ⅱ级坏死。

王景春等人还运用四妙勇安汤治愈结节性动脉周围炎1例。患者，女，31岁。1976年5月8日初诊。腿热疼3个月，后右小腿内下及膝内侧起黄豆大小不等之结节，色不

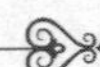

红，推之移动，按之坚硬疼痛。舌红、苔稍黄，脉洪数。证属血热瘀滞、凝结脉络。治宜清热凉血、活血化瘀。方用四妙勇安汤加赤芍 50g、王不留行 50g、穿山甲珠 20g。6 剂，肿痛大减。继服上方，结节消半，压痛轻。继治 2 个月余，结节全部消失。

耿学纯等人运用四妙勇安汤治愈血栓闭塞性脉管炎 2 例。病例一：患者，男，49 岁，干部。1979 年 11 月初诊。近月余右下肢麻木，经某医院初诊为血栓性闭塞性脉管炎。触之右小腿中部有约 5cm×15cm 索状肿物，压痛（+++），足趾及足跗潮红。舌质微黯红、苔薄白，脉沉弦。素来体虚而正气内伤，寒邪客于经脉，气不得通，筋失其温养，寒凝血滞，然足趾潮红乃血脉注而不行、寒郁化热。治宜益气养血、清热解毒、活血通络。方用四妙勇安汤加黄芪、丹参、蒲公英、地丁、牛膝、川芎、红花、桂枝、干姜。随症加减，连服 10 剂而愈。病例二：男，54 岁，干部。1982 年 4 月初诊。患血栓性闭塞性脉管炎 2 年余，右下肢肿胀，行路不便，酸胀、沉重、乏力，有热痛感，夜间甚，抱膝而坐。舌质偏红、苔滑，脉数。初起寒聚经络、痹寒不通、气血运行不畅而成，加之平素重于烟酒，使热毒炽盛、损伤阴液，致使寒湿郁久化热。治宜清热利湿、凉血化瘀。方用四妙勇安汤加黄芪、黄柏、栀子、牛膝、丹参、苦参。又以茵陈赤小豆汤加减：茵陈、赤小豆、虎杖、生薏苡仁、肉苁蓉、苍术、丹参、黄芪。交替使用，继服 3 月而愈。

陈斌运用四妙勇安汤合二妙散加味治愈脉管炎 1 例。患者，男，汉族，60 岁。因反复双足红肿热痛 8 年多，复发伴右膝关节肿痛 20 余天，1993 年 12 月 1 日入院。症见：双足、右膝红肿热痛，疼痛剧烈不能行走，夜不能寐，大便干燥，2～3 日 1 次。查：双足背肿胀，皮色紫红，皮温略高，触痛明显，右膝关节轻度肿胀，皮色略红，膝内侧压痛。足趾生长缓慢并增厚，足部汗毛脱落，足背动脉搏动减弱，舌苔稍黄腻，脉细滑数。患者素嗜酒及辛辣、肥厚之品。曾住某院被西医外科确诊为“脉管炎”，予“低分子右旋糖酐”等治疗。中医辨证属“脱疽”范畴，为湿热蕴毒、痰阻经络。治宜清热解毒、除湿化瘀、通络止痛。方用四妙勇安汤合二妙散加味：玄参 15g，当归 15g，金银花 15g，忍冬藤 15g，甘草 6g，萆薢 30g，土茯苓 30g，防己 15g，茯苓 15g，苍术 15g，黄柏 10g，生地黄 15g，黄芪 25g，党参 15g，穿山甲 10g（打粉吞），水蛭 10g（打粉吞），土鳖 10g（打粉吞），乳香 10g，没药 10g。随病情变化出入加减，治疗大法不变。外敷自拟加味金黄散：天花粉 50g，黄柏 25g，大黄 25g，栀子 25g，陈皮 10g，胆南星 10g，乳香 25g，没药 25g，白芷 25g，姜黄 25g，苍术 10g，甘草 10g。打粉，开水调敷，每日 1 次。治疗 80 天，临床诸症治愈出院。

李贞等人在 1986～1990 年期间，采用四妙勇安汤增量加味治疗血栓闭塞性脉管炎，不但适用于“热毒型”，对于“虚寒型”、“瘀滞型”乃至“两虚型”皆可应用，只要加减得法，均可收到满意疗效。共收治患者 92 例，男 70 例；最小年龄 16 岁，最大 72 岁，平均 32 岁；有吸烟史者 62 例，冻疮史 12 例，煤矿工人 18 例；局部缺血期 26 例，营养障碍期 25 例，局部坏疽期 41 例；病程 1～5 年 28 例，5～10 年 22 例，10～15 年 42 例。虚寒型：患肢怕冷，触之觉凉，疼痛夜甚，麻木，抽痛，轻度间歇跛行。局部皮肤苍白。趺阳脉、太溪脉减弱或消失。舌质淡，脉沉弱。方用：金银花 90g，玄参 90g，当归 30g，黄芪 120g，附子 12g，肉桂 10g，制川乌 6g，甘草 15g。水煎服，日服 2 次。瘀滞型：患肢皮肤紫红或青紫，活动或足下垂时皮色加深。间歇性跛行，胀疼加重。趾甲粗糙，色黯或有瘀斑，患肢肌肉萎缩。趺阳脉、太溪脉消失。舌质暗紫有瘀斑、苔薄白，脉沉涩。方用：金银花 90g，玄参 90g，当归 60g，丹参 10g，桃仁 12g，红花 12g，地龙 10g，黄柏 10g，甘草 15g，壁虎 6g，水蛭 20g。水煎服，日服 2 次。热毒型：患肢黯红，微肿、灼热、溃烂腐臭，疼痛剧烈，夜间尤甚，多有辛热口渴。舌红绛，脉数而有力。方用：金银花 120g，玄参 120g，当归 90g，蒲公英 30g，紫花地丁 30g，毛冬青 60g，茯苓 15g，甘草 60g。水煎服，日 2 次。气血两虚型：病情缠绵数年，体虚无力，面萎黄、畏寒、自汗、气短，患肢肌肉明显萎缩，创面久溃不愈。舌质淡、苔薄白，脉沉弱。方用：当归 90g，金银花 120g，玄参 120g，黄芪 120g，党参 120g，甘草 60g，毛冬青 60g，白术 30g。水煎服，日 2 次。均连服 1 个月为 1 个疗程，不愈再服。无论哪种类型，缺血期皆需配合外用熏洗方：艾叶 60g，透骨草 120g，鸡血藤 120g，干姜 60g，川椒 30g。水煎 1000ml，每晚洗脚 1 次。疗效标准：①临床治愈：主要症状消失，创面完全愈合，相应部位脉搏恢复或侧支循环建立，能做一般工作或恢复原来工作；②显效：症状明显减轻，静止痛消失，皮色皮温明显好转，创面接近治愈，能从事轻工作，血循环较好；③好转：症状减轻，创面缩小，肢体血循环改善，但仍需继续治疗；④无效：治疗 3 月以上，症状无改变或恶化者。结果：临床治愈 68 例，基本治愈 18 例，好转 4 例，无效 2 例。

血栓闭塞性脉管炎发展至坏疽期，由于严重血循环障碍，患趾发生溃疡或坏疽，疼痛剧烈，久不愈合，实为难治之症。张云翔用联合方组治疗此期脉管炎，取得满意疗效。共收治患者 10 例，全部为男性，年龄 20～52 岁，病程短者 3 个月，最长 10 年。同时用 3 个方剂治疗：①当归四逆汤加减：当归 15g，桂枝 12g，细辛 3g，赤芍 12g，白芍 12g，通草 10g，生姜 3 片，大枣 7 枚，丹参 15g，鸡血藤 15g，生甘草 10g。②四妙勇安汤加减：玄参 60g，金银花 30g，当归 15g，乳香 12g，没药 12g，白芷 10g，生地黄 15g，生甘草 15g。③十全大补汤加减：炙黄芪 12g，党参 12g，白术 10g，茯苓 10g，当归 12g，熟地黄 12g，白芍 10g，川芎 10g，肉桂 6g，陈皮 10g。以上 3 方每日 1 方，交替服用，30 天为 1 个疗程。根据病情，适当加减。结果：治愈（症状消失，破溃处愈合，趺阳脉恢复正常）7例（70%）；好转（症状减轻，但趺阳脉仍弱，或患趾坏疽未完全愈合）2例（20%）；无效（治疗前后无明显变化）1例（1%）。总有效率为90%。

张玉丑运用四妙勇安汤加味治愈脱疽证1例。患者，女，68岁。间歇性跛行伴右下肢疼痛2月余，足趾渐进性紫黑色并剧痛1月余。患者于1998年5月，即感右小腿发凉、麻木，未予重视，至7月初，上述症状加重，出现疼痛、间歇性跛行，行肢体血流图检查，发现右下肢血流量减低、循环障碍。检查右足背动脉搏动消失，即诊为右下肢血栓闭塞性脉管炎，经用血塞通和镇痛药10余天，未见好转。遂另到某院用中药治疗，共服药15剂，效果仍不明显，且第四小趾趾腹出现赤紫色，疼痛加剧，尤以夜间为甚。赤紫处约10天左右发生溃烂，并有少许黄色、稀薄液体渗出。因病情逐渐加重，故辗转于8月10日来诊。证见：右小腿及足部皮温低，且足部皮肤粗糙，趺阳及胫后动脉搏动消失，第四趾之趾腹呈黑紫色，可见1个0.5cm溃口，有少许浆液附着，伴有身热、口干、纳呆、便秘、溲赤、舌红、苔黄、脉细数等热象。辨证：气血凝滞，脉络痹阻，郁久化热，热盛肉腐，溃破损骨，遂成脱疽（热毒型）。治则：清热解毒，化瘀通脉。方用四妙勇安汤加味：金银花60g，玄参60g，当归30g，甘草20g，没药10g，水蛭10g，鸡血藤15g。二诊（8月15日），上方服5剂后，效果不显著。因患者服药后时觉呕恶，故减没药，加桃仁5g、红花10g。三诊（8月20日），疼痛稍有缓解，便已通畅，食欲增进，原方加牛膝15g、生黄芪30g、延胡索15g，嘱服7剂。四诊（8月29日），疼痛大减，溃烂伤口已被黄褐色结痂封闭，缓行而无剧痛。唯见上腹部胀满不适，原方加陈皮10g、川朴15g、穿山甲10g，嘱服10剂。五诊（9月10日），疼痛基本消失，黄褐色结痂变为褐黑色，已能行走，趺阳动脉偶微动，改用顾步汤加丹参30g、蒲公英30g善后调治。后经追访，伤口愈合，结痂脱落，尚未复发。

买建修等人运用四妙勇安汤加减治愈脱疽2例。病例一：患者，女，38岁。双足疼痛剧烈，下肢皮肤苍白，脱屑，肌肉萎缩，皮肤凉，左足背及拇趾有多个大小不等的紫斑，两足背动脉和胫后动脉搏动消失，趾甲增厚，无光泽，面色红，精神欠佳，舌质红、苔黄腻，脉沉数。诊断：脱疽，“热毒症”。辨证：汗出腠理不密，寒邪侵袭，凝滞血脉，日久化热，损伤营血，阻塞脉络。治则：清热凉血，活血化瘀止痛。方用加减四妙勇安汤配以祖传活血八厘丹：党参20g，当归30g，金银花60g，甘草20g，蒲公英20g，地丁20g，连翘15g，赤芍15g，丹参20g，鸡血藤20g，牛膝15g，沙参15g，制乳香12g，制没药12g，延胡索10g。每日1剂，分早晚2次温服。活血八厘丹每日3次，每次8丸。服上方15剂，疼痛消失，紫斑基本消失，余症大减，唯下肢无力，改服八珍汤15剂，配服活血八厘丹2个月后痊愈，2年后随访无复发。病例二：患者，男，39岁。右足小趾有3cm×2cm溃疡面，疼痛，夜不能眠，右小腿皮肤苍白，脱屑，肌肉无萎缩，右足背动脉和胫后动脉搏动消失，趾甲增厚无光泽，精神欠佳，舌质红、苔黄，脉数。诊断：脱疽，“热毒型”。辨证：湿毒浸淫，阴寒外袭，寒湿凝聚，阻塞脉络，日久化热，热盛肉腐。治则：清热解毒止痛，活血化瘀。方用加味四妙勇安汤配服祖传活血八厘丹：党参30g，金银花60g，制乳香12g，制没药12g，延胡索10g，鸡血藤20g，牛藤30g，赤芍12g。日服1剂，早晚2次温服。活血八厘丹，每次8丸，日服3次。手术切除坏死组织，疮面上生肌散，外敷黄连膏，每日换药1次。上方配药17剂，疼痛消失，疮面愈合，嘱其继续服活血八厘丹1.5个月，以巩固疗效，2年后随访病无复发。

梁月俭运用中西医结合治疗结节性多动脉炎3例，收效良好。3例患者均为男性，年龄最大52岁，最小46岁；病程最长6个月，最短38天；住院时间最长36天，最短20天。均表现为四肢末端起沿表浅动脉排列多个约0.5～1cm大小的皮下结节，结节坚实、压痛、可推动，呈玫瑰红色或紫癜样损害，有些结节中心形成溃疡，伴有不同程度关节痛、肌肉肿痛、发热、消瘦等。白细胞及中性粒细胞均升高，红细胞沉降率增快。其中2例经血管造影显示中等大小动脉有0.8～1cm大的动脉瘤性扩张，另1例未作造影。辨证：脉痹，热毒阻络型。治则：清热凉血解毒，活血通络。方用四妙勇安汤加味：生地黄15g，玄参15g，牡丹皮10g，赤芍15g，牛膝10g，金银花15g，知母10g，当归6g，丝瓜络12g，鸡血藤15g，甘草5g。每日1剂，水煎服。西医治疗：每日口服泼尼松片5mg×10片，分3次口服，治疗2周开始缓慢减药，每周减治疗量的10%，减至每日10mg维持量。3例患者服激素治疗1周后，均不同程度出现面红、耳赤、口干、心烦、舌红少苔、脉数等阴虚阳亢之象，中药即改以滋阴降火、化瘀通络为主，方用知柏地黄汤加减：知母15g，黄柏15g，牡丹皮10g，山萸肉10g，泽泻10g，生地黄15g，金银花10g，丝瓜络10g，水牛角10g，茯苓12g，赤芍10g，甘草5g。每日1剂，水煎服。结果：治疗10天显效（临床症状基本消除，精神好转，体温正常为显效）1例，18天显效2例。

王安均运用四妙勇安汤随证加味治愈闭塞性脉管炎1例。患者，男，57岁，工人。2001年2月20日初诊，患者10天前，右足趾疼痛，始未在意，继而疼痛加重，夜晚疼痛更甚，难以入睡，伴有发热恶寒，右足小趾、无名趾红肿，末端深紫，皮温差，趺阳脉搏动消失，小便黄，大便干，舌红、苔薄黄，脉数有力，体温38.4℃呈弛张型，化验：血白细胞总数为20.10×10^9/L，中性粒细胞84%，淋巴细胞15%，酸性粒细胞1%。尿检白细胞（+），红细胞微量，蛋白（+），此乃湿热下注、瘀血阻络，治宜清热解毒利湿、活血化瘀通脉。主方为：金银花60g，玄参30g，当归12g，甘草10g，牛膝10g，黄柏10g，苍术12g，石斛20g，土鳖虫20g，泽泻12g，桂枝10g。水煎服，分3次服用。进上方4剂，体温恢复正常，其他症状有所缓解。继用7剂后，局部症状消失，皮温正常，局部皮色转为淡红。再用原方7剂，各症状消失，患者肢体活动正常，无不良反应。

脱疽是一种慢性、周期性加剧的全身中小动静脉阻塞性病变。姜杰瑜等人应用四妙勇安汤加味并与外治相结合治疗该病热毒型，效果显著。共收治患者50例，男45例，女5例；年龄20～40岁；多数为下肢；病程少则2个月，多则半年以上。四妙勇安汤加味：玄参40g，当归、甘草各30g，金银花、黄芪各50g，乳香、没药、皂角刺各15g，牛膝、丹参各25g，毛冬青20g。加水400ml，煎后取汁150ml，二煎加水350ml，煎取药汁150ml，二煎混合，早晚温服，日1剂，15天为1个疗程，治疗2～3个疗程。外敷白玉膏加味：熟石膏9份，炉甘石1份，黄芩5份，葛根3份。共研细末，加入麻油适量，再加入凡士林做成70%软膏，外敷伤口，3日换药1次。疗效标准：①治愈：临床症状全部消失，有溃破者创面愈合，足背动脉或胫后动脉搏动恢复正常；②显效：临床主要症状消失，足背动脉搏动明显增强；③好转：主要症状消失，劳累或寒冷刺激后仍出现皮温低、皮色苍白或肢体酸胀不适，有溃疡面则创面减小、肉色红润；④无效：症状不好转或加重。结果：治愈31人，占62%；显效11人，占22%；好转7人，占14%；无效1人，占2%。治愈时间一般1～3个月。

孙振杰等人在1990年1月～2000年5月期间，采用中西医结合方法治疗临床Ⅰ、Ⅱ期血栓闭塞性脉管炎，疗效满意。共收治患者35例，男31例，女4例；年龄32～71岁，平均51.2岁；Ⅰ期（局部缺血期）25例，Ⅱ期（营养障碍期）10例；25例有间歇性跛行，10例有静息痛，30例有足背动脉搏动减弱，5例足背动脉搏动消失，32例出现患肢营养性障碍，35例多普勒超声检查血流速度变慢或消失。辨证分型：①寒型（20例）：多属Ⅰ期，患肢凉麻，疼痛，喜暖怕冷，皮肤苍白或潮红、紫红色，触之凉，但无溃疡，舌质淡、苔薄白，脉细沉或迟；②气滞血瘀型（18例）：多为Ⅱ期，患肢足部紫红、黯红或青紫，足趾或足底有瘀斑，患肢呈持续性固定胀痛，活动时症状加重，舌质红或紫黯、苔薄白，脉沉细涩；③湿热型（7例）：多属Ⅰ、Ⅱ期继发感染者，患肢发凉怕冷，行走时酸胀、沉重、乏力加重，足部潮红或紫红肿胀，反复发作的游走性血栓性浅静脉炎，红肿热痛，舌质红、苔滑腻，脉弦数或滑数。中医治疗：根据辨证分型，固定1个基础方再随症加减治疗。每日1剂，水煎服，1个月为1个疗程，治疗2～3个疗程。①阴寒型：方用阳和汤加减：熟地黄30g，麻黄3g，肉桂2g，炮姜1.5g，鹿角胶（烊化冲）9g，白芥子6g，生甘草3g。寒重加熟附子、肉桂、制川乌头、草乌头各9g；瘀重加红花9g、鸡血藤30g；血虚加当归30g、白芍9g。②气滞血瘀型：方用当归活血汤加减：当归30g，红花15g，赤芍15g，乳香、没药各6g，桃仁15g，甘草9g。气血两虚加黄芪30g、党参15g；偏热加玄参30g、金银花30g。③湿热型：方用四妙勇安汤加味：玄参90g，金银花90g，当归60g，甘草30g，黄柏、黄芩、连翘、苍术、防己、红花、木通各9g，赤芍、怀牛膝各15g。西药治疗：①罂粟碱30g或环扁桃酯（抗栓丸）200mg，每日3次，口服。②低分子右旋糖酐500ml，或前列腺素E_1 200mg，每日1次，静脉滴注，15日为1个疗程。③妥拉苏林25mg，山莨菪碱10mg，1%普鲁卡因20ml，患侧股动脉注射，每日1次，2个月为1个疗程。高压氧舱治疗：适用于有溃疡创面患者，每日1次，10次为1个疗程，一般2～3个疗程。必要时仅需手术和止痛治疗。结果：治愈（治疗6个月～1年，症状消失，多普勒检查动脉血流速度恢复正常）29例；好转（症状减轻，多普勒检查动脉血流速度较前加快）4例；无效（治疗前后症状、多普勒检查动脉血流速度无变化）2例。

杨志辉等人运用四妙勇安汤合桃红四物汤加减治疗脉管炎，疗效显著。共收治患者30例，其中男25例，女5例；年龄28～50岁26例，51～70岁3例，70岁以上1例；病程最短1个月，最长3年。热毒血瘀型15例，气滞血瘀型9例，寒湿血瘀型6例。方用四妙勇安汤合桃红四物汤：金银花、玄参、生地黄各20g，连翘、当归各15g，桃仁、红花、赤芍、甘草各9g，川芎12g。热毒内盛、热毒血瘀型重用金银花、玄参、生地黄，加毛冬青、丹参；疼痛剧烈加乳香、没药等；气滞阳不下达加香附子、桑枝、桂枝；瘀血阻滞加重桃仁、红花、赤芍用量并加乳香、没药；湿热下注加防己、黄柏；寒湿血瘀金银花、连翘、玄参减量并加桂枝、干姜、附子。每日1剂，水煎，分次口服，2周为1个疗程。结果：临床治愈（临床症状基本消失，肢体疮面完全愈合，患肢功能恢复正常）16例；显效（临床症状明显改善，肢体疮面愈合或接近愈合，患肢功能恢复正常）9例；好转（临床症状减轻，肢体疮面接近愈合或缩小）3例；无效（治疗4个疗程后症状及体征无改善）2例。总有效率为93.33%。典型病例：患者，女，40岁。右下肢肿，小腿皮肤紫块逐渐加重1个月，伴有间歇性疼痛、跛行，右下肢怕冷，舌瘀暗、苔厚黄，脉弦。证属气滞血瘀、兼湿热内生。方用四妙勇安汤和桃红四物汤加减：金银花、当归各15g，连翘、益母草各12g，玄参、苦参、川芎、没药、乳香各9g，香附、红花各10g。每日1剂，水煎，分2次口服，并嘱患者月经期停药。服药3天后，右下肢汗出多，怕冷感减轻。连服8剂后，患肢肿明显减轻，紫块减少，疼痛减轻。服药1个月后，下肢肿胀、怕冷感、皮肤紫块均消失，患肢功能恢复正常。随访1年未复发。

马晓勇等人在2001～2002年期间，采用中药分期治疗血栓闭塞性脉管炎，收到良好效果。共收治患者74例，其中男48例，女26例；平均年龄29岁；病程最长14年，最短 10 日；伴糖尿病 4 例。临床表现：四肢疼痛难忍，病久患趾（指）坏死变黑脱落，足趺阳脉搏动减弱或消失，常伴有间歇性跛行。早期以清热利湿、活血理气止痛为主，方用四妙勇安汤加减：金银花、蒲公英、紫花地丁各 30g，玄参、黄柏各 15g，当归 10g，三棱、莪术各 30g，延胡索、川楝子各 10g，地龙 6g，蜈蚣 2 条，穿山甲（先煎）15g，地鳖虫 12g，生薏苡仁 30g，苍术、川牛膝、炙甘草各 10g。后期以温阳散寒、活血理气止痛为主，方用阳和汤加减：制附子（先煎）10g，肉桂、桂枝各 15g，麻黄 10g，三棱、莪术各 30g，延胡索 10g，地龙 6g，蜈蚣 2 条，穿山甲（先煎）15g，川牛膝 10g，桑枝、生薏苡仁各 30g，党参 15g，炙甘草 10g。日 1 剂，水煎 2 次，混合，分 2 次口服，15 日为 1 个疗程。疗效标准：①显效：疼痛明显减轻，皮色基本正常，趺阳脉搏动基本正常；②有效：疼痛减轻，皮色好转，趺阳脉搏动较治疗前明显好转；③无效：症状无改善，趺阳脉搏动消失。结果：显效 26 例，占 35.1%；有效 46 例，占 62.2%；无效 2 例，占 2.7%。总有效率为 97.3%。

姜海英运用四妙勇安汤治疗某些术后及各种静脉穿刺并发的脉管炎及久治难愈或四肢长期发凉而合并肢体远端水肿患者，效果满意。病例一：女，31 岁，2001 年 5 月 15 日因宫外孕大出血，导致失血性休克，下肢静脉剖开行自体输血及输液，7 天后腹部切口愈合拆线，左下肢静脉剖开处及大隐静脉所经处红肿硬痛，腹股沟淋巴结肿大。行局部湿敷、理疗，肌内注射青霉素，口服抗菌药等治疗 2 周无效。6 月 10 日诊见：静脉炎加重，体温 39℃。血常规：白细胞 15×10^9/L，中性粒细胞 85%，酸性粒细胞 6%，淋巴细胞 9%。患者精神不振，食欲减退，下肢活动受限。方用四妙勇安汤 3 剂后热退，局部疼痛、水肿均明显减轻，纳食倍增。按原方，药量减半，继服 3 剂，诸证皆除，1 周后疮口愈合出院。病例二：男，21 岁，2001 年 8 月行左腹股沟斜疝手术，术后切口疼痛，2 月未愈合。切口处流脓，2 次切开脓腔引流，成 10cm×1.5cm 瘢痕，局部隐痛，左下腹部可触及条索状硬物，理疗、消炎治疗无效。3 个月后，腹部浅层血管走行处皆成条索状物，有压痛，行走时不敢直腰。用四妙勇安汤 3 剂后（每日 1 剂服 3 次），充盈的浅层静脉条索较前稍软，疼痛减轻，可以直腰。按前方继服 4 剂，切口愈合。病例三：女，41 岁，2003 年 3 月来诊。近 4 年从足尖至双膝发凉恶冷，始发 2 年间于冬、春两季凉感加重；近 2 年全年皆发凉，且伴每晚 8～9 时许必发寒战，加盖棉被亦寒战不解，1 小时后自行缓解。几年来，经中西药、按摩、理疗等方法治疗无效。诊见：消瘦，两颧嫩红，唇色淡白，恶寒喜暖，肢冷，喜蜷卧，口淡不渴，喜热饮，时烦躁，下肢膝下发冷有轻度水肿，小便清长，大便溏薄，舌淡、苔白润，脉迟弱。证属阳虚寒盛，治宜甘温助阳、生肌解毒通络。方用四妙勇安汤加味：忍冬藤、黄芪各 100g，玄参 100g，当归 60g，炙甘草 30g。水煎服。3 剂后，症状减轻但不明显。仍按前方加服蟾酥丸，每次 2 丸，每日 3 次。15 天后诸证明显好转，下肢关节已不发凉。考虑病程较长，为巩固疗效，前方药量减半，继服 6 剂，痊愈。随访 1 年未复发。

李亦芳等人运用四妙勇安汤加味治疗血栓闭塞性脉管炎，取得较满意效果。共收治患者 71 例，男 64 例，女 7 例；年龄最小 30 岁，最大 61 岁，平均 43 岁；有吸烟史 60 例，占 84.5%；病程 3 年以内 49 例，4～6 年 18 例，6～10 年 4 例；病变部位下肢 66 例，占 93%；局部缺血期 21 例，营养障碍期 15 例，局部坏死期 35 例。分型及治疗：①虚寒型：患肢发凉怕冷、疼痛夜甚、麻木、抽搐，局部皮肤潮红或苍白，舌质淡，脉沉细。方药：黄芪 120g，金银花、玄参、丹参各 90g，当归 30g，附子、肉桂各 10g，甘草 15g。水煎，分 2 次服。②瘀滞型：患肢皮肤紫红或青紫，活动或足下垂时皮色加深，患肢麻木、胀痛。舌质暗红、苔薄白，脉沉涩。方药：玄参、金银花各 90g，当归、丹参各 30g，桃仁、红花各 12g，地龙、黄柏各 10g，甘草 15g。水煎分 2 次服。③热毒型：患肢暗红、微肿、灼热、溃烂腐臭，疼痛剧烈，夜间尤甚，多有发热口渴，舌红绛，脉数。方药：金银花 120g，玄参 100g，当归 90g，蒲公英、紫花地丁各 50g，甘草 15g。水煎，分 2 次凉服。④气血两虚型：病程缠绵，体虚无力，畏寒自汗，面黄气短，舌质淡、苔薄白，脉沉细。方药：黄芪、党参、玄参、金银花各 120g，甘草 60g。水煎，分 2 次热服。上述方剂均连服 1 个月为 1 个疗程，不愈者可继服。无论何证型，缺血期皆需配合外用熏洗方：艾叶 60g，透骨草、鸡血藤各 120g，金银花 100g，干姜 60g，川椒、甘草各 30g。水煎 1000ml，每晚熏洗 1 次。疗效标准：①临床治愈：主要症状消失，创面完全愈合，相应部位脉搏恢复，能从事一般工作；②基本治愈：症状显著减轻，静止疼痛消失，皮色、皮温明显好转，创面接近治愈，能从事轻微工作；③好转：症状减轻，创面缩小，肢体血循环明显改善，但仍需继续治疗；④无效：治疗 3 月以上无改变或恶化。结果：经 1～3 个疗程治疗，临床治愈 45 例（63.4%），基本治愈 12 例（16.5%），好转 13 例（18.6%），无效 1 例（1.4%），有效率为 98.6%。

许德坚等人在外科治疗基础上，合用四妙勇安汤加减治疗脱疽，疗效满意。在 2003～2005 年期间，共收治患者 36 例，男 27 例，女 9 例，年龄 25～80 岁。伤口均已破溃。其中糖尿病足 6 例，血栓闭塞性脉管炎 18 例，闭塞性动脉硬化合并溃疡 5 例，麻风病足底溃疡 7 例。病程：糖尿病足 1～4 个月，血栓闭塞性脉管炎 1 个月～10 年，闭塞性动脉硬化并溃疡 20 天～6 个月，麻风病足 3 个月～45 年。溃疡面积 1cm×1cm～5cm×5cm。部位：足跟 9 例，足趾 8 例，足掌背 5 例，足底 9 例，小腿 5 例。治疗方法：①内治：方用四妙勇安汤加减：当归 30g，川芎 15g，玄参 30g，金银花 30g，蜈蚣 4 条（研冲），黄芪 40g，丹参 18g，甘草 10g。热毒重加金银花 90g、玄参 60g；脾肾虚寒减金银花、玄参加黑附子 25g、白术 25g、熟地黄 30g。每周 3 剂，水煎，分 2 次内服。②外治：局部溃疡用鲜红萝卜 30g、马齿苋 100g，水煎浸泡外洗患处后，外敷呋喃西林纱布。1 个月为 1 个疗程。疗效标准：①治愈：患肢疼痛消失，皮色、肤温恢复正常，创口愈合，步履活动自如，或趺阳脉可触及；②好转：疼痛基本消失，但步履活动不能持久，创口范围缩小；③无效：疼痛不能控制，溃疡不能愈合，或继续向近端发展。结果：治愈 27 例，占 75%；好转 6 例，占 16.7%；无效 3 例，占 8.3%。

刘欣等人运用四妙勇安汤治疗血栓闭塞性脉管炎，疗效满意。共收治患者 6 例，其中 3 例为一期，2 例为二期，1 例为三期。年龄最大 60 岁，最小 39 岁，平均 46 岁。均为男性。方药：玄参 180g，当归 100g，金银花 180g，甘草 50g。加水 2500ml，煎至 1000ml；第二次加水 1500ml，煎至 500ml。2 次药液合并，白天服 2 次，夜间服 1 次，每次间隔 8 小时，10 剂为 1 个疗程。口干加天花粉；小便短赤加黄柏、泽泻；四肢冷加桂枝、续断；气虚加棉芪；疼甚加乳香、没药。疗效标准：①治愈：患肢供血状况改善，症状消失，功能恢复；②好转：症状、体征减轻。结果：服药 15 剂，2 例一期患者痊愈。服药 25 剂，1 例一期、2 例二期患者痊愈，1 例三期患者好转。治愈率 83%，随访 12～18 个月无复发。

姚昌武等人采用中西医结合治疗栓闭塞性脉管炎，取得了较好疗效。在 2004 年 1 月～2006 年 2 月期间，共收治 38 例血栓闭塞性脉管炎患者，男 37 例，女 1 例；年龄 22～41 岁，平均 29 岁。初次发病 26 例，再次或多次发病 12 例。发病 1 周内确诊 24 例，2 周确诊 9 例，超过 2 周确诊 5 例，其中 2 例就诊时发病已超过 3 个月。全部病例均有明显的受累动脉搏动减弱以至消失，有 14 例就诊时缺血肢体远端皮肤出现青紫样花斑，2 例肢端皮肤发黑坏死。将 38 例患者随机为分中药组、中西医结合组、西药组。中药组：以四妙勇安汤为主方（金银花 45g，当归 10g，玄参 10g，甘草 6g），阴寒凝滞加桂枝 10g、附子 10g，湿热下注加陈皮 10g、半夏 10g、车前子 10g，热毒炽盛加牡丹皮 10g、蒲公英 15g、野菊花 10g，血瘀阻络加丹参 10g、赤芍 10g、威灵仙 15g，气血亏虚加黄芪 15g、党参 10g。西药组：应用抗炎加血管扩张剂，罂粟碱 100mg 加 5%葡萄糖注射液 500ml 静脉滴注，10 天为 1 个疗程；口服肠溶阿司匹林 100mg，每天 1 次；手术祛除坏死组织。中西医结合组：结合使用中药组和西药组治疗方法。疗效标准：①临床治愈：主要症状消失，创口完全愈合，患肢血液循环障碍缓解或明显改善，恢复工作 1 年内无复发；②显效：临床症状大部分消失或显著减轻，静止痛消失，皮肤温度和色泽明显好转，创面愈合或接近愈合，血循环轻度障碍，能工作；③好转：病状减轻，创面较前缩小，患肢循环有所改善，仍不能从事工作；④无效：经 1～3 个月治疗，临床症状及体征均无改善，甚或加重。结果：中西医结合组治愈率为 86%，与西药组和中药组比较有显著差异（$P<0.05$）；中西医结合组好转率为 14%，与西药组和中药组比较有显著差异（$P<0.05$）；中西医结合组截肢率为 0%，与西药组和中药组比较有显著差异（$P<0.05$）。

蒋志斌等人运用四妙勇安汤加味治疗脱疽，疗效显著。共收治患者 11 例，男 8 例，女 3 例；病程 3 天～1 年；年龄 25～47 岁。临床主要表现为患趾（指）怕冷，麻木，步履不便，甚者趾（指）变紫变黑，筋骨腐烂脱落等。内服方：玄参 30g，茯苓 30g，当归 30g，党参 30g，金银花 30g，鸡血藤 30g，生甘草 30g，炒柏子仁 30g。每天 1 剂，水煎服。30 天为 1 个疗程，见效后可连服 2～3 个疗程。外用方：生菜籽油 50g，黄蜡 25g。将生菜籽油加热到 70℃左右，加入切细的黄蜡，搅拌，熔化，放冷备用。使用时取适量外涂患处，纱布包扎，每天 1 次。疗效标准：①治愈：患肢疼痛消失，皮色、肤温恢复正常，疮口愈合，步履活动自如，或趺阳脉可触及搏动；②好转：患肢疼痛明显减轻或基本消失，皮色、肤温有改善，疮口范围有所缩小，但步履活动仍不能持久。结果：临床治愈 9 例，有效 2 例，治愈率为 81.82%。

何东初在 2002 年 9 月～2006 年 9 月期间，采用四妙勇安汤加味内服并熏蒸治疗下肢血栓闭塞性脉管炎，获得满意疗效。共收治患者 120 例，随机分为治疗组和对照组。治疗组：62 例；男 32 例，女 30 例；平均年龄（52±6）岁；病程（2±0.9）个月。对照组：58 例；男 31 例，女 27 例；平均年龄（53±4）岁；病程（3±0.7）个月。两组性别、年龄、病程、症状均无显著差异（$P>0.05$），具有可比性。治疗组：①方用四妙勇安汤加减：金银花 60g，玄参 60g，当归 30g，甘草 15g，赤芍 12g，川牛膝 30g，蒲公英 15g，桃仁、红花各 9g，乳香、没药各 9g，川芎 12g。湿热重、红肿明显加紫花地丁、红藤、败酱草；瘀血明显加全蝎、水蛭；湿邪重加苍术、薏苡仁。水煎服，每日 1 剂，分 2 次服。②将药渣放入电脑多功能中药蒸汽床进行患肢熏蒸：温度调节为 39～42℃，每天 1 次。7 天为 1 个疗程，连续 2 个疗程。对照组：皮下注射低分子肝素 5000U，每日 1 次，连用 7 天；0.9%氯化钠注射液 250ml 加复方丹参注射液 20ml 静脉滴注，连用 7 天。以上两组急性期均用头孢哌酮、替硝唑等抗菌药，病程半年以上停用抗生素，2 个疗程后判定结果。疗效标准：①治愈：红肿热痛消失，活动自如；②显效：局部皮肤肿胀消失，仍有皮肤色深，轻压痛；③有效：局部有中度肿胀，皮肤色泽仍深；④无效：局部体征无改变。结果：治疗组治愈 29 例（46.8%），显效 24 例（38.7%），有效 7 例（11.3%），无效 2 例（3.2%），总有效率为 96.8%；对照组治愈 20 例（34.5%），显效 26 例（44.8%），有效 5 例（8.6%），无效 5 例（8.6%），总有效率为 91.4%。两组之间有显著性差异（$P<0.01$）。

姜杰瑜等人应用四妙勇安汤加味治疗典型热毒型脱疽，

并与外治相结合，效果显著。共收治患者 80 例，男 75 例，女 5 例，年龄大多 20 岁～40 岁，发病多为下肢。病程少则 2 个月，多则半年以上。内服四妙勇安汤加味：玄参 40g，当归 30g，金银花 50g，甘草 30g，乳香 15g，没药 15g，皂角刺 15g，红花 10g，黄芪 50g，牛膝 25g，丹参 25g，毛冬青 20g。加水 400ml，煎取 150ml，二煎加水 350ml，煎取 150ml，二煎混合，早晚温服，每日 1 剂，15 天为 1 个疗程，一般需要 2～3 个疗程。外用白玉膏加味：熟石膏 9 份，炉甘石 1 份，黄芩 5 份，葛根 3 份。共研细末，加入麻油适量，再加入凡士林，做成 70%软膏，外敷伤口，3 日换药 1 次。疗效标准：①治愈：临床症状全部消失，有溃破者创面愈合，足背动脉或胫后动脉搏动恢复正常；②显效：主要症状消失，足背动脉搏动明显增强；③好转：主要症状消失，但随着劳累或寒冷刺激后仍出现皮温低，皮色苍白或肢体酸胀不适，有溃疡面则创面减小，肉色红润；④无效：原症状未好转或加重。结果：治愈 61 人，占 76.3%；显效 9 人，占 11.2%；好转 8 人，占 10%；无效 2 人，占 2.5%。治愈时间一般 1～3 个月。

郑巧楠等人运用四妙勇安汤治愈脱疽 1 例。患者，62 岁，2008 年 3 月 24 日就诊。2 个月前因 2 型糖尿病住院，经中西医治疗，血糖控制稳定。后于家中自行搔抓左足，溃破，饮食不节，溃破逐渐扩大，滋水淋漓。诊见：左足皮色紫暗，肿势明显，灼热疼痛，溃烂腐臭，伴发热口渴，舌红、苔黄腻，脉弦数。血常规示：白细胞：$16.94\times10^9/L$，中性粒细胞 $14.18\times10^9/L$，单核细胞 $1.08\times10^9/L$，血小板：$472.0\times10^9/L$，血小板比容：0.41%，红细胞比容：34.8%。方用：金银花 45g，玄参 45g，当归 30g，甘草 15g。15 剂，水煎服，每日 1 剂。二诊，症状减轻，复查血常规：白细胞：$9.68\times10^9/L$，中性粒细胞 $6.53\times10^9/L$，单核细胞 $9.12\times10^9/L$，血小板：$287.0\times10^9/L$，血小板比容：0.21%，红细胞比容：41.2%。仍以上方出入，共服 30 余剂而愈。

刘惠洁在 2006 年 4 月～2007 年 12 月期间，运用四妙勇安汤加味治疗血栓闭塞性脉管炎，收到较好临床疗效。共收治患者 98 例，男 96 例，占 97.9%，女 2 例。职业：农民 72 例，工人 23 例，干部 2 例，教师 1 例。住院 95 例，门诊 3 例。年龄最大 46 岁，最小 20 岁。病程最短 7 天，最长 30 天。局部缺血期（Ⅰ）20 例，营养障碍期（Ⅱ）28 例，坏死期（Ⅲ）50 例。有吸烟嗜好 96 例，占 97.9%，无吸烟嗜好 2 例，占 2%。寒冷刺激 69 例，外伤 12 例，原因不明 17 例。左下肢 20 例，右下肢 30 例，两下肢 26 例，两下肢一上肢 5 例，一上肢 2 例，两上肢 6 例，四肢 9 例。方用四妙勇安汤加味：金银花 30g，玄参 30g，当归 15g，赤芍 15g，牛膝 15g，黄柏 10g，黄芩 10g，栀子 10g，连翘 10g，苍术 10g，紫草 10g，红花 6g，甘草 10g。加水 1000ml，煎 15 分钟，过滤，再加水 500ml，煎 20 分钟，过滤，二煎兑一起，混匀，分早晚口服，每日 1 剂。干性坏疽先用马黄酊清洗创面，后用消毒干纱布包扎；若创面红肿多脓，用马黄酊或 0.1%雷弗奴尔溶液湿敷创面；坏死组织多外敷紫草膏或九一丹；肉芽组织比较新鲜、脓液少用玉红膏油纱布外敷；坏死组织分界线清楚后可分离切除。结果：静止痛消失 42 例，显效 2 例，好转 1 例，加重 0 例；间歇性跛行消失 35 例，显效 1 例，好转 1 例，加重 0 例；皮色改变消失 12 例，显效 10 例，好转 1 例，加重 0 例；溃疡消失 4 例，显效 2 例，好转 1 例，加重 1 例。治愈 89 例，占 90.8%；显著好转 5 例，占 5%；好转 3 例，占 3%；无效 1 例，占 1%。总有效率为 98.8%。疗程最短 7 天，最长 30 天，平均 21 天。

高维军等人在 2001 年 4 月～2007 年 12 月期间，采用中医内外合治结合静脉滴注药物治疗血栓闭塞性脉管炎，疗效满意。共收治患者 68 例，随机分为治疗组和对照组。治疗组：36 例；男 27 例，女 9 例；年龄 38～72 岁，平均 42.5 岁；病程 2～18 年，平均 7.8 年；患足冻伤 32 例，吸烟 33 例，足背动脉搏动消失 12 例，触到微弱搏动 19 例，正常 5 例，合并肌肉萎缩 9 例，足趾干性坏死 10 例，间歇性跛行 27 例。对照组：32 例；男 25 例，女 7 例；年龄 32～68 岁，平均 38.4 岁；病程 3～17 年，平均 7.2 年；患足冻伤史 29 例，吸烟 28 例，足背动脉搏动消失 14 例，触到微弱搏动 11 例，正常 7 例，合并肌肉萎缩 7 例，足趾干性坏死 8 例，间歇性跛行 24 例。治疗组：①内服自拟方：党参 15g，黄芪 30g，当归 12g，赤芍 10g，细辛 3g，地龙 12g，全蝎 12g，川芎 12g，延胡索 18g，乳香 10g，没药 10g，乌梢蛇 18g。寒湿型加桂枝 10g、杜仲 10g、薏苡仁 30g；血瘀型加桃仁 6g、红花 6g、水蛭 10g；热毒型加金银花 30g、龙葵 10g、生甘草 10g；气血两虚型加白术 12g、牛膝 12g、元肉 12g。每日 1 剂，水煎 2 次，取汁 800ml，早晚分服。②外洗四妙勇安汤加味：当归 18g，玄参 15g，金银花 30g，丹参 18g，赤芍 12g，延胡索 20g，乳香 18g，没药 18g，毛冬青根 150g。水煎，泡洗患肢，每日 2 次，每次 2 小时。已溃者，睡前以生肌玉红膏外敷，未溃者冲和膏外敷，均以纱布包裹，抬高患肢。③注射给药：香丹注射液 20ml 加入低分子右旋糖酐 500ml 静脉滴注，每日 1 次。对照组：予低分子右旋糖酐 500ml 静脉滴注，每日 1 次。两组均配合抗感染、高压氧治疗及对症处理。疗效标准：①治愈：临床症状消失，创面愈合，彩超明显改善，血液流变值指标明显改善，恢复原工作；②显效：临床症状显著减轻，创面基本愈合，彩超改善，血液流变值较前改善，能从事轻工作；③好转：症状减轻，创面较前减小，彩超轻度改善，血液流变值少数指标改善；④无效：症状体征无改善，彩超血液流变值基本无改善。结果：治疗组治愈 17 例，显效 10 例，好转 4 例，无效 5 例，总有效率为 86.11%；对照组治愈 4 例，显效 9 例，好转 4 例，无效 15 例，总有效率为 53.13%。两组疗效有明显差异（$P<0.05$）。

张永华在 2005 年 2 月～2009 年 8 月期间，运用四妙勇安汤加味治疗血栓闭塞性脉管炎，疗效满意。共收治患者

30例，男29例，女1例；年龄最大40岁，最小15岁；有吸烟史21例；有寒冻史7例；有外伤史2例；均发生于双下肢，尤其以右下肢发病最多。辨证分型：①虚寒型15例：患肢皮肤苍白，触之冰凉，喜暖畏寒，舌质淡、苔白薄边有齿痕，面色淡白无华，脉沉迟。②血瘀型12例：患肢皮肤青紫，足趾端或足掌有瘀血斑点，舌质紫暗、有瘀斑、苔黄白薄，脉沉细涩。③阴虚毒热型2例：患肢干枯焦黑或湿性坏死分泌物较多，甚至脓水淋漓，面色苍黑，晦暗，枯瘦，神情憔悴，痛苦面容，舌苔黄厚，脉洪大而虚。④气血双亏型1例：伤口久不愈合或消瘦，四肢乏力、心悸、气短，面色淡白无华，舌淡苔少，脉沉细无力。治以温经散寒、活血通络或活血散瘀、通络止痛或清热解毒、养阴活血或益气养血、调和营卫。基本方：当归50g，生地黄30g，牛膝15g，连翘30g，紫花地丁50g，金银花50g，丹参30g，玄参30g，甘草30g。水煎服，每日3次，每次150ml，每日1剂，15天为1疗程。虚寒型加鹿角50g、肉桂30g、附子（开水先煎2小时）50g；血瘀型加三棱25g、莪术25g；阴虚毒热型加黄芪25g、野菊花50g、蒲公英50g；气血双亏型加党参25g、黄芪50g、白术50g、白芍30g、熟地黄30g。疗效标准：①治愈：疼痛消失，其他症状缓解；②好转：疼痛明显减少，其他症状改善；③无效：疼痛及其他症状均无变化。结果：治愈17例，占57%；好转12例，占40%；无效1例，占3%。总有效率为97%。典型病例：患者，男，36岁，农民，2008年5月3日初诊。诊见：右足青紫，肿胀，右足大趾溃烂，流水，剧烈疼痛，昼轻夜重，步行艰难，右足背动脉搏动消失，舌质黯红、边有瘀点、苔黄腻，脉弦数。证属阴虚毒热型，治以清热解毒、养阴活血。方用四妙勇安汤加味：玄参30g，金银花50g，当归50g，甘草30g，牛膝15g，连翘30g，生地黄30g，丹参30g，紫花地丁50g。每日1剂，煎2次，混合分3次服。连服15天，疼痛明显减轻。服药至2个月，右足大趾溃口愈合，青紫肿胀消失，只觉轻微疼痛，足背动脉搏动存在，再按上方继续服药1个月而愈。随访1年未复发。

王莉娟自拟加味四妙勇安汤治疗湿热型脉管炎，取得满意疗效。共收治血栓闭塞性脉管炎患者44例，均为男性；年龄28～56岁。均予自拟加味四妙勇安汤：赤芍20g，当归、金银花、玄参各15g，黄柏12g，苍术、怀牛膝、秦艽、防己、丹参各10g，甘草5g。水煎服，每天1剂，每天3次，疗程1～3个月。疗效标准：①治愈：主要症状消失，创面完全愈合，相应部位脉搏恢复，能从事一般工作；②基本治愈：症状显著减轻，静止疼痛消失，皮色、皮温明显好转，创面接近治愈，能从事轻微工作；③好转：症状减轻，创面缩小，肢体血循环明显改善，但仍需继续治疗；④无效：治疗3个月以上无改变或恶化。结果：治愈10例（22.73%），基本治愈18例（40.91%），好转12例（27.27%），无效4例（9.09%），总有效率为90.91%。典型病例：患者，42岁，2007年12月15日就诊。患者右下肢从踝部至大腿部位肿胀不消半月余，服西药效差。诊见：患肢皮肤紫红，水肿，按之没指，微痛，下午肿甚时有麻木沉重感，晨起肿消，第二天又如故。拄拐能行走，饮食尚好，二便正常，口干不思饮，舌质暗红、苔黄腻，脉弦数。诊断：湿热型脉管炎。方用自拟加味四妙勇安汤加桃仁、红花、泽泻各10g，水煎服，每天1剂。3剂后，患肢肿胀、麻木好转，继服上方6剂，肢肿消失大半，已不觉麻木，再服5剂，肢肿全消而获愈。

王五早等人将2007年2月28日之前就诊，被诊断为血栓闭塞性脉管炎Ⅲ期的患者共78例，作为甲组。其中男76例，女2例；年龄最大44岁，最小21岁，平均37岁。将2007年3月1日之后就诊，被诊断为血栓闭塞性脉管炎Ⅲ期的患者78例，作为乙组。其中男73例，女5例；年龄最小23岁，最大44岁，平均38岁。甲组治疗：动脉注射＋静脉滴注＋口服药物。乙组治疗：四妙勇安汤加减＋动脉注射＋静脉滴注＋口服药物。动脉注射：尿激酶1万～2万U、妥拉苏林25～50mg、山莨菪碱10～20mg，每日2次。静脉滴注：低分子右旋糖酐500ml、尿激酶2万U、山莨菪碱10mg等，每日1次。口服药物：山莨菪碱20mg，每日3次；烟酸100mg，每日3次；双嘧达莫50mg，每日3次；阿司匹林50mg，每日1次。四妙勇安汤：金银花90g，当归30g，玄参90g，甘草15g。每日1剂，早晚各服1次。疗效标准：①无效：症状与体征无明显变化；②有效：症状与体征有改善，或减轻；③显效：症状与体征明显改善；④治愈：阳性症状与体征转为阴性。结果：甲组治愈14例，显效36例，有效24例，无效4例；乙组治愈29例，显效38例，有效11例，无效0例。经统计学处理，两组总有效率有显著性差异，乙组效果明显好于甲组。

杨玉龙等人采用四妙勇安汤加减治愈血栓闭塞性脉管炎1例。患者，男，41岁。1年前无明显诱因出现双下肢发凉、麻木，后渐加重，且出现左下肢胫前局部硬结，发红疼痛，呈条索状，反复发作，此愈彼起，双下肢间歇性跛行逐渐加重，后出现静息痛，疼痛剧烈。患者无久居寒冷及湿冷生活史，吸烟史30年，每日2包。查体：双足背发暗，无溃疡，双足趾发凉，左胫前有长约20cm条形发暗区，双足背局部有硬结，压痛明显，双侧足背动脉及右胫后动脉搏动未触及，右腘动脉搏动减弱，双侧股动脉搏动尚可。血常规、凝血功能、尿常规均未见明显异常。双下肢CTA显示：右侧腘动脉完全闭塞，双下肢膝下动脉闭塞可能。舌红、苔黄腻，脉数，饮食、二便正常。入院后给予静脉应用前列地尔祛聚、罂粟碱扩管、血栓通活血化瘀治疗。给予中药汤剂以清热利湿、化瘀通络，方药：金银花140g，当归尾30g，玄参30g，甘草30g，陈皮10g，白术20g，鸡血藤30g，伸筋草20g，生杜仲20g。5天后右下肢股动脉顺行穿刺右下肢动脉球囊扩张成形术。术前造影显示：右股浅动脉下段轻度狭窄，右腘动脉、胫前动脉、腓动脉完全闭塞。选择右侧腘动脉，胫前动脉、腓动脉经PTA球囊导管开通该动脉至足踝部；且微导丝甚至开通到右足大趾。再应用微导丝配合微导管超选至腓动脉，开通该动脉至踝部动脉网。再造影显示：股浅、腘、胫前、腓动脉通畅，膝部、足部侧支循环显著增多。术后继续前列地尔祛聚、罂粟碱扩管、血栓通活血化瘀改善下肢血运治疗。双下肢肤温肤色可，双足背动脉、胫后动脉搏动可触及。继续治疗 1 个月后双下肢发凉、麻木、疼痛、间歇性跛行症状基本消失，临床基本痊愈。3 个月后随诊，患者无复发。

贾艳花采用中西医结合治疗血栓闭塞性脉管炎，效果较好。在 2008 年 1 月～2011 年 1 月期间，共收治 100 例发病在下肢的血栓闭塞性脉管炎患者，男 98 例，女 2 例；年龄 20～50 岁，平均（30.2±3.45）岁；8 例有外伤史，6 例有家族史，18 例营养不良，40 例有寒冻与潮湿史，98 例有吸烟史；热毒证 17 例，湿热证 40 例，血瘀证 29 例，阴寒证 11 例。全部患者行连续硬膜外穿刺术，穿刺成功后接输液泵，速度每小时 2ml，予 0.5mg/L 舒芬太尼＋0.1%罗哌卡因＋氟哌利多 0.05g/L，15 天为 1 个疗程。术后采用中医辨证施治。热毒证治以养阴活血、清热解毒，方用四妙活血汤加减：贯众 10g，漏芦 12g，生地黄 15g，紫花地丁 30g，金银花 30g，当归 15g，防己 12g，连翘 12g，蒲公英 30g，没药 3g，乳香 3g，黄芩 10g，黄柏 10g，红花 10g，玄参 15g，牛膝 12g，丹参 15g，黄芪 15g。湿热证治以活血化瘀、清热利湿，方用四妙勇安汤加味：生甘草 10g，紫草 10g，苍术 10g，金银花 30g，赤芍 15g，连翘 10g，栀子 10g，黄芩 10g，黄柏 10g，玄参 30g，牛膝 15g，当归 15g。血瘀证治以通络止痛、活血化瘀，方用活血通脉饮加味：板蓝根 15g，蒲公英 30g，鸡血藤 15g，牛膝 15g，丹参 30g，川芎 15g，当归 15g，赤芍 60g，土茯苓 60g，金银花 30g。阴寒证治以活血通脉、温经散寒，方用阳和汤加味：鹿角霜 10g，麻黄 6g，地龙 15g，熟地黄 30g，赤芍 15g，炙甘草 10g，熟附子 10g，黄芪 30g，白芥子 10g，肉桂 10g，怀牛膝 15g，党参 15g，干姜 15g，鸡血藤 30g，当归 15g。气血两虚证治以调和营卫、补气养血，方用顾步汤加减：炙甘草 10g，白术 15g，牛膝 15g，当归 15g，赤芍 15g，丹参 15g，黄芪 30g，石斛 30g，鸡血藤 30g，党参 30g。水煎服，每日 1 剂。疗效标准：①痊愈：临床症状基本消失，肢体创面完全愈合，肢体末梢血液循环障碍明显改善，步行速度 100～120 步/分钟，并能持续步行约 1000m 无不适；②显效：临床症状明显改善肢体创面接近愈合，肢体末梢血液循环障碍有改善，步行速度 100～120 步/分钟，能持续步行 500m；③有效：临床症状减轻，肢体创面愈合或缩小，肢体末梢血液循环障碍有改善，步行速度 100～120 步/分钟，能持续步行 300m；④无效：治疗后症状及体征无改善或病情加重。结果：痊愈 67 例，显效 23 例，有效 8 例，无效 2 例，有效率为 98.0%。

彭连双等人运用四妙勇安汤加减治疗血栓闭塞性脉管炎，疗效显著。在 2010～2014 年期间，共收治患者 61 例。男 59 例，占 96.7%，女 2 例，占 3.3%；教师 30 例，农民 12 例，工人 19 例；年龄最大 53 岁，最小 24 岁；病程最长 2 个月，最短 1 周。均予四妙勇安汤加减：金银花 90g，玄参 90g，甘草 10g，当归 30g，赤芍 10g，川芎 10g，红花 10g，桃仁 10g，牛膝 15g，鸡血藤 30g，牡丹皮 10g。1 剂/天，一煎加水 400ml、浸泡 30 分钟，文火煎 30 分钟，取汁 200ml；二煎加水 200ml，文火煎 30 分钟，取汁 150ml。两煎混匀，分早晚 2 次温服。10 剂为 1 个疗程，治疗 2 个疗程。疗效标准：①治愈：红肿热痛消失，活动自如；②显效：局部皮肤肿胀消失，仍有皮肤色深、轻压痛；③有效：局部有中度肿胀，皮肤色泽仍深；④无效：局部体征无改善。结果：治愈 4 例，显效 34 例，有效 20 例，无效 3 例，总有效率为 95.1%。疗程最短 7 天，最长 18 天，平均 12 天。

黄群等人通过研究发现，运用四妙勇安汤治疗血管闭塞性脉管炎，能够增加患者最大行走距离，提高踝肱指数（ABI），明显改善血管功能，安全性良好。在 2013 年 10 月～2015 年 6 月期间，共收治血管闭塞性脉管炎患者 86 例，随机分为两组，每组 43 例。实验组：男 39 例，女 4 例；平均年龄（31.7±8.6）岁；病程 2～15 年。对照组：男 41 例，女 2 例；平均年龄（30.2±9.4）岁；病程 3～14 年。两组患者性别、年龄、病程等资料相似差异不明显（$P>0.05$）。对照组予西药常规治疗，静脉滴注前列地尔注射液，10μg＋20ml 0.9%氯化钠注射液/次，1 次/日；口服阿司匹林，每次 25～50mg，1 次/日；口服盐酸布桂嗪片，每次 30～60mg，3 次/日。实验组在对照组西药常规治疗基础上加用四妙勇安汤：金银花 90g，玄参 90g，当归 60g，甘草 30g。水煎服，每日 1 剂，分 2 次服用。两组均 30 天为 1 个疗程，治疗 2 个疗程。疗效标准：①显效：A.临床症状积分减少≥60%；B.最大行走距离增加≥20%；C.踝肱指数（ABI）升高≥20%。有效：A.临床症状积分减少≥30%；B.最大行走距离增加≥10%；C.踝肱指数（ABI）升高≥10%。无效：A.临床症状无改善或加重；B.最大行走距离无变化甚至减少；C.踝肱指数（ABI）无变化甚至降低。其中 A 项必备，B、C 具备 1 项即可。结果：实验组总有效率为 86.05%，对照组总有效率为 74.42%，实验组明显优于对照组，差异有统计学意义（$P<0.05$）。两组最大行走距离和踝肱指数（ABI）均有好转，实验组改善优于对照组，差异有统计学意义（$P<0.05$）。

曹莹等人采用当归四逆汤合四妙勇安汤治疗下肢血栓闭塞性脉管炎 1 例，疗效良好。患者，男，60 岁，2017 年 9 月 28 日初诊。38 年前发现双下肢静脉曲张，呈进行性加重，每当行走或活动后偶有疼痛。20 年前自觉双下肢冰凉，对寒冷刺激敏感，脚趾出现麻木、冷痛、针刺等异常感觉。18 年前出现间歇性跛行，下肢内侧皮色紫黑发凉，多次就诊未明确诊断，经中西医多种方法治疗未见明显缓解。12 年前在某医院确诊为血栓闭塞性脉管炎，口服吲哚美辛、阿司匹林对症治疗后未见明显缓解，未坚持服药，后症状进行性加重，逐渐出现静息痛、发凉、麻木，昼轻夜重，且双下肢内侧病变面积不断增大，皮肤紫黑，左下肢内侧出现皮肤溃疡，导致行走困难。2017 年 9 月 28 日来诊。症见神志清，精神不佳，面色萎黄，形寒肢冷，气短乏力，腰膝酸软，食纳尚可，口淡不渴，大便可，小便清长，睡眠尚可，舌质淡紫暗、苔白厚，脉沉细。患者长期大量抽烟 40 余年，否认高血压病、冠心病、糖尿病等病史。查体：左下肢小腿内侧皮肤颜色紫黑约 15cm×8cm，可见溃疡约 4cm×5cm，内有少许分泌物。右下肢小腿内侧皮肤颜色紫黑约 10cm×6cm。左下肢内侧触之皮温稍高，右下肢皮温正常，左足背动脉搏动消失，右足背动脉搏动减弱。证属阳虚寒凝毒盛，治宜温经散寒、养血通脉、解毒止痛，予当归四逆汤合四妙勇安汤：当归 15g，桂枝 10g，赤芍 10g，细辛 3g，通草 6g，甘草 6g，桃仁 10g，田七 3g（冲服），玄参 20g，金银花 20g，茯苓 15g，白术 15g，鹿角霜 20g，川牛膝 20g。水煎服，日 1 剂，药渣热敷疮口。治疗 2 个月，病情有好转，麻木冷痛均减轻，病变皮肤已不甚紫黑，左下肢小腿内侧病变面积减小至 13cm×7cm，皮温正常，溃疡面积减小至 3cm×4cm，无分泌物。右下肢小腿内侧皮肤病变面积减小至 8cm×6cm，皮温正常。继续服用 6 个月，病情明显好转，下肢无麻木冷痛感，脉象较前有力。小腿内侧病变皮肤颜色逐渐转为苍黄色，皮温正常，溃疡已愈合。2 个月后随访，上述症状均未出现，精神佳，纳可，二便调，嘱饮食均衡，平素注意保暖，绝对戒烟，避免外伤，适当运动，巩固治疗。

刘永建等人在 2015 年 9 月～2017 年 9 月期间，观察了四妙勇安汤治疗血管闭塞性脉管炎的临床疗效。共收治血管闭塞性脉管炎患者 102 例，男 90 例，女 12 例；年龄 21～42 岁，平均（31.97±1.91）岁；病程 2～14 年，平均（8.11±1.42）年。随机分为观察组和对照组，每组各 51 例。两组患者一般资料比较，差异无统计学意义（$P>0.05$），具有可比性。观察组予四妙勇安汤：甘草 30g，当归 60g，金银花、玄参各 90g。湿热重加黄柏、苍术、泽泻；气血虚加黄芪、白术、党参、熟地黄、黄精、鸡血藤等；瘀血严重加红花、桃仁及虎杖；剧烈疼痛加地龙干、蜈蚣、全蝎及地鳖虫。水煎制成 100ml 药剂，每天给药 1 次。对照组采用西医基础治疗，予前列地尔注射液 10μg 与 0.9%氯化钠注射液 20ml 混合静脉注射，每天 1 次，持续给药 60 天；同时，予阿司匹林 25～50mg 口服，每天 1 次，持续给药 60 天；予盐酸布桂嗪片 30～60mg 口服，每天 1 次。两组均持续给药 60 天。疗效标准：①显效：症状积分减少值超过原值的 60%，最大行走距离增加值超过原值的 20%，或踝肱指数升高值超过原值的 20%；②有效：症状积分减少值超过原值的 30%，最大行走距离增加值超过原值的 10%，或踝肱指数升高值超过原值的 10%；③无效：症状无改善，最大行走距离且踝肱指数无明显变化。结果：对照组显效 16 例（31.37%），有效 21 例（41.18%），无效 14 例（27.45%），总有效率为 72.55%；观察组显效 25 例（49.02%），有效 20 例（39.22%），无效 6 例（11.76%），总有效率为 88.24%。观察组总有效率明显高于对照组，差异有统计学意义（$P<0.05$）。观察组最大行走距离和踝肱指数均优于对照组，差异有统计学意义（$P<0.05$）。

周科等人在 2012 年 8 月～2017 年 11 月期间，探讨了四妙勇安汤治疗血栓闭塞性脉管炎的临床疗效。共收治血栓闭塞性脉管炎患者 100 例，随机分为观察组和对照组，每组各 50 例。观察组：男 23 例，女 27 例；年龄 22～63 岁，平均（37.63±8.24）岁；病程 1～5 年，平均（3.43±9.24）年。对照组：男 27 例，女 23 例；年龄 20～60 岁，平均（38.14±10.24）岁；病程 1～5 年，平均（3.43±9.24）年。两组患者一般资料均衡性较高，具有可比性。对照组予己酮可可碱缓释片（每片 0.4g），1 次 1 片，口服，1 日 1 次；前列地尔 100～200μg 溶于 0.9%氯化钠注射液 250ml，静脉滴注，1 日 1 次；血栓通注射液，1 次 2～5ml，以 0.9%氯化钠注射液 20～40ml 稀释后静脉注射，1 日 1～2 次。观察组在对照组治疗基础上加用四妙勇安汤：金银花 90g，玄参 90g，当归 30g，牡丹皮 10g，甘草 10g，红花 10g，牛膝 15g，鸡血藤 30g。水煎服，1 日 1 剂，早晚 2 次服用。两组治疗时间均为 2 个月。疗效标准：①治愈：红肿痛苦感觉彻底消失；②显效：局部皮肤肿胀情况明显消失，但仍有部分皮肤色深、轻压痛；③有效：局部皮肤中度肿胀，皮肤色泽仍深；④无效：症状和体征无任何变化。结果：观察组治愈 20 例（40.00%），显效 18 例（36.00%），有效 9 例（18.00%），无效 3 例（6.00%），总有效 47 例（94.00%）；对照组治愈 10 例（20.00%），显效 9 例（18.00%），有效 18 例（36.00%），无效 13 例（26.00%），总有效 37 例（74.00%）。观察组总有效率明显高于对照组，差异有统计学意义（$P<0.05$）。治疗前两组患者血清 IL-6、C-反应蛋白及 TXB_2 水平的差异无统计学意义（$P>0.05$），治疗后观察组患者上述指标水平明显低于对照组，差异均有统计学意义（$P<0.05$）。治疗前两组患者 HDL-C、LDL-C 及 TC 水平的差异无统计学意义（$P>0.05$），治疗后观察组患者 HDL-C 水平明显高于对照组，LDL-C、TC 水平明显低于对照组，差异有统计学意义（$P<0.05$）。

（九）治疗血管炎

郗文珺运用四妙勇安汤加减治愈荨麻疹性血管炎 1 例。患者，女，41 岁。1985 年 7 月 6 日就诊。1 周前左上臂内侧皮肤突然出现大片风团，呈暗红色，自觉轻度瘙痒及灼热感，不疼。以往曾有荨麻疹病史。检查：风团块边界清晰，大小约 8cm×7cm，质稍硬，无明显压痛，无水疱及紫癜。舌质偏红有小瘀点、苔白，脉弦滑。病理组织活检：真皮水肿，毛细血管壁增厚，内皮细胞肿胀，管壁有纤维蛋白变性，血管周围有单核细胞，中性白细胞浸润及红细胞外溢，尤可见到碎裂的白细胞。临床诊断为荨麻疹性血管炎。方用四妙勇安汤加减：金银花 15g，连翘 9g，当归 9g，鸡血藤 15g，生地黄 15g，玄参 9g，甘草 15g。水煎服，每日 1 剂。用药 15 剂后，因心慌无力、脉滑少力，加用黄芪 15g、木瓜 10g，再服 4 剂，左上臂风团缩小，肿胀不明显，颜色呈淡红色，局部稍有灼热感和痒感。继续服药，共服 23 剂，症状消失，仅留有淡蓝色斑。

林光武等人运用四妙勇安汤随症加味治愈静脉血管炎 1 例。患者，男，44 岁。1989 年 1 月 10 日就诊。左大腿内侧沿血管排列有数枚蚕豆、黄豆大小暗红色结节，尚可推移，肿痛日渐加重，下肢酸胀，行走不便，已历 3 年余。伴有低热，神疲乏力。多方医治，收效甚微。舌质红、苔薄，脉细弦。治以活血化瘀、凉血解毒，方用四妙勇安汤加味：润玄参、忍冬花、全当归、紫地丁、蒲公英各 30g，赤芍、川牛膝、粉甘草各 15g，绵黄芪 20g，桃仁、红花各 10g。5 剂，恙情稍见退舍，原方去黄芪加紫丹参 20g，4 剂。经 2 次诊治后，结节已缩小，色转暗淡，疼痛基本停止。但在两额角出现黄豆大结节 3 枚，继则在左下肢胫部见有结节疼痛，并在眉棱骨处又呈现结节肿块。其治仍以上方为主，酌以炮甲片、生地黄、川芎出入其间，前后治疗 4 个多月，至 6 月中旬，结节全部消散，色素斑亦随之尽褪。

王景春等人运用四妙勇安汤治愈变应性皮肤血管炎 1 例。患者，男，38 岁。1990 年 2 月 5 日初诊。患血管炎 1 年多，现双小腿内侧有片状红斑约 8cm×10cm，红斑表面有黯浅溃疡渗水，踝部微肿，舌红有瘀斑，脉洪数。辨证：热毒炽盛，瘀血阻滞。治则：清热解毒，活血化瘀。方用四妙勇安汤加黄柏 20g、蒲公英 20g、赤芍 20g、牛膝 20g、地龙 20g、全蝎 5g。水煎服，经治月余不再渗水。再加黄芪 50g，继治 2 月痊愈。随访至今未复发。

陈东亮等人运用加味四妙勇安汤治疗荨麻疹性血管炎，效果满意。在 2009 年 1 月～2011 年 5 月期间，共收治患者 30 例。男 9 例，女 21 例；年龄 25～47 岁，平均（38.00±1.02）岁；病程最短 1 周，最长 2 年。均予加味四妙勇安汤：金银花 15g，玄参 15g，当归 10g，蒲公英 15g，连翘 10g，赤芍 10g，鸡血藤 15g，紫草 10g，甘草 6g。1 剂/天，水煎 400ml，分早晚 2 次服，治疗 4 周后观察疗效。疗效标准：①治愈：风团消退，临床体征消失，不再发作；②好转：风团消退 30%或消退后复发间隔时间延长，瘙痒等症状减轻；③未愈：风团及瘙痒无明显改善，或消退不足 30%。结果：治愈 19 例，好转 8 例，未愈 3 例，总有效率为 90.00%。

欧阳卫权等人运用四妙勇安汤加减治愈变应性血管炎 1 例。患者，男，20 岁。2011 年 7 月 21 日，以两足踝部多发紫癜、瘀斑、溃疡反复 4 年就诊。曾在外院行激素治疗，症状能缓解，但仍反复。现两足背及踝部再次发作皮疹 1 个月余，昼夜作痛，痛苦不堪。诊见：两足背及踝部散发较多红斑、紫癜，部分中央破溃，周围红肿，皮温高，局部肿胀。双足背动脉及胫后动脉搏动良好。舌边尖红、苔薄黄腻，脉弦滑稍数。诊断：变应性血管炎（活动期）。中医诊断：瘀血流注。治则：清热利湿，解毒活血。方用四妙勇安汤加减：忍冬藤 20g，玄参 30g，当归 10g，甘草 10g，延胡索 15g，鸡血藤 20g，生地黄 20g，赤芍 10g，丹参 20g，土茯苓 20g，蒲公英 20g，白花蛇舌草 15g。14 剂，每日 1 剂，水煎服。2 周后二诊，症见原有瘀斑、紫癜明显消退，颜色转暗红，溃疡基本愈合，肿胀消，疼痛明显减轻。舌淡红、苔薄黄腻，脉弦细。前方去生地黄、蒲公英，加薄盖灵芝以补虚扶助正气、调气血，加毛冬青以加强活血通络止痛。后连服 4 周，皮疹基本消退，无复发，局部无压痛。病情稳定。改服滋阴狼疮胶囊、脉络舒通颗粒以滋阴除湿、活血通络巩固治疗。

蔡丽慧运用四妙勇安汤治愈变应性血管炎 1 例。患者，女，37 岁，工人，1994 年 9 月 20 日初诊。3 年前无明显诱因双下肢远端见散在性红色丘疹，范围逐渐扩大，皮色由红变黑，渐至溃烂，渗出物多，局部肿胀疼痛，伴有瘙痒，并有小片坏死。患者痛苦不堪，辗转于数家医院治疗罔效。查体：慢性病容，痛苦表情，双下肢远端肿胀，皮色暗红，大面积溃烂，有脓性渗出液，双踝上有多处坏死凹陷，坏死处面积多为 $1cm^2$～$2cm^2$，舌质暗红、苔白腻，脉沉。病理检查：变应性血管炎。脉症合参，中医辨证为湿热下注、蕴而成毒、络痹肉腐。治则：清热利湿，活血解毒。方用四妙散合四妙勇安汤加味：苍术 12g，黄柏、牛膝各 10g，薏苡仁、金银花各 30g，玄参、当归、桃仁各 15g，红花 12g，益母草 30g，甘草 10g。每日 1 剂，水煎服。5 剂后，局部肿痛减轻，渗出减少，嘱继服上方，另加中药外洗：荆芥、防风各 30g，地肤子、蛇床子各 25g，白蒺藜、蝉蜕、紫草各 15g，枯矾 12g。水煎，熏洗患处。如此治疗半月，病情明显好转，肿疼消失，瘙痒减轻，无渗出，溃疡渐愈。患者精神振奋，守方治疗 1 个月，结痂脱落，溃疡愈合，双下肢远端皮肤基本恢复正常，临床治愈，随访 2 年无复发。

房定亚以四妙勇安汤为主，治疗自身免疫性血管炎取得良好疗效。患者，男，51 岁，2009 年 3 月 21 日初诊。主诉：间断发作四肢多关节肿痛 13 年，加重伴右足第一跖趾外侧破溃 1 周。患者 1996 年因双肩关节、双腕、双膝、双踝关节肿痛，在外院诊断为类风湿关节炎，曾口服中药及来氟米特、雷公藤、甲氨蝶呤、醋酸泼尼松等治疗，症状一度稳定。1 周前关节肿痛加重，右足第一跖趾外侧类风湿结节破溃处有脓性渗出物。刻下症：四肢多关节肿胀，疼痛剧烈，以双腕、双手近端指间关节、双踝为重，右足第一跖趾外侧破溃、疼痛较剧，行走困难，疲乏，有时低热，纳呆，夜眠尚安，二便正常。患者有十二指肠溃疡病史 20 余年，平日口服奥美拉唑 20mg，每日 1 次；缺铁性贫血病史 4 年。舌暗红、苔白，脉沉。辅助检查：红细胞沉降率（ESR）94mm/h，C－反应蛋白（CRP）87mg/L，类风湿因子（RF）175U/L，抗核抗体（ANA）（+），核颗粒型及均质型 1∶640。西医诊断：类风湿关节炎合并皮肤血管炎。中医诊断：痹证。辨证：湿热瘀毒阻络；治则：清热解毒，活血利湿，敛疮生肌。方用四妙勇安汤合三两三加味：金银花 30g，玄参 20g，当归 20g，甘草 10g，黄芪 60g，萆薢 20g，豨莶草 30g，鹿衔草 15g，赤小豆 30g，茯苓 15g，薏苡仁 30g，蒲公英 20g。7 剂，水煎服，每日 1 剂。2009 年 3 月 27 日二诊：四肢多关节肿痛较前减轻，双腕、双膝关节仍肿痛，体倦乏力减轻，右足大趾外侧破溃面减小、疼痛减轻，敷料清洁干燥，纳可，眠安，二便调。服药后毒邪稍减，考虑患者病久元气耗损，痰瘀互结难解，故加强扶正补虚、散结活血之力。方药：黄芪 60g，金银花 30g，玄参 20g，当归 20g，甘草 10g，汉防己 20g，穿山甲 10g，浙贝母 10g，清半夏 10g，白术 15g，茯苓 15g，紫河车 10g，三七粉 3g（分冲）。4 剂，水煎服，每日 1 剂。服药后关节症状持续缓解，右足第一跖趾外侧破溃面逐渐愈合，随访 2 年，关节症状始终平稳，血管炎亦未再复发。

白色萎缩又称节段性透明性血管炎、青斑样血管炎，是一种好发于下肢的局限性皮肤血管病。闫雨荷等人应用四妙勇安汤加减治疗该病 1 例，取得良好疗效。患者，女，38 岁。因双踝及小腿部出现瘀斑、坏死、萎缩性瘢痕 1 年，于 2009 年 9 月 8 日就诊。1 年前无明显诱因双踝部出现淡红色丘疹，绿豆大小，散在，不痒不痛，后皮疹逐渐增多，延及小腿部，并发展成瘀点、瘀斑，伴疼痛，并出现水疱、糜烂、小溃疡、黑痂，活动后双足背水肿，疼痛加重，有时影响行走，曾在多家医院诊为“湿疹”、“血管炎”等。口服盐酸西替利嗪 10mg，每日 1 次；雷公藤多苷 20mg、芦丁 20mg，每日 3 次；外用糖皮质激素软膏，效果不显著。病情反复，时轻时重，溃疡愈后遗留色素减退性瘢痕，稍凹陷，持久不愈，并有色素沉着。发病以来，无发热、关节痛，饮食及二便正常。既往体健，家族中无类似疾病史。体格检查：未见明显异常。舌质暗红、苔白腻，脉沉滑。皮肤科检查：双小腿下部、踝部皮肤发红，可见紫红色丘疹、瘀点、瘀斑，糜烂、坏死性溃疡及黑色结痂，点状及小片状，散在分布，有压痛，并可见明显的象牙白色萎缩性瘢痕及色素沉着斑。实验室检查：血、尿、便常规及肝、肾功能、抗核抗体谱未见异常。皮损组织病理检查：表皮轻度角化，真皮血管增生、扩张，血管壁增厚，部分管腔变窄，血管周围有少量淋巴细胞浸润。诊断：白色萎缩。方用四妙勇安汤加减：金银花 30g，玄参 20g，当归 20g，生甘草 10g，川牛膝 10g，丹参 15g，木瓜 10g，鸡血藤 15g，牡丹皮 15g，炮姜 10g。水煎服，每日 1 剂。治疗 4 周后，皮肤红斑明显消退，已无新发丘疹、瘀点及瘀斑，溃疡大部分愈合，仅可见少数几个，无疼痛等自觉症状，结痂基本脱落，遗留萎缩性白斑及色素沉着。治疗 6 周后，皮肤红斑完全消退，无新发皮疹，溃疡全部愈合，仅遗留萎缩性白斑及色素沉着。至今随访 5.5 年，病情未复发。

（十）治疗白塞氏病

白塞氏病又称口－眼－生殖器综合征，主要临床表现为复发性口腔溃疡、生殖器溃疡、眼炎及皮肤损害，其病理表现为血管炎，全身大、中、小动脉均可累及，是一种全身性、慢性、血管炎症性疾病。眼部受累者预后不佳，常表现葡萄膜炎，反复发作，最终致盲。刘世明等人以中医药治疗为主、部分患者配合皮质素类激素治疗白塞氏病，收到较好疗效。共收治患者 158 例，其中男 38 例，女 120 例，年龄 15～40 岁 122 例，最小年龄 16 岁，最大年龄 77 岁。中医辨证：①脾胃虚寒血瘀证：反复出现口腔、外阴部溃疡，皮肤有毛囊炎、结节性红斑，面色苍白，食少无力，畏寒，下肢浮肿，手足发凉，腹胀，五更泻泄，长期低热，脉沉细无力，舌苔白腻或薄白，舌质暗紫色或有瘀斑。治则：温补脾肾，活血化瘀。方用白塞氏病方加减：淡附子、肉桂、牛膝、党参、白术、干姜、茯苓、三棱、莪术、当归尾、赤芍、红花、甘草，气虚加黄芪。②阴虚毒热证：表现为实热证，往往发生在疾病早期，有结节性红斑、紫斑，疼痛，脉弦滑有力，舌质红、苔薄黄。方用加减四妙勇安汤：生地黄、金银花、连翘、当归、玄参、鸡血藤、甘草。毒热盛加大金银花、连翘剂量；血瘀疼痛加大鸡血藤、当归剂量；脾虚气弱重用甘草或加桂枝、黄芪等健脾温中。③肝郁气滞血瘀证：长期反复发作及其他症状在经期加重，舌质暗紫有瘀斑、苔薄黄，脉弦滑。治则：疏肝清热，活血化瘀。方用疏肝活血汤：柴胡、薄荷、黄芩、栀子、当归尾、赤芍、红花、莪术、陈皮、甘草。疗效标准：①临床痊愈：临床症状消失，观察半年内未复发；②显效：临床症状消失，但以后还有较轻度发作或临床治愈半年之内复发；③有效：临床症状减轻；④无效：服药 15 剂（半个月）临床症状不减轻。结果：痊愈 31 例（19.62%），显效 62 例（39.24%），有效 60 例（37.97%），无效 5 例（3.16%），总有效率为 96.83%。其中白塞氏方痊愈 14 例，显效 27 例，有效 25 例，总有效 66 例（94.28%）；四妙勇安汤方痊愈 8 例，显效 26 例，有效 40 例，无效 2 例，总有效 74 例（97.36%）；疏肝活血汤方痊愈 6 例，显效 10 例，有效 9 例，无效 1 例，总有效 25 例（96.15%）。

蒋熙运用四妙勇安汤加味治疗白塞氏病 1 例。患者，女，61 岁。1995 年 9 月 7 日初诊。患者 1993 年初口腔溃疡反复发作，后因其舌体溃疡久不愈合，曾被某医院疑为舌癌，连同舌旁附近组织作手术治疗，经病理切片证实，未检出癌细胞。近 3 个月舌面溃疡较剧，又出现外阴部溃疡，并伴膝踝关节痛，诊断为白塞氏综合征。诊见：口舌多处溃烂，疮面发黄，边缘焮红，外阴部溃疡肿痛，带黄溲热，膝痛踝肿，舌红、苔薄黄腻，脉滑小数。证属邪热炽盛、湿毒熏蒸。治以清热泻火、泄化湿毒。方用四妙勇安汤加味：玄参 30g，金银花 20g，全当归 10g，黄连 10g，苦参 20g，苍术 10g，牡丹皮 10g，碧玉散 30g（包），土茯苓 30g，白花蛇舌草 30g，生甘草 10g。另用麦冬、黄柏各 10g，煎水含漱；苦参、生大黄、白鲜皮、地肤子各 15g，煎汤坐浴，1 日数次。经治 2 旬，外阴部及膝踝肿痛若失，溃疡愈合，口腔黏膜仅剩单个溃疡，改用养阴益气清热剂以扶正固本。

高尚璞等人运用四妙勇安汤类方治愈白塞氏病1例。患者，男，38岁。2003年3月10日初诊。口腔溃疡反复发作8年，小腿红斑结节疼痛反复1年，眼睛视物不清3个月。曾在眼科医院住院治疗，诊断为“霜样树枝状视网膜血管炎”，予皮质类固醇治疗，好转后逐渐减量，现停药1个月，口腔溃疡又作，疼痛明显。查体示：颊黏膜与舌边各有1黄豆大小的溃疡，表面有白色假膜，基底色红，边界清楚，溃疡较深。颈部和背部见毛囊性丘疹及脓疱。外阴未见皮损。3天前在外院查红细胞沉降率示：84mm/h。纳食困难，夜寐尚可，大便干。舌质红、苔薄黄，脉弦数。诊为白塞氏病，证属阴虚毒热内蕴，治以滋阴清热解毒。方用四妙勇安汤加味：生地黄15g，玄参10g，金银花15g，连翘10g，当归10g，鸡血藤15g，甘草15g。2003年3月17日二诊，口腔溃疡已愈，毛囊炎减轻，仍有两目干涩，视物不清。舌质红、苔薄黄，脉弦细。在原方基础上加杞菊地黄丸。

考希良运用甘草泻心汤合四妙勇安汤加减治愈白塞病患者1例。患者，男，18岁，学生。因“反复口腔溃疡8年，阴囊溃疡2年，双小腿反复肿胀1年半，双小腿皮肤溃烂1月”于2009年3月住院。2001年夏季患者无明显诱因出现口腔溃疡，以舌尖、唇内缘处多发，约2～3个，刺痛，约10天痊愈，每月发作1次，未行诊治。2007年8月出现阴囊皮肤溃疡约1cm×0.5cm大小，剧痛，伴右小腿渐进加重性肿胀，影响行走。就诊于当地医院，查B超示双下肢静脉节段性血栓形成并右侧交通支形成，右侧髂总静脉血栓形成。予尿激酶、低分子肝素及华法林（剂量不详）治疗后，肿胀及阴囊溃疡好转，此后坚持口服华法林2.5mg/d。2008年1月停用华法林后口腔溃疡加重，伴发热恶寒。3月再次出现阴囊溃疡及左小腿肿胀，于当地医院查B超示右侧髂总静脉、双侧腘静脉血栓形成。再次予以低分子肝素、尿激酶、华法林（剂量不详）治疗，肿胀消退。2008年4月因口腔溃疡、外阴溃疡伴全身皮肤痛性结节红斑，针刺处出现中心带有小脓疱的黄豆大痛性红色结节，入住于解放军总医院诊为“白塞病”、“下肢静脉血栓”，予泼尼松、来氟米特、华法林等治疗，好转出院。之后分别于2008年5月、11月又发生双下肢静脉血栓，均经溶栓、抗凝处理缓解。1个月前，口腔、外阴溃疡加重，伴双小腿多处皮肤溃烂。诊见：口腔、外阴、双大腿、双小腿多处皮肤溃疡、疼痛，并伴流脓水，左小腿肿胀疼痛，饮食、睡眠差，大小便正常。既往无重大疾病史，对磺胺药、蜂蜜、牛奶过敏。查体：青年男性，精神差，颜面晦暗。双手背多个米粒大小红色小丘疹，静脉注射处带脓头疱疹1枚。双上肢及背部散在片状色素沉着。口腔溃疡2处，外阴溃疡1处，约0.5cm×0.5cm，双大腿散在分布暗褐色红斑结节，左小腿溃疡5处，直径1～3cm，大者深约1.5cm，流脓水，右小腿溃疡2处。舌暗红、苔薄白根稍黄腻，中有剥脱，脉弦细涩。双下肢静脉彩超示左髂外、股总静脉血栓形成（急性期）。左股浅、腘静脉及小腿深静脉血栓形成（陈旧性），部分再通。右股、腘静脉血栓形成（陈旧性），部分再通。西医诊断：白塞病；双下肢静脉血栓形成。中医诊断：狐惑。证属湿热下注、瘀毒阻络；治以清热利湿、活血解毒。方用甘草泻心汤合四妙勇安汤加减：生、炙甘草各15g，黄连6g，黄芩20g，清半夏9g，干姜3g，金银花30g，连翘12g，玄参20g，当归12g，牡丹皮15g，赤芍20g，地龙10g，黄柏12g，红花10g，生地黄20g，三七粉（冲）1g。每日1剂，水煎，分2次服用。甲泼尼龙40mg/d静脉滴注，10天后改为口服泼尼松50mg/d，尿激酶25万单位/天静脉滴注，同时配合皮下注射低分子肝素钙5000IU/d，7天后停用尿激酶，加口服华法林2.5mg/d，3天后停用低分子肝素钙，每3天检测凝血系列，并静脉滴注清热解毒、凉血活血中药和抗生素。对溃烂小腿每天分别用庆大霉素和大黄油纱交替换药。另每半月静脉滴注环磷酰胺，每次0.8g。1周后复查双下肢静脉彩超示左髂外、股总静脉血栓基本再通。治疗有效。中药方稍调整，去清半夏加炒栀子12g、莪术12g。双小腿溃疡明显好转，饮食精神亦均佳，要求出院，嘱其继续遵医嘱用药并半月后复查。

冯兴华运用四妙勇安汤治愈白塞病1例。患者，男，46岁，2010年12月6日初诊。主诉：口腔溃疡反复发作3年余。患者平素嗜食辛辣，3年来口腔溃疡反复发作，每月发作3次左右，时伴眼炎、痤疮，针刺反应阳性。诊见：舌尖部可见直径2mm左右圆形溃疡，中央色白，周围黏膜充血，疼痛难忍，背部痤疮样皮疹，肛周潮闷感，纳食不香，眠安，二便调，舌红、苔黄厚腻，脉滑。中医诊断：狐惑病，证属热毒瘀阻夹湿。西医诊断：白塞病。予四妙勇安汤合平胃散加味：金银花30g，玄参10g，当归10g，甘草9g，黄连10g，黄芩9g，苍术9g，厚朴9g，陈皮9g，半夏9g，连翘15g，蒲公英15g，防风9g，淡竹叶9g。40剂，水煎服。二诊：口腔溃疡及背部痤疮样皮疹消失，服药期间无新发溃疡，肛周稍感潮闷，予原方加黄柏10g，服用30剂，肛周无不适感。随访3个月，患者无新发口腔溃疡。

周彩云教授运用四妙勇安汤治愈白塞病1例。患者，女，30岁，2016年3月7日初诊。患者既往反复口腔溃疡多年，未予重视，2015年3月出现双手、双膝关节游走性疼痛，未予明确诊断。2016年2月关节疼痛较前加重，出现外阴溃疡，小便疼痛，查ANA谱（-），RF（-），抗CCP抗体（-），红细胞沉降率32mm/h，免疫7项正常。骨扫描示胸锁关节前代谢灶活跃，针刺反应（+），皮肤易过敏，考虑为白塞病。予口服沙利度胺50mg，每晚1次；醋酸泼尼松片10mg，每日1次。服药后外阴溃疡减轻，口腔溃疡仍有反复。刻下症见：口腔溃疡2处，双手腕关节、双膝关节肿痛，无外阴溃疡，无结节红斑，纳眠可，二便调。舌红、苔紫暗，脉细涩。西医诊断：白塞病。中医诊断：狐惑病。证属热毒内蕴、湿瘀互结；治宜清热解毒、化瘀散结。方用四妙勇安汤合赤小豆当归散：金银花 15g，玄参 20g，当归 10g，生甘草 10g，赤小豆 30g，赤芍 20g，萆薢 20g，豨莶草 20g，冬瓜皮 30g，牛蒡子 15g，生薏苡仁 30g，知母 10g。14 剂，水煎服，每日 1 剂。2016 年 3 月 21 日二诊，口服西药调整剂量为：沙利度胺 25mg，每晚 1 次；醋酸泼尼松片 10mg 与 5mg 交替服用。口腔溃疡未发，外阴溃疡未发，双手腕关节疼痛较前明显减轻，纳眠可，二便调。舌红、苔紫，脉细数。原方去豨莶草、牛蒡子加黄连 9g，继服 14 剂。2016 年 4 月 14 日三诊，口服西药调整为：醋酸泼尼松片 5mg，隔日 1 次。口腔溃疡及外阴溃疡未发作，无关节疼痛，病情稳定，上方继服。随诊至今，现醋酸泼尼松减至 2.5mg，隔日 1 次。

房定亚教授采用四妙勇安汤联合甘草泻心汤及赤小豆当归散治疗白塞病，效果较好。患者，男，28 岁，2015 年 4 月 12 日初诊。间断口腔溃疡 10 年余，视力下降 1 年余。患者 10 年前无明显诱因出现口腔溃疡未予重视，未系统诊治。此后间断发作，熬夜及压力大时明显。2014 年 4 月无明显诱因出现双眼发红，视力下降，就诊于北京某医院，发现眼压高，考虑白塞病、葡萄膜炎。予：醋酸泼尼松片 40mg，每日 1 次，口服；环孢素 50mg，每日 2 次，口服。服药后眼部症状改善，激素逐渐减量。2014 年 8 月因劳累再次复发，并发现双眼白内障，行手术治疗。术后继续口服：醋酸泼尼松片，每次 15mg，每日 1 次；环孢素，每次 50mg，每日 2 次。病情不稳定，间断发作。症见：口腔溃疡约 1cm×2cm，双眼结膜发红，时有流泪，眼压偏高，双膝关节疼痛，无结节红斑、无外阴部溃疡，满月脸，面部散在痤疮，小便调，大便干结，每 3～4 天 1 次。舌红、苔黄腻，脉弦细。西医诊断：白塞病；葡萄膜炎。中医诊断：狐惑病。辨证为湿热蕴毒。处方：生大黄（后下）8g，芒硝（分冲）3g，炙甘草 8g，生甘草 8g，赤小豆 30g，赤芍 15g，槐米 10g，牡丹皮 10g，生蒲黄 10g，紫苏叶 10g，薄荷 5g，儿茶 3g，生地黄 15g。7 剂，水煎，分 2 次早晚温服。2015 年 4 月 19 日二诊，眼压恢复正常，仍有结膜发红，口腔溃疡好转，面部痤疮，汗多。舌红、苔薄黄，脉弦细。处方：炙甘草 8g，生甘草 10g，车前草 30g，生石膏（先煎）60g，赤小豆 30g，赤芍 15g，槐米 10g，牡丹皮 10g，生蒲黄 10g，紫苏叶 10g，薄荷 5g，儿茶 3g，生地黄 15g。14 剂。继服醋酸泼尼松每次 15mg，每日 1 次；环孢素每次 50mg，每日 2 次。2015 年 5 月 10 日三诊，结膜基本不红，眼压正常，口腔溃疡不明显，纳眠可，二便调。舌红、苔薄黄，脉弦细。处方：金银花 20g，当归 20g，玄参 20g，甘草 10g，车前草 30g，石斛 20g，槐米 10g，生地黄 15g，牡丹皮 10g，赤芍 15g，生蒲黄 8g，芦根 20g，赤小豆 30g。30 剂，水煎，分 2 次早晚温服。醋酸泼尼松减至每次 10mg，每日 1 次；环孢素每次 50mg，每日 2 次。2015 年 6 月 7 日四诊，因熬夜加班后查眼压较前升高，无明显自觉症状，口腔溃疡未犯，面部痤疮，纳眠可，二便调。舌红、苔薄黄，脉弦。处方：金银花 30g，当归 30g，玄参 30g，生甘草 10g，槐米 10g，生地黄 15g，牡丹皮 10g，赤芍 15g，芦根 20g，赤小豆 30g，生石膏 60g（先煎），知母 10g，车前子（包煎）30g。30 剂。继服醋酸泼尼松每次 10mg，每日 1 次；环孢素减至每次 25mg，每日 2 次。目前，间断随诊 1 年，已将醋酸泼尼松及环孢素停用，规律口服中药，眼压恢复正常，口腔溃疡发作次数明显减少。

（十一）治疗红斑性肢痛症

许履和等人运用加味四妙勇安汤治愈红斑性肢痛症 1 例。患者，男，22 岁，未婚，战士。因两足剧痛 1 周入院。14 天前出差到北方，两足受冻 6 天，麻木疼痛，近周来疼痛加重，不能着地行走，如放入被内，得暖疼痛更剧。入院时见两足自踝关节以下均呈弥漫性肿胀，足趾较甚，轻度发红，压之无凹陷，足跖及足趾有明显触痛，足背及足趾温度明显增高，两足背动脉搏动正常。淋巴结不肿大。既往无烟酒嗜好。体检无异常发现，肝功能正常，康、华氏反应（–），大、小便常规（–），血常规正常，脑脊液（–）。入院后用维生素 B_6、维生素 B_1、氯丙嗪、苯巴比妥、可待因、泼尼松、氯化钾、三澳合剂、麻黄素等药物及针刺、0.25%奴佛卡因溶液两足踝关节环形封闭、50%硫酸镁溶液 40ml 肾囊封闭等治疗，均不能控制剧痛，注射吗啡、哌替啶也只能减轻片刻。每天晚上因剧痛不能入睡，须用冷水浸泡患足。3 周后中医会诊，用生附子、乌头、红花、乳香、没药、鸡血藤煎汤冷泡患足亦无效，两足感刺痛及电击痛。继又做腰交感神经封闭阻滞术及股动脉封闭术，两足仍剧痛，乃请某医院皮肤科会诊，诊断为红斑性肢痛症，建议继续用 0.25%奴佛卡因溶液两足踝关节环形封闭、冷湿敷、止痛药治疗，并建议作 X 线照射。再请某医院皮肤科会诊，同意上述诊断。经治 40 天，未见效果。患者病起于寒，痛时两足焮红而热，遇热则甚，得凉则安，谅系寒邪化热所致；患者苔黄舌红，口干渴而能饮，亦属热痛之象。姑拟清热活血之法，以观动静。处方：黑玄参 60g，金银花 60g，当归 30g，紫花地丁 30g，生甘草 15g。每日 1 剂。7 剂，两足剧痛明显减轻。原方加连翘 12g，服法同上，另以乳香 30g、没药 30g、红花 15g、当归 30g 煎汤待温浸泡患足。内外并治 6 天，两足疼痛程度续有减轻，间歇时间延长，局部潮红灼热亦渐消退，夜间已不用冷水浸渍，且能放入被窝睡觉。治疗 1 个月后，两足疼痛十去其九，夜间不需再用西药止痛镇静。再治 1 个月，停用中药外洗，单以中药内服，观察 1 周，病情稳定，痊愈出院。

李建萍以四妙勇安汤加味内服，自拟“活血消斑汤”外洗浸泡，治疗红斑性肢痛症，获满意疗效。共收治患者 9 例，男 6 例，女 3 例；年龄 9～46 岁，20 岁以上 6 例；病程最短 4 天，最长 2 年，其中 10 天以内 3 例，11～30 天 2

例，47天1例，6个月1例，1年1例，2年1例；病变部位在单侧上肢1例，单侧下肢3例，双侧下肢5例，并发痛风1例。均以中药内服加外洗浸泡，同时服别嘌呤醇。内服四妙勇安汤加味：金银花、赤芍、玄参各30g，当归、牛膝、黄柏、大青叶、紫花地丁各15g，甘草、山甲珠各10g。每日1剂，煎服2次。湿热瘀滞酌加薏苡仁、车前子、防己、木通；火毒郁热酌加黄连、栀子、牡丹皮；气滞血瘀酌加陈皮、延胡索、乳香。外洗用活血消斑汤：茜草、大黄、大青叶各30g，红花、乳香、没药各18g。煎汤待凉后外洗浸泡患肢30分钟，每日2～4次。疗效标准：①临床治愈：疼痛消失，肿胀消退，皮温肤色正常，恢复原工作；②显效：疼痛消失，肿胀消退，皮温肤色基本正常，活动时有轻微酸麻痛。结果：临床治愈7例，显效2例。疗程最短6天，最长28天，平均13.5天。

林光武等人运用四妙勇安汤随症加味治愈红斑性肢痛症1例。患者，男，40岁，1986年12月30日初诊。素体羸弱，常感四肢欠温，指趾尤甚。近年寒冬，除两足寒冷外，时感麻木，甚则出现皮肤发绀，数日后尚可自行消退。旬前由于旅途劳顿，复遭严寒外侵，以致两足冻僵，麻木不仁，用热水烫洗后，出现红斑，灼热疼痛。经某医院诊为“红斑性肢痛症”，施以封闭疗法。治疗旬日，两足灼热疼痛有增无减，夜不能寐，须用凉水浸饱，方可缓解数小时，伴见口干，胃不思纳。舌质红、苔薄干，脉弦细数。治则：养阴清热，调气和血。方用四妙勇安汤加味：忍冬花、润玄参、全当归、紫地丁、蒲公英各30g，京赤芍、生黄芪、乳香珠、淮牛膝各15g，粉牡丹皮、生甘草各9g。5剂后，热毒减，红斑渐趋消退，灼热剧痛明显减轻，两足不再需用凉水浸泡，入夜亦可安眠。上方去蒲公英加丹参15g，续投5剂，红斑及疼痛基本消失，唯感四肢欠温、神疲乏力。后以调益气阴、养血和络之剂巩固疗效，随访至今未复发。

金学仁等人运用加味四妙勇安汤治疗原发性红斑性肢痛病2例，有较好治疗效果。病例一：患者，女，26岁。2月前突发双上肢泛红灼痛，当晚双下肢也轻度潮红胀痛，呈持续性、阵发性加剧，遇热、活动后或夜间加剧，双手放冷水中，热痛可减轻，多次检查红斑狼疮细胞（–），对症治疗效果欠佳。诊断：红斑性肢痛病。方以四妙勇安汤加减：玄参60g，全当归20g，甘草10g，生地黄30g，牡丹皮10g，金银花60g，赤芍10g，川黄连3g。每日1剂，水煎服。16剂，疼痛泛热症状明显减轻。又服20剂。1个月后用前方加用桂枝10g、黄芪30g、红花10g，连服10剂，症状完全消失，至今随访未见复发。病例二：患者，男，32岁。发现四肢潮红灼痛，轻度肿胀，以下肢为重，偶伴麻木感，2年多来有间歇性发作，遇热、活动后加剧。多次检查红斑狼疮细胞（–），足背动脉跳动强烈。拟诊为红斑性肢痛病，中西药效果欠佳。治以四妙勇安汤加味：金银花60g，玄参60g，全当归25g，甘草10g，紫花地丁30g，生地黄30g，牛膝15g，赤芍10g，红花10g，桂枝10g，黄芪15g。服上方20剂，四肢泛热疼痛明显减轻；又以上方加乳香10g、没药10g，桂枝改用15g，黄芪加至40g。连服20剂，诸症全部消失，足背动脉跳动亦复正常，续以原方20剂以巩固疗效。

周长有运用三黄石膏汤合四妙勇安汤加减治愈红斑性肢痛症1例。患者，女，38岁，农民，1990年5月6日初诊。两下肢至足红肿肤热，痛如火燎，朝轻暮重，昼夜不停，遇热加剧，两足不能落地步履，只有浸在井水里灼痛稍可缓解。病发已月余，体质逐渐虚弱，时有头昏头痛，无恶寒发热现象，食纳欠佳，口干，小便短赤，大便干燥。追询病史，患此症已有20年之久。每年农历3～9月均为发作期，气温愈高，症情愈重。昼夜用井水浸泡两下肢，30分钟左右要换1次水，每天需井水3～5担。早年曾赴南京、上海、北京等地医院诊治，均诊断为“红斑性肢痛症”，历治无效。诊见：形体消瘦，面色少华，神疲乏力，舌红少津，两小腿至足肤潮红如西红柿色，灼热，微肿胀，按之痛剧。两足底肤色白，微肿胀。苔薄黄，脉细数。辨证：阴血素亏，毒热壅遏，气血瘀滞，蒸发于外。治则滋阴凉血，清热解毒，活血止痛。方用三黄石膏汤合四妙勇安汤加减：石膏、生地黄、玄参、金银花、当归各30g，川黄连、黄柏、黄芩、豆豉各10g，丹参30g，红花、牛膝各10g，甘草30g，菊花15g。5剂，5月11日二诊，患肢肤红略退，灼热略减，肢痛缓解，浸水时间缩短，夜间能卧床休息3小时左右，饮食略有增加。药中病机，守方不变，继服5剂。5月16日三诊，两下肢肤色转为淡红，肢热减轻，灼痛大减，饮食增加，大便日1次为稀便，小便微黄，白天可不浸水，晚间浸水3小时左右即入睡，苔薄白，脉浮数。原方去石膏加生姜10g、大枣10枚，继服3剂，巩固疗效。5月20日四诊，两下肢肤色亦正常，肿胀消退，疼痛消免，两足底肤色正常，二便尚调，能穿鞋下地行走，不需浸水。继服上药3剂，以收全功。1年后随访，体质强健，肢痛未发。

史巧英运用四妙勇安汤加味治愈红斑性肢痛症1例。患者，女，36岁，2000年6月12日初诊。两下肢至足部红肿肤热，痛如火燎，朝轻暮重，昼夜不停，遇热加剧；两足不能落地行走，用冷水冲洗，灼痛稍可缓解；发病持续2个月余，体质逐渐虚弱，食纳欠佳，口干，口苦，小便短赤，大便干结。发病已有6年之久，每逢春、夏季易复发，气温愈高，症状愈重。多家医院均诊断为红斑性肢痛症，久治无效。查：膝以下至足背皮肤潮红、灼热、微肿胀，触之痛剧；形体消瘦，面色无华，神疲乏力；舌红少津、苔薄黄，脉细数。辨证：阴血素亏，热毒壅遏，气血瘀滞，蒸发于外。治则：滋阴凉血，清热解毒，活血止痛。方以四妙勇安汤加味：金银花、玄参、生地黄、当归各30g，知母12g，川黄连、黄芩、黄柏、红花、牛膝、石膏、甘草各10g。3剂，6月15日复诊，患肢色红稍减，灼热好转，肢痛缓解，食纳有加。效不更方，续服5剂。6月21日三诊，两下肢肤色变浅，

痛热大减，饮食增加；大便稀，日 3 次；舌质淡红苔薄白，脉弦数。原方去石膏、生地黄加生姜 6g，续服 5 剂。6 月 26 日四诊，两下肢肤色已正常，肿痛皆消，能穿鞋行走。续服 3 剂，以巩固疗效。1 年后随访未见复发。

（十二）治疗其他血管性疾病

王玉萍等人运用四妙勇安汤治疗灼痛足，取得较满意效果。在 2001 年～2003 年期间，共收治患者 200 例，随机分为治疗组及对照组。治疗组：160 例；男 89 例，女 71 例；年龄 8～23 岁，平均（14.2±2.6）岁；病发于冬季 54 例，发于初春 106 例；双足患病 138 例，单足 22 例；病程 2～29 天，平均 14.5 天。对照组：40 例，男 24 例，女 16 例；年龄 8～27 岁，平均（13.8±2.9）岁；病发于冬季 14 例，发于初春 26 例；患病双足 33 例，单足 7 例；病程 3～31 天，平均 14.8 天。两组间性别、年龄、发病季节、部位、病程，经统计学处理无显著差异（$P>0.05$），具有可比性。治疗组以四妙勇安汤（当归 60g，玄参 90g，金银花 90g，甘草 30g）为基本方，根据年龄大小、病情轻重调整用量。剧痛加乳香、没药、米壳；灼热重、皮色红加连翘、黄柏；肿胀加车前子、泽泻、薏苡仁；麻木、疲困者加苍术、防己、川牛膝等。每日 1 剂，水煎 2 次，分数次温服。对照组常规应用普萘洛尔、酚苄胺、吲哚美辛、阿司匹林、奈福泮、哌替啶、地西泮及抗生素、维生素、激素、输液等。观察 3 周。疗效标准：①治愈：患足灼热、疼痛等症全部消失；②显效：患足灼热、疼痛等症大部分消失或显著好转；③有效：患足灼热、疼痛等症有所好转；④无效：患足灼热、疼痛等症无明显好转或加重。结果：治疗组治愈 139 例，显效 6 例，有效 13 例，无效 2 例，治愈率为 86.9%，总有效率为 98.8%；对照组治愈 11 例，显效 13 例，有效 15 例，无效 1 例，治愈率为 27.5%，总有效率为 97.7%。两组间治愈率有极显著性差异（$P<0.01$），总有效率无显著性差异（$P>0.05$）。

李秋梅在 2001～2007 年期间，运用四妙勇安汤加减治疗灼热足综合征，疗效满意。共收治患者 90 例，男 32 例，女 58 例；年龄 19～73 岁；发病时间不等。均有两足灼热和疼痛感，常夜卧着被，痛甚难忍，需将足伸出被外，或将足蹬在墙壁上，甚至必将两足浸于冷水内热痛方能暂时缓解。灼热剧痛 49 例，伴小腿肿胀 25 例，皮肤干燥 10 例，趾红肿 4 例，脚气病史 10 例。方用四妙勇安汤加减：当归 30g，玄参 30g，忍冬藤 30g，金银花 30g，黄柏 10g，连翘 10g，防己 12g，川牛膝 15g，薏苡仁 30g，甘草 10g。水煎服，每日 1 剂。热重加知母 10g；肿胀加车前子 15g（另包）。结果：治愈 45 例，症状完全消失；显效 25 例，症状明显缓解；有效 15 例，症状轻度改善；无效 5 例，症状无改善。总有效率为 94.4%。

刘艳玲等人运用加味四妙勇安汤治疗腹主动脉瘤 1 例。患者，男，82 岁。1990 年发现腹部脐左侧有一直径约 3cm 的搏动性肿块，无其他不适症状，未治疗。近来肿块增大较明显，并有间断隐痛。2006 年 5 月因“前列腺增生、急性尿潴留”住院，给予留置导尿、抗感染治疗。腹部查体：脐下偏左可触及 8cm×8cm 类圆形搏动性肿块，有轻度压痛，双侧股动脉搏动较好，双侧足背、胫后动脉搏动较弱。超声诊断为“腹主动脉瘤、双下肢动脉硬化闭塞症”，最大瘤体直径为 7.4cm。予四妙勇安汤原方口服 2 周后，患者觉腹部肿块间断隐痛消失。又于原方中加入连翘 20g、半枝莲 15g、丹参 20g，以加强解毒活血功效，患者出院后继服 2 个月，复查见脐下偏左的肿块搏动性明显减轻，患者无特殊不适，超声示最大瘤体直径为 7.0cm。

雷诺病又称雷诺现象，是一种以神经血管功能紊乱为基础的周围血管疾病，在寒冷或情绪紧张等刺激下，突然发生指（趾）末端小动脉痉挛，引起肢端皮肤程序性苍白、发绀，常双侧肢体对称性受累。张月星等人运用四妙勇安汤加减治疗雷诺氏病，取得较好疗效。共收治患者 32 例，女 30 例，男 2 例；年龄 22～38 岁；有指端浅在溃疡 19 例，坏疽 1 例，皮肤硬化萎缩 3 例，皮温降低、麻木刺痛 9 例。方用四妙勇安汤加减：金银花、玄参各 30g，赤芍、当归、牛膝、红花各 15g，连翘、黄柏、黄芩、栀子、苍术、紫草、防己、地龙各 10g，木通、桂枝各 8g。上肢加姜黄，下肢用牛膝；发作频繁加蜈蚣；痛甚加乳香、没药；情绪诱发加白芍、柴胡。每日 1 剂，水煎 3 次，分 2 次早晚分服。服药 21 天，3 个月后再服 21 天。结果：痊愈 28 例，复发 4 例。

兰金耀等人运用四妙勇安汤合补阳还五汤加减治疗下肢慢性静脉功能不全，疗效较为满意。在 2013 年 9 月～2017 年 8 月期间，共收治下肢慢性静脉功能不全患者 108 例，随机分为观察组和对照组，每组各 54 例。观察组：男 25 例，女 29 例；年龄 37～74 岁，平均（58.36±11.40）岁；病程 6～28 个月，平均（14.73±4.85）个月。对照组：男 23 例，女 31 例；年龄 35～73 岁，平均（58.72±11.19）岁；病程 6～27 个月，平均（14.28±4.71）个月。两组一般资料比较，差异无统计学意义（$P>0.05$），具有可比性。对照组予地奥司明片口服，2 片/次，2 次/天。观察组在此基础上予四妙勇安汤合补阳还五汤加减：黄芪、金银花、玄参、当归各 30g，赤芍、川牛膝、升麻、地龙各 15g，川芎、桃仁、红花、伸筋草、甘草各 10g。水煎服，日 1 剂，早晚分服。两组均 4 周为 1 个疗程，用药 3 个疗程。疗效标准：显效为临床症状基本消失；有效为临床症状明显减轻；无效为临床症状无改善或病情加重。结果：观察组显效 35 例，有效 14 例，无效 5 例，总有效率为 90.74%；对照组显效 23 例，有效 16 例，无效 15 例，总有效率为 72.22%。观察组疗效优于对照组（$P<0.05$）。两组治疗前下肢水肿、疼痛、乏力及皮肤瘙痒积分比较，差异均无统计学意义（$P>0.05$）；两组治疗后各项积分均明显降低，且观察组较对照组降低更明显，差异具有统计学意义（$P<0.05$）。

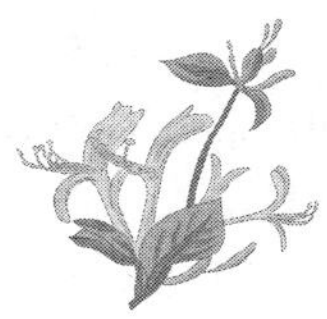

第二节　治疗风湿免疫疾病

风湿免疫疾病是内科学中的一系列疾病，主要包括类风湿关节炎、强直性脊柱炎、系统性红斑狼疮、骨关节炎、痛风、原发性干燥综合征等。风湿免疫疾病可累及多脏器、多系统。

一、治疗类风湿关节炎

房定亚等人运用四妙勇安汤加味治疗类风湿关节炎属热痹者，收到较满意效果。病例一：患者，女，49岁，工人，于1983年3月15日就诊。患者四肢关节疼痛8个多月，时轻时重，曾服中药独活寄生汤加味、乌头汤合芍药甘草汤等，及西药阿司匹林、索米痛片、布洛芬、昆明山海棠等，效果均不明显。近来，左右掌指关节明显红、肿、热、痛，手指变形，活动受限，丧失劳动能力；其余肘、膝、髋关节均痛，遇阴雨天及夜间加重，自觉烦热，恶风冷，怕触凉水，心中怵怵然不知所措，稍有活动，汗出湿衣。切诊：红肿关节有焮热感，触痛，脉滑略数，舌质红、苔薄白。红细胞沉降率4mm/h，类风湿因子阳性。诊断为类风湿关节炎，证属热痹，治宜清热解毒、祛瘀消肿、止痛。方用四妙勇安汤加味：金银花30g，玄参30g，当归30g，甘草15g，生地黄30g，桑叶20g，白芍30g，薏苡仁30g，赤小豆30g，土茯苓20g，防己15g。水煎，日服1剂。连服30余剂，热退肿消，关节活动尚灵，烦除汗止，精神逐渐振作，但关节仍有轻微痛，舌质变淡、苔薄白，脉缓。脉证合参，邪去正衰，宜滋阴养血柔肝。改用归芍地黄汤：当归20g，白芍20g，生地黄30g，泽泻10g，茯苓15g，牡丹皮10g，山药15g，五味子10g，络石藤15g，老鹳草15g。继服20余剂，诸关节已不红、不热，时有微痛，活动自如，查红细胞沉降率10mm/h，类风湿因子阴性。随访半年，能骑车上班，未再复发。病例二：患者，女，47岁，工人。患关节游走性疼痛已6年，遇冬春两季最甚，生活不能自理，经某医院诊断为“类风湿关节炎”。曾用泼尼松、布洛芬、肠溶阿司匹林及归芍地黄汤加味、大秦艽汤、四物合苍术白虎汤等方药，效果均不明显。今年春天就诊时，四肢关节红、肿、热、痛，嘴不能张，腰不能弯，动则剧烈引痛，触及凉水，疼如针刺；恶冷，烦热，昼夜蒸蒸汗出。舌稍红、苔薄黄，脉细数。诊为热痹，方用四妙勇安汤加味：金银花20g，当归30g，玄参20g，生甘草12g，生黄芪20g，生地黄30g，白芍30g，薏苡仁30g，赤小豆30g，土茯苓20g，桑叶30g，防己15g。进30余剂，四肢关节红、肿、热、痛减轻，活动较前灵活，睡眠转安，能骑车就诊，但前症仍在，舌质红、苔薄黄，脉细数。综观病情，热毒渐去，病痛日却，但病久正衰，当扶正驱邪。选用四妙勇安汤、补中益气汤加味：金银花20g，玄参20g，当归15g，生甘草10g，生黄芪20g，白术12g，陈皮10g，党参10g，柴胡6g，升麻6g，金樱子12g，五味子10g，桑叶30g。续服30余剂，除诸关节微疼外，余症均失，已能负担家务，也能上班工作。为巩固疗效，嘱其隔日服药1剂。

房定亚运用四妙勇安汤加减治疗急性类风湿关节炎，有着较好疗效。典型病例：患者，男，25岁，双膝关节肿痛2个月，加重1个月，于1993年10月就诊。2个月前无明显诱因出现双侧膝关节疼痛，数日后出现局部肿胀，近1个月症状明显加重，活动受限，曾用青霉素、阿司匹林、吲哚美辛等治疗，效果不明显。左膝关节腔穿刺液黄色微浊，李凡他试验（+），白细胞$2.6×10^9$/L，多核细胞48%，淋巴细胞45%，单核细胞5%，酸性粒细胞2%，类风湿因子强阳性，红细胞沉降率52mm/h，就诊时发热，体温37.7℃，恶风汗出，口干喜饮，双膝关节肿痛，触之有热感，溲黄，舌尖红、苔白，脉细数。中医诊断：风湿热痹。西医诊断：急性类风湿关节炎。方用：金银花20g，玄参15g，当归10g，白花蛇舌草20g，防己20g，威灵仙10g，黄柏10g，苍术10g，牛膝30g，薏苡仁30g，生甘草12g。水煎服，6剂。关节热感减轻，不恶风，体温已降，但双膝关节肿痛仍不减，舌尖红、苔薄白，脉细数。继用上方加减，体温正常，关节肿痛逐渐减轻。服31剂后，关节肿痛消失，下肢活动自若，查红细胞沉降率18mm/h，临床治愈。

张伯昭等人用四妙勇安汤合四妙散加味治疗类风湿关节炎，收效良好。患者，男，53岁。因四肢关节肿痛10年，加重伴小腿红肿20天，于1995年2月15日入院。患者10年前被确诊为类风湿关节炎，屡服吲哚美辛、泼尼松、雷公藤等药物及使用理疗均无显效。近20天病情再度加重，诸关节疼痛，活动明显受限，晨僵2～3小时，双小腿弥漫性红肿疼痛，行走、站立均感困难，左下肢为甚，周身微恶寒，口干苦不欲饮，舌边尖红、苔黄腻，脉右沉细、左弦滑。查体：体温37℃，步态蹒跚，双小腿皮肤充血潮红，可触及约10cm×10cm的结节，压痛明显，小腿皮温升高，中度可凹性水肿，无捻发音，右肘、左腕关节强直固定，余指、腕、肘等多个关节肿胀畸形，活动受限，左膝浮髌试验（+）。化验：类风湿因子（+）1:80，血常规白细胞$9.9×10^9$/L，中性粒细胞0.81，红细胞沉降率95mm/h，C-反应蛋白690。属痹病中尪痹，辨证为湿热阻络、湿毒下注，治以清热化湿、凉血解毒。方用四妙勇安汤合四妙散加味：苍术、牛膝、生薏苡仁、蒲公英、连翘、赤芍、紫草、车前子（包）各15g，黄柏10g，玄参、当归、泽泻各20g，牡丹皮12g，金银花30g，生甘草6g。每日2剂，分4次口服。配合静脉滴注清

开灵注射液。经治3天，关节肿痛减，小腿皮肤潮红消退，1周后水肿消失，双侧腓肠肌处遗有拳头大硬结，无明显压痛，上方加入夏枯草15g、浙贝母15g、泽兰15g、丹参30g。1个月后，右小腿硬结消失，左侧硬结缩至鸡卵大，晨僵时间缩短，关节活动度增，黄腻苔渐化。化验：红细胞沉降率75mm/h，C－反应蛋白589，类风湿因子（+）1：40。为争取最佳预后，防止余关节僵直变形，加予雷公藤多苷片20mg，每日三次，同时将治则调整为清利湿热、入络搜邪，佐以益气活血。处方：苍术、薏苡仁、红藤、白花蛇舌草各30g，黄柏、姜黄各12g，牛膝、当归、清风藤、赤芍各15g，羌活9g，全蝎、乌梢蛇、紫草各6g，熟大黄4.5g，生黄芪45g。此方加减服用近2个月，病情得以控制，除已畸形固定的右肘、左腕外，余关节无明显肿痛，活动度可，晨僵5分钟以内，小腿硬结消失，红细胞沉降率40～50mm/h，C－反应蛋白26，类风湿因子（±）。临床控制出院，随访1年，病情稳定。

蒋熙运用四妙勇安汤加味治愈类风湿关节炎 1例。患者，女，23岁。1996年7月14日初诊，患者1年前反复发热，腕膝关节肿痛，曾多方治疗未见疗效。近查：类风湿因子阳性，红细胞沉降率85mm/h，粘蛋白54mg/L，IgG 32g/L，IgA 3.9g/L，IgM 2.1g/L，抗核抗体阳性，体温37.5～38.8℃。发热昼轻夜重，口干咽痛，手指呈梭形改变，膝关节肿胀，局部焮热，晨僵明显。舌红、苔薄白，脉细弦数。诊断：类风湿关节炎。系风湿热邪稽留，久郁伤阴，络脉痹阻。治宜清热养阴，宣痹通络。方用四妙勇安汤加味：玄参30g，忍冬藤30g，全当归10g，大生地黄30g，赤芍15g，葎草30g，秦艽10g，知母10g，青风藤30g，西河柳30g，生甘草6g。7剂，水煎服。身热渐挫，口干咽痛大减。上方稍作加减，服至1个月，体温正常，关节灼热肿痛明显减轻，红细胞沉降率29mm/h，后用益肾蠲痹法巩固疗效，以善其后。

房定亚认为类风湿关节炎包括人们常说的顽痹、历节风等，实为湿热毒痹，急性期多表现为关节红、肿、痛、热，多伴发热、烦躁、口干、汗多等全身症状，且多发病急骤，治疗时选四妙勇安汤为主方。典型病例：患者，女，40岁。1个月前无明显诱因出现双手指、腕关节疼痛，自服阿司匹林、布络芬等效果不佳，症状日益加重。1996年1月14日就诊。症见：双手指近端指间关节、双侧腕关节红、肿、痛、热，晨僵明显，每晚发热，体温37.8℃～38.6℃，伴口渴、心烦、眠差、便干。查体：双手指间关节及双侧腕关节肿胀，压痛，皮色发红，扪之灼手，不能握拳，握力差，舌质红，苔白腻、微黄，脉滑数。中医诊断：毒热痹。西医诊断：类风湿关节炎。治则：清热解毒，活血通痹。方选四妙勇安汤加味：金银花30g，玄参20g，当归15g，生甘草10g，白芍30g，青风藤30g，威灵仙15g，山慈菇10g，蜈蚣2条，生地黄20g。水煎服，每日1剂。12剂后，关节肿痛减轻，体温正常，仍感夜间疼痛，查双手指及腕关节肿胀减轻，皮色微红，舌红、苔白腻，脉滑，大便稀，眠差。前方去生地黄加羌活30g、清半夏10g，服12剂后，关节肿痛基本消失，手指、腕关节活动灵活。复查红细胞沉降率18mm/h，类风湿因子（+）、C－反应蛋白（－），随访半年未复发。

李生梧等人采用加味四妙勇安汤治疗类风湿关节炎，收到较好疗效。共收治患者53例，男16例，女37例；20岁以下9例，20～30岁12例，31～40岁21例，41岁以上11例；肿痛部位在指、腕关节16例，膝、踝、趾关节24例；全身肢体关节痛31例，局部痛22例；病程1月～1年30例，2～3年19例，4年以上4例。均具有多发性、对称性关节肿痛、重着、晨僵，腕、掌、指关节或近端指间关节或跖趾关节肿胀、遇寒痛增等特点。方用加味四妙勇安汤：忍冬藤、青风藤、鹿衔草、清半夏、白芍各30g，玄参、白花蛇舌草、生地黄、萆薢各10g，当归、威灵仙各15g，生甘草、山慈菇各10g，蜈蚣2条。肾虚加牛膝、杜仲、淫羊藿、桑寄生各20g；血虚加鸡血藤、北黄芪、当归各30g；瘀血加桃仁、红花各10g；骨质增生加骨碎补15g、续断10g；伴有干燥综合征清半夏用量酌减，疼痛缓解后清半夏改为常用量。每天1剂，水煎服，分2次服。1个月为1个疗程。1个疗程未愈者，间隔3天，再行下疗程治疗。结果：显效（关节肿痛、晨僵、重着、手握力差等症状全部消失，局部无按压痛，红细胞沉降率正常）39例（其中30例类风湿因子转阴），占73.6%；好转（关节肿痛、晨僵、局部按压痛等症状均减轻）11例；无效（关节肿痛、晨僵等症状均无减轻）3例；总有效率达94.4%。用药时间最长4个月，最短1个月。

刘素哲在1999年～2001年期间，运用四妙勇安汤加味治疗类风湿关节炎，效果满意。共收治患者36例，男12例，女24例；年龄14～54岁；病程2个月～3年。治则：清热解毒，活血消肿。方用四妙勇安汤加味：金银花30g，玄参30g，当归30g，甘草15g，生地黄30g，白芍30g，薏苡仁30g，赤小豆30g，土茯苓20g，防己15g。每日1剂，水煎服，15天为1个疗程。可用1～4个疗程，服药4个疗程症状无改善停止应用。热盛加黄柏15g、滑石30g；皮肤有红斑加牡丹皮、赤芍各15g。邪去正衰，改用归芍地黄汤加减以滋阴养血扶正，处方：当归20g，白芍20g，生地黄30g，泽泻10g，茯苓15g，牡丹皮10g，山药15g，五味子10g，桑寄生15g，五加皮15g。每日1剂，水煎2次，取汁相和，早晚2次分服，服至病愈。疗效标准：①痊愈：服药4疗程后关节红肿疼痛消失，肢体活动自如，辅助检查红细胞沉降率10～20mm/h，类风湿因子转阴，X线检查受累关节无类风湿关节炎所见；②好转：服药后关节红肿疼痛好转，活动受限，但可从事正常活动，辅助检查为正常或接近正常；③无效：服药后症状及辅助检查不见好转或略见好转。结果：痊愈14例（38.8%），好转20例（55.5%），无效2例（5.5%）。总有效率为94.4%。

王勇运用四妙勇安汤加石斛治疗类风湿关节炎，取得了较好疗效。在1996年6月～2001年6月期间，共收治类风湿关节炎患者 80 例，随机分为两组。治疗组：43 例；男 16 例，女 27 例，年龄 12～60 岁，平均（38.65±12.42）岁。对照组：37 例，男 14 例，女 23 例，年龄 18～65 岁，平均（41.36±13.8）岁。从治疗前的一般情况、临床症状和 X 线征象、红细胞沉降率及类风湿因子检查等诊断的统计综合分析，治疗组和对照组之间无显著性差异（$P>0.05$），具有可比性。治疗组方用四妙勇安汤加石斛：金银花 20g，玄参 20g，当归 15g，生甘草 5g，石斛 20～30g。肿痛甚加赤芍、牡丹皮，重用当归；兼湿浊加薏苡仁、川柏、木防己；兼阴虚加生地黄、麦冬，重用石斛；兼气虚加太子参；病久不愈或关节畸形加赤芍、丹参或地龙、全蝎等。先煎石斛 1 时许，后入诸药混煎，1 日 1 剂，病重热急者 1 日 2 剂，分早、晚 2 次，饭前半小时服用。对照组予肠溶阿司匹林（每次 100mg，每日 3 次，饭后服）和雷公藤多苷片（每次 20mg，每日 3 次，饭后服），服药期间查血常规及肝功能，4 周为 1 个疗程，症状减轻后减量或采用间歇疗法。服药期间，两组均停用其他相关治疗药物，疗程均为 2 个月。疗效标准：①显效：临床症状消失，关节活动恢复正常；②好转：临床症状明显减轻或基本消失，关节活动有改善；③无效：临床症状关节活动无改善。结果：治疗组显效 17 例（39.53%），有效 21 例（48.84%），无效 5 例（11.63%），总有效率为 88.37%，显效率为 39.53%；对照组显效 9 例（24.32%），有效 13 例（35.14%），无效 15 例（40.54%），总有效率为 59.46%，显效率为 24.32%。治疗组与对照组临床症状改善总有效率及显效率均有显著性差异（$P<0.05$）。

房定亚用四妙勇安汤加味治疗类风湿性关节炎急性期屡用屡验，收到事半功倍之效。典型病例：患者，男，41 岁，6 个月前无明显诱因出现双腕、掌指关节肿痛、发热、晨僵，自服吲哚美辛、阿司匹林等效果不著，半月后双膝、双踝、双足趾关节均出现发热肿痛，症状逐日加重，于 2000 年 5 月来诊。症见双腕、双手掌指关节、双膝、踝、足趾关节红肿热痛，有压痛，肤色红，扪之灼热，不能握拳，握力差，口干，寐差，尿黄，便燥，舌红、苔黄，脉滑数。体温 37.6℃，化验红细胞沉降率 63mm/h，类风湿因子（+），抗 O 试验<500 单位，C－反应蛋白（+）。中医诊断：风湿热痹。西医诊断：类风湿关节炎。治则：清热解毒，通痹止痛。方选四妙勇安汤加味：金银花 30g，玄参 20g，当归 15g，生甘草 10g，土茯苓 20g，白花蛇舌草 20g，鹿衔草 20g，山慈菇 10g，虎杖 15g，清半夏 30g，青风藤 30g，蜈蚣 2 条。水煎服，每日 1 剂，分 2 次服。上方服 14 剂后，双腕、掌指关节、双膝、双踝、双足趾关节肿痛减轻，握力增加，肤色、体温基本正常，睡眠改善，二便调，舌淡红、苔薄白，脉数，体温正常。上方去土茯苓，加淫羊藿 20g，继服 14 剂，关节肿痛基本消失，活动如常。红细胞沉降率 12mm/h，类风湿因子（+），抗 O 试验<50 单位 0，C－反应蛋白（-）。继用上方 6 剂，以巩固疗效，随访半年未复发。

王晓玲运用四妙勇安汤加减治疗类风湿性关节炎，收到较好治疗效果。共收治患者 104 例，分为治疗组和对照组。治疗组：53 例；男 23 例，女 30 例；年龄≤50 岁 35 例，>50 岁 18 例；病程>6 年 15 例，≤6 年 38 例。对照组：53 例；男 18 例，女 35 例；年龄≤50 岁 33 例，>50 岁 20 例；病程大于 6 年 16 例，≤6 年 37 例。治疗组方用四妙勇安汤加味：金银花 30g，当归 20g，玄参 20g，白花蛇舌草 30g，山慈菇 10g，白芍 30g，青风藤 20g，威灵仙 15g，萆薢 20g，生甘草 10g。对照组予正清风痛宁片，每次 2 片，1 日 3 次，温开水送服。两组均以 30 日为 1 个疗程。疗效标准：①临床治愈：症状全部消失，功能恢复正常，主要理化检测指标正常；②显效：全部消除或主要症状消除，关节功能基本恢复，能参加正常工作和劳动，理化检测指标基本正常；③有效：主要症状基本消除，主要关节功能基本恢复或有明显进步，生活不能自理转为能够自理或者失去工作和劳动能力转为劳动和工作能力有所恢复，主要理化检测指标有所改善；④无效：治疗前、后相比，各方面均无进步。结果：治疗组临床治愈 5 例，显效 25 例，有效 20 例，无效 3 例，总有效率为 94.34%；对照组临床治愈 3 例，显效 15 例，有效 20 例，无效 13 例，总有效率为 74.51%。两组之间具有显著性差异（$P<0.05$）。

刘洁萍在 2000 年 5 月～2004 年 7 月期间，采用四妙勇安汤加味联合甲氨蝶呤治疗活动期类风湿关节炎，疗效满意。共收治患者 65 例，分为治疗组和对照组。治疗组：35 例；男 14 例，女 21 例；年龄 22～61 岁，平均（44.8±10.6）岁；病程 0.5～21 年，平均（6.2±4.9）年。对照组：30 例；男 12 例，女 18 例；年龄 20～60 岁，平均（44.6±11.9）岁；病程 1～18 年，平均（5.6±4.2）年。两组性别、年龄、病程等资料经统计学处理无显著性差异（$P>0.05$），具有可比性。治疗组予四妙勇安汤加味：金银花 30g，玄参 20g，当归 15g，生甘草 10g，土茯苓 20g，白花蛇舌草 20g，山慈菇 10g，清半夏 30g，白芍 20g，蜈蚣 2 条，防己 10g，僵蚕 10g。痛重加威灵仙、青风藤、乳香、没药；病变以上肢关节为主加羌活、姜黄、桑枝；以下肢病变为主加萆薢、川牛膝、安痛藤；颈项痛甚加羌活、粉葛；肿胀明显加南星、瓜蒌、薏苡仁；咽干便结加生地黄、芦根、玉竹；有瘀血加牡丹皮、红花；关节僵硬有晨僵加地龙、全蝎；气虚加黄芪、党参；老年患者加仙茅、仙灵碑。每日 1 剂，分 2 次口服。同时给予甲氨蝶呤 10mg，每周 1 次肌内注射。对照组用药：口服吲哚美辛 25mg，每日 3 次；雷公藤片 2 片，每日 3 次；甲氨蝶呤 10mg，每周 1 次肌内注射。两组均以 2 个月为 1 个疗程，共治疗 2 个疗程。结果：治疗组近期控制 12 例，显效 13 例，有效 8 例，无效 2 例，显效率为 71.43%，总有效率为 94.29%。对照组近期控制 5 例，显效 8 例，有效 13 例，无效 4 例，显效率为 43.33%，总有效率为 86.68%。两组总有效率差异不显著（$P>0.05$），而显效率治疗组明显优于对照组（$P<0.05$）。

姬素梅在 2000 年 6 月～2004 年 6 月期间，运用四妙勇安汤加味治疗类风湿关节炎急性发作，疗效较为满意。共收治患者 38 例，男 12 例，女 26 例；年龄最小 15 岁，最大 67 岁，平均 41 岁；病程最短半年，最长 23 年，平均 7 年；急性发病者 17 例，慢性病急性发作者 21 例；有家族史者 12 例，关节畸形者 5 例。方用四妙勇安汤加味：金银花 30g，玄参 20g，当归 20g，生甘草 10g，白花蛇舌草 20g，青风藤 20g，蜈蚣 2 条，白芍 20g，威灵仙 20g，山慈菇 10g。上肢重加桂枝 10g；下肢重加牛膝 15g；咽喉疼加桔梗 10g；肿胀重加赤小豆 30g。每日 1 剂，水煎服，15 天为 1 个疗程。另外，每剂所剩药渣再加水 1000ml，煮 15 分钟，熏洗患处 20 分钟。疗效标准：①临床治愈：症状全部消失，功能活动恢复正常，主要实验指标（红细胞沉降率、C－反应蛋白、类风湿因子）正常；②显效：全部症状消失，或主要症状消除，关节功能基本恢复，能参加正常工作，实验室检查结果基本正常；③有效：主要症状基本消失，主要关节功能基本恢复或明显进步，劳动和工作能力有所恢复，实验室检查无明显变化；④无效：和治疗前相比，各方面均无进步。结果：治疗 1～3 个疗程，并经 6 个月～1 年随访，临床治愈 5 例，显效 13 例，有效 17 例，无效 3 例，总有效率为 92%。

房定亚认为类风湿关节炎急性发作期多为热毒湿邪胶着关节，使气机阻滞，导致关节红肿焮热，痛如锥刺或如毒蛇咬伤。治宜清热解毒、活血通痹。采用四妙勇安汤治疗该病，疗效显著。案例一：患者，女，40 岁，1 个月前无明显诱因出现双手指及腕关节疼痛，自服阿司匹林、布洛芬无效，症状日益加重，于 1996 年 1 月 14 日就诊，症见双手近端指间关节、双侧腕关节红、肿、热、痛，晨僵明显，每晚发热，体温 37.8～38.6℃，口渴，心烦，睡眠差，大便偏干。查：双手近端指间关节及双侧腕关节肿胀、压痛、皮色发红、扪之灼热，不能握拳，握力差，舌质红、苔白腻微黄，脉滑数。化验：红细胞沉降率 96mm/h，类风湿因子（+），C－反应蛋白（+），抗 O 试验阴性。中医诊断：毒热痹。西医诊断：类风湿关节炎。治宜清热解毒、活血通痹。方用四妙勇安汤加味：忍冬藤 30g，玄参 20g，当归 15g，生甘草 10g，白芍 30g，青风藤 30g，白花蛇舌草 20g，鹿衔草 15g，萆薢 20g，威灵仙 15g，山慈菇 10g，蜈蚣 2 条，生地黄 20g。水煎服，每日 1 剂。上方服 12 剂后，手指、腕关节疼痛减轻，体温恢复正常，患者仍感夜间关节疼痛，查双手指及腕关节肿胀减轻，皮色微红，舌红、苔白腻，脉滑，睡眠差，大便稀。前方忍冬藤改为金银花 30g，去生地黄，加羌活 30g、清半夏 30g，服 12 剂后，关节肿痛基本消失，手指、腕关节活动灵活，复查红细胞沉降率 18mm/h，类风湿因子（+），C－反应蛋白（–），随访半年未复发。案例二：患者，女，45 岁，于 2000 年 8 月 21 日初诊。因“双手、双腕、右膝及双踝关节肿痛 2 年，加重伴活动欠灵活半月”来诊。患者 2 年前曾因双手、腕关节及双踝关节肿痛、右膝关节轻度肿胀被诊断为“类风湿关节炎”，并给以诺松、甲氨蝶呤口服治疗。但患者因上述药物副作用太大，未行规律用药。半月前上述症状加重，行走不便，双手腕活动受限，晨僵，夜不能寐，纳差，便干，舌红、苔黄腻，脉弦数。查体：双手近端指间关节红肿，压痛明显，握力差，双腕关节肿胀，活动受限，压痛明显，右膝关节及双踝关节略肿胀，压痛明显，屈曲受限，扪之发热。红细胞沉降率 78mm/h，风湿 3 项指标：类风湿因子 6.2×10^8IU/L，抗 O 试验（–），C－反应蛋白 97.2mg/L，双手腕正位片及双踝正侧位片均显示：类风湿关节炎改变。右膝关节正侧位片示：骨质疏松，关节间隙狭窄，关节面模糊。中医诊断：湿热毒痹。西医诊断：类风湿关节炎。治则：清热解毒，利湿通痹。处方：金银花 30g，玄参 20g，当归 20g，生甘草 10g，山慈姑 9g，土茯苓 30g，青风藤 30g，鹿衔草 15g，白花蛇舌草 30g，蜈蚣 2 条，白芍 30g，汉防己 10g，车前子 20g。水煎服，日 1 剂。上方服 7 剂后，2005 年 8 月 28 日复诊，症状明显减轻，肿胀基本消失，疼痛大减，纳眠可，二便调，苔薄黄，脉弦。上方减汉防己、车前子，加黄芪 30g、石斛 30g、川牛膝 15g。又服 21 剂，痛肿渐消，复查红细胞沉降率 16mm/h，风湿 3 项指标：类风湿因子 1.2×10^8IU/L，抗 O 试验（–），C－反应蛋白 2.3mg/L。随访半年，未再复发。案例三：患者，女，46 岁。反复小关节肿痛 1 年多就诊。1 年前渐出现双手小关节肿痛，尤以 2、3 近端指间关节、掌指关节明显，皮肤扪之热、屈伸不利，晨僵＞1 小时，双手握力差，纳少，便干，夜眠欠佳。舌红、苔薄黄，脉滑数。外院诊为类风湿关节炎，服独活寄生汤、乌头汤等无效。方用四妙勇安汤加味：金银花 20g，玄参 20g，当归 20g，生甘草 10g，蜈蚣 2 条，白芍 20g，威灵仙 20g，防己 20g，豨莶草 30g，山慈菇 9g，虎杖 15g，白花蛇舌草 30g。水煎服。服上方 14 剂，肿胀明显消退，关节皮温较前减低。患者自觉乏力、晨起明显，汗出较多，去防己、豨莶草，加生黄芪 30g、仙鹤草 20g，继服 14 剂。关节疼痛明显好转，双手握力接近正常。

周德文在 2002 年～2005 年期间，运用中西医结合治疗类风湿关节炎，疗效甚佳。共收治患者 36 例，男 12 例，女 24 例；年龄最大 78 岁，最小 15 岁，平均 44.2 岁；病程最长 18 年，最短 4 个月，平均 3.5 年。均予静脉滴注甲氨蝶呤注射液 10mg，每周 1 次；口服柳氮磺吡啶 2 片，每天 2 次；雷公藤多甙片 1 片，每天 2 次；美舒利片 1 片，每天 1 次。中医辨证：①风寒湿痹型，用麻黄、附子、细辛汤合桂枝汤加减；②风湿热痹型，用四妙勇安汤合白虎桂枝汤；③寒热错杂型，用桂枝、赤芍、知母汤加减；④痰瘀凝滞型，用身痛逐瘀汤合二陈加减；⑤肝肾亏虚型，右归丸合独活寄生汤加减；⑥脾肾两虚型，用十全大补汤合薏仁汤加减。以 2 个月为 1 个疗程，共治疗 3 个疗程。疗效标准：①近期控制：关节肿痛消失，关节功能改善或恢复正常，红细胞沉降率恢复正常，C－反应蛋白正常，类风湿因子滴度下降；②显效：受累关节肿痛明显好转，红细胞沉降率、C－反应蛋白明显降低或正常，类风湿因子滴度下降；③有效：关节肿痛好转；④无效：受累关节肿痛无好转或加重。结果：36 例患者中，近期控制10例，显效15例，有效8例，无效3例，总有效率为91.7%。

照日格图等人运用四妙勇安汤加减治疗急性类风湿关节炎，取得满意疗效。共收治患者60例，男20例，女40例；年龄最小15岁，最大75岁；病程最短3天，最长2个月；侵犯双手指关节42例，膝关节10例，踝关节8例；红细胞沉降率最快123mm/h，最慢35mm/h。方用四妙勇安汤：金银花、玄参各30g，当归20g，生甘草10g。疼痛加剧加鸡血藤15g、威灵仙15g、白芍30g；关节游走性疼痛加防己10g；关节灼热加黄柏6g、地骨皮30g；伴有关节屈伸不利加苍术15g、伸筋草15g、全蝎6g、蜈蚣2条。每日1剂，水煎服，日2次口服，2周为1个疗程。疗效标准：①治愈：症状消失，实验室检查正常；②好转：关节肿胀消失，疼痛缓解，实验室检查有改善；③无效：症状及实验室检查无变化。结果：治愈40例（66.7%），好转18例（30%），无效2例（3.3%）。总有效率为96.7%。

岳爱连运用四妙勇安汤加味治疗活动期类风湿关节炎，疗效显著。病例一：患者，女，46岁。2005年3月12日初诊。患者双手食指、中指、无名指近端指间关节、掌指关节、双腕关节疼痛、肿胀，活动受限1年余，加重1周。曾服消炎、止痛药间断治疗，效果欠佳。症见：双手食指、中指、无名指近端指间关节、掌指关节及双腕关节疼痛、焮红、肿胀、晨僵，咽痛，大便干，小便正常，睡眠欠佳，饮食一般，舌质红、苔黄腻，脉滑数。查体：双手食指、中指、无名指近端指间关节肿胀，压痛明显，双腕关节活动疼痛，屈伸受限。化验：红细胞沉降率80mm/h，类风湿因子（+），C-反应蛋白（+）。西医诊断：活动期类风湿关节炎。中医诊断：痹证，热毒夹湿。治则：清热祛湿，通络止痛。方用四妙勇安汤加味：金银花60g，玄参30g，当归15g，甘草10g，青风藤15g，鸡血藤15g，苍术10g，黄柏10g，乌梢蛇10g，延胡索10g。6剂，每日1剂，水煎，早晚分服。双手指关节、腕关节疼痛减轻，肿胀好转。上方加羌活10g、桑枝10g，服20剂，诸症缓解，复查红细胞沉降率100mm/h，类风湿因子（-），C-反应蛋白（-），间断服药1个月，巩固疗效。病例二：患者，男，70岁。2008年10月6日入院。患者双膝关节肿胀、疼痛伴腰困5个月余。症见双侧膝关节肿胀明显，屈伸受限，疼痛较剧烈，影响睡眠，伴腰困，怕冷，纳差，大便干，小便淋漓不尽，舌质红、苔黄腻，脉滑数。查体：双侧关节肿胀，压痛（++），浮髌试验（+），腰部活动正常。化验：红细胞沉降率98mm/h，类风湿因子（+），C-反应蛋白（+）。西医诊断：活动期类风湿关节炎。中医诊断：痹证，湿热阻络。治则：清热祛湿，活血通络。方用四妙勇安汤加味：金银花10g，玄参30g，当归15g，甘草10g，青风藤15g，鸡血藤15g，威灵仙15g，川牛膝10g，萆薢15g，木瓜10g。6剂，每日1剂、水煎，早晚分服。服药10剂，双膝关节肿胀减轻，疼痛好转，屈伸活动稍有改善，饮食，睡眠好转，于上方加独活10g，继服20剂，诸症明显缓解，复查红细胞沉降率8mm/h，类风湿因子（-），反应蛋白（-）。继续服药1个月，巩固疗效。

赵一鸣等人采用四妙勇安汤加味治疗类风湿性关节炎活动期，获得较好疗效。在2005年1月～2009年12月期间，共收治类风湿关节炎活动期患者120例，随机分为治疗组和对照组，每组各60例。治疗组：男17例，女43例；年龄21～60岁，平均（34.5±11.7）岁；病程6个月～11年，平均（6.2±2.5）年。对照组：男16例，女44例；年龄20～62岁，平均（35.2±12.8）岁；病程3个月～12年，平均（6.3±3.1）年。两组患者年龄、性别、病程等方面差异无统计学意义（$P>0.05$），具有可比性。治疗组予四妙勇安汤加味：金银花30g，玄参15g，当归12g，生甘草10g，白芍30g，白花蛇舌草20g，鹿含草15g，山慈菇20g，蜈蚣二条，薏苡仁30g，半夏15g，蚕沙10g。热甚加石膏60g；湿盛加苍术6g、萆解10g；关节肿大明显加僵蚕10g、白介子10g。水煎，每日1剂，分2次口服。对照组用药：口服泼尼松20mg，1个月后逐渐减至5～10mg，每日1次；萘普生0.2g，每日2次。两组患者均以4周为1个疗程。疗效标准：①显效：临床症状及体征基本消失，红细胞沉降率及C-反应蛋白明显改善或接近正常；②有效：临床症状及体征明显减轻，红细胞沉降率及C-反应蛋白有改善；③改善：临床症状及体征减轻，红细胞沉降率及C-反应蛋白有一定下降或改变；④无效：临床症状及体征无明显改善，红细胞沉降率及C-反应蛋白变化不明显。结果：1个疗程后，治疗组与对照组总有效率分别为75.00%和76.67%，两组疗效差异不具有统计学意义（$P>0.05$）；而治疗2个疗程后，治疗组总有效率达到93.33%，对照组为78.33%，治疗组疗效优于对照组，差异具有统计学意义（$P<0.05$）。

范利锋等人采用云克联合四妙勇安汤内服治疗类风湿关节炎，取得了较好疗效。在2009年3月～2010年9月期间，共收治患者60例，随机分为治疗组和对照组，每组各30例。治疗组：年龄28～60岁，平均40岁；男10例，女20例；病程最长30年，最短1年，平均10年。对照组：年龄20～60岁，平均40岁；男9例，女21例；病程最长25年，最短1年，平均10年。两组患者在年龄、性别、病程等方面比较，差异无统计学意义（$P>0.05$），具有可比性。对照组用甲氨蝶呤针剂15mg+0.9%氯化钠注射液100ml静脉滴注，每周1次。治疗组在对照组治疗基础上给予云克[在无菌条件下，将云克A剂（5ml×3支）注入到B剂（5.5mg×3支）冻干瓶中充分摇匀，使冻干物溶解，室温静置5分钟后静脉滴注，每日1次]和四妙勇安汤（金银花30g，玄参20g，当归15g，生甘草9g。以水煎成200ml，分2次温服，每日1剂）。两组均以21天为1个疗程。结果：治疗组所观察指标如晨僵时间、关节肿胀数、关节压痛数、红细胞沉降率、C-反应蛋白等均有明显改善（$P<0.05$）。

房定亚从热毒湿瘀论治，运用四妙勇安汤加味治愈早期类风湿关节炎1例。患者，女性，23岁，2010年8月20

日就诊。主诉：全身多处大小关节肿痛1年。患者于去年9月出现右足踝肿痛，后渐及双膝关节、双手、双足小关节肿痛，伴晨僵，时间大于30分钟。今年4月在301医院就诊，化验：类风湿因子186IU（<20），CCP、AKA阳性，确诊为类风湿关节炎，给予来氟米特、青霉胺治疗，症状不缓解。现全身多处大小关节痛，双手近端指间关节、掌指关节肿，局部皮温升高，双手握力下降，双手关节无畸形，舌红、苔白，脉细。化验C–反应蛋白188mg/L，红细胞沉降率62mm/h。诊断：类风湿关节炎活动期。中医诊断：痹证，热毒湿瘀。治则：清热解毒，除湿通痹，活血止痛。方用四妙勇安汤加味：金银花30g，当归20g，玄参20g，生甘草10g，白芍30g，山慈菇10g，蜈蚣2条，白花蛇舌草20g，青风藤20g，鹿衔草20g，葛根30g。14剂。2010年9月3日二诊，关节痛减，关节活动较前灵活，仍有全身多处大小关节痛，口眼干，身不痒，舌红、苔白少津，脉细。上方青风藤加量为30g，加枸杞子10g。3个月后随访，患者病情平稳，未发作。

王云亭运用四妙勇安汤加减治疗类风湿关节炎1例。患者，女，47岁，2011年3月12日初诊。关节痛3年余。2008年3月因关节肿痛就诊于某医院，诊断为类风湿关节炎，口服西药后ALT升高。2009年1月入院，经治减轻，ANA阳性（1:100），RA33–AB 10.4，CCP–AB 487.2，类风湿因子19.9，RFIgG330。刻诊：双手指、腕、膝、足趾关节痛，晨僵，口腔溃疡，舌红、无苔，脉细数。西医诊断：类风湿关节炎。中医诊断：痹证，热毒炽盛，肝肾亏虚。治则：清热解毒，滋补肝肾。方用四妙勇安汤合玉女煎加减：金银花30g，当归、玄参、生地黄、重楼、何首乌各15g，麦冬、知母、牛膝、甘草、桂枝、白芍、白术、炙附子各10g。14剂，每日1剂，水煎，早晚分服。3月26日二诊，关节疼痛减轻，晨僵略好转，口腔溃疡已愈，寐安，舌红、苔中剥，脉细。前方麦冬、甘草增至各15g，加防风10g。继服1个月。4月30日三诊，面赤而热，微痒，舌红、苔薄，脉细弦。处方：金银花、白蒺藜、首乌、赤芍各15g，防风、银柴胡、蝉蜕、甘草各10g，五味子、乌梅各6g。14剂。5月14日四诊，症如前述，舌红、苔薄，脉细。前方去蝉蜕加当归、玄参、白薇各10g。继服1个月。6月18日五诊，关节微疼，肤痒，抓之易破，月经延后，腰痛，舌红、苔薄，脉细。在四妙勇安汤合玉女煎基础上合用桂枝芍药知母汤加减：金银花30g，生地黄、当归、玄参、甘草、威灵仙、络石藤、鸡血藤各15g，麦冬、知母、牛膝、桂枝、白芍、白术、炙附子、防风各10g。继服3个月。9月14日六诊，前症悉减，舌红、苔薄黄，脉细数。拟前方加减继续治疗，服法同上。继服3个月后随访，诸症明显好转，未见反复，疗效满意。

寇秋爱运用四妙勇安汤治愈类风湿关节炎1例。患者，女，53岁。因“反复发作四肢关节肿痛22个月，加重20天”于2010年10月15日就诊。2008年12月开始出现四肢关节肿热疼痛，以双侧近端指间、腕、踝关节为主，关节肤色发红，晨僵30分钟，伴口眼干燥。外院查：类风湿因子70.6IU/ml，CCP>1600RU/ml，ANA 1:20，红细胞沉降率34mm/h，C–反应蛋白19.7mg/L。诊断为“类风湿关节炎”，先后口服来氟米特、醋酸泼尼松、美洛昔康、甲氨蝶呤治疗，病情时轻时重。20天前因劳累关节肿痛加重。症见：双侧近端指间、颞颌，右侧踝、腕关节疼痛，影响睡眠，关节红肿发热拒按，屈伸不利，晨僵30分钟，双手持物乏力，行走及蹲起困难，伴口眼干燥，汗出，稍劳尤甚，乏力，纳眠差。中医辨证当属“湿热蕴毒，气虚血瘀”。立法：“清热利湿解毒，补气活血”。方用“四妙勇安汤”化裁：金银花、生黄芪、白芍、葛根各20g，玄参、当归、炒白术、鹿衔草各15g，生地黄20g，川芎、生甘草各10g。7剂，日1剂。二诊，关节疼痛、发热等症明显减轻，仍有右踝关节肿胀，前方去白芍、葛根加汉防己20g、蒲公英20g、白鲜皮15g，以加强祛湿消肿、清热解毒之功。

魏艳等人应用中西医结合方法治疗活动期类风湿关节炎，疗效较好。在2010年5月～2011年5月期间，共收治100例患者，随机分为两组，每组各50例。治疗组：男11例，女39例；年龄21～57岁，平均（35.1±11.5）岁；病程5个月～10年，平均（3.1±1.5）年；按照ARA制订的关节功能分级标准：Ⅰ级17例，Ⅱ级20例，Ⅲ级13例，Ⅳ级0例。对照组：男12例，女38例：年龄22～59岁，平均（36.5±10.1）岁；病程4个月～11年，平均（3.3±1.3）年；关节功能分级：Ⅰ级16例，Ⅱ级22例，Ⅲ级12例，Ⅳ级0例。两组在性别、年龄、病程、关节功能分级方面无显著性差异（$P>0.05$），具有可比性。所有病例均停用原来使用的抗风湿中西药物，对原服皮质激素者逐步减量直至撤除。对照组用药：来氟米特片，每次20mg，1次/天，口服；柳氮磺吡啶肠溶片，每次1.0g，2次/天，口服：美洛昔康片每次7.5mg，2次/天，口服，待症状好转后减量至7.5mg，1次/天。治疗组：在对照组基础上，加服加味四妙勇安汤：金银花30g，玄参20g，当归20g，甘草10g，野菊花20g，黄柏12g，苍术12g，土茯苓20g，牛膝12g，青风藤20g，乌梢蛇6g，地龙10g。水煎服，每日1剂，每剂煎2遍，分早晚2次服。两组均以3个月为1个疗程，治疗1个疗程后评价疗效。结果：治疗组显效15例，进步22例，有效10例，无效3例，总有效率为94%；对照组显效7例，进步21例，有效13例，无效9例，总有效率为82%。两组差异具有统计学意义（$P<0.05$），治疗组疗效优于对照组。在各项观察指标的改善方面，治疗组也均明显优于对照组（$P<0.01$或$P<0.05$）。

李怀民运用四妙勇安汤合独活寄生汤加减治愈类风湿关节炎2例。病例一：患者，女，53岁，2014年11月18日初诊。主诉双手关节肿痛6年余，加重半个月。先后在兰州、西安等医院就诊，确诊为类风湿关节炎，经服用布洛芬缓释胶囊、醋酸泼尼松、来氟米特等西药治疗后，症状有所改善，气候寒凉、阴雨天加重。就诊前半个月手足疼痛加重，两手轻度变形，晨起两手发僵＞1小时。主症：两手足关节疼痛，肿胀畸形，肌肤甲错，面色黧黑，腰膝酸痛，神疲体瘦，头晕耳鸣，口渴，心悸气短，失眠多梦，大便干结，小便黄赤，舌红、上有瘀点、苔黄腻，脉沉细数。手X线片示类风湿关节炎改变。查肝肾功能基本正常，类风湿因子（RF）阳性，C–反应蛋白（CRP）70mg/L，红细胞沉降率（ESR）45mm/h，DAS28＝4.9。中医辨证：痹证日久，邪毒深伏，气血虚弱，肝肾两亏，痰瘀痹阻。治则：益气养血，调补肝肾，解毒通络，化痰祛瘀。方用四妙勇安汤合独活寄生汤加减：当归15g，川芎15g，赤芍15g，白芍15g，莪术15g，独活15g，秦艽15g，桂枝15g，姜黄20g，防风10g，玄参15g，姜黄15g，徐长卿20g，桑枝15g，桑寄生15g，牛膝15g，金银花15g，土茯苓30g，生甘草10g。7剂，水煎服。停用原药，口服甲氨蝶呤（MTX）每周15mg，雷公藤多甙片每次20mg、每日3次。2014年11月26日二诊，关节疼痛明显减轻，晨僵改善。原方加减继服2周后，疼痛消失，复查红细胞沉降率20mm/h，DAS28＝2.9。2014年12月11日三诊，中药10剂，以巩固疗效。病例二：患者，女，56岁，2013年3月21日初诊。主诉双手关节肿痛8年余，加重1个月。患者8年来双手关节肿胀，疼痛难忍，冬季重夏季轻，严重时卧床不起，阴雨天加重。在某医院多次住院治疗，服用西药醋酸泼尼松、来氟米特、双氯芬酸钠缓释片等。查体双手指关节变形，两手、两肩疼痛，两脚心发烧，食欲不振，精神不佳，大便干，病情严重时生活不能自理，舌质红、苔黄腻，脉沉细数。类风湿因子阳性，C–反应蛋白80mg/L，红细胞沉降率65mm/h，DAS28＝5.1。西医诊断：类风湿关节炎。中医辨证：痹证日久，邪毒深伏，肝肾两亏，气血虚弱。治则：调补肝肾，益气养血，解毒通络。方用四妙勇安汤合独活寄生汤加减：炙黄芪50g，桂枝30g，生白芍30g，知母10g，独活15g，桑寄生15g，秦艽15g，姜黄20g，防风10g，玄参15g，川芎15g，桑枝15g，牛膝15g，金银花15g，土茯苓30g，莪术15g，徐长卿20g，生甘草10g。7剂，水煎服。停用原药，口服MTX每周15mg，雷公藤多甙片每次20mg、每日3次。2013年3月29日二诊，痛已止，复查红细胞沉降率30mm/h，继服中药10剂。2013年4月19日三诊，中药7剂，症状消失，复查C–反应蛋白15mg/L，红细胞沉降率22mm/h，DAS28＝3.1。

魏艳菊等人观察了口服四妙勇安汤与局部臭氧注射治疗类风湿炎关节疼痛的疗效。共收治患者76例，随机分为治疗组与对照组，每组各38例。治疗组：男8例，女30例；年龄21～60岁，平均（44.27±18.32）岁；活动期天数（42.13±19.55）天。对照组：男10例，女28例；年龄20～59岁，平均（42.91±15.08）岁；活动期天数（40.52±21.37）天。两组病例在性别、年龄、病程及病情轻重等方面，差异均无统计学意义（P＞0.05），具有可比性。治疗组采用加减四妙勇安汤配合局部臭氧注射。对照组采用西医常规治疗，口服甲氨蝶呤片、来氟米特片及双氯芬酸钠缓释片。两组均连续治疗1个月后评定疗效。结果：治疗组总有效率为94.7%，对照组为86.8%，两组间有显著性差异（P＜0.05）；与治疗前比较，两组患者在“休息痛指数”、“关节压痛指数”及“关节肿胀指数”改善上有显著性差异（P＜0.05），与治疗后比较，治疗组在“休息痛指数”和“关节压痛指数”改善上优于对照组（P＜0.05）。

杜升阳运用口服四妙勇安汤与局部臭氧注射治疗类风湿炎关节疼痛，收效明显。在2016年12月1日～2017年12月1日期间，随机挑选60例类风湿关节炎患者，平均分为对比组和观察组，每组30例。观察组：性别比例为17:13（男:女）；平均年龄（46.27±5.88）岁；将其病情分为Ⅰ级和Ⅱ级，比例为（14:16）。对比组：性别比例为18:12（男:女）；平均年龄（49.22±3.69）岁；将其病情分为Ⅰ级和Ⅱ级，比例为（13:17）。对比组采取西药治疗，观察组口服四妙勇安汤与局部臭氧注射联合治疗。方用四妙勇安汤加减：忍冬藤30g，当归30g，玄参20g，甘草10g，穿山龙30g，牛蒡子15g，僵蚕10g。温水煎熬，饭后口服，每天2次。局部臭氧注射联合治疗：在病变关节处选取5～10个痛点，采用三氧治疗仪对关节痛点处进行注射治疗，药剂用量为5ml，浓度为40μg/ml。两组均连续治疗1个月。疗效标准：①显效：关节炎和疼痛感消失，肿胀和结节现象消失；②有效：关节炎和疼痛感消失，肿胀和结节现象几乎消失；③无效：关节炎和疼痛感持续，甚至有加重的可能性。结果：观察组有效率达93.33%（28/30），其中显效46.67%（14/30），有效46.67%（14/30），住院时间为（7.15±2.77）天，持续治疗时间为（32.26±5.79）天，患者及家属满意度为93.33%（28/30）。对比组治疗有效率为66.67%（20/30），其中显效26.67%（8/30），有效40%（12/30），住院时间为（9.33±1.09）天，持续治疗时间为（43.21±3.42）天，患者及家属满意度为70%（21/30）。观察组各项指标均优于对比组（P＜0.01）。

二、治疗风湿性关节炎

王经通运用四妙勇安汤治愈痹证1例。患者，男，47岁，教员。患者身体素壮，喜爱体育，2年前球赛后冷浴，患“坐骨神经痛”，经针灸、穴位注射等治疗有好转，一旦停止治疗，疼痛如故，渐至腿脚活动受限，仅能扶杖而行。近来痛引腰胯膝足，夜间小腿抽筋，膝以下红肿热痛较甚，舌红、苔黄，脉细数，此乃寒湿入中、气血凝滞所致。久之寒从热化、湿热阻滞经络，属热毒偏盛、阴血受传之象。治宜活血清热、通痹止痛，方用四妙勇安汤加味：玄参、金银花各60g，当归40g，地龙、牛膝各30g，生甘草20g，木瓜15g，4剂。服完疼痛减轻，抽筋停止，红肿灼热基本消失。继以原方减半，续服6剂，即能弃杖行走，唯腿脚软弱无力，后投补阳还五汤加减：黄芪30g，当归、赤芍、鸡血藤、忍冬藤各15g，甘草6g。6剂。药后诸证平复，活动如恒。

王勇运用四妙勇安汤加味治愈热痹1例。患者，女，15

岁，学生。1981 年 11 月 28 日就诊。主诉：双踝关节肿痛半月，右手中指指掌关节肿痛 1 日。患部红肿灼痛，拒按，屈伸不利，伴心悸，头晕，面赤，汗出，神疲乏力，体瘦纳呆，溺黄便结，舌淡红、苔薄黄，脉细数。化验：抗 O 试验为 833 单位，红细胞沉降率为 145mm/h；心电图示：窦性心动过速，I 度房室传导阻滞。中医辨证为热痹。西医诊断为风湿热，风湿性关节炎。方用四妙勇安汤加石斛：金银花 20g，当归 15g，玄参 20g，石斛 30g，太子参 12g，麦冬 12g，炙甘草 5g，日服 1 剂。药尽 2 剂，关节肿痛减半，局部灼热已除，纳佳便调，脉转平缓。服完 6 剂，诸症悉愈，复查红细胞沉降率为 65mm/h，心电图恢复正常。继进上方加怀山药，10 剂，而后复查红细胞沉降率，抗 O 试验等均在正常范围，追访至今未见复发。

李泽南运用二妙散合四妙勇安汤加减治愈热痹 1 例。患者，女，39 岁，1989 年 9 月就诊。患者不能行走，见两膝及下方小腿正面各有 1 个圆形红斑，直径 6cm，呈对称性，灼热剧痛，心烦口渴，小便黄赤，苔黄，脉数。自述开始恶风寒战，膝关节疼痛，继则发展到上述症状。诊为热痹，方用二妙散合四妙勇安汤加减：玄参、金银花、黄柏、当归各 30g，牛膝、薏苡仁各 15g，苍术、甘草各 10g。煎服 3 剂。外用如意金黄散茶水调敷患处。3 天后复诊，疼痛减轻，红肿渐消。药已对证，仍守原方，各药量减 1/3，又进 3 剂。再诊，病势大减，原鲜红之处已变为褐色、淡褐色，无疼痛之感，但觉体倦，胃纳欠佳。仍守原方，各药量减 2/3，另增山药、黄芪、甘草蜜炙。随访，病已痊愈。

李秀金运用四妙勇安汤治愈热痹 1 例。患者，男，17 岁，1989 年 8 月 3 日初诊。患者左侧拇趾红肿热痛 1 天，弃冷恶热，疼痛拒按，行走不便，伴有发热、口渴、小便黄赤，脉数，舌淡、苔黄。证属热邪阻络，治宜清热解毒、活血通络。方用四妙勇安汤加味：玄参 15g，当归 12g，生甘草 10g，乳香 9g，威灵仙 12g，忍冬藤 12g，丹参 15g，秦艽 9g，石膏 24g，黄连 9g，黄柏 12g。水煎服，日 1 剂。服上药 3 剂，诸证除，又进 3 剂，以资巩固。

蒋蓉蓉运用四妙勇安汤治愈风湿性关节炎 1 例。患者，女，13 岁，学生。1998 年 8 月 11 日初诊。曾在某医院诊为风湿性关节炎，查抗 O 试验 830 单位，红细胞沉降率 46mm/h，经用青霉素等治疗效果不显，红细胞沉降率、抗 O 试验仍未下降。就诊时四肢关节肿胀，压痛明显，活动受限，伴有低热、咽痛、口干，胃纳较差，溲黄便结。舌质红、苔薄腻，脉弦细。证属湿热流注经隧、痹闭不利，治宜清化湿热、祛风通络。处方：玄参 20g，忍冬藤、生石膏（先煎）各 30g，当归、知母、地龙、牡丹皮、地骨皮、牛膝各 10g，酒炒桑枝 15g，桂枝、甘草各 6g。连服 15 剂，低热已平，精神较振，关节肿胀明显减轻，唯感手心烘热。复查红细胞沉降率 18mm/h，抗 O 试验 500 单位。舌苔微腻，脉弦细。病情逐步缓解，湿热亦趋泄化，痹闭已获疏通，阴虚尚未悉复，为善其后，上方去石膏加生地黄 15g，续服 20 剂，诸恙悉平。

徐玉锦等人运用四妙勇安汤治愈风湿性关节炎 1 例。患者，男，28 岁，2000 年 9 月 8 日就诊。双膝关节红肿疼痛 2 周，日轻夜重，兼渴喜冷饮、烦闷不安，舌红苔黄，脉滑数。化验室检查：白细胞 11.5×10^9/L，淋巴细胞 0.30，单核细胞 0.06，中性粒细胞 0.70，抗 O 试验 850 单位，红细胞沉降率 35mm/h。西医诊断：急性风湿性关节炎。中医辨证：风湿热痹。治则：清热活血，散风祛湿。方用四妙勇安汤加减：金银花 20g，玄参、当归各 15g，甘草 10g，知母 10g，防己、乌梢蛇各 10g，牛膝 15g。服 12 剂，关节疼痛消失，血常规、红细胞沉降率、抗 O 试验恢复正常。

余银璋运用四妙勇安汤治愈急性风湿热 1 例。患者，男，42 岁，2004 年 5 月 10 日初诊。发烧半月缠绵不退，体温 38℃左右，全身大小关节灼热疼痛，活动受限，颜面浮肿，小便短少，夜寐梦多，食欲欠佳，大便不畅，红细胞沉降率 48mm/h。诊断为“急性风湿热”，曾服西药布络芬片、吡罗昔康片、地塞米松片等抗风湿治疗，未能控制发热、疼痛。舌质红、苔薄黄腻，脉滑数。辨证为：湿热蕴滞经络，邪毒羁留。治则：清热利湿解毒，活血通络止痛。方用：四妙勇安汤合四妙散化裁：金银花 30g，玄参 15g，当归 15g，川牛膝 15g，黄柏 9g，薏苡仁 20g，虎杖 15g，全蝎 3g，穿山甲粉（分冲）3g，延胡索 15g，土茯苓 15g，没药 15g，威灵仙 15g，汉防己 12g，生甘草 10g。7 剂，水煎服。服 7 剂后，发热渐退，关节疼痛已止，舌红苔退，脉细数。守方加生黄芪 15g，续服半月，肢体活动自如，诸症皆除，红细胞沉降率正常，恢复工作。

薛佰寿应用四妙勇安汤治愈急性风湿热 1 例。患者，女，42 岁，2001 年 11 月 11 日初诊。低烧 1 个月不退，体温 38℃左右，全身关节疼痛，活动受限，颜面浮肿，小便短少，夜寐多梦，食欲欠佳，大便不畅，红细胞沉降率 50mm/h，诊断为“急性风湿热”，曾服西药抗风湿药及激素未能控制，舌红、苔薄黄，脉滑数。此乃湿热阻滞经络、邪毒羁留为患。治宜清热利湿解毒、活血通络止痛。方用四妙勇安汤合四妙散加减：金银花 30g，玄参 18g，当归 15g，生甘草 15g，黄柏 8g，生薏苡仁 18g，川牛膝 10g，威灵仙 12g，防己 8g，虎杖 15g，土茯苓 15g，细辛 3g，防风 10g，穿山甲 8g，天麻 10g，木瓜 10g，延胡索 15g，全蝎 4g。服 7 剂，发热渐退，关节疼痛已止，舌红苔退，脉细数，守方加生黄芪 15g，服用半月后，肢体活动自如，诸症皆除，恢复工作。

易律衡等人运用四妙勇安汤治愈风湿性关节炎（热痹）1 例。患者，女，25 岁。因四肢关节红肿热痛 6 小时就诊。症见：四肢关节红肿热痛，身热烦躁，咽痛口渴，活动受限，尤以双下肢为甚，便干尿黄，舌红、苔黄，脉数。诊断：风湿性关节炎。证属热毒阻络、气血不畅，治以清热通络、祛风除湿、活血通脉。方药：当归 30g，玄参 30g，金银花 30g，丹参 30g，生甘草 30g，生石膏 60g（先煎），知母 20g，黄柏 20g，薏苡仁 20g，苍术 20g，川牛膝 15g，生大黄 5g。7

剂，水煎，分 2 次服，服后关节红肿渐退，疼痛减轻，咽痛口干已除，热毒渐清。后以上方加减出入 7 剂，病愈。

李斌运用四妙勇安汤加味治愈风湿热痹 1 例。患者，男，32 岁，2009 年 7 月 23 日就诊。双膝关节红肿疼痛 2 周，昼轻夜重，兼渴喜冷饮、烦闷不安，舌红苔黄，脉滑数。化验室检查：血常规：白细胞 12.6×10^9/L，中性粒细胞 70%，淋巴细胞 30%，单核细胞 6%；抗 O 试验 850 单位，红细胞沉降率 35mm/h。西医诊断：急性风湿性关节炎。中医辨证：风湿热痹。治则：清热活血，散风祛湿。方用四妙勇安汤加减：金银花 20g，牛膝、玄参、当归各 15g，甘草、知母、防己、乌梢蛇各 10g。服 15 剂，关节疼痛消失，血常规、红细胞沉降率、抗 O 试验恢复正常。

张文泰运用四妙勇安汤治愈风湿性关节炎 1 例。患者，男，67 岁，2011 年 12 月 28 日就诊。自诉平素嗜酒，患风湿性关节炎 10 年，近来因受寒四肢关节肿痛。西医曾用芬必得，肿痛有所减轻。近日受寒着凉病加剧。诊见：四肢关节红肿热痛，以腕踝关节尤甚，足不能立，手不能握，心烦不眠，饮食无味，大便干结，小便短赤，舌质红、边有瘀点、苔黄腻，脉弦。西医诊断：风湿性关节炎。中医诊断：热痹，证属湿热内蕴、气滞血瘀。治则：清热利湿，通络止痛。方药：金银花 90g，忍冬藤 60g，玄参 30g，当归 20g，牛膝 15g，地龙 10g，黄柏 10g，苍术 10g，薏苡仁 30g，威灵仙 30g，皂角刺 30g，甘草 15g。每日 1 剂，水煎服，早晚各 1 次。用药 7 剂，关节红肿热痛明显减轻。守上方 7 剂，巩固疗效，诸症消失。为防复发，给予大活络丸 9g，每天 2 次，调理 1 个月而愈，随访 1 年未复发。

周彩云教授运用四妙勇安汤治愈复发性风湿病 1 例。患者，男，53 岁，2016 年 7 月 13 日初诊。患者 2016 年 4 月受凉发热后出现双手指关节肿痛，2～3 天后自行好转，2016 年 5 月出现双膝关节肿痛，持续 1 周左右好转，2016 年 6 月出现双腕及双踝关节肿痛，持续 2 天好转，呈游走性。辅助检查：hs-CRP 25.13mg/L，红细胞沉降率 18mm/h，类风湿因子（RF）＜20IU/mL，血常规、肝肾功能、免疫 7 项均正常，抗 CCP 抗体（–），ANA 谱（–），HLA-B27（–）。患者 3 天前右手指及右腕关节肿胀、疼痛，左肩关节疼痛，双膝关节无疼痛，余关节无明显肿胀，偶有咳嗽、咳痰，纳可，眠安，二便调。舌暗红、苔白腻，脉细。西医诊断：复发性风湿病。中医诊断：考虑痹证，证属热毒内蕴、痰热蕴肺。治宜清热解毒、化痰止咳，方用四妙勇安汤加减：金银花 30g，玄参 20g，当归 10g，生甘草 10g，萆薢 20g，豨莶草 30g，威灵仙 10g，赤芍 20g，生石膏 30g，白花蛇舌草 30g，防己 20g。14 剂，水煎服，每日 1 剂。2016 年 7 月 27 日二诊，2 周内关节疼痛未再发作，四肢关节活动正常，偶有咳嗽咳痰。在上方基础上加石韦，继服 14 剂。随访至今，关节肿痛未再发作。

三、治疗痛风性关节炎

周锦友运用四妙勇安汤合四妙散加味治疗痛风性关节炎，疗效满意。共收治患者 16 例。男 12 例，女 4 例；年龄 27～40 岁 4 例，41～50 岁 9 例，51～62 岁 3 例；病程 2 个月～1 年 9 例，1 年以上～3 年 4 例，3 年以上 3 例。均有关节红肿热痛，活动受限等症状。其中侵犯第一跖趾关节 8 例，双肘、双膝、双踝关节受罹并关节畸形者 3 例，右膝并趾跖关节受罹者 3 例，伴痛风性肾结石 2 例，舌暗红、苔黄腻 12 例，舌暗红、苔黄微腻 3 例，舌红、苔薄白 1 例。16 例均为急性发作期，绝大多数为湿热瘀毒之邪痹阻经络关节，久病或年老体衰者常兼疲乏无力纳差，面色少华。方药：金银花 30g，当归 10g，玄参 10g，苍术 15g，黄柏 15g，薏苡仁 20g，牛膝 15g，金钱草 30g，没药 10g，乳香 10g，甘草 6g。每日 1 剂，分 2 次服，对于起病急，病情重者每日 2 剂，分 4 次服，2 周为 1 个疗程。发热加生石膏 30g；头痛加白芷 10g；便秘加生大黄 10g（后下）；关节肿痛加土茯苓 30g；3 个疗程后效果不显加蜈蚣 2 条、穿山甲 10g；并发肾结石加重金钱草剂量至 50g。局部关节红肿热痛尤甚者，用商陆 20g、甘遂 20g、泽兰 30g，熬水适温外洗，药渣外敷受罹关节，每日 1 次，加温后反复使用，7 天为 1 个疗程。内服与外洗结合观察 2～3 个疗程以上。疗效标准：①治愈：症状消失，实验室检查正常；②好转：关节肿胀消减，疼痛缓解，实验室检查有改善；③无效：症状及实验室检查无变化。结果：16 例患者中，临床治愈 9 例，好转 6 例，无效 1 例，总有效率为 93.7%。观察最短 2 个疗程，最长 4 个疗程。一般服药 5～7 天关节红肿疼痛减轻，8～14 天症状明显改善。服药最多 56 剂，最少 21 剂。平均白细胞总数下降恢复至正常时间为 8 天，红细胞沉降率下降至正常时间为 15 天，血尿酸恢复至正常时间为 38 天。

蒋蓉蓉运用四妙勇安汤治愈痛风 1 例。患者，男，48 岁，干部，1998 年 9 月 4 日初诊。足趾关节疼痛反复发作已 2 年余，曾在某医院诊为痛风，予别嘌呤醇、秋水仙碱、吲哚美辛等治疗，痛获缓解。近因饮酒，疼痛又作，右足拇趾关节红肿，压痛明显，不能行走，经用中西药物治疗效果不显。红细胞沉降率、抗 O 试验正常，血尿酸 510mmol/L。舌质黯红、苔黄而腻。辨证：湿热下注，痹阻经络；治则：清热利湿，通络止痛。处方：玄参、忍冬藤、豨签草各 18g，当归 12g，甘草、苍术、黄柏、牡丹皮、秦艽、桃仁各 10g，薏苡仁 30g。服 10 剂，关节红肿明显减轻，已恢复工作。续服 30 剂，疼痛消除，复查血尿酸 240mmol/L。半年后随访，未再复发。

朱正庆运用加味四妙勇安汤治疗顽固性痛风，疗效满意。共收治患者 27 例，均为男性；45～60 岁 18 例，60～65 岁 7 例，＞65 岁 2 例；病程最短 3 周，最长 21 年，其中＜1 年 22 例，1～5 年 4 例，5～21 年 1 例；右侧 21 例，左侧 5 例，双侧 1 例。多发于右拇趾的跖趾关节，也有累及踝关节者。常在夜间突然发生 1 个关节剧痛，红肿，压痛，伴有发热、头痛、心悸等症状，间隔数月或数年后可再次发作。多次发作后关节变形、僵直，破溃后流出牙膏样物质。部分患者在耳轮、尺骨鹰嘴附近可发现痛风石。约 1/3 患者有肾脏损害。尿酸≥420mmo1/L，可确定诊断。X 线表现：受累关节软组织肿胀，关节间隙变窄，关节面不规则，软骨下骨质呈囊状骨缺损，周围密度增高。常继发骨赘、关节强直或半脱位。予加味四妙勇安汤：蚕沙 15g，薏苡仁 15g，防己 10g，络石藤 15g，通草 3g，焦栀子 5g，木瓜 9g，吴茱萸 2g，金银花 30g，玄参 30g，当归 15g，甘草 10g。每日 1 剂，水煎，分 2 次服。6 日为 1 个疗程。同时嘱患者节饮食，禁食富含嘌呤和核酸食物，避免精神刺激、受凉或过于劳累，并大量饮水，卧床休息，局部冷敷，24 小时后改热敷。疗效标准：①痊愈：症状、体征完全消失；②显效：症状、体征基本消失，但劳累受凉后有不适感或轻微疼痛；③有效：疼痛明显减轻，功能活动较前改善；④无效：治疗前后症状、体征无变化。结果：痊愈 15 例，显效 7 例，有效 3 例，无效 2 例，总有效率为 92.6%。治疗时间最短 6 日，最长 18 日，平均 12 日。

张件云在 1998 年 8 月～2002 年 10 月期间，采用四妙勇安汤加味治疗痛风，疗效颇佳。共收治患者 43 例。年龄 34～66 岁，平均 46.7 岁；男 41 例，女 2 例；病程 2 月～3 年，平均 4.6 月；病变部位：拇指关节 8 例，跖趾关节 26 例，足踝关节 6 例，掌指关节 3 例。均采用清热利湿、活血化瘀、通络止痛的四妙勇安汤加味治疗。处方：当归尾 15g，金银花 15g，玄参 30g，生甘草 10g，土茯苓 30g，忍冬藤 15g，莱菔子 10g，薏苡仁 30g，延胡索 10g。伴恶风自汗加白芍 12g、桂枝 10g；关节疼痛且灼热明显加黄柏 10g、牛膝 15g；关节疼痛发凉加秦艽 10g、桂枝 10g。上药加冷水 600ml，先浸泡 30 分钟，再用文火煎煮 30 分钟，取汁约 250ml，待药汁凉后内服，每天 1 剂。连服 15 天为 1 个疗程。治疗期间嘱患者采用低嘌呤饮食，控制肉食并禁酒，多喝开水，并定期检查血尿酸。疗效标准：①治愈：临床症状消失，各项理化指标恢复正常，随访 2 年以上无复发；②显效：临床症状消失，关节功能恢复正常，主要理化指标正常；③有效：主要症状基本消失，关节功能及主要理化指标有所改善；④无效：与治疗前比较，临床症状和理化指标均无改善。结果：治愈 26 例（占 60.46%），显效 10 例（占 23.25%），有效 6 例（占 13.95%），无效 1 例（占 2.34%），总有效率为 97.66%。

刘小刚等人应用四妙勇安汤加减治愈痛风 1 例。患者，男性，46 岁，干部。2001 年 5 月 18 日初诊。自诉左足拇趾红肿疼痛 2 周，尤以夜间痛甚。查：患者体胖，左足拇趾红肿，以跖趾关节为甚，血尿酸 620mmo1/L。诊断：痛风性关节炎。辨证：痰瘀阻络，火毒炽盛型。治则：清热凉血，解毒散结，化瘀止痛。处方：玄参、土茯苓各 60g，金银花、当归、威灵仙各 30g，白芥子、甘草、牛膝各 10g。6 剂，水煎服，日 1 剂。再诊，足趾红肿疼痛减轻，效不更方，继服 6 剂，基本痊愈。

汪德芬等人在 2004 年～2006 年期间，运用四妙勇安汤联合西药秋水仙碱治疗急性痛风性关节炎，收到较满意疗效。共收治患者 65 例，随机分为两组。治疗组：33 例；男 28 例，女 5 例；年龄 25～55 岁，平均（42.0±11.2）岁；病程 12 天～7.5 年，平均（5.6±2.5）年。对照组：32 例；男 27 例，女 5 例；年龄 22～58 岁，平均（44.0±12.5）岁；病程 15 天～9 年，平均（5.4±2.8）年。两组性别、年龄、病程、血尿酸及红细胞沉降率值比较，差异无显著性（$P>0.05$），具有可比性。两组均口服西药秋水仙碱，首剂 1mg，以后每小时 0.5mg，直至症状缓解或出现恶心呕吐、腹痛、腹泻等胃肠道不良反应或累计剂量达 6mg 时停用。治疗期间尽量使所患关节制动，大量饮水，戒烟酒，忌食肥甘厚味，避免高嘌呤及刺激性食物摄入。治疗组在此基础上口服四妙勇安汤加味：金银花 30g，玄参 30g，当归 20g，生甘草 10g，生地黄 15g，山药 30g，炒薏苡仁 30g，川牛膝 15g，川芎 10g。疼痛剧烈加鸡血藤 15g、威灵仙 15g；关节游走性疼痛加防己 10g；关节灼热加黄柏 6g 地骨皮 30g；伴有关节屈伸不利加苍术 15g、木瓜 10g、伸筋藤 15g。每日 1 剂，分 2 次服用，2 周为 1 个疗程。疗效标准：①临床治愈：症状全部消失，关节功能活动恢复正常，血尿酸、红细胞沉降率正常；②显效：全部症状消除或主要症状消除，关节功能基本恢复，能参加正常工作和劳动，血尿酸明显降低；③有效：主要症状基本消除，关节功能明显进步，生活不能自理转为能够自理，血尿酸有一定降低；④无效：未达有效标准者。结果：治疗组临床治愈 20 例(60.6%)，显效 8 例(24.2%)，有效 3 例（9.1%），无效 2 例（6.1%），总有效率为 93.9%；对照组临床治愈 11 例（34.4%），显效 12 例（37.5%），有效 6 例（18.7%），无效 3 例（9.4%），总有效率为 90.6%。两组临床治愈率比较，差异有显著性（$P<0.01$）；总有效率比较，差异无显著性（$P>0.05$）。治疗组治疗前血尿酸水平为（542.4±65.5）μmol/L，治疗后为（257.2±73.5）μmol/L；对照组治疗前为（536.2±70.5）μmol/L，治疗后为（366.2±51.6）μmol/L；两组血尿酸治疗后均比治疗前下降（$P<0.01$）；与对照组治疗后比较，治疗组下降更明显（$P<0.05$）。治疗组红细胞沉降率治疗前后分别为（56.4±12.8）mm/h 和（17.3±8.6）mm/h，对照组分别为（52.5±13.1）mm/h 和（30.5±12.2）mm/h，两组治疗后均比治疗前下降（$P<0.01$），治疗组下降幅度较对照组更明显（$P<0.05$）。

何霞采用中西医结合方法治疗急性痛风性关节炎，取得满意疗效。共收治患者 108 例，分为两组，每组各 54 例。治疗组：男 51 例，女 3 例；年龄 27～70 岁，平均 43 岁；首次发作 42 例。对照组：男 52 例，女 2 例；年龄 30～70 岁，平均 45 岁；首次发作 43 例。两组一般资料比较，无显著性差异（$P>0.05$），具可比性。治疗组予四妙勇安汤加味：金银花 90g，玄参 90g，当归 30g，甘草 30g，薏苡仁 30g，络石藤 15g，川芎 10g，黄柏 10g，牛膝 10g，红花 10g。每日 1 剂，水煎 2 次，混匀后分 2 次服。另用 DL－Z 型音频治疗机，将衬垫置于患处，剂量以耐受为宜，每次30分钟。对照组用秋水仙碱，首次口服1mg，以后每2小时0.5mg，第一天总量不超过3mg，疼痛缓解后每日0.5mg。两组均以10天为1个疗程，1个疗程后统计疗效。疗效标准：①治愈：症状消失，血尿酸含量正常；②好转：症状缓解，血尿酸含量下降；③无效：症状未缓解，血尿酸含量未下降。结果：两组临床疗效比较无显著性差异（$P>0.05$），但关节肿胀缓解时间治疗组短于对照组（$P<0.01$）。治疗组未见副作用，对照组有不同程度副作用，两组比较有极显著差异（$P<0.01$）。

蒋熙等人运用四妙勇安汤加味治愈痛风性关节炎1例。患者，男，38岁，2006年8月29日就诊。患者右踝关节肿痛1个月。1个月前，患者因食海鲜突发右踝关节红肿疼痛，不能行走，就诊于当地医院，诊为"痛风性关节炎"，使用青霉素、地塞米松，症状改善，停药后肿痛依然。有痛风及上消化道出血史。体查：右足踝肿胀，皮肤炽热，着地疼痛，活动受限。舌红、苔薄腻，脉细弦。血尿酸527.3μmol/L。辨证：湿浊郁热，瘀滞关节。治则：清利湿浊，化瘀通络。方用四妙勇安汤加味：玄参30g，忍冬藤30g，全当归10g，土茯苓10g，萆薢20g，生薏苡仁30g，川牛膝15g，金钱草30g，红花10g，车前草15g，甘草5g。服药1周后，右踝疼痛较前减轻，肤色暗红转淡，渐能步履，唯踝肿未已。以原方加玉米须30g、汉防己15g，继服1周，再查血尿酸442.6μmol/L，改用痛风颗粒，以巩固疗效。

赵美云等人以四妙勇安汤加味治疗风湿热痛痹型痛风，疗效满意。共收治患者42例，其中男38例，女4例；年龄25～50岁30例，51～65岁12例，平均41.5岁；病程5个月～8年；合并糖尿病24例，高血压15例，肥胖30例。病变部位：拇指关节7例，跖趾关节28例，足踝关节5例，掌指关节2例。治则：清热利湿，活血化瘀，通络止痛。方用四妙勇安汤加味：当归15g，金银花30g，玄参30g，甘草10g，生地黄15g，川牛膝15g，川芎10g，白芍15g，山药30g。关节疼痛且灼热明显加黄柏10g、苍术10g；关节疼痛发凉加桂枝6g；关节红肿热甚、烦渴加生石膏、赤芍；伴大便干燥加厚朴10g、薏苡仁30g。加冷水500ml，先浸泡30分钟，再用文火煎煮20分钟，取汁约250ml，待药汁凉后内服，每日1剂，分2次早晚饭后30分钟服。连服15天为1个疗程。治疗期间嘱患者采用低嘌呤饮食，控制肉食并禁酒限烟，多喝开水，定期检查血尿酸。疗效标准：①治愈：症状完全消失，关节功能恢复，血尿酸降至正常；②显效：症状基本消失，关节功能及血尿酸指标改善；③有效：症状减轻，但症状积分减少不足1/3；④无效：治疗前后无变化。结果：治愈9例，显效14例，有效15例，无效4例，总有效率为90.48%。对治疗有效的患者在疗程结束后嘱其再加服1个疗程，以巩固疗效。

陶勇军等人运用四妙勇安汤合五苓散治疗急性痛风性关节炎，效果满意。共收治患者64例，男52例，女12例；年龄最大72岁，最小35岁，平均（49.5±7.5）岁；病程1～8天，平均4.5天。随机分为两组，每组各32例。两组年龄、性别及病情无显著差异。治疗组予四妙勇安汤合五苓散：金银花30g，当归10g，玄参20g，猪苓20g，土茯苓30g，泽泻15g，白术15g，桂枝10g，甘草20g。水煎服，日1剂，分3次服。对照组内服秋水仙碱片。两组均5天为1个疗程。合并感染者加用抗生素治疗。疗效标准：①治愈：临床症状、体征消失，关节功能活动正常；②好转：临床症状、体征及关节功能活动明显改善；③无效：治疗前后无明显变化。结果：治疗组治愈24例，好转5例，未愈3例，有效率为90.6%；对照组治愈16例，好转8例，未愈8例，有效率为75.0%。

轩辕敏生运用四妙勇安汤治疗痛风性关节炎，取得满意疗效。在2005年～2010年期间，共收治患者60例，随机分为治疗组和对照组。治疗组：40例；男28例，女12例；年龄30～56岁，平均43岁。对照组：20例；男15例，女5例；年龄20～56岁，平均43岁；病程最短6个月，最长5年，平均2.5年。两组临床统计基本一致（$P<0.05$）。治疗组予加味四妙勇安汤：金银花30～60g，玄参20～30g，当归20～30g，秦皮9～15g，葛根30～60g，滑石30g，白芍30g，黄柏15g，苍术12g，汉防己12g，威灵仙15g，生甘草15g。有肝肾结石加金钱草90g、鸡内金15g、海金沙30g；发热加生石膏30～60g、知母15g、牡丹皮10～15g、栀子10～15g；肿重加马齿苋30g、蒲公英30g、败酱草30g；疼痛加鸡血藤30g、清风藤30g、制乳香6g、制没药6g。对照组用药：口服别嘌呤醇0.1g，3次/天；外用吲哚美辛栓0.1g，塞肛门，1次/天。两组均以30天为1个疗程，可连续服用1～2个疗程。疗效标准：①临床治愈：急性关节炎红肿热痛消失，尿酸控制正常值以下，1年不复发；②显效：关节红肿热痛消失，尿酸降至男＜500μmol/L，女＜430μmol/L；③有效：关节红肿热痛有改善，尿酸稍有下降；④无效：关节红肿热痛不减，尿酸不变。结果：治疗组总有效率为92.50%，对照组总有效率为80.00%。临床疗效治疗组优于对照组（$P<0.05$）。

柯良骏等人在2009年1月～2013年4月期间，共收治急性痛风性关节炎患者72例，随机分为两组，每组各为36例。治疗组：男21例，女15例；平均年龄（45.1±5.8）岁；平均病程（41.2±7.1）个月。对照组：男23例，女13例；平均年龄（44.7±5.1）岁；平均病程（40.8±6.7）个月。两组患者一般资料比较，无统计学差异（$P>0.05$），具有可比性。对照组在低嘌呤饮食、禁酒、多饮水等饮食指导下，予秋水仙碱口服，24小时内每次0.5mg，每2小时服1次，24小时后改为每次0.5mg，3次/天。治疗组在对照组治疗基础上服用四妙勇安汤加味：金银花、玄参、山药、炒薏苡仁各30g，当归20g，甘草、川芎各10g，生地黄、川牛膝各15g。关节疼痛剧烈加鸡血藤、威灵仙各15g；关节灼热加黄柏6g、地骨皮30g；伴有关节屈伸不利加苍术15g、伸筋草15g、木瓜10g。每日1剂，水煎取200ml，分早晚2次温服。两

组均以2周为1个疗程。疗效标准：①临床治愈：临床症状全部消失，关节功能活动恢复正常，血尿酸、红细胞沉降率正常；②显效：临床症状消除或主要症状消除，关节功能基本恢复，能参加正常工作和劳动，血尿酸、红细胞沉降率明显降低；③有效：主要临床症状基本消除，关节功能明显进步，生活能自理，血尿酸、红细胞沉降率有所降低；④无效：临床症状、关节功能及血尿酸、红细胞沉降率均未达上述标准。结果：治疗组临床治愈17例，显效11例，有效6例，无效2例，总有效率为94.4%；对照组临床治愈8例，显效9例，有效9例，无效10例，总有效率为72.2%。治疗组临床疗效明显高于对照组（$P<0.05$），且能显著降低血清IL－1、IL－8和TNF－α水平。

张文泰运用四妙勇安汤治愈急性痛风性关节炎1例。患者，男，76岁，2010年12月20日初诊。自诉患痛风已20余年，其症状表现为足趾疼痛，每因劳累、受寒、饮酒而复发，晚间痛甚。近半个月来因受寒、饮酒过量、食动物内脏及多种海鲜产品，右侧大趾疼痛剧烈、肿胀，曾口服秋水仙碱、别嘌呤、布洛芬，疼痛有所缓解，但肿胀难消。诊见：神疲乏力，痛苦面容，右足不能下地行走，右足大趾红肿热痛，压痛阳性，舌质红、苔黄厚腻，脉滑数。实验室检查：UA 762μmol/L。西医诊断：急性痛风性关节炎。中医诊断：历节病（浊瘀痹）。证属：浊瘀痹阻、湿热蕴结。治则：清热除湿、宣痹通络止痛。方药：土茯苓150g，忍冬藤60g，金银花30g，玄参30g，当归15g，葛根30g，车前子30g，薏苡仁60g，滑石30g，淡竹叶10g，苍术10g，黄柏10g，川牛膝20g，山慈菇10g，威灵仙30g，甘草10g。每日1剂，水煎服，早晚各1次。5剂后，已能下地行走，疼痛明显缓解，右足大趾肿胀明显消减，皮温正常。守上方再服7剂巩固疗效，脚趾红肿热痛完全消失，行走正常。为防复发，加用补肾壮骨方药：土茯苓60g，忍冬藤30g，金银花30g，玄参30g，当归15g，葛根30g，薏苡仁30g，威灵仙30g，山慈菇10g，川牛膝20g，山茱萸15g，熟地黄15g，补骨脂15g，骨碎补15g，川续断15g，杜仲15g，生黄芪15g，生甘草10g。每日1剂，分早晚服用。连用15剂后，诸症消失而愈。实验室检查：UA 262μmol/L。嘱停药观察，戒烟酒，禁食海鲜、动物内脏及豆制品，生活要有规律，适当控制饮食与体重，坚持适量运动，避免受寒及潮湿、过度劳累。随访2年未复发。

阳初夏等人运用中药内服外敷治疗急性痛风性关节炎，取得较满意疗效。在2012年6月～2015年6月期间，共收治痛风急性发作患者70例，随机分为两组，每组各35例。治疗组：男25例，女10例；年龄26～59岁，平均（46.1±3.7）岁；病程7～52小时，平均（41.2±7.1）小时。对照组：男29例，女6例；年龄24～57岁，平均（44.7±4.6）岁；病程5～72小时，平均（50.8±6.3）小时。两组患者一般资料比较，无统计学差异（$P>0.05$），具有可比性。对照组单用秋水仙碱口服，24小时内每次0.5mg，每两小时一次，首次剂量加倍，如果症状缓解或者出现胃肠道不良反应或者累计总剂量用到6mg时予以停药处理，24小时后每次0.5mg，3次/天。治疗组予如意金黄散清茶调成糊状外敷关节红肿疼痛处，3次/天；内服四妙勇安汤：金银花30g，玄参30g，当归20g，生甘草10g。水煎服，分早晚2次温服，约每次100ml。两组均10天为1个疗程。1个疗程后统计疗效。两组治疗期间忌鱼虾海鲜、内脏等高嘌呤食物，忌辛辣肥腻刺激性食物，要大量饮水，戒除烟酒，尽可能让所患关节制动。结果：治疗组显效25例（71.4%），有效8例（22.9%），无效2例（5.7%）；对照组显效19例（54.3%），有效11例（31.4%），无效5例（14.3%）。两组疗效（治疗组总有效率94.3%，对照组总有效率85.7%）及治疗前后尿酸比较，治疗组前后差（305±68.2）μmol/L，对照组前后差（190±63.7）μmol/L，均具有显著性差异（$P<0.05$）。

祝小波等人运用龙胆泻肝汤合四妙勇安汤加减治愈痛风性关节炎1例。患者，男，58岁。2016年9月12日就诊。反复关节红肿、疼痛3年，双踝关节红肿热痛2天。患者诉3年前劳倦后出现左足第一跖趾关节红肿热痛，入院检查发现血尿酸为650μmol/L，诊断为痛风性关节炎，予秋水仙碱等治疗后，疼痛减轻。后因劳累、饮酒或感受风寒反复发作，自服秋水仙碱缓解症状。2天前因情绪不畅，饮酒后再次发作。现症：左踝关节及左足第一跖趾关节红肿疼痛，痛甚不能踏地，颜面红赤，口干口苦，情绪易于激动，纳食一般，寐欠佳，小便色黄，大便稍干，舌质红、苔黄厚腻，脉弦数。实验室检查：血尿酸720μmol/L。诊断为痛风性关节炎。治宜清肝利湿、通络止痛。方用龙胆泻肝汤合四妙勇安汤加减：石膏20g，安痛藤30g，大黄5g，金银花10g，通草6g，龙胆草10g，栀子10g，车前草30g，当归20g，黄芩10g，生地黄10g，当归20g，甘草10g，玄参15g，泽泻15g，柴胡10g。水煎服，每日1剂，共7剂。嘱禁食海鲜、肉汤、动物内脏、酒等食物，注意防寒保暖，避免劳累，多饮水。2016年9月20日二诊，左足第一跖趾关节肿痛明显减轻，口干，口苦减轻，纳可，寐好转，小便色黄，大便稍稀，2～3次/日，舌质红、苔黄，脉弦。复查尿酸降至560μmol/L。守上方，去石膏加葛根20g、鸡血藤30g，继服7剂。2016年9月28日三诊，未诉关节疼痛，行动自如，眼干涩，口干不苦，纳正常，寐多梦，小便色清，大便2次/日，舌质红、苔薄黄少，脉弦细数。查尿酸降至440μmol/L。方用一贯煎合桃红四物加减：猫爪草30g，木贼草30g，鸡血藤30g，首乌藤15g，枸杞子20g，北沙参15g，生地黄10g，当归20g，川芎10g，红花6g，赤芍10g，川楝子10g，桃仁10g，麦冬10g。连服14剂。每日1剂，嘱其控制饮食。后复查尿酸降至283μmol/L，诸症消失。

四、治疗强直性脊椎炎

李浩明等人应用四妙勇安汤加味治疗强直性脊椎炎，取得较好疗效。共收治患者43例，其中男39例，女4例；年龄最大 56 岁，最小 17 岁，平均 28 岁，30 岁以下 36 例；病程在 1 年以内 15 例，1～3 年以内 21 例，3～10 年 7 例；腰骶部疼痛 43 例，髋关节痛 34 例，膝关节疼痛 20 例，踝关节疼痛 10 例，肩关节疼痛 2 例，颈椎疼痛 30 例，有驼背畸形 13 例，弯腰活动受限 25 例，中蹲受限 20 例，髋关节强直 5 例，颈椎强直 4 例，膝关节肿胀 11 例；31 例红细胞沉降率增快，类风湿因子均阴性；34 例有髋关节损害，关节间隙有不同程度变窄；13 例腰椎呈竹节样改变；3 例有股骨头缺血性坏死。方用四妙勇安汤加味：金银花、当归、玄参、蒲公英、薏苡仁各 30g，雷公藤（先煎 1 小时）、羌活各 20g，葛根、牛膝、补骨脂、地龙、威灵仙各 15g，桃仁 15g，肉桂 6g，细辛 5g。怕风怕凉加桂枝 10g；腰背僵硬，两髋关节屈伸不利加熟地黄 15g、续断 15g、狗脊 15g、鹿角胶 12g（冲服）；腰髋关节疼痛加全蝎、蜈蚣；膝关节肿胀有积液加防己 10g、泽泻 20g、车前子 15g。水煎服，1 剂/天，连服 6 剂，休息 1 天。关节疼痛难忍者，临时服消炎止痛药，但不作为常规治疗。1 个月为 1 个疗程，最长服药 3 个疗程。疗效标准与结果：①显效（受累部位疼痛消失，活动功能改善或恢复正常，关节肿胀消退，红细胞沉降率恢复正常）21 例；②有效（受累部位疼痛明显减轻，活动范围增大，关节肿胀明显改善，红细胞沉降率降低）18 例；③无效（受累部位症状无改善或改善不明显）4 例。总有效率达 90%。典型病例：患者，男，18 岁。因腰髋痛伴右膝关节疼半年，加重 1 个月来诊。患者半年前因经常下河洗澡，以致出现腰髋膝关节疼痛，服消炎止痛药后病情缓解。近 1 个月腰髋关节疼痛复发，腰部有僵硬感，轻微活动后腰部僵硬、疼痛减轻，劳累后加重，弯腰及下蹲活动受限，右膝关节肿胀，浮髌试验（+），局部有发热感，化验红细胞沉降率 56mm/h，RP（+），骶髂关节 X 线示：强直性脊椎炎改变。予四妙勇安汤加味，6 剂后，腰髋关节疼痛明显减轻，弯腰活动较前好转。治疗 1 个疗程后，腰髋关节疼痛消失，右膝关节肿消痛止，弯腰及下蹲活动恢复正常，复查红细胞沉降率、C－反应蛋白均正常，随访 2 年无复发。

王耀光等人应用四妙勇安汤治疗强直性脊柱炎 1 例。患者，男，35 岁，2007 年 5 月 14 日初诊。患者 1998 年因腰痛于某医院就诊，经检查确诊为强直性脊柱炎，长期服用新癀片治疗。2003 年查尿常规潜血（+++），间断服用中药汤剂治疗，病情时有反复。刻诊：腰骶疼痛，时有烦热；舌红尖赤、苔薄黄，脉沉细。红细胞沉降率 43.5mm/h，C－反应蛋白 3.98mg/L。中医诊断：痹证。辨证：血热炽盛，肝肾两虚。治则：清热祛湿，通络祛风，滋补肝肾。方予四妙勇安汤合玉女煎加减：当归 15g，金银花 30g，玄参 15g，甘草 15g，生地黄 25g，麦冬 15g，知母 12g，牛膝 15g，蚤休 30g，炙何首乌 15g，地骨皮 15g，白薇 15g，狗脊 15g，土鳖虫 10g，威灵仙 15g，络石藤 15g。每日 1 剂，水煎服。并嘱继续服用新癀片，每次 2 片，每日 3 次。二诊（6 月 18 日），腰痛明显缓解，髋关节不舒、心烦热减轻；舌红、苔少，脉弦细。尿常规（－）。上方去狗脊、土鳖虫、威灵仙加桑寄生 15g、豨签草 30g、鸡血藤 30g。三诊（10 月 19 日），感寒后两侧髋关节疼痛加重，口干；舌红、苔少，脉细数。处方：生黄芪 30g，当归 15g，金银花 30g，玄参 15g，麦冬 15g，知母 10g，牛膝 10g，丹参 30g，炙何首乌 15g，蚤休 30g，豨莶草 15g，鸡血藤 30g，骨碎补 15g，赤芍 15g，狗脊 15g，甘草 15g。此后一直以四妙勇安汤合玉女煎为主方随症加减，配合服用新癀片。调整 2 年余，腰骶疼痛及髋关节不适基本消失；红细胞沉降率 37.7mm/h，C－反应蛋白 3.11mg/L。

五、治疗红斑狼疮

冯天元等人以四妙勇安汤为主治疗系统性红斑狼疮性肾炎 4 例，收效良好。4 例患者均为女性，年龄 20～35 岁，平均 29 岁，病程 2～5 年。诊断符合 1982 年 ARA 修订的 SLE 分类标准 4 项以上，同时具有肾脏受累的临床表现：蛋白尿、镜下血尿、管型尿等。3 例伴氮质血症，平均 BUN、Cr 分别为 12mmol/L、185.6μmol/L，无高血压。中医辨证分为二型：阴虚内热型 3 例，症见低热盗汗，颧红颊赤，口干咽燥，头晕耳鸣，便干尿赤，舌红少苔，脉细数；热毒炽盛型 1 例，症见发热烦躁，关节肿痛，口干喜冷饮，小便短赤，舌质红苔黄，脉滑数。予四妙勇安汤：金银花、当归、玄参、甘草各 60g。3～5 天后减量至各 30g，每日 1 剂，分 2 次服，半月为 1 个疗程，连服 4～5 个疗程。热盛加水牛角 30g、黄连 6g；阴虚加麦冬、石斛各 30g。西药治疗：服用泼尼松每日 10mg，晨顿服。结果：4 例患者在用药后第三天体温均降至正常，胃纳及全身情况好转。1 个疗程后，关节酸痛及皮疹消失。治疗结束后，尿蛋白由 ++ ～ +++ 减至微量～+，血红蛋白平均升高 15g/L，红细胞沉降率平均下降 62.5mm/h，C_3 上升 1.15g/L，ANA 效价下降至正常。其中 2 例 An－dsDNA 转阴，Cr、BUN 变化不大，血钾、钠、氯监测正常，随防 2 月～1.5 年，尿蛋白均稳定在微量～+。

王景春等人运用四妙勇安汤治愈红斑狼疮肢端坏疽 1 例。患者，女，32 岁，1988 年 6 月 18 日入院。已确诊红斑狼疮 2 年，近月手指足趾尖干黑晚疼，发热，左足 1～4 趾、右足 2～5 趾趾尖干黑，左手 1～5 指、右手 2～4 指指尖干黑肿疼。面如蝶斑，舌红、苔黄，脉洪数。证属阴虚内热毒盛。治以清热解毒、凉血活血护阴。方用四妙勇安汤加赤芍 50g、生地黄 30g、牡丹皮 30g、红花 30g、丹参 30g、石斛 30g，外敷一效膏（经验方），日 1 次。服 6 剂后，热疼减轻，原方加全蝎 5g、蜈蚣 3 条、地龙 30g，又继服 9 剂，热退，手足尖坏死黑干渐退，体虚，治同前方加黄芪 50g，配安宫牛黄丸内服。共治疗 4 个月，痊愈出院。

王韫珠在 1989 年 1 月～1993 年 12 月采用中西医结合治疗系统性红斑狼疮性肾炎，取得较满意效果。共收治患者 12 例，均为女性，年龄 18～42 岁，平均 28 岁，病程 1.5 年～6 年。中医辨证：阴虚内热型 9 例，症见低热，盗汗，

颧红颊赤，口干咽燥，头晕耳鸣，大便干结，尿赤，舌质红少苔，脉细数；热毒炽盛型3例，症见发热烦躁，关节肿痛，口渴喜冷饮，小便短赤，舌质红绛、苔黄，脉滑数。方用四妙勇安汤：金银花、当归、玄参、甘草各60g，3～5天后减量至各30g，同时加丹参30g、赤芍10g。每日1剂，分2次服，半月为1个疗程，连服4～5个疗程。热盛加水牛角30g、黄连6g；阴虚加麦冬、石斛各30g。同时晨顿服泼尼松10mg。结果：发热病例在服药3天后体温均降至正常，胃纳及全身情况好转，1个疗程结束后关节肿痛及皮疹消退，治疗结束后尿蛋白自（++）～（+++）减少至微量～（+），血红蛋白平均升高1.2g/L，抗核抗体（ANA）效价下降至正常或稍偏高。随访2个月～1.5年，尿蛋白均稳定在微量～（+）。

曹建恒运用四妙勇安汤加味治愈系统性红斑狼疮1例。患者，女，17岁，1993年4月16日初诊。40天前，因不规则高热，颜面及四肢蝶形红斑，光敏感，关节酸痛，蛋白尿，狼疮细胞阳性等，确诊为系统性红斑狼疮并收住入院。入院后，给予糖皮质激素、免疫抑制剂、非甾体类抗炎药等治疗，病情时轻时重，未能控制。刻诊：发热（38.3℃），嗜睡，面部及四肢轻度水肿，并见大片蝶形紫红斑，对光敏感；全身多处肌肉及关节酸痛，但无红肿、畸形；口渴，大便干，尿短赤，舌质暗红少津、苔少，脉弦细数。处方：玄参75g，金银花30g，当归15g，生甘草10g，连翘30g，牡丹皮15g，赤芍15g，天花粉20g，乳香10g，没药10g，三七粉5g（另吞）。3剂，每日1剂，水煎2次，合并后分2次服。二诊，体温已降至正常（36.6℃），神志清晰，全身肌肉及关节疼痛大减；斑色转为淡红，且明显消退，消退处无鳞屑及色素沉着，对光不敏感；其余症状及实验室检查也有一定改善。效不更方，继服3剂。三诊，症状全部消失，除尿蛋白（+）、抗双链DNA抗体（+）外，其余化验指标均转为正常。为巩固疗效及预防复发，原方去乳香、没药，改玄参为40g，其余药量减半，续服6剂后，复查尿蛋白(–)，抗双链DNA抗体(–)，病告痊愈出院。随访1年未见复发。

蒋熙等人运用四妙勇安汤加味治愈系统性红斑狼疮1例。患者，女，37岁，2005年9月18日初诊。恶寒发热5月余，伴手指、踝关节疼痛，神疲畏光。经某医院检查，类风湿因子281.5IU/ml，抗核抗体、抗Sm抗体、抗ds–DNA抗体均为阳性，红细胞沉降率101mm/h。诊断为系统性红斑狼疮，予激素等药物治疗，病情未能控制。刻诊：不规则发热，体温37.8℃～38.5℃，面部浮肿，鼻旁对称性红斑，腰背有多处皮疹，大便干燥。舌红、苔薄黄，脉细数。证属热毒内炽、营血耗伤；治以清热解毒、凉血散瘀。方用四妙勇安汤加味：玄参30g，金银花30g，当归10g，大生地黄30g，赤芍15g，牡丹皮10g，水牛角30g，半枝莲30g，蚤休15g，青蒿珠30g，生甘草6g。药进15剂，体温37.2℃～37.6℃，精神好转，大便较前通畅，后以上方为主略作调整，迭进80余剂，面部红斑完全消退，身热降至正常，皮疹及关节痛均见好转，红细胞沉降率33mm/h。泼尼松逐渐递减，改用滋肾养阴清热法继续治疗。

房定亚运用四妙勇安汤治疗系统性红斑狼疮性肾炎，收效良好。患者，女，26岁，2008年6月3日初诊。患者7年前患血小板减少性紫癜（具体诊治不详），1年前停用激素后出现低热，双手指关节游走性疼痛，双膝关节肿痛。2008年1月于某医院查红细胞沉降率82mm/h，血小板80×10^9/L，抗双链DNA（ds–DNA）、抗Sm抗体升高，诊断为系统性红斑狼疮，住院接受泼尼松、爱诺华治疗后，病情好转。刻诊：低热，下肢沉重感；尿中泡沫多；舌红、苔少，脉细数。查体：双下肢水肿，肾区无叩击痛。24小时尿蛋白定量：1.48g。中医诊断：内伤发热，痹证，水肿。辨证：肝肾阴虚，热毒炽盛，瘀水互结。治则：益气养阴，清热解毒，活血利水。方予四妙勇安汤合当归补血汤加减：生黄芪30g，当归20g，金银花30g，玄参15g，炙何首乌15g，生地黄25g，麦冬15g，知母12g，蚤休30g，怀牛膝15g，丹参30g，益母草30g，萆薢30g，生侧柏30g，川黄柏10g，砂仁10g，灯心草15g，马鞭草30g。每日1剂，水煎服。二诊（6月10日），自诉服药后大便溏，低热好转；心悸，乏力；舌红、苔少，脉细数。上方去川黄柏加太子参15g、石斛15g、葛根15g。复诊（7月1日），大便调和，小便有泡沫；时有心悸，口干，乏力；舌红、苔少，脉弦细。24小时尿蛋白定量：0.9g。处方：生黄芪30g，当归15g，金银花30g，玄参15g，炙何首乌15g，生地黄15g，麦冬15g，知母12g，怀牛膝15g，丹参30g，益母草30g，萆薢30g，太子参20g，葛根15g，甘草15g，鸡血藤15g。复诊（2009年8月28日），时感心悸，双下肢微肿；舌红尖赤、苔少，脉细数。24小时尿蛋白定量：0.25g。处方：生黄芪30g，太子参15g，当归15g，金银花30g，生地黄15g，麦冬12g，知母12g，玄参12g，炙何首乌15g，蚤休30g，怀牛膝15g，甘草15g，丹参30g，淫羊藿15g，鸡血藤15g，豨莶草15g，远志10g，酸枣仁15g，珍珠母30g。复诊（2009年11月6日），手足不温，腰背时感疼痛；舌红、苔薄黄，脉沉细。处方：当归15g，白芍10g，桂枝10g，吴茱萸5g，细辛5g，炙甘草10g，生姜2片，大枣4枚，鸡血藤15g，丹参30g，小通草10g，鹿衔草15g，豨莶草15g。复诊（2010年4月26日），无明显不适；24小时尿蛋白定量：0.2g。处方：生黄芪30g，沙参15g，当归15g，金银花30g，玄参15g，炙何首乌15g，蚤休15g，甘草15g，生地黄15g，麦冬15g，知母15g，怀牛膝10g，女贞子15g，墨旱莲30g，枸杞子15g，砂仁10g。

冯兴华运用四妙勇安汤治愈亚急性皮肤型红斑狼疮1例。患者，女，40岁，2010年1月9日初诊。2年前无明显原因出现面颊部、耳部红色斑疹，呈冻疮样，入冬时明显，有光过敏，曾用激素及硫酸羟氯喹治疗，醋酸泼尼松减至每日20mg，皮疹复发或加重。病史中无口腔溃疡、无脱发、无雷诺现象。刻下症：面颊部及耳部冻疮样红色斑疹，呈暗红色，局部轻度水肿，皮损部伴热感。伴头晕，耳鸣，乏力，大便不爽，小便调。舌淡红、苔薄，脉滑。化验：抗核抗体（ANA）1∶320～1∶1280，抗SS（+），抗SSB（+），红细胞沉降率（ESR）30～40mm/h，血常规：白细胞（2.08～3.8）×10^9/L。中医诊断：红蝴蝶疮；辨证：气阴两虚，热毒瘀阻。西医诊断：亚急性皮肤型红斑狼疮。方予四妙勇安汤加味：金银花30g，玄参10g，当归10g，甘草10g，连翘15g，青蒿30g，牡丹皮10g，赤芍30g，黄连10g，黄芪30g，太子参10g，白术15g，黄精10g，丹参30g。25剂，水煎服。嘱避日光曝晒，忌食感光食物芹菜、莴笋等。二诊，药后面颊部皮疹面积缩小，仍有新发红斑，局部仍有热感，乏力改善，大便不易下。舌红、苔薄，脉滑。原方当归、玄参均加量至20g，加枳实10g，继服25剂。三诊，药后面部红斑明显减轻，红斑色淡，近2周未见新发红斑，大便每日1行。予四妙勇安汤合青蒿鳖甲汤、二至丸加减，上方加女贞子15g、墨旱莲15g，继服28剂，以巩固疗效。随访患者3个月余，未见新发皮损。

刘佳等人运用四妙勇安汤加减治疗亚急性皮肤型红斑狼疮，效果较好。在2016年1月～2017年1月期间，收治亚急性皮肤型红斑狼疮患者72例，随机分为实验组和对照组，每组各36例。实验组：男10例，女26例；平均年龄（34.17±9.36）岁；病程1～6年。对照组：男8例，女28例；平均年龄（32.49±10.21）岁；病程1.5～6年。两组患者一般资料，如年龄、病程、性别等基本相似，具有可比性，差异无统计学意义（$P>0.05$）。对照组采用西药常规治疗，口服羟氯喹，每次150mg，2次/天。实验组在常规治疗基础上加用四妙勇安汤加减：金银花20g，玄参20g，当归15g，甘草10g，沙参10g，生地黄15g，麦冬15g，玉竹10g，黄连10g，连翘15g，黄柏10g，赤芍10g。水煎服，每次150ml，2剂/天。两组均以4周为1个疗程，治疗2个疗程。疗效标准：①显效：中医症状积分降低≥60%；C-反应蛋白降低≥20%；红细胞沉降率降低≥20%。②有效：30%≤中医症状积分降低＜60%；10%≤C-反应蛋白降低＜20%；10%≤红细胞沉降率降低＜20%。③无效：中医症状积分无改变或加重；C-反应蛋白无改变甚至升高；红细胞沉降率无改变甚至升高。结果：实验组、对照组临床总有效率分别为86.11%、72.22%，两组间具有显著差异（$P<0.05$）；治疗后两组间C-反应蛋白、红细胞沉降率比较具有显著差异（$P<0.05$），实验组改善优于对照组；实验组持续发热、斑色紫红、关节疼痛、烦躁口渴、小便短赤症状积分明显低于对照组，两组间有显著差异（$P<0.05$）。

六、治疗脂膜炎

王景春等人运用四妙勇安汤治愈复发性热病性结节性非化脓性脂膜炎1例。患者，女，29岁，1974年3月15日初诊。始冷热关节疼，后左小腿及膝内侧起2个如大米粒大之小结节，硬核疼痛甚剧。病理切片：脂膜炎。现发热，肿疼结硬，大便干，尿黄，口干渴，舌红、苔黄，脉洪数。证属内热毒盛、毒聚不散，治以清热解毒、消肿散瘀。方用四妙勇安汤加生石膏50g、生地黄20g、知母20g、麦冬20g。局部外敷水调散（经验方），每晚1次。药后热轻疼减，继用原方加穿山甲珠、地龙各20g，王不留行、牛膝各50g，药后硬结渐消，热退。又继服3个月，硬结全消，随访无复发。

张耀煌运用四妙勇安汤加味治愈结节性脂膜炎发热2例。病例一：患者，男，10岁，1992年8月13日初诊。患者年前因寒战、高热（体温40℃），左下肢、胸、腹部皮肤出现16个散在性铜钱般大小的红斑，双腋窝、腹股沟淋巴结肿大，四肢关节酸痛，红细胞沉降率加快47mm/h（卫氏法），类风湿因子弱阳性，心肌劳累，窦性心动过速，其余胸透、三大常规、肝功能、IgG、IgA、IgM、补体C_3、血培养加细菌敏感试验等均无异常。被某医院确诊为系统型结节性脂膜炎。用过氯喹、伯氨喹、泼尼松、吲哚美辛、复方氢氧化铝、左旋咪唑等治疗，体温降至38.5℃，关节酸痛有所缓解，皮肤红斑硬结，紫黑色，无压痛。但停药一段时间后，体温即高达39℃，手足关节又复作酸痛，全身乏力，汗多，面如满月，转诊于某中医，按脾少不统血的皮下出血、气虚发热投以归脾汤加减治疗，体温即升至40℃。刻诊：除上述症状外，尚见胃纳欠佳，口渴引饮，2天未大便，舌红、苔黄，脉滑数。治以清热解毒、活血止痛。方用四妙勇安汤加味：玄参30g，当归尾8g，金银花30g，甘草10g，生石膏30g，知母15g，桂枝6g，土茯苓15g，秦艽12g。3剂，水煎服。另加口服泼尼松10mg，每日服食3次。复诊，体温38.8℃，关节酸痛缓解，仍汗出，渴饮，肢体皮肤上的红斑仍呈紫黑色的块状硬结，面胖如前，舌红、苔薄黄，脉数，已排大便，再予3剂，仍按上法继服泼尼松。三诊，热退身凉，关节酸痛，汗出，口渴等症自感较前好转，紫黑色铜钱样斑块仍在，无压痛，舌红、苔微黄，脉数，又予3剂，泼尼松服法如前。四诊，关节酸痛转累倦感，汗出，作渴减，皮肤上斑块转色素沉着，舌淡红、无苔，脉数。方药改用：玄参15g，当归尾6g，银花15g，甘草6g，西洋参10g，麦冬15g，五味子3g。并嘱每天只早上口服泼尼松10mg一次。后半年随访，面胖消，皮肤上斑块的色素沉着也退，余症未见复发。病例二：患者，男，12岁，学生，1993年9月6日初诊。患者8个月前经某医院检查，诊为结节性脂膜炎（皮肤型）后，长期服食泼尼松10mg、吲哚美辛25mg、左旋咪唑25mg，每天3次。由于药后体温仍长期处在38℃～39℃，体型过度肥胖，日夜汗出、作渴等症状未见好转。症见：体型、体重（45kg）均与年龄不相配称，双下肢、臀、腹部可见散在性的豆大至核桃大小不等的色素沉着斑，黑色硬结而无压痛，全身乏力，四肢关节累倦，口渴喜饮，汗出湿衣，胃纳不佳，舌红无苔，脉细数。治以清热活血、益气养阴。方用四妙勇安汤加味：玄参15g，当归尾6g，丹参12g，金银花15g，甘草6g，土茯苓15g，龟板15g，西洋参10g，麦冬15g，五味子3g。3剂，水煎服。泼尼松用量、用法如

上述。二诊，热稍退，渴稍减，余症如前，再如上给药5天。三诊，体温37.8℃，渴饮减少，乏力、汗多、关节累倦症状亦稍有好转，舌、脉如前，继予上药5天。泼尼松量减至日服2次。四诊，诸症好转，舌淡红、脉细数，皮肤上的色素沉着斑转淡。嘱按上方加每天上午口服泼尼松10mg，连服1个月后再诊。1个月后自诉已能正常上学而无不适感。嘱按法再服药1个月。后随访1年无复发。

房定亚以四妙勇安汤和（或）犀角地黄汤为底方，酌加解毒散结之品，治疗狼疮性脂膜炎，疗效较好。病例一：患者，女，64岁，2008年11月21日就诊。自诉：双上肢及腰背部多发皮下结节，中等硬度，结节初起时疼痛，数日后疼痛可自行缓解，直径2～4cm，大小不等，有触痛，与皮肤粘连，活动度小，部分结节局部皮肤有凹陷，或呈褐色，或为红斑，局部皮肤发热。病史10余年，双手指间关节微痛，面赤，形体消瘦，口干。病理检查：表皮萎缩，真皮下部血管及附属器周围淋巴细胞、浆细胞、组织细胞浸润，皮下脂肪可见密集的淋巴细胞，组织细胞浸润，纤维组织增生，部分区域可见脂肪变性坏死。化验：ANA（+），ds－DNA（+），ASO 138↑，类风湿因子23↑，TG 2.15↑，肝肾功能、血白蛋白、球蛋白水平、血总胆固醇、血糖水平均正常。曾于某医院就诊，考虑红斑狼疮性脂膜炎。诊见：舌红少苔，脉弦细数。辨证：毒热瘀结。治则：凉血活血，解毒散结。方用四妙勇安汤化裁：金银花30g，玄参20g，当归20g，生甘草10g，蒲公英20g，生牡蛎20g，夏枯草15g，土茯苓30g，生黄芪30g，鳖甲12g，水牛角30g，黄药子6g。服14剂，自觉硬结开始逐渐消散，遂续服21剂。二诊时，诉大部分结节消散，剩余数个结节体积变小，直径约1～2cm，已不痛，压之不痛，呈暗褐色，手僵，纳可，耳鸣，舌红、苔净，脉弦细。上方去鳖甲加蛇蜕6g，服46剂，脂膜炎结节全部消散，但局部皮肤留有色素沉着，呈暗褐色，手指第一节痛，头热，舌红少苔，脉弦。考虑黄药子有毒，且结节已散，故停；又因此时热象已不重，故不用水牛角，改用蛇蜕散结、调免疫，加生地黄养阴凉血清热。处方：首方去水牛角、黄药子，加蛇蜕6g、生地黄20g。持续用药1个月，诸症皆消，此后1年无不适。2010年3月复发，依上法单服中药，结节很快消退，消退后局部有脂肪萎缩，随访4个月未再复发。病例二：患者，女，40岁，2008年7月11日首诊。1996年诊断为系统性红斑狼疮，2003年肾穿确诊为狼疮肾。现服泼尼松每天5mg，科素亚每天50mg，钙尔奇D，维生素B族，维生素C。化验：ANA（+），ds－DNA（+）。尿常规正常。血常规：血红蛋白121g/L，红细胞3.65×10^{12}/L。右上臂有4个结节已存在3个月，色紫暗、质硬、可活动、不痛，无压痛，蚕豆至乒乓球大小，未破溃，结节局部皮肤热、痒，背部也有结节。牙龈肿痛，牙齿有脱落，大便稍干，脱发。舌淡，有瘀斑，舌体瘦小、苔薄白，脉数。辨证：血分有热，瘀热内结。治则：凉血活血，解毒散结。方用犀角地黄汤加味：生地黄20g，牡丹皮10g，川牛膝15g，玄参12g，水牛角30g（先煎），赤芍15g，土贝母12g，白花蛇舌草30g，夏枯草15g。14剂。右上臂结节变大，有时痒，不痛，躯干也有结节，关节痛肿，脉细，苔白。考虑瘀热毒重，故用犀角地黄汤合四妙勇安汤以加强清热解毒活血之力，加蒲公英、蛇蜕以增散结解毒之力，加生黄芪即可益气又可调节免疫。服7剂，脂膜炎结节变软，但因化验尿蛋白（++），诊断为狼疮肾蛋白尿，改用芡实合剂加减：百合30g，芡实15g，山药15g，茯苓15g，白术12g，金樱子15g，黄精12g，菟丝子20g，枇杷叶10g，猪苓30g，生黄芪30g，蛇蜕6g。用以治蛋白尿。加蛇蜕仍为解毒散结、调节免疫，百合的秋水仙碱有抗炎作用。用药7剂，尿蛋白转阴。后因脂膜炎结节虽变软，但未消，口眼鼻干，流鼻血，色鲜红，继以血管炎专方四妙勇安汤化裁，随证加凉血止血、软坚散结之品。2008年9月19日就诊时，结节变软，体积变小，鼻血亦止。但仍诉鼻干，脱发，舌红少苔。去藕节加橘叶10g散结，加生地黄15g养阴养血，拮抗激素副作用。此后据病情变化，急性发作期毒热瘀象较重时，选用四妙勇安汤或犀角地黄汤或二者合方，加软坚散结、调节免疫之品，适当兼顾益气养阴。病情稳定、毒热症状不重时，以麦味地黄汤或参芪麦味地黄汤为底方，酌加凉血活血、解毒散结、调节免疫之品。至2008年12月12日再诊时，脂膜炎结节全部消散。考虑患者长期服用激素，为拮抗其副作用，续以麦味地黄汤为基础，随症加减治疗，随访2年，脂膜炎结节未再复发。

韩淑花等人针对脂膜炎“免疫异常性血管炎、脂膜炎结节”基本病理特点，分期选用四妙勇安汤、验方“三两三”酌加清热解毒散结之品治疗小叶性脂膜炎，取得较好效果。典型病例：患者，女，38岁，2016年5月8日初诊。患者2014年1月份开始无明显诱因出现双下肢、腰部、双上肢大片结节，中等硬度，大小不等，大者直径10cm×15cm，结节初起时疼痛，伴有发热，部分结节局部皮肤有凹陷，或呈褐色，或为红斑。某医院病理示：小叶性脂膜炎，炎症以上皮组织细胞为主，伴有少量淋巴细胞及多核巨细胞。ANA谱：ANA1：80（+），余（－），诊断“结节性非化脓性脂膜炎”，予匹多莫德及新癀片等治疗，效果不佳，反复发作。此次无明显诱因加重1月，患者不愿加用激素，遂来就诊。刻诊：双下肢内侧大片结节，大者约10cm×15cm大小，右下肢明显，后腰部及上肢散在小结节，色暗红，皮温高，疼痛影响睡眠，焦虑，纳可，小便调，大便干，2～3天/次。舌红、苔薄黄，脉细。化验：红细胞沉降率94mm/h↑，C－反应蛋白57mg/L↑，ALT46U/L↑，PLT432×10^9/L。辨证：热毒蕴结。治则清热解毒，散结止痛。方用四妙勇安汤加减：金银花30g，当归30g，玄参30g，生甘草10g，牡丹皮10g，赤芍15g，蛇蜕6g，山慈菇10g，生地黄15g，芒硝3g，白花蛇舌草20g，夏枯草10g。21剂，水煎，饭后分2次温服。西药继续沿用：硫酸羟氯喹2片，1次/天；白芍总苷2粒，2次/天及依巴斯汀，1片/晚。二诊（2016年5月29日），结节有消退，发热及疼痛程度减少，此次坐夜车劳累后再次出现复发，程度较前轻，月经前乳房胀，舌红、苔白，脉黄略腻，脉细。调整处方：生黄芪 30g，金银花 30g，当归 20g，玄参 20g，生甘草 10g，蒲公英 30g，车前草 30g，山慈菇 9g，蛇蜕 5g，夏枯草 15g，牡丹皮 10g，赤芍 15g，柴胡 12g，水牛角 30g（先煎）。30 剂，服药如前法。三诊（2016 年 6 月 26 日），喜诉结节明显消退，左下肢结节基本消失，无明显肌肉萎缩，右下肢有结节明显减小，皮温不高，无触痛，腰部及上肢结节基本消失，舌红、苔薄黄，脉细微数。调整上方，去柴胡、水牛角加穿山甲 8g、生地黄 15g，继服 30 剂。现患者仍门诊随诊，病情稳定。

七、治疗其他风湿免疫疾病

蒋熙运用四妙勇安汤加味治疗干燥综合征 1 例。患者，女，53 岁，1995 年 12 月 10 日初诊。口眼干燥、手指关节肿痛 1 年余，近因干燥症状加重，关节肿痛明显而就诊。血检：类风湿因子、抗 DNA 抗体、抗 SSA 抗体、抗 SSB 抗体、C－反应蛋白均为阳性，IgG 30g/L，IgA 4.1g/L，IgM 1.8g/L，红细胞沉降率 47mm/h。诊断为干燥综合征。诊时两眼干涩，口舌少津，夜寐咽痛，手足心热，指关节肿痛晨僵，舌红、苔薄白少津，脉细弦。辨证：燥热津亏，络脉痹阻。治则：清热润燥，蠲痹通络。方用四妙勇安汤加味：玄参 30g，忍冬藤 30g，全当归 10g，生地黄 30g，石斛 10g，天花粉 15g，木瓜 15g，赤白芍（各）15g，菝葜 30g，炙蜂房 10g，炙全蝎 5g，鹿衔草 30g，生甘草 6g。服 10 剂，口舌稍感润泽，咽痛已不明显。守方继服 2 个月，口眼干燥大减，手指关节肿痛明显改善，复查抗 DNA 抗体、抗 SSA 抗体、抗 SSB 抗体阴性，Ig 正常，红细胞沉降率 21mm/h。改用滋肾通络法以巩固疗效。

丁琴等人运用四妙勇安汤合玉女煎加减治疗成人斯蒂尔病 1 例。患者，女，31 岁，2010 年 5 月 7 日初诊。患复发性关节痛伴皮疹 3 年。2007 年因发热、咽痛、关节疼、皮疹，经某医院检查诊断为斯蒂尔病，予泼尼松（每天 30mg）治疗 5 个月，病情缓解，但每年冬季复发，发病时应用环磷酰胺（现已停药）。刻诊：颈部及面部散在小块红色皮疹，无痒；周身大关节疼痛，大便不畅；舌红、苔薄黄，脉细数。西医诊断：成人斯蒂尔病。中医诊断：皮疹。辨证：阴虚火旺。治则：养阴清热，活血解毒。方用四妙勇安汤合玉女煎加减：当归 15g，金银花 30g，玄参 15g，生地黄 15g，麦冬 15g，知母 10g，牛膝 10g，何首乌 15g，蚤休 15g，白薇 15g，甘草 15g，赤芍 15g，络石藤 15g。每日 1 剂，水煎服。二诊（6 月 18 日），皮疹午后及晚间较重，上午较轻，无痒痛；关节痛减轻；舌红、中有裂纹、苔薄黄，脉细。舌中有裂纹为阴虚内热炽盛，治以滋阴清热解毒、活血散瘀，在玉女煎合四妙勇安汤基础上加用升麻鳖甲汤：生地黄 15g，麦冬 15g，知母 10g，当归 30g，金银花 30g，玄参 30g，牛膝 15g，甘草 30g，何首乌 30g，白薇 15g，蚤休 30g，炙鳖甲 30g，升麻 10g，女贞子 30g，墨旱莲 30g，淫羊藿 15g。复诊（10 月 23 日），皮疹基本消失，偶发稀少细小皮疹；舌红、苔薄，脉细。症状大减，续用前方加减，至 2010 年 11 月 7 日皮疹全消。此后一直用四妙勇安汤、玉女煎、升麻鳖甲汤、二至丸加减，坚持服用汤药。至 2011 年 4 月 23 日复诊，病情未复发，以前方为主配丸药口服，巩固疗效。

王耀光等人应用四妙勇安汤治疗混合型结缔组织病 1 例。患者，女，51 岁，2009 年 12 月 28 日初诊。主诉腮腺反复肿胀半年，伴肘、腕、肩关节疼痛，晨僵明显。近半个月口干，偶有口腔溃疡，曾发热，虽经中西医治疗，但疗效不显。查：抗核抗体（+），滴度 1∶800；ENA 抗 Sm 抗体弱阳性，血常规正常，风湿 4 项正常，免疫全项正常，尿微量白蛋白 21mg/L；上腹部 CT 示：左肾中部形态欠规则，左肾下极低密度灶，脾门区多发结节状影，门腔静脉间软组织密度结节；胸部 CT 示：双肺下叶轻度间质性炎症改变。初步诊断：混合型结缔组织病。刻诊：腮腺肿、硬，肘、腕、肩关节疼痛，晨僵明显；口干；舌红、苔薄白，脉沉细。中医诊断：痹证。辨证：肝肾不足，瘀热互结。治则：补益肝肾，解毒，活血逐瘀，软坚散结。方予四妙勇安汤合千金苇茎汤加味：当归 15g，金银花 30g，玄参 15g，生地黄 15g，麦冬 15g，知母 10g，牛膝 15g，炙何首乌 15g，桃仁 10g，杏仁 10g，薏苡仁 30g，冬瓜子 30g，芦根 30g，白茅根 30g，夏枯草 15g，浙贝母 15g，蚤休 15g，甘草 15g。每日 1 剂，水煎服。二诊（2010 年 1 月 25 日），服药后大便溏，腹畏凉；口干，眼干，关节时疼；舌红、苔薄糙，脉细数。上方去玄参、知母，加山药 15g、炒扁豆 12g、海螵蛸 10g。复诊（2010 年 3 月 8 日），腹胀，大便稀，四肢出现皮疹；舌红、苔薄，脉细浮而数。处方：银柴胡 10g，防风 10g，乌梅 6g，五味子 6g，白芍 10g，陈皮 10g，白术 10g，炙甘草 6g，荆芥 10g，白蒺藜 15g，地肤子 15g，白鲜皮 15g，砂仁 6g，焦槟榔 10g。复诊（2010 年 5 月 10 日），肘、腕、肩关节疼痛消失，双手关节肿胀、不疼；腮腺肿渐消，口干、眼干症状基本消失，胃脘不舒；舌红、苔薄，脉细。查抗核抗体（+），滴度：1∶800。处方：夏枯草 15g，浙贝母 15g，僵蚕 10g，山慈姑 10g，黄芩 10g，紫苏梗 10g，海螵蛸 10g，白芍药 15g，炙甘草 10g，砂仁 10g，沉香 6g，焦槟榔 10g。

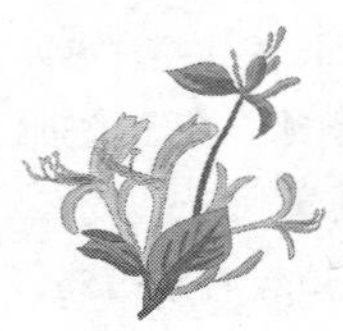

第三节　治疗内分泌疾病

内分泌疾病是指内分泌腺或内分泌组织本身的分泌功能和（或）结构异常时发生的症候群，也包括激素来源异常、激素受体异常和由于激素或物质代谢失常引起的生理紊乱所发生的症候群。

一、治疗糖尿病及其并发症

阴虚燥热是糖尿病的基本病机。一般认为其发病与瘀毒关系密切，尤其认为“毒”是糖尿病并发症发生的突出因素。张京春等人认为炎症反应与毒热相通，糖尿病及其并发症血液动力学的改变是“瘀”的病理基础。四妙勇安汤功能清热解毒、滋阴养血、活血通络，具有抗炎、抗动脉硬化、抗血栓、促进血管新生、降低胰岛素抵抗等药理活性，能针对糖尿病并发症发病的关键环节发挥作用。

（一）治疗糖尿病

蒋蓉蓉运用四妙勇安汤治愈糖尿病 1 例。患者，男，45 岁，工人，1998 年 4 月 6 日初诊。经诊断患糖尿病，曾服中西药疗效不显。今形体消瘦，口渴多饮，咽干唇燥，烦躁易怒，两目干涩，视物模糊，双足拘挛，时作疼痛，大便干结，小便频数。舌红少苔，脉象弦细。测 FPG 11.5mmol/L。辨证：肝血不足，络脉失养。治则：养血通络，滋阴清热。方用：玄参、忍冬藤、生黄芪各 30g，当归、甘草、牡丹皮、木瓜各 10g，炒白芍、枸杞、天花粉、炒白术各 12g，生地黄 15g。服 10 剂，烦躁、双足拘挛疼痛基本消除，余症亦减。复查 FPG 8.7mmol/L，尿糖（++）。舌红、苔薄，脉仍弦细。再予原方 20 剂，诸症蠲除。查 FPG 5.4mmol/L，尿糖（–）。嘱服六味地黄丸以巩固疗效。随访 1 年，病情稳定。

（二）治疗糖尿病动脉硬化

任丽曼运用四妙勇安汤联合沙格雷酯片治疗糖尿病下肢动脉硬化闭塞症，临床效果显著，可显著改善糖尿病足患者下肢血液供应。在 2008 年 6 月～2013 年 6 月期间，共收治患者 66 例，男 41 例，女 25 例；年龄 35～83 岁，平均 52.5 岁；糖尿病病史最长 21 年，最短 3 年，平均 8.5 年。将患者平分为治疗组与对照组，每组各 33 例。两组一般情况对比，无显著差异（$P>0.05$）。对照组给予沙格雷酯 100mg，3 次/日，餐后服用。糖尿病治疗：包括饮食、运动、口服降糖药和（或）注射胰岛素；合并局部溃疡坏疽者予清创换药；抗高血压、调脂治疗在使用沙格雷酯治疗前后无差异，并且在使用沙格雷酯前停用其他抗血小板聚集药、抗凝药、抗纤溶药和血管扩张药 2 周以上。治疗组加用四妙勇安汤加减：当归 25g，牛膝 15g，地龙 15g，泽兰 15g，金银花 25g，玄参 25g，甘草 10g，僵蚕 7.5g，丹参 25g，茯苓 25g，白芷 25g。湿热重加苍术 20g、黄柏 10g；血瘀重加桃仁 10g、红花 15g；气血两虚加党参 15g、黄芪 35g。两组均连续治疗 8 周为 1 个疗程，1 个疗程后统计疗效。结果：两组总有效率比较，差异有统计学意义（$P<0.05$），治疗组疗效优于对照组；治疗组治疗后足背动脉血流量及 ABI 水平与对照组治疗后比较，差异有统计学意义（$P<0.05$）。

卢巧英等人运用四妙勇安汤加味治疗 2 型糖尿病颈动脉粥样硬化斑块，具有较好疗效。在 2014 年 3 月～2015 年 12 月期间，共收治患者 60 例，随机分为治疗组和对照组，每组各 30 例。治疗组：男 18 例，女 12 例；年龄 55～85 岁，平均（79.13±7.65）岁；病程 3～22 年，平均（14.15±6.52）年。对照组：男 20 例，女 10 例；年龄 61～85 岁，平均（80.7±6.11）岁；病程 3～21 年，平均（14.38±7.42）年。两组患者性别、年龄、病程、病情比较，均无统计学意义（$P>0.05$），具有可比性。对照组予以西药常规降糖治疗，血脂异常时调整饮食结构或加用非诺贝特、辛伐他汀等。治疗组在西医常规治疗基础上，予四妙勇安汤加味：金银花 30g，玄参 9g，当归 15g，甘草 6g。兼气虚加黄芪、党参各 15g；兼痰浊加陈皮 6g，茯苓、石菖蒲各 12g；兼气滞加香附 12g，延胡索 15g；兼阴虚加黄精 15g，熟地黄 12g；兼血瘀明显加川芎 12g，赤芍、丹参各 30g。两组均进行为期 3 个月随诊。疗效标准：①治愈：FBG、HbAlc、TC、TG、颈动脉超声检查恢复正常；②显效：FBG、HbAlc、TC、TG 下降≥20%，IMT 减少 0.1mm 以上；③好转：FBG、HbAlc、TC、TG 下降≥10%，但<20%，IMT 有下降但未到 0.1mm；④无效：FBG、HbAlc、TC、TG、IMT 无明显改善。结果：两组治疗均有降糖、调脂、缩小动脉斑块作用，与治疗前比较差异有统计学意义（$P<0.05$），且治疗组下降更为明显（$P<0.05$）。

潘虹等人运用四妙勇安汤加味治疗 2 型糖尿病下肢动脉硬化斑块，具有明显改善作用。在 2014 年 1 月～2015 年 12 月期间，共收治 2 型糖尿病合并下肢动脉硬化闭塞症患者 70 例，分为两组。治疗组：40 例；男 18 例，女 22 例；年龄 50～82 岁；糖尿病病程 8～15 年。对照组：30 例；男 18 例，女 12 例；年龄 45～70 岁；糖尿病病程 8～12 年。两组一般资料比较，差异无统计学意义（$P>0.05$）。对照组予西医常规治疗。治疗组在西医常规治疗基础上，予四妙勇安汤加味：金银花 30g，玄参 9g，当归 15g，甘草 6g。兼气虚加黄芪、党参各 15g；兼痰浊加陈皮 6g、茯苓 12g、石菖蒲 12g；兼气滞加香附 12g、延胡索 15g；兼阴虚加黄精 15g、熟地黄 12g；兼血瘀加川芎 12g、赤芍 30g、丹参 30g。总疗程共 12 周。疗效标准：①临床痊愈：自觉症状消失，皮肤颜色、温度正常，疼痛消失，足背动脉搏动基本恢复，血管超声检查基本恢复正常；②显效：自觉症状明显好转，皮肤颜色、温度、足背动脉搏动及血管超声检查均有明显好转；

③有效：自觉症状好转，肢体温度、皮肤颜色及血管超声等检查略有改善或改善不明显；④无效：自觉症状无改善，皮温、血管超声检查无变化，出现皮肤溃疡或坏死等。结果：治疗组临床痊愈4例，显效17例，有效14例，无效5例，总有效率为87.5%；对照组临床痊愈1例，显效9例，有效8例，无效12例，总有效率为60.0%。治疗组疗效优于对照组（$P<0.01$）。

（三）治疗糖尿病周围神经病变

王振洲等人运用四妙勇安汤化裁治愈糖尿病性多发性神经炎1例。患者，女，53岁，1989年12月25日就诊。糖尿病史10余年，间断性服药，病情时轻时重。半年前出现四肢远端感觉异常、麻木，并时有针刺感，下肢重于上肢。多方求治不效，下肢疼痛感渐重，痛如烧灼样。时值寒冬，双脚须伸出被外，否则难以入寐。查：双侧踝反射减弱，跖反射消失，双下肢远端痛觉及触觉减退，肢端触之发凉，舌红、苔少乏律，脉沉细。诊断：糖尿病性多发性神经炎。辨证：血热血瘀。治则：清热凉血，活血通络。方用四妙勇安汤化裁：金银花、牛膝各30g，玄参、当归、乌梢蛇各15g，全蝎、赤芍各12g，蜈蚣2条，生甘草6g。6剂，下肢疼痛减半，双足置于被中已可安卧。原方酌减药量，又进8剂，唯感肢末麻木，余症悉除。继以凉血滋阴之品调理月余而安。随访1年，未复发。

王纯采用神经电生理检查技术进行早期诊断，运用加味四妙勇安汤治疗糖尿病周围神经病变，效果满意。共收治患者64例，男35例，女29例；年龄33～78岁；糖尿病病程3月～12年；2型糖尿病56例，1型糖尿病8例；有症状43例，无症状21例；11例有不同程度感觉异常，如麻木、灼热、踏雪感，33例有痛觉症状，如针刺痛、隐痛等。入选患者按奇偶序分组。治疗组：32例，有症状20例。对照组：32例，有症状23例。二组患者症状、微循环积分、神经传导速度经统计学处理无明显差异。两组患者均用综合疗法进行降糖治疗，包括饮食、运动、药物等。治疗组予加味四妙勇安汤：金银花30g，玄参30g，当归30g，甘草10g，独活30g，水蛭15g。每日1剂，水煎2次，共取液900ml，分3次口服。对照组予复方维生素B片2片，每天3次，口服；谷维素片20mg，每天3次，口服。痛重不能忍受可适当选用解热镇痛药对症治疗。疗效标准：①显效：症状明显改善或消失，神经传导速度正常或提高5m/s；②有效：症状有所改善，神经传导速度提高小于5m/s；③无效：症状不好或加重，神经传导速度未提高或减慢。结果：治疗组显效17例，有效12例，无效3例；对照组显效6例，有效18例，无效8例。

高嬲在2002年10月～2004年2月期间，采用中西医结合治疗糖尿病多发性周围神经病变，收到良好疗效。共收治患者67例，依自然序列，随机分为试验组和对照组。试验组：34例；男14例，女20例；年龄38～85岁，平均（58.7±17.4）岁；糖尿病多发性神经病变病程3个月～12年，平均（6.2±4.7）年。对照组：33例；女性19例，男性14例；年龄36～82岁，平均（60.3±15.1）岁；糖尿病多发性神经病变病程1个月～14年，平均（7.1±5.2）年。经统计学处理，两组资料具有可比性（$P>0.05$）。两组患者均给予基础糖尿病治疗包括饮食、运动和药物治疗，其中药物治疗包括口服降糖药和胰岛素，要求严格控制血糖达到糖尿病血糖控制的理想水平或接近理想水平。试验组在基础治疗上予四妙勇安汤加减：金银花15g，生黄芪30g，党参10g，当归9g，牛膝15g，玄参15g，石斛10g，鸡血藤15g，甘草3g。每日1剂，煎取500ml，每服250ml，分早晚2次口服。甲钴胺口服，每次500μg，每日3次。对照组在基础治疗上仅给予甲钴胺口服，用量、用法同试验组。两组疗程均为3个月。疗效标准：①临床痊愈：临床症状、体征消失或基本消失，证候积分减少≥95%；②显效：临床症状、体征明显改善，证候积分减少≥70%；③有效：临床症状、体征均有好转，证候积分减少≥30%；④无效：临床症状、体征均无明显改善，甚或加重，证候积分减少不足30%。结果：试验组临床痊愈4例（11.76%），显效18例（52.94%），有效9例（26.47%），无效3例（8.82%），总有效率为91.18%；对照组临床痊愈1例（3.03%），显效7例（21.21%），有效15例（45.45%），无效10例（30.30%），总有效率为69.70%。经统计学处理，两组间总有效率有显著性差异（$P<0.05$）。试验组右正中神经感觉传导速度、运动传导速度、右腓神经感觉传导速度治疗后均有明显改善（$P<0.01$），治疗前后差值与对照组相比有显著性差异（$P<0.01$，$P<0.05$）。

陈秀红运用四妙勇安汤加减治疗糖尿病末梢神经病变1例。患者，男性，62岁，2003年12月初诊。2型糖尿病病史14年，半年前出现四肢麻木，下肢烧灼不适，皮肤瘙痒，大便干、小便黄。查空腹血糖11.3mmol/L，餐后2小时血糖14.7mmol/L。四肢末梢皮肤发青，舌质暗、苔黄厚腻。辨证：肝肾阴虚，湿热与瘀热互结。治则：补益肝肾，清热解毒利湿，活血化瘀。方药：黄精10g，山萸肉10g，地骨皮15g，金银花40g，玄参40g，当归30g，生甘草10g，鸡血藤20g，黄芪10g，怀山药10g，地龙10g，薏苡仁30g，生龙骨30g，五倍子15g，茯苓10g，鸡内金15g，茵陈15g（后下），车前草30g。共服15剂，四肢麻木烧灼感明显减轻，大便不干，精神状态好转。空腹血糖7.9mmol/L，餐后2小时血糖9.1mmol/L。仍有皮肤瘙痒，在原方基础上再加炒葶苈子6g、地肤子10g，继服10剂，诸症好转。

王文英等人运用四妙勇安汤加味治疗糖尿病周围神经病变，疗效较好。共收治患者53例，随机分为观察组和对照组。观察组：30例；年龄（60.74±7.53）岁；病程（14.49±4.38）年。对照组：23例；年龄（57.78±10.94）岁；病程（13.50±5.03）年。两组患者均按糖尿病常规治疗，包括饮食、运动和药物。根据病情合理选用口服降糖药或胰岛素，控制血糖在良好状态，以排除血糖变化对周围神经病变所致的干扰。停用西药镇痛药物2周以上。疗效标准：①显效：

治疗后症状消失，体查无阳性发现；②有效：治疗后症状明显减轻，体征仍存，但较前有改善；③无效：症状体征与治疗前比较无改善。结果：观察组显效8例，有效13例，无效9例，总有效率为70.0%；对照组显效3例，有效5例，无效15例，总有效率为34.9%。两组比较有显著性差异（$P<0.05$）。血液流变学变化观察组治疗前后比较差异有显著性意义（$P<0.05$），对照组治疗前后无明显差异（$P>0.05$），观察组与对照组治疗后相比差异有显著性意义（$P<0.05$）。

颜日阳在2006年1月～2008年6月期间，运用当归四逆汤合四妙勇安汤辅助治疗糖尿病周围神经病变，收效良好。共计收治患者60例，分为治疗组和对照组，每组各30例。治疗组：男16例，女14例；年龄37～68岁，平均（57.63±8.00）岁；病程3～12年，平均（8.27±1.95）岁。对照组：男15例，女15例；年龄36～65岁，平均（57.12±9.12）岁；病程4～10年，平均（8.14±2.34）岁。两组年龄、病程统计学处理无显著差异（$P>0.05$）。疗效标准：①显效：自觉症状消失，腱反射基本正常，肌电图NCV增加5m/s或恢复正常；②有效：自觉症状明显减轻，腱反射未完全恢复正常，肌电图NCV增加3～5m/s；③无效：自觉症状无好转，腱反射无改善，肌电图NCV无变化。对照组予糖尿病常规治疗（饮食控制、适当运动、口服降糖药物、使用胰岛素等），同时给予小剂量阿司匹林及甲钴胺注射液500μg肌内注射，隔日1次。治疗组在此基础上加服当归四逆汤合四妙勇安汤加减：当归12g，赤芍15g，桂枝10g，细辛5g，通草6g，生姜12g，大枣12g，玄参30g，忍冬藤30g，牛膝15g。水煎服，日1剂，分2次服，共4周。结果：治疗组显效15例，有效13例，无效2例，总有效率为93.3%；对照组显效8例，有效10例，无效12例，总有效率为60.0%。两组之间具有明显差异（$P<0.05$）。

裴瑞霞运用四妙勇安汤治疗糖尿病周围神经病变1例。患者，女，52岁，2012年04月19日以“双下肢麻木、灼热痛1月余”之主诉就诊。现症：双下肢困乏、灼热痛，口干，潮热汗出，纳差，少寐，二便正常。舌红、少苔，脉弦细稍数。空腹血糖10～12mmol/L。辨证：阴虚血热。治则：滋阴清热，活血化瘀。方用四妙勇安汤加味：金银花30g，玄参20g，当归、生地黄、白芍、生黄芩、川牛膝各15g，川芎10g，栀子、甘草各6g。服药6剂，四肢灼热、潮热盗汗减轻，困乏缓解。原方调整：去生地黄、白芍、栀子加生山药30g、生薏苡仁30g、知母15g、茯苓12g。服12剂。

张蕾运用四妙勇安汤加味治愈糖尿病痛性神经病变1例。患者，女性，62岁，患2型糖尿病10余年，血糖控制良好，3年来渐出现双下肢趾端麻木、灼热、刺痛，伴口干、便秘。服用甲钴胺、阿米替林等，症状改善不明显。辨证：气阴两虚，血瘀阻络。处方：金银花30g，玄参30g，生地黄30g，当归15g，桃仁10g，红花10g，赤芍10g，全蝎3g，地鳖虫10g，地龙10g，丹参30g，牛膝15g，黄芪30g，甘草6g。14剂，每天1剂，水煎2次。2周后复诊，麻木、灼热、刺痛等明显减轻，口干便秘缓解。继续予原方加减化裁，继续服用3个月，随访半年症状控制良好，仅偶感麻木刺痛。

冯蕾等人运用六味地黄四妙勇安汤治疗糖尿病周围神经病变，临床效果显著。在2014年12月～2015年12期间，收治2型糖尿病周围神经病变患者100例，随机分为对照组和治疗组，每组各50例。两组临床资料比较，无统计学差异（$P>0.05$）。两组均采取控制饮食、服用降糖药或注射胰岛素控制血糖含量。治疗组在此基础上服用六味地黄和四妙勇安汤：山萸肉12g，熟地黄12g，生山药12g，牡丹皮5g，泽泻5g，茯苓5g，金银花30g，玄参30g，当归18g，甘草15g，三七9g。1剂/天，水煎取汁，早中晚饭后分3次服用。每个疗程30天，两组均服药2个疗程，2个疗程之间间隔2～3天。疗效标准：①显效：临床症状、体征明显改善，空腹血糖及餐后2小时血糖降至正常范围，肌电图显示，神经传导速度增加≥5m/s或者恢复正常，症状总积分改善>75%；②有效：临床症状、体征有所好转，空腹血糖及餐后2小时血糖下降，但未达到显效标准，肌电图示神经传导速度明显改善，神经传导速度增加<5m/s，症状总积分改善35%～75%；③无效：临床症状、体征无明显改善，空腹血糖及餐后2小时血糖未下降或下降未达到有效标准，糖化血红蛋白无下降，肌电图图示神经传导速度无变化，症状总积分改善<35%。结果：治疗组显效率和总有效率均显著高于对照组（$P<0.05$）。治疗后，治疗组神经传感速度恢复明显（$P<0.05$），且症状总积分得到明显改善（$P<0.05$），均优于对照组（$P<0.05$）。

（四）治疗糖尿病性肢端坏疽

杨华有等人年在1980年5月～1992年9月期间，口服及动脉注射山莨菪碱（654-2）结合加味四妙勇安汤治疗糖尿病性肢端坏疽，取得较好疗效。共收治患者21例，男18例，女3例；年龄46～76岁，平均56.8岁；病程3个月～14年；干部7例，教员1例，工人7例，农民6例；病位在右下肢8例，左下肢7例，双下肢6例；坏死范围局限于足趾10例，超越跖趾关节9例，超越踝关节2例。内服加味四妙勇安汤：当归50g、玄参50g、金银花50g、熟地黄12g、泽泻12g，山萸肉12g，甘草12g。疼痛严重加全蝎、蜈蚣、白芍、罂粟壳等；热毒盛加黄柏、蒲公英等；血瘀加赤芍、丹参、川芎、牛膝、鸡血藤等；气血虚加黄芪、党参、阿胶等；高血压加夏枯草；便秘加草决明。西药治疗：山莨菪碱10～20mg，加入1%普鲁卡因20ml做患肢股动脉注射（18例），每日1次，30次为1个疗程；口服山莨菪碱10mg，每日3次，依耐受情况每日或隔日递增15mg，至病情控制或最多达2～3mg/（kg·d）后，再维持4周，以后逐渐减量至10mg，每日3次，长期维持。疗效标准：①临床治愈：临床主要症状消失，创面完全愈合，血尿糖基本恢复正常；②显效：临床主要症状减轻，静止痛消失，创面愈合或接近愈合，血尿糖基本恢复正常；③好转：临床主要症状减轻或改善，创面较前缩小或坏死溃疡停止进展。尿糖(+)～(++)，空腹血糖餐后2小时血糖下降，但仍高于正常；④无效：经治疗3个月以上，症状或体征无改善，甚至恶化或截肢者。结果：临床治愈15例，占71.4%；显效3例，占14.3%；好转2例，占9.5%；截肢（无效）1例，占4.8%。总有效率为95.2%。治疗1个月2例，2个月9例，3个月5例，4个月1例，5个月2例，6个月以上2例。有效病例多在15～25天控制病情，其中1周起效2例，2周8例，3周5例，4周4例，5周1例。4周内起效者19例（95%）。

李刚等人在1994～1999年期间，采用中西医结合治疗糖尿病性肢端坏疽，收效良好。共收治患者42例，均属2型糖尿病。男23例，女19例；年龄最大88岁，最小52岁，平均65.46岁；糖尿病病程3～21年，平均5.35年；单下肢发病39例，双侧3例；合并冠心病20例，高血压病9例，糖尿病肾病4例；血流变异常35例；住院天数48～155天，平均76.31天。多普勒超声检查，足背动脉、胫后动脉搏动减弱或消失24例，其中干性坏疽4例，湿性坏疽13例，干湿性坏疽7例，足背动脉、胫后动脉搏动正常18例，其中干性坏疽1例，湿性坏疽14例，干湿性坏疽3例。临床分期：三期Ⅰ级7例，三期Ⅱ级25例，三期Ⅲ级10例。治疗方法：①基础治疗：控制血糖，口服消渴丸、二甲双胍、格列喹酮或注射胰岛素，根据细菌培养应用抗生素，其他对症处理。②内服加味四妙勇安汤：金银花30g，玄参30g，当归18g，赤芍15g，地龙12g，丹参15g，鸡血藤18g，泽泻12g，牛膝18g，黄芪24g，何首乌15g，甘草9g。水煎服，日1剂，分2次口服。热盛加蒲公英、连翘；肿甚加防己、赤小豆；脓出不畅加天花粉、白芷；阴虚火旺加生地黄、知母。③静脉滴注复方丹参注射液：复方丹参注射液20ml加入0.9%氯化钠注射液500ml中静脉滴注，日1次，15次为1个疗程，休息3天，可继续第二个疗程。④局部处理：干性坏疽仅作保护；湿性坏疽如脓肿形成即切开，八二丹药线引流；疮面肉芽新鲜用抗生素湿敷或白灵药外敷，手术治疗25例，其中股部截肢3例，趾部切除缝合5例，坏死组织清除17例。疗效标准：①临床治愈：疮面完全愈合（含手术清除坏死组织并完全愈合病例，不含高位截肢病例）；②显著好转：疮面基本愈合或接近愈合；③进步：疮面缩小；④无效：疮面无改善或加重。结果：临床治愈11例，显效17例，有效9例，无效5例（2例死亡，3例高位截肢）。

林海燕等人运用四妙勇安汤加味配合西药治疗糖尿病坏疽，收到满意疗效。共收治患者58例，均为2型糖尿病，随机分为两组。治疗组：38例；男29例，女9例；年龄最大81岁，最小37岁，平均58.72岁；糖尿病病程1～29年，平均10.13年；坏疽发生30天～21个月，平均7.46个月；3期Ⅰ级23例，占60.53%，3期Ⅱ级11例，占28.94%，3期Ⅲ级4例，占10.53%。对照组：20例；男14例，女6例；年龄最大77岁，最小41岁，平均57.02岁；糖尿病病程1.4～21年，平均9.63年；坏疽发生50天～13个月；3期Ⅰ级10例，占50.00%，3期Ⅱ级7例，占35.00%，3期3级3例，占15.00%。两组均给予相同的临床常规治疗控制血糖、抗感染、活血化瘀（溃疡面常规换药）。治疗组给予四妙勇安汤加味：金银花、玄参、当归、赤芍、牛膝、黄柏、黄芩、栀子、连翘、苍术、防己、紫草、甘草、红花、木通等，常规剂量。1剂/天，水煎服。对照组口服通塞脉片，10片/次，3次/天。两组均治疗观察2个月。疗效标准：①治愈：糖尿病病情稳定，肢体症状基本消失，创面完全愈合，步行速度100～120步/分钟，能持续行走1500m以上；肢体末梢血液循环障碍及肢体血流图明显改善。②显著好转：症状明显改善，肢体创面愈合或接近愈合，步行速度同上，能持续行走500m以上；肢体末梢血液循环障碍及肢体血流图均有改善。③进步：症状减轻，肢体创面接近愈合或缩小，步行速度同上，能持续行走300m以上；肢体末梢血液循环障碍及肢体血流图有改善。④无效：症状、体征无改善或加重。结果：治疗组临床治愈25例，显效12例，进步1例，显效率为97.37%，总有效率为100%；对照组临床治愈11例，显效5例，进步2例，无效2例，显效率为80%，总有效率为90%。两组总有效率比较无显著性差异（$P>0.05$），但治疗组治愈率及显效率均明显优于对照组（$P<0.01$）。

荀雪琼运用四妙勇安汤、黄芪注射液、湿润烧伤膏联合西药治疗糖尿病坏疽，获满意疗效。共收治患者140例，随机分为两组，每组各70例。对照组胰岛素联合口服降糖药控制血糖、合理饮食、抗生素抗感染，创面使用湿润烧伤膏涂擦，3次/天。治疗组用药：①西药治疗同对照组。②口服四妙勇安汤加减：金银花、黄芩、连翘、紫草、栀子各20g，甘草、当归、黄柏、苍术、防己、赤芍各15g，牛膝、红花、玄参、木通各10g。1剂/天，水煎400ml，早晚口服，每次200ml。③黄芪注射液+250ml 0.9%氯化钠注射液静脉滴注。两组均连续治疗90天为1个疗程。结果：治疗组总有效率为97.14%；对照组总有效率为84.29%。治疗组疗效优于对照组（$P<0.01$）。动脉血流量两组大部分有改善（$P<0.05$），足背动脉对照组无改善（$P>0.05$），治疗组改善优于对照组（$P<0.01$）。

（五）治疗糖尿病合并痛风

高妍等人运用四妙勇安汤配合西药治疗2型糖尿病并合痛风，取得满意疗效。在2012年1月～2013年6月期间，共收治患者56例，男38例，女18例；年龄最大79岁，最小27岁，平均53.48岁；病程：12个月以内16例，13～60个月33例，60个月以上7例；本次急性加重病程均在4天以内。患者在维持原有降压、降糖等基本治疗基础上，①口服降尿酸药物：苯溴马隆片50mg，每日1次，早餐后服用；碳酸氢钠片1g，每天3次。②予四妙勇安汤加减：金银花25g，当归15g，玄参、生地黄、生山药、炒白术、砂仁、麦冬、川芎、川牛膝、红花、木瓜、白芍各10g，生甘草6g。

制成颗粒剂，每次半袋，每日2次，冲服。外用药渣熏洗。③抗炎：双氯芬酸钠缓释胶囊50mg，2次/天，口服。治疗2周后观察疗效并进行评价。结果：显效39例，有效15例，无效2例，总有效率为96.43%。全部患者均获随访，随访时间2～6个月，180天内再入院4例。

叶涛在2013年7月～2015年7月期间，运用四妙勇安汤加减治疗2型糖尿病并痛风急性发作，收到较好临床治疗效果。共收治患者100例，依照治疗方法将其分成对照组和观察组，每组各50例。观察组：男32例，女18例；年龄27～79岁，平均（53.48±10.23）岁；急性加重病程1～4天，平均急性加重病程（2.53±0.41）天；总病程13例不足1年，30例1～5年，7例超过5年。对照组：男35例，女15例，年龄26～78岁，平均（52.45±10.25）岁；急性加重病程2～4天，平均急性加重病程（2.86±0.40）天。总病程15例患者不足1年，29例1～5年，6例超过5年。对照组和观察组基本资料对比，差异不大（$P>0.05$）。对照组实施常规西药治疗，对原有基本治疗有效维持，应用降压、降糖药，同时在早餐后服用50mg的苯嗅马隆片、每天1次，口服1g碳酸氢钠片、每天3次。观察组在上述治疗基础上，予四妙勇安汤加减：金银花25g，当归15g，生地黄10g，炒白术10g，麦冬10g，川牛膝10g，木瓜10g，玄参10g，生山药10g，砂仁10g，川芎10g，红花10g，白芍10g，生甘草6g。制成颗粒剂，冲服，每天2次，每次半袋。如果患者正在忍受贝诺酯，则让其口服50mg双氯芬酸缓释胶囊，每天2次，并用药渣外用熏洗。疗效标准：临床症状及伴发症状消失，具有正常皮肤颜色，为痊愈；临床症状得到显著改善，伴发症状基本消失，具有显著较好皮肤颜色，为显效；临床症状得到有效改善，伴发症状部分消失，具有较好皮肤颜色，为有效；临床症状、伴发症状及皮肤颜色均没有得到有效改善，甚至加重，为无效。结果：观察组痊愈17例，显效18例，有效13例，无效2例；对照组痊愈8例，显效11例，有效12例，无效19例。对照组临床治疗总有效率为62.0%，观察组为96.0%，两组差异显著（$P<0.05$）。

（六）治疗糖尿病并发冠心病

武秦用四妙勇安汤加减治疗冠心病特别是糖尿病并发冠心病，取得良好效果。病例一：刘某，女56岁，干部，2008年4月10日初诊。患2型糖尿病10余年，2年前因"心绞痛"西医检查诊断为冠心病，10余日前因胸闷、气短、心前区疼痛就诊，服中药10余剂，效果不显。自述胸闷气短，心慌，心前区疼痛，口干咽燥，渴而欲饮，夜间尤甚，神疲乏力，气短懒言，肢体麻木，下肢为甚，舌淡少苔，脉细数。辨证：气阴两虚，血毒燥热。治则：益气养阴，化瘀解毒，活血通脉。方用四妙勇安汤加味：玄参、金银花、当归、黄芪、丹参各30g，太子参、麦冬、五味子、葛根、赤芍各15g，鸡血藤20g，甘草10g。7剂，水煎服，每日1剂，分3次，饭后服。1周后复诊，诸症改善，心前区疼痛缓解，以胸闷为主，口渴仍明显，上方去鸡血藤加檀香10g、降香10g、沙参15g，7剂。三诊时诸症皆除。病例二：患者，男，58岁，干部，2009年3月15日初诊。糖尿病冠心病5年，用西药控制血糖正常，1周前感心前区疼痛，憋闷，心慌气短，烦躁易怒，口渴欲饮，下肢灼热胀痛，以左下肢为甚，脚趾端疼痛剧烈，呈阵发性，浸泡于冷水中疼痛缓解，外观皮肤表面，趾端无异常，西医检查，心电图系心肌缺血，T波倒置S－T段下降，舌质红、少苔，脉沉细数。辨证：血毒燥热，气阴两虚。治则：益气养阴，通脉解毒。方用四妙勇安汤加减：玄参、当归、金银花、丹参、生黄芪各30g，西洋参、沙参、麦冬、五味子各15g，桂枝、薤白、降香（后下）各12g，川牛膝、鸡血藤、三棱、莪术各15g，土鳖虫、水蛭各12g。7剂，每日1剂，水煎服，1日分3次服。3月23日复诊，疗效明显，诸症缓解。效不更方，更进7剂，诸症皆除。病例三：患者，男，45岁，干部，2013年6月12日初诊。左肢麻木，左手指灼热疼痛，以指尖为甚10余日，伴口渴欲饮，饮不解渴，心烦失眠，焦躁不安，心悸怔忡，时有心前区疼痛，大便3日未解，手指疼痛，以外侧至小拇指指端为明显，舌红、苔干黄，左手寸脉洪大弦硬，有冠心病史3年余，长期服用参松养心胶囊、复方丹参滴丸等。西医检查，颈椎拍片未见异常，心电图示心肌缺血。辨证：火灼心脉，气血瘀阻。治则：清热泻火，解毒养心。方用四妙勇安汤加减：玄参、当归、金银花、丹参30g，牡丹皮、赤芍、葛根、生地黄、桑枝各15g，桂枝、厚朴、枳实、广木香各12g，酒大黄20g。7剂，水煎服，1日3次，饭后服用。6月20日复诊，大便通畅，手指麻木减轻，灼热感已除，胸闷气短、心慌等症已显著减轻，唯睡眠差，入睡困难，上方去桑枝、厚朴、酒大黄加炒枣仁20g、黄连12g、肉桂6g、合欢皮15g，再进7剂。1周后复诊，诸症皆除，守法再进7剂，以巩固疗效。1年后随访未见复发。

张蕾运用四妙勇安汤加味治愈糖尿病心脏病1例。患者，女性，75岁。患2型糖尿病30年，1年前出现反复活动后胸闷、气促、胸痛，住院检查诊断为糖尿病性心脏病、冠心病，长期服用降糖及硝酸酯类药物，症状反复。近1周来，心前区持续闷痛，伴左上肢麻木发凉，口干口苦，夜寐难安，舌暗红，脉细数，查心电图及心肌酶学指标，排除心绞痛、急性心肌梗死。中医辨证：阴虚血瘀。方用四妙勇安汤和血府逐瘀汤化裁：金银花30g，玄参30g，生地黄15g，当归30g，桃仁10g，红花10g，赤芍10g，川芎10g，炒枳壳10g，柴胡10g，桔梗6g，降香10g，燕白10g，桂枝10g，羌活10g，甘草6g。5剂，每天1剂，水煎2次。1周后复诊，胸痛缓解，左上肢麻木发凉减轻，后在原方基础上减桔梗、降香、薤白加地鳖虫、地龙、黄芪、鸡血藤等，调治3周而愈。

（七）治疗其他糖尿病并发症

张蕾运用四妙勇安汤加味治愈糖尿病视网膜病变和糖尿病便秘各1例。病例一：患者，女性，54岁。糖尿病史5年，1天前熬夜加班后突发视物模糊，眼前有暗影飘动，经眼科行眼底荧光血管造影等检查，诊断为糖尿病视网膜病变、眼底出血。辨证：热毒血瘀。治则：滋阴解毒，凉血散血。方用四妙勇安汤加味：金银花 20g，玄参 20g，生地黄 20g，当归 10g，桑叶 30g，蒲黄 10g，三七粉 5g，丹参 10g，谷精草 10g，木贼 10g，甘草 6g。5 剂，每天 1 剂，水煎 2 次。服用 2 剂后视物渐清，5 剂后完全好转。病例二：患者，男性，55 岁。患 2 型糖尿病 10 余年，便秘 3 年。大便干结难出，近 1 个月来每次须使用“开塞露”方能解出，伴口干、口臭，腹闷不舒，舌红、苔黄，脉弦。治则：清热活血，泻火解毒，润肠通腑。处方：金银花 15g，玄参 30g，生地黄 30g，当归 30g，甘草 6g，桃仁 10g，炒枳实 10g，厚朴 10g，泽泻 10g，升麻 10g，大黄 10g。3 剂，每天 1 剂，水煎 2 次。服药后大便每天 1 次，呈糊状、腥臭、量多，排后全身轻爽，口干、口臭及腹闷均好转。守方去大黄加减杏仁、红藤、黄芪、黄精等，调治 2 个月，大便正常而愈。

李铁群等人在 2006 年 6 月～2011 年 6 月期间，在西医常规治疗基础上结合加味四妙勇安汤治疗糖尿病并发急性蜂窝组织炎，收效良好。共收治患者 48 例，男 26 例，女 22 例；年龄 56～78 岁；感染部位 2 处或 2 处以上 6 例；病灶长度 3～12cm，平均 8cm；下肢 32 例，上肢 16 例；细菌培养示 G^+菌感染 24 例，G^-菌感染 12 例，混合感染 12 例。所有患者均有畏寒、发热，体温 37.5～39.0℃，血糖 13.6～22.7mmol/L，病程 1～3 天。将患者随机分为观察组和对照组，每组各 24 例。两组患者年龄、糖尿病病程时间、病灶大小、病灶部位及感染菌科等方面比较，差异无统计学意义（$P>0.05$），具有可比性。对照组根据病情给予胰岛素控制血糖，药敏试验前经验应用抗生素，药敏试验后使用敏感抗生素抗感染治疗及其他基础病治疗。观察组在对照组治疗基础上口服加味四妙勇安汤：金银花 30g，玄参 30g，当归 30g，甘草 10g，连翘 15g，五倍子 10g，黄芩 10g，桂枝 8g。血瘀重加红花、丹参等；气虚内陷加黄芪、鹿角胶、肉桂等；阴虚加麦冬、生地黄、知母等。1 周为 1 个疗程，据病情需要可增加疗程。疗效标准：①治愈：红、肿、热、痛诸症完全消失，血常规复查正常；②好转：红、肿、热、痛诸症基本消失，血常规复查基本正常；③无效：红、肿、热、痛诸症无改善，血常规复查无变化或加重。结果：观察组治愈 8 例（33.33%），好转 15 例（62.50%），无效 1 例（4.17%），总有效率为 95.83%；对照组治愈 6 例（25.00%），好转 13 例（54.17%），无效 5 例（20.83%），总有效率为 79.17%。观察组总有效率与对照组比较，差异有统计学意义（$P<0.05$）。观察组治愈时间及有效时间分别为（12.33±0.94）天及（8.57±1.50）天，均少于对照组，两组比较差异有统计学意义（$P<0.05$）。

沈彤等人运用中西医结合治疗糖尿病合并非特异性感染，收效较满意。共收治患者 20 例，年龄 47～82 岁；男 7 例，女 13 例；糖尿病史 3～10 年；5 例合并高血压，3 例合并高血脂，3 例合并脑梗死。治疗方法：①1.5%氯化钠注射液 250ml，香丹注射液 20ml，左氧氟沙星 0.4g，静脉滴注，日 1 次。②湿热内盛者用四妙勇安汤加减：玄参、当归、赤芍、连翘、红花、黄芩各 15g，金银花 30g，甘草 10g，苍术 6g，木通 10g。水煎服，日 1 剂。每日 2 次，早晚分服。③局部浅表有波动脓肿可切开引流，外科常规换药后以拔毒膏外敷包扎。④糖尿病者口服降糖药或胰岛素控制血糖，并监测血糖、血酮、尿糖、尿酮、电解质等。结果：用药后 1 周即控制感染，切开引流后愈合时间 30 天左右，1 例阑尾周围脓肿治疗 30 天后经 B 超证实脓肿已吸收。平均住院时间 15～40 天。

丘伟中等人运用四妙勇安汤加味合碟脉灵注射液治疗 2 型糖尿病性末梢动脉炎，取得较满意疗效。共收治 2 型糖尿病患者 30 例，男 16 例，女 14 例；平均年龄（58.0±5.8）岁；糖尿病程 7～15 年；7 例合并有高血压病，5 例合并有冠心病。方用四妙勇安汤加味：金银花 40g，玄参 30g，当归 15g，炮山甲 15g，川牛膝 15g，生甘草 15g，毛冬青 30g。气阴两虚加黄芪 15g、麦冬 15g；阴虚加天花粉 15g、麦冬 15g；热毒甚加地丁 15g、黄柏 15g、败酱草 15g；阳虚加制附子 6g、麻黄 6g。每日 1 剂，以水 500ml 煎至 200ml，早晚分服。下肢溃疡加五味消毒饮，加黄芪 45g、虎杖 30g、桂枝 20g，每日 1 剂，以水 1000ml 煎至 500ml 外洗患处。每天合用 0.9%氯化钠注射液 500ml+碟脉灵注射液 40ml 静脉滴注，14 天为 1 个疗程。全部病例在治疗过程中均辅用格列齐特、拜糖平等口服降糖药，或以胰岛素皮下注射控制空腹及餐后血糖。疗效标准：痊愈或显效为临床症状基本消失，踝/肱指数上升大于 0.2；有效为临床症状好转明显，踝/肱指数上升 0.1～0.2；无效为临床症状无明显改善，踝/肱指数上升少于 0.1；恶化为临床症状加重，踝/肱指数下降大于 0.1。结果：显效 23 例，其中男 12 例，女 11 例；有效 5 例，其中男 3 例，女 2 例；无效 2 例，男 1 例，女 1 例；恶化 0 例。总有效率为 93.33%。

王旭运用四妙勇安汤辨证加减治疗 2 型糖尿病合并痛风，效果满意。共收治患者 116 例，随机分为对照组和观察组，每组各 58 例。对照组：男 31 例，女 27 例；年龄 37～73 岁，中位年龄 56.5 岁；病程 8 个月～9 年，中位病程 4.5 年。观察组：男 34 例，女 24 例；年龄 35～76 岁，中位年龄 57.5 岁；病程 11 个月～10 年，中位病程 5.0 年。两组间性别组成、年龄和病程中位数等一般资料，差异均无统计学意义（$P>0.05$），具有可比性。两组均采用常规饮食和运动、降压、降糖、降低血尿酸、抗炎镇痛等西医治疗方法。观察组加用加减四妙勇安汤：金银花、玄参各 30g，当归 15g，甘草 10g。湿盛加黄柏、胆南星、汉防己、六一散各 10g；挟瘀加丹参 12g、桃仁 10g；疼痛剧烈加地龙 12g、制乳香 10g、制没药 10g；病程长、关节有变形且僵硬加威灵仙 12g、五加皮 9g、僵蚕 9g；有痛风结石加金钱草、海金沙各 30g。1 剂/天，水煎 200ml，口服，2 次/天。两组患者均连续治疗 4 周。疗效标准：①临床痊愈：症状完全消失，关节功能恢

复正常，主要理化检验指标正常；②显效：主要症状消失，关节功能恢复正常，主要理化检验指标基本正常；③有效：主要症状基本消失，主要关节功能及理化检验有所改善；④无效：各方面均无改善甚或恶化。结果：对照组临床痊愈7例，显效20例，有效18例，无效13例，总有效率为77.59%；观察组临床痊愈13例，显效19例，有效21例，无效5例，总有效率为91.38%。两组间疗效和总有效率差异均有统计学意义（$P<0.05$）。

二、治疗其他内分泌疾病

陈国防认为高粘脂血症多由于瘀、湿、毒等在人体内瘀积所致，治当化瘀、祛湿、清毒，故以四妙勇安汤加丹参、苍术组成加味四妙勇安汤，用于治疗高粘脂血症，疗效显著。共收治高粘脂血患者513例，分为中药组268例，西药组245例，同样指导饮食、起居、治疗等注意事项。西药组以西药进行治疗；中药组方用：金银花、玄参、丹参、苍术各30g，当归、甘草各15g。水煎1000ml，代茶饮，每日1剂，1个月为1个疗程。疗效标准：①痊愈：治疗3个疗程，复查粘脂血检验值均正常，2年内粘脂血检验值未升高；②有效：治疗3个疗程，复查粘脂血检验值均下降，2年内粘脂血检验值未升高；③无效：治疗3个疗程，复查粘脂血检验值均无下降。结果中药组痊愈227例，占84.70%；有效36例，占13.43%；无效5例，占1.87%。中药组治愈率及有效率均远高于西药组。

范新发运用四妙勇安汤治愈瘿痈1例。患者，女，58岁，2009年2月4日就诊。颈部肿痛1周。1周前颈部疼痛，口服阿莫西林效果不明显。刻诊：结喉两侧结块、肿胀，色红灼热，触痛，疼痛掣引耳后枕部，活动或吞咽时加重，声音嘶哑、气促、吞咽困难。且颈部淋巴结肿痛，伴有胸闷气短，胸痛彻背，头晕，恶心，少寐，舌黯红，脉弦滑。中医诊断：瘿痈；胸痹。辨证：热毒壅盛，痹阻胸阳。治则：清热养阴，宣痹通阳。方予四妙勇安汤合枳实薤白桂枝汤、丹参饮加减：金银花20g，玄参20g，当归20g，甘草6g，牛膝20g，瓜蒌15g，黄连10g，清半夏10g，薤白10g，桂枝10g，丹参30g，檀香6g，砂仁6g，厚朴10g，枳实10g，葶苈子20g，延胡索10g，牛蒡子10g，赤芍10g，白芍10g，茜草20g，夜交藤30g，水红花子20g。7剂，日1剂，水煎服。二诊，颈部肿痛明显减轻，效不更方，服21剂愈。

张绍芬等人在2008年1月～2012年12月期间，运用四妙勇安汤加味治疗亚急性甲状腺炎，取得显著疗效。共收治亚急性甲状腺炎患者60例，男5例，女55例。男性年龄18～37岁，平均23.4岁；女性20～53岁，平均35.2岁。随机分为对照组和治疗组，每组各30例。两组患者在年龄、性别等方面无显著性差异（$P>0.05$），具有可比性。对照组用泼尼松片20～40mg，每天1次，晨服。治疗组予四妙勇安汤加味：金银花30g，玄参30g，当归10g，甘草10g，蝉蜕10g，姜黄10g，僵蚕10g，熟大黄5g。湿热重加黄柏10g、苍术10g；血瘀明显加桃仁10g、红花10g；热毒明显加蒲公英30g、地丁15g。水煎，内服，每日2次，2周为1个疗程，疗程结束后观察疗效，未愈者可继续服原药2～4个疗程，并观察有无并发症和副作用，共随访3个月。疗效标准：①治愈：症状消失，红细胞沉降率及T3、T4恢复正常，彩色B超检查肿大的甲状腺恢复正常；②有效：症状减轻，红细胞沉降率及T3、T4有所恢复，彩色B超检查肿大的甲状腺有所缩小；③无效：症状无减轻或加重，T3、T4无变化或异常加剧，彩色B超检查肿大的甲状腺无变化或加重。结果：治疗组总有效率为86.7%，对照组总有效率为63.3%，两组间差异有显著性意义（$P<0.05$）。

李娟等人运用四妙勇安汤治疗甲状腺功能亢进症1例。患者，女，44岁，2016年12月12日初诊。1年前因“颈前甲状腺肿大”伴消谷善饥、消瘦、眼突就诊于某医院，经甲状腺B超及甲状腺功能检查，诊断为“甲状腺功能亢进症”，予相应激素治疗后颈前肿大及眼突较前好转。刻诊：症如前，舌红苔黄，脉弦数。诊断：瘿气。治则：化瘀消症，养阴清热。方药：龟甲（先煎）20g，佛手10g，郁金10g，金银花20g，当归10g，玄参20g，猫爪草20g，夏枯草20g，海藻10g。15剂，每日1剂，水煎服。2周后复诊，诸症较前缓解，继续予以此方治疗。

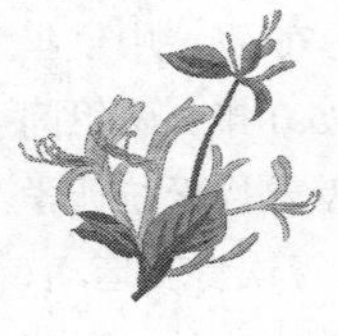

第四节　治疗皮肤病

皮肤病是发生在皮肤和皮肤附属器官的疾病的总称。皮肤是人体最大的器官，皮肤病的种类不但繁多，多种内脏发生的疾病也可以在皮肤上有表现。将四妙勇安汤灵活化裁用于治疗皮肤病，凡肌肤出现急性红斑鳞屑、红斑结节、紫癜、局部皮温升高，或痒或痛，或伴有咽干发热，舌质红绛或干红少苔，脉滑数或弦滑，四诊合参辨证有阴虚热毒血瘀证者，用之均有良效。

一、治疗结缔组织疾病

王景春等人运用四妙勇安汤治愈硬皮病肢端坏疽1例。患者，女，39岁，1991年6月18日初诊。患硬皮病2年，近月手尖疼变色，右手3、4指裂口疼痛皮干，右手2、4指尖紫暗黑疼，碰疼，舌红、苔黄，脉洪数。治则：清热解毒，活血化瘀。方以四妙勇安汤加赤芍、丹参、红花各30g，全蝎 2g，蜈蚣 3 条，配合犀黄丸内服。药后疼痛减轻，继用前方，手指尖干黑渐脱，舌淡、苔白，脉沉缓。乃病久体虚，故治同原方加黄芪 50g，共治疗 3 个月愈合。

王景春等人运用四妙勇安汤治愈皮肌炎 1 例。患者，女，34 岁，1982 年 4 月 5 日初诊。患皮肌炎 1 年，近来右小腿内侧有微红肿片状 8cm×8cm，皮紧压痛，舌红、苔黄，脉洪数。辨证：热毒蕴结，瘀阻肌肤。治则：清热解毒，消肿散瘀。方用四妙勇安汤加赤芍、板蓝根、牛膝各 50g，生地黄、地龙、王不留行各 20g。药渣复煎外洗、热敷局部，日 1 次。药后肿痛大减，继服原方，肿块缩小，微红肿痛轻。服药后舌淡，脉弱，乃热减体弱，治用前方加黄芪 50g。经治疗 3 个月肿块消失。

二、治疗红斑丘疹鳞屑性皮肤病

（一）治疗银屑病

房定亚用四妙勇安汤加味治疗银屑病关节炎，每每收效。患者，男，64 岁，2001 年 6 月 17 日入院。主诉“反复周身散在皮疹、脱屑 20 年，近期加重，伴指、腕、肘、肩关节疼痛半年”。患者 20 年前始见周身散在红疹，轻度瘙痒，且渐见白屑脱落，局部可见结痂，以双下肢、后背及头部为重，至某院就诊诊断为银屑病，予药外用（具体不详），病情好转，后每于春秋季节发作。半年前全身红疹面积扩大，脱屑较多，伴右中指关节、腕关节及左肘、右肩关节疼痛、活动不利，时有低热，至某医院就诊，查红细胞沉降率 52mm/h，收住入院。入院后查体：全身散在皮疹，融合成片，头部如积粉，胸背红如虾皮，伴有紫斑，脱屑局部有结痂，右中指、腕关节肿胀明显，活动受限，指甲板浑浊，呈“匙”状指，表面凹凸不平，有纵嵴。查 ENA－7（－），红细胞沉降率 56mm/h，HLA－B27（－），类风湿因子（－），C－反应蛋白（+）。中医诊断：银屑痹（毒热痹）。西医诊断：银屑病性关节炎。治则：清热解毒，滋阴凉血。方药：金银花 30g，玄参 30g，当归 30g，生甘草 10g，蜈蚣 1 条，生地黄 30g 白芍 20g，水牛角 20g，虎杖 15g，苦参 15g，龙胆草 10g，蒲公英 20g。水煎，每日服 2 次，连服 15 剂，关节疼痛好转，红肿以中指近端指间关节及双肩关节明显，脱屑减少，行走灵活，局部瘙痒。前方去水牛角、生地黄、苦参、龙胆草加豨签草 10g、蝉蜕 6g、白鲜皮 20g、汉防己 20g。连服 14 剂，关节疼痛明显好转，仅觉右肩关节轻度疼痛，疹色暗，无脱屑现象，苔薄腻、质淡红，脉弦。予：金银花 30g，当归 30g，玄参 30g，甘草 10g，生黄芪 30g，陈皮 20g，虎杖 15g，清风藤 15g，白花蛇舌草 20g，山慈菇 10g，汉防己 20g。服 15 剂后，关节肿痛消失，手指、腕、肘、肩关节活动灵活，全身无红疹，无脉屑现象，复查红细胞沉降率 18mm/h，类风湿因子（－），C－反应蛋白（－）。

高尚璞等人运用四妙勇安汤类方治愈寻常性银屑病 1 例。患者，男，23 岁。2003 年 1 月 17 日初诊。全身皮疹瘙痒反复 3 年。其病初于急性扁桃体炎之后，头皮内出现红斑，上覆鳞屑，渐及四肢。经外院多方治疗，病情未见好转，反而泛发全身。查体示：头皮内见较多的红斑，上覆白色鳞屑，枕部皮疹超出发际。躯干、四肢伸侧见大片肥厚性斑块，表面覆盖多层疏松的银白色鳞屑。纳尚可，夜寐欠安，大便干。舌质干红少苔，脉细。诊断：银屑病。辨证：阴虚内热，瘀血阻于肌表。治则：养阴清热，活血化瘀。方用四妙勇安汤加味：生地黄 15g，玄参 10g，金银花 10g，连翘 10g，当归 10g，鸡血藤 15g，甘草 15g。2003 年 2 月 10 日二诊，瘙痒感明显减轻，皮疹鳞屑变薄，舌质暗红少苔，脉细。在原方基础上加活血祛风之品：土茯苓 30g，荆芥 10g，防风 10g，红花 10g，赤芍 10g，三棱 10g，莪术 10g，刺蒺藜 30g，并加生地黄、金银花各至 30g。2003 年 3 月 10 日三诊，皮疹已退大半，舌质淡红、苔薄白，脉细，治以养血活血，方用四物汤收功。

易律衡等人运用四妙勇安汤治愈银屑病 1 例。患者，女，35 岁。因周身泛发红斑、白色鳞屑 3 年，症状加重 1 个月就诊。症见：全身多处可见形状不一、大小不等斑片状红斑，尤以头、躯干、四肢为甚，舌红、苔薄黄，舌下静脉曲张，脉弦。诊断：银屑病。辨证：血热风燥，肌肤失养。治则：清热解毒，凉血和营，活血化瘀。方药：紫草 120g，金银花 90g，玄参 60g，当归 60g，生甘草 30g，连翘 60g，刺蒺藜 30g，乌梢蛇 30g。7 剂，水煎。红斑逐渐消失，瘙痒渐退，后以益气逐瘀法加减化裁，治疗 3 个月，全身红斑、皮屑消失。

朱红军在 2006 年 10 月～2011 年 12 月期间，采用中西医结合治疗银屑病关节炎，取得较好疗效。共收治患者 45 例，随机分为两组。治疗组：28 例；年龄 12～52 岁，平均 32 岁。对照组：17 例；年龄 15～50 岁，平均 32.5 岁。两组一般资料经统计学处理，差异无统计学意义（$P>0.05$），具有可比性。对照组采用联合用药，即甲氨蝶呤（MTX）+环孢素（CS）+非甾体类抗炎药，非甾体类抗炎药选用阿司匹林，症状缓解后逐渐减量至停用，MTX 每周口服 10mg，连续 3 周，逐渐加量至每周 25mg，3～6 个月后减量，维持 1～4 年。CS 口服 3mg/（kg·d），连用 3 周，逐渐加量到 5mg/（kg·d），3～6 个月后减量维持 1 年。治疗组在对照组治疗基础上，方用四妙勇安汤加味：金银花 30g，当归 20g，玄参 20g，生地黄 12g，虎杖 12g，白花蛇舌草 20g，山慈菇 10g，鹿衔草 10g，甘草 15g。关节疼痛僵硬明显加蜈蚣、全蝎；关节红肿明显、皮疹色红、脱屑多加苦参、黄芩、龙胆草；瘙痒明显加白鲜皮、白蒺藜。每日 1 剂，水煎服。疗效标准：①稳定：晨僵、夜间疼痛消失，红细胞沉降率下降率＞75%，银屑皮疹减少 90%以上；②显效：晨僵＜30 分钟，夜间不痛，红细胞沉降率下降率 45%～74%，银屑皮疹减少 50%～90%；③好转：晨僵＜30 分钟，夜间偶有疼痛，红细胞沉降率下降率 25%～44%，银屑皮疹减少 30%～50%；④无效：晨僵＞30 分钟，夜间疼痛有醒，红细胞沉降率下降率＜25%，银屑皮疹减少 30%以下。结果：对照组有效率为44.4%，治疗组有效率为88.9%，两组间差异有统计学意义（$P<0.05$）。

路英等人运用四妙丸与四妙勇安汤的合方治愈双下肢银屑病1例。患者，男，45岁，2013年5月17日因双下肢皮疹伴瘙痒10余年而就诊。查见双小腿伸侧有片状浸润性红斑，上覆厚层银白色鳞屑，无脓疱。外院病理报告为寻常型银屑病。多年来病情冬重夏轻，经西医西药治疗时好时坏。患者平素喜食辛辣，饮食可，大便干，每2～3日1次，舌红、苔黄厚腻，脉滑数。诊断：白疕（湿热下注）。治则：清利湿热，解毒活血。方予二四汤加味：苍术12g，黄柏12g，薏苡仁15g，牛膝10g，金银花15g，玄参12g，当归12g，牡丹皮10g，白鲜皮12g，生大黄（后下）10g，生甘草10g。7剂，内服，1剂/天，3次/天，每次150ml。2013年5月22日复诊，皮疹颜色变浅，鳞屑变薄，续予原方内服20余剂，鳞屑全消，仅留淡褐色色素沉着斑。嘱患者忌食辛辣荤腥，以巩固疗效。随访半年未复发。

（二）治疗玫瑰糠疹

史巧英运用四妙勇安汤加味治愈玫瑰糠疹1例。患者，男，26岁，2003年6月5日就诊。皮肤突发红色皮疹8天，痒不甚，但逐渐增多，躯干及四肢近端可见弥漫性粉红色斑疹，绿豆至豌豆大小，复有糠状鳞屑，部分皮疹融合成片，有的为环状，边缘微隆起，中央呈淡黄色。饮食一般，二便正常，舌质红、苔白，脉浮略数。诊断：玫瑰糠疹。治则：清热解毒，祛风止痒。方药：金银花、当归各30g，板蓝根、地肤子、白鲜皮各20g，玄参15g，蝉蜕、牡丹皮、防风、天花粉、苦参、甘草各10g。连服7剂，瘙痒全止，皮损褪尽。随访至今未见复发。

三、治疗皮肤附属器疾病

（一）治疗痤疮

曹建恒运用四妙勇安汤加味治愈痤疮1例。患者，男，19岁，1994年5月4日就诊。1年多来颜面部反复出现痤疮，常溃脓结痂，遗留瘢痕。经中西药口服及外用后好转，停用半月左右则仍反复。刻诊：颜面满布痤疮，色紫红，并散见白色脓点，痒痛相兼；渴喜冷饮，舌尖红、苔薄黄，脉弦滑。处方：玄参100g，金银花50g，当归20g，生甘草15g，连翘40g，浙贝母20g，白芷12g，黄连6g，夏枯草30g。每日1剂，水煎2次，合并后分2次服。服3剂后，痤疮全部消退，而且无瘢痕遗留，后随访3个月无复发。

张丽娟等人运用四妙勇安汤合升降散治愈面部痤疮1例。患者，女，15岁，1995年8月16日就诊。近半年来，额头部不断长出黯红色丘疹，瘙痒，近1个月丘疹增大增多，瘙痒明显，抓破流水，数日后便形成疖肿，苦不堪言。诊见：前额及两颊部皮肤有多处大小不一之丘疹，且右颊部可见一黯紫色疖肿，舌黯红、苔黄腻，脉滑。中医辨证：热毒壅盛，腠理郁闭。治则：泄热解毒，宣通内外。方用四妙勇安汤合升降散加减：金银花、玄参、当归各30g，甘草10g，僵蚕12g，蝉蜕、姜黄各10g，川大黄2g，黄连10g，薏苡仁30g，连翘20g，升麻10g，生石膏20g，知母10g，地肤子、皂角刺各15g，日1剂，水煎服。3剂后，面部痤疮未再新生，已生之痤疮较前缩小，右面疖肿渐消。舌脉同前。原方再服10剂，面部痤疮基本消除，疖肿已愈，为巩固疗效，防止复发，嘱服五福化毒丸半月。追访半年，无痤疮再生。

李秀芳等人运用四妙勇安汤加味治愈寻常痤疮1例。患者，男，25岁，营销员，1995年10月11日初诊。2年前始面部起皮疹，油脂多，时轻时重。应用醋酸氟轻松软膏效不显。近2月因食油腻、烟酒过多，面部皮疹增多，并渐及背部，红肿疼痛，有部分融合，有时可挤出白色腐渣样分泌物，在某医院诊为“痤疮继发感染”。内服乙酰螺旋霉素、甲氰咪胍、甲硝唑仍无明显减轻，又肌内注射7天青霉素效果不佳，伴口臭纳呆。检查见：双颊、额及背部散在米粒至绿豆粒大小不等的红丘疹，部分丘疹顶端有黑色小点，可挤出白色半透明脂栓。双颊有3个蚕豆大小硬性结节，1个有轻微波动，触痛明显，面部皮肤油腻，且有点滴状浅瘢痕。舌淡红、苔白腻，脉滑略数。诊断：寻常痤疮。予以四妙勇安汤加味：金银花、玄参各30g，当归、赤芍、牛膝各15g，黄柏、黄芩、栀子、连翘、苍术、防己、紫草、生甘草各10g，红花、木通各6g。再加蚤休15g，皂角刺9g，白术9g。日1剂，水煎，早晚分服。服药7剂，面部红丘疹部分消退，结节缩小，轻微触痛。继服上方14剂，有80%丘疹变平，未起新疹，面部油脂分泌减少，结节明显缩小，无波动感，无压痛，口臭消失，纳增。上方去黄芩加丹参15g，又服14剂，丘疹消退，结节消失，留有色素沉着及浅在瘢痕，达临床治愈。

周宝宽等人运用四妙勇安汤治愈痤疮1例。患者，男，29岁，2010年6月9日初诊。1个月前，面生粉刺，感染流脓，红肿热痛，口服抗菌药，疗效不明显。现症：前额、面颈均可见脓疱疹及囊肿，红肿疼痛，流脓汁，烦热口渴，大便秘结；舌红、苔黄腻，脉数。西医诊断：痤疮。中医诊断：肺风粉刺。辨证：热毒炽盛，瘀阻经脉。治法：清热解毒，活血止痛。方用四妙勇安汤加减：金银花20g，玄参20g，当归15g，桑白皮10g，黄芩10g，猫爪草10g，马齿苋20g，炙甘草10g。水煎服及局部湿敷。二诊（2010年6月16日），上方用7剂，红肿流脓消退，烦热口渴明显减轻，二便通畅。上方加白术10g、丹参10g，继续口服及湿敷。三诊（2010年6月30日），上方又用14剂，丘疹消失，囊肿明显回缩。上方去马齿苋，又服7剂愈。再外涂消痕散（白芷、白芍、丹参、三七、桃仁、红花、三棱、莪术等量，粉碎过筛），用黄瓜汁调成糊状涂瘢痕处，2次/天。月余，瘢痕几近消失。

黄丽瑶在2013年5月～2013年12月期间，运用火针配合四妙勇安汤加黄芪治疗痤疮，效果良好。共收治患者48例，男23例，女25例；年龄15～36岁，平均24岁；病程2周～5年。火针治疗：平卧，暴露面部皮损地方，将需要针刺的位置进行常规消毒，选好进针点，用一次性针灸针（直径 0.3mm×25mm）在酒精灯上烧红直至针尖发白，垂直快速点刺痤疮病变的顶部。如果病变部位为丘疹、黑头、脓点，一般用针尖点刺 1 次即可；如果病变部位为坚硬结节，在其中心和周围点刺多次，针刺深度以针尖透过皮肤病变组织、刺入结节中部为宜；如果病变部位为囊肿，针尖点刺穿破囊肿壁时，会有落空感。火针点刺结束后，用针稍加按压，清除干净皮疹上的黑头粉刺或脓疱分泌物、脓栓、脓血。点刺处 24 小时内不可以沾水，避免感染。患处皮肤一般在医治后的次日开始结痂，结痂期切勿用手搔抓，痂壳通常在 5 天左右自行脱落，如果痂壳脱落后仍可见皮损，则继续上面治疗。每周 1 次，3 次为 1 个疗程。中药治疗以四妙勇安汤加黄芪：金银花 15g，玄参 15g，当归 10g，甘草 10g，黄芪 10g。毒邪盛金银花加量至 30～45g，另加皂角刺 10g、紫花地丁 10g；痒甚加荆芥、防风各 10g；皮脂溢多加薏苡仁 10～15g（脾胃素体虚寒者则用炒薏苡仁）、山楂 15g；结节硬肿或瘢痕明显加赤芍、浙贝母各 15g；阴虚有热加生地黄、麦冬各 15g；阳虚黄芪随症加量至 30g。疗效标准：①痊愈：皮损完全消失，仅留有黑色素沉着，无新粉刺皮疹出现；②显效：皮损消失 70%以上，新粉刺皮疹低于 5 个；③有效：皮损消失 30%～69%，新粉刺皮疹低于 10 个；④无效：皮损消失不够 30%或无明显变化，甚则病情加重。结果：痊愈 11 例，显效 28 例，有效 7 例，无效 2 例，总有效率为 95.8%。

李娟等人运用四妙勇安汤治愈痤疮 1 例。患者，女，33 岁，2017 年 4 月 24 日初诊。1 年前无明显诱因出现面部痤疮，红肿疼痛，发痒。予止痒药膏外用症状稍缓解，后反复发作，稍食辛辣之品即加重。刻诊：症如前。诊断：痤疮。治则：清热解毒，祛风止痒。拟方：石决明（先煎）20g，金银花 20g，当归 10g，玄参 20g，白花蛇舌草 20g，半枝莲 20g，地肤子 20g，白鲜皮 20g。予 15 剂，2 周后复诊，面部痤疮较前减退，色暗，微痒。续上方加减：石决明（先煎）20g，金银花 20g，当归 10g，玄参 20g，刺蒺藜 20g，防风 10g，地肤子 20g，白鲜皮 20g。2 周后复诊，诸症缓解，续予上方治疗。

（二）治疗脂溢性皮炎

李秀芳等人运用四妙勇安汤加味治疗脂溢性脱发 1 例。患者，男，34 岁，干部，1996 年 2 月 8 日初诊。头皮多屑作痒 6 年，近 2 年眉弓、前额、鼻唇沟处起红色斑片并有油性脱屑，瘙痒，洗发后第二天即见头发油腻光亮，每天梳头约有 120～150 根头发脱落，尤以头顶部毛发脱落较多，伴烦躁易怒，失眠口苦，大便偏干。查见：头顶部毛发稀疏纤细，有细碎糠秕状鳞屑脱落，部分头皮见片状红斑掺杂，有血痂性丘疹，鼻翼、眉弓、鼻唇沟、前额发际见皮肤粗糙和细屑，面部油腻发亮，皮肤毛孔扩大，舌质淡红、苔白，脉弦。诊断：脂溢性脱发。方用四妙勇安汤加味：金银花、玄参各 30g，当归、赤芍、牛膝各 15g，黄柏、黄芩、栀子、连翘、苍术、防己、紫草、生甘草各 10g，红花、木通各 6g。再加何首乌 15g、黑芝麻 10g、白羡黎 15g。日 1 剂，水煎服。服 14 剂，头痒脱屑减轻，头油减少，每天梳头脱发约 100 根左右。效不更方，继进原方。又服 14 剂，头皮瘙痒未作，头油及面部油脂明显减少。每天梳头约有 60 根头发脱落，且头顶部已有纤细毳毛新生。烦躁易怒消失，睡眠较好，无口苦，大便正常。上方去白蒺藜、栀子、黄芩，继服 7 剂，以巩固疗效。

四、治疗细菌性皮肤病

（一）治疗丹毒

于梅志等人运用四妙勇安汤加减治愈丹毒 3 例。病例一：患者，女，43 岁，职工，1980 年 2 月 22 日入院。主诉：左足背、小腿红肿热痛反复发作 20 年。现病史：20 年前左足背红肿热痛，此后反复发作，近 2 年红肿扩散到小腿。最近 4、5 天左足背、小腿又红肿热痛，高烧不退。检查：体温 39℃，脉搏 90 次/分，血压 120/90mmHg，舌质红、苔厚腻。左足背、踝部、小腿均广泛发红肿胀、灼热、压痛，有紧硬感，红肿边缘微高出皮肤，界线清楚。小腿中段约有 1.5cm×1.5cm 大小皮肤溃疡。左足背部皮肤粗厚、肿胀。有足癣。化验白细胞 11.9×10^9/L，中性粒细胞 72%，淋巴细胞 28%。印象：慢性复发性丹毒（热毒蕴结，湿热下注），继发象皮肿。治则：清热利湿，活血化瘀。方用四妙勇安汤加味：金银花、玄参各 30g，当归、赤芍、牛膝各 15g，黄柏、黄芩、栀子、连翘、苍术、防己、紫草、生甘草各 9g，红花、木通各 6g。水煎服，每日 1 剂。龙胆泻肝丸，每次 6g，日服 3 次。活血通脉片，每次 20 片，日服 3 次。患处外敷大青膏：大青叶 60g，黄柏、川大黄、乳香、没药、明矾、樟丹、黄连、芙蓉叶、铜绿、胆矾、五倍子各 30g。共研细末，用凡士林调和成膏，摊于消毒纱布上，敷于患处，日 1 次。经以上治疗，体温逐渐下降，左足背、小腿红肿热痛明显减轻，第四天体温降至正常，局部病变大部消退，仅在小腿后部有手掌大红肿区，守法治疗至第九天，患肢病变全部消肿，溃疡结痂愈合，白细胞 8×10^9/L。1980 年 3 月 5 日出院，观察年余，未见复发。病例二：患者，女，40 岁，职工，1980 年 2 月 25 日入院。主诉：右小腿红肿热痛，反复发作 7 年。现病史：1974 年右小腿红肿、高热，后又发作数次。近 3 个月发作频繁，伴有高热。虽经抗生素、中药治疗，但未能根治。2 天前突然高烧，右小腿中段呈现环形红斑，灼痛。检查：体温 39℃，脉搏 80 次/分，血压 120/80mmHg，舌质红、苔黄腻。右小腿中、下段广泛发红肿胀，微高起皮肤，边缘清楚，灼热，压痛。有足癣，趾间有糜烂。白细胞 10.4×10^9/L，中性粒细胞 87%，淋巴细胞 10%。印象：慢性复发性丹毒（热毒蕴结，湿热下注）。治则：同病例一。效果异常显著，2 天后体温降至 37℃，第四天已正常。右小腿病变处红肿、热痛明显减轻，第八天红肿消退。化验白细胞 7.8×10^9/L。3 月 4 日痊愈出院。病例三：患者，男，62 岁，职工，1981 年 1 月 26 日入院。主诉：左小腿红肿热痛反复发作 10 年。现病史：1971 年左小腿红肿热痛，伴有高烧，每年发作数次，每次约半月方愈，至今发作 18 次，曾用抗生素治疗，未能根治。本次左小腿又红肿热痛，伴高烧已 7 天。检查：左小腿下段内侧约有 15cm×7cm 大小红肿区，灼热，边界清楚。有足癣。脉弦，舌质红绛、苔黄腻。印象：慢性复发性丹毒（热毒蕴结，湿热下注）。治疗：治法同上，内服四妙勇安汤加味，日 1 剂，白花丹参注射液 10ml 加于 5%葡萄糖注射液 500ml 内静脉滴注，日 1 次，15 次为 1 个疗程。患处外敷大青膏，日 1 次。1 周后病情明显好转，左小腿病变处疼痛消失，仅小腿下端内侧微有发红，但肿胀减轻。2 月 3 日停用大青膏，给予硝矾洗药（朴硝 12g，月石、明矾各 9g），开水冲化后乘热浸洗患处，2 周后痊愈。3 月 5 日出院。

龚景林采用四妙勇安汤加减治疗丹毒，取得满意疗效。共收治患者 31 例，男 22 例，女 9 例；年龄最小 19 岁，最大 57 岁，病程 1～2 天 25 例，3～5 天 6 例，病变部位发于下肢 27 例，颜面 3 例，胸腹部 1 例；有足癣史 15 例，皮肤破损 8 例，无明显诱因 8 例。基本方：玄参 15g，当归 10g，金银花 20g，甘草 6g。水煎服，每日 1 剂。发于颜面加牛蒡子、桑叶、菊花；发于胸腹加柴胡、龙胆草、郁金、黄芩；发于下肢加黄柏、猪苓、赤小豆、牛膝；若伴有高热加生石膏、知母、天花粉；血热加牡丹皮、赤芍、紫草；大便秘结加大黄；反复发作、缠绵不愈加路路通、鸡血藤、防己、冬瓜仁；肿胀明显加泽泻、薏苡仁、木瓜、乳香、没药。局部治疗：马勃、鲜马齿苋各 60g，朴硝 90g，冰片 6g。先将鲜马齿苋捣烂，并把其他药研细末，再混合一起，加适量香油调成糊状，外敷患处，纱布包扎，每日 1 次。结果：治疗 2～3 天痊愈 19 例，4～6 天痊愈 10 例，1 周痊愈 2 例。典型病例：患者，男，40 岁，干部，1983 年 6 月 7 日初诊。2 天前因左足第四趾间起水疱，瘙痒，抓后渗液，翌日下肢红肿，皮肤灼热疼痛，畏寒发热。查见：左下肢焮红肿胀，境界清楚，触之热而灼手，疼痛拒按，腹股沟淋巴结肿大，足趾间糜烂、渗出。伴畏寒发热，口苦口干，小便黄，大便秘结，舌质红、苔黄，脉弦数。诊断：急性丹毒。此系热毒之邪，蕴阻肌肤，不得外泄，而蓄热为患。治则：清热解毒，和营止痛。方拟四妙勇安汤加减：玄参 15g，当归 10g，黄柏 10g，牛膝 10g，牡丹皮 12g，大黄 12g，金银花 20g，生石膏 30g，甘草 6g。局部用药见前。3 剂后，热退痛止，患处红肿消失而获痊愈。仅足趾间有少许渗出、瘙痒。拟：苦参 15g，黄柏 20g，苍术 20g，蛇床子 15g，地肤子 20g。3 剂，煎水外洗患处，以清余波。

周庆符在 1975 年 6 月～1986 年 8 月期间，运用中药治疗丹毒，效果满意。共收治患者 30 例，男 13 例，女 17 例；20～49 岁 22 例，50 岁以上 8 例；1～5 年 23 例，6～10 年 4 例，11～20 年 3 例；侵犯双下肢 4 例，单侧下肢 26 例。发病诱因：患足癣者 21 例，伴有其他感染灶者 9 例。15 例体温增高，并伴有恶寒、全身不适、头痛纳呆等，局部均有不同程度和不同范围的红热灼痛及肿胀。辨证治疗：①湿热型：相当于慢性丹毒急性发作期。证见：发热恶寒，患处皮肤赤红、灼痛肿胀，边界清楚，压痛或伴有腹股沟淋巴结炎。舌红、苔黄腻，脉洪数。治则：清热利湿，泻火凉血。方用四妙勇安汤加味：玄参 30g 金银花、当归、赤芍、牛膝各 15g，黄柏、黄芩、栀子、连翘、防己、紫草、生甘草、红花、木通各 9g。②血瘀型：为慢性丹毒或已形成象皮腿等的并发症者。证见：患处漫肿硬韧，瘀斑或色素沉着，胀痛隐隐，站立时加重。舌红或有瘀斑点、苔白薄，脉沉细。治则：活血化瘀，利湿消肿。方选活血通脉饮：赤芍、土茯苓各 60g，丹参、金银花各 30g，当归、川芎各 15g。病重加牛膝、地龙、鸡血藤。配合白花丹参注射液静脉滴注，亦可用复方丹参注射液代替。每日 1 次，15 次为 1 个疗程，2 个疗程之间间隔 5 天。疗效标准：①治愈：症状体征完全消失；②显效：症状消失，局部轻度肿胀，皮色淡紫，但不影响工作；③进步：全身症状消失，局部红热肿胀好转；④无效：症状体征无改善。结果：治愈 2 例，显效 6 例，进步 2 例。

王忠民用四妙勇安汤原方加味治愈丹毒 1 例。患者，男，16 岁，学生，1955 年 6 月 12 日初诊。高热、寒战 1 天。口服 APC、土霉素等罔效。3 日前左小腿不慎碰伤，之后出现恶寒发热，局部病变迅速向四周蔓延，伴头痛，四肢酸懒，口渴而不欲饮，大便臭秽，溲短不利，舌质暗红、苔黄略腻，脉滑数。检查：伤口周围显现鲜红斑片，压之褪色，表面肿胀，略高于皮肤，抚之灼热感，肤色发亮，界线清楚，水疱 2 处。腹股沟淋巴结肿大。体温 39.9℃，白细胞总数 21.4×10^9/L，中性粒细胞 82%，淋巴细胞 16%，单核细胞 2%。水疱浆液培养发现溶血性链球菌。辨证：毒侵肌肤，流火夹湿。治则：解毒凉血，清热利湿。处方：金银花 75g，赤芍 30g，玄参 24g，当归 18g，牛膝 30g，通草 24g，黄柏 24g，生甘草 12g。水煎，分 3 次服。进上方 2 剂，体温降至 38.1℃，局部胀痛见轻，全身症状好转。药合脉证，仍服原方。又投 3 剂，体温恢复正常，小腿肿胀显减，股部淋巴结减小。以原方变换剂量，侧重于化湿消肿，再进 3 剂，局部肿胀消失，复查血常规已正常。前方减量，续投 4 剂，诸恙悉除，伤口结痂。随访 1 年未见复发。

施义采用四妙勇安汤加味配合青敷膏外敷治疗下肢丹毒，取得较满意疗效。共收治患者 28 例，男 15 例，女 13 例；年龄 16～30 岁 2 例，31～45 岁 6 例，46～60 岁 10 例，60 岁以上 10 例；均为单侧下肢发病。内服四妙勇安汤加味：金银花 15g，玄参 15g，当归 10g，黄柏 10g，川牛膝 10g，地龙 10g，连翘 15g，甘草 3g。高热加石膏、知母、天花粉；斑块赤甚加牡丹皮、赤芍；局部有水疱加萆薢、泽泻。外敷青敷膏（大黄，姜黄，黄柏，青黛，白芷，共研细末，用饴糖调成糊状）外敷患处，每日 1 次，每次外敷前可用内服药第三煎药汁冷敷于红斑上，约 5 分钟。对有脚湿气患者可用克霉唑癣药水外擦患处，每日 3～5 次。若患肢有皮肤破损，则应局部清创，并每日换药，直至创口愈合。疗效标准：①治愈：全身及局部症状消退，白细胞计数恢复正常；②好转：全身症状消退，局部症状未全部消退；③未愈：全身及局部症状未能控制。结果：治愈18例（占64.28%），好转10例（占35.72%），全部有效。疗程最短4天，最长17天，平均11.2天。典型病例：患者，女，62岁，工人。因左下肢红肿疼痛2天，1995年3月24日入院。时见左下肢肿胀疼痛，按之痛剧，肤色红赤如丹，边界清楚，按之灼热，伴发热（体温38.4℃），恶寒，纳差，口干欲饮，舌暗红、苔薄黄，脉弦。查血常规：白细胞14×10^9/L，中性粒细胞0.62，淋巴细胞0.38。诊断：左下肢丹毒。辨证：湿热下注。治则：清热化湿解毒。方用四妙勇安汤加味：金银花15g，玄参15g，当归10g，黄柏10g，牛膝10g，连翘15g，地龙10g，车前子（包）10g，牡丹皮10g，赤芍10g，茯苓10g，甘草5g。煎水服，早晚各1次。局部予青敷膏外敷，每日1次。1天后，体温即恢复正常。3天后，肿痛明显缓解。第六天诸症消失，复查血常规恢复正常，获愈出院。随访半年未复发。

王安均用四妙勇安汤原方随证加味治愈丹毒1例。患者，男，46岁，退休工人，2001年7月15日初诊。高热、寒战2天，经口服退烧、抗菌药等未见好转，2天前睡觉醒来，突觉右下肢疼痛，伴大面积红肿，头痛，四肢酸痛，逐渐加重，服用百服宁后，体温虽降，但1～2小时后又升高至38.5℃以上，口渴而不欲饮，大便干结，小便黄赤不利，舌质暗红、苔黄腻，脉滑数。检查：右下肢小腿大面积红肿热痛，色如涂丹，压之褪色，皮温灼热感明显，边界清楚，有3处水疱，同侧腹股沟淋巴结肿大，有明显压痛。体温39.2℃，白细胞19.8×10^9/L，中性粒细胞85%，淋巴细胞14%，单核细胞1%。辨证：湿毒侵犯肌肤，湿热下注小腿。治则：解毒凉血，清热化湿。方药：金银花60g，赤芍20g，玄参20g，生石膏30g，当归12g，黄柏15g，牛膝12g，苍术12g，通草10，萆薢20g，甘草10g。水煎服，每日3次。3剂后，体温降至37.8℃，局部肿胀消失，皮肤颜色渐淡，全身症状好转。继守原方5剂，体温恢复正常，全身症状消除，腹股沟淋巴结消失，患肢肿胀继续见好，皮温正常。再投7剂，患肢肿胀消除，皮色正常，活动自如，改服三妙丸1个月。随访至今未见复发。

刘小刚等人应用四妙勇安汤加减治愈小腿丹毒1例。患者，女，23岁，2001年6月21日初诊。自诉脚气感染5天，小腿红肿疼痛2天。平素患有脚癣，因近日工作繁忙，致使脚癣加重感染。查：双足伴小腿下段红肿，呈涂丹样，足趾缝纹间伴糜烂渗出，恶寒发热（体温38.4℃），血常规：白细胞14×10^9/L，中性粒细胞0.82，淋巴细胞0.18，舌暗红、苔薄黄，脉滑数。辨证：湿毒炽盛，瘀阻脉络。西医诊断：脚癣感染合并小腿丹毒。治则：清热解毒，利湿消肿，活血化瘀，通络止痛。处方：金银花90g，玄参60g，当归、黄柏各30g，甘草、牛膝各10g，薏苡仁40g。3剂，水煎服，日1剂。1天后体温恢复正常，3天后肿痛明显缓解，第六天诸症消失，复查血常规恢复正常，获愈出院。随访半年未复发。

施月婷在2007年10月～2009年8月期间，运用中西医结合治疗下肢丹毒，取得很好疗效。共收治患者50例，随机分为两组。治疗组：26例；男17例，女9例；年龄25～70岁；单侧发病20例，双侧发病6例；有足癣病史19例。对照组：24例；男16例，女8例；年龄22～69岁；单侧发病18例，双侧发病6例；有足癣病史18例。两组间年龄、性别、病史比较均无显著性差异（P均>0.05），具有可比性。对照组给予哌拉西林他唑巴坦3g加入0.9%氯化钠注射液100ml中静脉滴注，每日2次。治疗组在对照组治疗基础上，内服汤药、外敷青敷膏（青黛散+饴糖）治疗。方用四妙勇安汤加减：金银花30g，玄参30g，当归15g，甘草6g。煎汤服用，每天1剂，早晚分服。另用青敷膏外敷红肿处。疗效标准：①治愈：全身及局部症状消退，白细胞及中性粒细胞计数正常；②有效：全身症状消退，局部症状好转，白细胞及中性粒细胞计数正常；③无效：症状、体征均无改善。结果：治愈20例（77%），有效4例（15%），无效2例（8%），总有效24例（92%）；对照组治愈16例（67%），有效2例（8%），无效6例（25%），总有效18例（75%）。治疗组总有效率显著高于对照组（$P<0.05$）。

李立仲等人在2001年8月～2009年8月期间，采用中西医结合治疗下肢丹毒，取得满意疗效。共收治下肢丹毒患者100例，分为西药组和中西医结合治疗组。西药组：男31例，女19例；年龄35～75岁，中位年龄55.31岁；病史1天～7年；合并足癣8例，下肢外伤致皮肤破损2例，患肢浅静脉曲张1例。中西医结合治疗组：男28例，女22例，年龄30～82岁，中位年龄58.24岁；病史2天～12年；合并足癣9例，外伤皮肤破损2例，患肢浅静脉曲张4例。两组患者一般资料相近，差异无统计学意义（$P>0.05$）。所有患者入院后均静脉注射青霉素800万U，1次/天，连用10天，对继发患者积极治疗原发病。治疗组清热解毒利湿，方用四妙勇安汤加减：金银花90g，玄参90g，当归30g，甘草15g，车前子10g，茯苓20g。水煎服，1剂/天。患肢外用如意金黄散茶水调成糊状外敷。对照组除应用抗生素外，患肢应用50%硫酸镁溶液外敷。疗效标准：①48天观察指标：疼痛发热症状缓解，局部红肿范围缩小60%以上为显效。疼痛发热症状缓解，局部红肿缩小60%以下为有效。发热疼痛症状及局部红肿减轻不明显为无效。②10天观察指标：痊愈为症状体征完全消失，复查白细胞计数正常；有效为局部症状好转，其他症状消失，复查白细胞计数正常；无效为症状无好转。结果：48小时治疗组显效24例，有效22例，无效4例，总有效率为92%；对照组显效9例，有效29例，无效12例，总有效率为76%。10天治疗组痊愈48例，有效2例，无效0例，治愈率为96%；对照组痊愈32例，有效18例，无效0例，治愈率为64%。所有患者均1年后随访，治疗组复发2例，复发率4%；对照组复发11例，复发率为22%。上述各指标，两组间差异均有统计学意

义（$P<0.05$）。

黄文政运用四妙勇安汤合仙方活命饮加减治愈下肢丹毒1例。患者，女，48岁，2012年10月13日初诊。1年前患系统性红斑狼疮性肾炎，后一直服中药合并激素治疗。1天前忽发高热（体温38.9℃），继后双下肢小腿内侧出现多处红斑，肿痛难忍。刻诊：恶寒，发热（体温39.5℃），面色潮红，呼吸急促，口干欲饮，纳可，二便正常，双下肢内侧可见5cm×10cm、7cm×4cm、8cm×6cm大小的3处红斑，压之褪色，扪之灼热，痛甚，边界清楚，色赤如丹，舌质红绛、苔黄腻，脉弦滑数。血常规：白细胞14.08×10^9/L，中性粒细胞0.78，淋巴细胞0.23。诊断：下肢丹毒。辨证：热毒炽盛，瘀阻脉络，湿热下注。治则：清热化湿，凉血解毒，活血止痛。方拟四妙勇安汤合仙方活命饮加减：金银花30g，玄参30g，连翘30g，蒲公英30g，黄柏10g，牛膝15g，当归尾15g，赤芍10g，牡丹皮10g，生地黄10g，乳香10g，没药10g，陈皮10g，穿山甲3g，皂角刺3g，白芷10g，防风10g，浙贝母10g，天花粉10g，甘草6g。7剂，水煎服，日1剂。局部予黄连消肿膏外敷。服2剂，体温降至正常（体温36℃），脉静身凉。4剂后，红斑消失，局部皮肤呈浅棕色，疼痛明显减轻，精神好转。为巩固疗效，继服余3剂，诸症皆除，复查血常规恢复正常，病愈。

张文泰运用四妙勇安汤治愈丹毒1例。患者，男，29岁，2010年7月16日来诊。主诉：右小腿红肿热痛，反复发作已1周。最近半个月因感冒、劳累、步行过多后，右小腿骤然焮红肿痛，同时恶寒发热，体温39.6℃左右。每次用抗生素治疗几天后，病情可见好转，但停药后反复发作，步行不利。诊见：右小腿焮红肿胀，灼热疼痛，体温39.8℃，右侧淋巴结肿痛，舌质红、苔黄。西医诊断：慢性丹毒急性发作。中医诊断：流火，腿游风。辨证：湿热下注，化火为毒。治则：利湿清热，凉血解毒。方用四妙勇安汤加味：金银花30g，升麻30g，马齿苋30g，忍冬藤30g，玄参30g，生地黄30g，当归15g，牡丹皮15g，栀子10g，虎杖20g，黄柏10g，苍术10g，滑石18g，薏苡仁30g，泽泻15g，甘草5g。每日1剂，早晚各1次，水煎服。配合外用：马齿苋50g，芙蓉花50g，绿豆50g，生大黄50g，研细粉，用猪胆汁调敷。用药7剂，上述诸证消失，为防复发，用二妙散，每次9g，每天2次，调理而愈。随访2年多未复发。

路英等人运用四妙丸与四妙勇安汤的合方治愈左下肢丹毒1例。患者，女，46岁，2013年7月16日初诊。3天前左小腿屈侧正中不慎被异物刺伤，流血不多，未在意。当晚局部皮肤发红肿，经肌内注射破伤风抗毒素，静脉滴注抗生素3天，肿势未消。诊见：左小腿膝关节以下屈侧皮肤红肿，中间见米粒大小暗红斑，无流脓，皮温稍高，二便正常，舌红、苔黄腻，脉滑数。诊断：丹毒（湿热下注，毒邪内陷）。治则：清热利湿，凉血活血。方用二四汤加味：苍术12g，黄柏12g，薏苡仁15g，牛膝12g，金银花15g，玄参15g，当归10g，牡丹皮15g，赤芍10g，白癣皮15g，冰片（另包）10g，生甘草10g。5剂，内服，1剂/天，3次/天，每次150ml，前两煎药液内服，第三煎药液加冰片湿敷患处。二诊时，红肿消退大半，续服3剂而愈。

范华云等人运用龙珠软膏联合加味四妙勇安汤及五水头孢唑林钠治疗丹毒，可提高愈合质量、缩短病程。在2010年1月～2013年12月期间，共收治丹毒患者60例，随机分为治疗组和对照组，每组各30例。治疗组：男16例，女14例；平均年龄（51.12±14.6）岁；平均病程（7.5±2.2）天。对照组：男13例，女17例；平均年龄（50.74±15.8）岁；平均病程（6.7±2.5）天。两组的性别、年龄、病程及病情严重程度等方面，均无显著差异（$P>0.05$），具有可比性。治疗组服用加味四妙勇安汤：金银花、蒲公英、玄参各30g，野菊花、丹参各15g，紫花地丁、生地黄各20g，当归、苍术各10g，生甘草6g。高热加生石膏（先煎）30g、生玳瑁10g；发于颜面加板蓝根15g、大青叶10g、葛根10g、白芷10g；发于腰背加柴胡、黄芩、栀子各10g；发于下肢加川牛膝、黄柏各10g；水疱明显加车前子（包煎）、防己各10g；慢性硬肿难消加穿山甲10g、皂角刺10g、乳香10g、没药10g、生黄芪30g。水煎，取药汁400ml，每天2次口服。静脉滴注五水头孢唑林钠2g，每天2次。局部外用龙珠软膏（麝香、牛黄、冰片、珍珠、琥珀、硼砂等），每天1次。对照组采用静脉滴注青霉素640万U，每天2次；局部外用如意金黄膏（天花粉、黄柏、大黄、姜黄、白芷、厚朴、橘皮、甘草、苍术、生南星、凡士林），1天1次。两组均5天为1个疗程，除五水头孢唑林钠为1个疗程外，其余均连续2个疗程后观察疗效。疗效标准：①治愈：全身及局部症状消退，血常规正常；②好转：全身症状消退，局部红斑、肿胀、疼痛明显减轻；③减轻：全身症状消退，局部红斑、肿胀、疼痛有所减轻；④无效：全身与局部症状未能控制。结果：治疗10天后，治疗组总有效率为83.3%；对照组总有效率为53.3%。两组间有效率比较，差异有统计学意义（$P<0.05$）。

（二）治疗脐痈

张扬运用四妙勇安汤加味治疗脐痈1例。患者，男，61岁，1997年7月20日初诊。5天前脐部有一指头大小红色硬块，发痒，灼热疼痛，经抗菌药治疗无效，脐周肿块约碗口大小，焮热疼痛，全身时作恶寒颤抖，发热汗出，口干苦，大便干结，小便黄少，脉洪而数，舌红、苔黄腻乏津。此为心脾湿热流于小肠，壅塞气血，经络阻滞，营卫失和所致。治则：清火解毒，利湿活血。拟六味消毒汤合黄连解毒汤化裁：金银花、紫花地丁各60g，连翘、天花粉、茯苓各15g，黄连4g，黄芩12g，黄柏、栀子、赤芍各10g，当归30g，甘草5g。水煎服，每日1剂。外敷金黄散（黄柏、大黄、白芷、南星、陈皮、苍术、天花粉等分为末，醋调外敷）。2剂后，肿消过半，恶寒发热、汗出、口干、便结等症消失，原方去茯苓加土茯苓12g。外敷药同前。又2剂，肿胀全消，予前方加健脾益气之药善后。

（三）治疗蜂窝组织炎

张文泰运用四妙勇安汤治愈蜂窝组织炎 1 例。患者，女，41 岁，2011 年 7 月 15 日就诊。自诉 3 天前因脚癣致足背瘙痒，抓破皮肤后感染。诊见足背肿胀明显，红肿热痛，痛如鸡啄，恶寒发热，足部活动受限，发热 39.9℃，白细胞 11.9×10^9/L，中性粒细胞 85%。大便干，小便黄，舌红、苔黄腻，脉数。西医诊断：蜂窝组织炎。中医诊断：痈疽。辨证：热毒郁结，瘀血阻络。治则：清热解毒，活血化瘀。方药：金银花 90g，玄参 30g，当归 20g，连翘 30g，蒲公英 30g，野菊花 30g，紫花地丁 30g，薏苡仁 30g，皂角刺 50g，甘草 15g。每日 1 剂，水煎服，早晚各 1 次。连用 5 剂，症状明显减轻，肿胀明显缓解，皮肤温度正常，已能正常行走。守上方 5 剂，诸症消失而愈。

五、治疗病毒性皮肤病

（一）治疗带状疱疹

徐玉锦等人运用四妙勇安汤治愈带状疱疹 1 例。患者，女，45 岁，2001 年 7 月 5 日初诊。2 天前始，右侧胁肋部出现成簇水疱，痛如火燎，曾在某医院皮肤科诊断为带状疱疹。查体：右胁肋部有绿豆大小疱疹，成带状排列，面积约 10cm×5cm，基底发红，疹间皮肤基本正常；舌质红、苔薄黄，脉数。中医诊断：蛇串疮。辨证：热毒炽盛，蕴积肌肤。方用四妙勇安汤合龙胆泻肝汤加减：金银花、玄参各 30g，当归 15g，甘草 10g，栀子、黄芩、泽泻、牛蒡子各 15g，龙胆草 10g。服药 5 剂，疼痛明显减轻，疱疹已结痂，基底红肿消失。继服 2 剂，病愈。2 个月后随访，无后遗神经痛。

史巧英运用加味四妙勇安汤口服、二味拔毒散外涂治疗带状疱疹，收到良好效果。共收治患者 127 例，年龄 8～80 岁。病程 1～3 天 38 例，4～6 天 62 例，7 天以上 27 例。发病部位侵犯肋间神经 59 例，腰骶神经 11 例，颈丛神经 25 例，臂丛神经 23 例，三叉神经 9 例。加味四妙勇安汤口服：金银花、连翘、板蓝根、大青叶各 30g，当归 20g，玄参、赤芍各 15g，郁金、甘草各 10g。发于颜面加川芎；发于腰腹部、下肢加牛膝、苍术、黄柏。煎汁内服，1 日 1 剂，早晚分服，7 天为 1 个疗程。外用二味拔毒散：白矾 30g，明雄黄 6g，为末，茶水调化，涂擦患处。疗效标准：①治愈：皮疹消退，临床体征消失，无疼痛后遗症；②好转：皮疹消退约 30%以上，疼痛明显减轻；③无效：皮疹消退不足 30%，疼痛无明显减轻。结果：治愈 92 例，占 72.44%；好转 35 例，占 27.56%；无效 0 例；总有效率为 100%。典型病例：患者，女，62 岁，2004 年 10 月 9 日初诊。主诉：左侧头面部出现成群水疱伴剧痛 2 天。现病史：2 天前无明显诱因出现左侧头面部灼痛，逐渐出现米粒大红色丘疹，且在丘疹上形成大片成群密集水疱，尤以耳周为甚。皮损处灼痛，呈阵发性加剧，患处不敢碰撞，伴听力下降，低热、口渴。舌红、苔薄黄，脉弦滑。辨证：湿热毒邪内蕴，外感毒邪，瘀阻外发。治则：清热利湿，活血凉血，化瘀解毒。方用加味四妙勇安汤：金银花、连翘、板蓝根、大青叶、玄参各 30g，当归 20g，枳壳 12g，龙胆草、郁金、赤芍、甘草各 10g。5 剂，水煎，每日 1 剂，早晚分 2 次服。外用二味拔毒散。10 月 14 日再诊，疱疹基本消退，疼痛全无，嘱其再服 2 剂，巩固治疗。

薛佰寿应用四妙勇安汤治愈带状疱疹 1 例。患者，男，61 岁，2001 年 10 月 18 日初诊。右侧大腿内侧皮肤焮红，见丘疱疹和疱壁紧张的小水疱，灼热刺痛，伴有口干口苦，溲赤便秘，舌红、苔薄黄，脉弦数。既往有高血压病史。治则：凉血解毒，清肝泻火。方选四妙勇安汤加味：金银花 18g，玄参 15g，当归 10g，牡丹皮 8g，栀子 10g，生甘草 10g，生地黄 15g，黄柏 10g，赤芍 10g，木瓜 10g，土茯苓 15g，丹参 12g，全蝎 4g。服药 7 剂，疼痛明显减轻，口干、口苦消失，大便通畅。守方又服 7 剂，疼痛基本消失，疱疹大部分已结痂，为预防后遗神经痛，前方加白芷、穿山甲、延胡索，又服 7 剂而愈。

马菊芬运用四妙勇安汤加味治愈带状疱疹 1 例。患者，男，35 岁，农民，2006 年 7 月 20 日初诊。3 日前右胁肋部疼痛，时如针刺，不能触衣，继而出现红色疱疹，并迅速增多，范围扩大，累及腰部。刻诊：大小疱疹簇集成片，痛如刀割，转侧不利，夜不能寐，心烦易怒，口苦咽干，大便干结，舌红、苔黄，脉洪数。西医诊断：带状疱疹。中医诊断：缠腰火丹。辨证：热毒炽盛，郁于肌肤。予四妙勇安汤加味：金银花 30g，玄参 20g，生地黄 15g，大黄（后下）10g，龙胆草 6g，当归 10g，柴胡 10g，栀子 10g，连翘 10g，赤芍 10g，牡丹皮 10g，甘草 10g。日 1 剂，水煎服。外用六神丸 30 粒，研末醋调外敷，日 2 次。2006 年 7 月 23 日疼痛减轻，疱疹开始萎缩，大便通，夜能寐。上方去大黄，3 剂。2006 年 7 月 26 日患处红肿减轻，疱疹大部分结痂。再服上方 5 剂，以善其后。

陈国勤等人运用加味四妙勇安汤治疗带状疱疹后遗神经痛，取得良效。在 2008 年 1 月～2009 年 11 月期间，共收治带状疱疹后遗神经痛患者 70 例，随机分为两组。治疗组：36 例；男 20 例，女 16 例；年龄（59.45±7.55）岁；病程（40.46±11.68）天；发病以胸背部为主 13 例，腰部、头面部、四肢和颈部分别为 7 例、5 例、6 例和 5 例。对照组：34 例；男 18 例，女 16 例；年龄（60.37±9.38）岁；病程（41.20±12.11）天，发病以胸背部居多者 12 例，腰部、头面部、四肢和颈部分别为 6 例、5 例、6 例和 5 例。两组年龄、性别、病程及发病部位无统计学差异，具有可比性。治疗组予加味四妙勇安汤：玄参 15g，金银花 15g，生甘草 5g，当归 10g，白芍 15g，太子参 15g，延胡索 15g。疼痛发于头面部加白芷 10g；发于躯干部加柴胡 10g；发于上肢加桑枝 10g；发于下肢者加牛膝 10g。每日 1 剂，水煎服。对照组口服吲哚美辛片每次 25mg，甲钴胺片每次 0.5mg，3 次/天。两组均以 7 天为 1 个疗程，治疗 3 个疗程后判定疗效。疗效标准：①痊愈：疼痛完全消失；②显效：疼痛明显减轻，神经痛评分下降指数＞70%；③好转：疼痛有所减轻，神经痛评分下降指数＞30%；④无效：疼痛与治疗前比较无明显变化或稍有减轻，神经痛评分下降指数＜30%。结果：治疗前两组VAS评分无差异（$P>0.05$），治疗后治疗组较对照组VAS下降指数高（$P<0.01$），组间VAS评分差异显著（$P<0.05$）。治疗组有效率为91.67%，对照组有效率为70.59%，两组有效率差异有统计学意义（$P<0.05$）。

李斌运用四妙勇安汤加味治愈缠腰火丹1例。患者，女，47岁，2007年8月15日初诊。2天前始感右胁肋部疼痛，痛如火燎，不能触衣，继而出现红色成簇水疱，并迅速增多，范围扩大，累及腰部。查体：右胁肋部有绿豆大小疱疹，成带状排列，面积约10cm×5cm，基底发红，疹间皮肤基本正常。刻下症见：右胁肋部见大小疱疹簇集成片，痛如刀割，转侧不利，夜不能寐，心烦易怒，口苦咽干，大便干结，舌红、苔黄，脉洪数。西医诊断：带状疱疹。中医诊断：缠腰火丹。证属热毒炽盛，蕴积肌肤。方用四妙勇安汤合龙胆泻肝汤加减：金银花、玄参各30g，当归、栀子、黄芩、泽泻、牛蒡子各15g，甘草、龙胆草各10g。日1剂，水煎服，服药5剂，疼痛明显减轻，疱疹已结痂，基底红肿消失。继服3剂以善其后。2个月后随访，无后遗神经痛。

魏建东等人运用局部围刺法配合四妙勇安汤加减治疗带状疱疹，疗效显著。共收治患者85例，随机分为治疗组和对照组。治疗组：50例；男28例，女22例；年龄最大73岁，最小19岁，平均（44.5±18.5）岁；病程1～8天，平均4.5天；发病颜面部7例，肩背及上肢部15例，胸部18例，腰骶及下肢部10例。对照组：35例；男18例，女17例；年龄最大80岁，最小20岁，平均（48.6±17.8）岁；病程1～8天，平均4.5天；发病颜面部5例，肩背及上肢部11例，胸部13例，腰骶及下肢部6例。两组年龄、性别、病程等均无显著性差异（$P>0.05$），具有可比性。治疗组采用针灸配合四妙勇安汤加减治疗。针灸围刺：在疱疹局部沿病变所对应神经走行，视病变范围大小等距离向病变中心平针围刺，再针刺患侧相应华佗夹脊穴，留针30分钟。四妙勇安汤加减：金银花60～100g，连翘10g，玄参10g，当归10g，甘草10g，党参20g，冰糖10g。皮损红肿赤盛加赤芍、牡丹皮；皮损疼痛剧烈加延胡索、制乳香；皮损部位破溃渗出明显加生薏苡仁、山药；皮损暗黑而疼痛明显加桃仁、红花；皮损发于头面加野菊花、蔓荆子；发于胁肋部加柴胡、黄芩、川楝子；发于腹部加败酱草、蒲公英；发于上肢加桑枝；发于肩背加片姜黄；发于下肢加川牛膝；大便干结加生大黄；夜不能寐加炒枣仁等。每日1剂，水煎服，早晚饭后分服，每次200ml。对照组口服阿昔洛韦片2g，每日5次；甲钴胺片0.5mg，每日3次；阿昔洛韦软膏外敷患处，每日2次。合并感染加用抗生素治疗。外用碘伏消毒。两组高热者均采用物理降温或口服复方阿司匹林片，每次1片，每日2次。1个月后统计疗效。疗效标准：①临床痊愈：全身状况改善，饮食、睡眠正常，水疱萎缩、干涸，结痂，痂皮脱落；②显效：全身状况明显改善，水疱全部萎缩，并有部分结痂；③有效：大部分水疱萎缩干燥，尚间杂破溃面；④无效：未达有效标准。疼痛疗效标准：①消失：疼痛完全消失，无伴随症状；②显效：疼痛明显缓解，对饮食、睡眠无影响；③有效：疼痛减轻，对饮食、睡眠略有影响；④无效：疼痛无缓解，严重影响饮食、睡眠。结果：治疗组痊愈率为88.00%，总有效率为100%；对照组痊愈率为62.86%，总有效率为82.86%。两组间均有统计学差异（$P<0.05$），治疗组疗效优于对照组。

张文泰运用四妙勇安汤治愈带状疱疹1例。患者，女，59岁，2009年6月9日就诊。1周前感冒后，右腰部皮肤灼热刺痛1周，西医诊断为带状疱疹。曾服阿昔洛韦、维生素B_1片，注射阿昔洛韦针，外涂炉甘石洗液，疼痛未缓解。诊见：腰部1片带状疱疹，有大面积成群簇集水疱，疱液清亮，灼痛如刀割，彻夜难眠，痛苦呻吟，不堪忍受，颜面通红，心烦意乱，小便黄赤，大便略干，舌边红、苔黄腻，脉弦数。中医诊断：缠腰火毒。辨证：肝胆湿热。治则：清肝泻火，凉血解毒，祛湿止痛。方用四妙勇安汤加减：瓜蒌100g，升麻30g，金银花30g，玄参30g，当归15g，红花10g，龙胆草10g，板蓝根30g，马齿苋30g，赤芍30g，延胡索18g，全蝎10g，甘草15g。水煎，每日1剂，分早晚各1次服。外用：25%藤黄酊100ml加利多卡因针剂20ml混匀，涂患处，每2小时1次。用药5剂，疼痛明显减轻，睡眠好，腰部疱疹已全面干枯结痂，部分已脱痂，神经痛时作，已能忍受，舌质偏红、苔稍黄腻，脉弦滑。守上方7剂，巩固疗效，诸症消失而愈。

（二）治疗传染性软疣

史巧英运用四妙勇安汤加味治愈传染性软疣1例。患者，女，18岁，学生，2004年4月17日初诊。数月前发现背部出现几个软疣，逐渐增多，以至前胸、颈部发生。除轻微痒感外，无其他自觉症状。初治采用镊子将较大疣体夹破挤出豆腐渣样物质，然后用碘酒涂擦，因疣体数量偏多，故未能全夹，夹破的虽然治愈，但小疣体逐渐长大，新的还继续发生，经几次夹治没能根除。诊见：胸背及颈部均有大小不等数10个白色小软疣，大如黄豆粒，小如粟粒，中心凹陷如脐窝，颜色微红，边缘清楚，表面光滑如涂蜡，散在分布，小疣质地较坚韧，大疣较软。自觉口鼻发干，口渴而不欲饮，尿黄，时有皮肤瘙痒感，面色红润，舌苔白厚而腻，脉弦数。治则：清热解毒，疏风凉血祛湿。方药：金银花、连翘各30g，薏苡仁、当归各20g，玄参、黄芩、紫草、苍术、地丁各15g，牡丹皮、赤芍、黄柏、甘草各10g，水煎服，每日1剂。连服10剂，全部消退而愈。半年后随访，未复发。

六、治疗其他皮肤病

（一）治疗结节性红斑

王景春等人运用四妙勇安汤治愈结节性红斑1例。患者，女 42 岁，1991 年 4 月 5 日初诊。因受凉小腿疼，后渐起结节硬疼，形如玉米粒大小，红或紫暗色，结节微硬压痛，反复发作，舌红、苔黄，脉洪数。辨证：外受寒邪，侵袭肌肤，湿热蕴毒，凝结肌肤。治则：清热解毒，消肿散结。方用四妙勇安汤加赤芍、王不留行、牛膝各 50g，地龙、穿山甲珠各 20g。药渣煎汤热洗、敷患处，日 1 次。药后红斑见消，继服原方，红斑结节色淡疼轻，舌淡，脉沉缓。服原方加黄芪 50g，共经治 3 个月，诸症愈。随访未见复发。

李秀芳等人运用四妙勇安汤加味治疗结节性红斑 1 例。患者，女，29 岁，农民，1996 年 8 月 21 日初诊。2 个月前患感冒而恶寒发热、头痛咽痒痛、乏力。感冒愈后，双小腿反复起鲜红结节，散在分布，高出皮面，硬而痛，大小不一，大者似杏核。曾在当地医院查肝功、类风湿因子、红细胞沉降率等均正常，服西药（具体不详）效果不显。发病以来，间断低热，大便偏干，口渴喜饮。检查：双小腿伸侧见散在 8 个黄豆至杏核大红斑，微隆起，色鲜红，无鳞屑，质硬，境界明显；可触及多个小结节。舌质淡红，脉弦滑。诊断：结节性红斑。给予四妙勇安汤加味：金银花、玄参各 30g，当归、赤芍、牛膝各 15g，黄柏、黄芩、栀子、连翘、苍术、防己、紫草、生甘草各 10g，红花、木通各 6g。再加夏枯草 15g、大贝母 15g。水煎，早晚分服。服 14 剂，双下肢结节缩小，色转暗，疼痛减轻，仍有低热。上方去连翘、栀子加秦艽 15g、桃仁 10g，继服 14 剂。双下肢结节全部消退，留有色素沉着斑，体温正常，大便可，口渴消失，达临床治愈。

高上林以四妙勇安汤加味治愈结节性红斑 1 例。患者，女，36 岁，1997 年 1 月 6 日以双膝关节红肿热胀痛 3 个月之主诉初诊。3 个月前发现双膝关节红肿热胀痛，伴周身乏力，困倦嗜卧，小便黄等。在某医院诊为“结节性红斑”，口服西药（具体药物不详）效果不佳。刻诊：舌质红、苔黄腻，脉滑数。方用四妙勇安汤合二妙散加味：当归 20g，甘草 10g，金银花 60g，玄参 60g，苍术 10g，黄柏 6g，牛膝 15g。6 剂，水煎，早晚饭后半小时服。1997 年 1 月 13 日复诊，双膝关节红肿胀痛热减轻，余症同前。前方再服 6 剂，1997 年 1 月 20 日三诊，双膝关节红肿胀痛稍有减轻，无热感，精神好转，小便调，舌质红、苔白，脉滑。效不更方，前方再服 12 剂，1977 年 2 月 3 日四诊，双膝关节不红，肿胀痛大减，大便稍稀。前方加山药 30g，续服 12 剂，1997 年 3 月 17 日五诊，双膝关节肿消，无胀痛，活动自如，无不适感，舌质红、苔薄白，脉略弦细。停药观察，随访半年未复发。

朱鑫鸿运用四妙勇安汤加味治疗结节性红斑，取得较好疗效。共收治患者 47 例，均为门诊女性患者。年龄 17～44 岁，平均 31.6 岁；病程 3 天～4.5 年，平均 6.5 月。予四妙勇安汤加味：金银花 30g，玄参 30g，当归 15g，忍冬藤 30g，蒲公英 15g，鸡血藤 15g，川牛膝 15g，泽兰 10g，青风藤 15g，海风藤 15g，生牡蛎 30g，甘草 6g。发热、咽痛、头痛加荆芥、牛蒡子；肢节酸痛加羌活、独活、威灵仙、木瓜；下肢肿甚加赤小豆、泽泻。每日 1 剂，水煎，分早晚 2 次温服。15 天为 1 个疗程，1～3 个疗程统计疗效。结果：临床治愈 44 例，占 93.6%；症状减轻 3 例，占 6.4%。典型病例：患者，女，32 岁，工人，1997 年 5 月 12 日就诊。双下肢胫前泛发蚕豆大小红色结节 10 余枚，疼痛，按之坚硬，压痛明显。自述结节已反复发作 3 年余，曾服吲哚美辛、泼尼松、雷公藤总甙片等治疗，症状时轻时重。诊断：结节性红斑。予四妙勇安汤加味 15 剂，疼痛止，结节明显缩小，服 30 剂痊愈。随访 3 年未复发。

曹倩运用中西医结合治疗结节性红斑，取得较满意疗效。共收治患者 80 例，随机分为两组，每组各 40 例。中西医结合组（中西组）：男 11 例，女 29 例；年龄 18～46 岁，平均 32.1 岁。西医组：男 9 例，女 31 例，年龄 19～48 岁，平均 34.3 岁。病程 3 天～5 年。两组性别、年龄、病情轻重程度无显著性差异，具有可比性。西医组采用常规治疗：初发有发热、关节痛等全身不适或伴有感染病灶，给予非甾体类抗炎药物，如吲哚美辛 25mg，3 次/天，同时予抗组织胺药物，皮损广泛，疼痛明显给予皮质类固醇激素口服，外用皮质类固醇激素软膏。中西医结合组：在上述治疗基础上加用四妙勇安汤：生地黄、玄参、金银花、连翘、当归、鸡血藤、甘草。疗效标准：①治愈：全身症状消失，皮损全部消退，无新皮损出现；②显效：皮损消退 70%以上，无新皮损出现；③有效：皮损消退 30%～70%，无新皮损出现；④无效：皮损消退不足 30%，且不断有新皮损出现。结果：西医组治愈 10 例（25.0%），显效 9 例（22.5%），有效 6 例（15.0%），无效 15 例（37.5%），总有效 25 例（62.5%）；中西组治愈 21 例（52.5%），显效 11 例（27.5%），有效 5 例（12.5%），无效 3 例（7.5%），总有效 37 例（92.5%）。中西组与西医组比较有显著差异（$P<0.05$）。

高尚璞等人运用四妙勇安汤类方治愈结节性红斑 1 例。患者，女，33 岁，2003 年 3 月 14 日初诊。两小腿红斑结节伴肿痛反复发作 4 年，曾口服雷公藤多甙、泼尼松、吲哚美辛等治疗，可缓解，但每遇外感，咽痛即发。此次，发热 4 天伴双下肢结节肿痛 3 天，咽喉干痛，大便干结。查体示：两小腿伸侧见散在红斑，色鲜红光亮，触之可扪及皮下结节，伴压痛。咽红，舌红少苔，脉数。辨证：热毒炽盛，阴虚血瘀。治则：养阴清热，活血化瘀。方用四妙勇安汤加味：生地黄 30g，玄参 15g，金银花 15g，连翘 10g，当归 10g，鸡血藤 15g，赤芍 10g，白花蛇舌草 30g，牛膝 10g，北豆根 10g，甘草 15g。2003 年 3 月 21 日二诊，体温恢复正常，双下肢皮下结节明显消退，疼痛消失，未完全消退红斑转为淡褐色，舌红苔薄白，脉细。原方去白花蛇舌草、北豆根、赤芍加桃仁 15g，连续服药 2 周，皮疹完全消退，随访半年未复发。

李青松等人运用四妙勇安汤加味联合龙珠软膏治疗结节性红斑，取得较好疗效。共收治患者 36 例，男 7 例，女 29 例；年龄 18～33 岁，平均 24.3 岁；病程 3～17 天，平均

7天。治则：养阴清热，化瘀解毒。方用四妙勇安汤加味：生地黄15g，玄参9g，金银花15g，连翘9g，当归12g，鸡血藤15g，甘草15g。毒热、血瘀较重可随症加大剂量；脾虚气弱可重用甘草或加桂枝、黄芪等。外用龙珠软膏，2次/天。10天为1个疗程，共1～2个疗程。疗效标准：①痊愈：疼痛及皮损消退，1年内不复发；②显效：疼痛及皮损消退，1年内偶有复发，继续治疗后消退；③有效：治疗后疼痛减轻，皮损基本消退，但1年内复发多次，继续治疗仍有效；④无效：1年内疼痛及皮损不减轻或反复出现。结果：痊愈30例（83.3%），显效3例（8.3%），有效2例（5.6%），无效1例（2.8%），总显效率为91.6%。服药1个疗程见效19例，服药第二个疗程见效16例。3例在空腹服药时，略感胃脘部不适，改在饭后服用症状即消失。所有患者治疗后作肝肾功能检查，均未见异常。

唐定书等人采用四妙勇安汤加味治疗结节性红斑，临床疗效满意。在2005年12月～2006年12月期间，共收治患者62例，分为对照组和治疗组。治疗组：32例；男6例，女26例；年龄16～39岁，平均（21±1.2）岁。对照组：30例；男6例，女24例；年龄17～40岁，平均（21.49±6.34）岁。两组性别、年龄、病程、轻重程度等均无显著差别，具有可比性（$P>0.05$）。治疗组给予四妙勇安汤加味：忍冬藤30g，玄参30g，当归30g，大血藤20g，鸡血藤30g，桃仁10g，红花10g，白芷10g，桔梗15g，甘草3g。湿热明显加土茯苓、萆薢；结节明显加浙贝母。日1剂，水煎服，每次100ml，每日3次。对照组口服芬必得10mg，日3次；外用海普林软膏，日2次。疼痛明显口服皮质类固醇激素泼尼松10mg，日3次，连用4～6天；有感染给予适量抗生素。两组均2周为1个疗程。疗效标准：①治愈：全身症状消失，结节消退，无新发皮损，观察1个月无复发；②显效：全身症状明显减轻，结节缩小或消退70%以上，无新发皮损；③有效：结节缩小或消退30%～70%，无新发皮损；④无效：结节消退不足30%，且不断有新发皮损。结果：治疗组治愈17例，显效9例，有效4例，无效2例，总有效率为93.8%；对照组治愈8例，显效5例，有效7例，无效10例，总有效率为66.7%。治疗组疗效显著优于对照组（$P<0.05$）。

陈大舜运用四妙勇安汤合五味消毒饮加减治疗激素依赖性双下肢结节性红斑，收到较好疗效。患者，男，34岁，2007年3月5日就诊。双下肢结节性红斑1年余，曾在某医院检查排除红斑性狼疮，肾功能正常，肝功能除谷丙转氨酶（PLT）偏高外，余皆正常。主要给予泼尼松治疗，最大剂量曾达每天60mg，病情控制后，减至30mg，但未能治愈，时隐时现，时发时止。小时候患过过敏性紫癜，曾服泼尼松，最后服中药而好。刻诊：双胫对称发生梅核大小红斑、紫斑，略高出皮肤表面，微痛微痒，稍肿胀，如瓜藤所缠，每只腿至少有10余个，不流水，无溃疡，大腿及上肢也偶发1～2处色浅红斑，人较肥胖，满月脸，饮食可，大便正常，小便时黄，舌苔淡黄腻，脉沉弦。现仍在服泼尼松，每天30mg。辨证：热毒内蕴，营阴耗伤，瘀浊下流，阻滞脉络。治则：清热解毒，养阴和营，祛瘀化浊。方药：忍冬藤30g，当归15g，玄参15g，生甘草15g，熟地黄15g，赤芍15g，丹参15g，土茯苓30g，薏苡仁30g，地肤子15g。14剂，每日1剂，煎服2次。服14剂，病情好转，遂把泼尼松用量改为每天20mg。守原方又加知母、黄柏，续服14剂。三诊时，病情继续好转，泼尼松减为每天15mg。之后，逐步递减，至七诊时，因长期服用泼尼松出现低血钾，经服氯化钾口服液好转，停用泼尼松。停用后，病情有反复，局部红斑复发，且痛痒，但未重新启用泼尼松，予五味消毒饮合四妙勇安汤合方加减：金银花20g，蒲公英15g，紫花地丁15g，野菊花15g，冬葵子10g，当归15g，玄参15g，生甘草20g，知母15g，白芍15g，僵蚕10g，乌梢蛇10g。20剂，其中10剂口服，每天1剂，煎服2次，另10剂煎汤外洗，每天1剂，2～3次，病情得以完全控制。继续长期服用该方，并加服知柏地黄丸，每次6g，每日2次，巩固疗效。

冯兴华运用四妙勇安汤治愈结节性红斑1例。患者，女，51岁，2010年8月31日初诊。主诉：双下肢红斑结节反复发作20余年，再发30天。20余年来双下肢结节红斑反复发作，曾有膝关节、踝关节肿胀史，每年发作，以春、秋季为甚。曾用短时间激素治疗，近1个月无明显原因双下肢结节性红斑又作。刻诊：双下肢结节红斑，色鲜红，局部发热，有压痛，双下肢发胀，舌淡红、苔白厚腻，脉弦。化验：ANA（+），红细胞沉降率39mm/h，抗中性粒细胞抗体（ANCA）（–），抗O试验（–）。中医诊断：结节性红斑。辨证：热毒夹湿，痰瘀互结。予四妙勇安汤合消瘰丸加味：金银花30g，玄参15g，当归15g，甘草9g，牡蛎30g，浙贝母15g，石膏30g，生地黄15g，连翘15g，蒲公英30g，苦参15g，滑石20g，赤芍15g，夏枯草15g，茯苓20g，苍术15g，厚朴10g，牛膝10g，地龙10g。14剂，水煎服。二诊，症状有所减轻，予原方加寒水石15g、黄柏10g、黄连10g，30剂，水煎服。三诊，下肢红斑红肿疼痛明显减轻，近2周未见新发红斑，舌淡红、苔薄，脉弦。上方去寒水石、滑石、苦参、黄连、黄柏，加牡丹皮12g、土茯苓30g、（炮）穿山甲10g，用药28剂，下肢红斑及肿胀感消失。随访3个月，未有新发结节红斑，局部遗留色素沉着。

周彩云教授运用四妙勇安汤治愈结节性红斑1例。患者，女，29岁，2016年10月9日初诊。无明显诱因出现双下肢结节性红斑3个月余，2个月前于外院皮肤科就诊，建议口服激素及外用药（具体不详），因害怕激素副作用拒绝服用，外用药效果不明显。后间断服用中药，结节性红斑未消退，近3天加重，红斑较前增大。刻诊：双下肢结节红斑，颜色鲜红，疼痛，双手发凉，无口腔溃疡及外阴溃疡，无脱发及皮疹，纳可，眠安，二便调。舌红、苔白，脉细。辅助检查：ANA（–），ANCA（–），免疫7项正常，红细胞沉降率（ESR）24mm/h，抗O试验（–）。西医诊断：结节性红斑。中医诊断：瓜藤缠。辨证：热毒内蕴，瘀血阻络。治则：

清热解毒，活血通络。予四妙勇安汤合当归饮子：金银花15g，玄参20g，当归20g，生甘草10g，赤芍20g，生地黄20g，川芎10g，生黄芪30g，白蒺藜10g，荆芥10g，防风10g，蒲公英20g，皂角刺10g。7剂，水煎服，每日1剂。2016年10月16日二诊，双下肢结节红斑已发暗，局部无触痛，偶有咽喉疼痛，纳可，眠安，二便调。舌红、苔白，脉细。原方加黄柏10g、知母10g，7剂。2016年10月23日三诊，双下肢无新发红斑，病情基本平稳，上方继服7剂。

（二）治疗臁疮

曹是褒等人运用四妙勇安汤治愈臁疮1例。患者，女，56岁，1984年7月15日初诊。臁疮反复发作已2年，此次发作亦已10多天，经中西医治疗未效。刻诊：右下肢小腿皮肤黯红而肿，溃疡边缘肌肉紫黑，疡面凸凹不平，渗液淋沥，热痛作痒，小便微黄，舌红、苔黄腻，脉滑数。诊断：臁疮，热毒型（挟湿）。治则：清热祛湿，活血解毒。予四妙勇安汤合二妙散：金银花、玄参各30g，当归15g，甘草、苍术、黄柏各10g。2剂后，渗液减少，红肿见消，痛痒大减，继以本方略减分量，连服5剂，病愈。

金淳民在1992年3月～1998年6月期间，运用四妙勇安汤治疗臁疮，收到明显疗效。共收治患者35例，男21例，女14例；年龄最大79岁，最小31岁，平均57岁；病程最长36年，最短半年，平均5年；病变在左侧13例，右侧20例，双侧2例；发病原因：皮肤创伤、抓伤20例，湿疹继发感染6例，病因不明者9例，伴有下肢静脉曲张26例。内服四妙勇安汤：金银花50g，玄参50g，当归30g，生甘草15g。湿热重加川柏10g、苍术10g、知母10g、泽泻12g；血瘀明显加桃仁12g、红花5g、虎杖20g；气血两虚加党参15g、炙黄芪15g、生地黄15g、白术12g、鸡血藤30g。每日1剂。水煎，早晚各服1次。外用0.9%氯化钠注射液清洗疮面，如疮面脓水腐肉较多，将蜡膏加五五丹调和后敷于疮面；如疮面较清洁、脓水较少，将蜡膏与生肌散调和后敷于疮面，再用无菌敷料包扎固定。每日或隔日换药1次。结果：痊愈（炎症消失，疮面完全愈合）24例，占68.6%；显效（炎症消退，疮面缩小80%以上）7例，占20%，好转（炎症减轻，疮面缩小50%以上）3例，占8.6%；无效（治疗前后疮面无明显变化）1例，占2.8%。总有效率为97.2%。治疗时间最长半年，最短15天，平均40天。

杨小霞等人在2005年5月～2007年3月期间，运用加味四妙勇安汤内服外洗治疗臁疮，获效良好。共收治患者15例，男9例，女6例；年龄35～65岁；病程1个月～6年；单侧12例，双侧3例。方用加味四妙勇安汤：金银花、蒲公英、益母草各30g，当归、玄参、川牛膝各18g，连翘10g，紫花地丁12g，野菊花、川芎15g，丹参20g，全蝎6g，蜈蚣2条。每日1剂，水煎2次，上下午分服。第三煎外洗患部，每次30分钟，每日外洗2～4次。外洗后用贝复济药液喷于创面，采用暴露疗法。经治3个月，治愈（溃疡愈合）9例，好转（溃疡缩小）4例，无效（溃疡创面未见缩小或扩大）2例，总有效率为86.6%。其中11例随访1.5年以上，无复发或加重。

刘建设以四妙勇安汤、阳和汤合用为基础治疗臁疮，收到较好疗效。病例一：患者，男，31岁，2006年9月4日初诊。左下肢继发感染，左下1/3段局部脓肿，皮肤坏死、溃烂至胫骨已6年。因左下踝局部红痒，抓破后感染，红、肿、热、痛、痒，形成脓肿，有渗血、渗液，经多家医院治疗不见好转。诊见：左下肢大面积皮肤坏死，紫黑、溃烂，胫骨外露约5cm，脚肿如脱，疼痛难忍，不能活动，流脓液，臭秽难闻，脚已发黑，脚趾尚能活动，纳可，二便调，舌红、苔薄黄，脉细数。血常规：白细胞 72×10^9/L，红细胞 3.88×10^{12}/L，血红蛋白 122g/L，血小板 107×10^9/L。西医诊断：慢性小腿溃疡。中医诊断：臁疮。辨证：气血双亏，瘀血阻络，热毒内盛。治则：温经通络，益气清热解毒。处方：生麻黄6g，黄芪、蒲公英、金银花、土茯苓、薏苡仁各30g，革薢、白芷、白术、川芎、桃仁、甘草各10g，肉桂5g，党参、玄参、当归、赤芍、鹿角胶各12g，炮穿山甲8g，生地黄、牛膝各15g。3剂，每天1剂，水煎服。药后症状得以改善，局部血运逐渐恢复，有新生肉芽组织生长。经4个月治疗，局部皮肤颜色明显好转，溃疡愈合，胫骨已被新生皮肤包裹，肿消，已不疼痛，能参加日常劳动。1年后随访，下肢恢复如常人。病例二：患者，男，44岁，2006年10月16日初诊。左下肢溃疡10年。10年前因左侧脚面起水疱，抓破后感染，起初并未介意，后皮肤逐渐变黑、溃烂，多处求治未见好转，病情逐渐加重。2005年在某医院骨科行下肢静脉瓣切除术，病情一度好转，但逐渐又复原样。诊见：左下肢至左脚面2/3以上皮肤紫黑，肿胀疼痛，活动受限，左内踝关节处前后有钱币大溃疡面，且有脓性渗出物，舌淡红有齿痕、苔薄白，脉弦滑小数。中医诊断：臁疮。辨证：寒湿痹阻，内蕴热毒。治则：益气养血，温通血脉，清热解毒。处方：黄芪、薏苡仁、土茯苓、蒲公英各30g，穿山甲、麻黄、肉桂各6g，鹿角胶、炒白术、党参、革薢、川牛膝、熟地黄、当归各12g，金银花50g，玄参、赤芍各15g，川芎、生甘草各10g。10剂，每天1剂，水煎服。外用碘伏消毒。二诊，服3剂，症状减轻，疼痛大减，溃烂处分泌物逐渐减少。原方继服30剂，局部肿胀消退，疼痛消失，溃烂处已结痂愈合，下肢活动正常。5月后随访，患肢结痂处已脱落，颜色变淡，无明显不适。

马菊芬运用四妙勇安汤加味治愈下肢溃疡1例。患者，女，50岁，农民，2006年5月30日初诊。去年夏季左下肢内侧被蚊虫叮咬后，出现红肿、疼痛、瘙痒，继而溃烂一直未愈。自服抗变态反应药、外涂药膏效果均不佳。刻诊：溃烂面逐渐增大至4.5cm×5.0cm，上覆厚痂，有黄色渗出物，四周红肿、灼热、瘙痒、疼痛，足踝部、小腿微肿。舌红、苔黄厚腻，脉滑数。西医诊断：下肢溃疡。中医诊断：臁疮。辨证：湿热火毒。予四妙勇安汤加味：金银花30g，玄参20g，

当归 10g，黄柏 10g，苍术 10g，牛膝 10g，赤芍 10g，牡丹皮 10g，苦参 10g，白鲜皮 10g，甘草 10g，薏苡仁 30g。日 1 剂，水煎服。创面渗出减少，红肿、瘙痒减轻。继上方，加黄芪 30g，5 剂。2006 年 6 月 8 日疮面缩小至 2.5cm×2.0cm，疮面完全结痂，四周稍见红肿。继上方，加桃仁 10g、红花 10g，5 剂。2006 年 6 月 13 日疮面已基本愈合。

安虎等人运用加味四妙勇安汤内服外洗，结合美宝湿润烧伤膏外敷，治疗慢性皮肤溃疡，疗效显著、病期短、花费少、复发率低。在 1998 年～2010 年期间，共收治慢性皮肤溃疡患者 46 例，男 27 例，女 19 例；年龄 18～78 岁，平均 58.5 岁；病程 1～35 年。皮肤溃疡在下肢及足部 32 例，腰骶髂部 11 例，上肢及手部 3 例；合并糖尿病 23 例，臁疮 14 例，褥疮 6 例，烧伤 2 例，外伤 1 例。溃疡面直径 3～19cm。予四妙勇安汤：金银花、玄参各 30g，当归 50g，甘草 10g。下肢湿盛浮肿、溃面渍水多加用二妙散、四妙散；溃疡周围红肿疼痛剧烈重用金银花、当归，加用黄芩、黄连、红花、牡丹皮等；溃面苍白或发黑，肉芽不生重用当归，加用附子、桂枝、黄芪等；肾虚加用地黄汤。水煎，每天分 2 次内服。糖尿病患者溃疡，必须控制血糖和尿糖，并注意饮食调节。长期卧床，体质较差，极度消瘦时，也要注意家庭护理、支持治疗和饮食调理。外治：药渣装枕煎煮，凉温后溃面外洗覆；洗毕用美宝湿润烧伤膏外敷，厚度 2～3mm，敷料包扎，每天换药 2 次。3 天后，创面周围坏死组织和纤维板被软化，尽量将坏死组织清除，每天 2 次涂药。持续治疗 10～15 天，创面明显好转。继续用药，每天涂药 1 次，没有暴露治疗条件的，可以包扎治疗，直到创面愈合。半月为 1 个疗程。疗效标准：①痊愈：溃疡面完全愈合；②显效：溃疡面缩小达 70%以上；③好转：溃疡面缩小 30%～70%；④无效：治疗 1 个疗程，溃疡面缩小＜30%，或根本无缩小，或有扩大趋势。结果：痊愈 25 例，显效 14 例，好转 6 例，无效 1 例，总显效率为 84.7%，总有效率为 97.8%。

李斌运用四妙勇安汤加味治愈臁疮 1 例。患者，男，37 岁，2010 年 5 月 30 日初诊。2009 年秋季左下肢外侧被蚊虫叮咬后，出现红肿、疼痛、瘙痒，继而溃烂不愈。自服抗菌、抗过敏药，外涂药膏，效果均不佳。刻见：溃烂面逐渐增大至 3.5cm×4.0cm，上覆厚痂，有黄色渗出物，四周红肿、灼热、瘙痒、疼痛，足踝部、小腿微肿。舌红、苔黄厚腻，脉滑数。西医诊断：下肢溃疡。中医诊断：臁疮。辨证：湿热火毒。予四妙勇安汤合四妙散加减：金银花、薏苡仁各 30g，玄参 20g，当归、黄柏、苍术、牛膝、赤芍、牡丹皮、苦参、白鲜皮、甘草各 10g。日 1 剂，水煎服。3 剂后，创面渗出物减少，红肿、瘙痒减轻。上方加黄芪 30g，继服 5 剂，疮面缩小至 1.5cm×2.0cm，完全结痂，四周稍见红肿。继上方加桃仁、红花各 10g，再服 5 剂，疮面已基本愈合。

刘建设常以阳和汤合四妙勇安汤治疗下肢深静脉瓣膜功能不全，收效良好。典型病例：患者，女，64 岁，2013 年 3 月 4 日初诊。主诉：双下肢肿胀进行性加重 12 年伴下肢溃烂 2 个月。12 年前夏季因天热用河水洗脚后，出现小腿肌肉抽搐，酸胀不适，渐出现双下肢肿胀，进行性加重，下肢沉重酸胀难忍，2 个月前出现下肢小腿皮肤色素沉着，渐至黑褐色，质地硬韧，小腿溃烂、分泌物较多。双下肢动、静脉彩色多普勒超声示：动脉未见明显异常，股静脉、大隐静脉可见静脉瓣关闭不全（中重度反流），曾住院治疗，疗效不明显。刻诊：症状如前，体胖，舌暗红、苔薄黄，脉沉。中医诊断：臁疮（阳虚寒凝，湿浊化热）。西医诊断：下肢深静脉瓣膜功能不全。方以阳和汤合四妙勇安汤加减：炙麻黄 10g，熟地黄 15g，鹿角胶 12g，白芷 10g，当归 10g，赤芍 15g，金银花 50g，玄参 15g，石斛 15g，甘草 10g，天花粉 15g，黄芪 50g，薏苡仁 30g，茯苓 30g，绵萆薢 15g，黄柏 12g。7 剂，水煎服，每日 1 剂。2013 年 3 月 18 日二诊，下肢湿烂明显减轻，未有分泌物，皮肤色素沉着、瘙痒，口干口苦，大便质稀，每日 2～3 次。情绪好转，舌暗、苔薄黄，脉沉。初诊方加莲子 15g、麸炒山药 15g、麸炒白术 10g，10 剂。2013 年 4 月 7 日三诊，下肢湿烂明显减轻，舌暗、苔薄黄，脉沉。二诊方加地龙 12g、浮萍 15g，10 剂。2013 年 4 月 26 日四诊，下肢湿烂、皮肤色素沉着及瘙痒均明显减轻，口干苦，大便每日 1～2 次，情绪转好，舌暗、苔薄黄，脉沉。三诊方加丹参 15g、桃仁 12g、全蝎 6g，10 剂。经 2 个月治疗，症状明显减轻，溃疡面愈合，仅局部浅褐色色素沉着，质地不韧，未有肿胀及沉重酸胀感。

路英等人运用四妙丸合四妙勇安汤治愈臁疮 1 例。患者，56 岁，2011 年 6 月初诊。右胫腓骨骨折术后 7 个月余，皮肤缝合处久不愈合，经常自服抗菌药，并予外科换药，隔天 1 次，每次换药时创面均有黄色脓性分泌物，因自觉右足肿胀而求诊。诊见：右小腿伸侧正中稍偏内下近足背处见长约 6cm、宽约 1cm 条形凹陷性溃疡，上覆黄色分泌物，右足背稍肿，不红，按之凹陷，左侧足背正常，舌红、苔黄腻，脉滑数。诊断：镰疮（湿热下注）。治则：清热利湿。方予二四汤加味：苍术 12g，黄柏 15g，薏苡仁 15g，牛膝 12g，当归 10g，玄参 15g，金银花 15g，桔梗 12g，鸡血藤 15g，忍冬藤 15g，路路通 12g，乳香 10g，生甘草 10g。7 剂，1 剂/天，并续予外科换药。复诊时分泌物减少，右足背肿胀减轻，予前方加黄芪 30g、白及 12g，7 剂。三诊时已无分泌物，续予前方加熟地黄、制首乌，内服 20 余剂而愈。

（三）治疗 Sweet 综合征

Sweet 综合征又称急性发热性嗜中性白细胞皮肤病。魏道雷运用四妙勇安汤加味治愈该病 1 例。患者，女，22 岁，1991 年 5 月 21 日初诊。面部出现红色斑丘疹、脓疱，伴发热反复发作 2 个月余。初在面颊、前额出现数个黄豆大红斑，无自觉症状，后个别发展至拇指甲大小，高出皮面，质硬，且皮损增多至 10 余个，个别上面有脓疱，伴发热，心烦，食欲不振。白细胞及中性粒细胞均高于正常，经数家医院皮肤科确诊为 Sweet 综合征。服消炎痛、氯化喹啉、泼尼松等药，症状时轻时重，反复发作。刻诊：面部有 10 余个绿豆至拇指甲大小的红色斑块，高出皮面，有压痛，个别上面有脓疱，伴发热，口干心烦，舌红而干、苔薄，脉数。白细胞 15×10^9/L，中性粒细胞 90%，红细胞沉降率 35mm/h。辨证：热毒内伏，气血郁滞。治则：清热解毒，凉血散瘀。予四妙勇安汤加味：金银花 60g，玄参、生槐花、生地黄各 30g，当归 15g，牡丹皮、红花、菊花、生甘草各 10g。水煎服。2 剂后，发热顿减，口干心烦亦轻，部分皮损色转暗，后增入三棱、莪术、夏枯草、穿山甲、麦冬等药，服药 20 余剂，皮损完全消退，无留瘢痕。后易服丸剂月余巩固疗效，后随访未再复发。

（四）治疗药物性皮炎

史巧英运用四妙勇安汤加味治愈药物性皮炎 1 例。患者，女，31 岁，2002 年 9 月 24 日初诊。全身出现大片潮红皮疹 3 天。3 天前因感冒服用“感冒通”后全身出现大片红肿皮疹，痒甚，口干欲饮，夜寐不安。检查：全身可见散在的弥漫性潮红皮疹，大部分融合成片状，触之有灼热感。舌质红、苔薄黄，脉细滑。辨证：内中药毒，热入营血。治则：清热解毒。方用四妙勇安汤加味：金银花、玄参、生地黄各 30g，当归 20g，生石膏、连翘各 10g，知母、赤芍、牡丹皮、竹叶各 9g，甘草 6g。5 剂，水煎服。服药后，全身红斑完全消退，口渴止，仅觉全身皮肤轻度瘙痒，舌质转淡、苔薄白。前方去生石膏加白鲜皮 15g，3 剂后痊愈。

（五）治疗过敏性紫癜

王福兰等人运用四妙勇安汤治愈过敏性紫癜 1 例。患者，男，26 岁，1990 年 11 月 10 日初诊。3 天前始感发热、咽痛、咳嗽，服用解热止痛片、复方新诺明治疗 1 周，咽痛、咳嗽好转，但两下肢小腿处出现圆形红色小丘疹，逐渐增多，开始为红色，后变为紫色小圆点，以下肢内侧为著，伴两小腿水肿，四肢关节轻微疼痛，肝功能、骨髓化验正常，血小板计数、出凝血时间均无异常，白细胞 11×10^9/L，脉数，舌红、苔薄黄。诊断：过敏性紫癜。方以四妙勇安汤加生地黄 12g、牡丹皮 30g。水煎，日 1 剂，分 2 次服用。5 剂后，下肢紫色丘疹逐渐减少，四肢关节疼痛消失。复进 6 剂，紫癜消失，白细胞 8.5×10^9/L，诸症消失。继服 3 剂巩固疗效，停药 1 周观察，紫癜未发。

刁述言运用四妙勇安汤治愈过敏性紫癜 1 例。患者，男，14 岁，学生，1999 年 7 月 6 日初诊。2 旬前因全身皮肤出现紫癜，伴关节肿痛、腹痛、便血，确诊为“过敏性紫癜”住院治疗半月，治愈出院。3 天前紫癜又起，双下肢有散在紫红色斑点，关节近处尤为密集，部分联合成片，压之不褪色，膝踝关节触痛，面色欠华，纳谷尚可，尿黄便结，舌质红、苔薄黄，脉细数。检查：白细胞 10.5×10^9/L，中性粒细胞 0.38，淋巴细胞 0.52，嗜酸性粒细胞 0.10，毛细血管脆性试验阳性；血小板计数及出、凝血时间均正常。辨证：热毒内盛，余焰未清，灼伤脉络，迫血外溢，瘀于肌肤。治则：清热解毒，凉血止衄，化瘀消斑。予四妙勇安汤加味：忍冬藤、水牛角（先煎）各 30g，玄参、生地黄各 20g，当归、赤芍、牡丹皮、紫草各 10g，生大黄、生甘草各 5g。每日 1 剂，水煎 2 次，分服。药进 5 剂，紫斑色泽转淡。又进 5 剂，紫斑消退，余症均瘥，遂以小剂四妙通安汤加紫草善后。随访至今未复发。

孟强梅等人运用加减四妙勇安汤治愈过敏性紫癜 1 例。患者，男，16 岁，2005 年 1 月 2 日初诊。2 天前双下肢出现紫红斑疹，高出皮肤，以双小腿明显，对称分布，精神较差，咽稍红，舌质红，脉细滑数，查血常规、出凝血时间均正常。尿常规：红细胞 3～5 个/Hp。红细胞沉降率 35mm/h。诊断：过敏性紫癜。方用四妙勇安汤加减：生地黄 15g，玄参 9g，金银花 30g，连翘 15g，当归 10g，鸡血藤 15g，板蓝根 15g，甘草 15g。水煎服，每日 1 剂。2 天后症状减轻，守方治疗 10 天，斑疹完全消退。1 年后随诊，未复发。

史巧英运用四妙勇安汤加味治愈过敏性紫癜 1 例。患者，女，27 岁，2001 年 2 月 10 日初诊。全身紫癜半年余，经西药（不详）治疗仍反复发作。检查血常规：白细胞计数 7×10^9/L，红细胞计数 4.0×10^{12}/L，中性粒细胞 0.69，淋巴细胞 0.31，血小板计数 180×10^9/L。西医诊断：过敏性紫癜。刻诊：全身遍布针尖大小紫癜，上肢、两肩及胸部有大片状紫癜，最大约 12cm×6cm；伴有发热、口苦、口干欲饮、大便下鲜红血，舌红脉数。辨证：阳明热盛，气营两燔之发斑。治则：清热解毒，凉血化斑。方用四妙勇安汤加味：金银花、连翘、墨旱莲、白茅根各 30g，紫草、玄参各 15g，生地黄、槐花、丹参、地榆炭、当归各 12g，黄柏、牡丹皮、赤芍各 10g，广三七 3g（冲服）。服药 3 剂，紫癜明显消退。续服 3 剂，发热、口渴、便血诸症递减，小紫癜隐没，大紫癜缩小。上方去石膏、地榆炭、槐花，续服 3 剂，全身紫斑大部分消退，偶有新发斑点。上方又服 5 剂，紫斑全部消退。随访 1 年未见复发。

周国辉运用中西医结合治疗过敏性紫癜，疗效满意。共收治患者 243 例，随机分为两组，治疗时间均为 20 天。治疗组：168 例；男 101 例，女 67 例；年龄 6～51 岁；病程 3～105 天；单纯型 81 例（48.2%），腹痛型 34 例（20.3%），关节型 42 例（25.0%），肾型 11 例（6.5%）。对照组：75 例；男 46 例，女 29 例；年龄 6～52 岁；病程 5～102 天；单纯型 35 例（46.7%），腹痛型 16 例（21.3%），关节型 19 例（25.3%），肾型 5 例（6.7%）。两组一般资料无显著性差异（$P>0.05$），具有可比性。对照组单纯型过敏性紫癜用维生素 C、复方芦丁、钙片、盐酸西替利嗪口服，伴有其他系统损害加小剂量泼尼松每天 15～30mg，症状严重时肌内注射或静脉滴注地塞米松每天 5～10mg，伴有感染口服罗红霉素每天 0.3g。治疗组在对照组治疗基础上加服归脾汤合四妙勇安汤加减：人参、白术、茯神、黄芪、龙眼肉、枣仁、木香、当归、远志、生姜、玄参、当归、金银花、水牛角、牡丹皮、甘草等。腹痛型加川黄连、黄柏、姜半夏、延胡索；关节型加虎杖、桑枝、秦艽、地龙；肾型加白茅根、黄柏、知母等。每天 1 剂，水煎服。疗效标准：①痊愈：皮疹消退，其他症

状消失，多次化验结果恢复正常；②好转：皮疹消退 80%以上，其他症状明显减轻，大便隐血及尿蛋白转阴；③无效：皮疹无明显变化，其他症状及化验结果均无明显改善。结果：治疗组治愈 129 例（76.8%），好转 39（23.2%），无效 0 例，总有效率为 100%；对照组治愈 43 例（57.3%），好转 29 例（38.7%），无效 3 例（4%），总有效率为 96%。两组间总有效率具有明显差异（$P<0.05$）。

徐玉锦等人运用四妙勇安汤治愈过敏性紫癜 1 例。患者，男，11 岁，2001 年 8 月 26 日初诊。1 周前患儿感冒后双下肢皮肤、黏膜出现紫斑，伴关节肿痛、腹痛，西医诊断为过敏性紫癜。刻下：双下肢有大小不等的红色皮疹，密集成片，压之不褪色，不痛不痒，伴有咽部充血、心烦口渴、小便短赤，舌质红、苔薄黄，脉细数。尿常规：蛋白（+），红细胞（+++）。血小板及出凝血时间正常。诊断：紫癜。辨证：热毒壅于脉络，迫血外溢，瘀于肌肤。治则：清热解毒，凉血化瘀。方用四妙勇安汤加味：金银花 30g，玄参 20g，当归 15g，甘草 10g，白茅根 30g，白芍、小蓟、紫草各 15g。用药 7 剂后，斑疹消退，复查尿常规示蛋白及红细胞均为（–）。随访 1 年，未再复发。

李斌运用四妙勇安汤加味治愈紫斑 1 例。患者，男，12 岁，2009 年 4 月 16 日初诊。1 周前因感冒双下肢皮肤、黏膜出现紫斑，伴关节肿痛、腹痛，西医确诊为过敏性紫癜。刻诊：双下肢有大小不等的散在的紫红色皮疹，关节近处尤为密集，压之不褪色，不痒，膝踝关节触痛，伴有咽部充血、心烦口渴、尿黄便结，舌质红、苔薄黄，脉细数。检查：血常规：白细胞 10.5×10^9/L，中性粒细胞 38%，淋巴细胞 52%，嗜酸性粒细胞 10%；毛细血管脆性试验阳性；血小板及出凝血时间正常；尿常规：蛋白（+），红细胞（+++）。中医诊断：紫斑。辨证：热毒内盛，灼伤脉络，迫血外溢，瘀于肌肤。治则：清热解毒，凉血化瘀。方用四妙勇安汤加味：金银花、白茅根各 30g，玄参 20g，当归、白芍、小蓟、牡丹皮、紫草各 15g，生大黄、生甘草各 5g。每日 1 剂，水煎 2 次，分服。用药 8 剂后，斑疹消退，复查血常规正常，尿常规示蛋白及红细胞均为阴性。随访至今未复发。

张文泰运用四妙勇安汤治愈过敏性紫癜 1 例。患者，男，20 岁。2010 年 8 月 12 日初诊。1 周前因天热夜晚睡阳台地面，小腿受虫咬后，早起见全身风团，瘙痒异常，四肢伸侧出现广泛片状瘀斑，1 周来全身泛发风团，夜间尤甚，瘙痒剧烈，夜寐不安。血小板计数、出凝血时间均属正常。曾注射葡萄糖酸钙、维生素 C、地塞米松，口服开瑞坦、左西替利嗪、泼尼松、维生素 C 等，疗效不佳。诊见：两小腿、两上肢成片皮下出血，皮肤散在大片红斑或紫斑逐渐增多，按之色不褪，散在大量风团，色红，双小腿、双上肢伸侧可见密集之鲜红、黯红瘀点呈粟粒大小，高出皮面。大便燥，小便黄短，伴手足心热，口干，腰腿酸软，舌红津少，脉细数。西医诊断：过敏性紫癜。中医诊断：肌衄。辨证：阴虚内热，血热外溢成斑。治则：养阴清热，凉血止血，解毒化斑，消风止痒。方药：水牛角（先煎 2 小时）100g，金银花 30g，忍冬藤 30g，玄参 90g，生地黄 30g，牡丹皮 20g，紫草 20g，茜草 20g，仙鹤草 30g，益母草 30g，连翘 20g，麦冬 15g，白茅根 20g，淡竹叶 15g，徐长卿 30g，白鲜皮 30g，蝉蜕 30g，浮萍 30g，大枣 12 枚，甘草 10g。每日 1 剂，水煎服，早晚各 1 次。用药 7 剂，全身斑疹有所减退，皮下已不出血，瘙痒明显缓解。守上方 2 周巩固疗效，复诊时已无皮下出血点，瘀斑消失，全身已不瘙痒，嘱用玄参、麦冬、徐长卿各 10g 代茶饮，调理善后 1 个月而愈。随访 2 年未复发。

贾颖以四妙勇安汤为基础，加白茅根、紫草、茜草、三七粉、仙鹤草、小蓟、生黄芪等治疗过敏性紫癜，收到满意疗效。典型病例：徐某，男，14 岁，2013 年 5 月 4 日初诊。四肢出现密集的大小不等的出血斑、伴疼痛 1 个月余。1 个月前因感冒咽痛咽干自行服药治疗，感冒症状缓解后出现双足散在的出血点，未在意，继而增多，并且在左足踝关节外侧有 2～3 个血疱，触痛明显。遂在当地医院以“过敏性紫癜”治疗，查血常规正常，尿常规有潜血（++），蛋白质（++），疗效时好时坏。诊见：四肢密集的大小不等出血斑，压之不褪色，皮色黯红，稍高出皮面，略觉瘙痒，精神欠佳，食欲尚好，二便调。查体：踝关节周围触痛，有 2～3 个血疱，咽部红，无痛，无发热，查血常规正常，尿常规潜血（+++）、蛋白质（++），舌质淡、苔薄白，脉细数。第一方：黄芪 15g，金银花 30g，连翘 15g，当归 10g，白术 9g，茜草 15g，紫草 6g，三七粉（冲服）3g，白茅根 30g，小蓟 30g，仙鹤草 15g，甘草 6g。4 剂，日 1 剂，水煎服。二诊，服用 4 剂后，出血斑明显减少，咽部不红，精神好，饮食可。调整方药：黄芪 30g，金银花 18g，当归 10g，白茅根 30g，紫草 6g，茜草 15g，三七粉（冲服）3g，小蓟 18g，仙鹤草 15g，五味子 6g，甘草 6g。2 周后复查血常规正常，尿常规潜血（++），蛋白（–）。继续服用上药，随症加减，1 个月后恢复正常。1 年后随访未复发。

高晨等人运用四妙勇安汤治愈过敏性紫癜 1 例。患者，女，17 岁，2017 年 7 月 1 日初诊。全身皮肤紫癜 3 个月余，以四肢明显，尿常规示尿蛋白（+）、隐血（++），反复发作，自觉乏力。刻诊：形体瘦弱，面色萎黄，皮肤散在紫癜，神疲气短，咽红肿，食欲不振，烦躁难眠，二便无殊，舌红、苔薄黄，脉沉滑。当日复查：尿蛋白（±），隐血（++）；血常规未见明显异常。西医诊断：紫癜性肾炎。中医诊断：紫斑。辨证：血热内蕴、气虚血瘀。治则：清热活血祛瘀，兼以补气。方用四妙勇安汤加减：金银花、玄参各 15g，当归、甘草各 10g，生地黄 15g，牡丹皮 10g，白茅根、仙鹤草各 30g，金樱子 30g，芡实 15g，黄芪、山药各 15g，炒黄芩 9g。共 14 剂，水煎 2 次，早晚餐后温服。2017 年 7 月 15 日二诊，气短神疲较前有所好转，胃纳可，夜寐仍不佳，时有尿频。舌红稍暗、苔薄黄，脉沉。复查尿常规：尿蛋白（±），隐血（+）。咽喉已不肿，原方去黄芩予忍冬藤、白毛藤各 15g，再予 14 剂。2017 年 7 月 29 号三诊，诸症较前好转，但舌尖较红、苔薄，脉沉，时有心烦。复查尿常规：尿蛋白（–），隐血（+）。二诊方再加淡竹叶 6g，巩固治疗。后症状平稳，持续治疗至 2017 年 10 月，因病证不变，药方主体不变。2017 年 12 月，皮肤四肢瘀斑消退，复查尿常规已正常。

（六）治疗放射性皮肤损伤

宋凤丽等人利用千金苇茎汤、普济消毒饮合四妙勇安汤加减治疗放射性皮肤损伤，收到较好疗效。患者，男，50 岁。半年前因鼻咽癌行放射治疗，治疗后出现左侧面颊部红肿，大小约 5cm×4cm，质地坚硬，色紫暗红，触之自觉无皮肤接触感，伴有口干口渴，咽燥，鼻通气不利，自觉有脓臭味，食欲差，乏力，舌红、苔黄，舌下络脉暗紫，脉弦滑。西医诊断：放射性皮肤损伤；中医辨证：肺热火盛，瘀阻络脉。治则：清热活血，通络消结。方用千金苇茎汤、普济消毒饮合四妙勇安汤加减：生黄芪 30g，苇茎 15g，生薏苡仁 30g，板蓝根 15g，牛蒡子 12g，黄芩 12g，升麻 10g，连翘 15g，玄参 15g，金银花 10g，当归 15g，甘草 10g，枳实 10g，荷叶 10g，炒白术 15g，夏枯草 15g，半枝莲 15g，柴胡 12g，薄荷 6g，桃仁 12g，泽兰 15g，炒麦芽 10g，鸡内金 10g。14 剂，水煎服。服后左脸颊部无红肿热感，质硬感减轻，鼻中脓臭感缓解，食欲改善，口渴明显。前方加沙参 15g、麦冬 15g，继服 7 剂，面颊部无热感，可有接触感，鼻中脓臭感较前很大改善。

卢伟等人运用四妙勇安汤加减治疗肺癌 EGFR –TKI 相关皮疹，收效良好。患者，男，70 岁，2014 年 6 月 10 日初诊。左肺腺癌化疗后 2 个月余，头面、全身散发皮疹 2 周。2013 年 6 月出现干咳，作侧胸部时有疼痛，未予重视。2013 年 12 月症状加重，咳嗽，痰中带血，至当地医院拍胸部 X 线示：左肺占位。遂行胸部 CT 检查示：考虑左肺癌，双肺多发转移，纵隔淋巴结转移。行肺穿刺取病理示：腺癌，基因检测示：EGFR –TKI（+）。行“培美曲塞＋卡铂”方案化疗 4 周期，疗效稳定，2014 年 5 月化疗结束，同时开始服用厄洛替尼。服药 10 天后，头面部开始出现红斑，继则后背、胸前散发皮疹，淡红色，局部瘙痒，无水疱、渗出，无脱屑。予西药对症治疗后效果不显。刻下：头面部、全身散在皮疹，针头至粟米大小，淡红色丘疹为主，患处剧烈瘙痒，自觉局部干燥、无脱屑，时有咳嗽，咯少量黄白黏痰，无胸痛，口干，舌红苔薄黄，脉浮数。辨证总属肺经风热证，治以清泄肺热、凉血消风解毒。予四妙勇安汤加减化裁：金银花 20g，连翘 20g，牛蒡子 10g，生甘草 6g，黄芩 10g，桑白皮 10g，老鹳草 10g，白鲜皮 15g，白花蛇舌草 15g，玄参 10g，赤芍 10g，生地黄 10g，紫草 15g，当归 10g，白芷 10g，桔梗 6g，浙贝母 15g，太子参 10g，南沙参、北沙参各 10g。7 剂，水煎服。二诊（2014 年 6 月 17 日），皮疹较前消退，瘙痒较前缓解，口干欲饮。处方：原方金银花、连翘改为 15g，加天花粉 10g。7 剂，水煎服。三诊（2014 年 6 月 24 日），皮疹基本消退，乏力，时有胸闷气短，口干，咳嗽较前减轻，咯少量白痰，舌红苔少，脉细数。处方：南沙参、北沙参各 10g，炙鳖甲 10g，太子参 10g，黄芪 20g，天花粉 10g，金银花 10g，紫草 10g，生地黄 10g，当归 15g，白花蛇舌草 10g，瓜蒌皮 10g，款冬花 10g，生甘草 5g。7 剂，水煎服。患者服药后，皮疹消退，后续治疗以扶正抗肿瘤为主。

（七）治疗多角形红斑

黄向鸿利用四妙勇安汤治愈多形性红斑 1 例。患者，女，33 岁。3 年来每值春初秋末，手足背及手掌发生多形性红斑，色暗红，皮损大小不一，部分融合成片，少量皮损中心有水疱，红斑处有灼热感，既痒又痛，发作时伴恶寒发热，关节酸痛，神倦纳减，舌苔薄黄，脉略数。辨证：寒湿外侵，营卫不和，久郁化热，气血凝滞。治则：活血和营，清热祛湿通络。处方：当归 15g，金银花 15g，玄参 10g，甘草 5g，桂枝 5g，山木通 10g，赤芍 10g，防己 10g，地龙 10g。每日 1 剂，服至 3 剂，局部烧灼感及痒痛明显减轻，红斑未再出现。服至 7 剂，红斑与皮损开始消退，并出现少量鳞屑。再用上方稍事化裁，又服 20 剂，红斑完全消失，遗留部分色素沉着。嘱次年春初预服本方 7 剂以防复发。随访 2 年未再复发。

（八）治疗脚气

余银璋运用四妙勇安汤治愈脚气感染 1 例。患者，女，62 岁，2003 年 8 月 6 日初诊。患者素有下肢静脉曲张，1 周前脚气严重感染，两脚红肿甚剧，不能穿鞋，两脚底有溃破多处，痛不能履地，伴有发烧，每日体温 38℃左右，下午较重，腹股沟淋巴结肿大。经用多种抗生素治疗未效而日重。症见胃纳减少，大便不爽，形体不衰，精神尚可，舌红、苔黄腻，脉濡数。辨证：湿热下注，血脉瘀滞。治则：解毒，利湿，化瘀通络。方用四妙勇安汤合四妙散化裁：金银花 30g，玄参 18g，当归 10g，黄柏 10g，苍术 10g，薏苡仁 15g，土茯苓 15g，川牛膝 10g，木瓜 10g，穿山甲粉（分冲）3g，败酱草 15g，生甘草 12g。3 剂，水煎服。服药 1 剂，体温见降，脚红肿明显减轻。服药 3 剂，体温已正常，脚溃疡趋愈合，能穿鞋而行，下肢肿胀已轻。减量服药 1 周康复。

（九）掌跖脓疱病

吴颖应用四妙勇安汤加味治疗掌跖脓疱病，取得满意效果。共收治患者 29 例，初治 22 例，复治 7 例；男 10 例，女 19 例；年龄 23～57 岁，平均 41.6 岁；病程 1 个月～10 个月，平均 2.8 年；皮损发于手掌 11 例，发于足跖 5 例，掌跖同时累及 13 例。方用四妙勇安汤加味：金银花 30g，生地黄 30g，玄参 15g，连翘 10g，白花蛇舌草 20g，土茯苓 50g，黄柏 15g，牡丹皮 15g，赤芍 15g，甘草 10g。便秘加大黄 6g（后下）；失眠加酸枣仁 20g；瘙痒明显加白鲜皮 30g、蒺藜 15g。水煎服，每日 1 剂，煎取 300ml，早晚饭后 30 分钟分服。外用：白及 30g，苍术 20g，苍耳子 30g，地肤子 30g，紫草 20g，大黄 20g。水煎，待温后浸泡掌跖 20 分钟，日 2 次。外涂 10%硫磺膏，日 2 次。连续用药 1 个月为

1 疗程，共观察 2 个疗程。疗效标准：①痊愈：无新起红斑脓疱，皮损全部消退，瘙痒疼痛消失；②好转：仍有少量新起红斑脓疱，皮损面积消退 50%以上，瘙痒疼痛减轻，不影响日常工作和生活；③无效：不断有大量新起红斑脓疱，皮损面积消退不足 50%，瘙痒疼痛明显，影响日常工作和生活。结果：痊愈 18 例，有效 9 例，无效 2 例，痊愈率为 62.07%，总有效率为 93.11%。

（十）治疗冻疮

郑巧楠等人运用四妙勇安汤治愈冻疮 1 例。患者，女，44 岁，2008 年 1 月 5 日初诊。左手小指瘙痒胀痛，溃烂腐臭，脓水淋漓。曾于 2 年前冬季做家务活手部破溃，瘙痒剧烈，搔抓后加重，当地医院诊断为冻疮，局部外用药物有所缓解，但未痊愈，而后每逢冬季受冻后复发。查左手小指疮面溃烂腐臭，脓水淋漓，筋骨暴露。患处周围红肿，触之灼热，舌暗红、苔黄、脉数。血常规示：白细胞 11.88×10⁹/L，中性粒细胞 9.53×10⁹/L，血红蛋白 98.15/L，血小板 464.0×10⁹/L，降钙素原 0.40%，红细胞比容 30.8%。处方：金银花 30g，生甘草 30g，玄参 20g，当归 20g。连用 7 剂，每日 1 剂。二诊，患肢红肿疼痛缓解，臭气较前减轻，腐肉渐脱，新肉渐生，渐趋佳境。复查血常规：白细胞 8.36×10⁹/L，中性粒细胞 5.19×10⁹/L，血红蛋白 112.31/L，血小板 256.0×10⁹/L，降钙素原 0.23%，红细胞比容 43.6%。嘱其继服 15 剂，疮面渐趋收口。

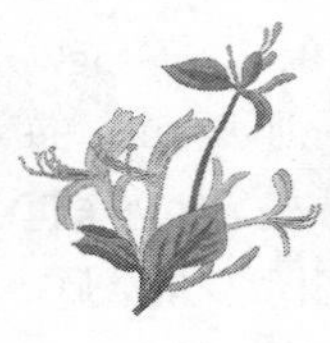

第五节　治疗五官科疾病

五官科一般分为眼科、口腔科、耳鼻咽喉科，是针对五官、咽喉疾病所设立的科室。传统“五官”指的是“眼、眉、耳、口、鼻”，而五官科中的“五官”是指“耳、鼻、喉、口腔、眼”。由于这些器官暴露在外，很容易受到伤害或感染疾病，从而严重危害人们的正常生活。

一、治疗眼病

四妙勇安汤主要用于治疗毒热壅盛所致的疮疽痈疡之证，近现代医家则多用于治疗热毒型脱疽，效果良佳，将其用于治疗眼科疾病也具有非常良好的效果。

（一）治疗眼底血管病

眼底血管疾病常易引起出血以致失明，治疗时本着“急则治其标”的原则，出血早期以止血为主，中期以止血活血为主，后期多以活血化瘀为主。临床医家用四妙勇安汤治疗多种眼病，均有较好效果。

1. 糖尿病视网膜病变

糖尿病视网膜病变是糖尿病引起的严重并发症之一，其最显著的特征是视网膜微血管损害。诸多医家深研古方，结合自身经验，运用四妙勇安汤治疗糖尿病视网膜病变皆取得不错的疗效。

李红刚认为既然四妙勇安汤能够治疗脱骨疽，则必有促进代谢、改善血液循环的作用，将其用于治疗糖尿病视网膜病变，也取得了较好的临床治疗效果。病例一：患者，男，66 岁。右眼突然失明 14 天。患糖尿病 11 年，平素口服降血糖药，血糖控制不满意，心烦失眠，左眼于 2 年前失明至今。右眼于 2 周前突觉眼前一片黑烟后失明，未治疗，现生活不能自理。检查：右眼数指 20cm，左眼光感。双眼外观正常，右眼晶状体后囊浑浊，玻璃体内大量纤维机化膜。左眼玻璃体内大量游离红细胞及血块。双眼底窥不进。患者沉默寡言，语音低微，形体消瘦，舌淡苔少，脉细。诊断：双眼糖尿病视网膜病变（增殖型）；右眼玻璃体积血。辨证：气不摄血，血灌神膏。治则：益气活血，补虚明目。处方：玄参 40g，金银花 30g，当归 15g，甘草 10g，丹参 30g，三七粉 6g，茯苓 15g，泽泻 15g，黄芪 20g，党参 15g，酸枣仁 10g，远志 10g。服 4 剂后复诊，精神改善。眼部检查：左眼红光反射，裂隙灯下见玻璃体中血块减少，眼底仍窥不见。上方续用 5 剂，精神明显改善，左眼视力达 0.3。原方去枣仁、远志加猪苓、车前子，续服 5 剂后，左眼视力达 0.5，眼底模糊，略见视盘边界不清，血管较细。续用药半月，复查视力 0.8，检查玻璃体轻度混浊，眼底清晰，视盘正常，黄斑部颜色较暗，其周围有出血吸收痕迹。病例二：患者，男，52 岁，2007 年 5 月 25 日就诊。左眼视物模糊 1 周。患糖尿病 5 年，平素口服降糖药，血糖控制不满意。检查：右眼视力 1.0，左眼视力 0.4。双眼外观正常，屈光间质透明。眼底：右眼未见明显异常；左眼视网膜水肿，静脉扩张，浅层出血，后极部有较多小圆点状动脉瘤及蜡黄色点、片状渗出。烦渴，消谷善饥，小便色黄，舌红、苔薄黄，脉细数。诊断：左眼糖尿病视网膜病变（非增殖型）。辨证：阴虚燥热，血脉瘀阻。治法：养阴润燥，清热解毒活血。方用四妙勇安汤加减：处方：玄参 30g，金银花 25g，当归 15g，甘草 8g，丹参 30g，墨旱莲 15g，三七粉 6g，茯苓 15g，泽泻 15g，黄芪 20g，沙参 18g，石斛 15g。上药服用 10 剂后复诊，左眼视力 0.6，视网膜水肿减轻，浅层出血及渗出减少。上方沙参、石斛减量，继续用药半个月后复查，左眼视力 0.8，视网膜水肿消退，视网膜浅层留有出血吸收痕迹。

邹菊生运用四妙勇安汤治疗玻璃体积血出血，收到良好疗效。患者，男，53 岁。右眼突然看不见 2 天，1993 年 5 月 13 日住院。1 个月前眼前出现黑影，予止血药、维生素、氨肤碘等治疗，未见好转。有高血压病史18年。入院检查：右眼视力指数/30cm，右眼玻璃体混浊，呈棕黄色、灰白色颗粒，眼底窥不见，指测眼压不高。舌偏红、苔薄，脉细弦。中医诊断：右眼暴盲，脉络阻塞型。西医诊断：右眼玻璃体积血。治则：清热和营软坚。予四妙勇安汤加软坚活血药：金银花12g，玄参12g，当归12g，生地黄12g，昆布12g，海藻12g，蒲公英30g，淡黄芩9g，矮地茶30g，仙鹤草30g，赤芍12g，牡丹皮15g，生甘草6g。服药7剂，右眼视力0.02，眼底检查：上方可见红光。原方加五灵脂（包）9g，再服14剂后检查：右眼视力0.3，右眼底可见，颞下方见片状出血，累及黄斑。续服原方7服，6月18日检查：右眼视力0.4，眼底可见机化，出血大部分吸收，苔薄脉细。予原方加党参、黄芪等，眼症稳定，2周后出院。

郑文学应用四妙勇安汤治疗眼底出血证，收到满意疗效。方药：金银花30g，玄参30g，当归15g，甘草10g。新鲜出血者加三七；气血虚加黄芪；阴虚加生地黄；病程后期“久病损阴”加用熟地黄、山茱萸。

2. 视网膜静脉周围炎

视网膜静脉周围炎又称青年复发性视网膜出血，是一种特发性闭塞性血管病变，主要累及视网膜周边部，可见血管旁白鞘，广泛周边部无灌注区及新生血管形成，以反复性眼底出血为特点。

曾明葵认为视网膜静脉周围炎多由心肾阴亏、水火不济、虚火上炎、灼伤目络、脉络破裂、血溢于外所致，故借鉴中医治疗脉管炎的经验，从2001年12月～2003年12月，运用四妙勇安汤治疗视网膜静脉周围炎，取得了良好临床疗效。共收治患者32例，随机分成两组。观察组共18例32只眼，对照组14例25只眼。观察组中男14例26只眼，女4例6只眼；年龄18～45岁，平均（24.02±8.46）岁；眼底及玻璃体积血情况：轻度（玻璃体内可见棕色尘状混浊，用检眼镜可窥见部分或全部眼底；视网膜周边静脉受累，周围受累血管附近分布火焰状、点片状出血灶）11例20只眼，重度（指玻璃体积血较多、用检眼镜窥不见眼底，所有玻璃体重度出血者均经B超检查，排除视网膜脱离和眼内肿瘤）7例12只眼。对照组中男11例20只眼，女3例5只眼；年龄16～48岁，平均（26.46±9.72）岁；轻度9例16只眼，重度5例9只眼。部分患者合并有结核，多数病例原因不明。诊断标准：①眼前有暗影漂动，视物模糊或视力严重下降；②视网膜周边小静脉或累及一至数支大静脉扩张，管径不规则或扭曲呈螺旋状、环状，有白鞘伴行，受累血管附近的视网膜水肿，有火焰状、点状和片状出血处；③有不同程度的玻璃体积血反复发作；④荧光眼底血管造影：受累静脉壁有荧光素渗漏和组织染色、毛细血管扩张。观察组予加味四妙勇安汤：当归15g，生地黄20g，玄参30g，金银花30g，炙甘草12g，知母10g，白及15g，白蔹12g，栀子10g，泽泻15g，猪苓10g，三七粉5g。每日1剂，水煎，日服2次。有结核给予异烟肼0.3g，每日晨起顿服，连用2个月；服维生素C 0.2g，钙片2片，路丁20mg等，均为每日3次。新鲜出血而量较多予酚磺乙胺0.5g，肌内注射，每日2次，连用7天。待血止后用普罗碘胺0.4g，肌内注射，每日1次，连用20天。病情稳定后予血管扩张剂，复方丹参片3片，烟酸0.2g，均为每日3次。对照组除不用中药外，其余治疗均与治疗组相同。20天为1疗程，3个疗程后观察结果。疗效标准：①痊愈：眼底出血及玻璃体积血全部吸收，视力恢复至正常或病前；②显效：眼底出血吸收，玻璃体积血吸收或轻微混浊，视力提高4行以上；③有效：眼底出血部分吸收，玻璃体混浊较明显，视力提高2～3行；④无效：眼底出血、玻璃体积血未吸收，或加重，或机化物形成，视力无提高或下降。结果：观察组痊愈8只眼，显效16只眼，有效5只眼，无效3只眼，总有效率为90.63%；对照组痊愈2只眼，显效8只眼，有效9只眼，无效6只眼，总有效率为76%。在治疗期间，观察组出血复发2只眼，复发率为6.25%；对照组出血复发4只眼，复发率为16%。经统计学分析两组间有效率及复发率均有显著性差异（$P<0.05$）。

3. 视网膜静脉阻塞

视网膜静脉阻塞多为火热内蕴，因血热而致血瘀，瘀热互阻于目络，而致视物不清，或因病久，热伤气阴，兼见气血阴阳之不足，更使脉络瘀阻，导致视功能损伤，治疗的关键在于清热与化瘀。高青在1983年～1995年期间，用四妙勇安汤治疗视网膜静脉阻塞获得良好疗效。共收治患者32例，男21例，女11例；年龄最大79岁，最小24岁。视网膜中央静脉主干阻塞23例（23只眼），分支静脉阻塞9例（9只眼）。予四妙勇安汤加减：金银花、玄参各30g，当归15g，甘草10g。气虚加黄芪；血虚加阿胶；阴虚加生地黄、女贞子；阳虚加补骨脂、淫羊藿；新鲜出血加槐花、参三七；后期伤阴加熟地黄、山萸肉。每日1剂，3周为1个疗程。一般3个疗程后，可与四物汤合用。结果：经最短21天、最长3个月的治疗，15例获临床治愈（受累静脉管径恢复，视网膜出血、水肿、渗出吸收；视力恢复到发病前水平），其中主干静脉阻塞者7例，分支静脉阻塞者8例；15例有效（视网膜出血大部分吸收，渗出大部分吸收或由软性转变为硬性，视力提高2行以上），其中主干静脉阻塞者14例，分支静脉阻塞者1例；2例无效（受累静脉管径无改变，视网膜出血、水肿、渗出无吸收，视力无进步），均为主干静脉阻塞病例。23例主干静脉阻塞者，总有效21例，占91.3%；9例分支静脉阻塞者，总有效9例，占100%。两者总有效率为93.7%。典型病例：患者，女，24岁，1957年3月3日初诊。右眼突然视物模糊1周。刻诊：右眼视力0.3，外眼无殊；小瞳孔检眼底见右眼视盘色泽红，边界不清，视网膜动脉大致正常，静脉纡曲怒张，沿静脉走向网膜下呈放射状出血，网膜轻度水肿，黄斑部中心凹反光消失。血压106/78mmHg。诊断：右眼视网膜中央静脉部分阻塞。予四妙勇安汤加减：金银花、玄参各30g，炒当归15g，生甘草10g，参三七3g。7剂，每日1剂，水煎，分2次服。3月

10 日复诊，视力 0.6，眼底检查：视盘呈粉红色，边界转清，静脉怒张减轻，网膜下出血部分吸收，继服原方 10 剂。3 月 24 日三诊，视力 1.2，眼底检查：视网膜静脉管径恢复，视网膜下出血全部吸收，黄斑部中心凹反光暗，乃予四妙勇安汤合杞菊地黄汤服 7 剂，以资巩固。

张殷建运用四妙勇安汤加减治愈暴盲 1 例。张某，女，20 岁。右眼视力骤降 2 月，曾在外院诊为“右眼视盘血管炎”，使用激素冲击量治疗，好转不明显。2002 年 4 月 1 日来诊。检查：右眼视力 0.12，左眼 1.5，右眼前节正常，右眼底视盘充血水肿，边界不清，颞侧下方明显，视盘周围少量小片状出血，并有星芒状渗出，累及黄斑区，视盘周围视网膜静脉弩张迂曲。心情烦躁，失眠，时有头痛，胁下隐痛，舌红苔薄腻，脉细弦。诊断：暴盲。辨证：气滞血瘀。予四妙勇安汤加减：金银花 15g，玄参 12g，生地黄 12g，当归 12g，蒲公英 30g，甘草 6g，鱼腥草 12g，黄芩 12g，栀子 9g，柴胡 6g，猪苓、茯苓各 12g，楮实子 12g，漏芦 12g，赤芍 12g，丹参 12g。7 剂，4 月 9 日复诊，自觉眼症好转，头痛胁痛减轻，但检查未见明显改变，遂予原方加重活血之品：金银花 15g，玄参 12g，生地黄 12g，当归 12g，蒲公英 30，甘草 6g，毛冬青 12g，莪术 12g，王不留行 12g，鱼腥草 12g，柴胡 6g，黄芩 9g，栀子 9g，川椒目 6g，汉防己 12g，猪苓、茯苓各 12g，云母石 12g，白僵蚕 12g。14 剂，4 月 24 日复诊，检查：右眼视力 0.4，视盘水肿减，出血不明显，有少量渗出，黄斑色素紊乱，中心光反射不见，苔脉同前。原方再进，5 月 21 日复诊，视物渐明，检查：右眼视力 0.6，视盘水肿已退，后部渗出少量，黄斑结构不清，中心光反射不见，苔薄，脉细，遂予原方加健脾明目之品：金银花 12g，生地黄 15g，玄参 12g，当归 12g，蒲公英 30g，毛冬青 15g，甘草 6g，地龙 12g，柴胡 6g，白芍 15g，枳壳 12g，熟地黄 12g，枸杞子 12g，黄精 12g，黑豆 15g，葛根 12g。每日 1 剂，日服 2 次。7 月 2 日复诊，眼无胀痛，视物清，一般情况良好，检查：右眼视力 1.0，视盘色偏浅，无水肿，黄斑中心光弥散，苔薄，脉细。予逍遥散加减：柴胡 6g，当归 12g，白芍 15g，炙甘草 6g，白术 9g，陈皮 9g，怀山药 12g，生地黄、熟地黄各 12g，枸杞子 12g，黄精 12g，桑葚子 15g，女贞子 12g，丹参 12g，莪术 12g，淫羊藿 12g。服药 1 个月，病瘥。随访未见病情反复。

（二）治疗眼眶假瘤、突眼

眼眶炎性假瘤属于眼眶非特异性炎症范畴，是一种特发性的无明显病因的非特异性肉芽肿，因病变外观似肿瘤，故称为炎性假瘤，是引起眼球突出的常见原因之一。李玉涛利用四妙勇安汤治疗突眼、外斜及复视，收效良好。病例一：患者，男，30 岁，1988 年 1 月 10 日初诊。有鼻窦炎病史。1 个月前突然右眼红肿疼痛流泪，遂点氯霉素眼药水，无效。后感右眼向外突出、肿胀并出现斜视，曾在医院施静脉滴注青霉素等抗感染治疗，红肿疼痛消失，但右眼外突不减，且出现复视，视力下降。现查：视力（远）右眼＝0.3，左眼＝1.2，双眼突出度右眼＝18mm，左眼＝14mm，右眼外斜 15°，眼球向右运动复视间距最大，向外运动受限。脑部 CT 检查正常，眼眶 X 线平片示右眼略大，T_3、T_4 均正常。全身无其他阳性体征。伴有小便黄赤，舌苔黄腻，脉弦数。西医诊断：右眼眶内假瘤。中医辨证：热毒炽伏，气血郁结。治则：清热解毒，活血软结。方投四妙勇安汤：金银花、玄参各 30g，当归 15g，生甘草 10g。服药 30 剂，痊愈。视力：右眼＝1.0，左眼＝1.2。病例二：患者，女，45 岁，1987 年 5 月 15 日初诊。左眼逐渐向前突出并外下斜视、复视 3 个月余，有甲亢病史。查：远视力右眼＝1.0，左眼＝0.1，眼球突出度右眼＝13mm，左眼＝16mm，左眼睑裂轻度大于右侧，stellwag 征（+），Enroth 征（+），Boston 征（+），Mean 征（+），眼球向外斜 30°，下斜 18°，眼球向左上运动时复视间距最大。眼底检查正常。全身检查：甲状腺稍肿大，舌苔稍黄，脉弦滑。T_3 26 μg/100ml，T_4 1020μg/100ml（放射免疫法）。西医诊断：Bosedow 病性突眼，上直肌麻痹性斜视。中医辨证：热毒深伏，血瘀气滞。治则：解毒活血，软坚散结。方投四妙勇安汤加味：金银花、玄参各 30g，当归、昆布、海藻各 15g，柴胡、生甘草各 10g。15 剂后，复视减轻，眼球活动自如。后改用丸药，继服 1 个月，眼球突出度右眼＝13mm，左眼＝14mm，嘱其针刺收功。

（三）治疗葡萄膜炎

葡萄膜炎是一种常见的眼部炎性疾病，是造成视力损害的重要原因，可分为前葡萄膜炎、中间葡萄膜炎、后葡萄膜炎、全葡萄膜炎。余腊梅采用四妙勇安汤加减对前葡萄膜炎患者进行治疗，效果满意。在 2013 年 2 月～2015 年 4 月期间，收治前葡萄膜炎患者 80 例，随机分为对照组和观察组，每组各 40 例，均为首次单眼发作。对照组：男 26 例，女 14 例；年龄 23～57 岁，平均（45.3±5.4）岁；病程 10～60 天，平均（21.5±3.4）天。观察组男 27 例，女 13 例；年龄 25～59 岁，平均（46.4±4.7）岁；病程 10～180 天，平均（22.4±3.5）天。两组患者一般资料经统计学分析，差异不显著（$P>0.05$），具有可比性。对照组予：复方托吡卡胺滴眼液局部点滴以散大瞳孔，每次 1～2 滴，每日 4～6 次；妥布霉素地塞米松滴眼液滴眼，每天 4～6 次，每次 1～2 滴。观察组在对照组治疗基础上加用四妙勇安汤加减：金银花 15g，玄参 10g，当归 12g，鸡血藤 15g，炒酸枣仁 15g，生地黄 8g，栀子 9g，蒲公英 20g，通草 12g，马鞭草 9g，防风 8g，木香 8g，甘草 6g。热甚加生大黄 6g、知母 9g、车前子 8g；痰湿加胆南星 9g、半夏 10g；眼红加牡丹皮 8g、海风藤 12g；肝火甚加龙胆草 12g、柴胡 8g；眼痛加丹参 9g、香附 20g。每日 1 剂，水煎服。两组均 7 天为 1 个疗程，连续用药 4 个疗程。疗效标准：①显效：眼痛等临床症状消失或基本消失，房水清亮，无充血，角膜后沉着物消失，视力恢复正常；②有效：眼痛等临床症状好转，视力好转；③无效：眼部症状及检查结果无变化，甚至加重。结果：对照组显效 21 例（52.5%），有效 8 例（20%），无效 11 例（27.5%）；观察组显效 30 例（75%），有效 7 例（17.5%），无效 3 例

(7.5%)。对照组有效率为 72.5%，观察组有效率为 92.5%，两组比较有显著性差异（$P<0.05$）。观察组中医证候积分（5.26 ± 2.45）分较对照组（9.52 ± 3.67）分显著降低（$P<0.05$），观察组视力明显优于对照组（$P<0.05$），观察组血清炎性因子 IL－1β、IL－10、TNF－α、INF－γ 水平均显著低于对照组（$P<0.05$）。随访后观察组复发率为 22.5%，显著低于对照组的 37.5%（$P<0.05$）。

周婉瑜认为葡萄膜炎是一种血管炎，相当于中医的络病，其病因是先天阳性体质与后天热邪相搏，形成热毒、腐络伤血，在病理上谓络病瘀滞、气血失运，形成血瘀、出血、水肿、渗出、甚至化脓。在证治上概括为卫、气、血三层，并分而治之。病在气，眼部血管炎症以渗出为主，舌红苔黄，脉数，常用四妙勇安汤（金银花 30g，玄参 30g，当归 20g，甘草 10g）加减，清其热毒；病在营血，常见眼部血管炎症，多以出血为主，舌质红绛，脉细数，以犀角地黄汤（水牛角 30g，生地黄 24g，赤芍 12g、牡丹皮 9g）清营凉血止血为治。因葡萄膜炎多同时出现渗出与出血，故四妙勇安汤与犀角地黄汤常联合应用，临床效果较好。典型病例：患者，女，17 岁。左眼前黑影飘动 4 年余，1998 年 9 月因左眼前黑影飘动而就诊。经检查：右眼视力 1.2，左眼视力 0.7；左眼玻璃体尘沙样混浊，左眼眼底视盘鼻下方白色极化膜牵拉伸向玻璃体。诊断：左眼葡萄膜炎。治疗：泼尼松口服，每次 50mg，每日 1 次。1999 年 3 月 8 日检查，左眼眼压 47mmHg，曾给予静脉滴注甘露醇 250ml。1999 年 5 月 30 日查，左眼视力：眼前指数，眼压 40mmHg。诊断为左眼葡萄膜炎继发青光眼，再予甘露醇 250ml 治疗。并于 1999 年 6 月 9 日行左眼玻璃体切割、全视网膜光凝加硅管植入术。此后病情反复发作，在口服泼尼松基础上加服喜络明，每次 40mg，每日 3 次。2000 年 2 月 10 日停服泼尼松。2000 年 8 月 23 日因并发白内障行左眼白内障摘除及人工晶体植入术。术后继服泼尼松。2001 年 7 月 23 日再次因病情复发，加服硫唑嘌呤，每次 50mg，每日 3 次。2001 年 12 月 10 日再次复发，视力为眼前手动，加服环孢霉素，每次 125mg，每日 3 次，仍不能控制病情。2002 年 3 月～2003 年 1 月频繁发作左眼葡萄膜炎，玻璃体大量炎性渗出，眼底不能窥入。初诊眼内玻璃体混浊，患眼有光感，借镜内窥，发现眼内有大量漂浮物，自述除患眼看不清景物外无特殊不适。患者郁郁寡欢，神色暗而无华。中医治疗当养血柔肝扶正，清络凉血祛邪；西医治疗当调节免疫，积极治疗血管炎防止出血渗出。方用犀角地黄汤加味：水牛角 30g，生地黄 20g，牡丹皮 10g，赤芍 8g，川芎 8g，金银花 15g，当归 15g，玄参 15g，生甘草 10g，槐花 10g，紫草 10g，赤小豆 30g。服药 10 剂，眼前黑障变薄，可视室内墙上标语字迹。虽渗出已止，但瘀浊尚存，再者久病致虚，络脉血痹，宗前方去紫草、牡丹皮加生黄芪 20g、熟大黄 6g，又服 1 个月，视物较前清晰，景物可辨。经过数次复诊，未大易其方，总是在当归饮子、四妙勇安汤、犀角地黄汤 3 方中更迭运用，在此基础上将泼尼松逐渐撤完。因患者升入大学，服汤药不便，予丸药：金银花 30g，当归 30g，玄参 30g，生甘草 10g，川芎 9g，白芍 20g，生地黄 20g，荆芥 10g，防风 10g，生首乌 15g，生黄芪 30g，紫草 15g，水牛角粉 30g。上药共 10 剂，做水丸，如绿豆大，每次 6g，每日服 2 次。服药 2 年，左眼病未再复发，视力恢复到 0.6。至 2009 年 4 月已随诊 6 年，病情稳定未再复发。

邹菊生教授认为虹膜、睫状体、脉络膜属血管膜的一部分，葡萄膜炎即为眼部血管性疾病，将四妙勇安汤用于治疗葡萄膜炎，收效显著。典型病例：患者，男性，32 岁。因左眼红痛 3 天，伴畏光流泪于 2010 年 4 月 12 日就诊。发病前无明显诱因，3 天前突发左眼红痛，畏光流泪，视物模糊，自行滴用消炎眼药水后症情无好转。查：右眼 1.2，左眼 0.2，左眼混合充血（+），角膜后 KP（++），呈灰白色，Tyn（+），瞳孔大小约 2mm，对光反应迟钝，虹膜纹理不清，眼底模糊。舌质暗红、苔薄白腻，脉细。西医诊断：左眼虹膜睫状体炎（前葡萄膜炎）。中医诊断：左眼瞳神紧小（邪热入络）。治则：和营清热解毒。方以四妙勇安汤加减：生地黄 12g，当归 12g，玄参 12g，金银花 12g，蒲公英 30g，甘草 6g，野荞麦根 30g，土茯苓 15g，金樱子 12g，海风藤 12g，木瓜 12g，枳壳 6g，天花粉 12g。左眼急性发作期，局部予以美多丽眼药水扩瞳及碘必殊眼药水滴眼，每日 3 次。上方服 7 剂后，右眼红痛减轻，仍有畏光流泪。检查：左眼 0.3，睫状充血（+），角膜后 KP（+），Tyn（+）。瞳孔药物性扩大，眼底无明显异常。苔薄白，脉细。治以和营清热解毒，予：生地黄 12g，当归 12g，玄参 12g，金银花 12g，蒲公英 30g，甘草 6g，野荞麦根 30g，土茯苓 15g，金樱子 12g，海风藤 12g，木瓜 12g，枳壳 6g，天花粉 12g，赤石脂 15g，禹余粮 15g。上方再服 7 剂，患者左眼无疼痛、流泪、畏光，视物清。检查：右眼 0.5，睫状充血（+），角膜后 KP（–），Tyn（–）；瞳孔药物性扩大，眼底无异常；苔薄，脉细。上方服用 14 剂后，诸症消失，右眼视力达 0.8。

（四）治疗其他眼病

王蓉等人运用加味四妙勇安汤联合西药治疗真菌性角膜溃疡，取得了满意疗效。共计收治患者 36 例（36 眼），随机分为治疗组和对照组。治疗组：20 例（20 眼），其中男 12 例，女 8 例；年龄 15 岁～67 岁，平均为 43.6 岁；病程最长者 17 天，最短者 1 天；其中有植物性外伤史者 12 例，手术史者 2 例，角膜接触镜史者 1 例，有激素治疗史者 2 例，不明原因者 3 例。对照组：16 例（16 眼），其中男 9 例，女 7 例；年龄 18 岁～69 岁，平均 45.2 岁；病程最长者 15 天，最短者 0.5 天；其中有植物性外伤史者 11 例，角膜接触镜史者 2 例，有激素治疗史者 1 例，不明原因者 2 例。两组病例经统计学分析无显著性差异（$P>0.05$）。两组患者均给予 0.3%两性霉素 B 滴眼液点眼，每小时 1 次；1%氟康唑眼膏涂结膜囊，每晚睡前 1 次；结膜下注射 0.1%咪康唑 5mg，隔日 1 次；1%阿托品眼膏涂结膜囊散瞳，每晚睡前 1 次；2%氟康唑针 100ml 静脉滴注，每日 1 次；贝复舒眼药水滴眼，每日 6 次；口服维生素 C 0.2g（每日 3 次）和维生素 B 族 120mg（每日 3 次）营养支持治疗，同时床边隔离。治疗组在此基础上加服加味四妙勇安汤，药物组成：金银花 30g，玄参 20g，当归 10g，炙甘草 5g，赤小豆 30g，桔梗 10g，薏苡仁 30g，白头翁 15g，蝉蜕 10g，木贼 10g，赤芍 12g，藿香 15g，清酒 100g。每日 1 剂，水煎服，分 2 次口服。1 个月为 1 个疗程，共观察 2 个疗程。疗效标准：①治愈：临床症状消失，角膜荧光素染色阴性，溃疡面愈合；②好转：临床症状缓解，角膜荧光素染色阳性面积缩小，角膜溃疡面表浅、缩小；③无效：临床症状无改善或加重，角膜荧光素染色阳性面积无变化或加大，角膜溃疡面无变化或变深甚至角膜穿孔。结果：对照组 16 例，治愈 4 例（25.0%），好转 7 例（43.8%），无效 5 例（31.2%），总有效率为 68.8%；治疗组 20 例，治愈 13 例（65.0%），好转 6 例（30.0%），无效 1 例（5.0%），总有效率为 95.0%。治疗组总有效率显著高于对照组（$P<0.05$）。

刘芳等人运用四妙勇安汤治疗视网膜动脉硬化 1 例。患者，女，45 岁，2010 年 9 月 10 日初诊。主因右眼角反复性出血 1 年，镜下血尿 2 月余。既往无高血压、糖尿病及外伤史，血脂微偏高（甘油三酯 2.1mmol/L，胆固醇 5.1mmol/L，低密度脂蛋白 2.11mmol/L，高密度脂蛋白 2.04mmol/L）。2009 年 10 月主因右眼角突发性出血，眼痒干涩，于天津市第一中心医院就诊，眼底造影示动脉细后级部视网膜未见渗出和出血，黄斑中心凹陷反射可见，诊为视网膜动脉硬化 I 期。服复方血栓通、银杏叶胶囊，效果不著，一年来反复发作，素有右侧耳鸣多年，现上述症状具悉，又出现足踝肿，尿常规 BLD 2+～3+，夜尿 1～2 次，无排尿不适感，睡眠差，易醒多梦，大便不成形，舌红少苔，脉细数。中医辨证：肝肾阴虚，内有瘀热；治以滋补肝肾，清热解毒，活血止血为原则，以四妙勇安汤为主方加减：金银花 30g，当归 15g，玄参 10g，生地黄 15g，麦冬 10g，知母 10g，何首乌 15g，重楼 15g，牛膝 10g，甘草 15g，茜草 15g，地锦草 30g，女贞子 10g，墨旱莲 15g，蒲公英 15g，砂仁 10g。14 剂，水煎服，200ml，2 次/天。9 月 27 日 2 诊：眼干涩症状好转，大便成形，偶有头晕，舌红少苔，脉细。继服前方，加茺蔚子 30g，生蒲黄 10g。14 剂，水煎服，200ml，2 次/天。10 月 11 日 3 诊：目赤眼干已消，头晕减轻，夜寐欠安，醒后不易再入睡，舌红少苔，脉细数。前方去玄参、蒲公英，加酸枣仁 15g，合欢皮 15g。14 剂，水煎服，200ml，2 次/天。服药至今电话随访，患者自述眼角出血症状痊愈，未复发，眼干涩改善显著，患者疗效满意。期间因外出事宜忙碌，眼睛略感干涩微红担心复发，就诊其他医生服中药（知母 6g，黄柏 6g，牡丹皮 10g，泽泻 10g，侧柏炭 10g，小蓟 10g，藕节 10g，白茅根 15g，竹叶 5g，焦栀子 10g，金银花 10g，茯苓 15g，生薏苡仁 15g，酸枣仁 15g，何首乌 15g，甘草 10g）。7 剂，无效，且致大便稀软不成形，随按一诊原方继服后即刻改善。

运用四妙勇安汤加减治疗眼虹膜睫状体炎及中心性视网膜脉络膜炎也有明显疗效。病例一：患者，女，68 岁。右眼红痛 4 天，1993 年 3 月 25 日入院。4 天前起床时右眼红痛，视物不清。曾在门诊予散瞳、激素、抗生素等治疗，眼症略好转。检查：右眼视力 0.8，混合充血（+），角膜后 kp（++），Tyn（+），瞳孔直径 3mm（小于左 3.5mm），光反应迟钝，虹膜纹理欠清，眼底模糊不见。舌质暗红、苔薄白腻，脉细。中医诊断：右眼瞳神紧小，邪热入络。西医诊断：右眼虹膜睫状体炎。治则清热和营。方用四妙勇安汤加味：金银花 21g，玄参 12g，生地黄 12g，当归 12g，生石膏（先）30g，蒲公英 30g，野荞麦根 30g，土茯苓 15g，赤石脂（包）15g，禹余粮 15g，葛根 30g，生甘草 6g。服药 21 剂，检查右眼视力 1.2，右结膜无充血，kp（–），Tyn（–），瞳孔双侧等大圆，苔脉平。住院 24 天后痊愈出院。病例二：患者，男，38 岁。左眼视物变形、变小 1 周，1994 年 5 月 17 日就诊。发病前曾有工作繁忙，用眼较甚。检查：左眼视力 0.6，左眼底黄斑区水肿、渗出，中心光反射不见；右眼（–）。舌质淡红、苔薄白，脉细带数。中医诊断：视瞻昏渺，痰浊上犯。西医诊断：左眼中心性浆液性视网膜脉络膜炎。治则：和营活血，健脾利水。方用四妙勇安汤加减：金银花 12g，玄参 12g，当归 12g，生地黄 12g，猪茯苓（各）12g，车前子（包）12g，大腹皮 12g，白术 12g，陈皮 9g，丹参 12g，郁金 12g，生甘草 6g。服 7 剂后复诊，左眼视力 0.8，眼底水肿减轻，有渗出，中心光反射不见。原方减大腹皮加山楂 12g、鸡内金 12g、牛膝 12g。服 14 剂后，视物清，无变形，左眼视力 1.0，左眼底黄斑水肿退，中心光隐见，苔薄白，脉平，即予杞菊地黄丸门诊随访。

二、治疗口腔病

（一）治疗流行性腮腺炎

王忠民用四妙勇安汤加味治愈流行性腮腺炎 1 例。患者，男，10 岁，学生，1986 年 3 月 12 日初诊。发热恶寒 1.5 天。始四肢乏力，咽喉疼痛，食欲不振，头痛身痛，继而左腮腺部肿痛不适，且逐渐增大，边缘不清，触之有弹性感，张口疼痛加重，次日对侧亦肿，颌下腺可扪及椭圆形腺体，吞咽时咽喉疼痛。口干欲饮，大便稍干，小便略黄，舌质红、苔薄黄，脉浮数。体温 39.8℃，白细胞总数 6.9×10^9/L，中性粒细胞 58%，淋巴细胞 36%，酸性粒细胞 3%，单核细胞 3%。尿淀酚酶增高。辨证：病毒侵扰，温邪蕴蒸。治则：清解温毒，祛邪泄热。处方：金银花 40g，赤芍 18g，玄参 15g，生甘草 12g，牛膝 15g，当归 12g，通草 10g，贯众 15g。水煎分 3 次服。投 3 剂，症状明显减轻，肿胀见消，咽痛缓解，小便转清，体温降至 37.6℃。唯口干欲饮不解，遂宗前方增玄参至 24g，续服 3 剂，症状基本消失，体温正常。再进 2 剂而愈。

王安均用四妙勇安汤随证加味治愈流行性腮腺炎 1 例。患者，男，9 岁，2001 年 2 月 1 日初诊。发热恶寒 1.5 天。

始四肢乏力，咽喉疼痛，食欲不振，头痛身痛，继而左腮部肿痛不适，且逐渐增大，边缘不清，触之有弹性感，张口疼痛加重，次日对侧亦肿，吞咽时咽喉疼痛。口干欲饮，大便稍干，小便略黄，舌质红、苔薄黄，脉浮数。体温39.8℃，白细胞 7.2×10^9/L，中性粒细胞60%，淋巴细胞37%，酸性粒细胞2%，单核细胞1%。尿淀粉酶增高。辨证：病毒侵扰，温邪蕴蒸。治则：清热解毒，祛邪泄热。处方：金银花30g，赤芍12g，玄参12g，生石膏30g，生甘草10g，柴胡5g，升麻3g，薄荷5g，当归10g，通草5g，贯众10g。水煎服，每日3次。2剂后，症状明显减轻，体温恢复正常，肿胀渐消，咽痛消失，小便转清。继用4剂，症状完全消失。

（二）治疗口腔溃疡

徐玉锦等人运用四妙勇安汤治愈复发性口腔溃疡1例。患者，男，35岁，2000年5月10日初诊。近2年来因生意之需时常饮酒，反复发生口疮，曾服复合维生素片及阿莫西林胶囊等未见显效。本次于1周前再发，见上下唇内及舌尖各有1处形态不规则的黄白色溃烂面，周围黏膜略红肿，吃饭、饮水时尤感疼痛，伴口干咽燥，心烦纳少，舌质暗红，脉偏弦数。辨证：热毒炽盛，伤及阴血，腐蚀血肉而发疮疡。治则：清热解毒，滋阴活血。方用四妙勇安汤加味：金银花、玄参各25g，当归20g，甘草10g，黄芩、栀子、连翘各15g，紫花地丁20g。水煎服。3剂后，溃疡消失，诸症减轻。又进5剂，病告痊愈。随访无复发。

余银璋运用四妙勇安汤治愈口腔溃疡1例。患者，男，30岁，2003年12月22日就诊。口腔反复溃疡近6年，再发5天。舌边及口腔黏膜有多处溃疡，舌边有几处溃疡大而深，舌体活动受限，疼痛剧烈，影响说话、睡眠及饮食，痛苦异常。大便结，小便短赤，舌质红、苔薄微黄，脉弦滑。辨证：郁火内伏，热毒蕴结。治则：清热解毒，通腑泻火。方用四妙勇安汤、导赤散、承气汤加减：金银花20g，玄参15g，当归8g，生地黄12g，淡竹叶15g，木通5g，全瓜蒌15g，大黄（后下）6g，黄连5g，黄芩9g，生甘草6g。3剂，水煎服。3剂后，疼痛缓解，舌体可活动。再服3剂，口腔溃疡渐愈合，无痛苦，睡眠饮食正常。守方再服5剂，随访1年未反复。

薛佰寿应用四妙勇安汤治愈口腔溃疡1例。患者，女，35岁，2001年11月27日就诊。口舌生疮，反复发作10余年，近日加重，影响进食睡眠，舌边及口腔黏膜有多处溃疡面，苔薄白，脉弦细。辨证：肝火内伏，热毒蕴结。治则：清热解毒，调和脾胃。方用四妙勇安汤合甘草泻心汤加减：金银花15g，玄参15g，当归12g，生、炙甘草各8g，干姜5g，黄连6g，黄芩12g，半夏10g，黄柏10g，砂仁4g。服药7剂后，口腔溃疡渐愈合。守方再服7剂，巩固疗效。

（三）治疗口腔黏膜下纤维化

口腔黏膜下纤维化是口腔黏膜隐匿性、慢性疾病，以张口受限、口腔黏膜僵硬发白、疼痛等为主要症状，属于癌前状态，可对人体健康造成严重威胁。蔡晖等人采用甘草泻心合四妙勇安汤口服，联合小剂量泼尼松龙局部注射治疗口腔黏膜下纤维化，收到较好疗效。在2009年3月～2015年7月期间，共收治口腔黏膜下纤维化患者104例，随机分为两组。实验组（中药口服＋醋酸泼尼松龙注射治疗）：52例；男32例，女20例；年龄32～65岁，平均（42.5±6.73）岁；病程0.3～1.5年，平均（0.75±0.52）年，对照组（醋酸泼尼松龙注射治疗）：52例；男25例，女27例；年龄30～69岁，平均（43.6±7.21）岁；病程0.35～1.48年，平均（0.79±0.61）年。两组患者性别、年龄、病程等等一般资料差异无统计学意义（$P>0.05$），具有可比性。对照组将醋酸泼尼松龙注射液（25g/L，2.0ml）与利多卡因（20g/L，1.0ml）混合后，注射于病变黏膜处，每病变 $1cm^2$ 注射剂量约1ml，每周注射1次。实验组在对照组治疗基础上配合中药口服，方药：生甘草20g，黄芩15g，黄连6g，大枣20g，干姜10g，姜半夏9g，党参10g，金银花15g，玄参10g，当归10g。疼痛加地龙10g、全蝎10g；灼热加连翘20g、蒲公英30g；胃脘怕冷或服药后胃部不适加砂仁6g；黏膜发白明显且灼热感不强烈加熟地黄10g、白芍10g、川芎10g。每日1剂，早晚饭前半小时服用，每次250ml左右。两组均治疗3个月。疗效标准：①显效：张口度改善≥10mm，口腔黏膜刺激痛、僵硬感消失或明显减轻，症状积分减少≥80%；②有效：张口度增加≤10mm，口腔黏膜刺激痛、僵硬感部分缓解，症状积分减少≥30%，但＜80%；③无效：原有病症基本无改变，甚至加重，症状积分减少＜30%。结果：实验组显效率为9.6%，有效率为59.6%，总有效率达69.2%；对照组显效率为3.8%，有效率为42.3%，总有效率为46.1%。实验组明显优于对照组，差异具有统计学意义（$P<0.05$）。实验组治疗前口腔张口度为（2.65±0.29）cm，治疗后为（3.52±0.36）cm；对照组治疗前为（2.58±0.31）cm，治疗后为（3.15±0.28）cm。与治疗前相比，实验组和对照组均有明显改善（$P<0.05$），而实验组改善明显优于对照组，且差异具有统计学意义（$P<0.05$）。实验组治疗前病变黏膜面积为（15.61±4.2）cm^2，治疗后为（9.26±3.15）cm^2；对照组治疗前为（14.82±3.9）cm^2，治疗后为（11.35±2.14）cm^2。与治疗前相比，实验组和对照组均有明显减少（$P<0.05$），而实验组减少明显优于对照组，且差异具有统计学意义（$P<0.05$）。

赵翔宇等人采用甘草泻心合四妙勇安汤加减治疗口腔黏膜下纤维化，取得了较好临床疗效。在2016年1月～2017年3月期间，共收治患者84例，等分为两组。中西医治疗组：男20例，女22例；年龄31～65岁，平均（43.11±2.13）岁；发病时间0.4～1.6年，平均（0.76±0.39）年。单纯西医治疗组：男22例，女20例；年龄32～65岁，平均（43.77±2.17）岁；发病时间0.4～1.7年，平均（0.75±0.32）年。两组一般资料五明显差异（$P>0.05$）。单纯西医治疗组用醋酸泼尼松治疗，以25g/L醋酸泼尼松注射液2ml和20g/L利多卡因1ml混合注射在病变处，每个病变 $1cm^2$

平均注射 1ml，每周 1 次。中西医治疗组在单纯西医治疗组基础上给予甘草泻心合四妙勇安汤加减：金银花、黄芩各 15g，甘草、大枣各 20g，干姜、玄参、党参、当归各 10g，姜半夏 9g，黄连 6g。胃脘痛加砂仁 6g；黏膜发白加白芍、熟地黄、川芎各 10g；疼痛明显加全蝎、地龙各 10g；灼热加连翘 20g，蒲公英 30g。每天 1 剂，早晚 2 次服用。两组均治疗 3 个月。疗效标准：①显效：症状消失，张口度增加≥10mm，僵硬感消失，口腔黏膜刺激痛消失；②有效：症状减轻，张口度增加≥5mm，僵硬感减轻，口腔黏膜刺激痛减轻；③无效：未达到有效标准。结果：单纯西医治疗组显效 19 例，有效 14 例，无效 9 例，总有效 33 例（78.57%）；中西医治疗组显效 24 例，有效 16 例，无效 2 例，总有效 40 例（95.24%）。中西医治疗组高于单纯西医治疗组（$P<0.05$）。干预前两组口腔黏膜下纤维化面积、疼痛评分、口腔张口程度相近（$P>0.05$）；出院时中西医治疗组口腔黏膜下纤维化面积、疼痛评分、口腔张口程度优于单纯西医治疗组（$P<0.05$）。

（四）治疗舌痛、舌衄

朱寅圣运用四妙勇安汤加减治疗舌痛、舌衄 1 例。患者，男，39 岁，2003 年 8 月 9 月初诊。几年来时常舌上硬结疼痛，未曾引起注意。近几个月来疼痛难忍，并从舌尖到舌中渗血。曾服止痛药及止血药无效，用导赤散、龙胆泻肝汤及多种维生素亦不见好转。诊见：体伴，面色苍白无华，体倦神疲，痛苦异常。张口伸舌都觉困难，劝之勉伸可见口润舌淡，舌尖部可见渗出鲜红血汁，无红肿、溃疡，舌尖稍红，有瘀斑瘀点，舌下静脉青紫扭曲。两脉艰涩，两颧微红，畏寒肢冷，唇紫甲青。辨证：热毒郁积，瘀血阻络。投四妙勇安汤加味：全当归 60g，玄参 15g，金银花 15g，甘草 15g，丹参 15g，乳香 10g，没药 10g，黄芪 15g，远志 10g。6 剂，1 剂/天，水煎频服。2003 年 8 月 17 日二诊，服药 3 剂后，出血明显减少，疼痛大有减轻。服完 6 剂，再无出血，疼痛基本消失。脉较前有力和缓。面色转红润，饮食如常。效不更方，照原方又服 5 剂继续巩固。2004 年 8 月 8 日随访，病未再发。

（五）治疗口疮

李斌运用四妙勇安汤加味治愈口疮 1 例。患者，男，30 岁，2010 年 5 月 10 日初诊。诉近 2 年来因工作时常饮酒，反复发生口疮，曾服复合维生素片及阿莫西林胶囊等抗生素未见显效。本次于 1 周前再发。刻诊：上下唇内及舌尖各有 1 处形态不规则的黄白色溃烂面，周围黏膜略红肿，吃饭、饮水时尤感疼痛，伴口干咽燥、心烦纳少，舌质暗红，脉偏弦数。西医诊断：口腔溃疡。中医诊断：口疮。辨证：热毒炽盛，伤及阴血，腐蚀血肉而发疮疡。治则：清热解毒，滋阴活血。方用四妙勇安汤加味：金银花、玄参各 25g，紫花地丁、当归各 20g，甘草 10g，黄芩、栀子、连翘各 15g。服 3 剂后，溃疡消失，诸症减轻。又进 5 剂，病告痊愈。随访无复发。

三、治疗咽喉病

（一）治疗咽部疾病

尹旭君等人运用四妙勇安汤急性咽炎 1 例。患者，男，29 岁，农民，1992 年 3 月 18 日初诊。咽喉肿痛，吞咽不利 3 天。经某医院耳鼻喉科诊为“急性咽炎”。用抗生素、含化药无效。证见双侧腭弓、软腭、悬雍垂及咽后壁黏膜红肿，有脓汁附着，喉底有颗粒突起，喉核无明显红肿，颌下两侧各有杏核大脊核 1 枚。体温：38.8℃；血常规：白细胞 18×10^9/L，中性粒细胞 0.88。舌红、苔薄黄，脉浮数。中医诊断：风热喉痹。辨证：风热邪毒侵袭咽喉。治则：清热解毒，疏风利咽。方用四妙勇安汤加味：金银花 50g，当归 10g，玄参 50g，甘草 5g，浙贝母 10g，桔梗 15g，薄荷 8g，牛蒡子 15g，芥穗 10g，山豆根 15g，射干 12g，马勃 8g。水煎服，日 1 剂，分 2 次温服，取 3 剂。二诊（3 月 21 日），咽部肿痛大减，已能咽食，以上方再进 2 剂，痊愈。

蔡祖斌运用四妙勇安汤加减治愈咽痛 1 例。患者，男，55 岁，1994 年 5 月初诊。平素易患感冒、咽痛，半月前开始咽痛，兼见发热、恶风寒，自服牛黄解毒片、感冒清，寒热已退，但咽痛未减，近 2 天更觉吞咽不适，张口困难。诊见：精神疲惫，头晕，口干，双侧扁桃体肿大Ⅱ度，表面可见白色脓状物，舌红干、苔少，脉数乏力。诊断：喉痹。辨证：风热邪毒郁阻肺系，伤津耗气。治则：清热解毒，消肿止痛排脓，兼益气阴。处方：金银花 30g，玄参 20g，当归、甘草各 6g，僵蚕、桔梗各 10g，黄芪 15g。每日 1 剂，水煎服。外用双料喉风散喷喉。服 3 剂后复诊，咽喉疼痛大减，仍觉吞咽稍微不适，疲乏，口稍干，以上方加太子参 20g，再服 4 剂。半月后，病患已完全康复。

刘得华运用四妙勇安汤治愈慢性咽炎 1 例。患者，女，41 岁，1997 年 6 月 13 日初诊。患慢性咽炎 13 年。反复发作，发时咽干痛，出声不爽，咽中如有物梗阻，咯之不出。口干苦，少寐多梦，大便结，尿短赤。屡服中西药少效，因咽炎再发来诊。症如前述，兼口中烘热，咽后壁淋巴滤泡增生，颌下肿痛，唇红干，舌黯红、苔黄干，脉细数。辨证：邪热瘀毒蕴结咽喉。治则：清热解毒，活血散结。予四妙勇安汤加减：金银花、玄参各 30g，当归 5g，甘草 10g，赤芍 15g，桔梗 3g。每天 1 剂，水煎服，渣再煎。3 天后复诊，诸症顿减，咽后壁增生滤泡见平。效不更方，续服原方 4 剂，诸症悉除。后仍以原方去赤芍，金银花减为 15g，加木蝴蝶、浙贝母各 10g。隔天 1 剂，续服月余。

唐静雯等人采用加减四妙勇安汤治疗咽部炎症，取得较为满意疗效。共收治咽部炎症患者 78 例。女 43 例，男 35 例；年龄最大 56 岁，最小 17 岁；病程最短 2 天，最长 10 年。其中急性咽炎 28 例，慢性咽炎 20 例，急性扁桃体炎 12 例，慢性扁桃体炎 10 例，扁桃体周围脓肿 6 例，咽旁脓肿 2 例。治疗用加减四妙勇安汤：金银花 40g，玄参 25g，当归 30g，麦冬 15g，桔梗 15g，牛蒡子 10g，甘草 10g。伴有发热、头痛、全身不适加荆芥 20g、防风 20g、连翘 20g、桑白皮 15g；伴有便秘、口臭、脉洪大加连翘 15g、栀子 15g、大黄 10g（后下）、黄芩 10g；伴有烦躁、咽干加柴胡 15g、木蝴蝶 15g、生地黄 10g、白芍 9g；病程较长、脉弦细加黄芪 30g、柴胡 15g、乳香 6g、没药 6g。水煎服，每日 1 剂，早晚分服。疗效标准：①痊愈：症状及阳性体征消失，治疗结束后无复发；②有效：症状及阳性体征减轻或愈后复发；③无效：治疗后变化不大。结果：痊愈 56 例，好转 18 例，无效 4 例，总有效率为 94.9%。典型病例：患者，女，49 岁，教师。1998 年 4 月初诊。患慢性咽炎近 8 年，近日因工作繁忙致慢性咽炎复发。低热、心烦、多汗、咽部干燥痒痛，如有异物，上课时不自主干咳，课后症状明显加重。咽部黏膜慢性充血，附有干痂，伴散在性淋巴滤泡增生，舌红、苔薄黄，脉弦细。诊断：慢性咽炎。辨证：热毒内郁，气虚血瘀。方用四妙勇安汤加黄芪 30g、柴胡 20g、乳香 6g、没药 6g、白芍 15g。水煎服，早晚各 1 次。服 7 剂后，咽部痒痛症状消失，其他症状及阳性体征均明显好转。再服 7 剂，以巩固疗效。随访 3 个月未复发。

李艳艳等人运用四妙勇安加皂角刺汤治愈烂乳蛾 1 例。患者，男，8 岁，2013 年 4 月 8 日初诊。发热、咽痛 3 天。诊见：发热 39.0℃，咽痛流涎，吞咽困难，周身酸痛，纳食欠佳，大便干燥，3 天 1 行，舌红、苔黄厚，脉滑数。查体：双肺呼吸音粗；下颌角淋巴结肿大、压痛；口腔黏膜溃疡。咽部：扁桃体Ⅱ度肿大、充血，表面有脓点。血常规：白细胞 15.7×10^9/L，淋巴细胞 0.274。西医诊断：急性化脓性扁桃体炎。中医诊断：烂乳蛾，热毒炽盛型。治则：清热凉血，解毒化瘀透脓。方用四妙勇安加皂角刺汤加味：金银花、玄参、当归、山楂、炒麦芽各 10g，皂角刺 15g，甘草 6g，大黄 3g，生石膏 30g。3 剂，每天 1 剂，水煎 200ml，分 3 次温服。2013 年 4 月 11 日二诊：体温正常，扁桃体红肿较前好转，脓点减少，淋巴结无肿大，饮食改善，大便正常，每天 1 次。病情好转，守上方去大黄，继服 3 剂。药毕痊愈。

李娟等人运用四妙勇安汤治疗咽炎 1 例。患者，女，71 岁，2017 年 4 月 20 日初诊。咽干咽痒，如咽中有痰，咳之不出，咽之不下，咳嗽，少量白痰，不易咳出，口干，舌红、苔少，脉细数。诊断：梅核气。治则：养阴清热，化痰止咳。拟方：龟甲（先煎）20g，玉竹 20g，石斛 20g，金银花 20g，当归 10g，玄参 20g，黄精 20g，肉苁蓉 20g。15 剂，每日 1 剂，水煎服。服药 2 周后复诊，上症缓解，拟方在原方基础上加减：玉竹 20g，石斛 20g，金银花 20g，当归 10g，玄参 20g，胖大海 10g，桔梗 10g，贯众 20g。服药 2 周后复诊，诸症缓解，耳鸣、失眠、心悸，予：金银花 20g，当归 10g，玄参 20g，石菖蒲 20g，郁金 10g，远志 20g，酸枣仁 20g，百合 20g。四诊，诸症缓解，未诉不适。

（二）治疗喉部疾病

杨玉岫运用四妙勇安汤治愈喉瘖 1 例。患者，男，66 岁，离休干部，1989 年 2 月 17 日初诊。发热头痛、鼻塞咽干 20 多天，继之声音嘶哑不出，迄今 2 个月余，屡用抗菌药、激素及输液等治疗不效。经检查结合病理和 CT 诊断，发现声带充血，色暗肥厚，有小结节，伴胸闷微痛，舌红、苔薄黄，脉弦数。诊断：喉瘖。辨证：寒郁化热，燥火灼津，声带充血瘀滞。治则：泄热滋阴，凉血化瘀。处方：金银花 30g，玄参 15g，蝉蜕 6g，赤芍 10g，僵蚕 10g，木蝴蝶 3g，生地黄 15g，当归 20g，麦冬 10g，北沙参 10g，丹参 15g，生甘草 6g。药服 3 剂，咽干嘶哑减轻，再服 5 剂，音声渐扬，余症亦明显好转。遂按原方加桔梗、桃仁各 10g，另用胖大海、鲜石斛、麦冬、青果各 10g 泡茶饮用。服药 15 剂，痊愈。

张丽娟等人运用四妙勇安汤合升降散治愈喉痒咳嗽 1 例。患者，女，34 岁，1995 年 12 月 8 日初诊。1 个月前外感后出现咳嗽，伴咽干咽痒，曾多次就医，服用多种消炎止咳药均无效。诊见：喉痒而咳，干咳无痰，伴咽干音哑，夜间尤甚，咽喉部呈黯红色，舌黯红，苔薄微黄，脉弦细。诊断：咳嗽（热蕴血瘀，肺气不利）。治则：解毒化瘀，宣降肺气。方用四妙勇安汤合升降散加减：金银花、玄参、当归各 30g，甘草 10g，僵蚕 12g，蝉蜕 10g，姜黄 12g，川大黄 2g，升麻 10g，桑叶 10g，川贝母 6g，牛蒡子、木蝴蝶各 12g。日 1 剂，水煎服，连服 7 剂，顽咳痊愈。

四、治疗鼻部疾病

王济民运用四妙勇安汤加味治疗化脓性鼻窦炎 1 例。患者，男，16 岁，2016 年 10 月 7 日因“鼻流脓涕，伴鼻塞纳差，加重 1 个月”就诊。诊见：面色淡白，鼻流脓浊涕，鼻塞，头痛，低热恶风，眉棱骨弓处压痛，胃纳不馨，脉浮数无力，舌质红、苔白微黄。中医诊断：鼻渊。辨证：肺气虚弱，邪滞鼻窍。治则：散风清热，活血解毒，排脓通窍，益气固表。方药：金银花 20g，当归、玄参各 12g，黄芪 15g，甘草、苍耳子、辛夷、白芷、石菖蒲、败酱草、葛根各 10g，防风、白术、细辛、通草各 6g，藿香、桔梗各 8g。5 剂后，症状锐减，脓涕转清，量明显减少，鼻窍畅通，唯诉咽部略有疼痛，胃纳不佳，去通草、石菖蒲，加僵蚕 8g、蝉蜕 4g、木瓜 6g、鸡内金 6g、生姜 6g、谷芽 10g、大枣 4 枚，继进 7 剂，诸症悉除。

卢伟等人运用四妙勇安汤加减治疗鼻咽癌放疗相关口咽黏膜反应 1 例。患者，男，69 岁，2015 年 3 月 10 日初诊。鼻咽癌放疗后 2 个月余，口干咽痛 1 周。2014 年 6 月无明显诱因下出现鼻涕中带血，声音嘶哑，未予重视。2014 年 7 月自觉右颈部淋巴结肿大，2014 年 12 月至医院诊治，行右颈部淋巴结活检病理示：淋巴结转移病灶，泡状核细胞癌，原发灶位于鼻咽部。2015 年 1 月行放疗。1 周前，口咽干燥疼痛不适，予康复新口服液漱口后未见缓解。刻诊：放疗 2 个疗程结束，全身乏力，咽痛，口干口渴，声音嘶哑，纳差，颈部僵硬感、转动不利，大便偏干，数日 1 行。舌质暗红有裂纹、苔少，脉弦细。查体：咽喉壁红肿，并散在溃疡。辨证：热毒耗伤气阴，瘀血内阻。治则：养阴清热，解毒活血。

予四妙勇安汤加减化裁：金银花20g，玄参10g，连翘10g，黄芩10g，白花蛇舌草15g，南沙参、北沙参各15g，麦冬10g，生地黄10g，赤芍10g，丹参15g，黄芪10g，当归10g，山豆根6g，牛蒡子10g，桔梗10g，生甘草6g，焦山楂10g，焦神曲10g。7剂，水煎服。二诊（2015年3月17日），口干、咽痛较前好转，食纳可，大便偏干，2日1行。查体：咽喉壁红肿较前消退，仍有溃疡。处方：原方减金银花为15g，加火麻仁10g。7剂，水煎服。三诊（2015年3月24日），咽喉壁红肿基本消退，全身乏力，咽痛不显，口干欲饮，颈部仍有僵硬不适，二便调。舌质暗红有裂纹、苔少，脉弦细。处方：金银花10g，玄参10g，炙鳖甲10g，南沙参、北沙参各15g，麦冬10g，白花蛇舌草10g，赤芍10g，丹参15g，鸡血藤15g，当归10g，生地黄10g，黄芪10g，红景天6g，生甘草6g。7剂，水煎服。四诊（2015年3月31日）：诉口干改善，无咽痛，颈部僵硬减轻。处方：原方7剂，水煎服。服药后颈部僵硬感明显减轻，口干时作，后续治疗以养阴益气为主，兼以活血解毒。

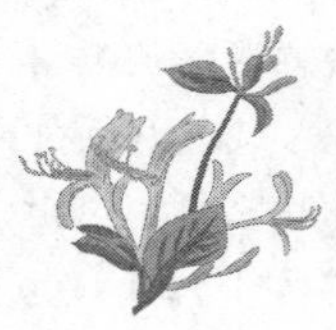

第六节　治疗其他疾病

四妙勇安汤治疗疾病范围较广，除治疗前述疾病外，还能治疗下列疾病。

一、治疗感染性疾病

曹建恒运用四妙勇安汤加味治愈急性扁桃体炎1例。患者，男，32岁，1992年10月25日初诊。4日前患急性扁桃体炎，用氨苄西林、利巴韦林、吲哚美辛等治疗3天，未见明显好转。刻诊：发热（体温38.6℃），咽喉剧痛，吞咽困难，声音嘶哑，口干渴，舌红、苔黄，脉洪数。查双侧扁桃体Ⅲ度肿大，表面有少许黄白色脓点，颌下淋巴结肿大。血常规：白细胞 18.9×10^9/L，中性粒细胞0.87，淋巴细胞0.11。处方：玄参100g，金银花60g，当归20g，生甘草15g，连翘40g，桔梗8g，牛蒡子20g，浙贝母20g，白芷10g，薄荷10g（后下）。3剂，每日1剂，水煎2次，合并后分2次服，同时停用西药。二诊：发热已退（体温36.7C），咽痛大减，扁桃体肿大Ⅰ度，表面黄白色脓点消失，颌下淋巴结未触及。原方去白芷，改玄参为60g，其余药量减半，继服3剂后，诸症悉除，化验血常规正常，病告痊愈。随访1月无复发。

王福兰等人运用四妙勇安汤治愈急性扁桃体炎1例。患者，男，10岁，1993年2月10日初诊。发热，咽痛，干咳少痰，干哕2天。诊见：咽红，两侧扁桃体Ⅱ度肿大，色焮红，口唇红干，口渴，脉数，舌有红点、苔薄黄，体温38.6℃，血常规：白细胞 18×10^9/L，中性粒细胞0.90。诊断：急性扁桃体炎。辨证：外感风热之邪在表不解，邪热传里，肺胃热盛。治则：清热解毒，利咽消肿。方以四妙勇安汤加味：金银花、玄参各30g，当归15g，甘草10g，薄荷9g。每日1剂，水煎2次分服。上方服用3剂，病势顿挫，两侧扁桃体明显缩小，体温37.6℃，白细胞 7.5×10^9/L，中性粒细胞0.70，诸症悉除。

张丽娟等人运用四妙勇安汤合升降散治愈慢性扁桃腺炎1例。患者，男，30岁，1996年12月15日初诊。扁桃腺炎反复发作3个月余，严重时咽部红肿、溃烂，吞咽困难，不能进食，言语难出，经大剂量静脉滴注抗菌药虽能得以控制，但停药3、5日红肿复起。10天前咽痛复作，扁桃腺Ⅲ度肿大，化脓溃烂，已静脉滴注“头孢菌素类”1周余，肿消脓退，但仍咽干而痛。刻诊：咽部黯红、微肿，口干咽燥，夜间咽部干痛，伴脘闷腹胀便干，舌质紫黯、苔薄黄而燥，脉细涩。中医诊断：咽痛（热毒久郁，咽喉不利）。治则：清热解毒，理气化瘀。方用四妙勇安汤合升降散加减：金银花、玄参、当归各30g，甘草10g，僵蚕12g，蝉蜕、姜黄各10g，川大黄6g，牡丹皮、赤芍各12g，重楼20g，浙贝母10g，升麻、桔梗各10g，牛膝12g，生地黄20g。日1剂，水煎服。5剂后复诊，咽痛基本消除，时觉咽干不适，咽喉部仍黯红，扁桃体不大，舌黯红、苔薄微黄，脉沉细。效不更方，原方再进5剂，咽痛全无。停药随访2个月，未见复发。

余银璋运用四妙勇安汤治愈扁桃体炎1例。患者，男，14岁，2003年1月15日初诊。扁桃体炎反复发作已数年，近发热、咽痛、流涕，体温37.5～40℃。扁桃体Ⅲ度肿大，咽痛甚剧，入夜先寒后热，口苦心烦，耳发堵作痛。舌红、苔薄黄，脉细弦数。经服抗生素和输液治疗5天不效。辨证：热毒内郁于咽，兼犯少阳之经。治则：透邪利咽，和解清热。方用四妙勇安汤合栀子豉汤加柴芩化裁：金银花15g，玄参9g，当归6g，桔梗9g，生栀子9g，淡豆豉9g，柴胡6g，黄芩9g，僵蚕6g，蝉蜕3g，荆芥5g，生甘草6g。3剂，水煎服。服药1剂，夜间体温即降到37.5℃，3剂后体温正常，咽痛基本消失。四妙勇安汤加桔梗、射干，调治3天而愈。

薛佰寿应用四妙勇安汤治愈扁桃体炎1例。患者，男，15岁，2001年10月17日初诊。扁桃体炎反复发作3年。近日发烧、咽痛、流涕、口唇红，经口服抗生素及输液治疗3天，体温37.5～40℃。扁桃体Ⅲ度肿大，咽部充血，大便干，入夜先寒后热，口苦心烦，舌红、苔薄黄，脉弦滑数。辨证：热毒内郁兼犯少阳之经。治则：透邪利咽，和解清热。

方用四妙勇安汤合栀子豉汤化裁：金银花 15g，淡豆豉 10g，玄参 12g，当归 6g，桔梗 8g，连翘 10g，蝉蜕 4g，浙贝母 8g，生甘草 8g，僵蚕 8g，柴胡 8g，黄芩 10g。服药 3 剂后，体温降至正常，咽痛消失，后用四妙勇安汤加桔梗、射干调治。

王福兰等人运用四妙勇安汤治愈大叶性肺炎 1 例。患者，男，46 岁，1992 年 1 月 16 日初诊。发热、咳嗽、右侧胸痛 7～8 天。X 线检查示右下肺密度增深均匀阴影。诊断为右下肺炎，给以青霉素 800 万单位，静脉给药，日 1 次。配合口服抗菌、化痰药治疗 1 周，无明显好转。刻诊：发热，右侧胸痛，咳吐黄稠黏痰，量多，口干渴，便干，脉滑数，舌红、苔黄燥。右肺底闻及湿性罗音，局部叩诊浊音，体温 38.3℃，白细胞 24×10^9/L，中性粒细胞 0.90，痰培养示肺炎双球菌。中医辨证：痰热咳嗽。治则：清热化痰，凉血滋阴。方以四妙勇安汤加黄芩 9g、生石膏 30g，水煎服，日 1 剂，分 2 次服，停用抗菌化痰类西药。上方服用 3 剂，咳嗽、胸痛减轻，体温降至 37.8℃。效不更方，遂以上方治疗 10 天，体温降至正常，胸片示右下肺炎吸收，白细胞降至正常，咳嗽、吐痰、胸痛消失而获愈。

陆汝运用四妙勇安汤治愈寒湿郁闭化热 1 例。患者，男，34 岁，2005 年 2 月 15 日初诊。爱好冬泳，因游泳时不慎发热，自服抗感冒退热药不解，住院后经治疗半月高热未退。住院期间查血、尿常规正常，X 线胸片未发现异常，抗 O 试验阴性，类风湿因子阴性，红细胞沉降率 108mm/h。诊见：发热，体温 40.0℃，精神疲惫，肢体困重，汗出热不解，全身肌肉关节疼痛。右膝关节痛重，有少量积液，咽不痛微红，咳嗽，咯少量白黏痰，胸闷，胃脘痞满，不思饮食，大便粘而不畅，脉沉滑数，舌尖微红、苔白腻淡黄。辨证：寒湿郁闭化热。治则：温阳化湿，宣闭解毒。处方：制附子 5g，炙麻黄 6g，细辛 3g，薏苡仁 15g，杏仁 10g，防风 10g，虎杖 12g，生黄芪 15g，生甘草 6g，全蝎 5g，金银花 15g，玄参 12g，当归 10g。水煎服。服药 1 剂体温大降，药进 3 剂体温正常（36.5℃），精神转佳，身痛重缓解，膝关节积液明显消退。继以防己黄芪汤、四妙勇安汤加减调治，查红细胞沉降率 18mm/h，痊愈出院。

陆汝运用四妙勇安汤治愈流感发热 1 例。患者，男，18 岁，2002 年 1 月 5 日初诊。4 日前发热，体温 40.1℃，西医给予抗菌药静脉滴注治疗 3 天，高热未退，恶寒无汗，体温 39.7℃，鼻塞，流清涕，咳嗽，咯少量白痰，咽喉肿痛充血，扁桃体 I 度肿大，头痛，全身肌肉关节疼痛，纳谷不香，大便不畅，小便稍黄，舌尖红、苔薄黄，脉浮数。证属冬温之"寒包火"。治则：宣肺开闭，清热解毒。用三拗汤、升降散、四妙勇安汤加减：炙麻黄 10g，杏仁 10g，生甘草 10s，全蝎 5g，细辛 3g，金银花 15g，玄参 12g，连翘 10g，桔梗 10g，蝉蜕 6g，僵蚕 10g，浙贝母 15g，前胡 10g，水煎频服。服药 1 剂，高热即退，进 3 剂后诸证消失而愈。

宋萍等人采用四妙勇安汤结合西医常规治疗慢性阻塞性肺疾病急性加重期，取得较好疗效。在 2008 年 8 月～2011 年 11 月期间，共收治患者 102 例，随机分为 2 组。治疗组：52 例；男 27 例，女 25 例；年龄 40～70 岁，平均（58.14±5.43）岁。对照组：50 例；男 29 例，女 21 例；年龄 40～69 岁，平均（58.33±5.25）岁。两组患者一般资料比较，差异无统计意义（$P>0.05$），具有可比性。对照组给予西医常规治疗：持续低流量吸氧；根据药敏实验结果选择敏感抗生素抗感染；多索茶碱注射液 200mg 入液静脉滴注，1 次/12 小时，症状严重时给予激素；对症支持治疗。治疗组在对照组治疗基础上服用四妙勇安汤：金银花 15g，当归 15g，玄参 25g，甘草 10g。喘促加葶苈子 15g、代赭石 10g；咳黄痰加黄芩 10g、桑白皮 10g；发热加连翘 10g；双下肢水肿加茯苓 25g、薏苡仁 30g。每日 1 剂，水煎分服。两组疗程均为 2 周。疗效标准：①临床控制：咳嗽、咳痰、气喘症状消失，肺部体征消失或恢复到发病前水平，实验室检查正常，疗效指数≥90%；②显效：咳嗽、咳痰、气喘症状明显好转，肺部干、湿性啰音显著减轻，实验室检查有明显改善，60%≤疗效指数＜90%；③有效：咳嗽、咳痰、气喘症状好转，肺部干、湿性啰音减少，30%≤疗效指数＜60%；④无效：咳嗽、咳痰、气喘症状无改善或减轻不明显，肺部体征及实验室检查与治疗前比较无改善，疗效指数＜30%。结果：治疗组总有效率为 92.3%，对照组为 52.0%，两组比较差异有统计意义（$P<0.05$）。两组治疗后血 pH 及 PaO_2，$PaCO_2$ 各项指标均明显改善，与同组治疗前比较差异有统计意义（$P<0.05$），治疗组对 PaO_2 的改善作用优于对照组（$P<0.05$）。

二、治疗外科疾病

（一）治疗乳腺炎

王忠民用四妙勇安汤加味治愈急性乳腺炎 1 例。患者，25 岁，教师，1985 年 10 月 18 日初诊。产后 2 个月余，因右乳头皲裂 1 周，遂发热恶寒，乳房红肿，局部热痛，有 1 个鸡蛋大小肿块，口干作渴，大便秘结，小溲黄赤不利，舌质红、苔薄黄，脉数有力。体温 39.4℃，化验：白细胞总数 18.6×10^9/L，中性粒细胞 79%，淋巴细胞 18%，酸性粒细胞 1%，单核细胞 2%。辨证：毒邪侵扰，乳腺瘀阻。治则：清热解毒，化瘀散结。处方：金银花 60g，玄参 18g，赤芍 30g，当归 24g，生甘草 10g，牛膝 18g，通草 10g，穿山甲 18g。水煎，分 2 次服。进上方 3 剂，诸症已见好转，体温 37.4℃，乳房疼痛显著减轻，肿块亦趋减小。宗前方续进 3 剂，体温已正常，乳汁增多，肿块若失。仍以前方增损剂量，复进 3 剂，病除。随访 3 个月未见复发。

曹建恒运用四妙勇安汤加味治愈急性乳腺炎 1 例。患者，女，28 岁，1993 年 8 月 12 日初诊。右侧乳房胀痛伴发热 3 天，某医院诊断为急性乳腺炎，并建议注射氨苄西林，因害怕打针及成脓后切开引流，遂求治中医。刻诊：右侧乳房红肿热痛，下部有 4.5cm×2.8cm×3.0cm 硬块，触痛明显；发热（体温 39.1℃），渴不多饮，舌质红绛、苔黄腻，脉滑数。血常规：白细胞 16.5×10⁹/L，中性粒细胞 0.84，淋巴细胞 0.15。处方：玄参 80g，金银花 30g，当归 20g，生甘草 15g，连翘 30g，蒲公英 60g，浙贝母 25g，全瓜蒌 30g，王不留行 30g，柴胡 25g，香附 15g。3 剂，每日 1 剂，水煎 2 次，合并后分 2 次服；药渣煎水外洗患处，每日 2 次。二诊：乳房胀痛明显减轻，肿块缩小、变软，皮色稍红，低热（体温 37.6℃）。原方不变，续服 3 剂诸症悉除。为巩固疗效，按前方药量减半再服 3 剂。随访半年未见复发。

马菊芬运用四妙勇安汤加味治愈急性乳腺炎 1 例。患者，女，25 岁，农民，2005 年 5 月 20 日初诊。正值哺乳期，右侧乳头裂，疼痛 2 日。刻诊：乳房外上方红肿疼痛，扪之有 4cm×3cm 硬结，同时伴有发热，恶寒，头痛，咽痛，大便干，舌红苔黄，脉弦滑数。西医诊断：急性乳腺炎。中医诊断：乳痈。辨证：外感邪毒，瘀而成痈。予四妙勇安汤加味：金银花 30g，玄参 20g，蒲公英 20g，瓜蒌 20g，当归 10g，连翘 10g，赤芍 10g，牡丹皮 10g，浙贝母 10g，甘草 10g，漏芦 10g，白芷 10g，皂角刺 10g，柴胡 10g，羌活 10g。日 1 剂，水煎服。2005 年 5 月 23 日发热已退，疼痛减轻，肿块明显缩小变软，继上方 5 剂，诸症消失。

（二）治疗乳腺癌术后上肢水肿

龚蔚等人运用四妙勇安汤加减治疗乳腺癌术后上肢水肿，取得较好疗效。病例一：患者，女，53 岁，2005 年 10 月 20 日首诊。2002 年 12 月 3 日行左乳腺癌根治手术，术后病理示：浸润性导管癌，淋巴结 6/14（+），免疫组：ER 少量（+）、PR 少量（+），CcrbB-2 少量（+），2002 年 12 月 31 日～2003 年 4 月 24 日行“FEC”方案化疗 4 周期，2003 年 5 月 21 日～2003 年 6 月 25 日放疗 1 周期，2003 年 7 月 30 日行“NF”方案化疗 1 周期，术后开始服用三苯氧胺 10mg，2 次/日。刻下：左乳浸润性导管癌ⅢA 期术后 3 年，左上肢水肿明显，以上臂为著，测左侧上臂围 31cm，右侧上臂围 27cm，两下肢轻度浮肿，右乳房部，时有坠痛，不规则，舌质红苔薄，脉细。辨证：络脉受损，气血运行不利。治则：解毒消肿，活血通脉。予四妙勇安汤加减化裁：金银花 10g，玄参 10g，牛膝 10g，桂枝 10g，木通 10g，车前子 10g（包），路路通 10g，猪苓 10g，茯苓 10g，薏苡仁 10g，莪术 10g，蜀羊泉 10g，半枝莲 10g，牡蛎 10g，川贝母 10g，白花蛇舌草 15g，夏枯草 6g，泽泻 10g，赤芍 10g，白芍 10g，柴胡 10g，鸡内金 10g，女贞子 15g。7 剂，水煎服。2 诊，两下肢水肿减退，左上肢水肿减轻，测左侧上臂围为 30cm，乳房坠痛减轻，原方加青皮 6g、陈皮 6g、南沙参 10g、北沙参 10g、麦冬 10g，7 剂。3 诊，左上肢水肿减轻，左侧上臂围 29cm，感午后潮热，舌红苔少，脉细，原方去柴胡、牡蛎、青皮、陈皮、牛膝加赤芍 10g、川芎 6g、当归 20g、地龙 6g、黄芪 30g，7 剂。4 诊，左上肢水肿不显，左侧上臂围 28cm，两上肢上臂围仅相差 1cm，予金银花 10g、玄参 10g、南沙参（包）10g、路路通 10g、猪苓 10g、茯苓 10g、薏苡仁 10g、莪术 10g、蜀羊泉 10g、半枝莲 10g、麦冬 10g、川贝母 10g、白花蛇舌草 15g、川芎 6g、泽泻 10g、当归 20g、黄芪 30g、女贞子 10g、地龙 6g，7 剂。服药后左上肢水肿基本消退。病例二：高某，女，72 岁，2006 年 3 月 9 日首诊。2000 年 2 月行腋下包块穿刺找到癌细胞，诊断为左乳癌，行“CAF”方案化疗 1 次，2000 年 2 月 28 日行左乳腺癌根治术，术后病理示：左侧乳腺浸润性腺癌，同侧淋巴结 17/32 枚见癌转移，乳头及皮肤未见癌侵犯，术后于 2000 年 4 月～2000 年 12 月行 7 次化疗；2000 年 7 月 5 日～8 月 10 日行放疗，术后服用三苯氧胺 5 年（10mg，2 次/日），2003 年开始出现左上肢水肿、发红、疼痛，刻下左上肢肿胀发硬，测左上肢臂围 33cm，皮肤微发红，右上肢臂围 28cm，左前臂围 24cm，右前臂围 22.5cm，舌紫苔腻微黄，左侧一椭圆形黑紫，约 1cm×1cm。辨证：络伤血瘀，水行不利。治则：活血通脉，益气养阴。予四妙勇安汤加减化裁：金银花 10g，玄参 10g，当归 15g，桂枝 10g，木瓜 10g，木通 6g，车前子 10g，赤芍 10g，白芍 10g，牛膝 10g，莪术 10g，鸡血藤 30g，路路通 10g，郁金 10g，广地龙 10g，鸡内金 10g，黄芪 20g，炙甘草 10g，天冬 10g。7 剂，常规水煎服。2 诊，水肿减轻，测上臂围左侧 32cm，前臂围左侧 23.5cm，舌紫改善，舌黑紫已消失，处方：3 月 9 日方去牛膝加桃仁 10g，7 剂。2006 年 3 月 23 日 3 诊时，肿胀减轻，上臂皮肤变软，测上臂围左侧 31.5cm，前臂围左侧 23cm，原方天、麦冬改为各 30g。2006 年 3 月 30 日 4 诊，情况稳定，左上肢水肿减轻且明显变软，左侧上臂围 31cm，前臂围 23cm，舌淡苔薄脉细，处方：原方加川芎 10g，7 剂。上方加减调整后，共服用 21 剂，左上肢水肿显著改善，皮肤变软，无疼痛、麻木及活动障碍，两侧上臂围相差 3cm，两侧前臂围相差 0.5cm，目前已转扶正抗复发、抗转移治疗。

黄箫娜等人在 2012 年 3 月～2013 年 3 月期间，采用四妙勇安汤加味治疗乳腺癌术后上肢水肿，疗效满意。共收治患者 58 例，均为女性单侧乳腺癌，行传统根治术或改良根治术后，经病理明确诊断，表现为患侧上肢水肿。将其随机分为中医治疗组 30 例和西药对照组 28 例。中医治疗组：年龄 34～68 岁，平均 48.3 岁；轻度肿胀 6 例，中度肿胀 12 例，重度肿胀 12 例；病程 5～21 个月。西药对照组：年龄 36～65 岁，平均 51.4 岁；轻度肿胀 5 例，中度肿胀 13 例，重度肿胀 10 例；病程 6～25 个月。两组一般资料比较，差异无统计学意义（$P>0.05$），具有可比性。中医治疗组予四妙勇安汤加味：金银花 30g，玄参 30g，当归 10g，甘草 6g。湿热重加川黄柏、苍术、知母、泽泻各 10g；血瘀明显加桃仁、红花、虎杖各 10g；气血两虚加党参、炙黄芪、生地黄、白术、鸡血藤各 10g。每日 1 剂，加水 500ml，文火煎煮 1 小时，取汁约 360ml，分 2 次早晚口服，每次服用 180ml。西药对照组给予呋塞米片口服治疗，每次 20mg，每日 2 次。连续服用 2 周为 1 个疗程。2 个疗程后，记录两组患者治疗效果并进行组间疗效比较。疗效标准：①显效：患肢肿胀完全消退或减轻 1 个级度以上；②有效：患肢肿胀减轻，但未达 1 个级度；③无效：患肢肿胀未改善或加重。西药对照组 28 例中，显效 6 例，有效 10 例，无效 12 例；中医治疗组 30 例中，显效 15 例，有效 10 例，无效 5 例。中医治疗组总有效率为 83.33%，西药对照组总有效率为 57.14%，两组间具有明显差异（$P<0.05$）。

卢伟等人运用四妙勇安汤加减治疗乳腺癌术后上肢淋巴水肿 1 例。患者，女，58 岁，2015 年 1 月 20 日初诊。右乳癌术后 2 年余，右上肢水肿进行性加重 1 年余。2012 年 10 月 24 日行右乳癌改良根治术和腋窝淋巴清扫术，术后病理示：浸润性导管癌，淋巴结 6/12（+），免疫组化：ER（+）、PR（+）、HER2（－）。术后化疗 6 周期，一直口服三苯氧胺内分泌治疗。2012 年 12 月放疗 2 周期，2013 年 9 月起出现右上肢肿胀、稍红、疼痛，诊治后好转，后一直反复发作。刻下：右上肢水肿明显，以上臂为著，按之非凹陷水肿，皮肤稍红，疼痛，测右侧上臂围 35cm，左侧上臂围 29cm，双下肢无水肿。右侧乳房时有胀痛不适，小便量少，夜寐欠佳。舌红有紫气、苔薄黄，脉细。辨证：脉络受损，气血运行不利。治则：清热解毒，活血通脉。予四妙勇安汤加减化裁：金银花 20g，玄参 10g，牛膝 10g，路路通 10g，车前子（包煎）15g，猪苓 10g，茯苓 10g，薏苡仁 15g，桂枝 10g，莪术 10g，半枝莲 15g，白花蛇舌草 15g，夏枯草 6g，泽泻 10g，赤芍 10g，生地黄 10g，白芍 10g，当归 10g，柴胡 10g，生甘草 6g。7 剂，水煎服。二诊（2015 年 1 月 27 日），右上肢水肿减轻，测右上臂围 33cm，患处不红，疼痛减轻，小便量较前增多，夜寐可。舌红有紫气、苔薄，脉细。原方去夏枯草、泽泻，金银花减量至 15g。7 剂，水煎服。三诊（2015 年 2 月 3 日），右上肢水肿好转，测右上臂围 32cm，患处疼痛明显好转，右乳房时有坠胀不适。原方加陈皮 6g、青皮 6g，7 剂，水煎服。四诊（2015 年 2 月 10 日），右上臂围 30cm，患处不痛，右乳房坠胀感较前好转，午后、夜间时有烘热感，舌红少苔，脉细。处方：金银花 10g，玄参 10g，当归 15g，黄芪 15g，麦冬 10g，南沙参 10g，北沙参 10g，桂枝 6g，车前子（包煎）10g，路路通 10g，茯苓 10g，猪苓 10g，薏苡仁 15g，莪术 10g，半枝莲 10g，白花蛇舌草 15g，生甘草 6g。7 剂，水煎服。服药后患者右上肢水肿基本消退，后转予扶正抗复发、抗转移治疗。

（三）治疗腕管综合征

孟祥庚运用四妙勇安汤治疗腕管综合征，效果较好。共收治患者 19 例，女 14 例，男 5 例；病在右手 17 例，左手 2 例；年龄 35～56 岁；病程最长 2 年，最短 1 周。正中神经分布区麻木 8 例，疼痛 12 例，鱼际肌萎缩 3 例。治疗用四妙勇安汤加味：当归、牛膝各 15g，玄参、金银花各 20g，威灵仙 12g，制乳香、没药各 10g，丹参、鸡血藤各 30g。水煎服，药渣作局部热敷 20～30 分钟，每日 1 剂，治疗 15 天为 1 个疗程。可治疗 3 个疗程。疗效标准：①治愈：治疗后手指麻木、疼痛消失、鱼际肌肌力Ⅴ级以上，不影响正常生活；②有效：手指麻木、疼痛明显减轻，程度缓解 50% 以上，鱼际肌肌力增加Ⅰ～Ⅱ级；③无效：治疗后症状无改善。结果：治愈 15 例，占 78.95%；有效 3 例，占 15.79%；无效 1 例。总有效率占 94.74%。

孟宪法运用四妙勇安汤加味治疗腕管综合征，效果较好。共收治患者 22 例，女 17 例，男 5 例；右手 18 例，左手 4 例；年龄 37～60 岁；病程最长 1.5 年，短 10 天。正中神经分布区麻木 8 例，疼痛 14 例，鱼际肌萎缩 4 例。方药：当归 15g，牛膝 15g，玄参 20g，金银花 20g，威灵仙 12g，制乳香 10g，没药 10g，丹参 30g，鸡血藤 30g。水煎服，药渣作局部热敷 20～30 分钟，每日 1 剂，治疗 15 天为 1 个疗程，连续治疗 3 个疗程。疗效标准：①治愈：治疗后手指麻木、疼痛消失，鱼际肌肌力Ⅴ级，不影响正常生活；②有效：手指麻木、疼痛明显减轻，程度缓解 50%以上，鱼际肌肌力增加Ⅰ～Ⅱ级；③无效：治疗后症状无改善。结果：治愈 18 例，占 81.81%；有效 3 例，占 14%；无效 1 例。总有效率为 95.45%。

（四）治疗淋巴结炎

尹旭君等人运用四妙勇安汤治愈急性颈淋巴结炎 1 例。患者，男，12 岁，学生，1991 年 4 月 3 日初诊。5 天前始发热头痛，继而左颈部肿痛。外科诊为“急性淋巴结炎”。肌内注射青、链霉素，口服四环素无效。左颌下颈部有鸡卵大肿块，按之疼痛，推之移动，皮色无变化。舌苔黄腻，脉浮滑数。体温：37.9℃；血常规：白细胞 $1.32 \times 10^9/L$，中性粒细胞 0.82。中医诊为“颈痈”，系风热挟痰蕴结于少阳之络所致。治则：疏风清热，解毒消肿，化痰和营。方用四妙勇安汤加味：金银花 30g，玄参 30g，当归 8g，甘草 5g，牛蒡子 8g，薄荷 6g，黄芩 10g，僵蚕 8g，夏枯草 6g，赤芍 8g。水煎服，日 1 剂，6 剂而痊愈。

陆汝运用小柴胡汤、升降散、四妙勇安汤加减治愈急性淋巴结炎 1 例。患者，女，17 岁，2004 年 5 月 7 日初诊。发热 10 余天，体温 38.6～39.5℃，左侧颈部淋巴结明显肿大疼痛，咽喉疼痛，查血白细胞 $4.1 \times 10^9/L$，中性粒细胞 0.57，淋巴细胞 0.39，X 线胸片未发现异常。某医以“急性淋巴结炎”给予多种抗菌药静脉滴注 10 余日，发热未退，颈淋巴结肿痛无明显改善。诊见：发热，体温 38.9℃，咽喉稍充血疼痛，面赤唇红，左侧淋巴结明显肿大疼痛，大小不等，压之痛甚，口干口苦，微咳无痰，大便偏干，小便短少，脉弦滑数，舌质稍红、苔黄腻。辨证：邪毒蕴结少阳，痰热互结。治则：宣透解毒，化痰散结。予小柴胡汤、升降散、四妙勇安汤加减：柴胡 15g，黄芩 15g，法半夏 10g，党参 10g，夏枯草 10g，枳壳 10g，赤芍 12g，蝉蜕 5g，僵蚕 10g，全蝎 4g，姜黄 9g，浙贝母 10g，金银花 18g，玄参 12g，连翘 10g，栀子 10g，海蛤壳 15g，生甘草 10g。水煎服，日 1 剂。服药 3 剂后，体温 36.8℃，咽喉疼痛基本缓解，左侧淋巴结明显缩小，疼痛减轻，尚有压痛，守方继服 3 剂而愈。

蔡祖斌运用四妙勇安汤加减治愈淋巴结炎 1 例。患者，男，27 岁，1996 年 7 月 6 日初诊。2 天前发现右侧颈旁有 1

个小指头大小的肿块，红肿，疼痛。自服凉茶，症状未见减轻。诊见：右侧颈部淋巴结肿如食指头大，局部红肿、灼热疼痛，全身发热，体温38.6℃，头痛，面赤，口干，大便干结，小便短赤，舌红、苔黄腻，脉滑数。脉症合参，诊为痰核。治则：清热解毒，消痰散结。处方：金银花30g，生石膏、玄参、板蓝根各20g，当归、甘草各6g，全瓜蒌（打）15g。水煎服，上下午各1剂。2天后复诊，药服完即见热退身凉，二便通畅，颈部淋巴结缩小，疼痛减轻大半，头痛止。方药对症，予原方去石膏加白芷6g，再服5剂调治，颈部肿大之淋巴结消失，诸症亦除而愈。

（五）治疗阑尾炎

张扬运用四妙勇安汤加味治疗肠痈1例。患者，女，45岁，1998年4月25日初诊。右下腹疼痛拒按已1周，经某医院以西药保守治疗5天未效。诊见：急性痛苦面容，右下腹有1个包块约10cm×6cm大小，疼痛拒按，全腹肌紧张，体温41℃，出汗，口干纳差，大便4日未解，小便黄热，脉滑数，舌苔黄燥。辨证：肠痈积热不散，热盛肉腐。病属危重，急予通腑泄热、行瘀散结之方。予六味消毒汤合大黄牡丹皮汤加减：金银花、紫花地丁各60g，当归30g，赤芍、延胡索、生大黄（后下）、牡丹皮、天花粉各15g，红藤、蒲公英各20g，枳壳10g，甘草5g。水煎服，每日1剂。服1剂后，大便即通，泻下黑臭浊物，顿觉痛减，热退，汗出减少。二诊时，改用制大黄10g，连服4剂，肿块消退。后以养阴退热之剂善后，随访1年未见复发。

王敬超等人运用四妙勇安汤治愈阑尾周围脓肿1例。患者，男，26岁，2001年9月22日初诊。有慢性阑尾炎病史，反复发作右下腹痛伴发热。每次用青霉素、氨苄西林等输液治疗可获缓解。此次右下腹痛持续10余日，体温37.8℃～38.6℃。先后用青霉素、氨苄西林、甲硝唑等输液治疗10余日无效。查：体温38.2℃，右下腹压痛明显，伴反跳痛。压痛、反跳痛范围为麦氏点及其周围6cm×6cm大小区域。彩超示阑尾周围脓肿。诊见：口渴，舌红、苔黄略腻，脉滑数。辨证：湿遏热伏，耗伤气营。治则：清气凉营，活血解毒，兼透热外出。处方：金银花90g，当归、玄参、薏苡仁各30g，牛膝12g，山药15g，生甘草6g。日1剂。服药1剂后腹痛即减，体温降至37.3℃，大便略稀，但排便后觉舒。再服3剂后体温正常，唯余腹痛隐隐。改金银花60g、玄参18g，加蒲公英30g，服3剂后腹痛消失，唯右下腹若有不适感，查其体温正常，右下腹压痛反跳痛消失，舌转淡红，苔薄略黄，脉滑不疾。予三仁汤5剂善后。服药后诸症消失，彩超示右下腹包块消失。

（六）治疗肛门周围脓肿

王福兰等人运用四妙勇安汤治愈多发性肛门周围脓肿1例。患者，男，1.5岁，1991年11月27日初诊。持续发热3天，体温38.6～39.2℃，哭闹不安，查白细胞21×10^9/L，曾以大量抗生素治疗1周，仍发热不退，后发现截石位肛门4点处有1个4cm×3cm×2cm肿块，色红赤，触之有波动，外科诊为肛门周围脓肿，切开放出脓液约10ml，随之体温下降至37.8℃，但3天后复升至38.4℃，截石位肛周3点、9点外3cm处又出现2个肿块，大者3cm×2cm×2cm，色红，触痛。诊断为肛周多发性皮下脓肿。辨证：热毒炽盛。治则：清热解毒，散结消痈。方以四妙勇安汤加蒲公英20g、连翘9g，水煎服，日1剂，分2次服，药渣兑水用纱布蘸水烫洗脓肿部位，每日2次，每次约5分钟。经内服及外洗治疗3天，肛门肿块逐渐变小变软，体温下降至37.6℃。继用5剂，肿块全部消失，体温降至正常而获愈。

（七）治疗痔疮

蔡祖斌运用四妙勇安汤加减治愈痔疮1例。患者，男，38岁，1997年6月10日初诊。患痔疮3年多，反复发作，外痔脱出疼痛。前天长途驾车后又饮白酒，至晚上痔疮再次脱出如黄豆般大小，疼痛难忍，走路不便。伴口干，大便干结，小便赤，舌红、苔黄厚，脉滑数。脉症合参，诊为痔疮。辨证：久坐邪热郁阻，气血不调，经络阻滞，瘀血下注。治则：清热解毒，活血止痛。处方：金银花30g，玄参20g，甘草6g，当归、桃仁、生大黄（后下）各10g。每日1剂，水煎2次，上下午分服。3天后复诊，痔疮疼痛大减，痔核也已回缩，大便通畅。效不更方，生大黄后下改为同煎，再予3剂以巩固疗效。

（八）治疗对口疔

张扬运用四妙勇安汤加味治疗对口疔误治走黄1例。陈某，男，36岁，1998年11月5日初诊。5天前后颈窝部风府穴处有一小疮，奇痒疼痛，用手抓破，剧痛难忍，经某医院切开治疗，术后寒战、高热，颈部及面部焮红肿胀，形如芭斗，疼痛剧烈，口渴引饮，神志模糊，给予输液及抗菌消炎、镇痛等西药无效。诊见：舌红、苔黄厚而干，脉洪数。诊断为“对口疔”，因过早切开而致疔毒之邪扩散，形成疔疮走黄。方用六味消毒汤加味：金银花、紫花地丁各80g，当归40g，玄参25g，赤芍、野菊花各15g，黄连5g。水煎服，每日1剂。服2剂后，肿消一半，热退神清。服至7剂后，则肿势全消，饮食增进，精神转佳，后以养阴益气之剂调理。

（九）治疗截肢残端坏死合并血栓

胡满香等人根据临床治疗体会，将截肢残端坏死分为组织坏死期（早期）、快速生长期（中期）和相持期（后期），进行中西医结合治疗，以清热解毒、活血消肿为治法，以四妙勇安汤加减为主方：金银花60g，玄参30g，当归30g，甘草6g，黄芩12g，柴胡15g，砂仁10g，枳实15g，没药10g，乳香10g。每日1剂，分2次，饭后30分钟温服，每次200ml。后期加益气养血之品如黄芪30g、党参15g等扶助正气。外治早期给予马黄酊和银翘三黄膏，中期使用银翘三黄膏，后期给予生肌象皮膏，取得满意疗效。典型病例：患者，女，34岁，主因左下肢截肢术后肢端坏死疼痛15天。患者缘于剖腹产后42天上厕所时，突发左下肢麻木、乏力、站立不稳，家属以为“产后风”，在家卧床休息，症状无改善，就诊于当地诊所，亦诊断为“产后风”，给予中药汤药口服后，出现下肢麻木加重，并向上蔓延至全下肢，继而右下肢出现麻木乏力，不能站立，且出现左足肢端发黑，就诊于当地县医院，行下肢动脉彩超后示“双下肢动脉血栓形成”（家属代述，未见报告），建议转省级医院治疗。就诊某省级医院后行动脉造影示双下肢骑跨栓，给予取栓治疗，双下肢出现筋膜间隔综合征，右下肢给予筋膜间隔切开减压等处理，伤口愈合。左下肢出现发黑坏死向上蔓延，15 天前给予高位截肢（大腿中下 1/3 处），术后左下肢残端出现发黑坏死伴剧烈疼痛，腹股沟动脉穿刺处亦出现溃烂，建议再次手术，患者强烈拒绝。症见：左下肢残端发黑，局部液化坏死，肢体色红，高度肿胀，疼痛剧烈，舌质红、苔薄黄，脉细数。查体：左下肢残端色红高度肿胀，局部发黑坏死，触痛剧烈，皮温高，皮色红，腹股沟处可见发黑坏死组织，深达筋膜。入院后查下肢动脉彩超示：左侧股总动脉、股浅动脉管腔显示欠清，管腔内可见实性回声充填，CDFI 示：股总动脉管腔内可见不规则细束血流通过，股浅动脉管腔内未探及血流信号。超声提示：左下肢动脉血栓形成。目前患者左下肢处于坏死进展期，坏死向上蔓延随时可能危及生命。按照前述中西医结合治疗方法给予治疗。经过第一个月的治疗，肢体残端局部红肿疼痛症状消失，肢体残端坏死组织大部分清除，部分肉芽组织生长，渗出减少，臭秽减轻。腹股沟处溃疡坏死组织去除，生长旺盛，趋于愈合。经过第二个月的治疗，坏死组织清除，肉芽红润，生长旺盛。渗出减少，分泌物减少。因张力大，伤口愈合困难，局部给予缝线牵拉，促使创口缩小，缩短病程。经过第三个月的治疗，创面明显缩小，仅 0.5cm×0.5cm 大小，可探及窦道深约 2cm，继续给予引流换药，半月后完全愈合。

（十）治疗坏疽

罗显荣运用四妙勇安汤治愈气性坏疽 1 例。患者，男，21 岁，1981 年 8 月 19 日初诊。3 天前，砸伤右足背，创口约 5cm，呈青铜色，明显肿胀，伤口紫黑，并分泌出淡棕色带有气泡的血性混浊液，有“死蛇”样腐败性臭味，触诊有捻发感，针刺“青铜色”区，无痛感，伴见脉细数，面容苍白，头晕汗出，诊为“气性坏疽”。辨证：瘀阻毒聚，腐肌耗营。外治：彻底切除“青铜色”坏死组织，以“大叶桉”叶 2 斤熬浓汁频洗并湿敷。内治：养阴活血，清热解毒。方用四妙勇安汤：当归 30g，玄参、金银花各 60g，生甘草 30g，紫花地丁 60g，雄黄 10g（兑服）。1 日 1 剂，频频饮服。翌日，自觉好转，守方再进。如是治疗 3 日，头晕汗出疼痛殊减，脉亦现缓，唯脚背伤口筋翻骨显，脓液多，乃内服药减金银花为 30g，加沙参 30g、黄芪 30g，续进。外用红粉 6g、轻粉 3g、朱砂 9g、麝香 1g，研极细末，每日以棉球蘸少许薄薄撒于溃疡面。2 周后，局部脓腐尽，有新鲜肉芽组织长出。停内服药，嘱以沙参、黄芪各 30g 炖猪皮作羹服。外用龙骨 30g、石脂 30g、象皮 10g、冰片 5g、麝香 1g，研极细末薄撒于创面，再以黄豆细面少许撒于第二层，并以 2cm 宽胶布条粘贴创面以使溃疡周围皮肤向中生长，2 日换药 1 次。如此治疗 40 余天，告愈。

（十一）治疗毒蛇咬伤

李晓新等人运用加味四妙勇安汤治疗蝮蛇咬伤，疗效显著，可有效降低蝮蛇咬伤患者血清 CK、CK－MB、LDH 及 C－反应蛋白值。在 2010 年～2013 年期间共收治蝮蛇咬伤患者 60 例，随机分为对照组和治疗组，每组各 30 例。对照组：女 14 例，男 16 例；平均就诊时间 12.7 小时；平均年龄 36.23 岁。治疗组：女 12 例，男 18 例；平均就诊时间 13.6 小时；平均年龄 35.73 岁。两组资料无显著性差异（$P>0.05$），具有可比性。治疗组：①立即结扎、清创或切开排毒；②24 小时内肌内注射破伤风抗毒素 1500IU，皮试阳性者选用脱敏方法；③静脉滴注抗蝮蛇毒血清 1 支（6000IU）＋氯化钠注射液 250ml，严重者可在 24 小时内重复给药 1 次，皮试阳性用脱敏疗法；④口服加味四妙勇安汤剂（金银花 20g，当归、玄参、丹参、生大黄、甘草各 10g 等）150ml，日 2 次，连服 1 周。对照组：①＋②＋③治疗。结果：治疗 7 天后，治疗组和对照组患者血清 CK、CK－MB、LDH 及 C－反应蛋白数值均有一定降低，治疗组和对照组血清 CK－MB 值无显著性差异（$P>0.05$），治疗组血清 LDH、C－反应蛋白值较对照组明显降低（$P<0.05$），且治疗组血清 CK 值较对照组显著降低（$P<0.01$）。

（十二）治疗前列腺增生

赵良辰等人运用四妙勇安汤加味治疗前列腺肥大，疗效满意。共收治患者 28 例；年龄 53～78 岁，65 岁以上 19 例；尿频、尿急、尿流变细 18 例，排尿困难、尿淋漓 7 例，尿血 2 例，尿潴留 1 例。所有病例均经直肠指检，按前列腺大小分为（+）似鸽蛋大，（++）似鸡蛋大，（+++）似鸭蛋大。本组前列腺（+）13 例，（++）12 例，（+++）3 例。方用四妙勇安汤加味：金银花 30g，玄参 60g，当归 30g，甘草 10g，桃仁 10g，牛膝 30g，泽泻 30g，橘核 10g，肉桂 6g，穿山甲 6g。水煎服，每日 1 剂，分 2 次服。睾丸、精索胀痛明显加延胡索、木香；大便秘结加芒硝；性功能衰退、腰膝酸软加淫羊藿、杜仲；血尿加墨旱莲、白茅根；前列腺质硬、有结节加鳖甲、红花。治疗期间用熟附子贴敷涌泉穴，每日 1 换。7 天为 1 疗程，5 疗程后统计疗效。结果：显效（临床症状消失，排尿通畅，直肠指检前列腺缩小（＋～++）13 例；好转（临床症状减轻，排尿较治疗前通畅，直肠指检前列腺有不同程度缩小，硬度降低）12 例，无效（临床症状同治疗前，直肠指检前列腺无改变）3 例。

三、治疗骨科疾病

从铁民等人运用四妙勇安汤加减对骨折后小腿肿胀进行治疗，获得令人满意效果。共收治患者 72 例，男 47 例，女 25 例；年龄最大为 70 岁，最小 27 岁，平均 48.5 岁；脑力劳动者 49 例，体力劳动者 23 例；初治 48 例，复治 24 例。患肢红肿、胀痛、发热、感觉迟钝，踝关节活动不利。

方药：金银花 30g，玄参 20g，当归 20g，地龙 15g，赤芍、牛膝、防风、白芷各 15g，甘草 10g。文火煎熬，每日 1 剂，分早晚 2 次服，10 天为 1 个疗程。疗效标准：①治愈：治疗后末梢循环不良体征基本消失，生活可以自理，能参加工作；②显效：末梢循环不良体征好转，生活可以自理，能参加工作；③好转：末梢循环不良体征好转，但短时间内服药难以治愈；④无效：上述全无改善。结果：治疗天数最短 4 天，最多 20 天，平均 12 天；临床治愈 51 例，显效 12 例，好转 6 例，无 1 例恶化，总有效率为 95.83%。

黄学文运用四妙勇安汤加味治愈股骨骨折合并股动静脉断裂术后继发症 1 例。患者，男，50 岁，农民。1991 年 7 月 14 日上午，左侧股部被倒下的水泥杆砸伤，急送外科救治，诊断为创伤性休克、左侧股骨中下 1/3 粉碎性骨折、左侧股动脉部分断裂（占血管周径 3/5）、左侧股静脉完全断裂。即行动、静脉端端吻合及骨断端钢板螺丝钉内固定术，并予石膏外固定。术后一般情况尚好，3 周后，患侧足趾部开始出现轻微针刺或/和烧灼样疼痛，并逐渐加重。经用维生素 B_1、地西泮、利眠灵、索米痛片、抗生素及普鲁卡因封闭等治疗均无明显效果，痛势不断发展，因足趾疼痛难忍，被迫拆除患肢管型石膏，石膏拆后疼痛丝毫不减。8 月 26 日行左侧股动脉造影检查示股动脉血管吻合处狭窄，吻合口直径较上下端血管径狭窄 1.6mm，加用地巴唑、低分子右旋糖酐等血管扩张剂后也未取效，患者因疼痛剧烈在床上转侧不宁，由于患肢不停地拧动，致使内固定骨断端的钢板断裂，骨断端移位，被迫加用小夹板外固定。病情日渐复杂严重。9 月 12 日会诊：表情痛苦，面容憔悴，双手抱左侧小腿呻吟不止，不停地晃动，以图减轻疼痛。其诉开始仅左足趾部麻木、刺痛，现已扩展到整个左侧小腿，日轻夜重，常常彻夜不能入睡。由于用药较多，对一般镇痛安眠药已无效，须肌内注射苯巴比妥、哌替啶方能入睡一时，用热水浴敷足胫部可减轻疼痛，左侧膝关节以下皮肤轻度肿胀、潮红，皮温高于对侧，足背动脉搏动较对侧减弱。舌红无津，舌苔少而微黄，脉细而数，尿黄赤。气滞血瘀、阴虚邪毒之证，症状类似脱疽。方用四妙勇安汤加味：玄参、金银花各 60g，当归 40g，生甘草 20g，乳香、没药、桃仁、赤芍、红花各 10g。5 剂。9 月 18 日再诊，左足趾至膝以下红肿热痛症状已减轻，神态已安，不需肌内注射上述高效镇静止痛剂和用热水浴敷，其疼痛也已能忍受，夜里已能入睡。上方继服 5 剂，疼痛等症状再减，但舌质仍干红，舌面无津液，尿深黄，脉弦数，食欲差，前方加生地黄、天冬各 20g。5 剂。9 月 28 日诊，患部疼痛已微，皮温已正常，精神及食欲明显好转，脉转为细而微数，舌嫩红，上方出入：玄参、金银花各 40g，当归 30g，生甘草、生地黄、麦冬各 15g，乳香、桃仁、红花、赤芍各 10g，党参、黄芪各 12g。连服 16 剂至 10 月 14 日左下肢患部肿胀消失，疼痛基本消失，肤色正常，唯将左下肢下垂时尚觉轻度疼痛，发生移位的骨断端经小夹板固定后，未再经其他复位处理。10 月 22 日经 X 线摄片复查示：左侧股骨断端骨痂生长良好，继服上方巩固，至 11 月 28 日出院。

高上林以四妙勇安汤加味治愈慢性滑膜炎 1 例。患者，女，32 岁，1997 年 5 月 15 日以右膝关节肿块 3 年之主诉初诊。3 年前产后发现右膝关节有 1 个红枣大小肿块，时胀痛，色微红，略隆起，推之活动，行走多则肿甚，休息后肿减，伴腿困，足底痛。在某院诊为“慢性滑膜炎”，口服西药（具体药名不详）效果不佳。舌质红、苔薄黄，脉弦滑。方用四妙勇安汤合四物汤加味：当归 20g，金银花 60g，玄参 60g，甘草 10g，熟地黄 15g，白芍 15g，川芎 10g。6 剂，水煎，早晚饭后半小时服。1997 年 5 月 22 日复诊，右膝关节肿块散开，余症同前。前方加牛膝 15g，再服 6 剂。1997 年 5 月 29 日三诊，右膝关节肿块消失，疼痛大减，腿困，足底痛好转，舌质红、苔薄黄，脉弦滑。继用前方，再服 6 剂。1997 年 6 月 5 日四诊，初诊时各症均已消失，唯行走多则右膝关节微有困倦感，舌质红、苔薄黄，脉弦略滑。前方加砂仁 5g，续服 12 剂。1997 年 6 月 23 日五诊，右膝关节无不适感，精神好。停药观察，随访半年没有复发。

高上林以四妙勇安汤加味治愈腱鞘囊肿 1 例。患者，女，62 岁，1997 年 1 月 6 日以左手掌有 1 个包块胀痛 2 月之主诉初诊。2 月前发现左手掌有枣核大小包块，时胀痛，色微红，略隆起，推之活动，伴有头晕体倦，胃脘胀满，口苦，眠差，大便干燥等症。在某医院诊为“腱鞘囊肿”，理疗月余效果不佳。舌质红、苔薄黄，脉弦数。方用四妙勇安汤合四逆散加味：当归 20g，玄参 60g，金银花 60g，甘草 10g，白芍 15g，柴胡 10g，枳壳 15g。6 剂，水煎，早晚饭后半小时服。1997 年 1 月 13 日复诊，包块减小，精神好转，大便微稀，余如初诊。前方加山药 30g，再服 6 剂。1997 年 1 月 20 日三诊，包块消失，肤色正常，无胀痛，精神好转，二便调，舌质红、苔薄白，脉弦细。停药观察，随访半年没有复发。

张经生运用四妙勇安汤治愈骨折术后伤口久不愈合 1 例。患者，男，51 岁，农民，2009 年 6 月 22 日首诊。4 月份患者车祸受伤，左下肢胫腓骨骨折经某省级医院手术后 3 个月伤口久不愈合，经抗炎、抗变态反应药、外用药治疗效果均不佳。溃烂面逐渐增大至 4.0cm × 5.0cm，深可见骨，有黄色渗出物，四周红肿溃烂、瘙痒、疼痛，小腿及足踝部微肿，舌质红、苔黄腻，脉细濡。中医诊断：坏疽。西医诊断：下肢溃疡。辨证：湿热邪毒蕴结，气虚血瘀。治则：清热解毒，活血化瘀，佐以益气排脓生肌。方用四妙勇安汤加减：金银花 30g，玄参 30g，生甘草 9g，当归 15g，生黄芪 30g，黄柏 10g，苍术 10g，川牛膝 6g，薏苡仁 30g，土茯苓 20g，蒲公英 20g，败酱草 20g。10 剂。二诊，服药后疮面见好，黄色渗出物减少，疮口下陷见长起，疼痛及瘙痒均减轻，溃烂面已缩小至 2.0cm × 2.0cm，舌脉同前。守上方，金银花、生黄芪加量至 40g，20 剂。三诊，服药后疮面基本愈合，摄片检查骨折部位骨骼愈合良好。守上方，加骨碎补 15g、补骨脂 15g、续断 15g，10 剂。

何利群采用中药内服外敷治疗低毒感染指骨骨髓炎，取得较好效果。在 2004 年 12 月～2010 年 12 月期间，共收治低毒感染性末节指骨骨髓炎患者 15 例，男 10 例，女 5 例；年龄 32～58 岁，平均（44.96±6.47）岁；病史 1～4 个月，平均（2.48±0.72）个月；患指部位拇指 4 例、食指 3 例、中指 6 例、无名指 2 例；渔民 5 人，海产品经营者 4 人，家庭妇女 3 人，其他职业 3 人。患者均有被鱼、虾、蟹等刺伤史。临床表现：伤指肿胀、疼痛、活动受限，其中化脓性 9 例，慢性窦道流脓 6 例，有窦口者 7 例。皆表现为指头肿痛时轻时重，创口流脓反复出现，无全身症状。外敷：手术清创引流后，先期用如意金黄膏外敷，待创口无脓液渗出，减浅引流深度，后期用生肌玉红膏外敷。先期隔天换药，后期隔 3～4 天换药。内服：仙方活命饮合四妙勇安汤加减：生黄芪、当归、丹参、金银花、玄参、浙贝母、白芷、赤芍、穿山甲、皂角刺、天花粉、炙乳香、炙没药、紫花地丁、薏苡仁、野菊花。1 剂/天。根据年龄大小、体质强弱及症状变化，可随症加减。结果：治疗 6～9 周，平均（7.48±0.73）周，患指肿痛消失，创口愈合。随访半年，未见复发，除 5 例末节指关节屈指功能受限外，余均恢复正常。

屠晶晶等人运用四妙勇安汤联合低分子肝素钠防治老年髋部骨折围手术期下肢深静脉血栓形成，取得一定疗效。在 2013 年 9 月～2016 年 10 月期间，收治股骨颈骨折、股骨粗隆骨折患者 90 例，均行手术治疗。年龄 75～95 岁，平均 80.5 岁。其中股骨颈骨折 46 例，行全髋人工关节置换术 29 例，半髋人工关节置换术 17 例；股骨粗隆骨折 44 例，行 PFNA25 例，钢板螺钉内固定 19 例。将患者随机分成两组，每组各 45 例。对照组：男 20 例，女 25 例；年龄（81.02±5.40）岁。股骨颈骨折 23 例，全髋人工关节置换术 15 例，半髋人工关节置换术 8 例；股骨粗隆骨折 22 例，钢板螺钉内固定 9 例，PFNA 13 例。治疗组：男 21 例，女 24 例；年龄（80.20±6.25）岁。股骨颈骨折 23 例，半髋人工关节置换术 9 例，全髋人工关节置换术 14 例；股骨粗隆骨折 22 例，钢板螺钉内固定 10 例，PFNA 12 例。两组患者在性别、年龄、骨折部位及手术方式等方面均无显著性差异（$P>0.05$），具可比性。对照组予以低分子肝素钠 0.4ml 皮下注射，每日 1 次。治疗组在对照组基础上，给予四妙勇安汤（金银花、玄参、当归各 30g，甘草 15g）口服。两组均 1 周为 1 个疗程，治疗 2 个疗程。结果：两组患者均在腰麻或腰硬联合麻醉下顺利完成手术，住院期间共计 5 例患者发生下肢深静脉血栓，总发生率为 5.56%。其中治疗组发生下肢深静脉血栓 2 例（4.44%），1 例无明显临床症状；对照组发生下肢深静脉血栓 3 例（6.67%），3 例均有临床症状。两组术后第 14 天大腿周径差及小腿周径差具有统计学差异（$P<0.05$），且治疗组周径差更小。两组血红蛋白含量有统计学差异（$P<0.05$），且治疗组更高。

四、治疗妇产科疾病

（一）治疗月经病

郑家本运用四妙勇安汤加味治愈月经先期与后期 2 例。病例一：患者，17 岁，学生，2007 年 3 月 4 日就诊。13 岁月经初潮，月经周期为 18～23 天，月经先期已连续 3 年。末次月经 2 月 19 日至，先期 16 天而至，经色红、质稠、量不多，5 天净。刻诊：面色红润，面、背痤疮多，口干、渴，白带量多且黄，大便干、不畅，脉滑数，舌红、苔黄。辨证：热邪扰动冲任，迫血妄行，致使月经先期。治则：清热凉血，固冲调经。方用四妙勇安汤加味：金银花 20g，玄参 20g，炒当归 5g，甘草 3g，生地黄 15g，地骨皮 15g，生地榆 15g，土茯苓 60g，知母 15g，黄柏 10g，虎杖 15g，酒大黄 5g。7 剂，水煎服，每日 1 剂。3 月 13 日二诊，白带量减、色黄好转，大便通畅，脉滑，舌红苔薄黄。拟上方去酒大黄加僵蚕 20g，再服 7 剂。3 月 26 日三诊，月经 3 月 20 日至，经色、量正常，4 天净。嘱下个月经期前 1 周，再服二诊方 7 剂，以巩固疗效。随访 3 年，月经正常。病例二：患者，33 岁，教师，2007 年 4 月 5 日初诊。15 岁月经初潮，先后人流 2 次，工作繁重，情志不畅。近 4 年来，月经周期为 50～60 天，继发不孕 4 年。刻诊：末次月经 2 月 9 日至，经色暗、挟小血块、量不多，6 天净，行经时少腹疼痛，胁肋胀满，心烦易怒，面色晦暗、少华，心悸怔忡，神疲乏力，喜冷饮食，脉细数，舌暗红少津、苔薄微黄。辨证：营阴亏损，气滞血瘀，虚火扰动冲任，致使月经后期。治则：滋养营血，凉血祛瘀，固冲调经。方选四妙勇安汤加味：金银花 15g，玄参 15g，当归 10g，甘草 3g，熟地黄 15g，枸杞子 15g，赤芍 30g，太子参 30g，麦冬 10g，五味子 6g，川楝子 10g，鸡血藤 30g，益母草 15g。7 剂，水煎服，每日 1 剂。4 月 15 日二诊，月经 4 月 13 日至，经量不多、色暗、2 天净，少腹痛减，心悸怔忡、神疲乏力好转，余症同前。宗前方去益母草、川楝子加黄精、山药各 30g。每周服 5 剂，连服 4 周。5 月 16 日三诊，月经 5 月 15 日至，前诸症均好转。嘱按二诊处方，每周服 5 剂，连服 4 周，以巩固疗效。随访 2 年，月经正常，2009 年 8 月，其足月顺产 1 男婴，母子均健康。

郑家本运用四妙勇安汤加味治愈月经过多与过少 2 例。病例一：患者，16 岁，学生，2009 年 3 月 3 日初诊。13 岁月经初潮，月经量多，已 2 年余，素喜肥甘及辛辣食物，身体肥胖。刻诊：末次月经 3 月 2 日至，经色鲜红、量甚多、挟小血块，烦躁好动，口渴喜冷饮，便秘，尿黄，脉滑数有力，舌红、苔黄滑。辨证：内热扰及血海，冲任受损，而致月经量多。治则：清热凉血，固冲调经。方用四妙勇安汤加味：金银花 20g，玄参 20g，炒当归 5g，甘草 3g，生地黄 15g，地骨皮 15g，生地榆 15g，知母 15g，黄柏 10g，虎杖 15g，白茅根 30g，牡丹皮 10g，栀子 10g，酒大黄 5g。7 剂，水煎服，每日 1 剂。3 月 13 日二诊，月经 5 天净，经量减少，烦躁好动、口渴好转，大便畅通，脉数，舌红苔薄黄。效不更法，宗上方去酒大黄、栀子加女贞子、墨旱莲各15g。每周服5剂，连服4周，以巩固疗效。随访1年，月经正常。病例二：患者，33岁，工程师，2007年4月5日初诊。13岁月经初潮，先后人工流产4次，渐至月经量减少，已3年余，西医妇科确诊为子宫内膜炎。刻诊：末次月经4月3日至，经暗红、量极少、5天净，面色暗、少华、黑斑甚多，腰膝酸软，白带少，寐不宁，情绪不良，脉沉细涩，舌质暗红、苔薄。辨证：人流损伤胞膜，瘀热日久而致月经量少。治则：清热凉血，化瘀调经。方用四妙勇安汤加味：金银花15g，玄参15g，当归10g，甘草3g，生牡蛎30g，生鳖甲30g，熟地黄15g，黄精30g，枸杞子15g，女贞子15g，鸡血藤30g，紫河车15g，丹参30g。因系外地病员，诊治不便，故拟方25剂，水煎服，每日1剂，连续服用。5月6日二诊，月经5月5日至，经量增加，经色好转，白带增多，面色、面斑改善，余症同上，嘱按上方，再服25剂。6月7日三诊，月经6月7日至，经量、色已正常，全身症状均好转。嘱常服六味地黄丸、五子衍宗丸，以巩固疗效。

郑家本运用四妙勇安汤加味治愈闭经与崩漏2例。病例一：患者，33岁，公务员，2008年9月3日初诊。15岁月经初潮，有闭经史，西医妇科确诊为多囊卵巢综合征，长期采用西药激素疗法，8月中旬运用激素疗法后，至今月经仍未至。刻诊：末次月经5月30日（用激素疗法至），其经色暗红、量少、2天净。素体瘦弱，长期工作繁忙，精神抑郁，情绪烦躁，胁肋不适，五心潮热，白带黄稠、量少，少腹满胀，大便不畅，脉细沉涩，舌暗红、苔薄黄。辨证：虚火血枯，瘀阻血海，虚实并见之闭经。治则：清热养阴，化瘀通经。方用四妙勇安汤加味：金银花15g，玄参15g，当归10g，甘草3g，紫河车20g，生牡蛎30g，生鳖甲30g，熟地黄15g，黄精30g，枸杞子15g，山茱萸30g，土鳖虫10g，桃仁10g，酒大黄3g。7剂，水煎服，每日1剂。9月11日二诊，经未至，情绪烦躁、白带、五心潮热好转，大便畅通，余症同前，效不更法，守前方，再服7剂。9月19日三诊，月经9月18日至，经色暗红、量不多，诸症好转，上方去土鳖虫、桃仁、酒大黄加益母草15g，7剂，水煎服，每日1剂。9月27日四诊，月经5天净，宗上方去益母草加覆盆子、女贞子各15g，连续服15剂。10月25日五诊，10月20日经至，经色暗红、量增加、5天净，脉症好转。嘱每月服上方20剂，连续调治5个月。随访2年，月经正常。病例二：患者，18岁，学生，2008年8月7日初诊。末次月经7月23日至，昨日突然阴道大量出血、色深红、质稠，至今仍出血甚多。刻诊：面红口渴，便秘，尿赤，脉洪数，舌红、苔黄滑。辨证：热邪扰动冲任，迫血妄行而致崩中。治则：清热凉血，固冲止血。方用四妙勇安汤加味：金银花20g，玄参20g，当归炭5g，甘草3g，生地黄20g，地骨皮15g，地榆炭15g，知母15g，黄柏10g，虎杖15g，白茅根30g，牡丹皮10g，栀子10g，酒大黄5g。3剂，水煎服，每日1剂。8月10日二诊，阴道出血止，余症好转，拟四妙勇安汤、知柏地黄汤加减，调治月余。随访3年，月经正常。

（二）治疗宫颈癌

陈帔霞应用四妙勇安汤加减治疗宫颈上皮内瘤变，疗效满意。共收治患者68例，随机分成治疗组和对照组，每组各34例。治疗组：年龄30～45岁；病程3个月～5年。对照组：年龄32～46岁；病程3个月～6年。治疗组用四妙勇安汤为主辨证加减：金银花30g，玄参30g，当归20g，甘草10g。气滞血瘀加莪术、青皮、小茴香、赤芍、牡丹皮、桃仁等；湿热下注加黄柏、猪苓、牛膝、茵陈、泽泻、龙胆草等；热毒壅聚加黄芩、黄连、土茯苓、蒲公英、栀子等；痰湿凝滞加半夏、竹茹、茯苓、薏苡仁、苍术等。对照组用妇炎康片6片，每天3次口服。两组均以4周为1个疗程。停药4周后做组织病理学检查，3个月随访1次。疗效标准：①痊愈：临床症状完全消失，组织病理学检查示正常；②有效：症状基本消失或明显好转，组织病理学检查无变化或转为轻度；③无效：经2个疗程治疗后，所有症状无明显改善或加重，组织病理学检查无变化。结果：治疗组治愈19例，有效13例，无效2例，总有效率为94.12%；对照组治愈15例，有效10例，无效9例，总有效率为73.53%。治疗组临床疗效优于对照组（$P<0.05$）。

黄丽等人运用四妙勇安汤治疗宫颈癌术后下肢水肿，收到良好临床疗效。典型病例：患者，女，58岁，2017年6月20日初诊。2016年3月因“子宫切除术后，反复左下肢肿胀1年余，加重3个月”就诊。2016年3月因宫颈癌行子宫切除术，并行局部淋巴结清扫，术后有轻微左下肢水肿，经检查确诊为下肢淋巴结回流受阻，予口服西药治疗，稍有缓解，此后反复发作，症状较轻，未予重视。本次就诊3个月前左下肢水肿明显加重，无双下肢疼痛、瘙痒、肿胀，无发热。自觉偶有右上腹部隐痛，痛隐肩背。无恶心、呕吐，无腹胀、腹泻，无胸闷、心慌，无胸骨后疼痛。查体：左下肢水压之凹陷即起，肿至左膝，皮温未有升高，未见下肢静脉曲张，右上腹部疼痛，无压痛及反跳痛，肝脾肋下未及，无腹壁静脉曲张，皮肤及巩膜未见黄染。有慢性胆囊炎4年，平时未规律服药。有脑梗病史1次，未留明显后遗症。刻下：左下肢中度浮肿，自觉偶有右上腹部隐痛，痛隐肩背。二便调，夜寐安，舌苔腻，脉细。中医诊断：水肿。治则：活血化瘀、利水消肿、行气止痛。方药：金银花12g，玄参15g，当归12g，赤芍10g，猪苓12g，茯苓12g，泽泻10g，苍术12g，白术12g，车前子15g，柴胡10g，香附10g，郁金10g，生黄芪30g，蒲公英20g，生地黄12g，猫人参20g，猫爪草15g，鸡内金10g，紫苏梗10g，益母草20g。2017年6月27日二诊，诸症缓解，右上腹部仍有疼痛，肝经不通，效不更方，加延胡索10g。2017年7月4日三诊，服药后，无特殊不适。继续原方治疗。

李娟等人运用四妙勇安汤治疗宫颈癌1例。患者，女，54岁，退休，2016年3月29日初诊。1年前因“阴道流水，色黄，味臭，带有血色”就诊，诊断为“宫颈癌”。术后予放疗、化疗。刻诊：肢软乏力，纳眠欠佳，神疲倦怠，阴道流水，色黄，舌红、苔少，脉细。诊断为“宫颈积”，治以清热解毒、化瘀消症。拟方：鳖甲（先煎）20g，莪术 10g，黄精 20g，肉苁蓉 20g，金银花 20g，当归 10g，玄参 20g，冬凌草 20g，猫爪草 20g。15 剂，每日 1 剂，水煎服。二诊，诸症缓解，继续予上方治疗。三诊，无特殊不适，予自拟肿瘤稳定方：鳖甲（先煎）20g，莪术 10g，黄精 20g，肉苁蓉 20g，冬凌草 20g，猫爪草 20g，玉竹 20g，石斛 20g。15 剂，每日 1 剂，水煎服。

（三）治疗产褥感染

股白肿是产褥感染性疾病，史文祥运用四妙勇安汤治愈该病 1 例。患者，女，25 岁，1984 年 4 月 12 日初诊。3 月份正常分娩，会阴损伤，经缝合处理 1 周左右，感觉左下肢不适，继之战寒发烧，体温 38～39℃，疼痛肿胀、日渐加重，延及整个下肢活动艰难、足不任地，膝屈困难，步履不能。腿粗如檀，皮紧白亮，实属罕见。汗出，胃纳呆滞，大便秘结，数日 1 解，小溲短赤。妇产科诊断：股白肿。迭经抗菌药和血管扩张药治疗，效果欠佳。诊见：表情苦闷，舌绛苔黄少津，左腿明显肿胀，色白光华，活动艰难，大腿周粗 92cm，小腿周粗 66cm。比健侧分别粗 32cm 和 27cm。大腿内侧触之条索状物和触痛。脉有力。辨证：产后体虚，失血伤津，会阴受损，毒邪内侵，血热毒结，阻塞脉络，气血瘀滞。治则：清热解毒，化瘀通经。方用四妙勇安汤加味：金银花 50g，玄参、连翘、黄芪、刘寄奴各 30g，当归 20g，甘草、牛膝、桃仁、红花、土鳖虫、水蛭、王不留行、川大黄、天花粉各 10g。4 月 17 日二诊，服药 4 剂，寒热退，便秘稍缓，小便尚佳，腿疼稍减。上方加：乳香、没药各 10g，丹参 30g，鹿蹄草 20g。服药 12 剂。5 月 5 日三诊，已能下地行走，腿痛止，腿肿见消，大腿粗 76cm。上方加减服 12 剂，左腿痛止肿退，活动自如，腿粗 60cm 和 39cm。但活动量大时，有沉重感，微肿。巩固疗效，继服 4 剂，以善其后，追访 6 个月未见复发。

杨际平运用四妙勇安汤治愈产褥感染 1 例。患者，女，25 岁。剖腹产后 10 天，发热 8 天，体温 38.3～39.1℃，诊为产褥感染，先后予青霉素、甲硝唑、阿米卡星等治疗不见好转。刻诊：发热 38.7℃，口渴，小腹疼痛，恶露色紫暗，有臭味，舌红苔黄，脉细数。白细胞 12×10^9/L，中性粒细胞 80%。辨证：瘀热毒结。治则：清热解毒，活血化瘀。方用四妙勇安汤加味：金银花、当归、蒲公英、石膏各 30g，玄参、连翘、赤芍各 15g，知母、桃仁、红花、牡丹皮、甘草各 10g。水煎服，日 1 剂，连用 10 剂，热退病愈。

（四）治疗子宫内膜异位

刁述言运用四妙勇安汤治愈子宫内膜异位症 1 例。患者，女，30 岁，1998 年 11 月 28 日诊。近年经来低热，少腹坠痛，腰酸，经期尚正常，但量偏多，色暗红，质稠，时夹小血块。B 超示左侧卵巢巧克力囊肿 3.8cm×3.2cm 大小。刻诊：口干，舌红，边衬紫，舌下静脉青紫迂曲，脉细弦。辨证：瘀热互阻胞脉，日久成症结块。方用四妙勇安汤加味：金银花 20g，玄参、红藤、败酱草各 30g，当归、牡丹皮、炮山甲、延胡索各 10g，黄芪、续断各 15g，生甘草 5g。每日 1 剂，水煎服。10 日复诊 1 次。先后以杜仲、山萸肉、三棱、赤芍、香附、失笑散等药随症加减，服药 3 个月。复查 B 超，囊肿缩至 1.4cm×1.0cm 大小。继服 2 个月，再次复查 B 超，子宫正常大小，双侧附件未见异常。

五、治疗其他科别疾病

杨玉岫运用四妙勇安汤治愈狐惑 1 例。患者，男，31 岁，职工，1988 年 9 月 24 日诊。身热神疲少寐 2、3 个月。咽喉、口腔、外阴溃疡，久不收敛，患处灼痛，口苦而干，大便秘结，小溲热赤，肢酸体痛，皮肤潮红，舌质红、苔薄黄，脉弦细数。辨证：湿热久蕴，亡津伤阴，阴虚内热。治则：滋阴清热，解毒化湿。方药：金银花 30g，黄连 6g，玄参 15g，土茯苓 30g，麦冬 15g，生地黄 20g，知母 10g，地骨皮 20g，当归 20g，佩兰 10g，车前子 30g，生甘草 10g。20 剂。另以苦参 30g，煎水每日洗外阴。口咽、外阴蚀烂日渐收敛。遂按上方加减，又服 10 剂而愈。

房定亚以四妙勇安汤加味治疗冷球蛋白血症，效果良好。患者，男，64 岁，2003 年 7 月因双手指尖疼痛，青紫，伴间断性皮肤溃烂 2 年余，加重 2 个月就诊。2 年前渐出现双手指畏寒、发凉、皮色白，扪之冷、指尖有破溃、疼痛难忍。西医诊为冷球蛋白血症，先后经口服泼尼松、甲氨蝶呤，静脉滴注环磷酰胺，中医温经散寒汤剂治疗，疗效不明显。仍觉双手指畏寒、破溃久不收口。查体见雷诺征（+），双手末端指白，扪之如冰，破溃口色淡，少许脓血，味不臭，舌淡红、苔薄白，脉沉细。尿常规示 PRO（+）～（++）、SSA（+）、SSB（+）、ANA1B320、血清冷球蛋白（+）。予四妙勇安汤加味：金银花 30g，玄参 30g，当归 30g，生甘草 10g，毛冬青 40g，白芍 30g，山慈菇 9g，生黄芪 30g，葛根 30g，茺蔚子 15g，蒲公英 20g，虎杖 15g，浙贝母 12g，石斛 30g，桃仁 10g。7 剂，手足破溃明显改善，部分已收口，寒冷程度减轻。上方去桃仁加鹿角霜 10g、虻虫 10g，7 剂，破溃已完全愈合，手足皮温已明显好转、疼痛消失。

小舞蹈病以不自主舞蹈样动作、肌张力降低、肌力减弱、自主运动障碍和情绪改变为临床特征，是风湿热的神经系统常见表现。齐向华以四妙勇安汤加减诊治小舞蹈病验案 1 例。患者，女，51 岁，2008 年 7 月 4 日初诊。反复发作性头部及四肢不自主舞蹈样动作 6 年。最长持续约 3 分钟，可自行缓解，发作频繁，肢体活动可，曾于当地医院就诊，诊为“脑梗死，小舞蹈病”，治疗效果不明显。患者平素经常全头胀痛，月经期加重，伴恶心呕吐，血压：140/90mmHg，纳可，夜间噩梦，二便调。中医体征：舌质瘀红、苔薄黄，脉沉滑。辨证：阳热炽盛，瘀血阻络。方用四妙勇安汤加减：金银花 30g，玄参 30g，赤芍 20g，牡丹皮 21g，蒲公英 30g，桑枝 30g，络石藤 15g，白花蛇舌草 30g，防己 12g，黄芩 12g。6 剂，水煎服，日 1 剂。2008 年 7 月 11 日二诊，发作次数及程度较前减轻，梦多，纳可，二便调，舌质淡暗、苔薄白，脉沉滑。在上方基础上加郁金 20g、茵陈 12g、白头翁 30g。6 剂，水煎服，日 1 剂。2008 年 7 月 22 日三诊。症状进一步减轻，经期头痛，双腿自觉有蚁行感，夜间重，纳眠可，二便调，舌质淡暗、苔薄白，脉沉滑。在上方基础上加用丝瓜络 21g、败酱草 18g。6 剂，水煎服，每日 1 剂，症状缓解。随访 4 个月，病情无复发。

慢性足底溃疡是由于闭塞性动脉硬化并溃疡、血栓闭塞性脉管炎、糖尿病、麻风病足底溃疡等引起的长时间伤口难以愈合的疾病。许德坚等人在 2006 年 1 月～2008 年 12 月期间，采用内服四妙勇安汤加减，红萝卜加马齿苋煎液外洗，外敷呋喃西林纱布，收到满意治疗效果。共收治患者 36 例，男 27 例，占 75.0%；女 9 例，占 25.0%；年龄 25～80 岁。糖尿病足底溃疡 6 例，占 16.6%；血栓闭塞性脉管炎足底溃疡 18 例，占 50.0%；闭塞性动脉硬化足底溃疡 5 例，占 13.9%；麻风病足底溃疡 7 例，占 19.4%。溃疡在足跟 9 例，占 25.0%；足趾 8 例，占 22.2%；足掌背 5 例，占 13.9%；足底 9 例，占 25.0%；小腿 5 例，占 13.9%。病程：糖尿病足 1～4 个月；血栓闭塞性脉管炎 1 个月～10 年；闭塞性动脉硬化并溃疡 20 天～6 个月；麻风病足 3 个月～45 年。溃疡面积：最小 1cm×1cm，最大 5cm×5cm。采用四妙勇安汤加减：当归、玄参、金银花各 30g，川芎 15g，蜈蚣 4 条（研冲），黄芪 40g，丹参 18g，甘草 10g。血瘀热毒重加金银花 90g、玄参 60g；脾肾虚寒减金银花、玄参加黑附子 25g、白术 25g、熟地黄 30g。每周 3 剂（隔日），水煎，分 2 次服。局部溃疡采用鲜红萝卜 30g、马齿苋 100g，水煎，浸泡外洗患处，外敷呋喃西林纱布保护伤口。1 个月为 1 个疗程。疗效标准：①治愈：患肢疼痛消失，皮色、肤温恢复正常，疮口愈合，步履活动自如，或趺阳脉可触及；②好转：疼痛基本消失，但步履活动不能持久，疮口范围缩小；③无效：疼痛不能控制，溃疡无愈合或继续向近心端发展。结果：治愈 27 例，占 75.0%；好转 6 例，占 16.7%；无效 3 例，占 8.3%。

SAPHO 综合征是滑膜炎、痤疮、脓疱病、骨肥厚和骨炎的简称，是主要累及皮肤、骨和关节的一种慢性疾病，发病率较低，临床较为少见。韩淑花等人运用四妙勇安汤合自拟解痉舒督汤加味治疗 SAPHO 患者 1 例。患者，男，31 岁。主因“四肢散在脓疱 4 年，腰背部疼痛 2 年，加重 1 月”入院，由门诊以 SAPHO 综合征于 2014 年 9 月 29 日收入院。患者 2010 年无明显诱因出现双手及双脚掌脓疱疹，瘙痒，就诊后具体检查不详，诊断为“连续性指肢端皮炎、掌跖脓疱病”，予白芍总苷胶囊、复方甘草酸苷片、维生素 A 胶丸口服，自觉效果不明显，仍间断掌跖脓疱发作。2012 年 2 月自诉左胸锁关节处局限性隆起，未予重视。5 月份摔伤后出现右髋关节处疼痛，就诊于北医三院，人类白细胞抗原（HLA－B27）（－），类风湿因子（RF）（－），红细胞沉降率（ESR）18mm/h，诊断为“右侧骶髂关节炎”，予双氯芬酸钠缓释片抗炎止痛，仍有关节疼痛发作，逐渐累及双髋关节、颈项部、双肩关节，伴有夜间翻身困难，疼痛严重时可向双下肢放射，11 月份北医三院诊断为“强直性脊柱炎”，予：柳氮磺吡啶肠溶片 1.0g，2 次/天；扶他林 25mg，2 次/天；沙利度胺片 50mg，3 次/天。规律服用上述药物，曾换用美洛昔康、双氯芬酸钠缓释片等，自觉关节疼痛仍有间断发作，无明显规律性。2013 年 10 月份因关节疼痛加重于北医三院调整药物，停用柳氮磺吡啶肠溶片，加用来氟米特 20mg（3 次/天），仍间断有腰背部疼痛。2013 年 12 月北医三院予益赛普 25mg（3 次/周）皮下注射，同时加用异烟肼、利福平片，停用所有口服药物，关节疼痛较前好转，逐渐将益赛普用量减至 15 天/次，每次 25mg。2014 年 3 月因关节疼痛加重、双手皮疹水疱，加用来氟米特 20mg（3 次/天）；5 月因自觉疗效欠佳及经济因素，停用益赛普，改用强克 25mg（3 次/周）联合来氟米特及洛索洛芬治疗。近 1 个月患者诉右髋关节、后背颈项部及肩部疼痛加重，应用上述药物后改善不明显，于 9 月 17 日就诊，考虑诊断“SAPHO 综合征”。入院症见：右髋关节处疼痛，颈肩部疼痛，胸锁关节处可见略有肿大，压痛，夜间翻身困难，晨僵，双手及脚掌部散在脓疱，瘙痒，自诉咳嗽时胸痛，偶有胸闷憋气，无口腔溃疡，无眼炎，无雷诺现象，无发热，纳眠可，小便调，大便不成形，日 1 次。查体见：双手心及双脚掌散在脓疱疹。胸锁关节略有膨大，右侧压痛（+），右侧 4 字试验（+），左侧 4 字试验（－），腰椎活动度正常。舌暗红、苔黄腻，脉弦。骶髂关节 CT：右侧骶髂关节改变－血清阴性脊柱关节病。螺旋 CT 骶髂关节平扫：双侧骶髂关节尚对称，髂骨面骨质硬化，双侧关节面下多发虫噬状骨质破坏，右侧为著，关节间隙变窄。诊断：双侧骶髂关节改变符合 SAPHO 综合征。胸锁关节 CT 平扫加重建：双侧胸锁关节炎改变，符合 SAPHO 综合征。红细胞沉降率：3mm/h；高敏 C－反应蛋白（HSCRP）7.70mg/L。中医诊断：痹证。辨证：湿热内蕴，瘀血阻络。西医诊断：SAPHO 综合征。考虑患者胸肋关节及右侧骶髂关节破坏明显，建议继续服用来氟米特 20mg（3 次/天）抑制免疫，洛索洛芬钠片 60mg（3 次/天）抗炎止痛，考虑经济因素，停用生物制剂强克，加用鹿瓜多肽 24mg 经典调节骨代谢。方选四妙勇安汤合自拟解痉舒督汤加味：金银花 10g，玄参 20g，当归 20g，生甘草 10g，萆薢 20g，豨莶草 30g，百合 30g，石韦 20g，赤芍 15g，葛根 30g，白芍 20g，川牛膝 15g，山慈菇 6g，生黄芪 20g，生薏苡仁 30g。7 剂，每日 1 剂，分早晚 2 次服用，共 7 天。2014 年 10 月 7 日二诊，关节疼痛较前改善，夜间翻身困难减轻，仍有双手及脚掌部散在脓疱反复，考虑湿热内蕴较重，上方去石韦、百合加土茯苓、地肤子、生地黄，7 剂。2014 年 10 月 14 日三诊，关节疼痛明显改善，偶有腰部晨僵，夜间翻身困难基本消失，双手及脚掌部散在脓疱结痂，效果明显，带药出院。目前患者仍定期随诊，口服汤剂，病情始终平稳，红细胞沉降率、C－反应蛋白等炎症指标均在正常范围，远期疗效有待于进一步观察。

陈亚勇等人运用四妙勇安汤加减治疗原发性血小板增多症，收效良好。在2015年8月～2017年10月期间，共收治患者60例，随机分为研究组和对照组，每组各30例。研究组：男15例，女15例；年龄45～72岁，平均（57.03±6.12）岁；平均病程（18.35±5.27）个月。对照组：男15例，女15例；年龄44～73岁，平均（56.18±5.82）岁；平均病程（18.92±5.59）个月。对照组每日口服羟基脲片15mg/kg，持续2周。研究组在对照组基础上服用四妙勇安汤加减：当归15g，金银花30g，玄参30g，甘草10g。血热加生地黄30g、牡丹皮10g、赤芍15g、水牛角30g；血瘀加乳香10g、没药10g；气虚加党参30g、白术15g、黄芪30g；湿热加黄柏15g、苍术10g、薏苡仁15g、川牛膝15g。1剂/日，先武火煮沸，后文火煎煮约30分钟，浓缩药液至约350ml，每日早晚各温服1次，持续2周。疗效标准：①无效：症状无变化，甚至可能加重，证候积分降低小于30%；②有效：异常体征明显减轻，证候积分降低超过30%；③显效：无异常症状，情绪、饮食均正常，证候积分减少超过70%。结果：两组患者临床症状均有一定程度改善，治疗后研究组血小板计数（416.05±55.40）×10⁹/L显著低于对照组的（524.61±73.84）×10⁹/L，总有效率（86.7%）显著高于对照组（60.0%），具有统计学差异（$P<0.05$）。

刁述言运用四妙勇安汤治愈高脂血症1例。患者，女，59岁，1999年4月5日诊。患高血压、颈椎病10余年。近2月来头痛，眩晕，肢麻，登高俯视或过桥时视水波荡漾则眩晕欲仆，面红，口干，便结，舌暗红有瘀斑、苔薄，脉弦细微数。全血比黏度、血浆比黏度增高，全血还原比黏度、红细胞比容略偏高。辨证：水不涵木，肝阳上僭，瘀热内阻。方药：金银花、玄参各20g，当归、白芍、川芎、地龙、钩藤（后下）各10g，珍珠母（先煎）30g，生甘草5g。药进7剂，诉头痛、眩晕渐缓，口干已除，大便通畅。效不更方，续服1月后，除略感眩晕外，余症悉平。前方去川芎，继服半月。复查血流变，各项指标均基本正常。遂用四妙勇安汤煎汤代茶以善后。随访1年，血黏度正常。

李秀金运用四妙勇安汤治愈痿证1例。患者，女，41岁，1983年8月27日初诊。双下肢痿废不用1天入院。自述3天前劳动后用凉水洗足，夜间纳凉时未盖被子，第二天下地干活又被露水浸渍，下午3时即感双下肢麻木、无力，随即跌倒，上肢亦有麻木、无力感。无恶心、呕吐及腹泻，食欲尚可，头稍胀疼，舌淡苔薄白，脉缓。证属湿热浸淫经络，治宜解毒利湿通络。方用四妙勇安汤合三妙散加味：金银花15g，当归9g，玄参12g，甘草6g，黄柏15g，苍术9g，牛膝6g，木通12g，鸡血藤15g，赤芍9g。水煎服，日1剂。服上方20剂告愈。

余银璋运用四妙勇安汤治愈更年期浮肿1例。患者，女，50岁，2003年7月8日初诊。月经紊乱，数月1行，量少欠畅，下肢浮肿、沉重且有静脉曲张，踝关节红肿作痛，行走困难，稍走路则加重。形胖，时有眩晕，胸憋，心悸，气短。有时烦急出汗及肠鸣、腹泻，生活不能自理，脉沉细弦，舌质略暗、边有齿痕、苔薄黄。辨证：冲任失调，气血不和，湿热痹阻，经脉不利，心阳不振，痰饮内阻。方用四妙勇安汤合当归芍药散、黄芪防己汤加减：金银花18g，玄参15g，当归10g，生黄芪15g，汉防己10g，苍术、白术各10g，土茯苓12g，川芎8g，泽泻30g，益母草12g，桂枝10g，全蝎4g，甘草10g。7剂，水煎服。服药1周，诸症减轻。续服1周，下肢浮肿明显减轻，踝关节肿痛消失，行走活动自如，精神日见好转，心悸气短、胸痛偶发而轻。再诊，续服原方10剂，服后康复，能下地劳动。

参考文献

[1] 安洪泽．范新发从湿、热、郁论治胸痹临床举隅［J］．河北中医，2009，31（12）：1766-1767.

[2] 安虎，刘婷．加味四妙勇安汤治疗慢性皮肤溃疡46例疗效观察［J］．中国社区医师·医学专业，2011，13（17）：168.

[3] 包小燕，李人立．四妙勇安汤合四藤一仙汤内服外敷辅助治疗糖尿病足疗效及对炎性细胞因子、晚期糖基化终末产物的影响［J］．现代中西医结合杂志，2017，26（25）：2776-2778.

[4] 包晓明．四妙勇安汤加味治疗下肢静脉溃疡20例［J］．中国民间疗法，2014，22（8）：55.

[5] 蔡晖，宋力伟．甘草泻心合四妙勇安汤加减治疗口腔黏膜下纤维化临床观察［J］．中华中医药学刊，2016，34（6）：1486-1488.

[6] 蔡丽慧．变应性血管炎治验［J］．山西中医，1997，（1）：54.

[7] 蔡祖斌．四妙勇安汤新用［J］．新中医，1998，（11）：54.

[8] 曹建恒．四妙勇安汤加味临床治验［J］．河南中医，1995，15（4）：245-246.

[9] 曹倩．中西医结合治疗结节性红斑80例临床观察［J］．天津中医学院学报，2003，22（3）：29.

[10] 曹是褒，曹四豪．四妙勇安汤治疗臁疮［J］．四川中医，1986，（6）：46.

[11] 曹莹，郑刚．当归四逆汤合四妙勇安汤治疗下肢血栓闭塞性脉管炎1例［J］．心血管外科杂志（电子版），2018，7（1）：48-49.

[12] 曾海菊．薛佰寿应用四妙勇安汤治验4则［J］．甘肃中医，2008，21（5）：8.

[13] 曾明葵，李建超．加味四妙勇安汤治疗视网膜静脉周围炎临床观察［J］．湖南中医学院学报，2004，24（4）：44-45.

[14] 曾勇辉，曾琨．张经生临床治疗杂病举隅［J］．辽宁中医药大学学报，2011，13（2）：142-143.

[15] 陈爱仁．加味四妙勇安汤治愈骼静脉炎两例［J］．新中医，1973，（5）：33.

[16] 陈斌．“脱疽”治验隅得［J］．贵州医药，1995，19（1）：57-58.

[17] 陈大舜．古方今用验案存真（四）［J］．湖南中医药大学学报，2010，30（9）：130-131.

[18] 陈大舜．内治法治疗皮外科病案例分析［J］．湖南中医杂志，2011，27（2）：35-36.

[19] 陈东亮，杨克雅．加味四妙勇安汤治疗荨麻疹性血管炎临床观察［J］．中国中西医结合皮肤性病学杂志，2012，11（4）：246.

[20] 陈国防．加味四妙勇安汤治疗高粘脂血症 268 例体会［J］．内蒙古中医药，2011，（8）：58.

[21] 陈国勤，周聪和，周兰．加味四妙勇安汤治疗带状疱疹后遗神经痛 36 例临床观察［J］．中国中西医结合皮肤性病学杂志，2010，9（3）：176-177.

[22] 陈帧霞，姚春雷．兰宏江用四妙勇安汤治疗宫颈上皮内瘤变 34 例［J］．辽宁中医药大学学报，2011，13（7）：39-40.

[23] 陈秋萍．毛冬青合四妙勇安汤治愈动脉硬化性栓塞 1 例［J］．中国民间疗法，1999，（1）：14-15.

[24] 陈文阁，李丽，侯立强．四妙勇安汤加减治疗下肢动脉硬化闭塞症坏疽 58 例临床观察［J］．中医药学报，2014，42（4）：168-169.

[25] 陈秀红．运用四妙勇安汤经验拾偶［J］．中国中医基础医学杂志，2006，12（6）：476.

[26] 陈旭梅，安洪泽．范新发运用四妙勇安汤验案举隅［J］．河北中医，2011，33（3）：334-335.

[27] 陈亚勇，于天启．四妙勇安汤加减治疗原发性血小板增多症的临床观察[J]．中医临床研究，2018，10（32）：107-108.

[28] 陈易．四妙勇安汤合阳和汤治疗糖尿病足临床研究［J］．陕西中医，2012，33（8）：985-987.

[29] 陈振益．病毒性心肌炎治验［J］．四川中医，1990，（5）：25.

[30] 褚连军．四妙勇安汤治疗冠状动脉粥样硬化性心脏病临床观察［J］．亚太传统医药，2010，6（11）：67-68.

[31] 丛铁民，王道和，付君．四妙勇安汤治疗小腿骨折后期肿胀初探［J］．中医药学报，1992，（5）：31.

[32] 崔乾青．加味四妙勇安汤联合马来酸桂哌齐特注射液治疗糖尿病足 35 例的临床效果［J］．临床医学研究与实践，2018，（25）：120-121.

[33] 邓秀莲，孙彩霞．四妙勇安汤化裁治疗下肢深静脉血栓形成 1 例分析［J］．中国误诊学杂志，2010，10（25）：6144.

[34] 刁述言．四妙勇安汤临证举隅［J］．实用中医内科杂志，2000，14（4）：15.

[35] 丁琴，王耀光，黄文政．黄文政医案 3 则［J］．上海中医药杂志，2011，45（11）：25-26.

[36] 丁青梅，裴瑞霞．裴瑞霞治疗糖尿病周围神经病变验案三则［J］．黑龙江中医药，2013，（5）：47.

[37] 丁毅，吕培文．四妙勇安汤加味治疗糖尿病足感染期的临床观察［J］．北京中医，2001，（3）：30-31.

[38] 董志国，张殷建．邹菊生教授治疗前葡萄膜炎临床思路与经验［J］．四川中医，2011，49（4）：13-14.

[39] 董志国，王大虎，刘新泉，等．四妙勇安汤加减在眼科疾病中的应用探讨［J］．中国中医眼科杂志，2018，28（5）：323-326.

[40] 杜景辰，孟昕，秦巍，等．凯时联合四妙勇安汤加减治疗糖尿病足的临床观察［J］．中医药学报，2011，39（3）：55-57.

[41] 杜升阳．口服四妙勇安汤与局部臭氧注射治疗类风湿炎关节疼痛的疗效研究［J］．中西医结合心血管病杂志，2018，6（14）：132-133.

[42] 樊艳艳．中西医结合治疗糖尿病足疗效分析［J］．实用中医药杂志，2017，33（5）：546-547.

[43] 范东明，马晓国，苏春桃，等．四妙勇安汤加味治疗妇产科术后静脉血栓形成 8 例观察［J］．中医药学报，2000，（2）：28-29.

[44] 范华云，肖经芮，陈伟炳，等．龙珠软膏联合加味四妙勇安汤及五水头孢唑林钠治疗丹毒临床观察[J]．陕西中医，2015，36（8）：1020-1021.

[45] 范利锋，张永红，薛俊珍．云克联合四妙勇安汤治疗类风湿关节炎临床研究［J］．长春中医药大学学报，2011，27（4）：531-533.

[46] 范利锋，翁庚民．从“湿热瘀毒证”论治下肢动脉硬化闭塞症急性发作期的临床研究［J］．现代中西医结合杂志，2015，24（13）：1404-1406.

[47] 房定亚，刘云峰．四妙勇安汤治疗类风湿关节炎[J]．中医函授通讯，1984，（3）：134-135.

[48] 冯甘雨，杨晓龙．四妙勇安汤加减配合肝素钠乳膏治疗下肢血栓性浅静脉炎 94 例临床观察［J］．中国医药指南，2016，14（13）：193.

[49] 冯蕾，李兴波．六味地黄四妙勇安汤治疗 DPN 的临床观察［J］．西南国防医药，2017，27（4）：340-342.

[50] 冯天元，王韫珠．“四妙勇安汤”为主治疗系统性红斑狼疮性肾炎 4 例体会［J］．中西医结合临床杂志，1992，2（2）：45-46.

[51] 傅天啸，朱星瑜，沈健，等．四妙勇安汤联合西药治疗下肢深静脉血栓 36 例临床观察［J］．浙江中医药大学学报，2014，38（3）：294-297.

[52] 高晨，汪天宇，朱磊，等．高祥福运用四妙勇安汤治疗过敏性紫癜经验［J］．浙江中医药大学学报，2018，42（7）：536-538，543.

[53] 高青．四妙勇安汤治疗视网膜静脉阻塞 32 例［J］．浙

江中医杂志，1996，(5)：454.
[54] 高尚璞，蒋俊青，关杨．四妙勇安汤类方在皮肤科的应用举隅[J]. 中国中西医结合皮肤性病学杂志，2004，3 (2)：98-99.
[55] 高维军，刘秀珍．中西医结合治疗血栓闭塞性脉管炎 36 例临床观察 [J]．中国民族民间医药，2010，(8)：126.
[56] 高武长，邢海燕．中西医结合治疗术后并发下肢深静脉血栓形成 [J]．实用中西医结合临床，2006，6 (2)：49-50.
[57] 高妍，李立彬，贾兴泽．四妙勇安汤配合西药治疗 2 型糖尿病并合痛风 56 例 [J]．陕西中医，2014，35 (6)：689-690.
[58] 高永富．房定亚教授治疗类风湿性关节炎经验[J]. 河南中医，2003，23 (12)：18.
[59] 高嬰.中西医结合治疗糖尿病多发性周围神经病变 34 例临床观察 [J]．江苏中医药，2004，25 (6)：25-26.
[60] 高志银．大剂四妙勇安汤治血栓性静脉炎 [J]．四川中医，1992，(9)：37.
[61] 耿学纯，张艳华．四妙勇安汤临证应用琐谈 [J]．中医函授通讯，1994，(4)：27.
[62] 龚景林．四妙勇安汤治疗丹毒 31 例小结 [J]．黑龙江中医药，1986，(4)：41.
[63] 龚伟．中西医结合治疗术后下肢深静脉血栓 30 例临床观察 [J]．江苏中医药，2007，39 (11)：41-42.
[64] 龚蔚．四妙勇安汤加减治疗乳腺癌术后上肢水肿验案举隅 [J]．南京中医药大学学报，2006，22 (4)：257-258.
[65] 苟雪琼．四妙勇安汤、黄芪注射液、湿润烧伤膏联合西药治疗糖尿病坏疽随机平行对照研究 [J]．实用中医内科杂志，2015，29 (12)：127-129.
[66] 关力．四妙勇安汤内服外用对下肢动脉硬化闭塞症疗效及作用机制分析 [J]．辽宁中医药大学学报，2018，20 (1)：82-85.
[67] 郭海军，张爱平，闫丽娅，等．四妙勇安汤加味治疗外科术后深静脉血栓形成疗效观察 [J]．现代中西医结合杂志，2016，25 (21)：2326-2328.
[68] 韩臣子．四妙勇安汤加味治疗血栓闭塞性脉管炎 71 例疗效总结 [J]．北京中医杂志，1990，(1)：3-4.
[69] 韩淑花，杜丽妍，周彩云，等．中西医结合治疗小叶性脂膜炎 1 例 [J]．世界中西医结合杂志，2017，12 (9)：1314-1315.
[70] 韩淑花，周彩云．SAPHO 综合征一例临床评析[J]. 世界中西医结合杂志，2015，10 (4)：557-559.
[71] 韩淑花，周彩云，杜丽妍．房定亚教授治疗白塞病合并葡萄膜炎经验浅释 [J]．风湿病与关节炎，2017，6 (2)：41-43.
[72] 何东初．四妙勇安汤加味内服外用治疗下肢血栓闭塞性脉管炎 62 例疗效观察 [J]．中国中医药信息杂志，2007，14 (5)：76.
[73] 何军．四妙勇安汤加减治愈下肢静脉血栓形成 4 例 [J]．河南中医，1986，(4)：14.
[74] 何利群．中药内服外敷治疗低毒感染指骨骨髓炎 15 例 [J]．浙江中医药大学学报，2011，35 (3)：352.
[75] 何世林，何涛．联合加味四妙勇安汤治疗出血性卒中并下肢静脉血栓形成的可行性分析 [J]．临床误诊误治，2010，23 (10)：911-913.
[76] 何霞.中西医结合治疗痛风性关节炎 54 例观察[J]. 实用中医药杂志，2008，24 (2)：102-103.
[77] 何夏秀，杨瑾，冯兴华．冯兴华运用四妙勇安汤治疗风湿病验案 4 则[J]. 中医杂志，2012，53(9)：735-737.
[78] 何学春. 四妙勇安汤合枳实薤白桂枝汤治疗冠心病临床疗效分析 [J]．亚太传统医药，2014，10 (14)：108-109.
[79] 和瑞欣．中药综合治疗糖尿病足临床研究 [J]．中医学报，2014，29 (8)：1129-1130.
[80] 贺双腾，蒋士生，何飞舟，等．四妙勇安汤加味治愈单纯疱疹病毒性脑炎后脑脓肿 1 例 [J]．湖南中医杂志，2002，18 (5)：41-42.
[81] 贺双腾，蒋士生，何飞舟．四妙勇安汤加味治愈脑脓肿病案 [J]．中医杂志，2001，42 (9)：552，565.
[82] 胡满香，李浩杰，李叶，等．中西医结合治疗截肢残端坏死合并血栓临床体会[J]. 中华中医药杂志，2014，29 (6)：1919-1921.
[83] 黄菊青，孙玉华．房定亚四妙勇安汤加减治疗急性类风湿性关节炎经验 [J]．中医药研究，1995，(1)：33.
[84] 黄丽，项敏泓，李青松，等．四妙勇安汤治疗宫颈癌术后下肢水肿临床经验[J]. 中国中医药现代远程教育，2018，16 (1)：84-86.
[85] 黄丽瑶．火针配合四妙勇安汤加黄芪治疗痤疮疗效观察 [J]．山东中医杂志，2015，34 (1)：34-35.
[86] 黄群，冷玉杰．四妙勇安汤治疗血管闭塞性脉管炎的临床中药学研究 [J]．中医药信息，2016，33 (5)：73-76.
[87] 黄向鸿．四妙勇安汤临证举隅 [J]．湖南中医杂志，1988，(6)：30-31.
[88] 黄箫娜，吴政龙．四妙勇安汤加味治疗乳腺癌术后上肢水肿 30 例[J]. 河南中医，2014，34(12)：2398-2399.
[89] 黄学锋，张秋玲．四妙勇安汤加味治疗糖尿病足临床疗效观察 [J]．中医药学报，2009，37 (5)：89-90.
[90] 黄学文．四妙勇安汤加味治愈股骨骨折合并股动静脉断裂术后继发症 [J]．实用医学杂志，1995，11 (5)：337.
[91] 惠慧．四妙勇安汤加味治疗气滞血瘀证稳定型心绞痛 30 例 [J]．海南医学，2012，23 (8)：44-46.
[92] 姬素梅．从热毒论治类风湿性关节炎 [J]．医药论坛杂志，2005，26 (9)：70.
[93] 贾艳花．中西医结合治疗血栓闭塞性脉管炎 100 例 [J]．河南中医，2014，34 (8)：1584-1585.
[94] 贾颖．四妙勇安汤加味治疗过敏性紫癜临证经验

[J]. 山西中医学院学报，2014，15（6）：43-44.
[95] 贾源瑶. 辨证治疗糖尿病足 20 例临床观察 [J]. 山西中医，2006，22（增刊）：20.
[96] 江汉荣. 四妙勇安汤加味治疗输液后静脉炎的临床体会 [J]. 青海医药杂志，2000，30（2）：59-60.
[97] 姜海英. 四妙勇安汤治疗脱疽证 3 例 [J]. 现代中西医结合杂志，2004，13（17）：2318.
[98] 姜鸿雁，杜志刚. 加味四妙勇安汤治疗脑梗死患者颈动脉粥样硬化斑块的临床研究 [J]. 临床荟萃，2008，23（15）：1120-1121.
[99] 姜杰瑜，李义. 四妙勇安汤加味治疗典型热毒型脱疽 80 例的临床体会 [J]. 光明中医，2008，23（2）：209.
[100] 姜杰瑜，赵剑飞，高超. 四妙勇安汤加味治疗典型热毒型脱疽 50 例 [J]. 中医药学报，2002，30（4）：52.
[101] 蒋蓉蓉. 四妙勇安汤临床应用举隅 [J]. 浙江中医杂志，2001，（6）：263-264.
[102] 蒋士生，韩育明，夏爱民，等. 四妙勇安汤加味治疗中风后癫痫 35 例临床观察 [J]. 湖南中医杂志，2016，32（2）：1-4.
[103] 蒋士生，贺双腾，韩育明，等. 四妙勇安汤加味治疗高血压脑出血的临床运用体会 [J]. 中国中医基础医学杂志，2011，17（4）：413-416，418.
[104] 蒋士生，贺双腾，韩育明，等. 四妙勇安汤加味对脑卒中患者复中的预防作用研究 [J]. 中国中医急症，2011，20（11）：1721-1723.
[105] 蒋熙，蒋恬，朱良春. 四妙勇安汤在风湿类疾病中的应用 [J]. 河南中医，2008，28（12）：82-83.
[106] 蒋熙. 四妙勇安汤加味治疗风湿类疾病举隅 [J]. 江苏中医，1999，20（2）：19-20.
[107] 蒋志斌，郭建波. 四妙勇安汤加味治疗脱疽 11 例 [J]. 吉林中医药，2007，27（6）：37.
[108] 焦源. 加味四妙勇安汤治愈血栓性静脉炎 10 例 [J]. 广西中医药，1985，（3）：45.
[109] 金淳民. 四妙勇安汤治疗臁疮 35 例 [J]. 江苏中医，1999，20（4）：26.
[110] 金学仁，袁淮平. 加味四妙勇安汤治疗红斑性肢痛病两例 [J]. 蚌埠医学院学报，1992，17（3）：171.
[111] 考希良. 白塞病中西医结合治验 1 例 [J]. 中医药通报，2009，8（6）：49-50.
[112] 柯长学. 四妙勇安汤临证一得 [J]. 吉林中医药，1986，（4）：19.
[113] 柯良骏，吕小萍. 中西医结合治疗急性痛风性关节炎 36 例临床研究 [J]. 江苏中医药，2013，45（10）：31-32.
[114] 匡晓红. 中西医结合治疗 2 型糖尿病足 24 例 [J]. 江苏中医药，2007，39（3）：65.
[115] 兰金耀，项华明，戴朝波. 四妙勇安汤合补阳还五汤加减治疗下肢慢性静脉功能不全 54 例 [J]. 浙江中医杂志，2018，53（7）：504.
[116] 黎敏姬，潘卓文，张绍芬. 四妙勇安汤加减对糖尿病足的临床疗效观察 [J]. 内蒙古中医药，2016，（5）：10.
[117] 李斌. 四妙勇安汤临证浅析 [J]. 新疆中医药，2012，30（1）：86-88.
[118] 李炳财. 加味四妙勇安汤对糖尿病足下肢溃疡治疗的应用效果 [J]. 双足与保健，2017，（14）：76-77.
[119] 李丰收，叶新潮. 加味四妙勇安汤合西医治疗糖尿病足部溃疡 30 例临床观察 [J]. 四川中医，2013，31（7）：111-112.
[120] 李刚，王薇. 加味四妙勇安汤治疗Ⅲ期一级动脉硬化性闭塞症 41 例 [J]. 山东中医药大学学报，1999，23（2）：121-122.
[121] 李刚，王薇. 中西医结合治疗糖尿病性肢端坏疽 42 例 [J]. 山东中医杂志，2001，20（1）：29.
[122] 李刚，吴连峰，王薇. 中西医结合治疗重症糖尿病足临床观察 [J]. 中国中医急症，2009，18（7）：1070-1071.
[123] 李浩明，杨艳玲. 四妙勇安汤加味治疗强直性脊椎炎 [J]. 湖北中医杂志，2000，22（4）：22.
[124] 李红刚. 四妙勇安汤化裁治疗玻璃体积血临床体会 [J]. 长春中医药大学学报，2007，23（5）：75.
[125] 李红刚. 四妙勇安汤临床运用举隅 [J]. 中国民间疗法，2011，19（8）：40-41.
[126] 李怀民. 通过 2 则病案谈基层医院类风湿关节炎诊治体会 [J]. 风湿病与关节炎，2016，5（7）：57.
[127] 李建萍. 中医药治疗红斑性肢痛症的体会 [J]. 江苏中医，1988，（11）：12-13.
[128] 李娟，杨柱，陈杰，等. 国医大师刘尚义巧用四妙勇安汤加减临证经验 [J]. 山东中医杂志，2018，37（9）：775-777.
[129] 李军辉. 加味四妙勇安汤联合通心络胶囊对非 ST 段抬高急性冠脉综合征血清炎症因子的影响及临床疗效观察[J]. 中医药临床杂志，2018，30（2）：294-296.
[130] 李立仲，张少辉，杜建清，等. 中西医结合治疗下肢丹毒 100 例 [J]. 中国医药科学，2011，1（18）：71，75.
[131] 李青松，黎红梅，杨军. 四妙勇安汤加味联合龙珠软膏治疗结节性红斑疗效观察 [J]. 华中医学杂志，2006，30（4）：338.
[132] 李庆申. 四妙勇安汤联合西药治疗下肢静脉血栓的临床疗效观察 [J]. 中国现代药物应用，2014，8（20）：133.
[133] 李秋梅. 四妙勇安汤加减治疗灼热足综合症 90 例 [J]. 河南中医学院学报，2008，23（6）：16.
[134] 李瑞云，黄道金. 活血祛瘀法临床应用琐谈 [J]. 海南卫生，1987，（1）：38-39.
[135] 李生梧，房定亚. 加味四妙勇安汤治疗类风湿关节

炎 53 例 [J]. 陕西中医，2000，21（11）：492-493.
[136] 李晓新，石文远. 加味四妙勇安汤治疗蝮蛇咬伤及对患者血清 CK、CK-MB、LDH 及 CRP 的影响[J]. 陕西中医，2014，35（11）：1351-1352.
[137] 李秀芳，刘伟. 四妙勇安汤加味皮科应用体会[J]. 黑龙江中医药，1997，(2)：41-42.
[138] 李秀金. 四妙勇安汤新用[J]. 山东中医杂志，1992，11（3）：19.
[139] 李雅婧，李映辰，黄淼鑫，等. 李鑫辉教授治疗冠心病经验 [J]. 中国中医急症，2015，24（11）：1954-1955.
[140] 李亚慧，刘珊，周彩云. 周彩云教授运用四妙勇安汤治疗风湿病验案举隅[J]. 风湿病与关节炎，2017，6（3）：41-43.
[141] 李艳梅. 高上林异病同治举隅 [J]. 安徽中医临床杂志，1999，11（1）：31.
[142] 李艳艳，闫永彬. 四妙勇安加皂角刺汤治疗烂乳蛾（热毒炽盛型）探析 [J]. 新中医，2014，46（12）：242-243.
[143] 李亦聪，孙惠华，钟启腾. 中西医结合治疗热毒血瘀型糖尿病足 20 例疗效观察 [J]. 中医临床研究，2012，4（1）：81-82.
[144] 李亦芳，李宁. 四妙勇安汤加味治疗脉管炎 71 例 [J]. 河南中医，2005，25（10）：25.
[145] 李轶群，李亦聪，钟启腾. 中西医结合治疗糖尿病并发急性蜂窝组织炎 24 例[J]. 中国医药导报，2012，9（3）：94-95.
[146] 李永清，程金岭. 中药治疗血栓闭塞性脉管炎 55 例临床观察 [J]. 河北中医，1987，(3)：4-5.
[147] 李雨，黄瑞音，钟巍，等. 四妙勇安汤合抵当汤加减治疗老年无痛性急性非 ST 段抬高型心肌梗死临床研究 [J]. 河北中医，2019，41（1）：31-35.
[148] 李玉玲，刘明，王彬. 四妙勇安汤加味治疗血栓性浅静脉炎 82 例 [J]. 山东中医杂志，2016，35（3）：226-228.
[149] 李月娥，曾立清，王丽春. 四妙勇安汤治疗化疗性静脉炎临床观察 [J]. 中医临床研究，2011，3（24）：21-22.
[150] 李泽南. 热痹治验 [J]. 江西中医药，1995，(增刊)：76.
[151] 李贞，刘宝林，韩芳. 四妙勇安汤治疗血栓闭塞性脉管炎 92 例疗效总结 [J]. 山西医学院学报，1995，26（1）：66-67.
[152] 梁大荣. 四妙勇安汤加减内服外用治疗早期糖尿病足 42 例 [J]. 中医药导报，2013，19（1）：109.
[153] 梁俊芳. 中西医结合治疗葡萄膜大脑炎 32 例[J]. 上海中医药杂志，2001，(4)：32-33.
[154] 梁月俭. 中西医结合治疗结节性多动脉炎 3 例[J]. 吉林中医药，1999，(2)：38.
[155] 廖荣德，陈远平. 四妙勇安汤治疗不稳定性心绞痛 24 例疗效观察 [J]. 云南中医中药杂志，2009，30（11）：42.
[156] 林光武，陈雁冰. 四妙勇安汤加味之临床应用[J]. 江苏中医，1991，(4)：32-34.
[157] 林海燕，于佳宁，滕佳林. 四妙勇安汤加味配合西药治疗糖尿病坏疽 38 例 [J]. 陕西中医，2010，31（8）：974-975.
[158] 刘丙欣，刘秋霞，王铁民，等. 中西医结合治疗糖尿病足 36 例 [J]. 山东中医杂志，2013，32（5）：338.
[159] 刘得华. 四妙勇安汤新用 [J]. 新中医，2000，(6)：51.
[160] 刘芳，王耀光，黄文政. 黄文政教授临床杂病验案 2 则 [J]. 吉林中医药，2012，32（4）：345-347.
[161] 刘海涛. 加味四妙勇安汤治疗冠心病 60 例疗效观察 [J]. 甘肃中医，2005，18（7）：14-15.
[162] 刘洪普. 中西医结合治疗血栓闭塞性脉管炎严重坏疽 3 例报告 [J]. 医学研究通讯，1992，21（1）：9-11.
[163] 刘辉，郑学梅. 糖尿病足辨证治疗体会 [J]. 四川中医，2003，21（1）：22-23.
[164] 刘辉. 桃红四物汤合四妙勇安汤治疗糖尿病足（脉络瘀热证）68 例[J]. 中医临床研究，2015，7（10）：108-110.
[165] 刘惠洁. 四妙勇安汤加味治疗血栓闭塞性脉管炎 98 例 [J]. 光明中医，2010，25（6）：1001-1002.
[166] 刘佳，李中宇. 李中宇教授运用四妙勇安汤加减治疗亚急性皮肤型红斑狼疮临床观察 [J]. 辽宁中医药大学学报，2018，20（4）：124-127.
[167] 刘佳莅. 加味四妙勇安汤治疗糖尿病足临床疗效观察 [J]. 辽宁中医药大学学报，2014，16（10）：176-178.
[168] 刘洁萍. 四妙勇安汤加味联合甲氨喋呤治疗类风湿性关节炎 35 例 [J]. 湖南中医杂志，2005，21（2）：67-68.
[169] 刘乐，寇秋爱. 寇秋爱治疗风湿病验案 3 例 [J]. 陕西中医，2012，33（7）：915-916.
[170] 刘明，程志新，侯玉芬. 中西医结合治疗迁延期下肢深静脉血栓形成 72 例临床观察 [J]. 北京中医，2006，25（2）：70-72.
[171] 刘三元. 抵当汤合四妙勇安汤对髋关节周围骨折患者下肢深静脉血栓的预防作用分析 [J]. 光明中医，2018，33（24）：3678-3680.
[172] 刘世明，丁素先，梁健，等. 中西医结合治疗白塞氏病 158 例报告 [J]. 医学研究通讯，1987，16（11）：337-338.
[173] 刘素哲. 四妙勇安汤加减治疗类风湿性关节炎 36 例 [J]. 新乡医学院学报，2003，20（5）：369-370.

[174] 刘小刚，崔箭，李桂静. 四妙勇安汤临床妙用[J]. 陕西中医，2004，25（11）：1037.

[175] 刘欣，李帅军. 血栓闭塞性脉管炎的中药治疗[J]. 医学信息手术学分册，2006，19（1）：80.

[176] 刘兴明，王寿海. 加味四妙勇安汤治疗心房颤动 40 例 [J]. 陕西中医，2007，28（10）：1286-1287.

[177] 刘艳玲，李大勇. 加味四妙勇安汤治疗腹主动脉瘤 [J]. 现代中西医结合杂志，2007，16（5）：627.

[178] 刘永国. 四妙勇安汤加减治疗脑卒中恢复期下肢深静脉血栓形成的效果观察[J]. 内蒙古中医药，2017，（10）：48-49.

[179] 刘永建，陈华. 四妙勇安汤治疗血管闭塞性脉管炎的疗效观察 [J]. 临床合理用药，2018，11（7A）：99-100.

[180] 刘志信，马文奇. 五味消毒饮合四妙勇安汤治疗血栓性静脉炎 43 例 [J]. 中国社区医师·医学专业，2011，（19）：181.

[181] 刘宗明. 加味四妙勇安汤治疗急黄 10 例报告[J]. 甘肃中医，1990，（3）：33.

[182] 刘遵志. 加味四妙勇安汤治疗脑梗死伴颈动脉粥样硬化斑块临床研究 [J]. 亚太传统医药，2018，14（7）：196-198.

[183] 柳玉亭. 中西医结合治疗闭塞性动脉硬化 69 例报告 [J]. 医学研究通讯，1992，21（1）：7-9.

[184] 卢巧英，潘虹，汤玮亮，等. 四妙勇安汤加味治疗 2 型糖尿病颈动脉粥样硬化斑块 30 例观察 [J]. 浙江中医杂志，2016，51（7）：500-501.

[185] 卢伟，沈政洁，程海波. 四妙勇安汤加减在恶性肿瘤中的应用举隅 [J]. 中华中医药杂志，2017，32（4）：1601-1603.

[186] 陆萍. 邹菊生和营清热养阴活血法治疗糖尿病视网膜病变经验[J]. 中国中医眼科杂志，2007，17（6）：322-323.

[187] 陆萍. 邹菊生运用和营清热法治疗葡萄膜炎的经验 [J]. 上海中医药杂志，2005，39（6）：30-31.

[188] 陆汝. 急性发热治验举隅 [J]. 贵阳中医学院学报，2006，28（6）：36-37.

[189] 路英，王文耀. 二四汤加味在下肢疮疡性疾病中的应用 [J]. 中医临床研究，2016，8（1）：122，124.

[190] 罗丽，胡家才，杨智杰. 加味四妙勇安汤治疗肢体动脉硬化闭塞症急性期疗效观察 [J]. 现代中西医结合杂志，2013，22（7）：697-699.

[191] 罗显荣. 气性坏疽治验 [J]. 四川中医，1986，（6）：44.

[192] 吕秀群，刘得华. 加味四妙勇安汤联合马来酸桂哌齐特注射液治疗糖尿病足 31 例临床观察 [J]. 河北中医，2013，35（5）：704-706.

[193] 马芳，周彩云，韩淑花. 房定亚清络散血法治疗自身免疫性血管炎经验 [J]. 北京中医药，2017，36（5）：432-435.

[194] 马建波. 抵当汤合四妙勇安汤治疗下肢深静脉血栓形成 19 例 [J]. 北京中医杂志，2003，22（2）：31.

[195] 马菊芬. 四妙勇安汤临床新用 [J]. 河北中医，2008，30（9）：939-940.

[196] 马莉，林昶. 中西医结合治疗糖尿病足 42 例 [J]. 中国中医药信息杂志，2000，7（4）：65.

[197] 马绍泉. 归脾汤合四妙勇安汤治疗急性冠脉综合征 30 例疗效观察 [J]. 内蒙古中医药，2012，（10）：9-10.

[198] 马晓勇，丁玉梅. 中药分期治疗血栓闭塞性脉管炎 74 例 [J]. 河北中医，2003，25（12）：927.

[199] 马秀琴，王晓玲. 房定亚治疗风湿病之经验 [J]. 中医药临床杂志，2006，18（4）：353-354.

[200] 买建修，方秋霞. 中医疗法治疗脱疽 2 例 [J]. 军事医学科学院院刊，1999，23（1）：4.

[201] 门学民，门九章. 动脉硬化闭塞症的辨证治疗[J]. 山西中医学院学报，2011，12（4）：45-46.

[202] 孟保. 糖尿病足治验[J]. 实用中医内科杂志，2007，21（5）：67.

[203] 孟强梅，陈则永. 加减四妙勇安汤治疗过敏性紫癜 1 例 [J]. 中国煤炭工业医学杂志，2006，9（9）：904.

[204] 孟宪法. 四妙勇安汤治疗腕管综合征 22 例 [J]. 菏泽医专学报，2003，15（4）：73.

[205] 孟祥庚. 四妙勇安汤治疗腕管综合征 19 例 [J]. 实用中医药杂志，1999，15（6）：7.

[206] 欧阳卫权，范瑞强，李红毅. 禤国维论治皮肤血管炎经验 [J]. 广州中医药大学学报，2014，31（5）：821-822，824.

[207] 潘虹，胡引闹，汤玮亮，等. 四妙勇安汤加味治疗 2 型糖尿病下肢动脉硬化斑块 40 例观察 [J]. 浙江中医杂志，2016，51（11）：818-819.

[208] 潘峥，周彩云. 房定亚治疗免疫性疾病学术思想及治疗思路 [J]. 辽宁中医杂志，2007，34（10）：1469-1470.

[209] 彭连双，赵翠格，孙建辉，等. 四妙勇安汤加减治疗血栓闭塞性脉管炎 61 例临床观察 [J]. 中医临床研究，2015，7（11）：111-112.

[210] 祁涛，邹文凯，钱正宇，等. 四妙勇安汤加味治疗糖尿病足 30 例 [J]. 陕西中医，2007，28（4）：435-436.

[211] 祁玉军，王佳晶. 房定亚用四妙勇安汤加味治疗银屑病关节炎 [J]. 北京中医杂志，2002，21（2）：80-81.

[212] 齐新妍，曹艳红，焦秉奎，等. 补阳还五汤合四妙勇安汤加减治疗糖尿病足临床研究 [J]. 新中医，

2010，42（11）：28-29.

［213］ 齐学林，穆丽萍．中西医结合治疗糖尿病足 37 例［J］．现代中医药，2006，26（4）：29-31.

［214］ 钱少兵．四妙五味饮治疗糖尿病足 69 例效果观察［J］．交通医学，2006，20（4）：423.

［215］ 乔鸿儒．闭塞性动脉硬化的中医治疗［J］．江西中医药，1991，22（5）：15-16.

［216］ 秦红松，陈柏楠．尚德俊治疗周围血管疾病经验方-四妙勇安汤加味［J］．世界中医药，2009，4（1）：45.

［217］ 秦前刚．中医辨证治疗下肢深静脉血栓形成 108 例的体会［J］．中国中西医结合外科杂志，2013，19（6）：697-698.

［218］ 秦永山．中西医结合治疗糖尿病足 48 例［J］．中国民间疗法，2010，18（12）：47-48.

［219］ 秦宗昌．小儿脑血管炎治验［J］．四川中医，1992，（5）：12-13.

［220］ 丘伟中，刘和强．四妙勇安汤加味合碟脉灵注射液治疗 2 型糖尿病性末梢动脉炎 30 例观察［J］．现代医院，2004，4（12）：35-36.

［221］ 任丽曼．四妙勇安汤联合沙格雷酯治疗糖尿病下肢动脉硬化闭塞症 66 例临床观察[J]．四川中医，2015，33（12）：89-91.

［222］ 尚德俊．中西医结合治疗闭塞性动脉硬化的几个问题［J］．山东中医学院学报，1988，12（2）：32-33.

［223］ 沈大友，石秀全，沈显峰．重用玄参治疗急性血栓性静脉炎之体会［J］．光明中医，2010，25（12）：2294-2295.

［224］ 沈彤，查永华，辛华秀．中西医结合治疗糖尿病合并非特异性感染 20 例［J］．河南中医，2006，26（7）：51.

［225］ 沈彤，刘洪燕，辛华秀．中西医结合治疗静脉曲张合并下肢溃疡 26 例［J］．辽宁中医杂志，2006，33（6）：718.

［226］ 施义．四妙勇安汤加味治疗下肢丹毒 28 例［J］．湖南中医杂志，1998，14（5）：32-33.

［227］ 施月婷．中西医结合治疗下肢丹毒 26 例［J］．现代中西医结合杂志，2010，19（9）：1125.

［228］ 石晓明，赵伟，杨永宾，等．四妙勇安汤联合法舒地尔治疗下肢动脉硬化闭塞症疗效观察［J］．河北中医，2017，39（8）：1202-1206，1218.

［229］ 史巧英．加味四妙勇安汤治疗带状疱疹 127 例[J]．光明中医，2006，21（9）：84-85.

［230］ 史巧英．四妙勇安汤加味皮肤科应用举隅［J］．四川中医，2006，24（5）：64-66.

［231］ 史文祥．罕见股白肿一例治验［J］．中医药学报，1985，（6）：37.

［232］ 宋凤丽，康宁，柯应水，等．放射性皮肤损伤从“肺热络瘀”论治［J］．中华中医药杂志，2017，32（2）：511-513.

［233］ 宋景贵．中西医结合治疗 86 例闭塞性动脉硬化症的临床研究［J］．山东中医杂志，1984，（2）：28-31.

［234］ 宋萍，高天文，张玉琴，等．四妙勇安汤结合西医常规治疗慢性阻塞性肺疾病急性加重期 52 例疗效观察［J］．甘肃中医学院学报，2012，29（6）：27-29.

［235］ 宋易华，刘满君，李永清，等．四妙勇安汤加减配合西药治疗糖尿病足 25 例［J］．四川中医，2006，24（7）：64.

［236］ 孙春林．加味四妙勇安汤治疗热毒血瘀型冠心病心绞痛的临床观察［J］．中国现代医生，2009，47（27）：85，94.

［237］ 孙建华，陶镇岗．活络效灵丹合四妙勇安汤治疗血栓闭塞性脉管炎 17 例［J］．山东中医杂志，1991，10（5）：24.

［238］ 孙向宁，王彬．中西医结合治疗糖尿病足 23 例疗效分析［J］．中国医药导报，2008，5（15）：74.

［239］ 孙振杰，孙宝田．中西医结合治疗血栓闭塞性脉管炎 35 例［J］．河北中医，2002，24（2）：138-139.

［240］ 孙志兴，薛建国．加味四妙勇安汤治疗瘀热型精索静脉曲张 32 例[J]．四川中医，2014，32（8）：109-110.

［241］ 唐定书，杜茂涛，龙淼．四妙勇安汤加味治疗结节性红斑 32 例临床观察［J］．四川中医，2007，25（11）：92.

［242］ 唐静雯，唐晓燕．加减四妙勇安汤治疗咽部炎症 78 例［J］．中医研究，2002，15（2）：61.

［243］ 唐思昌，陈静操．活血化瘀法治疗血栓闭塞性脉管炎 2 例临床报告［J］．泸州医学院学报，1984，（3）：48-49.

［244］ 陶勇军，任江兵．四妙勇安汤合五苓散治疗急性痛风性关节炎 32 例［J］．中国民间疗法，2011，19（6）：31-32.

［245］ 滕腾，陆姿赢，王晓栋，等．四妙勇安汤联合抗凝治疗急性下肢深静脉血栓形成 39 例疗效观察[J]．浙江中医杂志，2018，53（9）：691-692.

［246］ 屠晶晶，陈舰舰．四妙勇安汤联合低分子肝素钠防治老年髋部骨折围手术期下肢深静脉血栓 45 例观察［J］．浙江中医杂志，2017，52（10）：740-741.

［247］ 汪德芬，裴瑞霞，王归圣．四妙勇安汤治疗急性痛风性关节炎 65 例［J］．陕西中医，2007，28（5）：539-540.

［248］ 汪嘉善．四妙勇安汤加味治疗坏死期血栓闭塞性脉管炎 12 例临床体会［J］．广西中医药，1986，9（1）：18-20.

［249］ 汪寿松．四妙勇安汤加味合血塞通治疗小儿钩端螺旋体脑动脉炎疗效分析［J］．浙江中西医结合杂志，2001，11（2）：76-78.

［250］ 王安均．四妙勇安汤在外科临床的应用体会［J］．黑龙江中医药，2002，（6）：32-33.

［251］ 王晨霖，侯金永，王辉亮．截瘫并发下肢深静脉血栓形成的诊治［J］．中医正骨，2001，13（12）：30.

［252］ 王纯．加味四妙勇安汤治疗糖尿病周围神经病变

[J]．河南医药信息，2003，24（3）：63.
[253] 王丹青，陈高飞．四妙勇安汤联合负压封闭引流技术在下肢溃疡中的应用[J]．中西医结合护理，2017，3（7）：91-93.
[254] 王福兰，苗后清．四妙勇安汤临床新用［J］．山东中医杂志，1995，14（2）：69-70.
[255] 王国忠．中西医结合治愈急性浅股动脉阻塞症 1 例报告［J］．山西中医，1995，11（2）：26-27.
[256] 王济民．四妙勇安汤加味治疗化脓性鼻窦炎验案[J]．浙江中医杂志，2017，52（8）：553.
[257] 王经通．痹证治验二则［J］．福建中医药，1983，（4）：55.
[258] 王景春，田钟秀．四妙勇安汤加味治疗动脉硬化性坏疽 28 例［J］．新中医，1990，（2）：27-28.
[259] 王景春，王志平，崔国伟，等．427 例血栓闭塞性脉管炎分期辨治报告［J］．新中医，1993，（9）：24-25.
[260] 王景春，王志平，崔国伟．四妙勇安汤证治体会[J]．新中医，1994，（7）：31-32.
[261] 王敬超，左传庆．四妙勇安汤新用举隅［J］．实用中医药杂志，2002，18（6）：42.
[262] 王立茹．四妙勇安汤对急性冠脉综合征患者血清超敏 C 反应蛋白的影响[J]．陕西中医，2010，31（6）：646-647.
[263] 王立茹．四妙勇安汤治疗冠状动脉粥样硬化性心脏病 60 例［J］．陕西中医，2010，31（2）：131-132.
[264] 王丽，李文静，刘鹏，等．中药熏洗加四妙勇安汤联合高压氧治疗糖尿病足 70 例［J］．环球中医药，2016，9（4）：402-405.
[265] 王莉娟．自拟加味四妙勇安汤治疗湿热型脉管炎 44 例疗效观察［J］．临床合理用药，2011，4（34）：75.
[266] 王联邦．四妙勇安汤加味治疗下肢闭塞性动脉硬化症 30 例［J］．中医临床研究，2012，4（6）：89-90.
[267] 王蓉，杜红彦．加味四妙勇安汤联合西药治疗真菌性角膜溃疡的临床研究［J］．山西中医学院学报，2006，7（4）：25-26.
[268] 王薇，李刚，赵旭涛，等．中医药为主综合治疗糖尿病足 43 例［J］．中国中西医结合外科杂志，2015，21（2）：183-185.
[269] 王未寒，王晓华，程杭，等．丹参饮合四妙勇安汤治疗冠心病的临床观察［J］．中国中医急症，2014，23（10）：1902-1903.
[270] 王文英，戴莲仪，简小兵．四妙勇安汤对糖尿病周围神经病变患者血液流变学的影响［J］．实用中医内科杂志，2006，20（3）：302-303.
[271] 王五旱，周根宝，潘晓娜．中西医结合治疗血栓闭塞性脉管炎Ⅲ期疗效观察[J]．中国民间疗法，2011，19（5）：61.
[272] 王晓丹．四妙勇安汤加减治疗糖尿病足 98 例临床观察［J］．中国医药指南，2011，9（31）：383-384.
[273] 王晓玲．四妙勇安汤加减治疗类风湿性关节炎 53 例临床观察[J]．零陵学院学报，2004，25（6）：143-144.
[274] 王旭．四妙勇安汤辨证加减治疗 2 型糖尿病合并痛风的疗效观察[J]．双足与保健，2018，（19）：187-188.
[275] 王雪娟．齐向华教授诊治小舞蹈病验案 1 例［J］．云南中医中药杂志，2009，30（8）：71.
[276] 王雪松，王云亭．防己黄芪汤、四妙勇安汤合四妙丸加味治疗下肢深静脉血栓举隅［J］．内蒙古中医药，2015，（7）：48.
[277] 王耀光，李莉．黄文政应用四妙勇安汤临床验案举隅［J］．上海中医药杂志，2011，45（2）：8-10.
[278] 王勇．热痹［J］．湖南中医杂志，1987，（5）：50.
[279] 王勇．四妙勇安汤加石斛治疗类风湿性关节炎 80 例临床观察[J]．卫生职业教育，2003，21（8）：148-149.
[280] 王友杰．桃红四物汤合四妙勇安汤治疗糖尿病足 40 例［J］．中国社区医师·医学专业，2011，（20）：205.
[281] 王玉萍，李中玉．四妙勇安汤治疗灼痛足 160 例临床观察［J］．四川中医，2005，23（6）：42-43.
[282] 王云亭．四妙勇安汤加减治疗类风湿关节炎 1 例[J]．山西中医，2012，28（7）：60.
[283] 王韫珠．大剂四妙勇安汤为主治疗红斑狼疮性肾炎[J]．浙江中西医结合杂志，1994，4（3）：17.
[284] 王振云，刘杰，彭喜君．加味四妙勇安汤治疗冠心病 50 例［J］．吉林中医药，2005，25（7）：25.
[285] 王振洲，冯继申，任秋萍．糖尿病性多发性神经炎治验［J］．四川中医，1992，（7）：30-31.
[286] 王忠民．加味四妙勇安汤治疗感染性高热的体会[J]．山西中医，1993，9（2）：19-20.
[287] 魏道雷．四妙勇安汤加味治愈 Sweet 综合征［J］．吉林中医药，1992，（1）：29.
[288] 魏建东，程建明，望庐山．局部围刺配合四妙勇安汤加减治疗带状疱疹临床观察［J］．湖北中医药大学学报，2014，16（2）：97-98.
[289] 魏艳，杨锡明，王慎娥．中西医结合治疗活动期类风湿性关节炎 50 例临床观察[J]．中国中医药科技，2013，20（1）：54-55.
[290] 魏艳菊，吴群．加减四妙勇安汤结合局部臭氧注射治疗类风湿关节炎关节疼痛临床观察［J］．湖北中医药大学学报，2017，19（4）：104-107.
[291] 翁剑飞，张伟平，范海青．四妙勇安汤合腹腔镜治疗湿热夹瘀型精索静脉曲张不育 42 例［J］．福建中医药，2016，47（5）：36-37.
[292] 吴超杰．汤坤标运用加味四妙勇安汤治疗髂股静脉血栓形成的经验［J］．黑龙江中医药，1997，（3）：1-2.

［293］吴昊，胡家才，周甜，等．加味四妙勇安汤颗粒剂治疗间歇性跛行下肢动脉硬化闭塞症的临床疗效［J］．世界中医药，2017，12（4）：753-756，760.

［294］吴敏姿，叶端炉．四妙勇安汤联合复方黄柏液治疗下肢动脉硬化闭塞症效果观察［J］．中国乡村医药，2018，25（1）：26-27.

［295］吴同和．清热解毒法对不稳定性心绞痛患者 C 反应蛋白的影响［J］．吉林中医药，2006，26（11）：43-44.

［296］吴颖．四妙勇安汤加味治疗掌跖脓疱病 29 例［J］．实用中医内科杂志，2007，21（7）：64.

［297］武秦．四妙勇安汤加减治疗冠心病体会［J］．现代中医药，2015，35（3）：24-26.

［298］郗文珺，郜风鸣，边天羽，等．加减四妙勇安汤治疗荨麻疹性血管炎一例报告［J］．山西中医，1986，（5）：39.

［299］徐福荣，马允允．中药熏洗联合四妙勇安汤治疗糖尿病足临床研究［J］．中外女性健康研究，2018，（22）：49，145.

［300］徐玉锦，李根培．四妙勇安汤验案四则［J］．四川中医，2005，23（10）：108-109.

［301］徐自力．清热化瘀法治疗胸痹热毒瘀结证的应用［J］．中国实用医药，2012，7（12）：208-209.

［302］许德坚，李强，蒋三元．扶正活血祛瘀法治疗慢性足底溃疡的临床疗效观察［J］．蛇志，2009，21（2）：103-104.

［303］许德坚，李强，蒋三员．四妙勇安汤加减治疗下肢脱疽的临床观察［J］．蛇志，2006，18（2）：98-99.

［304］许履和，徐福松．加味四妙勇安汤治疗红斑性肢痛症［J］．中医杂志，1979，（12）：34.

［305］许鹏光．四妙勇安汤治疗周围血管病三则［J］．陕西中医，1993，14（3）：130.

［306］轩辕敏生．四妙勇安汤治疗痛风性关节炎疗效观察［J］．实用中医内科杂志，2011，25（9）：73-74.

［307］闫德文，邓海．加味四妙勇安汤联合胰岛素治愈糖尿病足 1 例［J］．深圳中西医结合杂志，1996，6（2）：39.

［308］闫雨荷，崔炳南，李理．四妙勇安汤治疗白色萎缩 1 例［J］．中国中西医结合杂志，2019，39（9）：109-110.

［309］颜日阳．当归四逆汤合四妙勇安汤治疗糖尿病周围神经病变疗效观察［J］．实用中医内科杂志，2009，23（9）：78-79.

［310］阳初夏，张远平．中药内服外敷治疗急性痛风性关节炎的疗效观察［J］．中医临床研究，2015，7（30）：80-82.

［311］杨东海，田新社．活血化瘀法治疗蒙道尔病 2 例［J］．甘肃中医，2006，19（9）：25.

［312］杨华有，张蓉．山莨菪碱结合服中药治疗糖尿病性肢端坏疽 21 例报告［J］．中国中西医结合外科杂志，1995，1（2）：102-103.

［313］杨际平．四妙勇安汤临床新用举隅［J］．吉林中医药，1992，（1）：29.

［314］杨小霞，殷培良．加味四妙勇安汤内服外洗治疗臁疮［J］．浙江中医杂志，2008，43（5）：298.

［315］杨怡坤，温艳东，曹玉璋，等．房定亚教授从热毒湿瘀论治早期类风湿性关节炎［J］．中国中医基础医学杂志，2011，17（10）：1161-1163.

［316］杨玉龙，许依春，曹建春，等．中西医结合治疗血栓闭塞性脉管炎 1 例［J］．中国中医药现代远程教育，2012，10（14）：45.

［317］杨玉岫．四妙勇安汤临床新用［J］．湖北中医杂志，1990，（4）：29.

［318］杨志辉，洪明．四妙勇安汤合桃红四物汤治疗脉管炎［J］．湖北中医杂志，2003，25（11）：41.

［319］姚昌武，段宗成．中西医结合治疗血栓闭塞性脉管炎 38 例疗效分析［J］．中国基层医药，2006，13（8）：1362-1363.

［320］叶涛．四妙勇安汤加减治疗 2 型糖尿病并痛风急性发作的临床分析［J］．中国医药指南，2016，14（25）：197.

［321］易律衡，张子龙，志烨．四妙勇安汤临床运用举隅［J］．中国民间疗法，2010，18（7）：34.

［322］尹旭君，尹浩．四妙勇安汤应用举隅［J］．实用中医内科杂志，1995，9（1）：33.

［323］于成涛．四妙勇安汤加减治疗脑卒中恢复期下肢深静脉血栓形成的疗效观察［J］．内蒙古中医药，2015，（11）：4-5.

［324］于福江．四妙勇安汤源出今考［J］．陕西中医，1992，（3）：136.

［325］于梅志，袁翠荣．治疗丹毒 3 例报告［J］．山东中医杂志，1984，（5）：18-19.

［326］于文龙，吴蠡荪．四妙勇安汤治愈下肢深静脉血栓形成 6 例报告［J］．蛇志，2003，15（3）：50.

［327］于晓芳，郭文超．四妙勇安汤加 TDP 照射治疗下肢血栓性浅静脉炎 13 例［J］．山东医药，2010，50（1）：79.

［328］余腊梅．四妙勇安汤加减治疗前葡萄膜炎临床研究［J］．河南中医，2017，37（2）：287-289.

［329］余银璋．四妙勇安汤的临床应用［J］．江西中医药，2005，36（5）：48-49.

［330］袁维森．四妙勇安汤加减治疗下肢慢性溃疡两例观察［J］．福建医科大学学报，1973，（2）：45.

［331］岳爱连．四妙勇安汤加味治疗活动期类风湿性关节炎［J］．内蒙古中医药，2009，（11）：52-53.

［332］张葆现，熊卫红．四妙勇安汤加减治疗糖尿病足 97 例［J］．山东中医杂志，2004，23（11）：669.

[333] 张伯昭，冯兴华．风湿性疾病治疗举隅［J］．实用中医药杂志，1999，15（9）：36-37.
[334] 张广寅，张启华．血栓闭塞性脉管炎治验［J］．四川中医，1986，（2）：21.
[335] 张华军，徐海东．加味四妙勇安汤联合前列地尔注射液治疗下肢动脉闭塞 90 例临床研究［J］．辽宁中医杂志，2014，41（11）：2352-2354.
[336] 张件云．四妙勇安汤加味治疗痛风 43 例［J］．湖南中医杂志，2003，19（5）：36.
[337] 张京春，陈可冀．瘀毒病机与动脉粥样硬化易损斑块相关的理论思考［J］．中国中西医结合杂志，2008，28（4）：366-368.
[338] 张军海，陈选民．刘建设主任医师治疗臁疮经验介绍［J］．新中医，2008，40（11）：20-21.
[339] 张蕾．四妙勇安汤加味在糖尿病并发症中的应用［J］．中国医药指南，2016，14（23）：183-184.
[340] 张丽娟，张锦明，常淑学．四妙勇安汤合升降散治验举隅［J］．河北中医药学报，1997，12（3）：19-20.
[341] 张亮．观察桃红四物汤合四妙勇安汤加减治疗脉络瘀热型糖尿病足的临床疗效［J］．吉林医学，2017，38（10）：1935-1936.
[342] 张梅香．房定亚从湿热毒辨治类风湿关节炎的经验［J］．河南中医，1999，19（6）：24.
[343] 张绍芬，潘卓文．四妙勇安汤加味治疗亚急性甲状腺炎 30 例疗效观察［J］．北方药学，2013，10（4）：28-29.
[344] 张淑丽，高莉，刘娜．刘建设温通解毒法治疗下肢深静脉瓣膜功能不全经验［J］．中医杂志，2016，57（11）：916-917.
[345] 张淑芹，范志涛，刘翠文．四妙勇安汤合失笑散治疗急性心肌梗死疗效观察［J］．中西医结合心脑血管病杂志，2013，11（5）：535-537.
[346] 张伟娜，赵菁莉．黄文政治疗临床杂病验案 2 则［J］．河南中医，2014，34（4）：609-610.
[347] 张文光，许丽华，刘斌．四妙勇安汤加减治疗糖尿足的临床观察［J］．四川中医，2012，30（8）：100-101.
[348] 张武标，张武强．张文泰老中医临床妙用四妙勇安汤的经验［J］．中国民间疗法，2014，22（9）：7-9.
[349] 张嫣．中西医结合治疗糖尿病足 23 例［J］．河南中医，2006，26（2）：54-55.
[350] 张扬．四妙勇安汤加味在外科的运用［J］．陕西中医，2000，21（12）：569-570.
[351] 张耀煌．四妙勇安汤加味治疗结节性脂膜炎发热 2 例［J］．实用中医药杂志，1995，（3）：37-38.
[352] 张殷建．暴盲治验一则［J］．甘肃中医，2003，16（8）：20.
[353] 张殷建．四妙勇安汤与眼病治疗-邹菊生验案举要［J］．上海中医药杂志，1997，（8）：38-39.
[354] 张颖，房定亚．凉血活血、解毒散结治疗狼疮性脂膜炎治验 2 例［J］．世界中医药，2010，5（6）：415-416.
[355] 张永华．四妙勇安汤加味治疗血栓闭塞性脉管炎 30 例［J］．云南中医中药杂志，2010，31（4）：90.
[356] 张玉丑．四妙勇安汤加味治疗脱疽证一例［J］．天津中医学院学报，1999，18（1）：27.
[357] 张月星，杨兰英．四妙勇安汤加减治疗雷诺氏病的体会［J］．现代中西医结合杂志，2005，14（7）：922.
[358] 张云，方芹．四妙勇安汤加减治疗血栓性深静脉炎 2 例分析［J］．中国社区医师，2006，（3）：43.
[359] 张云翔．联合方组治疗坏疽期血栓闭塞性脉管炎［J］．中医药研究，1999，15（5）：32-33.
[360] 章士美．中西医结合治疗糖尿病足 12 例报告［J］．江苏中医，1995，16（5）：22.
[361] 赵静，李小林，白君祥，等．解毒通络法治疗糖尿病足效果观察［J］．现代中西医结合杂志，2012，21（14）：1538-1539.
[362] 赵凯，钱月慧．中西医结合治疗下肢深静脉血栓形成 49 例疗效观察［J］．湖南中医杂志，2004，20（3）：21-22.
[363] 赵立国．介绍一种治疗脉管炎的方法［J］．中医杂志，1980，（2）：30.
[364] 赵良辰，黄志华，刘书贵．重用四妙勇安汤加味治疗前列腺肥大 28 例［J］．山西中医，1991，7（5）：15-16.
[365] 赵美云，胡海兵，杨薪博，等．四妙勇安汤治疗风湿热痛痹型痛风 42 例疗效观察［J］．吉林中医药，2009，29（3）：223-224.
[366] 赵翔宇．甘草泻心合四妙勇安汤加减治疗口腔黏膜下纤维化的临床观察［J］．光明中医，2017，32（18）：2655-2657.
[367] 赵一鸣，邱霞．四妙勇安汤加味治疗类风湿性关节炎活动期疗效观察［J］．中医临床研究，2011，3（20）：64-65.
[368] 赵益业，任宝琦．任继学教授诊治真心痛（心肌梗塞）经验［J］．湖北民族学院学报·医学版，2010，27（4）：49-50.
[369] 照日格图，杨梅．四妙勇安汤加减治疗急性类风湿性关节炎 60 例体会［J］．新疆中医药，2008，26（4）：36.
[370] 郑邦本，王光富．郑惠伯治疗冠心病经验及体会［J］．实用中医药杂志，1993，（2）：5-6.
[371] 郑丽．郑家本运用四妙勇安汤治疗月经病经验［J］．世界中医药，2011，6（1）：33-34.
[372] 郑巧楠，吕延伟．四妙勇安汤临床运用［J］．吉林中医药，2009，29（4）：319-320.
[373] 郑文学．四妙勇安汤治疗眼底出血（摘要）［J］．江

西中医药，1994，25（增刊）：99.
[374] 郑则敏，杨旭，郑伟，等．辨证治疗肢体动脉硬化闭塞症 83 例 [J]. 福建中医学院学报，1995，5（2）：14-15.
[375] 周宝宽，周探．散结消痈治疗痤疮经验 [J]．辽宁中医药大学学报，2012，14（11）：26-27.
[376] 周冰．四妙勇安汤合失笑散治疗急性心肌梗死疗效观察[J]. 中国现代药物应用，2013，7（20）：127-128.
[377] 周彩云．房定亚诊治 3 种关节炎的经验 [J]．中医杂志，1997，38（9）：525-526.
[378] 周长有．三黄石膏汤加减治愈红斑性肢痛症 [J]．江苏中医，1994，15（12）：12.
[379] 周德文. 中西医结合治疗类风湿关节炎 36 例 [J]. 蛇志，2006，（4）：310.
[380] 周广社．加味四妙勇安汤治疗热毒血瘀型心绞痛 45 例 [J]．陕西中医，2009，30（10）：1287-1288.
[381] 周国辉. 中西医结合治疗过敏性紫癜 168 例 [J]．湖南中医杂志，2003，19（5）：34.
[382] 周汉民，蔡敏霞．四妙勇安汤和血府逐瘀汤治疗糖尿病足临床观察 [J]．海峡药学，2013，25（6）：143-145.
[383] 周锦友．四妙勇安汤合四妙散加味治疗痛风性关节炎 16 例 [J]．湖南中医学院学报，1996，16（1）：18-19.
[384] 周科，潘俊峰，龙斌斌，等．四妙勇安汤治疗血栓闭塞性脉管炎的疗效观察 [J]．中国医院用药评价与分析，2018，18（5）：592-594.
[385] 周凌云，娄金波，胡先觉，等．加味四妙勇安汤治疗气滞血瘀证慢性心力衰竭患者 30 例 [J]．中国实验方剂学杂志，2012，18（15）：270-272.
[386] 周茂坦，张述芬．中西医结合治疗下肢深静脉血栓形成 17 例报告 [J]．山东中医杂志，1982，（6）：351-352.
[387] 周庆符．结节性脉管炎 6 例治疗报告 [J]．山东中医学院学报，1989，13（2）：21-22.
[388] 周庆符．中药治疗复发性丹毒 30 例 [J]．山东中医杂志，1989，9（10）：449.
[389] 周甜，胡泰然，胡家才，等．加味四妙勇安汤治疗糖尿病足下肢溃疡疗效观察 [J]．微循环学杂志，2016，26（3）：49-53.
[390] 周婉瑜，房定亚．从络病治疗葡萄膜炎的感悟[J]. 中医杂志，2009，50（11）：977-978.
[391] 周向锋，郑海文．加味四妙勇安汤治疗病毒性心肌炎 13 例疗效观察 [J]．云南中医中药杂志，2000，21（2）：32.
[392] 周永坤，尚德俊．中西医结合治疗急性肢体动脉血栓形成 17 例 [J]．山东中医杂志，1991，10（3）：34-35.
[393] 朱安军．四妙勇安汤对急性心肌梗死后心功能影响及临床疗效分析 [J]．现代中西医结合杂志，2014，23（19）：2118-2130.
[394] 朱晨．四妙勇安汤加减治疗不稳定型心绞痛 60 例临床观察 [J]．中国民间疗法，2015，23（5）：48-49.
[395] 朱红军．中西医结合治疗银屑病关节炎的临床研究 [J]．中医学报，2012，27（12）：1644-1645.
[396] 朱庆松，韩一龙．四妙勇安汤合枳实薤白桂枝汤治疗冠心病 80 例 [J]．长春中医药大学学报，2010，26（2）：219-220.
[397] 朱鑫鸿．四妙勇安汤加味治疗结节性红斑 47 例 [J]．甘肃中医学院学报，2001，18（1）：42.
[398] 朱寅圣．四妙勇安汤合生脉饮治疗冠心病 120 例 [J]．时珍国医国药，2007，18（11）：2824.
[399] 朱寅圣. 四妙勇安汤加减治疗舌痛、舌衄 1 例 [J]. 时珍国医国药，2005，16（10）：1026.
[400] 朱英华．中西医结合治疗下肢深静脉血栓的临床分析 [J]．中国民族民间医药，2009，（24）：119.
[401] 朱正庆．加味四妙勇安汤治疗顽固性痛风 27 例 [J]．河北中医，2001，23（11）：840.
[402] 祝小波，宋卫国，李福生，等．贺支支从肝肾论治痛风经验 [J]．江西中医药，2017，48（4）：28-29.
[403] 庄丽华，胡家才，吴昊．加味四妙勇安汤联合前列腺素 E_1 治疗下肢动脉硬化闭塞症的临床疗效[J]. 微循环学杂志，2014，24（2）：42-45.
[404] 邹德谦．中西医结合治疗闭塞性动脉粥样硬化 50 例 [J]．实用中医药杂志，2000，16（1）：33.
[405] 邹晓华．清热活血法治疗心绞痛 45 例 [J]．陕西中医，2011，32（6）：653.

第六章

金银花其他方剂现代临床应用

本章介绍除仙方活命饮、银翘散、清营汤、四妙勇安汤等著名方剂以外的其他含金银花方剂，也包括金银花单方、验方的现代临床应用。

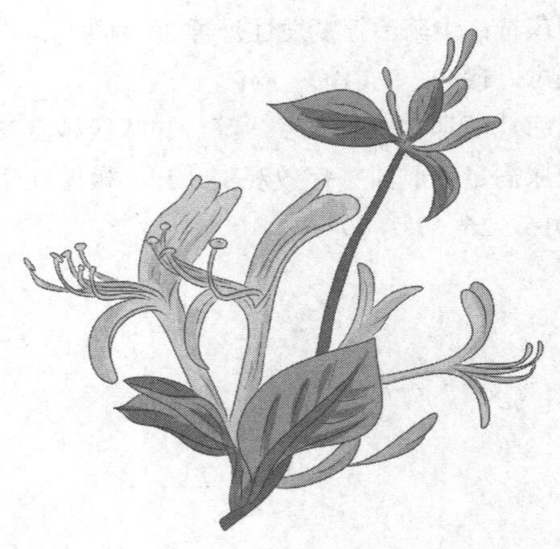

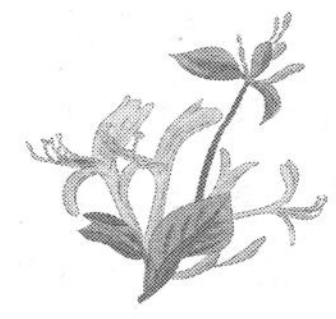

第一节　治疗内科疾病

一、治疗呼吸系统疾病

呼吸系统是执行机体和外界进行气体交换的器官的总称。呼吸系统的机能主要是与外界的进行气体交换，呼出二氧化碳，吸进氧气，进行新陈代谢。呼吸系统包括呼吸道（鼻腔、咽、喉、气管、支气管）和肺，呼吸道是气体进出肺的通道。呼吸系统疾病是一种常见病、多发病，主要病变在气管、支气管、肺部及胸腔，病变轻者多咳嗽、胸痛、呼吸受影响，重者呼吸困难、缺氧，甚至呼吸衰竭而致死。

（一）感冒或上呼吸道感染

中医认为感冒是感受风邪或时行病毒，引起肺卫功能失调，出现鼻塞、流涕、喷嚏、头痛、恶寒、发热、全身不适、脉浮等临床表现的一种外感病证，临床上分为风寒感冒证、风热感冒证、暑湿感冒证等证型。此处所指上呼吸道感染又称普通感冒，是最常见的急性呼吸道感染性疾病，多呈自限性，但发生率较高。

冯庆莲运用自拟三拗蝉蜕百部汤治疗感冒后久咳不愈，临床疗效较好。共收治患者126例。方药：麻黄绒10g，杏仁15g，甘草6g，射干12g，金银花18g，蝉蜕12g，炙百部25g，赤芍15g，地骨皮25g，桔梗10g，枳壳12g。咽干不适加玄参、麦冬；口干口苦、痰黄稠加黄芩、鱼腥草；胸闷痰多加瓜蒌皮；咽痒加僵蚕；扁桃体红肿加连翘、板蓝根；口渴加石膏、芦根；咳嗽气促加桑白皮；风寒咳嗽者去地骨皮，金银花减至12g，加荆芥10g。小儿剂量酌减。每日1剂，水煎分3次服，7天为1个疗程，未愈者连续治疗2～3个疗程。治疗期间停用其他抗感染药及止咳化痰药物，忌食辛辣、温燥食物。结果：治愈102例，好转18例，总有效率为95.2%。

席管劳运用复方双花片治疗暑湿型感冒，疗效满意。共收治患者250例，随机分3组。治疗组150例，口服复方双花片；对照组Ⅰ50例，口服藿香正气丸；对照组Ⅱ50例，口服速效伤风胶囊。通过临床观察，比较退热时间与总体疗效。结果：治疗组平均退热时间为15.90小时，对照组Ⅰ为25.57小时，对照组Ⅱ为32.37小时；治疗组总有效率为95.3%，对照组Ⅰ、Ⅱ总有效率分别为84.0%、74.0%。治疗组与对照组间比较，退热时间、疗效均有显著性差异（$P<0.01$，$P<0.05$）。

岳超用九味羌活汤加减治疗风寒感冒、风热感冒、暑湿感冒，效果良好。共收治患者60例，予：羌活10g，防风10g，苍术10g，细辛3g，白芷15g，川芎15g，黄芩15g，生地黄15g，甘草5g。风热感冒去苍术、细辛加金银花、连翘、板蓝根；暑湿感冒去细辛、黄芩、生地黄加金银花、连翘、藿香、滑石。水煎2次，共取汁600ml，分3次服，每日1剂，疗程3天。结果：治疗风寒感冒、风热感冒、暑湿感冒的总有效率分别为90.5%、95.0%、89.5%，各种类型感冒的临床疗效无显著性差异。

汪志伟以清暑湿感冒汤治疗夏季暑湿感冒，疗效满意。共收治患者50例，男32例，女18例。处方：地龙10g，天花粉10g，白薇10g，黄芩10g，水牛角10g，牛蒡子10g，玄参10g，山栀10g，金银花10g，蝉衣5g，青蒿10g，茯苓10g，僵蚕6g，荆芥6g，紫苏叶6g，砂仁5g，豆蔻5g，草果5g，藿香10g，佩兰10g，法半夏10g，肉桂4g，生石膏30g。水煎服，每日1剂，早中晚饭后半小时服，小儿酌减。结果：临床治愈45例，好转5例，平均治愈时间为2～3天。

张焱利用清气解毒退热方治疗呼吸道感染性发热，收效良好。共收治患者147例，分为中医清气解毒退热方治疗组（治疗组）和常规西药治疗组（对照组）。治疗组97例，对照组50例，两组均在治疗1个周期后比较治疗效果。对照组采用西药常规治疗。治疗组予：生石膏30g（先煎），知母10g，金银花15g，黄芩10g，连翘10g，薄荷6g（后下），草河车10g，芦根30g，麦冬15g，玄参10g。兼咳嗽者加前胡10g、炙杷叶10g；头痛加菊花10g、川芎6g；身痛加羌活10g、青风藤10g；胃脘不适加紫苏梗10g、白及10g。1剂/天，水煎2次，每次水煎200ml，早中晚各1次，饭后温服。结果：治疗组痊愈61例，好转32例，无效4例；对照组痊愈4例，好转39例，无效7例。两组间疗效比较差异有统计学意义（$P<0.05$）。

傅光辉运用自制青银抗感颗粒（金银花、赤芍、大青叶、柴胡、绵马贯众等）治疗风热感冒，取得满意疗效。共收治患者286例，症见发热恶风，头胀痛，鼻塞流黄涕，咽红咽痛，咳嗽，舌边尖红，苔白或微黄，脉数。以温开水冲服青银抗感颗粒10～20g，1日3次。根据年龄大小、体质强弱酌情增减，一般治疗4天。结果：痊愈198例，好转83例，无效5例，总有效率为98.25%。

周红等人运用新加香薷饮治疗门诊发热患者，收到满意疗效。共收治患者180例。方药：香薷15g，桔梗15g，厚朴15g，连翘15g，金银花15g，紫苏叶15g，柴胡15g，荆芥15g，防风15g，扁豆花10g。体温＞39℃加石膏；头身疼痛加羌活、独活；咽喉肿痛加马勃、射干；咳嗽吐痰、胸闷加瓜蒌、杏仁；恶心欲呕或恶心呕吐加藿香、佩兰。每日2剂，早晚各1剂。结果：24小时内治愈31例，48小时内治愈52例，72小时内治愈50例，共治愈133例，好转37例，未愈10例，总有效率为94.4%。

李永津等人以新加香薷饮加减治疗腰椎围手术期感冒咳嗽，收效良好。共收治患者21例，方用新加香薷饮加减。

结果：治愈 10 例，好转 9 例，无效 2 例。风寒证有效率为 85.7%，风热证有效率为 90.9%，暑湿证有效率为 100%，总有效率为 90.5%，其中治疗 3 天有效 15 例，占 71.4%。

（二）肺炎与放射性肺炎

1. 肺炎

肺炎是指终末气道、肺泡和肺间质的炎症，可由微生物、理化因素、免疫损伤、过敏及药物所致。细菌性肺炎是最常见的肺炎，临床表现主要有发热、咳嗽、咳痰、呼吸困难等。

张晓东等人为观察青银注射液（每安瓿 2ml，内含青蒿 4.0g、金银花 2.0g）与氧哌嗪青霉素的联合用药效果，探索中西药联用治疗肺炎的新方法，采用随机对照法，将治疗组分为两组，分别予青银注射液静脉滴注和青银注射液肌内注射加氧哌嗪青霉素静脉滴注，对照组予氧哌嗪青霉素静脉滴注。结果：青银注射液组治疗肺炎治愈率为 72.0%，有效率为 80.0%；氧哌嗪青霉素组治愈率为 66.7%，有效率为 80.0%，二者相比差异无显著性（$P>0.05$）；青银注射液+氧哌嗪青霉素组治愈率为 93.3%，有效率为 100.0%，与对照组相比差异有显著性（$P<0.05$）。

钟嘉熙等人对 61 例入院时以卫气分证为主的 SARS 患者，治以疏风清热、利湿解毒法，拟定基拙方：僵蚕 10g，蝉蜕 6g，金银花 10g，连翘 10g，桔梗 10g，蒲公英 20g，芦根 20g，甘草 6g。随症加减，配合清开灵、鱼腥草注射液及小柴胡片治疗，按相关标准进行疗效分析，并与同期采用纯西医治疗的 50 例作对照分析。结果：收治的 61 例患者全部治愈出院，平均退热时间为（4.03±3.94）天，肺部阴影开始吸收时间平均为（4.34±2.76）天，病灶明显吸收或完全吸收时间为（6.93±4.02）天，平均住院天数为（9.05±4.91）天；与同期采用纯西医治疗的 50 例比较，平均住院时间、胸片病灶开始吸收时间及明显吸收时间均较短，治愈率较高。说明对 SARS 患者早期应用疏风清热、利湿解毒为主的中医药治疗，能有效控制病情由卫气分传入营血分，疗效较单纯西医治疗有一定优势。

苗良将 153 例支原体肺炎患者，随机分为治疗组 87 例，对照组 66 例。治疗组采用双花芩贝汤口服，另用 5%葡萄糖注射液 500ml 加红霉素 0.9g 静脉滴注，每日 1 次，连用 14 天。双花芩贝汤：金银花 20g，黄芩 15g，杏仁 10g，瓜蒌 20g，桑叶 10g，前胡 10g，桔梗 10g，百部 10g，紫菀 10g，沙参 15g，川贝母 7g（冲服），半夏 10g，甘草 8g。水煎 600ml，分 2 次服，连服 14 剂。对照组单纯用 5%葡萄糖注射液 500ml 加红霉素 0.9g 静脉滴注，每日 1 次，连用 14 天。结果：治疗组治愈 84 例，好转 3 例，总有效率为 100%；对照组治愈 58 例，好转 6 例，未愈 2 例，总有效率为 96.97%。两组总有效率比较，差异有显著性（$P<0.05$）。

谢纬等人为观察新加香薷饮合止嗽散加减治疗夏季社区获得性肺炎的疗效，将患者随机分为治疗组与对照组，在常规抗感染治疗基础上，治疗组予新加香薷饮合止嗽散加减：金银花、连翘、香薷、厚朴、扁豆花、紫菀、百部、桔梗、白前各 15g，杏仁、黄芩、陈皮、地龙、甘草各 10g。对照组予能量合剂 10 天，观察体温、咳嗽、咳痰、肺部啰音及肺部影像学吸收情况。结果：两组在性别、年龄、病程分布方面无显著性差异的情况下，治疗组临床治愈 10 例，显效 23 例，有效 16 例，总有效率达 94.2%，而对照组临床治愈 8 例，显效 14 例，有效 20 例，总有效率为 80.8%，治疗组临床疗效与对照组有统计学差异（$P<0.05$）。在改善相关症状体征时间方面，治疗组也明显优于对照组。

张丽娟对收治的 60 例外感肺热咳嗽患者，予以银桔苇茎汤加味治疗，疗效可靠。方药：苇茎 18～30g，薏苡仁 15～30g，冬瓜子 10～20g，桃仁 6g，金银花 9～15g，桔梗 6～12g，甘草 5g。热象重加黄芩 6g、桑白皮 10g、天花粉 15g；咳重加杏仁 10g、枇杷叶 10g、款冬花 10g；痰多加瓜蒌 10～15g、前胡 10g；咽口舌苔干燥少津加南沙参 15g、葛根 15g；气虚加生黄芪 15g；大便干加杏仁、紫苏子、瓜蒌、酒制大黄等。每日 1 剂，水煎 400ml，分早晚 2 次口服，2 周后观察疗效。服药期间饮食清淡，多饮水，忌肥甘酒食厚味。结果：60 例患者中治愈 51 例，好转 9 例，总有效率为 100%。

痰热清由黄芩、熊胆粉、山羊角、金银花和连翘组成，是治疗风温肺热病属痰热阻肺的中药制剂。马林霞等人为观察痰热清注射液联合抗生素治疗老年糖尿病合并肺炎的临床疗效，将 56 例患者随机分为治疗组和对照组，治疗组在对照组基础上加用痰热清注射液。结果：治疗组总有效率为 92.14%，明显优于对照组的 71.43%，且安全性好。

何丹军观察了 ICU 呼吸机相关性肺炎重症患者使用自拟清热宣肺汤加减结合西医治疗的疗效，以收入 ICU 病房的 60 例呼吸机相关性肺炎重症患者为研究对象，随机将其分为对照组与治疗组，每组各 30 例。对照组给予常规西医治疗。治疗组在西医常规治疗基础上给予自拟清热宣肺汤加减：连翘、金银花、黄芩、胆南星、瓜蒌子、制半夏、杏仁、陈皮、枳实、大黄、厚朴、赤芍、桃仁。水煎，给药途径为直肠滴注。两组均以 10 天为 1 个疗程，治疗结束后观察两组治疗效果并作统计学分析。结果：与对照组相比，治疗组患者治疗总有效率更高，组间差异具有统计学意义（$P<0.05$）；治疗组 C 反应蛋白、降钙素原及白细胞计数等生化指标改善较对照组更优，组间差异具有统计学意义（$P<0.05$）。

2. 放射性肺炎

陈利军等将 70 例胸部肿瘤患者随机分为痰热清组与对照组，每组各 35 例。痰热清组在放疗开始 2 周后，应用痰热清 20ml+5%葡萄糖注射液 250ml 静脉滴注，1 次/天，至放疗结束。对照组单纯放疗。结果：痰热清组急性放射性肺炎的发生率为 5.7%，对照组为 25.7%，两组急性放射性肺炎发生率比较，差异有统计学意义（$P<0.05$）。

马鸣等选择肺鳞癌放疗患者 70 例，随机分为治疗组与对照组，每组各 35 例。对照组单纯进行放疗；治疗组在放疗过程中联合痰热清注射液 20ml 静脉滴注，1 次/天。结果：放疗后对照组Ⅱ级以上放射性食管炎及放射性肺炎的例数分别为16例（45.71%）、13例（37.14%），而痰热清组分别为7例（20.00%）、5例（14.29%），痰热清组放射性食管炎及放射性肺炎发病率均明显低于对照组（$P<0.05$）。

袁翎等将60例需要放射治疗的肺癌患者随机分为观察组与对照组，每组各30例。观察组在放疗的同时应用痰热清静脉滴注；对照组只作常规放疗。结果：急性放射性肺炎总发生率观察组为26.67%，对照组为33.33%，观察组和对照组Ⅲ、Ⅳ级放射性肺炎发生率分别为6.67%、26.67%，Ⅲ、Ⅳ级肺炎平均发病剂量分别为62Gy和55Gy，放射性肺炎平均发病时间分别为37天和31天。结果：虽然两组放射性肺炎总发病率相近，但在平均发病时间、平均发病放射剂量上，观察组明显滞后于对照组，观察组放射性肺炎的级别较轻，提示痰热清可将放射性肺炎控制在Ⅰ、Ⅱ级，避免升至Ⅲ、Ⅳ级，对患者生存质量及放射治疗方案制定有重要意义。

王东芳等人利用三根二花汤治疗放射性肺炎，效果满意。共收治患者60例，予三根二花汤：芦根30g，板蓝根20g，山豆根、金银花、丝瓜络、橘络、生地黄、百部各15g，北沙参、丹参、白花蛇舌草、款冬花、川芎各12g，生甘草6g。每日1剂，水煎2次，混合后分早晚2服。若肺热甚加红藤、败酱草、虎杖、半枝莲、黄芩、瓜蒌等；热毒炽盛加赤芍、牡丹皮等；血瘀重加红花、桃仁、延胡索、乳香、没药等；咽喉肿痛甚加羚羊角粉、薄荷、射干、牛蒡子等；口干咽燥加玄参、麦冬、天花粉、石斛等：咳嗽重加用川贝母、前胡、瓜蒌、杏仁、枇杷叶等；纳差加神曲、炒麦芽、鸡内金等；气虚加西洋参、党参、白术、茯苓、怀山药等；血虚加当归、鸡血藤、阿胶等；肝肾阴虚加女贞子、枸杞子、墨旱莲、熟地黄等；根据情况酌情加入软坚散结之品，如穿山甲、皂角刺、䗪虫、牡蛎、浙贝母、三棱、莪术等。结果：60例患者经上述治疗后，临床痊愈43例，显效14例，有效3例，无效0例，临床治愈率为71.6%，总有效率为100%。

王宜宗等将45例胸部肿瘤患者随机分为两组。观察组放疗至40Gy后，同时应用痰热清注射液20ml加入5%葡萄糖注射液500ml中静脉滴注，每天1次，直至放疗结束。对照组仅行单纯放疗。结果：痰热清注射液可有效保护肺组织，降低急性放射性肺炎的发病率，提高患者生存质量。该研究所选病例均为发生放射性肺炎的高危病例，观察组未发生Ⅲ级以上严重放射性肺炎，能将急性放射性肺炎控制在Ⅰ～Ⅱ级，且发生同级急性放射性肺炎的照射剂量≥20Gy的肺体积占全肺体积的百分比（V20）均大于对照组。对于剂量体积直方图（DVH）提示肺V20较大而不能进一步优化的放疗计划，应用痰热清可有效预防急性放射性肺炎的发生。

金璋等将98例肺癌患者随机分为治疗组和对照组，对照组行常规放疗，治疗组在常规放疗的同时应用痰热清注射液20ml加入5%葡萄糖注射液500ml中静脉滴注，每天1次，连用15～30天。观察结果显示：治疗组放射性肺炎和肺纤维化发生率分别为18.8%、20.2%，对照组分别为36.0%、40.2%，提示痰热清注射液可有效降低放射性肺损伤的发生率。

刘霞等将只接受放疗的62例局部晚期非小细胞肺癌患者随机分为治疗组32例和对照组30例。两组放疗开始至结束静脉滴注痰热清注射液20ml＋0.9%氯化钠注射液250ml，每天1次。治疗组除上述治疗外，从放疗15次后开始，每天放疗结束后给予1次雾化吸入0.9%氯化钠注射液20ml＋地塞米松5mg＋α－糜蛋白酶4000IU，至放疗结束。结果：治疗组急性放射性肺炎发生率为12.5%，明显低于观察组的36.7%（$P<0.05$）。

徐扬等将不能手术的85例非小细胞肺癌放疗患者随机分为治疗组40例和对照组45例。对照组予常规剂量放疗，并加用痰热清注射液30ml静脉滴注，每周5次。治疗组在对照组治疗基础上加用复方苦参注射液30ml静脉滴注，每日1次，直到放疗结束。结果：痰热清注射液联合苦参注射液治疗，不仅能提高患者生活质量、减少或延迟放射性肺炎的发生，同时能显著改善其免疫功能。

刘姝梅等将54例放射性肺炎患者随机分为A、B两组，A组30例，B组24例。A组给予痰热清注射液，B组给予抗生素及激素等相应药物。结果：治疗后A组临床症状、体征改善及胸部X射线片吸收消散程度、白细胞变化情况等，与B组比较，差异均有统计学意义（$P<0.05$），且A组未发生明显不良反应，B组有6例出现与药物有关的不良反应。

田春桃等应用痰热清注射液20ml加入5%葡萄糖注射500ml中静脉滴注，每日1次，治疗放射性肺炎；同时设立对照组：头孢噻肟钠4.0g加入0.9%氯化钠注射液250ml中静脉滴注，每日1次；口服泼尼松片10mg，每日4次。两组均以10天为1个疗程。结果：治疗组48例有效率为93.6%，对照组40例有效率为55.0%，治疗组的退热、止喘、止咳、痰色质变化及X射线片阴影消失天数均优于对照组。

任庆兰等将69例急性放射性肺炎患者随机分为两组，治疗组（地塞米松＋左氧氟沙星＋痰热清）35例，对照组（地塞米松＋左氧氟沙星）34例，共治疗2周。结果：治疗组总有效率和显效率明显高于对照组，其中显效率两组间差异有统计学意义（$P<0.05$）。对照组的毒副反应发生率为35.29%，治疗组为31.43%，两组间差异无统计学意义（$P>0.05$）。

杨科将42例急性放射性肺炎分为两组，治疗组用痰热清联合甲基泼尼松龙治疗，对照组用甲基泼尼松龙治疗。结果：治疗组有效率为91%，对照组为65%，差异有统计学意义。痰热清与甲基泼尼松龙联合使用，可减少激素用量。治疗组咳嗽、咳痰、气促等症状、湿啰音体征及生存质量得到有效改善，未见严重不良反应。

赵军将60例放射性肺炎患者随机分为两组，对照组常规使用抗生素、激素治疗；治疗组使用痰热清20ml加入5%葡萄糖注射液250ml中静脉滴注，每日1次，同时每日吸入舒利迭粉吸入剂，每次1吸，每日2次。两组均以10天为1个疗程。结果：治疗组有效率为97%，对照组为70%，两组间差异有统计学意义。治疗组咳嗽、咳痰、气促症状以及

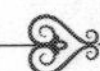

湿啰音体征有明显改善。

栾宝红将50例放射性肺炎患者随机分为两组，每组各25例。观察组应用抗生素+激素+痰热清静脉滴注；对照组只用抗生素+激素治疗。结果：观察组有效率为80%，明显高于对照组的52%。

刘长山报道，痰热清能改善放射性肺炎患者胸部X射线片表现，提高乳腺癌患者生存质量，延长生存期。

万红建等报道，痰热清注射液联合沙美特罗氟替卡松粉吸入剂，能有效提高放射性肺炎的治疗效果，缩短常见症状的改善时间。

李江等将60例放射性肺炎患者分为治疗组和对照组，每组各30例。对照组常规应用抗生素、激素；治疗组在对照组基础上加用痰热清20ml加入5%葡萄糖注射液250ml中静脉滴注，每日1次。两组均以10天为1个疗程。结果：治疗组有效率为96.67%，对照组为83.33%，两组间具有显著性差异（$P<0.05$），且治疗组未发生任何不良反应。

李贞等将96例放射性肺炎患者随机分为两组，每组各48例。对照组用抗生素+地塞米松10mg 1次/天静脉滴注，7～14天后减量至5mg，再渐减量至停药。治疗组用抗生素+痰热清20ml静脉滴注10天，连用2～3个疗程。结果：治疗组症状起效时间少于对照组，卡氏评分高于对照组，治疗组$CD3^+$、$CD4^+$、$CD4^+/CD8^+$均较治疗前提高。提示痰热清联合抗生素治疗放射性肺炎，可避免激素使用，提高免疫力，改善生活质量。

马东阳等将98例放射性肺炎患者随机分为治疗组和对照组，两组均以头孢他啶注射液2.0g加入0.9%氯化钠注射液100ml中静脉滴注，1次/12小时。同时，治疗组给予痰热清注射液20ml加入5%葡萄糖注射液250ml中静脉滴注，每天1次；对照组给予地塞米松注射液10mg静脉冲入，每天1次。两组均以治疗7天为1个疗程。结果：治疗组有效率为86.3%，对照组为46.8%，止咳、痰色质变化、退热、平喘、胸片阴影吸收、治愈天数治疗组均优于对照组。

龚红卫等报道，痰热清注射液20ml加入0.9%氯化钠注射液250ml中静脉滴注，每日1次，联合常规使用抗生素及激素治疗放射性肺炎，较常规使用抗生素及激素治疗放射性肺炎，能提高卡氏评分、胸片有效率、中医症状改善率。

徐扬等选取胸部恶性肿瘤放疗后所致急性放射性肺炎患者80例，随机分为治疗组和对照组，每组各40例。两组均予以痰热清注射液联合敏感抗生素、激素治疗，治疗组在上述治疗基础上加用丹参川芎嗪注射液20ml静脉滴注，每日1次。治疗3周后采用统一的疗效标准进行评定。结果：治疗组的疾病控制率与对照组比较有显著提高（$P<0.05$），临床症状、体征与影像学改善时间较对照组明显缩短（$P<0.05$）。提示丹参川芎嗪注射液联合痰热清能提高急性放射性肺炎的疗效，并缩短病程，无不良反应发生。

黄倩等人应用银花甘草汤治疗放射性肺炎，取得良好的效果。在2015年1月～2017年7月期间，共收治肺癌放疗致放射性肺炎患者64例，年龄18～70岁；其中男41例，女23例。随机分成观察组和对照组，每组32例，其中观察组男21例，女11例，平均年龄（52.45±10.27）岁；对照组男20例，女12例，平均年龄（53.18±8.65）岁。两组患者的性别、年龄、肺功能指标、放射性肺炎分级、生活质量评分等差异无统计学意义（$P>0.05$），具有可比性。对照组予激素联合抗生素治疗。急性期出现时予泼尼松40～50mg/天口服，缓解后逐渐减量至10mg/天口服，同时口服头孢呋辛500mg/天，并根据临床症状酌情选用化痰止咳平喘、支气管扩张剂或吸氧等对症治疗。观察组在对照组治疗基础上加用银花甘草汤：金银花30g，甘草10g。1剂/天，连续服用4周。结果：观察组治愈15例，显效11例，有效4例，无效2例，总有效率为93.75%；对照组治愈8例，显效10例，有效6例，无效8例，总有效率为75.00%。观察组总有效率明显高于对照组，差异均有统计学意义（$P<0.05$）。

（三）慢性阻塞性肺疾病

慢性阻塞性肺疾病即慢阻肺，以不完全可逆的气流受限为特点。慢阻肺气流受限常呈进行性加重，并伴有对有害颗粒或气体，主要是吸烟所致的肺部异常炎症反应。虽然慢阻肺直接累及肺，但也可引起显著的全身效应。慢阻肺与慢性支气管炎和肺气肿密切相关，病死率高，伴有气促、咳痰、喘息并反复加重，不仅损伤气道、肺泡和肺血管，同时还损伤肺外组织如骨骼、骨骼肌、心脏及其他器官。

张会春等人将确诊的慢性阻塞性肺疾病住院患者120例随机分为两组，每组各60例。对照组予常规氧疗、抗感染、平喘、对症等治疗。治疗组在此基础上加用痰热清注射液20ml加0.9%氯化钠注射液250ml治疗。治疗10～14天进行疗效评定。结果：治疗组的总有效率及显效率均明显高于对照组（$P<0.05$）。

董樑等人探讨了连花清瘟胶囊（连翘、金银花、炙麻黄等）对慢性阻塞性肺疾病急性加重期患者的临床疗效及对IL－8、TNF－α水平的影响。将60例慢阻肺急性加重期患者分为连花清瘟治疗组和常规治疗组，每组各30例。两组患者均予以基础治疗，对连花清瘟治疗组患者加用连花清瘟胶囊，评估临床疗效及肺功能、血和痰IL－8、TNF－α水平的变化。结果：连花清瘟治疗组临床疗效较常规治疗组改善显著（$P<0.01$）。与治疗前比较，连花清瘟治疗组患者肺功能好转，血清IL－8水平降低（$P<0.05$），痰IL－8、TNF－α水平显著下降（$P<0.01$），血TNF－α未出现有统计学意义的变化（$P>0.05$）。常规治疗组仅痰TNF－α较治疗前下降（$P<0.05$）。提示连花清瘟胶囊可显著改善慢性阻塞性肺疾病急性加重期患者的临床疗效，其作用机制可能是通过抑制相关炎症因子IL－8、TNF－α的释放。

二、治疗消化系统疾病

消化系统由消化道和消化腺两部分组成。消化道是一条起自口腔延续咽、食道、胃、小肠、大肠至肛门的很长的肌性管道，其中经过的器官包括口腔、咽、食管、胃、小肠（十二指肠、空肠、回肠）及大肠（盲肠、结肠、直肠）等。消化腺有小消化腺和大消化腺两种。小消化腺散在消化管各部的管壁内，大消化腺有三对唾液腺（腮腺、下颌下腺、舌下腺）、肝和胰，它们均借助导管，将分泌物排入消化管内。消化系统的基本生理功能是摄取、转运、消化食物和吸收营养、排泄废物，这些生理活动的完成有利于整个胃肠道的协调。食物的消化和吸收，供机体所需的物质和能量，食物中的营养物质除维生素、水和无机盐可以被直接吸收利用外，蛋白质、脂肪和糖类等物质均不能被机体直接吸收利用，需在消化管内被分解为结构简单的小分子物质，才能被吸收利用。食物在消化管内被分解成结构简单、可被吸收的小分子物质的过程就称为消化。这种小分子物质透过消化管黏膜上皮细胞进入血液和淋巴液的过程就是吸收。对于未被吸收的残渣部分，消化道则通过大肠以粪便形式排出体外。

消化系统常见疾病有：①食管疾病：有食管炎、食管癌、食管贲门失弛缓症。②胃、十二指肠疾病：有胃炎、消化性溃疡、胃癌、十二指肠炎、胃神经官能症等。③小肠疾病：有急性肠炎、肠结核、吸收不良综合征、急性出血性坏死性肠炎、克罗恩病等。④结肠疾病：各种痢疾、结肠炎、肠激惹综合征、结肠癌等。⑤肝脏疾病：肝炎、肝硬化、肝寄生虫病、肝脓肿、原发性肝癌等。⑥胆道疾病：胆石症、胆囊炎、胆管炎、胆道蛔虫症等。⑦胰腺疾病：急、慢性胰腺炎和胰腺癌。⑧腹膜、肠系膜疾病：急、慢性腹膜炎、肠系膜淋巴结结核、腹膜转移癌等。

（一）消化性溃疡

消化性溃疡主要指发生于胃和十二指肠的慢性溃疡，是一多发病、常见病。溃疡的形成有各种因素，其中酸性胃液对黏膜的消化作用是溃疡形成的基本因素。王毛生等将73例临床消化性溃疡患者随机分成两组。治疗组口服银花马鞭散：金银花15g，马鞭草20g，鸡矢藤25g，党参25g，白术10g，延胡索10g，川楝子10g，佛手15g，枳壳10g，广木香10，砂仁10g，煅瓦楞子30g。按上量配制研为粗粉，每日60g加水煎服，空腹温服，药渣复煎1次服。对照组口服奥美拉唑。结果：两组经4周治疗，治疗组治愈率为97.05%，对照组治愈率为73.33%。

闫平采用自拟银花川芎汤治疗消化性溃疡，疗效可靠。共收治患者100例，随机分为两组，治疗组68例，对照组32例。对照组服用复方氢氧化钠。治疗组服用自拟银花川芎汤：川芎、莪术、川楝子、黄连、黄芩、栀子、生甘草、白及、柴胡、制半夏各10g，银花、玄参、延胡索、蒲公英各15g，三七3g（研末冲服）。口中干渴少津加石斛15g、天花粉10g；大便偏稀加白扁豆10g；口中泛酸加瓦楞子、海螵蛸各20g；纳呆食少加炒鸡内金10g、炒麦芽15g。结果：治疗组68例治愈57例，总有效率为94.12%；对照组32例治愈19例，总有效率为68.75%。

（二）胃炎

胃炎是多种不同病因引起的胃黏膜急性和慢性炎症，常伴有上皮损伤、黏膜炎症反应和上皮再生。何公达以消炎建中愈胃汤为基础加减（川柴胡、金银花、清炙甘草、清炙黄芪、猫人参、炒白芍、怀山药、八月札，水煎每日1剂，每剂煎3次，混合后，分早、中、晚3次饭后1小时服用）治疗萎缩性胃炎41例，结果显效29例，占71%，有效10例，占24%，无效2例，占5%。

邓碧珠将180例胆汁反流性胃炎患者随机分为3组，治疗组及对照组Ⅰ、Ⅱ组，每组各60例，各组的年龄、性别、病程差异均无统计学意义，具有可比性。治疗组予银麦散：金银花15g，炒麦芽30g，黄芩12g，姜半夏12g，竹茹10g，海螵蛸10g，瓦楞子12g，广木香8g，佛手10g，陈皮10g。水煎服，1剂/天。同时予胃力康10g/包，冲服，3次/天。对照Ⅰ组予胃力康10g/包，3次/天。对照Ⅱ组予胃复安10mg，3次/天。均连服30天。结果：治疗组治愈40例，好转16例，无效4例，总有效率为93.33%；对照Ⅰ组治愈35例，好转17例，无效8例，总有效率为86.67%；对照Ⅱ组治愈23例，好转22例，无效15例，总有效率为75.00%。治疗组与两个对照组之间均有显著性差异。

史志宏等采用胃痛十味汤（金银花、连翘、白芍、青皮、乳香、枳壳等）加减治疗慢性胃炎65例，结果总有效率达84.6%，说明本方有清热解毒、活络止痛的功效。

顾晓明等以136例胆汁反流性胃炎患者作为研究对象，其中110例患者有浅表性胃炎，13例患者有胆囊炎或胆结石，7例患者合并食道炎，6例患者合并胃、十二指肠溃疡。采用随机方法，将136例患者分为治疗组和对照组，每组各68例。治疗组：男39例，女29例。对照组：男40例，女28例。两组患者年龄、性别等一般资料等无明显差异（$P>0.05$），具有可比性。治疗组口服银花公英合剂：金银花15g，蒲公英12g，竹茹12g，代赭石10g，黄连3g，海螵蛸7g，白及9g，茜草9g，白芍12g，郁金9g，枳实6g，甘草6g。对照组口服奥美拉唑，每次20mg，每日2次，餐后服。结果：治疗组痊愈51例，有效12例，无效5例，总有效率为92.65%；对照组痊愈28例，有效25例，无效15例，总有效率为77.94%。两组间治疗效果差异显著，具有统计学意义（$P<0.05$）。

（三）肠炎、痢疾与腹泻

1. 肠炎

肠炎是细菌、病毒、真菌和寄生虫等引起的小肠炎和结肠炎。临床表现主要有腹痛、腹泻、稀水便或黏液脓血便。部分病人可有发热及里急后重感觉，故亦称感染性腹泻。

新疆阿勒泰军分区后勤部卫生所用金银花60g、罂粟壳10g，将金银花（干）炒黄研细末，罂粟壳加水2碗煎至1碗，冲服金银花末，每次10g，1日3次。共治疗慢性肠炎20余例，效果满意。

黄兆胜利用桃核承气汤加减治疗急性坏死性肠炎，收效良好。共收治患者22例，方予桃核承气汤加减：桃仁，红花，大黄，芒硝，甘草，黄芩，黄连，金银花，桂枝，枳实，莱菔子。若高热、烦躁加七叶一枝花、蒲公英等；舌苔黄厚腻者加佩兰、绵茵陈、薏苡仁；口渴甚、舌质干者加葛根、石斛等。水煎服，日 1 剂，重者日 2 剂。结果：治愈 19 例，死亡 2 例（均因严重中毒性休克于入院后 5 小时内死亡），转外科治疗 1 例（因肠穿孔）。治愈者住院时间最长 9 天，最短 6 天，平均为 7.5 天。

熊茂洋等以血肠饮为主治疗出血性小肠炎，效果良好。根据辨证分型分别予以中药汤剂治疗，1 日 1 剂，分 2 次服用。呕吐频繁不能服药者，给予鼻饲。湿热伤肠络型：治宜清热解毒、凉血止血；方用血肠饮：黄芩，黄连，生地黄，金银花，墨旱莲，鱼腥草，紫珠草，鸡矢藤。肠腑闭结型：治宜清肠解毒、泻热通腑、凉血止血；方用小承气汤合黄连解毒汤加生地黄、墨旱莲、紫珠草。阳气暴脱型：治宜回阳救逆；方用参附龙牡汤，当脱固厥回后按以上两型辨证用药。有肠蛔虫予驱虫；并发失血性休克给予输血、扩容、止血剂等；并发中毒性休克给抗生素、扩容、纠正代谢性酸中毒、肾上腺皮质激素、输氧等；麻痹性肠梗阻和继发性腹膜炎给予纠正水、电解质紊乱、抗生素等。共治疗 108 例，结果痊愈 104 例，平均治愈天数 7.59 天，死亡 4 例。

简秀成以银花粟壳汤治疗慢性肠炎，收效良好。共收治患者 20 例，予银花粟壳汤：金银花 30～60g，罂粟壳 4～10g，黄芪 10～20g，茯苓 4～10g。气虚加党参、白术、甘草；血虚加当归、熟地黄。结果：显效时间最短服 7 剂，最长服 26 剂，20 例均临床治愈。

姚清爱以黄连导赤汤加味治疗急性坏死性肠炎，收到较好疗效。共收治患者 42 例，分为治疗组 32 例，对照组 10 例。对照组予西药治疗。治疗组予黄连导赤汤加味：黄连 15g，白芍 15g，生地黄 15g，木通 10g，竹叶 6g，甘草 5g，败酱草 15g，薏苡仁 30g，土茯苓 15g，冬瓜仁 15g，金银花 60g。每日 3 剂，水煎，昼服 2 剂，晚服 1 剂。结果：治疗组痊愈 30 例，占 93.7%，好转 2 例，占 6.3%，平均治疗天数为 11.5 天；对照组痊愈 9 例，占 90%，好转 1 例，占 10%，平均治疗天数为 13 天。两组对比，治疗组疗效优于对照组。

童燕玲等采用清肠汤治疗霉菌性肠炎，收效良好。共收治患者 56 例，分为治疗组 40 例、对照组 16 例。治疗组予清肠汤：葛根、炒党参、金银花各 15g，怀山药 30g，焦白术 20g，乌梅 10g，黄连 3g，甘草 6g。积滞重加广木香、麦芽、建曲；阴伤加白芍、石斛、北沙参；腹泻加诃子肉、肉豆蔻。日 1 剂，煎成药液 500ml，分服。对照组予制霉菌素片每日 300 万单位，分 2～3 次口服。两组均服药 7～15 天。结果：治疗组治愈 35 例，显效 4 例，无效 1 例；对照组治愈 12 例，显效 3 例，无效 1 例。治疗组平均止泻时间为 4.5 天，对照组为 7.8 天。治疗组镜检大便正常时间平均为 7 天，对照组平均为 8.5 天。治疗组大便培养霉菌消失时间平均为 8 天，对照组平均为 8.4 天。治疗组和对照组在总有效率、镜检恢复正常时间、培养霉菌消失时间上无差异（$P>0.05$），而止泻时间治疗组明显优于对照组，有非常显著意义（$P<0.01$）。

赵文学等人利用金银花合云南白药治疗慢性肠炎 30 例，疗效很好。将金银花 20g 加水 2 碗煎至 1 碗，冲服云南白药 0.5g，每日 3 次，7～10 剂即愈。

周美伦采用自拟宁肠汤治疗慢性结肠炎，取得满意疗效。共收治患者 170 例，分为治疗组 94 例，对照组 76 例。治疗组：男 59 例，女 35 例；住院 45 例，门诊 49 例；年龄 20～39 岁 60 例，40～50 岁 30 例，51 岁以上 4 例；病程 3 个月～1 年 40 例，1 年～2 年 32 例，2 年以上 22 例。对照组：男 40 例，女 36 例；住院 20 例，门诊 56 例；年龄 20～39 岁 48 例，40～50 岁 26 例，51 岁以上 2 例；病程 3 个月～1 年 34 例，1 年～2 年 26 例，2 年以上 16 例。治疗组予自拟宁肠汤：白头翁 30g，黄连、云木香各 7g，金银花、枳壳、当归、赤芍各 10g，甘草 5g。水煎服，每日 1 剂，分 2 次口服。对照组予：庆大霉素片 8 万 U 口服，1 日 4 次；诺氟沙星胶囊 0.5g 口服，1 日 4 次。两组均以 10 天为 1 个疗程，一般用药 2～3 个疗程。疗效标准：①痊愈：大便正常，其他症状消失，实验室检查正常；②好转：大便次数明显减少，实验室检查有所改善；③无效：症状未见改善，实验室检查无改善。结果：治疗组痊愈 70 例，好转 23 例，无效 1 例；对照组痊愈 31 例，好转 39 例，无效 6 例。两组间疗效具有明显差异（$P<0.01$）。

2. 痢疾

杨景山以加味升麻葛根汤治疗急性细菌性痢疾，获较好临床疗效。共收治患者 50 例，予加味升麻葛根汤：葛根 12g，升麻、赤芍各 9g，甘草 5g。热重加黄连 9g、金银花 20g；湿重加广藿香 15g、苍术 9g；腹痛加木香 9g；纳谷不香加焦山楂 30g。水煎服，每日 1 剂。结果：3 天以内治愈 19 例（38%），4～6 天治愈 27 例（54%），1 周以内好转 3 例（6%），无效 1 例（2%）。

刘泽文以自拟银花芍药汤治疗细菌性痢疾，收到良好效果。共收治患者 40 例，男 20 例，女 20 例；年龄最大 34 岁，最小 5 个月；发病至就诊时间 1～2 天 29 例，3 天后就诊 9 例，发病 10 天用西药治疗未愈 2 例。40 例均以腹痛、腹泻、里急后重为主要症状，少数病例伴有恶心、食欲不振。予银花芍药汤加减：金银花 12g，白芍 10g，葛根 15g，黄连 6g，当归 12g，白头翁 9g，大黄 6g，木香 6g，甘草 3g。气虚加党参 12g；食滞加山楂 10g、神曲 10g。每日 1 剂，水煎，分 2 次服。疗效标准：①临床治愈：症状体征消失，大便每日 1～2 次，大便常规化验正常；②显效：症状体征大部分消失，大便每日 3～5 次，大便常规化验，脓细胞 0～3 个，红细胞 0～3 个；③无效：服药后症状体征无改善，大便次数不减少，改用其他治疗者。结果：临床治愈 33 例，占 82.5%；显效 5 例，占 12.5%；无效 2 例，占 5%；总有效率为 95%。其中 2～4 天治愈 10 例；5～7 天治愈 15 例；8～10 天治愈 8 例。典型病例：患者，女，36 岁，1980 年 11 月 10 日初诊。腹痛、腹泻 2 天。大便日 5～6 次，脓血黏液便，里急后重明显，不发烧，口干，不欲食，纳呆。脉弦滑，舌苔中间黄、舌尖绛。大便常规化验：黏液（+++），红细胞 10～20 个，脓细胞 30～40 个。大便培养：志贺菌、福氏 1 型痢疾杆菌生长。给银花芍药汤 3 剂煎服，3 天后复诊，以上各症消失。大便日 1～2 次，大便常规化验正常。

3. 腹泻

方志林运用萹蓄二花汤治疗急性腹泻，疗效满意。共收治患者 33 例，分为治疗组与对照组。治疗组 18 例中，男 9 例，女 9 例；年龄 19～75 岁，平均年龄 40.5 岁；病程在 3 小时～7 天，平均病程 2.4 天；临床诊断为急性菌痢者 10 例，急性细菌性肠炎或细菌性食物中毒者 8 例。对照组 15 例中，男 9 例，女 6 例；年龄 8 岁～65 岁，平均年龄 42.6 岁；病程在 8 小时～7 天，平均病程 1.96 天；临床诊断为急性菌痢者 6 例，急性细菌性肠炎或细菌性食物中毒者 9 例。治疗组用萹蓄二花汤：萹蓄、金银花、苦参、大黄、枳壳、槟榔、甘草。脓血便加地榆、丹皮；腹痛较甚加白芍；腹泻稀水便加车前子、木通；泻之爽快去大黄；腹胀较甚加木香、莱菔子；恶心、呕吐加半夏、生姜。每日 1 剂，水煎服。治疗期间，根据病情酌情补充葡萄糖液及维生素。对照组：用葛根芩连汤治疗，每日 1 剂，水煎分 2 次服。结果：两组病例均治愈，自觉症状、体征消失，大便恢复正常，大便培养结果（-）。治疗组平均治愈时间 4.2 天，对照组平均治愈时间 4.1 天，两组疗效比较，无显著性差异（$P>0.05$）。

（四）肝胆疾病

1. 肝炎

常建林等采用自拟茵陈汤治疗急性黄疸型肝炎，疗效较好。共收治患者 67 例，男 35 例，女 32 例；年龄 1～12 岁 37 例，13～25 岁 19 例，26 岁以上 11 例；发病时间最短 5 天，最长 12 天。方药：茵陈，山药，太子参，板蓝根，金银花，茯苓，黄柏，车前子，大枣。热盛重用茵陈、金银花、板蓝根；湿盛重用茵陈、茯苓、车前子；纳差便溏加麦芽、鸡内金、白扁豆。疗效标准：①痊愈：肝功化验正常，临床症状消失；②好转：肝功及临床症状均有明显改善；③无效：肝功和症状无好转或加重。结果：痊愈 61 例，好转 6 例。

殷新猷应用二花茵陈汤治疗急性无黄疸型肝炎、慢性迁延性肝炎，取得一定疗效。共收治患者 104 例，方用二花茵陈汤：金银花 15g，茵陈 30g，虎杖 30g，大青叶 15g，太子参 12g 等。胃气上逆加竹茹、佛手等；腹痛便溏加白术、薏苡仁、茯苓等；食滞纳差加神曲、鸡内金等。每日 1 剂，水煎，分 2 次服，小儿酌减。每 20 天为 1 个疗程，并复查 1 次肝功能，4 个疗程再判断疗效。结果：总有效率为 86.54%，显效及以上者为 77.89%。

姜家仁采用银花二金汤加减治疗乙型肝炎，收效良好。共收治患者 156 例。治疗方法：金银花、山药各 18g，茵陈、白芍各 30g，田基黄、白花蛇舌草各 20g，丹参、延胡索、茯苓、垂盆草各 15g，郁金、佛手、鸡内金各 12g，柴胡、枳壳各 10g，甘草 6g。胸闷不舒加瓜蒌皮；心中烦热、口苦加栀子；SGPT 数值增高加五味子；胁肋疼痛重用川楝子、青皮；HBsAg 比值高于 1:128 重用金银花、垂盆草。水煎服，每日 1 剂。疗效标准：①显效：主要症状、体征消失，肝功能各项指标恢复正常；②有效：主要症状、体征明显改善，肝功能各项指标明显好转；③无效：症状、体征、肝功能各项指标进步不明显。结果：显效 86 例，有效 58 例，无效 12 例，总有效率为 92.3%。

丁晋彪利用复方双花剂治疗慢性乙型肝炎，取得了良好疗效。共收治患者 98 例，年龄 17～63 岁，平均 35 岁；病程 7 个月～15 年，平均 4 年。全部病例均有不同程度的乏力、纳差、肝区不适、腹胀等症状，均有不同程度的肝功异常。全部病例均应用复方双花冲剂（每袋 25g，主要成分为金银花、龙胆草、金钱草、黄芪等）治疗，每次 50g，每日 2 次，温开水冲服，疗程 3 个月。每周复查肝功能 1 次，每月复查 HBV 标志物。结果 98 例中治愈 51 例，好转 39 例，无效 8 例，总有效率为 91.84%。治疗后 HBV 血清学标志物变化：HBeAg 转阴者 39 例（39.80%），HBeAg 滴度下降者 47 例（47.96%），HBV-DNA 转阴者 33 例（33.67%）。

叶中贤以自拟银苦汤（金银花、苦参、蒲公英、垂盆草、苍术、贯仲、虎杖、薏苡仁、茵陈、大黄、赤芍）为基础方。辨证治疗慢性乙型肝炎 69 例，疗效显著。治疗组采用银苦汤辨证加减治疗：湿热重者加山栀；湿重热轻者加炒白术、姜半夏；寒湿重者加干姜、制附子；阴虚者加生地黄、麦冬；黄疸深者加田基黄、金钱草；脾虚者去大黄，加白术；肾阳虚者去大黄，加巴戟天、补骨脂；肝气郁结者加柴胡；血瘀者加红丹参、当归；血热者加牡丹皮、赤芍、生地黄；黄疸已消退者去大黄。1 剂/天，水煎服，同时口服肝复康片 120mg/次、甘利欣胶囊 150mg/次，3 次/天，总疗程 6 个月，不用其他任何西药。对照组用肝复康片 120mg/次、甘利欣胶囊 150mg/次，3 次/天，口服。总疗程 6 个月。结果治疗组 ALT 复常率 91%，TBil 复常率 94%；对照组 ALT 复常率 69%，TBil 复常率 64%，两组比较差异具有非常显著意义（$P<0.01$）。治疗组 HBeAg 转阴率 36%；对照组 HBeAg 转阴率 21%，两组比较差异具有显著意义（$P<0.05$）。

卢灿辉等将 180 例慢性活动性乙型肝炎病人随机分为治疗组和对照组，治疗组 120 例，对照组 60 例。治疗组用中药活血乙肝康汤（虎杖 20g，溪黄草 15g，田基黄 15g，白花蛇舌草 15g，苦参 12g，金银花 10g，赤芍 12g，白芍 12g，丹参 15g，田七 15g，莪术 10g，大黄 8g，柴胡 10g，枳壳 8g，太子参 15g，黄芪 15g，女贞子 15g，白术 10g）内服治疗，对照组口服肝荣片治疗，日服 3 次，每次 2 片。两组疗程均 3 个月，每月检查肝功能与病毒指标 1 次，3 个月后判定疗效。结果 2 组临床治愈率分别是 32.5%与 10%；显效率分别是 51.7%与 40%；总有效率分别是 95%与 68.3%（$P<0.01$）。且治疗组在肝功能和病毒指标转阴方面均优于对照组（$P<0.01$）。提示活血乙肝康汤治疗慢性活动性乙型肝炎有明显疗效。

2. 胆囊炎

张秋霞以利胆汤治疗慢性胆囊炎，获得满意疗效。共收治患者 86 例，男 35 例，女 51 例；年龄最大 63 岁，最小 32

岁；病程1周～6个月29例，6个月～1年23例，1～2年19例，2年以上15例。其中合并胆结石24例，脂肪肝17例，胃炎19例。予利胆汤：茵陈20g，炒栀子20g，防己10g，黄芩10g，金银花20g，木香10g，厚朴10g。水煎服，1日1剂，分2次口服。30天为1个疗程。服药期间，忌食油腻、辛辣、酒类。疗效标准：①临床治愈：症状和体征完全消失，影像学检查正常；②显效：症状和体征基本消失，影像学检查明显改善；③有效：症状和体征大部分消失，影像学检查有改善；④无效：症状和体征及影像学检查无改善。结果：临床治愈39例，显效22例，有效20例，无效5例，总有效率94.2%。服药1周内症状消失14例，服药2周症状消失28例，服药3周症状消失32例，服药1个月症状消失7例。

许桂莲等以自拟金茵汤加减配合西药常规治疗慢性胆囊炎急性发作期和慢性迁延期，取得较满意疗效。共收治患者188例，随机分为治疗组和对照组。治疗组：94例，合并结石46例；男36例，合并结石18例，女58例，合并结石28例；年龄28～71岁，平均46.3岁；疗程2～30年，平均14.5年。对照组：94例，合并结石45例；男41例，合并结石19例，女53例，合并结石26例；年龄32～69岁，平均44.8岁；病程4～28年，平均15.1年。两组年龄、性别及病程经统计学处理，差异无显著性意义（$P>0.05$），具有可比性。对照组给予西药常规治疗：阿莫西林0.5g，日3次口服，合并结石给予鹅去氧胆酸胶囊0.75g，日3次口服，伴疼痛者，给颠茄片10mg，日3次口服，30天为1个疗程。治疗组在对照组治疗基础上，予金茵汤加减：金钱草30g，茵陈30g，陈皮15g，金银花20g，连翘15g，川楝子10g，郁金10g，柴胡6g，延胡索30g，丹参10g，甘草6g。口苦加龙胆草10g；发热加石膏20g；大便秘结加大黄10g；食欲减退加焦三仙各30g、鸡内金10g；伴湿热加藿香15g、半夏10g。每天1剂，加水600ml，煎成100ml，复煎，分2次服，30天为1个疗程。结果：治疗组显效82例，占87.2%，有效10例，占10.6%，无效2例，占2.2%。对照组显效51例，占54.3%，有效22例，占23.4%，无效21例，占22.3%。两组显效率、有效率比较，均有极显著差异（$P<0.01$）。

范杰等人在2004年2月～2006年10月期间，利用痰热清注射液佐治急性胆囊炎，取得满意疗效。共收治患者104例，随机分为治疗组和对照组，每组52例。治疗组：男30例，女22例；年龄20～68（平均45）岁。对照组：男28例，女24例，年龄18～57（平均43）岁。治疗组用10%葡萄糖注射液500ml、痰热清注射液（黄芩、熊胆粉、山羊角、金银花、连翘等）20ml，1次/天静脉滴注，甲硝唑250ml、环丙沙星200ml、先锋霉素Ⅴ号（注射用头孢唑啉钠）5.0g，1次/天静脉滴注。对照组用甲硝唑250ml、环丙沙星200ml、先锋霉素Ⅴ号（注射用头孢唑啉钠）5.0g，1次/天静脉滴注。疗效标准：①治愈：胆绞痛、发热等症状消失，B超检查炎症完全吸收，化验血常规白细胞计数和中性粒细胞恢复正常；②有效：胆绞痛明显减轻，偶有发作，发热症状消失，B超检查炎症基本吸收，化验血常规白细胞计数和中性粒细胞恢复正常；③无效：胆绞痛减轻，但发作较频繁，发热症状仍存在，B超检查炎症无明显吸收，化验血常规白细胞计数和中性粒细胞仍高于正常。结果：治疗组治愈率81.2%，显效率18.8%；对照组治愈率52.3%，显效率35.7%。两组结果经统计学处理，差异有显著性（$P<0.05$）。

邓光辉自拟清热解毒汤治疗急性胆囊炎，收到较为满意效果。共收治患者20例，予方药：蒲公英30g，紫花地丁30g，金银花30g，连翘15g，金钱草30g，贯众10g。体温高加柴胡、栀子、黄芩；兼有湿邪加苍术、茯苓、龙胆草；便秘加生大黄、朴硝；疼痛加延胡索、川楝子、制乳香、制没药；呕吐加姜半夏、陈皮、竹茹；纳差加焦三仙；气滞腹胀痛加香附、木香、郁金；黄疸加茵陈；久治未愈者加当归、赤芍、桃仁；气虚加党参、黄芪。每日1剂，水煎分服。结果：治愈15例，显效4例，无效1例。疗程最短3天，最长半个月。

（五）胰腺炎

陈丽晶等人在1986～1993年期间，运用胆胰汤加减治疗急性胰腺炎，取得了较满意疗效。共收治患者125例，男37例，女88例；年龄最小15岁，最大64岁，平均40岁；病程最短14小时，最长4天。高脂饮食及饮酒后发病105例，劳累及情志不畅发病4例，受凉发病1例，无明显诱因15例。合并胆石症、胆囊炎者19例，胆道蛔虫3例，肺部感染1例。予胆胰汤加减：连翘15g，金银花20g，大黄15g，枳实10g，厚朴10g，川黄连6g，茵陈20g，蒲公英20g，黄芩10g，柴胡10g，白芍15g，香附10g，郁金10g，甘草6g。肝郁气滞去金银花、连翘、茵陈、蒲公英，加木香、延胡索、川楝子；发热甚重用柴胡。每日2剂，煎水400ml，分4次服，连服3天后改每日1剂。结果：全部治愈。治疗前呕吐者88例，治疗1～2天呕吐消失40例，3～4天消失38例，5天以上消失10例；治疗前大便秘结120例，均在4～24小时内通畅；治疗前72例有不同程度发热，治疗2天后体温正常者33例，3～5天后正常者27例，6天以后正常者12例；治疗前上腹部轻度肌紧张40例，均在治疗后3天内消失，全腹压痛、反跳痛6例，均在治疗后5～10天消失；治疗前尿淀粉酶升高83例，经治疗2天降至正常40例，3～4天降至正常者32例，5天以上降至正常11例。

李鸣运用中西医结合治疗胆源性胰腺炎，取得满意效果。在1995年4月～2001年4月期间共收治患者78例，男25例，女53例；年龄16～84岁，平均46岁。主要表现为上腹部疼痛，恶心呕吐，腹胀。伴有腹膜刺激征，肠麻痹，部分患者有发热、黄疸等。综合治疗：根据病情常规禁食，鼻胃管减压，补充水、电解质，维持酸碱平衡。将中药经鼻胃管注入，合理使用抗生素，使用减少消化道分泌的药物，如抑肽酶、654－2、奥曲肽等，以防止胃酸和胰液过度分泌。手术治疗：有13例施行手术治疗，急诊手术5例，中转手术8例。术中发现腹腔内大量血性或褐色腹水700～2400ml。腹水淀粉酶明显升高。胰腺明显增大，表面呈紫红色或褐色，杂以皂化斑及散在或片状的坏死灶。大小网膜及肠系膜上均有大量皂化斑。胆囊肿大并结石 8 例，胆总管结石 5 例。13 例均行胆囊切除加胆总管探查切开取石，放置“T”形管引流，同时切开胰腺被膜减压，清除坏死病灶，充分游离胰腺上、下极，并在胰腺上、下极以及表面和陶氏腔各放置一根橡皮引流管，另戳孔引出，以达到充分引流胆道及腹腔引流的目的。中药治疗：在全身综合性治疗基础上，拟以清热解毒、疏肝解郁、通里攻下的中药方剂辅助治疗，予大柴胡汤加减：柴胡 15g，黄芩 10g，半夏 10g，木香 10g，川楝子 10g，赤白芍各 15g，枳壳 12g，甘草 8g，大黄 15g（后下）。发热加金银花 15g、连翘 10g；黄疸加茵陈 10g、栀子 10g；胆道蛔虫加使君子 30g、苦楝皮 30g。水煎服，2 次/天。结果：住院时间 12～25 天，平均 18 天。治愈 75 例，死亡 3 例，死亡原因分别为胰周脓肿伴中毒性休克、肝肾综合征伴Ⅱ型糖尿病、多器官功能衰竭。

薛有平等人运用自创胰腺穴结合自拟处方薏米三白银花汤治疗慢性胰腺炎，获得了满意的临床疗效。共收治患者 121 例，男 71 例，女 50 例；年龄最大 70 岁，最小 18 岁；病程最长 20 年，最短 1.3 年。病人常伴有胃脘及上腹部疼痛或胀痛；后背部胀痛，胁肋胀痛，或有恶心、呕吐、心慌、心悸等多种症状。腹痛持续一段时间，其他治疗无效。针刺：取双侧胰腺穴，常规消毒后，左手作为压手按压胰腺穴，右手作为刺手持 1.5～2 寸毫针刺入胰腺穴，候针下沉紧，在得气的基础上行平补平泻手法，留针 30 分钟，然后拔针，期间捻针 1～2 次，每日针刺 1 次（可同时配伍阴陵泉、足三里等穴位）。中药治疗予薏米银花三白汤：炒薏米 30g，白芍 10g，白豆蔻 10g（后下），白术 10g，金银花 6g，郁金 10g，柴胡 10g，枳壳 6g，甘草 6g。腹痛重加白芍 20g、桃仁 10g、醋乳香 10g；瘀血背痛重加五灵脂 10～15g（包煎）、乳香 10g；便秘加桃仁 15g、生大黄粉 6g（冲服，每次 3g），去枳壳 6g，改为枳实 6g；阴虚内热兼有口渴、舌红等症加石斛 10g、生地黄 10g；阳虚怕寒加高良姜 10g、肉桂 6g（后下）；食少纳呆加焦山楂 20g、炒麦芽 10g；脾虚泄泻加山药 10g、白术 15g，减金银花；恶心呕吐加生姜 10g、法半夏 10g。水煎服，每日 1 剂，日服 2 次。以上两种治疗方法均以治疗 2 周为 1 个疗程。疗效标准：①痊愈：胰腺分泌功能正常，症状体征消失，随访 1 年不复发；②显效：症状体征好转，1 年内复发 1 次；③有效：胰腺分泌功能改善，症状体征好转，电话随访 1 年复发 2 次；④无效：胰腺分泌功能未改善，症状体征未减轻，或胰腺分泌功能改善，症状体征好转，随访 1 年复发 3 次以上。结果：痊愈 86 例，显效 16 例，有效 13 例，无效 6 例，总有效率为 95.04%。

张秋霞以利胆汤治疗慢性胆囊炎，获得满意疗效。共收治患者 86 例，男 35 例，女 51 例；年龄最大 63 岁，最小 32 岁；病程 1 周～6 个月 29 例，6 个月～1 年 23 例，1～2 年 19 例，2 年以上 15 例。其中合并胆结石 24 例，脂肪肝 17 例，胃炎 19 例。予利胆汤：茵陈 20g，炒栀子 20g，防己 10g，黄芩 10g，金银花 20g，木香 10g，厚朴 10g。水煎服，1 日 1 剂，分 2 次口服。30 天为 1 个疗程。服药期间，忌食油腻、辛辣、酒类。疗效标准：①临床治愈：症状和体征完全消失，影像学检查正常；②显效：症状和体征基本消失，影像学检查明显改善；③有效：症状和体征大部分消失，影像学检查有改善；④无效：症状和体征及影像学检查无改善。结果：临床治愈 39 例，显效 22 例，有效 20 例，无效 5 例，总有效率 94.2%。服药 1 周内症状消失 14 例，服药 2 周症状消失 28 例，服药 3 周症状消失 32 例，服药 1 个月症状消失 7 例。

三、治疗泌尿系统疾病

人体泌尿系统由肾脏、输尿管、膀胱、尿道及有关的血管神经组成，主要负责生成与排出尿液。由于大肠埃希菌等细菌侵入尿路，便引发多种尿路感染，包括尿道炎、膀胱炎与肾盂肾炎等，其中尿道炎与膀胱炎被称为下尿路感染，肾盂肾炎被称为上尿路感染。致病菌约 80%为大肠埃希菌，多为上行感染。属中医学的“淋证”“腰痛”范畴，多由肾阴亏虚，湿热邪毒蕴结下焦所致。

（一）尿路感染

刘怀敏利用石苇通淋汤治疗女性尿路感染，收效良好。共收治患者 134 例，22～30 岁 95 例，31～40 岁 32 例，41 岁以上 7 例。年龄最大者 59 岁。其中初发 91 例，反复发作 42 例。孕期发作者 61 例。予石苇通淋汤：石苇 20～30g，生黄芪、白术、连翘、金银花各 15g，生白芍、茯苓各 20g，萹蓄、瞿麦各 30g，甘草 10g。口苦、咽干加知母、生石膏；腹胀、大便秘结加桃仁、大黄；少腹坠胀疼痛、渴不欲饮加桂枝；身热时作、恶心不食甚则呕吐心烦去黄芪、白术，加紫苏叶、黄芩；热盛损络、挟有血尿加生地黄、白茅根；尿浊带脓加萆薢、蒲公英、紫花地丁等；腰痛加防己、炒薏苡仁；头疼恶寒、发热不解、口渴欲饮甚则腰酸背痛、少腹胀满窘急、尿液点滴而下，去芍药、甘草，加当归、枳实；唯有尿急、尿频、淋漓不宣者，用原方。每日 1 剂，水煎两次，早晚各服 1 次。结果：痊愈（临床症状、体征完全消失，随访 3 个月未复发）94 例，占 70.15%；好转（临床症状基本消失，尿液化验恢复正常，但时有复发）35 例，占 26.1%；无效（治疗 3 个疗程以上，临床症状、体征无明显变化）5 例，占 3.7%。

张建军以益肾清热利湿解毒法治疗慢性尿路感染，疗效较好。共收治患者 50 例，男 13 例，女 37 例；年龄最大 75 岁，最小 6 岁，平均 40.5 岁；慢性尿道炎及膀胱炎 32 例，慢性肾盂肾炎 18 例；病程最长 20 年，最短 7 个月；临床症见排尿涩痛，尿意不尽，腰酸痛，口干不欲饮，头晕耳鸣等。全部病例中，有肾区叩击痛 10 例，下腹部压痛 21 例，尿检查均有不同程度改变，尿蛋白（+～+++）18 例，红细胞（+～+++）36 例，白细胞（+～+++）44 例，尿培养有尿菌生长者 15 例，多数培养出大肠埃希菌。治以六味地黄汤合五味消毒饮化裁：熟地黄 30g，山茱萸 10g，杜仲 15g，泽泻 10g，茯苓 15g，蒲公英 15g，紫花地丁 15g，金银花

10g，金钱草 20g，甘草梢 10g。以血尿为主加赤芍、白茅根；久病入络、腰腹刺痛加丹参、香附；肾阴虚加枸杞子、女贞子、墨旱莲；肾阳虚加肉桂、熟附子、鹿角胶。每日 1 剂，水煎，分早晚温服，4 周为 1 个疗程。每周复查尿 10 项 1 次，1 个疗程结束后复查尿培养。结果：痊愈（症状、体征消失，尿 10 项正常，尿培养转阴）38 例，占 76%；好转（症状、体征基本消失，尿 10 项接近正常，尿培养转阴）12 例，占 24%，全部有效。出院后半年随诊，复发 2 例，占 4%。

廖明波等人采用银花泌炎灵片治疗急性泌尿系感染（热淋），疗效满意。共收治患者 530 例，分为观察组 420 例，对照组 110 例。观察组：男 116 例，女 304 例，男女比例为 1∶2.62；年龄最小 18 岁，最大 65 岁；病程＜1 年 315 例，1～2 年 72 例，2～10 年 33 例；治疗 2～6 周 356 例，6 周～6 个月 64 例。对照组性别、年龄及病程等方面与观察组无显著性差异，具可比性。临床表现：尿频急，尿涩刺痛 420 例，尿赤黄 304 例，血尿 61 例，腰痛 181 例，腰酸 30 例，肾区叩痛 124 例，小腹胀痛 223 例，乏力 35 例，恶心呕吐 46 例，发烧恶寒 116 例。观察组予银花泌炎灵片（金银花、半枝莲、瞿麦、萹蓄、石韦、车前子、淡竹叶、灯心草等），每次 8 片（每片含 250mg），一般患者每日 3～4 次，重症每 4～6 小时服 8 片，口服 2 周为 1 个疗程。未愈可连服 4～6 周，服药期间停用其他药品。对照组用清淋冲剂（瞿麦、萹蓄、车前子、滑石、栀子、大黄等），每日 2 次，每次 1 包（每包 10g），儿童酌减。疗效标准：①临床治愈：临床症状消失，尿常规检查 2 次正常，尿细菌培养阴性；2、6 周复查尿常规阴性，尿细菌培养阴性。②显效：临床症状消失，尿检正常或接近正常，尿培养阴性。③有效：临床症状减轻，尿检有显著改善，尿培养未转阴。④无效：临床及尿常规检查未见好转。结果：观察组治愈 274 例（65.2%），显效 59 例（14.0%），有效 61 例（14.5%），无效 26 例（6.2%），总有效率为 93.8%；对照组治愈 46 例（41.8%），显效 17 例（15.5%），有效 26 例（23.6%），无效 21 例（19.1%），总有效率 80.9%。上下尿路感染疗效无显著差异（$P>0.05$）；观察组与对照组比较有显著差异（$P<0.05$）。

王冬梅等人利用银花泌炎灵片治疗急性尿路感染，取得良好疗效。共收治患者 60 例，男 28 例，女 32 例；年龄 18～65 岁。分为对照组与治疗组，每组各 30 例，男、女分别为 14 例、16 例。治疗组服用：银花泌炎灵片，3 次/天，8 片/次，2 周为 1 个疗程，观察 6 周。对照组口服：三金片，3 次/天，5 片/次，连续服用 2 周，观察 6 周。疗效标准：①治愈：临床症状消失，实验室尿细菌定量培养＜10^5/ml，尿常规正常；②好转：症状减轻，尿菌落明显减少，尿常规改善；③无效：症状及实验检查无明显改善。结果：治疗组治愈 20 例，好转 8 例，无效 2 例，总有效率 93.3%；对照组治愈 14 例，好转 11 例，无效 5 例，总有效率 83.3%。

韦强等人运用硫酸依替米星与银花泌炎灵片联合治疗尿路感染，较单一用药疗效有显著提高。在 2009 年 3 月～2009 年 5 月期间，共收治患者 30 例。其中男 8 例，女 22 例，年龄 28～76 岁，平均 52 岁。按尿路感染是否合并复杂因素，如结石、尿路梗阻、尿路畸形等，分为复杂性尿路感染和非复杂性尿路感染两组。复杂性尿路感染组均为慢性肾盂肾炎，共 22 例，复杂因素包括：尿路结石 10 例，尿路畸形 2 例，前列腺肥大 4 例，糖尿病 4 例，肾盂积水 2 例；非复杂性尿路感染组共 8 例，其中膀胱炎 3 例，急性肾盂肾炎 1 例，慢性肾盂肾炎 4 例。30 例患者治疗前均做中段尿细菌培养，25 例为阳性，阳性率 83%，其中大肠埃希菌 18 例（72%），铜绿假单胞菌 2 例（8%），粪链球菌 4 例（16%），变形杆菌 1 例（4%）。给药方法：硫酸依替米星氯化钠注射液 300mg，静脉滴注，每日 1 次，疗程 7～14 天（非复杂性 7 天，复杂性 14 天）；银花泌炎灵片 4 片，口服，每日 4 次，15 天为 1 个疗程。所有患者均用药 1 个疗程。疗效标准：根据症状、体征、尿常规及病原学检查 4 项或前 3 项判断疗效，将疗效分为以下 4 级。①显效：治疗前尿细菌培养阳性者，治疗后 4 项指标均恢复正常或治疗前尿细菌培养阴性，治疗后其他 3 项指标恢复正常；②有效：治疗前尿细菌培养阳性者，治疗后尿细菌阴性，其他 3 项指标中有 1 项未完全恢复，但有好转趋向或治疗前尿细菌阴性者，治疗后其他 3 项指标中有 1 项未完全恢复正常，但有明显好转；③进步：均为治疗前尿细菌培养阴性，治疗后尿常规中尿蛋白、尿红细胞或白细胞比原计数下降 1/2 左右者，其他 2 项均恢复正常；④无效：治疗前尿细菌培养阳性，治疗后仍阳性或治疗前尿细菌培养阴性，治疗后尿常规无改变或加重者。以上 4 级中，显效、有效与进步合计为有效病例，据此计算有效率。结果：30 例尿路感染患者，显效 21 例，有效 6 例，进步 2 例，有效率为 96.7%。无效 1 例，无效率占 3.3%，为复杂性尿路感染（尿路结石）。复杂性尿路感染 22 例中 21 例有效。非复杂性尿路感染的 8 例全部有效，25 例中段尿细菌培养阳性者，治疗后第二周转阴者 23 例，转阴率为 92%，且于第三周复查尿细菌培养无 1 例复发。2 例尿细菌仍阳性者，其中变形杆菌和粪链球菌各 1 例，此 2 例均为复杂性尿路感染。

陶婷婷等人观察了金银花水煎液尿道冲洗在防治导尿管相关性尿路感染中的临床疗效，将 80 例需留置导尿的男性患者随机分为四组：金银花水煎液尿道冲洗组（A 组）、25 聚维酮碘（PVP）尿道冲洗组（B 组）、0.9%氯化钠注射液尿道冲洗组（C 组）和未进行尿道冲洗组（D 组），每组 20 例。四组患者均在第 3 天、第 7 天进行尿液细菌培养，7 天后拔除导尿管，进行导尿管细菌培养。结果 A、B、C、D 四组置管第 3 天时的尿培养阳性率分别为 0、5%、5%、30%，第 7 天时的尿培养阳性率分别为 5%、20%、25%、70%，导尿管培养的阳性率为 10%、30%、25%、70%，经 Fisher 确切概率法检验，留置导尿 3 天时，金银花水煎液尿道冲洗组的感染率较未进行尿道冲洗组低，差异有显著性（$P<0.01$）；而使用 0.9%氯化钠注射液和 PVP 进行尿道冲洗组均与未进行尿道冲洗组无显著性差异。留置导尿 7 天时，进行尿道冲洗的 3

组的菌尿阳性率均较未进行尿道冲洗组低，差异有显著性（$P<0.01$）；而 3 组间比较差异无显著性（$P>0.01$）。

吴忠刚等人应用环酯红霉素联合银花泌炎灵治疗支原体阳性尿道炎，取得满意疗效。在 2007 年 3 月～2009 年 3 月期间，共收治患者 60 例，全部为男性，年龄 18～55 岁，病程 4 天～1 年，全部病例均有不洁性生活史，支原体检测均为阳性。无严重的心、肝、肾功能障碍；无药物过敏史；2 周内未服用过其他抗生素。均有不同程度的尿道不适和少量稀薄的分泌物，部分患者有尿道疼痛及尿道口潮红。治疗方法：口服环酯红霉素片，首剂 750mg，以后 500mg，早晚各 1 次；银花泌炎灵片，1 次 4 片，4 次/天。均连用 21 天。治疗期间忌辛辣、刺激性食物，禁房事、烟酒，停药 2 周后复查并判断疗效。疗效标准：①痊愈：症状、体征完全消失，病原微生物检查阴性；②显效：病情明显缓解，但症状、体征、实验室检查指标 3 项中有 1 项未恢复正常；③进步：病情好转，病原微生物镜检阳性；④无效：临床症状、体征及实验室检查无明显变化。结果：痊愈 40 例，显效 10 例，进步 9 例，无效 1 例，有效率为 83.3%。治疗过程中，有 4 例（6.7%）出现了轻度不适，主要是轻度头晕 2 例，头痛、恶心各 1 例。均能耐受未中断治疗。

赵章华采用三金片联合银花泌炎灵治疗尿路感染，取得较好疗效。在 2003 年 3 月～2008 年 10 月期间，共收治患者 146 例，随机分为三金片组（对照一组）、银花泌炎灵组（对照二组）、三金片联合银花泌炎灵组（治疗组）。对照一组：48 例；男 16 例，女 32 例；年龄 17～70 岁，平均 43 岁；急性单纯性尿路感染 25 例，慢性尿路感染 23 例。对照二组：48 例；男性 11 例，女性 37 例；年龄 18～75 岁，平均 40.3 岁；急性单纯性尿路感染 24 例，慢性尿路感染 24 例。治疗组：50 例；男 16 例，女 34 例；年龄 18～70 岁，平均 41 岁；急性单纯性尿路感染 27 例，慢性尿路感染 23 例。三组患者性别、年龄等一般资料无显著性差异（$P>0.05$），具有可比性。对照一组给予口服三金片（3.5g/片），3 片/次，日 4 次；对照二组给予口服银花泌炎灵片（0.5g/片），4 片/次，日 4 次；治疗组给予三金片＋银花泌炎灵片，所用药物、服药方法及用量同上。各组共治疗 14 天为 1 个疗程，1 个疗程后观察疗效。结果：慢性尿路感染对照一组和对照二组的痊愈率分别为 56.5%和 25.0%，总有效率分别为 95.7%和 62.5%，两组痊愈率及总有效率比较有显著性差异（$P<0.05$）；急性单纯性尿路感染对照一组和对照二组的痊愈率分别为 20.0%和 54.2%，总有效率分别为 52.0%和 83.3%，两组痊愈率及总有效率比较，有显著性差异（$P<0.05$）；尿路感染（包括急性单纯性尿路感染和慢性尿路感染）治疗组和对照一组、对照二组的痊愈率分别为 80.0%、37.5%和 39.6%，总有效率分别为 92.0%、72.9%和 72.9%，治疗组分别与对照一组、对照二组的痊愈率及总有效率比较，有显著性差异（$P<0.05$）。治愈后随访半年以上，共 44 例，其中对照一组复发率为 7%，对照二组复发率为 45%，治疗组复发率为 5%。治疗组分别与对照一组、对照二组两组复发率比较，有显著性差异（$P<0.05$）。

张洪波等人利用银花泌炎灵治疗女性复杂性尿路感染，取得满意疗效。共收治患者 150 例，分为治疗组和对照组，每组各 75 例，均以尿频、尿急、尿痛等排尿不适为主要症状，年龄在 25～68 岁，其中尿路结石 26 例，囊性肾脏病 8 例，慢性肾盂肾炎 10 例，膀胱－输尿管反流 8 例，尿道狭窄 5 例，妇科炎症 18 例。临床表现：发热，尿频、尿急、尿痛伴有排尿不适，腰部不适、酸痛，肾绞痛伴有血尿，贫血。治疗组：复杂性尿路感染均口服银花泌炎灵治疗，每日 4 次，每次 8 片，服用半个月，观察 6 周，可连续服用。针对各种感染因素如尿路结石、囊性肾病、妇科炎症给予相应治疗。对照组：口服清淋冲剂，每日 2 次，每次 1 袋，疗程同上。观察期间停用其他药物。疗效标准：①治愈：临床症状、体征消失，尿常规检查 2 次恢复正常，尿细菌培养阴性。②显效：临床症状、体征基本消失，尿常规检查 2 次接近正常，尿细菌培养阴性。③有效：临床症状、体征减轻，尿常规检查明显改善，尿细菌培养偶有阳性。④无效：临床症状、体征无改善，尿细菌培养阳性，且为同一菌种。结果：治疗组治愈 40 例（53%），显效 20 例（26%），有效 10 例（13%），无效 5 例（6%）；对照组治愈 30 例（40%），显效 15 例（20%），有效 20 例（26%），无效 10 例（13%）。两组间具有显著性差异（$P<0.05$）。

阎慧等人利用银花泌炎灵片治疗急性尿路感染，取得满意疗效。在 2006～2009 年期间，共收治患者 60 例，分为治疗组（银花泌炎灵片加左氧氟沙星）与对照组（尿感宁加左氧氟沙星），每组各 30 例。治疗组：男 4 例，女 26 例；平均年龄 32 岁。对照组：男 3 例，女 27 例；平均年龄 34 岁。两组间性别与年龄等无明显差别，肝肾功能均正常，无其他疾病。治疗组口服：银花泌炎灵片，5 片/次，日 3 次，治疗 1 周；配用左氧氟沙星 0.1g/次，日 3 次，治疗 1 周。对照组口服：尿感宁 12g/次，日 3 次，治疗 1 周；配合左氧氟沙星 0.1g/次，日 3 次，治疗 1 周。两组均观察 1 个月。疗效标准：①治愈：临床症状消失，实验细菌培养菌落＜10^5/ml，尿常规正常；②好转：症状减轻，尿菌落明显减少，尿常规改善；③无效：症状及实验室检查无明显改善。结果：治疗组治愈 20 例，好转 8 例，无效 2 例，总有效率为 93.3%；对照组治愈 14 例，好转 10 例，无效 6 例，总有效率为 80%。两组间有统计学差异（$P<0.05$）。

王志刚等人运用银花泌炎灵片联合抗菌药物治疗绝经后女性下尿路感染，能够提高临床有效率，降低复发率，治疗效果优于单纯抗菌药物治疗。在 2014 年 6 月～2016 年 5 月期间，共收治绝经后女性下尿路感染患者 108 例，年龄 61～82 岁、平均（66±5）岁，病程 24 天～1 年，平均（6.2±2.0）个月。其中 42 例为初发，66 例为复发。采用随机数字表法将患者分为对照组和观察组，每组 54 例。对照组年龄（66±7）岁，绝经时间（3.8±1.0）年，病程（5.2±1.7）个月；观察组年龄（66±6）岁，绝经时间（4.1±1.2）年，病程（5.2±1.9）个月；两组患者年龄、绝经时间、病程比较，差异均无统计学意义（$P>0.05$），具有可比性。对照组患者服用左氧氟沙星，0.2g/次，2次/天。观察组患者在对照组基础上服用银花泌炎灵片，2.0g/次，4次/天。两组患者均进行2周治疗，用药期间不使用其他抗菌药物，同时需严格控制饮食，以清淡为主，多饮水，忌食辛辣刺激食物，多吃蔬菜水果，保持稳定乐观情绪，注意个人卫生。疗效标准：①痊愈：治疗后，患者尿急、尿频或排尿有烧灼感、小腹胀痛等症状消失，尿常规检测指标达到正常范围，尿液中细菌含量在正常范围内；②有效：治疗后，患者尿急、尿频或排尿有烧灼感、小腹胀痛等症状有明显好转，尿常规检测指标有明显改善，尿液中细菌含量明显降低；③无效：治疗后，患者尿急、尿频或排尿有烧灼感、小腹胀痛等症状无明显变化或加重，尿常规检测指标以及尿液中细菌含量无变化或增加。结果：观察组痊愈20例，有效34例，无效0例；对照组痊愈17例，有效30例，无效7例。观察组治疗总有效率明显高于对照组，差异有统计学意义（$P<0.05$）。治疗后，观察组尿频、尿急、尿痛、遇劳即发、腰膝酸软、尿道炽热、手足心热评分均明显低于对照组，差异均有统计学意义（$P<0.05$）。

（二）膀胱炎

王希霞应用金银花、竹叶、车前草泡茶频服伍用诺氟沙星治疗急性膀胱炎，疗效显著。在2002年8月～2004年8月期间，共收治患者80例，随机分成治疗组和对照组，每组各40例。治疗组给予诺氟沙星200mg，每日3次口服，同时以金银花6g、竹叶6g及车前草10g泡茶频服。对照组予诺氟沙星200mg，每日3次口服。两组服药1周后查尿常规，进行疗效判定，做统计学处理。疗效标准：①显效：服药后膀胱刺激症状和血尿消失，尿检查正常；②有效：膀胱刺激症状、血尿消失，尿检有白细胞和（或）红细胞，但较前明显减少；③无效：用药前后症状及尿检无变化。结果：治疗组显效21例，有效18例，无效1例，总有效率为97.5%；对照组显效3例，有效17例，无效20例，总有效率为50%。两组间总有效率有显著性差异（$P<0.01$）。

黄燕等人用银花泌炎灵片治疗急性膀胱炎，有较好的临床疗效。在2010年2月～2012年6月期间，共收治患者60例，病程均在2～6天，分为治疗组和对照组，每组各30例。治疗组：男11例，女19例；年龄21～45岁，平均（30.3±5.4）岁。对照组：男10例，女20例；年龄20～46岁，平均（29.9±5.5）岁。两组间年龄、病程等临床资料分布情况均具有可比性（$P>0.05$）。治疗组口服：银花泌炎灵片，3次/天，8片/次（每片0.25g）。对照组口服：左氧氟沙星片2次/天，2片/次（每片0.1g）。2周为1个疗程，观察6周。期间禁用其他药物。疗效标准：①治愈：临床症状、体征消失，尿常规检查2次正常，第二周、第六周复查尿菌阴性；②无效：治疗后尿菌仍阳性，或治疗后尿菌阴性，但第二周、第六周复查尿菌转为阳性，且为同一菌种。结果：治疗组治愈28例，无效2例，总有效率为93.3%；对照组治愈20例，无效10例，总有效率为66.7%。两组间疗效差异有统计学意义（$P<0.05$）。

陈光哲等人运用左氧氟沙星胶囊联合银花泌炎灵片治疗急性膀胱炎，效果明显优于单独使用左氧氟沙星胶囊。在2013年5月～2018年3月期间，共收治急性膀胱炎患者150例，依据随机分组原则分为对照组和观察组，每组各75例。对照组：男30例，女45例；年龄20～65岁，平均（44.38±4.57）岁；病程2～10天，平均（5.39±1.74）天。观察组：男31例，女44例；年龄22～63岁，平均（44.56±4.67）岁；病程2～11天，平均（5.42±1.69）天。两组资料无较大差异（$P>0.05$）。观察组使用左氧氟沙星胶囊和银花泌炎灵片治疗：左氧氟沙星胶囊2粒/次（0.2g），每天2次，同时予银花泌炎灵片4片/次，每天3次；对照组单独使用左氧氟沙星胶囊治疗：予左氧氟沙星胶囊2粒/次（0.2g），每天2次。1周为1个疗程，连续治疗2个疗程。结果：对照组显效37例（49.33%），有效21例（28.00%），无效17例（22.67%），总有效58例（77.33%）；观察组显效48例（64.00%），有效23例（30.67%），无效4例（5.33%），总有效71例（94.67%）。观察组临床治疗有效率明显高于对照组，差异有统计学意义（$P<0.05$）。使用左氧氟沙星胶囊和银花泌炎灵片进行联合治疗的观察组药物不良反应发生率为24.00%，对照组药物不良反应发生率为26.67%，差异不具有统计学意义（$P>0.05$）。

（三）肾炎

谢志权运用自拟益茅银紫汤加味治疗急、慢性肾炎，收到较满意效果。共收治急、慢性肾炎20例，其中临床资料较完整的有15例。在15例中，男10例，女5例；阳水型13例，阴水型2例；年龄最小4岁，最大49岁；病程最长10年，最短4天，大多数为15天，治疗时间最少4天，最长50天。基本方：益母草30g，白茅根20g，金银花12g，紫苏10g，浮萍10g，车前子10g，蝉衣10g。每日1剂，水煎分2次服。小儿按年龄酌情减量。阳水型者，水肿消退后尿检蛋白仍不消退则加蜂房10g、当归身10g；阴水型者，合济生肾气丸加减；气虚加黄芪12g、党参10g、白术10g。疗效标准：临床症状消失，连续尿检2次正常者为痊愈；临床症状消失，尿检蛋白（+）者为好转。结果：痊愈13例，好转2例。

胡居息等以清热解毒法为主辨证治疗急性肾炎，效果良好。共收治患者24例，男10例，女14例；年龄最小5岁，最大20岁；体温在38℃以上者12例；浮肿明显22例；血压偏高6例；尿检红细胞（+～++++）24例，尿蛋白（+～++++）24例；血沉增快8例。风寒型（9例）：治以解毒清热、宣肺利水，自拟透表利水解毒汤，荆芥、防风、紫苏梗、杏仁、牛蒡子、车前子、茯苓各9～15g，金银花、连翘、白茅根各12～20g，薄荷（后下）、马勃各8～12g。风热型（10例）：治以疏风清热、利水消肿，方拟银翘散合五皮饮化裁，金银花、连翘、牛蒡子、白茅根、车前子、泽泻、大腹皮、茯苓皮、冬瓜皮、陈葫芦壳各10～20g，荆芥、黄芩、杏仁各8～12g，血压增高加珍珠母、钩藤。湿毒蕴结型（5 例）：急宜清热解毒、利尿行水，以五味消毒饮化裁，金银花、连翘、野菊花、蒲公英、紫花地丁、茯苓皮、陈葫芦壳、车前子、冬瓜皮各 10～20g，黄芩、黄连各 6～10g。恢复期：在原方基础上，酌加养阴益肾、调理脾胃药，如白芍、女贞子、墨旱莲、四君子汤；尿蛋白难以消退重加黄芪、山药、山楂、糯稻根、山茱萸、芡实；红细胞难以消退加益母草、三七、小蓟、白茅根、琥珀。结果：痊愈 21 例（临床症状体征消失，尿检查正常，随访半年无复发）；显效 3 例［症状体征消失，尿检基本正常，尿蛋白（±）］。有效率为 100%。其中浮肿消退，最短 5 天，最长 21 天，平均 9 天；血压恢复均在 4～10 天内；肉眼血尿均于 5～15 天消失，平均 10 天；尿检红细胞、蛋白多在 10～30 天消失，平均 19 天。随访 9 例，均在 1 年以上无复发。

李云萍以清热解毒法为主治疗急性肾炎，疗效显著。共收治患者 65 例，男 26 例，女 39 例；年龄 10 岁以下 12 例，11～20 岁 8 例，21～30 岁 16 例，31～45 岁 29 例；病程最短 1 天，最长 40 天。全部患者都有轻重不同的浮肿。治疗以清热解毒法为主，佐以利湿消肿，活血化瘀，凉血止血之品。基本方：金银花、连翘、蒲公英、半边莲、白花蛇舌草各 30g，车前子、茯苓、丹参、赤芍、白茅根各 15g，蝉衣、甘草各 10g。热毒重加板蓝根、山豆根；水肿加泽泻、猪苓；气虚加生黄芪、党参；脾虚加白术、山药；高血压加天麻、钩藤、菊花；血尿重加墨旱莲、仙鹤草、侧柏叶；尿蛋白难退加芡实、山茱萸、赤小豆。每日 1 剂，分早晚服，10 天为 1 个疗程，1～3 个疗程观察疗效。疗效标准：水肿消退，症状消失，小便常规加电脑检查 3 次以上阴性为治愈；水肿消退，症状减轻，小便常规加电脑检查蛋白（+）或潜血（+）为好转；治疗 20 天，症状、体征无改变，尿蛋白无明显改变为无效。结果：治愈 56 例，占 86.15%，好转 7 例，占 10.77%，无效 2 例，占 3.1%。

王蒿志采用自拟急肾汤［麻黄 4～15g，半枝莲 10～30g，白花蛇舌草 10～30g，金银花 10～30g，连翘 10～30g，茯苓 10～30g，泽泻 10～30g，猪苓 10～15g，鲜茅根 50～100g。加减：伴有高血压者加白芍、菊花、杜仲；尿血及镜检红细胞（++）以上者加小蓟、藕节；扁桃体肿痛者加射干、豆根、板蓝根，皮肤有疮者加紫花地丁、蒲公英、野菊花；过敏性紫癜去麻黄加牡丹皮、赤芍、生地黄；呕吐者加半夏、竹茹；表寒甚者重用麻黄或加桂枝；里热甚者加石膏；阳虚去金银花、连翘加附子、干姜；阴虚者去麻黄重加白芍］治疗急性肾炎 62 例，结果治愈 52 例（症状及体征消失，1 个月内尿常规连续 3 次以上复查均阴性），好转 8 例（症状及体征消失，1 个月内尿常规复查有微量蛋白及少许红白细胞者），无效 2 例（服本方 10 天以上，症状及体征无明显进步，尿常规检查无明显改变者），说明此方对急性肾炎疗效可靠。

万品兰等使用自拟益肾汤（太子参 15g，黄芪 15g，白术 10g，黄柏 10g，云茯苓 15g，猪苓 10g，泽泻 12g，牡丹皮 10g，白茅根 30，大、小蓟各 15g，瞿麦 15g，萹蓄 15g，车前草 30g，生地黄 12g，金银花 15g，连翘 10g，淡竹叶 10g，仙鹤草 15g，炙甘草 4g，每日 1 剂，水煎分 2 次口服；根据兼症酌情加入墨旱莲、女贞子、丹参、玉米须等药），通过清热利湿、健脾益气、凉血止血，辨证治疗了 17 例慢性肾小球肾炎患者，结果痊愈 11 例，好转 6 例，说明以自拟益肾汤加减治疗慢性肾小球肾炎疗效显著。

张孟林自拟的银花三草汤（金银花 5 钱，车前草 1 两，益母草 5 钱，墨旱莲 5 钱，水煎服，每日 1 剂。如热重于湿可加大金银花剂量，湿重于热可加大车前草剂量，血尿较重的可加大墨旱莲剂量，如有泌尿系结石者可同时加服金钱草），具有清热、利湿、抗菌、消炎等作用，以其治疗急性肾盂肾炎多例，效果良好。此方随症加减治疗急性肾炎及泌尿系结石也有效。

陈君利用三仁汤加减［杏仁 12g，白蔻仁 5g，生薏苡仁 30g，半夏 10g，厚朴 6g，通草 5g，滑石 30g，甘草 5g，茯苓 15g，连翘 12g，竹叶 10g。加减：湿重者加藿香、佩兰各 12g；热重者加黄芩 12g，苦参 24g，金银花 24g，金钱草 30g；寒热往来者加柴胡 15g，黄芩 12g；尿道涩痛者加车前子 12g，琥珀末 10g（另包冲服），黄柏 20g，小蓟 20g；腰痛甚者加杜仲 15g，木瓜 12g，狗脊 20g（去毛盐炒）；尿菌难消失者加马齿苋 30g，金钱草 30g，连翘 30g］治疗肾盂肾炎 100 例，取得较好疗效。

杨进采用自拟地榆琥珀汤［地榆 30g，琥珀 10g，白茅根 15g，石苇 15g，木通 10g，车前子 30g，瞿麦 15g，金银花 15g，白花蛇舌草 30g，黄柏 10g，地肤子 15g，石榴皮 10g，甘草 5g。加减：以血尿为主者，加大小蓟、田七；以小腹胀痛为主者，加川楝子；大便秘结加大黄 10g（后下）；发热加柴胡、栀子；若呕吐加竹茹、神曲］治疗急性肾盂肾炎 42 例，结果痊愈 29 例，显效 6 例，好转 4 例，无效 3 例，有效率为 93%。服药时间平均 15 天。

吕妍运用中药银蒲消毒饮［蒲公英 40g，金银花 30g，丹参 12g，香附 6g，石韦 12g，萹蓄 12g，黄柏 10g，金钱草 30g，六一散 12g（包煎）。兼畏寒、发热者，加桑叶 9g，薄荷 9g（后下）；小便黄赤者加小蓟 12g，白茅根 15g，藕节 12g；腰痛者加桑寄生 12g，杜仲 12g；久病体虚加当归 12g，党参 12g。水煎每日 2 剂 1000ml，分 4 次服用，7 天为 1 疗程］治疗急性肾盂肾炎 39 例，取得满意疗效。在 39 例中，治疗 1 疗程临床痊愈 9 例，显效 23 例，无效 7 例。第 2 疗程后，临床痊愈 19 例，显效 17 例，无效 3 例，总有效率 92.31%。

陈训军利用银花土茯苓汤（金银花、连翘、土茯苓、白头翁、蒲公英各 5g，生地黄、黄芩、黄柏、车前子、泽泻、生甘草各 10g）加减（急性发作期，有尿路刺激症状或尿白细胞增多者，加生地榆 40～60g，地骨皮 15g，鲜白茅根 60g，白花蛇舌草 15g；临床缓解期，无尿路刺激症状，病情相对稳定者，去黄芩、车前子、泽泻，加猪苓、白术各 15g，阿胶 10g，黄芪 30g，山药 20g），诸药煎煮取药液约 500ml，代茶饮服，每日 1 剂。用于治疗慢性肾盂肾炎 78 例，连续用药 10 周以后观察疗效。结果痊愈（症状消失，尿检白细胞消失，尿细菌培养阴性）55 例；有效（症状好转，尿检

白细胞减少或消失，尿培养仍为阳性）20例；无效（症状、尿检、尿培养无改变，甚或加重）3例，总有效率为96.15%。

现代药理研究表明，银花泌炎灵片主要药理作用有：抑制细菌、病毒的繁殖；提高机体免疫功能，增强白细胞的吞噬能力；促进炎症吸收，改善肾血流，并能修复瘢痕组织。王晓婷等以其治疗急性肾盂肾炎45例，结果治愈32例，好转9例，无效4例，总有效率为91.1%。

张世伟采用清热解毒活血化瘀法（羚羊角2～6g，生地黄、赤芍、金银花、连翘、牡丹皮各6～10g，山栀、蒲公英各5～15g，石韦、白茅根各10～12g，血尿加大小蓟9g，藕节10g，浮肿甚加冬瓜仁、通草各10g，关节疼痛屈伸不利加威灵仙、牛膝各6～10g，便血呕吐加焦山楂、茜草炭各10g，三七粉1～3g，皮肤紫癜反复出现加丹参、当归、鸡血藤各10g，水煎分两次服，每日1剂，7天为1疗程，有肾炎者半月1疗程）治疗紫癜性肾炎57例，结果治愈35例、有效18例、无效4例，总有效率92.98%。

四、治疗循环系统疾病

循环系统是生物体的细胞外液（包括血浆、淋巴和组织液）及其借以循环流动的管道组成的系统。循环系统是进行血液循环的动力和管道系统，由心血管系统和淋巴系统组成。循环系统是生物体内的运输系统，它将呼吸器官获得的氧气、消化器官获取的营养物质、内分泌腺分泌的激素等运送到身体各组织细胞，又将身体各组织细胞代谢产物运送到具有排泄功能的器官排出体外。此外，循环系统还维持机体内环境的稳定、免疫和体温的恒定。循环系统疾病包括心脏和血管病，统称心血管病。在我国城乡居民中，近年心血管病的发生率不断上升，已经成为首位的致死原因。

（一）慢性肺源性心脏病

吴秋英等人为评价连花清瘟胶囊治疗慢性肺源性心脏病急性加重期的疗效和安全性，采用随机对照的设计方案，将60例慢性肺源性心脏病急性加重期患者随机分为两组，试验组和对照组各30例。共有57例完成了试验（试验组29例，对照组28例），两组患者一般临床资料比较均无统计学差异（P均>0.05），具有可比性。所有受试者均接受基础治疗，试验组加用连花清瘟胶囊，疗程均为7天。结果与用药前相比，试验组的白细胞总数和中性粒细胞分类、血气分析和心脏功能指标的改善均有统计学意义。试验组29例，显效23例(79.31%)，有效4例(13.79%)，无效2例(7.00%)，总有效27例（93.10%）；对照组28例，显效9例（32.14%），有效14例（50.00%），无效5例（17.86%），总有效23例（82.14%）。实验组明显优于对照组，两组之间具有极显著性差异（P<0.01）。试验过程中两组均未出现不良反应。

（二）病毒性心肌炎

刘向阳利用解毒养心汤治疗病毒性心肌炎，收效良好。共收治患者60例，随机分为对照组和治疗组，每组各30例。对照组采用抗病毒西药治疗，治疗组在对照组基础上加用解毒养心汤：金银花30g，连翘12g，虎杖12g，葛根15g，黄芪30g，酸枣仁15g，玄参30g，芦根15g，麦冬15g，丹参15g，甘草6g。每日1剂，水煎取汁100ml，早晚2次温服，疗程为2周。对比两组治疗前后心肌肌钙蛋白I（cTnI）、肌磷酸激酶MB（CK－MB）、C－反应蛋白（CRP）的变化。结果两组治疗后与治疗前cTnI、CK－MB、CRP比较（P均<0.05）；cTnI、CK－MB、CRP治疗组与对照组治疗后比较均P<0.01。提示解毒养心汤治疗病毒性心肌炎，可有效控制病毒感染，保护心功能，提高临床疗效。

洪性勋等人以益气养阴、清热解毒及活血通脉为治疗原则，自拟参芪银花汤治疗病毒性心肌炎30例，收效良好。方药：人参10g，丹参20g，茯苓10g，生地黄10g，黄芪20g，麦冬10g，石菖蒲10g，金银花10g，板蓝根10g，炙甘草10g。胃寒肢冷加桂枝10g，心悸加苦参10g。每日1剂，水煎，分早晚2次口服，15天为1个疗程，同时嘱患者调畅情志，戒烟酒，避风寒。结果：显效18例，有效10例，无效2例，总有效率为93.3%。

李兴刚在1996～2002年期间，共收治急性病毒性心肌炎患者83例，随机分为两组。治疗组43例，男20例，女23例；年龄15～52岁，平均（21.3±10.5）岁；病程平均（7.3±4.5）天；心电图有改变（ST段压低或T波低平）者32例。对照组40例，男19例，女21例；年龄14～53岁，平均（22.1±9.4）岁；病程平均（6.7±4.1）天；心电图有改变者27例。两组病例年龄、性别、病程、主要临床症状与体征、心电图改变等经统计学处理，差异无显著性意义（P>0.05）。两组患者均适当休息，有心率失常者加用抗心律失常药物对症处理。治疗组服用银花清心饮：金银花15g，黄芪30g，连翘15g，贯众10g，玄参10g，生地黄10g，党参12g，莲心10g，麦冬10g，甘草6g。1日1剂，分早晚2次服用。对照组采用常规西药治疗，即5%的葡萄糖注射液500ml加辅酶A100U、三磷腺苷40mg、维生素C 2.0g、10%氯化钾10ml、25%硫酸镁10ml静脉滴注，每日1次。所有病例连续治疗4周为1个疗程。疗效标准：①临床治愈：临床症状、体征消失，实验室各项检查正常；②显效：临床症状、体征基本消失，心电图、血清酶基本恢复正常，其他检查有明显改善；③有效：临床症状、体征有所改善，实验室检查各项指标有一定改善；④无效：临床症状、体征及实验室检查各项指标均无改善。结果：治疗组43例，治愈6例，显效21例，有效12例，无效4例；对照组40例，治愈2例，显效11例，有效18例，无效9例。两组综合疗效比较，治疗组总有效率为90.70%，对照组总有效率为77.50%，治疗组综合疗效优于对照组（P<0.01）。两组在心悸、气短、乏力方面经治疗后差异具有显著性意义，治疗组明显优于对照组（P<0.05或P<0.01）。而对胸闷、胸痛方面的改善情况两组差异无统计学意义（P<0.05）。

（三）高血压

黑龙江省双城县人民医院采用金银花、菊花抱茶饮治疗高血压病、动脉硬化症，效果良好。共收治患者200例，系统观察了46例。在46例中，男37例，女9例；年龄最小18岁，最大74岁，平均52.6岁；病程多在3～5年间；属于单纯高血压病27例，单纯动脉硬化症5例，高血压伴有动脉硬化14例。均采用过多种方法治疗效果不显著。服本方3～7天后头痛、眩晕、失眠等症状开始轻减，随之血压渐降至正常者共35例，其余病例服药10～30天后，均有不同程度的效果。处方：金银花、菊花各八钱至一两。头晕明显者加桑叶四钱；动脉硬化、血脂高者加山楂四至八钱。以上为1日量，可根据病情酌情增减。用法：上药混匀，每日分4次，每次用沸滚开水冲泡10～15分钟后当茶饮，冲泡2次就可弃掉另换。一般Ⅰ、Ⅱ期高血压患者，服药2周多能显效，第三周起服维持量，每日金银花、菊花各三钱，分2～3次冲服，服满4周可停药；Ⅲ期或少数较重患者，可适当延长服药时间。一般服后无副作用及不良反应。典型病例：患者，男，65岁，工人。患高血压病已数年。久治未愈。血压190/120mmHg，心脏轻度扩大，心尖部有Ⅰ～Ⅱ亚级收缩期杂音，主动脉第二音亢进。诊断：高血压病Ⅱ期二阶段。每日用金银花、菊花各一两，山楂四钱，如法冲饱代茶饮，半月后血压降至160/100mmHg，继续服药至1个月后复查，血压一直维持在138/80mmHg。

（四）下肢深静脉血栓

王玉玺等人自拟通瘀汤治疗下肢深静脉血栓80例，收效良好。方药：黄芪20～40g，丹参、王不留行、忍冬藤各30g，当归25g，赤芍、玄参各20g，川芎、乳香、车前子（包煎）各10g，怀牛膝、泽兰各15g，水蛭（研冲）1g。水煎，日1剂，早晚分服。2周为1个疗程。结果：治愈56例，占70%，总有效率为98.75%。服药时间3个月以内者8人，3～4个月者24人，5～6个月者32人，6～8个月者16人，平均服药时间5个月。

蒋超利用金银花膏外敷治疗下肢血栓性深静脉炎24例，将金银花400g，玄参150g，蜈蚣4条，透骨草100g，当归100g，红花100g，桂枝100g，伸筋草150g，桑枝150g，没药100g，共研细末。加凡士林1000ml调成软膏，使用时将中药膏加温溶化。取适量涂于消毒纱布上，敷于下肢痛处，用胶布固定防脱。每日1次，10日为1个疗程，连续应用2疗程后嘱咐患者复查。结果：痊愈（临床症状消失，血栓消失，随诊半年不复发）8例；好转（临床症状减轻，血栓变小）9例；有效（临床症状好转）4例，无效为3例。总有效率为87.5%。

（五）其他血管病

李东采用用自拟银归桃承汤始疗血栓性浅静脉炎78例，疗效确切。方药：金银花30g，当归15g，桃仁12g，大黄10g，桂枝、芒硝、炙甘草各6g。湿热瘀滞去桂枝，加木通6g，白茅根30g；气滞血瘀加川芎10g、木香5g、鸡血藤15g；痛甚者加延胡索10g、三七3g（冲服）。7天为1个疗程，3个疗程观察疗效。结果：66例痊愈，局部疼痛和条索状硬结消失，静脉恢复正常；11例好转，疼痛消失，条索状硬结消失2/3以上；1例无效，症状体征无改变。

刘娟云等人采用凉血宁络汤治疗过敏性血管炎32例，收效良好。方药：水牛角、生地黄、玄参、赤芍、牡丹皮、牛膝各15g，金银花、连翘、苦参、土茯苓各20g，当归、川芎各10g。1天1剂，水煎2次，取汁400ml，分2次温服。皮疹多且有糜烂、坏死、溃疡，病情较重者配合输液：5%葡萄糖注射液加清开灵30ml，0.9%氯化钠注射液250ml加脉络宁20ml，1天1次静脉滴注。以上治疗15天为1个疗程，治疗期间嘱患者停止接触可疑致敏药物或化学物质，对有皮肤糜烂溃疡者给予精心护理，以防感染。结果：治疗1～2个疗程，痊愈26例，好转6例，无效0例，总有效率100%，临床治愈率81.25%。随访半年至1年，失访2例，1例病情有所反复，余29例病情稳定。

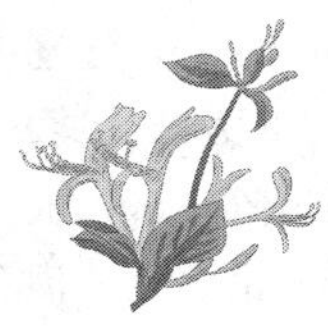

第二节 治疗儿科疾病

一、治疗小儿感冒

李七一用《温病条辨》之新加香薷饮加味治疗小儿感冒，取得满意疗效。共收治患儿150例，男89例，女61例；年龄<1岁31例，1～7岁92例，>7岁27例，平均3.2岁；病程在1天以内38例，1～3天83例，4～7天29例。发热，无汗，口干喜饮，或兼见鼻塞流涕、咳嗽、腹泻、食欲不振，舌红苔薄黄，脉数有力。对体温超过39℃者（53例），予以血象检查，白细胞总数均属正常或偏低，淋巴细胞大多偏高。基本方：香薷3g，扁豆花、金银花、连翘、大青叶各9g，厚朴花6g，生石膏（先煎）20g。若鼻塞流涕，加防风、荆芥；咳嗽加杏仁、炙前胡、炙紫菀；腹泻加煨葛根、防风、炒白术：食欲不振、舌苔白腻加藿香、砂仁（后下）。每日1剂，水煎，分2次服，连用2天，停用其他药物。若患儿体温超过39℃，肌内注射常规用量的复方氨基比林。结果：2剂后，体温降至37.3℃以下，1周内不再回升，其他临床症状基本消失者139例，占92.67%；药后热仍未退，或未退净改用其他方法治疗者11例，占7.33%。

万英利用疏解散治疗小儿外感发热，效果良好。共收治患者112例，随机分为治疗组和对照组。治疗组60例，对照组52例。治疗组用疏解散治疗，方药（6岁儿童量，可视年龄大小酌情加减）：金银花、连翘、板蓝根、青蒿、黄芩各15g，香薷、柴胡、葛根、重楼、贯众各10g，甘草5g。每日1剂，水煎，少量频服。苔厚腻挟湿秽加藿香、石菖蒲；咳嗽加枇杷叶、前胡；挟食加莱菔子、山楂、麦芽；热结便秘加生大黄；扁桃体炎加野菊花、蒲公英；腮腺炎局部外敷金黄散。对照组 52 例，用青霉素或红霉素治疗。结果：治疗组和对照组显效率分别为 60%和 36.5%，两组之间具有显著性差异（$P<0.05$）。

姜华等人采用自拟银花退热饮治疗小儿上感发热，收到较好临床疗效。共收治患儿 80 例，予：金银花 15g，连翘、板蓝根各 10g，桔梗 6～8g，葛根 6～10g，升麻、蝉蜕 3～6g。咳嗽加百部、前胡、川贝母各 6～10g；里热微寒加荆芥、柴胡各 6g；咽部赤肿热甚加马勃 6～10g、露蜂房 6g；高热加石膏 15～20g；烦躁不安、惊风加钩藤、僵蚕各 6～10g；挟湿加藿香、法半夏、扁豆各 5～10g；食滞加炒三仙各 10g、莱菔子 6g。每日 1 剂，每次水煎 20 分钟，兑匀分 3 次服。1 岁以下儿童酌情减量。疗效标准：①治愈：服药 1～2 剂，体温正常，主症消失；②好转：服药 2～3 剂，体温正常，主症好转；③无效：服药 3 剂，体温及主症无明显改善。结果：治愈 40 例，占 50%；好转 34 例，占 42.5%；无效 6 例，占 7.5%。总有效率为 92.5%。

郭亚雄等人运用新加香薷饮治疗夏季小儿发热，证属暑温初起者，收到良好临床疗效。共收治患儿 43 例，方用新加香薷饮：香薷 6g，金银花 10g，鲜扁豆花 10g，厚朴 6g，连翘 6g。恶寒重加淡豆豉 6g、荆芥 6g；呕恶、腹胀、腹痛加木香 4g、砂仁 3g、藿香 6g、枳壳 6g、半夏 5g；腹痛、腹泻加木香 4g、槟榔 3g、茯苓 5g；纳差加神曲 5g、麦芽 5g；高热、口渴、苔黄去鲜扁豆花加黄连 4g。水煎服。结果：均在 1～3 天内退热，其他症状好转。

俞建庭利用新加香薷饮外洗治疗小儿暑邪感冒，效果良好。共收治患儿 45 个，男 26 例，女 19 例。年龄 6 个月～8 岁，起病较急，就诊前病程一般 1～3 天，表现为高热无汗或少许，头痛，身重困倦，皮肤干燥灼热或皮疹，瘙痒，食欲不振或呕吐，腹泻，或鼻塞，流涕，咳嗽，大便干结，小便短赤，舌红苔薄白腻，脉数。新加香薷饮外洗方：香薷、金银花、连翘各 30g，厚朴、扁豆各 20g。发热重加薄荷 10g；身上出现皮疹、瘙痒加白鲜皮、土茯苓各 30g。每日 1 剂，水煎后加适量温水外洗，早晚各 1 次。疗效标准：①治愈：治疗 3 天汗出热退，精神好，食欲佳；②无效：治疗 3 天后，临床症状无明显改善。结果：治愈 38 例，无效 7 例。

张永春利用银花清暑合剂治疗小儿外感发热暑湿袭表证，收效良好。共收治患儿 100 例，随机分为治疗组和对照组。治疗组 70 例，口服银花清暑合剂；对照组 30 例，口服香菊感冒颗粒。两组均以 3 日为 1 个疗程，1 个疗程后统计疗效。结果：治疗组痊愈率、总有效率分别为 75.71%、97.14%，对照组分别为 50.00%、83.33%，两组间比较均有显著性差异（$P<0.05$）。两组发热患者体温恢复正常情况比较，亦有显著性差异（$P<0.05$），治疗组优于对照组。

袁斌等人选取小儿夏季感冒暑湿袭表证门诊患儿 180 例，随机分为治疗组（90 例）和对照组（90 例）。治疗组口服银花清暑合剂：金银花 40g，藿香 40g，佩兰 40g，青蒿 40g，薄荷 20g，蔗糖 100g。对照组口服香菊感冒颗粒。1 个疗程后统计分析观察结果。结果：治疗组和对照组痊愈率分别为 69.9%、51.1%，总有效率分别为 96.7%、81.1%。两组间疗效比较，差异有显著统计学意义（$P<0.01$），治疗组疗效优于对照组。

陈锡军等人运用新加香薷饮加减治疗夏季小儿外感发热暑湿证，疗效较好。共收治患者 96 例，随机分为治疗组与对照组，每组各 48 例。两组均给予抗感染及支持治疗，治疗组加服新加香薷饮加减：香薷 1～3g，厚朴 3～10g，金银花 3～10g，连翘 3～10g，炒白扁豆 3～10g，芦根 5～15g，荷叶 5～10g。湿重加苦杏仁、白豆蔻、薏苡仁、佩兰等；暑热重加生石膏、知母、青蒿、黄芩等；夹痰加竹茹、胆南星、橘皮、茯苓、半夏等；夹滞加砂仁、枳实、焦三仙等；夹惊加羚羊角、钩藤等。每日 1 剂，水煎取汁，分 2～3 次温服或频频饮服。治疗 72 小时后观察两组退热时间及临床疗效。结果：两组退热时间及总体疗效比较，差异均具有显著性，治疗组优于对照组。

严彦彪等人利用清热解表汤保留灌肠治疗儿童外感发热，临床疗效较好。共收治患者 32 例，方药：生石膏 10～20g，芦根 10g，芥穗 3g，金银花、玄参、蒲公英各 6g，连翘 5g，炒谷麦芽各 15g。浓煎，每次 5～10ml，温热后直肠给药，每日 1 次。操作方法：取右侧卧位，抬高臀部 10cm，灌肠液温度为 25～38℃，插管深度 5～12cm（视年龄大小而异）。灌速 5ml/min，灌毕协助患儿按原位静卧 10 分钟以上，促进药液在肠道内保留。结果：水煎取汁保留灌肠，可达到与口服汤剂相当的疗效，有效解决了中医治疗小儿急症给药不便的难题。

李晓丹运用含金银花汤剂治疗小儿病毒性上呼吸道感染，收效良好。共收治患儿 70 例，随机分为观察组和对照组，每组各 35 例。观察组予小儿感冒灵中药汤剂灌肠：金银花、连翘、菊花、荆芥、薄荷、板蓝根、重楼。使用剂量需考虑患儿的身体状况和年龄：＜2 岁，金银花 8g，连翘 8g，菊花 8g，荆芥 4g，薄荷 4g，板蓝根 8g，重楼 8g；≥2 岁，银花 10g，连翘 10g，菊花 10g，荆芥 6g，薄荷 6g，板蓝根 10g，重楼 10g。头煎与二煎共得药液 200ml 备用。灌肠前用开塞露对直、结肠进行清洗，灌肠工具选择开塞露空壳，每次用开塞露空壳 1～2 个，吸取准备好的中药煎剂 20ml/个，将开塞露头端插入肛门缓慢挤压药液。＜2 岁患儿灌肠 20ml/次，≥2 岁患儿灌肠 30～40ml/次，每天 3～6 次。若灌肠过程中因患儿不配合而致药液外流则需另外补充灌肠。对照组予小儿感冒颗粒口服治疗：1～3 岁患儿每次予 0.5～1 袋（2～4g）；4～7 岁患儿每次予 1～1.5 袋（4～6g）；＞8 岁患儿每次予 2 袋（8g）。均开水冲服，每天 2 次。两组均治疗 5 天后观察治疗效果。结果：观察组总有效率为 91.4%，高于对照组的 77.1%，差异有统计学意义（$P<0.05$）。

胡香玉等人运用银花感冒合剂治疗儿童急性上呼吸道感染，效果明显。在 2014 年 12 月～2015 年 11 月期间，共收治急性上呼吸道感染中医辨证为风热证患儿 300 例，采用随机数字法分为治疗组和对照组，每组各 150 例。治疗组：男 83 例，女 67 例；年龄 1～3 岁 53 例，4～6 岁 42 例，7～9 岁 37 例，10～14 岁 18 例；平均病程 2 天；发热者 116 例，咽部充血者 66 例。对照组：男 89 例，女 61 例；年龄 1～3 岁 49 例，4～6 岁 45 例，7～9 岁 39 例，10～14 岁 17 例；发热者 113 例，咽部充血者 68 例；平均病程 2 天。两组临床资料经统计学处理差异无统计学意义（$P>0.05$），具有可比性。治疗组口服银花感冒合剂（金银花、连翘、薄荷、大青叶等），1～3 岁 10ml，4～6 岁 15ml，7～9 岁 20ml，10～14 岁 30ml；每日 3 次。对照组口服利巴韦林颗粒 15mg/(kg·d)，每日 3 次。两组均 3 天为 1 个疗程；观察 2 个疗程，同时治疗组与对照组均给予临床对症治疗，如止咳、退热等。疗效标准：①痊愈：用药 1～2 天内体温下降至正常，恶风、汗出、头痛、咽痛、鼻塞、流涕、咳嗽、口渴等临床症状基本消失，咽充血等体征基本消失；②显效：用药 1～2 天内体温下降至接近正常，恶风、汗出、头痛、咽痛、鼻塞、流涕、咳嗽、口渴等临床症状大部分消失，咽充血等体征减轻；③有效：用药 1～2 天内体温有所下降但反复，恶风、汗出、头痛、咽痛、鼻塞、流涕、咳嗽、口渴等临床症状有所好转或部分消失；④无效：用药 2～3 天后体温不降，临床症状及体征无明显改善或者病情持续加重。结果：治疗组痊愈 91 例(60.7%)，显效 39 例(26.0%)，有效 14 例(9.3%)，无效 6 例（4.0%），总有效 144 例（96.0%）；对照组痊愈 46 例（30.7%），显效 40 例（26.7%），有效 26 例（17.3%），无效 38 例（25.3%），总有效 112 例（74.7%）。治疗组总有效率和治愈率均高于对照组，两组间有显著性差异（$P<0.05$）。治疗组退热作用平均起效时间早于对照组，平均发热时间短于对照组，差异具有统计学意义（$P<0.05$）。

二、治疗小儿肺炎

小儿肺炎是儿童肺部疾患中的一种常见病证，属于中医“喘嗽”范畴，多有起病急、病情重、传变快的特点，历来是儿科防治疾病重点之一。

谢翠珠采用加味麻杏石甘汤治疗小儿肺炎咳喘，效果良好。共收治患儿 51 例，其中急性支气管肺炎 30 例，哮喘性支气管炎并发肺炎 9 例，支气管哮喘 1 例，哮喘性支气管炎 11 例，3 例并有中度贫血。急性支气管肺炎予：清炙麻黄 3～6g，生石膏 15～30g，杏仁 6～9g，生甘草 3～4.5g，黄芩 4.5～6g，鱼腥草 15～30g，鲜芦根 15～30g。哮喘性支气管炎和支气管哮端予：上药加地龙 6～9g。哮喘性支气管炎并支气管肺炎予以上二方加炒莱菔子 6～9g、炒葶苈子 4.5～6g、炙苏子 4.5～6g。高热加金银花 6～9g、连翘 6～9g 或万氏牛黄清心丸；咳甚作吐加竹沥、半夏；大便秘结加瓜蒌皮、仁各 6～9g；脾虚肝旺加茯苓、黛蛤散；痰鸣喘促、烦躁不安加猴枣散。结果：退热时间最短半天，最长 6 天，平均 1.7 天；咳嗽消失时间最短 3 天，最长 10 天，平均为 5 天；气急转平时间最短 1 天，最长 5 天，平均为 2.2 天；肺部啰音吸收时间最短 2 天，最长 8 天，平均 4.8 天。除 1 例好转要求出院外，其余均痊愈出院，平均治愈天数为 5 天，住院天数为 7.7 天。

龚其恕等人拟肺炎灵加减治疗小儿肺系炎性病变，取得较好疗效。肺炎灵方：紫苏子、葶苈子、广地龙、前胡、杏仁、炙麻黄、五味子、鱼腥草、甘草。肺热咳喘加石膏、金银花、麦冬；胸痛痰稠色黄加薏苡仁、瓜蒌、冬瓜仁、浙贝母；便秘者加大黄；抽搐加天竺黄、僵蚕、全蝎、鲜竹沥。水煎服，1 日 3 次。

刘奇贵运用自拟贝龙银黄汤化裁治疗小儿肺炎，收到较满意效果。共收治患儿 30 例，基本处方：金银花 30g，连翘 10g，黄连 5g，知母 20g，浙贝母 10g，地龙 10g，甘草 10g。若风热犯肺，证见发热恶风，咳嗽气促，口渴痰多，咽部红赤，舌苔薄黄，脉浮数，加板蓝根、薄荷、桔梗、牛蒡子等；若痰热闭肺，证见高热烦躁，咳嗽喘息，气急鼻煽，泛吐痰涎，舌红苔黄，脉象弦滑，加黄芩、青蒿、板蓝根、麻黄、杏仁、冬瓜仁等；若热窜心肝，证见壮热神昏，烦躁谵语，手足抽搐，两目上视，舌质红绛，指纹青紫，加黄芩、石膏、菖蒲、郁金、钩藤、僵蚕等，甚则羚羊角磨汁兑服，其他如紫雪丹、安宫牛黄丸亦可随证选用；若阴虚肺热，证见低热，干咳无痰或少痰，舌红苔少，脉细数，去银翘，浙贝母易川贝母，加沙参、麦冬、青蒿、地骨皮。疗效标准：①痊愈：临床症状消失，体征消失；②好转：症状明显减轻；③无效：症状好转不明显加用西药。结果：痊愈 15 例，占 50%；好转 13 例，占 43%；无效 2 例，占 7%。

吴倩倩等人运用银花合剂超声雾化吸入治疗小儿病毒性肺炎及混合感染，收到显著疗效。共收治患儿 102 例，随机分为对照组（33 例）和治疗组（69 例）。治疗组用银花合剂（金银花、鱼腥草、黄芪等），每 1ml 含生药 0.8g，以 1:20 0.9%氯化钠注射液稀释，用 402 型超声雾化器 5L/min 雾化，每次 15～25 分钟，每日 2 次，疗程 5～7 天。对照组用 0.9%氯化钠注射液 100ml 加庆大霉素 4 万 U 雾化吸入，雾化时间及疗程同治疗组。结果：治疗组显效 40 例（57.9%），有效 26 例（37.7%），无效 3 例（4.4%）；对照组显效 9 例（27.3%），有效 14 例（42.4%），无效 10 例（30.3%）。治疗组显效率明显高于对照组（$P<0.01$）。治疗组发热、咳嗽、喘憋、啰音持续时间也均较对照组明显缩短，有显著性差异（$P<0.01$）。

黄向华运用麻杏石甘汤治疗辨证为热毒壅盛的小儿肺炎，收效良好。共收治患儿 120 例，予麻杏石甘汤加减：麻黄 6g，杏仁 10g，紫苏子 10g，地龙 6g，石膏 15g，金银花 10g，连翘 10g，半夏 10g，天南星 10g，橘红 6g，枳壳 10g，甘草 3g。汗多去麻黄加紫苏叶 6g、桑叶 10g；咳甚加前胡 10g、枇杷叶 10g；痰多加瓜蒌皮 10g、天竺黄 10g；高热加黄芩 10g、穿心莲 10g；胸胁痛加赤芍 10g、郁金 10g；痰黏稠黄腻去麻黄、石膏加黄连 6g、知母 10g；抽搐加羚羊角 15g、全蝎 10g、蜈蚣 6g；高热神昏加安宫牛黄丸 1 丸。水煎服，每日 3 次，10 天后统计疗效。结果：痊愈 97 例，占 80.84%；好转 20 例，占 16.66%；无效 3 例，占 2.5%；总有效率为 97.50%。平均退热时间为 2.8 天，啰音消失时间为6.2天，阴影消失时间为7.5天。

徐玲自拟麻杏贝龙汤化裁治疗小儿肺炎，收到较满意效果。基本方为：炙麻黄5g，杏仁10g，浙贝母10g，干地龙10g，桑白皮10g，黄芩5g，甘草3g。若风热犯肺，证见发热恶风，咳嗽气促，口渴痰火，咽部红赤、舌苔薄黄，脉浮数，加金银花、连翘、板蓝根、桔梗等；若痰热闭肺，证见高热烦躁，咳嗽喘息，气急鼻煽，泛吐痰涎，舌苔黄，脉弦滑，加生石膏、金银花、连翘、葶苈子、桔梗、厚朴、鱼腥草、虎杖等；若热窜心肝，证见壮热神昏，烦躁谵语，手足抽搐，两目上视，舌质红绛，指纹青紫，加石膏、厚朴、郁金、钩藤、僵蚕、石菖蒲、虎杖等；若阴虚肺热，证见低热、干咳无痰或少痰、舌红少苔，脉细数，去麻黄，浙贝母易川贝母、加沙参、麦冬、青蒿、地骨皮等。

李培国等人用痰热清注射液治疗小儿肺炎，收效良好。将肺炎患儿分为对照组和治疗组，两组均用西药抗炎、对症治疗并发症。治疗组加用痰热清注射液。结果：治疗组治愈率263例（73%），有效83例（23%），无效14例（4%）；对照组治愈率138例（42%），有效139例（42%），无效53例（16%）。两组间比较，差异有显著性（$P<0.01$）。治疗组住院天数平均为9.5天，对照组平均为15天，两组间差异具有显著性（$P<0.01$），治疗组优于对照组。

贺卫霞等人运用痰热清注射液治疗小儿支气管肺炎，疗效较好。共收治患儿68例，随机分为治疗组和对照组。两组均予头孢他啶抗感染等基础治疗，治疗组在此基础上加用痰热清注射液静脉滴注，疗程7～10天。结果：治疗组总有效率为94.7%，对照组总有效率为76.7%，两组间差异有显著性（$P<0.05$）。治疗组发热、咳嗽、喘息、肺部哮鸣音及湿啰音消失时间均较对照组显著缩短（$P<0.05$，$P<0.01$）。

刘燕为探讨痰热清与利巴韦林联用治疗小儿支气管肺炎的疗效，将78例小儿支气管肺炎患者分为三组，在常规治疗基础上，Ⅰ组加用痰热清及利巴韦林，Ⅱ组加用痰热清，Ⅲ组加用利巴韦林，观察三组间疗效差异。结果：Ⅰ组总有效率为96.15%，Ⅱ组为92.31%，Ⅲ组为65.38%；Ⅰ组与Ⅱ组比较无统计学差异，Ⅰ组或Ⅱ组与Ⅲ组比较有统计学差异。说明痰热清治疗小儿支气管肺炎疗效满意，无需与利巴韦林联用。

王鹏程等人观察了中西医结合救治婴儿肺炎合并心力衰竭的临床疗效。随机将符合肺炎合并心力衰竭（心衰）的患儿分为中西医结合治疗组和西医治疗对照组，每组各40例。两组患儿均常规应用抗生素、强心、利尿、吸氧等治疗，治疗组在此基础上加用参附注射液1ml/kg静脉滴注，2次/天，直到心衰纠正，同时口服加味葶苈大枣泻肺汤：葶苈子、大枣、车前子、炙麻黄、杏仁、地龙、丹参、红花、重楼、鱼腥草。伴精神萎靡加朝鲜参；高热不退加蝉衣、生石膏；烦躁不安加龙骨、牡蛎；惊厥抽搐加羚羊角、钩藤；喉间痰鸣加僵蚕、仙鹤草；粪便干结加大黄。每日1剂，水煎2次，混合后分3～8次口服，连续服药3日。结果：治疗组在缓解呼吸困难、促进肺内微循环、消除肺水肿方面均较对照组有显著性差异，并能加速心衰的纠正，缩短心衰时间，快速消除咳、痰、喘等临床症状。

李爱琴等人将98例肺炎患儿随机分为观察组和对照组，每组各49例。对照组采用西医常规方法，给予抗炎、抗病毒、平喘及吸氧等治疗；观察组在对照组基础上联合中药（金银花、连翘、鱼腥草、甘草、川贝母、黄芩、山羊角）加减运用，治疗1周后比较两组治疗效果、住院时间及满意度。结果：观察组总有效率为98.0%（48/49），高于对照组的77.6%（38/49），差异有统计学意义（$P<0.01$）；观察组住院时间明显少于对照组，患者满意度高于对照组，差异有统计学意义（$P<0.05$）。

左志昌等人为观察银翘组方联合阿奇霉素治疗小儿痰热闭肺型肺炎喘嗽的临床疗效，将120例痰热闭肺型肺炎喘嗽患儿随机分为对照组和治疗组，每组各60例。对照组予单纯阿奇霉素治疗。治疗组在对照组治疗基础上加用银翘组方：金银花、连翘、桑叶、杏仁、防风、黄芩、牛蒡子、地龙、荆芥、桑白皮等。结果：治疗组总有效率为96.67%，明显高于对照组的86.67%（$P<0.05$）；治疗组在治疗第五天，有效率为71.67%，与对照组比较，差异有统计学意义（$P<0.05$）；治疗组不良反应发生率为8.33%，与对照组比较，差异有统计学意义（$P<0.05$）。

覃炳兆为探讨中西医结合治疗儿科重症肺炎的临床疗效，将收治的68例小儿重症肺炎患儿，随机分为治疗组和对照组，每组各34例。对照组常规西药加肝素治疗。治疗组加银石丹丝汤（忍冬藤、连翘、黄芩、生石膏、丝瓜络、桃仁、牡丹皮、紫草等）直肠灌注。结果：治疗组有效率、症状体征消除率显著高于对照组（$P<0.05$）。

三、治疗小儿肠炎与腹泻

（一）小儿轮状病毒肠炎

宁秀琴利用中药经皮治疗小儿轮状病毒肠炎，收效良好。对照组予常规治疗。治疗组在对照组治疗基础上予茯苓、黄芩、苍术、马鞭草、金银花、柴胡、葛根、青木香等经皮治疗。结果治疗组总有效率为85.7%，明显高于对照组的57.1%（$P<0.01$），治疗组免疫功能较治疗前明显提高。提示中药经皮治疗有助于提高轮状病毒（RV）肠炎的疗效并恢复其免疫功能。

李蓉蓉等人利用金银花注射液治疗小儿轮状病毒（RV）肠炎，取得良好效果。共收治患儿64例，随机分为治疗组34例，对照组30例。两组在性别、年龄、入院时病程、发热、惊厥、大便情况、呕吐、腹胀、咳嗽、流涕、诊断分型等方面差异不显著。两组患儿均给予补液、纠酸、保护胃肠黏膜、改善肠道内环境及对症处理，轻、中度病例不予抗生素，重度病例病程达3天后预防性应用抗革兰阴性杆菌抗生素，全部病例不予止泻剂，治疗组加用抗病毒药金银花注射液。剂量为2～5个月患儿30ml，6～11个月60ml，12～24个月100ml，均为静脉滴注，1次/天，疗程2～7天。对照组予α-干扰素针10万U肌内注射，2次/天，疗程4～8天。结果：治疗组平均住院3.735天，对照组平均住院5.700天。所有治疗无效患儿仅为粪便性状及次数改善不明显，无继发细菌感染。

（二）小儿腹泻

张湘屏以“秋泻合剂”治疗小儿秋季腹泻，收到较好疗效。共收治患儿57例，予“秋泻合剂”：金银花、鸡内金各6g，地榆、车前子、泽泻、葛根、白术各10g，甘草3g。水煎服，每日1剂。结果：治愈40例，自然痊愈7例，无效10例。大便转正常天数平均为2.1天，止呕天数平均为1天。

张仕明自拟增液益胃汤治疗小儿重症腹泻，疗效满意。共收治患儿80例，予自拟增液益胃汤：人参，葛根，白术，茯苓，茵陈，藿香，金银花，乌梅，马齿苋，甘草。水煎服，每日1剂。结果：除4例见药即吐的重度脱水患儿加用了生脉注射液以及配合西药静脉输液外，其余患儿单用本方少则3剂、多则7～8剂而治愈。

张立富将葛根芩连汤、桂附理中汤及塞流药罂粟壳加减组成粟壳止泻汤，用于治疗婴幼儿急慢性腹泻，效果满意。粟壳止泻汤：党参，白术，茯苓，葛根，黄芩，黄连，金银花，肉桂，干姜，附子，罂粟壳，神曲。典型病例：患儿，男1岁。因腹泻2天加剧伴呕吐1天，1984年11月30日急诊入院。西医诊断：中毒性消化不良，重度脱水。经禁食，静脉滴注葡萄糖氯化钠注射液、庆大霉素，口服痢特灵、颠茄合剂等，2天后脱水得到纠正，但仍每日腹泻10余次，大便呈水样。1984年12月5日请中医会诊治疗。症见患儿面黄肌瘦，精神萎靡，双眼凹陷，皮肤弹性差，腹软，唇红，舌淡苔白，指纹淡红。辨证：腹泻，气阴两伤型。处以粟壳止泻汤：红参6g，白术6g，茯苓6g，葛根6g，黄连3g，金银花6g，肉桂6g，干姜6g，附子6g，罂粟壳6g，乌梅6g，木香6g。12月6日二诊，服上药6次后小便增多，解稀便1次，已能进稀饭。上方去罂粟壳加神曲再服，后2日解成形大便痊愈出院。

杜丽芬自拟苓术银车汤联合云南白药敷脐治疗小儿秋季腹泻，疗效满意。共收治患儿180例，随机分为两组，治疗组120例，对照组60例。治疗组予苓术银车汤：茯苓、白术、车前子、山楂、石榴皮各6～8g，金银花4～6g，甘草2～4g。水煎服，每日1剂，分2～3次内服。配合云南白药4g温开水调匀，敷于脐部（神厥穴），每日1次，持续6小时以上。对照组予妥布霉素3～5mg/（kg·d），分2次肌内注射或加入5%葡萄糖注射液中静脉滴注。疗效标准：①显效：经治疗24～48小时，腹泻次数减少至≤2次/日，且大便性状恢复正常，临床症状完全消失；②有效：经治疗48～72小时，腹泻次数减少至≤4次/日，且大便水分明显减少，临床症状基本消失；③无效：经治疗72小时，腹泻无缓解，甚至加重。结果：治疗组显效74例，占61.7%；有效37例，占30.8%；无效9例，占7.5%；总有效率为92.5%。对照组显效19例，占31.7%；有效24例，占40%；无效17例，占28.3%；总有效率为71.7%。两组间有显著性差异（$P<0.01$）。

韦杏采用复方银花散治疗小儿秋季腹泻，收效良好。共收治患儿118例，随机分为治疗组和对照组，治疗组68例，对照组50例。两组均予口服补液或静脉输液纠正脱水，合并上呼吸道感染者予以对症治疗。在此基础上，治疗组给予复方银花散：炒金银花、车前子、番石榴叶按2:3:3的比例配方，制成散剂。口服，每次10g，日3次，调米糊温服，连服3天后评定疗效。对照组用蒙脱石散，每天每岁1袋（3g），分3次，温开水冲服，首服量加倍，连服3天，然后评定疗效。疗效标准：①显效：大便性状及次数恢复正常，全身症状消失；②有效：大便性状及次数明显好转，全身症状明显改善；③无效：大便性状、次数及全身症状均无明显好转甚至恶化。结果：治疗组显效56例，占82.4%，有效10例，占14.7%，无效2例，占2.9%，总有效率为97.1%；对照组显效20例，占40.0%，有效22例，占44.0%，无效8例，占16.0%，总有效率为84.0%。典型病例：患者，女，1岁半。2001年11月3日因发热、呕吐3天，腹泻2天，加重半天入院。患儿3天前出现发热，体温38.2℃，流涕，呕吐，按“上呼吸道感染”治疗1天后，出现大便次数增多，量大，初期如蛋花汤样，继呈水样，无腥臭味，无脓血，尿量减少，舌质淡红，苔薄腻而微黄，指纹浮紫。查体：体温37.8℃，皮肤稍干燥，弹性差，眼窝稍凹陷，心肺听诊无异常，腹部叩诊鼓音，胀气明显，肝脾未触及，大便常规可见少量黏液，无脓细胞、白细胞、红细胞，大便培养无细菌生长。西医诊断：秋季腹泻并轻度脱水。中医诊断：泄泻，证属湿热型兼阴液耗伤。给予复方银花散粉末10g，调温米糊口服，日3次，并配合口服补液。服药1天症状有所好转，3天临床症状消失。

四、治疗小儿肝炎

侯桂荣等人采用自拟清热利胆汤治疗新生儿肝炎综合征，疗效颇佳。共收治患儿35例，男20例，女15例；年龄23天～2个月。所有患儿均有明显的皮肤、巩膜黄染及肝脏肿大，其中肝脾同时肿大8例，大便灰白6例，肝功能异常33例。治疗方用自拟清热利胆汤：金银花、白花蛇舌草、蒲公英、黄芩各10g，柴胡、板蓝根、生栀子各8g，金钱草、茵陈各12g，郁金、甘草各5g。腹胀明显加木香、大腹皮各5g；大便示消化差加焦白术、焦山楂各6g；拒奶者加炒麦芽6g；一般情况差酌加黄芪、太子参各10g。每日1剂，水煎2次，取浓汁100～200ml。24小时内多次空腹喂服。

一肝炎患儿，近周来发热恶风，口渴纳减，于前天出现目黄，身黄，小便深黄，神疲困倦。检查：体温38.6℃，巩膜及全身皮肤黄染，其色鲜明如橘。腹平软，肝于右锁骨中线肋弓下2.5cm处触及，质软，触痛明显，脾未触及。舌边尖红，苔薄黄，指纹紫于风关。方用金银花6g，连翘6g，淡竹叶5g，荆芥4g，板蓝根10g，薄荷2g，淡豆豉5g，虎杖5g，败酱草5g，甘草3g。服药7剂后，目黄身黄全退，小便清亮，胃纳大增。病情痊愈出院，随访至今未见复发。

五、治疗小儿肾炎

张济民采用加味麻黄连翘赤小豆汤治疗小儿急性肾炎，疗效良好。共收治患者88例，男52例，女36例；2～6岁62例，7～12岁24例，12岁以上2例；病程均在1～2周以内，发病前

患有上呼吸道感染扁桃体炎的45例，化脓性皮肤感染33例，丹毒4例，原因不明1例；尿检：蛋白（+～++++）88例，红细胞（+～++++）74例，管型（+～++）68例。加味麻黄连翘赤小豆汤基本方：麻黄7g，连翘15g，杏仁9g，甘草8g，白梓皮（桑皮代）10g，赤小豆20g，野菊花20g，白茅根20g。每日1剂，水煎服。浮肿加泽泻、猪苓、车前子；血尿加墨旱莲、藕节、茜草；高血压加夏枯草、草决明；上呼吸道感染重伴咳喘加金银花、蒲公英、生石膏；浮肿、蛋白尿难以迅速消除可酌加活血化瘀之品，如桃仁、赤芍、益母草之类。疗效标准：①痊愈：水肿消退，临床症状消失，化验小便连续2周以上检查正常；②好转：水肿消退，临床症状基本消失，化验小便在2周以上尿蛋白少许、红细胞少许；③无效：水肿消退不明显，临床症状及化验指标无明显改变。结果：痊愈71例，好转16例，无效1例。

胡远友采用清热利尿法为主治疗小儿急性肾炎100例，其中男67例，女33例。年龄最大14岁，最小3岁。其中3～6岁54例，7～10岁35例，11～14岁11例。以3～6岁发病者最多。前驱疾病有上呼吸道感染者40例，有脓皮病者54例，原因未明者6例。所有患儿均有不同程度浮肿，其中轻度浮肿者68例，重度浮肿32例，100例中有高血压者58例。尿液镜检均有不同程度的肾炎病理改变。基本方为金银花10～15g，连翘9～12g，蒲公英9～12g，甘草3～6g，赤小豆10～20g，薏苡仁10～15g，茯苓9～12g，冬瓜皮15～30g，车前子7～10g，泽泻9～10g。兼有外感者，风寒加紫苏叶、荆芥，风热加桑叶、薄荷、菊花，血尿明显者加白茅根、墨旱莲，血压偏高者加夏枯草、牛膝，湿热较重者加黄柏，脾气虚弱者加太子参、白术、黄芪，肾阴不足加生地黄、山药、枣皮。结果住院时间最长45天，最短8天，平均17.2天，均采用上方加减治疗。最多服药45剂，最短服6剂，平均12剂。浮肿消失最快3天，最慢21天，平均7.2天。其中3～5天消退者37例，5～10天消退者51例，10天以上消退者12例。尿常规检查转阴时间5～10天34例，10～20天25例，20天以上9例，平均12天，出院时尿常规检查未转阴者32例（部分家长要求出院）。58例高血压患儿经治疗后均恢复正常。

于瑛利用凉血消斑汤（金银花10g，连翘15g，生地黄10g，牡丹皮10g，白茅根20g，茜草10g，黄芪15g，党参15g，蝉蜕10g，防风10g。加味法：若皮肤紫癜反复出现者，加荆芥、败酱草；腹痛明显者，加白芍、延胡索；关节肿痛者，加鸡血藤、木瓜；血尿明显者，加仙鹤草、三七；蛋白尿重者，加芡实、金樱子，每日1剂，疗程6～8周）对临床32例过敏性紫癜性肾炎患者进行治疗并观察临床疗效，结果32例患者中完全缓解24例，基本缓解4例，有效2例，无效2例，总有效率为93.75%，说明采用中药凉血消斑汤结合西药治疗小儿过敏性紫癜性肾炎有较好的疗效。

六、治疗其他儿科疾病

（一）小儿腮腺炎

陈华利用中药治疗小儿流行性腮腺炎并发胰腺炎，收效良好。共收治患者12例，男7例，女5例；年龄3～12岁，其中4～8岁者9例，占75%；均有流行性腮腺炎病史。基本方药：柴胡，白芍，枳壳，厚朴，黄芩，蒲公英，延胡索，赤芍，川楝子。腮肿明显加夏枯草、浙贝母；高热不退加金银花、板蓝根、薄荷；大便秘结加生大黄。每日1剂分多次口服。剧烈呕吐给予保留灌肠，每日1剂分2次灌肠。呕吐、腹痛剧烈给予短期（6～24小时）禁食，补液支持治疗，其中1例给予654－2以解痉止痛。结果：均获治愈（症状、体征消失，血、尿淀粉酶降至正常）。其中腹痛缓解时间平均2.7天，呕吐消失时间平均1.6天，体温降至正常时间平均2.5天，血、尿淀粉酶恢复正常时间平均3.2天。

（二）小儿泌尿系感染

秦曼等人运用银花泌炎灵片治疗小儿泌尿系感染，取得良好效果。共收治患儿33例。年龄2～14岁，平均6岁，其中男12例，女21例。临床症状均有尿急、尿频、尿痛、尿道灼热感，其中伴发热14例，血尿7例，尿不尽9例，食欲不振5例。予银花泌炎灵片，1～4片/次，3次/天，2周为1个疗程，观察2周。疗效标准：①治愈：临床症状消失，实验室尿细菌定量培养＜10^5/ml，尿常规正常；②好转：症状减轻，尿菌落明显减少，尿常规改善；③未愈：症状及实验检查无明显改善。结果：临床症状消失28例（85%），复查尿常规转阴，中段尿培养阴性；临床症状部分消失4例（12%），尿常规检查白细胞（+）；临床变化不明显1例（3%），尿常规检查无好转。治愈好转率97%。

（三）小儿病毒性心肌炎

赵鹏飞等人运用金银花汤治疗小儿病毒性心肌炎，疗效确切。在2010年1月～2011年12月期间，共收治患儿103例，随机分成治疗组53例，对照组50例。治疗组给予金银花汤，每次1剂，每日2次，10～14天为1个疗程；对照组给予能量合剂1支加入10%葡萄糖注射液100ml静脉滴注，每天1次，疗程同上。一般治疗方法如使用抗氧化剂，抗病毒，抗心律失常，休息等两组相同。观察症状体征、心电图、胸片及心脏超声变化，检测心肌酶谱，柯萨奇病毒B（CoXB1－6）抗原抗体的变化。疗效标准：①显效：疗程结束，症状体征及心电图异常消失，心脏扩大消失，心肌酶谱恢复正常，CoXB1－6抗原抗体转为阴性；②有效：疗程结束，症状体征、心电图异常、心脏扩大及心肌酶谱均好转，CoXB1－6抗原抗体仍阳性；③无效：疗程结束，心脏扩大及心肌酶谱好转，其余无变化。结果：治疗组53例，显效37例（69.8%），有效15例（28.3%），无效1例（1.9%），总有效52例（98.1%）；对照组50例，显效17例（34.0%），有效23例（46.0%），无效10例（20.0%），总有效40例（80.0%）。治疗组与对照组总有效率分别为98.1%与80.0%；显效率分别为69.8%与34.0%（均为$P<0.01$）。

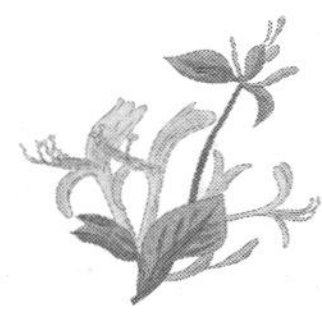

第三节　治疗其他疾病

本节其他疾病是指除内科、儿科以外的其他疾病。

一、治疗前列腺炎

蔡震宇等人为观察银花泌炎灵片治疗慢性前列腺炎（ⅢA型）的疗效，选择符合美国国立卫生研究院（NIH）诊断标准的ⅢA型前列腺炎患者120例，口服银花泌炎灵片，每次4粒，每天4次，疗程30天，以NIH－CPSI评分和前列腺液（EPS）常规中白细胞计数为指标，治疗前后进行评估、比较。结果NIH－CPSI总评分治疗前后分别为（23.67±6.34）分和（13.79±5.32）分；症状评分治疗前后分别为（15.37±5.02）分和（8.72±3.50）分；生活质量评分治疗前后分别为（8.31±2.67）分和（5.07±1.93）分；EPS中白细胞计数治疗前后分别为（26.86±3.1）个/HP和（12.53±2.3）个/HP。上述指标治疗前后差异均有统计学意义。本组患者临床治愈20例，显效28例，有效55例，无效17例，总有效率85.8%。说明银花泌炎灵治疗ⅢA型前列腺炎有较好疗效。

周卫东等人采用银花泌炎灵片口服配合直肠前列腺微波治疗慢性非细菌性前列腺炎72例，并与单纯直肠前列腺微波治疗72例对照观察。结果治疗组72例，治愈30例，有效29例，无效13例，总有效率81.94%；对照组72例，治愈9例，有效17例，无效46例，总有效率36.11%。两组总有效率比较差异有统计学意义（$P<0.05$），治疗组优于对照组。

张福君等人为观察银花泌炎灵片治疗湿热下注型慢性前列腺炎的临床疗效。将80例慢性前列腺炎患者属湿热下注证者随机分为两组，即治疗组和对照组，分别给予常规疗法及在常规疗法的基础上另服银花泌炎灵片，观察疗效。结果：治疗组总有效率为92.5%，对照组总有效率为82.5%。说明在常规疗法基础上加用银花泌炎灵片对慢性前列腺炎属湿热下注证患者有良好疗效。

余良武等重用金银花治疗慢性前列腺炎。采用以金银花为主的中药加减治疗，方剂如下：金银花50g，菟丝子15g，乌药12g，车前子（包煎）10g，海金沙12g，当归15g，穿山甲10g，生地黄15g，荔枝核15g，茴香6g，王不留行10g，水煎服，每日1剂，分两次服用；另外给予金银花60g，红花15g，苦参15g，土茯苓30g，败酱草15g，水煎2.5L，坐浴，每次20分钟，每日1次，治疗12周；能够缓解前列腺炎症反应症状，减少前列腺的慢性充血，改善局部的血流循环和血管通透性，对减轻慢性前列腺炎临床症状具有显著效果。

李铁铮采用经会阴前列腺局部药物注射联合银花泌炎灵、α－受体阻断剂治疗160例慢性细菌性前列腺炎患者。治疗期间每周复查尿常规、前列腺液常规，连续3个月；每月复查前列腺液支原体培养、衣原体检查及普通细菌培养，连续3个月。结果治疗3个月后119例（74.38%）治愈，31例（19.38%）有效。提示依据药敏选择抗生素进行前列腺局部注射，并联合银花泌炎灵和α－受体阻断剂治疗慢性细菌性前列腺炎是一种有效的治疗方法。

胡恩宜观察了银花泌炎灵片对慢性前列腺炎属湿热下注型的患者疗效。将100例慢性前列腺炎属湿热下注型患者按就诊先后随机分为观察组和对照组，观察组给予银花泌炎灵片，对照组给予前列平胶囊口服，共1个疗程，30天，比较观察组和对照组的疗效差异。结果观察组疗效优于对照组，总有效率差异有统计学意义（$P<0.05$）。提示银花泌炎灵片治疗慢性前列腺炎有较好的疗效。

韦克彪为观察与分析慢性前列腺炎进行重用金银花治疗的临床疗效，以78例慢性前列腺炎患者为研究对象，将其随机平均分为两组，中医治疗组即观察组与西药治疗组即对照组均为39例。观察组在进行常规治疗的前提下实施主要剂量为金银花的中药加减治疗方法。处方：金银花45g，蒲公英10g，菟丝子10g，车前子（包）10g，乌药12g，重楼10g，海金沙12g，芍药10g，当归10g，荔枝核10g，穿山甲6g，生地黄10g，小茴香5g，王不留行5g，茯苓10g。肾虚型加山药、桑寄生、续断、枸杞、赤芍、牛膝，湿热型加牡丹皮、紫花地丁、黄柏，瘀滞型加黄柏、牡丹皮、延胡索、皂角刺、败酱草、木香。水煎服，日1剂，复煎，分2次服用。此外，给予金银花50g、苦参10g、红花10g、败酱草10g、土茯苓25g等，水煎2000ml，进行每日1次20分钟坐浴。两组均为3个月的治疗周期，共6个疗程。结果：中医治疗组痊愈23例，好转14例，2例未愈，有效率达94.9%；西医治疗组痊愈18例，好转11例，有10例未愈，有效率为74.4%。效果对比有统计学意义，两组存在显著差异（$P<0.05$）。说明较之西药治疗慢性前列腺炎的方法采用中医治疗方法重用金银花其临床疗效更佳，患者痊愈率更高。

赵明等人为探讨银花泌炎灵联合坦洛辛治疗慢性前列腺炎的临床效果，选取慢性前列腺炎患者100例，随机分为观察组和对照组，观察组50例采用口服银花泌炎灵联合坦洛辛、左氧氟沙星胶囊治疗，对照组50例采用左氧氟沙星胶囊治疗，观察两组临床效果。结果观察组的总有效率为96.0%，对照组的总有效率为70.0%，两组总有效率比较，差异有统计学意义（$P<0.05$）。提示银花泌炎灵联合坦洛辛、左氧氟沙星治疗慢性前列腺炎优于单纯左氧氟沙星胶囊治疗。

刘兆月等人为观察银花泌炎灵片联合坦洛新治疗慢性无菌性前列腺炎的临床疗效，将75例慢性无菌性前列腺炎

患者采用银花泌炎灵片联合坦洛新治疗，与75例单纯使用坦洛新治疗患者对照观察。结果75例银花泌炎灵片联合坦洛新治疗患者治愈40例，有效30例，无效5例，单纯使用坦洛新治疗患者治愈22例，有效28例，无效25例。说明银花泌炎灵联合坦洛新治疗慢性无菌性前列腺炎疗效显著。

毛可人等人运用银花泌炎灵片治疗Ⅲ型前列腺炎，收到良好效果。在2015年9月～2016年9月期间，收治Ⅲ型前列腺炎患者（年龄18～50岁）共120例。治疗组90例患者按照随机、对照的原则，设立左氧氟沙星组、银花泌炎灵组和左氧氟沙星联合银花泌炎灵组。其中左氧氟沙星组（A组）30例，年龄（31.23±9.85）岁，病程6～48个月，平均（17.56±10.23）个月；银花泌炎灵组（B组）30例，年龄（34.12±7.38）岁，病程6～48个月，平均（16.64±10.53）个月；左氧氟沙星联合银花泌炎灵组（C组）30例，年龄（31.68±7.40）岁，病程6～48个月，平均（18.80±10.92）个月。A组服盐酸左氧氟沙星片（乐朗），500mg×7片/盒，1片/次，1次/天，疗程6周。B组服银花泌炎灵片，0.5g×12片×2板/盒，4片/次，3次/天，疗程6周。C组服银花泌炎灵片，0.5g×12片×2板/盒，4片/次，3次/天；盐酸左氧氟沙星片（乐朗），500mg×7片/盒，口服，1片/次，1次/天疗程6周。疗效标准：①痊愈：NIH－CPSI评分较治疗前改善90%以上；②显效：NIH－CPSI评分较治疗前改善60%～89%；③有效：NIH－CPSI评分较治疗前改善30%～59%；④无效：NIH－CPSI评分较治疗前改善30%以下。结果：A组治愈0例，显效5例，有效8例，无效17例；B组痊愈1例，显效8例，有效10例，无效11例；C组痊愈2例，显效10例，有效9例，无效9例。A组有效率43%，B组有效率63%，C组有效率70%，A组与B组，$P<0.05$，A组与C组，$P<0.05$，B组与C组，$P>0.05$。

桂金勇等人运用左氧氟沙星联合银花泌炎灵治疗慢性前列腺炎，取得良好治疗效果。在2016年5月～2017年12月期间，共收治慢性前列腺炎男性患者80例，年龄25～55岁，平均（40.5±15.3）岁，病程0.5～3年，平均（19.5±2.4）个月。随机分为观察1组和观察2组，每组各40例，观察1组患者年龄26～55岁，平均（38.5±12.2）岁，病程0.5～2.5年，平均（1.5±0.5）岁；观察2组患者年龄25～50岁，平均（37.5±11.2）岁，病程1～3年，平均（1.8±0.5）年。两组患者在年龄和病程上均差异无统计学意义（$P>0.05$），具有可比性。给予观察1组患者左氧氟沙星治疗，剂量200mg/次，分早晚2次，均饭后服用；给予观察2组患者在观察1组的基础上服用银花泌炎灵，2g/次，每6小时1次，4次/天，饭后服用。两组患者均7天为1个疗程，连续治疗3个疗程。结果观察1组和观察2组患者治疗后IL－10、hs－CRP、TNF－α水平低于治疗前；治疗后残余尿量（PVR）低于治疗前，两组患者治疗后最大尿流率（Q_{max}）、平均尿流率（Q_{ave}）高于治疗前；疼痛或不适评分低于治疗前，生活质量评分低于治疗前，差异有统计学意义（$P<0.05$）；观察2组患者治疗后IL－10、hs－CRP、TNF－α水平显著低于观察1组治疗后水平；PVR显著低于观察1组治疗后，Q_{max}、Q_{ave}显著高于观察1组治疗后；疼痛或不适评分和生活质量评分显著低于观察1组患者评分，差异有统计学意义（$P<0.05$）；观察1组和观察2组患者排尿症状评分治疗前、后差异无统计学意义（$P>0.05$）。观察2组治疗的总有效率显著高于观察1组，不良反应率显著低于观察1组患者，差异有统计学意义（$P<0.05$）。

二、治疗口腔疾病

于少华探讨了不同品种金银花对牙龈炎症及口腔溃疡临床疗效的影响。将150例牙龈炎症及口腔溃疡患者，根据采用不同治疗方法分为对照组、观察组及安慰组，每组50例。对照组患者服用山银花（四川产），观察组患者服用金银花（山东产），安慰组未服用金银花仅给予白开水。比较三组牙龈炎症及口腔溃疡治疗效果、牙龈炎症消失时间、口腔溃疡愈合时间、疼痛消失时间、恢复正常进食时间以及治疗前后患者C反应蛋白、肿瘤坏死因子α（TNF－α）、白细胞介素1（IL－1）水平。结果观察组牙龈炎症及口腔溃疡治疗显效33例、有效15例、无效2例，总有效率为96.00%；对照组牙龈炎症及口腔溃疡治疗显效25例、有效15例、无效10例，总有效率为80.00%；安慰组牙龈炎症及口腔溃疡治疗显效15例、有效15例、无效20例，总有效率为60.00%；观察组总有效率明显高于对照组及安慰组，而对照组总有效率明显高于安慰组，差异具有统计学意义（$P<0.05$）。治疗前，三组患者C反应蛋白、TNF－α、IL－1水平组间比较差异无统计学意义（$P>0.05$）；治疗后，观察组C反应蛋白、TNF－α、IL－1水平优于对照组和安慰组，而对照组C反应蛋白、TNF－α、IL－1水平也优于安慰组，差异具有统计学意义（$P<0.05$）。观察组患者牙龈炎症消失时间、口腔溃疡愈合时间、疼痛消失时间、恢复正常进食时间分别为（3.51±1.41）天、（5.13±2.61）天、（4.13±1.21）天、（4.13±1.61）天，短于对照组的（4.50±2.77）天、（6.50±3.57）天、（5.61±1.59）天、（5.51±2.51）天和安慰组的（5.50±2.71）天、（7.51±3.57）天、（6.24±2.59）天、（6.52±2.51）天，而对照组上述时间亦短于安慰组，差异具有统计学意义（$P<0.05$），提示不同品种金银花对牙龈炎症及口腔溃疡临床疗效的影响大，虽然无论服用哪种金银花均可有效改善患者病情，但其中山东产金银花效果优于四川产山银花，可更好改善病情，缩短治疗时间，降低炎性因子水平。

方明华等人使用黄芩银花漱口液治疗阴虚火旺型口干燥症，可有效减轻患者痛苦及不适感。在2017年1～10月期间共收治阴虚火旺型口干燥症患者64例，男24例，女40例，年龄18～65岁，其中，干燥综合征患者12例，其他由于疾病原因使用免疫抑制剂治疗而发生口干燥症的患者52例。随机分为对照组和观察组，每组各32例，两组患者性别、年龄等一般资料比较，差异无统计学意义

（$P>0.05$），具有可比性。对照组使用温开水漱口。观察组在对照组基础上，再使用 30ml 黄芩银花漱口液口中含漱。漱口频率均为晨起、三餐后及睡前。黄芩银花漱口液制备：黄芩 9g，金银花 6g，三叶青 3g，薄荷 6g，麦冬 6g，南沙参 6g，冰片 6g，生甘草 3g。1 剂 500ml，分 2 瓶装，250ml/瓶。漱口方法：先以温开水清洁口腔，再使用 30ml 黄芩银花漱口液口中含漱约 1 分钟，使漱口液充分置于口腔，再咽下。结果：对照组显效 0 例，有效 3 例（9.4%），无效 29 例（90.6%），总有效率为 9.4%；观察组显效 11 例（34.4%），有效 17 例（53.1%），无效 4 例（12.5%），总有效率为 87.5%。观察组口干燥缓解程度较对照组明显，两组比较差异有统计学意义（$P<0.05$）。

邓宏运用玄参银花汤漱口治疗复发性口腔溃疡，疗效较好。玄参银花汤：玄参 20g，金银花、五味子、薄荷各 15g，乳香、甘草各 10g，黄芪 30g。上药水煎，去渣取药液 150ml，饭后用药液漱口，每日漱口 3～5 次，每日 1 剂，连用 7 天为 1 个疗程。

王雪莹等人运用含金银花方剂治愈口腔扁平苔藓 1 例。患者，女，45 岁。2016 年 6 月 30 日初诊。主诉：口腔右侧面颊内以及下唇内侧有块状白色苔藓 3 个月，周围轻度充血。现病史：口腔有异物感，牙齿酸胀不适，灼热感。舌质红，苔薄黄，脉细弦。用过中西药未果。西医诊断：口腔扁平苔藓。中医诊断：口癣。辨证：湿热毒遏，郁于口腔。立法：清热解毒，祛湿化瘀。处方：乌梅 6g，黄连 6g，黄芩 6g，连翘 15g，金银花 15g，荆芥 10g，防风 15g，白鲜皮 15g，苦参 10g，蛇床子 6g，地肤子 6g，紫草 6g，生地黄 15g，牡丹皮 10g，丹参 15g，赤芍 15g，白茅根 15g，生甘草 10g。7 剂，每日 1 剂，水煎服，嘱：用棉签蘸药汁擦拭患处。二诊（2016 年 7 月 7 日）：口腔灼热有减，唯寐差，夜尿稍频，舌质红，苔薄黄，脉细弦。续上方加乌梅至 10g，全蝎 6g，茯苓、茯神各 15g，7 剂，每日 1 剂，水煎服。三诊（2016 年 7 月 14 日）：上症明显缓解，唯近日腰骶部酸胀，下肢乏力，寐差，舌质红，苔薄黄，脉细弦。续上方加蛇床子至 10g，地肤子至 10g，炒杜仲 15g，黄芪 15g，黄连至 10g。7 剂，每日 1 剂，水煎服。四诊（2016 年 7 月 21 日）：一般可，唯偶心中悸动，舌质红，苔薄黄，脉细弦。续 6 月 30 日方加黄芪 15g，蛇床子至 10g，地肤子至 10g，黄连至 10g，茯苓、茯神各 15g。12 剂，每日 1 剂，水煎服。后续根据具体情况加减月余，疼痛已除，随访半年，苔藓基本痊愈。

三、治疗眼部疾病

矫红等人在总结多年临床经验及众多医家治疗蠕形螨感染经验的基础上，自拟具有清热解毒杀虫止痒之效的银花清毒汤治疗蠕形螨感染相关性睑板腺功能障碍取得了较好的临床疗效。将 42 例（84 只眼）蠕形螨感染相关性睑板腺功能障碍的患者随机分为治疗组 21 例、对照组 21 例。对照组予冲洗结膜囊、睑板腺挤压按摩并清洁睑缘，左氧氟沙星滴眼液滴眼。治疗组在对照组治疗的基础上，予外熏、外擦加口服自拟银花清毒汤（中药配方颗粒）。观察两组临床疗效、主观症状总评分及各分项评分、睑板腺脂质排出难易度评分、睑脂性状评分、蠕形螨杀灭有效率。结果 2 组总有效率比较，治疗组优于对照组（$P<0.05$）。主观症状总评分、干涩症状评分、烧灼感症状评分、畏光症状评分两组治疗后较本组治疗前均降低（$P<0.05$），两组治疗前后差值比较差异无统计学意义（$P>0.05$）。异物感症状评分治疗组治疗后较本组治疗前降低（$P<0.05$），对照组治疗前后比较差异无统计学意义（$P>0.05$），两组治疗前后差值比较差异有统计学意义（$P<0.05$），治疗组优于对照组。视疲劳症状评分治疗组治疗后较本组治疗前降低（$P<0.05$），对照组治疗前后比较差异无统计学意义（$P>0.05$），两组治疗前后差值比较差异无统计学意义（$P>0.05$）。睑板腺脂质排出难易度评分两组治疗后较本组治疗前均降低（$P<0.05$），治疗组较对照组降低明显，两组治疗前后差值比较差异有统计学意义（$P<0.05$）。睑脂性状评分两组治疗后较本组治疗前均降低（$P<0.05$），治疗组较对照组降低明显，两组治疗前后差值比较差异有统计学意义（$P<0.05$）。蠕形螨杀灭有效率比较，治疗组优于对照组（$P<0.05$）。

单纯疱疹病毒性角膜炎（HSK）通常被称之为单纯疱疹角膜炎，其主要是因单纯疱疹病毒感染而引起的一种角膜病。患者通常表现为疼痛、发红、流泪和畏光等症状，为此，患者多会出现视力下降或者视线模糊。高晓宁在 2016 年 1 月～2017 年 9 月期间，共收治单纯疱疹病毒性角膜炎（HSK）患者 84 例，按照随机数字排列法将其分为两组。其中对照组 42 例（46 眼），女性 19 例，男性 23 例，平均年龄（44.16±10.92）岁，平均病程（12.35±8.13）天；观察组 42 例（48 眼），女性 20 例，男性 22 例，平均年龄（44.55±10.94）岁，平均病程（11.72±8.11）天。两组患者一般资料逐项比较，差异均无统计学意义（$P>0.05$），具有可比性。为对照组患者提供常规西药治疗。观察组服用银花解毒汤：蒲公英、金银花各 15g，黄芩、龙胆、薄荷、菊花、夏枯草、蔓荆子各 10g，甘草、蝉蜕各 6g。以清水浸泡 30 分钟，以武火煮沸，文火煲煮，取药液后继续加水，行 2 次煎煮，将 2 次药液充分混合，早晚温服 1 次，每日 1 剂。两组患者均以 2 周为 1 个疗程，持续治疗 1 个疗程。疗效标准：①痊愈：各项临床症状均随之消失，球结膜充血也随之消失，角膜炎症状随之消退，经 2%荧光素染色检测显示为阴性。②显效：各项临床症状表现为基本消失，角膜炎症状有显著减轻，角膜荧光素染色的范围缩小达到了 2/3 以上，经 2%荧光素染色检测显示为阳性。③好转：各项临床症状有显著改善，角膜炎症状有明显减轻，角膜荧光素染色的范围缩小范围在 1/3～2/3，经 2%荧光素染色检测显示为阳性。④无效：各项临床体征、症状均无明显变化，角膜病灶出现了明显加重或者无明显变化。结果：对照组与观察组治疗后视力分别为 0.51±0.24、0.71±0.32，有显著差异（$P<0.05$）。对照组 46 只眼，痊愈 21 只，显效 6 只，有效 7 只，无效 12 只，总有效率为 73.91%；观察组 48 只眼，痊愈 30 只，显效 8 只，有效 4 只，无效 6 只，总有效率为 87.50%。观察组明显优于对照组，二者相比差异显著（$P<0.05$）。提示在 HSK 治疗中，银花解毒汤可更利于患者视力的改善，且疗效确切。

四、治疗痛风性关节炎

白小林等人运用银花痛风颗粒治疗痛风性关节炎急性发作，取得良好疗效。在 2016 年 6 月至 2017 年 6 月期间，收治痛风性关节炎急性发作（湿热蕴结型）患者 112 例。对照组：56 例，男 46 例，女 10 例；年龄 23～63 岁，平均（47.2±4.6）岁；发病部位第 1 跖趾关节 43 例，膝关节 10 例，踝关节 3 例。观察组：56 例，男 43 例，女 13 例；年龄 20～67 岁，平均（48.9±3.1）岁；第 1 跖趾关节 41 例，膝关节 9 例，踝关节 6 例。所有入组患者本次急性发作病程均在 4 天以内。两组性别、年龄、病程及治疗前的血尿酸、白细胞计数、体温及关节功能等方面比较无统计学意义（$P>0.05$），具有可比性。治疗组予口服银花痛风颗粒（金银花、玄参、当归、生地黄、炒白芍、生甘草等），每次 1 袋，3 次/天，冲服。对照组服用双氯芬酸钠缓释胶囊 1 粒，2 次/天。两组患者 7 天为 1 个疗程。结果：治疗组显效 24 例（42.86%），有效 26 例（46.43%），无效 6 例（10.71%）；对照组显效 16 例（28.57%），有效 25 例（44.64%），无效 15 例（26.79%）。治疗组总有效率为 89.29%，明显高于对照组 73.21%，差异有统计学意义（$P<0.05$）。治疗组患者血尿酸、血沉治疗前后有显著改善，较对照组也有显著变化，差异有统计学意义（$P<0.05$）。观察组患者的疼痛感缓解更明显，长海痛尺评分显著优于对照组，差异有统计学意义（$P<0.05$）。

邱聪等人运用银花炎宁汤治疗急性痛风性关节炎，收获了良好的疗效。在 2017 年 6 月～2018 年 6 月期间，收治急性痛风性关节炎患者 72 例，随机分为中药治疗组和西药对照组，每组各 36 例。中药治疗组：男 30 例，女 6 例；年龄 32～68 岁，平均（46.14±0.76）岁；病程 1～6 天，平均（2.48±0.76）天。西药对照组：男 32 例，女 4 例；年龄 28～66 岁，平均（45.23±0.83）岁；病程 1～7 天，平均（3.24±0.56）天。两组患者在性别、年龄、病程等资料方面经统计学分析，差异无统计学意义（$P>0.05$），具有可比性。观察组内服银花炎宁汤：金银花、土茯苓各 18g，天花粉、浙贝母、炮甲、当归、陈皮各 9g，萆薢、乳香、没药、甘草各 6g，薏苡仁、皂荚刺 12g。每天 1 剂，连续煎 2 次，分 2 次，共服用 500ml。对照组服西药治疗，予非布司他 80mg，每天 1 次。两组治疗时间均为 1 个疗程，7 天为 1 个疗程。结果：治疗组临床治愈 8 例，显效 15 例，有效 10 例，无效 3 例，总有效率 92.0%；对照组临床治愈 10 例，显效 16 例，有效 6 例，无效 4 例，总有效率 89.0%，两组对比临床疗效差异无统计学意义（$P>0.05$）。两组患者治疗前后血尿酸、红细胞沉降率等均有明显下降，两组比较有统计学意义（$P<0.05$），两组治疗后血尿酸、红细胞沉降率水平比较差异均无统计学意义（$P>0.05$）。两组治疗后关节疼痛、活动受限程度、肿胀程度评分均显著下降，治疗组下降程度明显优于对照组，两组对比差异有统计学意义（$P<0.05$）。

五、治疗肛瘘

覃承包采用银花三黄愈瘘汤治疗肛瘘术后患者，效果较好，能促进其创面愈合，缩短住院时间。在 2017 年 6 月～2018 年 6 月期间，共收治肛瘘术后患者 40 例，按数字表法随机分为观察组 20 例和对照组 20 例。对照组：男 12 例，女 8 例；年龄 19～46 岁，平均（35.28±7.26）岁；病程 1～5 个月，平均（2.68±0.45）个月。观察组：男 13 例，女 7 例；年龄 20～45 岁，平均（35.74±6.89）岁。经统计学分析，两个时间段患者的年龄、性别、例数等基线资料不具有统计学差异，组间均衡性较好；差异无统计学意义（$P>0.05$），数据之间可用于比较分析。两组均在手术后 2 天恢复自行排便后给予恢复创面相关治疗措施。对照组行常规治疗，选用 0.9%氯化钠注射液清洗创面，后采用 1:5000 高锰酸钾坐浴，坐浴时间为 20 分钟，1～2 次/天，治疗时间为 15 天。观察组在对照组基础上采用三黄愈瘘汤进行治疗，煎制汤剂后外洗创面。处方：蒲公英 25g，槐角 20g，朴硝 25g，金银花 30g，黄柏 25g，黄芩 25g，大黄 28g。冷水充分浸泡 30 分钟后用文火煎煮 15 分钟，将药渣过滤掉并提取 2500ml 药液，对肛瘘术后创面进行熏蒸，时间为 20 分钟，待温度逐渐适宜时坐浴 20 分钟，后用 0.9%氯化钠注射液清洗，1～2 次/天，治疗时间为 15 天。疗效标准：①显效：灼烧感以及坠胀感等临床症状完全消失，创面基本愈合；②有效：灼烧感以及坠胀感等临床症状明显改善，但创面愈合速度较慢；③无效：灼烧感以及坠胀感等临床症状无任何改变，创面未愈合甚至扩大或有脓液流出。结果：观察组显效 11 例，有效 7 例，无效 2 例，总有效 18 例（90.00%）；对照组显效 8 例，有效 6 例，无效 6 例，总有效 14 例（70.00%）。观察组治疗有效率明显高于对照组，差异有统计学意义（$P<0.05$）。观察组创面愈合时间、红肿消退时间、便血时间以及住院时间明显短于对照组，差异有统计学意义（$P<0.05$）。观察组创面愈合时间、红肿消退时间、便血时间以及住院时间明显短于对照组，差异显著，差异有统计学意义（$P<0.05$）。

六、治疗亚急性甲状腺炎

陈煜华等人运用含有金银花的方剂治愈亚急性甲状腺炎（SAT）1 例。患者，女，47 岁，2017 年 9 月 21 日因“颈前区疼痛 2 个月，加重伴心慌 2 天”就诊，2 个月前因受凉后出现颈前区疼痛，伴低热，最高体温 37.9℃，后于外院就诊，诊断为 SAT，始服用泼尼松治疗，症状较前缓解，泼尼松剂量减量至 5mg、每天 1 次时出现反弹又调整为 15mg，每天 1 次。2016 年 9 月 17 日复查血常规：白细胞 10.17×10^9/L，中性粒细胞 76.3%；FT 34.06pmol/L，FT 427.58pmol/L，TSH 0.006μIU/ml；TPOAb 209.76IU/ml，TgAb 224.40IU/ml，ESR 55mm/h；肝功能未见明显异常；甲状腺 B 超示：甲状腺双侧叶包块（左 5mm×4mm/右 18mm×9mm），双侧颈部低回声；2 天前颈前区疼痛加重伴心慌就诊，刻下：患者甲左叶可触及包块伴疼痛，心慌，时有咽痛，无发热，二便尚调，纳寐可，脉率 93 次/分，舌尖红，苔薄白，脉浮数。证属外感风温、热毒蕴盛，治以辛凉透表、清热解毒。方用：金银花 15g，连翘 10g，牛蒡子 12g，桔梗 15g，炙甘草 6g，蒲公英 30g，玄参 15g，徐长卿 20g，紫丹参 20g，大青叶 30g，同时服依托考昔 60mg，每天 2 次，富马酸比索洛尔片 5mg，每天 1 次，并予泼尼松每 3 天减量 1 片，逐渐停用。2017 年 10 月 6 日二诊：甲状腺无触痛，吞咽时自觉疼痛，咳嗽偶作，便稀，纳寐可，原方加麸炒白术 15g，南北沙参各 15g，延胡索 12g，同时继服依托考昔减半至 60mg，每天 1 次，富马酸比索洛尔片 5mg，每天 1 次。2017 年 10 月 20 日三诊：甲状腺无触痛，心慌好转，无咽痛，仍咳嗽，时有咳痰，舌淡，苔薄白，脉细，复查甲状腺功能：TSH 2.93μIU/ml，FT 46.70ng/dl，血常规、血沉均未见异常，建议停用依托考昔及富马酸比索洛尔片口服，同时前方去金银花、连翘、大青叶、薄荷、徐长卿、延胡索，加怀牛膝 10g，山茱萸 15g，枳壳 10g，浙贝母 10g，蜜紫菀 10g，蝉蜕 10g，金荞麦 30g，服药 1 个月，病情好转，继续守原方续服 1 周，复查甲状腺功能、血沉、血常规均正常，随访至今未复发。

七、治疗慢性鼻窦炎

钟晓生采用银花通窍鼻炎汤治疗慢性鼻窦炎，取得了比较满意的效果。在 2017 年 8 月～2018 年 8 月期间，共收治慢性鼻窦炎患者 108 例，按单双号分为两组，单号为常态组（54 例，采用西药常规治疗），双号为科研组（54 例，采用银花通窍鼻炎汤治疗）。常态组：男女比例为 30:24；年龄 39.6～68.3 岁，平均（51.33±4.82）岁；发病时间最短 13 天，最长半年，平均病程（32.6±4.7）天。科研组：男女比例为 31:23；年龄 40.2～66 岁，平均（50.92±4.38）岁；发病时间最短 12 天，最长 6.5 月，平均病程（33.4±5.1）天。两组性别、年龄与病程等临床基本资料经过比较，组间未见明显差异（$P>0.05$），可对比。银花通窍鼻炎汤：川芎、菊花、白芷、辛夷、牛蒡子、黄芩、淡豆豉、薄荷各 12g，柴胡、苍耳子、荆芥穗各 9g，金银花 25g，细辛 3g，连翘 15g。鼻涕量多加蒲公英 12g；严重头晕头痛加川芎 12g；有肺经风热加鱼腥草 12g。加适量水熬制，1 剂/天，每天分早、晚各 1 次口服 250ml。两组均连续用药 7 天。疗效标准：①痊愈：临床症状有明显改善或者完全消失，未见任何脓性鼻涕由鼻道内流出，经鼻窦的 CT 检查显示炎症完全消失；②有效：临床症状有明显缓解，但鼻道内依旧有少量脓性鼻涕存在，经鼻窦的 CT 检查显示鼻窦炎症状明显改善；③无效：临床症状未见明显变化或者更加恶化，但鼻道内有大量脓性鼻涕存在，经鼻窦的 CT 检查显示炎症无变化。结果：常态组有 16 例痊愈，26 例有效，12 例无效，治疗有效率为 77.78%；科研组 22 例痊愈，29 例有效，3 例无效，治疗有效率高达 94.44%，科研组治疗效果显著优于常态组（$P<0.05$），差异具有统计学意义。

八、治疗痤疮

张成会等人采用毫火针联合银花汤治疗肺胃蕴热型寻常痤疮，疗效显著。在 2015 年 5 月～2016 年 12 月期间，共收治寻常痤疮患者 140 例。采取随机、对照的研究方法将患者按照 1:1 比例随机分为两组，每组 70 例。治疗组中有 3 例因畏惧针刺拒绝治疗，2 例因无法坚持未完成治疗，共有 5 例脱落，实际入组 65 例；对照组中 3 例因无法按时随访脱落，实际入组 67 例。治疗组：男 31 例，女 34 例，平均年龄（21.94±3.09）岁，治疗前病情评分 20.18±3.63，治疗前 DLQI：9.45±3.06。对照组：男 31 例，女 36 例，平均年龄（21.36±2.69）岁，治疗前病情评分 20.25±3.97，治疗前 DLQI：10.34±2.98。对两组性别、年龄、治疗前病情评分和 DLQI 等资料进行统计学分析，均无显著性差异，具有可比性。对照组单纯口服中药银花汤：金银花 10g，连翘 15g，黄芩 10g，槐花 10g，白芷 10g，皂角刺 10g，夏枯草 10g，当归 10g，丹参 10g，马齿苋 15g。每日 1 剂，分 2 次口服，每次 200ml，早晚饭后 30 分钟服用。治疗组采用毫火针联合口服银花汤治疗。两组均共治疗 4 周。疗效标准：①临床痊愈：皮损全部消退，或仅留有色素沉着，无新发皮损，疗效指数≥95%；②显效：皮损大部分消退，无新发皮损，皮肤油腻感减轻或消退，皮损总积分减少，70%≤疗效指数<95%；③有效：皮损部分消退，偶有少许新发皮损，30%≤疗效指数<70%；④无效：皮损消退不明显、无变化或加重，仍有新发皮损，疗效指数<30%。结果：对照组 67 例，临床痊愈 3 例（4.48%），显效 17 例（25.37%），有效 36 例（53.73%），无效 11 例（16.42%）；治疗组 65 例，临床痊愈 11 例（16.92%），显效 25 例（38.46%），有效 26 例（40.00%），无效 3 例（4.62%）。治疗组总有效率为 95.38%，对照组治疗总有效率为 83.58%，两组总有效率比较，差异有统计学意义（$P<0.05$）。治疗组治疗后与治疗前 DLQI 积分比较差异有统计学意义（$P<0.05$），治疗组与对照组治疗前后 DLQI 积分差比较，差异无统计学意义。

张成会等人采用银花汤联合毫火针刺血疗法治疗聚合性痤疮患者，疗效明显。在 2015 年 5 月～2016 年 12 月期间，共收治患者 100 例，按照 1:1 的比例随机分为两组，每组各 50 例。试验组中有 2 例因畏惧针刺拒绝毫火针刺血治疗，4 例未坚持完成治疗，共有 6 例脱落，实际入组 44 例；对照组中 4 例因无法按时随访，1 例未坚持完成治疗，脱落

5例，实际入组45例。试验组：男21例，女23例，平均年龄（21.94±3.09）岁，治疗前皮损评分：20.18±3.63，治疗前DQLI：9.45±3.06。对照组：男20例，女25例，平均年龄（21.36±2.69）岁，治疗前皮损评分：20.25±3.97，治疗前DQLI：10.34±2.98。对两组性别、年龄、治疗前皮损评分和DQLI等资料进行统计学分析，均无显著性差异（$P>0.05$），具有可比性。对照组口服银花汤加减：金银花10g，连翘15g，黄芩10g，槐花10g，白芷10g，皂角刺10g，夏枯草10g，当归10g，丹参10g，马齿苋15g。每日1剂，分2次口服，每次200ml，早晚餐后30分钟服用。试验组采用银花汤联合毫火针刺血疗法治疗。以上两组患者每周观察皮损变化并作临床疗效评价，4周后结束治疗，观察治疗后两组皮损变化并做出临床疗效评价及生活质量评价，并对试验对象继续进行连续4周的随访观察。疗效标准：①临床痊愈：皮损全部消退，或仅留有色素沉着，无新发皮损，疗效指数≥95%；②显效：皮损大部分消退，无新发皮损，皮肤油腻感减轻或消退，皮损总积分减少，70%≤疗效指数<95%；③有效：皮损部分消退，偶有少许新发皮损，30%≤疗效指数<70%；④无效：皮损消退不明显、无变化或加重，仍有新发皮损，疗效指数<30%。结果：试验组总有效率为90.91%（40/44），对照组总有效率为75.56%（34/45），两组总有效率比较，差异有统计学意义（$P<0.05$）。试验组治疗后与治疗前DQLI积分比较差异有显著统计学意义（$P<0.01$），试验组与对照组治疗前后DQLI积分差比较差异无统计学意义。

九、治疗椎间盘突出症

艾小双等人运用忍冬藤等药治愈椎间盘突出症1例。患者，女，53岁，2015年9月5日因腰背部疼痛伴右下肢麻木4月初诊。患者行走困难，渐出现跛行，CT：检查显示L4～5腰椎间盘突出，行小针刀治疗后，疼痛较前减轻，但腰背部仍有酸胀疼痛不适，且右下肢麻木感较前加重，遂来就诊，既往无特殊疾病。患者拒绝针灸治疗，坚持吃中药治疗。刻症：口干，不欲饮，口不苦，小便黄，夜尿2～3次，便秘，舌暗红胖大，边有齿痕，脉沉滑。患者体型偏胖，平素易感冒，畏寒。考虑其血虚水盛，寒凝经脉。给予四神煎及柴胡桂枝干姜及当归芍药汤加减治疗。药用柴胡12g，桂枝9g，干姜10g，生牡蛎15g，炙甘草6g，当归10g，白芍10g，赤芍10g，茯苓10g，苍术10g，泽泻10g，黄芪15g，川牛膝15g，石斛10g，远志6g，忍冬藤10g，桃仁6g，牡丹皮10g，制附子10g。患者服用7剂后，2015年9月12日二诊时诉腰酸较前明显减轻，但下肢麻木无明显改善，口干减，已无夜尿，无便秘，考虑久病多瘀血，遂给予四神煎及桂枝茯苓丸及当归芍药散加减治疗。药用桂枝9g，茯苓9g，牡丹皮9g，桃仁9g，白芍9g，当归6g，川芎12g，苍术6g，泽泻12g，赤芍9g，夏枯草10g，制附子6g，干姜9g，黄芪15g，川牛膝15g，石斛10g，远志6g，忍冬藤30g，鸡血藤30g，炙甘草6g。上方服7剂后，腰酸已无，下蹲及弯腰活动已不受限，下肢麻木感发作时间较前缩短，患者未诉其他不适。继服用上方加减2月余，四肢麻木已基本消除。

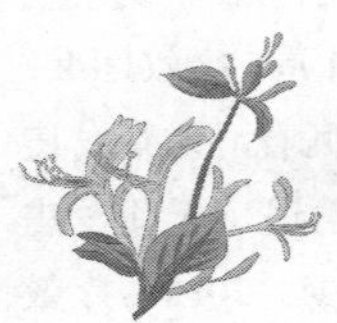

第四节　金银花验方采编

一、治疗内科疾病验方

（一）治疗呼吸系统疾病

1. 感冒

方一（流行性感冒）：板蓝根、大青叶各10g，野菊花、金银花各15g。将上述4味药同放入大水杯中，加沸水1000～1500ml冲泡，盖上盖10～15分钟后即可饮用。每日代茶频饮。

方二（流行性感冒）：板蓝根15g，忍冬藤、夏枯草、野菊花、蒲公英、鱼鳅串各25g。水煎服，每日1剂，分3次服用。

方三（流行性感冒）：黄芪10g，防风10g，白术10g，荆芥10g，茯苓10g，柴胡10g，前胡10g，桔梗10g，甘草6g，枳壳10g，薄荷6g，金银花10g。水煎服。

方四（流行性感冒）：藿香15g，金银花15g。煎10分钟，取汁200ml，加蜂蜜2匙，1日2次，连服3日。

方五（流行性感冒）：金银花12g，连翘12g，桔梗8g，竹叶10g，生甘草3g，荆芥10g，淡豆豉10g，牛蒡子10g，芦根30g。水煎服，每日1剂，分2次服。

方六（流行性感冒）：金银花15g，大青叶15g，鬼针草15g，葛根9g，荆芥6g，甘草3g。成人每天1剂，水煎2次，合并煎液，分2次内服。小儿用量酌减。

方七（流行性感冒、风热感冒）：金银花15g，菊花9g，薄荷6g。水煎服。

方八（流行性感冒）：金银花15g、大青叶15g，水煎服。1日3次，1次20ml，3日为1个疗程。

方九（流行性感冒）：金银花30g，菊花15g，柴胡12g，板蓝根15g。煎水服，每日1剂，日服2次，连服3天。

方十（流行性感冒、风热感冒）：金银花9g，淡豆豉9g。水煎去渣，加入粳米60g，煮粥食。

方十一（流行性感冒）：麦冬、忍冬藤各等量，薄荷少许。水煎服，每3天1次，每次1碗。

方十二（流行性感冒）：青蒿8份，金银花6份，马鞭草5份，野菊花3份，桑叶3份。加水煎熬出浓汁。每人每次1中碗，每日3次，连服3～5天。

方十三（流行性感冒）：桑叶40g，金银花40g，共研末用开水冲服，每次5g，每日2次，连服5天。

方十四（流行性感冒）：野菊花秧子1把，鱼腥草31g，忍冬藤31g。加水500ml，煎至200ml。日服3次，每次20～40ml。

方十五（风热感冒）：蜂蜜250g，金银花30g，山楂10g。金银花、山楂水煎取汁，加入蜂蜜拌匀，温热时服用，代茶饮。

方十六（风热感冒）：金银花12g，大青叶15g，薄荷9g。水煎服，每日1剂。

方十七（风热感冒）：金银花15g，菊花10g，茉莉花3g。用沸水冲泡，代茶饮用。

方十八（风热感冒）：金银花20g，穿心莲12g，连翘10g，板蓝根10g，荆芥10g，牛蒡子10g，薄荷6g，桔梗10g，甘草6g。水煎服，每日1剂，早晚分服。

方十九（风热感冒）：金银花30g，薄荷10g，鲜芦根60g，白糖适量。取水500ml，先将金银花、芦根同煮15分钟，再加入薄荷煮沸3分钟。滤液加白糖，温服。每日3～4次。

方二十（风热感冒）：连翘10g，金银花12g，桔梗10g，薄荷10g，竹叶10g，生甘草6g，荆芥10g，芦根10g，牛蒡子8g。成人水煎服，每日1剂，分3次服。儿童酌减。

方二十一（风寒感冒）：蜂蜜200g，蜂胶酊6g，金银花30g，山楂10g。先将金银花、山楂放入砂锅内，加入适量的水煮沸。去渣取液，加入蜂蜜、蜂胶酊拌匀即成，1日服用3次。

方二十二（感冒发热）：柴胡、金银花、桑叶各10g，薄荷6g，蜂蜜5g。前三味共煎沸15分钟，取汁后放入薄荷再煎3～5分钟，兑入蜂蜜和匀。每日1剂，分2次热饮。

方二十三：金银花30g，薄荷6g，麦冬10g，鲜芦根30g。先煎金银花、芦根、麦冬，沸后煮15分钟再下薄荷，煮2分钟，取汁液，调入冰糖饮用。

方二十四（感冒咳嗽）：鲜地锦草30g，金银花30g，连翘10g，桔梗10g，杏仁10g，甘草10g。水煎服，每日1剂，早晚分服。

方二十五：野牡丹皮、金银花、黄果皮、山白芷各适量。水煎服。

方二十六（感冒中期）：芦根、板蓝根各30g，玄参、连翘、桔梗、黄芩、黄芪各20g，金银花、甘草各10g，煎水服用，2～3剂即可。

方二十七（反复感冒）：荆芥、防风、川芎、蒲公英、金银花各150g，黄芪、桂枝各50g，研碎制成枕芯，每晚枕着睡觉。

方二十八：金银花、连翘各20g，竹叶25g，荆芥穗10g，薄荷、甘草各5g，淡豆豉15g，牛蒡子、桔梗各20g，芦根30g。共研粗末，每次30g，水煎服。

方二十九（感冒嗓子疼）：金银花5g，蜂蜜10ml。将金银花放入杯中，浸泡10分钟，然后调入蜂蜜，搅拌均匀，当茶饮服，数次频饮，每日1剂，连服3～5剂。

方三十：板蓝根、菊花、金银花、连翘、夏枯草、紫花地丁、车前草等草药适量，煮大锅汤，集体服，每星期1～2次。

方三十一：小贯众、金银花、紫花地丁、蒲公英、车前草，煮大锅汤集体服。

方三十二：苍耳子、鱼腥草、白芷、金银花各500g，加水5000ml，蒸馏得药水1250ml，每天4次滴鼻，每个鼻孔滴10滴。

方三十三：麻黄100g，防风200g，金银花200g。将上药在50℃下烘干、碾成粉末，过筛混合均匀以适量豆粉浆及硬脂酸镁为赋形剂压成片，每片0.3g。每日3次，每次服3～5片。

方三十四：金银花20g、板蓝根20g、连翘15g、大青叶15g、甘草10g。将以上诸药混合碾粉按制片操作手续制成0.5g片剂，每日3次，每次服4片。

方三十五：金银花25g、荆芥15g、薄荷10g、连翘15g。每日1剂，分2次服。

方三十六：金银花25g、连翘25g、桔梗15g、薄荷10g、牛蒡子15g、甘草10g、芦根40g、荆芥10g。为1日剂量，水煎服。

方三十七：金银花10g，大青叶25g，贯众25g，薄荷10g，甘草5g。为1日剂量，水煎服。

方三十八：紫苏叶15g，荆芥穗15g，豆豉25g，金银花25g。水煎服，每日1剂，日服2次。

方三十九：金银花50g，板蓝根50g，生石膏50g，黄芩20g，薄荷15g，紫草15g。水煎服，每日1剂，日服2次。

方四十：紫苏叶4.5g，薄荷4.5g，金银花9g，甘草3g。开水浸泡代茶饮。

2. 咳嗽

方一：金银花5g，连翘5g，薄荷3g，桔梗3g，麦冬3g，甘草3g，胖大海2g，水泡代茶饮，每日1剂。

方二（肺燥咳嗽）：金银花30g，蜂蜜50g。将金银花放入砂锅内，加水500ml，煎沸10～15分钟，去渣，候冷，加入蜂蜜调匀，即可饮服。每日1剂，3～4次服完。

方三（风热咳嗽）：金银花10g，连翘10g，桑叶10g，枇杷叶10g，桔梗10g，甘草6g，杏仁10g，前胡10g，柴胡10g，百部15g，紫菀10g，薄荷6g。

3. 肺炎

方一（急、慢性肺炎）：麻黄6g，柴胡15g，黄芩15g，橘红10g，麦冬10g，连翘10g，浙贝母10g，杏仁10g，五味子10g，甘草6g，清半夏10g，茯苓10g，生姜10g，乌梅10g，金银花10g，桂枝10g，防风10g。每日1剂，水煎服，分3次服用。

方二：蜂蜜40g，金银花30g。金银花加水500g，煎汁去渣，冷却后加蜂蜜调匀即可，每日早晚空腹各服1次。

方三（大叶性肺炎、支气管炎、肺痈）：忍冬藤、芦根、

三颗针、蒲公英、紫花地丁、犁头草各 50g。水煎服，每日 1 剂。

4. 支气管炎

方一（急性支气管炎）：黄芩、瓜蒌、橘红各 15g，前胡、杏仁、桔梗、金银花、炙冬花、川贝母各 12g，鱼腥草 30g，水煎服，每日 1 剂。

方二（慢性支气管炎）：桑叶 10g，金银花 20g，黄芪 10g。水煎服。

方三（慢性支气管炎）：金银花、石膏各 30g，黄芩 20g，麻黄、黄芪、甘草、冬瓜仁各 15g，射干、紫苏子各 10g。水煎服。

5. 肺痈（肺脓肿）

方一：鲜蒲公英、鱼腥草、金银花、薏苡仁各 30g。水煎，分 4 次服。宜连服 1 周。

方二：蜂蜜 30g，金银花 10g，菊花 10g，杏仁 10g。将杏仁研磨成粉，加金银花、菊花共煎取汁，调入蜂蜜拌匀，随时饮用。

方三（肺脓肿）：芦根、石韦、金银花、连翘、鱼腥草各 30g，桃仁、杏仁、冬瓜仁、桔梗、桑白皮各 15g。随症加减，每日 1～2 剂。

方四：金银花 12g，连翘 10g，败酱草 12g，冬瓜仁 12g，薏苡仁 12g，桃仁 10g，牡丹皮 9g。水煎服。

6. 肺结核

蒲公英 30g，地骨皮 15g，麦冬 15g，生地黄 15g，百部 20g，白薇 12g，知母 10g，白茅根 30g，连翘 15g，夏枯草 15g，金银花 30g，黄精 15g。每日 1 剂，水煎 2 次，早、晚各服 1 次。

（二）治疗心血管系统疾病

1. 高血压

方一：白菊花、桑叶、金银花、竹叶、竹茹各 100g，灯心草 50g，薄荷 50g，装入布袋做枕头。

方二：金银花 30g，白菊花 30g，山楂 30g，水煎服，每日 1 剂。

方三：霜桑叶 9g，黄菊花、金银花各 6g。将上药置保温瓶中，冲入沸水适量，盖闷 20 分钟，代茶频饮，每日 1 剂。

方四：金银花、菊花各 24～30g，头晕明显加桑叶 12g，动脉硬化、血脂高加山楂 12～24g。上药为 1 日量，根据病情酌情增减。分 4 包，每次取 1 包开水冲泡 10～15 分钟后当茶饮，每份药冲泡 2 次。服 2 周后可将菊花、金银花各减至 9g。

2. 脉管炎

方一：金银花 90g，黄芪、当归、玄参各 30g，甘草 10g。水煎服，每日服 3 次，每日 1 剂，服 10 天为 1 个疗程。

方二（血栓闭塞性）：当归 60g，附子 15g，桂枝 20g，土牛膝 25g，金银花、丹参、三棱、莪术、地龙、水蛭、甘草各 10g，蜈蚣 5 条，细辛、赤芍、干姜各 8g。水煎服。久病体虚加黄芪、人参各 10g；局部溃烂难以收口，另用大黄 30g，吴茱萸 15g，水煎浓缩外洗。

方三（血栓性）：丹参、玄参、金银花各 30g，当归 20g。每日 1 剂，水煎分 2 次温服。

方四（血栓性）：金银花 50g，连翘 30g，蒲公英 20g，玄参 30g，当归 20g，甘草 10g，丹参 20g，穿山甲 10g，乳香 10g，没药 10g，红花 10g，桃仁 10g，三棱 8g，路路通 20g，川芎 10g，牛膝 10g，麦冬 10g，石斛 20g。水煎服。

3. 其他

方一（血管粥样病变）：山楂、金银花、菊花各 24g，水煎服，每日 1 剂。

方二（血栓性静脉炎）：玄参 15g，金银花 30g，当归 15g，蒲公英 30g，穿山甲 15g。水煎服，每日 1 剂。

（三）治疗泌尿系统疾病

1. 泌尿系感染

方一：白花蛇舌草 12g，土茯苓、金银花各 15g，连翘、黄连、黄芩、黄柏、牡丹皮、栀子、萹蓄、车前子各 10g，大黄、甘草各 6g。水煎服，每日 1 剂，早晚分服。

方二：虎杖、蒲公英各 12g，海金沙、车前草、马鞭草、鹅不食草、紫花地丁、甘草及忍冬藤各 9g。水煎，每日服 3 次，每日 1 剂，饭前服。

方三：金银花、白茅根、海金沙各 30g。水煎服，每日 1 剂。对小便短赤或不利、尿道热痛及血尿均有效。

方四：金银花 15g，车前草、墨旱莲、益母草各 30g。每日 1 剂，水煎服。

方五：金银花 15g、车前草 30g、墨旱莲 30g、益母草 30g、白茅根 40g。每天 1 剂，水煎，分 2～3 次服。热重于湿者加大金银花用量，湿重于热者加重车前草用量。

方六：忍冬藤 30g，萹蓄、金钱草、十大功劳、马鞭草及大黄各 15g，淡竹叶、干姜各 9g。尿血加大蓟 15g、血余炭 6g，去干姜。

2. 肾炎

方一（急性肾炎）：金银花、紫花地丁各 15g，白茅根 30g。水煎服，每日 1 剂，连服 5～7 天。

方二（急性肾炎）：金银花 15g，金钱草 15g，海金沙 15g，连翘 9g，水煎服。

方三（慢性肾小球肾炎普通型、隐匿性肾炎）：蜂胶粉 2g，蜂花粉 15g，蜂蜜 15g，金银花 20g，连翘 20g，石韦 20g，紫丹参 30g，益母草 30g，白茅根 30g。将后 6 味水煎取汁，加前 3 味调匀，1 日 1 剂分 3 次服用。

3. 淋病

方一：土茯苓 50g，金银花、败酱草、蒲公英、薏苡仁各 20g，白鲜皮 15g，地肤子、栀子、槐花、淡竹叶各 10g。每天 1 剂，水煎服。忌辛辣、烟酒、肥甘之物，禁房事。

方二：金银花 12g，连翘 10g，败酱草 12g，冬瓜仁 12g，薏苡仁 12g，桃仁 10g，牡丹皮 9g。水煎服。

方三（热淋）：白茅根、金银花、车前子各 20g。开水 400ml，冲泡约 10 分钟即可饮服，或当茶饮。每日 1～2 剂。

方四（热淋）：金银花、海金沙藤、天胡荽、金樱子根、白茅根各 50g，水煎服，每日 1 剂，5～7 天为 1 个疗程。

方五（热淋）：金银花 30g，穿心莲 15g，车前子 10g，萹蓄 10g，瞿麦 10g，栀子 10g，黄连 10g，大黄 6g，甘草 6g。水煎服，每日 1 剂，早晚分服。

方六（慢性淋病）：蜂蜜 25g，黄柏 12g，金银花 10g，生地黄 15g，玄参 10g，秦皮 12g，谷精草 10g，甘草 6g，车前子 10g，萆薢 10g。水煎 3 次，每日服用 3 次，连服 3～5 剂。

4. 膀胱炎

方一（急性膀胱炎）：当归 12g，赤芍 12g，云苓 12g，金银花 12g，瞿麦 12g，生白术 9g，川牛膝 10g，牡丹皮 10g，猪苓 9g，知母、生地黄、甘草各 6g，用温水浸泡 20 分钟后，先以武火，后用文火煎汁至约 200ml，1 日内分 2 次口服。一般 3～5 剂可愈。

方二：金银花、石韦各 10g，白茅根 30g，车前草 20g，水煎，分 2 次服。

方三：金银花 15g，加水 200ml，煎至 100ml，每日 1 次饮服。

5. 血尿

车前草、马鞭草及金银花或忍冬藤各 25g，水煎服，每日 1 剂，分 3 次服用。

6. 其他

（老年术后排尿障碍）党参、黄芪各 15g，当归 12g，白术、茯苓、车前子、竹叶、黄柏、金银花、甘草各 10g。每天 1 剂，水煎，分 2 次服。

（四）治疗消化系统疾病

1. 肝病

方一（急性黄疸型乙型肝炎或慢性活动性乙型肝炎）：茵陈 60g，大黄（后下）15g，栀子、黄芩、黄柏、败酱草、连翘、金银花、金钱草、泽泻各 12g。每日 1 剂，分 2 次水煎服。

方二（黄疸型肝炎）：金银花 30g，茵陈 15g，甘草 6g。水煎 2 次，分 2 次服，每日 1～2 剂。

方三（传染性肝炎）：马蹄草、金银花、茵陈各 25g，龙胆草 15g。水煎服，每日 1 剂，20～30 天为 1 个疗程。

方四（急、慢性肝炎）：蒲公英、紫花地丁、白茅根、生大黄、桑枝、金银花、野菊花、丹参、郁金、鸡内金、茵陈、田基黄、茯苓等水煎服，日 1 剂。30～60 剂后，效果较为满意。

方五（肝硬化）：山蕨菜根 15g、大钩藤 15g、通气香 15g、通血香 15g、鸡矢藤根 10g、珍珠草 10g、忍冬藤 15g、通关散 15g。

2. 痢疾

方一：金银花 50g，炒炭。水煎服。

方二：金银花 15g，焙干，研末。水调服。

方三（急性痢疾）：金银花 300g，黄连、黄芩各 90g。水煎煮，取药液 1000ml，每次服用 30ml，每日 4 次。

方四（急性痢疾）：蜂蜜 25g，金银花 20g。金银花研成细末，与蜂蜜混合一起，用温开水搅拌均匀后饮服，每日 1 剂，连服 3～5 剂。

方五：金银花炭（炒焦黄）15g，研末，用蜂蜜水调服。每日 2～3 次。

方六（细菌性痢疾）：金银花 15g，车前草 30g。水煎服，每日 1 剂，连服 3～5 天。

方七（肠炎、泻痢）：车前草或车前子、蒲公英、金银花各 10g，水煎服。

方八（热痢）：金银花炭 30g，白芍 15g，白扁豆花 10g。煎汤服。

3. 胆病

方一（胆囊炎）：金银花 30g，蒲公英 20g，板蓝根 10g。水煎服，每日 1 剂。

方二（胆道感染）：金银花 50g，连翘、大青根、黄芩、野菊花各 15g。水煎服，每日 1 剂。

方三（胆结石）：金银花 30g，黄芩 20g，枳壳 20g，木香 20g，茵陈 20g，金钱草 20g，大黄 10g，芒硝 15g。水煎服。

方四（胆结石）：金钱草 30g，海金沙 15g，鸡内金 10g，川楝子 10g，郁金 10g，玉米须 15g。水煎服。

方五（胆结石）：炒龙胆草 10g，金钱草 60g，海藻 15g，昆布 15g，降香 12g，夏枯草 30g，桔梗 30g，茯苓 10g，紫花地丁 30g，天葵子 12g，三棱 10g，柴胡 10g，硝石 3g（兑服），蒲公英 30g。上药 1 剂，2 次水煎合装，分 5 次服用，第一天服用 3 次，第二天服用 2 次。1 剂服完停 1 天，再服用第二剂。

4. 其他

方一（急性腹泻）：滑石 30g，甘草 5g，车前子 15g（偏湿加），金银花 15g（偏热加）。上述诸药倒入口盅，用温开水清洗 1 遍，然后倒入 85～95℃开水 200～300ml，浸泡 20～30 分钟即可服用。每次 1 剂，未痊愈者，6 小时后可再服 1 剂。

方二（慢性非特异性溃疡性结肠炎）：金银花 24～48g，罂粟壳 12g，土炒白术 9g，炮姜 9g，生大黄 9g，赤石脂 9g，黄连 9g，制附子 9g，杭白芍 24g，党参 15g，甘草 9g。金银花一半煎服，一半为末冲服，大黄先煎 20 分钟，罂粟壳煎至中段加入，其他药常法煎服。

方三（肠风便血）：山药 30g，椿皮 15g，黑栀子 10g，重楼 15g，苦参 10g，桔梗 6g，地榆炭 10g，炒金银花 15g，白芍 10g，白及 10g，杏仁 10g。水煎服。

方四（肠痈）：金银花 12g，连翘 10g，败酱草 12g，冬瓜仁 12g，薏苡仁 12g，桃仁 10g，牡丹皮 9g。水煎服。

方五（热结便秘）：蜂蜜 30g，金银花 15g。先将金银花煎浓汁，待凉后与蜂蜜拌匀后饮用。

方六（食道憩室、吞咽困难）：白花蛇舌草 30g，野菊花 15g，半枝莲 15g，半边莲 15g，威灵仙 15g，金银花 10g，

皂角刺 10g，鸡内金 10g，陈皮 10g，木香 10g，橘核 15g。水煎服。

方七（胃热）：生石膏 15～30g，知母、谷精草、金银花各 12g，蝉衣 6g，甘草 3g。水煎服，每日 1 剂，分 2 次服。

方八（大便出血）：桂花树根 60g 洗净，加槐花 10g，金银花 10g，水 500ml，煎汁 300ml。每日 1 剂，分 3 次饮服。

（五）治疗其他内科疾病

1. 内分泌疾病

方一（甲亢）：竹茹（姜制）10g，法半夏 6g，炒枳壳 10g，浙贝母 10g，连翘 10g，金银花 10g，泽泻 15g，泽兰 10g，薏苡仁（生）25g，茯苓 15g，郁金 10g，焦栀子 10g，黄芩 10g，青柴胡 6g。水煎，日 2 次服，连服 1 个月。

方二（糖尿病足）：金银花 20g，紫丹参 30g，乳香 15g，没药 15g。将上药加水煎煮 30 分钟，去渣取汁，与 50℃热水一同倒入泡足器中，药液须浸至膝关节，每晚泡病足 30 分钟。20 天为 1 个疗程。

2. 免疫系统疾病

方一（风湿病）：石菖蒲、党参、钩藤、淫羊藿、金银花、鸡血藤、大血藤、木通、八月扎、一口血、见血清，将上述药物水煎服或泡酒服用。

方二（热痹）：薏苡仁 30g，秦艽 10g，防风 10g，石膏 15g，知母 10g，忍冬藤 15g，连翘 10g，黄连 10g，黄柏 10g，栀子 10g，牡丹皮 10g，茯苓 10g，白术 10g，桃仁 10g，红花 10g，甘草 10g。水煎服，每日 1 剂，早晚分服。

方三（痛风，湿热痹阻型）：柳树花、金银花、蒲公英、土茯苓、紫花地丁、生大黄各 30g，水煎 30 分钟，浸洗患处。

方四（痛风）：忍冬藤 50g，青风藤 50g，土茯苓 40g，豨莶草 12g，老鹳草 30g，延胡索 15g，益母草 20g，香附 12g。水煎，分 2 次温服，日 1 剂，7 天为 1 个疗程。一般治疗 1～2 个疗程。

方五（顽痹）：川乌 9g，草乌 9g，金银花 9g，苍术 9g，乌梅 9g，伸筋草 9g，羌活 9g，怀牛膝 9g，乳香 6g，甘草 9g。将上药装入容器内，加白酒 500ml，密封其口，埋入地下 3 尺，7 日后取饮，每次 15ml，早晚各 1 次，饭后服。一般 2～3 天见效，久服可痊愈。

方六（风湿性关节炎）：忍冬藤、生石膏各 30g，威灵仙 15g。水煎服，每日 1 剂。

3. 神经系统疾病

方一（面神经麻痹）：鲜鱼腥草 30g，金银花、蒲公英、板蓝根、地龙各 15g，白附子 8g，僵蚕 12g，蜈蚣 2 条，全蝎 6g，焦三仙 10g。水煎服，每日 1 剂。

方二（偏头痛）：川芎 15g，羌活 10g，细辛 10g，白芷 10g，防风 10g，当归 10g，炒白蒺藜 8g，石决明 8g，龙胆草 6g，焦栀子 5g，薄荷 5g（后下），菊花 5g。偏左或偏右侧痛加黄芩片、柴胡；颠顶痛加藁本片、吴茱萸；枕部痛加蔓荆子；前额痛加知母、葛根。水煎服，每日 1 剂。

二、治疗外科疾病验方

（一）治疗阑尾炎

方一（急性单纯性阑尾炎，辅助治疗）：金银花 60～90g，蒲公英 30～60g，甘草 9～15g。水煎服，每日 1 剂。

方二：薏苡仁 30g，败酱草 15g，金银花 30g，连翘 10g，紫花地丁 12g，蒲公英 15g，乳香 10g，没药 10g，牡丹皮 10g，枳实 10g，延胡索 10g，大黄 10g，甘草 10g。水煎服，每日 1 剂，早晚分服。

方三（急性阑尾炎）：大血藤 60g，配伍地榆、当归、黄芩各 15g，金银花 20g，玄参 25g，麦冬 12g，薏苡仁 30g，水煎服，每日 1 剂，一般服 4～6 剂可愈。

方四（急性单纯性阑尾炎）：金银花 150g，蒲公英 100g，甘草 25g。每日 1 剂，水煎服。

方五（慢性阑尾炎）：大血藤 60g，配厚朴、桃仁、大黄、金银花各 20g。水煎，分 3 次服。每日 1 剂，连服 5 剂。

方六（慢性阑尾炎）：金银花、冬瓜子、蒲公英各 30g，桃仁、薏苡仁各 12g，牡丹皮、木香各 9g。水煎服，每日 1 剂。10 日为 1 个疗程。

方七（阑尾周围脓肿）：大黄、枳实、厚朴、陈皮、牡丹皮、莱菔子各 10g，金银花 12g，赤芍 15g。疼痛较甚加延胡索 10g，腹部饱胀加木香 10g，体质较差加怀山药、黄芪各 10g。水煎服，日 1 剂，小儿减量。一般服药 1 剂即见效，3～6 剂则炎性包块消失。

（二）治疗痔疮

方一（内痔出血）：槐花 30g，龙芽草 30g，忍冬藤 30g。水煎服。

方二：金银花、红花、黄芩各 30g，大黄 60g，芒硝 60g。上药加水适量浸泡 10～15 分钟。待煮沸 25 分钟后，全部倒入盆中熏洗肛门，稍冷后坐浴。每日 1 剂，熏洗 2 次。

方三：金银花 50g，野菊花、蒲公英、紫花地丁各 25g，紫背天葵子 15g。每日 1 剂，水煎后分 2 次服。

方四：千里光、金银花各 50g。煎浓汁，待温至 40℃左右，洗净肛门周围，用千脚虫 1 只捣烂，涂搽患处，1 日 2～3 次。治疗痔疮急性发炎效佳。

方五：大黄 42g，槐花 12g，当归尾 18g，地榆 24g，侧柏叶 18g，泽泻 24g，麦芽 24g，金银花 18g，玄明粉 18g，炒枳壳 24g，甘草 18g。共碾为细末，炼蜜为丸，每丸重 9g。每次服 1 丸，日服 2 次，温开水送下。

方六（内痔出血）：炒黄芪，升麻炭，金银花炭，生地黄炭，当归炭，桑椹。剂量酌定，每日 1 帖，水煎服。

方七（内痔出血）：生地黄 30g，金银花 15g，地榆 9g，猪大肠头（靠近肛门一段）450g，去肠油，洗净。共放砂锅内，加水适量，煮至肠熟脆，去药渣，分 2 次在饭前半小时吃大肠饮汤。每日 1 剂，连服 1 周。

方八（内痔出血）：金银花炭、槐角炭、地榆炭、栀子炭各 20g，黄芩炭 25g，大黄炭 10g，升麻炭 6g，石莲子 15g。

出血重加仙鹤草，年老体弱加女贞子，患有慢性腹泻去大黄炭。

（三）治疗痈肿疮疡

方一（疮疖）：地丁 45g，金银花 30g，白菊花 30g，甘草 30g。水煎服，每日 1 剂。

方二（疔疖、无名肿毒）：蒲公英、紫花地丁、金银花各 30g，野菊花、紫背天葵各 15g，生甘草 9g。水煎，分 3～4 次服。连服 5～10 天。

方三（疔疖）：金银花 50g，蒲公英 15g，甘草 9g。水煎服。

方四（黄水疮）：白鲜皮 30g，黄柏 15g，百部 15g，蒲公英 15g，生大黄 15g，金银花 15g，紫花地丁 15g。将上药加水 700ml，煎 30 分钟，取药液外洗。每日 3～4 次，每剂药冬季可洗 2 天，夏季使用 1 天。

方五（黄水疮）：金银花 15g，黄芩 20g，冰片 10g。共研为细末，用氟轻松膏调成糊状，外敷患处，纱布覆盖，胶布固定。每日 1 次，一般 1～3 次可愈。

方六（疖、痈、疔、疽）：①内服：重楼 10g，黄连 6g，赤芍 9g，金银花 15g。②外用：重楼、天南星、川乌、草乌各等量共研末，米醋调外敷。

方七（疖肿）：金银花、菊花各 100g，扁豆花 50g，绿茶 15g，蜂蜜适量。将三花、绿茶择净，同置锅中，水煎 3 次，3 液合并，文火浓缩，加入等量蜂蜜煮沸收膏即成。每次 20ml，每日 2 次，温开水适量送服。

方八（疖肿）：金银花 30g，穿心莲 15g，野菊花 15g，蒲公英 20g，紫花地丁 20g，连翘 10g，甘草 6g。水煎服，每日 1 剂，早晚分服。

方九（深部脓肿）：金银花、野菊花、海金沙、马兰、甘草各 15g，大青叶 50g。水煎服。

方十（皮肤红肿）：金银花、苦参加明矾等，大锅煎水，外洗。

方十一（热疖暑痱）：车前草、野菊花、鱼腥草、金银花各 10g。水煎服，并搽洗患处。

方十二（臀痈）：生甘草 20g，皂角刺 180g，金银花 40g，蒲公英 40g，紫花地丁 20g，乳香 10g，没药 10g，儿茶 10g。水煎服，每日 1 剂。

方十三（痈毒肿痛）：浙贝母、连翘各 9g，金银花 18g，蒲公英 24g。水煎服。

方十四（痈疖脓肿）：金银花 30g，野菊花 30g，生甘草 5g。上药加水适量，煎煮 30 分钟，去渣取汁。放置药汁至 20℃左右，用纱布蘸药汁反复清洗患处，然后将药汁倒入泡足器中泡足 30～40 分钟，每天 2 次，5 天为 1 个疗程。

方十五（痈肿疮疖）：金银花、野菊花各 15g，紫花地丁 30g，皂角刺 5g。水煎服，每日 1 剂。

方十六（痈肿疮疡）：金银花 30g，马齿苋 60g，大黄 10g，熏洗患处。同时配合内服：金银花 25g，生地黄 25g，黄连 10g，水煎服。

方十七（痈肿疔疮）：败酱草、金银花、蒲公英各 30g，皂角刺 15g。每日 1 剂，水煎，分 3 次服，

方十八（面疔）：①内服：金银花 20g，野菊花 10g，紫花地丁 10g，蒲公英 10g，天葵子 10g，水煎服。日服 1 剂。②外用：雄黄 15g，白矾 10g，冰片 4g，蟾酥 1g。共研成细末，食醋调匀，外涂患处。

方十九（毒恶疮、小便淋浊）：蒲公英 18g，土茯苓、金银花、紫花地丁、甘草各 12g。水煎，分 2 次服，每日 1 剂。

方二十（暑疖）：金银花 30g，野菊花 5g，甘草 3g。水煎服，每日 1 剂。

（四）治疗气性坏疽

方一：金银花、一点红、野菊花、白茅根各 30g，积雪草、白花蛇舌草各 60g。水煎服。另用鲜女贞子、鲜佛甲草捣烂外敷。

方二：金银花粉 1000g，40%酒精 1500ml，浸 2 天后，煎至 400ml。每日 1～2 次，外搽。

（五）治疗对口疮

方一：金银花 30g，独活、防风、白芷各 12g，穿山甲、皂角刺、当归、赤芍、陈皮、贝母各 9g，乳香、没药、甘草各 6g。适于对口疮初起，伴发热恶寒，身痛不适者。水煎内服。

方二：黄芪 18g，金银花、野菊花、皂角刺、天花粉、黄柏、赤芍各 12g，白芷、穿山甲各 9g，大黄、黄连、甘草各 6g。适于对口疮破溃后，用以清热解毒透脓。水煎服。

方三：生何首乌 30g，蒲公英、金银花各 9g，茶叶、甘草各 3g，水煎内服。每日 2 次，3 日换药，连服 3 剂。

三、治疗妇产科疾病验方

（一）治疗乳腺炎

方一（急性乳腺炎初期）：金银花 24g，蒲公英 15g，连翘、陈皮各 9g，青皮、生甘草各 6g。每日 1 剂，水煎服。

方二（急性乳腺炎）：金银花 15g，连翘 12g，当归尾 9g，赤芍 9g，白芷 9g，乳香 9g，天花粉 9g，没药 9g，生甘草 6g。水煎服，每日 1 剂，分 2 次服。

方三（急性乳腺炎）：蒲公英、紫花地丁、金银花、连翘、赤芍、天花粉、瓜蒌、半夏、白芷。水煎服，每日 1 剂，一般 5～7 剂可愈。

方四（急性乳腺炎）：蒲公英 25g，金银花 25g。水煎服，药渣捣烂，趁热外敷。

方五（急性乳腺炎）：蒲公英 50g，金银花 20g，紫花地丁 20g，穿山甲 10g，王不留行 10g，当归尾 10g，生黄芪 15g，炒香附 10g，柴胡 10g，赤芍 12g，生甘草 4g。每日 1 剂水煎，分 3 次温服。

方六（慢性乳腺炎）：柴胡 12g，白芍 12g，陈皮 15g，当归 12g，青皮 12g，连翘 15g，甘草 8g，香附 15g，郁金 12g，全瓜蒌 16g，穿山甲 12g，金银花 20g。水煎服，每日 2 剂，早晚温服。

方七（乳腺炎）：瓜蒌 24g，蒲公英 18g，金银花 10g，

白芷 6g，当归尾、乳香、没药各 35g，甘草 2.5g。共煎服。另用井水和白酒各半热敷患部。

方八（乳腺炎）：蒲公英 150g，金银花 20g，王不留行、路路通、瓜蒌皮各 6g，炙升麻 9g，皂角刺、生甘草各 10g。加水适量。煮沸后改用小火煎煮 30 分钟，共 2 次，合并滤液约 300ml，分 3 次饭后 30 分钟口服，每天 1 剂，连用 3～5 剂。

方九（乳痈）：蒲公英、地丁草各 30g，黄芥、皂角刺、赤芍、王不留行、金银花、连翘各 10g，木通、白芷各 5g。水煎，每日 1 剂。

方十（乳痈）：蒲公英 20g，全瓜蒌 15g，金银花 20g，陈皮 10g。煎汁内服。

方十一（乳痈）：金银花 12g，连翘 10g，败酱草 12g，冬瓜仁 12g，薏苡仁 12g，桃仁 10g，牡丹皮 9g。水煎服。

（二）治疗宫颈柱状上皮异位

方一：金银花粗粉 1000g，40%酒精 1500ml，先浸 48 小时后，滤液煎至 400ml。每日 1～2 次，外搽局部。

方二：蒲公英 12g，金银花 9g，玄参 9g，当归 6g，木香 3g，黑矾 3g，紫草 30g。将上药粉碎调成膏状外抹，每天 1 次。

（三）治疗盆腔炎

方一（急性盆腔炎）：大血藤 30g，金银花 20g，败酱草 20g，车前草 20g，金钱草 20g，大黄 15g，滑石 15g，栀子 10g，蒲公英 20g，川楝子 15g。每日 1 剂，水煎分 3 次饭后服。

方二（慢性盆腔炎）：金银花、蒲公英、黄柏、延胡索、当归各 15g，乳香 4g。上药共研细末，过 130 目筛，每 500g 药粉加蜂蜜 300g，制成蜜丸，每丸重 6g，每次 1 丸，日服 2 次，温开水送服。

方三（慢性盆腔炎）：苦菜 100g，金银花 20g，蒲公英 25g，青萝卜 200g（切片）。将上四味共煎煮，去药后吃萝卜喝汤。每日 1 剂。适用于盆腔炎属湿热瘀毒型患者，证见下腹及小腹两侧疼痛，拒按，微发热，自汗，带下色黄量多。

方四（慢性盆腔炎）：金银花 25g，冬瓜子 20g，黄连 2g，蜂蜜 50g。加水先煎金银花，去渣取汁，用药汁煎冬瓜子，15 分钟后入黄连、蜂蜜即可。每日 1 剂，早晚分服，连服 1 周。

方五（慢性盆腔炎）：金银花、连翘、大血藤、败酱草、赤芍、牡丹皮各 15g，薏苡仁 12g，延胡索 10g，生甘草 6g。每日 1 剂，水煎 2 次，合并煎液，早晚分服。适用于湿热瘀结，身热不甚，下腹疼痛拒按，带下量多，色黄质稠者。

方六（盆腔炎）：白花蛇舌草、黄柏各 12g，苦参、蒲公英、金银花各 20g，益母草、紫花地丁各 15g，连翘、牡丹皮、桃仁、栀子、甘草各 10g，大黄 6g。水煎服，每日 1 剂，早晚分服。

（四）治疗附件炎

方一：金银花、芭蕉花、朱砂根、枫木树皮各 15g。煮水兑酒服，每日 1 剂，日服 2 次，连服半个月为 1 个疗程。

方二：白花蛇舌草 20g，半枝莲 15g，金银花 10g，凤尾草 25g，蒲公英 20g，木防己 15g，甘草 5g。水煎服，每日 1 剂，3 煎 3 服，连服 3～5 剂。

方三：白花蛇舌草、黄柏各 12g，苦参、蒲公英、金银花各 20g，益母草、紫花地丁各 15g，连翘、牡丹皮、桃仁、栀子、甘草各 10g，大黄 6g。水煎服，每日 1 剂，早晚分服。

（五）治疗带下证

方一：金银花 12g，连翘 10g，败酱草 12g，冬瓜仁 12g，薏苡仁 12g，桃仁 10g，牡丹皮 9g。水煎服。

方二（湿热带下）：薏苡仁 30g，黄柏 10g，黄连 10g，黄芩 10g，栀子 10g，苦参 20g，金银花 15g，蒲公英 15g，白术 10g，苍术 6g，茯苓 10g，陈皮 10g，车前子 10g，甘草 10g。水煎服，每日 1 剂，早晚分服。

（六）治疗乳裂

方一：陈皮 30g，青皮 30g，川贝母 15g，乳香 9g，没药 12g，白芷 9g，甘草 6g，瓜蒌子 15g，柴胡 15g，白芍 15g，金银花 20g，连翘 18g。水煎服，1 日 3 次。

方二：蒲公英、金银花各 20g，白芷、苦参各 15g，黄连、硼砂、生甘草各 10g。水煎取液，趁温热用无菌纱布蘸洗患部，每次 10～15 分钟，每日早、晚各 1 次，每日 1 剂。一般用药 3～5 天即可治愈。

（七）其他妇产科疾病

方一（预防产后感染，促进子宫收缩）：当归、川芎、桃仁、茜草、益母草（童便炒）、荆芥各 10g，党参（体虚者可用西洋参或红参）10g，黄芪、熟地黄、焦山楂、麦冬、金银花各 20g，红花、炮姜各 5g。每日 1 剂，2 次分服，连服 3～5 剂。

方二（产后风）：接骨草、水杨柳、半边莲、踩不死、金银花、田边菊、车前草各 15g，水煎服。每日 1 剂，日服 3 次，连服 1 周。

方三（滴虫性阴道炎）：①内服方：金银花 15g，连翘 10g，紫花地丁 9g，胆草 5g，生地黄 10g，木通 3g，泽泻 6g，川黄柏 9g，山栀子 10g，车前子 10g（包），甘草 3g，白鸡冠花 7g，水煎，日服 1 剂，连服 3～5 剂。②外洗方：苦参 30g，金银花 15g，蒲公英 15g，花椒 6g，百部 30g，赤芍 9g，蛇床子 15g，白芷 7g，地肤子 10g，川黄柏 7g，日 1 剂，水煎洗数次。

方四（乳腺增生）：蒲公英、金银花各 30g，重楼、橘核、连翘、桃仁、穿山甲、炙鳖甲、青皮、赤芍各 15g，白僵蚕、海藻、昆布各 12g，牡蛎 20g，生甘草 6g。水煎服，每日 1 剂，分 2～3 次服。10 剂为 1 个疗程。一般服药 1～3 个疗程可获显效或痊愈。

方五（乳肿）：蒲公英、泽兰叶、金银花、白芷、生甘草、木瓜各 10g。水煎服，出汗即消肿。

方六（外阴白色病变）：蛇床子、苦参、连翘各 30g，当归、金银花各 20g，冰片（后下）6g。水煎取药液坐浴，每日 2 次，每次 20～30 分钟，坐浴后患处涂擦 0.1%求偶素软膏。每日1剂，2周为1个疗程。

方七（外阴瘙痒）：金银花50g，苦参30g，蛇床子30g，花椒15g，枯矾30g，煎汤半盆，趁热先熏洗后坐浴，1日2次。外阴破溃者应去花椒。若为霉菌感染，加百部30g，朴硝30g，硼砂30g；若为滴虫感染，加鹤虱30g，生半夏15g，乌梅15g，山楂20g。若为老年性患者，加艾叶20g，当归15g，红花15g。

方八（先兆流产）：木贼（去节）、川芎（为末）各15g，金银花5g，百草霜10g，伏龙肝25g。煮水，童便、白酒引，日服1剂，分2～3次服，连服3～5剂。

方九（月家水肿）：铁马鞭、枣树根、野扁豆根、金银花、三角风各15g，樟木树皮、九龙盘各10g。煮水，兑酒服。每日1剂，日服3次，连服3～5天。

方十（月家腰痛）：九节风、鸡血藤、白马骨各15g，金银花、山茶根各10g。水煎服。每日1剂，2次分服，连服1周即效。

四、治疗儿科疾病验方

（一）治疗小儿感冒

方一（小儿伤风感冒）：紫苏叶、荆芥、防风、金银花各2～6g，薄荷1～3g，生甘草3～9g。用量视小儿年龄而定。秋、冬以生姜、红糖为引，春、夏以淡竹叶、白糖为引。

方二（小儿感冒发热）：紫苏30g，陈皮10g，青蒿30g，金银花20g，忍冬藤30g，大青叶20g。上药打成粗末，开水泡30分钟过滤，加适当温水，用桶盛之，让小儿泡澡15分钟，以大汗为度，抱出小儿以干毛巾擦干，不用水洗，盖被取汗。咳嗽加桑白皮、杏仁各15g；脾胃虚寒加苍术、藿香各15g。

方三（小儿感冒，寒热兼杂）：麻黄5g，羌活4g，金银花5g，连翘5g。上方碾末，分3包，早、中、晚各服1包。

（二）治疗小儿湿疹

方一：忍冬藤适量，煮水洗澡，每晚睡前1次，连服3日。

方二：半边莲、乌韭、白英各15g，金银花6g，红枣7枚，便溏加葛根6g。上药加水600ml，煎取200ml，以汤代茶。每1个疗程5～10剂。婴幼儿可把药汁放在奶瓶中吮吸，分3～4次服完。服药期间，哺乳母亲禁忌鱼腥。

方三：白鲜皮15g，连翘15g，金银花20g，乌梅20g，蒲公英30g，麻黄10g。每日1剂，外洗并做冷湿敷。

（三）治疗小儿麻疹

方一：葛根20g，金银花10g，连翘10g，紫草10g，板蓝根20g，蝉蜕6g，白茅根20g，生石膏30g，黄芩6g，菊花10g。水煎服（此为5岁小儿用量）。出疹期用。

方二：忍冬藤、芦根、白茅根、鱼腥草各30g。水煎服。初期、中期、末期均可服用。

（四）治疗小儿鹅口疮

方一：金银花、灯心草各5g，黄芩3g，黄连1g，薄荷18g，枳壳2g。1日量，水煎服。

方二：连翘、白茅根各20g，入地金牛15g，金银花12g。每日1剂，加水浓煎，去渣取液，将药液含口中3～6分钟漱口后吐出，每日6次，5天为1个疗程。含漱1～2个疗程，有效率达100%。

（五）治疗小儿夏季热

方一：荷梗6g，薄荷6g，连翘6g，大黄豆卷6g，金银花10g，藿香6g，神曲6g，青蒿6g，六一散10g。水煎服。

方二：黄芪10g，白术5g，防风4g，青蒿8g，金银花10g，竹叶3g，鲜荷叶10g，鳖甲6g，秦艽5g。神疲加太子参10g，烦躁不安加沙参15g，高热不退加钩藤、蝉蜕各5g。水煎服，每日1剂，5天为1个疗程。

（六）治疗小儿疖疮

方一：蜂蜜50g，金银花50g。用砂锅加水煮金银花，凉后去渣留汁，饮用时加入蜂蜜调匀服用，1天3次。

方二：金银花煎水，或买金银花露当茶饮。

（七）其他儿科疾病

方一（水痘）：适量新鲜忍冬藤，加入冷水烧沸，取适量温服；剩下的药液用来给患儿洗头、冲凉，每日1次，连续使用1周。

方二（水痘）：金银花，蒲公英，薏苡仁，土茯苓，黄连，通草，黄柏，甘草。水煎服。

方三（小儿腺病毒肺炎）：板蓝根、金银花、大青叶各20g，玄参10g，百部、桑白皮各6g，甘草3g（不满周岁者药量减半）。加水浓煎，分3次服。

方四（小儿痱子）：连翘15g，荆芥12g，防风12g，金银花12g，夏枯草15g，紫草10g，黄柏10g，黄连9g，鱼腥草15g。以水煎汤，每日1剂，早、中、晚3次擦洗患儿患处。配合使用滑石粉外扑患处，1日数次，效果更佳。

方五（赤游丹）：金银花10g，生甘草5g。开水浸泡取汁，少量频频喂下，一般5天后消失。

方六（小儿身热不退）：生石膏（捣碎）100～200g，金银花30g，加适量水煎1小时，取汁约50～100ml顿服（1天量），可用于1～5岁幼儿。第二天再如法煎用，一般服用2剂即可退热。

方七（儿童尿频）：白茅根30g，金银花12g，连翘12g，黄芩9g，滑石12g，马齿苋15g，半枝莲9g，黄柏3g，甘草3g。水煎服，每日1剂。

方八（胎毒）：黄连、黄芩、黄柏、蝉蜕、木香各1g，金银花、菊花、淡竹叶、灯心草、薄荷、连翘、炒厚朴、甘草各2g，钩藤、炒麦芽、山楂、槟榔各3g。水煎服，每剂服3～7天，视胎毒的轻重，可服1～4个月。

五、治疗骨伤科疾病验方

（一）治疗烧烫伤

方一（烧烫伤）：侧柏叶30g，地榆30g，木芙蓉叶30g，白及30g，忍冬藤30g。加水连熬3次，纱布过滤，将3次

滤液浓缩，放入冰片 3g，搅匀放冷涂患处。每 2 小时涂 1 次，结痂后可减少涂药次数。

方二（烧伤）：地锦草、蛇莓、地胆草、金银花、五倍子、千里光、酢浆草、兔耳风各等份，共研末，撒敷。还可治蛇咬伤、湿热黄疸等症。

方三（烫伤）：紫草 65g，金银花 65g，白芷 65g，冰片 10g，蜂蜡 30g，植物油 1000ml。将药物入油煎枯去渣，再入蜂蜡烊化至冷。外用。

方四（烫伤）：①内服方：金银花、蒲公英、白茅根各 30g，黄连、连翘、赤芍、牡丹皮各 10g，泽泻、生地黄各 15g，甘草 6g。水煎服，每日 1 剂。②外用方：鸭蛋清 1 枚，硼酸粉 5g，调成糊状涂患处，每日 2～3 次。

（二）治疗骨髓炎

方一（损伤性、化脓性慢性骨髓炎）：毛寿才（毛秀才）30g，常春藤 25g，金银花 15g，金鸡脚 15g，瓜子金 15g。煮水服，每日 1 剂，分 3 次服、连服 2～3 个月。有死骨、流脓加鸡矢藤、伏石藤、皂角刺各 15g，无死骨、肉芽红活加山姜、络石藤各 15g，体虚加鸡血藤 25g，关节屈伸不利加舒筋草 15g，疼痛加红木香 15g，痛在上肢加桑枝 15g，痛在下肢加走马风 25g。

方二（骨髓炎愈合期）：糯米藤、金银花叶各等份焙干为末，每日外撒 3～5g，1 日 2～3 次。

方三（慢性骨髓炎）：金银花 60g，三七 4.5g，蜈蚣（干）100 条。将上药各研成极细末，混合均匀后分装 60 包，每次服 1 包，每天服 2 次。一般用药 5～6 个月。

方四（急性骨髓炎）：①内服方：金银花、天花粉、生地黄、薏苡仁各 15g，赤芍、苍耳子、甘草各 10g，白芷、当归尾各 6g，乳香、没药各 8g，蒲公英 25g，土茯苓 30g，牡丹皮 9g，炙穿山甲 10～15g，土鳖虫 3g，蜈蚣 3 条。水煎服，每日 1 剂。上肢加羌活 6g、桑枝 12g，下肢加怀牛膝 10g、木通 10g。②外洗方：忍冬藤、紫花地丁各 200g，桉树叶 300g，苍耳草 50g，野菊花 100g。水煎浓汁，每天熏洗 2～8 次，每剂洗 5 次。③外敷方：大黄、黄柏、山栀子、白芷、花粉各 2 份，绿豆 3 份，天然冰片半份，研细末，开水调糊敷患处，每日换药 1 次。

方五（外伤感染性骨髓炎）：金银花、连翘各 50g，紫花地丁、黄芩、牡丹皮、野菊花各 15g。水煎服。

（三）治疗骨折

方一（跖骨骨折）：过江龙 30g，爬墙风 20g，凉粉藤 30g，金银花 15g，踏地香 15g，三角风 15g，小血藤 20g，大血藤 30g，毛秀才 30g，见风消 10g。煎水服，每日 1 剂，分 2～3 次服，连服 10～15 天。

方二（骨折和跌打损伤）：毛秀才 25g，过路黄 15g，金银花 15g，三角风 15g，海金沙 15g，三月泡树根 15g，大血藤 15g，小血藤 15g，过江龙 25g，九牛藤 15g，肿节风 15g。上药共焙干研末。如遇各种闭合性骨折或跌打损伤患者，首先在复位固定的基础上，将上药粉用淘米水调成糊状，再兑少许米酒调匀，然后铺在纱布上，敷于外伤骨折或肿痛处，外用橡皮胶布密封固定，2～3 天换药 1 次，直至骨痂形成，骨折愈合。

方三（粉碎性骨折）：骨碎补、橡胶藤、良性草、四匹瓦、大血藤、忍冬藤、蛇莓草、两面针、车前草、接骨草各等量晒干或烘干研末，用 30° 以上白酒调匀，敷于骨伤骨折整复后周围，外用小夹板固定包扎，2～3 天换药 1 次，直至痊愈。

方四（外伤骨折）：①内服药：红花 6g，桃仁 6g，血竭 3g，三七 10g，乳香 3g，没药 3g，柴胡 10g，黄连 5g，黄柏 5g，大血藤 20g，过江龙 10g，金银花 10g。水煎服，每日 1 剂，日服 3 次，连服 1 周。②外敷药：乌泡树根、野麻叶、土三七全草、百鸟不落根、铁马鞭茎叶鲜品适量，洗净捣烂，兑白酒少许调匀，待正骨复位后，敷于骨折周围，再用芭蕉树皮或杉木树皮包扎固定，隔日换药 1 次，直至痊愈。随症加味：疼痛难忍加水辣蓼 5g，上肢骨折加木瓜 10g，下肢骨折加牛膝 10g、腰椎骨折加杜仲 10g。

方五：大血藤 25g，忍冬藤 15g，四匹瓦 30g，九牛藤 25g，蛇莓草 25g，两面针 25g，良性草 10g，橡胶藤 5g，骨碎补 5g。每日 1 剂，煎水服，日服 2 次，连服 5～7 天为 1 个疗程。

方六（高树或高楼跌落，伤重垂危，无破皮折骨）：全当归 30g，金银花 30g，川芎 30g，穿山甲 9g，三七 0.1g（研冲）。酒 1 碗、水 2 碗，合煎，1 碗半，分 2 次温服。服第一次约经 4 小时后，伤者必然大便，若便中带血不必惊讶，继续二煎服下，次日必渐能行动，再将原方配服 1 剂，静养 2～3 天即可。

（四）治疗外伤感染

方一（创口感染）：金银花 50g，连翘、大青根、黄芩、野菊花各 15g。水煎服，每日 1 剂。

方二（外科急性感染）：金银花 9g，野菊花 9g，生甘草 3g。开水浸泡代茶饮。

（五）治疗膝盖骨外伤

方一：延胡索 15g，牡丹皮 10g，赤芍 15g，续断 15g，当归尾 10g，红花 10g，骨碎补 15g，金银花 15g，牛膝 15g，乌药 5g，五加皮 15g，苏木 10g。水煎服，每日 1 剂，日服 3 次，连服 5～7 天。

方二：红花 5g，乌药 5g，当归尾 10g，骨碎补 15g，木瓜 15g，陈皮 10g，金银花 15g，续断 10g，牛膝 15g，五加皮 20g，赤芍 15g，肉桂 5g，泽兰 10g，牡丹皮 15g。水煎服，每日 1 剂，分 3 次服，连服 1 周。

（六）动物咬伤

方一（毒蛇咬伤）：黄连、黄柏、黄芩各 6g，金银花、蒲公英、紫花地丁、夏枯草、半边莲各 30g，重楼、青木香、白芷、连翘各 12g，生甘草 10g。水煎服。伤在上肢加桂枝 6g，下肢加川牛膝 9g。每日 1 剂，服至全身症状消失。

方二（蜈蚣咬伤）：①外敷：五灵脂 15g，用口嚼细沫，敷患处，然后用纱布包好。②内服：甘草、金银花各 20g。

（七）其他骨伤科疾病

方一（跌打重伤）：踏地香 15g，芭蕉树根 15g，铜钱草 15g，散血草 15g，千里光 25g，鱼腥草 25g，金银花 15g，仙桃草 15g。煮水，兑酒服。1 日 1 剂，日服 3 次，连服 5～7 天。外用上药鲜品适量，捣烂兑甜酒渣混匀敷患处，每日换药 1～2 次，直至痊愈为止。

方二（非化脓性肋软骨炎）：金银花 15g，蒲公英 15g，川黄柏 15g，丹参 12g，当归尾 10g，春柴胡 10g，炮山甲 9g，赤芍 9g，桃仁泥 9g，川红花 9g，广郁金 9g，甘草 6g。水煎服，每日 1 剂，分早晚服。7 天为 1 个疗程。

方三（附骨疽）：蒲公英 30g，茯苓、车前子、川牛膝各 15g，金银花 18g，水煎服。气虚者，加黄芪；血虚者，加当归、丹参。

方四（关节肿痛）：生石膏、金银花各 60g，防己、萆薢、桂枝各 20g，秦艽 15g，薏苡仁 30g，黄柏、苍术各 15g，木通 6g。水煎取汁 100～200ml，每日 1 剂，每日 3 次。

方五（腰椎间盘突出症）：土鳖虫 15g，骨碎补 15g，杜仲 15g，狗脊 15g，鹿衔草 15g，伸筋草 15g，乌梅 10g，白芍 15g，木瓜 15g，血藤 15g，威灵仙 15g，牛膝 25g，川芎 10g，金银花 15g，蒲公英 15g，杭菊 15g，全蝎 10g，地龙（或乌梢蛇）25g，鳖甲 15g。煎水服。每日 1 剂，日服 3 次，连服 24～30 天为 1 个疗程。

六、治疗五官科疾病验方

（一）治疗口腔疾病

1. 腮腺炎

方一（流行性腮腺炎）：板蓝根（或大青叶）30g，金银花 30g，薄荷 15g，黄芩 18g，甘草 9g。水煎服，5 岁以下儿童分 6 次服，每日 2 次，6～12 岁儿童分 4 次服，每日 2 次，成人每日 1 剂，2 次分服。

方二（痄腮初起，风热在表）：板蓝根 30g，蒲公英 20g，薄荷、牛蒡子、淡竹叶、佩兰各 12g，金银花、连翘、芦根、生石膏、龙胆草、夏枯草各 15g。呕吐加藿香 15g、竹茹 15g。每日 1 剂，每剂煎 2 次，分 2 次服。

方三：柴胡 10g，黄芩 10g，连翘 10g，金银花 10g，菊花 10g，重楼 10g，栀子 10g，升麻 6g，白芷 6g，板蓝根 30g，紫花地丁 10g，甘草 6g，牛蒡子 6g，玄参 10g。发热重加生石膏 20g、知母 10g，咳嗽加荆芥 10g、桔梗 10g，夹湿加佩兰 10g、薏苡仁 20g。以上为成人量，临床视年龄大小、病情轻重酌情加减。外用重楼、青黛适量为末，调醋外敷。

方四：柴胡 12g，葛根、天花粉、黄芩、牛蒡子、桔梗、甘草、升麻各 9g，生石膏、金银花、连翘各 15g。水煎服，每日 1 剂，服药 1～3 剂可愈。

方五（流行性腮腺炎）：赤小豆 15g，板蓝根 18g，青皮 6g，金银花 6g，甘草 3g。高热口渴加生石膏 6g、知母 6g；呕吐加竹茹 3g。上药为 5～15 岁患儿剂量，加水约 400ml，煎至 150ml 左右，过滤去渣，口服，每日 1 剂，每剂早晚煎服 2 次。

方六：防风、薄荷、夏枯草、玄参、金银花、厚朴、焦山楂、建神曲、川贝母、地骨皮、淡竹叶各 6g。水煎，每天 1 剂，分 3 次服。

方七：金银花、蒲公英各 25g，甘草 15g。每日 1 剂，水煎服。

方八（腮腺炎初起）：金银花 10g，赤小豆 30g，白糖适量。将金银花用纱布包好，赤小豆洗净，共置锅内，加水煮至豆烂，拣出药袋，调入白糖即成。每日 1 剂，连服 5 日。

方九（流行性腮腺炎）：金银花 15g，大青叶（或板蓝根）15g，赤芍 10g，夏枯草 15g，栀子 10g，蒲公英 10g，紫花地丁 10g，生地黄 15g。水煎服，每日 1 剂。发热甚、口渴加生石膏；咽痛、扁桃体肿大加桔梗、马勃；恶心、呕吐加竹茹、黄芩；大便干加大黄。

方十：金银花 30g，板蓝根 30g，用沸水沏，代茶频服。

方十一：蒲公英、绿豆、白菜各 30g，金银花 15g。水煎，分 3 次服。

方十二：蒲公英，紫花地丁，板蓝根，金银花。水煎服，日 1 剂，连服 3 剂，忌辛辣食物。

方十三：紫苏叶 4.5g，薄荷 4.5g，金银花 9g，甘草 3g。开水浸泡代茶饮。

2. 口腔溃疡

方一（实火型）：金银花 10g，生甘草 3g。将上 2 味放入杯中，用沸水冲泡，代茶饮用。每日 1 剂。

方二：鱼腥草、金银花、千里光各 25g，甘草 5g。煎水服，每日 1 剂，日服 3 次，连服 3～5 日。

方三（口腔溃疡、糜烂）：忍冬藤、水黄连、赤茯苓、木通、海金沙藤、水灯芯、大黄。水煎服。

方四（复发性口腔溃疡）：玄参 20g，金银花、五味子、薄荷各 15g，乳香、甘草各 10g，黄芪 30g。上药水煎，去渣取药液 150ml，饭后用药液漱口，每日漱口 3～5 次，每日 1 剂，连用 7 天为 1 个疗程。

3. 牙痛

方一：阴石蕨 20g，石豆兰 20g，白茅根 15g，鸭跖草 15g，金银花 10g，地茄 15g，白英 15g，骨碎补 15g，女贞子 12g，山楂 12g。水煎，代茶饮服。

方二：生姜、金银花各 60g，茶叶 6g。水煎漱口，每日 2～3 次，6～12 次牙痛可止。

方三：新鲜牡丹皮、根 200g，金银花 60g，鸡蛋 1 个，鸭蛋 1 个，白糖 20g。将新鲜牡丹皮、根洗净、切碎，放入铁锅内，加水适量，用文火煮开后，再煮 10 分钟左右，加入金银花及鸡、鸭蛋，再煮 10 分钟左右即可。去药渣，去鸡、鸭蛋壳，将白糖加入汤药中溶化后，取汤药和鸡、鸭蛋顿服，牙痛立止。

方四（风火牙痛）：蜂蜜 15g，胖大海 3 枚，青果 6 枚，金银花 8g，荷叶 15g，橄榄 15g，斑鸠菜 16g。将后 6 味加水煮 5 分钟，去渣取汁加蜂蜜调匀后当茶饮，1 天多次，1 天 1 剂。

方五（阴虚牙痛）：生地黄、熟地黄各 24～30g，玄参、金银花各 15g，骨碎补 9g，细辛 3g。水煎服，每日 1 剂，分 2 次服。

4. 其他口腔疾病

方一（口臭）：板蓝根 20g，野菊花 20g，佩兰 10g，金银花 10g。水煎后滤液去渣。加入白砂糖适量服用，每日早、中、晚各 1 次。

方二（急慢性口腔炎）：金银花 15g，紫草 9g，菊花 15g，蒲公英 15g，生甘草 45g，水煎，含漱。

方三（口腔扁平苔藓）：①内服方：墨旱莲、白芍、枸杞子、白鲜皮、郁金、当归各 12g，黄芩、枳壳、香附各 10g，女贞子、生地黄、熟地黄、土茯苓各 15g。水煎服。每日 1 剂。②漱口方：五倍子 10g，黄柏 9g，金银花 12g。加水煎煮 20 分钟，去渣取汁，待冷却后含漱，每天 5～6 次。

方四（口腔黏膜炎、鹅口疮、牙周炎、牙龈肿痛）：蜂蜜 20g，胖大海 2 枚，青果 6 枚，橄榄 16g，荷叶 15g，斑鸠菜 16g，金银花 8g。将后 6 味加水煮 5 分钟，去渣取汁，待水温加蜂蜜调匀当茶饮，每天多次。

方五（舌痛）：蜂蜜 15g，胖大海 3 枚，青果 6 枚，金银花 8g，荷叶 15g，橄榄 16g，斑鸠菜 16g，杭菊 10g。将后 7 味加水煮 6 分钟，待水温后去渣取汁加蜂蜜调匀口服，1 天多次当茶饮，1 天 1 剂。

方六（牙龈肿痛）：金银花 15g，白糖 5g。将金银花水煎去渣，加入白糖，早晚饭前各服 1 次。

方七（牙周炎）：忍冬藤 20g，石胡荽 20g，青木香 10g。水煎，含漱。

（二）治疗咽喉疾病

方一（喉疮）：鱼腥草 30g，青黛 10g，白芷 10g，牛黄 3g，冰片 3g，贝母 10g，玄参 15g，金银花 15g，甘草 6g。研成细末，日服 2 次，每次 1 小勺，大约 3～5g，含化，余药渣白开水送下。

方二（喉炎）：金银花 20g，板蓝根 30g，生地黄 15g，玄参 30g，荆芥 10g，防风 10g，甘草 10g，牡丹皮 15g，桔梗 15g，苦杏仁 10g，薄荷 10g，赤芍 10g，黄芩 15g。水煎服，每日 2 次，10 天为 1 个疗程。

方三（急、慢性咽喉炎）：金银花、野菊花各 15g。水煎服。

方四（急性咽炎、扁桃体炎）：菊花、金银花各 10g，生甘草、胖大海各 6g。上药共置保温瓶中，用沸水冲泡，代茶频饮，每日 1 剂。

方五（急性咽炎、扁桃体炎）：桔梗 9g，生甘草 4.5g，金银花 9g。开水浸泡代茶饮。

方六（慢性咽喉炎）：朱砂根 20g，金银花 20g，胖大海 10g。沸水浸泡 20 分钟后，当茶饮，每日 1 剂，连服 7～10 天。

方七（慢性咽炎）：金银花 30g，玄参 15g，知母、黄芩、桔梗、生甘草各 10g，蜂蜜适量。上药装入空暖瓶中，加沸水 1500ml，盖严，30 分钟后即可饮用，可分 5～6 次 1 天内服完，每日 1 剂。

方八（慢性咽炎）：金银花 3g，菊花 3g，桔梗 5g，甘草 3g，麦冬 3g，山豆根 5g，生地黄 5g。水煎服。

方九（慢性咽炎）：金银花 6g，玄参 9g，麦冬 9g，桔梗 9g，生甘草 3g。每日 1 剂，用开水冲泡代茶饮，15 剂为 1 个疗程。

方十（声音嘶哑、喉痛）：金银花 30g，麦冬 10g，甘草 5g。泡茶饮。

方十一（声音嘶哑）：金银花 15g，栀子花 5 枚，甘草 6g。浸泡于 500ml 鲜蜂蜜内，7 天后食蜜。

方十二（咽喉炎）：金银花 15g，生甘草 3g。煎水，含漱。

方十三（咽喉炎）：米醋 15ml，加水 30ml，煮沸后加金银花 5g、桔梗 2g，共煮 3～4 分钟，滤出药液。另取生鸡蛋 1 个，打 1 个小孔，倒出蛋清，入醋药汁内搅匀，放火上熬成膏，每次用筷子挑 1 小块入口，每隔 20 分钟含化 1 次。

方十四（咽喉肿痛）：金银花、马齿苋各 30g，牛蒡子、玄参各 10g，桔梗 6g。水煎服，每日 2～3 次。

方十五（咽喉肿痛）：金银花 20g。煎水代茶饮或泡茶饮，每日 1 剂。

方十六（咽喉肿痛）：鲜地锦草 30g，金银花 30g，连翘 10g，山豆根 10g，薄荷 6g。水煎服，每日 1 剂，早晚分服。

方十七（咽痛）：金银花、决明子、沙参各 30g。水煎服。

方十八（咽痛）：桑叶 15g，金银花 12g。水煎，慢慢呷服。

方十九（咽炎）：麦冬、玄参、菊花、金银花、木蝴蝶、甘草各适量，加胖大海 2 枚，冰糖 2 块，用开水冲泡，代茶饮用。

方二十（咽炎）：金银花、连翘、玄参、麦冬、桔梗各 10g，乌梅、甘草各 6g，胖大海 3 枚。水煎服。

方二十一（咽炎）：忍冬藤、芦根、三颗针、蒲公英、紫花地丁、犁头草各 50g。水煎服，每日 1 剂。

（三）治疗耳部疾病

方一（脓耳）：熟地黄、山药、山茱萸、茯苓、牡丹皮、黄柏、金银花、苦丁茶、附子各 9g，肉桂 3g。水煎服。肉桂后放入。

方二（中耳炎）：黄柏 9g，知母 9g，生地黄 15g，山茱萸 9g，怀山药 15g，牡丹皮 15g，泽泻 15g，茯苓 15g，金银花 15g，贝母 9g，菖蒲 9g。水煎服，每日 1 剂。

方三（慢性中耳炎）：金银花 15g，生大黄 15g，黄连 6g，半枝莲 20g。将上药加水 300ml 煎成 100ml，去渣澄清备用。用时以吸管吸取药液，滴入耳内，待滴满时侧耳流出，并用干棉签吸干耳内液。每天早、中、晚各滴洗 1 次。

方四（急性卡他性中耳炎）：葛根 20g，龙胆草 15g，升麻 7.5g，黄芪 10g，黄芩 15g，栀子 15g，大青叶 20g，金银花 15g，车前草 15g，甘草 5g。

（四）治疗鼻部疾病

方一（急、慢性鼻窦炎）：金银花、野菊花、黄连各 15g，蒲公英、苍耳子、白芷、当归、辛夷花各 12g，紫花地丁 10g，水煎浓缩，滴鼻，每次 2 滴，每日 5 次。也可水煎，每日 1 剂，分 2 次服。

方二（过敏性鼻炎）：辛夷、金银花、蝉蜕各 15g，蒲公英、紫花地丁、防风、黄芩、白鲜皮各 10g，牡丹皮、菊花、白附子、桂枝各 8g。每日 1 剂，煎取 500ml，趁热用药液熏鼻，熏蒸时患者应尽量深吸气使药蒸汽进入鼻腔内；待药液温度适宜时用纱布蘸药液清洗鼻腔，每日熏洗 3 次，连续 15～20 天。

方三（急、慢性鼻窦炎）：当归 60g，金银花、生地黄、玄参各 30g，苍耳子 12g，辛夷、川贝母、炒山栀各 10g，白芷、甘草各 6g，柴胡、细辛各 3g。水煎，温服，每日 1 剂。

方四（鼻窦炎）：辛夷 5g，金银花 5g，鸡爪黄连 3g，麝香 1g。将上述药物清洁后，用芝麻油 30ml 浸泡 3 日备用。病员取平卧位仰头，用泡药后的芝麻油滴鼻，每侧鼻腔 2 滴，每日 1～2 次。用药后，若感鼻腔有刺痛，可增加芝麻油 10ml 稀释，继续使用。

方五（副鼻窦炎）：金银花 25g，菊花 15g，藿香叶 15g，辛夷 10g，茜草 15g，蒲公英 25g，千里光 25g，鹅不食草 20g。煎汁，兑酒服。每日 1 剂，日服 2 次，连服半个月。

方六（鼻衄）：夏枯草 15g，萹蓄 15g，茯苓 20g，黄栀子 15g，金银花 10g，墨旱莲 20g，淡竹叶 20g，龙芽草 15g，功劳木 15g，生地黄 10g，甘草 3g。煎水服，每日 1 剂，日服 3 次，连服 2～3 日即效。

（五）治疗眼部疾病

1. 结膜炎

方一（急性流行性结膜炎）：①内服方：板蓝根 15g，金银花 15g，连翘 10g，野菊花 10g，木贼 10g，蝉蜕 6g，薄荷 3g，黄芩 10g，生甘草 5g。每日 1 剂，水煎，分 2 次服。②外用方：板蓝根 15g，金银花 15g，野菊花 15g。用纱布将药包扎，置搪瓷缸中加清水浸泡 20 分钟后水煎，煎成后将纱布袋提出，用药液趁热熏洗眼睛。下次使用时，再将纱布包置缸中，换清水浸泡，再煎，熏洗。每日 1 剂，每剂可熏洗 2～3 次。

方二（结膜炎）：金银花、连翘、野菊花、夏枯草各 15g，竹叶、薄荷、桔梗、牛蒡子各 9g，芦根 18g，甘草 3g。水煎，分 3 次服，数剂可愈。风火相煽所致的目赤肿痛，可用野菊花 15g、金银花 15g、密蒙花 9g、夏枯草 6g，煎汤内服或外用熏眼。

方三（结膜炎）：鲜金银花 30g，野菊花 30g，黄柏 30g，水煎，熏洗眼睛，每日 2 次。

方四（结膜炎）：鲜桑叶、鲜桉叶、鲜金银花叶、鲜野菊叶、鲜薄荷叶各等量。将前四味药煎汁（但不要煎熬过久，勿用铁器煎熬），倒入茶杯内，即刻投下鲜薄荷叶，用毛巾严密罩住，将患眼挨着毛巾，让热气熏蒸，如熏久了受不住，就休息一会，当熏到气体散尽，药水温热时，就用药水频频洗患眼，每日熏洗 1～3 次。

方五（结膜炎）：桑叶、菊花各 10g，蒲公英 30g，金银花 15g。每日 1 剂。水煎分 2 次服。

方六（结膜炎）：野菊花、金银花、大青叶各 30g。每日 1 剂，水煎，分 2 次服。

方七（急性结膜炎）：金银花 30g，野菊花 30g。将上药加水适量，煎煮 30 分钟，去渣取汁，取 1 小杯药汁，对患眼先熏后洗，然后将剩余药汁全部倒入泡足器中，泡足 30 分钟，每天 1 次，3 天为 1 个疗程。

方八（急性结膜炎）：蒲公英、金银花各等份，将两药分别水煎，制成两种眼药水，交换滴眼，每次 3～4 滴，每日 4～5 次。

方九（急性结膜炎）：蒲公英、紫花地丁、菊花、桑叶水煎沸 20 分钟，每日 1 剂，连服 3 剂，并用上方药物（量加倍）水煎熏洗。

方十（流行性结膜炎）：鲜金银花及藤叶 30～50g。洗净后，加水适量煮沸 3～5 分钟。用时先熏后洗眼，尽量让药液进入眼内，每日 3 次。

2. 睑腺炎

方一（实热型）：①内服方：生石膏、千里光各 15g，滑石 9g，黄芩、桔梗、熟大黄各 6g，黄连、羌活、川芎、防风、蝉蜕、甘草各 3g，水煎服。②外敷方（消肿散）：黄连、黄芩、黄柏、大黄，芒硝等份研末，蜜水调敷。

方二（虚弱型）：太子参 30g，白术 15g，当归、荆芥、金银花、连翘、黄芩、枳实各 9g，川芎 6g、黄连、甘草各 3g。水煎服。

方三：穿山甲、皂角刺、赤芍、天花粉、当归尾各 12g，栀子、黄连、芒硝、黄芩、白芷各 10g，甘草 6g，金银花、连翘各 15g，大黄 5g。水煎，每日 1 剂，分 3 次服。

方四：甲珠（穿山甲炮制后所得）、金银花、皂角刺各 12g，僵蚕、白芷、牡丹皮各 9g，酒洗全蝎、甘草各 6g，生地黄 15g，细辛 3g。水煎服，每日 1 剂。

方五：金银花、地丁、蒲公英各 15g，连翘、赤芍、夏枯草各 10g，黄连 6g，薏苡仁（生）20g。水煎，每日 1 剂，分 3 次服。适用于睑腺炎早期。

方六：金银花、连翘各 15g，桔梗、天花粉各 12g，淡竹叶、防风、芦根、牛蒡子各 10g，甘草、薄荷（后煎）各 6g。水煎，每日 1 剂，分 3 次服。

方七：桑叶 10g，菊花 10g，赤芍 10g，白芷 10g，败酱草 10g，荆芥 6g，蝉蜕 6g，生甘草 6g，忍冬藤 15g，蒲公英 15g，紫花地丁 15g，半边莲 15g。水煎服，日 1 剂。

方八（早期）：生地黄、金银花各 30g，白菊花 20g，大黄 10g，枯矾 2g。取上药一半剂量水煎顿服。取另一半剂量研末，用蛋清调成膏状，外敷患处，每日 3 次。

方九（化脓期）：生黄芪 12g，当归 10g，金银花 15g，川芎、白芷、陈皮、皂角刺、穿山甲各 6g。水煎，每日 1 剂，

分2次服。

3. 泪囊炎

方一：金银花15g，加水200ml，煎至100ml，每日1剂。一般服药4～5剂。

方二：霜桑叶 9g，菊花、金银花、防风、当归尾、赤芍各6g，黄连3g。上药水煎过滤去渣，倒入盆内趁热先熏后洗眼患处。每日熏洗2次，每剂药可用1日，连熏洗3～5日。

方三（慢性泪囊炎）：防风、羌活、蒺藜、白薇、石榴皮各10g，蒲公英12g，金银花10g。水煎服，每天1剂，分2次服。

4. 其他眼部疾病

方一（干眼症）：金银花、菊花、紫草、蒲公英各10g，薄荷 5g。加水适量煎沸，将药汁倒入两只小口径茶杯中，趁热熏眼，双眼距杯口15cm左右。每次15分钟，每日2～3次。每天换药，10天为1个疗程。

方二（火眼）：鱼腥草、金银花、千里光、蒲公英各25g。煎水服，每日1剂，日服3次，连服1周。

方三（角膜溃疡）：金银花 30g，蒲公英 30g，蜜桑皮10g，天花粉12g，黄芩10g，黄连10g，龙胆草10g，生地黄12g，知母12g，大黄12g，玄明粉12g，木通5g，蔓荆子10g，枳壳10g，甘草3g。水煎服，每日1～2剂，分2～3次口服。

方四（翼状胬肉）：芙蓉叶30g，金银花12g，水煎，去渣取汁，洗涤眼部患处，每天3次。

七、治疗皮肤疾病验方

（一）治疗带状疱疹

方一：①内服：四季春30g，金银花15g，星宿菜15g，土茯苓15g，苍耳子30g，黄芪25g，茯苓12g，甘草3g；每日1剂，分早、晚2次煎服。②外敷：四季春60g，白花蛇舌草60g，冰片3g，捣烂调芝麻油备用；常规消毒皮损部位，按疱疹面积大小将外敷药摊于纱布或油纸上，贴敷患处，用胶布或布带固定，每日换药1次。

方二：青黛8g，金银花10g，黄连4g，冰片3g，生甘草6g。先将黄连、甘草、金银花用开水50ml浸泡2小时，入冰片、青黛及75%乙醇20ml。冰片、青黛溶化后即可。用药汁涂搽患处。

方三（带状疱疹后遗神经痛）：前胡 15g，白术、生薏苡仁、防风、防己、桑枝、当归、生地黄、金银花、连翘、车前子各10g，甘草5g。水煎服，每日1剂。一般服药5天见效。

（二）治疗痤疮

方一：枇杷叶15g，薏苡仁15g，黄芩15g，黄柏15g，白花蛇舌草 15g，桑白皮15g，地骨皮15g，知母20g，赤芍15g，瓜蒌15g，金银花30g，蒲公英20g。水煎服，1日3次。

方二：金银花15g，穿山甲15g，防风10g，白芷10g，当归9g，浙贝母10g。每日煎服1剂，睡前煎成500ml，候温洗脸。10～15剂为1个疗程。一般1个疗程即可，如病情较顽固者可隔1周后进行第二疗程治疗。

方三：金银花50g，蛇床子15g，地肤子15g，冰片5g，白鲜皮15g，野菊花15g。水煎30分钟，外用。每日早晚用药棉蘸取药液涂抹面部2遍。

（三）治疗溃疡

方一（小腿溃疡）：金银花15g，蒲公英15g，丹参15g，黄芩15g，白头翁15g，黄芪30g，紫花地丁30g，茯苓30g，白术12g，甘草10g。上药每日1剂，清水浸饱1小时，水煎取药液 1000ml，将溃疡患处常规消毒，然后取药外洗患处20分钟，以无菌纱布覆盖。连服10天为1个疗程。

方二（溃疡）：紫草65g，金银花65g，白芷65g，冰片10g，蜂蜡30g，植物油1000ml。将药物入油煎枯去渣，再入蜂蜡烊化至冷。外用。

方三（慢性溃疡）：金银花 50g，蜂蜜适量。将金银花研成细粉，用蜂蜜调和成膏状，将溃疡创面清洗消毒后，外涂膏药，每日涂抹1次，7天为1个疗程，连续外涂2～3个疗程。

（四）治疗皮肤瘙痒

方一（湿热型）：苦参60g，蛇床子30g，白芷15g，金银花30g，菊花60g，黄柏15g，地肤子15g，大菖蒲9g。水煎滤汁，外洗。

方二（血热风型）：金银花10g，枇杷4个。将枇杷洗净，切开去核，捣烂，加金银花，以沸水冲泡，频频饮服。

方三：当归、川芎、白芍、赤芍、紫草、荆芥、防风、何首乌、车前子各9g，金银花6g，生地黄12g，白蒺藜、白鲜皮各30g。水煎服，每日1剂，每剂药煎3次，前2次药液早晚分服，第3次药液擦洗瘙痒处皮肤。10天为1个疗程，连服1～2个疗程。

方四：金银花20g，炖猪小肠适量，每日服3次，连服5日。

方五：忍冬藤，加少许食盐，水煎，凉后洗患处，每日3次。

（五）治疗湿疹

方一（肛门湿疹）：黄柏、金银花、马齿苋、地丁草、艾叶、薏苡仁各30g，苦参20g，红花、防风、花椒、槐花、五倍子各15g，蝉蜕、薄荷各10g，冰片3g。上药碾成粗末，每次取100g，以3000ml沸水浸泡，趁热熏蒸患处，待水温适宜时再入盆中坐浴约20分钟，每日3次。

方二（肛门湿疹）：金银花、苦参各 20g，石菖蒲、大枫子、地肤子各15g，黄柏、大黄、白鲜皮、蝉蜕各10g，加水煎煮取汁适量，温洗患处，每次15分钟，每日3次。

方三（慢性湿疹）：土茯苓30g，金银花、薏苡仁各20g，生地黄、白鲜皮各15g，地肤子、蝉蜕、防风、栀子、丹参、赤芍、苦参各10g。每天1剂，水煎服。将药渣加明矾30g，加淘米水1000ml，浸泡10分钟后，煎沸15分钟，将药液倒入瓷盆中，趁热熏洗患处20分钟，每天2次。1剂药渣可外洗3次。

方四（湿疹）：土茯苓，夏枯草，白英，忍冬藤，刺黄芩，苦参。水煎服。

方五（湿疹）：紫草 65g，金银花 65g，白芷 65g，冰片 10g，蜂蜡 30g，植物油 1000ml。将药物入油煎枯去渣，再入蜂蜡烊化至冷。外用。

方六（外阴湿疹）：荆芥、防风、地骨皮各 12g，甘草 15g，金银花 6g。上五味加水 5000ml，煎二、三沸，装入容器（盆子或罐子），令患者光腚坐于容器上，四周以衣物围之，先熏后洗患处，直至药凉。药液可复煎再用。一般日洗 1～2 次。用药 1～3 剂。

方七（血燥型湿疹）：蛇床子、野菊花、金银花各 9g，甘草 6g。每日 1 剂，1000ml 水煎，外洗。结痂后，以黄柏研末与生菜籽油、麻油调敷。

（六）治疗荨麻疹

方一（风热型）：金银花 12g，地肤子、荆芥穗各 9g，大黄 10g，厚朴、茯苓各 9g，白芍 10g，甘草 9g，水煎服，分 2 次服。

方二（丘疹样）：生黄芪 20g，生白术 10g，防风 6g，桂枝 6g，白芍 10g，炙甘草 6g，徐长卿 15g，金银花 15g，乌梅 20g，生姜 3 片，大枣 12 枚。水煎服。

方三：白鲜皮 30g，金银花 30g，黄芩 9g，赤芍 15g，蝉蜕 12g，紫草 6g。水煎，每日 1 剂，早晚分服，连用 3～4 天。

方四：蝉蜕 15g，金银花 50g，防风、白鲜皮各 25g。水煎服。

方五：金银花、苦参各 12g，防风、皂角荚、牛蒡子、赤芍各 10g，白蒺藜、荆芥、蝉蜕各 6g，甘草 3g。加水煎沸 15 分钟，滤出药液，再加水煎 20 分钟，去渣，两煎药液兑匀分服，每日 1 剂。风寒型加羌活 10g，附子、桂枝各 5g；血虚型加当归、川芎各 10g。

方六：金银花、路路通各 30g，虎耳草 10g。水煎服或沸水泡服，每日 1 剂。

方七：鲜金银花 30g，水煎 3 次，分 3 次服用，每日 1 剂。一般服药 3 剂后症状会消失。

（七）治疗扁平疣

方一：金银花 10g，生薏苡仁 20g，炒当归 10g，生赤芍 10g，醋延胡索 10g，川郁金、山楂各 10g，茯苓 10g，生甘草 3g。每日 1 剂，分 2 次煎服，20 天为 1 个疗程，一般 2 个疗程即可愈，病程 2 年以上者要多服 1～2 个疗程。

方二：磁石 50g，紫贝齿 30g，桑叶 15g，川贝母 5g，代赭石 40g，白芍 10g，金银花 15g。水煎，日 2 次服。

方三：①内服：白芥子、莱菔子、紫苏子各 30g。3 味药分别炒黄，共研为细末，服用时加适量白糖．每天 3 次，每次 10g。每剂药服 3 天。②外洗：金银花 50g，蛇床子 30g，加水 2000ml，煎取 1500ml，趁热熏患处数分钟，待冷至 40～50℃再擦洗患处，每天 2～3 次，每次 20 分钟，每剂药可连用 3 天。

方四：土茯苓，金银花，桑白皮，白鲜皮，胡黄连，苦参，玄参，桃仁，丹参，连翘。用量根据体质差异而变化。疣生于面部加升麻或桔梗；生于手背加桂枝；生于足背加独活、牛膝；若消化不良加神曲、山楂、白术；若手足心热甚加黄柏、知母。服药 15～20 剂，观察疗效。

方五：早期可用桑叶、菊花、连翘、薄荷（后下）、桂枝、杏仁、牛蒡子、生地黄、玄参、蝉蜕、金银花各 10g，生甘草 5g，每日 1 剂，水煎，分 2 次内服，2 周～1 个月为 1 个疗程。久病者可用当归、红花、紫草、赤芍、川芎、白蒺藜、三棱、莪术各 10g，丹参、鸡血藤、玄参各 15g，生牡蛎 30g（先煎）。每日 1 剂，水煎，分 2 次内服。

（八）治疗皮炎

方一（激素依赖性皮炎）：①内服方：生地黄、金银花、黄芩各 20g，苦参、白鲜皮各 50g，防风、荆芥、陈皮各 15g，菊花、龙骨、牡蛎各 10g。水煎服，每日 1 剂。②外敷方：黄柏、地榆各 30g，白鲜皮、甘草各 10g。加水 2000ml，浸泡 10 分钟后用中火煮沸，改文火煎 10 分钟，过滤取液后冷却备用。用 8 层纱布或 4 层毛巾蘸取药液湿敷皮损处，做开放式间歇性冷敷，每次 20～30 分钟，每日 3～4 次。10 天为 1 疗程，连用 1～3 个疗程。早晚外涂少量氧化锌软膏起保护与润泽作用。

方二（日光性皮炎）：金银花 30g，蛇床子、荆芥、防风、连翘、牡丹皮、栀子各 10g，甘草 6g。每日 1 剂，水煎，早晚分服。

方三（日光性皮炎）：生地黄、金银花、大青叶各 15g，牡丹皮、连翘、地肤子、防风、蛇床子各 10g，龙胆草、甘草各 6g。水煎服，每日 1 剂，早晚分服。

方四（脂溢性皮炎）：土茯苓 30g，金银花、薏苡仁、白花蛇舌草、野菊花各 20g，白鲜皮 15g，地肤子、蝉蜕、栀子、生大黄（另包浸泡）各 10g，生甘草 6g。加水 300ml，煎取 100ml，立即倾入杯中，趁热加入大黄，浸泡 5 分钟后服用，每天 1 剂，每剂煎 3 次，分服。如每天大便 2 次以上，则减去大黄。忌食辛辣、烟酒、虾蟹之物。

方五（皮炎）：紫草 65g，金银花 65g，白芷 65g，冰片 10g，蜂蜡 30g，植物油 1000ml。将药物入油煎枯去渣，再入蜂蜡烊化至冷。外用。

（九）治疗银屑病

茺蔚子、板蓝根、白鲜皮、金银花、紫草、生地黄、牡丹皮各 15g，茯苓、白术、炒荆芥各 10g，甘草 3g。水煎服，每日 1 剂，分 3～5 次服。

（十）治疗脚气

方一：焙干螃蟹 30g，煅石膏 20g，忍冬藤 10g，土茯苓 10g，乳香 2g，没药 2g。共研极细末。用温开水洗净患处，擦干，涂撒以上药粉。每日 1～2 次。

方二：忍冬藤 100g，荷叶 30g。煎水熏洗。

（十一）治疗药疹

方一：紫草 65g，金银花 65g，白芷 65g，冰片 10g，蜂

蜡 30g，植物油 1000ml。将药物入油煎枯去渣，再入蜂蜡烊化至冷。外用。

方二：忍冬藤 70～150g，水煎 2 次，煎取药液 2L 左右。视药疹部位大小，取适量药液浸洗患处。每日 3 次，连续治疗 3～5 日。

（十二）其他皮肤疾病

方一（汗疱疹）：生地黄、黄芩、连翘、白鲜皮、野菊花各 30g，金银花 45g，防风 50g。上药加水 500ml，煎至 300ml。取五层厚纱布，浸该药液后冷湿敷患处，始终保持局部湿润而药汁不下滴为度。每次 15 分钟，每日 2 次，1 周为 1 个疗程。

方二（多发性毛囊炎）：金银花 30g，连翘 20g，重楼 15g，栀子 10g，丹参 12g，皂角刺 9g，葛根 9g，防风 9g，生甘草 6g。水煎服，每日 1 剂。

方三（皮肤感染）：忍冬藤、芦根、三颗针、蒲公英、紫花地丁、犁头草各 50g。水煎服，每日 1 剂。

方四（顽癣）：白鲜皮、何首乌、白英、苦参、土茯苓、忍冬藤，水煎服。鲜辣子草，魔芋，陈醋，重楼。鲜辣子草捣烂后外敷患处，生魔芋浸润醋取汁擦患处，重楼磨醋擦患处。

方五（掌跖脓疱病）：栀子、黄芩、蒲公英、金银花各 10g，野菊花 30g，生地黄 15g，牡丹皮 10g，板蓝根 15g，白茅根 30g，生薏苡仁 15g，苦参 10g。每日 1 剂，水煎分 2 次服。第三煎外洗，每日 2 次，每次 20 分钟。1 个月为 1 疗程。一般用药 1～2 个疗程可获痊愈。

方六（丹毒）：板蓝根 30g，紫花地丁 20g，金银花 20g，山栀 10g，牡丹皮 10g，赤芍 10g，玄参 20g，黄芩 10g，黄连 6g。发于头面加牛蒡子 10g、菊花 12g；发于胁肋加柴胡 15g、龙胆草 10g；发于下肢加苍术 10g、黄柏 10g、薏苡仁 30g，萆薢 10g。水煎服，每日 1 剂。局部可用蒲公英 30g、野菊花 30g，煎水外洗。

方七（痱子）：金银花、大青叶、野菊花各 20g，苦参 10g。煎水盆浴，每日 2 次，每次 20～30 分钟，连洗 3 天。

方八（甲沟炎）：金银花 60g，野菊花 60g，生大黄 60g，皂角刺 30g，白芷 20g。每日 1 剂，水煎取汁适量浸泡病甲 30 分钟，然后再用艾条灸，每日 3 次，1 周为 1 个疗程。

方九（面部化脓性炎症）：金银花、野菊花各 15g，竹叶 10g。水煎服，每日 1 剂，连服 5～7 天。

方十（酒渣鼻）：霜桑叶、黄芩、金银花、野菊花各 9g。将诸药择净，放入药锅内，加清水少许，先浸泡 5～10 分钟，煎取浓汁，用消毒药棉蘸药液涂擦患处，每日 3～5 次，每日 1 剂，10 日 1 个疗程，连续 1～2 个疗程。

八、治疗感染性疾病验方

（一）治疗扁桃体炎

方一：白花蛇舌草、连翘各 12g，山豆根、黄芩、黄连、玄参、麦冬、桔梗、甘草、牛蒡子各 10g，金银花、板蓝根、野菊花各 15g，薄荷 6g。水煎服，每日 1 剂，早晚分服。

方二：败酱草、紫花地丁、蒲公英各 18g，金银花、赤芍各 15g，甘草 6g，每日 1 剂，水煎，分 3 次服，连服 3～5 剂，即见效。

方三：葛根 9g，甘草 9g，金银花 12g，连翘 12g，生地黄 12g，马勃 9g，麦冬 9g，玄参 12g，牛蒡子 6g，木通 4.5g，黄芩 6g，土茯苓 25g。若胃热盛、大便秘结者，加大黄 6～9g。

方四：金银花、连翘各 25g，玄参、生石膏各 30g，山豆根 15g，黄连、牛蒡子、酒大黄、黄芩各 9g，桔梗、甘草各 10g。儿童剂量酌减。日 1 剂水煎分 3～4 次服。并耳垂放血数滴，日 1 次，用 1～2 日。

方五：金银花 10g，甘草 6g。将金银花、甘草用水煎 10 分钟，取药汁，频频含漱，每日数次。

方六：金银花 20g，连翘 15g，炒牛蒡子 6g，夏枯草 6g，诃子 10g，浙贝母 6g，马勃 10g，金果榄 10g，桔梗 6g，甘草 6g，知母 9g，茯苓 15g，黄连 6g，当归 10g，赤芍 10g，生地黄 10g，胖大海 6g。在急性感染初期，可加艾叶 10g，山豆根 15g；高热不退，可加羚羊角粉。每日 1 剂，水煎服。

方七：蒲公英 30g，大青叶 30g，射干 10g，金银花 15g，黄芩 15g，炙甘草 6g，玄参 15g。水煎，每日 1 剂，分早、晚各服 1 次。

（二）预防与治疗流行性脑膜炎

方一：大青叶 15g、金银花 9g、野菊花 9g，熬水喝。

方二：连翘 6g，金银花 6g。熬水喝，每天喝 1 次。

方三：重楼 9g，麦冬 6g，金银花 9g，木香 3g，菊花 6g。每日 1 剂，水煎服。

方四：金银花、连翘、大青叶根、芦根、甘草各 15g。水煎代茶饮，每日 1 剂，连服 3～5 天。

方五：金银花、连翘、野菊花、贯众、甘草各 12g，水煎服，每日 2 次，连服 3～5 天。

方六：金银花、夏枯草、大青叶各 15g，在流行季节水煎代茶饮。

（三）预防乙脑

方一：金银花、连翘、野菊花、贯众、甘草各 12g，水煎服，每日 2 次，连服 3～5 天。

方二：金银花、连翘、大青叶根、芦根、甘草各 15g，水煎代茶饮，每日 1 剂，连服 3～5 天。

（四）治疗麻疹

（出血性麻疹）金银花、紫草、赤芍、牡丹皮、生地黄各 15g，生甘草 10g。水煎服。

（五）其他感染性疾病

方一（猩红热）：蒲公英 20g，野菊花 20g，白花蛇舌草 20g，紫花地丁 20g，金银花 20g，连翘 10g，玄参 10g，黄芩 10g。水煎服。初起疹透不多，畏寒发热，加荆芥 6g、牛蒡子 6g、薄荷 6g。高热烦躁，加生石膏 30g、黄连 10g、黑山栀 10g；或用紫雪丹，每次服 1g，每日 3 次。皮疹密布，加生地黄 12g、赤芍 10g、牡丹皮 10g。咽痛剧烈，加射干

10g、山豆根10g、土牛膝根20g；或用锡类散吹喉。神昏痉厥，加蝉蜕6g、钩藤15g。

方二（喉蛾）：金银花12g，连翘10g，败酱草12g，冬瓜仁12g，薏苡仁12g，桃仁10g，牡丹皮9g。水煎服。

方三（疟疾）：金银花15g，连翘15g，荆芥15g，防风15g，柴胡15g，葛根15g，黄芩15g，木通15g，甘草10g。水煎服，每日1剂，日服3次，每次1碗（150ml）。

九、治疗其他疾病验方

（一）治疗各种肿瘤

方一（癌热）：蒲公英、大青叶、连翘、金银花各30g，淡竹叶、甘草各9g，生石膏30～60g。水煎服，每日1剂。

方二（慢性粒细胞性白血病）：蒲公英、猕猴桃、生地黄、半枝莲各30g，金银花、石膏各24g，当归、玄参、板蓝根各12g，苦参9g，天冬、麦冬各6g。水煎服，每日1剂。

方三（鼻咽癌）：鲜蒲公英、侧柏叶、生地黄各15g，洗净捣烂后加适量蜂蜜调匀，外敷颈部肿块（用于鼻咽癌颈部淋巴转移）。

方四（鼻咽癌）：蒲公英12g，野菊花10g，桃仁、乳香、当归、大黄各15g，薄荷、黄芩、赤芍各6g，金银花30g。水煎服，每日1剂。

方五（鼻咽癌）：金银花9g，鱼脑石、黄柏、硼砂各6g，冰片0.5g。研细粉，用香油、凡士林调成软膏，以棉球蘸药膏塞入鼻孔内或药粉吹入鼻孔内，每天3次。

方六（肝癌）：叶下珠10g，通关散15g，忍冬藤15g，木兰6g，七叶莲15g，斑蝥半只。水煎服，每日1剂。

方七（淋巴癌）：生藤15g，辣藤10g，通血香15g，通气香10g，忍冬藤15g，通关散15g，七叶莲15g，野葡萄根10g，木兰6g，藤甘草6g，重楼10g。水煎服，每日1剂。有淋巴结节肿大者用重楼磨汁外敷。

方八（淋巴瘤）：川贝母、炒牡丹皮、浙贝母、炒丹参、山慈菇、炮甲珠、海藻、昆布、川郁金、金银花、忍冬藤、小蓟各10g，桃仁、杏仁、大力子、皂角刺各6g，桔梗5g，酒玄参12g，夏枯草15g，三七末3g。水煎服，每日1剂。

方九（卵巢瘤）：美登木15g，野葡萄根10g，七叶莲15g，通关散15g，通气香15g，通血香10g，益母草10g，槟榔根15g，忍冬藤15g，松尖6g。水煎服，每日1剂。

方十（脑瘤）：跳舞草3g，大叶钩藤20g，通关节15g，通血香15g，定心藤15g，七叶莲15g，白皮树20g，松尖6g，通气香10g，藤甘草5g，忍冬藤15g，树萝卜10g。水煎服，每日1剂。若有积液者加毛木通10g、野芦谷根15g。

方十一（乳癌）：紫金锭12g，王不留行30g，猫眼草30g，金银花30g，冰片0.6g。先将王不留行、猫眼草、金银花制成浸膏干粉，再加紫金锭、冰片研细和匀，制成内服散剂。每次1.5～3g，每日4次。

方十二（乳腺癌）：蒲公英、金银花、夏枯草各9g。水煎。代茶饮，连服60日。

方十三（乳腺癌）：蒲公英、橘核、夏枯草、金银花、穿山甲、土贝母各15g。水煎服，每日1剂，分2次服完（对伴有红肿热痛者疗效尤佳）。

方十四（子宫癌术后复发）：蒲公英、桑寄生各30g，苦蒜、金银花各20g，薏苡仁、白芍各15g，萹蓄12g，海藻、五加皮、昆布、连翘各10g，全蝎3g。水煎服，小金丹6粒，随药液吞服。

（二）治疗各种急病

1. 中暑

方一（清解暑热）：金银花45g。煎成凉茶喝，代茶频服。

方二（治疗暑热口渴）：金银花、菊花各100g，扁豆花50g，绿茶15g，蜂蜜适量。将三花、绿茶择净，同置锅中，水煎3次，3液合并，文火浓缩，加入等量蜂蜜煮沸收膏即成。每次20ml，每日2次，温开水适量送服。

方三（治疗暑热头痛、心烦口渴）：金银花、菊花、山楂各10g，蜂蜜100g，加清水适量，煎煮30分钟，滤出药汁饮服。

方四（夏季消暑）：金银花、金石斛各6g，甘草3g。将食材原料洗净待用，放入锅中，加入适量的水，大火煮开后再小火炖煮10分钟，等到煮出香味时，滤去渣滓，保留汁液即可饮用。

方五（预防中暑）：菊花、金银花、白芍各8g，冰糖适量。将菊花、金银花、白芍放入杯子中，加入热水冲泡，加盖焖10～15分钟，待泡出香味以后，滤去渣滓，加入冰糖，待其化开，搅拌均匀即可饮用。

方六（中暑）：蜂蜜30g，胖大海1个，金银花5g，青果3个。后3味开水泡，待温放蜂蜜当茶饮。

方七（中暑）：菊花、金银花适量。以沸水冲泡10分钟，即可。每日1剂，不拘时饮服。

方八（中暑）：山楂50g，金银花、麦冬各5g，将三者先用慢火炒5～6分钟后，加入白糖，改用旺火炒成糖饯，用适量开水冲泡饮用。

2. 中毒

方一（毒蕈中毒）：金银花15g，甘草15g。煎水服。

方二（毒蕈中毒）：金银花鲜嫩茎叶及花适量。用冷开水洗净，细嚼咽下。

方三（酒醉呕吐不止）：神曲5g，葛花、黄连各12g，吴茱萸3g，金银花、连翘各6g。水煎服。

（三）治疗男科疾病

1. 前列腺炎

方一：金银花60g，野菊花30g，生甘草20g，煎汤代茶饮服。不拘次数。

方二（慢性前列腺炎）：金银花50g，蒲公英30g，丹参20g，连翘、滑石、茯苓、车前子、益母草、当归、败酱草、王不留行籽各15g，赤芍12g，穿山甲9g，甘草6g。水煎，熏洗会阴，温度适合时坐浴。10日为1个疗程。

2. 睾丸肿痛

荔枝核 10g，橘核 10g，栀子 10g，金银花 30g，连翘 10g，苦参 30g，蒲公英 30g，地丁 15g，野菊花 30g，延胡索 10g，甘草 10g。水煎服，每日 1 剂，早晚分服，连服 2 周为 1 个疗程。

（四）治疗性病

方一（尖锐湿疣）：红花 9g，川牛膝、柴胡、枳壳、生地黄、赤芍、金银花、连翘、大青叶、板蓝根各 15g，桔梗、桃仁、川芎、当归、龙胆草各 12g，黄柏、虎杖、炒山楂、炒神曲、滑石各 30g，甘草 5g。每日 1 剂，水煎，分 3 次服，服 10～30 剂。

方二（尖锐湿疣）：金银花、苍术、黄柏各 10g，白鲜皮、白花蛇舌草、板蓝根、土茯苓各 30g，百部 50g，艾叶 15g。用水煎后，将药液倒入盆中，趁热熏蒸局部，待温度适中时再洗患处，每次熏洗 30 分钟以上，每日 2 次，10 天为 1 个疗程。

方三（孕妇梅毒）：何首乌 20g，金银花 10g，炒栀子 7.5g，酒当归 15g，净连翘 15g，生甘草 5g，川芎 15g，熟艾叶 5g，土茯苓 20g，酒白芍 10g，灯心草 5g。水煎服。自怀孕 6 个月起，每月服 3 剂。

（五）其他

（自汗、盗汗）金银花 15g，鲜玉米须 200g（干品 100g），车前子 20g。将上药加水煎煮 30 分钟，去渣取汁，与热水同入泡足器中，每晚泡足 30 分钟。10 天为 1 个疗程。

参考文献

［1］白东升，王秉礼．清腮汤治疗流行性腮腺炎［J］．中医药研究，1993，（5）：34.

［2］白小林，裴瑞霞，张家林，等．银花痛风颗粒治疗湿热蕴结型痛风性关节炎疗效研究［J］．陕西中医，2018，39（4）：494-496.

［3］包翠杰．肾炎方加波依定治疗慢性肾炎 30 例［J］．陕西中医，2006，27（4）：398-399.

［4］本报．治乳腺炎验方［N］．农村医药报（汉），2008 年 3 月 21 日，第 A03 版．

［5］本报．治顽痹验方［N］．农村医药报（汉），2005 年 9 月 23 日，第 003 版．

［6］本刊．其他疾病方［J］．家庭医药，2007，（1）：68-70.

［7］本刊．荨麻疹小验方［J］．中国民间疗法，2007，15（3）：20.

［8］本刊．验方集锦［J］．家庭医药：快乐养生，2009，（9）：58-59.

［9］本刊．验方集锦［J］．家庭医药：快乐养生，2010，（8）：48-49.

［10］本刊．验方集锦［J］．快乐养生，2009，（8）：58-59.

［11］本刊．验方集锦［J］．快乐养生，2010，（8）：48-49.

［12］本刊．验方集锦［J］．快乐养生，2011，（5）：44-45.

［13］本刊．验方集锦［J］．医药保健杂志，2006，（23）：60.

［14］本刊．验方精萃［J］．中医健康养生，2017，（12）：47.

［15］本刊．验方选登［J］．老年教育（长者家园），2015，（8）：57.

［16］本刊．验方选登［J］．老年教育（长者家园），2017，（9）：60.

［17］本刊．验方选登［J］．家庭医药，2006，（4）：24.

［18］本刊．验方选登［J］．老年教育（长者家园），2008，（6）：56.

［19］本刊．验方选登［J］．老年教育（长者家园），2011，（8）：58.

［20］本刊．养生小验方［J］．中国道教，2007，（2）：24.

［21］本刊．养生小验方［J］．中国道教，2007，（3）：27.

［22］本刊．治肝炎验方［J］．老年教育（长者家园），2007，（8）：56.

［23］本刊．治疗急性湿疹验方［J］．医学文选，1990，（6）：14.

［24］博恩．生姜 5 验方［N］．中国中医药报，2007 年 6 月 7 日，第 006 版．

［25］蔡姮婧．急性扁桃体炎验方［J］．家庭医学，2006，（2）：58.

［26］蔡姮婧．治皮肤瘙痒症验方［J］．家庭医学，2007，（2）：57.

［27］蔡晓刚．治腮腺炎验方［N］．中国中医药报，2010 年 11 月 25 日，第 005 版．

［28］蔡震宇，杨晨迪．银花泌炎灵治疗慢性前列腺炎（ⅢA 型）的临床观察［J］．临床医药实践，2009，18（11）：2211-2212.

［29］曹元成．验方三则［N］．健康报，2006 年 1 月 26 日，第 005 版．

［30］岑龙云．治急性扁桃体炎验方［N］．家庭医生报，2006 年 7 月 10 日，第 007 版．

［31］常建林，郭玉笔．茵陈汤治疗急性黄疸型肝炎［J］．中医研究，1990，（3）：41-42.

［32］陈光哲，张二峰．左氧氟沙星胶囊联合银花泌炎灵片在急性膀胱炎治疗中的有效性与安全性分析［J］．北方药学，2019，16（7）：37-38.

［33］陈国华．败酱草功效及验方［N］．民族医药报，2007 年 12 月 21 日，第 003 版．

［34］陈国华．蒲公英验方［N］．中国中医药报，2006 年 7 月 5 日，第 006 版．

［35］陈鸿，陈均白．浅谈民间验方［J］．浙江中医药大学学报，2007，31（5）：603-604.

［36］陈华．中药治疗小儿流行性腮腺炎并发胰腺炎 12 例［J］．浙江中医药大学学报，1994，18（6）：18.

[37] 陈君. 三仁汤加减治疗肾盂肾炎 [J]. 云南中医杂志，1989，(6)：46.

[38] 陈丽晶，韩亚辉. 胆胰汤加减治疗急性胰腺炎 125 例临床观察 [J]. 湖南中医杂志，1993，9 (6)：16-17.

[39] 陈利军，张如楠，张巍巍，等. 痰热清对胸部肿瘤放射治疗后肺损伤的干预作用[J]. 中国现代医生，2008，46 (21)：128-130.

[40] 陈锡军，肖碧跃，艾碧琛. 新加香薷饮加减治疗小儿外感发热暑湿证疗效观察 [J]. 中国中医急症，2009，18 (7)：1053-1054.

[41] 陈修源. 治癌性疼痛验方十则[N]. 农村医药报（汉），2006 年 6 月 23 日，第 003 版.

[42] 陈训军. 银花土茯苓汤治疗慢性肾盂肾炎 78 例[J]. 湖北中医杂志，2002，24 (3)：35.

[43] 陈煜华，余江毅. 余江毅教授治疗亚急性甲状腺炎经验[J]. 中西医结合心血管病电子杂志，2019，7 (13)：10-11，13.

[44] 陈智. 治咽炎小验方 [J]. 河南科技，2009，(5 下)：41.

[45] 单保杰，姜金耀. 红藤治疗盆腔炎有佳效 [J]. 中医杂志，2008，49 (2)：148.

[46] 邓碧珠. 银麦散合胃力康治疗胆汁反流性胃炎 60 例 [J]. 中国中西医结合消化杂志，2004，12 (6)：369.

[47] 邓光辉. 清热解毒汤治疗急性胆囊炎 20 例 [J]. 中国现代药物应用，2009，3 (14)：155.

[48] 邓宏. 玄参银花汤治复发性口腔溃疡 [J]. 农村百事通，2018，(9)：47.

[49] 丁晋彪. 复方双花剂治疗慢性乙型肝炎 98 例 [J]. 中国民间疗法，1998，10 (5)：51-52.

[50] 丁树栋. 白花蛇舌草疗病验方[J]. 农村新技术，2013，(8)：48.

[51] 丁树栋. 荔枝核治病验方 [N]. 中国中医药报，2012 年 7 月 12 日，第 005 版.

[52] 丁树栋. 荨麻疹治疗小验方 [J]. 中医药临床杂志，2010，22 (9)：813.

[53] 丁树栋. 薏苡仁疗病验方 [N]. 中国中医药报，2013 年 3 月 28 日，第 005 版.

[54] 董樑，夏敬文，龚益，等. 连花清瘟胶囊治疗慢性阻塞性肺疾病急性加重期的临床疗效和作用机制[J]. 中成药，2014，36 (5)：926-929.

[55] 杜丽芬. 苓术银车汤联合云南白药敷脐治疗小儿秋季腹泻 120 例 [J]. 四川中医，2000，18 (4)：40.

[56] 樊德祥. 赤板汤治疗流行性腮腺炎 [J]. 中原医刊，1983，(2)：19-20.

[57] 范杰，高卫国，赵素斌，等. 痰热清注射液佐治急性胆囊炎疗效观察 [J]. 中国误诊学杂志，2007，7 (9)：2014.

[58] 范瑛. 白芷外用验方 [N]. 民族医药报，2009 年 12 月 25 日，第 003 版.

[59] 方明华，鲁盈，朱芸芸，等. 黄芩银花漱口液对改善阴虚火旺型口干燥症的应用及效果观察 [J]. 护士进修杂志，2019，34 (6)：528-529.

[60] 方志林. 萹蓄二花汤治疗急性腹泻疗效观察 [J]. 湖北中医杂志，2006，28 (7)：30.

[61] 冯庆莲. 自拟三拗蝉蜕百部汤治疗感冒后久咳不愈 126 例 [J]. 四川中医，2005，23 (10)：63-64.

[62] 伏新顺. 蛇床子治病验方 [N]. 中国中医药报，2010 年 7 月 23 日，第 005 版.

[63] 傅光辉，李兴琼，代绍珍，等. 青银抗感颗粒治疗风热感冒 286 例 [J]. 实用中医药杂志，2009，25 (1)：16.

[64] 高庆芹. 熏洗治疗过敏性鼻炎验方 2 则 [J]. 山西中医，2005，21 (1)：56.

[65] 高晓宁. 银花解毒汤治疗单纯疱疹病毒性角膜炎的临床疗效 [J]. 中国医药指南，2018，16 (20)：209-210.

[66] 龚红卫，罗秀丽. 中西医结合治疗放射性肺炎临床观察 [J]. 湖北中医杂志，2009，31 (2)：33-34.

[67] 龚其恕，龚勇. 自拟肺炎灵治疗小儿肺系炎性疾病 [J]. 四川中医，1993，(11)：41.

[68] 顾晓明，付光春. 银花公英合剂治疗胆汁反流性胃炎 68 例 [J]. 中国民间疗法，2013，21 (1)：31-32.

[69] 桂金勇，童宏华，杨巧英，等. 左氧氟沙星联合银花泌炎灵治疗慢性前列腺炎的效果及对血清 IL-10、hs-CRP、TNF-α 的影响[J]. 广东医学，2018，39 (23)：3569-3572.

[70] 郭庆伟. 金银花入药 12 则[J]. 农村新技术，2011，(19)：46.

[71] 郭旭光. 家用验方十三则 [J]. 开卷有益 · 求医问药，2001，(9)：27.

[72] 郭旭光. 金银花药用验方 [N]. 中国中医药报，2010 年 4 月 12 日，第 005 版.

[73] 郭旭光. 农家实用验方 7 则[J]. 农村新技术，2005，(10)：48.

[74] 郭旭光. 女性疾病验方七则[N]. 中国中医药报，2009 年 10 月 12 日，第 005 版.

[75] 郭旭光. 治带状疱疹后遗神经痛验方 [N]. 中国中医药报，2010 年 1 月 22 日，第 005 版.

[76] 郭旭光. 治口腔扁平苔藓验方 [N]. 中国中医药报，2009 年 12 月 4 日，第 005 版.

[77] 郭旭光. 治皮肤瘙痒症小验方 [J]. 农村百事通，2005，(24)：73.

[78] 郭旭光. 治掌跖脓疱病验方[N]. 中国中医药报，2009 年 11 月 26 日，第 005 版.

[79] 郭亚雄，刘乾生，王萍. 新加香薷饮治疗小儿夏季发

热 43 例［J］. 现代中医药，2003，（5）：44.
［80］韩花. 饮食防治感冒验方［J］. 内江科技，1999，（6）：40.
［81］韩学俭. 菊花药用验方［J］. 家庭医学，2008，（10）：57.
［82］何丹军. 自拟清热宣肺汤加减对 ICU 呼吸机相关性肺炎重症患者临床治疗效果观察［J］. 内蒙古中医药，2015，（1）：11-12.
［83］何公达. 消炎建中愈胃汤加减治疗萎缩性胃炎 41 例临床观察［J］. 上海中医药杂志，1995，（12）：20-21.
［84］何国兴. 金银花验方［J］. 家庭医学，2006，（9）：59.
［85］何明庚，赵文胜，张益俊，等. 滇西地区民族民间疟疾验方 80 首［J］. 中国民族医药杂志，2012，（11）：28-35.
［86］贺卫霞，张彩云，赵倩. 痰热清注射液治疗小儿支气管肺炎临床观察［J］. 中国误诊学杂志，2008，8（8）：1816-1817.
［87］黑龙江省双城县人民医院. 银菊饮治疗高血压病临床报导［J］. 新医药学杂志，1972，（2）：32.
［88］洪性勋，尹明浩. 参芪银花汤治疗病毒性心肌炎 30 例［J］. 延边大学医学学报，2009，32（1）：58-59.
［89］侯桂荣，李艳芝，王俊怡，等. 清热利胆汤治疗新生儿肝炎综合征 35 例临床观察［J］. 中医药信息，1997，（4）：39.
［90］胡存云. 金银花治病小验方［J］. 农家致富顾问，2011，（3）：32.
［91］胡恩宜. 银花泌炎灵片治疗慢性前列腺炎的临床观察［J］. 中国性科学，2013，22（3）：61-63.
［92］胡居息，周桂兰. 以清热解毒法为主治疗急性肾炎 24 例［J］. 四川中医，1988，（5）：27.
［93］胡香玉，刘坦. 银花感冒合剂治疗儿童急性上呼吸道感染 150 例［J］. 中国中医药现代远程教育，2018，16（15）：51-53.
［94］胡佑志. 蜂蜜保健小验方［J］. 蜜蜂杂志，2018，（10）：32.
［95］胡佑志. 蜂蜜疗疾验方［J］. 蜜蜂杂志，2018，（7）：38.
［96］胡佑志. 蜂蜜调治痢疾验方［J］. 蜜蜂杂志，2018，（6）：30.
［97］胡佑志. 治夏季热伤风验方［J］. 蜜蜂杂志，2015，（12）：47.
［98］胡远友. 清热利尿法为主治疗小儿急性肾炎 100 例［J］. 时珍国药研究，1991，2（3）：108-109.
［99］胡志平，何绍前，刘杰，等. 苗族常用植物药及经验方（二）［J］. 黔南民族医专学报，2018，31（3）：195-196.
［100］胡志平，陆廷祥，王传明，等. 苗族常用植物药及经验方［J］. 中国民族医药杂志，2018，24（6）：50-52.
［101］黄倩，彭永海，解方为. 银花甘草汤治疗放射性肺炎的效果观察［J］. 福建医药杂志，2019，41（2）：48-51.
［102］黄溶. 风热型荨麻疹常用方［N］. 上海中医药报，2005 年 10 月 28 日，第 007 版.
［103］黄善文. 七叶一枝花验方拾零［J］. 医学文选，1991，（6）：80-81.
［104］黄相华. 麻杏石甘汤治疗小儿肺炎 120 例［J］. 中国民间疗法，2001，9（5）：51-52.
［105］黄燕，崔俊，陆建勋，等. 银花泌炎灵治疗急性膀胱炎 06 例临床分析［J］. 中国医药科学，2013，3（4）：85，122.
［106］黄兆胜，肖旭辉. 桃核承气汤加减治疗急性坏死性肠炎 22 例临床体会［J］. 新中医，1984，（2）：34-35.
［107］吴秋英，陈弼沧，陈莉萍，等. 连花清瘟胶囊治疗慢性肺源性心脏病急性加重期的临床观察［J］. 光明中医，2006，21（11）：70-71.
［108］纪红. 治口舌生疮小验方［J］. 农业知识，2005，（6）：51.
［109］简秀成. 银花粟壳汤治疗慢性肠炎 20 例［J］. 江西中医药，1995，26（1）：62.
［110］姜华，王丽霞，傅德芳. 银花退热饮治疗小儿上感发热 80 例［J］. 甘肃中医学院学报，2003，20（4）：33-34.
［111］姜家仁. 银花二金汤治疗乙型肝炎 156 例［J］. 陕西中医，1996，17（8）：363.
［112］姜楠，付滨，田麒. 宋金涛教授治疗慢性前列腺炎验方解析［J］. 国医论坛，2017，32（1）：22-23.
［113］蒋超. 金银花膏外敷治疗下肢血栓性深静脉炎 24 例［J］. 实用中医内科杂志，2001，15（2）：9.
［114］蒋艺芹. 验方治疗外阴湿疹 20 例［J］. 湖北中医杂志，1983，（3）：34.
［115］矫红，吴霞，杨亚丽，等. 自拟银花清毒汤治疗蠕形螨感染相关性睑板腺功能障碍的临床观察［J］. 现代中医临床，2018，25（1）：8-13，22.
［116］金家顺. 红藤验方三则［J］. 中医杂志，2008，49（2）：147-148.
［117］金鑫，刘建园. 治疗流行性感冒验方［J］. 中国民间疗法，2016，24（2）：74.
［118］金璋，沈洁. 痰热清注射液防治放射性肺损伤［J］. 临床医学，2008，28（8）：70.
［119］兰福森，兰玺彬. 防治感冒、流行性感冒验方［J］. 农村百事通，2011，（4）：71-72.
［120］蓝天云. 桑叶药用小验方［N］. 民族医药报，2006 年 7 月 28 日，第 003 版.
［121］黎云. 四则治疗手掌脱皮小验方［J］. 农村百事通，2018（9）：47.

[122] 李爱琴，张春玲．中西医结合治疗小儿肺炎 49 例疗效观察［J］．中国中西医结合儿科学，2013，5（4）：347-348.

[123] 李东．银归桃承汤治疗血栓性浅静脉炎 78 例［J］．陕西中医，1989，10（7）：297.

[124] 李江，陈巧．痰热清注射液治疗放射性肺炎疗效观察［J］．中国现代医药杂志，2008，10（6）：50.

[125] 李金．治疮疖验方［J］．中医函授通讯，1988，（5）：40.

[126] 李科志．脚气验方［J］．河北中医，1990，（4）：8.

[127] 李丽君．验方治疗膀胱炎［J］．中国民间疗法，2002，10（11）：61.

[128] 李鸣．中西医结合治疗胆源性胰腺炎 78 例［J］．中华实用中西医杂志，2003，3（2）：291.

[129] 李培国，徐广范．痰热清注射液佐治小儿肺炎疗效观察［J］．中国误诊学杂志，2008，8（13）：3072-3073.

[130] 李七一．新加香薷饮加味治疗小儿夏季感冒 105 例［J］．安徽中医学院学报，1989，8（2）：28.

[131] 李蓉蓉，王招定．金银花注射液治疗小儿轮状病毒肠炎［J］．浙江临床医学，2004，6（7）：602.

[132] 李汝昌．流感食疗八方［J］．东方食疗与保健，2008，（2）：15.

[133] 李莎，于艳华，李爱君．治疗痤疮的验方［J］．中国民间疗法，2014，22（11）：74.

[134] 李铁铮．药物局部注射联合银花泌炎灵、α-受体阻断剂治疗慢性细菌前列腺炎［J］．河南科技大学学报（医学版），2012，30（4）：260-261.

[135] 李祥农．治小儿腺病毒肺炎验方［N］．农村医药报（汉），2006 年 4 月 21 日，第 003 版.

[136] 李晓丹．小儿感冒灵灌肠治疗病毒性上呼吸道感染效果观察［J］．临床合理用药，2013，6（5 上）：20-21.

[137] 李兴刚．银花清心饮治疗成人病毒性心肌炎 43 例临床观察［J］．湖南中医药导报，2004，10（3）：12-14.

[138] 李叙香．治疗流行性腮腺炎单验方数则［J］．中国民间疗法，2007，15（10）：62.

[139] 李永津，陈博来，许鸿智，等．新加香薷饮加减治疗腰椎围手术期感冒咳嗽疗效观察［J］．新中医，2011，43（2）：49.

[140] 李永全，乔丽娟．小儿身热不退验方［J］．中国民间疗法，2016，24（11）：97.

[141] 李云萍．清热解毒法治疗急性肾炎 65 例［J］．天津中医，2000，17（1）：50.

[142] 李兆武．蒲公英验方数则［N］．中国中医药报，2006 年 3 月 17 日，第 006 版.

[143] 李贞，赵雅萍，姜玉华．痰热清注射液治疗急性放射性肺炎 48 例［J］．上海中医药杂志，2005，39（8）：16-17.

[144] 李子云．蒲公英治病验方集锦［N］．上海中医药报，2006 年 10 月 13 日，第 005 版.

[145] 廖明波，常桂荣，李彦生，等．银花泌炎灵治疗急性泌尿系感染［J］．中国中医药信息杂志，2006，13（2）：66-67.

[146] 廖学淦．急性骨髓炎小验方［J］．新中医，1989，（9）：封底.

[147] 刘德志．山楂小方数则［J］．中国民间疗法，2013，（5）：57.

[148] 刘东辰．治感冒家用小验方［N］．医药养生保健报，2007 年 1 月 1 日，第 005 版.

[149] 刘东辰．治感冒小验方［J］．家庭科技，2007，（4）：35.

[150] 刘海波，李晓娜．治疗甲亢验方三则［J］．中国民间疗法，2012，20（1）：75.

[151] 刘怀栋，魏素英，张彬．庞赞襄治疗角膜溃疡验方［J］．吉林中医药，1993，（1）：34-35.

[152] 刘怀敏．石苇通淋汤治疗女性尿路感染 134 例［J］．四川中医，1994，（5）：34-35.

[153] 刘家红．单方治疗甲沟炎［J］．中国民间疗法，2013，21（10）：28.

[154] 刘建英．桑叶验方［N］．中国中医药报，2006 年 10 月 20 日，第 006 版.

[155] 刘娟云，杨林．凉血宁络汤治疗过敏性血管炎 32 例［J］．陕西中医，2005，26（12）：1323-1324.

[156] 刘明森，董水霞，聂文利．验方治小儿伤风效好［J］．新中医，1998，30（8）：57.

[157] 刘奇贵．贝龙银黄汤治疗小儿肺炎 30 例临床观察［J］．甘肃中医，1995，8（2）：11-12.

[158] 刘姝梅，耿翠萍，季淑玉．痰热清治疗肺癌放射性肺炎的疗效观察［J］．中国全科医学，2009，12（2B）：336-337.

[159] 刘武．酒醉呕吐不止验方［J］．云南中医中药杂志，1987，（5）：24.

[160] 刘霞，肖宝荣，朱兆峰．雾化吸入联合痰热清预防急性放射性肺炎的疗效观察［J］．泰山医学院学报，2013，33（11）：802-803.

[161] 刘向阳．解毒养心汤治疗病毒性心肌炎的临床研究［J］．中外健康文摘，2014，（19）：259.

[162] 刘燕．痰热清联合利巴韦林治疗小儿支气管肺炎疗效分析［J］．中国误诊学杂志，2010，10（7）：1555-1556.

[163] 刘泽文．银花芍药汤治疗细菌性痢疾 40 例临床观察［J］．甘肃中医，1993，6（3）：34-35.

[164] 刘长山，晏勇，金钟奎．痰热清治疗乳腺癌术后放疗继发放射性肺炎 30 例［J］．江西中医药，2008，（3）：29.

[165] 刘兆月，严慧芳，何昆仑，等．银花泌炎灵结合坦洛新治疗慢性无菌性前列腺炎的研究 [J]．中国医药导刊，2015，17（1）：65-67.

[166] 龙木．贝母入药验方小汇 [N]．民族医药报，2009年7月24日，第003版．

[167] 卢灿辉，林汉平，林武，等．活血乙肝康汤治疗慢性活动性乙型肝炎120例疗效观察 [J]．中国中医药科技，2005，12（5）：311-312.

[168] 卢胜，苏浓，王桂泽．蒲公英治癌验方 [N]．中国中医药报，2006年11月10日，第006版．

[169] 栾宝红．痰热清治疗放射性肺炎疗效观察 [J]．医药论坛杂志，2011，32（7）：151-152.

[170] 罗济群．银花炭煎剂止内痔出血 [J]．四川中医，1983，(4)：51.

[171] 罗林钟，邓增惠．蜂蜜药膳三则[J]．蜜蜂杂志，2016，(12)：30.

[172] 罗时淦．防治幼儿痄腮的简易验方 [J]．早期教育，1988，(1)：31.

[173] 吕妍．银蒲消毒饮治疗急性肾盂肾炎39例疗效观察 [J]．天津中医学院学报，1998，17（4）：8-10.

[174] 马东阳，王修身，周浩本，等．痰热清注射液治疗急性放射性肺炎51例 [J]．中医研究，2008，21（8）：29-31.

[175] 马桂先．防治百日咳验方 [J]．赤脚医生杂志，1975，(3)：51.

[176] 马林霞，王颖奇，胡美琴．痰热清联合抗生素治疗老年糖尿病合并肺炎疗效观察[J]．中国误诊学杂志，2012，12（5）：1056.

[177] 马美珠，马建民，郭孟钟．带状疱疹的中草药验方介绍 [J]．福建中医药，1995，26（2）：21.

[178] 马鸣，刘丽华，杨兴肖，等．痰热清注射液对肺鳞状细胞癌患者放疗后淋巴细胞的影响 [J]．中国实验方剂学杂志，2013，19（2）：291-294.

[179] 毛可人，王浩，徐仁芳．银花泌炎灵片治疗Ⅲ型前列腺炎临床观察[J]．世界最新医学信息文摘，2018，18（49）：97-98.

[180] 孟端忠．治对口疮验方 [N]．上海中医药报，2006年7月7日，第007版．

[181] 孟园园．治慢性盆腔炎验方 [J]．家庭医学，2013，(5)：54-55.

[182] 苗良．双花芩贝汤治疗支原体肺炎87例 [J]．实用中西医结合临床，2008，8（4）：51-52.

[183] 明秀．金银花外用小验方 [N]．民族医药报，2005年10月21日，第003版．

[184] 聂正传，董德翠，王相海．验方治疗老年术后排尿障碍 [J]．新中医，1999，31（8）：37.

[185] 宁秀琴，王晓冰，乔波涛，等．中药经皮治疗轮状病毒肠炎70例及对其免疫功能的影响 [J]．陕西中医，2004，25（10）：883-884.

[186] 宁在兰．红眼睛的家常疗法 [J]．东方食疗与保健，2007，(3)：19.

[187] 欧阳军．蜂蜜食疗验方 [J]．蜜蜂杂志，2015，(7)：28-30.

[188] 潘茹．治慢性泪囊炎验方 [N]．农村医药报，2006年7月14日，第003版．

[189] 潘勇．柳树治病验方15则 [J]．农村新技术，2007，(11)：46.

[190] 庞博，赵进喜，李景，等．验方“三两三”配伍经验与临床应用浅析 [J]．北京中医药大学学报，2012，35（10）：708-711.

[191] 彭朝忠，祁建军，李先恩．澜沧拉祜族民间验方录 [J]．中国民族医药杂志，2009，(8)：50.

[192] 蒲昭和．金银花药用便方 [N]．民族医药报，2004年9月24日，第002版．

[193] 钱翠萍．防感冒药茶验方 [N]．医药养生保健报，2006年4月24日，第005版．

[194] 钱学止．治疗急性乳腺炎验方数则 [J]．家庭科技，2010，(2)：18.

[195] 秦亮．赤游丹验方 [J]．国医论坛，1991，(5)：14.

[196] 秦曼，苑天彤，迟继铭．银花泌炎灵片治疗小儿尿路感染33例 [J]．内蒙古中医药，2008，(4)：19-20.

[197] 邱聪，何伟．银花炎宁汤治疗急性痛风性关节炎疗效观察[J]．世界最新医学信息文摘，2018，18（A5）：164-165.

[198] 任庆兰，严瑾，吴永忠，等．痰热清辅助治疗急性放射性肺炎35例临床研究 [J]．中医杂志，2009，47（9）：676-677.

[199] 容小翔．当归验方数则 [J]．家庭医学（上），2013，(9)：54.

[200] 阮孝珠．畲族民间应用金银花验方 [J]．中国民间疗法，2002，10（11）：58-59.

[201] 邵庆祥．治慢性咽炎验方 [J]．中医函授通讯，1988，(1)：45.

[202] 史建功．治疗多发性毛囊炎验方[J]．中药通报，1988，13（5）：56.

[203] 史志宏，焦海强．胃痛十味汤加减治疗慢性胃炎65例 [J]．陕西中医，2004，25（9）：788-789.

[204] 寿南山．蒲公英治杂病验方 [N]．大众卫生报，2006年4月11日，第004版．

[205] 宋新家．治鼻窦炎（鼻渊）验方 [J]．四川中医，1987，(6)：32.

[206] 宋兆友．常用皮肤病中药外用制剂介绍 [J]．皮肤病与性病，2006，28（1）：23-25.

[207] 苏建功，王晓燕．治疗儿童尿频验方—白茅根汤

[J]. 中国民间疗法，2014，22（11）：70.
[208] 孙月，李嘉乐. 治疗咽炎验方 [J]. 中国民间疗法，2017，25（10）：12.
[209] 覃炳兆. 中西医结合治疗儿科重症肺炎临床治疗观察 [J]. 中外健康文摘，2014，（20）：178-179.
[210] 覃承包. 银花三黄愈疡汤在治疗肛瘘术后创面恢复的疗效观察 [J]. 临床医药文献电子杂志，2019，6（9）：166-167.
[211] 覃建锋. 布依族民间验方录（二）[J]. 黔南民族医专学报，2006，19（1）：5-6.
[212] 谭小明，彭志章. 推介 10 余种优秀药用花卉 [J]. 花木盆景，2003，（9）：12-13.
[213] 陶婷婷，吕伯东，张士更，等. 金银花水煎液尿道冲洗防治导尿管相关性尿路感染的临床研究 [J]. 浙江中医药大学学报，2009，33（2）：178-179.
[214] 田春桃，韩利艳，王翠霞. 痰热清注射液治疗放射性肺炎 48 例 [J]. 中医研究，2004，17（5）：37-39.
[215] 田凤鸣. 治荨麻疹验方 [N]. 农村医药报（汉），2005 年 9 月 16 日，第 003 版.
[216] 童燕玲，傅华洲. 清肠汤治疗霉菌性肠炎 40 例 [J]. 浙江中医杂志，1996，（6）：256.
[217] 万宝国. 治烫伤验方二则 [J]. 农家科技，2015，（5）：51.
[218] 万红建，刘军，方红英，等. 痰热清注射液联合沙美特罗氟替卡松粉吸入剂治疗放射性肺炎的临床观察 [J]. 海峡两岸，2013，25（4）：118-119.
[219] 万品兰，陈继婷. 自拟益肾汤治疗慢性肾小球肾炎 17 例 [J]. 内蒙古中医药，2009，（20）：5.
[220] 万英. 疏解散治疗小儿外感发热 60 例 [J]. 四川中医，2002，20（1）：60-61.
[221] 汪天量. 防治猪常见病的中药验方 [J]. 农家顾问，2016，（12）：49-50.
[222] 汪志伟. 清暑湿感冒汤治疗夏季暑湿感冒 50 例 [J]. 中国社区医师，2007，9（1）：53.
[223] 王东芳，张立营，李淑芳，等. 三根二花汤治疗放射性肺炎 60 例 [J]. 实用中医内科杂志，2006，20（3）：293.
[224] 王冬梅，陈立军，王晓婷. 银花泌炎灵片治疗急性尿路感染 30 例临床观察 [J]. 中医药信息，2006，23（3）：28.
[225] 王吉英，林艳芳，玉波罕，等. 名老傣医波燕治疗肿瘤验方介绍 [J]. 中国民族医药杂志，2011，（5）：27.
[226] 王毛生，王衡，梁琼芳. 壮医银花马鞭散治疗消化性溃疡 68 例 [J]. 中国民族医药杂志，1999，5（4）：8-9.
[227] 王鹏程，林旭辉. 中西医结合救治婴幼儿肺炎合并急性心力衰竭的疗效观察 [J]. 中医临床研究，2012，4（12）：86-87.
[228] 王萍. 治扁平疣验方两则 [J]. 中国民间疗法，2011，19（7）：9.
[229] 王世彪. 金银花藤祛药疹 [J]. 农村百事通，2017，（12）：54.
[230] 王首宇，雷明霞. 蜂蜜与中药配伍治呼吸及消化系统疾病验方 [J]. 蜜蜂杂志，2013，（8）：24-25.
[231] 王天寿. 治疗羊痫疯民间单方 [J]. 中国民族民间医药杂志，2001，（53）：365.
[232] 王希霞. 中西医结合治疗急性膀胱炎 40 例 [J]. 现代中西医结合杂志，2005，14（17）：2251.
[233] 王相忠. 治疗粉刺验方 [N]. 家庭医生报，2006 年 6 月 12 日，第 007 版.
[234] 王小红，刘明海. 治慢性乳腺炎验方一则 [J]. 中国民间疗法，2004，12（3）：64.
[235] 王晓婷，许晶，王冬梅. 银花泌炎灵片治疗急性肾盂肾炎 45 例临床观察 [J]. 中医药信息，2006，23（2）：39.
[236] 王晓云，林晓燕. 治黄水疮小验方 [J]. 中外健康文摘，2011，8（32）：249.
[237] 王雪莹，陈赛里，李家庚，等. 李家庚运用清上化瘀汤治疗口腔疑难杂病摭拾 [J]. 中华中医药杂志，2019，34（2）：657-660.
[238] 王宜宗，张军宁，顾科. 痰热清预防急性放射性肺炎的疗效观察 [J]. 实用癌症杂志，2007，22（3）：316-317.
[239] 王永周. 银花藤治水痘 [J]. 家庭医药，2008，（9）：22.
[240] 王玉凤，宫兆妮，刘才铭. 慢性支气管炎保健护理六则 [J]. 中国民间疗法，2012，20（1）：78.
[241] 王玉玺，郭玉勤，邹存清. 通瘀汤治疗下肢深静脉血栓 80 例临床分析 [J]. 新中医，1996，（2）：25-27.
[242] 王志刚，陈铭，邱云桥，等. 银花泌炎灵片联合抗菌药物治疗绝经后女性下尿路感染的临床效果 [J]. 中国医药，2018，13（8）：1212-1215.
[243] 韦克彪. 重用金银花治疗慢性前列腺炎的临床效果分析 [J]. 大家健康，2013，7（10 中旬刊）：55-56.
[244] 韦强，于沛涛，罗艳红. 硫酸依替米星与银花泌炎灵片联合治疗尿路感染临床分析 [J]. 临床医药实践，2009，18（10）：2137-2138.
[245] 韦杏. 复方银花散治疗小儿秋季腹泻 68 例 [J]. 河南中医，2003，23（11）：36-37.
[246] 魏春晓，于毅. 治疗小儿痱子经验方 [J]. 中国民间疗法，2014，22（11）：27.
[247] 吴倩倩，金皎，黄瑾，等. 银花合剂雾化吸入治疗病毒性肺炎 [J]. 实用儿科临床杂志，1999，14（5）：

306-307.

[248] 吴秋英，陈弼沧，陈莉萍，等．连花清瘟胶囊治疗慢性肺源性心脏病急性加重期的临床观察[J]. 光明中医，2006，21（11）：70-71.

[249] 吴文姿．治疗慢性咽炎验方 [J]．中国民间疗法，2011，19（12）：14.

[250] 吴忠刚，高君，马淑艳，等．环酯红霉素联合银花泌炎灵治疗支原体尿道炎疗效分析[J]．齐齐哈尔医学院学报，2009，30（8）：972.

[251] 吴自光，史先芬．治扁平疣验方 [J]．新中医，2001，(1)：56.

[252] 席管劳．复方双花片治疗暑湿感冒 150 例 [J]．陕西中医学院学报，2006，29（5）：11-12.

[253] 先国．车前草验方 [N]．中国中医药报，2006 年 3 月 31 日，第 006 版．

[254] 萧成纹，石光汉，杨显全．侗医治疗骨伤骨折技术研究（五）——侗药治疗骨伤骨折内服外敷单、验、秘方选录[J]. 中国民族医药杂志，2013，(2)：28-32.

[255] 萧成纹．侗医药验方集锦（二）[J]．中国民族民间医药杂志，2004，(68)：182-184.

[256] 萧成纹．侗医药验方集锦（六）[J]．中国民族民间医药杂志，2005，(75)：246-247，242.

[257] 萧成纹．侗医药验方集锦（三）[J]．中国民族民间医药杂志，2004，(69)：243-244.

[258] 萧成纹．侗医药验方集锦（十二）[J]．中国民族民间医药杂志，2007，(85)：116-119.

[259] 萧成纹．侗医药验方集锦（十一）[J]．中国民族民间医药杂志，2007，(84)：54-57.

[260] 谢翠珠．加味麻杏石甘汤治疗 51 例小儿肺炎咳喘 [J]．新中医，1986，(4)：29-30.

[261] 谢世珍．痛证验方 3 则[J]. 江西中医药，1995，(增刊)：32.

[262] 谢纬，杨清，高雪，等．新加香薷饮合止嗽散加减治疗夏季社区获得性肺炎疗效观察 [J]．河南中医，2009，29（5）：512-513.

[263] 谢应彪．介绍几种茶剂验方 [J]．中级医刊，1979，(1)：44，47.

[264] 谢志权．“益茅银紫汤”治疗急慢性肾炎的体会[J]. 广西中医药，1984，7（1）：25-26.

[265] 新疆阿勒泰军分区后勤部卫生所．罂粟壳金银花治疗慢性肠炎 [J]．新中医，1981，(8)：15.

[266] 熊茂洋，张定荣．血肠饮为主治出血性小肠炎 108 例临床分析 [J]．江西中医药，1992，23（8）：46.

[267] 徐昌万．李寿彭主任医师应用土茯苓银花汤治验举隅 [J]．新中医，2005，37（7）：11-12.

[268] 徐舰．中药湿敷 1 号治疗汗疱疹疗效观察 [J]．浙江中西医结合杂志，2005，15（4）：201.

[269] 徐玲．自拟麻杏贝龙汤治疗小儿肺炎 30 例临床观察 [J]．时珍国医国药，2003，14（6）：363-364.

[270] 徐希俊．金银花药用便方 [N]．民族医药报，2004 年 7 月 30 日，第 003 版．

[271] 徐扬，刘建新，吴雪梅，等．复方苦参注射液联合痰热清防治急性放射性肺炎临床研究[J]. 中医学报，2013，28（9）：1273-1275.

[272] 徐扬，刘建新，吴雪梅．中西医结合治疗急性放射性肺炎 40 例[J]. 河南中医，2013，33(9)：1539-1540.

[273] 徐志伟，刘小斌．广州地区名医验方的收集与学术特点 [J]．广州中医药大学学报，2009，26（5）：488-490.

[274] 许桂莲，李喜平，高蜀平．金茵汤治疗慢性胆囊炎 188 例 [J]．医学信息，2006，19（11）：2035-2036.

[275] 薛有平，赵耀东，约汉森．胰腺穴合薏米三白银花汤治疗慢性胰腺炎的临床研究[J]. 光明中医，2012，27（12）：2476-2477.

[276] 闫红，王玉环. 治痔疮验方三则 [J]. 中国民间疗法，2002，10（1）：61.

[277] 闫平．活血解毒法治疗消化性溃疡 86 例 [J]．实用中医药杂志，2001，17（1）：13.

[278] 严三多．治面神经疾病验方便方 [J]．东方食疗与保健，2014，(3)：21.

[279] 严彦彪，黎学武，黄青．清热解表汤保留灌肠治疗儿童外感发热 32 例 [J]．陕西中医，2012，33（7）：805-807.

[280] 阎慧，张威廉，李薇．银花泌炎灵片治疗急性尿路感染 30 例 [J]．中国中医药现代远程教育，2012，10（11）：113.

[281] 阳名剑．育儿五方 [J]．中国民间疗法，2017，25（6）：42-43.

[282] 杨昌文．常见病预防治疗验方 [J]. 中国民族民间医药杂志，1998，(6)：41.

[283] 杨吉生．金银花的功效与验方 [N]．民族医药报，2009 年 1 月 16 日，第 003 版．

[284] 杨进．地榆琥珀汤治疗急性肾盂肾炎 42 例 [J]．云南中医中药杂志，1996，17（6）：30-31.

[285] 杨景山．加味升麻葛根汤治疗急性细菌性痢疾 50 例 [J]．四川中医，1987，(7)：19-20.

[286] 杨科．痰热清联合甲基强的松龙治疗非小细胞肺癌急性放射性肺炎近期疗效观察[J]. 四川医学，2013，34（6）：832-834.

[287] 姚清爱．黄连导赤汤加味治疗急性坏死性肠炎 32 例 [J]．湖南中医杂志，1996，12（1）：16-17.

[288] 叶荣昌．治毒蛇咬伤验方 3 则 [J]．实用医学杂志，1985，(4)：7.

[289] 叶中贤，陈爱红．银苦汤治疗慢性乙型肝炎 69 例

[J]. 中国中医药科技，2004，11（5）：316-317.
[290] 殷新猷. 二花茵陈汤治疗肝炎 ALT 异常 104 例[J]. 中西医结合肝病杂志，1994，4（1）：37.
[291] 银家俊. 花果树根药用验方八例[J]. 农家顾问，1995，（9）：37-38.
[292] 英特. 验方集萃 [J]. 妇女生活，2008，（12）：57.
[293] 于爱华，蔡秀红. 治疗消化道憩室验方 [J]. 中国民间疗法，2016，24（5）：50.
[294] 于少华. 不同品种金银花对牙龈炎症及口腔溃疡临床疗效的影响分析 [J]. 中国实用医药，2018，13（3）：138-139.
[295] 于瑛. 凉血消斑汤治疗小儿过敏性紫癜性肾炎 32 例 [J]. 广西医药，2007，38（2）：72-73.
[296] 余良武，彭洁. 重用金银花治疗慢性前列腺炎的临床研究 [J]. 当代医学，2011，17（1）：153.
[297] 余土根. 验方治疗婴儿湿疹 80 例小结 [J]. 浙江中医杂志，1983，（8）：351.
[298] 俞建庭. 新加香薷饮外洗治疗小儿暑邪感冒 45 例 [J]. 陕西中医，2003，24（3）：253.
[299] 袁斌，孙铁秋，韩新民，等. 银花清暑合剂治疗小儿夏季感冒暑湿袭表证临床观察[J]. 辽宁中医杂志，2009，36（8）：1357-1358.
[300] 袁翎，单娟，王怀璋，等. 痰热清预防放射性肺损伤疗效观察 [J]. 中国中医急症杂志，2006，15（8）：830-831.
[301] 袁培春. 治乳痈验方 [J]. 四川中医，1983，（3）：21.
[302] 岳超. 九味羌活汤治疗感冒 60 例 [J]. 实用中医药杂志，2007，23（2）：85.
[303] 张昌锡. 治蜈蚣咬伤祖传验方 [J]. 江苏中医，1966，（6）：封底.
[304] 张成会，刘朝霞，丰靓，等. 银花汤联合毫火针刺血疗法治疗聚合性痤疮的临床疗效分析 [J]. 皮肤科学通报，2019，36（2）：255-259.
[305] 张成会，欧韵，刘朝霞，等. 毫火针联合银花汤治疗肺胃蕴热型寻常痤疮的疗效观察 [J]. 中华中医药杂志，2018，33（9）：4237-4239.
[306] 张凤全. 防治感冒、流感的土验方 [J]. 黑龙江医药，1977，（2）：38-39.
[307] 张福君，刘晓芳. 银花泌炎灵片治疗湿热下注型慢性前列腺炎的临床观察 [J]. 临床医药实践，2010，19（5B）：599-600.
[308] 张国英. 治肺炎验方 [J]. 中国民间疗法，2016，24（9）：97.
[309] 张洪波，王锐艳，孙薇. 银花泌炎灵治疗女性复杂性尿路感染的临床观察 [J]. 黑龙江医药，2009，22（3）：381-382.
[310] 张会春，金一淑，娄晓光，等. 痰热清注射液治疗慢性阻塞性肺疾病临床分析 [J]. 慢性病学杂志，2010，12（2）：127-128.
[311] 张济民. 加味麻黄连翘赤小豆汤治疗小儿急性肾炎 88 例临床观察 [J]. 北京中医，1994，（3）：46-47.
[312] 张建军. 益肾清热利湿解毒法治疗慢性尿道感染 50 例 [J]. 湖南中医杂志，1996，12（S2）：37.
[313] 张立富. 粟壳止泻汤治疗婴幼儿腹泻 [J]. 云南中医杂志，1989，10（2）：19.
[314] 张丽娟. 银桔苇茎汤加味治疗外感肺热咳嗽 60 例 [J]. 甘肃中医学院学报，2010，27（3）：40-41.
[315] 张孟林. 儿科验方一束 [J]. 重庆中医药杂志，1988，（2）：30.
[316] 张孟林. 银花三草汤治疗急性肾盂肾炎 [J]. 广西赤脚医生，1977，（1）：42.
[317] 张佩月. 止咳验方治疗慢性咳嗽疗效观察 [J]. 山西中医，2015，31（4）：29-30.
[318] 张秋霞. 利胆汤治疗慢性胆囊炎 86 例 [J]. 中医研究，2003，16（2）：31-32.
[319] 张绍云. 拉祜族民间验方治感冒 [J]. 医学文选，1991，（4）：4-5.
[320] 张世伟. 清热解毒活血化瘀法治疗紫癜性肾炎 57 例 [J]. 陕西中医，2011，32（4）：411.
[321] 张仕明. 增液益胃汤治疗小儿重症腹泻 80 例[J]. 四川中医，1986，（3）：16.
[322] 张树孝，刘继明，邹宏军，等. 慢性非特异性溃疡性结肠炎治验[J]. 山东中医杂志，1987，（6）：42-43.
[323] 张湘屏. “秋泻合剂”治疗小儿秋季腹泻 57 例临床观察 [J]. 广西中医药，1983，6（4）：20-21.
[324] 张晓东，彭启灿，冯文宇. 青银注射液治疗肺炎临床观察[J]. 泸州医学院学报，2002，25（2）：111-114.
[325] 张晓燕，王平. 治疗咳嗽验方 [J]. 中国民间疗法，2016，24（9）：43.
[326] 张焱. 清气解毒退热方治疗呼吸道感染性发热 97 例疗效观察 [J]. 中国全科医学，2009，12（9B）：1734-1735.
[327] 张永春. 银花清暑合剂治疗小儿外感发热暑湿袭表证 70 例 [J]. 河北中医，2004，26（5）：330-331.
[328] 张正才. 治疗乳蛾验方 [J]. 山西中医，1999，15（4）：17.
[329] 赵富国，张云波. 白鲜皮洗剂治疗黄水疮 [J]. 山西中医，1998，14（2）：13.
[330] 赵军. 痰热清联合沙美特罗氟替卡松粉吸入剂治疗放射性肺炎的体会 [J]. 山西医药杂志，2010，39（4）：346-347.
[331] 赵明，陈丽. 银花泌炎灵联合坦洛辛治疗慢性前列腺炎疗效观察[J]. 中外健康文摘，2014，（5）：26-27.

[332] 赵能武，张敬杰，杜江，等．布依族医治疗皮肤疾病验方拾遗[J]．中国民族民间医药杂志，2004，(1)：57-58.

[333] 赵鹏飞，杨云红，白胜利．金银花汤治疗病毒性心肌炎 103 例[J]．内蒙古中医药，2012，(15)：22-23.

[334] 赵文学，石晶．金银花合云南白药治疗慢性肠炎［J］．中国中西医结合急救杂志，2002，9（1）：35.

[335] 赵永春．野菊花验方［N］．中国中医药报，2010 年 4 月 16 日，第 005 版．

[336] 赵永辉，陈志虹，李果，等．四川兴文县苗医单方、验方的应用调查整理［J］．中国医学创新，2013，10（19）：147-149.

[337] 赵章华．三金片联合银花泌炎灵治疗尿路感染 50 例［J］．世界中西医结合杂志，2009，4（5）：320.

[338] 郑东海，郑东梁，郑伟鸿，等．名老中医郑伟达教授五十三方特效验方[J]．世界中医药，2012，7(3)：250-252.

[339] 郑庚智．蜂产品治病验方(八)[J]．蜜蜂杂志，2016，(9)：24-26.

[340] 郑庚智．蜂产品治病验方(九)[J]．蜜蜂杂志，2016，(9)：46.

[341] 郑庚智．蜂产品治病验方(六)[J]．蜜蜂杂志，2016，(6)：34-36.

[342] 郑庚智．蜂产品治病验方（十五）[J]．蜜蜂杂志，2017，(4)：29-30.

[343] 郑庚智．蜂产品治病验方（十一）[J]．蜜蜂杂志，2016，(12)：28-30.

[344] 郑庚智．蜂胶酊治病宝典（十四）[J]．蜜蜂杂志，2013，(10)：32.

[345] 郑庚智．蜂胶酊治病宝典（十一）[J]．蜜蜂杂志，2013，(7)：31-32.

[346] 郑庚智．蜂蜜防中暑验方［J］．中国蜂业，2006，57（11)：32.

[347] 郑宇．防中暑验方［N］．中国中医药报，2006 年 6 月 9 日，第 006 版．

[348] 钟洪．旁开支河简易治泻法-临床验方介绍［J］．河北中西医结合杂志，1996，5（2)：55.

[349] 钟嘉熙，朱敏，吴智兵，等．中医药治疗传染性非典型肺炎 61 例临床疗效分析［J］．广州中医药大学学报，2004，21（1)：1-5.

[350] 钟久春．面疔验方［J］．基层医刊，1984，(5)：4.

[351] 钟久春．治内痔出血验方[J]．农村百事通，1996，(9)：55.

[352] 钟晓声．银花通窍鼻炎汤对慢性鼻窦炎的作用分析［J］．内蒙古中医药，2019，38（3)：6-7.

[353] 周春兰，马永梅．宫颈糜烂小验方［J］．中国民间疗法，2012，20（10)：23.

[354] 周红，王晓玉，蔡书宾．新加香薷饮加减治疗夏季发热 180 例疗效观察［J］．辽宁中医药大学学报，2010，12（5)：10-11.

[355] 周美伦．自拟宁肠汤治疗慢性结肠炎 94 例［J］．四川中医，2001，19（5)：37-38.

[356] 周卫东，王志建．银花泌炎灵片配合直肠前列腺微波治疗慢性非细菌性前列腺炎 72 例［J］．河北中医，2010，32（4)：572-573.

[357] 周新安．阑尾周围脓肿验方[J]．湖南中医杂志，1991，7（5)：11.

[358] 周玉艳．治疗偏头痛验方[J]．中国民间疗法，2018，26（2)：37.

[359] 周治．金银花治病小验方[J]．东方药膳，2009，(7)：32-33.

[360] 朱本浩．清热解毒蒲公英[N]．中国中医药报，2009 年 3 月 19 日，第 005 版．

[361] 紫冰．小验方十则［J］．农村新技术，2009，(11)：46.

[362] 左志昌，张建设，徐秀，等．银翘组方联合阿奇霉素治疗小儿痰热闭肺型肺炎喘嗽的疗效观察［J］．陕西中医，2014，35（3)：283-284.

第七章

金银花现代常用方剂及中成药

金银花属于中医临床常用中药，使用频率很高，许多处方中均含有金银花。本章将民国以来含有金银花的常用处方与中成药进行了归纳整理。

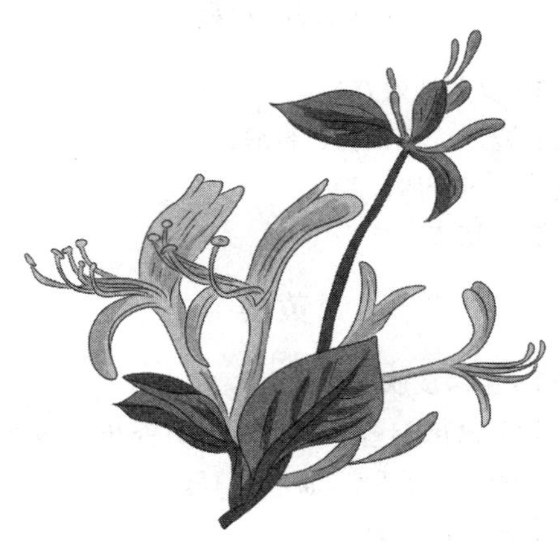

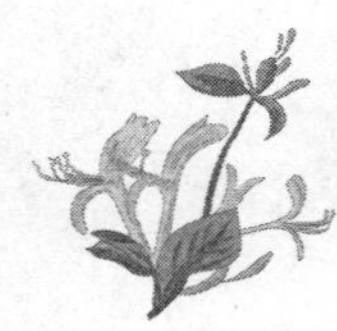

第一节 金银花现代常用方剂

含有金银花的现代常用方剂较多，应用范围很广，但主要集中在治疗痘疹疮疖及外感疾病方面。

一号四物汤

【方源】《古今名方》引《张八卦外科新编》。

【组成】当归、川芎、生地黄、荆芥、防风、牛蒡子、连翘、陈皮、牡丹皮、金银花、白芍各 9g，乳香 6g。

【功能】凉血清热，祛风解毒。

【主治】疮疖，外伤感染，头疽初起。

二号扫风丸

【方源】《中医皮肤病学简编》。

【组成】大风子（土炒，去毛）62g，何首乌 31g，白蒺藜 31g，菊花 15g，橘红 15g，防风 15g，牛膝 15g，全蝎 15g，当归尾 15g，黄连 15g，车前子 15g，金银花 15g，马钱子 4g（土炒，去毛，用香油拌，另研），黄芩 6g，苦参 7g，麝香 6g，红白胡麻各 12g，全蛇皮 1 条。

【用法】上为细末，用荞面四两和匀，煮成膏，放凉后，再将麝香放在半杯白烧酒内溶化，掺于前药内为丸。成年人每次 6g，每日 2 次，徐徐增量，每次增 2g。1 周后可改为每日 3 次，最大剂量，可增至每日 25g，饭前开水泡陈茶送下。

【主治】麻风。

八味带下方

【方源】《汉药神效方》。

【组成】奇良（即土茯苓）、当归、川芎、茯苓、橘皮、金银花、通草、大黄。

【用法】水煎，温服。兼用坐药。

【主治】妇人头疮，起因于带下者。

三物梓叶汤

【方源】《汉药神效方》。

【组成】梓叶、金银花、木通。

【用法】煎汤分服。

【主治】一切疮疡。

三黄汤

【方源】《中医皮肤病学简编》。

【组成】金银花 31g，连翘 31g，黄芩 9g，黄连 9g，黄柏 9g，紫草 9g，栀子 9g，蒲公英 15g。

【用法】水煎，内服。

【主治】疖。

土茯苓合剂

【方源】《中医外科学讲义》。

【组成】土茯苓一两至二两，金银花四钱，威灵仙三钱，白鲜皮三钱，生甘草二钱，苍耳子五钱。

【用法】加水 800ml，煎成 400ml。每日服 1 剂，分早、中、晚 3 次服完，连服 2 个月为 1 疗程。

【主治】梅毒。

土茯苓复方

【方源】《中医喉科学讲义》。

【组成】土茯苓一两，金银花四钱，生甘草二钱，紫花地丁四钱，连翘三钱，制大黄三钱，马齿苋三钱。

【用法】水煎服。

【主治】杨梅结毒未尽而结于咽喉之喉疳。咽部红肿疼痛，纳食不利，痰多稠黏，喉间腐烂，甚则连及鼻窍、耳窍，颈项部结核肿痛，或便秘头痛，身发广痘。

大败毒膏

【方源】《北京市中药成方选集》。

【组成】大黄十两，蒲公英二十两，橘皮八两，木鳖子二两，金银花二两，黄柏十两，乳香（炙）二两，白芷六两，天花粉六两，赤芍十两，当归二两，甘草二两，蛇蜕五钱，干蟾（烧）十个，蜈蚣二十条，全蝎三钱。

【用法】上切，水煎三次，分次过滤去滓，滤液合并，用文火煎熬，浓缩至膏状，以不渗纸为度，兑芒硝十两；每十六两汁，兑炼蜜二十四两成膏；装瓶，每瓶重二两。每服五钱，每日 2 次，开水调服。

【功能】消肿败毒止痛。

【主治】痈疽疮疡，坚硬不消，鱼口便毒，杨梅疥疮。

【宜忌】孕妇勿服。

口炎清冲剂

【方源】广州白云山制药总厂。

【组成】天冬、麦冬、玄参、金银花、甘草。

【用法】加水煎，浓缩，加蔗糖制为冲剂。每服 20g，开水冲服，每日 2 次。

【功能】养阴清热解毒。

【主治】口腔黏膜扁平苔癣，复发性口疮，疱疹性口炎，慢性咽炎，慢性唇炎。

天水涤肠汤

【方源】《医学衷中参西录》上册。

【组成】生山药一两，滑石一两，生杭芍六钱，潞党参三钱，白头翁三钱，粉甘草二钱。

【主治】久痢不愈，肠中浸至腐烂，时时切痛，身体因病久羸弱者。

【加减】若服此汤不效，则酌加三七，鸭蛋子，金银花；或加生地榆亦可。

【备考】河间天水散（即六一散），原为治热痢之妙药，此方中重用滑石、甘草，故名“天水涤肠汤”。

五虎下西川

【方源】《外科十三方考》。

【组成】蜈蚣、全蝎、僵蚕、蝉蜕、穿山甲、当归、赤芍、黄芩、栀子、连翘、枳壳、金银花、防风、荆芥、生地黄、木通、猪苓、牵牛子、大黄、芒硝、黄连、白芷、甘草。

【用法】水煎，空腹服，每日 3 次。

【主治】便毒。此症在胯眼下有结核，初如弹子大，渐扩张大至鸡卵状，不甚痛，经治不消者。

【宜忌】忌食发物。

五虎搜毒丸

【方源】《全国中药成药处方集》（沈阳方）。

【组成】金银花一两，蜈蚣一条（去头足），全蝎、僵蚕各七钱，防风、荆芥、连翘、土茯苓、野大黄、炮穿山甲、芒硝、白芷、甘草、当归各三钱。

【用法】上为极细末，糯米打成糊为小丸。每服二钱，空心白水送下，每日 2 次。

【功能】驱毒搜风。

【主治】梅毒疳疡。

【宜忌】忌腥趟、茶水、辣物。

五虎膏

【方源】《经验各种秘方辑要》。

【组成】瞎地鞭蛇两条（活入油），大天龙五十条，大蜈蚣一百条，全蝎一两五钱，当归四两，穿山甲二两，象贝母二两，川乌二两，草乌二两，羌活二两，独活二两，马钱子四两，连翘二两，大黄四两，麻黄一两五钱，血余四两，白及二两，佩兰叶五钱，金银花四两，蝉蜕二两，乳香二两（去油），没药三两（去油），小生地黄五两，新绛屑二两，生葱六十四两，生姜八两。

【用法】另用柏青油十六两，蓖麻油八两，脂麻油一百二十八两，菜油六十四两，将以上诸药入油，煎至药枯，歇火片时，然后去滓，用铁罩加丝棉沥尽，熬至滴水成珠，加陶丹五十二两，研细入油再熬，察其老嫩得宜，离火候至微温时，加入当门子研细五钱，冰片研细五钱，搅匀为度。油纸摊贴患处。

【主治】无名肿毒，痈疽发背初起者，即可消退，已溃者拔毒收功。及下足部臁疮烂腿。

【宜忌】疔疮忌用。

五味活血汤

【方源】《千家妙方》。

【组成】蒲公英 30g，地丁 30g，金银花 30g，紫背天葵 30g，蚤休 30g，归尾 10g，赤芍 12g，红丹参 20g，鸡血藤 20g，川牛膝 20g，黄芪 15g，防己 15g。

【用法】每日 1 剂，水煎服。

【功能】清热解毒，活血化瘀。

【主治】热毒流注。寒湿郁久化热成毒，经络阻塞，气血瘀滞，肉腐，筋烂，骨枯，骨脱者。常用于血栓闭塞性脉管炎。

五粒回春丹

【方源】《北京市中药成方选集》。

【组成】橘红三两五钱，胆南星三两五钱，防风三两五钱，竹叶三两五钱，茯苓二两，僵蚕（炒）二两，甘草二两，金银花三两五钱，桑叶三两五钱，连翘三两五钱，麻黄二两五钱，薄荷二两五钱，蝉蜕二两五钱，山川柳一两五钱，赤芍二两五钱，川贝母二两五钱，杏仁（去皮，炒）一两五钱，羌活三两五钱，牛蒡子（炒）二两五钱（上共研为细粉，过筛），牛黄四钱，冰片四钱，麝香四钱，犀角（水牛角代）一两，羚羊一两，珍珠（豆浆制）四钱，琥珀四钱。

【用法】上为细末，过筛，混合均匀，用糯米六两熬水，泛为小丸，朱砂为衣。每五粒干重约二分。蜡皮封固。每服五粒，每日 2 次，用鲜芦根煎水送下；温开水亦可。三岁以下酌减。

【功能】清热解毒，透表豁痰。

【主治】小儿毒热过盛，瘾疹不出，身热咳嗽，烦躁口渴。

【宜忌】避风寒。

五福化毒丹

【方源】《中药成方配本》。

【组成】黄连五钱，黄芩七钱，生大黄一两，金银花一两，生甘草五钱。

【用法】各取净末和匀，用白蜜三两，炼熟为丸，分做一百粒，每粒约于重五分。婴儿每日 1 丸，分二次开水化下；小儿每日 2 次，每次 1 丸，开水化下；成年人每日 3 次，每次一两丸，开水化下。

【功能】清热化毒。

【主治】婴儿胎火胎毒；肠胃热毒，疮疖痈肿。

【宜忌】孕妇慎服。

五福化毒丹

【方源】《全国中药成药处方集》（天津方）。

【组成】生地黄、连翘（去心）、桔梗、玄参、（去芦）各二两，赤芍、甘草、黄连各五钱，胆草三钱，青黛五钱，芒硝三钱，金银花一两，炒牛蒡子二两（上药共为细粉），犀角粉（水牛角代）一钱五分。

【用法】上为细末，和匀，炼蜜为丸，一钱重，蜡皮或蜡纸筒封固。一至二岁每次服 1 丸，周岁以内酌减，白开水化下。

【功能】清实热，解毒。

【主治】小儿热毒实火，口舌生疮，牙根出，血，颈颊赤肿，周身常生疮疖，疹后余毒不净。

【宜忌】疹后泻痢忌服。

太乙吸毒膏

【方源】《喉科家训》卷一。

【组成】炮穿山甲九钱，金银花一两，生大黄九钱，全当归四钱五分，陈皮四钱五分，天花粉三钱，赤芍三钱，大生地黄四钱五分，薄荷叶三钱，青防风三钱，香白芷三钱，大贝母三钱，制乳香三钱，制没药一钱五分，甘草节三钱，皂角刺六钱。

【用法】麻油熬，黄丹收。随症摊贴。

【主治】痧后留滞热毒，咽喉发炎肿胀，痈疽发背。

太乙灵丹

【方源】《中国医学大辞典・补遗》。

【组成】丹参、赤小豆、鬼箭羽各三两，红芽大戟、锦纹大黄各二两，生香附、金银花、文蛤壳、滑石（飞）各一两，法半夏、桔梗、雌黄、山慈姑、茅术、紫苏叶、新会陈皮、广藿香各一两五钱，千金霜、明雄黄、川乌（制）、广木香、山豆根、生麻黄、升麻各七钱五分，朱砂（飞）五钱，北细辛六钱，麝香一钱五分。

【用法】上为末，神曲糊为丸，每丸重二钱，辰砂为衣，晒干，瓷瓶密贮，忌火焙。伏疫时邪初起，寒热头痛，昏迷极闷者，薄荷汤送下；霍乱吐泻，藿香汤送下；绞肠痧，阴阳水送下；赤痢，山楂（炒焦）煎汤送下；白痢，淡姜汤送下；疟疾，向东南桃枝头三个，煎汤送下；偏正头风痛，温酒送下，并磨涂两太阳穴；无名肿毒初起，温酒送下，并涂患处；中风昏倒，口眼歪斜，二便闭者，石菖蒲汤送下；胸膈痞闷，心脾有病者，淡姜汤送下；风火牙痛，酒磨涂之；筋脉拘挛，骨节疼痛，陈酒送下；妇人腹中结块，经水过期，陈酒送下；痫证，桃柳枝各七枚，煎汤送下；猪羊痫，石菖蒲汤送下；小儿百日胎毒，温汤送下；急慢惊风，钩藤汤送下；肝胀食积，山楂（炒焦）煎汤送下。此方于诸证初起时，轻者二三服，重者三四服。或用开水化服亦可。

【功能】解毒气。

【主治】一切瘟疫。

【宜忌】孕妇及有血–证者忌之。

止痒洗剂

【方源】《中医外伤科学》。

【组成】黄柏、地榆、苦参、甘草、金银花、荆芥各适量。

【用法】煎水外洗。

【功能】清热收敛，消炎止痒。

【主治】急性皮炎及湿疹瘙痒等。

水痘汤

【方源】《临证医案医方》。

【组成】苇根 9g，桑叶 5g，蝉蜕 3g，薄荷 1g，淡豆豉 5g，山栀衣 2g，金银花 6g，连翘 6g，紫花地丁 6g（以上三岁儿童用量）。

【功能】透表、清热、解毒。

【主治】水痘初起，发热微痒。

牛黄八宝丸

【方源】《山东省药品标准》。

【组成】人工牛黄 20g，羚羊角 30g，犀角（水牛角代）30g，珍珠 4g，冰片 20g，朱砂 4g，玄参 30g，浙贝母 30g，黄连 30g，羌活 30g，雄黄 50g，青黛 20g，紫花地丁 200g，金银花 200g，菊花 200g，乳香（醋炒）30g，紫草 50g，没药（醋炒）30g，甘草 50g。

【用法】以上十九味，除紫花地丁、金银花、菊花、甘草四味水煎熬成膏外，将珍珠、朱砂为极细末，犀角、羚羊角、冰片、牛黄四味单为细末；余药为细末，过筛，与牛黄、珍珠等六味药末研匀，再与紫花地丁、金银花等四味稠膏加老蜜适量，制成蜜丸即可。每丸重 1.563g，口服，1～2 岁小儿一次 1/2 丸，3～4 岁一次 1 丸，成人一次 2 丸，每日 1～2 次。

【功能】清热凉血，活血解毒。

【主治】痧疹不透，烦躁不宁，热毒内闭，周身发斑及疹后余毒疮疡。

【宜忌】忌食辛辣刺激之物。

牛黄至宝丹

【方源】《北京市中药成方选集》。

【组成】连翘十六两，金银花十六两，玄参（去芦）十二两，桔梗十二两，黄郁金八两，黄连八两，生栀子八两，黄芩十二两，黄柏八两，薄荷四两，大黄十二两，贝母四两，木香四两，天竺黄二两，甘草十二两。

【用法】上为细末，过筛，每细末十六两兑牛黄五分，冰片四钱，朱砂一两，雄黄一两，研匀，炼蜜为丸，重二钱，蜡皮封固。每服二丸，每日 2 次，温开水送下。

【功能】清瘟热，解毒，镇静。

【主治】瘟毒里热不解，面赤身烧，口干舌燥，目赤耳鸣，头痛眩晕，神昏谵语，大便秘结，小便赤黄。

牛黄清宫丹

【方源】《北京市中药成方选集》。

【组成】天竺黄十五两，桔梗十五两，羌活十五两，法半夏十五两，甘草十五两，连翘十五两，胆南星十五两，金银花十五两，白芷十五两，栀子（炒）十五两，川芎十五两，黄芩十五两，防风十五两，生石膏二十两，玄参（去芦）二十两，天麻十两（共十六味，研为细粉过筛，每四十丸两细粉兑）：牛黄五分，羚羊一钱，犀角（水牛角代）一钱，朱砂二两，冰片五钱，雄黄一两。

【用法】上为细末，混合均匀，炼蜜为丸，重一钱，金衣二十四开，蜡皮封固。每服二丸，小儿减半，温开水送下。

【功能】清热散瘟，解肌退烧。

【主治】感冒风寒，瘟邪里热，四肢痿懒，头痛身烧。

牛黄解毒丸

【方源】《北京市中药成方选集》。

【组成】山药五十两，薄荷二十两，大黄二十两，连翘三十两，栀子（炒）十六两，赤苓四十八两，天花粉十六两，黄芩二十两，雄黄二十四两，金银花五十六两，青皮四十两（共研为细粉，另兑）：朱砂十二两，薄荷冰六两，冰片四两，牛黄五钱。

【用法】上为细末，过筛和匀，炼蜜为丸，重一钱，蜡皮封固。每服一丸，每日 2 次，饭前用白开水送下。

【功能】解瘟毒，降燥火，清热散风。

【主治】伤风头痛，风火牙疼，口舌生疮，呕吐恶心。

【宜忌】孕妇不可服用。

化湿清火汤

【方源】《喉科家训》卷二。

【组成】薄荷、连翘、川贝母、玄参、茯苓、金银花、薏苡仁、焦栀、淡竹、荷叶、六一散。

【用法】水煎服。

【主治】湿热风火，上熏喉窍，咽痛身热，微汗烦渴，脉来浮缓或细数，舌苔黄腻，小便短赤。

化瘀解毒汤

【方源】《中医皮肤病学简编》。

【组成】牛蒡子 9g，连翘 9g，玄参 9g，知母 9g，黄连 6g，生石膏 3g，鲜生地黄 3g，制首乌 31g，金银花 9g，紫草 9g，白薇 9g，竹叶 6g。

【用法】水煎服。

【功能】清热，凉血，解毒。

【主治】藜日光皮炎，颜面、手、足背发痒刺痛，随即高度浮肿，颜面肿大，眼合成线，唇口外翻，指不能屈；且皮肤暗红发亮，起瘀斑浆疱，低热倦怠。

乌蛇驱风汤

【方源】《朱仁康临床经验集》。

【组成】乌蛇 9g，蝉蜕 6g，荆芥 9g，防风 9g，羌活 9g，白芷 6g，黄连 6g，黄芩 9g，金银花 9g，连翘 9g，甘草 6g。

【功能】搜风清热，败毒止痒。

【主治】慢性荨麻疹，皮肤瘙痒症，泛发性神经性皮炎，扁平苔癣，结节性痒疹。

乌蛇搜风汤

【方源】《朱仁康临床经验集》。

【组成】乌蛇 6g，羌活、独活各 9g，防风 6g，炙僵蚕 6g，生地黄 15g，牡丹皮 9g，丹参 9g，赤芍 9g，黄芩 9g，金银花 15g。

【功能】搜风祛邪，凉血清热。

【主治】慢性荨麻疹。

四物清肺汤

【方源】《眼科临症笔记》。

【组成】大熟地黄五钱，当归尾三钱，川芎二钱，赤芍三钱，栀子三钱，金银花三钱，胡黄连三钱，石决明四钱，槐实三钱，甘草一钱，冬虫草五分。

【用法】水煎服。

【主治】迎风流热泪。

生地玄参汤

【方源】《中医皮肤病学简编》。

【组成】生地黄 15g，玄参 15g，甘草 31g，板蓝根 31g，金银花 15g，石斛 31g，北沙参 31g，紫草 31g，莲子心 9g，当归 15g，丹参 31g，桃仁 15g，山萸肉 15g，穿山甲 9g，全蝎 9g，蜈蚣二条，大白花蛇 6g，秦艽 15g。

【用法】水煎，内服。

【主治】系统性红斑狼疮。

白玉膏

【方源】《丸散膏丹集成》。

【组成】木鳖子二两，蓖麻子肉二两，巴豆一两，白芷二两，乳香（制）五钱，牡丹皮一两，金银花二两，天花粉三两，白蜡五钱，没药（制）五钱，赤芍一两，大黄一两，象贝母二两，鲜凤仙花根叶三斤，轻粉三钱，铅粉七斤半，鲜鲫鱼八两，鲜大力子根叶三斤，麻油十五斤。

【用法】除铅粉、轻粉、没药、乳香均为细末外，将余药浸入麻油内三五日，随后煎熬至药枯，滤清俟冷，再加药粉，用文火徐徐搅匀，至滴水成珠为度。摊纸上，敷贴患处。

【主治】毒疮腐烂，久不收口。

【宜忌】不可入口。

白庀二号方

【方源】《朱仁康临床经验集》。

【组成】土茯苓30g，忍冬藤9g，生甘草6g，板蓝根15g，威灵仙15g，山豆根9g，草河车15g，白鲜皮15g。

【功能】清热解毒，祛风除湿。

【主治】牛皮癣早期。

白虎解毒养阴汤

【方源】《古今名方》引《喉科秘传十二方》。

【组成】石膏24g，知母、浙贝母、板蓝根、山豆根各9g，紫花地丁、金银花、生地黄、玄参各18g，连翘、麦冬各15g，白芍、牡丹皮各12g，薄荷、甘草各6g，鲜橄榄10枚。

【功能】清热解毒，养阴利咽。

【主治】白喉、喉痧（猩红热）、喉炎及一切喉痹、乳娥。

【加减】若心气不足，加人参、玉竹各9g；心中烦躁，加黄连6g、灯心草2g；呛咳不止，加牛蒡子、马兜铃各9g；鼻衄，加白茅根24g；目赤肿痛，加桑叶或赤芍9g；脘腹胀，加麦芽9g，枳壳6g；大便结，加大黄9g；小便热或痛，加木通9g，鲜车前草1株，或黄柏6g。

立消汤

【方源】《中医皮肤病学简编》。

【组成】金银花15～31g，当归9g，蒲公英9～15g，玄参9g，薏苡仁12g，茯苓12g。

【用法】水煎，内服。

【主治】下肢溃疡。

加味二妙散

【方源】《中医妇科治疗学》。

【组成】苍术、黄柏、土茯苓各三钱，白芷、蛇床子各二钱，金银花四钱。

【用法】水煎，食远服。

【功能】清理下焦湿热，兼可杀虫。

【主治】湿热下注，阴内或外阴部瘙痒异常，时时出水，甚或疼痛，坐卧不宁，小便黄赤短涩，淋漓不断，或便时疼痛，食欲减少，咽干口苦心烦，睡眠不安，舌苔黄腻，脉弦滑而数。

【加减】白带色黄量多者，加莲须、贯仲各三钱。

加味三豆饮

【方源】《经验各种秘方辑要》。

【组成】生黄豆、生黑大豆、生绿豆、生甘草、金银花。

【用法】水煎服。

【功能】稀痘。

加味六一散

【方源】《中医皮肤病学简编》。

【组成】生地黄30g，六一散9g，石决明9g，忍冬藤9g，茯神6g，当归9g，茯苓9g，赤芍6g，山栀4g。

【用法】水煎，内服。

【主治】皮肤瘙痒症。

加味玉屏风散

【方源】《千家妙方》下册引黄文东方。

【组成】生黄芪15g，生白术12g，防风6g，生地黄9g，玉竹12g，地肤子9g，稀签草9g，连翘壳12g，金银花9g，红枣5枚。

【用法】水煎服，每日1剂。

【功能】益气固表，滋阴清热，佐以化湿。

【主治】荨麻疹，属血虚生风，表卫不固者。

加味甘桔汤

【方源】《中医皮肤病学简编》。

【组成】生地黄15g，玄参15g，桔梗9g，枳壳9g，金银花31g，连翘31g，牡丹皮9g，蒲公英31g。

【用法】水煎服。

【主治】口炎。

加味苍柏汤

【方源】《中医皮肤病学简编》。

【组成】苍术皮9g，黄柏9g，金银花9g，连翘9g，萆薢12g，山栀9g，牛膝9g，防己9g，薏苡仁12g，甘草3g。

【用法】水煎服。

【主治】足癣。

加味铁落饮

【方源】《眼科临症笔记》。

【组成】石膏一两，生地黄八钱，龙齿五钱，金银花五钱，葛花五钱，牡蛎八钱，川黄连三钱，防风三钱，白云苓四钱，玄参五钱，秦艽三钱，铁落七钱，甘草一钱。

【用法】水煎，加竹沥半瓶为引，药水冲服。

【主治】痰火结胸，不能升清降浊，阴阳混乱，关格不通，视力突然消失，脉象寸关滑数，两尺沉细。

加味凉血利湿汤

【方源】方出《赵炳南临床经验集》，名见《千家妙方》卷下。

【组成】金银花一两，蒲公英八钱，地丁一两，赤芍三钱，生地黄五钱，大青叶一两，黄柏三钱，牛膝三钱，生石膏一两。

【功能】凉血解毒，利湿清热。

【主治】湿热下注所致的足背丹毒。

加味凉血退斑汤

【方源】方出《赵炳南临床经验集》，名见《千家妙方》

卷下。

【组成】鲜生地黄一两，鲜芦根一两，大青叶一两，板蓝根三钱，金银花五钱，连翘四钱，桑叶三钱，白鲜皮五钱，赤芍三钱，黄芩三钱，生栀仁二钱，滑石三钱，甘草一钱。

【功能】清热凉血，解毒利湿。

【主治】温热结毒，约煎营血，冲于皮肤所引起的中毒性红斑。

加味清热消痈汤

【方源】方出《赵炳南临床经验集》，名见《千家妙方》卷下。

【组成】金银花一两，连翘四钱，野菊花三钱，赤芍三钱，黄芩三钱，蒲公英一两，白芷三钱，天花粉三钱，木通二钱，陈皮二钱，生甘草一钱，炒穿山甲二钱，炒皂角刺二钱。

【功能】清热解毒，活血消痈。

【主治】热毒壅遏，气血阻隔致患颈部痈。

加味葛根芩连汤

【方源】《赵锡武医疗经验》。

【组成】生石膏 18g，葛根 12g，甘草 9g，金银花 12g，杭白芍 12g，川黄连 4.5g，黄芩 9g，全蝎 3g，蜈蚣 3g。

【用法】加水 600 毫升，先煮石膏 15 分钟，再入其余诸药煎至 120～150 毫升，分 3 次温服。

【主治】小儿麻痹症，急性期。

加味普济消毒饮

【方源】《眼科临症笔记》。

【组成】黄芩三钱（酒炒），黄连一钱半，陈皮五分，玄参二钱，连翘二钱，板蓝根二钱，马勃二钱，薄荷一钱，牛蒡子二钱（炒），升麻一钱，柴胡一钱，大贝母二钱，金银花二钱，僵蚕一钱（炒），桔梗二钱，甘草五分。

【用法】水煎服。

【主治】痘后两眼赤胀，热泪常流，怕日羞明，风轮周围起点点白膜，头不疼。

加味疏风祛疹汤

【方源】方出《赵炳南临床经验集》，名见《千家妙方》卷下。

【组成】赤白芍各四钱，当归三钱，茜草根三钱，白茅根一两，蝉蜕二钱，浮萍一钱，白鲜皮一两，刺蒺藜五钱，金银花五钱，生枳壳三钱，生甘草三钱。

【功能】凉血疏风，清热解毒。

【主治】血分有热，外受风毒引起的玫瑰糠疹。

加味解毒内托饮

【方源】方出《赵炳南临床经验集》，名见《千家妙方》卷下。

【组成】金银花五钱，蒲公英五钱，连翘四钱，赤芍三钱，白芷三钱，青陈皮四钱，炒穿山甲三钱，炒皂刺三钱。

【功能】清热解毒，活血内托。

【主治】毒热壅滞，发为臀痈。

加味解毒生脉散

【方源】《千家妙方》卷上引关幼波方。

【组成】西洋参 15g（另煎兑服），五味子 10g，玄参 15g，生地黄 15g，牡丹皮 15g，天花粉 15g，知母 10g，黄柏 10g，金银花 30g，麦冬 30g，赤芍 5g，远志 12g，鲜茅根 60g，川贝母 12g，犀角（水牛角代）1.5g（兑服），羚羊粉 1.5g（兑服）。

【用法】水煎服，每日 1 剂。

【功能】强心护阴，清营解毒。

【主治】毒热入营，热深厥深，气阴两伤者。

加减金豆解毒汤

【方源】《古今名方》引蒲辅周经验方。

【组成】金银花 9g，绿豆衣、甘草、明矾各 6g，陈皮、蝉蜕、僵蚕各 3g。

【功能】清热解毒，避疫驱邪。

【主治】瘟疫流行时，未病预防，或已感染者。

孕妇金花丸

【方源】《北京市中药成方选集》。

【组成】栀子（炒）十六两，金银花十六两，川芎十六两，黄柏十六两，黄芩十六两，当归十六两，白芍十六两，生地黄十六两，黄连八两。

【用法】上为细末，过筛，用冷开水泛为小丸。每服二钱，每日 2 次，温开水送下。

【功能】清热去火，安胎。

【主治】孕妇胎热上攻，头痛眩晕，两目红赤，口干鼻塞。

圣灵解毒丸

【方源】《中药成方配本》。

【组成】犀角（水牛角代）一两，生大黄三两，黄连一两，黄芩二两，黄柏二两，金银花四两，生甘草三两，连翘三两，天花粉三两，生地黄四两，鲜土茯苓五斤，归尾二两，赤芍三两，飞雄黄一两，全蝎二两。

【用法】上药除鲜土茯苓外，其余共研细末，犀角另研和入；将鲜土茯苓煎浓汁二次，去滓滤清，加白蜜一斤，炼熟收膏，与上药末打和为丸，分做七百六十粒，每粒约干重五分。每用一丸至二丸，开水化服。

【功能】清热解毒。

【主治】血中蕴毒，广疮横痃。

托毒丸

【方源】《全国中药成药处方集》（沈阳方）。

【组成】羌活、前胡、薄荷、金银花、黄芩各一两，桔梗、乌药、粉草各五钱，独活、川芎、枳壳各一两四钱，连翘、柴胡、天麻、茯神各五钱。

【用法】上为极细末，炼蜜为丸，七分重，朱砂为衣。每服一丸，白开水送下。

【功能】散风解热，托毒清血。

【主治】四时感冒，头痛身痒，鼻流清涕，咳嗽作喘；痘疹将出，乍寒乍热，惊风抽搐，睡卧不宁，呕吐恶心；疔疮，恶疮。

扫痔丸

【方源】《北京市中药成方选集》。

【组成】当归五钱，川芎五钱，白芍五钱，生地黄五钱，栀子（炒）五钱，连翘五钱，滑石五钱，黄连二钱，柴胡三钱，木通三钱，芦荟三钱，金银花三钱，甘草三钱，泽泻四钱，防风四钱，黄芩四钱，麦冬四钱。

【用法】上为细末，过筛，每六两九钱细粉，兑薄荷冰二钱，混合均匀，炼蜜为丸，重三钱，蜡皮封固。每服一丸，温开水送下，每日 2 次。

【功能】和肝调血，清热利湿。

【主治】妇人肝郁气滞，湿热下注，阴门刺痒，各种痔证。

地丁饮

【方源】《朱仁康临床经验集》。

【组成】地丁 9g，野菊花 9g，金银花 9g，连翘 9g，黑山栀 9g，半枝莲 9g，蒲公英 15g，草河车 9g，生甘草 6g。

【功能】清热解毒，消肿止痛。

【主治】疔疮。

达原解毒汤

【方源】《言庚孚医疗经验集》。

【组成】鲜生地黄 15g，玄参、白芷各 12g，麦冬、浙贝母、金银花、牛蒡子、山豆根、花槟榔各 10g，射干，牡丹皮、厚朴、甘草、草果仁各 6g，土牛膝 30g。

【用法】水煎服，每日 1 剂。

【功能】疏风透达，清热瘴毒，豁痰开窍。

【主治】急性喉炎，山岚瘴气，居伏膜原，蕴集肺胃，火动痰生，上蒸咽喉者。

当归活血汤

【方源】《眼科临症笔记》。

【组成】当归四钱，川芎二钱，白鲜皮二钱，金银花三钱，白芍三钱，蒺藜三钱（炒），防风二钱，大贝三钱，荆芥穗二钱（炒），白芷三钱，青皮二钱，甘草一钱，地肤子三钱。

【用法】水煎服。

【主治】眼睑瘙痒，犹如虫行，不红不疼，痒无定时，两眼胞带黑暗色，视力稍减。

回生饮

【方源】《外科十三方考》（红蓼山馆经效方补遗）。

【组成】大黄一钱，栀子三钱（炒），牡蛎一钱，金银花一两二钱，连翘二钱，木香一钱（后下），乳香一钱半（制），没药一钱半（制），牛蒡子一钱，瓜蒌二钱，皂角刺五分，地骨皮二钱。

【用法】用水、酒各半煎服。一剂即愈。

【主治】疔疮走黄，全身无不疼痛，卧地乱滚，眼见火光。

回乳方

【方源】《临证医案医方》。

【组成】麦芽 30g，瓜蒌 15g，枳壳 9g，青皮 6g，苏梗 6g，桔梗 6g，当归 9g，益母草 12g，蒲公英 15g，金银花 9g，连翘 9g，牡丹皮 6g。

【功能】回乳，理气，活血，清热。

【主治】产后因故不欲授乳或婴儿一岁后欲断乳者。

自拟前胡汤

【方源】《古今名方》引《郑侨医案选》。

【组成】前胡、桑叶、知母各 12g，麦冬、黄芩各 9g，金银花 12g，杏仁、甘草各 6g。

【功能】清热化痰，止咳平喘。

【主治】肺热喘咳证。咳嗽或哮喘，痰黄黏稠，舌苔黄或兼腻，脉数。

【加减】若痰中带血，加藕节；惊悸不安，手足颤动者，加钩藤、蝉蜕、僵蚕；小儿麻疹后喘咳，加板蓝根；痰火犯肺，加枇杷叶、款冬花。

全阳方

【方源】《中医皮肤病学简编》。

【组成】金银花半斤，黄柏一两，肉桂二钱，当归三两，熟地黄二两，山茱萸三钱，五味子一钱，土茯苓四两。

【用法】水五大碗，同浸干为末。每服一两，滚水调服。

【主治】女阴溃疡。

羊蹄草合剂

【方源】《中医皮肤病学简编》。

【组成】羊蹄草 31g，盘上芫茜 31g，崩大碗 31g，白花蛇舌草 31g，金银花 31g，鬼针草 31g，墨旱莲 31g。

【用法】上药可采新鲜全草，水煎服。

【主治】鹅口疮。

红鸡膏

【方源】《集成良方三百种》。

【组成】苏木一两，降香一两，当归五钱，川芎三钱，红花二钱，海藻六钱，海带六钱，夏枯草六钱，昆布六钱，连翘二钱，赤芍二钱，三棱五钱，莪术五钱，槟榔五钱，枳壳三钱，木香三钱，瓜蒌一个（全），穿山甲二钱，皂刺二钱，金银花六钱，玄参六钱，香附四钱，橘红六钱，川贝母四钱，南星四钱，半夏四钱，陈皮三钱，青皮三钱，桔梗二钱，牡蛎三钱，樟丹一斤半（后下），香油三斤。

【用法】先将香油熬开，用红公鸡一个，洗净，油内炸枯，再入上药炸枯，去净渣，入樟丹成膏；候冷，再加血竭（真）、儿茶、乳香（制）、没药（制）、阿魏各三钱（共研细末）入膏搅极匀，装瓷罐，埋地下，去火毒。摊贴。

【主治】痰核，瘰疬。

红藤煎

【方源】《中医外科学讲义》。

【组成】红藤二钱，地丁草一两，乳香三钱，没药三钱，连翘四钱，大黄一钱半，玄胡二钱，牡丹皮二钱，甘草一钱，金银花四钱。

【用法】水煎服。

【功能】通腑清热，行瘀止痛。

【主治】肠痈初起未化脓者。

扶正消毒饮

【方源】《中西医结合皮肤病学》。

【组成】黄芪 15g，当归 9g，野菊花 9g，金银花 15g，蒲公英 15g，紫花地丁 15g，连翘 15g。

【功能】养血益气，清热解毒。

【主治】慢性疖肿、慢性毛囊炎、囊肿性痤疮、穿凿性脓肿性毛囊周围炎、脓疱性酒渣痤疮等属正虚毒热证者。

抗毒丸

【方源】《赵炳南临床经验集》。

【组成】金银花六两，青连翘六两，地丁草六两，天花粉六两，干生地黄五两，桔梗五两，大青叶三两，龙胆草二两，板蓝根三两，蒲公英二两，没药一两，黄连五钱，梅片一钱五分，牛黄一钱五分，朱砂一两，寒水石一两五钱，青黛一两。

【用法】上为细末，水泛为丸，如绿豆大（或制片）。每服二钱，温开水送下，每日 2 次。

【主治】痈、疔、疖等体表化脓性感染。

苇茎排脓汤

【方源】《医方新解》。

【组成】苇茎 30g，桃仁 12g，冬瓜仁 24g，桔梗 12g，甘草 9g，鱼腥草 60g，柴胡 24g，金银花 18g。

【功能】清泄肺热，解毒排脓。

【主治】肺脓疡、化脓性肺炎、大叶性肺炎、小儿肺炎、急性支气管炎、慢性支气管炎，或支气管扩张伴感染等病。

花柳败毒丸

【方源】《全国中药成药处方集》（沈阳方）。

【组成】朴硝二两，桃仁，赤芍，全蝎，浙贝母，全蝎各一两，金银花四两，野大黄四两，茯苓五钱，炮穿山甲五钱，车前子五钱，蜈蚣三十条（去头足）。

【用法】上为极细末，炼蜜为丸，二钱重。每服一丸，白开水送下，再服白水一钟，以助药力。

【功能】清血败毒。

【主治】梅毒落后，大便下血：梅毒升天，咽喉肿烂，鼻烂，发脱，身发梅痘、梅疹及鱼口、便毒。

【宜忌】忌，切发物、油腻。

花柳解毒丸

【方源】《全国中药成药处方集》（沈阳方）。

【组成】金银花、白鲜皮、土茯苓、薏苡仁、防风各五钱，木通三钱，木瓜三钱，皂角二钱，归尾五钱，红花三钱，大黄三钱。

【用法】上为极细末，炼蜜为丸，一钱五分重。每服一丸，饭后一小时白开水送下，每日 3 次。

【功能】清血解毒，消肿止痛。

【主治】杨梅结毒，初期肿痛，便溺淋涩，筋骨疼痛。

【宜忌】忌辛辣，刺激发物。

芩连解毒汤

【方源】《中医皮肤病学简编》。

【组成】黄连 6g，黄芩 9g，牡丹皮 9g，赤芍 9g，金银花 15g，连翘 9g，山栀 6g，甘草 3g。

【用法】水煎服。

【主治】疖。

连翘败毒丸

【方源】《北京市中药成方选集》。

【组成】连翘四十两，黄连四十两，当归四十两，甘草四十两，柴胡二十四两，黄柏八十两，金银花一百六十两，防风四十两，苦参四十两，荆芥穗四十两，黄芩四十两，麻黄八十两，地丁二百四十两，白芷四十两，薄荷四十两，天花粉四十两，赤芍四十两，羌活八十两，大黄二百四十两。

【用法】上为细末，过筛，用冷开水泛为小丸，滑石为衣，闯亮。每服三钱，温开水送下。

【功能】清热解毒，散风消肿。

【主治】疮疡初起，红肿疼痛，憎寒发热。

连翘败毒膏

【方源】《天津市固有成方统一配本》。

【组成】连翘十六两，桔梗十二两，甘草十二两，木通十二两，金银花十六两，防风十二两，玄参十二两，白鲜皮十二两，黄芩十二两，浙贝母十二两，地丁十二两，白芷十二两，天花粉八两，赤芍十二两，蝉蜕八两，大黄十六两，蒲公英十二两，栀子十二两。

【用法】上药洗净切碎，加水浓煎成清膏，再加炼蜜（每清膏十两，加蜜二十两）收膏。每服一两，每日2次，白开水送服。或制成水丸。名“连翘败毒丸”。每服三钱，每日2次，温开水送服。

【主治】诸疮初起，红肿疼痛，疮疖溃烂，灼热流脓，无名肿毒，丹毒疮疹，疥疮癣疮，痛痒不止。

【宜忌】忌食腥荤及刺激性之物，孕妇慎用。

连翘败毒膏

【方源】《北京市中药成方选集》。

【组成】连翘四十两，防风四十两，白芷四十两，黄连四十两，苦参四十两，薄荷四十两，当归四十两，荆芥穗四十两，天花粉四十两，甘草四十两，黄芩四十两，赤芍四十两，柴胡二十四两，麻黄八十两，羌活八十两，黄柏八十两，地丁二百四十两，大黄二百四十两，金银花一百六十两。

【用法】上切碎，水煎三次，分次过滤，去滓，滤液合并，用文火煎熬，浓缩至膏状，以不渗纸为度，每一两膏汁，兑炼蜜一两成膏装瓶，每瓶重二两。每服五钱，每日2次，温开水调服。

【功能】清热解毒，散风消肿。

【主治】疮疡初起，红肿疼痛，憎寒壮热。

【宜忌】孕妇忌服。

连翘解毒丸

【方源】《全国中药成药处方集》。

【组成】金银花、粉甘草、木通各一两，防风、荆芥、连翘、牛蒡子各三钱。

【用法】上药进行干燥、混合碾细，用净水迭成小丸，每钱不得少于三十粒。每服三钱，开水送下。

【主治】痈肿初起，憎寒壮热。

时疫清疸丸

【方源】《全国中药成药处方集》（北京承德方）。

【组成】金银花、连翘、黄芩、荆芥穗、赤芍、玄参、防风、天花粉、焦三仙、栀子、淡豆豉各四两，白芷三两，甘草、薄荷、生地黄各二两，犀角（水牛角代）一钱。

【用法】上为细末，炼蜜为丸，重二钱，蜡皮封固。每服二丸，温开水或芦根煎汤送下。

【功能】清热解毒，生津化滞。

【主治】停滞感冒，发热头痛，咽痛口渴。

【宜忌】孕妇忌服。

时疫清瘟丸

【方源】《北京市中药成方选集》。

【组成】羌活五两七钱，桔梗五两七钱，川芎三两八钱，赤芍三两八钱，荆芥穗十二两四钱，桔梗十二两四钱，黄芩七两五钱，玄参（去芦）七两五钱，青叶七两五钱，竹叶十一两六钱，薄荷十二两四钱，连翘十八两一钱，白芷三两八钱，柴胡三两八钱，防风三两八钱，金银花十二两四钱，天花粉七两五钱，葛根七两五钱，牛蒡子（炒）十五两七钱，淡豆豉十二两四钱，甘草六两一钱。

【用法】上为细末，每八十两细粉兑犀角粉一钱五分，牛黄二钱五分，冰片八分，共研为细粉，和匀，炼蜜为丸，重二钱五分，蜡皮封固。每服一至二丸，温开水送下。

【功能】清热透表，散瘟解毒。

【主治】感受温邪，身热头痛，周身倦怠，咽干口渴。

利胆汤

【方源】《新急腹症学》青岛台西医院方。

【组成】柴胡、茵陈、郁金、黄芩、白芍、大黄（后下）各五钱、金银花、大青叶、金钱草各一两，芒硝（冲服）三钱，木香四钱。

【功能】清热利胆。

【主治】胆道蛔虫病恢复期。

补益消癌汤

【方源】《肿瘤的诊断与防治》。

【组成】黄芪30g，人参、金银花、陈皮、地榆、贯众、蒲公英、大蓟、小蓟各9g、龙眼肉、生地黄、杜仲各15g，三七6g（冲服）。

【功能】养血止血，清热消癌。

【主治】肺癌，结肠癌，宫颈癌，膀胱癌等。

妙灵丹

【方源】《北京市中药成方选集》。

【组成】天竺黄七两，胆南星七两，生石膏七两，僵蚕（炒）七两，桔梗二两，连翘四两，金银花四两，薄荷二两，贝母二两，桑叶二两，黄芩二两，杏仁（去皮，炒）二两，生地黄四两，甘草一两，蝉蜕一两，钩藤一两。

【用法】上为细末，每五十五两细粉兑入麝香六钱，冰片六钱，朱砂二两，研细；混合均匀，炼蜜为丸，重五分，蜡皮封固。每服一丸，每日2次，温开水送下。三岁以下小儿酌减。

【功能】清热镇惊，祛风化痰。

【主治】小儿发热，痰涎壅盛，惊悸不安，咳嗽气促。

忍冬花四君子汤

【方源】《喉科家训》卷三。

【异名】银花四君汤、银花四君子汤。

【组成】潞党参、制白术、生首乌、金银花、生甘草。

【功能】培土清毒。

【主治】白喉善后脾胃虚，余毒未清者。

驳骨散

【方源】《中医伤科学讲义》。

【组成】桃仁八两，栀子一斤，侧柏三斤，生地黄一斤，红花半斤，归尾二斤，锦大黄三斤，毛麝香（岭南草药）二斤，黄连八两，黄柏、黄芩各一斤，骨碎补三斤，薄荷二斤，防风一斤，牡丹皮、忍冬藤、透骨草各二斤，甘草、田三七、蒲公英各一斤，金钗石斛八两，鸡骨香二斤，赤芍、自然铜、土鳖虫各一斤。

【用法】上为末，用酒、醋、开水等调敷。

【功能】消肿、止痛、接骨。

【主治】骨折伤。

青麟丸

【方源】《中医内科学》引《邵氏经验良方》。

【组成】大黄二十斤。

【用法】用鲜侧柏叶、绿豆芽、黄豆芽、槐枝、桑叶、桃叶、柳叶、车前、鲜茴香、陈皮、荷叶、金银花、苏叶、冬术、艾叶、半夏、厚朴、黄芩、香附、砂仁、甘草、泽泻、猪苓煎汤蒸制大黄，为末，牛乳、苏叶、梨汁、姜汁、童便、陈酒为丸服。

【功能】清腑缓下。

【主治】热秘。

表里双解汤

【方源】《张皆春眼科证治》。

【组成】薄荷 6g，荆芥 3g，桑皮 9g，金银花 8g，酒黄芩、石膏各 2g，酒大黄 6g，赤芍 9g，牡丹皮 6g。

【功能】内清外解。

【主治】风热并重，白睛红赤肿胀，高出风轮，胞肿如桃，痛痒间作者。

拔毒膏

【方源】《北京市中药成方选集》。

【组成】白蔹三两二钱，苍术三两二钱，连翘三两二钱，黄芩三两二钱，白芷三两二钱，木鳖子三两二钱，穿山甲（生）三两二钱，蜈蚣六钱，蓖麻子三两二钱，赤芍三两二钱，生栀子三两二钱，大黄三两二钱，金银花三两二钱，生地黄三两二钱，当归三两二钱，黄柏三两二钱，黄连三两二钱（上药酌予切碎，用香油二百四十两炸枯，过滤去滓，炼至滴水成珠，入黄丹一百两，搅匀成膏，取出，入水中，出火毒后，加热熔化，另入后药），乳香六钱，没药六钱，血竭六钱，儿茶六钱，轻粉六钱，樟脑六钱，红粉六钱。

【用法】后七味为细末，过筛，每二百四十两膏油兑以上药粉，搅匀摊贴，大张油重六分，小张三分。微火化开，贴疮上。

【功能】拔毒消肿，化腐生肌。

【主治】痈毒疮疖，红肿疼痛，已溃未溃，久不生肌。

【宜忌】忌食发物。

苦参洗剂

【方源】《中医皮肤病学简编》。

【组成】苦参 62g，金银花 3g，黄柏 3g，蛇床子 5g。

【用法】水煎洗。

【主治】瘙痒性及炎症性皮肤病。

板蓝根汤

【方源】《中医皮肤病学简编》。

【组成】板蓝根 2g，金银花 2g，连翘 2g，蒲公英 5g，车前子 2g，泽泻 6g，黄芩 3g，夏枯草 9g，薄荷 4g，茯苓 9g，冬瓜皮 2g。

【用法】水煎服。

【主治】日光皮炎。

明目至宝丹

【方源】《经验各种秘方辑要》。

【组成】上羊脑浮水甘石一斤（打碎，如莲子大，用童便浸四十九日，去童便晒干燥，研极细末，用大缸爿一块，煅一炷香时取起，再用清水飞过，晒干听用），羌活三钱，防风三钱，白菊花四钱，金银花四钱，谷精珠四钱，川黄连三钱，黄芩三钱，全当归三钱，白蒺藜四钱，蔓荆子二钱，川芎三钱，白芷二钱，生甘草二钱，玄明粉一钱五分（制过）制丹石五分（枯过），东丹一钱（漂过），琏珠一钱（绢包豆腐煮过），犀黄二分，头梅、冰片五分。

【用法】上将生甘草前十四味煎浓汁滤过，将制过甘石拌湿，铜锅煮燥，研细过筛，约用五钱，再入后药，共为极细末，用小口瓷瓶收藏，勿令泄气。无论内风外风，用药少许，每日点眼角 2～3 次，数日见效。

【主治】赤眼羞明，迎风流泪，目眵目糊，上障作痛。

固本泻火汤

【方源】《眼科临症笔记》。

【组成】生牡蛎五钱，生龙骨五钱，当归三钱，川芎二钱，白芍四钱，生地黄一两，生龟板四钱，金银花六钱，玄参三钱，知母三钱，寸冬三钱，黄连二钱，生甘草一钱，羚羊角五分。

【用法】水煎服。

【主治】萤星满目症（玻璃体出血）。两眼黑珠与平人无异，不疼不红，自视火光乱飞，视物昏花。

败毒汤

【方源】《临证医案医方》。

【组成】金银花 30g，连翘 30g，蒲公英 30g，板蓝根 30g，

犀角（水牛角代）6～9g，牡丹皮9g，生地黄15g，赤芍9g，川黄连9g，菊花9g，甘草6g。

【功能】清热，解毒，凉血。

【主治】局部化脓性感染有全身反应者。寒战，高烧，汗出，头痛，舌质红，苔黄，脉洪数。

【加减】若热毒入脑，加服安宫牛黄丸或紫雪丹，以清热解毒，醒脑开窍。

金不换神化膏

【方源】《全国中药成药处方集》（青岛方）。

【组成】生大黄、川乌、栀子、柴胡、生地黄、威灵仙、薄荷、白芍、木通、乌药、泽泻、当归、桑皮叶、枳壳、首乌、陈皮、香附、青皮、白芷、知母、杜仲、黄柏、甘草、细辛、金银花、黄芩、蒺藜、杏仁、川连、桃仁、玄参、白术、防风、猪苓、僵蚕、桔梗、升麻、白鲜皮、麻黄、前胡、山药、远志、牛膝、藁本、良姜、贝母、川断、全蝎、坤草、文蛤、独活、天麻、柳枝、穿山甲、苍术、荆芥、苦参、芫花、蜈蚣、大风子、苍耳子、两头尖、茵陈、五加皮、槐枝、榆枝、秦艽各五钱。

【用法】用香油十斤，将诸药熬枯，滴水成珠，再加章丹五斤，再用细料：乳香、没药、血竭、轻粉、龙骨各三钱，海螵蛸、赤石脂各五钱，樟脑一两五钱，冰片、寸香各三钱，共研面，入膏内。

【功能】散风活血，止痛。

【主治】手足麻木，腰腿疼痛及跌打损伤。

金不换膏

【方源】《北京市中药成方选集》。

【组成】川芎五钱，牛膝五钱，生草乌五钱，香附五钱，红花五钱，橘皮五钱，续断五钱，麻黄五钱，桑枝五钱，细辛五钱，防风五钱，羌活五钱，五加皮五钱，山药五钱，白芷五钱，清风藤五钱，远志五钱，桃仁五钱，白蔹五钱，何首乌（生）五钱，天麻五钱，熟地黄五钱，当归五钱，生杜仲五钱，桃枝五钱，威灵仙五钱，连翘五钱，穿山甲（生）五钱，乌药五钱，苍术五钱，赤芍五钱，独活五钱，槐枝五钱，荆芥穗五钱，蜈蚣五分，榆枝五钱，僵蚕五钱，苦参五钱，金银花五钱，柳枝五钱，大风子五钱，大黄五钱，生川乌五钱。

【用法】上药酌予碎断，用香油二百四十两炸枯，过滤去滓，炼至滴水成珠。入黄丹一百两搅匀成膏，取出浸入水中去火毒后加热熔化。另兑血竭六钱，乳香六钱，没药六钱，樟脑六钱，轻粉六钱，五味共为细粉。每二百四十两膏油兑以上细粉搅匀摊贴。大张油重六钱，中张油重四钱五分，布光。微火化开贴患处。

【功能】散风，活血、止痛。

【主治】手足麻木，腰腿疼痛，跌打损伤，闪腰岔气。

金不换膏

【方源】《全国中药成药处方集》（沈阳方）。

【组成】栀子、防风、良姜、海风藤、威灵仙、牛膝、熟地黄、桃仁、柴胡、白鲜皮、全蝎、枳壳、白芷、甘草、黄连、细辛、白芍、玄参、猪苓、前胡、麻黄、桔梗、僵蚕、升麻、地丁、大黄、木通、橘皮、川乌、生地黄、香附、金银花、知母、薄荷、当归、杜仲、白术、泽泻、青皮、黄柏、杏仁、黄芩、穿山甲、蒺藜、天麻、苦参、乌药、羌活、半夏、茵陈、浙贝母、五加皮、续断、山药、桑皮、白及、苍术、独活、荆芥、芫花、藁本、连翘、远志、草乌、坤草、五倍子、天南星、何首乌、大风子各一两。

【用法】香油十斤熬枯去滓，滴水成珠时再入黄丹五斤，乳香、没药、血竭、轻粉、樟脑、龙骨、海螵蛸、赤石脂各一两，梅片五钱，麝香五钱，为细末，另兑搅匀。随证按穴摊贴之。

【功能】舒筋通络，祛风散寒，调经止痛。

【主治】腰痛瘫痿，关节疼痛，麻痹不仁，心腹诸痛，男子遗精，女子带下，虚冷泄泻，月经崩漏，疟疾，疝气，偏正头痛，寒湿脚气。

金生丸

【方源】《北京市中药成方选集》。

【处方】大黄六十两，连翘三十两，生石膏三十两，甘草九两，枳实九两，九菖蒲十五两，牛蒡子（炒）十五两，厚朴十五两，金银花十五两，生地黄十五两，白芍十五两，黄芩十五两，生栀子十五两，天花粉十五两，麦冬十五两，菊花十五两，石决明十五两，蝉蜕十五两，白芷十五两，细辛十五两，玄参十五两，黄连十五两，青黛九两，玄明粉三十两。

【用法】上为细末，炼蜜为丸，重八分半，金衣纸包。每服二丸，温开水送下。

【功能】清热解毒，泻肺胃实火。

【主治】肺胃实热，咽喉肿痛，口舌生疮，大便干燥，小便短赤，头痛，牙疼。

金枪膏

【方源】《中医伤科学讲义》。

【组成】金银花八两，生锦纹二两，紫花地丁二两，紫草一两，全当归二两，土木鳖二两，川黄柏一两，生甘草一两，青防风二两。

【用法】上用麻油五斤，先浸三天，文火煎熬，去滓滤清，然后将药再煎收，老后加入真川黄连一两，儿茶二两，龙骨二两，血竭二两，乳香、没药各二两，炉甘石二两（水飞），冰片五钱，再加黄、白占各二两，溶入收膏。清洁创口后敷用。

【主治】创口感染。

金银花汤

【方源】《中医皮肤病学简编》。

【组成】金银花 62g，菊花 62g，黄连 9g，土茯苓 31g，玉米仁 15g，防风 15g，蝉蜕 9g，甘草 9g。

【用法】水煎内服。

【主治】急性湿疹。

【加减】上部，加川芎；中部，加桔梗；下部，加牛膝；两上肢，加桂枝；阴囊湿疹久不愈者，加附子、麻黄、细辛、山药；凡流水不止，奇痒甚者，加全蝎、蜈蚣、白鲜皮。

金银花露

【方源】《中药成方配本》。

【异名】忍冬花露（《全国中药成药处方集》武汉方）。

【组成】金银花一斤。

【用法】用蒸气蒸馏法，每斤金银花吊成露四斤。每服二两，隔水炖温服，每日 3 次。

【功能】清热解毒。

【主治】暑温，疮疖，热毒。

金蝉蜕衣汤

【方源】《中医皮肤病学简编》。

【组成】桂枝 9g，防风 9g，蝉蜕 9g，苍术 6g，薏苡仁 6g，茵陈 12g，猪苓 9g，金银花 15g，连翘 15g，郁金 6g，大枣 6g。

【用法】水烈，内服。

【主治】药物性皮炎。

【加减】热重，加石膏、知母；湿重，加扁豆、土茯苓；风胜，加荆芥、川芎；血热，加生地黄、牡丹皮、赤芍。

肺脓疡合剂

【方源】《古今名方》引金如寿方。

【组成】半枝莲、金银花各 15g，鱼腥草 15～30g，虎杖、黄芩、桔梗各 12g。

【功能】清热解毒，化瘀排脓，清肺透热，清养肺阴。具有退热快、排脓多、空洞闭合迅速的效果。

【主治】急性肺脓疡（肺痈）。

【加减】如高热不退，加生石膏 30g、知母 10g；痰中带血，加白茅根 30g、墨旱莲 15g；如果热退后，吐大量脓臭痰（排脓期）时，加桃仁 9g、生薏苡仁 18g，以祛瘀、化痰、排脓；如经 X 线检查，液面消失，脓腔全部显露时，加黄精、白及各 15g，以助养阴补肺，促进脓腔闭合。

肺脓疡汤

【方源】《临证医案医方》。

【组成】川贝母、桔梗、化橘红各 9g，葶苈子 6g，苇根 30g，薏苡仁 18g，金银花、连翘各 24g，旋覆花（布包）6g，代赭石（布包）12g，桃仁，杏仁各 9g，冬瓜子 30g。

【用法】水煎服。

【功能】清热解毒，降气化痰，排脓。

【主治】肺脓疡成痈期或溃脓期，咳吐腥臭脓痰或脓血，胸中烦闷而痛，脉滑数，舌苔黄腻。

鱼腥苇茎汤

【方源】《中医内科临床治疗学》。

【组成】鱼腥草 30g，苇茎 30g，冬瓜仁 30g，薏苡仁 30g，桃仁 9g，金银花 30g，桔梗 9g，黄芩 12g，红藤 15g，甘草 6g。

【用法】水煎服。

【功能】清热解毒，化瘀消痈。

【主治】肺痈（热毒壅肺，血瘀成痈型）。

【加减】上方治肺痈可酌加连翘、蒲公英、败酱草、紫花地丁等清热解毒药；热盛烦躁，咯痰黄稠、恶臭，可加黄连、山栀、桑白皮、地骨皮、海蛤壳、淡竹沥、胆南星以清热化痰；热毒瘀结，痰味腥臭者，合犀黄丸解毒化瘀；咳嗽痰多，胸胀喘满，可加瓜蒌皮、贝母、淡竹沥、葶苈大枣泻肺汤以泻肺涤痰去壅；烦渴者，胃液受损，以知母、天花粉、石斛清热生津；高热伤阴，损入血络见心烦咯吐脓血，可加百合、麦冬、阿胶；胸痛，加全瓜蒌、枳壳、丹参、乳香、没药、赤芍、玄胡、郁金以活血化瘀，理气止痛；大便秘结为瘀热入腑可加生大黄清热通腑。

狗皮膏

【方源】《全国中药成药处方集》（兰州方）。

【组成】枳壳、防风、杏仁、泽泻、地榆、天麻、五味子、川乌、浙贝母、猪苓、赤石脂、白蔹、甘草、赤芍、五加皮、栀子、薄荷、山药、首乌、羌活、苦参、青皮、黄芩、骨补脂、熟地黄、香附、远志、半夏、独活、荆芥、麻黄、苁蓉、小茴香、草乌、白芷、陈皮、前胡、金银花、牛膝、藁本、附片、大茴香、木通、五灵脂、肉桂、连翘、僵蚕、续断、蛇床子、桔梗、大黄、当归、知母、茵陈、细辛、黄柏、台乌药、苍耳子、川芎、生地黄、杜仲、苍术、玄参、川楝、桃仁、蒺藜、楮实子、大风子、青风藤、菟丝子、白术、穿山甲各四两，蜈蚣十四条。

【用法】用香油一百零八斤，将前药炸枯，去滓，兑章丹三十三斤十二两，每七斤半膏油兑细料二两，搅匀。细料面用：血竭、净冰、儿茶、木香、丁香、没药各一两，研匀。用布背、皮背均可。

【功能】舒筋活血，散寒止痛。

【主治】筋骨疼痛，手足麻木，跌打损伤，小肠疝气，腹胀腹痛。

狗皮膏

【方源】《全国中药成药处方集》（济南方）。

【组成】枳壳、僵蚕、大茴香、泽泻、附子、猪苓、川黄柏、小茴香、乌药、肉桂、首乌、黄连、骨补脂、续断各一两，蜈蚣四条，半夏、没药、五加皮、川牛膝、桔梗、前胡、丁香、五味、儿茶、血竭、川芎、连翘、轻粉、香附、天麻、栀子、细辛、潮脑、穿山甲、沙蒺藜、熟地黄、川楝子、贝母、青风藤、荆芥、草乌、苦参、木通、楮实子、知母、苍术、玄参、白蔹、当归、大风子、蛇床子、杏仁、杜仲、菟丝子、威灵仙、乳香、桃仁、山药、远志、防风、白芷、木香、苍耳、陈皮、赤石脂、薄荷、藁本、地榆、白术、羌活、川乌、麻黄、赤芍、茵陈、独活、生地黄、青皮、黄芩、金银花、大黄、甘草、苁蓉、麝香、冰片各一两。

【用法】以上药料用香油二十六斤熬膏，除没药、儿茶、血竭、轻粉、潮脑另兑外，其他各药随油下锅炸焦，过滤去滓，每斤油用章丹七两，因狗皮缺乏，以羊皮代替。用时贴患处及穴道。

【主治】腰痛，腿痛，臂痛。

【宜忌】孕妇忌用。

育婴金丹

【方源】《全国中药成药处方集》（沈阳方）。

【异名】育婴丹。

【组成】连翘、金银花各四钱，荆芥穗三钱，犀角（水牛角代）、薄荷、桔梗各二钱，前胡一钱，白茅根二钱，牛蒡（炒）、僵蚕、甘草、生地黄、竹叶、赤芍各二钱，芦根、木通、羚羊角各三钱。

【用法】上为极细末，炼蜜为丸，三分五厘重，蜡皮封固。周岁以内小儿每服半丸；二至三岁者服一丸，白开水送下。

【功能】清瘟疹，解毒热。

【主治】瘟毒斑疹，欲出不透，咳嗽喘息，喉痛发热，呕吐头疼。

【宜忌】忌辛辣物。

泻肺清肝汤

【方源】《张皆春眼科证治》。

【组成】金银花 18g，酒黄芩 12g，酒大黄、柴胡各 6g，青葙子 3g，赤芍、牡丹皮各 9g，青黛 0.3g。

【功能】泻肺清肝，明目退翳。

【主治】肺火克肝，白睛红赤臃肿，花翳白陷，从青睛周围骤起者。

毒淋汤

【方源】《医学衷中参西录》上册。

【组成】金银花六钱，海金沙三钱，石韦二钱，牛蒡子二钱（炒捣），甘草梢二钱，生杭芍三钱，三七二钱（捣细），鸦胆子三十粒（去皮）。

【用法】先将三七末、鸦胆子仁开水送服，再服余药所煎之汤。

【主治】花柳毒淋，疼痛异常，或兼白浊，或兼溺血。

【加减】若兼受风者，可加防风二三钱；若服药数剂后，其疼瘥减，而白浊不除，或更遗精者，可去三七、鸦胆子，加生龙骨、生牡蛎各五钱。

荆防方

【方源】《赵炳南临床经验集》。

【组成】荆芥穗二钱，防风二钱，僵蚕二钱，金银花四钱，牛蒡子三钱，牡丹皮三钱，紫背浮萍二钱，干地黄三钱，薄荷一钱半，黄芩三钱，蝉蜕一钱半，生甘草二钱。

【功能】疏风解表，清热止痒。

【主治】急性荨麻疹，血管神经性水肿。

【加减】恶寒重，发热轻，风团皮损偏白者，去薄荷，重用荆芥，加干姜皮；兼吐泻、腹痛者，加周氏回生丹，每次 7～10 粒。

荆防败毒散

【方源】《全国中药成药处方集》（沈阳方）。

【组成】犀角（水牛角代，锉末）、连翘、净蝉蜕、薄荷、防风、荆芥、当归、紫花地丁、金银花、绿豆、赤芍。

【制法】上共研为极细末。每服五分至一钱，白开水送下。

【功能】宣表疏风，透疹解毒，解肌清热。

【主治】四时感冒，头痛身热，恶心呕秽，伤风流涕，目赤流泪，干咳喷嚏，瘾疹麻疹，周，疼痛。

荆芥蝉蜕汤

【方源】《中医皮肤病学简编》。

【组成】荆芥 9g，蝉蜕 9g，金银花 9～15g，川柏 9g，茯苓 9g，牡丹皮 9g，白薇 9g，赤芍 9g。

【用法】水煎，内服。

【主治】慢性湿疹。

【加减】多量鳞屑，加当归、生地、首乌以养血润燥；皮色鲜红，加龙胆草、山栀、黄芩黄连以清热；便秘者，加大黄泻火。

荨麻疹汤

【方源】《临证医案医方》。

【组成】生地黄 15g，牡丹皮 9g，白茅根 30g，赤芍 9g，金银花 15g，连翘 15g，当归尾 3g，山栀 9g，苍耳子 9g，薏苡仁 15g，谷芽 15g，麦芽 15g，白鲜皮 9g。

【功能】凉血清热，活血祛风。

【主治】荨麻疹，属血燥感风者，疹块突发，疹红，热痒。

栀子金花丸

【方源】《中国药典》一部。

【组成】栀子 116g，黄连 4.8g，黄芩 192g，黄柏 60g，大黄 116g，金银花 40g，知母 40g，天花粉 60g。

【用法】粉碎成细粉，过筛，混匀，用水泛为丸。每服

9g，每日1次。

【功能】清热泻火，凉血解毒。

【主治】肺胃热盛，口舌生疮，牙龈肿痛，目赤眩晕，咽喉肿痛，吐血衄血，大便秘结。

【宜忌】孕妇慎用。

砒霜线

【方源】《外科十三方考》引《红蓼山馆经效方》。

【组成】黄芩三钱，黄连五钱，黄柏三钱，红花三钱，金银花三钱，连翘三钱，肉桂一钱半，陈皮三钱，川芎二钱，薄荷二钱，法夏三钱，白芷三钱，木香三钱，龟板三钱，甘草一钱，藤黄三钱，香墨一两。

【用法】上药共煎浓汁，将生丝线投入片时，取出阴干，再研白砒、藤黄入浓汁，将线浸透，再阴干，再浸透，末后投入预研之好香墨汁中浸透，阴干即成。

【主治】痔瘘。

骨科外洗一方

【方源】《外伤科学》。

【组成】宽筋藤30g，钩藤30g，金银花藤30g，王不留行30g，刘寄奴15g，防风15g，大黄15g，荆芥10g。

【用法】煎水熏洗。

【功能】活血通络，舒筋止痛。

【主治】损伤后关节强直拘挛，酸痛麻木，或外伤风湿者。

骨痨灵

【方源】《古今名方》。

【组成】白茅草、金银花、比茎藤各12g，五月红18g，臭梧桐15g，鸡血藤、乌麻根、苏木子各9g，三白草、白鱼蚵、白木槿各6g。

【用法】水煎服，每日1剂，连服5～6剂后，可加猪蹄一只炖服。

【功能】通络活血，去瘀生新。

【主治】骨结核，关节结核，慢性骨髓炎。

复方白藓皮煎剂

【方源】《中医皮肤病学简编》。

【组成】白鲜皮15g，赤芍9g，赤苓9g，炒僵蚕9g，金银花15g，连翘15g，蛇床子9g，生地黄9g，牡丹皮6g，防风6g，白芷4g，生甘草3g，黄芪15g。

【用法】水煎服。

【主治】药物性皮炎。

复方益气固脱汤

【方源】方出《关幼波临床经验选》，名见《千家妙方》。

【组成】西洋参6g，麦冬24g，五味子12g，生甘草10g，炙麻黄0.9g，杏仁10g，生石膏30g，金银花30g，板蓝根30g，生地黄10g，玄参15g，天花粉15g，知柏10g，瓜蒌10g，川贝母10g，青蒿10g，浮小麦30g。

【用法】兼服安宫牛黄丸1丸。

【功能】益气固脱，清热养阴，宣肺开窍。

【主治】感染性多发性神经炎。肺部感染。肺热不清，逆传心包，正气欲脱，高热不退，神志不清，气喘短促，大汗如油，四肢发凉，小便短，大便黑，舌质红无苔，脉数而无力。

复方消肿通络汤

【方源】方出《赵炳南临床经验集》，名见《千家妙方》。

【组成】金银花一两，连翘三钱，赤小豆一两，当归三钱，防己五钱，鸡血藤一两，赤芍三钱，牛膝三钱，车前子（包）一两，活血止痛散1/4瓶，云南白药一瓶（兑服）。

【功能】清热消肿，活血通络。

【主治】急性创伤性关节炎，疼痛肿胀，运动障碍，苔薄白，脉弦滑数。

复方犀角地黄汤

【方源】方出《张伯臾医案》，名见《千家妙方》。

【组成】金银花15g，紫草18g，炒赤芍9g，大生地黄15g，炒牡丹皮9g，炒知母9g，木通6g，生米仁18g，白蔻仁2.4g（后下），鲜荷梗1枝，牛黄解毒片1包（分吞）。

【功能】清热凉血，解毒化湿。

【主治】红细胞增多症，热毒蕴结血分，挟湿交阻，头晕口热，倦怠乏力，苔白中裂，脉弦细。

便消散

【方源】《外科十三方考》。

【组成】金银花一钱，知母一钱，天花粉一钱，白及一钱，法半夏一钱，穿山甲一钱，乳香一钱半（制），皂角刺一钱二分。

【用法】用水、酒煎服，疮在肚脐以上者，饭后服；疮在肚脐以下者，饭前服。

【主治】疮症初起，红肿高大者。

保婴育生丸

【方源】《北京市中药成方选集》。

【组成】金银花五钱，连翘五钱，橘红五钱，贝母五钱，僵蚕（炒）三钱，天竺黄三钱，天麻三钱，法半夏三钱，防风三钱，胆南星三钱，钩藤三钱，焦三仙一两，黄芩四钱，甘草五钱，荆芥穗二钱，薄荷二钱，活蝎子十二个，桑叶五钱（上除活蝎外，为末），雄黄五钱，琥珀四钱，冰片二钱，麝香一钱。

【用法】上和匀，炼蜜为丸，重五分，朱砂为衣，蜡皮封固。每服一丸，温开水送下，每日2次，三岁以下者酌减。

【功能】清热退烧，化痰消滞。

【主治】小儿外感风寒，停食发烧，咳嗽痰盛，急热惊风。

胆道排石汤Ⅰ号

【方源】《新急腹症学》引遵义医学院方。

【组成】枳壳三钱，木香六钱，大黄五钱，枳实五钱，茵陈十钱，黄芩三钱，金银花三钱，芒硝三钱。

【主治】胆系感染，胆石症湿热型。

胆道排石汤Ⅱ号

【方源】《新急腹症学》引青岛市立医院方。

【组成】金银花、连翘、金钱草、茵陈、郁金各一两，木香六钱，黄芩、枳实各四钱，大黄一两，芒硝二钱。

【主治】胆道系统感染、胆石症湿热性或脓毒型。

胜金散

【方源】《全国中药成药处方集》（沈阳方）。

【组成】西红花、琥珀、青皮、朱砂、赤芍、川芎、连翘、地丁、稀莶草、白芷各二钱，乳香、没药各一钱五分、全当归、汉三七、金银花、川续断、蒲公英各三钱，血竭花一钱。

【用法】上为极细末。成年人每服一钱，小儿减半，黄酒送下。

【功能】散瘀活血，消肿止痛。

【主治】打伤创伤拧伤，聚筋折骨，关节脱臼，骨膜脓疡，骨膜内积血瘀血，日久不散，发变溃脓。

【宜忌】孕妇忌服。

独角莲膏

【方源】《朱仁康临床经验集》。

【组成】独角莲、皂角刺、白芷、防己、金银花、连翘、生南星、刺猬皮、穿山甲片、当归、海桐皮、苏木、海带、大麻仁、稀莶草各45g，干蟾3个，乳香、没药各35g，血余45g。

【用法】用麻油6升，入大铁锅内，投入干蟾以上各药，熬枯去滓，再用强火熬至滴水成珠，离火，投入章丹（冬天约2.5kg，夏天约3kg），用铁棒急调，油渐变成黑色，最后将冷凝时，加入后药末，调和成膏。用厚纸摊成大、中、小三号厚薄不同的膏药，用时烘烊，贴患处。

【功能】提脓拔毒，消肿轻坚。

【主治】痈肿，毛囊炎，瘢痕疙瘩，神经性皮炎。

急白汤

【方源】方出《中医临证撮要》，名见《古今名方》。

【组成】金银花15g，连翘15g，犀角粉1.5g（冲服），射干6g，板蓝根9g，天花粉15g，京赤芍9g，粉丹皮9g，生山栀6g，焦山栀6g，干芦根30g，淡竹叶15g。

【功能】清热解毒，凉营止血。

【主治】急性白血病，寒热头痛，胸烦作恶，夜寐不安，神昏谵语，出汗口干，咽痛红肿，口鼻出血，舌苔黄腻，或糙，或干而焦黑，舌尖红，脉洪数或滑大。

【加减】抽风，加忍冬藤15g，嫩钩藤12g，羚羊粉2.4g（冲服）；心烦，加胡黄连3g，黑玄参9g；皮肤血点，加丝瓜络15g，白茅根15g；尿血便血，加小蓟15g，生地榆15g，小生地黄12g；口腔咽喉腐烂，加青黛2.4g，轻马勃4.5g，人中黄6g，人中白6g。

疮科保安丸

【方源】《全国中药成药处方集》（呼和浩特方）。

【组成】金银花二两，贝母五钱，归尾五钱，红花五钱，乳香三钱，没药三钱，生芪四钱，熟地黄四钱，麻黄二钱，防风三钱，天花粉五钱，赤芍三钱，白芷三钱，牛膝四钱，地龙三钱，穿山甲三钱，石决明三钱，血竭三钱，雄黄五钱。

【用法】每料兑麝香、冰片，炼蜜为大丸，重二钱，朱衣蜡皮。

【主治】疮疡。

养阴解毒汤

【方源】《临证医案医方》。

【组成】玄参6g，石斛5g，麦冬9g，紫花地丁5g，金银花5g，连翘5g，山栀1g，竹叶1g。

【功能】养阴解毒。

【主治】麻疹退后，阴液耗伤，余毒未净，咽干唇裂，鼻干无涕，手足心热，烦躁，夜间汗出，食欲不振，大便干，小便黄。

首乌丸

【方源】《中国药典》。

【组成】何首乌（制）360g，地黄20g，牛膝（酒制）40g，桑葚清膏70g，女贞子（酒制）40g，墨旱莲清膏48g，桑叶（制）40g，黑芝麻16g，菟丝子（酒蒸）80g，金樱子清膏70g，补骨脂（盐炒）40g，稀莶草（制）80g，金银花（制）20g。

【用法】何首乌等十味为细末，用金樱子等三味清膏，加炼蜜与适量之水为丸；稍干后，再用剩余之墨旱莲清膏加炼蜜10g包衣，打光，干燥即得。口服一次6g，每日2次。

【功能】补肝肾，强筋骨，乌须发。

【主治】肝肾两虚，头晕目花，耳鸣，腰酸肢麻，须发早白，高脂血症。

洗眼蚕茧

【方源】《天津市固有成方统一配本》。

【组成】黄连三钱，菊花三钱，金银花三钱，当归尾三钱，防风三钱，红花二钱，荆芥穗二钱，胆矾二钱，蕤仁二钱，蝉蜕二钱，蜀椒五分，冰片二分。

【用法】冰片单包，将黄连等十一味共轧为粗末，将冰片置乳钵内研细，再与黄连等粗末陆续配研和匀过筛。分装：先用白纸包成鸡心形，再用丝棉包严，用绳扎紧。将药用新针刺数孔，以开水一杯浸药，趁热先熏，后用药棉蘸药水擦洗。洗眼器皿要保持清洁。

【功能】散风清热，明目退翳。

【主治】暴发火眼，眼边赤烂，眼睑肿痛，迎风流血，羞明畏光，视物昏蒙，目眦涩痒。

活血补气汤

【方源】《眼科临证笔记》。

【组成】当归八钱，川芎三钱，白芍四钱，黄芪五钱，防风三钱，白芷三钱，金银花四钱，寸冬三钱，酒黄芩三钱，菊花三钱，甘草一钱。

【用法】水煎服。

【功能】活血补气。

【主治】产后病目症（继发性点状角膜炎）。两眼微红，头晕羞明，风轮之上星翳四起，视物昏蒙。

活血除风汤

【方源】《眼科临症笔记》。

【组成】当归四钱，川芎二钱，赤芍三钱，生地黄三钱，寸冬三钱，茺蔚子五钱，羌活三钱，金银花三钱，木贼二钱，僵蚕二钱（炒），胡黄连三钱，枳椇子三钱，甘草一钱，薄荷二钱。

【用法】水煎服。

【功能】活血除风。

【主治】重帘障症。从风轮上边生出白膜一块，下侵瞳神，大小眦略赤，不疫疼流泪，只觉昏涩羞明。

活血解毒汤

【方源】《眼科临症笔记》。

【组成】葶苈子五钱（炒），黄芩三钱，大黄四钱，黄柏三钱，灵脂三钱，当归四钱，地骨皮三钱，赤芍三钱，金银花六钱，石膏八钱，防风二钱，大贝四钱，龙胆草三钱，白芷二钱，牛膝三钱，甘草一钱。

【功能】活血解毒。

【主治】肿胀如杯症（炎性睑肿）：两眼目珠赤疼，羞明胞痒，肿胀坚硬，热泪如汤，气轮起红泡，刺之血少；又治旋螺突出症：风轮高胀，偏突而起，形如旋螺，疼痛不止，热泪常流，赤丝横绕，眉骨微疼，此乃肝木独旺，胆液壅塞，火乘风起，上冲于脑。

扁鹊三豆饮

【方源】《妇产科学》。

【组成】赤豆一两，黑大豆一两，绿豆五钱，金银花五钱，生甘草一钱。

【主治】先兆子痫。

祛风胜湿汤

【方源】《中医外伤科学》。

【组成】黄柏、苦参、金银花、白鲜皮、茯苓皮、羌活、防风、荆芥、陈皮。

【用法】水煎服。

【功能】清热利湿，祛风止痒。

【主治】湿热型瘙痒。

祛风胜湿汤

【方源】《朱仁康临床经验集》。

【组成】荆芥 9g，防风 9g，羌活 9g，蝉蜕 6g，茯苓皮 9g，陈皮 6g，金银花 9g，甘草 6g。

【用法】水煎服。

【功能】祛风胜湿，佐以清热。

【主治】丘疹性荨麻疹，皮肤瘙痒症等。

祛风燥湿汤

【方源】《朱仁康临床经验集》。

【组成】乌蛇 9g，独活 9g，白芷 6g，藁本 9g，黄柏 9g，白鲜皮 9g，金银花 9g，甘草 6g。

【功能】祛风，除湿，清热。

【主治】肾囊风（阴囊湿疹，阴囊神经性皮炎），风重于湿，肾囊干燥发痒，搔后略有出水者。

神应散

【方源】《外科十三方考》下编。

【组成】肥皂核（烧存性）五钱（另研，此味万不可少），荆芥穗、北防风、何首乌、天花粉、嫩苦参各一两，白当归、白鲜皮各三钱，金银花五钱，薄荷叶五钱，白蒺藜三钱，净连翘三钱，粉甘草二钱。

【用法】上为细末。每日用新鲜白土苓八两，雄猪肉一斤（精肉宜多），水数大碗，再入前药末五分，肥皂核末子一分，煮烂，滤去滓，其肉听食，其汤则代茶饮，不过十日，即可痊愈。如善肉食者，可作大量予之。善后用阴八味或二妙地黄汤收功，且保永无后患。

【主治】杨毒疮。

【加减】如兼有筋骨疼痛者，可酌加威灵仙、木瓜、苡仁、苍术等同为末。

退赤散

【方源】《张皆春眼科证治》。

【组成】生地黄 9g，木通 3g，酒黄芩、金银花、赤芍各 9g，牡丹皮 6g，秦皮 3g。

【功能】清心肺，平肝。

【主治】心火侵肝，眦部赤脉侵入风轮，引起青睛生翳或昏暗者。

除风解毒汤

【方源】《眼科临证笔记》。

【组成】金银花一两，蒲公英八钱，生地黄一两，归尾四钱，赤芍三钱，防风三钱，石膏八钱，连翘四钱，牛蒡子三钱（炒），薄荷三钱，菊花四钱，黄芩三钱，甘草一钱。

【用法】水煎服。外涂三白散。

【主治】风赤疮痍症（沙眼胞性湿疹）。初起赤疼，眵多流泪，隐涩羞明，睑肿而痒，重则眼睑内生粟疮。

除痔丸

【方源】《全国中药成药处方集》（沈阳方）。

【组成】夏枯草、槐花、连翘、粉甘草各四两，西红花一两，金银花一斤。

【用法】前五味共碾极细面，再加金银花煎浓汁蜂蜜膏，和炼蜜为丸，每丸二钱重。每服一丸，白开水送下。

【功能】清热利湿，止血生肌。

【主治】痔疮，痔漏，痔出血，肛痛，肛痒，脱肛，肛门湿疹，肛门破裂。

【宜忌】忌辣腥刺激品。

除湿解毒汤

【方源】《赵炳南临床经验集》。

【组成】白鲜皮五钱，大豆黄卷四钱，生薏苡米四钱，土茯苓四钱，山栀子二钱，牡丹皮三钱，金银花五钱，连翘四钱，地丁三钱，木通二钱，滑石块五钱，生甘草二钱。

【功能】除湿利水，清热解毒。

【主治】急性女阴溃疡，急性自家过敏性皮炎，急性接触性皮炎，下肢溃疡合并感染。

除瘟化毒汤

【方源】《中医喉科学讲义》。

【异名】桑葛汤。

【组成】桑叶四钱，葛根一钱，薄荷三钱，川贝母四钱，甘草二钱，木通三钱，竹叶三钱，金银花四钱，瓜蒌皮四钱，土牛膝根六钱。

【用法】水煎服。以上系成年人用量，小儿酌减。

【功能】疏表，清热，解毒。

【主治】风热型白喉。

【加减】大便闭结者，加郁李仁四钱；胸下胀满者，加枳实、炒麦芽各三钱；小便短者，加车前、灯心各三钱。

除瘟化毒汤

【方源】《喉科家训》卷三。

【组成】粉葛根、金银花、霜桑叶、薄荷叶、生甘草、川尖贝、小生地黄、童木通、枇杷叶、淡竹叶。

【功能】清解肺胃。

【主治】白喉初起，肺胃受邪，伏热未发，形寒发热，汗少心烦，咽喉红痛，脉来浮数，舌苔底绛薄白。

【加减】大便闭，加瓜蒌仁二钱，郁李仁二钱；胸下胀闷，加焦栀壳一钱五分，炒麦芽二钱；小便短赤，加车前子三钱，灯心草一钱。

除瘟救苦丹

【方源】《北京市中药成方选集》。

【组成】薄荷一两，玄参（去芦）三两，天花粉二两，金银花三两，连翘三两，葛根一两，川芎一两五钱，黄芩一两，桔梗三两，白芷一两五钱，赤芍三两，淡竹叶二两，生地黄三两，甘草一两。

【用法】上为细末，炼蜜为丸，重二钱。每服二丸，温开水送下，每日 2 次。

【功能】除瘟解毒，清热透表。

【主治】瘟疫传染，感冒风寒，憎寒壮热，骨节疫痛。

真犀丹

【方源】《全国中药成药处方集》（沈阳方）。

【组成】犀牛角二钱，石菖蒲、黄芩、生地黄各三钱，金银花、连翘各五钱，板蓝根、香豆豉、玄参，天花粉各三钱，紫草二钱。

【用法】上为极细末，再以香豆豉煮烂为丸，每丸二钱重。每服一丸，小儿减半，白开水化下。

【主治】四时疫病，发斑发疹，咽喉肿痛，昏狂谵语，全身倦怠，一切暑热之症。

逐毒丸

【方源】《北京市中药成方选集》。

【组成】连翘一钱，赤芍一钱，生栀子一钱，黄芩一钱，金银花一钱，白芷一钱，防风一钱，当归尾一钱，天花粉一钱，薄荷一钱，大黄一钱，甘草一钱，乳香（炙）三两，没药（炙）三两，玄明粉五钱，麝香二分，牛黄二分。

【用法】共研细，混合均匀，炼蜜为丸，重一钱，蜡皮封固。每服二丸，温开水送下，每日 2 次。

【功能】清热散风，消肿败毒。

【主治】疮疡初起，憎寒发热，风湿疥癣，瘙痒不休。

柴芍饮

【方源】《中医皮肤病学简编》。

【组成】柴胡 9g，赤芍 9g，牡丹皮 9g，桑叶 9g，防风 6g，金银花 15g，连翘 12g，苦参 4g，白鲜皮 9g，生甘草 6g，土茯苓 12g，苍术 6g，黄芪 9g，当归 6g。

【用法】水煎服。

【主治】带状疱疹。

透毒散

【方源】《全国中药成药处方集》(沈阳方)。

【组成】犀牛角、净芦根、金银花各一两，滑石粉三钱，甘草粉五钱，赤芍药、前胡、牛蒡子各五钱。

【用法】上为极细末。小儿一岁以上每服一分，二岁以上每服二分，三岁以上随症酌加，开水送下。

【功能】清热解毒，透疹。

【主治】小儿痧疹初起，寒热往来，咳嗽呕恶，鼻塞流涕，目涩多泪，咽喉肿痛，呼吸气促，壮热口渴，神昏妄言，头痛肢搐，见点即回，或疹含不透，朝出夕退，退后复发，出没无定，痛痒难堪。

【宜忌】忌腥辣及燥性食物。

息焚救液汤

【方源】《喉科家训》卷二。

【组成】犀角（水牛角代）、羚羊、生地黄、玄参、金银花、紫草、菖蒲、牡丹皮、连翘、薄荷、石斛、麦冬、金汁。

【用法】水煎服。

【主治】湿温、温热、风温，咽喉肿腐，壮热烦渴，脉洪数，舌焦红，斑疹隐于肌肤，肉陷不达，胸痞自利，神昏痉厥，热邪流注表里三焦。

胰腺清化汤

【方源】《急腹症方药新解》。

【组成】柴胡、黄芩、白芍各 15g，厚朴、枳实、佩兰各 10g，金银花、大青叶各 30g，大黄 10g（后下），芒硝 6g（冲服）。

【用法】水煎服，每日一剂，早、晚分服；重症患者可每日服两剂，分四次服，每六小时一次。

【功能】理气解郁，清热化湿。

【主治】急性胰腺炎及其并发症。

【加减】高热，加生石膏 30g，知母 24g，连翘 12g；腹痛重，加川楝子、玄胡各 10g；黄疸，加茵陈 30g；呕吐，加姜夏、竹茹各 10g；胸闷，加全瓜蒌 30g，陈皮 10g；湿重，加藿香、茯苓各 10g；腹中寒冷，加干姜 6g；腹泻每日超过三四次，去芒硝；胆道蛔虫引起的胰腺炎，加苦楝皮根 15g，使君子 10g；麻痹性肠梗阻，加重大黄、芒硝、枳实、厚朴用量；胰腺囊肿或假囊肿，加栀子、黄连、红藤、地丁和三棱、莪术、穿山甲、皂刺等。

高粘除秘授消散败毒万应灵膏

【方源】《丁甘仁家传珍方选》。

【组成】当归、生地黄、白芷、金银花、川乌、草乌各二两，防风、荆芥、赤芍、羌活、独活、僵蚕、蝉蜕、刺蒺藜、威灵仙、首乌、川牛膝、穿山甲、蛇蜕、白鲜皮、甘草、黄柏、宫桂各一两，乳香、没药各四钱，密陀僧（研，后入）八两，广丹（后入）一斤八两。

【用法】上研细。用麻油六斤浸药，春五、夏三、秋七、冬十，日数足，入锅内慢火熬枯，去滓，净油入锅，熬至滴水成珠，下密陀僧末熬沸，离火置冷炉上片时，再投东丹，其丹不烘不炒，下为冷丹；或烘炒为熟丹。但下冷丹，极要仔细，热丹好收，此丹投入，不住手搅，候冷，收成膏时，再下乳香、没药搅匀，即成膏矣。

【功能】消散败毒。

凉血解毒汤

【方源】《中西医结合皮肤病学》。

【组成】广角粉 0.9g（冲服），生地黄 30g，玄参 15g，麦冬 9g，牡丹皮 9g，白芍 12g，金银花 30g，黄芩 15g，栀子 9g，白鲜皮 30g，土茯苓 30g。

【功能】凉血清热，解毒祛风。

【主治】急性进行性银屑病，剥脱性皮炎（急性期）、肢端红痛症、丹毒、蜂窝组织炎等见有营血毒热证候者。

【加减】口渴喜饮者，加生石膏、知母。

益气活血散瘀汤

【方源】《中医症状鉴别诊断学》。

【组成】黄芪、党参、白术、鸡血藤、鬼箭羽、红花、桃仁、川楝子、金银花、丝瓜。

【功能】补气活血化瘀。

益胆丸

【方源】《古今名方》。

【组成】郁金 120g，玄参、滑石粉、明矾、金银花各 100g，火消 210g，甘草 60g。

【用法】上为末，为丸。每服 1.5g，每日 2 次。

【功能】行气散结，排石通淋。

【主治】胆结石，肾结石，膀胱结石，尿道结石，阻塞性黄疸及肾炎，胆囊炎。

消风导赤汤

【方源】《中医皮肤病学简编》。

【组成】生地黄 9g，赤芍 9g，牛蒡子 9g，白鲜皮 9g，金银花 9g，薄荷 6g，木通 7g，黄连 6g，甘草 6g。

【用法】水煎，内服。

【主治】急性湿疹。

消风清热汤

【方源】《中医皮肤病学简编》。

【组成】防风 9g，荆芥 9g，蒺藜 6g，蝉蜕 9g，当归 9g，赤芍 9g，生地黄 12g，川芎 6g，桃仁 6g，红花 6g，金银花 15g，连翘 15g，蛇蜕 3g，生石膏 15g，女贞子 6～15g。

【用法】水煎，内服。

【主治】荨麻疹。

消乳汤

【方源】《医学衷中参西录》上册。

【组成】知母八钱，连翘四钱，金银花三钱，穿山甲二钱（炒捣），瓜蒌五钱（切丝），丹参四钱，生明乳香四钱，生明没药四钱。

【功能】消肿止疼。

【主治】结乳肿疼或成乳痈新起者；一切红肿疮疡。

消肿利咽汤

【方源】《医学衷中参西录》中册。

【组成】天花粉一两，连翘四钱，金银花四钱，丹参三钱，射干三钱，玄参三钱，乳香二钱，没药二钱，炙穿山甲一钱半，薄荷叶一钱半。

【用法】煎汤服。

【主治】咽喉肿痛。

【加减】脉象洪实者，加生石膏一两，小便不利者，加滑石六钱；大便不通者，加大黄三钱。

消炎合剂

【方源】《中医皮肤病学简编》。

【组成】金银花 31g，连翘 31g，黄芩 9g，桔梗 9g，草河车 9g，紫草 6g，赤芍 9g，生地黄 15g，玄参 15g，大青叶 31g，野菊花 31g，蒲公英 31g，当归 9g，大黄 6～9g。

【用法】水煎，内服。

【主治】口炎。

消炎解毒丸

【方源】《中药制剂手册》引《古今压鉴》。

【组成】蒲公英八百两，金银花二十两，防风十两，连翘二十两，甘草二十两。

【用法】取蒲公英二〇八两，与金银花共轧为细粉。取下余蒲公英五九二两，按煮提法提取二次，浓稠膏约 166 两。然后细粉与膏混合，制成丸，用糖水挂衣。每服二十丸，温开水送下，每日 2 次。小儿酌减。

【功能】清热解毒，凉血消炎。

【主治】由热毒引起的疮疡疖肿，红肿疼痛，妇女乳疮，小儿疮疖。

消炎解毒丸

【方源】《全国中药成药处方集》（沙市方）。

【组成】玄参一两，桔梗、粉甘草、赤芍、僵蚕各五钱，薄荷、竹叶各三钱，板蓝根、黄芩、山豆根各五钱，连翘一两，杭菊花四钱，天花粉五钱，金银花一两。

【用法】上为细末，炼蜜为丸。成年人每服三钱，温开水送下，每日 2 次。小儿、老年人酌减。

【主治】温毒咽喉肿痛，耳前耳后肿，风热上壅，头面肿大及湿热痈疮。

【禁忌】体弱而无炎症者忌服。

消毒饮

【方源】《眼科临症笔记》。

【组成】大黄四钱，黄芩三钱，黄柏三钱，木通三钱，牛蒡子三钱（炒），大贝三钱，金银花一两，胆草三钱，天花粉三钱，甘草一钱，蒲公英五钱，全蝎五个。

【用法】水煎服。

【主治】脾经湿热，肝火旺盛，眼胞肿胀坚硬，气轮之上起红泡，热泪长流。

消脓汤

【方源】《新急腹症学》。

【组成】大黄五钱（后下），黄芩三钱，黄连五钱，黄柏三钱，冬瓜仁、败酱草、金银花各一两，连翘、蒲公英、地丁各六钱，当归、赤芍、木香各三钱。

【功能】清热解毒，通便下热。

【主治】急性阑尾炎化热期或毒热期。

消痈汤

【方源】《赵炳南临床经验集》。

【组成】金银花五钱至一两，连翘三钱至五钱，蒲公英五钱至一两，赤芍三钱至五钱，天花粉三钱至五钱，白芷二钱至三钱，川贝母三钱至五钱，陈皮三钱至五钱，蚤休三钱至五钱，龙葵三钱至五钱，鲜生地黄五钱至一两。

【功能】清热解毒，散瘀消肿，活血止痛。

【主治】蜂窝组织炎，痈症初起，深部脓肿等化脓感染。

消黄汤

【方源】《中医原著选读》引关幼波方。

【组成】茵陈 60g，萹蓄、金银花各 30g，酒炒大黄、酒炒黄芩各 9g，瞿麦、泽兰各 15g，赤芍、牡丹皮、六一散（包）各 12g，木通 4.5g。

【功能】清热利湿，解毒通淋。

【主治】黄疸持续不退。症见尿黄赤而灼热，尿频，尿痛，大便干，时有发热，舌苔稍黄，脉弦数，湿热下注者。

消瘤片

【方源】《肿瘤的诊断与防治》。

【组成】红升丹、琥珀、山药、白及各 300g，三七 620g，牛黄 180g，黄连、黄芩、黄柏各 150g，陈皮、贝母、郁金、蕲蛇各 60g，犀角（水牛角代）、桑葚、金银花、黄芪、甘草各 90g。

【用法】制成片剂，每片 0.5g。每服 1 片，每日 2～3 次，饭后服。一个月为一疗程，4～6 月为一治疗期，每疗程后停药一周左右。

【功能】活血凉血，解毒消癌。

【主治】舌癌、鼻咽癌、脑瘤、食管癌、胃癌、骨肉瘤、乳腺癌、宫颈癌等。

【加减】如气虚，加用四君子汤；血虚，加用四物汤；气血俱虚者，二方合用。

【宜忌】服药期间，忌食蒜、葱、浓茶、鲤鱼等。

烫伤软膏

【方源】《浙江中草药制剂技术》。

【组成】白芷二两，忍冬藤二两，紫草二两，冰片一钱，麻油二斤，蜂蜡一两五钱。

【用法】将麻油加热至 140℃，加入白芷和忍冬藤，煎熬 10 分钟，再入紫草，继续加热维持 140℃约 20 分钟（以白芷焦黄为度），加入蜂蜡搅溶，离火，立即用多层纱布滤去渣，待冷至 40℃左右，加入研细冰片搅匀，乘热倾入盛于灭菌器中的适当大小的灭菌纱布中，使之浸透，备用。取纱布敷于烧伤面，外盖消毒纱布包扎，每 3～4 天换药 1 次。

【功能】解毒消炎。

【主治】Ⅱ度烧伤。

诸疮解毒丹

【方源】《全国中药成药处方集》。

【组成】金银花五钱，元芩、地丁、甘草、桔梗、川黄连、山栀、乳香、黄柏、连翘、京母、白芷、青皮、当归、赤芍、天花粉、没药各三钱，生黄芪、皂刺、重楼、苍耳各二钱，薄荷，穿山甲各一钱，蒲公英四钱。

【用法】共为极细末，炼蜜为丸，二钱重。每服一丸，白开水送下。接连服之有效。

【功能】化毒解热，消肿止痛。

【主治】疔毒恶疮，头面诸疮，无名肿毒，妇人乳痈，皮肤顽癣，干湿疥毒。

【宜忌】孕妇忌服。

通乳活血汤

【方源】《眼科临证笔记》。

【组成】大黄芪一两，当归五钱，川芎三钱，青皮三钱，王不留五钱（炒），穿山甲二钱（炙），金银花四钱，寸冬三钱，菊花三钱，通草一钱。

【用法】水煎服。

【主治】产后病目症（继发性点状角膜炎）。症见两眼微红，头晕羞明，风轮之上星翳四起，视物昏蒙，服活血补气汤，病情好转，但乳汁减少者。

通经逐瘀汤

【方源】《中医皮肤病学简编》。

【组成】刺猬皮 9g，薄荷 9g，地龙 9g，皂刺 6g，赤芍 6g，桃仁 6g，连翘 9g，金银花 9g。

【用法】水煎服。

【功能】通经化瘀，活血消风。

【主治】慢性顽固性荨麻疹。

【加减】血热，加山栀、生地黄；风冷，加麻黄、桂枝；虚热，加银柴胡、地骨皮；喘咳，加杏仁、苏梗。

桑柴饮

【方源】《温病刍言》。

【组成】桑叶、黄芩、法半夏各 10g，柴胡、薄荷各 5g，忍冬藤、连翘各 12g。

【用法】水煎服。

【功能】辛凉解表，和解少阳。

【主治】温热之邪入于半表半里，而仍偏表，寒热往来一日数作者。

排风散

【方源】《眼科临症笔记》。

【组成】天麻三钱，当归四钱，赤芍三钱，茵陈三钱，苦参三钱，金银花三钱，胆草三钱，大黄三钱，防风三钱，羌活三钱，白芷二钱，全蝎一钱半，甘草一钱，地肤子三钱。

【用法】水煎服。

【主治】皮翻粘睑症。两眼赤痒，略疼流泪，眼皮上下反粘，亦无云翳，只觉昏蒙。

黄连上清膏

【方源】《北京市中药成方选集》。

【组成】黄连二两七钱，黄芩十一两，大黄十一两，赤芍十一两，生栀子三两四钱，川芎三两四钱，当归三两四钱，连翘三两四钱，菊花三两四钱，天花粉三两四钱，甘草一两八钱，黄柏四两四钱，玄参（去芦）三两四钱，桔梗三两四钱，荆芥穗三两四钱，薄荷三两四钱，金银花四两三钱，生石膏四两三钱。

【用法】上药切碎，水煎三次，分次过滤，去滓，取滤液合并，用文火煎熬浓缩至膏状，以不渗纸为度，每两清膏兑炼蜜一两，装瓶重二两。每服三至五钱，温开水冲服。

【功能】清火散风，泻热消肿。

【主治】实火里热，头晕耳鸣，口舌生疮，牙龈肿烂，暴发火眼，大便秘结，小便赤黄。

黄连解毒丸

【方源】《北京市中药成方选集》。

【组成】黄连四两，升麻四两，黄芩四两，黄柏四两，生栀子四两，金银花四两，防风四两，牛蒡子（炒）四两，当归四两，大黄四两，赤芍四两，甘草四两。

【用法】上为细末，过筛，用冷开水泛为小丸。每服二钱，以温开水送下，每日 2 次。

【功能】清热解毒，消肿止痛。

【主治】诸毒疮疡，红肿焮痛，无名肿毒，丹毒痘疹，烦躁发烧。

黄疸汤

【方源】《临证医案医方》。

【组成】茵陈 30g，山栀 9g，金银花 15g，连翘 15g，败酱草 15g，板蓝根 15g，赤芍、白芍各 9g，柴胡 6g，神曲 15g，紫苏梗 6g，桔梗 6g，大豆黄卷 15g。

【功能】清热利湿退黄。

【主治】急性黄疸型肝炎（阳黄）。巩膜黄染，周身皮肤发黄，小便黄赤，舌苔黄腻，脉弦数。

菊藻丸

【方源】《中医皮肤病学简编》。

【组成】菊花 62g，海藻 62g，三棱 62g，蚤休 62g，制马钱子 62g，金银花 93g，漏芦 93g，马蔺子 93g，山慈菇 93g，蜈蚣 31g，何首乌 125g。

【用法】上为细末，水泛为丸，如梧桐子大。每克生药约作十丸。每次三十丸，开水送下，每日 2 次。

【主治】皮肤癌。

硇砂膏

【方源】《北京市中药成方选集》。

【组成】当归三十五两，川芎三十五两，白芷三十五两，白蔹三十五两，木鳖子三十五两，蓖麻子三十五两，玄参（去芦）三十五两，苍术三十五两，生穿山甲三十五两，金银花七十两，连翘七十两，生地黄七十两，大黄七十两，桔梗七十两，黄柏七十两，黄芩七十两，生栀子七十两，赤芍七十两。

【用法】熬硇砂膏，每锅用料子面四十八两，蜈蚣一钱。上药酌予切碎，用香油二百四十两炸枯，过滤去滓，炼至滴水成珠，入黄丹九十两，搅匀成膏，取出放入冷水中，出火毒后，加热溶化，兑入细料面三两，搅匀摊贴。大张油重六分，小张三分，油纸光。贴患处。

【功能】解毒消肿，化腐生机。

【主治】疮疡疖子，无名肿毒，红肿疼痛，溃破流脓，久不生肌。

【备考】硇砂膏细料面：乳香三十五两，没药三十五两，轻粉三十五两，红粉三十五两，血竭三十五两，潮脑五十六两，炙硇砂三十五两，儿茶三十五两，共研为细粉，过筛。

硇砂膏

【方源】《全国中药成药处方集》（天津方）。

【组成】当归、川芎、白芷、白蔹、木鳖子（打碎）、蓖麻子、玄参（去芦）、生苍术、生穿山甲各三两，蜈蚣十条、金银花、连翘、生地黄、大黄、桔梗、赤芍各四两。

【用法】以上药料，用香油十五斤炸枯，去滓滤净，炼至滴水成珠，再入章丹九十两，搅匀成膏。每膏药油十五斤，兑乳香面、没药面、轻粉面、血竭面、红粉面、儿茶面各五钱，潮脑八钱，生硇砂面六两，搅匀。每大张净油五分重，每中张净油三分重，每小张净油一分五厘重，每中盒五十张装，每小盒一百张装。贴于患处。

【功能】散风活血，消毒止痛。

【主治】毒疮溃脓，久不收口，或坚硬红肿，痛痒难忍。

蛇痹煎剂

【方源】《中医皮肤病学简编》。

【组成】生地黄 31g，山栀 6g，连翘 15g，金银花 15g，碧玉散 9g，牡丹皮 9g，赤芍 6g，黄芩 9g，丝瓜络 4g。

【用法】水煎，内服。

【主治】带状疱疹。

银苇合剂

【方源】《方剂学》。

【组成】金银花、连翘各五钱，桔梗三钱，杏仁二至四钱，红藤一两，鱼腥草一至二两，冬瓜仁、桃仁各三钱，鲜芦根二尺（去节）。

【主治】肺脓疡成脓期。

【加减】高热，痰腥臭，可加桑白皮、地骨皮各五钱至一两；心烦，咯吐脓血，可加百合一两，麦冬三钱，阿胶三钱（烊冲）；胸痛，可加瓜蒌三钱，枳壳一钱半，丹参四钱。

银花丹皮汤

【方源】《中医皮肤病学简编》。

【组成】金银花 9～15g，牡丹皮 9g，青蝉蜕 9g，黄柏 9g，茯苓 9g，白鲜皮 9～15g，黑山栀 6g。

【用法】水煎，内服。

【主治】慢性湿疹。

【加减】渗液多，苔厚，加萆薢、猪苓、白术、稀莶草以利湿；苔腻，加厚朴、苍术、陈皮以燥湿；痒者，加蝉蜕、荆芥、防风以祛风；局部红赤，加芍药、白薇、龙胆草、黄芩以清热。

银花解毒汤

【方源】《中医皮肤病学简编》。

【组成】金银花 15g，紫菀 9g，地丁 15g，夏枯草 9g，牡丹皮 9g，连翘 15g，茯苓 9g，黄连 3g，甘草 6g。

【用法】水煎服。

【主治】痤疮。

银花解毒汤

【方源】《中医眼科学》。

【组成】金银花、蒲公英、炙桑皮、天花粉、黄芩、龙胆草、大黄、蔓荆子、枳壳。

【主治】混睛障。

银翘石斛汤

【方源】《中医方剂临床手册》。

【组成】六味地黄丸加金银花、连翘、石斛。

【功能】滋阴补肾，清热解毒。

【主治】慢性尿路感染，肾阴亏损者。

银翘红酱解毒汤

【方源】《妇产科学》。

【组成】金银花一两，连翘一两，红藤一两，败酱草一两，牡丹皮三钱，山栀四钱，赤芍四钱，桃仁、薏苡仁各四钱，延胡索三钱，炙乳香、没药各一钱半至三钱，川楝子三钱。

【用法】水煎服。每日 2 剂，每剂二汁，隔四至六小时服一次。

【功能】清热解毒，活血化瘀。

【主治】盆腔炎发热期。

【加减】高热兼表证者，加荆芥、防风各一钱半至三钱，薄荷一钱；便溏热臭者，加葛根、黄芩各三钱，黄连一钱；便秘者，加大黄、玄明粉（冲）各三钱；腹胀气滞者，加木香一钱，香附四钱；热毒甚者，加蒲公英、紫花地丁各一两；带多者，加黄柏三钱，椿根皮四钱；有血性分泌物者，加益母草五钱。

银翘辛夷汤

【方源】《中医内科临床治疗学》引冷柏枝方。

【组成】金银花 9g，连翘 12g，辛夷 3g，山栀 3g，黄芩 3g，桑叶 3g，荆芥 6g，薄荷 3g，桔梗 6g，生甘草 3g，丝瓜藤 10g。

【用法】水煎服。

【主治】鼻窦炎。

银翘败毒汤

【方源】《中医皮肤病学简编》。

【组成】金银花 15g，连翘 15g，地丁 12g，蒲公英 9g，菊花 9g，贝母 9g，天花粉 9g，牡丹皮 6g，赤芍 6g，木通 6g，生地黄 9g，栀子 9g。

【用法】水煎服。

【主治】漆性皮炎。

银翘散

【方源】《全国中药成药处方集》（抚顺方）。

【组成】金银花、连翘各四钱，荆芥、杏仁、麦冬、犀角（水牛角代）、菊花各二钱，玄参、芦根、黄芩、生地黄各三钱，薄荷一钱，甘草一钱半。

【用法】上为细末。每服二钱，芦根汤送下。

【功能】辛凉解热。

【主治】温热病，感冒发热，口渴，头疼，身痛，喉痛，干呕及小儿麻疹初期等。

【宜忌】忌辛辣。

银翘解毒丸

【方源】《全国中药成药处方集》（兰州方）。

【组成】金银花六两，天花粉四两，粉葛根三两，薄荷叶二两，连翘六两，黄芩四两，前胡三两，紫苏叶二两，小生地黄五两，栀子三两，赤芍三两，荆芥穗二两，玄参五两，大力子三两，川黄连三两，生石膏一斤，桔梗四两，甘草三两，大青叶三两。

【用法】上为细末，炼蜜为丸，三钱重，每次一丸，白水送下。

【功能】消热散风，除烦解毒，发汗退烧，润大便，止嗽化痰。

【主治】流行性感冒，头疼咳嗽，咽喉肿痛，四肢疲乏。

银翘解毒汤

【方源】《中医皮肤病学简编》。

【组成】金银花 15g，蒲公英 15g，白菊花 15g，连翘 15g，贝母 9g，生地黄 9g，赤芍 9g，牡丹皮 9g，木通 6g，栀子 6g，大黄 1g，紫花地丁 31g。

【用法】水煎服。

【主治】药物性皮炎。

羚羊三黄汤

【方源】《中医皮肤病学简编》。

【组成】羚羊角 1～1.5g，生地黄 12g，生黄柏 9g，黄连 6g，黑栀子 12g，白芍 9g，金银花 18g，牡丹皮 9g，陈皮 6g，白茅根 15g，甘草 2g，阿胶 12g。

【用法】水煎服。

【主治】紫斑，火热型者。

【加减】羚羊角可改用犀角 5g，或加汉三七 3g。

羚羊清肺丸

【方源】《北京市中药成方选集》。

【组成】羚羊角（另兑）一钱二分，浙贝母八钱，天花粉一两，金银花一两，小生地黄一两，黄芩五钱，桔梗一两，玄参（去芦）一两，牡丹皮五钱，薄荷五钱，石斛二两，天冬五钱，陈皮六钱，大青叶五钱，板蓝根五钱，杏仁（去皮，炒）五钱，桑皮五钱，前胡五钱，金果榄五钱，甘草三钱，熟大黄五钱，枇杷叶（去毛）一两，栀子（炒）一两，麦冬五钱。

【用法】上为细粉，炼蜜为丸，每丸重二钱，蜡皮封固。每服二丸，温开水送下。

【功能】清肺热，止咳嗽，利咽膈。

【主治】肺热咳嗽，咽喉肿痛，鼻衄咯血，舌干口燥。

羚翘解毒丸

【方源】《全国中药成药处方集》(沈阳方)。

【组成】薄荷、连翘、荆芥穗、金银花、淡豆豉、桔梗各一两二钱，牛蒡子八钱，生甘草、竹叶各四钱，血羚羊八分，暹罗角八分。

【用法】上为极细面，炼蜜为丸，每丸重二钱，蜡皮封固。每服一丸，白开水送下。

【功能】清瘟解毒退热，清透疹毒，镇惊解热。

【主治】咽喉肿痛，四时感冒，麻疹。

【宜忌】忌食辛辣酸类。

羚翘解毒丸

【方源】《全国中药成药处方集》(大同方)。

【组成】羚羊角二分，连翘、金银花、栀子各三钱，川黄连二钱，桔梗三钱，赤芍二钱，生地黄三钱，玄参、生草、茯苓、牡丹皮各二钱，薄荷、牛蒡子各一钱半，黄芩二钱，麦冬一钱半，防风二钱，荆芥一钱半。

【用法】上为细面，炼蜜为丸，每丸重二钱，白蜡为衣。每服二钱，白开水送下。

【功能】清热，化毒，解表。

【主治】时行感冒。

羚翘解毒丸

【方源】《北京市中药成方选集》。

【组成】金银花十二两，牛蒡子(炒)八两，荆芥穗六两，连翘十二两，薄荷八两，甘草五两，桔梗八两，竹叶六两，淡豆豉五两，羚羊粉二钱五分。

【用法】上为细末，和匀，炼蜜为丸，每丸重三钱，蜡皮封固。每服一至二丸，每日二次，温开水或鲜芦根煎水送下。

【功能】清热散风解表。

【主治】热盛感冒初起，憎寒壮热，四肢疲懒，头眩咳嗽，咽喉疼痛。

羚翘解毒丸

【方源】《全国中药成药处方集》(天津方)。

【组成】金银花、天花粉、葛根、大青叶各二两，黄柏六钱，生石膏四两，生栀子一两，赤芍八钱，马勃、浙贝母、桑叶、枳壳(麸炒)、黄芩、炒僵蚕、知母各六钱，薄荷叶一两六钱，连翘(去心)二两，玄参(去芦)一两六钱(共为细粉)，羚羊角粉一钱，冰片二钱。

【用法】上为细末，炼蜜为丸，每丸三钱重，蜡皮或蜡纸筒封固。每次服一丸，白开水送下。

【功能】散风清热，解表退烧。

【主治】热盛感冒初起，憎寒壮热，四肢酸懒，头眩咳嗽，咽喉疼痛，瘟毒发颐，两腮赤肿。

羚翘解毒丸

【方源】《全国中药成药处方集》(青岛方)。

【组成】大青叶、连翘、金银花各三两，竹叶二两，紫草三两，淡豆豉一两，甘草二两，荆芥穗二两，寸冬五两，葛根一两五钱，芦根一两，牛蒡子三两，莲子心一两，薄荷一两，玄参四两，牡丹皮三两，小生地黄五两，天花粉、泽泻、郁金、蒲公英、姜皮、大黄各三两，生石膏六两，羚羊、苦梗各一两。

【用法】上为细面，炼蜜为丸，每丸重二钱，金箔为衣，蜡为皮。

【主治】时行感冒。

羚翘解毒丸

【方源】《全国中药成药处方集》(呼和浩特方)。

【组成】桔梗六钱，黄芩一两，玄参一两，金银花六钱，连翘六钱，青叶一两，生地黄六钱，薄荷三钱，甘草三钱，生石膏六钱，天花粉五钱，桑叶四钱，赤芍五钱，黄连三钱，生栀五钱，羚羊三钱。

【用法】上为细面，炼蜜为丸，每丸重二钱半，金衣蜡皮封固。

【主治】时行感冒。

羚翘解毒膏

【方源】《全国中药成药处方集》(天津方)。

【组成】金银花、连翘(去心)、葛根、大青叶、天花粉各二两，玄参(去芦)、薄荷叶各一两六钱，生栀子一两，赤芍八钱，马勃、浙贝母、桑叶、枳壳(麸炒)、黄芩、炒僵蚕、知母、黄柏各六钱，生石膏四两。

【用法】上药熬汁，去滓过滤，将汁炼至滴毛头纸上背面不阴为标准，收清膏，每清膏八两兑蜜一斤收膏，每膏一斤八两兑羚羊粉一分，冰片八分，搅匀装瓶。每次服一两，白开水冲服。

【功能】散风清热，解表退烧。

【主治】热盛感冒初起，憎寒壮热，四肢酸懒，头眩咳嗽，咽喉疼痛，瘟毒发颐，两腮赤肿。

清火驱毒丸

【方源】《北京市中药成方选集》。

【组成】大黄四两，芒硝四两，连翘二两，金银花二两，木通二两，地丁一两，防风一两，荆芥穗一两，白芷一两，蒲公英三两，黄芩三两，黄连六钱，全蝎三钱，干蟾(烧)一两。

【用法】上为细粉，用冷开水泛为小丸，每十六两用姜黄水上滑石细粉四两为衣，闯亮。每服二钱，温开水送下。

【功能】清火祛湿，消肿败毒。

【主治】风湿毒热，疮疡红肿，坚硬发痒，二便不利，关节肿痛。

【宜忌】孕妇勿服。

清火贵金丸

【方源】《北京市中药成方选集》。

【组成】大黄八十两，白芷八十两，玄参（去芦）八十两，桔梗八十两，金银花八十两，菊花八十两。

【用法】上为细末，炼蜜为丸，每丸重二钱五分。每服一丸，每日2次，温开水送下。

【功能】清热散风，止痛。

【主治】肺胃实热，头痛目眩，咽喉肿痛，大便秘结。

清心泻火汤

【方源】《张皆春眼科证治》。

【组成】川黄连6g，生地黄12g，木通3g，金银花18g，蒲公英15g，天花粉、连翘、赤芍各9g。

【功能】清热泻火，解毒散结。

【主治】大眦泪症毒盛期。目眦红肿，或肿连鼻梁，疼痛拒按，按之坚硬者。

清心泻火汤

【方源】《眼科临症笔记》。

【组成】生地黄五钱，寸冬三钱，枳壳三钱，栀子三钱，连翘三钱，石膏六钱，桔梗三钱，赤芍三钱，菊花三钱，金银花三钱，胆草三钱，黄连二钱，甘草一钱。

【用法】上加灯心为引，水煎服。

【主治】两目大眦俱红，眼胞微胀，热泪常流，稍觉疼痒。

清肝饮

【方源】《常见病中医治疗研究》。

【组成】茵陈、败酱草、金银花各一两，牡丹皮、栀子、大黄、枳实、郁金、龙胆草各三钱，甘草一钱。

【用法】水煎服。

【主治】急性黄疸型肝炎。

清肺平肝汤

【方源】《张皆春眼科证治》。

【组成】柴胡6g，酒黄芩9g，金银花12g，木贼6g，赤芍9g，青黛0.3g。

【功能】锉金平木，除风退翳。

【主治】肝、肺二经风热上攻于目，侵犯风轮，致生花翳侵睛。

【加减】如抱轮红赤，可加酒茺蔚子6g，以祛血中之风；如花翳挡瞳，可加玄参9g，滋补肾水，以防火邪伤阴，花翳愈后视物不清。

清肺平肝汤

【方源】《眼科临症笔记》。

【组成】大生地黄八钱，天花粉四钱，黄芩三钱，连翘三钱，金银花四钱，寸冬四钱，地骨皮四钱，知母肉四钱，车前子三钱（外包）　大黄三钱，甘草一钱。

【用法】水煎服。

【主治】混睛障症。两眼酸疼，气轮被赤丝横绕，风轮赤白兼杂，微露瞳神，视物昏蒙，重则瞳神皆无，只有光感。

清肺养肝汤

【方源】《张皆春眼科证治》。

【组成】金银花、酒黄芩、赤芍、当归各9g，酒生地黄12g，车前子9g，茺蔚子3g。

【功能】清肺，养肝，起陷。

【主治】花翳低陷。肺盛肝虚，肺火克肝，白睛红赤，羞明流泪，结眵青睛，边缘有低陷者。

清音丸

【方源】《全国中药成药处方集》（天津方）。

【组成】玄参（去芦）、桔梗、山豆根、胖大海、薄荷叶、生硼砂、金果榄、射干、黄连各一两，诃子肉二两，金银花一两五钱，麦冬一两五钱，黄芩、生栀子、净金灯、川贝母、甘草各五钱。

【用法】上为细粉，炼蜜为丸，每丸一钱重。蜡皮或蜡纸筒封固。每次一丸，含在口中，缓缓咽下，每天含二三丸。

【功能】清凉解热，生津止渴。

【主治】咽喉肿痛，音哑声嘶，口干舌燥，咽下不利。

【宜忌】忌辛辣食物。

清热止血汤

【方源】《谦斋医学讲稿》。

【组成】生地黄、赤芍、牡丹皮、黑山栀、黄芩、黄连、银花炭、侧柏叶、山茶花、藕节、茅花、茜草、仙鹤草。

【功能】清热，凉血，止血。

【主治】心、肺、肝、胃有热所引起的一般吐血，衄血。

【备考】本方方名，《古今名方》引作“清热凉血汤”。

清热止痒汤

【方源】《林如高骨伤验方歌诀方解》。

【组成】泽泻、木通、茯苓、金银花、连翘、牛蒡子、白芍各9g，知母、防风、苍术各6g，荆芥、蝉蜕、甘草各3g。

【功能】清热利湿，消肿止痒。

【主治】接触性皮炎。

清热化毒汤

【方源】《眼科临症笔记》。

【组成】大生地黄六钱，连翘三钱，栀子三钱，寸冬三钱，大贝三钱，石膏一两，金银花八钱，知母四钱，胆草三钱，石决明八钱，蒲公英八钱，甘草一钱。

【用法】水煎服。

【主治】黄膜上冲症（前房积脓）。风轮下边生黄膜一块，大如麦粒，形如月牙儿，酸涩疼痛，怕日流泪。

清热活血汤

【方源】《中西医结合皮肤病学》。

【组成】生地黄30g，金银花15g，土茯苓30g，荆芥9g，防风9g，红花9g，赤芍9g，三棱9g，莪术9g，刺蒺藜30g。

【功能】清热解毒，活血化瘀，祛风止痒。

【主治】痒疹血热血瘀证。四肢伸侧有疣状结节或孤立丘疹，或为盘状皮损，奇痒，可有化脓结痂角化，迁延难愈，口干，心烦，失眠，脉沉滑有力，舌苔黄，舌质红。及结节性痒疹、各种痒疹、钱币状湿疹、银屑病、皮肤淀粉样变等。

【宜忌】孕妇忌用。

【加减】大便秘结者，加川大黄9g。

清热宣络饮

【方源】《喉科家训》卷二。

【组成】荆芥、薄荷、连翘、玄参、牛蒡、马勃、青黛、金银花。

【用法】水煎服。

【主治】风毒上壅阳络，身热咳嗽，口渴胸痞，头目胀大，面发泡疮者。

清热消毒饮

【方源】《眼科临证笔记》。

【组成】金银花一两，当归四钱，陈皮一钱半，防风三钱，白芷二钱，大贝三钱，天花粉三钱，乳香二钱，没药二钱，穿山甲一钱半，赤芍三钱，皂针五分，甘草一钱。

【用法】白酒酌量为引，水煎服。

【主治】黄膜上冲症（前房积脓）。风轮下边，生黄膜一块，大如麦粒，形如月牙儿，酸涩疼痛，怕日流泪。

清热解郁汤

【方源】《临证医案医方》。

【组成】龙胆草6g，牡丹皮9g，生地黄9g，白茅根15g，赤芍、白芍各9g，银柴胡9g，金银花9g，连翘9g，山栀9g，竹叶6g，枳壳6g，郁金9g。

【功能】清热凉血，舒肝解郁。

【主治】慢性肝炎郁热型。肝区痛，有热感，五心烦热，舌尖红，脉弦微数。

清热解毒汤

【方源】《中医皮肤病学简编》。

【组成】忍冬藤18g，板蓝根15g，一点红15g，墨旱莲12g，苦地胆12g，白茅根25g，野甘草13g。

【用法】水煎服。

【主治】漆性皮炎。

清热解毒汤

【方源】《刘奉五妇科经验》。

【组成】连翘五钱，金银花五钱，蒲公英五钱，紫花地丁五钱，黄芩三钱，瞿麦四钱，萹蓄四钱，车前子三钱，牡丹皮三钱，赤芍二钱，地骨皮三钱，冬瓜子一两。

【功能】清热解毒，利湿活血，消肿止痛。

【主治】急性盆腔炎属于湿毒热型者。

清热解毒消肿汤

【方源】方出《赵炳南临床经验集》，名见《千家妙方》。

【组成】连翘五钱，蒲公英五钱，金银花五钱，野菊花三钱，黄芩三钱，瓜蒌一两，生地黄五钱，甘草二钱。

【功能】清肺经热，解毒消肿。

【主治】鼻前庭疖肿。

清疹散

【方源】《全国中药成药处方集》（沈阳方）。

【组成】生石膏、犀牛角、京知母各五钱，全蝉蜕、白僵蚕、青连翘各四钱，金重楼三钱，薄荷叶四钱，芦根一两，金银花一两。

【用法】上为极细末。小儿一岁以上每服一分，三岁以上每服二分，五岁以上每服三分，余类推。白开水送下。

【功能】清热解表，解毒透疹。

【主治】疹毒不透，喉肿音哑，胸高气喘，呼吸急促，腹痛便溏，神昏谵语，四肢热厥，搐搦瘈疭。

【宜忌】忌鱼腥、辣物。

清暑解毒饮

【方源】《朱仁康临床经验集》。

【组成】青蒿9g，厚朴3g，黄连3g，牡丹皮6g，赤芍6g，金银花6g，连翘6g，绿豆衣9g，生甘草3g。

【功能】清暑邪，解热毒。

【主治】小儿头面痱毒，热疖。

清暑熄风汤

【方源】《喉科家训》卷二。

【组成】玄参、麦冬、石膏、牡丹皮、薄荷、桑叶、川贝母、鲜地黄、金银花、六一散。

【用法】水煎服。

【主治】热病风暑，发热汗出，口渴心烦，不恶寒反恶热，咽喉红痛或白腐肿甚，脉来洪大，舌黄或燥，乃三焦相火升腾上窍，阳明热甚之症。

【加减】如发疹，加荷叶、牛蒡；发斑，加栀子、绿豆衣；谵语昏狂，加紫雪散；热极生风，加羚羊、钩藤；呕逆，加竹茹、橘络；角弓反张，牙关紧闭，去石膏、六一，加犀角、羚羊、钩藤、连翘、竹叶。

清瘟解毒丸

【方源】《济南市中药成方选辑》。

【组成】连翘三两，金银花四两，桃仁一两，天花粉二两，菊花二两，牛蒡子（炒）二两，桔梗一两五钱，桑叶二两，浙贝母二两，玄参三两，竹叶二两，甘草二两，赤芍一两，薄荷一两五钱。

【用法】上为细末，炼蜜为丸，每丸重二钱。成年人每服二丸，小儿酌减，温开水化服。

【功能】清温解表，散风清热。

【主治】瘟疫初起，头晕胀痛，身热恶寒，咳嗽喉痛。

【宜忌】孕妇忌服。戒食辛辣油腻食物。

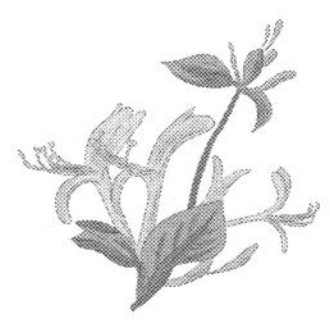

第二节　金银花现代常用中成药

本节收集了国家批准生产的部分含有金银花的中成药，以笔画多少进行排列。

儿童清热口服液

【药物组成】金银花、板蓝根、蝉蜕、石膏、滑石、黄芩、大黄、赤芍、广藿香、羚羊角。

【功效主治】清热解毒，解肌退热。用于内蕴伏热，外感时邪引起的高热不退，烦躁不安，咽喉肿痛，大便秘结等症。

【规格用法】每支装 10ml。口服，1～3 岁一次 10ml，4～6 岁一次 20ml，周岁以内酌减，4 小时一次，热退停服。

三黄清解片

【药物组成】黄连、黄芩、黄柏、金银花、连翘。

【功效主治】清热解毒。用于风温热病所致发热咳喘，口疮咽肿。

【规格用法】基片重 0.2g。口服，一日 3 次，成人一次 6～8 片；儿童 8～14 岁，一次 4～6 片；4～7 岁，一次 3～4 片；1～3 岁，一次 1～2 片。

【禁忌】孕妇禁用。

大卫冲剂

【药物组成】金银花、连翘、黄芩、柴胡、紫苏叶、甘草。

【功效主治】清热解毒，疏风透表。用于感冒发热，头痛，咳嗽，鼻塞流涕，咽喉肿痛等症，对病毒性感冒、高热者尤适用。

【规格用法】每袋装 6g。开水冲服，一次 12g，一日 3 次；小儿酌减。

大败毒胶囊

【药物组成】大黄、蒲公英、陈皮、木鳖子、白芷、天花粉、金银花、黄柏、乳香、当归、赤芍、甘草、蛇蜕、干蟾、蜈蚣、全蝎、芒硝。

【功效主治】清血败毒，消肿止痛。用于脏腑毒热，血液不清引起的梅毒，血淋，白浊，尿道刺痛，大便秘结，疥疮，痈疽疮疡，红肿疼痛。

【规格用法】每粒装 0.5g。口服，一次 5 粒，一日 4 次。

【禁忌】孕妇忌服。

万通筋骨片

【药物组成】制川乌、制草乌、马钱子（制）、淫羊藿、牛膝、羌活、贯众、黄柏、乌梢蛇、鹿茸、续断、乌梅、细辛、麻黄、桂枝、红花、刺五加、金银花、地龙、桑寄生、甘草、骨碎补（烫）、地枫皮、没药（制）、红参。

【功效主治】祛风散寒，通络止痛。用于痹症，腰腿痛，肌肉关节疼痛，屈伸不利，以及肩周炎、颈椎病、风湿性关节炎、类风湿关节炎见以上证候者。

【规格用法】基片重 0.28g。口服，一次 2 片，一日 2－3 次，或遵医嘱。

【禁忌】孕妇禁服。

小儿风热清口服液

【药物组成】金银花、连翘、板蓝根、薄荷、柴胡、淡竹叶、牛蒡子、桔梗、黄芩、栀子、芦根、石膏等。

【功效主治】辛凉解表，清热解毒，止咳利咽。用于小儿风热感冒，发热，咳嗽，咳痰，鼻塞流涕，咽喉红肿疼痛。

【规格用法】每支 10ml。口服，0～3 岁，一次 10～20ml；3～6 岁，一次 20～40ml；6～14 岁，一次 30～60ml，一日 4 次，用时摇匀。

小儿风热清合剂

【药物组成】金银花、连翘、板蓝根、薄荷、柴胡、牛蒡子、荆芥穗、石膏、黄芩、栀子、桔梗、赤芍等 20 味。

【功效主治】辛凉解表，清热解毒，止咳利咽。用于小儿风热感冒，发热，咳嗽，咳痰，鼻塞流涕，咽喉红肿疼痛。

【规格用法】每瓶 250ml。口服，0～3 岁，一次 10～20ml；3～6 岁，一次 20～40ml；6～14 岁，一次 30～60ml，一日

4 次，用时摇匀。

【禁忌】对本品过敏者禁用，过敏体质者慎用。

小儿双金清热口服液

【药物组成】金银花、蒲公英、大青叶、板蓝根、赤芍、柴胡、秦艽、荆芥、淡竹叶、莱菔子、桔梗、苦杏仁、僵蚕、广藿香、石菖蒲、郁金。

【功效主治】疏风化湿，解毒清热。用于小儿外感发热初期，症见低热，咳嗽，咽红。

【规格用法】每支装 10ml。口服，每次 10～20ml，一日 3 次。

小儿百乐片

【药物组成】麦冬、钩藤、僵蚕、金银花、天花粉、玄参、大黄、连翘、川贝母、桔梗、橘红、陈皮、薄荷脑、荆芥油、天竺黄、甘草、牛蒡子、六神曲、麦芽、山楂、柴胡、水牛角浓缩粉、雄黄、朱砂、冰片、羚羊角、牛黄。

【功效主治】清热散风，健胃消食。用于感冒伤风，发烧头痛，咽喉红肿，呕吐咳嗽，急热惊风，停食停乳，消化不良。

【规格用法】每瓶 72 片。口服，一次 2～4 片，一日 2 次；周岁以内酌减。

【禁忌】发热便泻者忌服。

小儿百效片

【药物组成】羚羊角、水牛角浓缩粉、牛黄、冰片、薄荷脑、荆芥穗油、桔梗、川贝母、天竺黄、天花粉、大黄、雄黄、朱砂、玄参麦冬、钩藤、连翘、甘草、陈皮、麦芽、六神曲、山楂、柴胡、金银花、橘红、牛蒡子、僵蚕。

【功效主治】清热散风，健胃消食。用于感冒伤风，发烧头痛，咽喉红肿，呕吐咳嗽，急热惊风，停食停乳，消化不良。

【规格用法】片重 0.2g。口服，一次 2～4 次，一日 2 次，周岁以内酌减。

【禁忌】发热便泻者忌服。

小儿明目丸

【药物组成】金银花、黄芩、栀子、大黄、天花粉、黄连、菊花、赤芍、车前子（盐制）、薄荷、甘草。

【功效主治】清热明目，散风止痒。用于上焦热盛，两眼红肿，疼痒不安，二便不利。

【规格用法】每丸重 1.5g。口服，一次 1 丸，一日 2 次。

小儿肺热咳喘口服液

【药物组成】麻黄、苦杏仁、石膏、甘草、金银花、连翘、知母、黄芩、板蓝根、麦冬、鱼腥草。

【功效主治】清热解毒，宣肺化痰，用于热邪犯于肺卫所致发热、汗出、微恶风寒、咳嗽、痰黄，或兼喘息、口干而渴。

【规格用法】每支装 10ml。口服，1～3 岁每次 10ml，一日 3 次；4～7 岁每次 10ml，每日 4 次；8～12 岁每次 20ml，一日 3 次。

小儿肺热咳喘颗粒

【药物组成】麻黄、苦杏仁、石膏、甘草、金银花、连翘、板蓝根、知母、黄芩、麦冬、鱼腥草。

【功效主治】清热解毒，宣肺止咳，化痰平喘。用于感冒，支气管炎，喘息性支气管炎，支气管肺炎属痰热壅肺证者。

【规格用法】每袋装 3g。开水冲服，3 岁以下一次 3g，一日 3 次；3 岁以上 7 岁以下一次 3g，一日 4 次；7 岁以上一次 6g，一日 3 次。

小儿咽扁颗粒（冲剂）

【药物组成】金银花、射干、金果榄、桔梗、玄参、麦冬、牛黄、冰片。

【功效主治】清热利咽，解毒止痛。用于肺实热引起的咽喉肿痛，口舌糜烂，咳嗽痰盛，咽炎喉炎，扁桃体炎。

【规格用法】每袋装 8g。开水冲服，1～2 岁一次 4g，一日 2 次；3～4 岁一次 4g，一日 3 次；6～14 岁一次 8g，一日 2～3 次。

【禁忌】糖尿病患儿禁服。

小儿咳喘灵口服液

【药物组成】麻黄、石膏、苦杏仁、瓜蒌、板蓝根、金银花、甘草。

【功效主治】宣肺、清热，止咳、祛痰。用于上呼吸道感染引起的咳嗽。

【规格用法】每支装 10ml。口服，2 岁以内一次 5ml，3～4 岁一次 7.5ml，5～7 岁一次 10ml，一日 3～4 次。

小儿咳喘灵颗粒（冲剂）

【药物组成】麻黄、金银花、苦杏仁、板蓝根、石膏、甘草、瓜蒌。

【功效主治】宣肺，止咳，平喘。用于发热或不发热，咳嗽有痰，气促。

【规格用法】每袋装 10g。开水冲服，2 岁以内一次 1g；3～4 岁一次 1.5g，5～7 岁一次 2g，一日 3～4 次。

小儿退热口服液

【药物组成】大青叶、连翘、金银花、板蓝根、黄芩、柴胡、重楼、栀子、淡竹叶、牡丹皮、地龙、白薇。

【功效主治】疏风解表，解毒利咽。用于小儿风热感冒，发热恶风，头痛目赤，咽喉肿痛。

【规格用法】每支 10ml。口服，5 岁以下每次 10ml；5～

10岁每次20～30ml，一日3次。

小儿退热颗粒（冲剂）

【药物组成】大青叶、板蓝根、金银花、连翘、柴胡、黄芩、栀子、牡丹皮、淡竹叶、重楼、白薇、地龙。

【功效主治】清热解毒。用于外感风热引起的小儿感冒发热及上呼吸道感染。

【规格用法】①每袋装5g；②每袋装15g。开水冲服，5岁以下小儿一次5g，5～10岁一次15g，一日3次，或遵医嘱。

小儿热速清口服液

【药物组成】柴胡、黄芩、板蓝根、葛根、金银花、水牛角、连翘、大黄。

【功效主治】清热解毒，泻火利咽。用于小儿外感风热所致的感冒，症见发热、头痛、咽喉肿痛、鼻塞流涕、咳嗽、大便干结。

【规格用法】每支装10ml。口服，1岁以内，一次1.5～5ml，1～3岁一次5～10ml，3～7岁，一次10～15ml，7～12岁，一次15～20ml，一日3～4次。

小儿热速清颗粒

【药物组成】柴胡、黄芩、板蓝根、葛根、金银花、水牛角、连翘、大黄。辅料为蔗糖、糊精。

【功效主治】清热，解毒，利咽。用于风热感冒，发热头痛，咽喉红肿，鼻塞流黄涕，咳嗽，便秘。

【规格用法】每袋装6g。口服。1岁以内，一次1/4袋～半袋；1～3岁，一次半袋～1袋；3～7岁，一次1袋～1.5袋；7～12岁，一次1.5袋～2袋。一日3～4次。

【禁忌】风寒感冒，大便次数多者忌用。

小儿柴芩清解颗粒

【药物组成】柴胡、黄芩、金银花、大青叶、蝉蜕、钩藤、僵蚕、荆芥、甘草、薄荷。

【功效主治】清热解毒。用于小儿外感发热，咽红肿痛，头痛咳嗽。

【规格用法】每袋装5g。口服，2岁以下一次2.5g，2～6岁一次5g，7～12岁一次10g，一日3次。

【禁忌】糖尿病患儿禁服。

小儿消炎栓

【药物组成】金银花、连翘、黄芩。

【功效主治】清热解毒，轻宣风热。用于外感风热引起的发热，咳嗽，咽痛等症。适用于病毒或细菌感染引起的肺炎，上呼吸道感染等症。

【规格用法】每粒重1.5g。直肠给药，小儿一次1粒，一日2～3次。

小儿羚羊散

【药物组成】羚羊角、天竺黄、朱砂、甘草、冰片、金银花、紫草、连翘、牛蒡子、浮萍、赤芍、西河柳、牛黄、黄连、葛根、川贝母、水牛角浓缩粉。

【功效主治】清热解毒，透疹止咳。用于麻疹隐伏，肺炎高热，嗜睡咳嗽喘促，咽喉肿痛。

【规格用法】每包重1.5g。口服，1岁一次1/5包，2岁一次1/4包，3岁一次1/3包，一日3次。

小儿清毒糖浆

【药物组成】石膏、金银花、玄参、板蓝根、地黄、栀子、连翘、知母、麦冬、苦地丁、黄芩、龙胆。

【功效主治】清热解毒。用于儿童感冒发热。

【规格用法】每瓶装10ml。口服，1岁以下，一次5ml；1～2岁，一次10ml；3～6岁，一次15ml；7～10岁，一次20ml。一日3次。

【禁忌】糖尿病患儿禁服。

小儿清热宁颗粒

【药物组成】羚羊角粉、牛黄、金银花、黄芩、柴胡、板蓝根、水牛角浓缩粉、冰片。

【功效主治】清热解毒。用于外感温邪，脏腑实热引起的内热高烧，咽喉肿痛，咳嗽痰盛，大便干燥。

【规格用法】每袋装4g。开水冲服，1～2岁每次4g，一日2次；3～5岁每次4g，一日3次；6～14岁每次8g，一日2～3次。

小儿清热利肺口服液

【药物组成】金银花、连翘、石膏、麻黄、苦杏仁（潬）、牛蒡子（炒）、射干、瓜蒌皮、浮海石、葶苈子（炒）、车前子（盐炙）。

【功效主治】清热宣肺，止咳平喘。用于小儿咳嗽属风热犯肺证，症见发热、咳嗽或咯痰、流涕或鼻塞、咽痛、口渴。

【规格用法】每支10ml。口服，1～2岁：每次3～5ml；3～5岁：每次5～10ml；6～14岁：每次10～15ml，一日3次。

小儿清解冲剂

【药物组成】金银花、连翘、地骨皮、青黛（包煎）、白薇、地黄、广藿香、石膏。

【功效主治】除瘟解毒，清热退烧。用于小儿外感风热或时疫感冒引起的高烧不退，汗出热不解，烦躁口渴，咽喉肿痛，肢酸体倦。

【规格用法】每袋重10g。开水冲服，1岁以内每次服5g，2～4岁每次服10g，5～7岁每次服15g，7岁以上酌增或遵医嘱，一日3次。

小儿舒表丸

【药物组成】淡豆豉、玄参、桑叶、陈皮、连翘、薄荷、赤芍、金银花、蝉蜕、白茅根、葛根、板蓝根、前胡、黄芩、荆芥穗、大青叶、栀子、天花粉、西河柳、水牛角浓缩粉。

【功效主治】疏风解表，解肌透疹，清热解毒。用于上呼吸道感染、流感、麻疹、风疹。

【规格用法】每丸重 3g。口服，一日 2 次。一次服用量为：1 岁服 1 丸半；2 岁服 2 丸半；3 岁以上服 4 丸。

【禁忌】阴虚发热，结核发热，患者勿服。

小儿感冒宁糖浆

【药物组成】薄荷、荆芥穗、苦杏仁、牛蒡子、黄芩、桔梗、前胡、白芷、炒栀子、焦山楂、六神曲（焦）、焦麦芽、芦根、金银花、连翘；辅料为蔗糖、羟苯乙酯、苯甲酸钠、柠檬香精、香蕉香精。

【功效主治】疏散风热，清热止咳。用于小儿感冒发烧，汗出不爽，鼻塞流涕，咳嗽咽痛。

【规格用法】口服，初生儿～1 岁，一次 5ml，2～3 岁一次 5～15ml，5～6 岁一次 15～20ml，7～12 岁一次 15～20ml，一日 3～4 次。

小儿解表颗粒（冲剂）

【药物组成】金银花、连翘、牛蒡子（炒）、葛根、荆芥穗、紫苏叶、防风、蒲公英、黄芩、牛黄。

【功效主治】宣肺解表，清热解毒。用于小儿外感风热所致的感冒，症见发热恶风、头痛咳嗽、鼻塞流涕、咽喉痛痒。

【规格用法】每袋装 8g。开水冲服，1～2 岁一次 4g，一日 2 次；3～5 岁一次 4g，一日 3 次；6～14 岁一次 8g，一日 2～3 次。

小儿解热栓

【药物组成】黄芩提取物、金银花提取物、安乃近。

【功效主治】解热，消炎。用于小儿感冒和上呼吸道感染等小儿发烧。

【规格用法】每粒（1）重 1.0g，含黄芩苷 60.8mg、安乃近 150mg、绿原酸 25mg；（2）重 1.5g，含黄芩苷 91.2mg、安乃近 225mg、绿原酸 37.5mg；（3）重 2.0g，含黄芩苷 121.6mg、安乃近 300mg、绿原酸 50mg。本品分大、中、小号；6～11 岁用十号，2～5 岁用中号 8 个月～2 岁用小号，一次 1 粒，将栓剂塞入距肛门口约 2cm 处。一日 2～3 次或遵医嘱。

小败毒膏

【药物组成】金银花、蒲公英、木鳖子、天花粉、白芷、黄柏、当归、乳香、赤芍、大黄、陈皮、甘草。

【功效主治】清热解毒，消肿止痛。主治瘀热型急性化脓性感染，如急性淋巴结炎、急性蜂窝织炎、毛囊炎、痈等。症见局部焮热肿痛，皮肤红赤，纳谷不香，小便短赤，大便秘结，舌红苔黄，脉数等。

【规格用法】每瓶 62g 装。一次 15g，一日 2 次，温开水冲服。

【禁忌】孕妇忌用；小儿慎服。

口炎清颗粒（冲剂）

【药物组成】天冬、麦冬、玄参、金银花、甘草等。

【功效主治】养阴，清热，解毒。用于虚火上炎所致的虚火喉痹、口疮等。症见咽干微痛、咽部异物感、口腔溃疡、久治不愈等。现代多用于口腔黏膜扁平苔癣、复发性口疮、疱疹性口炎、慢性咽炎、慢性唇炎等有上述表现者。

【规格用法】每包 10g。开水冲服，一次 1～2 包，一日 1～2 次，儿童酌减或遵医嘱。

【禁忌】属实证者不宜用。

口炎清颗粒（无蔗糖）

【药物组成】天冬、麦冬、玄参、金银花、甘草。辅料为蔗糖。

【功效主治】滋阴清热，解毒消肿。用于阴虚火旺所致的口疮，牙周炎。

【规格用法】开水冲服，一次 6g，一日 1～2 次。

口洁含嗽液

【药物组成】金银花、菊花、板蓝根、薄荷脑、桉油、羟苯乙酯、糖精、聚山梨酯、香精。

【功效主治】清热解毒。用于口舌生疮，牙龈、咽喉肿痛。

【规格用法】每瓶装 20ml。含漱使用，一次 2～3ml，一日 4～6 次；取本品放于杯中，加饮用水 30～45ml，摇匀后含漱。

口洁喷雾剂

【药物组成】金银花、菊花、板蓝根、薄荷脑、桉油、羟苯乙酯、枸橼酸钠、枸橼酸钾、乙酰磺胺酸钾、甘油、香精。

【功效主治】清热解毒。用于口舌生疮，牙龈、咽喉肿痛。

【规格用法】每瓶装 20ml。口腔用药，一次揿 2～3 次，一日 4～6 次；对准口腔，按动瓶盖使药液喷出。

口腔炎喷雾剂

【药物组成】蒲公英、忍冬藤、蜂房、皂角刺。

【功效主治】清热解毒，消肿止痛，去腐生肌，改善血液循环，促进溃疡愈合。用于口腔炎、疱疹性口炎、阿弗他口炎、损伤性口炎、口腔溃疡、牙龈肿痛、口舌生疮等。对上呼吸道感染引起感冒发热、咽喉炎、咽峡炎、滤泡性咽峡炎、急性扁桃体炎等亦可用之。

【规格用法】每瓶 20ml，口腔喷雾用。将药瓶直立，喷口对准口腔患处，每次向口腔压喷药液适量，一日3～4次，小儿酌减或遵医嘱。

口鼻清喷雾剂

【药物组成】金银花、鹅不食草、西南黄芩、野菊花、连翘、薄荷、天然冰片、甘草。

【功效主治】疏散风热，清热解毒，清利咽喉。用于外感风热，鼻塞流涕，咽喉肿痛。

【规格用法】每瓶装10ml。喷入鼻腔或口腔，一次0.5ml，一日4次。

【禁忌】孕妇禁用。

五花茶颗粒（冲剂）

【药物组成】金银花、鸡蛋花、木棉花、槐花、葛花、甘草。

【功效主治】清热，凉血，解毒。用于湿热蕴积肌肤所致湿疹。

【规格用法】每袋装（1）5g；（2）10g。开水冲服，一次10g，一日2次。

【禁忌】糖尿病患者禁服。

五粒回春丸（五粒回春丹）

【药物组成】橘红、胆南星、防风、竹叶、茯苓、僵蚕、甘草、金银花、桑叶、连翘、麻黄、薄荷、蝉蜕、山川柳、川贝母、杏仁、羌活、牛蒡子、牛黄、冰片、犀角（水牛角代）、羚羊角粉、麝香、珍珠、琥珀。

【功效主治】清热解毒，宣肺透表，祛风化痰。主治麻疹。症见疹出不畅，壮热口渴，皮疹透而复隐；感冒夹惊，症见高热无汗，呼吸急促，鼻流黄涕，咽喉红肿，神昏发痉。

【规格用法】每粒重0.12g，每瓶5粒。3岁以上，1次5粒；3岁以下酌减，一日2次，温开水送服。

太和妙灵丸（太和妙灵丹）

【药物组成】钩藤、僵蚕、全蝎、天麻、羌活、荆芥穗、防风、柴胡、薄荷、蓼大青叶、金银花、法半夏、天竺黄、天南星、化橘红、赤芍、栀子（姜炙）、黄芩、关木通、麦冬、玄参、甘草、羚羊角粉、琥珀粉、朱砂、冰片。

【功效主治】散寒解表，清热镇惊，化痰止咳。用于小儿肺胃痰热，外感风寒引起的发烧恶寒，头痛鼻塞，咳嗽气促，烦躁不安，内热惊风，四肢抽搐。

【规格用法】每丸重3g。用薄荷汤或温开水送服，一次1丸，一日2次；周岁以内小儿减。

止泻利颗粒

【药物组成】杨梅根、钻地风、山楂、金银花。

【功效主治】收敛止泻，解毒消食。用于湿热泄泻，伤食泄泻。

【规格用法】15g×6袋。开水冲服，一次1袋，一日3次，儿童酌减。

【禁忌】孕妇禁用；糖尿病患者禁服。

日晒防治膏

【药物组成】金银花、杠板归、玉竹、天冬、灵芝、芦荟等。

【功效主治】清热解毒，凉血消斑。用于防治热毒灼肤所致的日晒疮。

【规格用法】每瓶装30g。先用温水洗净皮肤，取适量涂擦于皮肤暴露部位或灼伤处，3小时一次。

牛黄八宝丸

【药物组成】人工牛黄、羚羊角、犀角、珍珠、冰片、朱砂、玄参、浙贝母、黄连、羌活、雄黄、乳香、没药、青黛、紫花地丁、金银花、菊花、甘草、紫草。

【功效主治】清热凉血，活血解毒。用于瘀疹不透，烦躁不宁，热毒内闭，周身发斑及疹后余毒疮疡等。

【规格用法】每丸重约1.5g。1～2岁每次半丸，3～4岁1丸，成人2丸，一日1～2次，温开水送服。

【禁忌】忌食辛辣刺激之物。

牛黄化毒片

【药物组成】牛黄、金银花、连翘、天南星（制）、白芷、乳香、没药、甘草。

【功效主治】解毒消肿，散结止痛。用于疮疡、乳痈、红肿疼痛。

【规格用法】0.3g×72片。口服，一次1丸，一日1～2次；周岁以内小儿酌减。

牛黄宁宫片

【药物组成】牛黄、琥珀、蒲公英、珍珠、猪胆膏、板蓝根、朱砂、雄黄、连翘、冰片、金银花、甘草、黄连、石决明、天花粉、郁金、地黄、赭石、黄芩、石膏、钩藤、大黄、磁石、玄参、栀子、葛根、麦冬。

【功效主治】清热解毒，镇静安神，息风止痛。用于外感热病，高热神昏，惊风抽搐，肝阳眩晕，耳鸣头痛，心烦不寐及癫痫狂躁，对精神分裂症有一定的抗复发作用。

【规格用法】每片重0.34g。口服，一次3～6片，一日3次。小儿酌减。

【禁忌】凡属虚证及低血压者慎用，孕妇忌服，服药期间忌酸辣、油腻等物。

牛黄净脑片

【药物组成】牛黄、金银花、连翘、黄芩、黄连、石膏、蒲公英、珍珠、朱砂、石决明、磁石、赭石、猪胆膏、冰片、雄黄、麦冬、天花粉、葛根、地黄、板蓝根、玄参、栀子、

大黄、郁金、甘草。

【功效主治】清热解毒，镇惊安神。用于热盛所致的神昏狂躁，头目眩晕，咽喉肿痛等症。亦用于小儿内热，惊风抽搐等。

【规格用法】口服，一次2～4片，一日3次，小儿酌减，或遵医嘱。

【禁忌】体弱或低血压慎用，孕妇忌服。

牛黄清宫丸

【药物组成】人工牛黄、麦冬、黄芩、莲子心、天花粉、甘草、大黄、栀子、地黄、连翘、郁金、玄参、雄黄、水牛角浓缩粉、朱砂、冰片、金银花、人工麝香。

【功效主治】清热解毒，镇惊安神，止渴除烦。用于身热烦躁，昏迷不醒，舌赤唇干，谵语狂躁，头痛眩晕，惊悸不安，小儿急热惊风。

【规格用法】口服。一次1丸，一日2次。

【禁忌】孕妇禁用；不宜久服。

牛黄清感胶囊

【药物组成】金银花、连翘、黄芩、人工牛黄、珍珠母。

【功效主治】疏风解表，清热解毒。用于外感风热所致的感冒发热，咳嗽，咽痛。

【规格用法】每粒装0.3g。口服，一次2～4粒，一日3次。

【禁忌】孕妇禁用。

牛鲜茶

【药物组成】地黄、玄参、当归、益母草、赤芍、苦参、川芎、丹参、黄芩、菊花、牛蒡子、白鲜皮、金银花、牡丹皮、防风、红花。

【功效主治】凉血活血，滋阴润燥，祛风止痒。适用于皮肤干燥，瘙痒。

【规格用法】每袋装1.5g。开水泡饮，一次3袋，一日2次。

【禁忌】孕妇及哺乳期妇女禁用。

长城感冒片

【药物组成】金银花、连翘、牛蒡子、芦根、黄芩、桔梗、淡豆豉、羌活、羚羊角、粉甘草膏、薄荷脑、荆芥穗油。

【功效主治】清热散风，解表退烧。用于流行感冒，发冷发烧，四肢酸懒，头痛咳嗽，咽喉肿痛，瘟毒发颐，两腮赤肿。

【规格用法】口服，一次5片，一日2～3次，儿童酌减。开水泡饮，一次3袋，一日2次。

化毒丹（丸）

【药物组成】地黄、芒硝、玄参、桔梗、甘草、金银花、青黛、黄连、连翘、龙胆、牛蒡子、水牛角浓缩粉、赤芍。

【功效主治】清热解毒。用于小儿热毒实火，口舌生疮，牙根出血颈颊赤肿，周身常生疮疖，疹后余毒不净。

【规格用法】每丸重3g。口服，一次1丸，一日2次。

【禁忌】疹后泻痢忌服。

风热清口服液

【药物组成】金银花、熊胆粉、青黛、桔梗、瓜蒌皮、甘草。

【功效主治】清热解毒，宣肺透表，利咽化痰，用于外感风热所致的发热、微恶风寒、头痛、咳嗽、流涕、口渴、咽痛，以及急性上呼吸道感染见上述症状者。

【规格用法】每支装10ml。口服，一次10ml，一日3～4次，重症加量，儿童酌减，或遵医嘱。

风热感冒颗粒

【药物组成】板蓝根、连翘、薄荷、荆芥穗、桑叶、芦根、牛蒡子、菊花、苦杏仁、桑枝、六神曲。辅料为蔗糖、糊精。

【功效主治】疏风清热，利咽解毒。用于风热感冒，发热，有汗，鼻塞，头痛，咽痛，咳嗽，多痰。

【规格用法】每袋装10g。口服，一次1袋，一日3次。

风湿安泰片

【药物组成】生川乌、生草乌、马钱子、羌活、乌梢蛇、红花、骨碎补、乌梅、金银花、细辛、红参、鹿茸、黄柏、没药、广地龙、地枫皮、老贯草、五加皮、续断、麻黄、甘草、槲寄生、淫羊藿、牛膝、桂枝。

【功效主治】舒筋活血，祛风镇痛。用于筋骨麻木，手足拘挛，腰腿疼痛，风湿性关节炎。

【规格用法】每素片重0.28g。口服，一次2片，一日2～3次。

丹花口服液

【药物组成】金银花、连翘、土茯苓、荆芥、防风、浮萍、白芷、桔梗、皂角刺、牡丹皮、牛膝、何首乌、黄芩。

【功效主治】祛风清热，除湿，散结。用于肺胃蕴热所致的粉刺（痤疮）。

【规格用法】每支装10ml。口服，一次10ml，每日3次，饭后服，四周为一疗程。

【禁忌】孕妇禁用。

六和茶

【药物组成】岗梅、鬼羽箭、贯众、倒扣草、连翘、毛麝香、金银花、金锦香、荆芥、土茵陈、香薷、{禽劳}草、薄荷、地胆草、青蒿、木棉花、淡竹叶、苍术、栀子、布渣叶、夏枯草、山楂、黄芩、水翁花、白茅根、甘草。

【功效主治】清热祛湿，解暑消食。用于感冒发热，头痛身倦，四肢不适，食滞饱胀。

【规格用法】每袋或每盒装 18.8g。用水煎服，一次 18.8g，一日 2～3 次。

双花草珊瑚含片

【药物组成】肿节风，金银花，薄荷脑。

【功效主治】疏风解热，利咽止痛。可改善咽喉干灼，疼痛，声音嘶哑。

【规格用法】每片重 0.5g。含服，一次 1～2 片，一日 10 次。

双虎清肝颗粒

【药物组成】金银花、虎杖、黄连、白花蛇舌草、蒲公英、丹参、野菊花、紫花地丁、法半夏、甘草、瓜蒌、枳实。

【功效主治】清热利湿、化痰宽中、理气活血。用于湿热内蕴所致的胃脘痞闷、口干不欲饮、恶心厌油、食少纳差、胁肋隐痛、腹部胀满、大便黏滞不爽或臭秽，或身目发黄、舌质暗、边红、舌苔厚腻、脉弦滑或弦数者，以及慢性乙型肝炎见上述证候者。

【规格用法】每袋装 12g。开水冲服，一次 2 袋，一日 2 次，三个月为一疗程，或遵医嘱。

【禁忌】脾虚便溏者慎用。

双金连合剂

【药物组成】连翘、金银花、柴胡、黄芩、金莲花；辅料为蔗糖。

【功效主治】辛凉解表，清热解毒。用于外感风邪感冒引起的发热、疼痛、咳嗽。

【规格用法】每瓶装 10ml。口服，一次 20ml，一日 3 次。

双黄连口服液

【药物组成】金银花、黄芩、连翘。

【功效主治】疏风解表，清热解毒。用于外感风热所致的感冒，症见发热、咳嗽、咽痛。

【规格用法】每支装 10ml；口服。一次 2 支，一日 3 次。小儿酌减或遵医嘱。

双黄连气雾剂

【药物组成】金银花、黄芩、连翘；辅料为蔗糖。

【功效主治】清热解毒。用于风热感冒发热，咳嗽，咽痛。

【规格用法】每支 6ml。振摇均匀后，口腔吸入。一日 1～2 支，间隔 0、5 小时吸入 1 次，每次吸入 10～15 喷。儿童每次吸入 5 喷。

双黄连片

【药物组成】金银花、黄芩、连翘。辅料为羧甲淀粉钠、微晶纤维素、淀粉、硬脂酸镁。

【功效主治】疏风解表，清热解毒。用于外感风热所致的感冒，症见发热、咳嗽、咽痛。

【规格用法】基片重 0.50g。口服，一次 4 片，一日 3 次。

双黄连合剂

【药物组成】金银花、黄芩、连翘；辅料为蔗糖、香精。

【功效主治】辛凉解表，清热解毒。用于外感风热引起的发热，咳嗽，咽痛。

【规格用法】每瓶装 100ml。口服，一次 20ml，一日 3 次。

双黄连含片

【药物组成】金银花、黄芩，连翘。辅料为微晶纤维素、薄荷脑、蔗糖、甜菊苷、香精。

【功效主治】清热解毒。用于风热感冒发热，咳嗽，咽痛。

【规格用法】每片重 0.5g。含服，一次 1 片，一日 12 片。

双黄连软胶囊

【药物组成】金银花、黄芩、连翘。

【功效主治】辛凉解表，清热解毒。用于外感风热引起的发热，咳嗽，咽痛。

【规格用法】每粒装 0.65g。口服，一次 5 粒，一日 3 次。

双黄连咀嚼片

【药物组成】金银花、黄芩、连翘。

【功效主治】清热解毒。用于风热感冒发热，咳嗽，咽痛。

【规格用法】每片重 1.0g。咀嚼或含化，一次 3 片，一日 3 次。

双黄连注射液

【药物组成】金银花、黄芩、连翘。

【功效主治】清热解毒，清宣风热。用于外感风热引起的发热、咳嗽、咽痛。适用于病毒及细菌感染的上呼吸道感染、肺炎、扁桃体炎、咽炎等。

【规格用法】每支 20ml。静脉注射，一次 10～20ml，每日 1～2 次。静脉滴注，一次 1kg 体重 1ml，加入生理盐水或 5%～10%葡萄糖注射液中。肌内注射，一次 2～4ml，一日 2 次。

【禁忌】对本品或黄芩、金银花、连翘制剂及成分中所列辅料过敏或有严重不良反应病史者禁用；4 周岁及以下儿童、孕妇禁用。

双黄连栓（小儿消炎栓）

【药物组成】金银花、黄芩、连翘。

【功效主治】清热解毒，轻宣风热。用于外感风热，发热，咳嗽，咽痛。

【规格用法】每粒重 1.5g。直肠给药，小儿一次 1 粒，一日 2～3 次。

双黄连胶囊

【药物组成】金银花、黄芩、连翘。

【功效主治】清热解毒。用于风热感冒发热，咳嗽，咽痛。

【规格用法】每粒装 0.4g。口服，一次 4 粒，一日 3 次。

双黄连粉针剂

【药物组成】金银花、黄芩、连翘。

【功效主治】轻宣透邪，辛凉解表，清热解毒。用于风温邪在肺卫或风热闭肺症，见有发热、微恶风寒或不恶寒、咳嗽气促、咯痰色黄、咽喉肿痛等症。现代研究证实：具有解热、抗炎、抗菌、抗病毒等药理作用。适用于病毒和细菌感染引起的肺炎、支气管炎、咽炎、扁桃体炎等上呼吸道感染病症。

【规格用法】每瓶 600mg（相当于生药 10g），静脉滴注。临用前，先以适量注射用水充分溶解，再用 0.9%氯化钠注射液或 5%葡萄糖注射液 500ml 稀释。每次每千克 60mg，一日 1 次，或遵医嘱。

双黄连颗粒（冲剂）

【药物组成】金银花、黄芩、连翘。辅料为糊精、蔗糖。

【功效主治】清热解毒。用于风热感冒发热，咳嗽，咽痛。

【规格用法】口服或开水冲服，一次 1 袋，一日 3 次。6 个月以下小儿，一次 1.0～1.5g；6 个月～1 岁，一次 1.5～2.0g，1～3 岁，一次 2.0～2.5g，3 岁以上儿童酌量。

双黄连糖浆

【药物组成】金银花、黄芩、连翘；辅料为蔗糖、香精。

【功效主治】清热解毒。用于风热感冒发热，咳嗽，咽痛。

【规格用法】每瓶装 100ml。口服，一次 20ml，一日 3 次。小儿酌减。

双清口服液

【药物组成】大青叶、金银花、温郁金、广藿香、生地黄、连翘等。

【功效主治】清透表邪，清热解毒。适用于风温肺热，卫气同病。证见发热兼微恶风寒，口渴，咳嗽，痰黄，头痛，舌红苔黄或兼白，脉滑数或浮数，以及急性支气管炎见上述症候者。

【规格用法】每支 10ml。口服，一次 2 支，一日 3 次。

玉叶解毒颗粒

【药物组成】玉叶金花、金银花、菊花、野菊花、岗梅、山芝麻、积雪草。

【功效主治】清热解毒，辛凉解表，清暑利湿，生津利咽。用于外感风热引起的感冒咳嗽，咽喉炎，口干，咽喉肿痛，小便短赤，预防中暑。

【规格用法】每袋装 7g。用开水冲服，一次 1 袋，一日 3 次。

玉叶解毒糖浆

【药物组成】玉叶金花、野菊草、积雪草、金银花、岗梅、菊花、山芝麻。

【功效主治】清热解毒，辛凉解表，清暑利湿，生津利咽。用于外感风热引起的感冒，咽炎，发热头痛，咽喉肿痛，口干，咳嗽，小便短赤；防治暑热、时令感冒。

【规格用法】每瓶装 20ml。口服，一次 20ml，一日 3 次。

甘露解热口服液

【药物组成】蝉蜕、石膏、滑石、黄芩、大黄、赤芍、板蓝根、广藿香、羚羊角片。

【功效主治】清热解毒，解肌退热。用于内蕴伏热，外感时邪引起的高热不退，烦躁不安，咽喉肿痛，大便秘结等症。

【规格用法】每支 10ml。口服，1～3 岁，一次 10ml，4～6 岁，一次 20ml，周岁之内酌减，4 小时一次，热退停服。

【禁忌】忌食生冷油腻食物。

灭澳灵片

【药物组成】板蓝根、刺五加、金银花、冬虫夏草。

【功效主治】清热解毒，益肝补肾。用于急慢性乙型肝炎及表面抗原健康带毒者。

【规格用法】50 片/盒。口服，一次 4 片，一日 3 次。

东方活血膏

【药物组成】生川乌、生草乌、红花、川芎、乳香（制）、没药（制）、羌活、独活、穿山甲（制）、当归、血竭、全蝎、自然铜、天麻、麻黄、木鳖子、黑木耳、雄黄、白矾、檀香、冰片、金银花、石膏、蘑菇、金针菇、儿茶、细辛。辅料为麻油、铅丹。

【功效主治】祛风散寒，活血化瘀，舒筋活络。用于风寒湿痹所致的肩臂腰腿疼痛、肢体麻木。

【规格用法】每张净重 10g。外用，用少许白酒或酒精搓擦患处至局部有微热感，将膏药加温软化后贴于患处，一贴膏药贴 7 天。

【禁忌】孕妇、患丹毒者禁用。

生血复元口服液

【药物组成】人参、黄芪、白术、当归、枸杞子、龙眼肉、茯苓、远志、陈皮、山楂、金银花、甘草、大枣、蜂蜜。辅料为山梨酸钾。

【功效主治】补养气血，清热解毒。适用于气血两虚证引起的倦怠乏力，少气懒言，气短汗出，心悸失眠，食欲不振，头晕目眩。

【规格用法】每支装 10ml。口服，一次 1～2 支，一日 3 次。

仙方活命片

【药物组成】金银花、穿山甲、防风、陈皮、天花粉、甘草、浙贝母、当归尾、白芷、皂角刺、乳香、没药、赤芍。

【功效主治】清热解毒，散瘀消肿，化脓生肌。用于火毒壅盛，痈疽疮疡，红肿热痛，脓成不溃。

【规格用法】每片重 0.35g。口服，嚼碎后服用，一次 8 片，一日 1～2 次。

【禁忌】脾胃虚弱者慎用。

外用跌打止痛膏

【药物组成】土鳖虫、续断、防风、龙骨、马钱子、血竭、栀子、蒲公英、黄芩、金银花、虎杖、大黄、没药、儿茶、红花、紫花地丁、芙蓉、骨碎补、薄荷脑、水杨酸甲酯、冰片、樟脑。

【功效主治】促进骨质愈合，活血化瘀，消炎，消肿，止痛。用于闭合性骨折，扭挫伤等骨科病症及风湿关节炎。

【规格用法】10cm×7cm；10cm×28cm；10cm×200cm。外用，贴患处。

【禁忌】孕妇及皮肤过敏者慎用。

加味银翘片

【药物组成】金银花、连翘、牛蒡子、薄荷、忍冬藤、荆芥、淡豆豉、栀子、地黄、淡竹叶、桔梗、甘草。

【功效主治】辛凉透表，清热解毒。用于外感风热，发热头痛，咳嗽，口干，咽喉疼痛。

【规格用法】每片重 0.6g。口服，一次 4 片，一日 2～3 次。

加味感冒丸（感冒丹）

【药物组成】淡豆豉、桔梗、忍冬藤、金银花、蔓荆子、蝉蜕、赤小豆、佩兰、栀子（姜炙）、枳壳、连翘、白芷、苦杏仁、天花粉、陈皮、淡竹叶、芦根、荆芥穗、薄荷、赤芍、石膏、甘草、白茅根、防风、黄芩、菊花、桑叶、紫菀、紫苏子、青蒿、莱菔子、化橘红。

【功效主治】清热散风，解表止嗽。用于内热外感引起的头痛，怕冷发热，咳嗽流涕，咽喉疼痛，四肢酸懒。

【规格用法】每丸重 6g。口服，一次 2 丸，一日 2 次。

皮肤病血毒丸

【药物组成】茜草、桃仁、荆芥穗（炭）、蛇蜕、赤芍、当归、白茅根、地肤子、苍耳子、地黄、连翘、金银花、苦地丁、土茯苓、黄柏皂角刺、桔梗、益母草、苦杏仁（去皮炒）、防风、赤茯苓、白芍、蝉蜕、牛蒡子、牡丹皮、白鲜皮、熟地黄、大黄、忍冬藤、紫草、土贝母。

【功效主治】清血解毒，消肿目痒。用于经络不和，温热血燥引起的风疹，湿疹，皮肤刺痒，雀斑粉刺，面赤鼻齄，疮疡肿毒，脚气疥癣，头目眩晕，大便燥结。

【规格用法】每 100 粒重 18g。口服，一次 20 粒，一日 2 次。

皮肤康洗液

【药物组成】金银花、蒲公英、蛇床子等。

【功效主治】清热解毒，凉血除湿，杀虫止痒。主治湿热阻于皮肤所致湿疮，见有瘙痒、红斑、丘疹、水泡、渗出、糜烂等或湿热下注所致阴痒、白带量多，急性湿疹或阴道炎见上述证候者。

【规格用法】50ml。急性湿疹：一次适量，外搽皮损处，有糜烂面者可稀释 5 倍后湿敷，一日 2 次；用药前，先用清水洗净局部后，用蒸馏水将 10ml 药液稀释 5 倍用带尾线的棉球浸泡药液后置于阴道内，每晚换一次。

孕妇金花丸

【药物组成】栀子、金银花、当归、白芍、川芎、地黄、黄芩、黄柏、黄连。

【功效主治】清热，安胎。用于孕妇头痛，眩晕，口鼻生疮，咽喉肿痛，双目赤肿，牙龈疼痛，或胎动下坠，小腹作痛，心烦不安，口干咽燥，渴喜冷饮，小便短黄等症。

【规格用法】每 100 粒重 6g。口服，一次 6g，一日 2 次。

孕妇金花片

【药物组成】栀子、金银花、当归、白芍、川芎、地黄、黄芩、黄柏、黄连。

【功效主治】清热，安胎。用于孕妇头痛，眩晕，口鼻生疮，咽喉肿痛，双目赤肿，牙龈疼痛，或胎动下坠，小腹作痛，心烦不安，口干咽燥，渴喜冷饮，小便短黄等症。

【规格用法】每片重 0.6g。口服，一次 4 片，一日 2 次。

【禁忌】外感发热忌服，忌食辛辣食物。

伤科万花油

【药物组成】黄连、赤芍、大黄、防风、白芷、独活、羌活、天南星、川芎、白及、三棱、威灵仙、莪术、乌药、乳香、香附、骨碎补、山慈菇、桃仁、蛇床子、苍耳子、蓖麻子、水翁花、陈皮、青皮、柚皮、栀子、砂仁、泽兰、卷柏、墨旱莲、刘寄奴、荷叶、金银花、野菊花、红花、蜡梅花、蒲黄、木棉皮、牡丹皮、苏木、油松节、宽筋藤、胡椒、白矾、无名异、倒扣草、韩信草、一点红、田基黄、辣蓼、金耳环、侧柏叶、海风藤、马齿苋、大皂角、过塘蛇、两面针、羊耳菊、大风艾、小罗伞、柳枝、星色草、丁香、没药、紫草茸、大风子、马钱子、草豆蔻、肉豆蔻、芦荟、荜茇、姜皮、蔓荆叶、葱头、紫草、大蒜、三七、木棉花、葛花。

【功效主治】清热解毒，祛瘀止血，消肿止痛，收敛生肌。用于水火烫伤，跌打损伤，刀伤出血。

【规格用法】每瓶装 8ml、12ml、25ml。外擦，一日 3 次；外敷，将药棉蘸油适量敷患处，一日 1 次。

庆余辟瘟丹

【药物组成】羚羊角、香附（制）、大黄、土藿香、玄精石、玄明粉、朱砂、木香、川乌（制）、五倍子、苍术（米泔水润炒）、苏合香、半夏（制）、玳瑁、雄黄、黄连、滑石、猪牙皂、厚朴（制）、肉桂（去粗皮）、郁金、茯苓、茜草、金银花、黄芩、柴胡、黄柏、紫苏叶、升麻、白芷、天麻、川芎、草河车、干姜、丹参、桔梗、石菖蒲、檀香、蒲黄、琥珀、麻黄、陈皮、人工麝香、安息香、冰片、细辛、千金子霜、丁香、巴豆霜、当归、桃仁霜、甘遂（制）、红大戟、莪术、槟榔、胡椒、葶苈子、白芍（炒）、禹粮石（煅）、桑白皮、山豆根、毛慈姑、鬼箭羽、降香、赤豆、紫菀、牛黄、铜石龙子、芫花（制）、蜈蚣（去头、足）、斑蝥（去头、足、翅）、大枣、水牛角浓缩粉、雌黄。

【功效主治】辟秽气，止吐泻。用于感受暑邪，时行痧气，头晕胸闷，腹痛吐泻。

【规格用法】每袋装 30 粒，重 1.25g。口服。一次 1～2 袋，一日 1～2 次。

安脑牛黄片

【药物组成】牛黄、朱砂、冰片、石膏、金银花、连翘、栀子、黄芩、知母、郁金、钩藤、雄黄、黄连、珍珠、辛夷、大青叶、石菖蒲、水牛角浓缩粉。

【功效主治】清热解毒，安神熄风，开窍镇静。用于神昏谵语，高热惊厥，烦躁不安。

【规格用法】口服，一次 6～8 片，一日 2～3 次，小儿酌减或遵医嘱。

妇乐冲剂

【药物组成】忍冬藤、红藤、大黄、延胡索、甘草。

【功效主治】清热利湿、活血止痛。主治盆腔炎、附件炎、子宫内膜炎。症见带下量多，色黄质稠，小腹疼痛，经期加重，经血色暗淋漓难净，腰酸不适，舌质偏红苔白薄或薄腻，脉滑小数。

【规格用法】1 袋 15g 或 20g。一次 1 袋，一日 3 次，温开水冲服。

【禁忌】经期停服。

妇炎消泡腾片

【药物组成】苦参、黄柏、蛇床子、金银花、野菊花、地肤子、白芷、石菖蒲、冰片、猪胆膏。

【功效主治】清热燥湿，袪带止痒。用于湿热下注所致的带下、阴痒病。症见：带下量多，呈豆腐渣样，或色黄如脓，或呈黄色泡沫样，其气腥臭。阴部瘙痒、潮红、肿胀等，以及霉菌性阴道炎、滴虫性阴道炎、非特异性阴道炎见上述症候者。

【规格用法】每片 0.6g。阴道用药。每晚卧床前洗净患部，擦干，用消毒液或 75%酒精棉球消毒手指（或戴上消毒指套），将药片推入阴道深部。老年患者可将药片蘸上少许凉开水后立即推入。外敷一片卫生巾，以防污染内裤。一次 1 片，一日 1 次。七日为一疗程，或遵医嘱。

抗骨髓炎片

【药物组成】金银花、蒲公英、地丁、半枝莲、白头翁、白花蛇舌草。

【功效主治】清热解毒，散瘀消肿。用于附骨疽及骨髓炎属热毒血瘀者。

【规格用法】每素片重 0.4g（相当于原药材 3g）。口服，一次 8～10 片，一日 3 次；或遵医嘱，儿童酌减。

【禁忌】孕妇慎用。

抗热镇痉丸

【药物组成】天花粉、淡豆豉、玄参、鲜地黄、板蓝根、金银花、紫草、连翘、黄芩、鲜石菖蒲、水牛角浓缩粉。

【功效主治】清热解毒。用于湿温暑疫，高热不退，痉厥昏狂，谵语发斑。

【规格用法】药丸重 4.5g。温开水化服，一次 2 丸，一日 1～2 次。

抗菌消炎片（薄膜衣片）

【药物组成】金银花、百部、大黄、大青叶、黄芩、知母、金钱草。

【功效主治】清热、泻火、解毒。用于风热感冒，咽喉肿痛，实火牙痛。

【规格用法】薄膜衣每片重 0.51g(相当于原药材 1.0g)。口服，一次 2～4 片，一日 3 次，儿童酌减。

抗病毒冲剂

【药物组成】板蓝根、忍冬藤、山豆根、鱼腥草、重楼、青蒿、贯众、白芷、土知母。

【功效主治】散风解表，清热解毒，利咽消肿。用于风热侵袭之证，时行感冒，或热毒初袭之证。见有发热头痛、口渴、汗出、咽痛、舌红、脉数等。现代常用于病毒性感冒、急性支气管炎、病毒性肺炎、大叶性肺炎、急性扁桃体炎等。

【规格用法】冲剂：每包 12g，一次 1～2 包，一日 3 次，开水冲服。

【禁忌】风寒感冒或体虚感冒不宜使用。

抗病毒注射液

【药物组成】金银花、板蓝根、佩兰、柴胡、射干等。

【功效主治】抗病毒及抗菌消炎。用于感冒、流行性感冒、流行性腮腺炎、淋巴结炎、带状疱疹和急性病毒性肝炎、也可与其他药物配合使用治疗流行性出血热早期病症。

【规格用法】针剂：每支 2ml，肌内注射，常用量一次

2～5ml，一日 2 次。

抗菌消炎片（益金解毒片）

【药物组成】金银花、大青叶、百部、金钱草、知母、黄芩、大黄。辅料为蔗糖等。

【功效主治】清热，泻火，解毒。用于风热感冒，咽喉肿痛，实火牙痛。

【规格用法】每片相当于原药材 0.5g。口服，一次 4～8 片，一日 3 次。

抗感口服液

【药物组成】赤芍、金银花、绵马贯众。

【功效主治】清热解毒。用于外感风热引起的发热，头痛，鼻塞，喷嚏，咽痛，全身乏力，酸痛。

【规格用法】每支 10ml。口服，一次 10ml，一日 3 次。

抗感泡腾片

【药物组成】金银花、赤芍、绵马贯众。

【功效主治】清热解毒。用于外感风热引起的发热，头痛，鼻塞，喷嚏，咽痛，全身乏力，酸痛。

【规格用法】每片重 3g。开水冲服，一次 1 片，加水 150ml，一日 3 次。

抗感冒颗粒

【药物组成】金银花、连翘、黄芩、荆芥、防风、板蓝根、青蒿、桔梗、甘草。

【功效主治】疏风解表，清热解毒。用于风热感冒，发热恶风，鼻塞头痛，咽喉肿痛。

【规格用法】每瓶装 90g。开水冲服，一次 15～30g，一日 3 次。

抗感胶囊

【药物组成】金银花、赤芍、绵马贯众。

【功效主治】清热解毒。用于外感风热引起的发热，头痛，鼻塞，喷嚏，咽痛，全身乏力，酸痛。

【规格用法】0.45g。口服，一次 2 粒，一日 3 次。

抗感解毒口服液

【药物组成】葛根、白芷、金银花、菊花、连翘、黄芩、栀子、板蓝根、大青叶、茵陈、贯众。

【功效主治】清热解毒，利咽消肿。用于风热感冒，症见发热，有汗，头痛，鼻塞流涕，喷嚏，咳嗽，吐痰黄稠，咽痛，口渴，全身乏力等，急性上呼吸道感染，病毒性感冒见上述证候者。

【规格用法】每支装 10ml。口服，一次 10ml，一日 3 次。

【禁忌】孕妇禁用；风寒感症见发热轻、恶寒重、鼻流清涕、吐痰清稀者禁服。

抗感解毒胶囊

【药物组成】葛根、白芷、金银花、菊花、连翘、黄芩、栀子、板蓝根、大青叶、茵陈、绵马贯众。

【功效主治】清热解毒。用于风热感冒、流感。

【规格用法】每粒装 0.4g。口服，一次 3 粒，一日 3 次。

抗感解毒颗粒

【药物组成】葛根、金银花、黄芩、连翘、大青叶、贯众、板蓝根、菊花、白芷、茵陈。

【功效主治】清热解毒。用于风热感冒。

【规格用法】每袋装 10g。开水冲服，一次 10g，一日 3 次，重症一日 4～6 次，小儿酌减或遵医嘱。

【禁忌】孕妇禁用；风寒感冒者禁服；糖尿病患者禁用。

抗感颗粒

【药物组成】金银花、赤芍、绵马贯众。

【功效主治】清热解毒。用于外感风热引起的感冒，症见发热、头痛、鼻塞、喷嚏、咽痛、全身乏力、酸痛。

【规格用法】每袋装 5g。开水冲服，一次 10g，一日 3 次；小儿酌减或遵医嘱。

【禁忌】孕妇慎用。

抗腮腺炎注射液

【药物组成】忍冬藤水提液。

【功效主治】清热解毒，抗病毒。用于流行性腮腺炎。

【规格用法】每支 2ml，每 2ml 相当于忍冬藤 2g，肌内注射，一次 2ml，一日 1～2 次。

花蛇解痒胶囊

【药物组成】漆大姑、乌梢蛇、黄柏、金银花、连翘、全蝎、地肤子、牡丹皮、防风、荆芥、苍术、赤芍、皂角刺、黄芪、蛇床子、甘草。

【功效主治】祛风清热，凉血止痒。用于血热风盛证之瘙痒病。

【规格用法】每粒装 0.35g。口服，一次 3 粒，一日 3 次。

【禁忌】儿童、孕妇及哺乳期妇女禁用。肝肾功能不全者禁用。

苍苓止泻口服液

【药物组成】苍术、茯苓、金银花、柴胡、葛根、黄芩、马鞭草、金樱子、土木香、槟榔、甘草。

【功效主治】清热除湿，健脾止泻。具有抑制肠道轮状病毒和肠道致病菌作用；恢复肠道消化吸收功能；止泻增强机体免疫力。

【规格用法】10ml×6 支。饭前口服；一日 3 次。6 个月以下，每次 5ml；6 个月～1 岁每次 5～8ml；1～4 岁，每

次 8～10ml；4 岁以上及成人，10～20ml/次，3 天为一个疗程，或遵医嘱。

克感利咽口服液

【药物组成】金银花、黄芩、荆芥、栀子（炒）、连翘、玄参、僵蚕（姜制）、地黄、射干、桔梗、薄荷、蝉蜕、防风、甘草。辅料为聚山梨酯 80、甜菊苷、苯甲酸钠。

【功效主治】疏风清热，解毒利咽。用于感冒属风热外侵，邪热内扰证者，症见：发热，微恶风，头痛，咽痛，鼻塞流涕，咳嗽痰黏，口渴溲黄。

【规格用法】每支装 10ml。口服，一次 20ml，一日 3 次。

连花清瘟胶囊

【药物组成】连翘、金银花、炙麻黄、炒苦杏仁、石膏、板蓝根、绵马贯众、鱼腥草、广藿香、大黄、红景天、薄荷脑、甘草。

【功效主治】清瘟解毒，宣肺泄热。用于治疗流行性感冒属热毒袭肺证，症见发热或高热，恶寒，肌肉酸痛，鼻塞流涕，咳嗽，头痛，咽干咽痛，舌偏红，苔黄或黄腻等。

【规格用法】每粒装 0.35g。口服，一次 4 粒，一日 3 次。

【禁忌】高血压、心脏病患者慎用。

连翘败毒丸

【药物组成】金银花、连翘、大黄、紫花地丁、蒲公英、栀子、白芷、黄芩、赤芍、浙贝母、桔梗、玄参、木通、防风、白鲜皮、甘草、蝉蜕、天花粉。

【功效主治】清热解毒，散风消肿。用于脏腑积热，风热湿毒引起的疮疡初起，红肿疼痛，憎寒发热，风湿疙瘩，遍身刺痒，大便秘结。

【规格用法】每 100 粒重 6g。口服，一次 6g，一日 2 次。

【禁忌】孕妇禁用。

连翘败毒片

【药物组成】桔梗、白芷、天花粉、大黄、浙贝母、紫花地丁、蒲公英、玄参、连翘、甘草、栀子、关木通、蝉蜕、金银花、防风、白鲜皮、赤芍、黄芩。

【功效主治】清热解毒，消肿止痛。用于疮疖溃烂，灼热发烧，流脓流水，丹毒疱疹，疥癣疼痒。

【规格用法】口服，一次 4 片，一日 2 次。

【禁忌】孕妇忌服。

连翘败毒膏

【药物组成】大黄、连翘、金银花、紫花地丁、蒲公英、栀子、白芷、黄芩、赤芍、浙贝母、玄参、桔梗、关木通、防风、白鲜皮、甘草、天花粉、蝉蜕。

【功效主治】清热解毒，消肿止痛。用于疮疖溃烂，灼热发烧，流脓流水，丹毒疱疹，疥癣痛痒。

【规格用法】每瓶装①30g；②60g；③120g。口服，一次 15g，一日 2 次。

【禁忌】孕妇忌服。

时疫清瘟丸

【药物组成】羌活、白芷、荆芥穗、防风、淡豆豉、川芎、薄荷、赤芍、葛根、金银花、连翘、牛蒡子、蓼大青叶、黄芩、淡竹叶、天花粉、桔梗、柴胡、玄参、甘草、水牛角浓缩粉、牛黄、冰片。

【功效主治】清热透表，散瘟解毒。用于外感时疫瘟引起的头痛身痛，恶寒发热，四肢倦怠，喉痛咽干，痄腮红肿。

【规格用法】每丸重 9g。鲜芦根煎汤或温开水送服，一次 1～2 丸，一日 2～3 次。

利咽解毒颗粒

【药物组成】板蓝根、金银花、连翘、薄荷、牛蒡子（炒）、山楂（焦）、桔梗、大青叶、僵蚕、玄参、黄芩、地黄、天花粉、大黄、浙贝母、麦冬。辅料为糊精和阿司帕坦。

【功效主治】清肺利咽，解毒退热。用于外感风热所致的咽痛、咽干、喉核红肿、发热恶寒；急性扁桃体炎、急性咽炎见上述证候者。

【规格用法】每袋装 6g（无蔗糖，相当于原药材 19g）。口服，一次 1 袋，一日 3～4 次。

利胆片

【药物组成】柴胡、大黄、黄芩、木香、茵陈、金钱草、金银花、大青叶、知母、白芍、芒硝。

【功效主治】清热止痛。用于胆道疾患，胁肋及胃部疼痛，按之痛剧大便不通小便短黄，身热头痛，呕吐不食等症。

【规格用法】0.25g×100 片。口服，一次 6～10 片，一日 3 次。

【禁忌】孕妇慎服。

体虚感冒合剂

【药物组成】黄芪、黄芩、金银花、白术、水防风、板蓝根、玄参、麦冬、芦根、桔梗。

【功效主治】益气养阴，解表散邪。适用于体虚感冒，乏力，鼻塞流涕。

【规格用法】每支装 10ml。口服，一次 10～20ml，一日 3 次。预防一次 10ml，一日 2 次。

龟苓膏

【药物组成】龟（去内脏）、生地黄、土茯苓、绵茵陈、金银花、甘草、火麻仁。

【功效主治】滋阴润燥，降火除烦，清利湿热，凉血解毒。用于虚火烦躁，口舌生疮，津亏便秘，热淋白浊，赤白带下，皮肤瘙痒，疖肿疮疡。

【规格用法】每瓶装300g。一次或分次服用，炖热或冰冻食用。

灵源万应茶

【药物组成】木香、广藿香、紫苏、枳壳（麸制）、前胡、苍术（糠炒）、荆芥、川木通、金银花、赤芍、车前子、肉豆蔻、大黄麦芽、茵陈、甘松、白芷、山楂、天花粉、小茴香、香薷、槟榔、野甘草、鬼针草、白扁豆、白芍、积雪草、飞扬草、红豆、一点红、枳实（麸制）、荷叶、防风、稻芽。

【功效主治】疏风解表，调胃健脾，祛痰利湿。用于感冒发热、中暑、痢疾、腹痛吐泻。

【规格用法】每块重15g，每袋装5g。冲泡服或煎服，一次15g，一日2～3次，小儿减半。

【禁忌】孕妇忌服。

尿毒灵灌肠液

【药物组成】甲组：大黄、连翘、龙骨（锻）、蒺藜、牡蛎、丹参、桂枝、地榆、槐米、钩藤、青黛、栀子、黄柏、土茯苓、金银花。乙组：生晒参、麦冬、枸杞、白茅根、红花。

【功效主治】通腑泄浊，利尿消肿。用于全身浮肿，恶心呕吐，大便不通，无尿少尿，头痛烦躁，舌黄，苔腻，脉实有力，以及各种原因引起的肾功能衰竭，氮质血症及肾性高血压。

【规格用法】甲组每瓶装20g，乙组每瓶装200ml。将甲、乙组（甲组10g、乙组100ml）混合，摇匀，一次灌肠，一日1～2次。

【禁忌】患者有直肠疾病或腹泻每日三次以上者，慎用。

青果丸

【药物组成】青果、金银花、黄芩、北豆根、麦冬、玄参、白芍、桔梗。辅料为：蜂蜜。

【功效主治】清热利咽，消肿止痛。用于肺胃蕴热所致的咽部红肿、咽痛、失音声哑、口干舌燥、干咳少痰。

【规格用法】每10丸重1g。口服，水蜜丸一次8g，大蜜丸一次2丸，一日2次。

青果片

【药物组成】青果、金银花、黄芩、北豆根、麦冬、白芍、桔梗。

【功效主治】清热利咽、消肿止痛。用于咽喉肿痛，失音声哑，口干舌燥、肺燥咳嗽。

【规格用法】每片重0.3g。口服，一次5～6片，一日2次。

表热清颗粒

【药物组成】柘树根、南板蓝根、石膏、金银花、柴胡、黄芩、甘草、蔗糖、糊精。

【功效主治】清热解毒，疏风解表。用于风热感冒所致的发热、咽痛；上呼吸道感染、急性扁桃体炎、急性咽炎见上述证候者。

【规格用法】每袋装15g。口服，一次15g，一日3次。

【禁忌】糖尿病患者禁服。

拔毒膏

【药物组成】金银花、连翘、大黄、桔梗、地黄、栀子、黄柏、黄芩、赤芍、当归、川芎、白芷、白蔹、木鳖子、蓖麻子、玄参、苍术、蜈蚣、樟脑、穿山甲、没药、儿茶、乳香、红粉、血竭、轻粉。

【功效主治】清热解毒，活血消肿。多用于治疗疖疔痈发、有头疽之初期或化脓期等病。

【规格用法】每张净重0.5g。加热软化，贴于患处，隔日换药一次，溃脓时一日换药一次。

苦双黄洗剂

【药物组成】苦参、黄柏、大黄、百部、丹参、金银花、蛇床子、土茯苓、大青叶、甘草、薄荷脑。

【功效主治】清热，燥湿，止痒。对成年妇女外阴炎，外阴瘙痒症状有改善作用。

【规格用法】每瓶装200ml。外用，1:50稀释后抹洗、坐浴，一日2次。5天为一疗程。

【禁忌】外阴红肿溃疡及经期、孕期妇女禁用。

苦甘颗粒

【药物组成】麻黄、薄荷、蝉蜕、金银花、黄芩、苦杏仁、桔梗、浙贝母、甘草。

【功效主治】疏风清热，宣肺化痰，止咳平喘。用于风热感冒及风温肺热引起的恶风、发热、头痛、咽痛、咳嗽、咳痰、气喘；上呼吸道感染、流行性感冒、急性气管－支气管炎见上述证候者。

【规格用法】每袋装4g。开水冲服，一次8g，一日3次，小儿酌减或遵医嘱。

【禁忌】孕妇禁用；糖尿病患者禁服。

苦柏止痒洗液

【药物组成】苦参、黄柏、土茯苓、蛇床子、茵陈、金银花。

【功效主治】清热解毒，除湿止痒。适用于湿热下注所致的阴痒，带下量多。

【规格用法】每瓶装200ml。外用，一次40ml稀释10倍坐浴或阴道冲洗，一日1～2次。

【禁忌】经期、孕期妇女禁用。

肾炎舒片

【药物组成】苍术、茯苓、白茅根、防己、生晒参（去

芦)、黄精、菟丝子、枸杞子、金银花、蒲公英。

【功效主治】益肾健脾，利水消肿。用于治疗脾肾阳虚型肾炎引起的浮肿、腰痛、头晕、乏力等症。

【规格用法】0.27g×18s×4板。口服，一次6片，一日3次，小儿酌减。

罗汉果银花含片

【药物组成】罗汉果、金银花、西青果、玄参、板蓝根、甘草、薄荷脑、冰片。

【功效主治】疏风清热，解毒利咽。用于改善急性咽炎引起的咽痛、灼热、干燥不适。

【规格用法】每片重0.5g(相当于原药材0.36g)。含服，一次2～3片，一日6次。

金贝痰咳清颗粒

【药物组成】浙贝母、金银花、前胡、苦杏仁（炒）、桑白皮、桔梗、射干、麻黄、川芎、甘草。

【功效主治】清肺止咳，化痰平喘。适用于痰热阻肺所致的咳嗽，痰黄黏稠，喘息；慢性支气管炎急性发作见上述证候者。

【规格用法】7g×6袋/盒。口服，一次1袋，一日3次。

【禁忌】孕妇禁用。

金石清热颗粒

【药物组成】柴胡、石膏、金银花、连翘、荆芥、知母、牡丹皮、甘草。

【功效主治】解表清热。用于风热感冒，症见：发热，恶风，汗出，咽喉肿痛，咳嗽，头痛，鼻塞，流涕。

【规格用法】每袋装16g。开水冲服，每次1袋，一日3次。

【禁忌】孕妇忌服。

金石感冒茶

【药物组成】金银花、柴胡、连翘、葛根、石膏、大青叶、板蓝根、荆芥、薄荷、广藿香、茵陈、芦根、甘草。

【功效主治】疏散表邪，清热解毒，兼以除湿。用于外感风热或风寒化热或兼夹湿邪所致的感冒发热，微恶风寒，无汗或有汗不畅，头痛肢楚，或咳嗽，咽痛，胸脘闷胀不舒，不思饮食。

【规格用法】每袋装8g。沸水泡服，成人一次16g，儿童一次8g，一日3次。

【禁忌】孕妇、糖尿病患者禁用。

金归洗液

【药物组成】蛇床子、苦参、当归、金银花、威灵仙、大黄、艾叶、木香。辅料为：乙醇、聚山梨酯80、对羟基苯甲酸乙酯。

【功效主治】清热，祛湿，止痒。用于改善外阴瘙痒，带下量多。

【规格用法】每瓶装150ml。加水稀释5～10倍后抹洗或冲洗外阴，一日1～2次，10天为一疗程。

【禁忌】经期、孕期妇女禁用。

金玄利咽颗粒

【药物组成】野荞麦根、牛蒡子（炒）、金银花、玄参、西青果、甘草、薄荷油。

【功效主治】清热解毒，宣肺利咽。用于缓解急慢性咽炎所致咽痛，咽干。

【规格用法】每袋装3g。开水冲服，一次1袋，一日3次。

【禁忌】糖尿病患者禁服。

金百洗剂

【药物组成】百部，当归，黄芩，蛇床子，白鲜皮，桂枝，牡丹皮，远志，知母，金银花，茵陈。

【功效主治】清热解毒，祛风除湿，活血止痒。适用于滴虫性阴道炎所致的带下量多及外阴瘙痒。

【规格用法】每瓶装80ml。外用，将本品用温水稀释成10%的浓度洗浴外阴及阴道，一日1次，7天为一个疗程。

【禁忌】经期、孕期妇女禁用。

金防感冒颗粒

【药物组成】金银花、防风、山楂、生姜、对乙酰氨基酚、蔗糖。

【功效主治】祛风，解表散寒。用于风寒外感，症见恶寒无汗，发热头痛。

【规格用法】每袋装15g（含对乙酰氨基酚0.28g)。开水冲服，一次15g，一日3次。

【禁忌】严重肝肾功能不全者禁用。

金花消痤丸

【药物组成】金银花、栀子（炒）、大黄（酒炙）、黄芩（炒）、黄连、黄柏、薄荷、桔梗、甘草。

【功效主治】清热泻火，解毒消肿。用于肺胃热盛所致的痤疮，粉刺，口舌生疮，胃火牙痛，咽喉肿痛，目赤，便秘，尿黄赤。

【规格用法】4g×12袋。口服，一次4g，一日3次。

【禁忌】孕妇忌服。

金芪降糖片

【药物组成】黄连、黄芪、金银花。

【功效主治】清热益气。用于消渴病气虚内热证，症见口渴喜饮，易饥多食，气短乏力。轻、中度型非胰岛素依赖型糖尿病见上述证候者。

【规格用法】每片重0.42g。饭前半小时口服，一次7～10片，一日3次，2个月为一个疗程，或遵医嘱。

金牡感冒片

【药物组成】金银花、三叉虎、薄荷油、牡荆根、葫芦茶、贯众、山甘草。

【功效主治】疏风解表，清热解毒。用于外感风热，发热恶寒，头痛咳嗽，咽喉肿痛。

【规格用法】0.5g×24 片。口服，一次 4 片，一日 3 次。

金鸡化瘀颗粒

【药物组成】金银花、黄芩、蒲公英、紫花地丁、皂角刺、赤芍、鸡血藤、三棱、川芎、延胡索、香附、王不留行。

【功效主治】清热解毒，软坚散结，活血化瘀，行气止痛。用于妇女慢性盆腔炎证属湿热蕴结，气滞血瘀型者的辅助治疗。

【规格用法】每袋装 10g。温开水冲服，一次 10～20g，一日 3 次或遵医嘱。

【禁忌】经期、孕期、哺乳期或月经过多者禁用。

金青感冒颗粒

【药物组成】金银花、大青叶、板蓝根、鱼腥草、薄荷、淡豆豉、淡竹叶、陈皮、甘草。

【功效主治】辛凉解表，清热解毒。用于感冒发热，头痛咳嗽，咽喉疼痛。

【规格用法】每袋装 7g。开水冲服，一次 7g，一日 3 次。

金青解毒丸

【药物组成】金银花、木大青叶、木板蓝根、鱼腥草、薄荷、荆芥、淡竹叶、甘草、陈皮。

【功效主治】辛凉解表，清热解毒。用于感冒发热，头痛，咳嗽，咽喉疼痛。

【规格用法】每丸重 9g。口服，一次 1～2 丸，一日 1～2 次。

金松止痒洗液

【药物组成】千里光、白鲜皮、大叶桉叶、金银花、黄芩、土茯苓、蛇床子、松叶、甘草。

【功效主治】清热祛湿，杀虫止痒。用于成年女性外阴炎，湿热带下，外阴及皮肤瘙痒。

【规格用法】每瓶装 125ml。外用，取本品稀释 5 倍后，外阴或阴道抹洗或冲洗，一日一次，7 天为一疗程，可用两个疗程。

【禁忌】经期、孕期妇女禁用。

金参润喉合剂

【药物组成】玄参、地黄、金银花、连翘、桔梗、射干、板蓝根、甘草、冰片。

【功效主治】养阴生津，清热解毒，消痰散结，利咽止痛。用于咽喉疼痛，咽痒，异物感，以及慢性咽炎见上述症状者。

【规格用法】每瓶装 100ml。口服。一次 20ml，一日 4 次。

金栀洁龈含漱液

【药物组成】金银花、栀子、薄荷、黄芩、苦参、黄柏、茵陈、地肤子、石菖蒲、独活、蛇床子、艾叶。辅料为：聚山梨酯 80、甘油、羟苯乙酯、甜菊苷、薄荷香精、柠檬酸。

【功效主治】清热解毒，消肿止痛。适用于缓解牙龈、牙周及黏膜炎症所致的肿痛。

【规格用法】每瓶装 200ml。一次 5～20ml，一日 3 次，含漱 1 分钟即可。

金海清咽袋泡茶

【药物组成】金银花、胖大海、麦冬、玄参、青果、乌梅、绿茶、桔梗、甘草、薄荷油。

【功效主治】疏风清热，生津利咽。适用于咽痛灼热，咽干不适症状的改善。

【规格用法】每袋装 1g。温开水冲饮，一次 1 袋，一日 4～5 次。

金菊五花茶颗粒

【药物组成】金银花、木棉花、葛花、野菊花、槐花、甘草 5g。

【功效主治】清热利湿，凉血解毒，清肝明目。用于大肠湿热所致的泄泻、痔血以及肝热目赤，风热咽痛，口舌溃烂。

【规格用法】每袋装 10g。开水冲服，一次 10g，一日 1～2 次。

【禁忌】糖尿病患者禁服。

金菊感冒片

【药物组成】金银花、野菊花、三叉虎、佛手、岗梅、板蓝根、羚羊角、豆豉姜、石膏、水牛角浓缩粉。

【功效主治】清热解毒。用于风热感冒，发热咽痛，口干或渴，咳嗽痰黄。

【规格用法】口服，一次 4 片，一日 3 次。预防量，一次 2 片，一日 2 次，连服 3～5 天。

【禁忌】孕妇禁用。

金梅清暑颗粒

【药物组成】金银花、乌梅、淡竹叶、甘草。

【功效主治】清暑解毒，生津止渴。用于夏季暑热，口渴多汗，头昏心烦，小便短赤，防治痧痱，暑症。

【规格用法】每袋装 15g。开水冲服，一次 15g，一日 2 次。

金银花合剂

【药物组成】金银花。

【功效主治】清热解毒。用于小儿痱毒，暑热口渴。

【规格用法】口服，一次 15ml，一日 2～3 次。

金银花颗粒

【药物组成】金银花、忍冬藤、蔗糖。

【功效主治】清热解毒。用于发热口渴，咽喉肿痛，热疖疮疡。

【规格用法】每袋装 10g。开水冲服，一次 10g，一日 3～4 次。

【禁忌】糖尿病患者禁服。

金银花糖浆

【药物组成】金银花、忍冬藤。

【功效主治】清热解毒。用于发热口渴，咽喉肿痛，热疖疮疡。

【规格用法】口服，一次 15～30ml，一日 2～4 次。

金银花露（含糖型）

【药物组成】金银花。

【功效主治】清热解毒。用于小儿痱毒，暑热口渴。

【规格用法】每 500g 相当于金银花 31.25g。口服，一次 60～120ml，一日 2～3 次。

金银花露

【药物组成】金银花。

【功效主治】清暑解毒。主治暑邪热毒所致痈疽疮疖、小儿胎毒、小儿热疖、热痱、痧痘，亦用于预防痱子。症见烦渴，发热汗出，肌肤局部漫肿、生核、起粟粒红肿热痛等。

【规格用法】每瓶 500ml。一次 60～120ml，一日 2～3 次，当茶饮服。

金蒿解热颗粒

【药物组成】青蒿、金银花、荆芥、黄芩、防风、桔梗。

【功效主治】辛凉解表，清热解毒，化湿祛暑。用于风热感冒挟暑者，症见微感风寒，头痛身重，咽痛咳嗽或胸闷脘胀。

【规格用法】每袋装 8g。开水冲服，一次 8g，一日 3 次。

【禁忌】糖尿病患者禁服。

金感欣片

【药物组成】柴胡、金银花、对乙酰氨基酚、盐酸金刚烷胺、马来酸氯苯那敏。

【功效主治】清热疏风，解毒止痛。用于感冒引起的头痛发热，鼻塞，咽痒，咳嗽咯痰。

【规格用法】每片重 0.5g。口服，一次 1～2 片，一日 2 次。

【禁忌】孕妇忌服。严重肝肾功能不全者禁用。

金嗓子喉片

【药物组成】薄荷片、金银花、西青果、桉油、石斛、罗汉果、橘红、八角茴香油。

【功效主治】疏风清热，解毒利咽，芳香辟秽。适用于改善急性咽炎所致的咽喉肿痛，干燥灼热，声音嘶哑。

【规格用法】每片重 2g。含服，一次 1 片，一日 6 次。

金嗓开音丸

【药物组成】金银花、连翘、玄参、板蓝根、赤芍、黄芩、桑叶、菊花、前胡、苦杏仁、牛蒡子、泽泻、胖大海、僵蚕（麸炒）、蝉蜕、木蝴蝶。

【功效主治】清热解毒，疏风利咽。用于风热邪毒引起的咽喉肿痛，声音嘶哑，急性、亚急性咽炎、喉炎。

【规格用法】每 10 丸重 1g。口服，水蜜丸 60～120 粒（6g～12g），一日 2 次。

金嗓散结丸

【药物组成】马勃、醋莪术、金银花、桃仁、玄参、醋三棱、红花、丹参、板蓝根、麦冬、浙贝母、泽泻、炒鸡内金、蝉蜕、木蝴蝶、蒲公英。

【功效主治】清热解毒，活血化瘀，利湿化痰。用于热毒蓄结、气滞血瘀而形成的慢喉瘖（声带小结、声带息肉、声带黏膜增厚）及由此而引起的声音嘶哑等症。

【规格用法】每 10 丸重 1g。口服，一日 2 次，一次 60～120 粒。

金嗓散结胶囊

【药物组成】马勃、金银花、玄参、红花、板蓝根、浙贝母、鸡内金、木蝴蝶、莪术、桃仁（去皮）、三棱、丹参、麦冬、泽泻、蝉蜕、蒲公英。

【功效主治】清热解毒，活血化瘀，利湿化痰。用于热毒蓄结、气滞血瘀而形成的慢喉喑（声带小结、声带息肉、声带黏膜增厚）及由此而引起的声音嘶哑等症。

【规格用法】每粒装 0.4g。口服，一次 2～4 粒，一日 2 次。

乳疮丸

【药物组成】金银花、蒲公英、天花粉、穿山甲、没药、青皮、连翘、当归、赤芍、乳香、地黄、川芎。

【功效主治】解毒消肿，消炎止痛。用于乳疮，痈肿初起，灼热作痛坚硬不消。

【规格用法】每袋装 9g。口服，一次 9g，一日 2～3 次。

鱼金注射液

【药物组成】鱼腥草、金银花。

【功效主治】清热解毒。用于热毒内盛而致的上呼吸道感染、支气管肺炎、病毒性肺炎、化脓性疾病、妇科炎症与术后发热。

【规格用法】每支装2ml。肌内注射，一次2～4ml，一日2～4次。

京万红

【药物组成】地榆、地黄、当归、桃仁、黄连、木鳖子、罂粟壳、血余炭、棕榈、半边莲、土鳖虫、穿山甲、白蔹、黄柏、紫草、金银花、红花、大黄、苦参、五倍子、槐米、木瓜、苍术、白芷、赤芍、黄芩、胡黄连、川芎、栀子、乌梅、冰片、血竭、乳香、没药。辅料为麻油、蜂蜡等。

【功效主治】活血解毒，消肿止痛，去腐生肌。用于轻度水、火烫伤，疮疡肿痛，创面溃烂。

【规格用法】每支装10g（每盒装50g）。用0.9%氯化钠注射液清理创面，涂敷本品或将本品涂于消毒纱布上，敷盖创面，消毒纱布包扎，每日换药一次。

京万红痔疮膏

【药物组成】金银花、地榆、紫草、地黄、穿山甲、土鳖虫、白蔹、槐米、刺猬皮、冰片、黄连、黄柏等39味。

【功效主治】清热解毒、化瘀止痛、收敛止血。用于初期内痔、肛裂、肛周炎、混合痔等。

【规格用法】每支装 10g。外敷，便后洗净，将膏挤入肛门内。一日1次。

京制牛黄解毒片

【药物组成】黄连、黄柏、石膏、金银花、薄荷、桔梗、连翘、大黄、黄芩、栀子（姜炙）、菊花、荆芥穗、防风、旋覆花、白芷、川芎、蔓荆子（微炒）、蚕沙、甘草、人工牛黄、冰片。辅料为淀粉、硬脂酸镁、薄膜包衣剂。

【功效主治】清热解毒，散风止痛。用于肺胃蕴热引起：头目眩晕，口鼻生疮，风火牙痛，暴发火眼，咽喉疼痛，耳鸣肿痛，大便秘结，皮肤刺痒。

【规格用法】口服，一次2片，一日2次。

【禁忌】孕妇忌服。

荆菊感冒片

【药物组成】荆芥、菊花、金银花、连翘、薄荷、牛蒡子（炒）、桑叶、淡豆豉（炒）等。

【功效主治】疏风清热，发表解肌。用于伤风感冒，身热恶寒，头痛鼻塞。

【规格用法】口服，一次4～6片，一日3次。

茵栀黄口服液

【药物组成】茵陈、栀子、黄芩苷、金银花。

【功效主治】清热解毒，利湿退黄。用于湿热毒邪内蕴所致急性、迁延性、慢性肝炎和重症肝炎（Ⅰ型）。也可用于其他型重症肝炎的综合治疗。

【规格用法】口服液，每支 10ml。口服，每次 10ml，一日3次。

茵栀黄注射液

【药物组成】茵陈提取物、栀子提取物、黄芩苷、金银花提取物（以绿原酸计）。

【功效主治】清热，解毒，利湿，退黄。用于肝胆湿热，面目悉黄，胸胁胀痛，恶心呕吐，小便黄赤。急性、迁延性、慢性肝炎，属上述证候者。

【规格用法】（1）2ml（2）10ml。静脉滴注，一次10～20ml，用10%葡萄糖注射液250～500ml稀释后滴注；症状缓解后可改用肌内注射，一日2～4ml。

胡氏六神丸

【药物组成】牛黄、冰片、朱砂、薄荷、麝香、熊胆、板蓝根、雄黄、甘草、金银花、蟾酥。

【功效主治】消肿解毒，止痛退热，镇惊安神。用于喉风喉痹、喉痛、双单乳蛾等咽喉诸症，疔毒、痈疮、小儿急热惊风及一般红肿热痛等症。

【规格用法】每100丸重0.26g。口服；咽喉痛口内含化。成人一次10～15丸，5岁一次5丸，婴儿一次1～2丸，一日2次。

药制龟苓膏

【药物组成】龟甲、土茯苓、广金钱草、地黄、防风、川木通、金银花、槐花、茵陈、甘草。

【功效主治】滋阴降火，清热解毒。用于因湿热下注引起的湿疹，皮肤瘙痒及妇女黄带。

【规格用法】每瓶装300g。口服，一次100～150g，一日1～2次。

【禁忌】糖尿病患者禁服。

栀子金花丸

【药物组成】栀子、黄连、黄芩、黄柏、大黄、金银花、知母、天花粉。

【功效主治】清热降火、凉血解毒。主治热毒炽盛，充斥三焦所致口腔炎、牙周炎、牙根周围脓肿、急性卡他性结膜炎、流行性出血性结膜炎、急性咽炎、急性化脓性扁桃体炎、鼻出血等。症见口舌生疮，牙龈肿痛，目赤涩痛，咽喉肿痛，鼻腔出血，患处红肿，甚或溃烂，发热，烦躁，口渴喜冷饮，大便秘结，小便短赤，舌红苔黄，脉数。

【规格用法】每 100 粒重 6g。一次 6～9g，一日 2～3次，口服。儿童酌减。

【禁忌】孕妇慎用。

点舌丸

【药物组成】西红花、红花、雄黄、蟾酥、乳香、没药、血竭、沉香、硼砂、蒲公英、大黄、葶苈子、穿山甲、牛黄、麝香、珍珠、熊胆、蜈蚣、金银花、朱砂、冰片。

【功效主治】清热解毒，消肿止痛。用于各种疮疡初起，无名肿毒，疔疮发背，乳痈肿痛等症。

【规格用法】每 10 丸重 1.25g。口服，一次 2 丸，一日 3 次，小儿酌减。

【禁忌】孕妇忌服。

咽炎含片

【药物组成】金银花、野菊花、射干、黄芩、关木通、麦冬、天冬、桔梗、忍冬藤、甘草、薄荷脑。

【功效主治】清热解毒，消炎止痛。用于急、慢性咽炎。

【规格用法】每片相当于原生药 2.6g。含服，一次 1 片，一日 10～12 次。

咳感康口服液

【药物组成】金银花、柴胡、葛根、麻黄、黄芩、连翘、青蒿、杏仁水、桔梗、枇杷叶、薄荷脑、蔗糖、苯甲酸、羟苯乙酯。

【功效主治】清热解表，止咳化痰。用于感冒发热，头痛鼻塞，咳嗽，咽喉疼痛，四肢怠倦。

【规格用法】每支装 10ml。口服，一次 10ml，一日 3 次。

【禁忌】孕妇禁用。

骨刺消痛液

【药物组成】川乌（金银花甘草水炙）、草乌（金银花甘草水炙）、麻黄、桂枝、独活、铁丝威灵仙、红花、当归、川芎、乌梅、木瓜、牛膝。

【功效主治】祛风通络，活血止痛。用于颈椎、腰椎、四肢关节骨质增生引起的酸胀、麻木、疼痛等。

【规格用法】每瓶装 300ml；500ml。口服。一次 10～15ml，一日 2 次，或遵医嘱服用。

【禁忌】孕妇忌服。

香石双解袋泡剂

【药物组成】香薷、金银花、连翘、薄荷、石膏等。

【功效主治】散寒解表，解毒除湿，通腑泄热。因夏令感冒表寒里热所致发热，恶寒无汗，头痛身痛，口干咽痛，恶心呕吐，大便秘结，小便短赤。

【规格用法】10g。药袋以开水（每袋 150ml）浸泡 20 分钟，取药液，顿服（亦可在 2 小时内分次服下）一次 3 袋，一日 4 次，儿童 9 岁以下一次 1 袋，9～14 一次 2 袋，每日 4 次。

【禁忌】孕妇禁用。

复方一枝黄花喷雾剂

【药物组成】一枝黄花、金银花、连翘、贯众、荆芥、薄荷、艾纳香。

【功效主治】清热解毒，宣散风热，清利咽喉。用于上呼吸道感染，急、慢性咽炎，口舌生疮，牙龈肿痛，口臭。

【规格用法】每瓶装 25ml。喷于口腔、鼻腔，每次喷 5 下，一日 3～4 次，三天为一疗程。

复方大青叶合剂

【药物组成】大青叶、金银花、羌活、拳参、大黄。

【功效主治】疏风清热，解毒消肿，凉血利胆。用于感冒发热头痛，咽喉红肿，耳下肿痛，胁痛黄疸等症，及流感、腮腺炎、急性病毒性肝炎见有上述症状者。

【规格用法】10ml×10 支。口服，一次 1～2 支，一日 2～3 次，用于急性病毒性肝炎，一次 3 支，一日 3 次。

【禁忌】孕妇慎用；糖尿病患者禁服。

复方大青叶注射液

【药物组成】大青叶、金银花、羌活、拳参、大黄。

【功效主治】清瘟解毒。用于乙型脑炎，急、慢性肝炎，流行性感冒，腮腺炎。

【规格用法】每支 2ml。肌内注射。一次 2～4ml，一日 1～2 次。乙型脑炎可遵医嘱增加用量和用药次数。

复方大青叶栓

【药物组成】大青叶、金银花、羌活、大黄、拳参。

【功效主治】清瘟解毒，解表散风。用于小儿风热感冒及流感，流行性腮腺炎见以上证候者。

【规格用法】大号每粒重约 1.5g（含复方大青叶提取物以苷糖计不少于 45mg）小号每粒重 1g（含复方大青叶提取物以苷糖计不少于 27mg）。直肠给药，一次 1 粒，一日 2～3 次，2 岁以上小儿用大号，2 岁以内小儿用小号，或遵医嘱。

复方大青叶颗粒

【药物组成】大青叶、金银花、大黄、拳参、羌活。

【功效主治】清热解毒，解表散风。用于风热感冒及流感。

【规格用法】每袋装 10g。开水冲服，一次 10～20g；一日 1～2 次。

【禁忌】孕妇禁用；糖尿病患者禁服。

复方双花口服液

【药物组成】板蓝根、穿心莲、金银花、连翘。

【功效主治】清热解毒，利咽消肿。用于外感风热，毒热炽盛，见有：发热，微恶风寒，鼻塞流涕，咽喉肿痛，吞咽困难，局部淋巴结肿痛，或见红丝。

【规格用法】每支 10ml。口服，成人一次 20ml，一日 4

次。儿童3岁以下一次10ml，一日3次；3～7岁，一次10ml，一日4次；7岁以上一次20ml，一日3次，疗程3天。

复方双花咀嚼片

【药物组成】金银花、连翘、穿心莲、板蓝根。

【功效主治】清热解毒，利咽消肿。用于风热外感，症见：发热，微恶风，头痛，鼻塞流涕，咽红而痛或咽喉干燥灼痛，吞咽则加剧，咽扁桃体红肿。

【规格用法】每片0.8g。咀嚼服，成人一次4片，一日4次；儿童3岁以下一次2片，一日3次；3～7岁一次2片，一日4次；7岁以上一次4片，一日3次，疗程3天。

复方双花颗粒

【药物组成】金银花、连翘、穿心莲、板蓝根。

【功效主治】清热解毒，利咽消肿。用于风热外感，症见：发热，微恶风，头痛，鼻塞流涕，咽红而痛或咽喉干燥灼痛，吞咽则加剧，咽扁桃体红肿。

【规格用法】每袋装6g。口服，成人一次6g，一日4次；儿童3岁以下一次3g，一日3次；3～7岁一次3g，一日4次；7岁以上一次6g，一日3次，疗程3天。

复方双花糖浆

【药物组成】金银花、连翘、穿心莲、板蓝根。辅料为蔗糖、苯甲酸钠。

【功效主治】清热解毒，利咽消肿。用于风热外感、风热乳蛾。症见发热，微恶风，头痛，鼻塞流涕，咽红而痛或咽喉干燥灼痛，吞咽则加剧，咽及扁桃体红肿，舌边尖红苔薄黄或舌红苔黄，脉浮数或数。

【规格用法】每瓶装100ml。口服。成人一次20ml，一日4次；儿童3岁以下一次10ml，一日3次；3～7岁一次10ml，一日4次；7岁以上一次20ml，一日3次。疗程3天。

复方双金痔疮膏

【药物组成】花椒，金银花，大黄，栀子，金狗脊黄毛，辅料为羊毛脂，凡士林。

【功效主治】清热解毒，消肿止痛。用于缓解痔疮所致的肿胀，疼痛等症状。

【规格用法】每支装10g。外用，取本品适量涂于患处，一日3次。对于外痔，必要时以胶纸布贴覆；对于内痔，用专用注射管涂药。

【禁忌】孕妇禁用。

复方西羚解毒丸

【药物组成】金银花、连翘、桔梗、荆芥穗、牛蒡子、甘草、淡竹叶、薄荷、淡豆豉、羚羊角、水牛角浓缩粉、冰片。

【功效主治】解表清热。用于感冒发热，头痛咳嗽，咽喉肿痛。

【规格用法】每丸重6g。口服，一次2丸，一日2～3次。

复方西羚解毒片

【药物组成】羚羊角、金银花、荆芥穗、连翘、牛蒡子（炒）、淡豆豉、淡竹叶、桔梗、冰片、薄荷脑、薄荷油、水牛角浓缩粉等13味。

【功效主治】疏风解表，清热解毒。用于外感风热，发热、头痛，咳嗽音哑，咽喉肿痛。

【规格用法】每片重0.38g（相当于原药材1.2g）。口服。一次2片，一日3次。

复方红根草片

【药物组成】红根草、鱼腥草、金银花、野菊花、穿心莲。

【功效主治】清热解毒。用于急性咽炎，扁桃体炎。

【规格用法】每片含干膏0.12g。口服，一次4片，一日3～4次。

复方芩兰口服液

【药物组成】金银花、黄芩、连翘、板蓝根。辅料为蔗糖。

【功效主治】辛凉解表，清热解毒。用于外感风热引起的发热，咳嗽，咽痛。

【规格用法】每支装10ml。口服，一次10～20ml，一日3次。

【禁忌】孕妇禁用。

复方苦参肠炎康片

【药物组成】苦参、黄连、黄芩、白芍、车前子、金银花、甘草、颠茄流浸膏。

【功效主治】清热燥湿止泻。用于湿热泄泻。症见，泄泻急迫或泻而不爽，肛门灼热感，腹痛，小便短赤，以及急性肠炎见于以上症候者。

【规格用法】片芯重0.4g。口服。一日3次，一次4片，3天为一疗程，或遵医嘱。

【禁忌】前列腺肥大、青光眼患者禁用；哺乳期妇女禁用。

复方罗汉果含片

【药物组成】罗汉果、金银花、诃子、玄参、细辛、薄荷油。

【功效主治】滋阴润肺，利咽止痛。用于咽痛，咽干，干咳，少痰。

【规格用法】每片重0.5g。含服，一次2片，一日4次。

【禁忌】肝肾功能不全者禁用；儿童、孕妇及哺乳期妇女禁用。

复方金莲颗粒

【药物组成】板蓝根、金银花、连翘、蔗糖。

【功效主治】清热解毒。用于风热感冒，咽喉肿痛。

【规格用法】每袋装5g。开水冲服，一次5g，一日3次。

【禁忌】糖尿病患者禁用。

复方金银花颗粒（冲剂）

【药物组成】金银花、连翘、黄芩；辅料为蔗糖。

【功效主治】清热解毒，凉血消肿。用于风热感冒，咽炎，扁桃体炎，目痛，牙痛及痈肿疮疖。

【规格用法】每包装10g，(相当于总药材3.5g)。开水冲服，一次10～20g，一日2～3次。

复方鱼腥草片

【药物组成】鱼腥草、黄芩、板蓝根、连翘、金银花。

【功效主治】清热解毒。用于外感风热所致的急喉痹、急乳蛾，症见咽部红肿、咽痛；急性咽炎、急性扁桃体炎见上述证候者。

【规格用法】口服，一次4～6片，一日3次。

复方鱼腥草合剂

【药物组成】鱼腥草、黄芩、板蓝根、连翘、金银花、辅料为蔗糖、蜂蜜、防腐剂（苯甲酸钠、羟苯乙酯）。

【功效主治】清热解毒。用于外感风热引起的咽喉疼痛；急性咽炎、扁桃腺炎有风热证候者。

【规格用法】每瓶装120ml。口服，一次20～30ml，一日3次。

【禁忌】糖尿病患者禁服。

复方鱼腥草颗粒

【药物组成】鱼腥草，黄芩，板蓝根，连翘，金银花。

【功效主治】清热解毒。用于外感风热引起的咽喉疼痛；急性咽炎、扁桃体炎。

【规格用法】每袋装6g。口服，一次1袋，一日3次。

复方珍珠解毒口服液

【药物组成】珍珠层粉、地黄、土茯苓、金银花、龟甲、甘草。辅料为蔗糖、山梨酸。

【功效主治】清热凉血，养阴解毒。适用于因热毒瘀阻肌肤所致的轻型粉刺，症见皮疹以红色丘疹、黑头或白头粉刺为主，伴有少量脓头者。

【规格用法】每支装10ml。口服，一次10ml，一日2～3次。

复方感冒灵片

【药物组成】金银花、五指柑、野菊花、三叉苦、南板蓝根、岗梅、对乙酰氨基酚、马来酸氨苯那敏、咖啡因。

【功效主治】辛凉解表，清热解毒。用于风热感冒之发热，微恶风寒，头身痛，口干而渴，鼻塞涕浊，咽喉红肿疼痛，咳嗽，痰黄黏稠。

【规格用法】每1片含原药材6.25g；含对乙酰氨基酚42mg。口服，一次4片，一日3次，二天为一疗程。

【禁忌】严重肝肾功能不全者禁用。

复方感冒灵胶囊

【药物组成】金银花、五指柑、野菊花、三叉苦、南板蓝根、岗梅、对乙酰氨基酚、马来酸氯苯那敏、咖啡因、淀粉。

【功效主治】疏风解表，清热解毒。用于风热感冒之发热，微恶风寒，头身痛，口干而渴，鼻塞涕浊，咽喉红肿疼痛，咳嗽，痰黄黏稠。

【规格用法】每粒装0.5g（含对乙酰氨基酚84mg）。口服，一次2粒，一日3次；两天为一疗程。

【禁忌】严重肝肾功能不全者禁用。

复方感冒灵颗粒

【药物组成】金银花、佛手、野菊花、三叉虎、南板蓝根、岗梅、对乙酰氨基酚、马来酸氨苯那敏、咖啡因。

【功效主治】辛凉解表，清热解毒。用于风热感冒之发热，微恶风寒，头身痛，口干而渴，鼻塞涕浊，咽喉红肿疼痛，咳嗽，痰黄黏稠。

【规格用法】每袋装14g；每块重14g（含原药材25g；含对乙酰氨基酚168mg）。用开水冲服，一次14g，一日3次；二天为一疗程。

【禁忌】严重肝肾功能不全者禁用。

复方樟脑软膏

【药物组成】人参、金银花、白芍、鱼腥草、益母草、党参、辛夷、丹参、茯苓、青蒿、黄芩、樟脑。

【功效主治】清热解毒，活血凉血，补气养血。适用于轻度小面积水火烫伤以及手足皲裂。

【规格用法】每支装10g。外用，取适量，涂敷患处，一日1次。

【禁忌】孕妇禁用。

复肝宁片

【药物组成】板蓝根、麦芽、柴胡、牡丹皮、山楂、金银花、六神曲。

【功效主治】舒肝健脾，清热利湿。用于乙型肝炎澳抗阳性属于肝旺脾虚，热毒较盛者。

【规格用法】口服，一次6片，一日3次。

追风壮骨膏

【药物组成】川芎、大黄、天麻、地黄、栀子、生川乌、熟地黄、薄荷、白芷、木通、铁丝威灵仙、当归、玄参、香加皮、白术、杜仲、青风藤、五味子、陈皮、山药、穿山甲、香附、远志、枳壳、乌药、猪苓、甘草、生半夏、青皮、前胡、麻黄、细辛、藁本、连翘、知母、牛膝、苍术、防风、续断、赤石脂、浙贝母、泽泻、何首乌、羌活、黄芩、独活、黄连、金银花、黄柏、僵蚕、楮实子、川楝子、桑枝、荆芥、蒺藜、苦参、地榆、大风子（打碎）、赤芍、桃枝、榆枝、苦杏仁、槐枝、茵陈、白蔹、柳枝、桃仁、桔梗、苍耳子、生草乌、豹骨、蜈蚣、人工麝香、肉桂、丁香、龙骨、没药、乳香、血竭。

【功效主治】追风散寒，活血止痛，用于风寒湿痹，肩背疼痛，腰酸腿软，筋脉拘挛，四肢麻木，关节酸痛，筋骨无力，行步艰难。

【规格用法】每张净重 15g。生姜擦净患处，加温软化，贴于患处。

胆香鼻炎片

【药物组成】猪胆汁膏、广藿香、白芷、苍耳子、鹅不食草、荆芥、金银花、野菊花、薄荷脑。

【功效主治】消炎清热，祛风散寒，通窍止痛。用于慢性单纯性鼻炎、过敏性鼻炎、急慢性副鼻窦炎。

【规格用法】每片重 0.3g。口服，一次 4 片，一日 3 次。

【禁忌】孕妇忌服。

脉络宁注射液

【药物组成】牛膝、玄参、石斛、金银花。

【功效主治】清热养阴，活血化瘀。用于血栓闭塞性脉管炎，静脉血栓形成，动脉硬化性闭塞症，脑血栓形成及后遗症等。

【规格用法】每支 10ml。静脉滴注。一次 10～20ml（1～2 支），加入 5%葡萄糖注射液或氯化钠注射液 250～500ml 中滴注，一日 1 次，10～14 天为一个疗程，重症患者可连续使用 2～3 个疗程。

【禁忌】出血性疾病患者忌用。

脉络舒通颗粒

【药物组成】黄芪、金银花、黄柏、苍术、薏苡仁、玄参、当归、白芍、甘草、水蛭、蜈蚣、全蝎。

【功效主治】清热解毒，化瘀通络，祛湿消肿。用于湿热瘀阻脉络所致的血栓性浅静脉炎，非急性期深静脉血栓形成所致的下肢肢体肿胀、疼痛、肤色暗红或伴有条索状物。

【规格用法】每袋装 20g。用温开水冲服，一次 20g，一日 3 次。

【禁忌】孕妇禁用；深静脉血栓形成初发一周内的患者勿用；忌食辛辣及刺激性食物。

首乌丸（首乌延寿丸、延寿丹）

【药物组成】何首乌、菟丝子、稀莶草、桑葚、金樱子、旱莲草、补骨脂、桑叶、女贞子、牛膝、地黄、金银花、黑芝麻。

【功效主治】滋补肝肾，乌须黑发。主治肝肾不足所致腰膝酸软疼痛，头晕眼花，耳鸣耳聋，须发早白，各种脱发等，亦用于老年人的腰腿痛及高脂血症。

【规格用法】每袋重 6g。1 次 6g，1 日 2 次，早、晚淡盐水送服。

【禁忌】忌辛辣刺激性食物；脾胃虚弱者忌用。

首乌片

【药物组成】制何首乌、地黄、牛膝（酒制）、桑葚、女贞子（酒制）、墨旱莲、桑叶（制）、黑芝麻、菟丝子（酒蒸）、金樱子、补骨脂（盐炒）、稀签草、金银花（制）、硬脂酸镁、淀粉。

【功效主治】补肝肾，强筋骨，乌须发。用于肝肾两虚所致的头晕目花，耳鸣，腰酸肢麻，须发早白。

【规格用法】0.37g×15s×3 板；口服，一次 5 片，一日 3 次。

【禁忌】孕妇禁用。

洁尔阴洗液

【药物组成】蛇床子、艾叶、独活、石菖蒲、苍术、薄荷、黄柏、黄芩、苦参、地肤子、茵陈、土荆皮、栀子、金银花。

【功效主治】清热燥湿，杀虫止痒。主治妇女湿热带下，症见阴部瘙痒红肿，带下量多，色黄或如豆渣状，口苦口干，尿黄便结，适用于霉菌性、滴虫性阴道炎见上述症状者；用于湿疹（湿热型）、接触性皮炎（热毒夹湿型）、体股癣（风湿热型）等皮肤病。

【规格用法】每瓶装 350ml。外阴、阴道炎：用 10%浓度洗液（即取本品 10ml 加温开水至 100ml 混匀），擦洗外阴，用冲洗器将 10%的洁尔阴洗液送至阴道深部冲洗阴道，一日 1 次，7 天为一疗程；接触性皮炎、湿疹：用 3%浓度洗液（即取本品 3ml 加冷开水至 100ml 混匀）湿敷患处，皮损轻者一日 2～3 次，每次 30～60 分钟；无溃破者，可直接用原液涂擦，一日 3～4 次；7 天为一疗程。体股癣：用 50%浓度洗液（即取本品 50ml 加冷开水至 100ml 混匀）涂擦患处，一日 3 次，21 天为一疗程。

【禁忌】经期、孕期妇女禁用。

退热解毒口服液

【药物组成】金银花、连翘、牡丹皮、蒲公英、金钱草、柴胡、夏枯草、石膏。

【功效主治】清热解毒。用于病毒性感染，原因不明的高烧，急慢性炎症，尤其适用对抗生素有耐药性或过敏的患者。

【规格用法】每支 2ml。肌内注射，一次 2～4ml，一日 2 次。

退热解毒注射液

【药物组成】金银花、连翘、牡丹皮、蒲公英、金钱草、

柴胡、夏枯草、石膏。

【功效主治】清热解毒。用于病毒性感染，原因不明的高烧，急慢性炎症，尤其适用对抗生素有耐药性或过敏的患者。

【规格用法】每支 2ml。肌内注射，一次 2～4ml，一日 2 次。

热毒平颗粒

【药物组成】生石膏、金银花、玄参、地黄、连翘、栀子、甜地丁、黄芩、龙胆、板蓝根、知母、麦冬。

【功效主治】清热解毒。用于治疗流感，上呼吸道感染及各种发热疾病。

【规格用法】每袋装 7g。开水冲服，一次 1～2 袋，一日 3 次或遵医嘱。

莲花清瘟胶囊

【药物组成】连翘、金银花、炙麻黄、炒苦杏仁、石膏、板蓝根、绵马贯众、鱼腥草、广藿香、大黄、红景天、薄荷脑、甘草。

【功效主治】清瘟解毒，宣肺泄热。用于治疗流行性感冒属热毒袭肺证，症见发热或高热，恶寒，肌肉酸痛，鼻塞流涕，咳嗽，头痛，咽干咽痛，舌偏红，苔黄或黄腻等。

【规格用法】每粒装 0.35g。口服，一次 4 粒，一日 3 次。

速感宁胶囊

【药物组成】金银花、大青叶、山豆根、对乙酰氨基酚、马来酸氯苯那敏、维生素 C。

【功效主治】清热解毒，消炎止痛。用于治疗感冒、流行感冒、咽喉肿痛等。

【规格用法】每粒装 0.3g（含对乙酰氨基酚 100mg）。口服，一次 2～3 粒，一日 3 次。

【禁忌】严重肝肾功能不全者禁用。

柴石退热颗粒

【药物组成】柴胡、黄芩、石膏、青蒿、板蓝根、金银花、大黄、蒲公英、知母、连翘。辅料为乳糖、甜菊苷。

【功效主治】清热解毒，解表清里。用于风热感冒，症见：发热，头痛，或恶风，咽痛，口渴，便秘，尿黄。

【规格用法】每袋装 8g。开水冲服，一次 1 袋，一日 4 次。

【禁忌】孕妇禁服。

柴银口服液

【药物组成】柴胡、金银花、黄芩、葛根、荆芥、青蒿、连翘、桔梗、苦杏仁、薄荷、鱼腥草。

【功效主治】清热解毒，利咽止咳。用于上呼吸道感染外感风热症，症见：发烧恶风，头痛，咽痛，汗出，鼻塞流涕，咳嗽，舌边尖红，苔薄黄等症。

【规格用法】每瓶装 20ml。口服。一次 1 瓶，一日 3 次，连服 3 天。

柴银感冒颗粒

【药物组成】柴胡、金银花、拳参、射干、僵蚕、大青叶、板蓝根、陈皮、甘草、蔗糖或乳糖（或甘露醇）（无蔗糖）。

【功效主治】清热解毒。用于风热感冒，症见发热，头痛，咽痛。

【规格用法】每袋装 15g。开水冲服，一次 1～2 袋，一日 3 次。

【禁忌】糖尿病患者忌服。

透骨镇风丸

【药物组成】香加皮、甘松、荆芥、木通、天麻、白芷、青风藤、羌活、麻黄、防风、独活、苍术、僵蚕（麸炒）、海桐皮、全蝎、木瓜、川乌（甘草银花炙）、木贼、细辛、草乌（甘草银花炙）、白附子（矾炙）、干姜、吴茱萸（甘草炙）、丁香、山柰、肉豆蔻（煨）、草果、肉桂、红豆蔻、八角茴香、高良姜、豆蔻、赤芍、牡丹皮、没药（醋制）、川芎、莪术（醋炙）、牛膝、乳香（醋炙）、三棱（麸炒）、血竭、自然铜（煅醋淬）、菟丝子、杜仲（炭）、豹骨（油炙）、当归、葫芦巴（盐炙）、白芍、续断、巴戟天（甘草炙）、益智仁（盐炙）、石南藤、龟甲（沙烫醋淬）、黄芪、地骨皮、韭菜子、肉苁蓉（酒炙）、补骨脂（盐炙）、大青盐、小茴香（盐炙）、熟地黄、茯苓、五味子（醋炙）、鹿茸、甘草、龙骨（煅）、白术（麸炒）、人参、苦杏仁、陈皮、枳壳（麸炒）、法半夏、广藿香、连翘、柏子仁、滑石、罂粟壳、乌药、厚朴（姜炙）、天南星（矾炙）、桔梗、青皮（醋炙）、香附（醋炙）、远志（甘草炙）、砂仁、川楝子、枳实、木香、人工麝香、朱砂。

【功效主治】疏风散寒，温通经络。用于风寒湿邪、痹阻经络引起的腰背疼痛，肢体麻木，筋骨软弱，半身不遂，跌打损伤，瘀血肿痛。

【规格用法】每丸重 9g。口服。一次 1 丸，一日 2 次。

【禁忌】孕妇忌服。

健儿清解液

【药物组成】金银花、菊花、连翘、苦杏仁、山楂、陈皮。

【功效主治】清热解毒，消滞和胃。用于咳嗽咽痛，食欲不振，脘腹胀满。

【规格用法】每支装 10ml。口服，一次 10～15ml，婴儿一次 4ml，5 岁以内 8ml，6 岁以上酌加，一日 3 次。

健脑补肾口服液

【药物组成】人参、鹿茸、狗鞭、肉桂、金樱子、杜仲（炭）、当归、远志（甘草水制）、酸枣仁（炒）、龙骨（煅）、牡蛎、金牛草、牛蒡子（炒）、川牛膝、金银花、连翘、蝉蜕、山药、砂仁、茯苓、白术（麸炒）、桂枝、甘草、白芍、豆蔻。

【功效主治】健脑补肾，益气健脾，安神定志。用于健忘失眠，头晕目眩，耳鸣心悸，腰膝酸软，神经衰弱。

【规格用法】每支装 10ml。口服，一次 10ml，一日 2～3 次。

【禁忌】孕妇忌服，儿童禁用。

健脑补肾丸

【药物组成】红参、鹿茸、狗鞭、肉桂、金牛草、炒牛蒡子、金樱子、杜仲炭、川牛膝、金银花、连翘、蝉蜕、山药、制远志、炒酸枣仁、砂仁、当归、龙骨（煅）、煅牡蛎、茯苓、炒白术、桂枝、甘草、豆蔻、酒白芍。

【功效主治】健脑补肾，益气健脾，安神定志。用于健忘失眠，头晕目眩，耳鸣心悸，腰膝酸软，神经衰弱。

【规格用法】每 15 粒重 2g。口服，淡盐水或温开水送服，一次 15 粒，一日 2 次。

【禁忌】孕妇忌服。

健脾止泻宁颗粒

【药物组成】麻黄、黄芩、金银花、石膏、紫苏叶、苦杏仁、薄荷、前胡、桑叶、菊花、桔梗、甘草。

【功效主治】清热止咳，宣肺平喘。用于感冒，头痛发热，鼻流清涕，咳嗽声重，气逆喘急。

【规格用法】每丸重 9g。口服，一次 1～2 丸，一日 2～3 次。

射干抗病毒口服液

【药物组成】射干、金银花、佩兰、茵陈、柴胡、蒲公英、板蓝根、大青叶。

【功效主治】抗病毒及抗菌消炎药，也可与其他药物配合使用治疗流行性出血热早期病症。

【规格用法】每支装（1）2ml（2）5ml。肌内注射。一次 2～5ml，一日 3 次。

射干抗病毒注射液

【药物组成】射干、金银花、佩兰、茵陈、柴胡、蒲公英、板蓝根、大青叶。

【功效主治】抗病毒及抗菌消炎药，也可与其他药物配合使用治疗流行性出血热早期病症。

【规格用法】每支装 2ml、5ml。肌内注射。一次 2～5ml，一日 3 次。

狼疮丸

【药物组成】金银花、连翘、蒲公英、黄连、生地黄、大黄、甘草、蜈蚣（去头尾足）、赤芍、当归、丹参、玄参、桃仁（炒制）、红花、蝉蜕、浙贝母。

【功效主治】清热解毒，凉血，活血化瘀，增加细胞免疫功能，提高机体抗病能力，降低循环免疫复合物。用于系统性红斑狼疮，系统性硬皮病，皮肌炎、脂膜炎，白塞病，结缔组织病。

【规格用法】每丸重 5g；水蜜丸每 100 粒重 30g。口服，小蜜丸一次 10g；大蜜丸一次 2 丸；水蜜丸一次 5、4g，一日 2 次；系统性红斑狼疮急性期一次服用量加 1 倍，一日 3 次。

【禁忌】孕妇禁用。

凉血祛风糖浆

【药物组成】地黄、牛蒡子、升麻、石膏、白芍、甘草、金银花、知母、玄参、白茅根、防风、荆芥油。

【功效主治】清热解毒，凉血祛风。用于荨麻疹、湿疹、药物性皮炎、牛皮癣等病见血热风盛证候者。

【规格用法】每瓶装 120ml。口服，一次 40ml，一日 3 次。

益胆片

【药物组成】郁金、金银花、白矾、甘草、硝石、滑石粉、玄参。

【功效主治】行气散结，清热通淋。用于胆结石，肾结石，膀胱结石，阻塞性黄疸，胆囊炎等病见湿热蕴结之证者。

【规格用法】口服，一次 3 片，一日 2 次。

消炎解毒丸

【药物组成】蒲公英、金银花、连翘、甘草、防风。

【功效主治】疏风清热，解毒消炎。主治风热毒邪所致疮疖肿疡，急性咽炎，扁桃体炎等。症见恶风发热，局部红肿疼痛，灼热坠胀，舌红，脉浮数。

【规格用法】每 20 粒约 3.6g。一次 20 粒，一日 2 次，温开水送服、小儿酌减。

消银片

【药物组成】地黄，牡丹皮，赤芍，当归，苦参，金银花，玄参，牛蒡子，蝉蜕，白鲜皮，防风，大青叶，红花。

【功效主治】清热凉血，养血润燥，祛风止痒。主治白疕血热、血虚风躁证，症见皮疹点滴状，基底鲜红色，表面覆有银白色鳞屑，或鳞屑较厚，瘙痒。

【规格用法】薄膜衣片每片重 0.32g，糖衣片片芯重 0.3g。口服，一次 5～7 片，一日 3 次，一个月为一疗程。

消痤丸

【药物组成】升麻，柴胡，麦冬，野菊花，黄芩，玄参，石膏，石斛，龙胆草，大青叶，金银花，竹茹，蒲公英，淡竹叶，夏枯草，紫草。

【功效主治】清热利湿，解毒散结。湿热毒邪聚结肌肤所致的粉刺，症见颜面皮肤光亮油腻，黑头粉刺，脓疱，结

节，伴有口苦，口黏，大便干；痤疮。

【规格用法】每10丸重2g。口服，一次30粒，一日3次。

通脉宝膏

【药物组成】金银花、野菊花、蒲公英、黄芪、白术（麸炒）、玄参、天花粉、石斛、当归、赤芍、鸡血藤、牛膝等17味。

【功效主治】清热解毒，益气滋阴，活血通络。用于血栓闭塞性脉管炎症属热毒炽盛，热盛伤阴者，及血栓性静脉炎等。

【规格用法】每瓶装100g。口服，一次25～50g，一日2次或遵医嘱。

通塞脉片

【药物组成】黄芪、当归、党参、玄参、金银花、石斛、牛膝、甘草。

【功效主治】培补气血，养阴清热，活血化瘀，通经活络。用于血栓闭塞性脉管炎（脱疽）的毒热症。

【规格用法】每素片重0.35g（含干浸膏0.35g）。口服，治疗缺血性中风恢复期气虚血瘀证，一次5片，一日3次；治疗血栓性脉管炎，一次5～6片，一日3次。

桑菊银翘散

【药物组成】桑叶、菊花、金银花、连翘、川贝母、蝉蜕、牛蒡子、苦杏仁、僵蚕、荆芥、薄荷、淡豆豉等18味。

【功效主治】辛凉透表，宣肺止咳，清热解毒。用于外感风热，发热恶寒，头痛咳嗽，咽喉肿痛。

【规格用法】每袋装10g。口服，一次10g，一日2～3次。

黄栀花口服液

【药物组成】黄芩、金银花、大黄、栀子。

【功效主治】清肺泻热。用于小儿外感热证，症见：发热，头痛，咽赤肿痛，心烦，口渴，大便干结，小便短赤。

【规格用法】每支装10ml。饭后服，2.5～3岁一次5ml，4～6岁一次10ml，7～10岁一次15ml，11岁以上一次20ml，一日2次。疗程3天。

梅翁退热片

【药物组成】射干、金银花、佩兰、茵陈、柴胡、蒲公英、板蓝根、大青叶。

【功效主治】抗病毒及抗菌消炎药，也可与其他药物配合使用治疗流行性出血热早期病症。

【规格用法】每支装2ml、5ml。肌内注射，一次2～5ml，一日3次。

梅翁退热颗粒

【药物组成】岗梅、连翘、金银花、水翁花、鱼腥草、野菊花、三叉虎、绵马贯众、石膏、倒扣草。

【功效主治】疏风清热，解毒利咽，消痈散结。用于风热感冒，发热咳嗽，咽喉肿痛，胸脘胀痛，咽炎，扁桃体炎。

【规格用法】每袋装15g。用开水冲服，一次15g，一日2～3次。

硇砂膏

【药物组成】硇砂、轻粉、乳香、红升丹、没药、樟脑、血竭、儿茶、当归、大黄、连翘、木鳖子、白敛、赤芍、桔梗、白芷、玄参、苍术、地黄、蓖麻子、金银花、穿山甲、川芎、蜈蚣。

【功效主治】解毒活血，消肿止痛。用于疮疖坚硬，红肿痛痒，溃烂。

【规格用法】每张净重0.45g、0.9g。外用，加温软纶，贴于患处。

银贝止咳颗粒

【药物组成】金银花、连翘、枇杷叶、瓜蒌、前胡、川贝母、黄芩、甘草。

【功效主治】清热解毒，止咳化痰。适用于小儿痰多而稠，发热咽痛或恶风。

【规格用法】每袋装2g。开水冲服，1岁以内一次服1～2g；2～4岁一次服2～4g；5～7岁一次服4～6g；一日3次。

银花芒果颗粒

【药物组成】芒果叶、金银花、蒲公英、桔梗、百部、陈皮、甘草。

【功效主治】疏风清热，止咳化痰。用于外感风热所致的咽痛，喉痒，咳嗽，及上呼吸道感染见有上述症状者。

【规格用法】每袋装15g。开水冲服，一次15g，一日3次。

【禁忌】糖尿病患者禁服。

银花抗感片

【药物组成】金银花、牡荆根、贯众、三叉虎、葫芦茶、山甘草。

【功效主治】清热解毒。用于伤风感冒，恶寒发热，头痛咳嗽，咽喉肿痛。

【规格用法】口服，一次4片，一日3次。

银花泌炎灵片

【药物组成】金银花、半枝莲、萹蓄、瞿麦、石韦、川木通、车前子、淡竹叶、桑寄生、灯心草。

【功效主治】清热解毒，利湿通淋。用于急性肾盂肾炎，急性膀胱炎，下焦湿热证，症见：发热恶寒、尿频急、尿道刺痛或尿血、腰痛等。

【规格用法】每片重 0.5g。口服，一次 4 片，一日 4 次。两周为一个疗程。可连服三个疗程，或遵医嘱。

【禁忌】孕妇禁用，哺乳期妇女慎用。

银花感冒冲剂

【药物组成】金银花、连翘、防风、桔梗、甘草。

【功效主治】清热，解表，利咽。用于感冒发热、头痛、咽喉肿痛。

【规格用法】每袋重 20g（相当于总药材 15.5g）。开水冲服，一次一袋，一日 3 次。

银花感冒颗粒

【药物组成】金银花、连翘、防风、桔梗、甘草。

【功效主治】清热，解表，利咽。用于感冒发热、头痛、咽喉肿痛。

【规格用法】每袋装 3g。开水冲服，一次 3g，一日 3 次。

银花糖浆

【药物组成】金银花、忍冬藤。

【功效主治】清热解毒。用于发热口渴，咽喉肿痛，热疖疮疡，小儿热毒。

【规格用法】100ml。口服，一次 15～30ml，一日 2～4 次。小儿酌减。

银芩胶囊

【药物组成】金银花、黄芩、三七叶、鱼腥草、淀粉、微晶纤维素、硫酸钙、硬脂酸镁。

【功效主治】清热解毒，清宣风热。用于外感风热所致的发热，咳嗽，咽痛及上呼吸道感染见以上症状者。

【规格用法】每粒装 0.2g。口服，成人：一次 5 粒，一日 3 次，5 天为一疗程；儿童：一次 1 粒/10 公斤，一日 3 次，5 日为一疗程。

【禁忌】婴幼儿及孕妇禁用。

银胡感冒散

【药物组成】岗松、大叶桉叶、金银花、连翘、青蒿、荆芥、薄荷、柴胡、广藿香、艾叶、桔梗、陈皮。

【功效主治】疏风解表，清热解毒。用于风热感冒所致的恶寒发热，鼻塞喷嚏，咳嗽，头痛，全身不适。

【规格用法】每袋装 2.2g；药油：每瓶装 0.2ml。外用。贴于脐部。先用手轻揉脐部约一分钟，后将小瓶药油倒进药包对准脐眼贴上即可。每日一贴（重症加一贴在大椎穴）。

【禁忌】孕妇禁用。

银桔利咽含片

【药物组成】苦玄参、金银花、桔梗、薄荷脑、冰片、肿节风、甘草浸膏。

【功效主治】疏风清热，解毒利咽。用于改善急性咽炎引起的咽痛、咽痒。

【规格用法】每片重 0.7g。含服，每小时含 2 片（小片）或每小时含 1 片（大片），一日 10 次。

银屑灵

【药物组成】白鲜皮、苦参、土茯苓、金银花、蝉蜕、地黄、当归、连翘、黄柏、防风、赤芍、甘草。

【功效主治】祛风燥湿，清热解毒，活血化瘀。用于银屑病。

【规格用法】每袋装 10g。开水冲服，一次 20g，或遵医嘱，一日 2 次。

【禁忌】孕妇禁用；忌食刺激性食物。

银黄口服液

【药物组成】金银花、黄芩。

【功效主治】清热解毒，消肿止痛。主治上呼吸道感染，急性扁桃体炎，咽炎，痢疾，疮疖痈肿，肾盂肾炎，急性淋巴结炎及睾丸炎，附睾炎等属热毒攻窜所致者。

【规格用法】每支装 10ml。口服，一次 10～20ml，一日 3 次。

银黄片

【药物组成】金银花、黄芩。

【功效主治】清热，解毒，消炎。用于急慢性扁桃体炎，急慢性咽喉炎，上呼吸道感染。

【规格用法】口服，一次 2～4 片，一日 4 次。

银黄冲剂

【药物组成】金银花提取物、黄芩提取物。

【功效主治】清热，解毒，消炎。用于急慢性扁桃体炎，急慢性咽喉炎，上呼吸道感染。

【规格用法】每袋装 4g。开水冲服，一次 1～2 片，一日 2 次。

银黄含片

【药物组成】金银花、黄芩。

【功效主治】清热，解毒，消炎。用于急性扁桃体炎，急性咽炎所致的咽喉肿痛。

【规格用法】每片重 0.65g；含服，一次 2 片，一日 10～20 片，分次含服。

银黄含化片

【药物组成】金银花、黄芩。

【功效主治】清热解毒，消炎。

用于急慢性扁桃体炎，咽炎，上呼吸道感染。

【规格用法】含化，一次 1～2 片，一日 6～8 次。

银黄软胶囊

【药物组成】金银花、黄芩。

【功效主治】清热，解毒，消炎。用于急慢性扁桃体炎，急慢性咽喉炎，上吸吸道感染。

【规格用法】每粒装0.5g。口服，一次2～4粒，一日4次。

银黄注射液

【药物组成】黄芩提取物、金银花提取物、苯甲醇。

【功效主治】清热解毒。用于外感风热或温病初起，症见发热，不恶风寒或微恶风寒，有汗或无汗，口微渴，咽痛，咳嗽，苔薄黄，脉浮数等。现代多用于上呼吸道感染，感冒，流行性感冒，急性扁桃体炎，急性咽喉炎。

【规格用法】每支 2ml，其中绿原酸 22.5mg、黄芩苷36mg，肌内注射，一次2～4ml，一日1～2次。

银黄胶囊

【药物组成】金银花、黄芩。

【功效主治】清热解毒。用于急慢性扁桃体炎，急慢性咽喉炎，上呼吸道感染。

【规格用法】每粒装0.3g。口服，一次2～4粒，一日4次。

银黄颗粒（冲剂）

【药物组成】金银花、黄芩。

【功效主治】清热，解毒，消炎。用于急慢性扁桃体炎，急慢性咽喉炎，上呼吸道感染。

【规格用法】每袋装4g或2g（无蔗糖）。开水冲服，一次1～2袋，一日2次。

银菊清咽颗粒

【药物组成】地黄、麦冬、玄参、菊花、金银花、胖大海、甘草。

【功效主治】生津止渴，清凉解热。用于虚火上炎所致的暑热烦渴，咽喉肿痛。

【规格用法】每袋装15g。开水冲服，一次15g，一日3次。

【禁忌】糖尿病患者禁服。

银翘片

【药物组成】金银花、连翘、薄荷、荆芥、淡豆豉、牛蒡子、桔梗、淡竹叶、芦根、甘草、糊精、滑石粉。

【功效主治】疏风解表，清热解毒。用于风热感冒所致的发热头痛，咳嗽口干，咽喉疼痛。

【规格用法】每片重0.35g。口服，一次4～8片，一日2次。

银翘双解栓

【药物组成】连翘、金银花、黄芩、丁香叶。

【功效主治】疏解风热，清肺泻火。用于外感风热，肺热内盛所致的发热，微恶风寒，咽喉肿痛，咳嗽，痰白或黄，口干微渴，舌红苔白或黄，脉浮数或滑数；上呼吸道感染、扁桃体炎，急性支气管炎见上述证候者。

【规格用法】每粒重1g。纳入肛门，一次1粒，一日3次。

银翘伤风胶囊

【药物组成】金银花、连翘、牛蒡子、荆芥、牛黄、薄荷、芦根、淡豆豉、淡竹叶、桔梗、甘草。

【功效主治】辛凉解表，清热解毒。用于外感风热所致的发热恶寒，口渴，头痛目赤，咽喉肿痛。

【规格用法】每粒装0.3g。口服，一次4粒，一日3次。

【禁忌】孕妇禁用。

银翘合剂

【药物组成】金银花、连翘、薄荷、荆芥、淡豆豉、牛蒡子、桔梗、淡竹叶、芦根、甘草。

【功效主治】辛凉解表，清热解毒。用于风热感冒，发热头痛，咳嗽口干，咽喉疼痛。

【规格用法】每瓶装120ml。口服，一次10ml，一日2～3次。

银翘袋泡剂

【药物组成】金银花、连翘、薄荷、荆芥、牛蒡子、桔梗、淡豆豉、芦根、淡竹叶、甘草。

【功效主治】辛凉透表，清热解毒。用于风热感冒，发热头痛，咳嗽，口干，咽喉疼痛。

【规格用法】每袋装2g。开水泡服，一次2袋，一日2～3次。

银翘散

【药物组成】金银花、连翘、薄荷、荆芥、淡豆豉、牛蒡子、桔梗、淡竹叶、芦根、甘草。

【功效主治】辛凉透表，清热解毒。用于风热感冒，发热头痛，口干咳嗽，咽喉疼痛，小便短赤。

【规格用法】每包装6g。温开水吞服或开水泡服，一次1包，一日2～3次。

银翘解毒丸（浓缩丸）

【药物组成】金银花、连翘、薄荷、牛蒡子（炒）、荆芥、淡豆豉、桔梗、淡竹叶、甘草。

【功效主治】辛凉解表，清热解毒。用于风热感冒，发热头痛，咳嗽，口干，咽喉疼痛。

【规格用法】每10丸重1.5g。口服，一次5丸，一日3次。

银翘解毒丸（蜜丸）

【药物组成】金银花、连翘、薄荷、荆芥、淡豆豉、牛蒡子、桔梗、淡竹叶、甘草。

【功效主治】辛凉解表，清热解毒。用于风热感冒，发热头痛，咳嗽，口干，咽喉疼痛。

【规格用法】每丸重 9g。口服，一次 1 丸，一日 2～3 次，以芦根汤或温开水送服。

银翘解毒片

【药物组成】金银花、连翘、薄荷、荆芥、淡豆豉、牛蒡子（炒）、桔梗、淡竹叶、甘草。

【功效主治】疏风解表，清热解毒。用于风热感冒，症见发热头痛，咳嗽口干，咽喉疼痛。

【规格用法】口服，一次 4 片，一日 2～3 次。

银翘解毒合剂

【药物组成】金银花、连翘、薄荷、牛蒡子（炒）、荆芥、淡豆豉、桔梗、淡竹叶、甘草。

【功效主治】辛凉解表，清热解毒。用于风热感冒，发热头痛，咳嗽，口干，咽喉疼痛。

【规格用法】每支装 10ml。口服，一次 10ml，一日 3 次，用时摇匀。

银翘解毒软胶囊

【药物组成】金银花、连翘、薄荷、荆芥、淡豆豉、牛蒡子（炒）、桔梗、淡竹叶、甘草。

【功效主治】疏风解表，清热解毒。用于风热感冒，症见发热头痛，咳嗽口干，咽喉疼痛；上呼吸道感染见上述证候者。

【规格用法】每粒装 0.45g。口服。一次 2 粒，一日 3 次。

银翘解毒胶囊

【药物组成】金银花、连翘、薄荷、荆芥、淡豆豉、牛蒡子（炒）、桔梗、淡竹叶、甘草。

【功效主治】疏风解表，清热解毒。用于风热感冒，症见发热头痛，咳嗽口干，咽喉疼痛。

【规格用法】每粒装 0.4g。口服，一次 4 粒，一日 2～3 次。

银翘解毒液

【药物组成】金银花、连翘、牛蒡子、淡豆豉、淡竹叶、桔梗、甘草、荆芥油、薄荷油。

【功效主治】辛凉解表，清热解毒。用于风热感冒所致的发热头痛，咳嗽口干，咽喉疼痛。

【规格用法】100ml。口服，一次 20ml，一日 2～3 次。

【禁忌】孕妇禁用。

银翘解毒颗粒

【药物组成】金银花、连翘、薄荷、荆芥、淡豆豉、牛蒡子（炒）、桔梗、淡竹叶、甘草。

【功效主治】疏风解表，清热解毒。用于风热感冒，症见发热头痛，咳嗽口干，咽喉疼痛。

【规格用法】每袋装 15g。开水冲服，一次 5g，一日 3 次。

银翘解毒滴鼻剂

【药物组成】金银花、连翘、薄荷、荆芥、淡豆豉、牛蒡子（炒）、桔梗、淡竹叶、甘草。抗氧化剂（亚硫酸钠），防腐剂（山梨酸钾）。

【功效主治】辛凉解表，清热解毒。用于风热感冒，发热头痛，咳嗽，口干，咽喉疼痛。

【规格用法】每支 10ml。滴鼻。0～1 岁，一次双鼻各一滴，1～3 岁各 2 滴，3～5 岁各 3 滴，6～9 岁各 4 滴，每隔 30 分钟一次。用药前先清理鼻腔，使患儿头稍向后仰，将药液滴入鼻腔后轻轻揉按两侧鼻翼，并保持头微向后仰姿势 1～2 分钟。

银翘颗粒

【药物组成】金银花、连翘、薄荷、荆芥、淡豆豉、牛蒡子、桔梗、淡竹叶、芦根、甘草、蔗糖、糊精。

【功效主治】疏风解表，清热解毒。用于风热感冒所致的发热头痛，咳嗽口干，咽喉疼痛。

【规格用法】每袋装 10g。口服，一次 10g，一日 2～3 次。

【禁忌】糖尿病患者忌服。

银蒲解毒片

【药物组成】金银花，蒲公英，野菊花，紫花地丁，夏枯草。

【功效主治】清热解毒。用于风热型急性咽炎，症见咽痛，充血，咽干或具灼热感，舌苔薄黄；湿热型肾盂肾炎，症见尿频短急，灼热疼痛，头身疼痛，小腹坠胀，肾区叩击痛。

【规格用法】片芯重 0.35g，0.35g×12s×2 板。口服，一次 4～5 片，一日 3～4 次，小儿酌减。

痔炎消颗粒

【药物组成】火麻仁、紫珠叶、金银花、地榆、槐花、茅根、白芍、茵陈、枳壳、三七。

【功效主治】清热解毒，润肠通便，止血，止痛，消肿。用于痔疮发炎肿痛。

【规格用法】每袋装 10g。口服，一次 3～6g，一日 3 次。

【禁忌】孕妇及 3 岁以下儿童禁用；失血过多，身体虚弱者禁用。

痔康片

【药物组成】金银花、槐花、地榆、黄芩、大黄。辅料为淀粉、滑石粉、硬脂酸镁。

【功效主治】清热凉血，泻热通便。用于热毒风盛或湿热下注所致的便血、肛门肿痛、有下坠感；一、二期内痔见上述证候者。

【规格用法】每片重 0.3g。口服，一次 3 片，一日 3 次。7 天为一疗程。

【禁忌】孕妇禁用。

痔舒适洗液

【药物组成】槐角、三七、苦参、白及、蛇床子、败酱草、艾叶、马齿苋、金银花、防风、白矾、硼砂、冰片、甘草。

【功效主治】清热燥湿，化瘀解毒，止血消肿，止痛止痒。用于痔疮急性发作。

【规格用法】每瓶装 300ml。外用，取适量药液，用温开水稀释至约 10 倍以上，坐浴或直接涂洗，一日 2 次，一周为一疗程。

【禁忌】经期、孕期妇女禁用。

痔痛安搽剂

【药物组成】苦参、金银花、薯莨、土大黄、枳壳、槐花、野花椒、苯甲酸、羟苯乙酯。

【功效主治】清热燥湿，凉血止血，消肿止痛。用于湿热蕴结所致的外痔肿痛，肛周瘙痒。

【规格用法】每瓶装 50ml。外用，先用温开水清洗患处，再以药棉蘸取本品擦患处，每日早晚各涂擦一次。每晚临睡前以本品 8ml 加入 800ml 开水中搅匀后，趁热先熏肛门，待水温降至能坐浴时，再坐浴 15 分钟。

羚贝止咳糖浆

【药物组成】紫苑（蜜）、茯苓、麻黄、知母、金银花、陈皮、半夏（姜）、前胡、远志、平贝母、罂粟壳、山楂、羚羊角。

【功效主治】宣肺化痰，止咳平喘。用于小儿肺热咳嗽及痰湿咳嗽。

【规格用法】每支装 10ml；每瓶装 100ml。口服，1 岁以内一次服 2～4ml，1～3 岁一次服 5～10ml，4～6 岁一次服 10～15ml，7～12 岁一次服 15～20ml，15 岁以上一次服 20～30ml。一日 3 次，饭前 30 分钟服用。

羚羊清肺丸

【药物组成】浙贝母、桑白皮（蜜炙）、前胡、麦冬、天冬、天花粉、地黄、玄参、石斛、桔梗、枇杷叶（蜜炙）、苦杏仁（炒）、金果榄、金银花、大青叶、栀子、黄芩、板蓝根、牡丹皮、薄荷、甘草、熟大黄、陈皮、羚羊角粉。

【功效主治】清肺利咽，清瘟止嗽。用于肺胃热盛，感受时邪，身热头晕，四肢酸懒，咳嗽痰盛，咽喉肿痛，鼻衄咯血，口干舌燥。

【规格用法】0.1g×360s。口服，一次 24 丸，一日 3 次。

【禁忌】如与其他药物同时使用可能会发生药物相互作用，详情请咨询医师或药师。

羚羊清肺散

【药物组成】羚羊角粉、赤芍、板蓝根、连翘、金银花、知母、天花粉、琥珀、甘草、朱砂、石膏、冰片、栀子、芦根、水牛角浓缩粉、川贝母、桔梗、僵蚕。

【功效主治】清热泻火，凉血解毒，化痰息风。用于温热病，高热神昏，烦躁口渴，痉厥抽搐及小儿肺热咳嗽。

【规格用法】每袋装 1g。口服，一次 1g，一日 2 次，周岁以下儿童酌减。

羚羊清肺颗粒

【药物组成】浙贝母、桑白皮、前胡、麦冬、天冬、天花粉、地黄、玄参、石斛、桔梗、枇杷叶、苦杏仁、金果榄、金银花、大青叶栀子、黄芩、板蓝根、牡丹皮、薄荷、甘草、熟大黄、陈皮、羚羊角粉。

【功效主治】清肺利咽，除瘟止嗽。用于肺胃热盛，感受时邪，身热头晕，四肢酸懒，咳嗽痰盛，咽喉肿痛，鼻衄咯血，口干舌燥。

【规格用法】每袋装 6g。口服，开水冲服，一次 6g，一日 3 次。

羚羊感冒口服液

【药物组成】羚羊角、牛蒡子、金银花、荆芥、淡竹叶、桔梗、淡豆豉、连翘、薄荷脑、甘草。

【功效主治】清热解表。用于流行性感冒，伤风咳嗽，头晕发热，咽喉肿痛。

【规格用法】每支 10ml。口服，一次 10ml，一日 3 次。

羚羊感冒片

【药物组成】羚羊角、牛蒡子、淡豆豉、金银花、荆芥、连翘、淡竹叶、桔梗、薄荷素油、甘草。

【功效主治】清热解表。用于流行性感冒，症见发热恶风、头痛头晕、咳嗽、胸闷、咽喉肿痛。

【规格用法】每片重 0.32g；每片重 0.36g，0.36g×24s。口服，一次 4～6 片，一日 2 次。

羚羊感冒胶囊

【药物组成】羚羊角、金银花、淡竹叶、薄荷油（或薄荷脑）、甘草。

【功效主治】清热解表。用于流行性感冒，伤风咳嗽，头晕发热，咽喉肿痛。

【规格用法】每粒装 0.42g。口服，一次 2 粒，一日 2～3 次。

【禁忌】孕妇禁用。

羚羊感冒颗粒

【药物组成】羚羊角、金银花、淡竹叶、薄荷油（或薄荷脑）、甘草。

【功效主治】清热解表。用于流行性感冒，伤风咳嗽，头晕发热，咽喉肿痛。

【规格用法】每粒装0.42g。口服，一次2粒，一日2～3次。

【禁忌】孕妇禁用。

羚翘解毒丸（水丸）

【药物组成】羚羊角、金银花、连翘、薄荷、荆芥穗、淡豆豉、牛蒡子（炒）、桔梗、淡竹叶、甘草。

【功效主治】疏风清热，解毒。用于风热感冒，恶寒发热，头晕目眩，咳嗽，咽痛。

【规格用法】每袋装5g。口服，一次1袋，一日2～3次。

羚翘解毒丸（浓缩丸）

【药物组成】羚羊角、金银花、连翘、薄荷、荆芥穗、淡豆豉、牛蒡子（炒）、淡竹叶、桔梗、甘草。

【功效主治】疏风清热，解毒。用于风热感冒，恶寒发热，头晕目眩，咳嗽，咽痛。

【规格用法】每8丸相当于原药材4g。口服，一次1丸，一日2～3次。

羚翘解毒丸

【药物组成】羚羊角、连翘、金银花、薄荷、牛蒡子（炒）、桔梗、淡竹叶、淡豆豉、荆芥穗、甘草。

【功效主治】疏风清热，解毒。用于风热感冒，恶寒发热，头晕目眩，咳嗽，咽痛。

【规格用法】每丸重9g。口服，一次1丸，一日2～3次。

羚翘解毒片

【药物组成】羚羊角粉、金银花、连翘、荆芥穗、薄荷、牛蒡子（炒）、淡豆豉、淡竹叶、桔梗、冰片、甘草。

【功效主治】辛凉解表，清热解毒。用于外感温邪或风热引起的畏风发热、四肢酸懒、头痛鼻塞、咳嗽咽痛。

【规格用法】每片重0.55g。用芦根汤或温开水送服，一次4片，一日2次。

羚翘解毒颗粒

【药物组成】羚羊角、金银花、连翘、薄荷、荆芥穗、淡豆豉、牛蒡子（炒）、桔梗、淡竹叶、甘草。

【功效主治】疏风清热，解毒。用于风热感冒，恶寒发热，头晕目眩，咳嗽，咽痛。

【规格用法】每袋装10g。开水冲服，一次1袋，一日2～3次。

清开灵口服液

【药物组成】胆酸、珍珠母、猪去氧胆酸、栀子、水牛角、板蓝根、黄芩苷、金银花。

【功效主治】清热解毒，镇静安神。主治外感风热时毒，火毒内盛所致的高热不退，烦躁不安，咽喉肿痛，舌质红绛，苔黄，脉数者；上呼吸道感染，病毒性感冒，急性化脓性扁桃体炎，急性咽炎，急性气管炎，高热等病症属于上述证候者。

【规格用法】10ml×6支。口服，一次20～30ml，一日2次；儿童酌减。

清开灵片

【药物组成】胆酸、珍珠母、猪去氧胆酸、栀子、水牛角、板蓝根、黄芩苷、金银花。

【功效主治】、清热解毒，镇静安神。用于外感风热时毒，火毒内盛所致的高热不退，烦躁不安，咽喉肿痛，舌质红绛，苔黄，脉数者；上呼吸道感染，病毒性感冒，急性化脓性扁桃体炎，急性咽炎，急性气管炎，高热。

【规格用法】0.5g×12s×2板。口服，一次1～2片，一日3次。

【禁忌】忌烟、酒及辛辣、生冷、油腻食物；对本品过敏者禁用，过敏体质者慎用。

清开灵软胶囊

【药物组成】板蓝根、金银花、栀子、水牛角、珍珠母、黄芪苷、胆酸、猪去氧胆酸，辅料为明胶、甘油、玉米油、葡萄紫。

【功效主治】清热解毒，镇静安神。用于外感风热所致发热，烦躁不安，咽喉肿痛；上呼吸道感染，病毒性感冒，急性咽炎等病症属上述证候者。

【规格用法】每粒装0.4g（含黄芩苷20mg）。口服，一次1～2粒。

清开灵注射液

【药物组成】胆酸、水牛角、黄芩苷、珍珠层粉、栀子、板蓝根、金银花提取物等。

【功效主治】清热解毒，芳香开窍，镇惊安神。主要用于风温、春温、暑温等热陷心包证及急黄（瘟黄、疫黄）等证。现代多用于中毒性肺炎、流脑、脑血管意外、中毒性痢疾、尿毒症、重症肝炎等。

【规格用法】每支2ml，每盒10支。①肌内注射，一次1～2支，一日2～3次，或遵医嘱；②静脉注射，多加入5%或10%的葡萄糖注射液中滴注。

【禁忌】高热而出现休克，或血压偏低时禁用。本品有降低血压作用，如不慎误用，致血压下降时，可急静脉滴注人参注射液1～2支，使血压回升。有表证者勿用。应用中偶有皮疹、寒战、体温升高等过敏现象，一般在停药后可自

行缓解。本品如产生沉淀或混浊时，不得使用。

清开灵颗粒

【药物组成】胆酸、珍珠母、猪去氧胆酸、栀子、水牛角、板蓝根、黄芩苷、金银花。

【功效主治】清热解毒，镇静安神。用于外感风热所致发热，烦躁不安，咽喉肿痛；及上呼吸道感染、病毒性感冒、急性咽炎见上述证候者。

【规格用法】每袋装 10g（含黄芩苷 20mg）。口服，一次 1～2 袋，一日 2～3 次。

【禁忌】孕妇禁用；糖尿病患者禁服。

清开灵滴丸

【药物组成】胆酸、珍珠母、猪去氧胆酸、栀子、水牛角、板蓝根、黄芩苷、金银花。

【功效主治】清热解毒，镇静安神。用于外感风热所致发热，烦躁不安，咽喉肿痛；及上呼吸道感染、病毒性感冒、急性咽炎见上述证候者。

【规格用法】每 10 丸重 0.35g。口服或舌下含服，一次 10～20 丸，一日 2～3 次。

【禁忌】孕妇禁用。

清血内消丸

【药物组成】金银花、拳参、黄芩、玄明粉、没药、玄参、甘草、连翘、大黄、黄柏、赤芍、桔梗、薄荷、栀子、蒲公英、关木通、乳香、瞿麦、雄黄。

【功效主治】清热祛湿，败毒消肿。主治热毒蕴结所致痈疖肿痛。症见发热、口苦咽干，二便不利，局部红肿，压痛拒按，舌质红，脉数。

【规格用法】每 100 粒重 6g，每袋 18g。一次 6g，一日 2 次，温开水送服。

【禁忌】孕妇忌服。

清降丸

【药物组成】蚕沙、大黄、玄参、皂角子、赤芍、麦冬、连翘、板蓝根、地黄、金银花、白茅根、牡丹皮、青黛、川贝母、薄荷、甘草。

【功效主治】清热解毒，利咽止痛。用于肺胃蕴热证所致咽喉肿痛，发热烦躁，大便秘结。小儿急性咽炎、急性扁桃腺炎见以上证候者。

【规格用法】大蜜丸每丸重 3g，小蜜丸每丸 2.2g。口服，3～5 岁每次服一丸（剂），一日 2 次，3 岁以内小儿酌减。

清降片

【药物组成】蚕沙、大黄、青黛、玄参、皂角子、赤芍、板蓝根、麦冬、连翘、牡丹皮、地黄、甘草、白茅根、金银花、薄荷脑、川贝母。

【功效主治】清热解毒，利咽止痛。用于肺胃蕴热所致咽喉肿痛，发热烦躁，大便秘结。小儿急性咽炎、急性扁桃腺炎见以上证候者。

【规格用法】每片重 0.125g。口服，周岁一次 1.5 片，一日 2 次；3 岁一次 2 片，一日 3 次；6 岁一次 3 片，一日 3 次。

清咽舒茶

【药物组成】金银花、连翘、板蓝根、胖大海、鱼腥草、麦冬、甘草。

【功效主治】疏风清热，解毒利咽。用于咽干，咽痛，咽痒，异物感的改善。

【规格用法】每袋装 3g。开水泡服，一次 2 袋，一日 3 次。

清热利咽茶

【药物组成】大青叶、金银花、橘络、胖大海、麦冬、淡竹叶、绿茶。

【功效主治】清热解毒，利咽消肿。适用于急慢性咽炎引起的咽干，咽痛。

【规格用法】每袋装 3g。开水浸泡代茶饮，一次 1 袋，一日 2～3 次。

清热银花糖浆

【药物组成】金银花、菊花、白茅根、通草、大枣、甘草、绿茶叶。

【功效主治】清热解毒，通利小便。用于温邪头痛，目赤口渴，湿热瘀滞，小便不利等。

【规格用法】100ml。口服，一次 20ml，一日 3 次。

【禁忌】脾胃虚寒及气虚疮疡脓清者忌用。

清热暗疮丸

【药物组成】穿心莲、牛黄、金银花、蒲公英、大黄浸膏、山豆根、栀子、珍珠层粉、甘草。

【功效主治】清热解毒，凉血散瘀。用于痤疮（粉刺）。

【规格用法】口服，一次 2～4 丸，一日 3 次，14 天为一疗程。

清热暗疮片

【药物组成】穿心莲、牛黄、金银花、蒲公英、大黄、山豆根、栀子、珍珠层粉、甘草。

【功效主治】清热解毒，凉血散瘀。用于痤疮（粉刺）。

【规格用法】口服，一次 2～4 片，一日 3 次，14 天为一疗程。

清热解毒口服液

【药物组成】石膏、金银花、玄参、地黄、连翘、栀子、甜地丁、黄芩、龙胆、板蓝根、知母、麦冬。

【功效主治】清热解毒。用于热毒壅盛所致的发热面赤、烦躁口渴、咽喉肿痛，流感、上呼吸道感染见上述证候者。

【规格用法】每支装10ml，4ml×10支。口服，一次10～20ml，一日3次。

清热解毒片

【药物组成】石膏、金银花、玄参、地黄、连翘、栀子、甜地丁、黄芩、龙胆草、板蓝根、知母、麦冬。

【功效主治】清热解毒。用于热毒壅盛所致发热面赤，烦躁口渴，咽喉肿痛；流感、上呼吸道感染见上述证候者。

【规格用法】素片重0.3g。口服，一次4片，一日3次，儿童用药请遵医嘱。

清热解毒软胶囊

【药物组成】石膏、金银花、玄参、地黄、连翘、栀子、甜地丁、黄芩、龙胆、板蓝根、知母、麦冬。

【功效主治】清热解毒。用于热毒壅盛所致发热面赤，烦躁口渴，咽喉肿痛；流感、上呼吸道感染见上述证候者。

【规格用法】每粒装1.2g。口服，一次2～4粒，一日3次。

【禁忌】孕妇禁用。

清热解毒注射液

【药物组成】金银花、黄芩、连翘、龙胆、生石膏、知母、栀子、板蓝根、地黄、麦冬、甜地丁、玄参。

【功效主治】清热解毒。用于流感，轻型脑膜炎，外感发热等症。

【规格用法】每支装2ml。肌内注射，一次2～4ml，一日2～4次。

清热解毒胶囊

【药物组成】石膏、金银花、玄参、地黄、连翘、栀子、甜地丁、黄芩、龙胆、板蓝根、知母、麦冬。

【功效主治】清热解毒。用于治疗流感，上呼吸道感染。

【规格用法】每粒装0.3g。口服，一日3次，一次2～4粒。

【禁忌】孕妇忌服。

清热解毒颗粒

【药物组成】金银花、连翘、水牛角浓缩粉、黄连、大青叶、玄参、地黄、知母、石膏。

【功效主治】清热解毒，养阴生津，泻火。用于风热型感冒。

【规格用法】每袋重18g。开水冲服，一次18g，一日3次。

【禁忌】孕妇禁用；糖尿病患者禁服。

清热解毒糖浆

【药物组成】石膏、金银花、玄参、地黄、连翘、栀子、甜地丁、黄芩、龙胆、板蓝根、知母、麦冬。

【功效主治】清热解毒。用于热毒壅盛所致发热面赤，烦躁口渴，咽喉肿痛；流感、上呼吸道感染见上述证候者。

【规格用法】每瓶装120ml。口服，一次10～20ml，一日3次，或遵医嘱。

【禁忌】孕妇忌服。

清胰利胆冲剂

【药物组成】牡蛎、姜黄、金银花、柴胡、大黄、延胡索、牡丹皮、赤芍。

【功效主治】行气解郁，活血上痛。舒肝利胆，解毒通便。用于急性胰腺炎，急性胃炎等症。

【规格用法】每袋重13g。开水冲服，一次13g，一日2～3次。

清暑解毒冲剂

【药物组成】芦根、薄荷、金银花、甘草、淡竹叶、滑石粉、夏枯草。

【功效主治】清暑解毒，生津止渴，并能防治痱热疖。用于夏季暑热，高温作业。

【规格用法】每袋装25g。开水冲服或含服，一次25g，一日4～5次。

清暑解毒颗粒

【药物组成】芦根、薄荷、金银花、甘草、淡竹叶、滑石粉、夏枯草。

【功效主治】清暑解毒，生津止渴，并能防治痱热疖。用于夏季暑热，高温作业。

【规格用法】25g×4袋。开水冲服或含服，一次25g，一日4～5次。

【禁忌】孕妇慎用。

清膈丸

【药物组成】金银花、连翘、熟大黄、玄明粉、山豆根、牛黄、桔梗、地黄、玄参、麦冬、冰片、水牛角浓缩粉等19味。

【功效主治】清热利咽，消肿止痛。用于内蕴毒热引起的口渴咽干，咽喉肿痛水浆难下，声哑失音，面赤腮肿，大便燥结。

【规格用法】口服。一次1丸，一日2次。

【禁忌】孕妇及儿童慎用；忌食辛辣、油腻、厚味食物。

维C银翘片

【药物组成】金银花、连翘、芦根、牛蒡子、桔梗、扑热息痛、维生素C、氯苯那敏。

【功效主治】辛凉解表，清热解毒。用于流行性感冒引起的发热、头痛、咳嗽口干、咽喉肿痛。

【规格用法】每包24片、18片，内服，一次3片，一

日3次。小儿酌减。

【禁忌】严重肝肾功能不全者禁用。

绿樱膏

【药物组成】木鳖子、生川乌、生草乌、乌梢蛇、黄柏、大黄、金银花、红花、肉桂、赤芍、穿山甲、附子、白芷、生马钱子、乳香（附）、没药、血竭、冰片、胆膏。

【功效主治】消肿止痛，祛风散寒。用于各种疮症，外伤肿痛，腰腿疼痛等。

【规格用法】每块重7g。将膏药浸于温水中，用手捻开，摊于布上（切忌火烤）贴于患处。

葛蒡合剂

【药物组成】葛根、牛蒡子、金银花、连翘、薄荷、蝉蜕、荆芥。

【功效主治】辛凉透表。用于风热感冒，头痛发热，咳嗽咽痛。

【规格用法】口服，一次5～10ml，一日3次。

跌打万花油

【药物组成】野菊花、乌药、水翁花、徐长卿、大蒜、马齿苋、葱、金银花叶、黑老虎、威灵仙、木棉皮、土细辛、葛花、声色草、伸筋草、蛇床子、铁包金、倒扣草、苏木、大黄、山白芷、朱砂根、过塘蛇、九节茶、地耳草、一点红、两面针、泽兰、红花、谷精草、土田七、木棉花、鸭脚艾、防风、侧柏叶、马钱子、大风艾、腊梅花、墨旱莲、九层塔、柳枝、栀子、蓖麻子、三棱（制）、辣蓼、莪术（制）、大风子（仁）、荷叶、卷柏、蔓荆子、皂角、白芷、骨碎补、桃仁、牡丹皮、川芎（制）、化橘红、青皮、陈皮、白及、黄连、赤芍、蒲黄、苍耳子、生天南星、紫草茸、白胡椒、香附（制）、肉豆蔻、砂仁、紫草、羌活、干姜、荜茇、白胶香、冰片、薄荷油、松节油、水杨酸甲酯、樟脑油、桉油、丁香罗勒油、茴香油，桂皮油。辅料为植物油。

【功效主治】消肿散瘀，舒筋活络止痛。用于治疗跌打损伤，扭伤，轻度水火烫伤。

【规格用法】25ml。外用，擦敷患处。

【禁忌】孕妇禁用。

舒乐搽剂

【药物组成】苦参、金银花、黄芪、地榆、白矾。辅料为苯甲酸、香精、脂肪醇聚氧乙烯醚硫酸钠。

【功效主治】清热除湿，消风止痒。用于减轻皮肤瘙痒的辅助治疗。

【规格用法】每瓶装200ml。外用，一日1～2次，将患部用热水洗净，取药液适量涂擦于患部，轻揉5分钟后，用清水洗净。

阑尾灵颗粒

【药物组成】金银花、蒲公英、败酱草、牡丹皮、赤芍、川楝子、大黄、桃仁、木香。

【功效主治】清热解毒，泻下通便，破阙散结，理气止痛。用于急性单纯性阑尾炎（瘀滞型）；急性化脓性阑尾炎早期（蕴热型）。

【规格用法】每袋装12g。开水冲服，一次12g，一日3～4次或遵医嘱。

【禁忌】阑尾炎穿孔、腹膜炎，孕妇慎用。

阑尾消炎丸

【药物组成】金银花、大青叶、败酱草、蒲公英、鸡血藤、川楝子、大黄、木香、冬瓜子、桃仁（去皮）、赤芍、黄芩。

【功效主治】清热解毒，散瘀消肿。用于急慢性阑尾炎。

【规格用法】每100粒重12g，含总生药量22g。口服，一次6g，一日3次。

【禁忌】孕妇忌服。

阑尾消炎片

【药物组成】金银花、大青叶、败酱草、蒲公英、大血藤、川楝子、大黄、木香、冬瓜子、桃仁、赤芍、黄芩。

【功效主治】清热解毒，散瘀消肿。用于急、慢性阑尾炎。

【规格用法】每片重0.25g（相当于总药材1g）。口服，一次10～15片，一日3次。

【禁忌】孕妇慎用。

湿热痹冲剂（片剂）

【药物组成】防风、防己、地龙、萆薢、苍术、黄柏、生薏苡米、川牛膝、威灵仙、连翘、忍冬藤。

【功效主治】清热利湿，疏风通络。主治湿热型痹证。症见肌肉关节疼痛拒按，局部灼热红肿，得冷则舒，关节屈伸不利，甚则步履艰难不能活动，或伴发热，口渴，烦闷不安等全身症状。

【规格用法】每袋10g，一次1袋；片剂，每片重0.25g，一次3～6片，一日2～3次，温开水送服。

犀羚解毒丸

【药物组成】犀角（水牛角代）、羚羊角、金银花、连翘、薄荷、荆芥穗、牛蒡子、桔梗、甘草、冰片、板蓝根、淡竹叶、淡豆豉。

【功效主治】辛凉解表，清热解毒。主治风热型流行性感冒、急性扁桃体炎、流行性腮腺炎等。

【规格用法】每丸重约6g。一次1～2丸，一日2次，温开水或鲜芦根，鲜薄荷煎汤送服。

【禁忌】孕妇慎用。

强力感冒片（强效片）

【药物组成】金银花、牛蒡子、连翘、桔梗、薄荷、淡竹叶、荆芥、甘草、淡豆豉、对乙酰氨基酚。

【功效主治】辛凉解表，清热解毒，解热镇痛。用于伤风感冒，发热头痛，口干咳嗽，咽喉疼痛。

【规格用法】口服，一次 2 片，一日 2～3 次。

【禁忌】严重肝肾功能不全者禁用。

疏风散热胶囊

【药物组成】金银花、连翘、忍冬藤、桔梗、薄荷、牛蒡子、地黄、淡竹叶、荆芥、栀子、淡豆豉、甘草。

【功效主治】清热解毒，疏风散热。用于风热感冒，发热头痛，咳嗽口干，咽喉疼痛。

【规格用法】每粒装 0.25g。口服，一次 3～4 粒，一日 3 次。

感冒丸

【药物组成】麻黄、黄芩、金银花、石膏、紫苏叶、苦杏仁、薄荷、前胡、桑叶、菊花、桔梗、甘草。

【功效主治】清热止咳，宣肺平喘。用于感冒，头痛发热，鼻流清涕，咳嗽声重，气逆喘急。

【规格用法】每丸重 9g。口服，一次1～2 丸，一日2～3 次。

感冒止咳合剂

【药物组成】柴胡、金银花、葛根、青蒿、连翘、黄芩、桔梗、苦杏仁、薄荷脑。

【功效主治】解表清热，止咳化痰。用于风热感冒，见有发热恶风，头痛鼻塞，咽喉肿痛，咳嗽，周身不适。

【规格用法】每瓶装 100ml。口服，一次 10ml，一日 3 次。

感冒止咳冲剂

【药物组成】柴胡、金银花、葛根、青蒿、连翘、黄芩、桔梗、苦杏仁、薄荷脑。

【功效主治】清热解表，止咳化痰。用于外感风热所致的感冒，发热恶风，头痛鼻塞，咽喉肿痛，咳嗽，周身不适。

【规格用法】每袋重 10g(相当于总药材 6g)。开水冲服，一次 1 袋，一日 3 次。

感冒止咳颗粒（冲剂）

【药物组成】柴胡、金银花、黄芩、连翘、葛根、青蒿、苦杏仁、桔梗、薄荷脑。

【功效主治】清热解表，止咳化痰。用于感冒发热，头痛鼻塞，伤风咳嗽，咽喉肿痛，四肢怠倦，流行性感冒。

【规格用法】每袋重 10g(相当于总药材 6g)。开水冲服，一次 1 袋，一日 3 次。

感冒止咳糖浆

【药物组成】柴胡、葛根、金银花、连翘、黄芩、青蒿、苦杏仁、桔梗、薄荷脑。

【功效主治】解表清热，止咳化痰。用于感冒或流感发热，头痛鼻塞，伤风咳嗽，咽痛，肢痛。

【规格用法】每瓶装 100ml。口服，一次 10ml，一日 3 次。

感冒咳嗽冲剂

【药物组成】金银花、枇杷叶、百部、桔梗、天花粉、桉油。

【功效主治】清热解毒，止咳化痰。用于感冒发热，头痛，咳嗽。

【规格用法】10g×6 袋。开水冲服，一次 10g，一日 2～3 次。

【禁忌】对本品成分过敏者禁用。

感愈胶囊

【药物组成】板蓝根、金银花、人工牛黄、对乙酰氨基酚、盐酸金刚烷胺、淀粉。

【功效主治】清热解毒，疏风解表。用于风热感冒所致的发热，有汗，鼻塞，咽喉痛，咳嗽。

【规格用法】每粒装 0.4g（含对乙酰氨基酚 250mg）。口服，一次 1 粒，一日 2 次。

【禁忌】孕妇忌服；对本品成分过敏者忌服。严重肝肾功能不全者禁用。

解热消炎胶囊

【药物组成】胆酸、猪去氧胆酸、珍珠母粉、水牛角浓缩粉、黄芩苷、栀子提取物、金银花提取物、板蓝根提取物、冰片、薄荷脑、郁金挥发油、郁金提取物、广藿香挥发油、广藿香提取物、石菖蒲挥发油、石菖蒲提取物。

【功效主治】清热解毒，镇惊安神。用于外感风热引起的发烧，咽喉肿痛，扁桃体炎，咽炎等症。

【规格用法】每粒装 0.3g。口服，一次 3 粒，儿童一次 1～2 粒，一日 3 次。

【禁忌】孕妇忌服。

鼻炎滴剂（外用）

【药物组成】金银花、辛夷油、冰片、黄芩苷、盐酸麻黄碱。辅料为亚硫酸氢钠、苯甲醇、聚山梨酯 80。

【功效主治】散风，清热，通窍。用于风热蕴肺型急慢性鼻炎。

【规格用法】每瓶装 10ml（每 1ml 含黄芩苷 20mg，盐酸麻黄碱 5mg）。喷入鼻腔内，一次 1～2 揿，一日 2～4 次，一个月为一个疗程。

【禁忌】高血压、动脉硬化、心绞痛、甲状腺功能亢进等患者禁用；孕妇和哺乳期妇女禁用。

鼻渊丸

【药物组成】苍耳子、辛夷、金银花、茜草、野菊花。

【功效主治】祛风宣肺，清热解毒，通窍止痛。用于鼻塞鼻渊，通气不畅，流涕黄浊，嗅觉不灵，头痛，眉棱骨病。

【规格用法】每10粒重2g。口服，一次12粒，一日3次。

鼻渊片

【药物组成】苍耳子、辛夷、金银花、茜草、野菊花。

【功效主治】清热毒，通鼻窍。用于慢性鼻炎及鼻窦。

【规格用法】0.32g。口服。一次6～8片，一日3次。

【禁忌】儿童、孕妇及哺乳期妇女禁用。

鼻渊糖浆（鼻渊膏）

【药物组成】苍耳子、辛夷、野菊花、金银花、茜草。

【功效主治】祛风宣肺，清热解毒，通窍止痛。用于鼻塞鼻渊，通气不畅，流涕黄浊，嗅觉不灵，头痛，眉棱骨病。

【规格用法】口服，一次15ml，一日3次；小儿酌减。

精制银翘解毒片

【药物组成】金银花、连翘、荆芥穗、淡豆豉、牛蒡子、桔梗、甘草、淡竹叶、薄荷脑、对乙酰氨基酚。

【功效主治】清热散风，解表退烧。用于流行性感冒，发冷发烧，四肢酸懒，头痛咳嗽，咽喉肿痛。

【规格用法】每片含对乙酰氨基酚44mg。口服，一次3～5片，一日2次。

【禁忌】严重肝肾功能不全者禁用。

精制银翘解毒胶囊

【药物组成】对乙酰氨基酚、淡豆豉、金银花、薄荷脑、桔梗、甘草。

【功效主治】清热散风、解毒退烧。用于流行性感冒，发冷发热、四肢酸痛、头痛咳嗽、咽喉肿痛、温毒发颐、两腮赤肿。

【规格用法】每粒装0.3g。口服，一次2～3粒，一日2次；儿童酌减。

赛空青眼药

【药物组成】黄连、地黄、防风、菊花、薄荷、黄芩、冰片、炉甘石、大黄、金银花、熊胆、麝香等30味。

【功效主治】消炎，明目，退障。用于风热上攻，目赤肿痛，翳膜外障，流泪羞明。

【规格用法】每支重0.25g。外用，用冷开水浸润后，涂入眼角，一日2～4次。

【禁忌】孕妇禁用。

醒脑安神胶囊

【药物组成】连翘、大黄、黄连、石膏、石决明、雄黄、赭石、磁石、金银花、天花粉、甘草、葛根、胆膏、玄参、栀子、麦冬、黄芩、郁金、板蓝根、地黄、蒲公英、牛黄、珍珠、朱砂、冰片。

【功效主治】清热解毒，清脑安神。用于头身高热、头昏脑晕，言语狂躁，舌寸眼花，咽喉肿痛，小儿内热惊风抽搐。对高血压、神经官能症、神经性头痛、失眠等皆有清脑镇静作用。

【规格用法】每粒装0.46g。口服，一次2～4粒，一日3次，神经官能症者可适当增量或遵医嘱，小儿酌减。

【禁忌】体弱或低血压者慎用，孕妇忌服。

癃清片

【药物组成】金银花、黄柏、白花蛇舌草、牡丹皮、泽泻等。

【功效主治】清热解毒，凉血通淋。用于热淋所致的尿频、尿急、尿痛、尿短、腰痛、小腹坠胀等症。

【规格用法】每片0.6g，每瓶24片，口服，一次8片，一日3次。

【禁忌】体虚胃寒者不宜服用。

麝香牛黄丸

【药物组成】牛黄、麝香、防风、赤芍、黄连、大黄、钩藤、连翘、黄柏、栀子、金银花、麦冬、桔梗、当归、黄芩（煮）、甘草、石膏、雄黄、朱砂、冰片、薄荷脑。

【功效主治】清热解毒。用于头晕目赤，咽干咳嗽，风火牙疼，大便秘结。

【规格用法】大蜜丸，每丸重3g。口服，水蜜丸一次2g，小蜜丸一次3g，大蜜丸一次1丸，一日2～3次。

【禁忌】孕妇忌服。

参考文献

[1] 解发良．古今名方［M］．郑州：河南科学技术出版社，2001．

[2] 程运乾．中医皮肤病学简编［M］．西安：陕西人民出版社，1979．

[3] 石原保秀．汉药神效方［M］．上海：上海医学书局铅印本，1935．

[4] 顾伯华．中医外科学讲义［M］．上海：上海人民出版社，1960．

[5] 广州中医学院喉科教研组．中医喉科学讲义［M］．北京：人民卫生出版社，1960．

[6] 北京市公共卫生局．北京市中药成方选集［M］．北京：人民卫生出版社，1961．

[7] 张锡纯. 医学衷中参西录［M］. 天津：天津新华印书局，1909.
[8] 张觉人. 外科十三方考［M］. 北京：学苑出版社，2009.
[9] 中国中医研究院中药研究所. 全国中药成药处方集［M］. 北京：人民卫生出版社，1962.
[10] 姚惠安. 经验各种秘方辑要［M］. 上海：上海科学技术文献出版社，2013.
[11] 李文亮，齐强. 千家妙方［M］. 北京：中国人民解放军出版社，1982.
[12] 苏州市卫生局. 中药成方配本［M］. 南京：江苏人民出版社，1959.
[13] 刁步忠，刁质明. 喉科家训［M］. 杭州：三三医社铅印本，1924.
[14] 谢观. 中国医学大辞典·补遗［M］. 北京：商务印书馆，1921.
[15] 全国中等卫生学校试用教材《中医外伤科学》编写组. 中医外伤科学［M］. 南京：江苏科学技术出版社，1980.
[16] 孙一民. 临证医案医方［M］. 郑州：河南科学技术出版社，1981.
[17] 中国中医研究院广安门医院. 朱仁康临床经验集：皮肤外科［M］. 北京：人民卫生出版社，2005.
[18] 路际平. 眼科临症笔记［M］. 郑州：河南人民出版社，1963.
[19] 郑显庭. 丸散膏丹集成［M］. 上海：上海科学技术出版社铅印，1962.
[20] 卓雨农. 中医妇科治疗学［M］. 成都：四川人民出版社，1961.
[21] 北京中医医院. 赵炳南临床经验集［M］. 北京：人民卫生出版社，2006.
[22] 中国中医研究院西苑医院. 赵锡武医疗经验［M］. 北京：人民卫生出版社，2005.
[23] 湖南中医学院第二附属医院. 言庚孚医疗经验集［M］. 长沙：湖南科学技术出版社，1980.
[24] 蓬莱山樵. 集成良方三百种［M］. 铅印本，1940.
[25] 王根会. 中西医结合皮肤病学［M］. 石家庄：河北科学技术出版社，2012.
[26] 马有度. 医方新解［M］. 上海：上海科学技术出版社，2009.
[27] 大连医学院. 新急腹症学［M］. 北京：人民卫生出版社，1961.
[28] 吉林省卫生局《肿瘤的诊断与防治》编写小组. 肿瘤的诊断与防治［M］. 长春：吉林人民出版社，1973.
[29] 周奉建. 张皆春眼科证治［M］. 济南：山东科学技术出版社，1980.
[30] 冷方南. 中医内科临床治疗学［M］. 上海：上海科技出版社，1987.
[31] 国家药典委员会. 中华人民共和国药典（一部）［S］. 北京：中国医药科技出版社，2010.
[32] 广州中医学院. 外伤科学［M］. 上海：上海人民出版社，1975.
[33] 北京中医医院. 关幼波临床经验选［M］. 北京：人民卫生出版社，2006.
[34] 严世芸，郑平东，何立人. 张伯臾医案［M］. 上海：上海科学技术出版社，1979.
[35] 王慕康. 中医临证撮要［M］. 西宁：青海人民出版社，1980.
[36] 不著撰者. 丁甘仁家传珍方选［M］. 民国远志精舍抄本，1940.
[37] 姚乃礼. 中医症状鉴别诊断学［M］. 北京：人民卫生出版社，2004.
[38] 中医研究院中药研究所. 中药制剂手册［M］. 北京：人民卫生出版社，1978.
[39] 北京中医医院，北京市中医学校. 中医原著选读［M］. 北京：人民出版社，1978.
[40] 《浙江中草药制剂技术》编. 浙江中草药制剂技术［M］. 杭州：浙江人民出版社，1976.
[41] 王季儒. 温病刍言［M］. 天津：天津科学技术出版社，1981.
[42] 惠纪元. 方剂学［M］. 北京：中国中医药出版社，1994.
[43] 廖品正. 中医眼科学［M］. 北京：中国中医药出版社，2000.
[44] 上海中医学院中医基础理论教研组. 中医方剂临床手册［M］. 上海：上海人民出版社，1973.
[45] 秦伯未. 谦斋医学讲稿［M］. 上海：上海科学技术出版社，2009.
[46] 张安桢，林子顺，王和鸣等. 林如高骨伤验方歌诀方解［M］. 福州：福建科学技术出版社，1980.
[47] 北京中医医院，北京市中医学校. 刘奉五妇科经验［M］. 北京：人民卫生出版社，2006.
[48] 济南市卫生局. 济南市中药成方选辑［M］. 济南：山东人民出版社，1959.